CB030178

Livro-Texto
FARMACOLOGIA

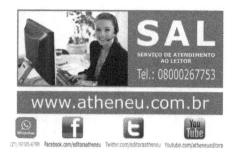

Editor

PAULO CALEB JÚNIOR DE LIMA SANTOS

Livro-Texto
FARMACOLOGIA

Brazilian Institute of Practical Pharmacology

Editores Associados

ADRIANA CASTELLO COSTA GIRARDI
FÁBIO CARDOSO CRUZ
GUSTAVO JOSÉ DA SILVA PEREIRA

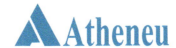

São Paulo • Rio de Janeiro
2021

EDITORA ATHENEU

São Paulo	*— Rua Avanhandava, 126 – 8º andar*
	Tel.: (11)2858-8750
	E-mail: atheneu@atheneu.com.br
Rio de Janeiro	*— Rua Bambina, 74*
	Tel.: (21)3094-1295
	E-mail: atheneu@atheneu.com.br

PRODUÇÃO EDITORIAL/CAPA: Equipe Atheneu
DIAGRAMAÇÃO: Know-How Editorial

CIP-BRASIL. CATALOGAÇÃO NA PUBLICAÇÃO
SINDICATO NACIONAL DOS EDITORES DE LIVROS, RJ

L761

Livro-texto farmacologia / editor Paulo Caleb Júnior de Lima Santos ; editores associados Adriana Castello Costa Girardi ... [et al.]. – 1. ed. – Rio de Janeiro : Atheneu, 2021.

1148 p. ; 28 cm.

Inclui bibliografia e índice
ISBN 978-65-5586-027-6

1. Farmacologia. I. Santos, Paulo Caleb Júnior de Lima. II. Girardi, Adriana Castello Costa.

20-66578	CDD: 615.1
	CDU: 615

Meri Gleice Rodrigues de Souza – Bibliotecária – CRB-7/6439

16/09/2020   16/09/2020

SANTOS, P. C. J. L.; GIRARDI, A. C. C.; CRUZ, F. C.; PEREIRA, G. J. S.
Livro-Texto Farmacologia

© Direitos reservados à EDITORA ATHENEU – Rio de Janeiro, São Paulo, 2021.

Editor

■ Paulo Caleb Júnior de Lima Santos

Professor Adjunto do Departamento de Farmacologia da Escola Paulista de Medicina da Universidade Federal de São Paulo (EPM-Unifesp). Orientador de Mestrado e Doutorado pelo Programa de Pós-Graduação (PPG) em Farmacologia da Unifesp e do PPG em Ciências Médicas da Faculdade de Medicina da Universidade de São Paulo (FMUSP). Pós-Doutorado pela FMUSP. Doutor pela Faculdade de Ciências Farmacêuticas da USP. Farmacêutico-Bioquímico pela Universidade Federal de Alfenas (Unifal).

Editores Associados

■ Adriana Castello Costa Girardi

Professora-Associada do Departamento de Cardiopneumologia da Faculdade de Medicina da Universidade de São Paulo (FMUSP). Pesquisadora no Laboratório de Genética e Cardiologia Molecular do Instituto do Coração (InCor) do Hospital das Clínicas (HC) da FMUSP. Orientadora de Mestrado e Doutorado pelo Programa de Pós-Graduação em Ciências Médicas da FMUSP. Pós-Doutorado pela Yale University (Estados Unidos). Doutora pelo Instituto de Ciências Biomédicas da USP. Farmacêutica-Bioquímica pela USP.

■ Fábio Cardoso Cruz

Professor Adjunto do Departamento de Farmacologia da Escola Paulista de Medicina da Universidade Federal de São Paulo (EPM-Unifesp). Orientador de Mestrado e Doutorado pelo Programa de Pós-Graduação (PPG) em Farmacologia da Unifesp. Pós-Doutorado pelo National Institute on Drug Abuse – National Institutes of Health (NIDA/NIH) (Estados Unidos). Doutor e Mestre em Ciências Fisiológicas pelo Programa Interinstitucional de Pós-Graduação em Ciências Fisiológicas – PIPGCF – Universidade Federal de São Carlos/ Universidade Estadual Paulista "Júlio de Mesquita Filho" (UFSCar/Unesp). Farmacêutico-Bioquímico pela Faculdade de Ciências Farmacêuticas da Unesp-Araraquara.

■ Gustavo José da Silva Pereira

Professor Adjunto do Departamento de Farmacologia da Escola Paulista de Medicina da Universidade Federal de São Paulo (EPM-Unifesp). Orientador de Mestrado e Doutorado pelo Programa de Pós-Graduação (PPG) em Farmacologia (EPM-Unifesp). Pós-Doutorado, Doutor e Mestre pelo mesmo Programa de Pós-Graduação. Farmacêutico Generalista pela Universidade Estadual da Paraíba (UEPB).

Colaboradores

Acaris Benetti dos Santos

Doutorando em Ciências pela Faculdade de Medicina da Universidade de São Paulo (FMUSP). Mestre em Ciências pela FMUSP. Graduado em Ciências Biológicas pela Universidade Presbiteriana Mackenzie.

Adelina Martha dos Reis

Professora Titular do Departamento de Fisiologia e Biofísica do Instituto de Ciências Biológicas da Universidade Federal de Minas Gerais (UFMG). Orientadora do Programa de Pós-Graduação em Ciências Biológicas (Fisiologia e Farmacologia) da UFMG. Estágio de Pós-Doutorado no Laboratório de Bioquímica Cardiovascular da Universidade de Montreal (Canadá). Doutora em Ciências pelo Programa de Pós-Graduação em Fisiologia da Faculdade de Medicina de Ribeirão Preto da Universidade de São Paulo (FMRP-USP). Mestre em Fisiologia pela FMRP-USP.

Adolfo Garcia Erustes

Pós-Doutorando no Laboratório de Sinalização de Cálcio e Morte Celular pelo Programa de Pós-Graduação em Farmacologia do Instituto de Farmacologia e Biologia Molecular (INFAR) da Escola Paulista de Medicina da Universidade Federal de São Paulo (EPM-Unifesp). Doutor e Mestre em Farmacologia pelo INFAR da EPM-Unifesp. Doutor pelo Laboratório de Biologia Celular e do Desenvolvimento no Departamento de Biologia da Universidade de Roma "Tor Vergata" (Itália). Graduado em Farmácia pela Universidade do Sagrado Coração.

Adrhyann Jullyanne de Sousa Portilho

Doutor em Ciências Médicas pela Universidade Federal do Ceará (UFC). Mestre em Oncologia e Ciências Médicas pela Universidade Federal do Pará (UFPA). Graduado em Ciências Naturais (Biologia) pela Universidade do Estado do Pará (UEPA).

Adriano D. Andricopulo

Professor Titular do Instituto de Física de São Carlos (IFSC) da Universidade de São Paulo (USP). Doutor em Química Orgânica pela Universidade Federal de Santa Catarina (UFSC) e pela University of Michigan (Estados Unidos).

Adriel dos Santos Moraes

Doutor em Ciências (Fármacos, Medicamentos e Insumos para Saúde) pela Universidade Estadual de Campinas (Unicamp). Mestre em Engenharia Elétrica pela Unicamp. Pesquisador Colaborador do Grupo de Neuroimunologia no Instituto de Biologia (IB) da Unicamp. Graduado em Farmácia pela Universidade Estadual Paulista "Júlio de Mesquita Filho" (Unesp).

Alexandre Hashimoto Pereira Lopes

Doutor em Farmacologia pela Faculdade de Medicina de Ribeirão Preto da Universidade de São Paulo (FMRP-USP).

Alexandre Justo de Oliveira Lima

Professor Titular do Departamento de Ciências da Saúde da Universidade Estadual de Santa Cruz (UESC – Bahia). Orientador de Mestrado pelo Programa de Pós-Graduação (PPGCS) em Ciências da Saúde da UESC. Coordenador do Laboratório de Farmacologia Comportamental (LAFAC) da UESC. Doutorado e Mestrado em Ciências (Farmacologia) pela Universidade Federal de São Paulo (Unifesp), desenvolvidos no Setor de Neurotransmissores. Graduado em Farmácia pela Universidade Nove de Julho (Uninove-SP) e em Ciências Biológicas pela Universidade Braz Cubas (UBC-SP).

Alice Cristina Rodrigues

Professora Doutora do Departamento de Farmacologia do Instituto de Ciências Biomédicas da Universidade de São Paulo (ICB-USP).

Aline Morgan Alvarenga

Doutoranda pelo Programa de Pós-Graduação em Farmacologia da Universidade Federal de São Paulo (Unifesp). Especialista em Farmacologia pela Unifesp. Graduada em Farmácia pela Unifesp.

Ana Carolina Nascimento

Mestre em Farmacologia pelo Programa de Pós-Graduação do Instituto de Farmacologia e Biologia Molecular da Escola Paulista de Medicina da Universidade Federal de São Paulo (EPM-Unifesp). Especialista em Farmacologia Clínica pela Instituição Faculdades Oswaldo Cruz. Graduada em Farmácia pela Faculdade de Medicina do ABC (FMABC).

■ Ana Caroline de Castro Nascimento Sousa

Analista Técnica no Departamento de Soluções em Tecnologia e Inovação do Senai – Telêmaco Borba. Doutora e Mestre em Engenharia Química pela Universidade Estadual de Campinas (Unicamp). Graduada em Engenharia Química pela Faculdade de Telêmaco Borba (Fateb).

■ Ana Cláudia Losinskas Hachul

Pós-Doutoranda no Departamento de Fisiologia Endócrina pelo Programa de Pós-Graduação em Nutrição da Escola Paulista de Medicina da Universidade Federal de São Paulo (EPM-Unifesp). Doutora e Mestre em Ciências pelo Programa de Pós-Graduação em Nutrição da EPM-Unifesp. Especialista em Nutrição Clínica e Terapia Enteral e Parenteral pelo Ganep Nutrição Humana. Graduada em Nutrição.

■ Ana Lúcia Cândido

Professora-Associada do Departamento de Clínica Médica da Faculdade de Medicina da Universidade Federal de Minas Gerais (UFMG). Membro Titular da Sociedade Brasileira de Endocrinologia e Metabologia (SBEM). Doutora em Ciências (Fisiologia e Farmacologia) pela UFMG. Especialista em Clínica Médica e Endocrinologia e Metabologia pelo Hospital das Clínicas da UFMG.

■ André Franci

Especialista em Terapia Intensiva pela Associação de Medicina Intensiva Brasileira (AMIB). Especialista em Cardiologia pela Sociedade Brasileira de Cardiologia (SBC). Graduado em Medicina pela Faculdade de Medicina de Ribeirão Preto da Universidade de São Paulo (FMRP-USP). Residência Médica pelo Hospital das Clínicas de Ribeirão Preto na especialidade de Clínica Médica. Residência Médica em Cardiologia pelo Hospital das Clínicas de Ribeirão Preto.

■ Andrea de Castro Perez

Professora-Associada do Departamento de Farmacologia da Universidade Federal de Minas Gerais (UFMG).

■ Andrei Nicoli Gebieluca Dabul

Pós-Doutoranda no Laboratório de Epidemiologia e Microbiologia Molecular do Instituto de Física de São Carlos da Universidade de São Paulo (IFSC-USP). Doutora em Ciências pela USP. Graduada em Farmácia pela Universidade Estadual de Ponta Grossa (UEPG).

■ Andrew Albert de Oliveira

Doutorando em Física Biomolecular no Instituto de Física de São Carlos da Universidade de São Paulo (IFSC-USP), com período sanduíche na University of Cambridge (Reino Unido) na área de Bioquímica. Graduado em Biologia pela Universidade Estadual Paulista "Júlio de Mesquita Filho" (Unesp-Bauru). Recebeu o prêmio Jovem Cientista da International Union of Crystallography (IUCr).

■ Angel O. Rojas Vistorte

Doutor em Psiquiatria e Psicologia Médica pela Universidade Federal de São Paulo (Unifesp). Mestre em Psicologia Clínica pela Universidade de La Habana (Cuba). Graduado em Psicologia Geral pela Universidade de Oriente (Cuba).

■ Angelica Jardim Costa

Doutoranda do Programa de Pós-Graduação em Farmacologia da Escola Paulista de Medicina da Universidade Federal de São Paulo (EPM-Unifesp). Mestre em Ciências pela EPM-Unifesp. Graduada em Farmácia-Bioquímica pela Universidade Nove de Julho.

■ Anna Caroline Campos Aguiar

Doutora em Medicina Molecular pelo Programa de Farmacologia (Medicina III) da Universidade Federal de Minas Gerais (UFMG). Mestre em Farmacologia Bioquímica e Molecular pelo Programa de Farmacologia (Ciências Biológicas II) da UFMG. Graduada em Biomedicina pela Universidade da Fundação Mineira de Educação e Cultura (Fumec-MG).

■ Antonio José Lapa

Professor Titular, Livre-Docente e Professor Afiliado do Departamento de Farmacologia da Escola Paulista de Medicina da Universidade Federal de São Paulo (EPM-Unifesp). Professor Visitante da Universidade do Estado do Amazonas (UEA). Professor Orientador dos Cursos de Pós-Graduação em Biotecnologia da Bionorte e do Programa de Pós-Graduação em Biotecnologia da Universidade Federal do Amazonas (UFAM). Doutor em Farmacologia pela Unifesp.

■ Ariely Barbosa Leite

Graduanda em Farmácia pela Universidade Federal de São Paulo (Unifesp).

■ Augusto Anésio

Doutorando em Farmacologia pelo Programa de Pós-Graduação em Farmacologia da Universidade Federal de São Paulo (Unifesp). Mestre em Ciências Fisiológicas pelo Programa Interinstitucional de Pós-Graduação em Ciências Fisiológicas da Universidade Federal de São Carlos (UFSCAr) e da Universidade Estadual Paulista "Júlio de Mesquita Filho" (Unesp). Graduado em Biomedicina pela Universidade Federal de Alfenas (Unifal).

■ Aurilene Gomes Cajado

Doutoranda do Programa de Pós-Graduação em Farmacologia pela Universidade Federal do Ceará (UFC). Mestre em Biotecnologia pela UFC.

■ Beatriz Monteiro Longo

Professora-Associada do Departamento de Fisiologia, Disciplina de Neurofisiologia e Fisiologia do Exercício, da Universidade Federal de São Paulo (Unifesp). Pós-Doutorado em Biologia Molecular pela Unifesp e em Engenharia Tecidual pela Fundação Oswaldo Cruz (Fiocruz-BA). Doutora e Mestre em Neurociências pela Unifesp.

Bibiana Verlindo de Araújo

Professora-Associada da Faculdade de Farmácia da Universidade Federal do Rio Grande do Sul (UFRGS). Orientadora dos Programas de Pós-Graduação em Ciências Farmacêuticas e em Ciências Médicas, com atuação na área de Farmacocinética pela UFRGS. Doutora e Mestre em Ciências Farmacêuticas pela UFRGS. Graduada em Farmácia pela UFRGS.

Bruno Ferraz de Souza

Médico Assistente da Unidade de Doenças Osteometabólicas da Divisão de Endocrinologia e Líder de Grupo de Pesquisa no Laboratório de Endocrinologia Celular e Molecular, LIM-25, do Hospital das Clínicas da Faculdade de Medicina da Universidade de São Paulo (HC-FMUSP). Doutor em Endocrinologia pela University College London (Reino Unido).

Bruna Valim de Nicola Cabral

Graduada em Biomedicina pelo Centro Universitário São Camilo.

Caden Souccar

Professora Orientadora do Programa de Pós-Graduação em Farmacologia da Escola Paulista de Medicina da Universidade Federal de São Paulo (EPM-Unifesp). Livre-Docente em Farmacologia pela Unifesp. Doutora e Mestre em Farmacologia pela EPM-Unifesp. Graduada em Biomedicina pela Unifesp.

Caio Haddad Franco

Doutor em Ciências pelo Departamento de Microbiologia, Imunologia e Parasitologia da Universidade Federal de São Paulo (Unifesp). Graduado em Engenharia Biotecnológica pela Universidade Estadual Paulista "Júlio de Mesquita Filho" (Unesp-Assis).

Carla Luana Dinardo

Médica Hematologista pela Faculdade de Medicina da Universidade de São Paulo (FMUSP). Doutora em Ciências pela FMUSP. Coordenadora da Divisão de Imuno-Hematologia da Fundação Pró-Sangue.

Carla Macheroni Lima

Doutora e Mestre pelo Laboratório de Endocrinologia Experimental do Departamento de Farmacologia da Escola Paulista de Medicina da Universidade Federal de São Paulo (EPM-Unifesp).

Carlos Alberto Mourão Júnior

Professor-Associado do Departamento de Fisiologia da Universidade Federal de Juiz de Fora (UFJF). Doutor em Ciências pela Universidade Federal de São Paulo (Unifesp). Mestre em Ciências Biológicas pela UFJF. Pós-Graduado em Filosofia, Gestão Hospitalar, Matemática e Estatística. Graduado em Medicina e em Direito.

Carlos César Crestani

Pós-Doutorado pelo Departamento de Farmacologia da Faculdade de Medicina de Ribeirão Preto da Universidade de São Paulo (FMRP-USP). Livre-Docente em Farmacologia pela Universidade Estadual Paulista (Unesp). Doutor e Mestre em Farmacologia pela FMRP-USP. Graduado em Educação Física pela Universidade Estadual de Londrina (UEL).

Carlos Rogério Tonussi

Professor-Associado IV do Departamento de Farmacologia, Centro de Ciências Biológicas, da Universidade Federal de Santa Catarina (UFSC). Doutor em Ciências pelo Programa de Pós-Graduação em Farmacologia da Faculdade de Medicina de Ribeirão Preto da Universidade de São Paulo (FMRP-USP). Mestre em Ciências pelo Programa de Pós-Graduação em Farmacologia da FMRP-USP. Graduado em Ciências Biológicas (Modalidade Médica) pela FMRP-USP.

Carolina Cazarini Oliveira

Especialista em Farmácia Oncológica pelo Instituto do Câncer do Estado de São Paulo (ICESP). Pós-Graduada em Farmacoterapia e Farmácia Clínica pelo Instituto de Pesquisa e Ensino em Saúde de São Paulo (IPESSP). Graduada em Farmácia pela Universidade de Mogi das Cruzes (UMC).

Carolina Meloni Vicente

Bióloga (TAE) do Departamento de Farmacologia da Universidade Federal de São Paulo (Unifesp). Pós-Doutoranda em Biologia Molecular pela Unifesp. Doutora e Mestre em Ciências Biológicas (Biologia Molecular) pela Unifesp. Graduada em Biologia pela Universidade Presbiteriana Mackenzie.

Caroline Riberti Zaniboni

Doutoranda no Programa de Pós-Graduação em Farmacologia da Universidade Federal de São Paulo (Unifesp). Mestre em Psicologia pelo Programa de Pós-Graduação em Psicologia da Universidade Federal de São Carlos (UFSCar). Especialista em Neuropsicologia pelo Instituto de Psiquiatria (IPQ) do Hospital das Clínicas da Faculdade de Medicina da Universidade de São Paulo (HC-FMUSP). Graduada em Psicologia pela UFSCar.

Catarina Segreti Porto

Professora Titular, Livre-Docente, do Departamento de Farmacologia da Escola Paulista de Medicina da Universidade Federal de São Paulo (EPM-Unifesp). Orientadora de Mestrado e Doutorado pelo Programa de Pós-Graduação em Farmacologia da EPM-Unifesp. Pós-Doutorado pelo Center for Biomedical Research, The Rockefeller University (Estados Unidos). Doutora pela EPM-Unifesp. Graduada em Biomedicina pela Faculdade de Filosofia, Ciências e Letras de Ribeirão Preto da Universidade de São Paulo.

Celina Ferrari Laverde

Mestre pelo Programa Interinstitucional de Pós-Graduação em Ciências Fisiológicas (PIPGCF) da Associação Universidade Federal de São Carlos (UFSCar) e da Universidade Estadual Paulista "Júlio de Mesquita Filho" (Unesp). Graduada em Farmácia-Bioquímica pela Faculdade de Ciências Farmacêuticas (FCF) da Unesp (Araraquara).

Celso Ferreira de Camargo Sallum Filho

Graduado em Medicina pela Universidade Federal de São Paulo (Unifesp). Residência em Clínica Médica pela Unifesp. Residência em Endocrinologia pela Unifesp.

Cristiane Busnardo

Pós-Doutorado pela Faculdade de Medicina de Ribeirão Preto da Universidade de São Paulo (FMRP-USP). Doutora em Ciências (Farmacologia) pela FMRP-USP. Mestre em Ciências (Farmacologia) pela FMRP-USP. Graduada em Biomedicina pela Universidade Estadual de Londrina (UEL).

Cristina da Costa Oliveira

Doutoranda do Programa de Pós-Graduação em Fisiologia e Farmacologia da Universidade Federal de Minas Gerais (UFMG).

Daniel Fernandes

Professor do Departamento de Farmacologia da Universidade Federal de Santa Catarina (UFSC). Professor do Programa de Pós-Graduação em Farmacologia e do Mestrado Profissional em Farmacologia da UFSC. Pós-Doutorado em Farmacologia Vascular pela Queen Mary University of London (Reino Unido). Doutor e Mestre em Farmacologia pela Universidade Federal de Santa Catarina (UFSC). Graduado em Farmácia-Bioquímica pela UFSC.

Danielle da Glória de Souza

Professora-Associada do Departamento de Microbiologia do Instituto de Ciências Biológicas da Universidade Federal de Minas Gerias (UFMG). Pós-Doutorado pela Fundação Oswaldo Cruz (Fiocruz), pela UFMG (bolsista Prodoc), pela Faculdade de Medicina de Ribeirão Preto da Universidade de São Paulo (bolsista Fapesp) e pela Lousiana State University (Estados Unidos). Doutora e Mestre em Farmacologia e Fisiologia pela UFMG. Graduada em Ciências Biológicas pela UFMG.

Danúbia Silva dos Santos

Professora Colaboradora III do Departamento de Cardiopneumologia da Faculdade de Medicina da Universidade de São Paulo (FMUSP). Pós-Doutoranda do Laboratório de Genética e Cardiologia Molecular do Instituto do Coração (InCor) do Hospital das Clínicas da FMUSP. Doutora em Ciências pela Universidade Federal do Rio de Janeiro (UFRJ).

Deborah Simão de Souza

Laboratório de Endocrinologia Experimental do Departamento de Farmacologia da Escola Paulista de Medicina da Universidade Federal de São Paulo (EPM/Unifesp).

Deysi Viviana Tenazoa Wong

Professora Visitante do Programa de Pós-Graduação em Patologia do Departamento de Patologia e Medicina Legal da Faculdade de Medicina da Universidade Federal do Ceará (UFC). Pós-Doutorado pela Universitá degli Studi di Torino (Itália). Doutora em Farmacologia pela UFC.

Diego Cardozo Mascarenhas

Doutor e Mestre em Ciências Fisiológicas pelo Programa Interinstitucional de Pós-Graduação em Ciências Fisiológicas, associação entre a Universidade Estadual Paulista "Júlio de Mesquita Filho" (Unesp) e a Universidade Federal de São Carlos (UFSCar). Graduado em Farmácia-Bioquímica pela Faculdade de Ciências Farmacêuticas da Unesp (Araraquara).

Douglas da Silva Prado

Doutorando em Ciências Biológicas (Farmacologia) pela Faculdade de Medicina de Ribeirão Preto da Universidade de São Paulo (FMRP-USP). Mestre em Ciências Biológicas (Farmacologia) pela FMRP-USP. Graduado em Enfermagem pela Universidade Federal de Sergipe (UFS).

Eduardo Ary Villela Marinho

Professor Adjunto do Departamento de Ciências da Saúde, área de Farmacologia, da Universidade Estadual de Santa Cruz (UESC – Bahia). Orientador de Mestrado no Programa de Pós-Graduação em Ciências da Saúde (PPGCS) da UESC. Doutor em Ciências (Farmacologia) pela Escola Paulista de Medicina da Universidade Federal de São Paulo (EPM-Unifesp). Mestre em Ciências (Fisiologia e Biofísica) pela Universidade Estadual de Campinas (Unicamp). Graduado em Ciências Biológicas pela Pontifícia Universidade Católica de Campinas (PUC-Campinas).

Eduardo Celia Palma

Professor da Universidade do Vale dos Sinos (Unisinos) e do Centro Universitário Metodista – IPA. Doutor e Mestre em Ciências Farmacêuticas pela Universidade Federal do Rio Grande do Sul (UFRGS). Graduado em Farmácia pela UFRGS.

Eduardo Koji Tamura

Professor Adjunto Visitante no Departamento de Ciências da Saúde da Universidade Estadual de Santa Cruz (UESC – Bahia). Orientador do Programa de Pós-Graduação em Ciências da Saúde da UESC. Pós-Doutorado pelo Instituto de Biociências da Universidade de São Paulo (IB-USP), com estágio na Universidade de Sevilha (Espanha). Doutor e Mestre pelo Programa de Pós-Graduação do Departamento de Fisiologia do IB-USP. Graduado em Ciências Biológicas pela Universidade Braz Cubas (UBC).

Egberto Santos Carmo

Professor Adjunto IV da Universidade Federal de Campina Grande (UFCG), disciplinas de Biologia Celular, Microbiologia Clínica e Micologia e Virologia Clínica. Orientador no Estágio Supervisionado II (Análises Clínicas) da UFCG. Doutor e Mestre em Farmacologia (Produtos Naturais e Sintéticos Bioativos) pela Universidade Federal da Paraíba (UFPB). Graduado em Farmácia-Bioquímica pela Universidade Estadual da Paraíba (UEPB). Atua em pesquisas que envolvem Micologia Clínica, Atividade Antimicrobiana de Produtos Naturais e Rastreamento de Micro-Organismos Patogênicos. Membro da Comissão de Ensino do Conselho Regional de Farmácia de Paraíba e Membro do Comitê Interno de Pesquisa da UFCG.

Elton J. R. Vasconcelos

Doutor em Ciências pelo Programa de Pós-Graduação em Biologia Celular e Molecular da Faculdade de Medicina de Ribeirão Preto da Universidade de São Paulo (FMRP-USP). Graduado em Medicina Veterinária pela Universidade Estadual do Ceará (UECE). Pesquisador Pós-Doutor e Tutor de Ensino PBL (Problem-based Learning) do College of Veterinary Medicine at Western University of Health Sciences (Pomona, Estados Unidos).

Erick José Ramo da Silva

Professor-Assistente Doutor do Departamento de Biofísica e Farmacologia do Instituto de Biociências da Universidade Estadual Paulista "Júlio de Mesquita Filho" (Unesp-Botucatu).

Euclides Gomes

Professor Adjunto da Universidade Estadual Vale do Acaraú (UVA). Doutor em Bioquímica pela Universidade Federal do Ceará (UFC).

Fábio Ricardo Carrasco

Farmacêutico do Hospital Universitário da Universidade Federal de São Carlos (HU-UFSCar). Professor de Graduação e Pós-Graduação nas áreas de Farmacologia, Farmácia Clínica e Farmacoterapia. Mestre em Ciências Farmacêuticas pela Universidade Estadual de Maringá (UEM). Especialista em Gestão Hospitalar. Especialista em Farmacologia. Especialista em Manipulação Magistral, Medicamentos e Cosmecêuticos. Graduado pela Centro Universitário de Adamantina (UniFAI).

Fabrício de Araújo Moreira

Professor de Farmacologia na Universidade Federal de Minas Gerais (UFMG). Pós-Doutorado na Universidade de Mainz, sendo bolsista da Fundação Alexander von Humboldt. Doutor e Mestre em Farmacologia pela Universidade de São Paulo (USP). Graduado em Farmácia pela UFMG.

Felipe Pantoja Mesquita

Doutorando em Farmacologia pela Universidade Federal do Ceará (UFC). Mestre em Genética e Biologia Molecular pela Universidade Federal do Pará (UFPA). Graduado em Biomedicina pela Escola Superior da Amazônia (Esamaz). Possui experiência no desenvolvimento de novos fármacos e estratégias para o tratamento de neoplasias malignas, bem como na investigação de biomarcadores do câncer.

Felipe von Glehn

Professor de Neurologia da Faculdade de Medicina da Universidade de Brasília (UnB). Pós-Doutorado em Neuroimunologia pela Harvard Medical School (Estados Unidos). Doutor e Mestre em Neurologia pela Universidade de Campinas (Unicamp). Coordenador do DC de Neuroimunologia da Academia Brasileira de Neurologia (ABN). Membro Titular da ABN e da American Academy of Neurology.

Fernanda F. Peres

Mestre em Farmacologia pela Universidade Federal de São Paulo (Unifesp). Graduada em Ciências Biológicas (Modalidade Médica) pela Unifesp.

Fernando Bezerra

Doutorando (bolsista Fapesp) pelo Programa de Pós-Graduação em Farmacologia da Escola Paulista de Medicina da Universidade Federal de São Paulo (EPM-Unifesp). Mestre em Ciências Farmacêuticas (Fármacos e Medicamentos) pela Universidade Federal do Pará (UFPA). Graduado em Odontologia pela UFPA.

Fernando Rogério Pavan

Professor-Associado e Livre-Docente em Microbiologia da Faculdade de Ciências Farmacêuticas da Universidade Estadual Paulista "Júlio de Mesquita Filho" (Unesp-Araraquara).

Flavia Letícia Martins

Doutoranda em Ciências pela Faculdade de Medicina da Universidade de São Paulo (FMUSP). Mestre em Ciências Médicas pelo Programa de Pós-Graduação da FMUSP. Graduada em Ciências Biológicas pela Universidade Presbiteriana Mackenzie.

Flávia Zacouteguy Boos

Departamento de Psicobiologia da Escola Paulista de Medicina da Universidade Federal de São Paulo (EPM-Unifesp).

Flávio Araújo Borges Júnior

Médico Plantonista do Pronto-Socorro no Hospital das Clínicas da Faculdade de Medicina da Universidade de São Paulo (HCFMUSP). Residência em Clínica Médica e em Cardiologia do HCFMUSP.

Floriano Paes Silva-Júnior

Doutor em Química pela Universidade Federal do Rio de Janeiro (UFRJ). Graduado em Farmácia (Farmácia Industrial) pela Universidade Federal Fluminense (UFF). Pesquisador Titular da Fundação Oswaldo Cruz (Fiocruz). Chefe do Laboratório de Bioquímica Experimental e Computacional de Fármacos do Instituto Oswaldo Cruz.

Francine Johanson Azeredo

Professora de Farmacocinética do Departamento do Medicamento no Laboratório de Farmacocinética e Farmacometria (LAFAF) da Faculdade de Farmácia da Universidade Federal da Bahia (UFBA). Pós-Doutorado em Ciências Farmacêuticas pela Universidade Federal do Rio Grande do Sul (UFRGS), com período sanduíche na University of Florida (Estados Unidos). Graduada em Farmácia pela UFRGS.

Francisco Patricio de Andrade Júnior

Doutor e Mestre do Programa de Pós-Graduação em Produtos Naturais e Sintéticos Bioativos (Farmacologia) pela Universidade Federal de Campina Grande (UFCG). Atualmente, desenvolve pesquisas nas áreas de Microbiologia, Farmacologia, Parasitologia e Epidemiologia.

Franco Henrique Andrade Leite

Doutor no Programa de Biotecnologia pela Universidade Estadual de Feira de Santana (UEFS). Mestre em Biotecnologia pela UEFS. Graduado em Farmácia pela UEFS.

François Germain Noël

Professor Titular do Instituto de Ciências Biomédicas da Universidade Federal do Rio de Janeiro (UFRJ). Doutor em Ciências Farmacêuticas (Farmacologia) pela Universidade Católica de Louvain (Bélgica). Graduado em Farmácia pela Universidade Católica de Louvain (Bélgica). Possui experiência em Farmacologia Bioquímica e Molecular e em descoberta e desenvolvimento de candidatos a fármacos.

Frederico Leon Arrabal Fernandes

Doutor em Ciências Médicas na Disciplina de Pneumologia pela Faculdade de Medicina da Universidade de São Paulo (FMUSP). Médico Assistente da Disciplina de Pneumologia do Instituto do Coração do Hospital das Clínicas da FMUSP. Médico responsável pelo Laboratório de Função Pulmonar do Instituto do Câncer do Estado de São Paulo (ICESP).

Gabriel Cicolin Guarache

Mestre em Farmacologia pelo Instituto de Farmacologia e Biologia Molecular da Escola Paulista de Medicina da Universidade Federal de São Paulo (EPM-Unifesp). Graduado em Farmácia pela Universidade do Sagrado Coração (USC).

Gabriel de Araújo Costa

Doutor em Ciências (Farmacologia) no Instituto de Ciências Biomédicas pela Universidade de São Paulo (ICB-USP). Graduado em Farmácia pela Universidade Estadual de Londrina (UEL-PR).

Gabriel Yoshiyuki Watarai

Residente de Oncologia Clínica.

Gabrielle D'Arezzo Pessente

Mestre em Ciências pelo Laboratório de Genética e Cardiologia Molecular do Instituto do Coração do Hospital das Clínicas da Faculdade de Medicina da Universidade de São Paulo (InCor-FMUSP). Aprimoramento Profissional em Análises Clínicas e Hemoterapia pela Faculdade de Ciências Farmacêuticas da Universidade Estadual Paulista "Júlio de Mesquita Filho" (FCFAR/Unesp). Graduada em Biomedicina pela Universidade de Araraquara (Uniara), com habilitação em Análises Clínicas.

Gilton Marques Fonseca

Médico Colaborador do Serviço de Cirurgia do Fígado e Hipertensão Portal do Hospital das Clínicas da Faculdade de Medicina da Universidade de São Paulo (HC-FMUSP). Doutor em Ciências (Gastroenterologia) pela Universidade de São Paulo (USP). Residência em Cirurgia do Aparelho Digestivo pelo HC-FMUSP.

Glaucius Oliva

Professor Sênior do Instituto de Física de São Carlos (IFSC) da Universidade de São Paulo (USP). Doutor em Cristalografia de Proteínas pelo Birkbeck College – University of London (Reino Unido).

Gleisy Kelly Neves Gonçalves

Doutora em Ciências Biológicas, Fisiologia, pela Universidade Federal de Minas Gerais (UFMG). Mestre em Ciências Fisiológicas pela Universidade Federal da Bahia (UFBA). Pós-Doutorado pelo Laboratório de Endocrinologia e Metabolismo do Departamento de Fisiologia e Biofísica da UFMG. Professora Adjunta do Departamento de Enfermagem e Medicina da Faculdade Ciências Médicas de Minas Gerais (FCMMG).

Guilherme Eduardo de Souza

Mestre em Ciências no Programa de Física, Física Aplicada – Opção Biomolecular, pela Universidade de São Paulo (USP). Graduado em Ciências Físicas e Biomoleculares pela Universidade de São Paulo (USP).

Guilherme Nader Marta

Oncologista Clínico do Instituto do Câncer do Estado de São Paulo (ICESP).

Gustavo Ballejo

Doutor em Farmacologia pela Faculdade de Medicina de Ribeirão Preto da Universidade de São Paulo (FMRP-USP).

Ida Maria Foschiani Dias Baptista

Professora Permanente do Programa de Pós-Graduação em Doenças Tropicais da Faculdade de Medicina da Universidade Estadual Paulista "Júlio de Mesquita Filho" (Unesp-Botucatu). Doutora em Biologia Celular e Molecular pela Fundação Oswaldo Cruz (Fiocruz – Rio de Janeiro). Mestre em Doenças Tropicais pela Unesp (Botucatu).

Ilana Lopes Baratella da Cunha Camargo

Professora Doutora do Instituto de Física de São Carlos da Universidade de São Paulo (IFSC-USP). Pós-Doutorado na Universidade Federal de Minas Gerais (UFMG) e na Juntendo University (Tóquio, Japão). Doutora em Biociências Aplicadas à Farmácia pela Faculdade de Ciências Farmacêuticas de Ribeirão Preto da Universidade de São Paulo (FCFRP-USP). Mestre em Ciências Farmacêuticas (Análises Clínicas) pela FCFRP-USP. Graduada em Farmácia-Bioquímica pela FCFRP-USP.

Ingrid Beatriz de Melo Morais

Doutoranda do Programa de Pós-Graduação em Farmacologia pela Escola Paulista de Medicina da Universidade Federal de São Paulo (EPM-Unifesp). Mestre em Biologia Celular e Estrutural Aplicadas pela Universidade Federal de Uberlândia (UFU). Graduada em Biomedicina pela UFU.

Isabel Marian Hartmann de Quadros

Professora Adjunta da Escola Paulista de Medicina da Universidade Federal de São Paulo (EPM-Unifesp). Doutora pelo Departamento de Psicobiologia da EPM-Unifesp.

Isabela Miranda Carmona

Doutoranda no Laboratório de Psicologia da Aprendizagem do Departamento de Psicologia da Universidade Federal de São Carlos (UFSCar) pelo Programa Interinstitucional de Pós-Graduação em Ciências Fisiológicas e a Universidade Estadual Paulista "Júlio de Mesquita Filho" (Unesp). Mestre em Universidade Federal de São Carlos (UFSCar). Graduada em Psicologia pela Universidade de Araraquara (Uniara). Mentora e Orientadora no Curso de Neuropsicologia da Uniara.

Isis Valeska Freire Lins

Mestre em Farmacologia pelo Instituto de Farmacologia e Biologia Celular da Escola Paulista de Medicina da Universidade Federal de São Paulo (EPM-Unifesp). Graduada em Farmácia Generalista pela Universidade Estadual da Paraíba (UEPB).

Jamil Assreuy

Professor Titular de Farmacologia na Universidade Federal de Santa Catarina (UFSC). Ex-Coordenador do Programa de Pós-Graduação em Farmacologia. Ex-Coordenador do Mestrado Profissional em Farmacologia. Ex-Presidente da Sociedade Brasileira de Farmacologia e Terapêutica Experimental. Pesquisador do CNPq.

Janyerson Dannys Pereira da Silva

Doutor em Farmacologia pela Escola Paulista de Medicina da Universidade Federal de São Paulo (EPM-Unifesp). Mestre em Ciências Biológicas e Farmacologia, pela Faculdade de Medicina de Ribeirão Preto da Universidade de São Paulo (FMRP-USP).

João Roberto Sá

Responsável pelo Ambulatório de Diabetes e Doença Renal Crônica do Centro de Diabetes da Escola Paulista de Medicina da Universidade Federal de São Paulo (EPM-Unifesp).

Jorge Willian Leandro Nascimento

Professor-Associado do Departamento de Farmacologia da Universidade Federal de Juiz de Fora (UFJF). Doutor em Fármacos e Medicamentos pela Universidade de São Paulo (USP). Graduado em Farmácia-Bioquímica pela UFJF. Mestre em Ciências Farmacêuticas pela Universidade Federal de Minas Gerais (UFMG).

José Aurillo Rocha

Professor Convidado do Mestrado Profissional em Farmacologia no Núcleo de Pesquisa e Desenvolvimento de Medicamentos (NPDM) na Universidade Federal do Ceará (UFC). Professor Orientador de Trabalhos de Dissertação de Pós-Graduação – Mestrado Profissional em Farmacologia – no NPDM-UFC. Coordenador Clínico no Centro de Oncologia e Hematologia de Fortaleza (Oncovie) e no Núcleo de Oncologia e Hematologia do Ceará (NOHC). Doutor em Farmacologia Clínica pela Universidade Federal do Ceará (UFC). Mestre em Farmacologia pela UFC. Graduado em Medicina, com Residência Médica em Oncologia Clínica, no Hospital do Câncer (HC).

José Carlos Alves-Filho

Professor-Associado do Departamento de Farmacologia da Faculdade de Medicina de Ribeirão Preto da Universidade de São Paulo (FMRP-USP). Livre-Docente em Imunofarmacologia pela FMRP-USP. Pós-Doutorado em Imunologia pelo Institute of Infection, Immunity and Inflamation da University of Glasgow (Escócia). Doutor e Mestre em Farmacologia pela FMRP-USP.

José Eduardo da Silva-Santos

Docente do Departamento de Farmacologia do Programa de Pós-Graduação em Farmacologia e do Mestrado Profissional em Farmacologia da Universidade Federal de Santa Catarina (UFSC). Pós-Doutorado em Fisiologia na Augusta University (Estados Unidos). Doutor e Mestre em Farmacologia pela UFSC. Graduado em Enfermagem pela Universidade Federal do Paraná (UFPR).

José Ronaldo dos Santos

Doutor em Psicobiologia pela Universidade Federal do Rio Grande do Norte (UFRN).

Laís Fernanda Berro

Professora do Programa de Pós-Graduação em Ciências na Saúde da Universidade Estadual de Santa Cruz (UESC – Ilhéus, Bahia). Pós-Doutoranda pelo Departamento de Psiquiatria e Comportamento Humano da University of Mississippi Medical Center (UMMC, Estados Unidos). Doutora e Mestre pelo Departamento de Psicobiologia da Universidade Federal de São Paulo (Unifesp), tendo realizado Exchange Program no Yerkes National Primate Research Center, Emory University (Atlanta, Estados Unidos). Graduada em Biomedicina pela Unifesp.

Laura Alcântara

Doutora em Genética e Biologia Molecular (Imunologia) pelo Instituto de Biologia da Universidade Estadual de Campinas (Unicamp). Graduada em Engenharia Biotecnológica pela Universidade Estadual Paulista "Júlio de Mesquita Filho" (Unesp). Tem experiência em descoberta de fármacos para doenças negligenciadas, com ênfase em triagens de alta vazão. Atualmente, desenvolve projeto com foco na identificação de agentes antiparasitários contra *T. cruzi* e *Leishmania* no Departamento de Microbiologia do Instituto de Biociências da Universidade de São Paulo (USP).

Leila Maria dos Santos Moura

Mestranda em Microbiologia e Imunologia pela Universidade Federal de São Paulo (Unifesp). Graduada em Ciências Biológicas pela Universidade Paulista (Unip).

Leiliane Rodrigues Marcatto

Doutoranda e Mestre em Ciências pelo Laboratório de Genética e Cardiologia Molecular do Instituto do Coração (InCor) do Hospital das Clínicas da Faculdade de Medicina da Universidade de São Paulo (HC-FMUSP).

Leonardo dos Santos

Doutor em Ciências (Cardiologia) pela Escola Paulista de Medicina da Universidade Federal de São Paulo (EPM--Unifesp). Pós-Doutorado pelo Instituto do Coração (InCor) do Hospital da Clínicas da Faculdade de Medicina de São Paulo (HC-FMUSP). Professor do Departamento de Ciências Fisiológicas e Professor Orientador do Programa de Pós-Graduação em Ciências Fisiológicas da Universidade Federal do Espírito Santo (UFES).

Leonardo L. G. Ferreira

Pesquisador do Instituto de Física de São Carlos (IFSC) da Universidade de São Paulo (USP). Doutor e Mestre em Física Biomolecular pela USP.

Letícia Camargo Tavares

Mestre pelo Programa de Pós-Graduação em Ciências Médicas da Faculdade de Medicina da Universidade de São Paulo (FMUSP). Graduada em Ciências Físicas e Biomoleculares pela Universidade de São Paulo (USP).

Letícia Dias de Melo Carrasco

Pós-Doutoranda pelo Instituto de Física de São Carlos da Universidade de São Paulo (IFSC-USP). Doutora e Mestre pelo Programa de Farmácia (Fisiopatologia e Toxicologia) da Faculdade de Ciências Farmacêuticas da Universidade de São Paulo (USP). Graduada em Farmácia pela Universidade Estadual de Maringá (UEM).

Lian Tock

Especialista em Endocrinologia e Metabologia pela Universidade de São Paulo (USP). Médico pela Irmandade da Santa Casa de Misericórdia de São Paulo. Pesquisador do Grupo de Estudos da Obesidade da Universidade Federal de São Paulo (GEO-Unifesp). Membro da Sociedade Brasileira para o Estudo da Obesidade e Síndrome Metabólica (Abeso).

Lígia Sayuri Teoi Coelho Borges

Residência Médica em Clínica Médica pelo Hospital das Clínicas da Faculdade de Medicina da Universidade de São Paulo (HC-FMUSP). Residência Médica em Cardiologia pelo Instituto do Coração (InCor) do HC--FMUSP. Graduada em Medicina pela Faculdade de Ciências Médicas da Universidade Estadual de Campinas (Unicamp).

Lila Missae Oyama

Professora-Associada do Departamento de Fisiologia da Escola Paulista de Medicina da Universidade Federal de São Paulo (EPM-Unifesp). Doutora e Mestre em Ciências pelo Programa de Pós-Graduação em Farmacologia da EPM-Unifesp. Graduada em Biomedicina pela EPM--Unifesp.

Lindomar de Farias Belém

Professora-Associada B da Universidade Estadual da Paraíba (UEPB). Doutora em Produtos Naturais e Sintéticos Bioativos pela Universidade Federal da Paraíba (UFPB). Mestre em Produção Vegetal pela UFPB. Graduada em Farmácia pela Universidade Regional do Nordeste. Possui experiência na área de Saúde do Idoso.

Luana Aparecida de Lima Ramaldes de Oliveira

Mestranda em Endrocrinologia Clínica pela Universidade Federal de São Paulo (Unifesp). Graduada em Medicina, com Residência em Endocrinologia, pela Unifesp.

Luciana Gioli Pereira

Professora-Associada da Faculdade de Medicina do Hospital Israelita Albert Einstein (HIAE). Pesquisadora Colaboradora do Laboratório de Genética e Cardiologia Molecular do Instituto do Coração (InCor) do Hospital das Clínicas da Faculdade de Medicina de São Paulo (HC-FMUSP). Doutora em Ciências pela Unifesp. Pós--Doutorado em Genética e Cardiologia Molecular pelo InCor/HC-FMUSP. Especialista em Clínica Médica pela Unifesp. Especialista em Cardiologia pelo InCor/HC--FMUSP. Graduada em Medicina e em Biomedicina pela Universidade Federal de São Paulo (Unifesp).

Luciana Sacilotto

Doutora em Ciências pela Universidade de São Paulo (USP). Médica Assistente do Ambulatório de Arritmias do Instituto do Coração (InCor) do Hospital das Clínicas da Faculdade de Medicina da Universidade de São Paulo (FMUSP).

Luína Benevides Lima

Doutoranda em Ciências Médicas pela Universidade Federal do Ceará (UFC). Mestre em Ciências Marinhas Tropicais pela UFC. Graduada em Ciências Biológicas pela UFC.

Luiz Henrique Junqueira Dieckmann

Médico Psiquiatra. Mestre pela Escola Paulista de Medicina da Universidade Federal de São Paulo (EPM-Unifesp).

Manoel Odorico de Moraes Filho

Doutor em Oncologia pela University of Oxford (Reino Unido). Pesquisador Nível 1A do CNPq. Professor Titular de Farmacologia do Departamento de Fisiologia e Farmacologia da Faculdade de Medicina da Universidade Federal do Ceará (FMUFC).

Manuela Giuliani Marcondes Rocha Braz

Doutora em Endocrinologia pela Faculdade de Medicina da Universidade de São Paulo (FMUSP). Médica Assistente do Grupo de Doenças Osteometabólicas da Divisão de Endocrinologia do Departamento de Medicina da Santa Casa de Misericórdia de São Paulo.

Marcelo Santos Castilho

Professor-Associado da Faculdade de Farmácia da Universidade Federal da Bahia (UFBA). Doutor em Física Biomolecular pelo Instituto de Física de São Carlos (IFSC) da Universidade de São Paulo (USP). Mestre em Química pela USP. Graduado em Farmácia-Bioquímica pela Universidade Estadual Paulista "Júlio de Mesquita Filho" (Unesp).

Marcelo Tadeu Marin

Professor Doutor Assistente na Faculdade de Ciências Farmacêuticas da Universidade Estadual Paulista "Júlio de Mesquita Filho" (Unesp-Araraquara). Orientador no Programa Interinstitucional de Pós-Graduação em Ciências Fisiológicas (PIPGCF) da Universidade Federal de São Carlos (UFSCar) e da Unesp. Pós-Doutorado pela Unesp. Doutorado em Ciências Fisiológicas pela UFSCar. Graduado em Farmácia-Bioquímica pela Unesp.

Márcia Gallacci

Doutora em Farmacologia pelo Instituto de Ciências Biomédicas da Universidade de São Paulo (ICB-USP). Livre--Docente em Farmacologia pelo Instituto de Biociências da Universidade Estadual Paulista "Júlio de Mesquita Filho" (Unesp-Botucatu). Mestre em Farmacologia pelo ICB-USP. Graduada em Farmácia-Bioquímica pela Faculdade de Ciências Farmacêuticas da Universidade de São Paulo (USP).

Marcos Vinicius Mori

Graduado em Biologia e Mestre em Ciências pelo Departamento de Psicobiologia da Universidade Federal de São Paulo (Unifesp).

Maria Christina W. Avellar

Professora-Associada da Escola Paulista de Medicina da Universidade Federal de São Paulo (EPM-Unifesp). Pós-Doutorado em Biologia Molecular e Biologia da Reprodução pela University of North Carolina at Chapel Hill (Estados Unidos). Doutora em Farmacologia pela Universidade de São Paulo (USP). Mestre em Farmacologia pela EPM-Unifesp. Graduada em Ciências Biológicas (Modalidade Médica) pela EPM-Unifesp.

Maria Elisabete Amaral de Moraes

Doutora em Farmacologia Clínica pela University of Oxford (Reino Unido). Pesquisadora Nível 1D do Conselho Nacional de Desenvolvimento Científico e Tecnológico (CNPq). Professora Titular de Farmacologia Clínica do Departamento de Fisiologia e Farmacologia da Faculdade de Medicina da Universidade Federal do Ceará (FMUFC).

Maria Teresa Riggio de Lima-Landman

Professora-Associada da Escola Paulista de Medicina da Universidade Federal de São Paulo (EPM-Unifesp). Pós--Doutorado pelo Department of Pharmacology and Experimental Therapeutics da School of Medicine da University of Maryland (Estados Unidos). Doutora em Ciências pela Unifesp. Mestre em Farmacologia pela Unifesp. Graduada em Ciências Biológicas pela Unifesp

Maria Tereza Nunes

Professora Titular do Departamento de Fisiologia e Biofísica do Instituto de Ciências Biomédicas da Universidade de São Paulo (ICB-USP). Bolsa de Produtividade em Pesquisa 1B – Conselho Nacional de Desenvolvimento Científico e Tecnológico (CNPq).

Marina de Moraes Mourão

Doutora e Mestre em Bioquímica e Imunologia pela Universidade Federal de Minas Gerais (UFMG), com período sanduíche na University of Winsconsin (Estados Unidos). Pesquisadora em Saúde Pública na Fundação Oswaldo Cruz (Fiocruz). Membro do Grupo de Helmintologia e Malacologia Médica e do Corpo Docente da Pós-Graduação do Curso de Ciências da Saúde. Especialista em caracterização funcional gênica, transcriptômica e triagem de fármacos em parasitos causadores de doenças tropicais negligenciadas.

Mário Roberto Senger

Pós-Doutorado pelo Centro de Estudos em Estresse Oxidativo do Departamento de Bioquímica da Universidade Federal do Rio Grande do Sul (UFRGS) e pelo Laboratório de Bioquímica de Proteínas e Peptídeos do Instituto Oswaldo Cruz da Fundação Oswaldo Cruz (IOC/Fiocruz-RJ). Doutor e Mestre em Bioquímica pela UFRGS. Graduado em Educação Física pela Universidade Federal do Rio Grande do Sul (UFRGS) e em Ciências Biológicas pela Pontifícia Universidade Católica do Rio Grande do Sul (PUCRS).

Mauro Martins Teixeira

Professor Titular do Departamento de Bioquímica e Imunologia da Universidade Federal de Minas Gerais (UFMG). Pesquisador 1A do Conselho Nacional de Desenvolvimento Científico e Tecnológico (CNPq). Membro da Academia Brasileira de Ciências, da Ordem Nacional do Mérito Científico e Tecnológico e da The World Academy of Sciences (TWAS). Coordenador do INCT em dengue e interações hospedeiro-micro-organismos. Vice-Presidente da Academia Brasileira de Ciências (ABC Regional CO-MG). Membro da Comissão Científica da Anvisa (CCVISA). Presidente da Sociedade Brasileira de Inflamação (SBIn). Pós-Doutorado pela University of London – National Heart and Lung Institute (Reino Unido) e pelo Centre National de la Recherche Scientifique (França). Doutor em Imunofarmacologia pela University of London (Reino Unido). Graduado em Medicina pela UFMG.

Mayara Franzoi Moreno

Pós-Doutoranda no Laboratório de Fisiologia Molecular e Metabolismo do Departamento de Fisiologia e Biofísica do Instituto de Ciências Biomédicas da Universidade de São Paulo (ICB-USP). Doutora e Mestre pelo Programa de Pós-Graduação em Nutrição da Universidade Federal de São Paulo (Unifesp), com doutorado sanduíche na Laval University (Canadá). Especialista em Nutrição em Esportes pela Associação Brasileira de Nutrição (ABRAN). Especialista em Fisiologia do Exercício Físico pela Unifesp. Aprimoramento em Nutrição e Dietética Preventiva e Desportiva no Centro de Metabolismo em Exercício e Nutrição (CeMENutri) da Faculdade de Medicina de Botucatu (Unesp). Graduada em Nutrição pela Pontifícia Universidade Católica do Paraná (PUCPR – Maringá).

Michel Haddad

Médico Psiquiatra. Mestre pela Escola Paulista de Medicina da Universidade Federal de São Paulo (EPM-Unifesp).

Michelle Amantéa Sugimoto

Residente Pós-Doutoral pela Academy of Medical Sciences na University College London (Reino Unido). Doutora e Mestre em Ciências Farmacêuticas pela Universidade Federal de Minas Gerais (UFMG). Graduada em Farmácia pela UFMG.

Michelle Sayuri Nichino

Doutoranda no Programa de Biologia Química da Universidade Federal de São Paulo (Unifesp). Graduada em Ciências Biológicas pela Universidade Anhembi Morumbi.

Miriam Galvonas Jasiulionis

Professora-Associada e Livre-Docente do Departamento de Farmacologia da Universidade Federal de São Paulo (Unifesp).

Mônica Andrade Lima Gabbay

Pós-Doutorado em Endocrinologia. Professora Afiliada do Centro de Diabetes da Universidade Federal de São Paulo (Unifesp). Coordenadora do Ambulatório de Bomba de Insulina da Unifesp.

Natalia Bonetti Bertagna

Mestre em Biologia Celular pelo Programa de Pós-Graduação em Biologia Celular e Estrutural Aplicadas (Programa de Pós-Graduação em Biodiversidade e Conservação/Instituto de Ciências Biomédicas) da Universidade Federal de Uberlândia (UFU). Graduada em Fisioterapia pela UFU.

Nelson Inácio Pinto Neto

Doutor e Mestre em Ciências pelo Programa de Pós-Graduação em Nutrição da Escola Paulista de Medicina da Universidade Federal de São Paulo (EPM-Unifesp). Graduado em Nutrição pela Universidade do Vale do Sapucaí (UNIVÁS).

Nilma R. L. de Lima Janisset

Mestre em Neurociências pela Universidade Federal de São Paulo (Unifesp), Pós-Graduada *lato sensu* em Biotecnologia pela Universidade Nove de Julho (Uninove).

Nilmar Silvio Moretti

Professor Adjunto da Escola Paulista de Medicina da Universidade Federal de São Paulo (EPM-Unifesp). Doutor em Ciências (Biologia Molecular e Celular) pela Faculdade de Medicina de Ribeirão Preto da Universidade de São Paulo (FMRP-USP). Graduado em Ciências Biológicas pela Universidade Estadual do Oeste do Paraná (Unioeste).

Nívea Karla de Gusmão Taveiros Silva

Departamento de Farmacologia do Instituto de Ciências Biológicas da Universidade de São Paulo (ICB-USP).

Odailson Santos Paz

Graduado em Farmácia-Bioquímica pela Faculdade de Farmácia da Universidade Federal da Bahia (UFBA). Especialista em Metodologia da Pesquisa Científica. Mestre em Biotecnologia pela Universidade Estadual de Feira de Santana (UEFS). Doutor em Biotecnologia pela UEFS.

Paola Palombo

Doutoranda pelo Programa de Pós-Graduação em Farmacologia da Universidade Federal de São Paulo (Unifesp). Mestre pelo Programa Interinstitucional de Pós-Graduação em Ciências Fisiológicas da Universidade Federal de São Carlos (UFSCar) e da Universidade Estadual Paulista "Júlio de Mesquita Filho" (Unesp). Graduada em Farmácia-Bioquímica pela Unifesp.

Patrícia Reckziegel

Professora Adjunta (temporária) do Departamento de Farmacologia do Instituto Nacional de Farmacologia e Biologia Celular (Infar) da Universidade Federal de São Paulo (Unifesp). Pós-Doutorado pelo Departamento de Farmacologia da Universidade de São Paulo (USP). Doutora e Mestre em Farmacologia pela Universidade Federal de Santa Maria (UFSM). Graduada em Farmácia pela UFSM.

Paula Cristina Bianchi

Pós-Doutoranda no Departamento de Farmacologia da Universidade Federal de São Paulo (Unifesp). Doutora e Mestre pelo Programa Interinstitucional de Pós-Graduação em Ciências Fisiológicas (PIPGCF) – Associação Ampla entre a Universidade Federal de São Carlos (UFSCar) e a Universidade Estadual Paulista "Júlio de Mesquita Filho" (Unesp-Araraquara). Estágio no National Institute on Drug Abuse (NIDA-NIH, Baltimore, Estados Unidos) durante o Mestrado e o Doutorado Sanduíche no departamento Neuroscience Paris Seine da Université Pierre et Marie Curie (UPMC-Sorbonne, França). Graduada em Ciências Biológicas pela Unesp-Bauru.

Paulo Eduardo Carneiro de Oliveira

Pós-Doutorando no Laboratório de Psicologia da Aprendizagem do Departamento de Psicologia da Universidade Federal de São Carlos (UFSCar). Doutor e Mestre pelo Programa Interinstitucional de Pós-Graduação em Ciências Fisiológicas – Associação Ampla entre a Universidade Federal de São Carlos (UFSCar) e a Universidade Estadual Paulista "Júlio de Mesquita Filho" (Unesp). Graduado em Farmácia-Bioquímica pela Universidade Estadual de Londrina (UEL).

Priscila Keiko Matsumoto Martin

Pós-Doutorado no Hemocentro da Universidade de Campinas (Unicamp). Doutora e Mestre em Biologia Molecular pela Universidade Federal de São Paulo (Unifesp). Graduada em Biomedicina pela Unifesp.

Rafael de Oliveira Alvim

Professor Adjunto da Universidade Federal do Amazonas (UFAM). Pós-Doutorado pelo Programa de Pós-Graduação em Saúde Coletiva da Universidade Federal do Espírito Santo (UFES). Doutor em Cardiologia pela Faculdade de Medicina da Universidade de São Paulo (FMUSP). Mestre em Ciências Médicas pela FMUSP. Especialista em Condicionamento Físico Aplicado à Reabilitação Cardíaca pelo Instituto do Coração (InCor) do Hospital das Clínicas (HC) da FMUSP. Graduado em Educação Física pela Universidade Federal de Juiz de Fora (UFJF).

Rafael Victório Carvalho Guido

Professor do Instituto de Física de São Carlos (IFSC) da Universidade de São Paulo (USP). Doutor em Física Biomolecular pela USP. Graduado em Farmácia-Bioquímica pela Universidade Estadual Paulista "Júlio de Mesquita Filho" (Unesp). Membro-Afiliado da The World Academy of Sciences (TWAS). Membro da Comunidade Jovens Cientistas do World Economic Forum (WEF).

Rafaela Brito Oliveira

Mestre em Ciências pelo Programa de Biologia Química da Universidade Federal de São Paulo (Unifesp). Especialista em Farmacologia e Interações Medicamentosas pelo Centro Universitário Internacional (Uninter – Paraná). Graduada em Química pela Universidade Estadual do Maranhão (UEMA).

Rangel Leal Silva

Doutor em Farmacologia pela Faculdade de Medicina de Ribeirão Preto da Universidade de São Paulo (FMRP-USP). Graduado em Farmácia pela FMRP-USP.

Raquel Carvalho Montenegro

Professora-Associada de Bioquímica Médica e Farmacologia do Departamento de Fisiologia e Farmacologia da Faculdade de Medicina da Universidade Federal do Ceará (FMUFC). Pós-Doutorado na University of Oxford no Consortium de Genômica Estrutural (SGC), com ênfase em Novos Alvos Terapêuticos no Câncer. Doutora em Farmacologia pela Universidade Federal do Ceará (UFC), com período sanduíche na University of Chicago (ênfase em Variabilidade Genética na Resposta a Fármacos Antineoplásicos). Mestre em Farmacologia (Oncologia) pela UFC. Graduada em Ciências Biológicas pela UFC. Pesquisadora do Núcleo de Pesquisa e Desenvolvimento de Medicamentos pertencente ao grupo de Farmacologia Clínica.

Rayama Arenhart

Médica pela Universidade Luterana do Brasil (Ulbra).

Regina Celia Santiago Moises

Professora Titular da Disciplina de Endocrinologia da Escola Paulista de Medicina da Universidade Federal de São Paulo (EPM-Unifesp).

Regina de Sordi

Professora Adjunta do Departamento de Farmacologia da Universidade Federal de Santa Catarina (UFSC). Pós--Doutorado em Farmacologia Cardiovascular e Inflamação pelo William Harvey Research Institute, Queen Mary University of London (Reino Unido). Pós-Doutorado em Biologia Celular e Molecular pela Universidade Estadual de Ponta Grossa (UEPG). Doutora em Farmacologia pela UFSC. Mestre em Farmacologia pela UFSC. Graduada em Farmácia-Bioquímica, com habilitação em Análises Clínicas, pela UFSC.

Regina Helena da Silva

Professora-Associada da Escola Paulista de Medicina da Universidade Federal de São Paulo (EPM-Unifesp). Doutora e Mestre em Ciências (Farmacologia). Graduada em Biomedicina.

Renata Vieira Bueno

Doutora em Ciências (Física Aplicada – Física Biomolecular) pela Universidade de São Paulo (USP). Mestre em Ciências Farmacêuticas (Fármacos e Medicamentos) pela Universidade Federal de Goiás (UFG). Graduada em Farmácia pela UFG.

Ricardo Luiz Nunes de Souza

Professor Titular em Farmacologia da Faculdade de Ciências Farmacêuticas da Universidade Estadual Paulista (Unesp-Araraquara).

Roberta Lima Caldeira

Doutora e Mestre em Ciências Líder do Grupo de Pesquisa em Helmintologia e Malacologia Médica do Instituto René Rachou da Fundação Oswaldo Cruz (Fiocruz). Graduada em Biologia.

Roberta Sessa Stilhano

Professora-Assistente do Departamento de Ciências Fisiológicas da Faculdade de Ciências Médicas da Santa Casa de São Paulo (FCMSCSP). Pós-Doutorado em Biomedical Engineering pela University of California (Estados Unidos). Pós-Doutorado em Farmacologia pela Universidade Federal de São Paulo (Unifesp). Doutora em Biologia Molecular pela Unifesp. Mestre em Biologia Molecular pela Unifesp.

Roberto César Pereira Lima Júnior

Professor-Associado de Farmacologia do Departamento de Fisiologia e Farmacologia da Faculdade de Medicina da Universidade Federal do Ceará (FMUFC). Pós-Doutorado pela Universitá degli Studi di Torino (Itália). Doutor em Farmacologia pela Universidade Federal do Ceará (UFC).

Roberto Sena Rocha

Médico, atuando no Grupo de Pesquisa Clínica e Políticas Públicas do Instituto René Rachou da Fundação Oswaldo Cruz (Fiocruz).

Rodrigo Molini Leão

Professor Adjunto do Departamento de Farmacologia do Instituto de Ciências Biomédicas (DEFAR/ICBIM) da Universidade Federal de Uberlândia (UFU). Pós-Doutorando pela Faculdade de Ciências Farmacêuticas da Universidade Estadual Paulista "Júlio de Mesquita Filho" (FCFAr-Unesp-Araraquara). Pós-Doutorado pelo National Institute on Drug Abuse – National Institute of Health (NIDA/NIH). Doutor no Programa Interinstitucional de Pós-Graduação em Ciências Fisiológicas pela Universidade Federal de São Carlos UFSCar/Unesp. Graduado em Farmácia-Bioquímica pela FCFAr-Unesp.

Rodrigo Portes Ureshino

Professor Adjunto da Universidade Federal de São Paulo (Unifesp – *campus* Diadema). Pós-Doutorado pela Unifesp, com estágio de pesquisa no Cambridge Institute for Medical Research (CIMR) na University of Cambrige (Cambrige, Reino Unido). Doutor e Mestre em Farmacologia pela Unifesp. Bacharel em Ciências Biológicas (Modalidade Médica) pela Universidade Estadual Paulista "Júlio de Mesquita Filho" (Unesp).

Roger Chammas

Professor Titular de Oncologia da Faculdade de Medicina da Universidade de São Paulo (FM-USP). Coordenador do Centro de Pesquisa Translacional em Oncologia do Instituto do Câncer do Estado de São Paulo (ICESP) do Hospital das Clínicas da Faculdade de Medicina da Universidade de São Paulo (HC-FMUSP).

Rosana Camarini

Professora-Associada do Departamento de Farmacologia do Instituto de Ciências Biomédicas da Universidade de São Paulo (ICB-USP). Pós-Doutorado pela University of California at San Francisco (Estados Unidos). Doutora e Mestre em Ciências pelo Departamento de Psicobiologia da USP. Graduada em Farmácia-Bioquímica pela USP.

Rosely Oliveira Godinho

Professora-Associada de Farmacologia Celular da Escola Paulista de Medicina da Universidade Federal de São Paulo (EPM-Unifesp).

Rubens Lima do Monte Neto

Doutor em Ciências (Farmacologia) pela Universidade Federal de Minas Gerais (UFMG). Mestre em Ciências (Farmacologia) pela Universidade Federal da Paraíba (UFPB). Graduado em Ciências Biológicas pela UFPB. Pesquisador do Instituto René Rachou da Fundação Oswaldo Cruz (Fiocruz-MG).

Sandra Grossi Gava

Doutora em Bioinformática pela Universidade Federal de Minas Gerais (UFMG). Mestre em Ciências (Biologia Celular e Molecular) pelo Instituto René Rachou da Fundação Oswaldo Cruz (Fiocruz-MG). Graduada em Bioquímica pela Universidade Federal de Viçosa (UFV). Atua no Instituto René Rachou da Fiocruz-MG como residente pós-doutoral no grupo de Helmintologia e Malacologia Médica.

Sarah Simaan dos Santos

Pós-Graduanda do Programa de Endocrinologia Clínica pela Escola Paulista de Medicina da Universidade Federal de São Paulo (EPM-Unifesp). Graduada em Medicina, com Residência em Endocrinologia, pela EPM-Unifesp.

Sérgio Atala Dib

Professor Titular da Disciplina de Endocrinologia da Escola Paulista de Medicina da Universidade Federal de São Paulo (EPM-Unifesp). Livre-Docência pela Unifesp. Pós-Doutorado pelo Joslin Diabetes Center – Harvard Medical School (Boston, Estados Unidos). Especialista em Endocrinologia pela Sociedade Brasileira de Endocrinologia e Metabologia (SBEM); em Clínica Médica pela Sociedade Brasileira de Clínica Médica (SBCM); e em Terapia Intensiva pela Sociedade Paulista de Terapia Intensiva (SOPATI).

Sheila Antonagi Engi

Pós-Doutorado pelo Departamento de Farmacologia da Universidade Federal de São Paulo (Unifesp). Doutora e Mestre pelo Programa Interinstitucional de Pós-Graduação em Ciências Fisiológicas (PIPGCF) da Associação Ampla Universidade Federal de São Carlos (UFSCar) e da Universidade Estadual Paulista "Júlio de Mesquita Filho" (Unesp-Araraquara). Graduada em Ciências Biológicas pela Unesp (Bauru).

Silvia Chiaroni

Anestesiologista do Hospital Universitário da Universidade Federal de Santa Catarina (UFSC). Anestesiologista do Hospital Regional de São José Homero de Miranda Gomes. Mestranda em Farmacologia pela UFSC.

Simone Amaro Alves Romariz

Pós-Doutoranda em Farmacologia pela Universidade Federal de São Paulo (Unifesp). Doutora e Mestre em Neurociências pela Unifesp.

Soraya Soubhi Smaili

Reitora da Universidade Federal de São Paulo (Unifesp). Professora Titular do Departamento de Farmacologia da Escola Paulista de Medicina (EPM) da Unifesp. Pós-Doutorado pela Thomas Jefferson University (Estados Unidos) e pelo National Institutes of Health (NIH) (Estados Unidos). Livre-Docente, Doutora e Mestre pela EPM-Unifesp. Graduada em Farmácia-Bioquímica pela Universidade de São Paulo (USP).

Talita Aparecida de Moraes Vrechi

Doutoranda no Departamento de Farmacologia do Instituto de Farmacologia e Biologia Molecular da Escola Paulista de Medicina da Universidade Federal de São Paulo (EPM-Unifesp). Mestre pelo Departamento de Fisiologia e Biofísica da Universidade de São Paulo (USP). Iniciação Científica no Departamento de Anatomia da USP. Graduada em Farmácia e Bioquímica pela Universidade Nove de Julho (Uninove).

Tarciso Tadeu Miguel

Professor da Universidade Federal de Uberlândia (UFU). Doutorado em Ciências Fisiológicas pela Universidade Federal de São Carlos (UFSCar) e pela Universidade Estadual Paulista "Júlio de Mesquita Filho" (Unesp).

Taysa Bervian Bassani

Pós-Doutorado pelo Programa de Pós-Graduação em Biologia Química pela Universidade Federal de São Paulo (Unifesp). Doutora e Mestre em Farmacologia (Neurociências) pela Universidade Federal do Paraná (UFPR). Especialização em Farmacologia Aplicada pela Pontifícia Universidade Católica do Paraná (PUCPR). Graduada em Farmácia pela UFPR.

Teresa Dalla Costa

Professora Titular da Faculdade de Farmácia da Universidade Federal do Rio Grande do Sul (UFRGS). Orientadora dos Programas de Pós-Graduação em Ciências Farmacêuticas e em Ciências Biológicas (Farmacologia e Terapêutica). Doutora em Farmácia pela University of Florida (Estados Unidos). Mestre em Farmácia pela UFRGS. Graduada em Farmácia pela UFRGS.

Thaiane Pinto Moreira

Doutoranda em Ciências Biológicas (Microbiologia) pela Universidade Federal de Minas Gerais (UFMG). Mestre em Ciências Biológicas (Microbiologia) pela UFMG. Graduada em Farmácia pela Universidade Federal de São João del-Rei (UFSJ).

Thais Suemi Yokoyama

Doutoranda em Farmacologia pelo Departamento de Farmacologia da Universidade Federal de São Paulo (Unifesp). Mestre em Neurociência pela Unifesp. Graduada em Farmácia pela Universidade Braz Cubas (UCB).

Thamires Quadros Froes

Doutoranda no Programa de Biotecnologia da Universidade Estadual de Feira de Santana (UEFS). Mestre em Farmácia pela Universidade Federal da Bahia (UFBA). Graduada em Farmácia pela UFBA.

Thamires Righi

Doutoranda em Farmacologia pela Universidade Federal de São Paulo (Unifesp). Mestre em Ciência e Tecnologia de Alimentos na área de Biotecnologia e Microbiologia pela Universidade Federal de Viçosa (UFV). Graduada em Bioquímica pela UFV.

Thiago Matheus Santos Rios

Graduando em Medicina pela Faculdade de Medicina da Universidade de São Paulo (FMUSP).

Thiago Mattar Cunha

Professor-Associado do Departamento de Farmacologia da Faculdade de Medicina de Ribeirão Preto da Universidade de São Paulo (FMRP-USP).

Vanessa C. Abílio

Professora-Associada do Departamento de Farmacologia da Escola Paulista de Medicina da Universidade Federal de São Paulo (EPM-Unifesp). Pós-Doutorado pela University of Chicago (Estados Unidos). Doutora e Mestre em Farmacologia pela Unifesp.

Veridiana Fernandes da Silva Ambrósio

Farmacêutica Clínica do Hospital TotalCor. Residência Profissional em Assistência Farmacêutica Hospitalar e Clínica no Hospital das Clínicas da Faculdade de Medicina da Universidade de São Paulo (HC-FMUSP). Graduada em Farmácia-Bioquímica pela Faculdade de Ciências Farmacêuticas de Ribeirão Preto da Universidade de São Paulo (FCFRP-USP).

Vivian Vasconcelos Costa

Professora Adjunta do Departamento de Morfologia do Instituto de Ciências Biológicas da Universidade Federal de Minas Gerais (UFMG). Pós-Doutorado pelo Instituto Singapore-MIT Alliance for Research and Technology (SMART Centre), da National University of Singapore (NUS) (Cingapura) e pela UFMG. Doutora e Mestre em Ciências Biológicas (Microbiologia) pela UFMG. Graduada em Fisioterapia pelo Centro Universitário de Belo Horizonte (UNI-BH).

Walter Luís Garrido Cavalcante

Professor Adjunto do Departamento de Farmacologia do Instituto de Ciências Biológicas da Universidade Federal de Minas Gerais (ICB-UFMG). Pós-Doutorado em Farmacologia pela Universidade do Porto (Portugal). Pós-Doutorado em Farmacologia pela Universidade Estadual Paulista "Júlio de Mesquita Filho" (Unesp). Doutor e Mestre em Farmacologia pela Unesp. Graduado em Ciências Biológicas pela Unesp.

Weverton Machado Luchi

Doutor em Nefrologia pela Universidade de São Paulo (USP). Professor Adjunto do Departamento de Clínica Médica da Faculdade de Medicina da Universidade Federal do Espírito Santos (FMUFES).

Dedicatórias

Aos professores, aos pesquisadores e aos profissionais
de saúde, que, direta ou indiretamente, cuidam
da saúde de pessoas.

Os Editores

À Silmara e aos nossos amados filhos, Laura e Lucas.
Aos meus pais, Regina e Paulo, pelos exemplos
de fé e de trabalho.

Paulo Caleb Júnior de Lima Santos

Ao meu amado filho, Matheus, e ao seu pai
e querido amigo, Thiago Henrique.

Adriana Castello Costa Girardi

Aos meus pais, João Benedito Cruz e Maria Cardoso Cruz,
e aos meus mentores, Professora Doutora Cleopatra da Silva Planeta,
Doutor Bruce Thomas Hope e Professor Doutor João Aristeu da Rosa.

Fábio Cardoso Cruz

Aos meus pais, Geraldo e Maristela, pelo amor dedicado à família
e incentivo aos estudos, exemplos de garra,
força, perseverança e de vida.

Gustavo José da Silva Pereira

Agradecimentos

Agradecemos aos autores, que contribuíram com suas *expertises* e despenderam seu precioso tempo para a composição desta obra. Às instituições com as quais somos envolvidos, pelas contribuições em nossas formações e pelas parcerias nos desenvolvimentos científico, acadêmico e de ensino aprendizagem.

À Editora Atheneu e aos seus colaboradores, à amiga Professora Doutora Catarina Porto e ao Brazilian Institute of Practical Pharmacology, pela oportunidade e pelo auxílio na concepção da obra.

Os Editores

Apresentação

O *Livro-Texto Farmacologia* foi desenvolvido visando os seguintes diferenciais:

- Conteúdo de excelência e atual para as classes farmacológicas ou fármacos existentes.
- Clareza e objetividade para o leitor.
- Casos clínicos e atividades propostas nos capítulos.

O objetivo é oferecer material científico, completo, didático e de fácil entendimento aos graduandos, pós-graduandos e profissionais para que, assim, tenham sua formação e atuação de excelência.

A obra está constituída de 74 capítulos e por mais de 200 autores. O conteúdo é riquíssimo, incluindo capítulos de temas inéditos no Brasil e abordando aspectos epidemiológicos, conceitos da fisiologia e da fisiopatologia, mecanismos de ação e efeitos farmacológicos, farmacocinética, usos terapêuticos, efeitos adversos, contraindicações, toxicidade, casos clínicos e atividades propostas respondidos. O corpo autoral foi composto por docentes e pesquisadores das melhores instituições do país e experientes nas diversas facetas da Farmacologia.

O Editor

Sumário

Seção 1 – Princípios gerais

- Gustavo José da Silva Pereira

Capítulo 1 – Introdução à Farmacologia: aspectos históricos, 3

- François Germain Noël

Capítulo 2 – Descoberta e desenvolvimento de fármacos, 13

- Renata Vieira Bueno
- Andrew Albert de Oliveira
- Rafael Victório Carvalho Guido

Capítulo 3 – Farmacocinética: absorção, distribuição, metabolismo e eliminação de fármacos, 29

- Bibiana Verlindo de Araújo
- Teresa Dalla Costa

Capítulo 4 – Farmacodinâmica: aspectos quantitativos da ação de fármacos, 59

- Janyerson Dannys Pereira da Silva
- Gustavo Ballejo

Capítulo 5 – Farmacodinâmica: sinalização celular, 73

- Rosely Oliveira Godinho

Capítulo 6 – Proliferação, diferenciação, regeneração, autofagia e morte celular, 97

- Rodrigo Portes Ureshino
- Gustavo José da Silva Pereira
- Soraya Soubhi Smaili
- Adolfo Garcia Erustes
- Taysa Bervian Bassani
- Angelica Jardim Costa
- Talita Aparecida de Moraes Vrechi
- Michelle Sayuri Nichino
- Ana Carolina Nascimento
- Gabriel Cicolin Guarache
- Rafaela Brito Oliveira
- Isis Valeska Freire Lins

Seção 2 – Fármacos que afetam o sistema nervoso periférico

- Gustavo José da Silva Pereira

Capítulo 7 – Introdução à Farmacologia do sistema nervoso autônomo, 117

- Patrícia Reckziegel
- Mayara Franzoi Moreno

Capítulo 8 – Fármacos que agem no sistema nervoso simpático, 133

- Janyerson Dannys Pereira da Silva

Capítulo 9 – Fármacos que agem no sistema nervoso parassimpático, 149

- Walter Luís Garrido Cavalcante
- Márcia Gallacci

Capítulo 10 – Farmacologia da junção neuromuscular, 167

- Walter Luís Garrido Cavalcante
- Márcia Gallacci

Seção 3 – Fármacos que afetam o sistema nervoso central

- Fábio Cardoso Cruz

Capítulo 11 – Introdução aos sistemas de neurotransmissão, 183

- Sheila Antonagi Engi
- Paula Cristina Bianchi
- Natalia Bonetti Bertagna
- Thamires Righi
- Augusto Anésio
- Thais Suemi Yokoyama
- Caroline Riberti Zaniboni
- Paola Palombo
- Fábio Cardoso Cruz

Capítulo 12 – Fármacos ansiolíticos e hipnóticos-sedativos, 209

- Ricardo Luiz Nunes de Souza
- Diego Cardozo Mascarenhas

Capítulo 13 – Fármacos antidepressivos e estabilizadores do humor, 227

- Paula Cristina Bianchi
- Isabela Miranda Carmona
- Fábio Cardoso Cruz
- Paulo Eduardo Carneiro de Oliveira

Capítulo 14 – Fármacos antipsicóticos, 243

- Vanessa C. Abílio
- Fernanda F. Peres

Capítulo 15 – Fármacos anticonvulsivantes, 255

- Simone Amaro Alves Romariz
- Nilma R. L. de Lima Janisset
- Beatriz Monteiro Longo

Capítulo 16 – Fármacos analgésicos de ação central, 271

- Fernando Bezerra
- Tarciso Tadeu Miguel
- Fábio Cardoso Cruz
- Rodrigo Molini Leão

Capítulo 17 – Anestésicos gerais e locais, 287

- Carlos Rogério Tonussi
- Silvia Chiaroni

Capítulo 18 – Fármacos estimulantes do sistema nervoso central, 305

- Marcelo Tadeu Marin
- Celina Ferrari Laverde

Capítulo 19 – Farmacodependência e drogas de abuso, 317

- Rosana Camarini
- Flávia Zacouteguy Boos
- Gabriel de Araújo Costa
- Marcos Vinicius Mori
- Nívea Karla de Gusmão Taveiros Silva
- Isabel Marian Hartmann de Quadros

Capítulo 20 – Fármacos utilizados no tratamento da doença de Alzheimer, 341

- Adriel dos Santos Moraes
- Felipe von Glehn

Capítulo 21 – Fármacos antiparkinsonianos, 349

- Regina Helena da Silva
- José Ronaldo dos Santos

Seção 4 – Farmácos que afetam as funções renal e cardiovascular

- Adriana Castello Costa Girardi
- Paulo Caleb Júnior de Lima Santos

Capítulo 22 – Fármacos diuréticos, 363

- Thiago Matheus Santos Rios
- Weverton Machado Luchi
- Acaris Benetti dos Santos
- Flavia Letícia Martins
- Adriana Castello Costa Girardi

Capítulo 23 – Fármacos que agem regulando a ação da vasopressina, 379

- Danúbia Silva dos Santos
- Weverton Machado Luchi
- Adriana Castello Costa Girardi

Capítulo 24 – Fármacos anti-hipertensivos, 395

- Carlos César Crestani
- Cristiane Busnardo

Capítulo 25 – Fármacos utilizados no tratamento da isquemia miocárdica, 425

- Lígia Sayuri Teoi Coelho Borges
- Flávio Araújo Borges Júnior

Capítulo 26 – Fármacos utilizados no tratamento da insuficiência cardíaca, 445

- Leonardo dos Santos
- Luciana Gioli Pereira

Capítulo 27 – Fármacos antiarrítmicos, 457

- Leiliane Rodrigues Marcatto
- Gabrielle D'Arezzo Pessente
- Luciana Sacilotto

Capítulo 28 – Fármacos utilizados no tratamento das dislipidemias, 469

- Regina de Sordi
- Daniel Fernandes

Seção 5 – Inflamação, imunomodulação e hematopoiese

- Adriana Castello Costa Girardi
- Paulo Caleb Júnior de Lima Santos

Capítulo 29 – Histamina, receptores de histamina e anti-histamínicos, 491

- Cristina da Costa Oliveira
- Andrea de Castro Perez

Capítulo 30 – Fármacos anti-inflamatórios, antipiréticos, analgésicos e utilizados na gota, 497

- Rangel Leal Silva
- Alexandre Hashimoto Pereira Lopes
- Thiago Mattar Cunha

Capítulo 31 – Fármacos imunossupressores, 515

- Douglas da Silva Prado
- José Carlos Alves-Filho

Capítulo 32 – Fármacos utilizados nos tratamentos da asma e da DPOC, 527

- Carolina Cazarini Oliveira
- Frederico Leon Arrabal Fernandes
- Veridiana Fernandes da Silva Ambrósio

Capítulo 33 – Fármacos anticoagulantes, 543
- Leiliane Rodrigues Marcatto
- Letícia Camargo Tavares
- Luciana Sacilotto
- Paulo Caleb Júnior de Lima Santos

Capítulo 34 – Fármacos antiagregantes plaquetários e fibrinolíticos, 555
- Leiliane Rodrigues Marcatto
- Letícia Camargo Tavares
- André Franci
- Paulo Caleb Júnior de Lima Santos

Capítulo 35 – Fármacos utilizados em tratamentos de anemias, 567
- Aline Morgan Alvarenga
- Carla Luana Dinardo
- Paulo Caleb Júnior de Lima Santos

Seção 6 – Fármacos que afetam o sistema endócrino
- Paulo Caleb Júnior de Lima Santos

Capítulo 36 – Farmacologia dos hormônios hipotalâmicos e hipofisários, 579
- Gleisy Kelly Neves Gonçalves
- Ana Lúcia Cândido
- Adelina Martha dos Reis

Capítulo 37 – Adrenocorticosteroides e antagonistas adrenocorticais, 603
- Jorge Willian Leandro Nascimento
- Rafael de Oliveira Alvim
- Carlos Alberto Mourão Júnior

Capítulo 38 – Estrógenos, progestinas e moduladores seletivos dos receptores estrogênicos e progestagênicos, 617
- Carla Macheroni Lima
- Carolina Meloni Vicente
- Deborah Simão de Souza
- Catarina Segreti Porto

Capítulo 39 – Androgênios e antiandrogênicos, 637
- Maria Christina W. Avellar
- Erick José Ramo da Silva

Capítulo 40 – Insulinas, 661
- Luana Aparecida de Lima Ramaldes de Oliveira
- Celso Ferreira de Camargo Sallum Filho
- Mônica Andrade Lima Gabbay
- Sérgio Atala Dib

Capítulo 41 – Fármacos antidiabéticos não insulínicos: orais e injetáveis, 675

- Sarah Simaan dos Santos
- João Roberto Sá
- Regina Celia Santiago Moises
- Sérgio Atala Dib

Capítulo 42 – Fármacos tireoidianos e antitireoidianos, 689

- Alice Cristina Rodrigues
- Maria Tereza Nunes

Capítulo 43 – Fármacos que afetam a homeostasia mineral óssea, 701

- Manuela Giuliani Marcondes Rocha Braz
- Bruno Ferraz de Souza

Seção 7 – Fármacos que afetam a função gastrointestinal

- Paulo Caleb Júnior de Lima Santos

Capítulo 44 – Fármacos utilizados no controle da acidez gástrica, nas úlceras pépticas e no refluxo gastroesofágico, 715

- Caden Souccar
- Gilton Marques Fonseca
- Maria Teresa Riggio de Lima-Landman
- Antonio José Lapa

Capítulo 45 – Fármacos utilizados nos distúrbios da motilidade intestinal, nas doenças biliares e pancreáticas e antieméticos, 727

- Daniel Fernandes
- José Eduardo da Silva-Santos
- Regina de Sordi

Capítulo 46 – Fármacos utilizados na doença inflamatória intestinal (doença intestinal crônica), 749

- Jamil Assreuy

Seção 8 – Quimioterapia antimicrobiana e das doenças parasitárias

- Fábio Cardoso Cruz

Capítulo 47 – Princípios da quimioterapia antimicrobiana, 761

- Fábio Ricardo Carrasco
- Andrei Nicoli Gebieluca Dabul
- Letícia Dias de Melo Carrasco
- Ilana Lopes Baratella da Cunha Camargo

Capítulo 48 – Antibióticos β-lactâmicos e outros inibidores da síntese de parede celular bacteriana, 771

- Thamires Quadros Froes
- Odailson Santos Paz
- Franco Henrique Andrade Leite
- Marcelo Santos Castilho

Capítulo 49 – Sulfamídicos, trimetoprima e quinolonas, 785

- Letícia Dias de Melo Carrasco
- Fábio Ricardo Carrasco
- Andrei Nicoli Gebieluca Dabul
- Ilana Lopes Baratella da Cunha Camargo

Capítulo 50 – Antibacterianos que agem na síntese de proteínas, 797

- Andrei Nicoli Gebieluca Dabul
- Letícia Dias de Melo Carrasco
- Fábio Ricardo Carrasco
- Ilana Lopes Baratella da Cunha Camargo

Capítulo 51 – Antibacterianos que agem em membranas e outros alvos, 817

- Andrei Nicoli Gebieluca Dabul
- Letícia Dias de Melo Carrasco
- Fábio Ricardo Carrasco
- Ilana Lopes Baratella da Cunha Camargo

Capítulo 52 – Fármacos antimaláricos, 827

- Anna Caroline Campos Aguiar
- Guilherme Eduardo de Souza

Capítulo 53 – Fármacos anti-helmínticos, 841

- Sandra Grossi Gava
- Floriano Paes Silva-Júnior
- Marina de Moraes Mourão
- Mário Roberto Senger
- Roberta Lima Caldeira
- Roberto Sena Rocha

Capítulo 54 – Fármacos usados nos tratamentos da tuberculose e da hanseníase, 855

- Fernando Rogério Pavan
- Ida Maria Foschiani Dias Baptista

Capítulo 55 – Fármacos antifúngicos, 865

- Egberto Santos Carmo
- Francisco Patricio de Andrade Júnior
- Lindomar de Farias Belém

Capítulo 56 – Fármacos usados nos tratamentos das protozooses e das ectoparasitoses, 877

- Ariely Barbosa Leite
- Ana Caroline de Castro Nascimento Sousa
- Caio Haddad Franco
- Leila Maria dos Santos Moura
- Laura Alcântara
- Elton J. R. Vasconcelos
- Rubens Lima do Monte Neto
- Nilmar Silvio Moretti

Capítulo 57 – Fármacos antivirais e antirretrovirais, 891

- Michelle Amantéa Sugimoto
- Thaiane Pinto Moreira
- Vivian Vasconcelos Costa
- Danielle da Glória de Souza
- Mauro Martins Teixeira

Seção 9 – Quimioterapia antineoplásica

- Gustavo José da Silva Pereira

Capítulo 58 – Princípios e classificações da terapia antineoplásica, 923

- Gabriel Yoshiyuki Watarai
- Roger Chammas

Capítulo 59 – Agentes alquilantes e compostos relacionados, 933

- Guilherme Nader Marta
- Roger Chammas

Capítulo 60 – Antibióticos citotóxicos, 941

- Adrhyann Jullyanne de Sousa Portilho
- Luina Benevides Lima
- Felipe Pantoja Mesquita
- José Aurillo Rocha
- Manoel Odorico de Moraes Filho
- Maria Elisabete Amaral de Moraes
- Raquel Carvalho Montenegro

Capítulo 61 – Antimetabólitos, 951

- Raquel Carvalho Montenegro
- Felipe Pantoja Mesquita
- Roberto César Pereira Lima Júnior
- Maria Elisabete Amaral de Moraes
- Manoel Odorico de Moraes Filho

XXXIV

Capítulo 62 – Anticorpos monoclonais, 961

- Roberto César Pereira Lima Júnior
- Manoel Odorico de Moraes Filho
- Deysi Viviana Tenazoa Wong
- Aurilene Gomes Cajado
- Maria Elisabete Amaral de Moraes
- Raquel Carvalho Montenegro

Seção 10 – Tópicos especiais

- Adriana Castello Costa Girardi
- Fábio Cardoso Cruz
- Gustavo José da Silva Pereira
- Paulo Caleb Júnior de Lima Santos

Capítulo 63 – Modelos farmacocinéticos, 981

- Bibiana Verlindo de Araújo
- Francine Johanson Azeredo
- Eduardo Celia Palma
- Teresa Dalla Costa

Capítulo 64 – Modelos PK/PD, 1007

- Eduardo Celia Palma
- Bibiana Verlindo de Araújo
- Francine Johanson Azeredo
- Teresa Dalla Costa

Capítulo 65 – Modelagem molecular aplicada ao planejamento de fármacos, 1027

- Rafael Victório Carvalho Guido
- Marcelo Santos Castilho
- Leonardo L. G. Ferreira
- Glaucius Oliva
- Adriano D. Andricopulo

Capítulo 66 – Farmacogenômica, 1039

- Letícia Camargo Tavares
- Leiliane Rodrigues Marcatto
- Paulo Caleb Júnior de Lima Santos

Capítulo 67 – Psicofarmacogenética, 1053

- Angel O. Rojas Vistorte
- Bruna Valim de Nicola Cabral
- Luiz Henrique Junqueira Dieckmann
- Michel Haddad

Capítulo 68 – Fármacos que afetam marcas epigenéticas, 1063

- Miriam Galvonas Jasiulionis

Capítulo 69 – Terapia gênica, 1075

- Priscila Keiko Matsumoto Martin
- Roberta Sessa Stilhano

Capítulo 70 – Farmacologia da enxaqueca, 1083

- Tarciso Tadeu Miguel

Capítulo 71 – Farmacologia da obesidade, 1097

- Ana Cláudia Losinskas Hachul
- Ingrid Beatriz de Melo Morais
- Nelson Inácio Pinto Neto
- Lian Tock
- Lila Missae Oyama

Capítulo 72 – Farmacologia dos canabinoides, 1109

- Fabrício de Araújo Moreira

Capítulo 73 – Psicodélicos, 1115

- Eduardo Ary Villela Marinho
- Eduardo Koji Tamura
- Alexandre Justo de Oliveira Lima
- Laís Fernanda Berro

Capítulo 74 – MTHFR, metilfolato e transtornos psiquiátricos, 1133

- Angel O. Rojas Vistorte
- Euclides Gomes
- Luiz Henrique Junqueira Dieckmann
- Michel Haddad
- Rayama Arenhart

Índice Remissivo, 1137

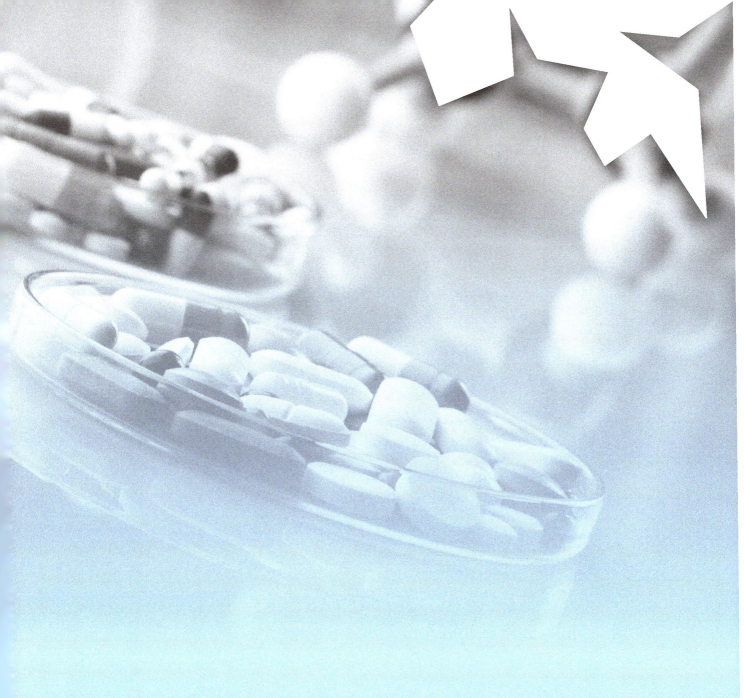

Seção 1
Princípios Gerais

Coordenador da seção:
- Gustavo José da Silva Pereira

Capítulo 1

Introdução à Farmacologia: aspectos históricos

Autor:
- François Germain Noël

Com base na etimologia da palavra que tem sua origem no grego (*Pharmakon*: fármaco, droga, veneno; *Logos*: ciência), podemos definir a Farmacologia como a ciência que estuda a forma pela qual as substâncias biologicamente ativas afetam os sistemas fisiológicos. Na atualidade, a Farmacologia pode ser vista como a disciplina que estuda o mecanismo de ação, uso e efeitos adversos dos fármacos, isto é, dos princípios ativos dos medicamentos. Desta forma, ela se distingue da Fisiologia e da Bioquímica, conforme escreveu Patton (1986):

> "Se a Fisiologia está relacionada com a função, a Anatomia com a estrutura, e a Bioquímica com a química do corpo vivo, então a Farmacologia lida com as mudanças na função, estrutura e propriedades químicas do corpo provocadas por substâncias químicas".

Como disciplina, a Farmacologia tem sua terminologia própria, a qual deve ser entendida e respeitada, para o que contribui um excelente guia publicado sob os auspícios da União Internacional das Sociedades de Farmacologia (IUPHAR) que orienta o uso adequado dos termos e símbolos de Farmacologia Quantitativa. De forma complementar, um pequeno glossário comentado está disponível em português no site da Sociedade Brasileira de Farmacologia e Terapêutica Experimental (http://www.sbfte.org.br/glossario-farmacologico/).

Longe de ser uma disciplina isolada, a Farmacologia tem estreita relação com a química medicinal/farmacêutica, já que são disciplinas essenciais e parceiras no processo de descoberta e desenvolvimento de novos medicamentos (Capítulo 2 – Descoberta e desenvolvimento de fármacos). Para melhor entender como nasceu e se fortaleceu a Farmacologia e para onde ela está indo, é necessário voltar às suas origens, perfazendo uma pequena viagem no tempo e no espaço.

■ Antiguidade

Acredita-se que o ser humano sempre procurou na natureza elementos para curar ou amenizar seus males assim como fazia para saciar sua fome e sede. O mais antigo documento farmacêutico conhecido é uma pequena tábua suméria descoberta em Nippur, produzida no terceiro milênio da era pré-cristã (2100 a.C.), com 15 receitas medicinais. O documento antigo mais famoso em que se registrou o preparo e uso de "medicamentos" é um papiro egípcio ("papiro de Ebers", datado de 1550 a.C.) que contém cerca de 700 fórmulas, entre mágicas e "medicamentosas" (Figura 1.1). Apesar de não haver documentos, há evidências da existência de sistemas médicos tão antigos na Índia e na China. Na China, o compêndio de Matéria Médica *Pen ts'ao kang mu*, escrito por Li Shih-chen (1518-1593 d.C.) é considerado o livro médico mais completo e abrangente já escrito na história da medicina tradicional chinesa, formado por 52 volumes e cerca de 11 mil prescrições. Como exemplo de uso tradicional milenar, podemos citar a decocção de efedra (*Ma Huang*), contendo efedrina e usada para o tratamento da asma.

■ Grécia e medicina ocidental

Na Grécia, berço da cultura ocidental, Hipócrates (460-377 a.C.) foi o primeiro a liberar a medicina do misticismo e da religião. Por esta razão, e pela ênfase que deu à ética médica, Hipócrates é reconhecido como o "Pai da Medicina". É também na Grécia que podemos enxergar o desenvolvimento da Farmácia com Teofrasto (372-287 a.C.), que descreveu as propriedades medicinais de plantas no seu clássico tratado *A História das plantas*. O greco-romano Dioscórides (40-90 d.C.) aproveitou este material no seu *De Materia Medica* (Figura 1.2), considerado o primeiro compêndio de Farmácia, no qual descreveu cerca de 500 plantas, permanecendo a principal fonte do conhecimento farmacêutico até o século XVI, razão pela qual Dioscórides é considerado o "Pai da Farmacognosia". Ainda na era romana, o grego Galeno (131-201 d.C.) teve destaque como um dos primeiros fisiologistas experimentais e contribuiu no campo da Farmácia com suas preparações "galênicas" de princípios ativos vegetais.

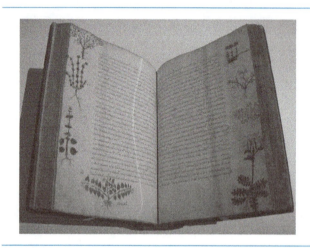

Figura 1.2 – *De Materia Medica* (Dioscórides).
Fonte: Disponível em: https://en.wikipedia.org/wiki/Pedanius_Dioscorides#/media/File:Dioscorides_De_Materia_Medica_Byzantium_15th_century.jpg.

■ Período medieval (séculos V-XV)

Após o declínio do império romano, a Europa entrou num período de obscurantismo durante o qual a ciência greco-latina foi salva graças às abadias beneditinas e à Escola Médica de Salerno, na Itália, onde houve fusão das culturas greco-latinas e árabe. A farmacologia árabe era fundamentalmente relacionada aos gregos e Dioscórides era o modelo. Durante a Era de Ouro islâmica (séculos VIII-XIII), foram estabelecidas as primeiras farmácias (Bagdá 754 d.C.) que passaram a ser regulamentadas e inspecionadas pelo Estado no século IX. Al-Biruni (973-1050 d.C.) escreveu um dos trabalhos mais valiosos sobre farmacologia (*Kitab al-Saydalah, O livro das drogas*), em que detalhou as propriedades das "drogas" (fármacos) e delineou

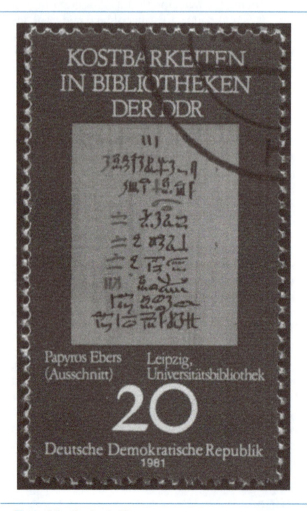

Figura 1.1 – Papiro de Ebers.
Fonte: Disponível em: https://br.depositphotos.com/stock-photos/papiro-de-ebers.html?filter=all&qview=3627218.

o papel da farmácia e as funções e deveres do farmacêutico. Somados à criação da primeira Escola de Farmácia, esses avanços marcaram a separação das profissões médica e farmacêutica.

■ Renascença (século XVI)

A descoberta das Américas pelos espanhóis permitiu a escrita do primeiro tratado de Farmacognosia do continente americano baseado no conhecimento indígena, o *Codex Badianus*, escrito no século XVI por um professor nativo de Tlatelolco (México). Na Europa, foi publicada a primeira farmacopeia verdadeira, o *Nuovo Receptario Composto* (Florença, 1498) e nasceu Paracelso, considerado o "Avô da Farmacologia". Paracelso (1493-1541), um médico suíço, revolucionou a terapêutica ao descartar a teoria dos humores (Hipócrates-Galeno) e defender que a origem das doenças está num distúrbio dos constituintes químicos do organismo. Ele também enfatizou os poderes curativos dos agentes individuais reprendendo o uso indiscriminado de misturas derivadas de plantas ou animais. Ele pôde também ser considerado o criador da Toxicologia por reconhecer a relação entre a quantidade de substância administrada e os seus efeitos benéficos ou tóxicos: *sola dosis facit venenum* (somente a dosagem faz o veneno).

■ Séculos XVII-XIX: avanços em fisiologia e química

Até o final do século XVIII, as plantas medicinais continuavam sendo usadas na forma de extratos, tinturas, infusões, sem definição dos seus princípios ativos. Como exemplos, podemos citar o ópio (látex dos frutos da papoula, *Papaver somniferum)*, o extrato dos frutos da beladona (*Atropa belladonna)*, o pó de casca de quinquina (*Cinchona officinalis)*, o chá de folhas de coca (*Erythroxylon coca*), o chá de galhos de efedra (*Ephedra sinica*) e o chá de folhas de dedaleira (*Digitalis lanata*).

A Farmacologia não poderia ter surgido como ciência própria sem os avanços realizados em Fisiologia e Química durante os séculos XVII e XIX. A fisiologia desenvolveu métodos experimentais determinantes não somente para descrever importantes funções vitais, como também para o estudo dos efeitos biológicos de novas substâncias, puras, que a Química passou a oferecer. O exemplo mais marcante dos avanços em Fisiologia é a explicação sobre o funcionamento da circulação sanguínea feita por William Harvey (1578-1657), que marcou também o início do estudo de fármacos ministrados por via intravenosa. Os chamados vivissecionistas franceses, entre os quais François Magendie (1783-1855) e Claude Bernard (1813-1878), estabeleceram novos métodos experimentais decisivos para descobrir o que os fármacos faziam no organismo vivo, sendo seus efeitos decorrentes de ação em órgãos específicos. Magendie e Bernard podem ser considerados os precursores da Farmacologia, pois foram os primeiros fisiologistas a se beneficiarem da disponibilidade de substâncias orgânicas puras para experimentos quantitativos da ação de fármacos. O médico Magendie foi o primeiro fisiologista a usar alcaloides para o tratamento de doenças, fazendo, assim, a ligação entre a Fisiologia e a nascente disciplina de Farmacologia.

Ao mesmo tempo, por um lado ocorreram mudanças radicais em Química. O inglês Robert Boyle (1627-1691) é considerado um dos fundadores da Química moderna. Por outro lado, novas metodologias de extração e purificação de produtos naturais permitiram a obtenção das primeiras substâncias biologicamente ativas, de forma pura. A mudança de paradigma ocorreu em 1805, quando um estudante estagiário de Farmácia, o alemão Frederick W. A. Sertürner (1783-1841) conseguiu isolar a morfina na forma cristalina, a partir de ópio (Figura 1.3). Adotando o método de Sertürner, numerosas substâncias foram isoladas e testadas.

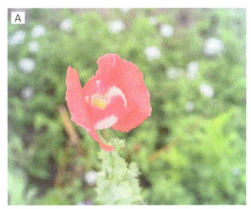

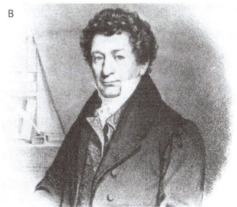

Figura 1.3 – (A) Flor de papoula (*Papaver somniferum*). (B) Litografia de Frederick W. A. Sertürner.

Fonte: Disponível em: https://br.depositphotos.com/stock-photos/flor-de-papoulla.html?filter=all&qview=298330782> e <https://en.wikipedia.org/wiki/Friedrich_Sert%C3%BCrner#/media/File:Friedrich_Wilhelm_Adam_Sertuerner.jpg.

Em 1826, dois farmacêuticos franceses, Pierre Joseph Pelletier e Joseph Caventou, produziram 1.800 kg de sulfato de quinina, pura e cristalina, a partir de 150 toneladas de casca de quinquina, sendo o primeiro produto natural comercial a ser produzido num processo que pode ser considerado o embrião de uma empresa farmacêutica. A primeira indústria farmacêutica *stricto sensu* foi criada em Darmstadt (Alemanha) por Emmanuelle Merck (1794-1855) após transformação da farmácia familiar para produzir, inicialmente, alcaloides. Ainda no século XIX, muitos outros alcaloides foram isolados, caracterizados e empregados na terapêutica, como colchicina, cafeína, atropina, papaverina, cocaína, fisostigmina, pilocarpina e efedrina.

Outros produtos naturais seguiram-se ao longo dos anos, quer sejam alcaloides como vinblastina (1958), vincristina (1961) e paclitaxel (1967), quer sejam de outra natureza química, como digoxina (1930), penicilina (1929) e estreptomicina (1944). Nota-se que após uma guinada no sentido de buscar novas substâncias por meio da Química sintética, os produtos naturais voltaram a ser considerados fontes importantes de novos fármacos, como ilustrado pela atribuição do prêmio Nobel de Fisiologia ou Medicina de 2015. Esse prêmio laureou Satoshi Ōmura (Japão) e William C. Campbell (EUA) pela descoberta da avermectina a partir de cepas de *Streptomyces avermitilis* e sua modificação química em ivermectina, e a chinesa Youyou pelo isolamento e identificação da artemisinina a partir da planta *Artemisia annua*.

Voltando ao século XIX, vale mencionar a emergência do conceito de relação estrutura-atividade, tão importante para o processo de descoberta de novos fármacos (James Blake, 1815-1893).

■ Século XIX: Farmacologia como nova disciplina e profissão

A Farmacologia deve seu reconhecimento como disciplina própria graças às atuações de dois docentes-pesquisadores alemães bálticos: Rudolf Bucheim (1820-1879) e Oswald Schmiedeberg (1838-1921). Bucheim foi pioneiro no trabalho de experimentação farmacológica, introduzindo bioensaios e fazendo da Farmacologia uma verdadeira ciência. Ele foi também o primeiro professor de Farmacologia e fundador do primeiro laboratório dedicado exclusivamente à Farmacologia experimental, como parte independente da Fisiologia, na Universidade de Dorpat (hoje Tartu), na Estônia. Quanto a Schmiedeberg, aluno brilhante de Bucheim, ele pode ser considerado um precursor do estudo da Farmacocinética (Capítulo 3 – Farmacocinética: absorção, distribuição, metabolismo e eliminação de fármacos), pois introduziu o conceito da relação entre atividade de um fármaco com sua capacidade de alcançar seu sítio de ação e de ser removido dele. Nota-se que o "Pai da Farmacocinética" é considerado, por alguns autores, o sueco Torsten Teorell, pelos seus trabalhos fundamentais publicados em 1937.

Em Estrasburgo (França), Schmiedeberg criou um importante instituto de Farmacologia onde ganhou fama pelas suas qualidades como docente, atraindo numerosos alunos e influenciando mundialmente o desenvolvimento da profissão de farmacologista. Entre seus alunos, destacamos John Jacob Abel (1857-1938), que fundou a Sociedade Americana de Farmacologia (ASPET) e sua revista (*Journal of Pharmacology and Experimental Therapeutics*). Schmiedeberg foi também cofundador da primeira revista moderna de Farmacologia (*Archiv für experimentelle Pathologie und Pharmakologie*). Por essas contribuições, Schmiedeberg é considerado o "Pai da Farmacologia moderna".

■ Final do século XIX e início do século XX: primeiros fármacos sintéticos e nascimento da indústria farmacêutica alemã

Os primeiros fármacos sintéticos a alcançar o mercado foram obtidos na Alemanha em decorrência da criação pela Bayer de um novo departamento de pesquisa farmacêutica, em torno de 1881, não somente na área da química orgânica sintética como também nas áreas de Farmacologia e Quimioterapia. Com essa mudança, uma empresa, que nascera como pequena fábrica de corantes (em 1863) e desenvolvera-se como empresa química, tornara-se também uma das primeiras grandes indústrias farmacêuticas mundiais, responsável pela síntese e comercialização dos primeiros analgésicos, como fenacetina, paracetamol e ácido acetilsalicílico (AAS).

O AAS, comercializado em 1899 sob o nome de aspirina® (Figura 1.4), é considerado até hoje "o fármaco milagroso" (*the wonder drug*). Foi graças à outra empresa químico-farmacêutica alemã, a Hoechst® (hoje, Sanofi-Aventis®), que a descoberta da primeira substância sintética capaz de curar uma doença infecciosa (sífilis) foi patenteada e comercializada: a arsfenamina (Salvarsan®, 1909) e seu sal mais estável, a neoarsfenamina (Neosalvarsan®). Essa descoberta realizada por Paul Ehrlich (1814-1915), considerado em virtude deste feito o "Pai da Quimioterapia", foi o resultado do estudo sistemático de uma grande quantidade de substâncias orgânicas, do uso da química orgânica como ciência, do desenvolvimento de modelos experimentais em animais e de ensaios clínicos para as substâncias selecionadas, o que era inovador para a época. Com a descoberta do primeiro agente antibacteriano sulfonamida, eficaz e seguro (sulfonamina, Prontosil®), sintetizado na Bayer® em 1932, terminava o que pode ser considerado o primeiro período de descoberta de fármacos. Nesse período (1820-1930), a primeira geração era composta essencialmente de alcaloides isolados e purificados a partir de produtos naturais enquanto a segunda geração tinha por origem a síntese de substâncias inorgânicas e orgânicas, como os primeiros analgésicos, hipnóticos e agentes quimioterápicos.

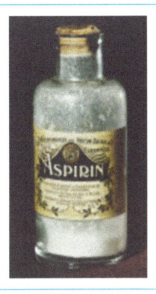

Figura 1.4 – Aspirina – foto de um dos primeiros frascos de aspirina da Bayer, vendida na forma de pó (Bayer Corporation).
Fonte: Disponível em: https://pharmaphorum.com/views-and-analysis/a_history_of-_bayer/.

Durante esse período "clássico" da Farmacologia, as técnicas usadas eram essencialmente os órgãos isolados e os ensaios *in vivo*. Também nesse período surgiu o conceito de receptor e deu-se início à farmacologia quantitativa.

■ Era moderna (1935-atual): os anos dourados dos fármacos

No que poderia ser considerado uma terceira geração de fármacos (1935-1960), incluiríamos as sulfonamidas, que surgiram após o sucesso do Prontosil®, os demais antibióticos e os hormônios. Esses fármacos foram produzidos no momento em que as grandes empresas farmacêuticas mudaram drasticamente suas estruturas e procedimentos. A quarta geração (1960-1980) trouxe os antibióticos semissintéticos, os psicofármacos (antipsicóticos, antidepressivos) e fármacos que atuam no sistema cardiovascular (β-bloqueadores, anti-hipertensivos, diuréticos). Finalmente, a quinta geração (1980-presente) inclui os inibidores enzimáticos (da enzima de conversão da angiotensina, da ciclo-oxigenase, da H^+/K^+-ATPase, de enzimas (de vírus, p.ex., HIV) e de células tumorais) e os biofármacos (anticorpos monoclonais e proteínas recombinantes).

No que diz respeito aos conceitos e técnicas utilizadas, podemos distinguir quatro fases da Farmacologia nesta era moderna:

- Fase bioquímica (1948-1970). Técnica: purificação de receptores; conceitos: atividade intrínseca, receptores de reserva, dessensibilização e alosterismo.
- Fase molecular (1970-1986). Técnicas: *binding* e sistemas recombinantes; conceitos: receptores acoplados à proteína G (GPCR, do inglês *G protein-coupled receptors*) e modelo do complexo ternário, oligomerização e internalização de receptores.
- Fase genômica (1987-presente). Técnicas: transferência de energia de ressonância de fluorescência (FRET, do inglês *fluorescence resonance energy transfer*) ou transferência de energia de ressonância de bioluminescência (BRET, do inglês *bioluminescent resonance energy transfer*), eletrofisiologia, imagens, cristalografia e animais geneticamente modificados; conceitos: atividade constitutiva, moduladores alostéricos e tempo de residência.
- Fase da farmacologia de sistemas (2003-presente). Técnicas: "ômicas" (proteômica, metabolômica, epigenômica), redes moleculares e receptores planejados ativados exclusivamente por compostos planejados" (DREADD, do inglês *designer receptors exclusively activated by designer drugs*); conceitos: eficácia pluridimensional e seletividade funcional.

■ Farmacologia do futuro

Fora o crescimento esperado dos biofármacos e dos "nanofármacos", podemos imaginar que haverá implantação/generalização da terapia individualizada, amparada na Farmacogenética e talvez sucesso das terapias com base em RNA de interferência (RNAi), um desafio tecnológico para aspectos farmacocinéticos. Terapias não farmacológicas deverão também ocupar algum espaço, como a terapia celular, com células-tronco ou células produtoras de "fármacos", e a terapia gênica.

■ Fármacos que fizeram história

Citamos a seguir alguns fármacos que revolucionaram a Farmacologia por serem totalmente inovadores (*first-in-class*), abrindo novas classes terapêuticas, e/ou por seu sucesso e abrangência.

- **Morfina (1827):** analgésico central, dos mais eficazes, comercializado pela Merck anos após ter sido a primeira substância natural a ser isolada.
- **Ácido acetilsalicílico (Aspirina®, 1899):** um dos primeiros fármacos sintéticos comercializados, às vezes apelidado de "fármaco milagroso".
- **Arsfenamina (1909):** primeiro fármaco sintético para curar uma doença infecciosa (sífilis), marcou o início da quimioterapia.
- **Insulina (1922):** primeiro hormônio usado na terapia. Exemplo de primeira proteína produzida pela tecnologia de DNA recombinante (1982), abrindo caminho para os biofármacos.
- **Penicilina (1942):** primeiro antibiótico, "descoberto" acidentalmente pelo biologista escocês *Sir* Alexander Fleming, em 1929. A penicilina foi isolada e caracterizada em termos de propriedades antibacterianas por Howard Walter Florey e Ernst Boris Chain (1940) e se tornou o antibiótico que mais salvou vidas em âmbito mundial.
- **Fenbenzamina (1942):** primeiro anti-histamínico que abriu o caminho para a descoberta das fenotiazinas e da psicofarmacologia.
- **Cortisona (1948):** primeiro glicocorticosteroide comercializado.
- **Mecloretamina (1949):** primeiro antitumoral aprovado pela agência americana Food and Drug Administration (FDA), marcando o início da quimioterapia antineoplásica.
- **Clorpromazina (1952):** uma marca em psiquiatria como primeiro antipsicótico que ensejou a "revolução psicofarmacológica".
- **Imipramina (1958):** primeiro antidepressivo.
- **Mestranol + noretinodrel (1960):** princípios ativos do primeiro contraceptivo oral feminino aprovado pela FDA para esse fim, o que teve grande repercussão sobre o controle de natalidade e suas consequências sociais.
- **Diazepam (1963):** segunda benzodiazepina a chegar ao mercado, mais prescrita, mais potente e fácil de sintetizar do que o *first-in-class* clordiazepóxido (1960).
- **Propranolol (1964):** primeiro bloqueador β-adrenérgico comercializado e exemplo de busca racional por antagonistas a partir do agonista fisiológico.
- **Clozapina (1972):** primeiro antipsicótico atípico, hoje considerado um dos primeiros fármacos multialvo.
- **Digoxina (1975):** primeiro fármaco comercializado sob a forma de substância pura para tratamento da insuficiência cardíaca.
- **Cimetidina (1976):** primeiro antagonista do receptor H_2 da histamina, outro exemplo de busca por seletividade entre subtipos de um receptor.
- **Captopril (1981):** primeiro inibidor da enzima conversora de angiotensina a ser usado clinicamente (anti-hipertensivo). Considerado o primeiro fármaco resultante de uma estratégia de desenho racional de fármaco.
- **Ciclosporina (1983):** primeiro imunossupressor, fundamental para transplantes de órgãos.
- **Fluoxetina (1987):** primeiro inibidor seletivo da recaptação de serotonina, inicialmente para tratamento da depressão.
- **Lovastatina (1987):** primeiro inibidor da HMG--CoA-redutase, sucesso comercial no controle do colesterol.
- **Zidovudina (AZT, 1987):** primeiro fármaco anti--HIV. Primeiro inibidor da enzima transcriptase reversa, um grupo de antirretrovirais que se tornou um dos pilares da terapia contra o vírus da AIDS.
- **Omeprazole (1988):** primeiro inibidor irreversível da H^+/K^+-ATPase, com maior eficácia, para tratamento de úlcera duodenal.
- **Paclitaxel (1993):** fármaco para câncer mais vendido na história, com mecanismo de ação inovador.
- **Saquinavir (1995):** primeiro inibidor de protease do vírus HIV.
- **Rituximab (1997):** primeiro anticorpo monoclonal (anti-CD20) a ter grande sucesso no tratamento de linfoma e de artrite reumatoide.
- **Celecoxib (1998):** primeiro antagonista seletivo da COX2.
- **Sildenafil (1998):** primeiro antagonista seletivo da PDE5, enorme sucesso comercial (a famosa "pílula azul", com (ab)uso "recreativo").
- **Trastuzumab (1998):** segundo anticorpo monoclonal humanizado (anti-HER-2/neu) aprovado pela FDA para tratamento de câncer de mama.
- **Etanercept (1998):** proteína recombinante (receptor do TNFα), biofármaco para tratamento de doença autoimune, por exemplo, artrite reumatoide.
- **Imatinib (2001):** inibidor de tirosina quinase codificada pelo oncogene BCR-ABL e primeiro fármaco idealizado pelo método de desenho racional de fármaco com base na estrutura do receptor.
- **Efavirenz-Emtricitabina-Tenofovir (Atripla®, 2006):** primeiro coquetel anti-HIV.

■ Farmacologistas que fizeram história

Citamos a seguir alguns pesquisadores que deram grande contribuição para a Farmacologia básica ou clínica, em função dos seus trabalhos:

- Claude Bernard (1813-1878): considerado o "Pai da Experimentação Farmacológica Moderna" (ver tópico anterior, séculos XVII-XIX).
- Oswald Schmiedeberg (1838-1921): farmacologista alemão considerado como o "Pai da Farmacologia moderna" (ver tópico anterior, século XIX).
- John N. Langley (1852-1925): fisiologista, introduziu o conceito de receptor.
- (Hermann) Emil Fischer (1852-1919): químico alemão, responsável pela descoberta e comercialização do primeiro barbitúrico (barbital) e pelo famoso conceito de "chave-fechadura", inicialmente para descrever a relação entre o sítio catalítico de uma enzima e seu substrato e, depois, adotado pela Farmacologia para o complexo fármaco-receptor.
- Paul Ehrlich (1854-1915): imunologista alemão, "Pai da Quimioterapia" em virtude da descoberta da arsfenamina (Salvarsan®), primeira substância sintética capaz de curar uma doença infecciosa (sífilis) e idealizador do conceito da "bala mágica" (*magic bullet*), que considerou haver necessidade de substâncias com um único alvo específico para tratar uma doença.
- *Sir* Henry H. Dale (1875-1968): neurofisiologista e farmacologista inglês, recebeu o prêmio Nobel de Fisiologia ou Medicina (1936) com Otto Loewi, por suas descobertas sobre transmissão química dos impulsos nervosos, sobretudo esclarecendo o papel da acetilcolina.
- *Sir* Alexander Fleming (1881-1955): microbiologista e farmacologista escocês que descobriu a penicilina (prêmio Nobel em 1945).
- Alfred J. Clark (1885-1941): farmacologista inglês, propôs a sua famosa "teoria da ocupação" (1933) para relacionar a ocupação de receptores ao efeito dos fármacos.
- Archibald V. Hill (1886-1977): matemático e farmacologista inglês, pioneiro da farmacologia quantitativa.
- Torsten Teorell (1905-1992): fisiologista sueco, considerado o "Pai da Farmacocinética" por ser o primeiro (em 1937) a propor o conceito de modelo farmacocinético multicompartimental.
- Daniel Bovet (1907-1992): farmacologista suíço-italiano, descobriu o primeiro anti-histamínico (prêmio Nobel de Fisiologia ou Medicina, 1947).
- *Sir* Bernard Katz (1911-2003): biofísico alemão-australiano, recebeu o prêmio Nobel de Fisiologia ou Medicina (1970), junto com Ulf von Euler e Julius Axelrod, por suas descobertas sobre a transmissão humoral nas terminações nervosas.
- Raymond P. Ahlquist (1914-1983): farmacologista americano, propôs a divisão dos adrenoceptores em dois subtipos (α e β), descoberta que abriu o caminho para novos fármacos como os bloqueadores β-adrenérgicos.
- Earl W. Sutherland Jr. (1915-1974): farmacologista americano, recebeu o prêmio Nobel de Fisiologia ou Medicina (1971) por suas descobertas sobre o mecanismo de ação da adrenalina.
- Robert F. Furchgott (1916-2009): farmacologista americano, recebeu o prêmio Nobel de Fisiologia ou Medicina (1998), com Ferid Murad e Louis J. Ignarro, pela descoberta do óxido nítrico como molécula sinalizadora no sistema cardiovascular.
- Louis Lasagna (1923-2003): médico americano, considerado o "Pai da Farmacologia Clínica", criou o primeiro Departamento de Farmacologia Clínica nos Estados Unidos e teve participação fundamental na conceitualização dos ensaios clínicos controlados e do efeito placebo.
- Arvid Carlsson (1923-presente): neurofarmacologista sueco, recebeu o prêmio Nobel de Fisiologia ou Medicina (2000), com Eric Kandel e Paul Greengard, por suas descobertas sobre transdução de sinal no sistema nervoso central.
- *Sir* James W. Black (1924-2010): farmacologista escocês considerado como "mago" do processo de descoberta de novos fármacos, recebeu o prêmio Nobel de Fisiologia ou Medicina (1988), com Gertrude B. Elion e George H. Hitchings, pelos seus trabalhos que resultaram na descoberta e no desenvolvimento de propranolol e cimetidina.
- *Sir* John R. Vane (1927-2004): farmacologista inglês, recebeu o prêmio Nobel de Fisiologia ou Medicina (1982), com Sune K. Bergström e Bengt I. Samuelsson, por suas descobertas sobre prostaglandinas e substâncias relacionadas com a aspirina. Seu trabalho resultou na introdução de inibidores da enzima conversora de angiotensina (IECA).
- Solomon H. Snyder (1938-presente): neurofarmacologista americano, foi um dos descobridores do receptor opioide (1973) e, posteriormente, identificou a existência de peptídeos opiáceos endógenos no cérebro. Snyder identificou receptores para os principais neurotransmissores no cérebro e, assim, explicou as ações das drogas psicoativas.
- Alfred G. Gilman (1942-2015): farmacologista americano, recebeu o prêmio Nobel de Fisiologia ou Medicina (1994), com Martin Rodbell, pela descoberta das proteínas G e dos seu papel na transdução de sinal.
- Robert J. Lefkowitz (1943-presente): farmacologista americano, recebeu o prêmio Nobel de Química (2012), com Brian K. Kobilka, pelos seus estudos dos GPCR, particularmente dos adrenoceptores.

História da Farmacologia no Brasil

No que diz respeito ao ensino da Farmacologia, podemos destacar o farmacêutico Jovelino (Armínio de Souza) Mineiro, da Escola de Farmácia de Ouro Preto, pela publicação do "Curso de Pharmacologia" (1911), provavelmente o primeiro livro de Farmacologia escrito por um brasileiro. No que diz respeito à pesquisa, Álvaro (1882-1952) e Miguel (1890-1953) Osório de Almeida podem ser considerados os pioneiros no desenvolvimento da Fisiologia e da Farmacologia experimental no Brasil. Eles iniciaram seus trabalhos científicos na área de Fisiologia em um laboratório instalado no porão de sua residência no Rio de Janeiro. É lá que Maurício Rocha e Silva (1910-1983) se iniciou na pesquisa científica antes de se formar médico e migrar para São Paulo, onde, no Instituto Biológico, descobriu que as enzimas do veneno da serpente *Bothrops jararaca* agem sobre proteínas do sangue, liberando uma substância chamada bradicinina (1949), descoberta fundamental que ajudou a desvendar o novo sistema das cininas.

Considerado o "Pai da Farmacologia brasileira", foi o primeiro presidente da Sociedade Brasileira de Farmacologia e Terapêutica Experimental (SBFTE), divulgou o uso de bioensaios e fez do departamento de Farmacologia da Faculdade de Medicina da Universidade de São Paulo de Ribeirão Preto (USP-RP) o berço da Farmacologia brasileira. Seu amigo e contemporâneo José Ribeiro do Valle (1908-2000), primeiro catedrático de Farmacologia, na antiga Escola Paulista de Medicina (EPM, hoje UNIFESP), foi outro farmacologista de dimensão nacional, responsável pela formação de um grande número de farmacologistas de sucesso além das suas contribuições científicas, como em Endocrinologia. Ainda nesta geração, podemos citar Lauro Sollero (1916-1982), professor Titular da UFRJ, outra *matriz de mestres em Farmacologia*, segundo o próprio José Ribeiro do Valle.

Da segunda geração de farmacologistas, há de destacar um dos pupilos de Maurício Rocha e Silva, Sérgio Henrique Ferreira (1934-2016) que isolou do veneno da *Bothrops jararaca* um princípio ativo capaz de potencializar os efeitos farmacológicos da bradicinina. Esta descoberta permitiu o desenvolvimento do anti-hipertensivo captopril, primeiro IECA, por pesquisadores da empresa farmacêutica inglesa Bristol-Myers Squibb. Durante seu pós-doutorado na Inglaterra, participou ativamente da equipe de pesquisadores liderada pelo prêmio Nobel John Vane que elucidou o mecanismo de ação da aspirina e da participação das prostaglandinas na resposta inflamatória. De volta ao Brasil (USP-RP), descobriu um componente periférico na analgesia da morfina, o mecanismo de ação da dipirona e o papel do óxido nítrico na analgesia.

Atividade proposta	Esta atividade visa fixar informações relevantes sobre este capítulo. Para tanto, tente responder às seguintes questões e depois verifique as respostas esperadas ao final.

1) Como você definiria a disciplina de Farmacologia?

2) Quem é considerado o "Pai da Farmacologia"?

   (a) Dioscórides.

   (b) Teofrasto.

   (c) Galeno.

3) Qual foi a primeira substância ativa obtida de forma pura a partir de produto natural?

   (a) Atropina.

   (b) Morfina.

   (c) Quinina.

4) Quem é considerado o "Pai da Farmacologia moderna"? Por quê?

   (a) Oswald Schmiedeberg.

   (b) Claude Bernard.

   (c) William Harvey.

5) Em qual país nasceram as primeiras indústrias farmacêuticas?

   (a) França.

   (b) Estados Unidos da América.

   (c) Alemanha.

Capítulo 1 – Introdução à Farmacologia: aspectos históricos

6) Quem é considerado o "Pai da Quimioterapia"? Por quê?
   (a) Alexander Fleming.
   (b) Paul Ehrlich.
   (c) James Black.

7) Qual é o fármaco considerado "maravilhoso-milagroso" (*the wonder drug*)? Por quê?
   (a) AAS (Aspirina®).
   (b) Sildenafil (Viagra®).
   (c) Zidovudina (AZT).

8) Quem é considerado o "Mago" do processo de descoberta de novos fármacos na indústria farmacêutica?
   (a) Paul Ehrlich.
   (b) John Vane.
   (c) James Black.

9) Qual é o fármaco de origem natural usado para o tratamento da malária e cuja descoberta resultou em prêmio Nobel de Fisiologia ou Medicina para seu inventor-descobridor, em 2015, e simbolizou a "volta" dos produtos naturais como fontes de novos fármacos?
   (a) Imatinib.
   (b) Ivermectina.
   (c) Artemisinina.

10) Qual é o pesquisador brasileiro cuja descoberta, feita no Brasil, levou à comercialização de fármaco de grande sucesso internacional?
   (a) Sérgio Henrique Ferreira.
   (b) Maurício Rocha e Silva.
   (c) João Batista Calixto.

Respostas esperadas

1) A farmacologia pode ser vista como a disciplina que estuda o mecanismo de ação, o uso e os efeitos adversos dos fármacos, isto é, dos princípios ativos dos medicamentos.

2) Dioscórides, pelo seu compêndio *De Materia Medica*, considerado o primeiro compêndio de Farmácia e que se tornou a principal fonte do conhecimento farmacêutico até o século XVI.

3) A morfina foi obtida na forma cristalina, a partir de ópio, pelo farmacêutico alemão Frederick W. A. Sertürner, em 1805.

4) Schmiedeberg, por ter criado um importante instituto de Farmacologia onde ganhou fama pelas suas qualidades como docente, atraindo numerosos alunos e influenciando mundialmente o desenvolvimento da profissão de farmacologista.

5) A Alemanha é considerada o berço da indústria farmacêutica, pois a primeira indústria farmacêutica *stricto sensu* (Merck) foi criada em Darmstadt, em 1827. É neste país também que os primeiros fármacos sintéticos a alcançar o mercado foram obtidos (na Bayer).

6) Paul Ehrlich, por ter descoberto a primeira substância sintética capaz de curar uma doença infecciosa (sífilis), a arsfenamina, comercializada em 1909 com o nome Salvarsan®.

7) O ácido acetilsalicílico, um dos primeiros fármacos sintéticos comercializados com sucesso mundial e duradouro, sob o nome comercial de Aspirina®.

8) James W. Black, ganhador de prêmio Nobel, recebeu esse apelido por seus trabalhos que resultaram na descoberta e no desenvolvimento de propranolol e cimetidina.

9) A artemisinina foi isolada, purificada e identificada pela chinesa Youyou Tu a partir da planta *Artemisia annua*.

10) O prof. Sérgio Henrique Ferreira (USP-RP) isolou do veneno da *Bothrops jararaca* um princípio ativo capaz de potencializar os efeitos farmacológicos da bradicinina. Essa descoberta permitiu o desenvolvimento do anti-hipertensivo captopril, primeiro IECA, por pesquisadores da empresa farmacêutica inglesa Bristol-Myers Squibb.

■ REFERÊNCIAS

1. Colquhoun D. The quantitative analysis of drug–receptor interactions: a short history. Trends Pharmacol Sci. 2006;27:149-57.
2. Fredholm BB, Fleming WW, Vanhoutte PM, et al. The role of pharmacology in drug discovery. Nat Rev Drug Discov. 2002;1:237-8.
3. Hawgood BJ. Maurício Rocha e Silva MD: snake venom, bradykinin and the rise of autopharmacology. Toxicon. 1997;35:1569-80.
4. Neubig RR, Spedding M, Kenakin TP, et al. International Union of Pharmacology Committee on Receptor Nomenclature and Drug Classification. XXXVIII. Update on Terms and Symbols in Quantitative Pharmacology. Pharmacol Rev. 2003;55:597-606.
5. Raviña E. Evolution of drug discovery. In: Raviña E, ed. The evolution of drug discovery: from traditional medicines to modern drugs. Weinheim: Wiley-VCH; 2011:1-22.
6. Rubin RP. A brief history of great discoveries in pharmacology: in celebration of the centennial anniversary of the founding of the American Society of Pharmacology and Experimental Therapeutics. Pharmacol Rev. 2007;59:289-359.
7. Winquist RJ, Mullane K, Williams M. The fall and rise of pharmacology – (Re)defining the discipline? Biochem Pharmacol. 2014;87:4-24.

Capítulo 2

Descoberta e desenvolvimento de fármacos

Autores:
- Renata Vieira Bueno
- Andrew Albert de Oliveira
- Rafael Victório Carvalho Guido

■ Introdução

Novos fármacos e indústria farmacêutica

O processo de descoberta e desenvolvimento de novos fármacos é complexo, de elevados custo e tempo e fundamenta-se na combinação de várias áreas estratégicas, tais como: inovação, conhecimento, tecnologia, gerenciamento e investimentos em pesquisa e desenvolvimento (P&D). Os notáveis avanços da química e biologia, aliados a melhor compreensão de mecanismos fisiopatológicos e farmacológicos, tornaram possível o planejamento e a descoberta de fármacos como inovações importantes para o tratamento de diversas doenças. Além disso, a evolução científica e tecnológica na área de P&D de fármacos ensejaram a descoberta de moléculas que melhoram significativamente a qualidade e a expectativa de vida das diversas populações no mundo.

Os estudos dos processos de reconhecimento molecular em sistemas biológicos assumem grande importância no planejamento de novos fármacos, pois constituem as bases fundamentais para a melhor compreensão das propriedades farmacodinâmicas (p.ex., potência, afinidade e seletividade) dos candidatos a fármacos por seus receptores-alvo. Além disso, o conhecimento sobre o alvo molecular e sobre o mecanismo de ação dos compostos bioativos pode ser útil para a otimização de propriedades farmacocinéticas. Nesse cenário, a química medicinal desempenha função central para a descoberta e o desenvolvimento de novas moléculas com atividade biológica.

A química medicinal apresenta forte caráter multidisciplinar, abrangendo diversas especialidades importantes, como a química orgânica, bioquímica, farmacologia, informática, biologia molecular e estrutural, entre outras. Segundo a União Internacional de Química Pura e Aplicada (IUPAC, do inglês *International Union of Pure and Applied Chemistry*), a química medicinal envolve a descoberta, o desenvolvimento, a identificação e a interpretação do mecanismo de ação molecular de compostos biologicamente ativos. Além da descoberta de moléculas bioativas, a química medicinal também estuda os fenômenos envolvidos no metabolismo e as relações entre a estrutura química e atividade.

A química medicinal é uma ciência interdisciplinar fundamentada em química e que envolve aspectos importantes das ciências farmacêuticas, médicas, biológicas, físicas e computacionais.

O complexo processo de descoberta e desenvolvimento de novas entidades químicas (NCE, do inglês *new chemical entities*) é longo e envolve altos investimentos. Desde a concepção do projeto até a introdução de um único fármaco no mercado farmacêutico, são investidos de 12 a 15 anos em P&D, com custos totais estimados na ordem de US$ 500 a 880 milhões, podendo em alguns casos alcançar cifras superiores a US$ 1 bilhão (Figura 2.1).

Inovações terapêuticas de grande sucesso entretanto, são capazes de gerar rendimentos significativos da ordem de US$ bilhões anuais. Entre os fármacos e biofármacos incluídos na categoria *blockbuster*, está a associação de agentes anti-infecciosos ledipasvir + sofosbovir (Harvoni®, da Gilead), que chegou a faturar extraordinários US$ 14,3 bilhões com vendas somente no ano de 2015, seguidos do anticorpo monoclonal adalimumabe (Humira®, da AbbVie) para o tratamento de doenças autoimunes, com US$ 10,6 bilhões de faturamento em vendas, e a proteína fusionada etanercept (Enbrel®, da Amgen), também para o tratamento de doenças autoimunes, com US$ 6,6 bilhões de faturamento em vendas.

Escolha da doença e alvos moleculares para fármacos

As doenças podem ser classificadas em dois grandes grupos: transmissível (doenças infecciosas); e não transmissível (doenças não comunicáveis).

- Doenças infecciosas: causadas por micro-organismos patogênicos (p.ex., bactérias, vírus, fungos e parasitas) que invadem as células do hospedeiro para a sua reprodução. Essas doenças representam graves problemas de saúde pública que afetam uma fração significativa da população mundial e, em decorrência de seu aspecto socioeconômico, representam um dos principais desafios para o século XXI, especialmente nas regiões mais pobres e vulneráveis do planeta. De acordo com a Organização Mundial de Saúde (OMS, da sigla inglesa WHO – *World Health Organization*), as doenças infecciosas são responsáveis por aproximadamente um terço das causas de mortalidade no mundo. A relação entre essas enfermidades e a baixa renda das populações mais carentes fica evidente ao se constatar que as doenças infecciosas ocupam a primeira posição entre as principais causas de morte e de incapacidade permanente nos países em desenvolvimento.

- Doenças não comunicáveis: pertencem a um grupo de patologias caracterizadas pela ausência de micro-organismos como também pelo longo curso clínico e irreversibilidade. Exemplos de doenças não comunicáveis incluem hipertensão, diabetes, doenças cardiovasculares, neoplasias, doenças respiratórias crônicas, doenças renais, doenças musculoesqueléticas, problemas de saúde mental e doenças dos órgãos sensoriais. As doenças não comunicáveis são a principal causa de morte no mundo. De acordo com os dados da OMS, entre as 56,9 milhões de mortes registradas em 2016, 71% (40,4 milhões) foram causadas por doenças não comunicáveis. As doenças não comunicáveis mais letais foram a doença isquêmica do coração e o derrame, que, juntas, foram responsáveis por aproximadamente 27% (15,2 milhões de mortes) em 2016 e continuam sendo as principais causas de morte no mundo nos últimos 15 anos.

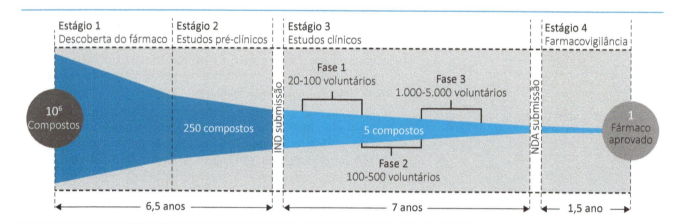

Figura 2.1 – Visão geral do processo de P&D de um novo fármaco.
IND: *investigational new drug*; NDA: *new drug application*.
Fonte: Desenvolvida pela autoria do capítulo.

Os avanços nas ciências biológicas contribuíram significativamente para a identificação e validação de novos alvos biológicos de interesse terapêutico. Neste contexto, a revolução biotecnológica (p.ex., genômica, genômica funcional, proteômica, metabolômica e citômica) tem fornecido informações extremamente úteis para a descoberta de fármacos.

A definição de um alvo molecular para a descoberta de fármacos é crucial para o sucesso do programa de desenvolvimento de novos medicamentos fundamentados no mecanismo de ação. O conhecimento do alvo molecular, bem como do mecanismo de ação do fármaco, torna-se ainda mais importante à medida que essas informações são incorporadas nos estudos de eficácia e segurança clínica do candidato. De acordo com dados da FDA (sigla inglesa para U.S. Food and Drug Administration), há 1.578 fármacos aprovados para uso em humanos. Esses fármacos têm como alvo molecular 893 biomoléculas derivadas do genoma humano e de patógenos. Receptores acoplados à proteína G (GPCR), canais iônicos, proteínas quinases e receptores nucleares de hormônios foram as famílias de proteínas identificadas como alvos moleculares privilegiados para fármacos, uma vez que correspondem pelo efeito terapêutico de 70% dos medicamentos disponíveis (GPCR: 33%; canais iônicos: 18%; quinases: 3%; e receptores nucleares: 16%).

Processo de descoberta e desenvolvimento de novos fármacos

O processo de descoberta e desenvolvimento de novos fármacos é dividido em duas grandes fases: – pré-clínica (descoberta ou pesquisa básica) e – clínica (desenvolvimento) (Figura 2.2).

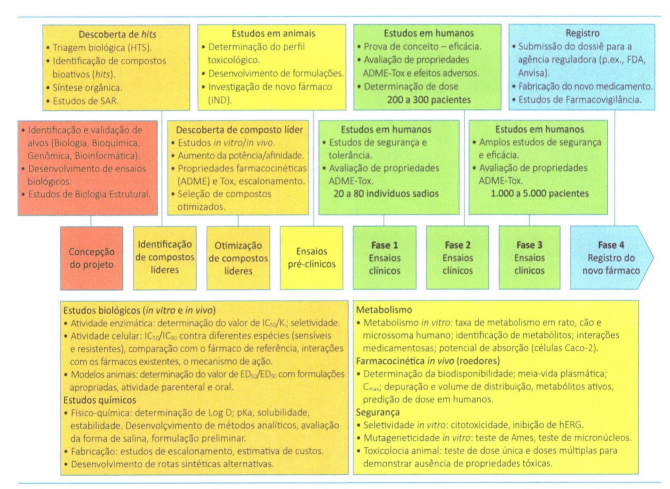

Figura 2.2 – Esquema da evolução das fases pré-clínica (vermelho, laranja e amarelo) e clínica (verde e azul) no processo de desenvolvimento e descoberta de novos fármacos.

HTS: *high throughput screening*; SAR: *structure-activity relationships*; IC_{50}: concentração inibitória 50%; K_i: constante de inibição; EC_{50}: concentração efetiva 50%; EC_{90}: concentração efetiva 90%; log D: coeficiente de partição de uma substância entre uma fase orgânica e uma fase aquosa em pH 7,4; pKa: constante de dissociação ácida; ADME-Tox: absorção, distribuição, metabolismo, excreção e toxicidade; IND: *investigational new drug*; C_{max}: concentração plasmática máxima; hERG: *human Ether-a-go-go Related Gene* que codifica para um canal de potássio no músculo cardíaco; FDA: Food and Drug Administration; Anvisa: Agência Nacional de Vigilância Sanitária.

Fonte: Desenvolvida pela autoria do capítulo.

Fase pré-clínica

Nos estágios iniciais da fase pré-clínica, as pesquisas se concentram na identificação de moléculas pequenas capazes de modular a atividade do alvo macromolecular selecionado ou que apresentem atividade fenotípica específica (p.ex., inibição do crescimento celular), e que sejam seguras para o uso em humanos (Figura 2.2).

Uma das etapas-chave da fase pré-clínica é a otimização de compostos promissores em relação às propriedades farmacodinâmicas, farmacocinéticas e toxicológicas. Neste sentido, o ciclo de síntese, avaliação e planejamento de novos análogos é acompanhado da otimização de propriedades capazes de influenciar na absorção, distribuição, metabolismo, excreção e segurança mediante estudos *in silico*, *in vitro* e *in vivo* que mimetizem o organismo humano. Neste contexto, uma das propriedades-chave para a avaliação das moléculas bioativas é a solubilidade, uma vez que esta propriedade, além de determinante para o delineamento experimental dos ensaios *in vitro* e *in vivo*, também influencia diretamente todas as etapas farmacocinéticas, desde a absorção até a excreção dos fármacos.

Assim, ao longo do processo de descoberta e otimização das NCE, são avaliadas as propriedades físico-químicas que influenciam a capacidade das moléculas bioativas em permear membranas, como massa molecular, número de anéis aromáticos, número de átomos doadores e aceptores de ligação de hidrogênio, número de ligações rotacionáveis e área de superfície polar, além do coeficiente de partição óleo-água (LogP) – este último um parâmetro para estimativa da lipofilicidade dos compostos bioativos.

Em adição às propriedades supracitadas, outro parâmetro estudado durante o processo de descoberta e otimização é a seletividade da molécula bioativa pelo alvo molecular. Após as etapas de absorção e distribuição, o fármaco biodisponível estará distribuído em vários órgãos e tecidos, sendo o efeito terapêutico resultante da sua interação com o alvo molecular. No entanto, a interação com outras biomoléculas pode resultar em efeitos adversos, cuja extensão é dependente da seletividade do fármaco, tornando este parâmetro essencial para determinação da toxicidade.

Por exemplo, nas últimas décadas vários medicamentos foram retirados do mercado ou reavaliados quanto à indicação e posologia por inibirem os canais de potássio e, com isso, prolongarem o intervalo QT em exames eletrocardiográficos, consequentemente ensejando arritmia cardíaca e aumento da propensão a doenças cardiovasculares. Como resultado, a avaliação de moléculas bioativas em relação ao potencial de prolongamento do intervalo QT tornou-se um importante parâmetro para a predição de segurança das NCE. Durante as etapas de descoberta de moléculas bioativas e otimização das propriedades físico-químicas, a cardiotoxicidade é avaliada em relação à capacidade da molécula em investigação de inibir os canais de potássio conhecidos como hERG (do inglês *Human Ether-a-go-go Related Gene*).

Esse gene codifica umas das subunidades formadoras do poro do canal de potássio e é essencial para o evento de repolarização cardíaca. Essa avaliação pode ser feita mediante ensaios *in vitro*, nos quais é possível determinar a afinidade/potência dos compostos em estudo por canais hERG. Alternativamente, a predição da afinidade/potência por canais hERG pode ser realizada com o auxílio de métodos computacionais. Nessas abordagens, modelos *in silico* são utilizados para predizer a afinidade/potência de novos compostos bioativos por hERG. Esses modelos são construídos com base em conjunto de dados contendo informação experimental de afinidade/potência de compostos pertencentes a diferentes classes químicas previamente avaliados contra os canais hERG.

Após a descoberta de compostos promissores com propriedades farmacodinâmicas, farmacocinéticas e toxicológicas otimizadas (Quadro 2.1), os estudos seguintes visam fornecer provas de conceito que os compostos em estudos são realmente bons candidatos a fármacos. Nesse sentido, os modelos de doença em animais ou ensaios *in vivo* fornecem informações valiosas que indicam a eficácia e a segurança biológica da série em investigação. A eficácia biológica em modelos animais após a administração oral sugere que as moléculas em estudo apresentam biodisponibilidade razoável e atividade terapêutica no modelo da doença.

Quadro 2.1 – Propriedades e características desejáveis para candidatos a fármacos.

Propriedade	Características
Química	• Molécula estável. • Síntese com potencial de escalonamento.
Farmacológica	• Seletividade e alta afinidade pelo alvo molecular. • Potência contra o alvo molecular em ensaios *in vitro*. • Eficácia em modelos animais.
Farmacocinética	• Biodisponibilidade adequada de acordo com a via de administração. • Taxa de metabolismo, tempo de meia-vida e distribuição adequada.
Segurança e toxicidade	• Perfil satisfatório para inibição e indução de enzimas do citocromo P450. • Ausência de toxicidade cardíaca (hERG).

Fonte: Desenvolvido pela autoria do capítulo.

Modelos animais baseados em mamíferos, principalmente roedores, são preferencialmente utilizados para a investigação de doenças humanas. Essa preferência se baseia na homologia entre os genomas das espécies e na similaridade dos aspectos anatômicos, biológicos e fisiológicos. Alternativamente, modelos utilizando peixe-zebra (do inglês *zebrafish – Danio renio*) foram desenvolvidos para reduzir o custo do ensaio e garantir a reprodutibilidade. Os estudos *in vivo* com peixe-zebra são semelhantes a modelos de mamíferos em testes de toxicidade. Além disso, esse modelo animal tem sido empregado com sucesso nos estudos de doenças cardiovasculares, doenças infeciosas, inflamação aguda e distrofia muscular. No entanto, o peixe-zebra não é um modelo de pesquisa universalmente ideal, pois há uma série de desvantagens em sua utilização, entre elas citam-se: a ausência de uma dieta padrão e as diferenças na função de alguns genes relacionados às doenças e desordens em humanos.

Fase clínica

Após a conclusão da fase pré-clínica, as NCE selecionadas são submetidas à aprovação das agências regulatórias, como a Administração Federal de Alimentos e Medicamentos dos Estados Unidos (FDA) para autorização da realização de testes em humanos por meio de licença para investigação de um novo candidato a fármaco (IND, do inglês *Investigational New Drug*) (Figura 2.1). No Brasil, a agência responsável pelo controle das pesquisas clínicas e registro de fármacos é a Agência Nacional de Vigilância Sanitária (Anvisa). Nas fases clínicas são realizados diversos estudos para avaliar a eficácia e a segurança das NCE candidatas a fármacos (Figura 2.2).

De forma resumida, na fase clínica 1, são realizados testes de dosagem dos princípios ativos em um grupo de voluntários saudáveis (20 a 100 indivíduos) para avaliação da toxicidade, segurança, dose efetiva e duração do efeito terapêutico. Na fase clínica 2, iniciam-se os testes em pacientes que apresentam a doença ou desordem (100 a 500 indivíduos) para a avaliação da dosagem, eficácia e segurança, além da biodisponibilidade e bioequivalência da composição. Na fase clínica 3 são realizados testes farmacológicos em um número significativo de pacientes (1 mil a 5 mil indivíduos) distribuídos em regiões geográficas representativas, para uma melhor avaliação do perfil terapêutico, avaliando-se a via de administração, dose, indicações e contraindicações, além da eficácia, efetividade e segurança. Ao término da fase III, todos os dados clínicos obtidos são organizados e submetidos à agência regulatória (p.ex., FDA, Anvisa) para solicitação da aprovação de um novo fármaco (NDA, do inglês *New Drug Application*). Após a aprovação da NDA, o fármaco poderá ser lançado no mercado farmacêutico. Na fase clínica 4, é realizado o monitoramento pós-comercialização em longo prazo do novo fármaco.

■ Identificação de compostos bioativos

Após a determinação da doença e seleção/validação de um alvo molecular, os estudos do processo de descoberta de fármacos são focados na identificação de compostos bioativos (do inglês *hit discovery*). As moléculas bioativas ou ligantes (do inglês *hits*) têm sua origem a partir de produtos naturais ou por síntese orgânica e coleções combinatórias. As moléculas bioativas podem ser identificadas mediante triagens contra um alvo (do inglês *target-based screening*) ou fenotípicas (do inglês *phenotypic screening*). Ambas as estratégias apresentam vantagens e desvantagens. Por exemplo, a triagem contra o alvo permite a equipe de investigadores saber exatamente qual o alvo molecular e mecanismo de ação que as moléculas identificadas atuam. Nesses casos, por um lado a determinação da estrutura 3D do alvo ainda permite a aplicação de estratégias de planejamento fundamentadas na complementaridade com o sítio de ligação que auxiliam significativamente na otimização de propriedades como potência, afinidade e seletividade.

Por outro lado, a atividade biológica de moléculas identificadas por meio de triagem contra o alvo isolado nem sempre são observadas quando a molécula for avaliada em um ensaio celular. Já as triagens fenotípicas permitem a identificação de moléculas que apresentam atividade biológica num modelo celular. Além disso, outras propriedades importantes como solubilidade e permeabilidade são implicitamente avaliadas, uma vez que para apresentar atividade biológica num ensaio celular o conjunto de moléculas bioativas deve ser solúvel no meio reacional e permear a membrana plasmática que constitui a célula utilizada no ensaio fenotípico. Entretanto, em triagens fenotípicas, perde-se a informação sobre o alvo molecular e o mecanismo de ação das moléculas identificadas.

Um estudo realizado em 2011 analisou e comparou a origem de 50 pequenas moléculas aprovadas como fármacos entre os anos de 1999 e 2008. Os pesquisadores mostraram que 28 (56%) dos fármacos aprovados foram descobertos a partir de triagens fenotípicas, 17 (34%) foram descobertos em campanhas com base nos alvos isolados e 5 (10%) eram versões sintéticas ou modificadas de substâncias naturais. Um estudo similar, publicado em 2014, analisou um conjunto maior com 113 medicamentos aprovados entre os anos de 1999 e 2013. Neste estudo, os pesquisadores verificaram que 78 (69%) dos fármacos tinham origem em abordagens firmadas em alvos, em comparação com 33 (29%) que foram descobertos em triagens fenotípicas. Esses dados indicam que não há uma estratégia ideal para a descoberta de novos compostos líderes. Portanto, numa campanha de descoberta e desenvolvimento de novos fármacos, deve-se utilizar todas as ferramentas e estratégias disponíveis para que se possa aumentar as chances de sucesso.

Independentemente do método utilizado para a identificação de compostos bioativos como candidatos a compostos líderes, variações estruturais deverão ser realizadas para adequar o perfil das moléculas identificadas às características necessárias ao uso terapêutico em humanos (Quadro 2.2). Nesta fase inicial de identificação de compostos bioativos, geralmente são identificadas moléculas pequenas (p.ex., massa molecular < 300 Da) com baixa afinidade/potência, que necessitam ser otimizadas em relação a uma série de propriedades (p.ex., potência, afinidade, seletividade, biodisponibilidade, toxicidade). Os compostos bioativos com melhores propriedades (p.ex., mais potentes e seletivos) são selecionados como candidatos a compostos líderes para posterior otimização (Figura 2.2).

■ Descoberta de compostos líderes

Uma vez selecionado um grupo de moléculas como candidatos a compostos líderes para o processo de descoberta de fármacos, os estudos subsequentes são direcionados à otimização de propriedades físico-químicas (p.ex., solubilidade, lipofilicidade), farmacocinéticas (p.ex., absorção, metabolismo, tempo de meia-vida) e biológicas (p.ex., potência, seletividade, citotoxicidade) para a obtenção de um conjunto de moléculas com características ideais para candidatos a fármacos (Quadro 2.2). Esses compostos com características melhoradas são chamados de compostos líderes (do inglês *lead compounds*) e o processo de transformação do composto bioativo (*hit*) em composto líder é conhecido em inglês como *hit-to-lead*.

Neste processo de descoberta de compostos líderes, os estudos das relações entre a estrutura e atividade (SAR, do inglês *structure-activity relationships)* são de fundamental importância para guiar a síntese de novas moléculas com propriedades otimizadas. Tipicamente, dezenas a centenas de análogos do composto bioativo identificado inicialmente são sintetizados e têm suas propriedades biológicas e físico-químicas determinadas. Esse processo interativo de síntese e avaliação de propriedades gera coleções dirigidas de compostos que compõem a base dos estudos de SAR. Idealmente, propriedades farmacodinâmicas como potência, afinidade e seletividade, além de propriedades farmacocinéticas de ADME-Tox (absorção, distribuição, metabolismo, excreção e toxicidade) devem ser consideradas conjuntamente, facilitando a eliminação de candidatos com propriedades inadequadas e reduzindo os custos do processo de P&D.

A química medicinal oferece várias estratégias que podem ser empregadas para a investigação do espaço químico-biológico e estabelecimento da SAR da série de compostos em investigação. Nessa etapa, métodos de planejamento com base na estrutura do ligante (LBDD, do inglês *ligand-based drug design*) (Capítulo 70 – Farmacologia da enxaqueca) e na estrutura do alvo biológico (SBDD, do inglês *structure-based drug design*) são estratégias comumente utilizadas para a descoberta de compostos líderes.

Métodos em química medicinal com base na estrutura do ligante são muito empregados na identificação de novas moléculas bioativas e na otimização de compostos líderes. Esses métodos são frequentemente aplicados para guiar a síntese de séries de compostos bioativos identificados a partir de triagens fenotípicas nas quais o alvo molecular é desconhecido. A descoberta de uma grande quantidade de compostos biologicamente ativos foi possível em virtude do uso de métodos de LBDD que não exigem informação sobre a topologia do alvo molecular.

Entre as estratégias de LBDD mais atuais, destaca-se a descoberta de moléculas bioativas mediante o uso de inteligência artificial (AI). Esta técnica baseia-se em regras classificatórias derivadas a partir de um conjunto de moléculas ativas e inativas utilizado para construir e treinar modelos computacionais (do inglês *machine learning*). Posteriormente, o modelo desenvolvido é aplicado para a identificação e seleção de novos compostos com atividade biológica. Nos últimos anos, os algoritmos e a capacidade de processamento de grandes quantidades de dados evoluíram substancialmente e métodos de inteligência artificial aplicados a descoberta de novos fármacos têm um elevado potencial de revolucionar a maneira como novos compostos líderes são identificados. Nesse sentido, grandes empresas farmacêuticas, como AstraZeneca, GlaxoSmithKline, Sanofi e Merck, estão explorando o potencial da inteligência artificial por intermédio de alianças com empresas *startup* especializadas.

O SBDD é um método fundamentado no conhecimento do arranjo topológico de alvos moleculares, logo utiliza como pré-requisito a informação 3D detalhada da macromolécula em estudo. Essa informação é geralmente adquirida pela análise de estruturas obtidas por cristalografia de raios X, estudos de ressonância nuclear magnética (RNM), criomicroscopia eletrônica (Crio-EM) ou modelagem molecular. Essas estruturas são depositadas em bases de dados públicas, onde podem ser acessadas livremente (p.ex., *protein data bank* – PDB).

Quadro 2.2 – Propriedades físico-químicas e biológicas recomendadas para compostos líderes como candidatos a fármacos.

Propriedade	Valor quantitativo	Característica
Potência/afinidade	< 50 nM	• Alta potência e afinidade são necessárias para que o fármaco possa ser administrado em pequenas doses.
Solubilidade em água	> 100 µM	• Parâmetro importante para a execução de ensaios *in vitro* e *in vivo*, bem como para as características farmacocinéticas.
Log $D_{7,4}$ ou log P	0 a 3	• Coeficiente de partição da molécula em mistura octanol/solução tampão (pH 7,4) ou octanol/água.
Estabilidade microssomal (Cl_{int})	< 30 mL/min · mg	• Os microssomas hepáticos contêm enzimas de metabolização de fármacos ligados à membrana. Este ensaio mede a taxa de biotransformação *in vitro* de compostos. Logo, fornece uma estimativa da velocidade de biotransformação *in vitro*.
Inibição das enzimas do citocromo P450 (CYP450)	> 10 µM	• CYP450 são as enzimas responsáveis pela metabolização dos fármacos, logo sua inibição pode causar toxicidade.
Permeabilidade Caco-2 (P_{app})	> 1.10^{-6} cm^{-1}	• A linhagem de células de carcinoma do colo Caco-2 é usada para estimar a permeabilidade por meio do epitélio intestinal, logo fornece uma estimativa de absorção *in vitro*.
Permeabilidade MDR1-MDCK (P_{app})	> 10.10^{-6} cm^{-1}	• Células MDCK são transfectadas com o gene MDR1 que codifica a proteína de efluxo glicoproteína P (P-gp). P-gp é um importante transportador de efluxo em muitos tecidos, incluindo intestino, rim e cérebro. Logo, a P-gp pode ser usada para prever a permeabilidade intestinal e cerebral.
Hepatotoxicidade HepG2	Nenhum efeito em concentrações 50 × IC_{50} ou EC_{50}	• Células humanas HepG2 são modelos atrativos para a determinação da toxicidade no fígado humano.
Citotoxicidade em linhagem celular adequada	Nenhum efeito em concentrações 50 × IC_{50} ou EC_{50}	• Identificar previamente a atividade citotóxica de compostos.

Fonte: Desenvolvido pela autoria do capítulo.

Entre os métodos de SBDD mais importantes da atualidade, destaca-se a estratégia de descoberta de fármacos com base em fragmentos (FBDD, do inglês *fragment-based drug discovery*). Desde a demonstração da utilização de RMN para a triagem de fragmentos e otimização da afinidade de ligantes da proteína FK506, conduzida pela Abbot Laboratories em 1996, surgiram diversas empresas de biotecnologia especializadas em FBDD. Entre elas, citam-se Astex Pharmaceuticals, Plexxikon, Evotec e Vernalis, empresas que já têm candidatos a fármacos em fase clínica que foram descobertos e desenvolvidos pelos métodos de FBDD.

Fragmentos moleculares são moléculas que apresentam até 25 átomos (excluindo-se os átomos de hidrogênio). Em geral, a maioria das coleções de fragmentos reúne moléculas que se enquadram nos limites de propriedades moleculares e físico-químicas denominadas "regra dos três", isto é, apresentam massa molecular ≤ 300 Da, número de átomos aceptores e doadores de ligação de hidrogênio ≤ 3, número de ligações rotacionáveis ≤ 3, área de superfície polar ≤ 60 Å^2 e cLogP ≤ 3. Em razão dessas características, os fragmentos apresentam menor lipofilicidade e, consequentemente, maior solubilidade em água, característica favorável tanto para a triagem por métodos biofísicos quanto para o perfil farmacocinético durante as demais etapas de otimização.

Uma das vantagens da descoberta de compostos líderes a partir de fragmentos é a redução do espaço químico a ser explorado, diminuindo, assim, o tempo e os custos da triagem de compostos bioativos. Desse modo, por um lado, enquanto coleções de moléculas para triagem biológica em larga escala (HTS, do inglês *high throughput screening*) têm milhões de moléculas, coleções de fragmentos usualmente não ultrapassam alguns milhares, sendo mais comum coleções que contenham entre 1 mil e 15 mil fragmentos. Por outro lado, a menor complexidade molecular dos fragmentos e, consequentemente, o menor número de interações estabelecidas com o alvo molecular resultam na identificação de fragmentos de baixa afinidade (p.ex., 100 a 1.000 µM). Essa característica requer a utilização de ensaios com maior sensibilidade para a detecção de compostos bioativos. Nesse contexto, métodos como espectroscopia de RMN, cristalografia de raios X (X-tal), ressonância plasmônica de superfície (SPR) e calorimetria de titulação isotérmica (ITC) são amplamente empregados para a triagem e caracterização de fragmentos como compostos bioativos. Nos últimos anos, outros métodos biofísicos têm sido aplicados no âmbito de FBDD, entre os quais se destacam interferometria de biocamada (BLI), fluorimetria diferencial de varredura (DSF) e termoforese em microescala (MST) (Figura 2.3).

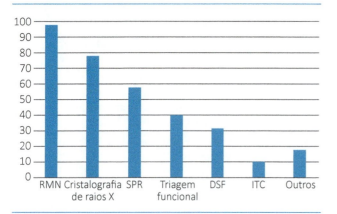

Figura 2.3 – Porcentagem de técnicas de triagem de fragmentos usadas em trabalhos que resultaram em publicações científicas. RNM: ressonância nuclear magnética; SPR: *surface plasmon ressonance* (ressonância plasmônica de superfície); DSF: *differential scanning fluorimetry* (fluorimetria diferencial de varredura); ITC: *isothermal titration calorimetry* (calorimetria de titulação isotérmica).

Fonte: Desenvolvida pela autoria do capítulo.

Métodos biofísicos utilizados na descoberta de compostos líderes por FBDD

As principais estratégias de FBDD são fundamentadas na capacidade e sensibilidade dos métodos biofísicos em identificar compostos bioativos apesar da baixa afinidade pelo alvo biológico. Assim, os métodos mais amplamente aplicados para descoberta de fragmentos como candidatos a compostos líderes são:

- Ressonância Nuclear Magnética (RNM): foi o primeiro método a ser utilizado para a triagem de fragmentos e, ainda hoje, é comumente utilizado. Proteínas marcadas com átomos isótopos (p.ex., ^1H, ^{13}C ou ^{15}N) em solução e na presença de um campo magnético adotam estado de *spin* nuclear de diferente energia, podendo ser induzido a variar estes estados pela aplicação de radiação magnética. Assim, essa estratégia, aplicada à triagem de pequenas moléculas, explora as diferenças no ambiente químico entre os estados ligado e não ligado de proteínas em espaços de correlação bidimensionais mediante titulação de um ou da mistura de vários ligantes. Quando a ressonância específica da molécula é conhecida (usualmente em proteínas entre 30 a 40 kDa), a técnica é chamada de *chemical shift mapping*, e fornece as informações estruturais do sítio de ligação. Como aprimoramento, vários grupos de pesquisa desenvolveram métodos de identificação de ligantes por RMN, nos quais variações nas propriedades do fragmento são captadas em vez da macromolécula em estudo. Neste contexto, o método mais popular é o STD (do inglês *saturation transfer difference*), o qual se baseia na diferença do estado de relaxação entre pequenas e macromoléculas. Este método requer pouca quantidade de proteína e ainda é passível de aplicação em proteínas de vários tamanhos, contudo não fornece informação sobre o sítio de ligação. Esta estratégia espectroscópica se tornou uma valiosa ferramenta para a triagem e determinação da afinidade de ligação entre pequenas moléculas e seus respectivos alvos proteicos. Além disso, esse método pode ser aplicado na otimização de compostos com baixa afinidade para a obtenção de compostos líderes de alta afinidade por seus alvos moleculares.

- Cristalografia de raios X: é um dos principais métodos para determinação de estrutura 3D de moléculas, incluindo complexos biológicos. Os padrões de difração de raios X resultantes das interferências construtivas dos raios espalhados são coletados a partir de cristais proteicos, os quais apresentam moléculas ordenadas, regularmente interespaçadas e atomicamente arranjadas. Com base nos pontos de difração captados pelo detector, é possível converter as intensidades dos fótons nas amplitudes das ondas espalhadas. Em seguida, métodos matemáticos e computacionais são aplicados para que no final se obtenha a densidade eletrônica calculada a partir dos dados experimentais. Por fim, um modelo estrutural é construído, refinado e validado com base na densidade eletrônica dos átomos que constituem a macromolécula em investigação.

Uma das principais características da cristalografia de raios X consiste na possibilidade de determinação estrutural de proteínas à alta resolução (resolução < 3 Å). A informação atômica sobre a organização estrutural do alvo molecular pode ser utilizada para a melhor compreensão da função da proteína em estudo, bem como elucidar o modo de ligação com outras moléculas. Cristalografia de raios X e RMN são frequentemente aplicadas em campanhas de FBDD, pois são capazes de fornecer informação estrutural detalhada do modo de interação de ligantes no sítio de ligação em proteínas.

Entre as limitações da cristalografia de proteínas como método para a determinação da estrutura 3D, destacam-se a necessidade de quantidades consideráveis de proteína solúvel (p.ex., > 10 mg.mL^{-1}) em alto grau de pureza (p.ex., > 95%) e a dificuldade em se obter cristais proteicos com alto poder de difração na presença dos fragmentos. Contudo, uma vez determinadas as melhores condições para a cristalização da proteína-alvo, pode-se utilizar essas condições para a obtenção de complexos entre a proteína e os fragmentos.

O método de triagem de fragmentos por cristalografia de raios X inicia-se com a seleção da coleção de compostos. Há diversas coleções comercialmente disponíveis para aquisição, contudo alguns laboratórios e empresas farmacêuticas têm suas próprias coleções. Em seguida, é conduzida a imersão dos cristais obtidos do alvo molecular em soluções que contêm os fragmentos. Essas soluções podem conter apenas um fragmento ou misturas dissolvidas em solvente polar orgânico (p.ex., dimetilsulfóxido "DMSO" ou N-metilpirrolidona "NMP") por tempo suficiente para que o fragmento percorra os canais de solvente presentes nos cristais e se ligue à macromolécula. Recomenda-se que o cristal de proteína fique incubado na solução de fragmento por um período de uma hora. A concentração utilizada da solução contendo o fragmento molecular é de 50 a 200 mM. Se os fragmentos estiverem em misturas (estratégia conhecida como "coquetéis de fragmentos"), estes devem ser montados de modo a explorar a maior diversidade química possível (p.ex., tamanho, forma e polaridade). O número de ligantes por coquetel é determinado pela solubilidade em DMSO (tipicamente até 10%).

Métodos otimizados de titulação, preparação e coleta de cristais podem ser encontrados em instalações de aceleradores de partículas no mundo todo. Um exemplo representativo desse serviço é encontrado na fonte de luz síncrotron Diamond no Reino Unido. Denominado *XChem*, o serviço foi planejado e implementado para maximizar o potencial da linha de luz em integração com métodos sofisticados e otimizados para a triagem de fragmentos por cristalografia de raios X. Na prática, a estratégia utiliza conjuntos de fragmentos previamente caracterizados por serem imersíveis e, em combinação com a infraestrutura de robótica, é possível analisar até 1.000 cristais em 2 dias.

Uma vez identificados fragmentos ligados nas cavidades da proteína, fazem-se necessárias a validação e a caracterização destes fragmentos como ligantes do alvo molecular. Por exemplo, no caso de a proteína-alvo ser uma enzima, pode-se conduzir um ensaio de cinética enzimática na presença do fragmento para se verificar a capacidade do fragmento em reduzir a taxa de catálise; deste modo, caracteriza-se o fragmento como um inibidor enzimático. Além disso, métodos biofísicos alternativos fornecem a ortogonalidade necessária para a validação dos fragmentos como ligantes da macromolécula em estudo. Em campanhas de FBDD, métodos biofísicos são empregados

para duas finalidades: 1) confirmação e caracterização da ligação dos fragmentos à proteína de interesse; e 2) identificação de ligantes não específicos (p.ex., falsos-positivos). Portanto, a combinação de métodos biofísicos ortogonais é uma estratégia necessária nos estudos de FBDD para garantir a qualidade e relevância dos resultados. As principais características dos métodos biofísicos mais utilizados no FBDD são descritos a seguir.

- **Ressonância plasmônica de superfície**: baseia-se na imobilização do alvo molecular de interesse em um biossensor. A proteína imobilizada é submetida à triagem de fragmentos, e a ligação de um fragmento ao alvo molecular é detectada pela mudança do índice de refração. A resposta de associação e dissociação dos fragmentos à proteína imobilizada é medida ao longo do tempo, permitindo o cálculo da afinidade de ligação. Este método requer baixa concentração de proteína, uma vez que a imobilização em biossensores permite a triagem sucessiva de fragmentos em solução aquosa. Além disso, o ensaio de SPR apresenta número reduzido de falso-positivos e, adicionalmente, permite a detecção de interações com fragmentos de baixa massa molecular ($\sim$100 Da).

- **Calorimetria de titulação isotérmica**: método que permite a determinação dos parâmetros termodinâmicos envolvidos na interação entre moléculas, incluindo as interações entre proteínas e ligantes, pela medida do calor liberado ou absorvido durante a interação. Para tanto, duas células termicamente isoladas por jaquetas adiabáticas são mantidas na mesma temperatura. Uma dessas células, denominada "célula de referência", é preenchida com água ou solução tampão, enquanto a outra célula contém a amostra. Outro componente do sistema é a seringa, responsável pela injeção de um volume conhecido do ligante na célula de amostra e homogeneização da solução. Durante a titulação, a adição do ligante (L) à célula contendo a proteína (P) resulta na formação do complexo P:L, dependente das concentrações de ambos e da constante de associação entre eles (K_a). A interação entre o ligante e a proteína envolve a liberação ou absorção de calor, caso a interação seja exotérmica ou endotérmica, respectivamente. O calor liberado ou absorvido pela interação promove alteração do equilíbrio térmico entre as células, o qual é reestabelecido por um sistema de compensação. Assim, por um lado, no caso de interação exotérmica, menos energia é transferida para a célula de amostra a fim de mantê-la na mesma temperatura que a célula de referência, o que gera um pico negativo registrado durante a titulação. Por outro lado, picos positivos são gerados para interações endotérmicas, uma vez que é necessário transferir mais calor para a célula de amostra para reestabelecer o equilíbrio térmico. A energia necessária para a manutenção do equilíbrio térmico ao longo do tempo é medida pela integração dos picos gerados durante a titulação. Uma vez que essa medida é proporcional ao calor da reação, a calorimetria de titulação isotérmica possibilita a medida direta da constante de associação (K_a), da variação de entalpia no processo (ΔH) e da estequiometria da reação (n). A determinação desses parâmetros, por sua vez, possibilita o cálculo da energia livre de Gibbs (ΔG) e da variação da entropia (ΔS), delineando a termodinâmica da interação entre a proteína e o ligante. Algumas das desvantagens desse método incluem a quantidade considerável de proteína e de ligante necessária para as análises de interação, além do tempo necessário para os ensaios. Assim, esse método é mais utilizado para a validação de fragmentos previamente identificados por outras estratégias de triagem.

- Interferometria de biocamada (BLI, do inglês *Bio-Layer Interferometry*): baseia-se no padrão de interferência da luz branca refletida entre uma camada contendo a biomolécula imobilizada na extremidade de um biossensor e uma camada de referência interna. O evento de ligação entre a biomolécula imobilizada na superfície do biossensor e um analito presente na solução de imersão promove modificação do caminho óptico da extremidade do biossensor, resultando em um deslocamento da fase da onda refletida. Assim, a mudança no número de moléculas ligadas ao biossensor altera o padrão de interferência que pode ser medido em tempo real, possibilitando a detecção de eventos de ligação, bem como a determinação das taxas de associação e dissociação. A interferometria de biocamada, assim como o método de SPR, requer baixa concentração de proteína e permite o reaproveitamento da proteína imobilizada em triagens sucessivas.

- Fluorimetria diferencial de varredura: método que monitora a estabilidade térmica da proteína na presença de fragmentos. Este ensaio requer baixa concentração de proteína em solução, a qual é submetida ao aumento gradual de temperatura na presença de uma sonda fluorescente que se liga às regiões hidrofóbicas expostas durante o processo de desnaturação. Dessa maneira, um candidato a ligante pode ser identificado durante a triagem de fragmentos pelo deslocamento da temperatura de desnaturação da proteína (Tm, do inglês *melting temperature*), uma vez

que a ligação do fragmento é capaz de aumentar a estabilidade térmica do complexo formado. Para alguns fragmentos, é possível correlacionar a estabilidade térmica com a afinidade de ligação. Para tanto, varia-se em um segundo ensaio a concentração dos ligantes identificados e avalia-se o impacto do incremento da concentração na estabilidade térmica da proteína. Com base nas diferentes curvas de desnaturação em função da concentração, pode-se calcular a constante de afinidade. A DSF é um ensaio rápido, simples e barato, realizado em termocicladores em tempo real e que permite a triagem de milhares de fragmentos em poucas horas. No entanto, uma vez que a temperatura de desnaturação da proteína é influenciada tanto pela afinidade de ligação quanto pela termodinâmica de desnaturação, este método de triagem não é aplicável a todas as proteínas. Além disso, na triagem de fragmentos por DSF observa-se grande número de falsos-positivos e falsos-negativos.

- Termoforese em microescala (MST, do inglês *Microscale Thermophoresis*): baseia-se no monitoramento da migração da proteína em capilares ao longo de gradientes microscópicos de temperatura. A ligação de fragmentos à proteína induz mudanças na camada de solvatação, carga e volume que afeta o padrão de migração da macromolécula, permitindo, assim, a detecção de ligantes. A repetição do ensaio na presença de concentrações variáveis de ligantes detectados permite a determinação da constante de dissociação (K_d). A MST é um método rápido e bastante sensível que permite a investigação de eventos de ligação independente da massa molecular dos ligantes, além de requerer baixas concentrações de proteína em solução. Portanto, essa metodologia é bastante atrativa para a descoberta de fragmentos moleculares como ligantes de proteínas. No entanto, uma vez que a termoforese é monitorada por fluorescência, faz-se necessário, na maioria dos casos, marcar a proteína com uma sonda fluorescente, o que pode aumentar o custo deste ensaio como estratégia de triagem inicial.

Expansão dos fragmentos

Após a identificação e validação dos fragmentos iniciais por ensaios ortogonais, os fragmentos com características químicas e biológicas mais promissoras (p.ex., maior afinidade de ligação, facilidade de obtenção de derivados sintéticos, esqueleto estrutural inovador) são selecionados para estudos de otimização da potência/afinidade. Nesta nova etapa, conhecida como expansão de fragmentos, cada fragmento dará origem a uma série de novas moléculas maiores que são planejadas com base no modo de interação com o sítio de ligação. O objetivo principal desta etapa é o aumento da potência/afinidade pelo alvo molecular em estudo. Para tanto, ciclos iterativos de planejamento, síntese e avaliação da potência/afinidade são realizados visando-se o aumento da complementaridade estrutural entre o fragmento expandido e o sítio de ligação no alvo molecular.

A valiosa informação obtida na determinação dos complexos ligante-proteína à alta resolução sugere os contatos próximos e as possíveis regiões de vetores de expansão na proteína-alvo (Figura 2.4). Inicialmente, as modificações no fragmento visam o incremento da afinidade de ligação; no entanto, em um certo ponto da otimização, outras considerações são feitas no sentido de melhorar a seletividade, estabilidade e propriedades físico-químicas no intuito de satisfazer a ampla demanda do desenvolvimento de novos fármacos.

Estratégias de crescimento de fragmentos guiadas por interações moleculares têm se mostrado eficientes quando cavidades próximas ao sítio de ligação do fragmento são exploradas (Figura 2.4). A adição de novos substituintes contendo grupos funcionais possibilita o acesso do fragmento expandido a essas cavidades ainda não exploradas e favorece a interação da molécula com o sítio de ligação. Consequentemente, o fragmento expandido apresenta maior afinidade de ligação pelo alvo molecular.

A expansão dos fragmentos iniciais identificados pode ocorrer por diversas maneiras, sendo três as estratégias mais utilizadas: 1) fusão de fragmentos (do inglês *fragment merging*); 2) ligação de fragmentos próximos (do inglês *fragment linking*); e 3) crescimento de fragmentos (do inglês *fragment growing*).

- Fusão de fragmentos: estratégia baseada na síntese de uma nova molécula bioativa que incorpore em sua estrutura dois ou mais fragmentos que apresentam modos de ligação sobrepostos no sítio de ligação. Nesta abordagem, é possível a descoberta de uma série de moléculas híbridas capazes de manter o maior número possível de interações favoráveis no sítio de ligação do alvo molecular.
- Ligação de fragmentos: estratégia que requer que os fragmentos estejam próximos entre si no sítio de ligação, porém que não estejam sobrepostos. Fragmentos localizados em sítios de ligação diferentes, mas que pertençam a uma cavidade contígua também podem ser ligados. Nessa estratégia, os fragmentos próximos são conectados por diferentes grupos espaçadores. Em geral, essa conexão resulta em um valor de energia livre de Gibbs mais favorável àquela observada para os fragmentos individuais, ou seja, a ligação de diferentes fragmentos que se encontram ligados em cavidades adjacentes no alvo molecular tem o potencial de aumentar consideravelmente a potência/afinidade da nova molécula bioativa.

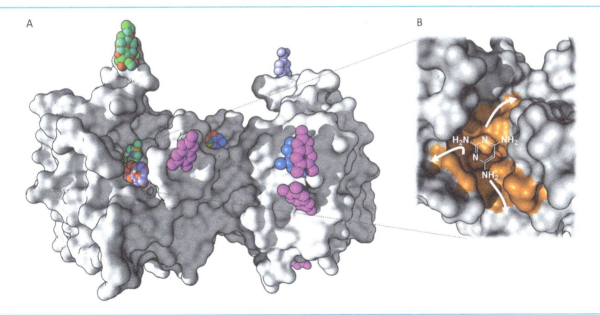

Figura 2.4 – (A) Modo de ligação de fragmentos na enzima di-hidropteroato sintase de *Xanthomonas albilineans* (*Xa*DHPS) identificados no processo de triagem por cristalografia de raios X. Os fragmentos se ligam em cavidades distintas da proteína, fornecendo o mapeamento das regiões passíveis de ligação. (B) Visualização detalhada do modo de ligação de um dos fragmentos no sítio catalítico da proteína. Com base nesta informação, é possível planejar a expansão do fragmento de modo a complementar a cavidade de ligação e, deste modo, aumentar a afinidade da proteína pelo ligante.
Fonte: Desenvolvida pela autoria do capítulo.

- **Crescimento dos fragmentos:** estratégia utilizada quando são identificados fragmentos que se ligam em regiões diferentes do sítio que não estão conectadas por uma cavidade contígua. Nesses casos, uma série de análogos estruturais é planejada e o efeito dos substituintes com grupos funcionais diferentes é avaliado. Desse modo, busca-se por moléculas capazes de estabelecerem mais interações com o alvo molecular que os fragmentos iniciais.

Considerando o tamanho do fragmento (< 300 Da) e, de maneira geral, a baixa afinidade pelo alvo molecular, faz-se necessário adicionar substituintes ao fragmento no sentido do aumento da afinidade e da potência. Nesse contexto, a expansão e a otimização das propriedades biológicas e físico-químicas da molécula podem ser guiadas por uma métrica denominada eficiência do ligante (LE, do inglês *ligand efficiency*). LE é definida como a razão entre energia de ligação (p.ex., ΔG) e o número de heteroátomos da molécula (HA, número de átomos diferentes de hidrogênio) (Equação 2.1). Frequentemente, utiliza-se uma propriedade biológica determinada *in vitro* (p.ex., pIC_{50}, pK_i, pK_d) como alternativa ao valor da energia de ligação (ΔG), uma vez que a determinação da potência ou a afinidade são parâmetros rotineiros obtidos nas campanhas de descoberta de fármacos. Independentemente da propriedade biológica utilizada, a LE quantifica o quão eficiente é a contribuição de cada átomo da molécula para a propriedade biológica. O resultado desejado é alcançado quando a LE $\geq$ 0,3. Esse valor indica que o aumento no tamanho da molécula (isto é, maior número de heteroátomos) é compensado por um incremento significativo na afinidade pelo alvo (Equação 2.1). A LE é muito útil no FBDD durante a fase de otimização, pois indica se os átomos adicionados ao fragmento inicial proporcionam interações favoráveis que contribuem significativamente para o aumento da afinidade com o alvo molecular.

$$LE = \frac{\Delta G}{HA} \text{ ou } \frac{pIC_{50}}{HA} \text{ ou } \frac{pK_i}{HA} \text{ ou } \frac{pK_d}{HA} \quad \text{(Equação 2.1)}$$

onde ΔG = energia de ligação (– RT $\ln K_d$, – RT $\ln K_i$); pIC_{50} = potência de ligação; pK_i = constante de inibição e pK_d = constante de dissociação

Até o ano de 2018, estimava-se que, aproximadamente, 30 candidatos a fármacos descobertos por FBDD estavam em fase clínica; entre eles, alguns nas etapas finais de desenvolvimento clínico. Além disso, até 2018, dois fármacos descobertos por meio da aplicação de métodos de FBDD foram aprovados pela agência regulatória americana FDA: vemurafenib (da Plexxikon); e venetoclast (da AbbVie e Genentch).

O vemurafenib, inserido no mercado em 2011, foi o primeiro medicamento descoberto, desenvolvido e aprovado com base na abordagem de FBDD. O fármaco, cujo processo de descoberta e desenvolvimento teve duração de apenas 6 anos, é utilizado no tratamento de melanoma e tem como alvo molecular a enzima serina/treonina quinase mutante BRAF-V600E (Figura 2.5).

■ Conclusão

As campanhas de descoberta e desenvolvimento de fármacos são iniciadas pela necessidade de tratamento de uma determinada doença e impulsionadas por motivos econômicos e/ou sociais. O objetivo deste processo consiste na identificação e no planejamento de uma NCE eficaz e segura para uso em humanos. Diversas estratégias estão disponíveis para a descoberta de novos fármacos. Elas combinam abordagens computacionais e experimentais, variam em relação ao número de candidatos testados (p.ex., larga, média e pequena escala) e podem ser fundamentadas na estrutura do ligante bioativo ou do alvo molecular. Independentemente da estratégia utilizada, uma vez identificados compostos bioativos com características físico-químicas e biológicas promissoras, esses compostos são modificados quimicamente mediante estudos de SAR para a caracterização e otimização de propriedades até que um pequeno conjunto de moléculas, denominados "candidatos clínicos", apresentem características químicas (solubilidade, Log $D_{7,4}$ etc.) e biológicas (*in vitro* e *in vivo*) atrativas. Os candidatos clínicos avançam para a fase de desenvolvimento, na qual o foco é determinar a segurança para o uso em humanos e a eficácia dos candidatos em tratar a doença-alvo. Em decorrência de vários incidentes de toxicidade reportados, as agências reguladoras são extremamente rigorosas na aprovação de comercialização de uma NCE, por isso a necessidade de se avaliar e comprovar a segurança dos candidatos clínicos.

A descoberta e desenvolvimento de inovações terapêuticas estão intimamente relacionadas aos avanços científicos e pesquisas que estão na fronteira do conhecimento. Assim, a constante evolução e aprimoramento dos métodos de identificação e validação de alvos (p.ex., CRISPR-CAS9), cultivo de células (p.ex., organoides e células de produção de fármacos implantáveis), tecnologias microfluídicas e utilização de inteligência artificial (AI) farão parte do cotidiano das campanhas de descoberta de novos fármacos que proporcionarão melhorias significativas nas formas de tratamento e na qualidade de vida das diversas populações no mundo.

Capítulo 2 – Descoberta e desenvolvimento de fármacos

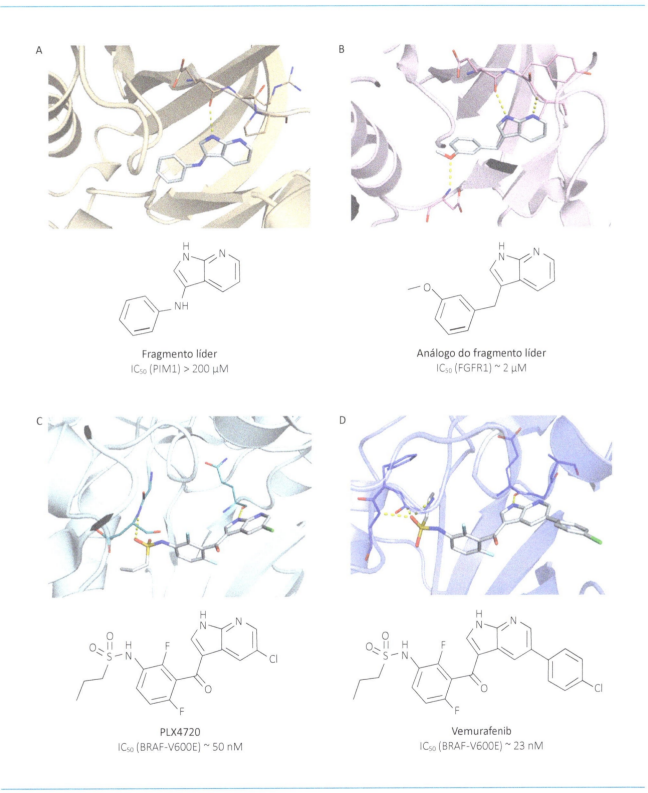

Figura 2.5 – Estruturas cristalográficas obtidas durante o processo de descoberta e desenvolvimento do vemurafenib a partir da triagem de fragmentos. **(A)** Modo de ligação do fragmento-líder 3-aminofenil-7-azaindol cocristalizado com a proteína quinase PIM1. **(B)** Modo de ligação do composto análogo ao fragmento-líder 3-(3-metoxibenzil)-7-azaindol cocristalizado com a proteína quinase FGFR1. **(C)** Modo de ligação do derivado PLX4720 cocristalizado com a quinase BRAF-V600E. **(D)** Modo de ligação do vemurafenib cocristalizado com a quinase BRAF-V600E.

Fonte: Desenvolvida pela autoria do capítulo.

Seção 1 – Princípios Gerais

Atividade proposta

A evolução científica e tecnológica na área de química, física e biologia propiciou a descoberta de novas moléculas que melhoram significativamente a qualidade e a expectativa de vida das diversas populações no mundo. Neste sentido, ter conhecimentos das principais etapas e características deste complexo processo faz-se necessário para a ampla compreensão dos desafios inerentes da P&D de fármacos. Assim, responda às questões a seguir.

Principais pontos e objetivos de aprendizagem

1) Como são classificadas e quais são as principais características de cada grupo de doença?

2) Quais as etapas essenciais do processo de descoberta e de desenvolvimento de novos fármacos?

3) A otimização de propriedades biológicas e físico-químicas representa um dos principais desafios na descoberta de novos candidatos a fármacos. Nesse sentido, indique quais são as principais propriedades que devem ser otimizadas durante a fase de descoberta de novos fármacos.

Respostas esperadas

1) As doenças podem ser classificadas em dois grandes grupos: transmissível (doenças infecciosas) e não transmissível (doenças não comunicáveis). Doenças infecciosas: são causadas por micro-organismos patogênicos (p.ex., bactérias, vírus, fungos e parasitas) que invadem as células do hospedeiro para a sua reprodução. Essas doenças representam graves problemas de saúde pública que afetam uma fração significativa da população mundial, especialmente nas regiões mais pobres e vulneráveis do planeta.

Doenças não comunicáveis: pertencem a um grupo de patologias caracterizadas pela ausência de micro-organismos como também pelo longo curso clínico e irreversibilidade. Exemplos de doenças não comunicáveis incluem hipertensão, diabetes, doenças cardiovasculares, neoplasias, doenças respiratórias crônicas, doenças renais, doenças musculoesqueléticas, problemas de saúde mental e doenças dos órgãos sensoriais. As doenças não comunicáveis são a principal causa de morte no mundo.

2) O processo de descoberta e de desenvolvimento de novos fármacos é dividido em duas grandes fases: pré-clínica (descoberta ou pesquisa básica) e – clínica (desenvolvimento). Na fase pré-clínica, as pesquisas se concentram na identificação de moléculas pequenas capazes de modular a atividade do alvo macromolecular selecionado ou que apresentem atividade fenotípica específica (p.ex., inibição do crescimento celular), e que sejam seguras para o uso em humanos. Uma das etapas-chave da fase pré-clínica é a otimização de compostos promissores em relação às propriedades farmacodinâmicas, farmacocinéticas e toxicológicas.

Na fase clínica são realizados diversos estudos para avaliar a eficácia e a segurança dos candidatos a fármacos. De forma resumida, na fase clínica I a IV são realizados testes para avaliação da toxicidade, segurança, dose efetiva e duração do efeito terapêutico.

3) Potência/afinidade, solubilidade em água, coeficiente de partição (Log $D_{7,4}$ ou log P), estabilidade microssomal (Clint), inibição das enzimas do citocromo P450 (CYP450), permeabilidade, hepatotoxicidade e citotoxicidade, inibição dos canais de potássio conhecidos como hERG.

REFERÊNCIAS

1. Barreiro EJ, Fraga CAM. Química medicinal: as bases moleculares da ação dos fármacos. Porto Alegre: Artmed; 2015.
2. Congreve M, Carr R, Murray C, et al. A 'Rule of Three' for fragment-based lead discovery? Drug Discov Today. 2003;8:876-77.
3. Erlanson DA, Fesik SW, Hubbard RE, et al. Twenty years on: the impact of fragments on drug discovery. Nat Rev Drug Discov. 2016;15:605-19.
4. Grimes JM, Hall DR, Ashton AW, et aI. Where is crystallography going? Acta Cryst. D. 2018;152-66.
5. Hopkins AL, Keserü GM, Leeson PD, et al. The role of ligand efficiency metrics in drug discovery. Nat. Rev. Drug Discov. 2014;13:105-21.
6. Hughes JP, Rees S, Kalindjian SB, et al. Principles of early drug discovery. Br. J. Pharmacol. 2011;162:1239-49.
7. Moffat JG, Vincent F, Lee JA, et al., Opportunities and challenges in phenotypic drug discovery: an industry perspective. Nat Rev Drug Discov. 2017;16:531-543.
8. Raymer B, Bhattacharya SK. Lead-like Drugs: A Perspective. J Med Chem. 2018; DOI: 10.1021/acs.jmedchem.8b00407.
9. Renaud JP, Chung CW, Danielson H, et al. Biophysics in drug discovery: impact, challenges and opportunities. Nat Rev Drug Discov. 2016;15:679-98.
10. Wermuth CG. The Practice of Medicinal Chemistry. London: Academic Press; 2015.

Capítulo 3

Farmacocinética: absorção, distribuição, metabolismo e eliminação de fármacos

Autores:
- Bibiana Verlindo de Araújo
- Teresa Dalla Costa

■ Introdução

A farmacocinética é o estudo quantitativo do movimento de entrada, disposição e saída de fármacos do organismo que pode ser descrito por meio dos processos de **a**bsorção, **d**istribuição, **m**etabolismo e **e**xcreção, conhecido como sistema ADME. Estudos farmacocinéticos envolvem necessariamente a análise de curvas de concentração do fármaco em função do tempo em diferentes fluidos biológicos, sendo o soro e o plasma os fluidos mais investigados, pois são de fácil acesso e permitem inferir sobre a chegada do fármaco nos diversos órgãos e tecidos do organismo, onde geralmente se encontram os receptores farmacológicos.

A interpretação das curvas de concentração por tempo seria impossível sem a utilização de ferramentas matemáticas e estatísticas, as quais permitem a determinação de parâmetros relacionados a cada um dos processos farmacocinéticos investigados. Parâmetros farmacocinéticos podem ser definidos como constantes biológicas ou relações de proporcionalidade cuja finalidade é caracterizar quantitativamente os processos relacionados com o destino do fármaco no organismo. Os parâmetros permitem a comparação entre fármacos da mesma classe terapêutica, a comparação de distintos cenários para um mesmo fármaco, como alteração do processo de absorção decorrente da via de administração ou uso de diferentes formulações e alteração do processo de eliminação por interações medicamentosas, entre outros. Os principais parâmetros farmacocinéticos que caracterizam cada um dos processos do sistema ADME são resumidos no Quadro 3.1.

Neste capítulo, serão discutidos alguns aspectos importantes relacionados aos processos do sistema ADME, os parâmetros utilizados para caracterizá-los, e de que forma eles podem influenciar a resposta terapêutica dos pacientes, considerando a complexidade e a variabilidade existentes no cenário clínico.

Quadro 3.1 – Principais parâmetros farmacocinéticos determinados para os processos de absorção, distribuição e eliminação de fármacos.

Processo	Parâmetro	Símbolo	Unidades comuns
Absorção	Biodisponibilidade	F	%
	Área sob a curva	ASC	$\mu g \cdot h/mL$, $mg \cdot h/L$
	Pico de concentração plasmática	C_{max}	$\mu g/mL$, ng/mL
	Tempo para pico de concentração plasmática	t_{max}	h, min
Distribuição	Ligação às proteínas plasmáticas	LPP	%
	Volume de distribuição	Vd	L ou L/kg
Eliminação	Depuração	CL	mL/min, L/h, mL/min/kg, L/h/kg
	Meia-vida	t½	h, min, d
	Constante de velocidade de eliminação	λ_z	h^{-1}, min^{-1}, d^{-1}

Fonte: Desenvolvido pela autoria do capítulo.

■ Absorção

O processo de absorção *é definido como a transferência do fármaco do local onde foi administrado para a circulação sistêmica após uma administração extravascular*, sendo influenciado por diversos fatores: via de administração empregada; formulação farmacêutica; propriedades físico-químicas do fármaco; características anatômicas e fisiológicas envolvidas na passagem do fármaco através das membranas; e características do paciente como idade e condição clínica, entre outros.

Biofarmácia é a ciência que estuda a influência das propriedades físico-químicas, da forma farmacêutica e da via de administração na velocidade e extensão de absorção de fármacos. Para detalhamento da influência da via de administração e da formulação farmacêutica no processo de absorção, que não fazem parte do escopo deste capítulo, diversas fontes de consulta estão disponíveis na literatura[1-3]. Neste capítulo, serão discutidos os principais fatores relacionados às propriedades físico-químicas do fármaco e às características fisiológicas relevantes para a absorção oral, uma vez que essa é a via mais utilizada na clínica.

Fatores que influenciam a absorção de fármacos

Solubilidade

A solubilidade é uma das principais propriedades físico-química que influenciam a absorção, pois em geral é necessário que o fármaco esteja solúvel para atravessar as membranas biológicas e acessar a circulação sistêmica, tornando-se disponível ao organismo para exercer seu efeito. A solubilidade depende de interações intermoleculares na estrutura cristalina do fármaco e no meio de solubilização dele e das mudanças entrópicas que acompanham os processos de fusão e dissolução. Desse modo, fatores como o estado cristalino, polimorfismo, o tamanho de partícula e a área superficial do fármaco influenciarão a solubilidade.

Compostos orgânicos são capazes de organizar suas moléculas em distintos rearranjos estruturais, apresentando-se como estruturas amorfas ou cristalinas. As formas amorfas são mais solúveis por apresentarem arranjos moleculares menos organizados, que facilitam a interação com o solvente, como no caso da griseofulvina, fenobarbital e cortisona.

No estado sólido, as formas cristalinas podem apresentar distintos arranjos na rede cristalina, sendo esses arranjos denominados "polimorfos". Os polimorfos apresentam distintas atividades termodinâmicas, determinadas pela disposição espacial de suas moléculas dentro da rede cristalina, o que pode gerar diferenças de estabilidade termodinâmica entre eles, sendo as formas polimórficas metaestáveis as mais solúveis. Diversos fármacos apresentam polimorfismo importante como cloranfenicol, carbazepina, cimetidina, cetoconazol e clorpropramida, entre outros. Em virtude da influência do polimorfismo na solubilidade, é importante considerar esse fator na preparação de formas farmacêutica sólidas visando garantir uma absorção adequada dos medicamentos que contenham fármacos com polimorfismo.

O tamanho de partícula e a área superficial são outros dois fatores importantes para as formas farmacêuticas sólidas, considerando-se que, diminuindo-se o tamanho da partícula, obtém-se uma maior área de superfície do sólido, o que permite maior contato com o solvente, o que facilita as interações no meio de solubilização. Um exemplo desse efeito do tamanho de partícula ocorre com a digoxina que tem 20% de uma dose de 0,5 mg absorvida quando o tamanho de partícula é 100 μm, percentual que aumenta para 100% quando esse tamanho é reduzido para 20 μm.

Equilíbrio hidrófilo/lipófilo

Além da solubilidade em meio aquoso, outra propriedade físico-química importante para a absorção, bem como para o processo de distribuição no organismo, é a lipossolubilidade. Geralmente expressa pelo coeficiente de partição octanol/água, a lipossolubilidade é um parâmetro molecular que descreve o equilíbrio de partição de um soluto entre a água e um solvente orgânico imiscível (geralmente octanol). Este parâmetro é importante uma vez que a difusão lipídica é o principal mecanismo de transporte de fármacos através das membranas biológicas. Assim, certo grau de lipossolubilidade é necessário para que ocorra uma adequada difusão das moléculas do fármaco através dos fosfolipídeos das membranas biológicas, permitindo a sua chegada à circulação sistêmica, no caso do processo de absorção, e à biofase, no caso dos processos de distribuição.

Como a maioria dos fármacos é de moléculas ionizáveis, a lipossolubilidade é mais bem expressa em termos do logaritmo da razão de concentração no equilíbrio entre octanol e um tampão em pH 7,4 (mesmo do plasma), denominada Log D. Fármacos com $Log_{7,4} D < 1$ apresentarão alta solubilidade e permeabilidade reduzida por difusão lipídica, sendo possível a difusão paracelular se o peso molecular for < 200 Da. Para os que fármacos que apresentam $Log_{7,4} D$ entre 1 e 3, a solubilidade e a permeabilidade serão moderadas, e para valores de $Log_{7,4} D > 3$, a solubilidade será moderada e a permeabilidade, elevada, lembrando que a disponibilidade biológica, em geral, é menor para esses fármacos[1].

Membrana celular e mecanismos de transporte através de membranas

A membrana celular é constituída de uma bicamada fosfolipídica na qual as cabeças polares dessas moléculas são orientadas para o exterior e as caudas apolares são orientadas para o interior da estrutura. Forma-se nessa interface uma fase hidrofóbica contínua na qual estão inseridas estruturas diversas como proteínas e moléculas de colesterol, além de poros e canais iônicos cujo papel é manter a integridade celular, fluidez e regular a transferência de substâncias para dentro e para fora da célula (Figura 3.1).

Essas membranas são relativamente permeáveis à água permitindo a transferência de substâncias por difusão, diferença hidrostática ou osmótica ou pelo fluxo resultante do gradiente de pressão entre os compartimentos (*bulk flow*), sendo a passagem limitada a moléculas de baixo peso molecular (100 a 200 Da). Moléculas com menor permeabilidade a essas membranas podem necessitar de mecanismos de transporte ativos ou especializados, com a participação de moléculas carreadoras e gasto de energia.

Transporte passivo

O transporte de fármacos através das membranas celulares ocorre principalmente por mecanismos passivos como a *difusão:* Nesse processo, o fármaco é transferido de um compartimento para o outro através de uma membrana biológica, de acordo com o gradiente de concentração estabelecido entre o local de absorção e a circulação sistêmica, seguindo os princípios da primeira lei de Fick. Desse modo, a velocidade de difusão através da membrana (dC/dt) é proporcional ao coeficiente de difusão (D), à área superficial da membrana (A), ao coeficiente de partição octanol/água (K) e ao gradiente de concentração do fármaco, representado pela diferença de concentração entre o local de absorção e a circulação sistêmica (ΔC) e inversamente proporcional à espessura da membrana (E)

$$\frac{dC}{dt} = \frac{DAK}{E} \cdot (\Delta C) \qquad \text{(Equação 3.1)}$$

Quando aplicada ao contexto da absorção, essa equação pode ser simplificada. Considerando-se que os termos D, A, K e E são constantes, eles podem ser expressos como uma constante única, denominada "coeficiente de permeabilidade" (P)[2]. Desse modo, a velocidade de absorção depende do coeficiente de permeabilidade do fármaco e do gradiente de concentração (concentração no local da absorção e concentração plasmática) através da membrana do trato gastrointestinal (TGI), por exemplo, quando se trata de absorção oral. No local de absorção, será estabelecida uma condição de não equilíbrio entre dois compartimentos (local onde foi colocada a dose e corrente sanguínea) separados por uma membrana, proporcionado pela

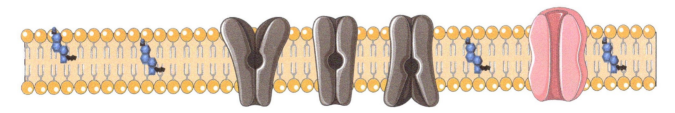

Figura 3.1 – Estrutura esquemática da membrana celular demonstrando o arranjo dos fosfolipídeos (em laranja), moléculas de colesterol ancoradas (em azul), presença de canais iônicos (marrom) e poros (rosa).
Fonte: Desenvolvida pela autoria do capítulo.

presença do fluxo sanguíneo, que promove a quase instantânea remoção do fármaco do local de absorção após sua passagem pelas membranas celulares. Essa condição de não equilíbrio, denominada *condição sink*, torna negligenciável a contribuição da concentração plasmática do fármaco no gradiente de concentração da Equação 3.1, permitindo que essa equação possa ser reescrita como:

$$\frac{dC}{dt} = P \cdot (C_{\text{local de absorção}}) \quad \text{(Equação 3.2)}$$

Embora a maioria dos fármacos seja absorvida por difusão passiva, como é o caso do paracetamol, alguns fármacos podem ser absorvidos por outros mecanismos, como o caso do *transporte paracelular*, considerado por alguns autores um mecanismo passivo, mas que, por sua seletividade para fármacos catiônicos e presença de saturação, tem tido essa classificação revista. Essa via é de especial importância para fármacos de baixo peso molecular (200 a 270 kDa), relativamente hidrofílicos, os quais permeiam o epitélio intestinal pelo espaço intercelular e cuja absorção, em geral, é incompleta dado que os poros paracelulares cobrem apenas 0,01 a 0,1% da área superficial total do intestino. Exemplos de fármacos absorvidos por essa via são atelonol, cimetidina, ranitidina, famotidina e furosemida[4].

Transporte ativo

Além desses mecanismos, o transporte ativo mediado por carreadores desempenha um papel importante não somente na absorção, mas também em outros processos como na distribuição e na secreção renal e biliar. Esse tipo de transporte é caracterizado pelo deslocamento do fármaco contra o gradiente de concentração, por meio de transportadores especializados, que formam complexos com o fármaco, envolvendo gasto energético (Figura 3.2).

Os *transportadores* intestinais representam um importante mecanismo de absorção, em especial porque diversos fármacos apresentam similaridade química com nutrientes e outros substratos naturais. Esses transportadores são dependentes de ATP e denominados de *influxo* (quando o sentido do movimento do transporte é para dentro do enterócito) ou de *efluxo* (quando o sentido do transporte é para fora do enterócito), podendo estar expressos tanto no lado apical como no lado basolateral da membrana, tendo um papel essencial na modulação da disponibilidade dos fármacos para circulação sistêmica e na remoção de produtos finais do metabolismo.

Os principais transportadores intestinais de efluxo expressos no lado apical dos enterócitos são a glicoproteína-P (P-gp ou proteína de resistência a múltiplos fármacos 1 – MDR1), o MRP2 (proteína associada de resistência a múltiplos fármacos 2) e o BCRP (proteína de resistência do câncer de mama). No lado basolateral, tem-se o MRP1 (proteína associada de resistência a múltiplos fármacos 1), MRP3 (proteína associada de resistência a múltiplos fármacos 3), MRP4 (proteína associada de resistência a múltiplos fármacos 4), e MRP5 (proteína associada de resistência a múltiplos fármacos 5). Os transportadores de influxo expressos na membrana basolateral dos enterócitos são o OATP (transportador polipeptídico de ânions orgânicos), PEPT (proteína transportadora de peptídeos), OCTN (transportador de cátions orgânicos e carnitina), MCT1 (proteína transportadora de monocarboxilatos), PMAT (transportador de monoaminas da membrana plasmática) e, na membrana basolateral, o OCT1 (transportador orgânico de cátions 1) e

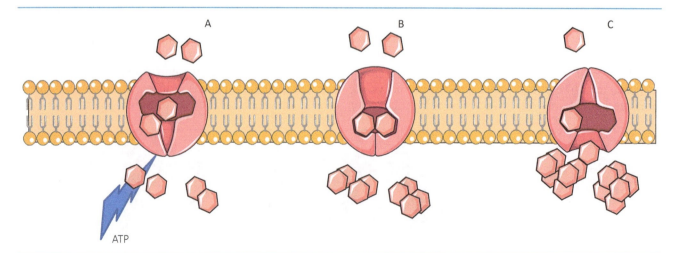

Figura 3.2 – Ilustração do processo de transporte mediado por carreador, no qual o fármaco é transferido em direção contrária ao gradiente de concentração e com gasto de energia.
Fonte: Desenvolvida pela autoria do capítulo.

OCT2 (transportador orgânico de cátions 2). No Quadro 3.2 encontram-se exemplos de fármacos que são substratos para esses transportadores, bem como os respectivos inibidores e indutores. Também são indicados quais desses transportadores são mais suscetíveis aos polimorfismos genéticos, que podem resultar em variabilidade interindivíduos com relação à absorção dos fármacos que são substrato[5].

É importante ressaltar que esses mesmos transportadores, além de outros, estão localizados em diferentes barreiras plasma/tecido no organismo, influenciando diretamente na distribuição tecidual e eliminação de fármacos. Para uma revisão sobre transportadores, sugere-se consultar literatura específica[6,7].

Entre os transportadores, destaca-se a P-gp, transportador de efluxo altamente expresso na membrana apical dos enterócitos ao longo do TGI, nas células tubulares renais, na membrana dos canalículos biliares dos hepatócitos e outras importantes barreiras plasma/tecido como o cérebro, testículos e placenta[8]. A P-gp desempenha um papel fisiológico importante na proteção de tecidos contra xenobióticos tóxicos e metabólitos endógenos e como moduladora do processo de absorção, distribuição e eliminação de fármacos que são seus substratos. Como a P-gp é expressa em muitos tecidos e tem um grande número de substratos, esse transportador é comumente associado a interações fármaco-fármaco e fármaco-alimento. Por um lado, a rifampicina, por exemplo, que é um indutor da P-gp, reduz os níveis séricos do saquinavir após administração oral na ordem de 37% e da digoxina em 70%. O cetoconazol, por outro lado, é inibidor da P-gp

Quadro 3.2 – Exemplos de fármacos cuja absorção é mediada por transportadores intestinais de influxo e efluxo.

Transportador	Sentido do transporte	Localização no enterócito	Substratos	Inibidores	Indutores	Polimorfismo
MDR1 (P-gp)	Efluxo	Apical	Doxorubicina, indinavir, vincristina	Verapamil, suco de toranja	Erva-de-são-joão (*Hypericum perforatum*), rifampicina	Sim
BCRP	Efluxo	Apical	Metotrexato, topotecan, zidovudina	Imatinib, nelfinavir, tamoxifeno	Enfavirenz	Sim
MRP1	Efluxo	Basal	Alcaloides da vinca, etoposídeo	Probenecida	–	–
MRP2	Efluxo	Apical	Ampicilina, eftriaxona vimblastina	Furosemida, probenecida	Espironalactona, rifampina	Sim
PEPT1	Influxo	–	Cefalosporinas, enalapril	Lisinopril	–	–
OCTN1	Influxo	Basal	Quinidina, verapamil	Grepafloxacino, levofloxacino	–	–
OCTN2	Influxo	Basal	Imatinib, verapamil	Grepafloxacino, levofloxacino	Clofibrato	–
OCT1/OCT2	Influxo	Apical	Metformina, ranitidina	–	–	–
PMAT	Influxo	Apical	Histamina, metformina	Desipramina, quinidina	–	–
OATP2B1	Influxo	Apical	Atorvastatina, fenoxifenadina	Everolimus, suco de toranja	–	Sim
OATP1A2	Influxo	Apical	Atenolol, ciprofloxacino	Ciclosporina, rifampina, suco de toranja	–	Sim
MCT1	Influxo	Apical	Foscartnet, propicilina	–	–	–

BCRP: proteína de resistência do câncer de mama; MCT: proteína transportadora de monocarboxilatos; MRP: proteína associada de resistência a múltiplos fármacos; OATP: transportador polipeptídico de ânions orgânicos; OCT: transportador orgânico de cátions; OCTN: transportador de cátions orgânicos e carnitina; PEPT: proteína transportadora de peptídeos; P-gp: glicoproteína-P; PMAT: transportador de monoaminas da membrana plasmática[7].

Fonte: Estudante M et al. Intestinal drug transporters: an overview. Advanced Drug Delivery Reviews. 2013;65:1340-1356.

e aumenta a disponibilidade biológica do tacrolimus em 100% após administração oral.

Dado que o número aparente de transportadores intestinais expressos na membrana é limitado, a velocidade de absorção mediada por carreador (dC/dt) segue uma cinética de saturação de Michaelis-Menten:

$$\frac{dC}{dt} = \frac{V_{max} \cdot C}{K_M + C} \quad \text{(Equação 3.3)}$$

onde C é a concentração do fármaco no local de absorção e V_{max} e K_M são a velocidade máxima de absorção e a constante de Michaelis-Menten, respectivamente.

Em baixas concentrações de fármaco, quando $K_M \gg C$, a Equação 3.3 é simplificada e a velocidade de absorção segue uma cinética de primeira ordem aparente, dado que a capacidade do sistema de transporte supera o número de moléculas a serem deslocadas de um lado para outro da membrana biológica:

$$\frac{dC}{dt} = \frac{V_{max}}{K_M} \cdot C = k \cdot C \quad \text{(Equação 3.4)}$$

Porém, se a concentração de fármaco disponível para absorção supera a capacidade do sistema transportador ($C \gg K_M$), a proporção de moléculas do fármaco capaz de atravessar a membrana é limitada e se reduz até uma velocidade máxima:

$$\frac{dC}{dt} = V_{max} \quad \text{(Equação 3.5)}$$

Desta forma, em teoria, conhecendo-se o valor de K_M para cada substrato do transportador envolvido na absorção, seria possível prever qual a concentração de fármaco no lúmen intestinal capaz de causar saturação do transporte. Na prática clínica, no entanto, essa aplicação é limitada, pois o valor de K_M aparente é dependente da expressão dos transportadores nos distintos segmentos intestinais, que é variável entre os pacientes[9].

A influência da concentração de fármaco no local de absorção sobre a velocidade de absorção para processos passivos e ativos é demonstrada na Figura 3.3. Pode-se observar que, para baixas concentrações, a velocidade do processo mediado por transportador é maior do que a do processo passivo. À medida que essas concentrações crescem, no entanto, ocorre saturação do transportador e a velocidade de absorção atinge um platô, independente da concentração no sítio de absorção. No transporte passivo, como o gradiente de concentração governa a transferência do fármaco entre o local de absorção e a circulação sanguínea, essa velocidade será aumentada linearmente com o aumento da concentração de fármaco no sítio de absorção.

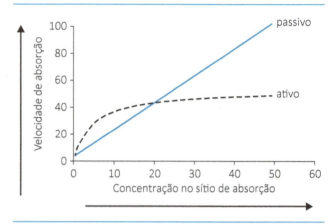

Figura 3.3 – Relação entre a concentração de fármaco no local de absorção e a velocidade de absorção para fármacos absorvidos por mecanismo passivo (azul) e ativo (preto pontilhado).
Fonte: Desenvolvida pela autoria do capítulo.

Outros mecanismos de transporte através de membranas

Outro mecanismo de absorção de fármacos é por transporte vesicular, que considera o processo de inclusão de substâncias para o interior das células. No contexto da absorção, o transporte vesicular por *pinocitose* é o mais importante e refere-se à inclusão de pequenos solutos ou fluidos por meio da formação de vesículas, de cerca de 150 nm, na membrana celular. Na absorção por pinocitose, a solubilidade do fármaco não é um fator limitante. Diferentemente da fagocitose, em que a célula forma invaginações para englobar as substâncias e liberá-las dentro da célula; na pinocitose, ocorre a formação de vesículas para inclusão das substâncias e seu transporte para o outro lado da membrana. Esse mecanismo permite a absorção de substâncias lipossolúveis como as vitaminas A, D, E K e alguns lipídeos.

Por fim, a *difusão facilitada* é outro tipo de processo especializado envolvendo transportadores, mas a favor do gradiente de concentração, sem requerer energia e tendo maior importância no contexto da absorção de vitaminas como a riboflavina e a tiamina.

Teoria de partição do pH e pKa

Outros fatores que influenciam a absorção, quando o mecanismo envolvido é a difusão, são o potencial hidrogeniônico (pH) do meio biológico e a constante de dissociação (pKa) do fármaco. Em geral, os fármacos são bases ou ácidos fracos e, por essa razão, apresentam-se em solução aquosa como espécies químicas ionizadas e não ionizadas. Apenas as espécies não ionizadas são lipossolúveis o suficiente para atravessar as membranas biológicas e serem absorvidas. Por essa razão, a constante de dissociação apresenta um papel determinante na capacidade do fármaco de atravessar as membranas. Dependendo do pH do meio, uma fração maior ou menor de moléculas do fármaco estará no estado não ionizado, passível de ser absorvida. A inter-relação entre pKa, pH do meio e lipossolubilidade do fármaco dita as características de absorção e compõe a teoria de partição do pH.

De acordo com a teoria de partição do pH, fármacos ácidos fracos tendem a se acumular em compartimentos fluidos básicos; enquanto fármacos bases fracas, em compartimentos ácidos, resultado da transferência de prótons dos ácidos para o meio básico e vice-versa. Como a carga elétrica diminui a permeabilidade das substâncias na membrana biológica, a molécula na forma ionizada não poderá escapar desse compartimento com facilidade, acumulando-se nele[10]. Essa teoria explica a rápida absorção oral de fármacos ácidos como a cefalexina (pKa 3,6), por exemplo, no meio ácido estomacal (pH 1,2), apesar de as condições fisiológicas do estômago não serem as mais propícias para a absorção (Figura 3.5). Em geral, a absorção estomacal será mais rápida para os fármacos ácidos, para os quais há um favorecimento das espécies não ionizadas, em comparação aos fármacos básicos, dado que a ionização de fármacos com pKa básico nesse meio desfavoreceria a sua passagem através da membrana.

A extensão de ionização de um ácido ou base fraca, desse modo, dependerá destes dois fatores: pH e pKa. A equação de Henderson-Hasselbalch permite determinar a razão entre as espécies ionizadas e não ionizadas de um fármaco em qualquer valor de pH:

Para ácidos fracos

$$\log \frac{[\text{não ionizado}]}{[\text{ionizado}]} = pKa - pH \quad \text{(Equação 3.6)}$$

Para bases fracas

$$\log \frac{[\text{ionizado}]}{[\text{não ionizado}]} = pKa - pH \quad \text{(Equação 3.7)}$$

Quando o pH do meio for igual ao pKa do fármaco, teremos 50% de fármaco na forma ionizada e 50% na forma não ionizada. A ionização do fármaco é importante em outros processos farmacocinéticos como a distribuição em determinados tecidos e eliminação, conforme será discutido mais adiante.

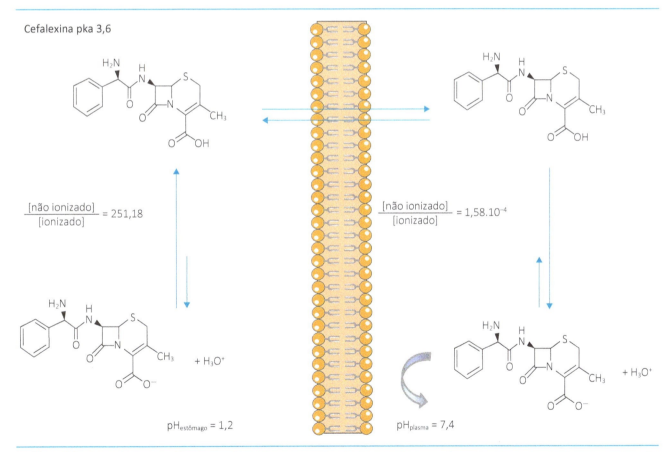

Figura 3.4 – Exemplo da aplicação da equação de Henderson-Hasselbalch para ilustrar o efeito do pH do meio gástrico sobre a absorção oral da cefalexina, um antibiótico β-lactâmico de caráter ácido, com pKa = 3,6. No ambiente ácido do estômago, as formas não ionizadas do fármaco são favorecidas, com uma razão entre a forma não ionizada e a ionizada igual a 251,18, o que favorece sua rápida absorção. Quando o fármaco é transferido para o plasma, onde o pH é 7,4, ocorre a doação dos grupamentos ácidos da cefalexina para o meio e a forma ionizada é favorecida, com uma razão da fração não ionizada/ionizada igual a 1,58.10⁻⁴, reduzindo de forma importante a sua lipossolubilidade em função da carga e, consequentemente, seu retorno ao local de absorção.

Fonte: Desenvolvida pela autoria do capítulo.

Absorção no trato gastrointestinal (TGI)

Embora existam pequenas diferenças anatômicas e fisiológicas em relação aos locais a partir dos quais os fármacos são absorvidos, em termos gerais, os fatores que influenciam esse processo podem ser bem exemplificados quando consideramos a administração por via oral, principal via empregada no ambiente ambulatorial. Os principais componentes do TGI incluem estômago, intestino delgado (dividido em duodeno, jejuno e íleo) e colo (Figura 3.5), os quais apresentam diferenças importantes em termos anatômicos e fisiológicos como o pH, espessura da membrana, fluxo sanguíneo, área superficial, entre outros, como indicado no Quadro 3.3.

O esôfago e o estômago desempenham um papel menor no processo de absorção, em comparação ao intestino, pois, em geral, os fármacos permanecem por um tempo muito reduzido nesses locais em decorrência do peristaltismo. Além disso, eles não apresentam características anatomofisiológicas adequadas para a absorção, como presença de microvilosidades e espessura epitelial que facilite a transferência de fármacos para a circulação. Outro fator que influencia a absorção, especificamente no estômago, é o pH do meio gástrico (= 1,2) que, conforme discutido anteriormente, modula a solubilidade dos fármacos ácidos e bases fracas, em função do grau de ionização, e sua lipossolubilidade. O pH ácido estomacal pode, em alguns casos, promover degradação local de fármacos como ampicilina e eritromicina, por exemplo, contribuindo para sua disponibilidade reduzida após administração oral.

Desse modo, o principal local de absorção de fármacos a partir do TGI é o intestino delgado (em particular o duodeno) em razão da presença de microvilosidades que ampliam muito a área superficial absortiva, fator importante para o mecanismo de difusão. Além disso, é no intestino delgado que estão presentes os transportadores intestinais essenciais para a absorção de alguns fármacos, conforme comentado anteriormente. Por fim, o colo é um local onde a absorção pode ser limitada por características histológicas da membrana epitelial e arranjo celular muito justaposto, que resultam em redução da absorção pela via paracelular. No entanto, consequentemente à presença da microbiota bacteriana, ao pH próximo ao neutro e ao tempo de permanência elevado do fármaco nesse local, há na literatura diversos estudos visando a produção de formas farmacêuticas para liberação colônica de fármacos específicos[11].

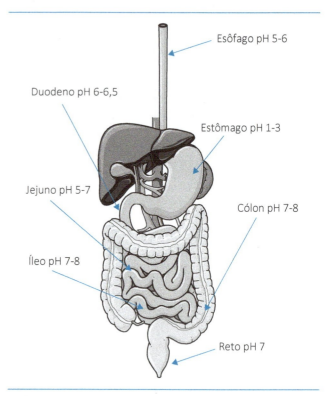

Figura 3.5 – Representação dos principais locais do trato gastrointestinal humano e respectivos valores de pH observados.
Fonte: Desenvolvida pela autoria do capítulo.

Quadro 3.3 – Fisiologia do TGI e absorção de fármacos.

Local do TGI	pH	Espessura da membrana	Fluxo sanguíneo	Área superficial	Tempo de trânsito	Efeito de primeira passagem
Boca	7	Fina	Bom, com rápida absorção para dose baixa	Pequena	Curto	Sim
Esôfago	5 a 6	Muito fina, sem absorção	Bom	Pequena	Curto	Não
Estômago	1 a 3	Normal	Bom	Pequena	30 a 40 min	Não
Duodeno	6 a 6,5	Normal	Bom	Muito grande	6 min	Não
Íleo + jejuno	5 a 8	–	Bom	Muito grande (80 cm²/cm)	3 horas	Não
Cólon	7 a 8	–	Bom	Grande	24 horas ou mais	Sim, na sua porção distal

Fonte: Ritchel WA. Handbook of Basic Pharmacokinetics. 4. ed. Hamilton: Drug Intelligence Publications, 1992.

Além das questões anatômicas e histológicas, o fluxo sanguíneo esplênico (vísceras abdominais, fígado, estômago e intestino), o qual representa 28% do débito cardíaco, pode influenciar a absorção, de acordo com o perfil do fármaco[1]. Fármacos polares, que são lentamente absorvidos, mostram um perfil de absorção fluxo-independente. No entanto, fármacos de baixo peso molecular e solúveis em lipídeos ou que facilmente penetram os poros aquosos da membrana, são altamente dependentes do fluxo sanguíneo esplênico, pois ele contribui para o gradiente de concentração entre o lúmen intestinal e a circulação sistêmica. Dessa maneira, doenças como insuficiência cardíaca congestiva, hemorragias (por trauma ou cirurgia) ou choque podem reduzir a disponibilidade biológica de fármacos fluxo-dependentes[10].

O esvaziamento gástrico, processo fisiológico que regula o deslocamento do fármaco do estômago em direção ao duodeno, também é importante para a absorção de fármacos. O esvaziamento gástrico é depende do tipo de conteúdo presente no estômago e modula-se pelo peristaltismo gástrico e uma série de mecanismos sensíveis a estímulos extrínsecos como volume, composição, consistência, tonicidade e outras características da dieta (Quadro 3.4). Como o duodeno é o principal local de absorção de fármacos, para fármacos absorvidos por difusão, quanto mais rápido for o trânsito do estômago para o duodeno (menor tempo de esvaziamento gástrico), mais rápida será a absorção. Nos casos em que o fármaco é absorvido mediante transportadores, uma chegada mais lenta ao local de absorção pode facilitar a extensão da absorção, à medida que previne a saturação dessas proteínas de transporte e, nesse caso, um tempo de esvaziamento gástrico maior pode ser interessante[1].

Por fim, outro aspecto importante que pode afetar a disponibilidade de fármacos é a presença de alimentos contendo aminoácidos, ácidos graxos e outros nutrientes no trato gastrointestinal, uma vez que eles podem alterar o pH intestinal e a solubilidade do fármaco. O efeito dos alimentos é observado quando este é ingerido próximo à administração oral e, em geral, não é previsível, mas pode ter consequências clínicas importantes. Enquanto a absorção de alguns antimicrobianos como as tetraciclinas é reduzida com os alimentos, resultado de fenômenos de complexação com cátions divalentes, como o cálcio presente no leite, outros fármacos, como a griseofulvina são mais bem absorvidos quando administrados com dietas ricas em gordura, em virtude do aumento da solubilidade proporcionado pelos surfactantes presentes nos sais biliares. Assim, é importante conhecer o efeito dos alimentos na absorção desses fármacos para garantir a sua adequada utilização clínica.

Quadro 3.4 – Fatores que afetam o esvaziamento gástrico.

Fator	Efeito sobre o esvaziamento gástrico
Volume ingerido	O volume de alimento ingerido promove um gradiente de pressão estômago/duodeno que pode ativar barorreceptores. Quando a ingesta é de líquidos, esse fator é de especial importância para fármacos pouco solúveis, pois o volume auxilia na dissolução do fármaco. Recomenda-se um volume não menor de 200 mL para administração de formas farmacêuticas sólidas pela via oral.
Consistência do conteúdo gástrico	O esvaziamento de líquidos, semissólidos ou sólidos apresenta diferentes velocidades, com maior rapidez para os líquidos e atraso para os sólidos, podendo apresentar períodos de latência para os semissólidos e sólidos.
Composição química da dieta	Os componentes da dieta atuam como estímulos aos quimioceptores que modulam a velocidade de esvaziamento gástrico por mecanismos neuro-hormonais. Assim, a ingesta de glicídeos, lipídeos e proteínas têm efeitos inibitórios no esvaziamento gástrico, de intensidade variável e mais expressiva para os lipídeos.
Tonicidade	O efeito da tonicidade é variável e alguns íons volumosos como K^+ e Ca^{2+} tendem a aumentar o tempo de esvaziamento gástrico, assim como os açúcares. Íons menores como Cl^- e H_3CO^- e compostos não iônicos de baixo peso molecular (ureia, glicerina) aceleram o esvaziamento em baixa concentrações e o retardam em altas concentrações.

Fonte: Adaptado de Berrozpe JD, Lanao JM, Plá Delfina JM. Biofarmacia y Farmacocinética. Vol. 3. Biofarmacia. Madrid: Editorial Síntesis, 1998.

Na absorção oral, diferentemente de outras vias de administração, destaca-se o metabolismo pré-sistêmico como um processo importante na modulação da disponibilidade biológica do fármaco. Os fármacos absorvidos no duodeno são transportados pelos vasos mesentéricos em direção à veia porta hepática e acessam o fígado antes de chegar ao organismo (rever anatomia na Figura 3.5), o que pode reduzir de forma importante a quantidade de fármaco que chega à circulação sistêmica (fração biodisponível) já que essa *primeira passagem hepática* pode ocasionar uma rápida metabolização (ver item *Efeito de primeira passagem*). Nesse contexto, apesar de ter sido absorvido, o fármaco não se torna disponível para exercer efeito farmacológico, pois as concentrações na circulação sistêmica e nos tecidos são baixas. Para compensar a perda de parte da dose administrada, fármacos que sofrem efeito de primeira passagem importante são administrados em doses maiores pela via oral, para assegurar a obtenção de concentrações suficientes para o efeito farmacológico pretendido.

Após a administração por via sujeita a processo de absorção, diversos fatores podem contribuir para que uma quantidade menor do que a dose administrada alcance a circulação sistêmica, conforme discutido anteriormente, impactando na resposta terapêutica. Dessa maneira, é importante conduzir estudos de avaliação da disponibilidade biológica do fármaco após administração por via extravascular, com o objetivo de comparar às concentrações plasmáticas obtidas após a administração pela via vascular, visando garantir a obtenção de concentrações terapêuticas. Do mesmo modo, é necessário comparar a absorção do fármaco após administração de formulações distintas na mesma via de administração, visando garantir a intercambialidade das mesmas.

■ Biodisponibilidade (F)

O parâmetro *biodisponibilidade refere-se à velocidade e extensão com que o fármaco chega à circulação sistêmica a partir de uma determinada via de administração*[10]. A *velocidade de absorção*, que pode ser inferida por meio do tempo (t_{max}) para obter concentração plasmática máxima (C_{max}) após administração e o próprio valor de C_{max} (Figura 3.6), é importante para fármacos utilizados em condições agudas, como analgésicos e hipnóticos, empregados como dose única, pois uma absorção lenta pode resultar em concentrações menores do que as necessárias para iniciar e manter o efeito, mesmo que a dose total seja absorvida. Já a *extensão da absorção*, que é uma medida da exposição do organismo ao fármaco e pode ser caracterizada pela área sob a curva de concentração plasmática por tempo ($ASC_{0-\infty}$), é geralmente mais importante para fármacos administrados de forma contínua, em dose múltipla, para o tratamento de condições subcrônicas ou crônicas, como infecções, asma ou epilepsia[10].

Apesar de o termo "biodisponibilidade" relacionar-se à velocidade e extensão com que o fármaco atinge a circulação sistêmica a partir da administração em via extravascular em comparação com a via intravenosa (i.v.), geralmente ele é utilizado apenas para indicar a extensão de absorção. Mais adequadamente, *fração biodisponível absoluta* (F_{abs}) é o termo utilizado para determinar a fração da dose que chega à circulação sistêmica após uma administração extravascular, comparativamente com a administração pela via i.v., na qual a totalidade da dose é administrada diretamente da circulação (100% biodisponível por definição). Como a grande maioria dos fármacos apresenta um comportamento farmacocinético linear em doses terapêuticas, há proporcionalidade entre a dose administrada e $ASC_{0-\infty}$, sendo a eliminação (depuração) do fármaco do organismo independente da via de administração. Nesse contexto, a Equação 3.8 é utilizada para determinar a F_{abs}:

$$F_{abs} = \frac{ASC_{0-\infty} \text{ extravascular}}{ASC_{0-\infty} \text{ i.v.}} \cdot \frac{D_{i.v.}}{D_{NS}} \quad \text{(Equação 3.8)}$$

onde a dose i.v. ($D_{i.v.}$) pode diferir da dose extravascular – não sistêmica (D_{NS}).

Em algumas situações especiais, quando se deseja comparar duas vias de administração que envolvam o processo de absorção (intramuscular e oral, por exemplo) ou duas formas farmacêuticas (solução e cápsulas), a determinação da *biodisponibilidade relativa* (F_{rel}) pode ser interessante. O mesmo tipo de abordagem é realizado, mas a comparação se dá em relação à exposição ($ASC_{0-\infty}$) observada na via ou formulação de referência em relação à via ou formulação teste:

$$F_{rel} = \frac{ASC_{0-\infty} \text{ teste}}{ASC_{0-\infty} \text{ referência}} \cdot \frac{D \text{ referência}}{D \text{ teste}} \quad \text{(Equação 3.9)}$$

Podemos notar que, para a determinação da biodisponibilidade, o cálculo da área sob a curva é essencial. A determinação da ASC pode ser realizada pela regra trapezoidal, um método matemático de aproximação para uma integral definida (Figura 3.6). Neste método, dois pontos adjacentes (t_1 e t_2) são utilizados para formar a altura de um trapézio, cujas bases são definidas pelos valores de concentração (C_1 e C_2) correspondentes a esse intervalo de tempo. Essa estimativa deve ser realizada em escala linear e o somatório da área de cada trapézio permite uma aproximação do valor da área sob a curva de concentração plasmática *versus* tempo no intervalo entre o tempo zero (0, momento da administração da dose) e o tempo t (tempo da última coleta de amostra).

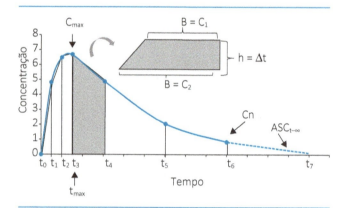

Figura 3.6 – Estimativa da ASC_{0-t} pelo método trapezoidal em escala linear. A ASC_{t4-t5} é mostrada em destaque na área em cinza. Pode ser observada uma pequena discrepância entre o gráfico obtido na interpolação dos dados (em preto) e os valores da curva (em azul). A última concentração medida experimentalmente está indicada no gráfico (C_n) e na área do gráfico correspondente à extrapolação (ASC_{ext})

Fonte: Desenvolvida pela autoria do capítulo.

Para o cálculo da área sob a curva no intervalo de tempo t (última concentração determinada experimentalmente) e tempo infinito (quando não há mais fármaco na circulação sistêmica) – ASC_{ext} ou $ASC_{t-\infty}$ – para a qual não há informações (assíntota horizontal), determina-se uma projeção de área sabendo-se a constante de velocidade de eliminação do fármaco por meio da equação[12].

$$ASC_{t-\infty} = \frac{C_n}{\lambda_z} \qquad \text{(Equação 3.10)}$$

onde C_n é a última concentração determinada experimentalmente λ_z é a constante de velocidade de eliminação determinada a partir da inclinação da fase terminal de eliminação do fármaco do organismo, obtida dos perfis de concentração *versus* tempo traçados em escala semilogarítmica.

Para o cálculo de λ_z, no gráfico de concentração *versus* tempo em escala semilogarítmica, determina-se o valor da inclinação entre duas concentrações não consecutivas (C_n e C_{n-2}) na fase de eliminação e seus respectivos tempos (t_n e t_{n-2}), conforme demonstrado na Figura 3.8, utilizando-se as Equações 3.11 e 3.12:

$$m = \frac{\log (C_n - C_{n-2})}{t_n - t_{n-2}} \qquad \text{(Equação 3.11)}$$

$$\lambda_z = 2,303 \cdot m \qquad \text{(Equação 3.12)}$$

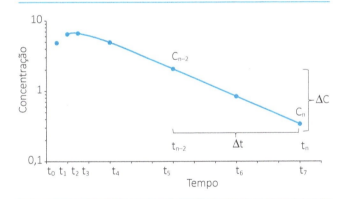

Figura 3.7 – Determinação do valor de inclinação (m) da fase terminal de eliminação (λ_z) a partir de dados de concentração *versus* tempo em escala semilogarítmica.
Fonte: Desenvolvida pela autoria do capítulo.

Assim, o valor de $ASC_{0-\infty}$ pode ser determinado pelo somatório da área sob a curva trapezoidal e da área sob a curva extrapolada como:

$$ASC_{0-\infty} = ASC_{0-t} + ASC_{t-\infty} \qquad \text{(Equação 3.13)}$$

Uma aplicação especial da biodisponibilidade relativa de dois produtos se dá nos estudos de bioequivalência. Dois medicamentos contendo o mesmo fármaco, na mesma forma química e mesma dose, são considerados *bioequivalentes* quando apresentam semelhante velocidade e extensão de absorção após administração para o mesmo grupo de indivíduos sob condições experimentais padronizadas. Para dois medicamentos serem considerados bioequivalentes devem apresentar semelhança ≥ 80% na extensão ($ASC_{0-\infty}$) e velocidade (C_{max}, t_{max}) de absorção. Para fins de registro de medicamentos, a comprovação de semelhança do t_{max} entre o medicamento-teste e o medicamento-referência somente precisa ser feita para fármacos utilizados em situação de emergência nas quais uma resposta rápida é determinante para a eficácia terapêutica, como no caso do nifedipino, por exemplo, utilizado no tratamento da arritmia cardíaca. Dois medicamentos bioequivalentes devem apresentar mesma eficácia e segurança, podendo ser intercambiados pelo paciente.

Distribuição

Após a chegada do fármaco à circulação sistêmica, ele precisará sair deste local e ser distribuído para os diferentes tecidos do organismo para chegar aos receptores farmacológicos e efetivamente exercer seu efeito terapêutico. *Distribuição é o processo de transferência reversível do fármaco da circulação em direção aos tecidos* (Figura 3.8).

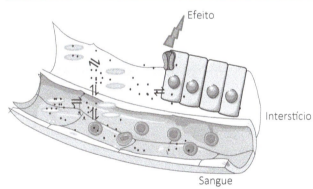

Figura 3.8 – Ilustração do processo de distribuição do fármaco no organismo. Quando chega à circulação, apenas o fármaco livre (não ligado às proteínas e aos eritrócitos) é capaz de atravessar as membranas vasculares e chegar ao espaço intersticial, no qual um novo equilíbrio se estabelece. Apenas a fração livre tecidual ou intracelular é capaz de exercer o efeito farmacológico.
Fonte: Desenvolvida pela autoria do capítulo.

Após a chegada à circulação, de acordo com a afinidade aos constituintes vasculares (proteínas e eritrócitos) o fármaco estabelecerá um equilíbrio dinâmico entre a fração livre e a fração ligada neste compartimento; apenas a fração livre será capaz de ultrapassar as membranas vasculares e de chegar aos tecidos, onde um novo equilíbrio será estabelecido entre a fração livre tecidual e a fração ligada (Figura 3.9). Apenas a fração livre intersticial poderá se ligar a receptores ou penetrar nas células para exercer sua ação farmacológica.

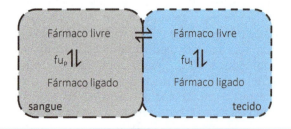

Figura 3.9 – Chegada do fármaco à circulação sistêmica e estabelecimento do equilíbrio dinâmico entre a fração livre na água do plasma (fu$_p$) e a fração ligada aos constituintes no sangue (proteínas e eritrócitos). Apenas a fu$_p$ é capaz de atravessar as membranas vasculares e chegar aos tecidos e, chegando a este local, o fármaco estabelecerá um novo equilíbrio entre a fração livre (fu$_t$) e a ligada aos constituintes teciduais. Apenas esta fração livre tecidual é farmacologicamente ativa.

Fonte: Desenvolvida pela autoria do capítulo.

Fatores que afetam a distribuição

A velocidade e a extensão com que um fármaco é distribuído depende de fatores ligados aos fármacos semelhantes aos discutidos para o processo de absorção como peso molecular, lipossolubilidade, relação entre o pKa/pH, entre outros, pois os dois processos têm em comum a passagem do fármaco através de membranas biológicas. Fatores fisiológicos como a perfusão sanguínea, permeabilidade nas membranas biológicas e a expressão de transportadores de efluxo e influxo também influenciam o processo de distribuição.

Quando a *distribuição é limitada pela perfusão*, as membranas celulares não oferecem resistência à passagem do fármaco, pois ele apresenta propriedades físico-químicas que facilitam sua passagem através destas membranas, como baixo peso molecular, lipossolubilidade adequada ou capacidade de atravessá-la por poros aquosos. Essas condições permitem um acesso rápido aos tecidos bem perfundidos como rins, fígado e coração, e a chegada mais lenta aos tecidos menos perfundidos como a gordura ou tecidos com expressão de transportadores de efluxo, como o cérebro. Já para os fármacos com *distribuição limitada pela permeabilidade*, as membranas biológicas limitam sua passagem em virtude de seu peso molecular, grau de ionização ou lipossolubilidade. Nesse caso, a velocidade de distribuição será mais lenta para os tecidos à medida que a permeabilidade reduzida impede uma distribuição ampla mesmo em tecidos bem perfundidos. Em função das características da membrana, a distribuição do fármaco pode ser mais restrita a determinados espaços fisiológicos, como a reduzida penetração cerebral de muitos fármacos, em virtude da barreira hematoencefálica (BHE).

Ligação às proteínas plasmáticas

Além dos fatores ligados às propriedades físico-químicas do fármaco e às características das membranas plasma/tecido, a ligação às proteínas plasmáticas é outro parâmetro importante que influencia não só os processos de distribuição e eliminação, mas também a resposta farmacológica, considerando-se que apenas a fração livre se distribuirá nos tecidos, será depurada da circulação e exercerá o efeito terapêutico. Fármacos com elevada ligação às proteínas, como a varfarina e o ácido valproico, em geral, apresentam reduzida distribuição tecidual, pois ficam confinados no espaço vascular. Ao contrário, fármacos que apresentam elevada fração livre no plasma podem se distribuir amplamente pelos tecidos.

Na fração plasmática do sangue, a albumina é a proteína presente em maior concentração (35 a 50 g/L). No organismo, essa proteína encontra-se distribuída além do espaço vascular (40%), também no espaço extravascular (60%). A albumina tem afinidade por fármacos de caráter ácido, os quais, em geral, ligam-se às porções N-terminais da sua estrutura. Também é possível a ocorrência de ligações inespecíficas da albumina a fármacos de caráter básico, os quais, em geral, têm afinidade pela α-1-glicoproteina-ácida, presente em baixíssima concentração no plasma (0,4 a 1,0 g/L). As outras proteínas plasmáticas com as quais os fármacos podem se ligar são as lipoproteínas, que apresentam concentração variável e afinidade por fármacos lipossolúveis, e a transcortina (0,01 a 0,03 g/L) com afinidade pelo cortisol.

Para a maioria dos fármacos, em doses terapêuticas, a ligação às proteínas plasmáticas é constante e pode ser determinada no plasma dos pacientes mediante métodos como ultrafiltração, diálise e microdiálise[8]. Uma vez que a quantidade de proteína circulante e o número de sítios de ligação são limitados, quando dois fármacos muito ligados à proteína são utilizados em associação, como fenitoína e o ácido valproico, por exemplo, pode haver deslocamento da ligação à proteína e aumento da fração livre do fármaco com menor afinidade (fenitoína, neste caso), provando mudanças na sua distribuição ou eliminação consequente ao aumento da fração livre. A necessidade de correção de dose, no caso dessas interações farmacocinéticas por deslocamento da ligação a proteínas, dependerá de outros fatores relacionados à distribuição e à eliminação do fármaco, não sendo possível estabelecer uma regra geral.

Outros fatores que podem gerar aumento da fração livre do fármaco são a idade e determinadas doenças. Crianças e idosos, em virtude de menores concentrações de albumina circulante, podem apresentar menor ligação às proteínas plasmáticas. A teofilina, por exemplo, apresenta uma ligação às proteínas na faixa de 32% em recém-nascido e 53% em adultos, o que provoca diferenças na distribuição do fármaco nessas duas populações[13]. Doenças como cirrose hepática, queimaduras, síndrome nefrótica e insuficiência renal também reduzem a concentração de albumina circulante, ensejando mudanças na farmacocinética e na farmacodinâmica de fármacos altamente ligados às proteínas.

■ Volume de distribuição (Vd)

Imediatamente após a administração intravenosa, a quantidade de fármaco no organismo equivale à dose que foi administrada ($D = A_0$) e, assim, se a concentração no plasma fosse conhecida, poderíamos estimar um volume teórico no qual esta dose de fármaco estaria distribuída e correlacionar esse volume com os espaços corporais fisiológicos:

$$Vd_t = \frac{A_t}{Cp_t} = \frac{D}{Cp_0} \qquad \text{(Equação 3.14)}$$

Esta *constante de proporcionalidade que relaciona a quantidade de fármaco no organismo (A_t) em qualquer tempo "t" e a concentração plasmática observada neste tempo (Cp_t) é denominada "volume de distribuição aparente do fármaco"* (Vd) e é utilizada em farmacocinética como um parâmetro primário representativo da *extensão da distribuição do fármaco no organismo*. Na prática, é necessário um tempo para que o fármaco seja amplamente distribuído na circulação, o que torna sua estimativa complexa. Deste modo, para determinar o Vd, assume-se uma distribuição homogênea e instantânea do fármaco após a administração i.v. em bólus e se realiza a determinação da concentração observada imediatamente após a administração intravenosa (Cp_0), obtida por extrapolação das curvas de concentração *versus* tempo (Figura 3.10).

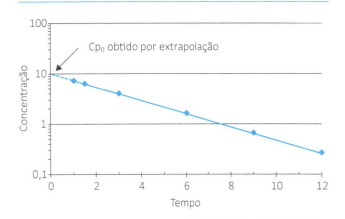

Figura 3.10 – Gráfico de concentração plasmática por tempo em escala semilogarítmica após dose i.v. em bólus de fármaco indicando a concentração no tempo zero após a dose, que é utilizada para determinação do volume de distribuição utilizando-se a Equação 3.14.
Fonte: Desenvolvida pela autoria do capítulo.

Embora essa abordagem para a determinação de um volume aparente de distribuição do fármaco no organismo seja válida em termos matemáticos, o volume de distribuição real do fármaco é relacionado ao volume de água corporal total (correspondente a ≈ 60% do peso do indivíduo), o qual se distribui em três espaços fisiológicos (indivíduo de 70 kg): plasma (3,5 L); fluido extracelular (15 L, composto pelo líquido intersticial + plasma); e fluido intracelular (26,5 L), os quais podem ser estimados por distintos marcadores, conforme mostrado no Quadro 3.5.

Quadro 3.5 – Principais substâncias utilizadas como marcadores dos espaços corporais aquosos e suas características físico-químicas e farmacocinéticas pertinentes à distribuição.

Substância	Vd (L)	Ligação às proteínas	Características
Azul de Evans	3,5	Elevada (> 95%)	Corante de alto peso molecular, não permeável às membranas vasculares, confinado ao compartimento do plasma, que permite a estimativa do volume desse compartimento ou do sangue, se o hematócrito for conhecido.
Inulina	15,5	Negligenciável	Substância utilizada como marcador exógeno da filtração glomerular, com insignificante ligação às proteínas plasmática, permeável apenas nas membranas vasculares, o que permite a estimativa do volume de distribuição no fluido extracelular.
Fenazona	42	< 10% ligado às proteínas plasmáticas	Fármaco com propriedades anti-inflamatórias não esteroide, que se distribui amplamente nos fluidos corporais, permeável nas membranas vasculares e celulares, o que permite a estimativa do volume de distribuição na água corporal total.

Fonte: Desenvolvido pela autoria do capítulo.

É importante ressaltar que, nos exemplos mostrados no Quadro 3.5, o volume de distribuição aparente de cada um destes marcadores se aproxima do verdadeiro volume dos compartimentos fisiológicos porque sua ligação às proteínas plasmáticas e teciduais é negligenciável, o que permite uma distribuição homogênea nestes, sem a influência de ligantes plasmáticos ou teciduais que modifiquem a relação entre quantidade e concentração. A única exceção é o azul de Evans, para o qual a elevada ligação às proteínas plasmáticas contribui para seu confinamento no plasma e determinação de um volume de distribuição aparente semelhante ao volume plasmático. Para a maioria dos fármacos, no entanto, não é esse o caso, e a ligação aos constituintes do espaço vascular e extravascular, ou ambos, é significativa.

Esse conceito simplificado de volume de distribuição é útil em termos comparativos, permitindo quantificar numericamente a extensão do processo de distribuição para fármacos da mesma classe terapêutica ou em pacientes com condições clínicas distintas, como extremos de peso e idade, por exemplo. A associação direta com os espaços corporais é, no entanto, difícil de ser realizada à medida que os compartimentos fisiológicos não se comportam como meros "recipientes" nos quais o fármaco se solubiliza de forma homogênea e instantânea. De acordo com a afinidade do fármaco com as proteínas plasmáticas e os ligantes teciduais e a expressão de transportadores de influxo e efluxo, a concentração de fármaco presente em determinados tecidos pode ser muito diferente da concentração plasmática, local de onde usualmente retiram-se as amostras para determinar o Vd.

Embora a fração livre no plasma influencie a magnitude do volume de distribuição, uma vez que apenas essa fração é capaz de sair dos espaços vasculares e chegar aos tecidos, ela não é o único fator que modula esse parâmetro, sendo importante também a afinidade do fármaco pelos tecidos. Quanto maior tal afinidade, maior a quantidade de fármaco presente nos tecidos e, consequentemente, maior o valor de Vd (Figura 3.10). A equação geral de volume de distribuição permite compreender a influência da fração livre no plasma (fu_p) e fração livre nos tecidos (fu_t) sobre o Vd:

$$Vd = Vp + Vt \cdot \frac{fu_p}{fu_t} \qquad \text{(Equação 3.15)}$$

onde Vp é o volume de plasma ($\approx$ 3,5 L) e Vt é o volume dos tecidos ($\approx$ 12 a 39L) de valor variável, dependendo da permeabilidade do fármaco nas membranas celulares e sua lipossolubilidade.

Por meio da Equação 3.15, pode-se demonstrar que o menor valor de volume de distribuição de um fármaco é equivalente ao volume de plasma (Vd $\approx$ Vp), que se constata quando há elevada ligação às proteínas no espaço vascular e reduzida ligação nos espaços extravasculares, assim, fu_p/fu_t << 1. Essa situação ocorre com fármacos altamente polares e de alto peso molecular, restritos ao espaço vascular, como a varfarina (Vd = 7 L). Já para os fármacos lipossolúveis, como o ácido valproico (Vd ~ 16 L), que são altamente ligados às proteínas plasmáticas, mas menos ligados aos tecidos (fu_p/fu_t < 1), os valores de Vd serão intermediários entre o volume de plasma e o volume de água corporal total. Fármacos com elevada afinidade pelos tecidos (fu_p/fu_t >> 1) apresentarão elevados valores de Vd, como a ciclosporina (Vd = 245 L). Fármacos que se acumulam em tecidos específicos podem apresentar volumes de distribuição muito elevados, como é o caso da cloroquina (Vd ~ 17.000 L), que apresenta uma concentração no fígado mil vezes maior que a concentração plasmática.

No processo de distribuição, o fármaco atinge diversos órgão e tecidos, sendo alguns deles capazes de eliminar o fármaco do organismo.

■ Eliminação

A *eliminação de fármacos relaciona-se à sua exclusão irreversível do organismo* e pode ocorrer por dois processos: 1) *metabolização*, que é a transformação química do fármaco visando facilitar sua excreção; 2) *excreção*, que é a eliminação do fármaco inalterado (intacto) ou de seus metabólitos, principalmente pela urina. Os principais órgãos de eliminação de fármacos são o fígado, os rins e os pulmões, no caso de fármacos voláteis como os anestésicos inalatórios (p.ex., halotano, isoflurano). Outras formas de eliminação de fármacos e metabólitos compreendem a excreção biliar (p.ex., rifampicina, indometacina, digoxina), salivar (p.ex., propranolol, metilprednisolona, isoniazida), intestinal (p.ex., doxiciclina), através do suor (p.ex., sulfanilamida, sulfadiazina), do leite materno (p.ex., diazepam, ácido acetilsalicílico, fenitoína) e dos cabelos (p.ex., drogas como cocaína e anfetamina). A eliminação pelas três últimas vias é quantitativamente muito pequena, podendo ser considerada desprezível em comparação com vias mais relevantes como a renal, mas a eliminação pelo leite materno pode ser importante pelos efeitos no lactente.

Metabolismo

O *metabolismo é a biotransformação do fármaco* dividida em dois tipos de reações, conhecidas como reações de Fase 1 e Fase 2. A transformação estrutural sofrida pelo fármaco, geralmente catalisada por enzimas, objetiva o aumento da polaridade da molécula buscando facilitar a excreção renal direta e/ou permitir a conjugação com substâncias endógenas, buscando também o aumento da excreção.

As **reações de Fase 1** ocorrem principalmente nos hepatócitos e nos enterócitos da mucosa intestinal, podendo ocorrer também nos pulmões, rins, sangue e pele, entre outros. As reações de Fase 1 compreendem a oxidação (adição de O ou retirada de H) e a redução (adição de H ou retirada de O) e são catalisadas, principalmente, por enzimas do citocromo P450 (CYP) localizadas na membrana da mitocôndria ou no retículo endoplasmático dos hepatócitos, enterócitos e outras células específicas. Para essas reações, é necessário que o fármaco penetre na célula, sendo, portanto, mais comuns para fármacos lipofílicos ou que sejam substrato para transportadores de influxo. A Fase 1 também compreende as reações de hidrólise (adição de H_2O com quebra da molécula), que podem ocorrer no sangue ou em outros tecidos, por ação das estearases.

O CYP é uma superfamília de enzimas (hemeproteínas), principais responsáveis pelas reações de redução e oxidação, que metabolizam substâncias endógenas (p.ex., ácidos graxos, hormônios) e xenobióticos (p.ex., fármacos, contaminantes químicos, toxinas). Das diversas famílias CYP descritas, três são as mais relevantes para o metabolismo de fármacos: CYP1; CYP2; e CYP3. As enzimas do CYP são responsáveis por 75 a 80% das reações de Fase 1 e por 65 a 70% da depuração dos fármacos usados clinicamente[14].

No Quadro 3.6, são mostrados exemplos de fármacos substratos para as principais isoenzimas do CYP. A CYP3A4 é responsável pela biotransformação de aproximadamente 50% dos fármacos metabolizados pelo CYP, enquanto CYP2D6 (25%) e CY2C19 juntas respondem pelo metabolismo de aproximadamente 40% dos fármacos. As isoformas CYP2C9, CYP1A2, CYP2A6 e CYP2B6 também têm contribuição importante na metabolização de xenobióticos. As outras enzimas têm menor contribuição para o processo de eliminação por metabolização[15].

Variações na expressão e/ou função das isoformas do CYP afetam a farmacocinética dos fármacos e têm relevância clínica especialmente para os fármacos de janela terapêutica estreita. As causas para a grande variabilidade inter e intraindividual podem ser ambientais ou relacionadas aos hábitos individuais (ingestão de álcool, tabagismo), fisiológicas ou genéticas (polimorfismo), além de interações fármaco-fármaco, fármaco-alimento ou fármaco-suplemento alimentar.

Quadro 3.6 – Isoenzimas do CYP relevantes para metabolização de fármacos e exemplos de substratos, indutores e inibidores.

Isoenzima	Substratos	Indutores	Inibidores
CYP1A2	Cafeína, tacrina, teofilina, NAPQI	Rifampicina, tabagismo	Cimetidine, ciprofloxacino, erva-de-são-joão (*Hypericum perforatum*), fluvoxamina
CYP2B6	Ciclofosfamida, efavirenz, metadona	Rifampicina	–
CYP2C8	Amiodarona, paclitaxel, repaglinida, taxol	Rifampicina	Clopidogrel, genfibrozila
CYP2C9	Ibuprofeno, fenitoína, naproxeno, tolbutamida, S-varfarina	Rifampicina	Fluconazol
CYP2C19	Citalopram, diazepam, fenitoína, omeprazol	Rifampicina	Fluvoxamina
CYP2D6	Codeína, desipramina, flecainida, fluoxetina, S-metoprolol, paroxetina	Dexametasona, rifampicina	Clomipramina, fluoxetina, haloperidol, quinidina
CYP2E1	Halotano, clorzoxazona, etanol, NAPQI	–	Cimetidina, isoniazida
CYP3A4/5	Ciclosporina, eritromicina, indinavir, nifedipino, midazolan, sinvastatina, sildenafila	Carbamazepina, efavirenz, etanol, erva-de-são-joão (*Hypericum perforatum*), feintoína, rifabutina, rifampicina	Cetoconazol, claritromicina, eritromicina, nefazodona, ritonavir, verapamil, suco de toranja

NAPQI: *N*-acetil-*p*-benzoquinona imina.

Fontes: Adaptado de Rowland M & Tozer TN. Clinical pharmacokinetics and pharmacodynamics – Concepts and applications. 4. ed. Philadelphia: Lippincott Williams & Wilkins, 2011; e Food and Drug Administration [homepage na internet]. Drug Development and Drug Interactions: Table of Substrates, Inhibitors and Inducers. [acesso em 28 fev 2019]. Disponível em: https://www.fda.gov/drugs/developmentapprovalprocess/developmentresources/druginteractionslabeling/ucm093664.htm.

Com relação ao polimorfismo enzimático, CYP3A4 apresenta uma grande variabilidade metabólica, sendo que variantes genéticas foram recentemente identificadas[16]. As outras enzimas citadas no Quadro 3.6 apresentam polimorfismo mais bem estabelecido, que podem resultar em reações adversas em função da formação de altas concentrações de metabólitos quando esse polimorfismo é tóxico ou consequente à redução do metabolismo do fármaco administrado, com manutenção de suas concentrações elevadas por tempo prolongado.

Variações genéticas nos genes que codificam enzimas do CYP resultam em fenótipos classificados como metabolizadores ultrarrápidos, extensivos, intermediários e pobres (ou lentos). Um metabolizador ultrarrápido geralmente carrega cópias duplicadas ou multiduplicadas dos genes do mesmo alelo, enquanto metabolizadores intermediários e pobres geralmente apresentam um ou dois alelos defeituosos (inativação ou deleção do gene), respectivamente. O termo "metabolizador extenso" é normalmente usado para indivíduos carregando dois alelos (*1) que resultam em atividade normal da CYP [14]. A necessidade de ajuste de doses em função do polimorfismo genético das isoformas do CYP, no entanto, deve ser avaliada individualmente, uma vez que outras fontes de variabilidade nos processos de eliminação podem estar associadas, podendo sobrepujar a variabilidade genética.

Outras enzimas envolvidas na oxidação de fármacos, que não fazem parte do CYP, incluem xantina oxidase, que metaboliza 6-mercaptopurina; monoamina oxidase, que metaboliza aminas biológicas como noradrenalina, serotonina, tiramina; álcool desidrogenase, que metaboliza etanol (juntamente com a CYP2E1).

Reações de redução e hidrólise são menos comuns que as reações de oxidação, não sendo, no entanto, menos importantes. A varfarina é reduzida por ação da CYP2A6 enquanto o ácido acetilsalicílico é hidrolisado no plasma e nos tecidos por ação de enzimas não microssomais.

As **reações de Fase 2** ocorrem principalmente no fígado, mas podem ocorrem também nos rins e pulmões e compreendem a conjugação do fármaco ou metabólitos com moléculas polares endógenas como glicina e ácido glicurônico, gerando metabólitos com maior peso molecular e menos lipossolúvel que o fármaco precursor. As reações de Fase 2 também compreendem acetilação, metilação (N e O-metilação) e sulfatação. Nas reações de acetilação e metilação, a acetil coenzima A (acetil-CoA) e a S-adenosil metionina atuam como os compostos doadores, respectivamente.

As **reações de Fase 1** geralmente precedem as reações de Fase 2, pois formam moléculas funcionalizadas que facilitam a conjugação. No entanto, reações de Fase 2 podem ocorrer independentemente das reações de Fase 1. Desse modo, o fármaco pode ser eliminado apenas por reações de Fase 1 (p.ex., nitroglicerina) ou de Fase 2 (p.ex., morfina) ou pela associação dos dois tipos de reação (p.ex., ácido acetilsalicílico, ibuprofeno, varfarina).

Em geral, o metabolismo de fármacos resulta em compostos farmacologicamente inativos. Em alguns casos, no entanto, o metabolismo pode resultar na formação de metabólito ativo, inclusive mais ativo do que o fármaco precursor (potencialização), ou metabólito reativo que pode causar toxicidade (Quadro 3.7). No caso da administração de pró-fármacos, que é inativo, a ativação via metabolização é necessária para formar o fármaco responsável pelo efeito terapêutico (p.ex., administração do pró-fármaco azatioprina com formação de mercaptopurina via metabolização).

Efeito de primeira passagem

Fármacos administrados pela via oral podem sofrer importante metabolismo na sua passagem pelos enterócitos da parede intestinal e pelo fígado, antes de atingir a circulação sistêmica, de modo que a biodisponibilidade é consideravelmente reduzida. A essa *perda pré-sistêmica do fármaco dá-se o nome de "efeito de primeira passagem"*. Nos enterócitos, a eliminação pré-sistêmica dos fármacos pode ocorrer pela ação cooperativa e combinada de transportadores de efluxo, especialmente a P-gp, e das enzimas CYP3A4/5, que, em geral, contêm os mesmos substratos. Desse modo, a P-gp limita a disponibilidade intracelular do fármaco, transportando-o de volta para o lúmen intestinal, enquanto parte da fração que consegue penetrar no enterócito é metabolizada pelas enzimas CYP3A4/5, reduzindo significativamente a quantidade de fármaco que chega à circulação sistêmica (Figura 3.11). Exemplos de fármacos que sofrem efeito de primeira passagem são propranolol, metoprolol, levodopa, lidocaína, morfina, verapamil, dinitrato de isossorbida, ácido acetilsalicílico, entre outros. O efeito de primeira passagem pode ocorrer também pela via retal (50%), mas é evitado pela via sublingual.

Como consequência do efeito de primeira passagem, a redução significativa na biodisponibilidade oral obriga o uso de doses maiores por essa via para se obter concentrações comparáveis às obtidas com as doses terapêuticas administradas pela via intravenosa. Em decorrência da variabilidade genética e de possíveis interações consequentes do efeito de primeira passagem, a extensão da biodisponibilidade desses fármacos pode ser errática, resultando na imprevisibilidade do efeito farmacológico após a administração oral.

Quadro 3.7 – Exemplos do efeito da metabolização sobre a atividade farmacológica de compostos.

Pró-fármaco	Fármaco ativo	Metabólito inativo	Metabólito ativo	Metabólito tóxico	Atividade do fármaco (F) e metabólito ativo (A) ou tóxico (T)
Pró-fármaco para metabólito ativo					
Azatioprina	–	–	Mercaptopurina	–	Imunossupressor (A)
Enalapril	–	–	Enalaprilato	–	Inibidor da ECA (A)
Hidrato de cloral	–	–	Tricloroetanol	–	Hipnótico (A)
Zidovudina	–	–	Trifosfato de zidovudina	–	Antirretroviral (A)
Pró-fármaco para metabólito ativo e metabólito tóxico					
Ciclofosfamida	–	–	Mostarda de fosforamida	Acroleína	Quimioterápico (A); cistite hemorrágica (T)
Fármaco ativo para metabólito inativo					
–	Fenitoína	Hidroxifenitoína	–	–	Anticonvulsivante (F)
–	Procaína	Ácido p-aminobenzóico	–	–	Anestésico local (F)
–	Tolbutamida	Hidroxitolbutamida	–	–	Hipoglicemiante (F)
Fármaco ativo para metabólito ativo ou mais ativo (potencialização)					
–	Ácido acetilsalicílico	–	Ácido salicílico (+)	–	Analgésico (F e A)
–	Codeína	–	Morfina (+)	–	Analgésico (Fe A)
–	Diazepam	–	Oxazepam e temazepam	–	Ansiolítico (F e A)
–	Imipramina	–	Desipramina (+)	–	Antidepressivo (F e A)
–	Morfina	–	Morfina-6--glucoronídeo (+)	–	Analgésico (F e A)
–	Procainamida	–	N-acetil--procainamida (+)	–	Antiarrítmico (F e A)
Fármaco ativo para metabólito tóxico					
–	Halotano	–	–	Ácido trifluoroacético	Anestésico geral (F); hepatite alérgica (T)
–	Metoxiflurano	–	–	Fluoreto	Analgésico (F); nefrotoxicidade (T)
–	Paracetamol	–	–	*N*-acetil-*p*--benzoquinona imina*	Analgésico (F); necrose hepática (T)

*Metabólito tóxico do paracetamol.

Fontes: Adaptado de LeBlanc PP et al. Tratado de biofarmácia e farmacocinética. Lisboa: Instituto Piaget, 1997 [15]; e Katzung BG & Trevor AJ. (Org.) Farmacologia básica e clínica. 13. ed. Porto Alegre: AMGH Editora, 2017.

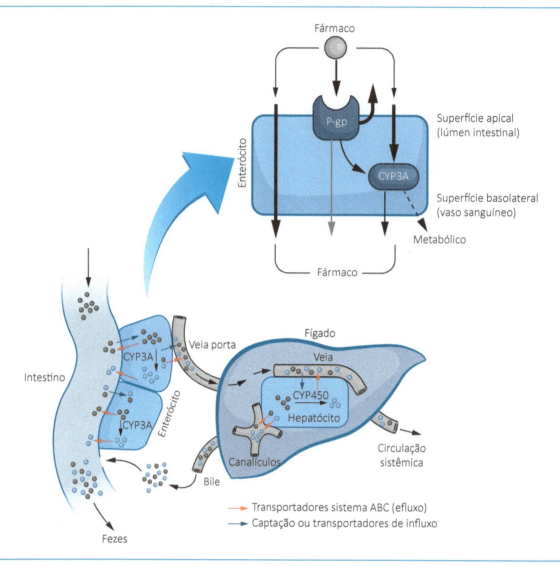

Figura 3.11 – Representação esquemática do efeito de primeira passagem e da recirculação entero-hepática de fármacos. Esferas verdes representam o fármaco, que, por ação de transportadores de efluxo nos enterócitos (flecha vermelha), podem ter sua absorção diminuída. No enterócito (CYP3A4/5) e no fígado (CYP em geral), por ação de enzimas do microssomais, o fármaco é transformado em metabólito (esferas marrom). O somatório do efluxo nos enterócitos e dos processos de metabolização no enterócito e no fígado, na primeira passagem do fármaco, pode reduzir significativamente a fração biodisponível deste, caracterizando o *efeito de primeira passagem*. O fármaco não metabolizado bem como metabólitos hidrossolúveis formados do fígado podem ser levados de volta ao intestino, via bile, podendo gerar nova absorção do fármaco. Esse ciclo (intestino – fígado – bile – intestino) caracteriza a *recirculação entero-hepática*. No destaque, representação esquemática da ação da P-gp e do CYP3A4/5 nos enterócitos do intestino delgado. A localização da P-gp e do CYP3A no enterócito permite sua ação cooperativa, aumentando o efeito de primeira passagem de fármacos, que são substratos dessas duas proteínas, através do efluxo para o lúmen intestinal e/ou metabolização, respectivamente.

Fontes: Adaptada de Ritschel WA & Kearns GL. Handbook of basic pharmacokinetics ... including clinical applications. 6. ed. Washington: AphA, 2004; e van Herwaarden AE et al. How important is intestinal cytochrome P450 3A metabolism. Trends in Pharmacology Sciences 30(5): 223-227, 2009.

Eliminação biliar e circulação entero-hepática

Fármacos (ácidos e bases fracas) e metabólitos podem ser eliminados ativamente pela via biliar, chegando ao intestino através do sistema fisiológico de transporte de compostos dos hepatócitos para a bile. A via biliar permite a eliminação de moléculas de elevado PM (> 300 kDa) por transporte ativo, passível de saturação e competição. Fármacos como diazepam, indometacina, eritromicina, digitoxina, digoxina, vincristina, ampicilina, tetraciclina, doxorrubicina, lovastatina, vecurônio e rifampicina são, desse modo, levados intactos do fígado ao intestino, sendo parcialmente eliminados pelas fezes.

Metabólitos hidrofílicos, especialmente os glicuronídeos, podem também chegar ao intestino por via biliar. No intestino, esses metabólitos podem ser hidrolisados por ação de β-glicuronidase hepática, liberando o fármaco ativo na forma livre, que pode, então, ser reabsorvido. Esse ciclo (intestino – fígado – bile – intestino) é denominado *recirculação entero-hepática* (Figura 3.12) e pode se repetir, servindo como um reservatório que prolonga a meia-vida de eliminação do fármaco e, consequentemente, seu tempo de ação farmacológica. A recirculação entero-hepática pode gerar um segundo pico de concentração sanguínea do fármaco, mais facilmente observado após administração oral. Entre os fármacos que sofrem recirculação entero-hepática, pode-se destacar imipramina, indometacina, morfina e etinilestradiol.

Fatores que afetam o metabolismo de fármacos

Além do polimorfismo genético, da via de administração (efeito de primeira passagem), outros fatores podem afetar o metabolismo de fármacos: i) fisiopatológicos como a idade e doenças hepáticas; ii) farmacológicos, como indução e inibição enzimáticas; iii) relacionados aos hábitos de dieta paciente, alcoolismo e tabagismo que podem ensejar interações por indução ou inibição enzimática.

Os *extremos de idade* podem ser determinantes para a metabolização de fármacos. A lenta maturação dos sistemas enzimáticos no recém-nascido pode propiciar vias alternativas de eliminação, gerando metabólitos distintos dos observados em adultos. A eliminação da teofilina no adulto, por exemplo, é realizada majoritariamente via metabolização pela CYP1A2, CYP2E1, CYP3A, gerando diversos metabólitos, entre eles, a cafeína (7% da dose administrada). No adulto, apenas 10 a 15% da dose de teofilina é eliminada via renal, sem metabolização. No recém-nascido, no entanto, em função da imaturidade dos sistemas enzimáticos, 50% da dose é eliminada por via renal, podendo-se observar concentrações farmacológicas de cafeína que pode se acumular no organismo em função da lenta depuração (meia-vida de 106 h).

Logo após o nascimento, o recém-nascido é capaz de realizar sulfatação; após 1 semana, também começa a realizar redução e oxidação; após o 1º mês, adquire a capacidade de realizar acetilação; após o 2º mês, associa a capacidade de realizar glucuronidação e, após o 3º mês, conjugação com aminoácidos. A taxa de metabolização, no entanto, pode ser reduzida em relação ao adulto. Recém-nascidos prematuros podem ter o desenvolvimento dos sistemas enzimáticos retardado em relação ao recém-nascido a termo. Em função da lenta maturação enzimática, o ajuste de doses para os recém-nascidos deve ser feito continuamente, lançando mão do monitoramento terapêutico para fármacos de estreita janela terapêutica.

No idoso, ocorre a diminuição da capacidade de depuração de fármacos como barbitúricos, imipramina, propranolol, quinidina, quinina e teofilina, por exemplo. Nesses casos, correções de doses para evitar intoxicações podem ser necessárias.

As *doenças hepáticas* como hepatite (viral ou alcoólica) e cirrose podem interferir no metabolismo de fármacos consequente à diminuição da massa e da função hepatocelular, geralmente diminuindo a depuração do fármaco e ocasionando a necessidade de redução da dose para evitar intoxicações. As doses de teofilina, por exemplo, devem ser reduzidas à metade em pacientes adultos cirróticos em comparação com pacientes não cirróticos e não fumantes.

Indução e inibição enzimáticas

Alguns fármacos, quando administrados em doses repetidas, podem aumentar a atividade dos sistemas microssomais enzimáticos responsáveis por sua oxidação e conjugação. Desse modo, a eliminação de cada dose administrada se dará com farmacocinética distinta (diferenças de depuração e meia-vida) até a completa indução do sistema enzimático, que pode levar dias (rifampicina – 2 dias; fenobarbital – 7 dias) ou semanas (carbamazepina – 3 a 5 dias, sendo a indução completa em até 1 mês de uso continuado). Esse efeito é denominado *autoindução enzimática* e é resultante do aumento da síntese e/ou da redução da eliminação das enzimas microssomais. Nesses casos, a dose deve ser corrigida após o final do processo de indução enzimático, visando obter concentração dentro da janela terapêutica no platô.

A *indução enzimática* também pode decorrer de interações medicamentosas, quando um composto induz o metabolismo de outro, como se dá na indução do metabolismo da fenitoína e da varfarina pelo uso de barbitúricos; na indução do metabolismo da teofilina pelos hidrocarbonetos do cigarro; na indução do metabolismo do pentobarbital e da tolbutamida pelo uso de etanol. Nesses casos, a solução é evitar a associação ou aumentar a dose do fármaco induzido para manter a mesma concentração sanguínea obtida antes da associação.

A *inibição enzimática* é resultante da diminuição da atividade do sistema enzimático e pode ocorrer pela combinação do inibidor com um cofator (p.ex., $NADPH_2$) necessário para atividade da enzima ou interação direta reversível ou irreversível do agente inibidor com a enzima. A associação de fármacos visando inibição enzimática pode ser intencional, como quando se associa a carbidopa para inibir a descarboxilação periférica da L-dopa no tratamento de pacientes com mal de Parkinson ou quando se usa dissulfiram para inibir o metabolismo do etanol em pacientes com etilismo. A inibição enzimática também pode ser acidental quando, por exemplo, o paciente associa saquinavir, que tem uma baixa biodisponibilidade oral (4%), com suco de toranja, que inibe a atividade da CYP3A4 no fígado e na parede intestinal, causando um aumento de 150% na exposição do organismo ao fármaco. Essas interações acidentais podem ser evitadas com adequado aconselhamento farmacoterapêutico, especialmente em pacientes que fazem uso crônico de medicamentos.

Eliminação renal de fármacos e metabólitos

Três processos estão envolvidos na eliminação renal de fármacos e metabólitos: filtração glomerular; secreção tubular ativa; e reabsorção tubular.

A *filtração glomerular* é um processo passivo que ocorre na cápsula de Bowman do néfron e é governada pela pressão hidrostática nos capilares dos glomérulos, sendo um processo unidirecional. Pequenas moléculas (< 60 kDa) são filtradas, independentemente de se encontrarem de forma ionizada ou não ionizada na corrente sanguínea. Apenas a fração livre do fármaco, não ligada a proteínas plasmáticas, pode sofrer filtração glomerular. Logo, fármacos com elevada ligação a proteínas como a varfarina (98% ligada) terão baixas concentrações no filtrado glomerular (apenas 2% da concentração plasmática total). A velocidade de filtração glomerular, medida pela taxa de excreção de substâncias eliminadas apenas por filtração, como a creatinina endógena, fica na faixa de 90 a 140 mL/min (média 125 mL/min) em pacientes com função renal normal. Desse modo, fármacos eliminados do organismo apenas por filtração glomerular terão depuração semelhante à depuração da creatinina.

A *secreção tubular ativa* ocorre no túbulo proximal do néfron e necessita de carreadores e energia. Desse modo, a secreção tubular ativa é passível de saturação e competição na dependência da afinidade e quantidade de cada substância que usa o mesmo carreador. Dois sistemas carreadores são conhecidos: carreadores de ácidos fracos, utilizados por fármacos como penicilina, probenecida, indometacina, furosemida e metotrexato, por exemplo; e carreadores de bases fracas, utilizados pela ranitidina, quinina, neostigmina, amilorida e morfina, entre outros.

A taxa de secreção tubular depende do fluxo plasmático renal e pode ser determinada pela excreção de compostos como ácido *p*-amino-hipúrico, por exemplo, que é filtrado e secretado pela via renal de modo muito rápido, praticamente em uma passagem pelos rins. A depuração desses compostos reflete o fluxo plasmático renal efetivo (425 a 650 mL/min). Ao contrário dos fármacos eliminados por filtração glomerular, fármacos eliminados por secreção tubular ativa praticamente não sofrem influência da ligação às proteínas, sendo eliminada tanto a fração livre quanto a fração ligada na passagem pelos rins. Isso porque o processo de secreção é muito rápido, deslocando o equilíbrio de ligação do fármaco às proteínas e permitindo que parte da fração ligada também seja excretada. A penicilina, apesar de extensamente ligada a proteínas (~ 80%), tem meia-vida de eliminação curta, pois, além da filtração glomerular baixa, é eliminada por secreção tubular ativa.

Em virtude da possibilidade de competição pelo mesmo carreador, fármacos eliminados por secreção tubular podem estar sujeitos a interações medicamentosas. Essa interação pode ser explorada clinicamente, como no caso da associação de penicilina com probenecida. Esta última, por ter maior afinidade pelo carreador de ácidos fracos, é eliminada preferencialmente, mantendo concentrações sanguíneas elevadas da penicilina e, por consequência, prolongando sua meia-vida de eliminação.

A *reabsorção tubular* ocorre após o fármaco ser filtrado e pode ser passiva (túbulo proximal e distal e alça da de Henle) e ativa (túbulo proximal). Se o fármaco presente no filtrado glomerular for completamente reabsorvido, sua depuração será praticamente zero. Com fármacos que são parcialmente reabsorvidos, a depuração será menor que a filtração glomerular, ou seja, menor que 125 a 140 mL/min.

A reabsorção de fármacos que são ácidos e bases fracas é influenciada pelo pH da urina e pelo pKa do fármaco, além do fluxo urinário. Ambos os fatores (pH urina e pKa do fármaco) determinam o porcentual de fármaco ionizado/não ionizado no filtrado glomerular, sendo que apenas o fármaco na forma não ionizada, mais lipossolúvel, será reabsorvido dos túbulos para o sangue. Como o pH da urina pode variar entre 4,5 e 8, na dependência da dieta, condição fisiopatológica e uso de outros fármacos pelo paciente, a reabsorção tubular é passível de alta variabilidade inter e intraindividual. Dietas ricas em proteínas acidificam o pH da urina, enquanto dietas vegetarianas ou ricas em carboidratos a alcalinizam. Fármacos como ácido ascórbico e antiácidos como carbonado de sódio, em grandes quantidades, podem acidificar ou alcalinizar a urina, respectivamente, alterando a reabsorção de outros fármacos administrados em associação.

A alteração do pH da urina visando prolongar a permanência de um fármaco no organismo ou acelerar sua eliminação pode ser obtida clinicamente pela administração intravenosa de solução de bicarbonato de sódio (alcalinizar) ou cloreto de amônio (acidificar). A excreção dessas soluções altera drasticamente o pH da urina, alterando a reabsorção e a excreção de fármacos.

A fração de fármaco ácido fraco ionizada em um determinado pH pode ser obtida a partir do rearranjo da equação de Henderson-Hesselbalch:

$$\text{Fração de fármaco ionizado} = \frac{10^{pH-pKa}}{1 + 10^{pH-pKa}}$$

(Equação 3.16)

Para fármacos com pKa entre 3 e 8, alterações no pH da urina afetarão significativamente a extensão de fármaco ionizado. Fármacos ácidos fracos com pKa menor do que 2 são altamente ionizados em qualquer valor de pH e terão sua eliminação pouco afetada por alterações no pH da urina.

Para fármacos que são bases fracas, a equação de Henderson-Hesselbalch modificada para determinar a fração de fármaco ionizada é:

$$\text{Fração de fármaco ionizado} = \frac{1 + 10^{pH-pKa}}{10^{pH-pKa}}$$

(Equação 3.17)

Nesse caso, o efeito da alteração do pH da urina será mais pronunciado na reabsorção de fármacos com pKa entre 7,5 e 10,5.

A razão entre concentração de fármaco ácido fraco ou base fraca na urina e no plasma (U/P), para um determinado pH, pode ser derivada da equação de Henderson-Hesselbalch. Para ácidos fracos:

$$\frac{U}{P} = \frac{1 + 10^{pH_{urina} - pKa}}{1 + 10^{pH_{plasma} - pKa}}$$

(Equação 3.18)

Para bases fracas:

$$\frac{U}{P} = \frac{1 + 10^{pKa - pH_{urina}}}{1 + 10^{pKa - pH_{plasma}}}$$

(Equação 3.19)

Desse modo, para acelerar a eliminação de metanfetamina, por exemplo, que é uma base fraca (pKa 9,9), deve-se acidificar a urina, o que resulta no aumento da fração ionizada do composto e, consequentemente, reduzindo sua reabsorção (menor meia-vida de eliminação). A alcalinização da urina, nesse caso, produzirá maiores concentração da forma não ionizada, mais lipossolúvel, aumentando sua reabsorção e, consequentemente, prolongando sua permanência no organismo. O oposto acontecerá se o fármaco for um ácido fraco.

O fluxo urinário também pode influenciar a reabsorção de fármacos. O fluxo urinário normal é de 1 a 2 mL/min. Fármacos não polares e não ionizados geralmente são reabsorvidos nos túbulos renais e sensíveis a alterações no fluxo urinário. Desse modo, substâncias como cafeína e teofilina, que aumentam o fluxo urinário, reduzirão o tempo para reabsorção desses fármacos, provocando aumento de sua excre-

ção. O mesmo efeito é observado com a ingestão de etanol ou grandes quantidades de líquidos. Desse modo, pode-se concluir que a diurese forçada, pelo uso de diuréticos como o manitol, pode ser utilizada para aumentar a eliminação de fármacos em pacientes intoxicados, por exemplo, por aumentar a excreção renal de fármacos que sofrem reabsorção tubular.

Outras vias de eliminação de fármacos

Além das principais vias de eliminação (metabolização, renal e biliar), os fármacos também podem ser eliminados do organismo por vias menos relevantes como pulmonar, salivar, cutânea (sudorese), através do leite materno ou de outros fluidos biológicos.

A excreção *pulmonar* permite a eliminação de gases e líquidos voláteis, independentemente da sua lipofilia, como anestésicos gerais, sulfanilamida e etanol. A eliminação *salivar* ocorre por difusão pH-dependente, sendo as concentrações obtidas na saliva reflexo das concentrações livres plasmáticas de fármaco ácidos fracos, podendo essa via de eliminação ser utilizada para o monitoramento terapêutico de fármacos como lítio, iodeto de potássio, rifampicina, fenitoína e digoxina. Alguns compostos também podem ser eliminados por difusão pH-dependente via *sudorese*, como anfetamina, cocaína, morfina e etanol. A excreção no *leite materno* de fármacos lipossolúveis, que apresentam baixa ligação a proteínas plasmáticas, também ocorre por difusão passiva pH-dependente (pH leite – 6,8 a 7), preferencialmente para bases fracas como eritromicina, heroína, metadona, diazepam, tetraciclinas e cloranfenicol. Para não prejudicar o recém-nascido, a utilização desses compostos deve ser evitada pela lactante.

Depuração (CL)

A *depuração (clearance, CL) é o parâmetro farmacocinético que descreve a eliminação do fármaco do organismo sem identificar o mecanismo do processo.* A depuração descreve a eliminação em termos de volume de fluido depurado do fármaco por unidade de tempo. Pode-se assumir o organismo como um espaço que tem volume finito de fluidos (volume de distribuição) no qual o fármaco está dissolvido. A depuração seria o volume fixo de fluido contendo o fármaco que é depurado ("limpo") de fármaco na unidade de tempo. A unidade de depuração é volume/tempo (L/h, mL/min). Para um fármaco que tem uma depuração de 20 mL/min e um Vd de 50 L, pela definição de depuração, 20 mL dos 50 L serão depurados a cada minuto.

A depuração total assume a eliminação do fármaco a partir do organismo como um todo, podendo ter um ou mais processos de eliminação não identificados associados em paralelo. Desse modo, a depuração total (CL_T) é o somatório de todos os processos de eliminação do fármaco por todas as vias associadas e cada via de eliminação tem sua depuração parcial, que corresponde a uma fração da depuração total: depuração renal (CL_R); depuração por metabolização (CL_M); depuração biliar (CL_B); e assim por diante.

A depuração pode ser vista como a perda do fármaco através de um órgão de eliminação. Essa abordagem, conhecida na literatura como *well stirred model*, tem a vantagem de permitir a previsão dos efeitos causados por alterações nos três fatores que determinam a depuração hepática ou renal de fármacos: *fluxo sanguíneo*; *ligação às proteínas plasmáticas*; e *atividade enzimática* (se depuração hepática) ou *atividade secretória* (se depuração renal).

No modelo proposto o órgão de eliminação (fígado ou rim) é um recipiente em que o fármaco se encontra homogeneamente distribuído (Figura 3.12). O fármaco entra e sai desse órgão através do fluxo sanguíneo hepático ou renal (Q_H ou Q_R), semelhante em ambos os sentidos. Assume-se que o fármaco atingiu equilíbrio de distribuição, portanto a diferença de concentração entre sangue arterial (Ca) e sangue venoso (Cv) decorre somente do processo de perda ou da extração (E) do fármaco pelo órgão de eliminação (fígado – E_H e rim – E_R). A extração representa a fração do fármaco removida do sangue em uma única passagem pelo órgão de eliminação e a depuração total pode ser determinada pelo produto de fluxo e extração:

$$E = \frac{(Ca - Cv)}{Ca} \quad \text{(Equação 3.20)}$$

$$CL = Q \cdot E \quad \text{(Equação 3.21)}$$

Nesse contexto, quando a razão de extração é próxima a 1, todo o sangue que entra no órgão de eliminação é depurado do fármaco (tanto do fármaco que está no plasma como do que está nos eritrócitos), não apenas o fármaco que está no plasma. Desse modo, quando se calcula a razão de extração de um órgão, deve-se relacionar o fluxo sanguíneo com depuração sanguínea do órgão em questão. Em outras palavras, as equações que descrevem depuração sanguínea hepática ($CL_{b,H}$) e renal ($CL_{b,R}$) são, respectivamente:

$$CL_{b,H} = Q_H \cdot E_H \quad \text{(Equação 3.22)}$$

$$CL_{b,R} = Q_R \cdot E_R \quad \text{(Equação 3.23)}$$

Se a razão de extração se aproxima de 1, a depuração sanguínea do fármaco se aproxima do fluxo sanguíneo máximo daquele órgão, que para o rim em adultos é de 1,1 L/min e para o fígado é de 1,35 L/min, respectivamente.

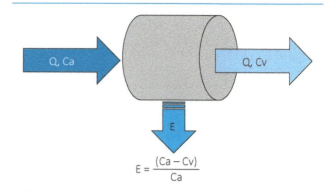

Figura 3.12 – Representação esquemática de um órgão de eliminação e fármacos em estado de equilíbrio considerado sobre o conceito de balanço de massas.
Q: fluxo sanguíneo; Ca: concentração do fármaco no sangue arterial; Cv: concentração do fármaco no sangue venoso; E: razão de extração = $\frac{(Ca - Cv)}{Ca}$ e, portanto, $CL = \frac{Q \cdot (Ca - Cv)}{Ca} = Q \cdot E$.
Fonte: Desenvolvida pela autoria do capítulo.

Considerando-se que as medidas de concentração de fármacos são mais comuns no plasma do que no sangue total, a depuração plasmática (chamada simplesmente de depuração) é relatada mais frequentemente do que a depuração sanguínea. Para converter depuração sanguínea (CL_b) em depuração plasmática (CL), pode-se usar da relação entre concentração do fármaco no plasma/concentração no sangue total (C/C_b), que leva em consideração o hematócrito:

$$CL_b = CL \cdot \left(\frac{C}{CL_b}\right) \quad \text{(Equação 3.24)}$$

A razão plasma/sangue geralmente fica entre 0,3 e 2 para a maioria dos fármacos. Quando o fármaco se liga muito aos eritrócitos, a relação fica em torno do seu limite inferior; quando o fármaco se liga muito às proteínas plasmáticas, essa relação se aproxima de 2.

Depuração hepática

Vamos considerar a depuração hepática (CL_H) a partir do *well stirred model* (Equação 3.21). No caso do fígado, o fluxo sanguíneo hepático (Q_H) corresponde ao somatório do fluxo venoso da veia porta (~ 1.050 mL/min), a partir do TGI, e do fluxo sanguíneo da artéria hepática (~ 300 mL/min). A extração (E_H) geralmente ocorre por metabolismo, mas pode ser também devida à secreção biliar ou associação dos dois processos.

A extração hepática depende da fração livre plasmática do fármaco (fu), disponível para interagir com o sistema enzimático, e da capacidade intrínseca do sistema enzimático de eliminar o fármaco na ausência de limitação de fluxo (*clearance* intrínseco, CL_{int}).

O CL_{int} representa a atividade inerente do CYP e de todas as outras enzimas para metabolizar o fármaco e é característico de cada fármaco. Nesse contexto, a extração hepática é descrita pela Equação 3.25:

$$E_H = \frac{fu \cdot CL_{int}}{Q + fu \cdot CL_{int}} \qquad \text{(Equação 3.25)}$$

Desse modo, a depuração hepática pode ser obtida pela substituição da Equação 3.25 na Equação 3.21, sendo descrita pela equação:

$$CL_H = Q_H \cdot E_H = \frac{Q_H \cdot fu \cdot CL_{int}}{Q_H + fu \cdot CL_{int}} \qquad \text{(Equação 3.26)}$$

Considerando-se a depuração intrínseca, os fármacos podem ser classificados como de *alta extração* ($E_H > 0,7$) quando o CL_{int} é muito elevado e 70% ou mais da concentração venosa é depurada em uma única passagem pelo fígado, ou de *baixa extração* ($E_H < 0,3$) quando o CL_{int} é baixo e a depuração máxima em uma passagem pelo fígado não ultrapassa 30% da concentração arterial. Fármacos com extração intermediária ($E_H = 0,3 - 0,7$) são mais raros. Exemplos de fármacos em cada categoria são mostrados no Quadro 3.8.

Quadro 3.8 – Exemplos de fármacos com diferentes capacidades de extração hepática.

Baixa ($E_H < 0,3$)	Intermediária ($E_H = 0,3 - 0,7$)	Alta ($E_H > 0,7$)
Ácido salicílico	Aspirina	Isoproterenol
Clindamicina	Desipramina	Lidocaína
Cloranfenicol	Nortriptilina	Meperidina
Diazepam	Quinidina	Morfina
Digitoxina		Nitroglicerina
Digitoxina		Propoxifeno
Eritromicina		Propranolol
Fenilbutazona		Tocainida
Fenitoína		Verapamil
Isoniazida		
Quinidina		
Teofilina		
Tolbutamida		
Varfarina		

Fontes: Adaptado de Shargel L, Wu-Pong S, Yu ABC. Applied Biopharmaceutics and Pharmacokinetics. 6. ed. Norwalk: McGraw Hill, 2012 [2]; e Katzung BG & Trevor AJ. (Org.) Farmacologia básica e clínica. 13. ed. Porto Alegre: AMGH Editora, 2017.

Para *fármacos de alta extração*, que apresentam capacidade de metabolização hepática limitada pelo fluxo, tanto a fração livre do fármaco como uma parte da fração ligada às proteínas plasmáticas serão metabolizadas na passagem pelo fígado. Logo, o fator limitante para a depuração desses fármacos é o fluxo sanguíneo hepático, e a Equação 3.26 pode ser simplificada para:

$$CL_H = Q_H \qquad \text{(Equação 3.27)}$$

Fármacos de alta extração, portanto, terão a depuração inalterada em razão de alterações na ligação a proteínas plasmáticas (fu), sendo sua depuração unicamente impactada por mudanças no fluxo sanguíneo hepático como ocorre em pacientes com cirrose, hepatite e doença cardíaca congestiva, por exemplo. Em outras palavras, uma redução no fluxo sanguíneo hepático reduzirá a depuração de fármacos de alta extração, como ocorre com o propranolol após administração oral em função da redução no débito cardíaco causado pelo próprio fármaco.

Fármacos de baixa extração têm como passos limitantes da taxa de depuração tanto a concentração livre disponível para metabolização (fu) como a capacidade do sistema enzimático (CL_{int}), que é limitada. Para esses fármacos de capacidade limitada, alterações no fluxo sanguíneo não afetarão a depuração hepática, que será impactada tanto por fatores que alterem a ligação às proteínas plasmáticas como por fatores que alteram seu CL_{int}, podendo a Equação 3.26 ser simplificada para:

$$CL_H = fu \cdot CL_{int} \qquad \text{(Equação 3.28)}$$

A influência da ligação às proteínas plasmáticas na depuração hepática de fármacos de baixa extração dependerá do grau de ligação do fármaco às proteínas plasmáticas. Fármacos altamente ligados (fu > 0,9), quando deslocados de sua ligação às proteínas, terão um aumento significativo nas concentrações plasmáticas livres (aumento de fu) e, consequentemente, a depuração hepática será proporcionalmente aumentada. Esses fármacos, como fenitoína, diazepam, tolbutamida, varfarina, clindamicina, quinidina e digitoxina, entre outros, são ditos de capacidade limitada e de sensível ligação a proteínas. Fármacos com baixa ligação a proteína plasmáticas, quando deslocadas de sua ligação, também terão um pequeno aumento na depuração hepática, mas essa alteração não será significativa. Exemplos desses fármacos de capacidade limitada e de ligação à proteína insensível são teofilina, cloranfenicol e tiopental, entre outros.

A depuração hepática de *fármacos com extração intermediária* será afetada por alterações em qualquer um dos fatores indicados na Equação 3.26 (Q_H, fu e CL_{int}).

Como os fármacos administrados pela via oral chegam à circulação sistêmica via sistema porta-hepático, a depuração hepática influencia diretamente na biodisponibilidade oral de fármaco, por meio da relação:

$$F = 1 - E_H \qquad \text{(Equação 3.29)}$$

Desse modo, fármacos com alta extração hepática sofrem efeito de primeira passagem importante, tendo a biodisponibilidade oral reduzida, como ocorre com metoprolol, propranolol e verapamil, entre outros.

Depuração renal

Apesar de o *well stirred model* (Equação 3.26) ser usado também para descrever a depuração renal (CL_R), uma definição mais clássica de depuração é utilizada para determinar a depuração renal consequentemente à possibilidade de medirem-se as concentrações do fármaco tanto no plasma como na urina.

A depuração renal pode ser definida como a razão de excreção do fármaco dividida pela concentração plasmática:

$$CL_R = \frac{\text{Razão de excreção}}{\text{Concentração plasmática}} \qquad \text{(Equação 3.30)}$$

A razão de excreção é o balanço dos processos de filtração e de secreção ativa, que retiram fármaco do sangue para a urina, e reabsorção, que retorna o fármaco da urina para a corrente sanguínea. Logo, a razão de extração pode ser descrita como:

Razão de extração = $(1 - F_R) \cdot$
· [Razão de filtração + Razão (Equação 3.31)
de secreção]

onde F_R é a fração reabsorvida. Associando as equações 3.30 e 3.31, obtém-se:

$$CL_R = (1 - F_R) \cdot \left[\frac{\text{Razão de filtração}}{CP} - \frac{\text{Razão de secreção}}{CP} \right] =$$
$$= (1 - F_R) \cdot [CL_f + CL_s]$$
$$\text{(Equação 3.32)}$$

onde CL_f é a depuração por filtração e CL_s é a depuração por secreção.

A depuração renal por filtração glomerular depende da ligação às proteínas plasmáticas (fu), uma vez que apenas a fração livre é filtrada nos glomérulos, e do fluxo sanguíneo renal:

$$CL_f = Q_H \cdot fu \qquad \text{(Equação 3.33)}$$

Como o fluxo sanguíneo renal corresponde a 20 a 25% do débito cardíaco, aproximadamente 1,1 L de sangue passa pelos rins a cada minuto. Desse volume, 10% são filtrados para a urina ($\sim$ 125 mL/min para um homem de 20 anos, pesando 70 kg). Logo, apesar da filtração sempre ocorrer, a excreção renal de fármacos apenas por esse mecanismo é baixa, especialmente se o fármaco tem uma alta ligação às proteínas. A depuração por secreção tubular ativa (CL_s) se somará à CL_f, aumentando a depuração ($CL_R > 125$ mL/min).

A influência da ligação a proteínas na depuração por secreção dependerá da eficiência do processo de secreção e do tempo de contato do fármaco no sítio secretório. Quando o fármaco tem baixa secreção (baixa afinidade pelos transportadores, $E_R < 0,3$), o tempo de contato no sítio de secreção do túbulo proximal (aproximadamente 30 s) não é suficiente para que haja eliminação de uma grande quantidade de fármaco, sendo secretada apenas a fração livre no plasma. Nesse caso, a depuração renal será influenciada por alterações na ligação às proteínas, especialmente para fármacos com alta ligação, do mesmo modo como afirmado para a depuração hepática.

Fármacos substrato dos transportadores para ácido fraco ou base fraca com alta afinidade ($E_R > 0,7$), tanto fármaco livre como ligado às proteínas plasmáticas ou distribuído nas células sanguíneas, serão completamente eliminados no tempo de contato com o sítio de secreção. Nesses casos, a CL_R é perfusão limitada, ou seja, depende apenas do Q_R.

Fármacos com secreção intermediária ($E_R = 0,3 - 0,7$) terão a eliminação renal influenciada pelo fluxo sanguíneo renal e pela ligação às proteínas. O Quadro 3.9 traz exemplos de fármacos em cada faixa de extração renal.

Quadro 3.9 – Exemplos de fármacos com diferentes capacidades de extração renal.

Baixa ($E_R < 0,3$)	Intermediária ($E_R = 0,3 - 0,7$)	Alta ($E_R > 0,7$)
Amoxicilina	Aciclovir	Metformina
Atenolol	Benzilpenicilina	Peniciclovir
Cefazolina	Cimetidina	
Digoxina	Ciprofloxacino	
Furosemida	Ranitidina	
Gentamicina		
Metotrexato		

Fonte: Adaptado de Katzung BG & Trevor AJ. (Org.) Farmacologia básica e clínica. 13. ed. Porto Alegre: AMGH Editora, 2017.

A reabsorção tubular é o último fator que controla a eliminação renal de fármacos. A reabsorção deve ocorrer se a depuração renal for menor do que a estimada por filtração glomerular. O fármaco pode ter sido filtrado e secretado, mas a reabsorção foi importante, resultando em $CL_R < 125$ mL/min. A reabsorção pode variar entre ausente até completa, sendo o seu grau determinado pelas propriedades físico-químicas do fármaco, pH da urina e diurese, como discutido anteriormente.

Determinação de CL_T

O CL_T é o somatório da depuração por todas as vias de eliminação do fármaco:

$$CL_T = CL_R + CL_{NR} \qquad \text{(Equação 3.34)}$$

$$CL_T = CL_R + CL_B + CL_H \qquad \text{(Equação 3.35)}$$

onde CL_{NR} relaciona-se aos somatório dos processos de depuração não renal do fármaco.

Do mesmo modo que Vd e λ_Z, o CL_T pode ser determinado a partir do gráfico de concentração plasmática por tempo:

$$CL_T = \frac{D_{i.v.}}{ASC_{0-\infty,i.v.}} = \frac{F_{abs} \cdot D_{NS}}{ASC_{0-\infty,NS}} \qquad \text{(Equação 3.36)}$$

onde D é a dose administrada pela via i.v. ($D_{i.v.}$) ou por via extravascular (D_{NS}) e $ASC_{0-\infty}$ pode ser determinada pelo método trapezoidal (Equação 3.13) após dose i.v. ($ASC_{0-\infty,i.v.}$) ou dose extravascular e ($ASC_{0-\infty,NS}$). F_{abs} é a biodisponibilidade absoluta da via extravascular.

A partir da Equação 3.36, pode-se depreender que a depuração determina a exposição do organismo ao fármaco ($ASC_{0-\infty}$), podendo aquela ser usada para o cálculo desta.

Assim como volume de distribuição e meia-vida, a depuração é independente da via de administração do fármaco. Desse modo, quando o fármaco é administrado por via extravascular, apenas a fração biodisponível da dose ($F_{abs} \cdot D_{NS}$) será responsável pela exposição do organismo ao fármaco, devendo ser considerada para o cálculo da depuração (Equação 3.36).

Relação entre depuração, volume de distribuição e meia-vida

Um parâmetro secundário relacionado à eliminação de fármacos é a *meia-vida, que, por definição, indica o tempo necessário (minutos, horas, dias) para que a concentração do fármaco decaia à metade (50%) da concentração inicial.* Para fármacos que seguem farmacocinética linear, em que há proporcionalidade entre dose e concentração plasmática, a meia-vida é independente da concentração plasmática e pode ser determinada a partir da constante de velocidade de eliminação (λ_Z, Equação 3.12):

$$t_{1/2} = \frac{\ln 2}{\lambda_z} = \frac{0,693}{\lambda_z} \qquad \text{(Equação 3.37)}$$

A constante de eliminação, por sua vez, depende dos parâmetros primários depuração e volume de distribuição, por meio da relação:

$$\lambda_z = \frac{CL_T}{Vd} \qquad \text{(Equação 3.38)}$$

Substituindo-se a Equação 3.38 pela Equação 3.37, obtém-se:

$$t_{1/2} = \frac{0,693 \cdot Vd}{CL_T} \qquad \text{(Equação 3.39)}$$

A partir da Equação 3.39, pode-se entender que os dois parâmetros Vd e CL_T, independentes entre si, determinam a meia-vida de eliminação dos fármacos. Se, por um lado, a CL_T decresce em virtude da insuficiência renal, a meia-vida do fármaco aumentará proporcionalmente. Se, por outro lado, o fármaco apresenta aumento no volume de distribuição em decorrência de obesidade ou desenvolvimento de edema, por exemplo, a meia-vida de eliminação aumentará. Fármacos com diferentes combinações de Vd e CL_T podem ter a mesma meia-vida. Se a CL_T for baixa e o Vd grande, pode-se ter fármaco com meias-vidas de semanas a meses. Esses fármacos, no entanto, não são comuns em farmacoterapia em consequência da acumulação lenta e da dificuldade para tratar intoxicações.

A constante de eliminação, que determina a meia-vida, é utilizada para definir a frequência com que o fármaco deve ser administrado em regimes de doses múltiplas, visando manter as concentrações plasmáticas entre os limites da janela terapêutica. Apesar de a meia-vida ser mais facilmente entendida na clínica, a depuração total (CL_T) é um parâmetro mais útil do que a meia-vida para indicar a capacidade do organismo de remover o fármaco, pois não é influenciada pelo Vd. Na definição de regimes posológicos, o Vd é utilizado para determinação da dose de ataque, enquanto a CL_T é utilizada para determinar a dose de manutenção (ver Capítulo 63 – Modelos farmacocinéticos).

Atividades propostas

1) O dinitrato de isossorbida é utilizado no tratamento da angina e da insuficiência cardíaca congestiva e foi administrado a um grupo de pacientes pela via i.v. (5 mg) e oral (10 mg) na forma de comprimidos sublinguais. Os perfis de concentração média por tempo obtidos estão mostrados na tabela a seguir.

Tempo (h)	Concentração i.v. (µg/L)	Concentração comprimido referência (µg/L)	Concentração comprimido teste (µg/L)
0		0	0
0,5	193	51,7	60,9
1	132	59,2	65,5
1,5	90	51,5	54,1
2	62	40,3	40,7
4	13	10,7	9,9
6	3	2,4	2,2

2) A ampicilina, que é um antimicrobiano hidrofílico, apresenta uma meia-vida de 44 min em mulheres não grávidas e, durante a gravidez, seu valor praticamente não se altera, ficando em torno de 39 min, em qualquer período da gestação. No entanto, dependendo do período da gestação, sua depuração é aumentada e a dose administrada como infusão de curta duração a cada 6 h, caso este fármaco seja utilizado, varia conforme mostrado na tabela a seguir, visando manter concentração farmacologicamente ativa:

	Número de semanas de gravidez				
Ampicilina	0	10	20	30	40
Veloc. infusão (mg/6 h)	500	762	813	882	942
Depuração (CL_T) (L/h)	19,46	29,64	31,66	34,33	36,68

Principais pontos e objetivos de aprendizagem

1)
  (a) Plote os dados de concentração por tempo das três formulações em papel semilogarítmico. Com os dados da dose i.v., determine λ_Z, Vd e meia-vida.

  (b) Determine a $ASC_{0-\infty}$ para todas as formulações utilizando o método trapezoidal.

  (c) Determine a biodisponibilidade absoluta das formulações orais e a biodisponibilidade relativa dos comprimidos teste.

  (d) Determine CL_T do fármaco após dose i.v. e oral. Os valores são semelhantes? Por quê?

  (e) Determine os valores de C_{max} e t_{max} após administração dos comprimidos teste e referência. Pode-se assumir que as formulações orais são bioequivalentes? Justifique.

2) Como pode haver aumento da capacidade do organismo de eliminar o fármaco (aumento da depuração) sem que haja redução na meia-vida de eliminação?

Respostas esperadas

1)
(a) Gráfico de concentração por tempo

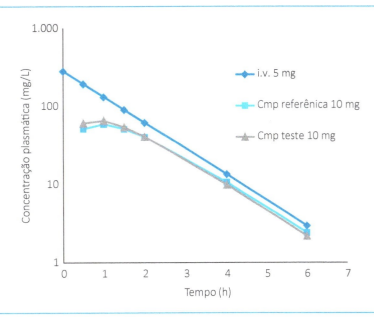

$Cp_{0,i.v.} = 282$ µg/L, por extrapolação dos perfil plasmático i.v. no gráfico

$$m = \frac{\log(C_n - C_{n-2})}{t_n - t_{n-2}} = \frac{\log(3) - \log(62)}{6 - 2} = 0{,}330$$

$$\lambda_z = 2{,}303 \cdot m = 2{,}303 \cdot 0{,}330 = 0{,}76 \text{ h}^{-1}$$

$$t_{1/2} = \frac{0{,}693}{\lambda_z} = \frac{0{,}693}{0{,}76} = 0{,}91 \text{ h}$$

$$Vd_t = \frac{D}{Cp_0} = \frac{5.000}{286} = 17{,}7 \text{L}$$

(b) $ASC_{0-\infty, i.v.} = 388$ µg · h/L, $ASC_{0-\infty, \text{referência}} = 159$ µg · h/L, $ASC_{0-\infty, \text{teste}} = 166$ µg/L

(c) Cálculo da biodisponibilidade absoluta e relativa

$$F_{abs}, \text{referência} = \frac{ASC_{0-\infty} \text{ extravacular}}{ASC_{0-\infty, i.v.}} \cdot \frac{D_{i.v.}}{D \text{ extravacular}} = \frac{159 \times 5}{388 \times 10} = 0{,}20$$

$$F_{abs}, \text{teste} = \frac{ASC_{0-\infty} \text{ extravacular}}{ASC_{0-\infty, i.v.}} \cdot \frac{D_{i.v.}}{D \text{ extravacular}} = \frac{166 \times 5}{388 \times 10} = 0{,}21$$

$$F_{rel} = \frac{ASC_{0-\infty} \text{ teste}}{ASC_{0-\infty} \text{ referência}} = \frac{166}{159} = 1{,}05$$

(d) Valores de CL_T determinados pela via oral e i.v. são semelhantes a depuração do fármaco independe da via de eliminação, podendo ser calculada tanto com dados de concentração por tempo após via i.v. como com dados após via oral desde que se leve em consideração a biodisponibilidade absoluta.

$$CL_T = \frac{D_{i.v.}}{ASC_{0-\infty,i.v.}} = \frac{5.000}{388} = 12,9 \text{ L/h}$$

$$CL_T \text{ ref} = \frac{F \cdot D}{ASC_{0-\infty} \text{ ref}} = \frac{0,2 \times 10.000}{159} = 12,9 \text{ L/h}$$

$$CL_T \text{ teste} = \frac{F \cdot D}{ASC_{0-\infty} \text{ teste}} = \frac{0,21 \times 10.000}{166} = 12,9 \text{ L/h}$$

(e) Os parâmetros C_{max} e t_{max} são determinados por simples inspeção visual dos dados. Para ambos comprimidos a concentração mais elevada após a administração oral (C_{max}) ocorreu em 1 h (t_{max}) e corresponde a 59,2 µg/L para a formulação referência e 65,5 µg/L para a formulação teste.

Para determinar se os comprimidos são bioequivalentes compara-se a extensão de absorção (através da ASC) e a velocidade de absorção (através de C_{max} e t_{max}), sendo que a variação desses parâmetros não pode ser maior do que 20%. A biodisponibilidade relativa ($F_{relativa}$) foi de 1,05, indicando que a diferença de extensão de absorção é de apenas 5%. Do mesmo modo, pode-se determinar que a variação de C_{max} é de 11% entre as formulações teste e referência. O valor de t_{max} foi igual para as duas formulações.

$$\frac{C_{max \text{ TESTE}}}{C_{max \text{ REFERÊNCIA}}} = \frac{65,5}{59,2} = 1,11$$

Diante dos resultados pode-se concluir que o comprimido teste é bioequivalente ao comprimido referência.

2) As concentrações plasmáticas de fármacos hidrossolúveis são reduzidas durante a gravidez em virtude do aumento do volume de distribuição e também da depuração. Desse modo, tanto a dose de ataque (que depende de Vd) quando a dose de manutenção (que depende da depuração) devem ser aumentadas com o passar da gestação, como visto na tabela. A meia-vida, de acordo com a Equação 3.39, depende da depuração e do volume de distribuição. Como os dois parâmetros primários foram aumentados na mesma ordem de magnitude, a meia-vida do fármaco não foi alterada.

■ REFERÊNCIAS

1. Berrozpe JD, Lanao JM, Plá Delfina JM. Biofarmacia y Farmacocinética. Biofarmacia. Madrid: Editorial Síntesis; 1998. v. 3.
2. Shargel L, Wu-Pong S, Yu ABC. Applied Biopharmaceutics and Pharmacokinetics. 6. ed. Norwalk: McGraw Hill; 2012.
3. Aulton, ME. Delineamento de formas farmacêuticas. 4. ed. São Paulo: Artmed; 2016.
4. Artursson P, Ungell AL. & Löfroth JE. Selective paracellular permeability in two models of intestinal absorption: cultured monolayers of human intestinal epithelial cells and rat intestinal segments. Pharmaceutical Research. 1993;10:1123-1129.
5. Krishna R. Applications of pharmacokinetic principles in drug development. New York: Plenum, 2004.
6. Sharon, FJ. The P-glycoprotein multidrug transporters. Essays Biochemical. 2011;50:161-178.
7. Estudante M et al. Intestinal drug transporters: an overview. Advanced Drug Delivery Reviews. 2013;65:1340-1356.
8. Curry S & Whelpton R. Drug disposition and pharmacokinetics from principles to applications. Oxford: John Wiley & Sons; 2011.
9. Porat D, Dahan A. Active intestinal drug absorption and the solubility-permeability interplay. International Journal of Pharmaceutics. 2018;537(1-2): 84-93.
10. Gibaldi M. Biopharmaceutics and clinical pharmacokientics. 4. ed. Philadelphia: Lea & Febiger; 1991.
11. Vass P et al. Drying technology strategies for colon-targeted oral delivery of biopharmaceuticals. Journal of Controled Release. 2019;296:162-178.
12. Kwon Y. Handbook of essential pharmacokinetics, pharmacodynamics, and drug metabolism for industrial scientists. New York: Kluwer Academic/Plenum Publishers; 2001.
13. Milsap RL, JuskoWJ. Pharmacokinetics in the infant. Environamental Health Perspective. 1994;102(Suppl 11):107-10.
14. Sim SC & Ingelman-Sundberg M. The human cytochrome P450 (CYP) allele nomenclature website: a

peer-reviewed database of CYP variants and their associated effects. Human Genomics. 2010;4(4):278-281.

15. Rodrigues AD, Drug-drug interaction. New York: Marcel Dekker; 2002.

16. Preissner SC et al. Polymorphic cytochrome P450 Enzymes (CYPs) and their role in personalized therapy. Plos One. 2013;8(12):e82562. https://doi.org/10.1371/journal.pone.0082562.

17. Rowland M & Tozer TN. Clinical pharmacokinetics and pharmacodynamics – Concepts and applications. 4. ed. Philadelphia: Lippincott Williams & Wilkins; 2011.

18. Food and Drug Administration [homepage na internet]. Drug Development and Drug Interactions: Table of Substrates, Inhibitors and Inducers. Disponível em: https://www.fda.gov/drugs/developmentapprovalprocess/developmentresources/druginteractionslabeling/ucm093664.htm. Acesso em: 28 fev. 2019.

19. Adaptado de Katzung, BG & Trevor, AJ (org.) Farmacologia básica e clínica. 13. ed. Porto Alegre: AMGH Editora; 2017.

20. Ritschel WA & Kearns GL. Handbook of basic pharmacokinetics ... including clinical applications. 6. ed. Washington: AphA; 2004.

21. van Herwaarden AE et al. How important is intestinal cytochrome P450 3A metabolism. Trends in Pharmacology Sciences. 2009;30(5):223-227.

22. Ritchel WA. Handbook of Basic Pharmacokinetics. 4. ed. Hamilton: Drug Intelligence Publications; 1992.

23. Katzung BG & Trevor AJ (org.) Farmacologia básica e clínica. 13. ed. Porto Alegre: AMGH Editora; 2017.

Capítulo 4

Farmacodinâmica: aspectos quantitativos da ação de fármacos

Autores:
- Janyerson Dannys Pereira da Silva
- Gustavo Ballejo

Reculer pour mieux sauter.

Considerando que a epígrafe evoca uma estratégia muito utilizada pelos atletas do salto em altura e em distância durante a preparação dos respectivos saltos, que consiste em tomar distância, ou seja, retroceder, para, assim, obter um salto melhor (poder saltar mais alto ou uma maior distância), o presente capítulo pretende retroceder quase 100 anos e familiarizar o estudante com as observações experimentais, assim como com as interpretações dessas observações, realizadas pelos fundadores da Farmacologia quantitativa, as quais constituem ainda hoje os fundamentos da farmacodinâmica e a moldura conceitual que permite compreender os mecanismos de ação dos fármacos. O capítulo pretende também, em um contexto farmacológico, provocar um efeito colateral desejável, qual seja, o de despertar o apetite do estudante pela leitura dos artigos que serviram de base para a elaboração do próprio capítulo e que podemos considerar "clássicos". Ao final do capítulo, apresentamos os resultados originais de um experimento reproduzido em aula prática, com as respectivas mensurações, para que o estudante represente graficamente esses resultados e possa interpretá-los à luz das discussões expostas no capítulo.

> "Pour un esprit scientifique, toute connaissance est une réponse à une question.
>
> S'il n'y a pas eu de question, il ne peut pas y avoir connaissance scientifique."
>
> Gaston Bachelard

A *pergunta* ou questão principal que os farmacologistas do início do século XX tentavam responder (podemos afirmar que os farmacologistas ainda continuam tentando), ao procurar interpretações para a relação quantitativa entre a concentração da droga (em desenvolvimento, ou fármaco) e a magnitude do seu efeito, era: **Qual poderia ser o mecanismo pelo qual as drogas (ou fármacos) produzem seus efeitos, ou seja, qual seria o mecanismo de ação?** Ou como explicitado por Alfred J. Clark (na época, professor do departamento de Farmacologia do UCL): os seus experimentos foram concebidos para *the study of the laws that govern the reactions between drugs and cells*.

Esses experimentos consistiram na quantificação do efeito de diferentes concentrações de acetilcolina (ACh) sobre a magnitude das contrações de tiras de ventrículo cardíaco e do músculo reto abdominal de *Rana temporaria in vitro* (utilizando preparações de órgãos isolados). A Figura 4.1 mostra uma representação dos registros obtidos em alguns desses ensaios, nos quais se observa que a amplitude das contrações produzidas no reto abdominal de rã isolado aumenta de forma gradual com o aumento da concentração de ACh adicionada; além disso, as contrações provocadas pela ACh levam certo tempo para atingir um **estado estacionário** (platô) após a adição da ACh. Outra característica do efeito da acetilcolina no reto abdominal (assim como na tira de ventrículo) consiste na sua completa reversibilidade ao se remover a ACh da cuba. Quando representamos graficamente a relação entre a magnitude do efeito **medido no estado estacionário** (expressa em porcentagem do efeito máximo em cada preparação) e a concentração da ACh em escala linear, observa-se que, para ambos os efeitos da ACh, os gráficos exibem uma morfologia semelhante que evoca uma secção cônica (parábola ou hipérbole) (Figura 4.2); ou uma sigmoide, se a concentração de ACh é graficada em escala logarítmica de base 10.

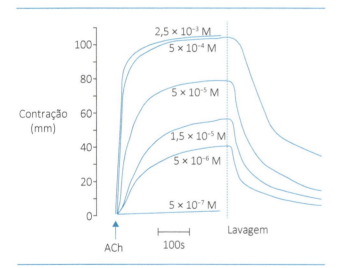

Figura 4.1 – Registros representativos do efeito contraturante da ACh no reto abdominal de rã isolado. Na abscissa, a escala de tempo em segundos e na ordenada, a magnitude da contração isotônica em mm.
Fonte: Adaptada de Clark (1926).

■ Teoria da ocupação de receptores

A partir desses dados experimentais, Clark observou que a relação entre a concentração (x) e o efeito produzido (y) poderia ser descrita pela equação[1] $Kx = y/(100 - y)$. Após experimentos verdadeiramente engenhosos e cálculos matemáticos sofisticados, conseguiu estimar a quantidade mínima de ACh suficiente para produzir um efeito perceptível. O número de moléculas de ACh (aproximadamente 20 mil moléculas por célula) não era suficiente para constituir uma camada contínua sobre as células cardíacas (ou mesmo a área no seu interior) e a quantidade mínima de ACh necessária para produzir o efeito ocuparia somente uma ínfima porcentagem da superfície celular dos cardiomiócitos; determinou ainda que a quantidade de moléculas de acetilcolina que eventualmente penetrava nas células exibia uma relação matemática diferente com a concentração do fármaco que aquela apresentada pela magnitude do efeito (a quantidade de ACh retida na tira de ventrículo era diretamente proporcional ao quadrado da concentração). Essas observações lhe permitiram descartar outras teorias propostas na época para explicar o mecanismo de ação. Por exemplo, Isidore Traube atribuía a ação das drogas (ou fármacos) a propriedades tensoativas destas, enquanto Walther Straub considerava que a relação entre concentração e efeito refletia o ingresso das drogas (ou fármacos) nas células obedecendo ao gradiente de concentração e que o efeito máximo representava o desaparecimento desse gradiente, isto é, a concentração intracelular da droga (ou fármacos) se igualava à sua concentração extracelular.

Segundo Clark, a interpretação mais simples para conciliar todas essas observações consistia em propor que a relação entre concentração de droga (ou fármaco) e magnitude do efeito em um órgão isolado refletia uma reação química reversível entre as moléculas de droga (ou fármacos) e constituintes específicos nas células, denominados "receptores", os quais ocupariam uma área insignificante do total da superfície celular. A equação encontrada poderia representar uma reação análoga às reações químicas reversíveis entre duas moléculas regidas pela lei de ação das massas: uma das moléculas seria a droga (ou fármacos) e a outra, a do receptor (ver Quadro 4.1). A concentração das moléculas de droga (ou fármacos) combinadas com as moléculas de receptor seria determinante da magnitude do efeito.

---

[1] Os dados experimentais da curva concentração-efeito ajustavam-se a outras equações. A equação $Ky = \log(ax + 1)$, descrita pela lei de Weber-Fechner (utilizada para expressar a relação existente entre a magnitude de um estímulo físico e a intensidade da sensação), ou a fórmula (isoterma de adsorção) de Freundlich, $Kx^n = y$.

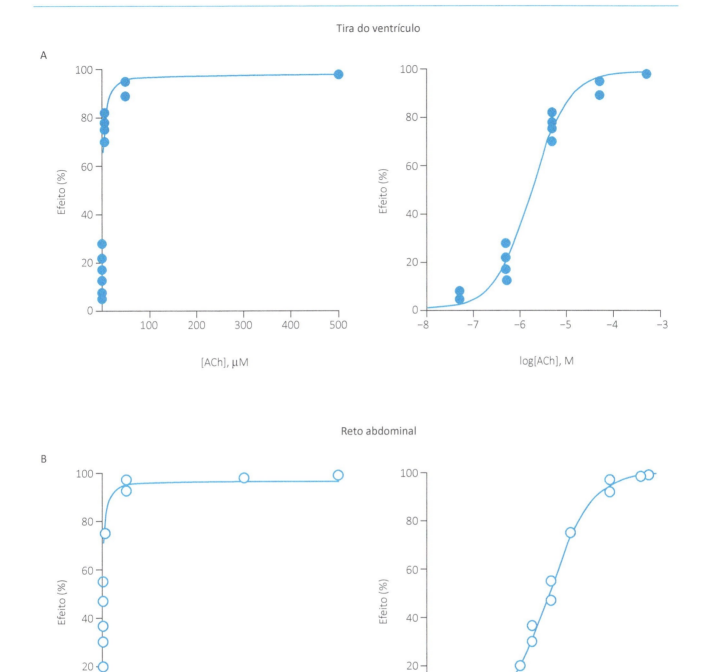

Figura 4.2 – Representação gráfica em coordenadas cartesianas da relação entre a concentração de ACh e a magnitude do efeito inotrópico negativo na tira de ventrículo (A) ou contraturante no reto abdominal (B). A concentração de ACh está graficada em escala linear (à esquerda) e em escala logarítmica (base 10, à direita).

Fonte: Adaptada a partir dos dados obtidos por Clark (1926).

> **Quadro 4.1 – Lei de ação das massas e a teoria da ocupação dos receptores**
>
> A lei de ação das massas foi concebida por Guldberg e Waage, em 1864, para descrever a relação entre a concentração de reagentes e produtos de uma reação química reversível quando esta atingia o **estado estacionário**, isto é, a velocidade da reação em um sentido é igual à velocidade da reação em sentido inverso e pode ser representada pela equação geral da ação das massas. Para a reação entre droga e receptor no estado estacionário, podemos expressar a equação como:
>
> $$k_{+1}[D][R] = k_{-1}[DR] \quad \text{(Equação 4.1)}$$
>
> onde: [D] e [R] representam, respectivamente, a concentração do fármaco e a concentração de receptores livres; [DR] representa o produto da reação/interação da droga com o receptor (concentração de receptores ocupados); e k_{+1} e k_{-1}, as constantes de velocidade de associação e de dissociação da reação, respectivamente.
>
> Quando dividimos k_{+1}/k_{-1} e denominamos K_A a esse quociente (e como K_D o quociente k_{-1}/k_{+1}), temos que a equação pode ser apresentada como:
>
> $$K_A[D][R] = [DR] \quad \text{(Equação 4.2)}$$
>
> Considerando que o tecido tem um número finito de receptores [R_T] (receptores totais), podemos deduzir que no estado estacionário da reação, para qualquer concentração de droga, os receptores compreenderiam duas populações: receptores livres [R]; e aqueles combinados com a droga – [DR]; ou representado de forma matemática, teríamos no estado estacionário que [R_T] = [R] + [DR]. Desse modo, a concentração de receptores livres no estado estacionário poderia ser representada pela equação [R] = [R_T] – [DR]. Substituindo [R] por [R_T] – [DR] na Equação 4.2, teremos: $K_A[D]([R_T]-[DR]) = [DR]$. Reorganizando a equação, obtemos: $K_A[D] = \dfrac{[DR]}{[R_T]-[DR]}$ a qual é formalmente idêntica à equação encontrada por Clark a partir de seus dados experimentais e confere consistência lógica à interpretação que ele imaginou para a relação entre magnitude do efeito e concentração da droga.

Como a relação guardada é hiperbólica, implícita nessa interpretação está a inferência de que uma das moléculas envolvidas na reação deveria estar em quantidades finitas, e essa molécula corresponderia à do componente **celular** ao qual se refere como **receptor**. Adicionalmente, a reação entre cada molécula de droga (ou fármacos) com uma molécula de receptor seria independente do número de moléculas que já tivessem reagido. Esta última interpretação é fundamentada pelos resultados obtidos após a linearização dos dados da hipérbole, empregando a transformação logit-log (Figura 4.3), concebida mais de 15 anos antes por A. V. Hill, na qual o valor do coeficiente angular das retas (n_H) variou entre 0,8 e 1,1. Interessante destacar que Clark considerou que o valor mais provável desse coeficiente seria igual a 1, e, como veremos mais adiante, confessa que se o valor do n_H fosse diferente de 1, seria muito difícil de explicar a relação entre concentração e efeito observada nos seus experimentos. Uma importante consequência dessa interpretação ou teoria é que a magnitude do efeito de qualquer droga (ou fármacos) em uma determinada concentração é diretamente proporcional ao número de **receptores ocupados** pela droga (ou fármacos) no estado estacionário da reação. A interpretação de Clark para essas observações providenciou o fundamento matemático para as ideias de J. N. Langley (propostas 20 anos antes) a respeito dos mecanismos de ação de fármacos e de substâncias endógenas.

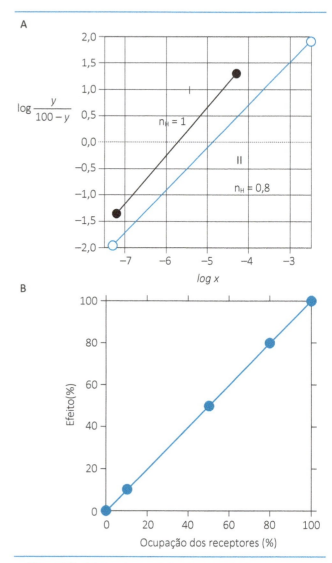

Figura 4.3 – **(A)** Transformação logit-log da relação entre a concentração de acetilcolina e a magnitude do efeito inotrópico negativo produzido pela ACh na tira isolada do ventrículo de rã (I) e a magnitude das contrações do reto abdominal (II) de rã provocadas pela ACh. **(B)** Representação gráfica do pressuposto de Clark descrito no texto (receptor funciona na forma *tudo ou nada*) mostrando a relação linear diretamente proporcional (1 para 1) entre magnitude da resposta (em % do efeito máximo) e a proporção dos receptores ocupados pela droga (em % do total de receptores disponíveis).

Fonte: Adaptada de Clark (1926).

É necessário destacar que a interpretação proposta por Clark baseia-se em um pressuposto que sempre se deve ter em mente ao tentar interpretar as curvas concentração-efeito para drogas com efeito reversível em preparações de órgãos isolados: **o receptor farmacológico funciona de forma tudo ou nada** (Figura 4.3), que, em outras palavras, significa: o receptor não combinado com a droga (p.ex., **receptor livre**) não produz efeito; porém, quando ocupado pela droga, produz todo o efeito de que é capaz. Assim, a magnitude do efeito resulta do recrutamento de receptores ocupados por moléculas de drogas, de tal forma que, quando 10% dos receptores totais estiverem ocupados pela droga, produzir-se-á 10% do efeito máximo; quando ocupados 50% dos receptores, 50% do efeito máximo será produzido, e assim por diante. Em resumo: **Efeito = *f*[DR]** (a magnitude do efeito está em função diretamente proporcional ao número de complexos DR formados). Essa interpretação permitiu explicar outras características dos efeitos produzidos por algumas drogas. Por exemplo, a observação de que são necessárias maiores concentrações de ACh para produzir efeito no reto abdominal do que na tira de ventrículo, como mostra a Figura 4.4.

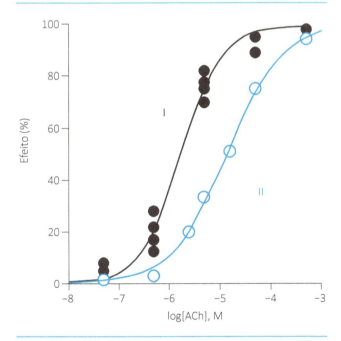

Figura 4.4 – Curvas mostrando a relação entre a concentração e a magnitude do efeito causado pela ACh em tiras de ventrículo (curva I, efeito inotrópico negativo) e no reto abdominal de rã (curva II, contração).

Fonte: Desenvolvida a partir dos valores experimentais obtidos por Clark (1926).

Considerando que a droga é a mesma, ACh, e que K representa a força de atração entre ambas as moléculas (D e R) denominada **afinidade** (na analogia com a reação química reversível entre duas moléculas), a proposta de Clark permite inferir que o valor de K na equação seria diferente no reto abdominal daquele obtido na tira de ventrículo, assim, os receptores para uma mesma droga em tecidos diferentes podem diferir na "afinidade". Foi possível conceber também uma explicação para alguns casos reconhecidos de antagonismo mútuo entre drogas (denominação dada por Langley). Por exemplo, para o antagonismo observado entre ergotamina e adrenalina: a ergotamina (um alcaloide isolado do fungo conhecido como esporão do centeio ou ergot) é capaz de reduzir e até inverter o efeito pressórico da adrenalina em gatos, assim como antagonizar o efeito contrátil da adrenalina no útero isolado de coelha e no ducto deferente isolado de cobaia (Figura 4.5). De maneira análoga, a d-tubocurarina (d-TC, isolada do "curare") antagoniza o efeito contrátil da ACh no reto abdominal isolado de rã (Figura 4.5).

Considerando que ergotamina e d-TC não produzem efeitos quando adicionadas isoladamente nessas preparações e que o efeito antagonista é reversível após a sua remoção, a interpretação mais simples, baseada na teoria da ocupação de Clark, consistiu em propor que a ergotamina e a d-TC interagiriam com os receptores para adrenalina e acetilcolina, respectivamente, em uma reação reversível também regida pela lei de ação das massas (LAM); porém, o complexo formado entre elas e o respectivo receptor não seria capaz de desencadear efeito algum. O efeito da interação só se tornaria evidente quando na presença de outra droga cuja interação com o receptor resultasse em sua ativação. Como ambas as drogas interagem com o receptor em uma reação química reversível regida pela LAM, o provável mecanismo de ação da ergotamina ou da d-tubocurarina consistiria em um **antagonismo competitivo** pelo mesmo receptor. Desse modo, existiriam dois tipos de drogas capazes de interagir com um mesmo receptor: 1) aquelas cuja interação com o receptor resulta na ativação dele e consequente produção do efeito, que passaram a ser denominadas de **agonistas**; e 2) drogas **antagonistas**, que também interagem com o receptor, mas a interação não enseja sua ativação. Interessante destacar que Mendez observou que a ergotamina não antagoniza os efeitos da adrenalina no útero de rata, no qual esse hormônio inibe as contrações, o que constitui um indício de que a adrenalina poderia agir em dois tipos de receptores presentes na musculatura lisa, uns excitatórios e outros inibitórios (antecipando em 20 anos a proposta de Ahlquist de 1948) e que a ergotamina seria um **antagonista seletivo** dos receptores excitatórios (ver Capítulo 8 – Fármacos que agem no sistema nervoso simpático).

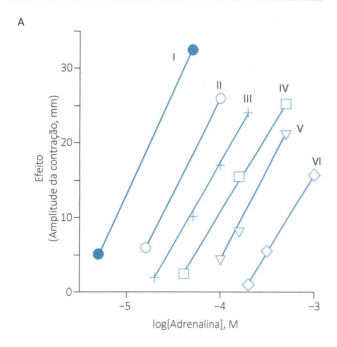

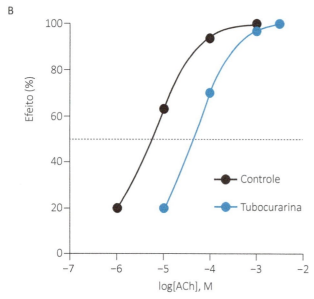

Figura 4.5 – Representação gráfica do fenômeno de antagonismo em órgãos isolados. **(A)** Relação entre concentração e efeito para adrenalina no ducto deferente de cobaia na ausência (I) ou na presença de várias concentrações de ergotamina (II a VI). **(B)** Relação entre concentração e efeito para ACh no reto abdominal de rã na ausência ou na presença de d-TC.

Fonte: Curvas desenvolvidas a partir dos dados de Mendez (1928) e de van Maanen (1950).

Considerando que o efeito das drogas podia ser explicado por uma reação química reversível (mecanismo de ação das drogas com efeito reversível proposto por Clark), a indústria farmacêutica passou a desenvolver novas drogas com base na relação entre a estrutura química e a atividade farmacológica. Assim, foram sintetizados análogos da adrenalina com atividade agonista, como a fenilefrina, bem como drogas com atividade antagonista dos receptores para adrenalina, acetilcolina ou histamina.

Um dos resultados inesperados dessa intensa atividade dos laboratórios farmacêuticos foi a observação de que algumas das novas drogas sintéticas exibia uma relação concentração-efeito em órgãos isolados com características de difícil explicação pela teoria da ocupação de Clark. Por exemplo, Stephenson, em um trabalho clássico, observou a relação entre a concentração e a magnitude do efeito de vários derivados do trimetil amônio (TMA) com atividade agonista nos receptores para acetilcolina na musculatura longitudinal do íleo de cobaia isolado (Figura 4.6). Embora as curvas concentração-efeito do etil-TMA e do butil-TMA fossem facilmente explicáveis pela diferença de afinidade dos compostos pelo receptor, a curva concentração-efeito do octil-TMA representava uma **"anomalia"**; teoricamente, ao aumentar suficientemente a concentração de octil-TMA, segundo a teoria de Clark, seria possível ocupar todos os receptores para acetilcolina nesse tecido, então por que o efeito contrátil máximo produzido não era de igual magnitude ao do butil-TMA e ao do etil-TMA?

■ Modificação da teoria da ocupação dos receptores: eficácia

A solução imaginada por Stephenson para resolver esse problema consistiu em propor que, contrário ao pressuposto de Clark segundo o qual o receptor funciona de forma tudo ou nada, o receptor funcionaria de **forma gradual** (Figura 4.6). Consequentemente, as diferentes drogas que ocupam esses receptores são capazes de ativá-los em maior ou menor grau; em outras palavras, a magnitude do efeito da droga não depende simplesmente da porcentagem de receptores ocupados, mas de quantos receptores são ocupados e *quanto* essa interação é capaz de ativar o receptor. A capacidade da interação entre droga e receptor de provocar uma ativação em maior ou menor grau foi denominada **eficácia**. Em termos teóricos, a eficácia da interação entre droga e receptor poderia variar entre 0 (zero) e infinito; esta noção implica a existência de drogas cuja interação com o receptor teria uma grande eficácia requerendo, por conseguinte, ocupar somente uma fração mínima da totalidade dos seus receptores presentes no tecido para produzir o efeito máximo; existiriam também drogas capazes de interagir com o mesmo receptor, mas a eficácia da interação seria nula ou 0. Estas corresponderiam aos **antagonistas**. A eficácia da interação de drogas que, mesmo ocupando todos os receptores, não são capazes de produzir o efeito máximo, denominadas **agonistas**

parciais por Stephenson, seria positiva (maior que zero), porém menor que a daquelas que produzem o efeito máximo ao ocupar os mesmos receptores. As drogas capazes de produzir o efeito máximo foram denominadas **agonistas plenos** (ou totais).

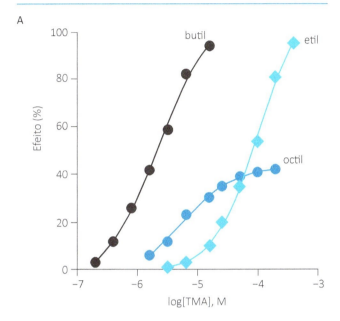

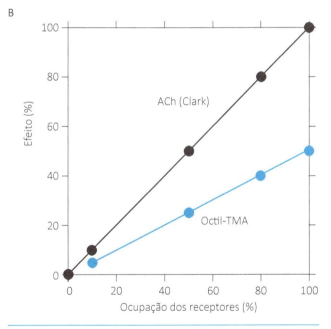

Figura 4.6 – (A) Curvas concentração-efeito para derivados do TMA (butil, etil e octil) em íleo isolado de cobaia. Observem-se as diferenças quanto à magnitude do efeito máximo. (B) Relação teórica para a porcentagem de receptores ocupados pelo octil (comparada à prevista pela teoria da ocupação de Clark para a ACh no reto abdominal).
Fonte: Adaptada de Stephenson (1956).

Outro fenômeno de difícil interpretação segundo a teoria de ocupação de Clark foi observado com os antagonistas da adrenalina, da histamina ou da acetilcolina que continham um resíduo haloalquilamina em sua estrutura. Essa "anomalia" (observada inicialmente com a haloalquilamina dibenamina sobre a curva concentração efeito da adrenalina) está representada na Figura 4.7 para uma haloalquilamina (GD-121) antagonista dos receptores de histamina, cujos efeitos foram estudados por Nickerson e publicados no mesmo ano em que Stephenson publicou os seus.

A exposição do íleo de cobaia por 5 minutos ao GD-121 (esta droga é removida do banho antes de realizar a curva concentração-resposta para histamina) provoca, nas duas primeiras concentrações, um deslocamento à direita da curva concentração-efeito para histamina, sem redução do seu efeito máximo. Entretanto, em uma concentração maior de GD-121, a curva concentração-efeito para histamina não só é deslocada para a direita, mas também o efeito máximo é reduzido de maneira significativa. Aparentemente, o efeito do GD-121 (assim como de outras haloalquilaminas) poderia ser explicado imaginando que esse composto possuiria dois mecanismos de ação: em concentrações menores agiria como um antagonista competitivo e, em concentrações maiores posteriormente, passaria a agir como antagonista não competitivo. Apesar de conceitualmente simples, essa explicação contradiz um dos princípios do raciocínio lógico, conhecido como "o argumento taxativo de Occam" ou "a navalha de Occam", epígrafe que Clark coloca no início do seu livro *The mode of action of drugs on cells* (1933), em latim: *Entia non sunt multiplicanda praeter necessitatem* (as explicações não devem ser multiplicadas a menos que seja estritamente necessário).

Nickerson demonstrou que o efeito antagonista do GD-121 era praticamente irreversível (como mostra a Figura 4.7), o que era previsto dada a reatividade química do radical haloalquilamina, capaz de formar ligações covalentes (característica descoberta nos estudos do mecanismo de ação do gás mostarda assim como das mostardas nitrogenadas). Considerando que o GD-121 inativava de forma irreversível os receptores de histamina no íleo de cobaia (reduzindo a população de receptores totais), os resultados obtidos poderiam ser explicados se, em vez de tentar interpretá-los com base na teoria da ocupação, se concebesse que um agonista não precisasse ocupar 100% dos receptores para produzir o efeito máximo, bastando ocupar somente uma porcentagem menor dos receptores para produzir 100% do efeito máximo (Figura 4.8). A redução no efeito máximo desses agonistas ocorreria quando o antagonista irreversível inativasse uma proporção dos receptores totais maior que aquela necessária para produzir a resposta máxima. Esta interpretação é inteiramente consistente com a de Stephenson, segundo a qual o receptor não poderia ser concebido como "funcionando de forma tudo ou nada". No caso da histamina no íleo isolado de cobaia, o fato de o GD-121 deslocar as curvas concentração-efeito desse agonista para a direita em duas casas *log10* (ou 100 vezes), indicava que a histamina só precisaria ocupar 1% dos receptores totais para produzir o efeito máximo.

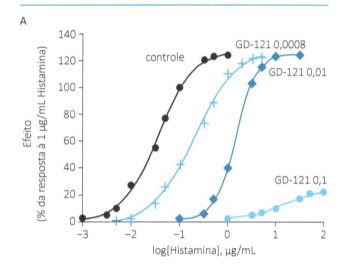

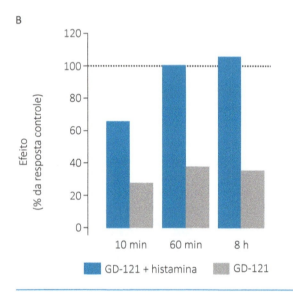

Figura 4.7 – (A) Curvas concentração-efeito para histamina determinadas na ausência (controle) e após o íleo ter sido exposto por 5 minutos a três concentrações diferentes de GD-121 (µg/mL). (B) Magnitude do efeito da histamina 10 minutos, 60 minutos ou 8 horas após a exposição do íleo ao GD-121 por 5 minutos (barras cinza). Notar que os efeitos do GD-121 foram prevenidos se ele fosse incubado na presença de um excesso de histamina (barras azuis), a qual, ao ocupar os receptores, impediria a interação de GD-121 com eles durante os 5 minutos da incubação (procedimento de proteção dos receptores).
Fonte: Adaptada dos resultados de Nickerson (1956).

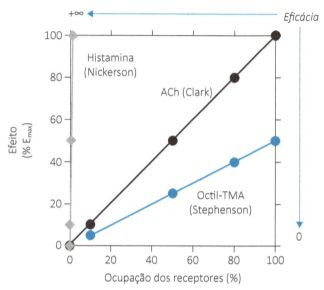

Figura 4.8 – Ocupação de receptores e porcentagem do efeito máximo. Retas mostrando a relação linear teórica entre porcentagem de receptores ocupados pela histamina (cinza) ou pelo octil-TMA (azul) e a magnitude do efeito no íleo isolado de cobaia, assim como a reta que representa o pressuposto de Clark para a ACh no reto abdominal.
Fonte: Desenvolvida pela autoria do capítulo.

A interpretação concebida por Stephenson e Nickerson consistiu basicamente em modificar o pressuposto de Clark de que o receptor funcionaria de forma tudo ou nada e substituí-lo pela noção de **função gradual do receptor ocupado**, ou seja, a magnitude do efeito produzido pela ocupação do receptor estaria determinada também pela **eficácia da interação** entre a droga e o receptor. Em resumo, a magnitude do efeito de um agonista estaria definida pela equação: **Efeito = f [DR] × e** (e representa a eficácia da interação entre a droga e o receptor).

A proporção de receptores presentes no tecido que não precisam ser ocupados para produzir o efeito máximo receberam a denominação de receptores de reserva (*spare*) por Stephenson, o que não implica que não participam do efeito de agonistas de alta eficácia; pelo contrário (como fica evidente nos experimentos de Nickerson), são determinantes da sensibilidade do tecido ao agonista; em outras palavras, quanto mais receptores de "reserva" existirem em um tecido para um agonista de alta eficácia, maior será a sensibilidade desse tecido ao agonista. Observações semelhantes foram realizadas por Gaddum, ao estudar o efeito antagonista da serotonina no útero isolado de rata exibido pela dibenamina, caracterizado por uma redução da magnitude do efeito máximo. Frente à dificuldade em propor mecanismos para explicar esse efeito, Gaddum propôs denominá-los descritivamente de antagonistas **não superáveis (ou insuperáveis)**; e **antagonistas superáveis** às drogas que produziam deslocamentos à direita sem redução de efeito máximo do agonista, para as quais não existiam informações sobre a reversibilidade de seu efeito.

A inclinação da curva concentração efeito, salvo em alguns casos, parecia não confirmar a ideia de Clark de que a reação de uma molécula de droga com uma de receptor era independente, ou, em outras palavras, de que interação de uma molécula de droga com uma molécula de receptor não influenciaria a interação entre novas moléculas da droga com outras moléculas de receptor. A falta de independência poderia ser documentada para as curvas concentração-efeito de diversos agonistas existentes na literatura, determinando o valor do coeficiente angular (denominado **n**) da transformação logit-log ou transformação de Hill, o qual não parecia ser **igual a 1** para esses agonistas, como estimado por Clark. Apesar de Clark explicitar que um valor inferior a 1 desse coeficiente seria muito difícil de explicar, na maioria dos estudos compilados por Stephenson, esse coeficiente era maior que 1.

Uma explicação para essa anomalia foi concebida apenas em 1968, por Changeux e Podleski, a partir dos resultados obtidos em experimentos nos quais determinaram a relação entre a concentração de agonistas colinérgicos e a magnitude do efeito despolarizante na electroplaca isolada do poraquê (*Electrophorus electricus*). Como é possível observar na Figura 4.9, nas concentrações menores de propiltrimetilamônio (PTA), a relação com a magnitude da despolarização é sigmoide, mesmo com a concentração de PTA representada em escala linear, fato que se reflete no valor do coeficiente angular (n_H) da transformação logit-log (gráfico de Hill) para a curva concentração-efeito do PTA, cujo valor é igual a 1,7. Similarmente, o coeficiente de Hill para o carbacol no mesmo órgão variou entre 1,8 e 2. Os autores propuseram que a interação entre droga e receptor não era independente, mas o fato de n_H ser diferente de 1 indicava que a ocupação de uma molécula de receptor influencia a afinidade ou a eficácia da interação das demais moléculas de droga com as moléculas do receptor. Em outras palavras, a interação entre droga e receptor poderia apresentar o fenômeno de **cooperatividade**: os casos em que n_H era maior que 1 indicariam que a ocupação de uma molécula de receptor por uma molécula de droga aumentaria a afinidade do receptor pela droga ou a eficácia da interação entre uma nova molécula de droga e outra molécula de receptor, o que passou a ser denominado de **cooperatividade positiva**; em contraste, um valor de n_H menor que 1 indicaria que a ocupação de uma molécula de receptor por uma molécula de droga reduziria a afinidade do receptor pela próxima molécula de droga ou a eficácia da interação dos novos complexos DR, fenômeno de **cooperatividade negativa**. A existência de cooperatividade na interação droga-receptor implica que, para interagirem entre si, os receptores devem existir na ausência de droga em grupos ou oligômeros.

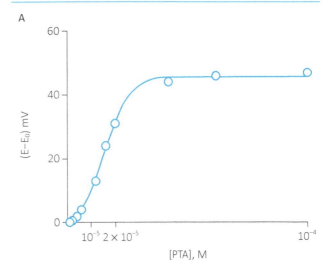

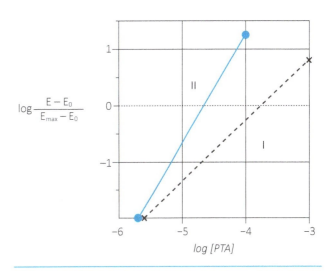

Figura 4.9 – Relação quantitativa entre a concentração de agonistas e o efeito despolarizante. **(A)** Representação gráfica da relação entre a concentração de propiltrimetilamônio (PTA) e a magnitude da resposta despolarizante da electroplaca. **(B)** Representação gráfica da transformação logit-log (gráfico de Hill) dos dados experimentais apresentados na imagem A.
Fonte: Adaptada de Changeux e Podleski (1968).

Além dessas observações, os experimentos de Changeux e Podlesky na electroplaca mostraram que a magnitude da depolarização máxima provocada pelo carbacol era maior do que aquela provocada pelo PTA ou pelo decametônio; em outros termos, os resultados revelaram a existência de drogas com atividade "agonista parcial" (segundo a denominação de Stephenson). Para explicar a ação desses agonistas parciais, os autores postularam que o receptor nas células estaria presente, mesmo na ausência de drogas, em **dois estados ou conformações** que, por sua vez, estariam em equilíbrio também regido pela LAM; um dos estados, quando ocupado por agonista, promove o efeito observado (estado Ativo R_A), e uma outra conformação que não produziria o efeito mesmo quando ocupado (estado Inativo R_i). A proposta do receptor existir (ou coexistir) em dois estados possibilitou uma **explicação molecular** para o conceito de "eficácia" da interação entre droga e receptor (sem modificar o pressuposto de que o receptor funcionaria de forma tudo ou nada).

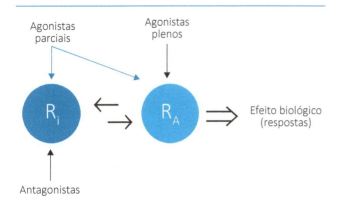

Figura 4.10 – Modelo de dois estados ou conformações para o receptor. O receptor apresenta-se em dois estados distintos: a conformação ativa (R_A) e inativa (R_i). Agonistas plenos, agonistas parciais e antagonistas exibem diferenças quanto à afinidade por R_A e R_i. De acordo com o modelo, alguns antagonistas podem funcionar como agonistas inversos caso o receptor apresente atividade constitutiva.
Fonte: Desenvolvida pela autoria do capítulo.

De acordo com o modelo proposto, os agonistas plenos têm afinidade somente pelos receptores no estado ativo, enquanto os agonistas parciais tinham afinidade pelo receptor em ambos os estados. A maior ou menor eficácia de cada agonista parcial estaria determinada pela diferença na afinidade (K_A) para cada uma das conformações existentes (R_A e/ou R_i). Quanto maior a afinidade pelo estado ativo em relação à conformação inativa, maior seria a proporção de receptores ativos ocupados e, consequentemente, maior a eficácia da interação; finalmente, os antagonistas (eficácia = 0) teriam afinidade somente pela conformação inativa dos receptores. A Figura 4.10 resume esquematicamente esses conceitos e as interpretações extraídas a partir do modelo de dois estados para o receptor.

Apesar da teoria da ocupação ter sido modificada nos aspectos quanto (1) ao receptor funcionando de forma tudo ou nada e (2) à interação droga receptor ocorrer de forma independente, a essência da proposta de Clark de que a ação das drogas envolvia uma reação química reversível regida pela lei de ação das massas continua sendo a moldura conceitual (paradigma) que permite analisar e interpretar a relação quantitativa entre concentração e magnitude de efeito de uma droga. Além disso, esse paradigma possibilitou a concepção de experimentos para identificar receptores para as drogas cujo mecanismo de ação era desconhecido.

Por exemplo, o emprego de moléculas de droga que incorporassem em sua estrutura átomos radioativos e a incubação destas com frações subcelulares dos tecidos nos quais agiam, para detectar, agora quimicamente, a existência de componentes celulares capazes de interagir com essa droga de forma reversível e em uma reação regida pela lei de ação das massas. Utilizando essa estratégia experimental, foi possível determinar a existência de receptores farmacológicos tanto para drogas derivadas de plantas (morfina, por exemplo, ver Capítulo 16 – Fármacos analgésicos de ação central) como de drogas sintéticas como as benzodiazepinas. Na Figura 4.11, são representados os resultados obtidos ao incubar Diazepam tritiado (uma benzodiazepina) com uma fração de membranas celulares obtida de cérebro de rata.

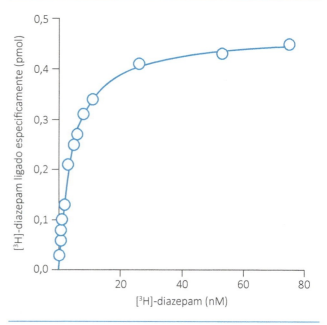

Figura 4.11 – Representação gráfica da relação entre a quantidade de [^{3}H]-diazepam ligado de forma específica por uma fração de membranas de cérebro de rata e a concentração de [^{3}H]-diazepam.
Fonte: Adaptada de Squires e Braestrup (1977).

A relação entre a concentração de [^{3}H]-diazepam na incubação e o [^{3}H]-diazepam ligado às membranas de cérebro evoca a hipérbole observada por Clark (Figura 4.2), todavia, nestes experimentos, trata-se de uma curva concentração *vs.* ocupação de receptores (curva de saturação dos receptores) e não concentração-efeito; porém, ela é inteiramente consistente com a teoria da ocupação proposta 50 anos antes.

A demonstração da existência de receptores para diazepam e outras benzodiazepinas suscitou uma nova pergunta: existiriam ligantes endógenos capazes de interagir com esses receptores? De fato, foi detectada em amostras de urina humana a presença de um composto com alta afinidade pelos receptores de BDZ, o éster etílico do ácido betacarbolina-3--carboxílico (β-CCE), que poderia corresponder ao ligante endógeno (Braestrup, Nielsen & Olsen, 1980). Entretanto, ao examinar os efeitos farmacológicos *in vivo*, este composto não só não mimetizava os efeitos dos BDZ, mas, curiosamente, reduzia a potência do diazepam em produzir seu efeito anticonvulsivante, o que indicava que o composto identificado poderia corresponder, então, a um antagonista endógeno desses receptores. Ao sintetizar compostos derivados da β-CCE, foi observado que um deles, o metilcarboxilato de dimetoxietil-betacarbolina (DMCM), surpreendentemente, produzia convulsões nos animais e o efeito era antagonizado pela β-CCE (Braestrup et al., 1982) e pelo Ro 15-1788 (flumazenil), um outro composto que também apresentava atividade antagonista dos receptores para benzodiazepínicos (Hunkeler et al., 1981).

Como explicar que um antagonista dos receptores de benzodiazepínicos (BDZ) era capaz de antagonizar tanto o efeito de drogas que, interagindo com o receptor, produziam um efeito anticonvulsivante (diazepam e congêneres) como o efeito de drogas que, interagindo com o mesmo receptor, produziam convulsões? Resultados semelhantes aos estudos realizados *in vivo* foram vistos em neurônios isolados nos quais foi observado o efeito do diazepam e da DMCM sobre o aumento da condutância ao cloreto provocado pelo GABA, como mostra a Figura 4.12.

Por um lado, as presenças de DMCM ou de diazepam produzem deslocamentos na curva concentração--efeito para o GABA, respectivamente, para a direita e à esquerda. Por outro lado, o flumazenil antagoniza o efeito de ambos os compostos, retornando a curva concentração-efeito para o GABA à posição inicial na ausência de DMCM e diazepam.

A explicação destes resultados, considerados uma **nova anomalia** de difícil entendimento, foi possível ao se modificar *mais uma vez* a teoria da ocupação dos receptores proposta por Clark. Desta vez, quanto à ideia de que **o receptor não ocupado (livre) era incapaz de produzir efeito** e, como alternativa, propor a existência de receptores com *atividade constitutiva*: o receptor livre estaria ativo, provocando um efeito e, ao ser ocupado por um tipo de droga como os BDZ, a interação modularia a sua atividade no sentido de aumentar a atividade constitutiva (agonista), enquanto a interação do receptor com outro tipo de drogas, como a DMCM, modularia a atividade do receptor no sentido de diminuir a atividade constitutiva. Dado que tanto os BDZ (p.ex, diazepam) como DMCM apresentam eficácia na interação com o mesmo receptor, mas os efeitos produzidos têm sentidos opostos, passando a ser denominada "agonistas" e "agonistas inversos", respectivamente. Um outro grupo de drogas, como β-CCE ou Ro 15-1788 (flumazenil), cuja interação com esses mesmos receptores apresenta eficácia nula, seria então antagonistas competitivos tanto dos agonistas como dos agonistas inversos.

A identificação de receptores para benzodiazepinas e a existência de agonistas, agonistas inversos e antagonistas desses receptores trouxe à luz um "paradoxo" farmacológico. A evidência disponível na época indicava que os efeitos biológicos (anticonvulsivante, sedação, ansiólise e redução do tono da musculatura esquelética) do diazepam (e outras benzodiazepinas) poderiam ser explicados por uma ação potenciadora dos efeitos do GABA (ver Capítulo 12 – Fármacos ansiolíticos e hipnóticos-sedativos). Porém, experimentos de ligação empregando GABA tritiado para caracterizar os receptores de GABA no sistema nervoso central (SNC) mostraram que os benzodiazepínicos não modificam a ligação do GABA com seus receptores (Olsen, 1982). De fato, os experimentos com neurônios isolados, já comentados neste capítulo, mostraram que nenhuma das drogas que agem no receptor para BZD tem efeito isoladamente; os efeitos só se tornam aparentes na presença do GABA. Mais intrigante ainda foram os resultados obtidos com os receptores para BDZ solubilizados e parcialmente purificados mediante imunoprecipitação, que mostraram que os receptores assim purificados não só ligavam BDZ tritiado, mas também GABA tritiado, indicando que ambos os compostos interagiam com a mesma macromolécula (Schoch et al., 1985). Essas aparentes inconsistências foram explicadas ao propor que a atividade

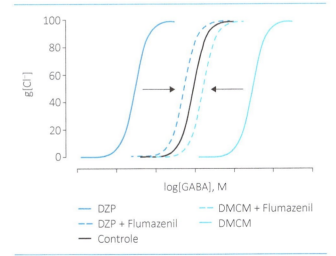

Figura 4.12 – Representação gráfica esquemática do efeito de diazepam ou DMCM na ausência ou na presença de flumazenil sobre a curva concentração-efeito do GABA. O efeito do GABA representado é o aumento da condutância ao cloreto em neurônios isolados.

Fonte: Adaptada de Haefely (1989).

dos receptores farmacológicos poderia ser modulada de maneira análoga ao que ocorre com algumas enzimas, mediante a ocupação de sítios diferentes do sítio ativo (onde se liga o substrato); esta explicação implica que receptores têm, além do **sítio ortostérico**, no qual se liga o GABA nos experimentos descritos, **outros sítios, denominados alostéricos**, nos quais se ligam drogas que modulam essa interação (como as benzodiazepinas).

A existência de drogas que podem modular, em termos alostéricos e de forma positiva ou negativa, a interação de agonistas com seus receptores é, curiosamente, um conceito não previsto pela teoria da ocupação de Clark e permite classificar as mesmas drogas, no caso daquelas que interagem com o receptor para BDZ, como (1) agonistas, agonistas inversos ou antagonistas, ou, como (2) moduladores alostéricos positivos, negativos ou neutros, em relação à interação do GABA com os receptores tipo A.

Apresentamos na Figura 4.13, de forma esquemática, um resumo da classificação das diferentes drogas com efeito reversível segundo os seus mecanismos de ação, fundamentados na relação entre ocupação dos sítios ortostéricos dos receptores com a magnitude e a direção do efeito biológico produzido.

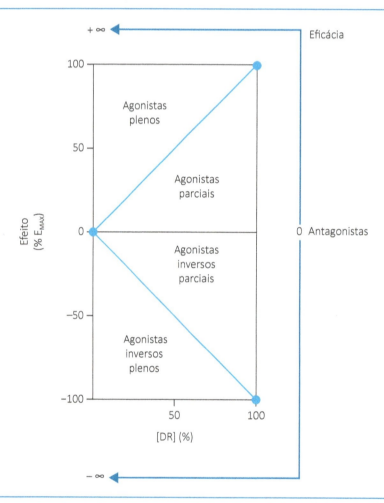

Figura 4.13 – Relação entre a porcentagem de receptores ocupados (complexos DR formados) e % do efeito máximo, de acordo com a eficácia da interação entre droga e receptor (variando de −∞ a +∞). O gráfico incorpora o conceito de atividade constitutiva de receptores. Uma droga que ocupa o sítio ortostérico de um receptor, mas a eficácia dessa interação é igual a 0, é denominada antagonista. Aquelas drogas cuja interação com o receptor apresenta eficácia, aumentando ou diminuindo a atividade constitutiva do receptor, são agonistas ou agonistas inversos, respectivamente. Em ambos os casos, existiria uma gama de drogas cuja interação com o receptor exibiria maior ou menor eficácia, o que determinará sua denominação como agonistas plenos ou parciais ou agonistas inversos plenos ou parciais.
Fonte: Desenvolvida pela autoria do capítulo.

Atividades propostas

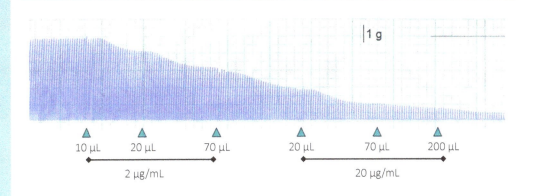

Figura 4.14 – Determinação do efeito da acetilcolina (ACh), adicionada em diferentes concentrações, em tira isolada do ventrículo de rã.

Fonte: Registro original obtido experimentalmente em aula prática realizada no Departamento de Farmacologia, da Faculdade de Medicina da Universidade de São Paulo de Ribeirão Preto (FMUSP-RP). Gustavo Ballejo (arquivo pessoal, 1988).

A Figura 4.14 apresenta o registro do efeito inotrópico negativo da acetilcolina em tira do ventrículo de rã. As respostas foram obtidas mediante a adição de quantidades conhecidas de acetilcolina de maneira a atingir as concentrações finais na Cuba descritas na Tabela 4.1.

Principais pontos e objetivos de aprendizagem

A atividade consistirá em determinar a relação entre a concentração e o efeito produzido para a acetilcolina nesta preparação. Para construir o gráfico que representará essa relação,

1) Calcular a magnitude do efeito para cada concentração de ACh em % do efeito produzido pela concentração 3.000 nM (% do efeito máximo).
2) Representar graficamente, em escalas linear e logarítmica, a relação entre a concentração (representar no eixo X) e a porcentagem do efeito (representar no eixo Y).

Para auxiliar na quantificação, utilize a tabela a seguir:

Tabela 4.1 – Relação entre a concentração de acetilcolina (ACh) e o efeito máximo produzido em tira do ventrículo de rã.

ACh	Concentração na cuba (10 mL)	Efeito medido (mm)	Efeito (% resposta máxima)
Adição 1	10 nM	7,1	–
Adição 2	30 nM	16	–
Adição 3	100 nM	26,7	–
Adição 4	300 nM	35	–
Adição 5	1.000 nM	36,9	–
Adição 6	3.000 nM	39,5	100%

Respostas esperadas	1) Efeito (% resposta máxima): 18% (adição 1); 41% (adição 2); 68% (adição 3); 89% (adição 4); 93% (adição 5); 100% (adição 6).

2)

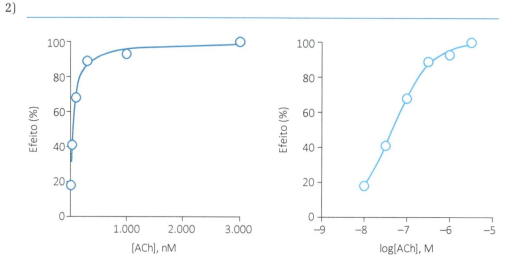

Figura 4.15 – Resolução da atividade.

■ REFERÊNCIAS

1. Braestrup C, Nielsen M, Olsen CE. Urinary and brain beta-carboline-3-carboxylates as potent inhibitors of brain benzodiazepine receptors. Proc Natl Acad Sci. USA 1980;77:2288-2292.
2. Braestrup C, Schmiechen R, Neef G, et al. Interaction of convulsive ligands with benzodiazepine receptors. Science. 1982;216:1241-1243.
3. Changeux JP, Podleski TR. On the excitability and cooperativity of the electroplax membrane. Proc Natl Acad Sci. USA 1968;59:944-950.
4. Clark AJ. The reaction between acetyl choline and muscle cells. J Physiol. 1926;61(4):530-46.
5. Haefely WE. Pharmacology of the benzodiazepine receptor. Eur Arch Psychiatr Neurol Sci. 1989;238:294-301.
6. Hill AV. The mode of action of nicotine and curari, determined by the form of the contraction curve and the method of temperature coefficients. J Physiol. 1909;39(5):361-73.
7. Hunkeler W, Mohler H, Pieri L, et al. Selective antagonists of benzodiazepine. Nature 1981;290:514-516.
8. Langley JN. On the reaction of cells and of nerve-endings to certain poisons, chiefly as regards the reaction of striated muscle to nicotine and to curari. J. Physiol. (Lond.) 1905;33:374-413.
9. Maehle AH, Prüll CR, Halliwell RF. The emergence of the drug receptor theory. Nat Rev Drug Discov. 2002;1(8):637-41.
10. Mendez R. Antagonism of adrenaline by ergotamine. Journal of Pharmacology and Experimental Therapeutics. 1928;32(6):451-464.
11. Nickerson M. Receptor occupancy and tissue response. Nature. 1956;178(4535):697-8.
12. Noël FG. Ensaios de Binding: fundamentos teóricos, aspectos práticos e aplicações no desenvolvimento de fármacos. Rio de Janeiro: François Germain Noël; 2017. (Os fundamentos teóricos e os aspectos práticos da técnica de binding são discutidos. E-book disponível na página da Sociedade Brasileira de Farmacologia e Terapêutica Experimental: http://www.sbfte.org.br/material-didatico/).
13. Olsen RW. Drug interaction at the GABA receptor-ionophore complex. Ann Rev Pharmacol Toxicol. 1982;22:245-277.
14. Schoch P, Richards JG, Haring P, et al. Co-localization of $GABA_A$ receptors and benzodiazepine receptors in the brain shown by monoclonal antibodies. Nature. 1985;314:168-171.
15. Squires RF, Braestrup C. Benzodiazepine receptors in rat brain. Nature. 1977;266:732-734.
16. Stephenson RP. A modification of receptor theory. Br J Pharmacol Chemother. 1956;11(4):379-93.
17. Van Maanen EF. The antagonism between acetylcholine and the curare alkaloids, d-tubocurarine, c-curarine-I, c-toxiferine-II and beta-erythroidine in the rectus abdominis of the frog. J Pharmacol Exp Ther. 1950;99(2):255-264.

Capítulo 5

Farmacodinâmica: sinalização celular

Autor:
- Rosely Oliveira Godinho

Mecanismo molecular de ação de fármacos

Para o funcionamento adequado, uma célula deve ser capaz de decifrar e responder aos sinais recebidos do meio em que está inserida. Muitos desses sinais acarretam a ativação de receptores intracelulares ou na superfície da célula, que transmitem a informação pela despolarização/hiperpolarização da membrana ou através da geração de moléculas sinalizadoras denominadas "segundos mensageiros". Esses últimos transmitem o sinal inicial trazido por um "primeiro mensageiro", ligante endógeno que interage com o receptor celular, desencadeando um fluxo de informações para o interior da célula, que são propagadas por sistemas efetores e que culminam na resposta celular. Em linhas gerais, a resposta final depende ainda da intensidade e frequência do estímulo, que pode ser contínua ou pulsátil. Uma cascata de sinalização adequada é fundamental para o funcionamento celular apropriado, mas, quando inapropriada, pode colocar em risco a sobrevivência da célula e do próprio tecido, favorecendo o surgimento de várias patologias.

Para um fármaco modificar um processo biológico, ele deve interagir com moléculas-alvo da célula efetora ou do meio extracelular. Podemos considerar seis alvos farmacológicos principais nos quais os fármacos/medicamentos podem atuar: 1) os **receptores acoplados à proteína G**; 2) os **canais iônicos** – operados por ligantes ou dependentes de voltagem; 3) os **receptores transmembranares com atividade enzimática ou associados a enzimas**; 4) os **receptores nucleares**; 5) as **enzimas**; e 6) os **transportadores**. Neste capítulo, serão apresentadas as principais famílias de receptores e segundos mensageiros conhecidos, muitos deles alvos de fármacos abordados nos demais capítulos.

Receptores acoplados à proteína G

Os receptores acoplados à proteína G (GPCR) constituem a maior família de receptores de membrana, cujos genes representam cerca de 5% do genoma humano. A importância desses receptores em inúmeras funções celulares e na fisiopatologia de doenças humanas é inquestionável, sendo alvos moleculares de cerca de 30 a 40% dos medicamentos comercializados.

Estruturalmente, o GPCR é uma proteína formada por sete hélices transmembranares interligadas por alças intra e extracelulares (Figura 5.1). A superfamília de GPCR reúne mais de 800 receptores expressos em humanos, distribuídos em quatro grandes classes representadas pelos receptores de rodopsina (classe A), secretina (classe B) e metabotrópicos de glutamato (classe C) e o *frizzled/smoothened* (classe F). Outras duas classes desses receptores, as de ferormônio (Classe D, *fungal mating pheromone receptors*) e de AMP cíclico (classe E) não são encontradas em vertebrados.

Inúmeras moléculas são capazes de ativar os GPCR mediante interação com sítios extracelulares específicos do receptor, entre elas hormônios, neurotransmissores, fatores de crescimento, Ca^{2+}, ácidos graxos etc. Além disso, em humanos, cerca de 50% dos GPCR medeiam funções sensoriais, como o olfato (~ 400), gustação[33] e percepção da luz[10].

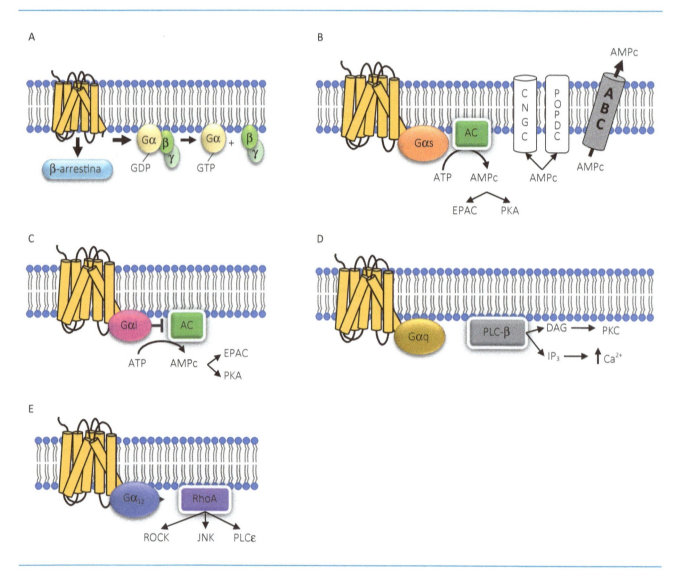

Figura 5.1 – **(A)** Representação esquemática da sinalização mediada por receptores acoplados à proteína G heterotrimérica e β-arrestina. **(B)** Destacando as vias de ativação das proteínas G estimulatória (Gαs)/AC/AMPc/PKA. **(C)** Gαi, inibidora da AC. **(D)** Gαq, ativadora da PLC-β. **(E)** Gα12, ativadora da via da RhoA.

GDP: difosfato de guanosina; GTP: trifosfato de guanosina; AC: adenilil ciclases; CNGC: canais iônicos ativados por AMPc, do inglês *cyclic nucleotide-gated ion channels*; POPDC: *popeye domain-containing proteins*; Transportadores ABC: *ATP binding cassette transporters*; ATP: trifosfato de adenosina; AMPc: AMP cíclico; EPAC: proteína de troca diretamente ativada por AMPc, do inglês *exchange protein directly activated by cAMP*; PKA: proteína quinase A; PLC-β: fosfolipase C-β; DAG: diacilglicerol; PKC: proteína quinase C; IP_3: trisfosfato de inositol; JNK: *c-Jun N-terminal kinase*; PLC-ε: fosfolipase C-ε.

Fonte: Desenvolvida pela autoria do capítulo.

Embora a interação de ligantes endógenos seja o principal mecanismo responsável pela ativação fisiológica dos GPCR, uma fração deles pode se encontrar em uma conformação basal ativa (estado de ativação constitutiva). Por ser um **receptor metabotrópico**, cujo efeito depende da estimulação ou inibição da formação de segundos mensageiros intracelulares, em geral, a resposta desencadeada pela ativação de GPCR é mais lenta que aquela de **receptores ionotrópicos**, acoplados a canais iônicos. No entanto, há exceções como aquela dos fotorreceptores (rodopsina/opsina) responsáveis pela visão, em que o agonista (cromóforo 11-*cis*-retinal) já se encontra covalentemente associado à opsina. Assim, na presença da luz, a absorção do fóton provoca a isomerização do 11-*cis*-retinal em 11-*trans*-retinal e à mudança instantânea da conformação do receptor.

Além da subdivisão em classes, os GPCR podem ser estruturalmente divididos em tipos e subtipos e diferenciados farmacologicamente conforme a interação e afinidade a vários agonistas e antagonistas. Contudo, com o advento da clonagem molecular e determinação da sequência de aminoácidos (a.a.), foi possível a identificação de novos GPCR denominados **receptores órfãos**, cujos ligantes endógenos não são conhecidos.

Proteínas G heterotriméricas e processo de ativação do GPCR

Os receptores acoplados às proteínas G são assim denominados porque, em geral, acoplam-se a proteínas ligadoras de nucleotídeos da guanina: difosfato de guanosina (GDP, do inglês *guanosine diphosphate*) e trifosfato de guanosina (GTP, do inglês *guanosine triphosphate*). A ligação do agonista ao receptor deflagra a mudança conformacional e a ativação da **proteína G**, constituída pelas subunidades α, β e γ. No estado inativo, a proteína G encontram-se como complexo heterotrimérico (Gα-βγ) no qual a subunidade Gα está associada ao difosfato de guanosina (GDP-Gα-βγ) (Figura 5.1A). Ao contrário de outros receptores metabotrópicos, como os receptores tirosina quinase[1], os GPCR não apresentam atividade catalítica intrínseca, mas ligam-se à subunidade α (Gα) da proteína G, que apresenta atividade GTPásica e confere especificidade e funcionalidade ao receptor.

Em geral, a cascata de sinalização dos GPCR envolve mudanças conformacionais sequenciais: a) do receptor, induzida pelo agonista; b) da proteína

---

[1] Neste livro usaremos os termos quinase e cinase como sinônimos.

G, induzida pelo receptor ativado; e c) dos sistemas efetores-alvo, induzidas pelas subunidades Gα e/ou Gβγ. Assim, após a ativação do GPCR, a mudança conformacional da proteína G enseja a redução da afinidade do GDP pela Gα, o que permite a sua substituição pelo GTP, abundante no meio intracelular. A formação do complexo GTP-Gα-βγ promove a dissociação do heterotrímero permitindo que as subunidades GTP-Gα e o dímero βγ, nas conformações ativas, possam ativar múltiplas vias de sinalização intracelular, como aquelas do AMP cíclico (AMPc), do trisfosfato de inositol $(IP_3)/Ca^{2+}$ e diacilglicerol (DAG) e de quinases ativadas por mitógenos (MAP-quinases), as quais controlam inúmeras funções celulares. Essa cascata de sinalização é descontinuada pela interrupção da ativação do receptor, seja pela degradação e/ou recaptação do agonista endógeno, ou pela dessensibilização e internalização do receptor, associada ou não à sua degradação. A sinalização pode ainda ser interrompida pela hidrólise do GTP, pela GTPase intrínseca à subunidade Gα, que restaura a conformação inativa da proteína G heterotrimérica:

$$GDP\text{-}G\alpha\text{-}\beta\gamma \leftrightarrows GDP + GTP\text{-}G\alpha\text{-}\beta\gamma \leftrightarrows GTP\text{-}G\alpha + \beta\gamma$$

estado inativo   estado ativo

Nos mamíferos, as proteínas G são identificadas com base nas subunidades Gα que as compõem e agrupadas em quatro subfamílias de acordo com a conservação de sequência de a.a. e função exercida: as subunidades estimulatórias (Gαs), capazes de ativar as enzimas adenilil ciclases (AC); as inibitórias (Gαi), que inibem as AC; as Gαq que ativam as fosfolipases C β (PLC-β) e as $G\alpha_{12/13}$ que ativam fatores de troca de nucleotídeos Rho-GTPase (Rho-GEF), responsáveis pela ativação da RhoA.

Proteínas Gs e Gi e seus efetores

Conforme mostrado no Quadro 5.1, o complexo GTP-Gαs é capaz de ativar todas as nove isoformas das AC de membrana, enzimas responsáveis pela formação intracelular do AMPc a partir do ATP. Já o diterpeno extraído da *Coleus forskohlli* forscolina estimula as isoformas AC1-8 e a Gα inibitória (Gαi) inibe as AC1, AC5 e AC6 promovendo a diminuição dos níveis intracelulares de AMPc (Figura 5.1C; Quadro 5.1). Por fim, há ainda a AC solúvel (sAC ou AC10) identificada inicialmente na fração solúvel de testículo de rato. Em termos de especificidade ao substrato, a sAC é mais promíscua, sendo capaz de sintetizar também os monofosfatos cíclicos de guanosina (GMPc), de citidina (CMPc) e de uridina (UMPc). A ativação da via GPCR/Gs/AC pode aumentar em mais de 20 vezes a formação basal de AMPc em poucos segundos, resultando na ativação de uma ou mais vias de sinalização intracelular dependentes de AMPc.

A **proteína quinase dependente de AMPc** (proteína quinase A, PKA) é com certeza o efetor da sinalização do AMPc mais bem estudado, envolvida na regulação de vários processos metabólicos, ativação de fatores de transcrição e alteração da expressão gênica, da proliferação, da diferenciação celular, entre outros (ver item "Canais iônicos operados por ligantes"). Além da PKA, o AMPc é capaz de ativar as **EPAC** (*exchange protein directly activated by cAMP* – proteína de troca diretamente ativada por AMPc) e os canais iônicos ativados por nucleotídeos cíclicos (CNGC, do inglês *cyclic nucleotide-gated ion channels*) (Figura 5.1B). Mais recentemente, foram identificadas nos músculos estriados proteínas transmembranares denominadas **POPDC** (*Popeye domain-containing proteins* – proteínas contendo domínio Popeye), cuja afinidade ao AMPc é comparável àquela da PKA. Também foi descrita a CRIS (*cyclic nucleotide receptor involved in sperm function*), proteína ligadora de cAMP expressa especificamente no espermatozoide e que participa da regulação do desenvolvimento espermático e do movimento flagelar, interferindo, portanto, na fertilidade masculina. Cada um desses efetores modula de maneira autônoma funções celulares dependentes do AMPc, trazendo grande complexidade à sinalização do AMPc intracelular.

Embora o AMPc seja capaz de se difundir dentro da célula, a sinalização do AMPc ocorre em micro- ou até nanodomínios, o que explicaria o fato do AMPc mediar de forma independente a sinalização de diferentes GsPCR, em uma mesma célula. Parte dessa compartimentalização está relacionada à ação de **fosfodiesterases** (PDE), enzimas que degradam nucleotídeos cíclicos e descritas no item "Fosfodiesterases". Além disso, o AMPc pode ser transportado para fora da célula, sendo degradado por enzimas extracelulares, ecto-PDE e ectonucleotidases, em AMP e adenosina. Essa via conhecida como "via extracelular AMPc – adenosina" é responsável pela sinalização extracelular do AMPc, que envolve a ativação de receptores de adenosina pelo metabólito adenosina.

As enzimas envolvidas na formação e degradação do AMPc têm expressão muitas vezes tecido-específica e, por regular diversas funções celulares, são alvos importantes para o desenvolvimento de medicamentos. Entre os fármacos utilizados na terapêutica e cujos efeitos dependem do aumento do AMPc intracelular, estão os antagonistas de adrenoceptores β, utilizados no tratamento de arritmias cardíacas e de insuficiência cardíaca congestiva (ver Seção 4 – Fármacos que afetam as funções renal e cardiovascular) e os agonistas de adrenoceptores β2 (p.ex., formoterol) e inibidores de fosfodiesterase (p.ex., roflumilaste) usados como broncodilatadores no tratamento da crise asmática.

Quadro 5.1 – Adenilil ciclases de mamíferos.

Isoformas	Ativação	Inibição
AC 1	Gαs, Ca^{2+}/CAM, PKC, Forscolina	Gαi, Gβγ
AC 2	Gαs, Gβγ, PKC, Forscolina	–
AC 3	Gαs, Ca^{2+}/CAM, PKC, Forscolina	Gβγ
AC 4	Gαs, Gβγ, Forscolina	PKC
AC 5	Gαs, Forscolina	Gαi, Ca^{2+}, PKA
AC 6	Gαs, Forscolina	Gαi, Ca^{2+}, PKC, PKA
AC 7	Gαs, Gβγ, Forscolina	–
AC 8	Gαs, Ca^{2+}/CAM, Forscolina	Gβγ
AC 9	Gαs	
AC Solúvel	HCO$_3^-$, Ca^{2+}	–

Fonte: Desenvolvido pela autoria do capítulo.

Proteína Gq

A principal via de sinalização ativada pela proteína Gq é aquela relacionada à fosfolipase C β (PLC-β), enzima responsável pela hidrólise do 4,5-bifosfato de fosfatidil-inositol (PIP$_2$) em diacilglicerol (DAG) e 1,4,5-trisfostafo de inositol (IP$_3$) (Figura 5.1D). Enquanto o IP$_3$ está diretamente envolvido na mobilização de Ca^{2+} de estoques intracelulares, via interação com receptores específicos presentes na membrana do retículo endoplasmático, o DAG participa da ativação de isoformas de proteína quinase C (PKC). Outras informações sobre PLC-β e PKC podem ser obtidas nos itens "Fosfolipase C" e "Proteína quinase C" deste capítulo.

Proteína G12

A subfamília Gα$_{12}$ é composta por Gα$_{12}$ e Gα$_{13}$, as quais conectam os GPCR à ativação da GTPase RhoA, via ativação de Rho-GEF. Neste caso, a Rho-GEF catalisa a troca do GDP-RhoA pelo GTP, que, ao assumir a conformação ativa, é capaz de regular efetores, como quinases ROCK1/2, PLC-ε e JNK (*c-Jun N-terminal kinase*) (Figura 5.1E). As vias de sinalização mediadas por Gα$_{12/13}$ modulam o desenvolvimento embrionário, o crescimento e a migração celular, a angiogênese, a resposta imune etc. Quando a sinalização de G$_{12}$ ou G$_{13}$ é desregulada, há o surgimento de múltiplas condições fisiopatológicas, como câncer, doenças cardiovasculares, hipertensão arterial e pulmonar e asma brônquica.

β-Arrestinas

Apesar da vinculação dos GPCR com as proteínas G heterotriméricas, sabe-se hoje que a sinalização desses receptores pode ocorrer de forma independente das proteínas G, isto é, por intermédio das β-arrestinas (Figura 5.1A), proteínas adaptadoras multifuncionais de ~45 kDa cujo recrutamento ocorre após a ativação e fosforilação do GPCR, na porção carboxiterminal ou nas alças intracelulares, por quinases específicas denominadas GRK (*G-protein-coupled receptor kinases*). Assim, as β-arrestinas ligam-se ao receptor fosforilado, exercendo múltiplas funções que incluem dessensibilização, endocitose, ubiquitinação do receptor ou mesmo a sinalização intracelular independente da proteína G.

De fato, a ligação das β-arrestinas aos domínios do GPCR fosforilados pelas GRK impede o acoplamento do receptor com as proteínas G, reorientando a ativação de outras vias de sinalização intracelulares. Apenas quatro isoformas de arrestina foram identificadas nos vertebrados, sendo duas delas expressas no sistema visual. Já as β-arrestina 1 e β-arrestina 2 são expressas em praticamente todas as células, podendo interagir com mais de 800 GPCR e com outras proteínas sinalizadoras como clatrina e AP_2 (proteína adaptadora 2). Entre as vias de sinalização reguladas pelas arrestinas, estão aquelas que envolvem as quinases ativadas por mitógenos (MAPK), ERK1/2 (*extracellular-signal-regulated kinase*) e outras quinases que modulam processos celulares como proliferação, diferenciação e apoptose.

Canais iônicos

A estrutura de bicamada fosfolipídica das membranas celulares cria uma barreira que separa moléculas orgânicas ou inorgânicas carregadas, permitindo, assim, a formação de gradientes entre os compartimentos delimitados por elas. Como consequência, moléculas hidrofílicas ou carregadas não podem atravessar a membrana, dependendo de canais, bombas ou transportadores para entrar e/ou sair da célula e das organelas subcelulares. Por serem proteínas integrais de membrana e formadoras de poros, os canais iônicos cumprem essa função, permitindo o fluxo de íons através da membrana, impulsionado pelo gradiente eletroquímico dos íons permeantes. Os canais iônicos são o segundo maior alvo de medicamentos, sendo superados apenas pelos GPCR. Enquanto alguns canais iônicos são controlados por ligantes, como aqueles associados aos receptores nicotínicos, outros são canais ativados por voltagem, como a maioria dos canais de Na^+, K^+ e Ca^{2+}.

Canais iônicos operados por ligantes

Conhecidos também como **receptores ionotrópicos**, os **canais iônicos operados por ligantes** são ativados pela interação de um neurotransmissor/ligante a um **sítio ortostérico**[2]. A princípio, nenhum íon pode passar pelo canal na conformação inativa. Porém, quando ativado por um ligante, há a mudança conformacional do complexo receptor/canal iônico, que resulta na sua abertura e na mudança drástica de sua permeabilidade a um ou mais íons. A regulação do processo de ativação do canal pode também ocorrer pela ligação de moduladores, endógenos ou exógenos, a **sítios alostéricos**[3], que influenciam a conformação do sítio ortostérico e, portanto, a ativação do canal.

No sistema nervoso central (SNC) e periférico, os canais iônicos operados por ligantes medeiam a transmissão sináptica rápida, em uma escala de tempo de milissegundos. Essa transmissão envolve a liberação de um neurotransmissor do neurônio pré-sináptico e a subsequente ativação do complexo receptor/canal iônico e geração de um sinal elétrico rápido e fásico: o potencial excitatório ou inibitório pós-sináptico.

Os canais iônicos operados por ligantes compreendem os **receptores excitatórios**, seletivos a cátions: a) receptores colinoceptivos nicotínicos (nAChR), ativados pela acetilcolina (ACh); b) receptores $5\text{-}HT_3$ de serotonina ($5\text{-}HT_3R$); c) receptores ionotrópicos de glutamato (iGluR); e d) receptores purinérgico P_2X, ativado por ATP. Fazem também parte dessa família, os canais que medeiam os efeitos **inibitórios** do GABA (receptores $GABA_A$, $GABA_AR$) e da glicina (receptores de glicina, GlyR).

Os complexos receptor/canal iônico nAChR, $5\text{-}HT_3R$, $GABA_AR$ e GlyR, são formados por cinco subunidades que compõem um poro central. Em contrapartida, os canais ativados por glutamato (iGluR) e por ATP (P_2XR) são estruturas tetraméricas e triméricas, respectivamente (Figura 5.2A).

Como as subunidades desses receptores são codificadas por genes distintos, a maioria desses canais são organizados como heteromultímeros, o que resulta em vários subtipos de receptores com diferentes propriedades farmacológicas e biofísicas. Temos como exemplo os nAChR, cujos pentâmeros podem ser formados por combinações das subunidades α (α1-α10), β (β1-β4), δ, ε e γ, compondo os receptores da fibra muscular esquelética embrionária/desnervada (2α, β, γ e δ) ou da fibra adulta/inervada (2α, β, ε e δ), os receptores neuronais formados por diferentes combinações das subunidades α e β (α1-6 e β2-4) e aqueles homoméricos formados por cinco subunidades α7 ou α9.

---

[2] Local de ligação que é reconhecido pelo ligante endógeno, mas distinto do poro de condução iônica.

[3] Sítio de ligação espacialmente distinto ao sítio ortostérico.

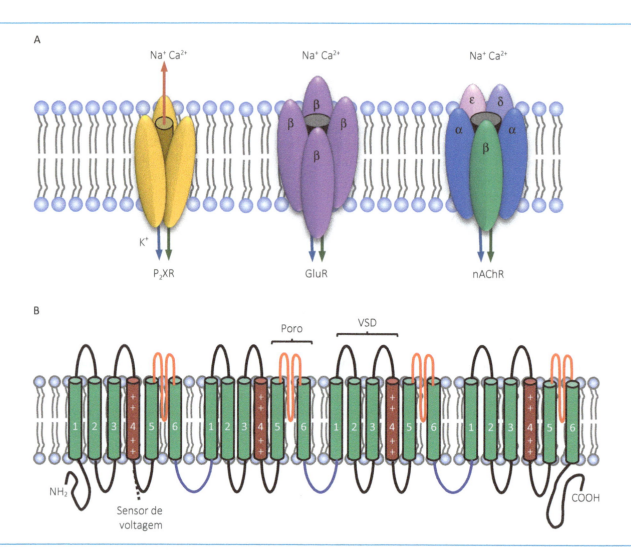

Figura 5.2 – Representação esquemática de canais iônicos operados por ligantes e por voltagem. **(A)** Três exemplos de complexo receptor/canal iônico operados por ligante: P_2XR; com estrutura trimérica; e receptores de glutamato (iGluR) e nicotínico de acetilcolina (nAChR) constituídos respectivamente por tetrâmeros e pentâmero. A organização estrutural dessas subunidades é responsável pela formação de um poro central e a interação de ligantes/agonistas ocasiona a mudança conformacional que abre o poro e permite a entrada de Na^+ e/ou Ca^{2+} e a saída de K^+. **(B)** Representação de uma das quatro subunidades do canal iônico dependente de voltagem, formada por seis segmentos transmembranares cada. Os segmentos S1-S4 formam o domínio sensível à voltagem (VSD), no qual o segmento S4 contém resíduos carregados positivamente, que detectam as oscilações no campo elétrico da membrana, enquanto os segmentos S5-S6 formam o poro iônico.
Fonte: Desenvolvida pela autoria do capítulo.

Fazem também parte da família de canais iônicos ativados por ligantes aqueles associados aos receptores de IP_3 (IP_3R), que funcionam como canais de liberação de Ca^{2+} presentes em organelas intracelulares como o retículo endoplasmático. Neste caso, a ativação do IP_3R promove a mobilização de Ca^{2+} de depósitos intracelulares, contribuindo para a sinalização do Ca^{2+} em vários tipos celulares. Esses processos serão novamente abordados ao longo dos demais capítulos.

Já os **canais TRP** (*transient receptor potential channels*) compõem uma superfamília de canais de cátions expressos em praticamente todas as células do organismo que, de modo geral, atuam como sensores celulares da nocicepção, da percepção gustativa, de alterações mecânicas e osmóticas, assim como da termossensibilização (Pedersen e Nilius, 2007; Guilak et al., 2010). Muitos desses canais, referidos como thermoTRP, detectam uma ampla faixa de temperaturas, variando de temperaturas nocivamente quentes a perigosamente frias. No entanto, nas membranas intracelulares de organelas, tais como naquelas dos lisossomos, os TRP respondem a sinais intracelulares para controlar o tráfego de membranas, a sinalização e a função dessas organelas.

Com base na homologia de sequência, os TRP de mamíferos podem ser divididos em seis subfamílias: os **TRPC** (C = canônico: TRPC1-TRPC7); os **TRPV** (V = vaniloide: TRPV1-TRPV6); os **TRPM** (M = melastatina: TRPM1-TRPM8); o **TRPA1** (A = anquirina); os **TRPML** (ML = mucolipina: TRPML1-TRPML3); e os TRPP (P = policistina: TRPP1-TRPP3). Os membros desta subfamília são tetrâmeros estruturalmente semelhantes, apresentando seis hélices transmembranares e uma alça hidrofóbica entre os domínios 5 e 6 que formam o poro.

Fazem também parte dos canais iônicos transmembranares operados por ligantes os **canais de cloreto ativados por cálcio** (CaCC), responsáveis pelo movimento de cloreto (Cl^-) e de outros ânions através da membrana e que desempenham papel crucial na hiperpolarização e na despolarização da membrana celular.

Canais iônicos dependentes de voltagem

Os **canais iônicos dependentes de** (ou operados por) **voltagem** são proteínas integrais de membrana cuja ativação/abertura ou condução iônica é controlada por um mecanismo de detecção de voltagem. Presentes em todas as células vivas, em humano, a superfamília de **canais iônicos dependentes de voltagem** é codificada por mais de 143 genes, tornando-se a terceira maior família de moléculas envolvidas na sinalização celular, superados apenas pelos GPCR e quinases. O papel primário desses canais iônicos é a comunicação por sinais elétricos no SNC e periférico, participando diretamente nas alterações da atividade elétrica da membrana e do potencial de membrana de células excitáveis. Esses canais participam ainda do controle da nocicepção e da sinalização elétrica dos músculos cardíaco, esquelético e liso, nos quais são responsáveis pela geração de potenciais de ação.

Alterações na estrutura desses canais foram associadas a várias doenças, incluindo a epilepsia, dor crônica, distúrbios cardíacos, doença de Alzheimer, esquizofrenia e desordens do espectro autista. Por esse motivo, os canais iônicos dependentes de voltagem são alvos moleculares para o desenvolvimento de terapêutica farmacológica, sendo que cerca de 30 medicamentos são atualmente utilizados para este fim. Esses canais são classificados em famílias, de acordo com o tipo de íon que conduzem e cada família tipicamente contém múltiplas isoformas, com diferentes propriedades biofísicas/farmacológicas.

Os **canais de sódio** (NaV), **potássio** (KV), **cálcio** (CaV) e de **prótons** (HV) dependentes de voltagem contêm um **domínio sensível à voltagem** (VSD, do inglês *voltage-sensing domain*) que permite sua ativação mesmo na ausência de ligantes, como esquematizado na Figura 5.2B. A estrutura geral desses canais compreende quatro subunidades-α, cada uma com seis segmentos transmembranares (S1-S6) unidos por alças intra e extracelulares. Os segmentos S5-S6 das quatro subunidades se unem para formar o **domínio do poro** (PD), que tem um filtro de seletividade (*gate* ou comporta superior), uma grande cavidade central preenchida com água e um *gate* de ativação intracelular (comporta inferior). As mudanças conformacionais nos *gates* superiores e inferiores controlam a condução iônica. O segmento S1-S4 de cada domínio forma o **VSD**, no qual o segmento S4 carregado positivamente serve como sensor de voltagem, sensível ao potencial de membrana, e responsável por iniciar ativação do canal. Os estados conformacionais da subunidade α podem ser controlados por proteínas auxiliares, como a subunidade β do **NaV**.

Os **NaV** são responsáveis pela iniciação e propagação do potencial de ação em células excitáveis, como neurônios, células musculares e neuroendócrinas. De fato, a deflagração do potencial de membrana ocorre como resultado da abertura de canais de Na^+ e de Ca^{2+} dependentes de voltagem, que provocam o influxo de cátions, resultando na despolarização rápida e massiva da membrana durante a fase de subida do potencial de ação, conferindo-lhe o caráter "tudo ou nada". Em humanos, os NaV são classificados em nove subtipos diferentes, denominados "NaV1.1-1.9".

Já os **canais de cálcio dependentes de voltagem** (CaV) estão presentes na membrana das células excitáveis e medeiam o influxo de Ca^{2+} em resposta à despolarização da membrana. Eles regulam processos celulares dependentes de Ca^{2+}, que incluem desde a liberação de neurotransmissores, a excitação/contração da musculatura estriada e lisa, a secreção de hormônios até a expressão gênica. Os canais de Ca^{2+} se distribuem em três grandes famílias de genes (CaV_1, CaV_2 e CaV_3), cada uma com múltiplos membros. A família de canais CaV_1 reúne os canais de **cálcio do tipo L**, enquanto $CaV_{2.1}$, $CaV_{2.2}$ e $CaV_{2.3}$, respectivamente, correspondem aos **canais do tipo P/Q**, do **tipo N** e do **tipo R**. Tanto os CaV_1 como os CaV_2 são ativados por alta voltagem. Já os canais CaV_3 ($CaV_{3.1}$, $CaV_{3.2}$ e $CaV_{3.3}$) compreendem a família de **canais de cálcio do tipo T** ativados por baixa voltagem. Apesar de sensíveis à voltagem, esses canais podem ter a ativação favorecida pela fosforilação por quinases ativadas por GPCR. Um exemplo clássico envolve a fosforilação do $CaV_{1.2}$ pela PKA ativada pela via de adrenoceptores β/GsPCR/AC/AMPc. Em contrapartida, o comprometimento da função dos CaV dá origem a várias condições patológicas, como arritmias cardíacas, epilepsia, dor, além de distúrbios neuropsiquiátricos (mutações do $CaV_{1.2}$) e paralisia periódica hipocalêmica (mutações no $CaV_{1.1}$).

Os **KV** também estão presentes em todos os tipos de células, incluindo neurônios e células musculares, nas quais participam na geração e propagação do potencial de ação. De fato, a despolarização da membrana ocasiona a abertura dos canais de K⁺ dependentes de voltagem, permitindo o efluxo de K⁺ que, com a rápida inativação do canal de Na⁺, repolariza rapidamente a membrana durante a fase de queda do potencial de ação. Isso permite a propagação dos sinais elétricos de forma rápida e eficiente.

Uma característica universal dos KV é sua elevada seletividade ao K⁺ em virtude da sequência de a.a. altamente conservada que forma um **filtro de seletividade** do íon K⁺ dentro do poro. Esta seletividade pode ser mil vezes maior do que aquela para o Na⁺ e o Li⁺, o que mantém o potencial de membrana em repouso, com altas concentrações de K⁺ dentro da célula e altas concentrações de Na⁺ no meio extracelular. A diminuição da expressão e/ou da atividade dos canais KV está associada a patologias como hipertensão arterial pulmonar ($KV_{1.5}$), arritmias cardíacas ventriculares ($KCNQ_1$) e distúrbios convulsivos como a epilepsia mioclônica progressiva ($KV_{3.1}$).

■ Receptores transmembranares com atividade enzimática ou associados a enzimas

Os principais receptores transmembranares ligados a enzimas são: a) os **receptores tirosina quinase**, que contém atividade intrínseca da tirosina quinase; b) os **receptores serina/treonina quinase**, que contém atividade quinase responsável pela fosforilação de resíduos de serina ou treonina; c) os **receptores guanilil ciclases** que contêm atividade de ciclase; d) os **receptores associados à tirosina quinase**, que não apresentam atividade quinase, mas se associam a proteínas que apresentam atividade de tirosina quinase; e e) os **receptores tirosina fosfatases** que têm atividade de fosfatase em sua porção intracelular.

Receptores tirosina quinase

Os **receptores tirosina quinase** (TKR, do inglês *tyrosine kinase receptors*) são receptores transmembranares que contêm um domínio extracelular de interação com o ligante, um domínio transmembranar e um domínio citoplasmático com a atividade quinase de tirosina. Os ligantes/agonistas são geralmente peptídeos ou proteínas pequenas, que incluem citocinas, hormônios e fatores de crescimento. Expressos em todos os tecidos, os TKR desempenham um papel crítico na regulação da diferenciação, proliferação, sobrevivência, metabolismo e migração celular, desde o desenvolvimento intrauterino até a idade adulta. Disfunções desses receptores podem ocasionar várias patologias, especialmente a vários tipos de cânceres, o que os tornam alvos importantes para o desenvolvimento de medicamentos antineoplásicos, como descrito na Seção 9 – Quimioterapia antineoplásica.

Em geral, após a interação do agonista endógeno com o domínio extracelular, o TKR torna-se um dímero ativado. Nessa hipótese, os domínios com atividade quinase de cada receptor dimerizado entram em contato promovendo a **transfosforilação**, isto é, a fosforilação de resíduos de tirosina específicos na região intracelular do receptor, mas fora do domínio da quinase. Assim, as vias de sinalização intracelulares associadas aos TKR são acionadas quando proteínas adaptadoras, outras quinases ou proteínas ancoradoras se ligam às fosfotirosinas do TKR, sendo também fosforiladas. Em geral, a ligação da fosfotirosina ocorre pelos domínios de homologia de Src 2 (SH2, *Src homology-2 domain*) e de ligação da fosfotirosina (PTB, do inglês *pTyr-binding domain*) presentes nas proteínas adaptadoras.

Como esquematizado na Figura 5.3, os TKR utilizam várias vias de sinalização, entre elas, as vias da MAPK/ERK, do PI₃K/Akt/mTOR (*mammalian/or mechanistic target of rapamycin*) e da PLC-γ1/PKC, as quais regulam a transcrição de vários genes cujos produtos promovem a diferenciação celular, a progressão do ciclo celular etc. A sinalização dos TKR também dependerá da localização do receptor, podendo ocorrer tanto na membrana celular como nos endossomos.

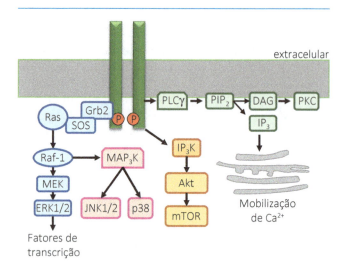

Figura 5.3 – Representação esquemática da sinalização do receptor tirosina quinase. Após a autofosforilação do receptor desencadeada pela interação com o ligante, há a ativação da via e sinalização da Ras/Raf-1 e fosforilação sequencial da MEK, ErK1/2. Outras vias de sinalização também podem ser ativadas como aquelas da MAP₃K, que resulta na ativação da JNK1/2, p38 e ERK5 e da PI₃K, com consequente ativação da via Akt/mTOR. Já a ativação da PLC-γ enseja a hidrólise de PIP₂ e consequente mobilização de Ca²⁺ e ativação da PKC, na dependência do IP₃ e DAG, respectivamente.

PLC-γ: fosfolipase C-γ; PIP₂: bifosfato de fosfatidil-inositol; DAG: diacilglicerol; PKC: proteína quinase C; IP₃: trifosfato de inositol.

Fonte: Desenvolvida pela autoria do capítulo.

Cerca de 58 TKR agrupados em 20 subfamílias já foram identificados. A seguir, apresentaremos alguns dos TKR expressos em humanos.

- Receptores de insulina (IR): medeiam a ação da insulina, hormônio peptídico anabólico, secretado pelas células beta do pâncreas e envolvido na regulação do metabolismo energético e lipídico. Esses receptores estão localizados na membrana da maioria das células de mamíferos, especialmente no fígado, onde promovem armazenamento de glicose em glicogênio; no músculo esquelético, onde estimulam o transporte de glicose pelo aumento da translocação do transportador GLUT4; no tecido adiposo, induzindo a lipogênese; assim como nas próprias células beta pancreáticas. O IR é formado por dímeros de subunidades α e β, ligados por pontes dissulfeto compondo uma glicoproteína heterotetramérica. A subunidade β transmembranar tem um domínio intracelular com atividade tirosina quinase, inativo na ausência do agonista. Após a ligação da insulina na porção extracelular da subunidade α, o receptor sofre autofosforilação em múltiplos resíduos de tirosina, que resulta na ativação da quinase do receptor e consequente fosforilação de uma família de **substratos do receptor de insulina** (IRS) em seus resíduos de tirosina.

Neste grupo encontram-se também os **receptores de IGF** (*insulin-like growth factor 1 receptor*, IGFRs), homodímeros que, quando ativados por IGF-I ou II, medeiam o crescimento pré e pós-natal. Os IGF1R podem também formar heterodímeros com os IR. Esses receptores medeiam suas ações intracelulares pelas vias de PI_3K e RAS/RAF/MAPK, cujos efetores incluem mTOR, ERK e JNK. Enquanto o aumento da expressão dos IGFR pode induzir a tumorigênese, a diminuição na sinalização dos IR pode provocar resistência à insulina, processo importante no desenvolvimento do diabetes tipo 2.

Já os **receptores de fator de crescimento epidermal** (EGFR, do inglês *epidermal growth factor receptors*) são TKR da família ErbB, com quatro membros identificados: EGFR (ErbB1, HER1), ErbB2 (HER2), ErbB3 (HER3) e ErbB4 (HER4). A ativação do receptor por autofosforilação enseja a fosforilação de substratos citoplásmicos que resulta em alterações na expressão gênica, rearranjo do citoesqueleto, aumento da proliferação celular etc. Esses receptores se distribuem difusamente no tecido embrionário e fetal e sua ausência é incompatível com a vida. Alterações na sinalização desses receptores foram associadas ao desenvolvimento de doenças neurodegenerativas, como a esclerose múltipla e a doença de Alzheimer enquanto o aumento da sinalização de ErbB foi associado ao desenvolvimento de tumores sólidos.

Dentro da família dos TRK, encontram-se também os **receptores de fator de crescimento derivados de plaquetas** (PDGFR, do inglês *platelet-derived growth factor receptors*) presentes em fibroblastos, células endoteliais e células musculares lisas cuja ativação promove a facilitação da cicatrização de feridas, o remodelamento vascular, a migração de células musculares lisas e a síntese de colágeno por fibroblastos. As duas isoformas do receptor (PDGFRα e PDGFRβ) participam também na regulação do desenvolvimento embrionário, da angiogênese, da proliferação e da diferenciação celular. Os agonistas endógenos PDGF-A, B, C e D promovem a homo ou heterodimerização e a transfosforilação das duas isoformas do receptor, dando início à sinalização intracelular pelas vias MAPK, PI_3K e PLC-γ (Figura 5.3).

Outro membro desta subfamília é o receptor de c-KIT (*stem cell growth factor*) expresso em células-tronco e células diferenciadas da medula óssea, pele, gônadas e mastócitos. Sua ativação estimula a proliferação, a sobrevivência e a migração de células-tronco hematopoiéticas, melanócitos e células germinativas primordiais.

A família dos **receptores do fator de crescimento de fibroblastos** (FGFR) desempenha um papel crucial no desenvolvimento embrionário e metabolismo, influenciando a proliferação e a diferenciação celular. A superexpressão desses receptores está associada a várias neoplasias humanas. Alterações nos FGFR foram também relacionadas a displasias de desenvolvimento, como algumas formas de nanismo (p.ex., hipocondroplasia e acondroplasia). Quatro receptores FGFR (FGFR 1-4) medeiam a ação dos 18 fatores de crescimento de fibroblastos identificados em mamíferos.

São também membros dos TKR os **receptores de neurotrofinas** TrkA, TrkB e TrkC que medeiam as ações proliferativas do fator de crescimento neural (NGF, do inglês *nerve growth factor*), do fator neurotrófico derivado do cérebro (BDNF, do inglês *brain-derived neurotrophic factor*) e das neurotrofinas, respectivamente. A ligação do NGF causa a dimerização e a autofosforilação do TrkA, iniciando cascatas de sinalização das vias PI_3K/AKT, Ras/ERK1/2 e PLC-γ. Proteínas adaptadoras como clatrina e caveolina podem influenciar a sinalização desses receptores promovendo, por exemplo, a internalização do TrkA e a ativação da ERK1/2 em alguns tipos de células. A sinalização de receptores Trk, especialmente do TrkB, foi associada a vários tipos de câncer, incluindo glioblastoma, neuroblastoma, mieloma, câncer de mama, pulmão e pâncreas, estimulado a proliferação celular, a agressividade biológica do tumor e o aparecimento de metástases. Por impedir a proliferação de células neoplásicas, antagonistas desses receptores são atualmente utilizados na terapêutica anticâncer em combinação com a quimioterapia antineoplásica clássica.

Já os **receptores de fator de crescimento do endotélio vascular** (VEGFR 1, 2 e 3, do inglês *vascular endothelial growth factor receptors*) medeiam os efeitos biológicos das proteínas VEGF (do inglês de *vascular endothelial growth factor* – fatores de crescimento do endotélio vascular); entre eles, os efeitos mitogênicos e angiogênicos do VEGF-A que resultam na proliferação e sobrevivência das células endoteliais.

Por fim, temos os **receptores Eph** (sigla em inglês de *erythroprotein-producing hepatocellular carcinoma*). Originalmente identificados como mediadores da orientação dos axônios, os receptores Eph, juntamente com seus ligante endógenos – as efrinas (*Eph receptor-interacting proteins*), estão envolvidos na organização e crescimento dos tecidos durante o desenvolvimento, contribuindo para a regulação da forma, do movimento e da proliferação celular, sendo também implicados no desenvolvimento e progressão do câncer. As efrinas e seus receptores são proteínas ligadas às membranas de células adjacentes e, portanto, requerem interações célula-célula direta para ativação do receptor Eph. Os receptores Eph são classificados em famílias EphA e EphB, de acordo com a interação preferencial às efrinas do tipo A, ligadas a âncoras de glicofosfatidilinositol (GPI) ou às efrinas tipo B, proteínas transmembranares. Curiosamente, após contato célula-célula, a sinalização desses receptores pode ocorrer de forma bidirecional, na qual o sinal intercelular é iniciado tanto na célula portadora de receptor (sinalização direta) como na célula oposta onde se localiza a efrina (sinalização "reversa").

Receptores associados à tirosina quinase

As citocinas são os principais mediadores envolvidos na atrite reumatoide e em outras doenças autoimunes. Entre os grupos de receptores de citocinas, estão aqueles pertencentes **à superfamília de receptores associados à tirosina quinase** que incluem: a) os **receptores de citocinas tipo I**, para as interleucinas IL-2, IL-4, IL-7, IL-9, IL-15 e IL-21; b) os **receptores de citocinas tipo II,** para os interferons (IFNα, β e γ) e IL-10, IL-19, IL-20, IL-22, IL-28 e IL-29. Esses receptores contêm uma região extracelular conservada, conhecida como o domínio de homologia do receptor de citocinas (CHD, *cytokine receptor homology domain*), um domínio transmembranar e domínios de homologia intracelular. Os receptores desta família carecem de atividade quinase intrínseca e, portanto, dependem da ativação de tirosina quinases citoplasmáticas, que pertencem à família JAK (*Janus quinase*) e STAT (*signal transducer and activator of transcription*), para a propagação da sinalização intracelular (Figura 5.4). Assim, quando ativados pelo ligante, os receptores di-

merizam e promovem a fosforilação e ativação das JAK associadas. Estas, por sua vez, fosforilam o receptor, o que facilita o recrutamento de proteínas STAT (do inglês *signal transducer and activator of transcription* – sinal transdutor e ativador da transcrição proteica) que, na forma de homo ou heterodímeros fosforilados/ativados, entram no núcleo onde atuam como fatores de transcrição para regular a expressão gênica.

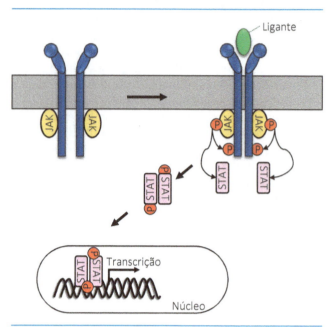

Figura 5.4 – Receptores associados à tirosina quinase [família JAK (*Janus quinase*) e STAT (*signal transducer and activator of transcription*)].
Fonte: Desenvolvida pela autoria do capítulo.

Já as **integrinas** são proteínas transmembranares conhecidas como moléculas de adesão que promovem a integração do meio extracelular com o interior da célula. De fato, as integrinas atuam como receptores de componentes da matriz extracelular (fibronectina, vitronectina, colágeno, laminina etc.). De modo geral, as integrinas existem como heterodímeros de subunidades α e β, cuja porção intracelular forma complexos de adesão com outras proteínas que compõem o citoesqueleto; entre elas, talina, vinculina, paxilina e α-actinina e que medeiam a interação com a actina. As integrinas também regulam a atividade de quinases, como a quinase de adesão focal (FAK, do inglês *focal adhesion kinase*) e aquelas da família Src, tendo, assim, um papel importante na sinalização celular relacionada ao crescimento, divisão, sobrevivência, diferenciação, migração celulares e apoptose.

A família de **receptores toll-like** (TLR) de mamíferos consiste de 13 membros de receptores transmembranares que têm um papel fundamental no sistema imune inato já que reconhece padrões específicos de componentes microbianos, chamados padrões moleculares associados a patógenos (PAMP), sendo o LPS (lipopolissacarídeo que compõe a membrana externa de bactérias Gram-negativas) um dos PAMP mais estudados. O reconhecimento de PAMP pelo TLR resulta na ativação tanto do sistema imune inato como da imunidade adaptativa específica contra antígenos. Esses receptores geralmente existem como homodímeros e são encontrados em células do sistema imune como macrófagos, linfócitos B e mastócitos. A ativação dos TLR inicia cascatas de sinalização intracelulares, mediadas por moléculas adaptadoras como o MyD88 (*myeloid differentiation primary response gene 88*) e Trif (*TIR-domain-containing adaptor-inducing interferon-β*), as quais ativam as vias de PI$_3$K e do fator de transcrição pró-inflamatório NF-κB que regulam a expressão gênica e estimulam a resposta imune/inflamatória.

Enquanto os TLR são predominantemente receptores de sinais de alarme externos, os quais detectam uma infecção microbiana, os **receptores de interleucina-1** (IL-1R) formam uma família de mediadores endógenos que detectam a integridade das células. Nesse caso, seus principais ativadores, IL-1β e IL-18, são produzidos por célula do sistema imune com função sentinela, tais como macrófagos ou células dendríticas ativadas. Essas interleucinas são produzidas como precursores inativos e precisam ser processadas pela caspase 1 para se tornarem formas biologicamente ativas.

Já os **receptores de fator de necrose tumoral** (TNFR 1 e 2) medeiam a ação do fator de necrose tumoral solúvel (sTNF) ou daquele associado à membrana (tmTNF). Esses receptores apresentam diferenças marcantes nos padrões de expressão, na estrutura, nos mecanismos de sinalização e em suas funções. Os receptores TNFR1, que contêm o "domínio da morte" são expressos em níveis baixos na maioria das células, sendo ativados por sTNF e tmTNF. Já o TNFR2 é ativado preferencialmente pelo tmTNF e sua expressão pode ser aumentada por citocinas, em especial por interferons, o que explica a sinergia entre o TNF e os interferons. De fato, esses receptores medeiam o efeito citotóxico tumoral assim como as ações pró-inflamatórias do TNF.

Alterações na sinalização do TNFR foram associadas a neoplasias e a vários distúrbios inflamatórios, incluindo algumas formas de artrite e doenças inflamatórias intestinais. Assim, a neutralização terapêutica do TNF ou de seus receptores, com anticorpos monoclonais humanizados, tem-se mostrado uma estratégia terapêutica eficaz no tratamento de uma ampla gama de doenças inflamatórias humanas e na imunoterapia contra o câncer. Uma visão mais detalhada da ativação desses receptores pode ser obtida em Sedger & McDermott 2014.

Receptor serina/treonina quinases

Os **receptores serina/treonina quinases** (STKR, do inglês *serine threonine kinase receptors*) formam um grupo de receptores que existem como heterodímeros de **receptores** do **tipo I** e do **tipo II** e cujo domínio de ligação ao agonista endógeno está localizado no receptor do tipo II. Em condições basais, esses receptores encontram-se na forma de monômeros inativos. Após a interação do ligante ao receptor do tipo II, o receptor do tipo I é recrutado e fosforilado. Em seguida, o receptor ativado fosforila resíduos de serina da proteína **Smad**, que migra para o núcleo, onde associa-se a fatores de transcrição, regulando genes relacionados à morfogênese. Essa família de receptores inclui os receptores de **TGF-β** (*transforming growth factor* β – fator de crescimento transformante), **BMP** (*bone morphogenetic proteins* – proteínas morfogenéticas do osso) e **ALK1-7** de ativinas.

O TGF-β é expresso por todas as células do corpo humano e suas três formas (TGF-β1, 2 e 3) têm atividades biológicas semelhantes, participando na regulação da proliferação, migração e diferenciação celulares e da apoptose. Como esquematizado na **Figura 5.5**, a sinalização canônica dos **receptores de TGF-β** ocorre quando um dos três ligantes se liga ao receptor TGFBR2, que, então, recruta e fosforila o receptor TGFBR1, em resíduos de serina e treonina em um domínio rico em glicina-serina. Uma vez fosforilado, o TGFBR1 fosforila resíduos de serina das proteínas SMAD2 e SMAD3, que, assim, recrutam a SMAD4, que são translocadas para o núcleo onde regulam a transcrição de genes-alvo de TGF-β.

A ligação do TGF-β aos seus receptores pode também ativar uma sinalização não canônica na qual outras quinases podem ser ativadas; entre elas, as MAPK, ERK, P38, JNK e PI3K/PKB. Já o TGFBR3, também conhecido como "betaglicano", é o TGFBR mais abundante, não apresenta atividade quinase, mas pode se ligar às três formas de TGF-β com alta afinidade, facilitando a ligação do TGF-β ao TGFBR2. Além disso, o domínio extracelular de TGFBR3 pode ainda ser clivado, liberando uma forma extracelular solúvel do receptor (sTGFBR3) capaz de sequestrar o TGF-β, servindo como um antagonista endógeno do TGF-β no TGFBR2.

Quanto aos **receptores de BMP**, foram identificados três receptores tipo II (BMPRII) e quatro receptores tipo I (BMPRI), também conhecidos como "ALK" (do inglês *activin receptor-like kinases* – receptores de quinase semelhante à ativina), que medeiam as ações das mais de 15 BMP, citocinas capazes de induzir a formação óssea. A ligação de BMP ao receptor tipo II provoca a fosforilação de resíduos específicos de serina e treonina do receptor tipo I, pelo receptor tipo II. Assim, o heterodímero ativado promove a fosforilação de SMAD1, 5 e 8, as quais se complexam com a SMAD4, ensejando respostas transcricionais específicas. A ativação do BMPR também pode causar uma sinalização não canônica que envolve p38, JNK proteínas GTP monoméricas, como Rho e Rac.

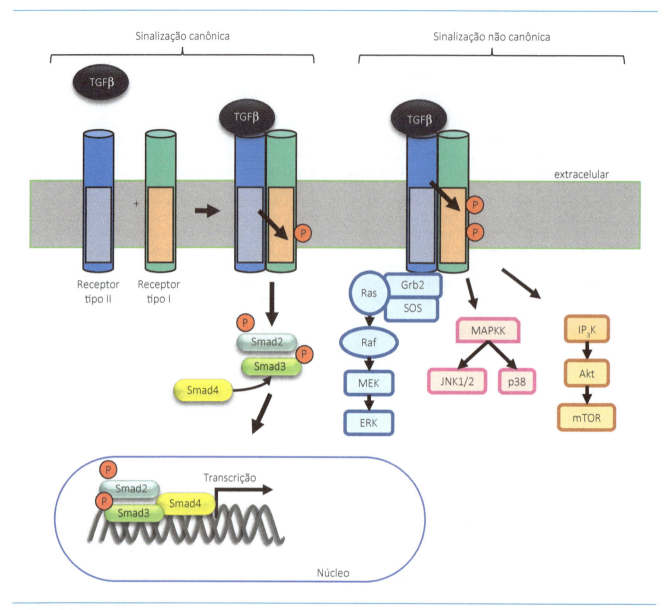

Figura 5.5 – Representação esquemática das vias de sinalização do receptor do fator de crescimento transformante β (TGF-β), membro da família de receptores transmembranares serina/treonina quinases tipos I e II e fatores de transcrição SMAD intracelulares.
Fonte: Desenvolvida pela autoria do capítulo.

Por fim, temos as ativinas, glicoproteínas diméricas resultantes da montagem de duas subunidades beta, que também podem ser combinadas com subunidades alfa para formar inibinas. Da mesma forma que os TGF-β (Figura 5.5), as ativinas promovem seus efeitos por meio de receptores serina/treonina quinase do tipo I e II. A ligação das ativinas aos **receptores de ativina** tipo IIA (ActRIIA) ou tipo IIB (ActRIIB) induz o recrutamento e a fosforilação de um receptor tipo I (ALK4 e/ou ALK7), que fosforila as proteínas sinalizadoras intracelulares Smad2 e Smad3. A sinalização da ativina é regulada negativamente por inibina, folistatina e outras proteínas.

Receptores tirosina fosfatases

A regulação de grande parte das vias de sinalização intracelular envolve não só a fosforilação como também a desfosforilação proteica e, portanto, depende também da atividade de fosfatases. Assim, ao desfosforilar resíduos de tirosina, a família dos **receptores proteína tirosina fosfatase** (PTPR, do inglês *protein tyrosine phosphatase receptor*) participa de múltiplos processos celulares, incluindo crescimento e diferenciação celular, ciclo mitótico e transformação oncogênica. A ligação dos PTPR a componentes da matriz extracelular ou proteínas da superfície celular indica também um papel na comunicação intercelular. Em neurônios, os PTPR estão envolvidos na interação célula-célula, axonogênese primária, orientação axonal durante a embriogênese e no controle molecular do reparo neural na vida adulta.

A estrutura modular dos PTPR inclui: a) uma região extracelular variável, com diferentes domínios implicados na interação célula-célula e célula-matriz extracelular; b) um único segmento transmembranar; e c) uma região intracelular tipicamente composta por dois domínios denominados "D1", que contém a atividade catalítica fosfatase e D2 (ICD, do inglês *intracellular domain* – domínio intracelular), envolvido na especificidade do substrato e na estabilidade e interação do receptor com proteínas intracelulares. Com base nas características do domínio extracelulares, a família PTPR pode ser subdividida em oito subfamílias: R1/R6; R2A; R2B; R3; R4; R5; R7; e R8. No entanto, os ligantes para a maioria dos PTPR ainda não foram identificados. Como exemplo de PTPR, temos o PTPR-σ, uma proteína transmembrana expressa no sistema nervoso e nas células do estroma, que atua como receptor para os proteoglicanos da matriz extracelular. A ativação de PTPR-σ pelo *proteoglicano condroitim sulfato* promove a inibição da regeneração do axônio. Outro PTPR é o CD45, que participa na sinalização de linfócitos T, controlando a ativação das proteínas quinases Lck e Fyn da família Src. A deficiência de CD45 resulta em disfunção de linfócitos T e B na imunodeficiência combinada severa.

Receptores guanilil ciclases

Esses receptores compõem uma família de receptores homodiméricos com um domínio transmembranar único e com atividade de guanilil ciclases no domínio intracelular (Figura 5.6). Suas isoformas são ativadas pelos hormônios peptídicos: peptídeo natriurético atrial; peptídeo natriurético cerebral; e peptídeo natriurético do tipo C. Outros membros dessa família são os receptores de guanilina e uroguanilina, que regulam o transporte de eletrólito e de água nos epitélios intestinais e renais.

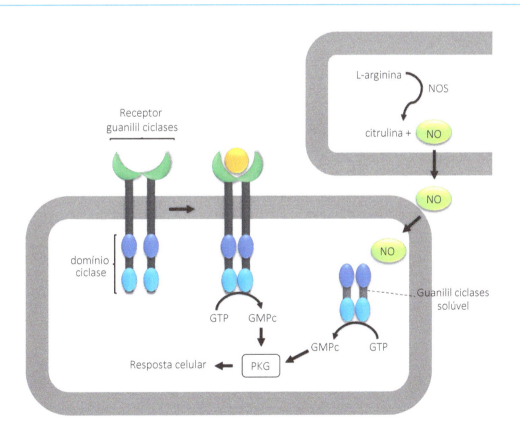

Figura 5.6 – Receptores guanilil ciclases. A Figura mostra ainda a enzima guanilil ciclases solúvel, que é ativada pelo óxido nítrico (NO), formado a partir da L-arginina, pela ação da enzima NO sintase (NOS).

GTP: trifosfato de guanosina; GMPc: monofosfato de guanosina cíclico; PKG: proteína quinase G.

Fonte: Desenvolvida pela autoria do capítulo.

Receptores nucleares

Os receptores nucleares formam uma superfamília de fatores de transcrição com 48 membros estruturalmente relacionados que, quando ativados, ligam-se diretamente ao DNA para regular a expressão de genes-alvo. Esse é o mecanismo principal pelo qual hormônios como os esteroides sexuais, vitamina D3 e esteroides da suprarrenal regulam a resposta celular e, consequentemente, o metabolismo, o desenvolvimento, a reprodução, a inflamação, ciclo circadiano, entre outros processos fisiológicos do organismo.

Os receptores nucleares apresentam uma organização estrutural caracterizada por uma sequência de domínios esquematizada na Figura 5.7.

O **domínio N-terminal** (NTD) é altamente variável, tanto em tamanho como na sequência de a.a., e contém uma região com função de ativação (AF1), que independe do ligante, mas que interage com proteínas correguladoras. Essa região é alvo de numerosas modificações pós-traducionais, incluindo fosforilação e acetilação. O **domínio de ligação ao DNA** (DBD) é altamente conservado e tem dois subdomínios, com quatro resíduos de cisteína cada, que coordenam um zinco para criar o dedo de zinco responsável pela ligação ao DNA. O primeiro subdomínio contém a porção responsável pelo reconhecimento e interações específicas com os **elementos de resposta a hormônios** (HRE) no DNA. A afinidade para HRE específicos depende do subtipo de receptor nuclear, e da homo ou heterodimerização desses receptores.

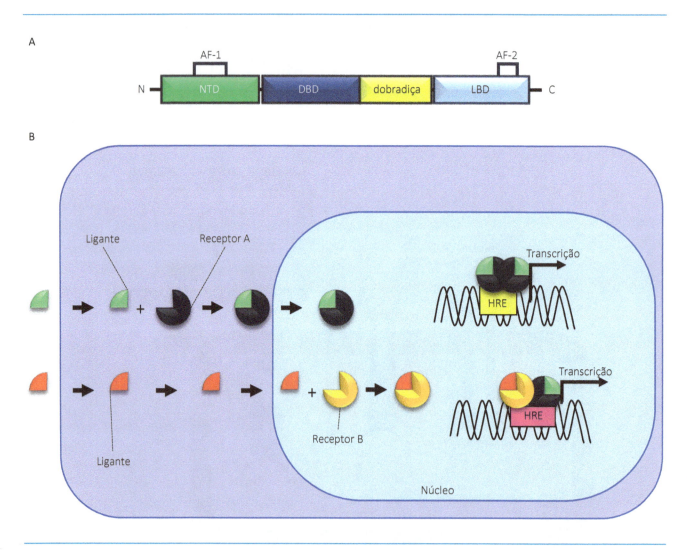

Figura 5.7 – Receptores nucleares. **(A)** Estrutura modular dos receptores nucleares, constituída pelos domínios N-terminal (NTD), que contém a região de ativação autônoma (AF-1), o domínio de ligação ao DNA (DBD), seguida por uma região flexível da dobradiça e do domínio de ligação do ligante (LBD), que também interage com proteínas reguladoras por meio da porção (AF-2). **(B)** Representação esquemática do processo de ativação do receptor nuclear, de sua homo ou heterodimerização e de sua interação com o elemento e resposta ao hormônio presente na região promotora do gene-alvo.
Fonte: Desenvolvida pela autoria do capítulo.

Desta forma, é possível identificar sequências específicas, na região promotora dos genes, que compõem os elementos de resposta de cada receptor nuclear, entre eles **o elemento de resposta aos andrógenos** (ARE), aos estrogênios, (ERE), aos glicocorticosteroide (GRE) etc. O segundo subdomínio do DBD faz contatos não específicos com o DNA e contém uma região (Distal box) cuja sequência de a.a. é responsável pela dimerização do receptor. Por fim, há o **domínio de ligação do ligante** (LBD, do inglês *ligand binding domain*) localizado na porção C-terminal do receptor e que interage diretamente com proteínas correguladoras. Esse domínio estruturalmente conservado geralmente contém uma bolsa hidrofóbica para a ligação do hormônio (LBP, do inglês *hydrophobic ligand-binding pocket*). Como consequência das alterações conformacionais induzidas pela interação com o ligante, os receptores nucleares são capazes de recrutar correguladores transcricionais, remodeladores de cromatina, assim como o sistema geral de transcrição para ativar ou reprimir a expressão do gene alvo.

Os receptores nucleares são divididos em sete famílias numeradas de 0 a 6, que, por sua vez, podem ser divididas em subfamílias. A **família 0** é formada pelos receptores órfãos DAX1 e SHP (*short heterodimeric partner*). *Já a* **família 1** é constituída pelos receptores tireoidianos (TRα e β), receptor de vitamina D (VDR), receptores do ácido retinoico α, β e γ (RAR α, β e γ), receptores **PPARα, PPARβ e PPARγ** (*peroxisome proliferator-activated receptors*), entre outros. A **família 2** é formada pelos receptores **HNF4α e γ** (fator nuclear de hepatócito 4α e γ) ativados por ácidos graxos; os receptores **RXRα, β e γ** (receptor X retinoide α, β e γ) ativados pelo ácido 9-*Cis* retinóico, e alguns receptores órfãos. A **família 3** tem como membros os **ERα e β**: (receptores de estrógeno α e β); **AR** (receptor de andrógeno); **GR** (receptor de glicocorticosteroide); **MR** (receptor de mineralocorticosteroide), **PR** (receptor de progesterona). Já a **família 4** compreende os **receptores NURR1** (*nurr-related Factor 1*) ativados por ácidos graxos insaturados e os receptores órfãos **NGF1B** (receptor de fator de crescimento neural 1B). A **família 5** compreende os receptores **SF-1** (fator esteroidogênico 1) e **LRH-1** (receptor homólogo de fígado 1), ativados por fosfolipídeos e a **família 6** tem como membro o receptor órfão **GCNF** (fator nuclear de células germinativas). Alguns desses receptores serão abordados nos capítulos da Seção 6 – Fármacos que afetam o sistema endócrino.

■ Enzimas

Muitos fármacos e medicamentos modificam a atividade de enzimas, que catalisam reações químicas específicas e a conversão de substratos em produtos acelerando os processos biológicos. Várias delas requerem a presença de cofatores que incluem íons metálicos, grupo heme ou moléculas orgânicas denominadas **coenzimas.** Estas últimas são em geral moléculas pequenas, aceptoras ou doadoras de grupos funcionais, que auxiliam na reação enzimática, por exemplo, ATP, NAD, NADP e vitaminas, como riboflavina (vitamina B1) e tiamina (vitamina B2). A seguir descrevemos sucintamente algumas enzimas envolvidas na sinalização celular. Outras enzimas, incluindo aquelas envolvidas na síntese e degradação de neurotransmissores, serão abordadas em capítulos específicos.

Fosfolipases

As fosfolipases (PL, *phospholipases*) são enzimas que hidrolisam fosfolípides, como a fosfatidilcolina, fosfatidiletanolamina, fosfatidilserina e fosfatidilinositol, importantes componentes estruturais da membrana celular, acarretando a formação de ácidos graxos ou de outros mediadores lipídicos bioativos, como o **diacilglicerol** (DAG), ácido fosfatídico, ácido lisofosfatídico e **ácido araquidônico** (AA). Esses mediadores lipídicos regulam uma variedade de processos celulares, incluindo proliferação, sobrevivência, migração, tráfego de vesículas, carcinogênese, metástase e inflamação. Dependendo da reação catalisada, as fosfolipases podem ser divididas em quatro classes denominadas fosfolipases A, B, C e D.

Fosfolipase A_2 (PLA$_2$)

A denominação fosfolipase A_2 abrange um grupo de enzimas de substratos fosfolípides que contêm ácidos graxos poli-insaturados na posição sn-2, (p.ex., fosfatidilcolina e a fosfatidiletanolamina). Nos vertebrados, as PLA$_2$ podem ser distribuídas em 15 grupos, sendo as mais estudadas as citosólicas, ativadas por Ca^{2+} e translocadas para a membrana, as independentes de Ca^{2+}, as acetil-hidrolases do fator ativador plaquetário (PAF), a lisossomal, a do tecido adiposo e as secretadas, presentes nos venenos de serpentes. A PLA$_2$ citosólica pode também ser ativada por fosforilação mediada pela MAPK ou ter a atividade catalítica aumentada após fosforilação pela PKC. Ao hidrolisar os fosfolípides de membrana, a PLA$_2$ promove a liberação de ácidos graxos como o AA, alvo de enzimas citosólicas como a ciclo-oxigenase e a lipoxigenase, responsáveis pela formação de prostaglandinas, tromboxano, leucotrienos e lipoxinas, cuja função será abordada na Seção 5 – Inflamação, imunomodulação e hematopoiese.

Fosfolipase C (PLC)

A PLC participa da hidrólise do **4,5-bisfosfato de fosfatidil inositol** (PIP$_2$) gerando **IP$_3$** e **DAG**. O IP$_3$ formado difunde-se pelo citoplasma e interage com receptores **IP$_3$R** localizados na membrana do retículo endoplasmático, provocando a extrusão de Ca²⁺. Em contrapartida, o ácido graxo **DAG** tem como principal função a ativação de **PKC** (ver item "Proteína quinase"). A maior disponibilidade intracelular de Ca²⁺ livre permite a ativação de proteínas ligadoras de Ca²⁺, como a **calmodulina** (CAM), que por sua vez regula a atividade de várias enzimas, como as **quinases dependentes de Ca²⁺/CAM**. De fato, o Ca²⁺ é um dos principais segundos mensageiros intracelulares e participa de inúmeros processos fisiológicos que incluem desde a liberação de neurotransmissores, secreção hormonal, contração das musculaturas lisa, cardíaca e esquelética, ativação de enzimas e efetores até a regulação da expressão gênica e que serão abordados em vários capítulos.

Até o presente momento foram identificadas 13 isoenzimas de PLC em mamíferos, categorizadas em vários subtipos com base em suas estruturas e mecanismos reguladores de ativação. Aquelas envolvidas na hidrólise do PIP₂ podem ser divididas em três subtipos: a PLC-β; PLC-γ; e a PLC-δ. As **PLC-β** (isoformas β1 a β4) medeiam as ações dos agonistas de receptores acoplados às proteínas G$_q$, sendo também ativadas pelo dímero Gβγ e pelos membros da família Rho de proteínas G monoméricas como Rac e o cdc42. Já as **PLC-γ** (isoformas γ1 e γ2) hidrolisam o PIP₂ quando fosforiladas pela tirosina quinase intrínseca aos TKR ou por tirosinas quinases solúveis.

Entre outras ações, a PLC-γ regula o desenvolvimento e a função das células hematopoiéticas, a ativação de linfócitos T e a maturação de linfócitos B, assim como as funções de plaquetas, mastócitos e neutrófilos. As **PLC-δ** (δ1, δ3 e δ4) também se distribuem amplamente em vários tecidos e têm a translocação para a membrana e ativação induzidas pelo Ca²⁺. As PLC-δ participam no desenvolvimento embrionário de vários tecidos; entre eles, de cardiomiócitos, queratinócitos e da própria placenta. Quanto à **PLC-ε**, sua única isoforma é preferencialmente expressa no coração, sendo ativada pelo ácido lisofosfatídico, trombina, Rap e Ras e pela via RhoA, associada a receptores acoplados às proteínas G$\alpha_{12/13}$. A PLC-ε participa na regulação do desenvolvimento e na função dos cardiomiócitos, havendo uma correlação entre o aumento de sua expressão/atividade e o aparecimento de cardiopatias. Já a **PLC-ζ** é uma enzima ativada por Ca²⁺ cuja expressão é limitada aos espermatozoides e participa no processo de fertilização, via mobilização de Ca²⁺. Por fim, as duas isoformas de **PLC-η** (η1 e η2) são altamente expressas no cérebro, ativadas por Ca²⁺ e pelas subunidades βγ das proteínas G.

Fosfolipase D (PLD)

A enzima fosfolipase D (PLD) catalisa a hidrólise da fosfatidilcolina, sendo a principal responsável pela formação de ácido fosfatídico (PtdOH), que pode ser metabolizado em DAG e ácido lisofosfatídico. As PLD são fosfodiesterases envolvidas em múltiplas vias de sinalização e cuja ativação pode ser desencadeada por GPCR, TKR e pelas integrinas. Em células de mamífero, a geração de PtdOH induzida por GPCR ocorre predominantemente via isoenzimas PLD1 e PLD2, podendo também ocorrer pela ação sequencial das enzimas PLC-β e diacilglicerolquinase. Como um agonista de GPCR, que causa a hidrólise de PIP₂ pela PLC-β, pode também promover de maneira mais tardia a ativação da PLD, a formação de DAG pode ser prolongada, resultando na ativação mais duradoura das PKC dependentes de DAG. Assim, o desenvolvimento de inibidores seletivos de isoformas de PLD pode auxiliar nas estratégias terapêuticas para o tratamento de neoplasias, já que o aumento da atividade/expressão de PLD é observado em vários tipos de câncer e a redução dos níveis de PtdOH tem efeito inibitório da tumorigênese.

Quinases

Quinases (ou cinases) de proteínas (*protein kinases*) são enzimas que regulam a atividade biológica de outras proteínas mediante a transferência de grupo fosforila do ATP para a.a. específicos em: a) sequências de a.a. conhecidas como "sequências consenso de fosforilação" presentes na estrutura primária da proteína; ou b) em sítios de fosforilação sem consenso sequencial, mas cujas características estereoquímicas da estrutura terciária mimetizam a sequência consenso de fosforilação. Assim, a fosforilação promove a modificação conformacional da proteína, que resulta na alteração do seu estado funcional, isto é, na sua ativação ou inativação.

Mais de 500 quinases de proteínas foram identificadas, das quais cerca de 125 fosforilam especificamente resíduos de serina e/ou treonina. Em geral, uma única quinase reconhece sequências consenso presentes em várias proteínas. Desta forma, uma vez ativada, uma quinase pode fosforilar mais de uma proteína-alvo. Embora seja estimada a existência de 2 mil quinases no genoma humano, neste capítulo serão descritas apenas algumas das quinases envolvidas na sinalização celular.

Proteína quinase A (PKA)

A PKA é uma serina/treonina quinase ativada por AMPc. Essa enzima tetramérica é formada por uma subunidade regulatória (R$_{PKA}$) dimérica e duas subunidades catalíticas (C$_{PKA}$). Classicamente, a ativação da PKA inicia-se com a ativação sequencial do GsPCR, da proteína Gs e da AC, com consequente aumento da formação intracelular do AMPc (ver item "Proteínas Gs e Gi e seus efetores"). Em seguida, o AMPc interage com domínios específicos presentes nas subunidades R_{PKA}, interrompendo seu efeito inibitório nas duas subunidades C_{PKA}:

$$4 \text{ AMPc} + 2 R_{PKA} \cdot 2 C_{PKA} \leftrightarrows 4 \text{ AMPc} \cdot 2 R_{PKA} + 2 C_{PKA}$$

Uma vez liberadas, as C_{PKA} podem fosforilar resíduos de **serina e/ou treonina** presentes em várias proteínas-alvo, que incluem enzimas, fatores de transcrição, receptores, canais iônicos, transportadores etc. Assim, a subunidade R_{PKA} atua como um "receptor" de AMPc, sendo também responsável pela compartimentalização da sinalização do AMPc, já que contém o domínio de interação com **proteínas ancoradoras de quinase A** (AKAP, do inglês *A kinase anchoring proteins*), as quais orientam a localização da PKA. As AKAP também se associam a outras moléculas sinalizadoras (p.ex., PDE), com um papel determinante tanto na fosforilação das proteínas-alvo como no término da ativação da PKA.

Proteína quinase C

As **PKC** fazem parte da superfamília de serina/treonina quinases sensíveis a lipídeos, cuja atividade é regulada pela liberação reversível de um pseudossubstrato autoinibitório (Figura 5.8). Quando descobertas na década de 1980, as PKC sensíveis à diacilglicerol foram identificadas como "receptores" de ésteres de forbol, sabidamente indutores de tumor. Posteriormente, com base nas diferenças estruturais que determinam a capacidade de se ligarem a diferentes cofatores via domínios regulatórios, as PKC foram divididas em três subfamílias distintas: a subfamília das **PKC convencionais** ou **clássicas** (cPKC) que inclui as PKCα, βI e βII e γ; a subfamília das **PKC novas** (nPKC) formada pelas PKCδ, ε, η (eta) e ϑ (teta) e a subfamília das **PKC atípicas** (aPKC) que compreendem as PKCζ (zeta), λ/ι (lambda/iota) (Figura 5.8A).

A estrutura primária da PKC é formada por uma região catalítica na porção C-terminal e outra regulatória na porção N-terminal. A região regulatória das cPKC apresenta: a) um domínio C1 (com módulos C1A e C1B) de ligação para o diacilglicerol (DAG); b) um domínio C2, que funciona como sensor de Ca^{2+}, responsável pela ligação aos fosfolipídeos de membrana (fosfatidilserina e PIP_2) de forma dependente de Ca^{2+}, crucial para a ativação da quinase; e c) um domínio **PS**, que funciona como pseudossubstrato. A ligação do DAG ao domínio C1, promove uma mudança conformacional da cPKC evitando a autoinibição da enzima pelo pseudossubstrato, o que resulta na exposição do sítio catalítico, responsável pela fosforilação das proteínas-alvo (Figura 5.8B).

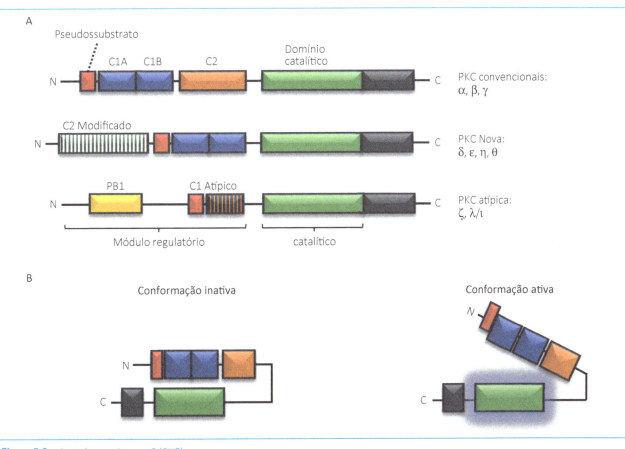

Figura 5.8 – Proteínas quinases C (PKC).
Fonte: Desenvolvida pela autoria do capítulo.

Embora as enzimas da subfamília **nPKC** tenham um domínio C2, este não funciona como sensor de Ca^{2+}, impedindo que o Ca^{2+} ative os membros deste grupo. Assim, a ativação das nPKC depende apenas do DAG. Já as PKC atípicas contêm um domínio C1 atípico e um domínio PB1 (Phox e Bem1) e, portanto, não são ativadas nem pelo DAG nem pelo Ca^{2+}. Assim, a ativação das **aPKC** depende da interação do domínio C1 com fosfolípides, como o fosfatidilinositol 3,4,5-trifosfato (PIP_3) e ceramida, enquanto o domínio PB1 medeia a interação com outras proteínas de suporte, como a p62, MEK5 e PAR6. Todas as PKC fosforilam resíduos de serina ou treonina em proteínas que apresentem as sequências: RXXS/TXRX, em que X indica qualquer aminoácido. A localização da enzima também é influenciada pela interação com proteínas de ancoramento de PKC que asseguram o acesso das PKC às proteínas-alvo.

Como não é possível dissertar sobre todas as 500 quinases envolvidas na sinalização celular, listamos a seguir algumas quinases de proteínas importantes na sinalização intracelular que, com exceção da PI_3K, fosforilam resíduos de serina e/ou treonina das proteínas-alvo.

- Caseína quinase 1 (CK1): quinase monomérica, com sete isoformas, envolvida na sinalização de Wnt[4] e Hedgehog (Hh).
- Caseína quinase 2 (CK2): quinase envolvida na regulação da proliferação e diferenciação celular e da apoptose, cuja superexpressão foi relacionada à sobrevivência das células neoplásicas.
- Fosfatidilinositol 3-quinases (PI_3 quinases ou PI_3K): formam uma família de quinases de lipídeos que fosforilam o anel inositol de fosfoinositídeos. A fosforilação do PIP_2 pela **PI_3K** gera o PIP_3, um dos principais lipídeos da sinalização de proliferação e sobrevivência celular.
- Proteína quinase ativada por AMP (AMPK): quinase heterodimérica encontrada em altas concentrações no músculo esquelético e no fígado. Atua como sensor da condição energética celular. A fosforilação de várias enzimas-alvo pela AMPK permite tanto a estimulação de vias catabólicas como a inibição de vias anabólicas, garantindo a sobrevivência celular durante o estresse metabólico. Parte das ações do antidiabético oral metformina envolve a ativação da AMPK e a consequente estimulação da oxidação de ácidos graxos hepáticos, captação e metabolismo de glicose e redução da lipogênese e gliconeogênese.
- Proteína quinase B (PKB) ou AKT quinase: envolvida na regulação da proliferação celular, si-

nalização da insulina, angiogênese e formação tumoral. Medeia a sinalização da PI_3K.
- Proteína quinase G (PKG): ativada por GMP cíclico e que fosforila vários alvos biológicos, como aqueles envolvidos no relaxamento da musculatura lisa, no controle da função plaquetária e na homeostase hemodinâmica.
- Quinases ativadas por mitógenos (MAPK, do inglês *mitogen-activated protein kinases*): regulam vários processos celulares que incluem expressão gênica, proliferação celular, diferenciação e apoptose. Fazem parte desse grupo de quinases a ERK, p38 MAPK, JNK/c-Jun (Figuras 5.3 e 5.5).
- Quinases dependentes de Ca^{2+}/calmodulina (CaMK): reguladas pelo complexo Ca^{2+}/CAM e que desempenham papéis-chave na transmissão neuronal, plasticidade sináptica, desenvolvimento de circuitos e cognição. Entre várias outras ações, as CAMK participam da regulação da homeostase energética, como a gliconeogênese hepática, a diferenciação pré-adipocitária, termogênese adaptativa, secreção de insulina pelas células β do pâncreas, assim como a sensibilidade periférica à insulina.
- Quinases dependentes de ciclina (Cdks): controlam o ciclo celular mediante interação com ciclinas. O complexo CDK-ciclina fosforila proteínas necessárias para a reorganização estrutural e ativação de genes envolvidos na replicação do DNA.
- Raf quinases: família de quinases que compõe a cascata de sinalização Ras-MAPK, estimuladas por vários fatores de crescimento que recrutam a Raf para a membrana celular (Figuras 5.3 e 5.5). Este processo de ativação é regulado por vários outros fatores, como fosfatases (PP1, PP2A, PP5 etc.) e quinases (Src, ERK, Akt, PKC etc.). As três isoformas de Raf estimulam a proliferação celular.

Fosfatases de proteínas

Fosfatases são hidrolases que removem o grupamento fosfato de seus substratos, sendo consideradas uma das famílias de enzimas mais eficientes conhecidas. Essas enzimas neutralizam a fosforilação induzida pelas quinases, podendo resultar na ativação ou na inativação de seus substratos, o que é determinante em vários processos biológicos assim como na sinalização celular. A capacidade de formar complexos específicos entre uma subunidade catalítica e múltiplos elementos reguladores confere às 150 fosfatases de proteínas já identificadas a especificidade no reconhecimento de seus alvos. Assim, as fosfatases têm a capacidade de impedir ou reverter a fosforilação induzida pelas várias quinases conhecidas. Por exemplo, as serina/treonina proteína fosfatases catalisam a remoção de grupos fosfato de resíduos de serina e/ou treonina e são divididas em dois grupos: a) aque-

---

[4] O termo "Wnt" originou-se da fusão entre *wingless* (sem asa) e *integration site* (int-1), que codifica uma glicoproteína secretora semelhante ao produto do gene da *Drosophila melanogaster* "sem asa".

las sensíveis ao ácido ocadaico, como a PP1 e a calcineurina; e b) as metalofosfatases (p.ex., PP2C), que requerem um cátion divalentes como o Mg^{2+}, para a ativação. Especial atenção é dada ao envolvimento dessas enzimas nos mecanismos de detecção de erros e de reparo a danos no DNA. Já foi comprovada a participação de quatro serina/treonina proteína fosfatases nessa resposta ao dano do DNA: a PP1; a PP2A; a PP4; e a fosfatase CDC14 que antagoniza os efeitos das quinases dependentes de ciclinas.

Fosfodiesterases (PDE)

As **PDE** são metalo-hidrolases envolvidas na degradação dos nucleotídeos cíclicos AMPc e GMPc e distribuídas em 11 famílias (PDE 1–11). A existência de vários genes codificadores de PDE e de variantes geradas a partir de *splicing* alternativos resulta na expressão de mais de 100 isoformas da enzima, das quais os membros das famílias PDE 4, 7 e 8 hidrolisam seletivamente o AMPc, enquanto os membros das famílias PDE 5, 6 e 9 hidrolisam seletivamente o GMPc. Já as PDE 1, 2, 3, 10 e 11 são capazes de hidrolisar tanto o AMPc como o GMPc.

As PDE partilham um domínio catalítico conservado (domínio C), com cerca de 25 a 52% de identidade de sequência de a.a., mas diferem marcadamente nos domínios reguladores, envolvidos na dimerização, fosforilação e localização da enzima e na sua interação com moléculas reguladoras. A localização específica das PDE em domínios subcelulares e os diferentes mecanismos de ativação da enzima são responsáveis por diferentes taxas de degradação intracelular do AMPc e GMPc, o que interfere diretamente na duração, amplitude e difusão dos nucleotídeos cíclicos e na compartimentalização da sua sinalização dentro de domínios subcelulares.

Outras enzimas envolvidas na sinalização celular são as **adenilil ciclases** (AC) (Quadro 5.1), responsáveis pela formação do AMPc, a partir do ATP, e que participam da sinalização mediada pelos GsPCR descrita no item "Proteínas Gs e Gi e seus efetores".

As **guanilil ciclases** (GC) são enzimas que geram monofosfato cíclico de guanosina (GMP cíclico ou GMPc) a partir do GTP (Figura 5.6). A forma associada à membrana plasmática é identificada como um receptor com atividade enzimática, já descrito no item " Receptores guanilil ciclases". Já a forma solúvel da enzima (sGC) é ativada pelo óxido nítrico (NO), uma molécula de sinalização intercelular de difusão livre que medeia a vasodilatação. A GC é ativada pela ligação do NO ao seu grupo prostético heme. Assim, o GMPc formado desencadeia uma cascata de sinalização que envolve a ativação de proteína quinase dependente de GMPc (PKG), de canais de cátions dependentes de GMPc e/ou de fosfodies-terases reguladas por GMPc. Modificações das etapas da sinalização do GMPc foram associadas a doenças cardiovasculares, como hipertensão e hipertrofia e insuficiência cardíaca.

- **Sintases de Óxido Nítrico (NOS):** enzimas responsáveis pela formação do óxido nítrico (NO), a partir da oxidação da L-arginina (l-Arg) à L-citrulina (Figura 5.6). São conhecidas três isoformas de NOS das quais duas delas, a NOS neuronal (nNOS) e a NOS endotelial (eNOS), são constitutivamente expressas, enquanto a terceira isoforma (iNOS) é induzível. Quando ativadas, as nNOS e as eNOS produzem concentrações nanomolares de NO por períodos que variam de segundos a minutos. A eNOS é expressa em células endoteliais vasculares, desempenhando papel importante na regulação do tônus vascular, agregação plaquetária e angiogênese. As interações proteína-proteína representam um importante mecanismo na regulação da atividade da eNOS e do tráfego da enzima para as membranas plasmática e de organelas. Por exemplo, a interação com calmodulina, proteína de choque térmico 90 (Hsp90), dinamina-2, β-actina, tubulina ou lipoproteína de alta densidade (HDL) resulta no aumento da atividade da eNOS. Já a nNOS, inicialmente identificada em neurônios, pode ser encontrada em vários tecidos, incluindo músculo esquelético e cardíaco. No entanto, a expressão da iNOS depende de estímulos apropriados como aqueles de citocinas pró-inflamatórias e/ou LPS. Uma vez expressa, a iNOS gera quantidades significativas de NO, na ordem de micromolar, e que se estende por toda a vida da enzima, o que permite a participação do NO na resposta inflamatória e na defesa de patógenos invasores. Altas concentrações de NO podem ainda promover efeitos tóxicos, associados ao choque séptico, disfunção cardíaca, diabetes etc.

■ Transportadores

Os transportadores têm como papel fundamental levar os solutos através das membranas celulares. Localizados na membrana plasmática, bem como nas membranas de várias organelas subcelulares (mitocôndria, retículo endoplasmático, aparelho de Golgi e outras vesículas), muitos transportadores são expressos de maneira específica em órgão e tecidos, facilitando a entrada e/ou a eliminação de substâncias endógenas como glicose, aminoácidos, nucleosídeos, hormônios hidrossolúveis e neurotransmissores, além da eliminação de xenobióticos, isto é, compostos exógenos (p.ex., drogas, toxinas etc.) não essenciais, capazes de modular um processo fisiológico. A energia necessária para os processos de transporte é obtida a partir do *turnover* do ATP ou da utilização de um gradiente iônico. Os transportadores podem ser divididos em famílias de acordo com a homologia estrutural, especificidade ao substrato, fonte de energia utilizada e função. As duas superfamílias principais de transportadores são aquelas dos **transportadores ABC** (ATP *binding cassette transporters*) e a dos **transportadores SLC** (*solute carriers*).

Transportadores ABC

A superfamília de transportadores ABC inclui 49 membros que aproveitam a energia da hidrólise de ATP para o transporte de seus substratos através da membrana. A maioria dos transportadores ABC funciona como **transportadores de efluxo**, movendo seus substratos para o exterior da célula ou do citosol para um compartimento intracelular. Esses transportadores têm uma arquitetura comum formada por dois domínios de ligação de nucleotídeos (NBD, do inglês *nucleotide binding domain*) e dois domínios transmembranares (TMD, do inglês *transmembrane domain*), podendo existir domínios adicionais. A hidrólise de ATP no NBD provoca mudanças conformacionais do domínio TMD, permitindo o transporte unidirecional, de dentro para fora, através da bicamada lipídica.

Com base na organização estrutural desses domínios e na análise filogenética, foram definidas sete subfamílias de transportadores ABC identificadas por letras (A-G), que transportam desde íons, moléculas orgânicas polares, anfipáticas e hidrofóbicas (p.ex., peptídeos, colesterol, esteróis e lipídeos). Alguns desses transportadores foram associados a patologias como fibrose cística (ABCC7, também conhecido como CFTR), deficiência imunológica e câncer (ABCB2 e 3), pré-disposição para a gota familiar (ABCG2), adreno-leucodistrofia (ABCD1) e como fator de risco genético na doença de Alzheimer tardia (ABCA7). Além disso, a superexpressão na membrana plasmática da glicoproteína-P (ABCB1), proteína de resistência às múltiplas drogas (MRP, do inglês *multidrug resistance protein*, ABCC1) e do ABCG2 (BCRP, do inglês *breast cancer resistance protein*) é, em parte, responsável pela resistência de células tumorais a quimioterápicos usados contra o câncer. Outro grupo relevante de transportadores ABC encontra-se nas barreiras hepática, placentária e hematoencefálica, onde estão envolvidos na desintoxicação de moléculas orgânicas hidrofóbicas. A importância desses transportadores vai muito além da biologia humana visto que transportadores ABC de bactérias são decisivos para a virulência e resistência desses micro-organismos aos antibióticos.

Transportadores SLC

Ao contrário dos transportadores ABC que estão envolvidos principalmente no efluxo de solutos, os transportadores SLC (*solute carriers*) medeiam tanto o efluxo com o influxo de solutos. Em humanos, mais de 400 transportadores SLC foram identificados e organizados em 55 famílias, com base em suas sequências de a.a., número de hélices α transmembranares (entre 10 e 14) e funções. Seus membros transportam através da membrana desde íons inorgânicos simples, a.a., açúcares, nutrientes até moléculas orgânicas relativamente complexas, contribuindo para inúmeras funções celulares e, muitas vezes, cooperando com receptores, enzimas e outros transportadores. Enquanto o transporte de a.a. essenciais para a síntese de proteínas é mediado por membros das famílias SLC1, SLC3, SLC6, SLC7, SLC15, SLC16, SLC17, SLC32, SLC36, SLC38 e SLC43, o transporte vesicular de glutamato e de monoaminas é realizado por membros da família SLC17 e SLC18, e membros da família SLC6 movem os neurotransmissores através da membrana plasmática. Transportadores SLC são também responsáveis pelo transporte de lactatos (SLC16), de íons orgânicos (SLC22) e de açúcares, que incluem os transportadores de glucose das famílias SLC2 (GLUT1 e GLUT3 e GLUT4), SLC5 (cotransportador de Na^+/glicose) e SLC50 (uniporte). Já os transportadores SLC30/SLC39 e SLC31 estão envolvidos na manutenção da homeostase celular de zinco e cobre, respectivamente.

Pouca ou nenhuma homologia na sequência de a.a. existe entre as subfamílias SLC e, portanto, a classificação dos quase 400 genes transportadores de SLC humano é baseada apenas no tipo de soluto transportado. Embora ainda pouco explorados como alvos farmacológicos, os transportadores SLC são uma classe-alvo de medicamentos já aprovados, entre elas os inibidores seletivos de recaptação de serotonina para depressão e inibidores do cotransportador de Na^+/glicose utilizado no tratamento do diabetes.

■ Considerações finais

Este capítulo abordou alguns dos principais alvos moleculares endógenos responsáveis pela ação de fármacos, dando subsídios para o entendimento de estratégias terapêuticas que serão abordadas nos demais capítulos. Com base em dados obtidos do sistema de classificação hierárquica de alvos ChEMBL (https://www.ebi.ac.uk/chembl/), é possível inferir que os GPCR, canais iônicos, proteína quinases e receptores nucleares representam cerca de 44% de todos os alvos proteicos para o desenvolvimento de terapia farmacológica de doenças humanas. Esses mesmos alvos são responsáveis pelo efeito terapêutico de cerca de 70% de todos os medicamentos atualmente utilizados na clínica.

É ainda importante lembrar que o efeito final de um fármaco depende de uma rede de sinalização dinâmica que interconecta diferentes receptores, segundos mensageiros, transportadores e outros sistemas efetores

Capítulo 5 – Farmacodinâmica: sinalização celular

expressos em uma mesma célula, ou em um mesmo tecido. Neste contexto, a integração e transativação de vários sistemas efetores, a participação de moduladores alostéricos e de mecanismos não canônicos de sinalização terão impacto crucial na resposta celular final a um determinado fármaco, o que torna ainda mais complexo todo o processo de sinalização celular. Além disso, novas visões sobre o modo de ação de fármacos e que inclui agonismo tendencioso/seletividade funcional têm modificado a forma de avaliar o mecanismo de ação de um fármaco e devem ser consideradas sempre que o objetivo for alcançar a especificidade terapêutica.

Atividade proposta

1) Leia com atenção as frases e complete as 18 lacunas com palavras que devem ser encontradas no quadro a seguir.

Participam da sinalização celular macromoléculas denominadas _____ que podem ser intracelulares, extracelulares ou _____. O efeito de agonistas de receptores _____ envolve a participação de _____ e _____ responsáveis pela _____ e propagação do sinal iniciado pelo primeiro mensageiro, seja ele um _____, _____ ou outro ligante. Já os receptores _____, que têm como membros os canais iônicos operados por ligantes, são responsáveis pela condução seletiva de íons, como sódio, cálcio e cloreto. Outros ligantes endógenos, fármacos e/ou _____ promovem seus efeitos por modificar a _____, armazenamento, liberação, transporte ou metabolismo de ligantes endógenos.

A sinalização mediada por receptores acoplados à proteína G (____) depende de moléculas intermediárias de sinalização: as proteínas G e as β-arrestinas. Atualmente são conhecidas quatro subfamílias de proteínas G _____, identificadas pelas suas subunidades alfa: as proteínas Gs (_____), Gi (inibitória), Gq e G_{12}, que influenciam a formação de segundos mensageiros como _____, _____, IP_3, _____, entre outros. A decodificação precisa das informações provenientes do meio extracelular e que envolve a participação de vários sistemas de _____ permite o funcionamento adequado da célula, garantindo a sobrevivência do tecido e do próprio organismo em que está inserida.

A	N	T	O	N	I	O	Ç	Ã	O	M	O	V	S	Í	N	T	E	S	E	I
M	Ã	O	R	E	C	E	P	T	O	R	E	S	P	O	L	V	O	P	I	A
O	S	M	O	S	E	X	I	O	N	O	T	R	Ó	P	I	C	O	S	A	E
N	S	E	G	U	N	D	O	S		M	E	N	S	A	G	E	I	R	O	S
Í	O	Á	G	E	A	S	R		V	O	T	G	U	A	G	E	C	Ç	T	T
A	C	S	U	M		O	M	E	P	R	A	Z	O	L	P	F	E	A	E	I
C	I	O	A	P	O	I	N	Ô	M	R	O	H	L	H	C	E	E	R	K	M
O	P	T	L	L	A	N	T	A	N	Í	D	E	O	O	R	T	T	C	O	U
	Ó	N	E	U	R	O	T	R	A	N	S	M	I	S	S	O	R	Á	T	L
O	R	E	P	A	C	I	Ê	N	T	E		D	A	R	R	R	E	L	R	A
N	T	M		C	I	N	A	S	E		O	U	Ç	Ã	O	E	R	C	I	T
T	O	A	A	M	P	L	I	F	I	C	A	Ç	Ã	O	S	S	R	I	M	Ó
E	B	C	C	I	M	E	T	I	D	I	N	A		R	I	M	O	O	É	R
I	A	I	M	E	L	T	R	A	N	S	D	U	Ç	Ã	O	Ã	U	X	R	I
R	T	D	D	I	A	C	I	G	L	I	C	E	R	O	L	O	O	A	I	A
O	E	E	O	C	H	E	T	E	R	O	T	R	I	M	É	R	I	C	A	S
B	M	M	V	T	R	A	N	S	M	E	M	B	R	A	N	A	R	E	S	A
O	S	S	O	A	M	P		C	Í	C	L	I	C	O	C	G	R	P	G	S

Respostas esperadas

Participam da sinalização celular macromoléculas denominadas **receptores** que podem ser intracelulares, extracelulares ou **transmembranares**. O efeito de agonistas de receptores **metabotrópicos** envolve a participação de **efetores** e **segundos mensageiros** responsáveis pela **amplificação** e propagação do sinal iniciado pelo primeiro mensageiro, seja ele um **hormônio, neurotransmissor** ou outro ligante. Já os receptores **ionotrópicos**, que têm como membros os canais iônicos operados por ligantes, são responsáveis pela condução seletiva de íons, como sódio, cálcio e cloreto. Outros ligantes endógenos, fármacos e/ou **medicamentos** promovem seus efeitos por modificar a **síntese**, o armazenamento, a liberação, o transporte e/ou o bmetabolismo de ligantes endógenos.

A sinalização mediada por acoplados à proteína G (GPCR) depende de moléculas intermediárias de sinalização: as proteínas G e as β-arrestinas. Atualmente são conhecias quatro subfamílias de proteínas G **heterotriméricas**, identificadas pelas suas subunidades alfa: as proteínas Gs (estimulatória), Gi (inibitória), Gq e G_{12}, que influenciam a formação de segundos mensageiros como **AMP cíclico, cálcio**, IP_3, **diacilglicerol**, entre outros. A decodificação precisa das informações provenientes do meio extracelular e que envolve a participação de vários sistemas de **transdução** permite o funcionamento adequado da célula, garantindo a sobrevivência do tecido e do próprio organismo em que está inserida.

A	N	T	O	N	I	O	Ç	Ã	O	M	O	V	S	Í	N	T	E	S	E	I
M	Ã	O	R	E	C	E	P	T	O	R	E	S	P	O	L	V	O	P	I	A
O	S	M	O	S	E	X	I	O	N	O	T	R	Ó	P	I	C	O	S	A	E
N	S	E	G	U	N	D	O	S		M	E	N	S	A	G	E	I	R	O	S
Í	O	Á	G	E	A	S	R		V	O	T	G	U	A	G	E	C	Ç	T	T
A	C	S	U	M		O	M	E	P	R	A	Z	O	L	P	F	E	A	E	I
C	I	O	A	P	O	I	N	Ô	M	R	O	H	L	H	C	E	E	R	K	M
O	P	T	L	L	A	N	T	A	N	Í	D	E	O	O	R	T	T	C	O	U
	Ó	N	E	U	R	O	T	R	A	N	S	M	I	S	S	O	R	Á	T	L
O	R	E	P	A	C	I	Ê	N	T	E		D	A	R	R	R	E	L	R	A
N	T	M		C	I	N	A	S	E		O	U	Ç	Ã	O	E	R	C	I	T
T	O	A	A	M	P	L	I	F	I	C	A	Ç	Ã	O	S	S	R	I	M	Ó
E	B	C	C	I	M	E	T	I	D	I	N	A		R	I	M	O	O	É	R
I	A	I	M	E	L	T	R	A	N	S	D	U	Ç	Ã	O	Ã	U	X	R	I
R	T	D	D	I	A	C	I	G	L	I	C	E	R	O	L	O	O	A	I	A
O	E	E	O	C	H	E	T	E	R	O	T	R	I	M	É	R	I	C	A	S
B	M	M	V	T	R	A	N	S	M	E	M	B	R	A	N	A	R	E	S	A
O	S	S	O	A	M	P		C	Í	C	L	I	C	O	C	G	R	P	G	S

Palavras:

1) Receptores
2) Transmembranares
3) Metabotrópicos
4) Efetores
5) Segundos mensageiros
6) Amplificação
7) Hormônios
8) Neurotransmissor
9) Ionotrópicos
10) Medicamentos
11) Síntese
12) GPCR
13) Heterotriméricas
14) Estimulatória
15) AMP cíclico
16) Cálcio
17) Diacilglicerol
18) Transdução

■ REFERÊNCIAS

1. Alexander SPH, Christopoulos A, Davenport AP, Kelly E, Mathie A, Peters JA, Veale EL, Armstrong JF, Faccenda, E, Harding SD, Pawson AJ, Sharman, JL, Southan C & Davies JA. The Concise Guide to Pharmacology 2019/20: G protein-coupled receptors. Br J Pharmacol. 2019a;176(Suppl 1):S21-S141.

2. Alexander SPH, Fabbro D, Kelly E, Mathie A, Peters JA, Veale EL, Armstrong JF, Faccenda E, Harding SD, Pawson AJ, Sharman JL, Southan C & Davies, JA. The Concise Guide to Pharmacology 2019/20: Catalytic receptors. Br J Pharmacol. 2019b;176(Suppl 1):S247-S296.

3. Alexander SPH, Mathie A, Peters JA, Veale EL, Striessnig J, Kelly, E, Armstrong JF, Faccenda E, Harding SD, Pawson AJ, Sharman JL, Southan C & Davies JA. The Concise Guide to Pharmacology 2019/20: Ion channels. Br J Pharmacol. 2019c;176(Suppl 1):S142-S228.

4. Barquilla A, Pasquale, EB. Eph receptors and ephrins: therapeutic opportunities. Annu Rev Pharmacol Toxicol. 2015;55:465-487.

5. Bloise E, Ciarmela P, Dela CC, Luisi S, Petraglia F, Reis FM. Activin A in Mammalian Physiology. Physiol Rev. 2019;99:739-780.

6. Boraschi D, Italiani P, Weil S, Martin MU. The family of the interleukin-1 receptors. Immunol Rev. 2018;281:197-232.

7. Burke JE, Dennis EA. Phospholipase A2 structure/function, mechanism, and signaling. J Lipid Res. 2009;50(Suppl):S237-S242.

8. Cinelli MA, Do HT, Miley GP, Silverman RB. Inducible nitric oxide synthase: Regulation, structure, and inhibition. Med Res Rev. 2019.

9. De Meyts P. The Insulin Receptor and Its Signal Transduction Network. https://www.ncbi.nlm.nih.gov/books/NBK378978/. In Endotext. ed. Feingold KR, Anawalt B, Boyce A & et al. South Dartmouth, MA; 2016.

10. Dessauer CW, Watts VJ, Ostrom RS, Conti M, Dove S, Seifert R. International Union of Basic and Clinical Pharmacology. CI. Structures and Small Molecule Modulators of Mammalian Adenylyl Cyclases. Pharmacol Rev. 2017;69:93-139.

11. Du Z, Lovly CM. Mechanisms of receptor tyrosine kinase activation in cancer. Mol Cancer. 2018;17:58.

12. Farrell B, Breeze AL. Structure, activation and dysregulation of fibroblast growth factor receptor kinases: perspectives for clinical targeting. Biochem Soc Trans. 2018;46:1753-1770.

13. Godinho RO, Duarte T, Pacini ES. New perspectives in signaling mediated by receptors coupled to stimulatory G protein: the emerging significance of cAMP e fflux and extracellular cAMP-adenosine pathway. Front Pharmacol. 2015;6:58.

14. Gurevich VV, Gurevich EV. Arrestins and G proteins in cellular signaling: The coin has two sides. Sci Signal. 2018;11.

15. Huang J, Zamponi GW. Regulation of voltage gated calcium channels by GPCRs and post-translational modification. Curr Opin Pharmacol. 2017;32:1-8.

16. Kim DM, Nimigean CM. Voltage-Gated Potassium Channels: A Structural Examination of Selectivity and Gating. Cold Spring Harb Perspect Biol. 2016:8.

17. Li Q, Shu Y. Role of solute carriers in response to anticancer drugs. Mol Cell Ther. 2014;2:15.

18. Musheshe N, Schmidt M, Zaccolo M. cAMP: From Long-Range Second Messenger to Nanodomain Signalling. Trends Pharmacol Sci. 2018;39:209-222.

19. Nakamura Y, Fukami K. Regulation and physiological functions of mammalian phospholipase C. J Biochem. 2017;161:315-321.

20. Newton AC. Protein kinase C: perfectly balanced. Crit Rev Biochem Mol Biol. 2018;53:208-230.

21. Pedersen SF, Nilius B. Transient receptor potential channels in mechanosensing and cell volume regulation. Methods Enzymol. 2007;428:183-207.

22. Samanta A, Hughes TET, Moiseenkova-Bell VY. Transient Receptor Potential (TRP) Channels. Subcell Biochem. 2018:87:141-165.

23. Santos R, Ursu O, Gaulton A, Bento AP, Donadi RS, Bologa CG, Karlsson A, Al-Lazikani B, Hersey A, Oprea TI, Overington JP. A comprehensive map of molecular drug targets. Nat Rev Drug Discov. 2017;16:19-34.

24. Schwartz DM, Bonelli M, Gadina M, O'Shea JJ. Type I/II cytokines, JAKs, and new strategies for treating autoimmune diseases. Nat Rev Rheumatol. 2016;12:25-36.

25. Sedger LM, McDermott MF. TNF and TNF-receptors: From mediators of cell death and inflammation to therapeutic giants – past, present and future. Cytokine Growth Factor Rev. 2014;25:453-472.

26. Taylor SS, Kornev AP. Protein kinases: evolution of dynamic regulatory proteins. Trends Biochem Sci. 2011;36:65-77.

27. Terenzio M, Schiavo G, Fainzilber M. Compartmentalized Signaling in Neurons: From Cell Biology to Neuroscience. Neuron. 2017;96:667-679.

28. Vander AA, Cao J, Li X. TGF-beta receptors: In and beyond TGF-beta signaling. Cell Signal. 2018;52:112-120.

29. Veras Ribeiro FH, Tambones IL, Mariano Goncalves DM, Bernardi VN, Bruder M, Amorim AA, Migliorini Figueira AC. Modulation of nuclear receptor function: Targeting the protein-DNA interface. Mol Cell Endocrinol. 2019;484:1-14.

30. Weikum ER, Liu X, Ortlund EA. The nuclear receptor superfamily: A structural perspective. Protein Sci. 2018;27:1876-1892.

31. Wintheiser GA, Silberstein P. Physiology, Tyrosine Kinase Receptors; 2019.

32. Zamponi GW, Striessnig J, Koschak A, Dolphin AC. The Physiology, Pathology, and Pharmacology of Voltage-Gated Calcium Channels and Their Future Therapeutic Potential. Pharmacol Rev. 2015;67: 821-870.

33. Zhang AH, Sharma G, Undheim EAB, Jia X, Mobli M. A complicated complex: Ion channels, voltage sensing, cell membranes and peptide inhibitors. Neurosci Lett. 2018a;679:35-47.

34. Zhang X, Hu M, Yang Y, Xu H. Organellar TRP channels. Nat Struct Mol Biol. 2018b;5:1009-1018.

Capítulo 6

Proliferação, diferenciação, regeneração, autofagia e morte celular

Autores:
- Rodrigo Portes Ureshino
- Gustavo José da Silva Pereira
- Soraya Soubhi Smaili
- Adolfo Garcia Erustes
- Taysa Bervian Bassani
- Angelica Jardim Costa
- Talita Aparecida de Moraes Vrechi
- Michelle Sayuri Nichino
- Ana Carolina Nascimento
- Gabriel Cicolin Guarache
- Rafaela Brito Oliveira
- Isis Valeska Freire Lins

■ Introdução

Assim como nos organismos multicelulares, as unidades básicas formadoras dos tecidos e órgãos, ou seja, as células, têm um ciclo de vida. Deste, fazem parte o seu crescimento e especialização para desempenhar determinada função (diferenciação); em certas situações em que as células sejam danificadas ou acumulem materiais dispensáveis para sua sobrevivência, estas ativam mecanismos para se proteger (autofagia), permitindo, assim, que seja feito o reparo do dano (regeneração) ou, caso não haja sucesso nesse procedimento, ativem mecanismos de morte celular (apoptose). Caso haja sucesso, muitas dessas células podem se dividir (proliferação) para que outras células semelhantes desempenhem a mesma função.

Este capítulo tratará de fenômenos celulares presentes no dia a dia dos organismos para manter sua homeostasia. No contexto do estudo e aplicação de Farmacologia Celular, esses processos podem ser modulados no tratamento de diversas doenças, que incluem câncer, inflamação, doenças degenerativas, entre outras. Por exemplo, a falha dos mecanismos de ativação da apoptose em células que se proliferam sem controle pode resultar na tumorigênese. Assim, esses fenômenos devem estar presentes de modo itinerante no organismo.

■ Proliferação celular

A partir do momento da fecundação, durante o desenvolvimento embrionário e até a velhice, a maioria das células dos seres humanos se multiplicam para manter a homeostasia do corpo. Dependendo do tipo de tecido e especialidade das células, estas apresentam diferentes taxas de proliferação. Existem células que estão em constante processo de divisão celular (p.ex., células hematopoiéticas), ao passo que, existem tipos celulares que não se proliferam ou apresentam baixa taxa de proliferação celular (p.ex., neurônios). A proliferação é um fenômeno intrinsecamente relacionado ao **ciclo celular.**

■ Ciclo celular

O ciclo celular compreende um conjunto de fases no qual uma célula-mãe dá origem a duas células-filhas idênticas, o qual é regulado por diversos fatores e que será discutido adiante. Conceitualmente, o ciclo celular divide-se em:

1) Interfase: fase em que a célula adquire nutrientes para a síntese proteica, replica o DNA dos cromossomos, duplica o centrossomo, cresce e se prepara para a divisão celular.

A interfase divide-se em três etapas:

- G1 ou *gap*: 1 é o intervalo entre a mitose anterior e a fase S da mitose atual.
- S ou síntese: é a fase na qual há duplicação do DNA.
- G2 ou *gap* 2: é o intervalo entre a síntese e a fase de mitose.

2) Mitose ou cariocinese: fase em que ocorrem a separação dos cromossomos duplicados e a divisão nuclear.

A fase de mitose ou **M,** por sua vez, é dividida nas seguintes etapas:

- Prófase: fase inicial da mitose em que há formação do fuso mitótico entre os dois centrossomos. As duas cromátides irmãs de cada cromossomo se condensam e os centrossomos, então, começam a se afastar.
- Prometáfase: inicia-se com a ruptura abrupta do envelope nuclear. Por meio do cinetócoro, as cromátides irmãs se ligam ao fuso mitótico e começam a se movimentar.
- Metáfase: ocorrem o desaparecimento total do envelope nuclear e o alinhamento dos cromossomos na região mediana da célula. Os cinetócoros das cromátides irmãs estão ligados às fibras de polos opostos do fuso mitótico.
- Anáfase: as cromátides irmãs migram lentamente para os polos opostos da célula consequentemente ao encurtamento dos microtúbulos do fuso mitótico.
- Telófase: os cromossomos chegam aos polos do fuso mitótico e novos envelopes nucleares são sintetizados em torno de cada conjunto de cromossomos.

3) Citocinese: fase em que ocorre a separação das membranas plasmáticas com divisão do citoplasma, processo no qual um anel contrátil de actina e miosina se forma, dividindo a célula em duas células-filhas, cada uma contendo um núcleo.

As células que não estão no processo de divisão celular permanecem na chamada fase G0, a qual não existe em todos os tipos celulares, sendo mais frequente em neurônios e células musculares. A fase G0 pode ser caracterizada por um estado de "repouso" em relação à divisão celular em que a célula desempenha as funções nas quais é especializada (como

contração muscular nas células do miocárdio), mas não replica seu DNA para entrar em mitose.

O ciclo celular é regulado por processos altamente especializados na verificação e reparo de erros, os chamados pontos de checagem. Existem três pontos de checagem no processo de divisão celular e eles se encontram na transição entre as fases G1 e S, entre G2 e M, e entre a metáfase e a anáfase durante a mitose.

Pontos de checagem

No ponto de checagem entre as fases G1 e S, a célula verifica se o ambiente é favorável à divisão celular, ou seja, se há nutrientes suficientes para a síntese proteica e de DNA, moléculas de sinalização extracelulares específicas e a capacidade de receber e enviar sinais para as células vizinhas. Se tudo estiver correto, a célula passa para a fase S. No segundo ponto de checagem, entre as fases G2 e M, a célula "confere" se o DNA está íntegro e se a replicação total do DNA foi efetuada com sucesso na fase S. Este ponto de checagem assegura que a célula não se dividirá com o DNA danificado. A célula, então, dá continuidade ao ciclo, chegando ao terceiro ponto de checagem, também chamado de "ponto de checagem do fuso". Neste ponto entre a metáfase e a anáfase, a maquinaria do ciclo celular verifica se todas as cromátides irmãs estão conectadas às fibras do fuso mitótico antes de a mitose se completar.

No caso de a célula notar algum erro em qualquer uma dessas etapas, ela tenta reparar o erro encontrado. Uma das proteínas responsáveis pelo controle da estabilidade do DNA é a proteína supressora tumoral p53, que age estimulando a transcrição de genes, resultando na expressão de várias proteínas que promovem a parada do ciclo celular, recrutamento de proteínas de reparo e reativação do ciclo. Quando ocorre um dano no DNA, há a ativação de proteínas como ATM (*Ataxia Telangiectasia Mutated* – Ataxia Telangiectasia Mutada) quinase ou ATR (*Ataxia Telangiectasia and Rad3-related protein* – proteína relacionada a Ataxia Telangiectasia e Rad3), as quais fosforilarão a p53. Essa fosforilação, então, causa a ativação da função transcricional de p53, promovendo a ativação de proteínas como a proteína p21, que age como um inibidor de ciclina/cdk (ver adiante). Eventualmente, o reparo no DNA pode não ser eficaz, e a p53 trabalha a maquinaria celular de modo a ativar a via intrínseca da apoptose. Essa proteína é chama de "supraguardiã" do genoma, por sua versatilidade em controlar diversas funções do ciclo e morte celular. Existem casos em que a célula é tanto incapaz de corrigir os erros de DNA como de entrar em processo de apoptose, completando erroneamente o ciclo celular e dando origem às células-filhas. Essa célula pode perder o controle sobre a proliferação e se tornar neoplásica, podendo dar origem a tumores. Os quimioterápicos são fármacos que podem agir nessas células tumorais, sendo capazes de inibir, diminuir a proliferação celular ou promover a apoptose.

Marcadores de proliferação

Alguns marcadores de proliferação celular comumente utilizados em diagnóstico de câncer são o PCNA (*proliferating cell nuclear antigen*, ou antígeno nuclear de células proliferativas), o Ki67 – antígeno nuclear associado ao ciclo celular–, o MCM (*mini chromosome maintenance*) e o BrdU (5-bromo-2-deoxiuridina). A ausência do marcador PCNA na fase S da mitose indica a presença de células quiescentes (fase G0). Elas têm concentração maior nas fases G_1 e S e estão ausentes nas fases G_2 e M. Sua expressão pode ser desregulada em células tumorais. O BrdU é um nucleotídeo sintético incorporado no lugar da timina na síntese da nova fita de DNA durante a fase S da mitose. A detecção deste nucleotídeo é feita com o uso de anticorpos específicos para o BrdU. O Ki-67 é um marcador detectado no núcleo durante a interfase. Na fase de mitose, o Ki-67 é realocado para a superfície dos cromossomos, estando ausente nas células em fase G0.

Regulação do ciclo celular

A regulação do ciclo celular deve ocorrer de forma coordenada e controlada, pois, do contrário, podem se originar diversas patologias. Essa regulação ocorre essencialmente por processos de fosforilação e desfosforilação de determinadas proteínas envolvidas em cada etapa do ciclo celular. Proteínas quinase que controlam o ciclo celular são ativadas apenas em momentos apropriados do ciclo, em um padrão cíclico. Os mecanismos responsáveis por este fino controle envolvem um conjunto de proteínas quinases dependentes de ciclina, ou Cdks (*cyclin-dependent protein kinases*), cuja atividade enzimática depende de sua ligação com proteínas ciclinas.

As ciclinas não têm atividade enzimática intrínseca, mas são necessárias para tornar as Cdks enzimaticamente ativas. A concentração intracelular das ciclinas varia muito durante o ciclo celular, pois seguem padrões cíclicos de acúmulo e degradação. A ligação das Cdks às ciclinas dá origem a um complexo cuja função é a fosforilação de outras proteínas necessárias para iniciar eventos específicos ciclo celular. A continuação do ciclo celular depende de Cdks específicas (quinase de serina/treonina), que são expressas em sua forma inativa durante todo o ciclo celular, exceto quando ativadas após sua ligação à ciclina. A inativação do complexo Cdk-ciclina se dá pela degradação das ciclinas e pela degradação de um grupo fosfato,

processo ativado pelos inibidores de ciclina-quinase, CKI (*cyclin kinase inhibitors*). A ativação e inativação deste complexo é o que permite a progressão do ciclo celular. Entre as muitas classes de ciclinas, estas são as principais:

- Ciclinas G1: atuam na fase G1 e se ligam a Cdks para formar um complexo G1-Cdk que conduz a célula à fase S. G1-Cdks fosforilam proteínas regulatórias que ativam a transcrição de genes necessários para a maquinaria de replicação do DNA. A formação deste complexo depende de sinais extracelulares que estimulam a divisão celular.
- Ciclinas G1/S e ciclinas S: ligam-se a Cdks na fase G1 formando complexos chamados G1/S-Cdk e S-Cdk, respectivamente. Ambos os complexos auxiliam na progressão para a fase S.
- Ciclinas M: atuam na fase G2 para promover a entrada da célula na fase de mitose; formam um complexo ativo com Cdk, conhecido como M-Cdk.

■ Diferenciação celular

A diferenciação celular é o processo no qual as células se especializam para adquirir uma determinada estrutura e realizar determinadas funções nos tecidos. Os eventos de proliferação e diferenciação celular são inversamente relacionados. A maioria das células precursoras se divide e segue um processo gradual de especialização até atingir um estágio final pós-mitótico de completa diferenciação. A diferenciação geralmente coincide com a saída permanente do ciclo de divisão celular e, em consequência, término da proliferação, na chamada fase G0. A diferenciação terminal ocorre, por exemplo, em neurônios, células musculares e ósseas. Nestes tipos celulares, os precursores "desligam" a maquinaria do ciclo celular enquanto ativam programas transcricionais de tipos celulares específicos. O acoplamento temporal entre a saída do ciclo celular e a diferenciação é crucial para o crescimento e desenvolvimento normal de um organismo, além de ser essencial ao longo da vida para a renovação celular e manutenção da homeostase tecidual. Em contraste, a falha em "deixar o ciclo celular" ou perda de diferenciação pode ensejar diversas doenças e está envolvida no processo de carcinogênese.

Proliferação *versus* diferenciação na fase G1

As células respondem a sinais externos durante a fase G1 que podem fazê-las avançar no processo de divisão celular ou sair do ciclo celular e se diferenciar. As Cdks, juntamente com as subunidades regulatórias das ciclinas, são consideradas os principais reguladores do ciclo celular. A atividade dos complexos

Cdk-ciclina pode fazer a célula se comprometer com o ciclo de divisão celular na fase G1 ou deixar o processo de divisão. O controle sobre a duração da fase G1 pode ser um mecanismo de regulação da diferenciação, pois uma fase G1 de curta duração está associada com altas taxas de proliferação celular. Compatível com essa ideia, observa-se que os curtos ciclos celulares embrionários são caracterizados por altos níveis de Cdks e ciclinas, especialmente Cdk2-ciclina E, e pela ausência de inibidores de Cdk ativos. Este perfil de ciclo celular começa a mudar durante a indução da diferenciação, na qual a atividade quinase do complexo Cdk-ciclina diminui e aumenta a expressão de inibidores do ciclo celular. Consequentemente, o ciclo celular se torna mais longo com extensão da fase G1. Por exemplo, o estado indiferenciado das células-tronco embrionárias é caracterizado por uma fase G1 curta e por uma alta atividade do complexo Cdk-ciclina na fase G1. O oposto é observado no sistema nervoso, que apresenta alto grau de especialização das células, no qual as células-tronco neurais do cérebro de camundongos passam do estado proliferativo para o neurogênico, com aumento aproximado da fase G1 de 3 para 12 horas.

A diferenciação depende de reguladores negativos do ciclo celular

A saída temporária ou permanente de uma célula do ciclo de divisão celular pode ocorrer pela indução de reguladores negativos do ciclo celular ou pela inibição de reguladores positivos. Os reguladores positivos previnem a diferenciação celular, enquanto os reguladores negativos promovem a diferenciação. Os eventos de saída do ciclo de divisão celular e a diferenciação são relacionados com membros da família CIP/KIP (CDK *interacting protein*/*kinase inhibitory protein* – proteína interatora de CDK/proteína inibidora de quinase), inibidores de Cdks. Esses inibidores do ciclo celular previnem a ativação das Cdks e, portanto, reprimem a inibição dos fatores de transcrição que induzem diferenciação. Os correpressores transcricionais da família de proteínas pRb (proteína de retinoblastoma) também cooperam com os membros da família CIP/KIP para promover a diferenciação celular e, juntamente com os complexos de proteínas da família E2F, suprimem a entrada no ciclo celular. Além disso, os complexos pRb também promovem a transcrição de genes de tipos celulares específicos.

A indução da transcrição de genes de tipos celulares específicos precisa ocorrer concomitantemente à alteração da expressão de reguladores do ciclo celular, para que os eventos de saída do ciclo celular e diferenciação sejam coordenados. O controle da expressão de genes do ciclo celular também é realizado por muitos fatores transcricionais que promovem diferenciação

de neurônios, células musculares ou sanguíneas. Essa função dual na regulação transcricional foi observada, por exemplo, para a proteína muscular específica MyoD que desencadeia a expressão dos inibidores do ciclo celular p21^{cip1} e p57^{kip2} em células precursoras e ao mesmo tempo promovem a diferenciação terminal.

Mecanismos similares também ocorrem em outros tipos celulares como os eritrócitos. Os fatores de transcrição EKLF e GATA-1, cuja expressão é necessária para o desenvolvimento e maturação dos eritrócitos, controlam diretamente os níveis de expressão de p21^{cip1}. Em precursores neuronais, fator de transcrição neurogênico (expresso em *Drosophila*) promove a indução de genes neuronais específicos concomitantemente com a inativação de reguladores positivos do ciclo celular. Essas evidências em conjunto sugerem uma estreita coordenação entre a saída do ciclo celular e a diferenciação, pois a expressão de genes específicos da diferenciação dependente de reguladores do ciclo celular e, reciprocamente, a atividade de reguladores do ciclo celular, dependente de fatores de diferenciação.

Saída do ciclo celular e diferenciação coordenadas por reguladores da estrutura da cromatina

Além dos reguladores negativos do ciclo, as modificações transcricionais envolvidas na diferenciação celular também são obtidas pela atividade coordenada por fatores de transcrição em conjunto com muitos fatores reguladores da cromatina. Isso se deve ao fato de a estrutura e o estado da cromatina serem essenciais para a ligação de fatores de transcrição das sequências regulatórias de DNA em regiões promotoras e, assim, iniciar a transcrição gênica. Desse modo, a cromatina aberta permite que a RNA-polimerase e fatores de transcrição tenham acesso às regiões promotoras do DNA, enquanto a cromatina densamente "empacotada" inibe a transcrição gênica. A composição da cromatina e o "empacotamento" do DNA são regulados, entre outros, por mecanismos como metilação do DNA, modificação das histonas (por mecanismos de metilação, fosforilação, acetilação e ubiquitinação), incorporação de variantes de histonas e remodelamento da cromatina dependente do ATP.

Alguns remodeladores da cromatina são particularmente importantes no controle do ciclo celular, bem como no processo de diferenciação terminal. Por exemplo, os complexos modificadores contendo pRb e proteínas dos grupos PcG (Polycomb) e TrxG (Trithorax). Como mencionado anteriormente, as proteínas da família pRB têm a função de promover o silenciamento transcricional de genes do ciclo celular durante a diferenciação. Há evidências de que muitas proteínas reguladoras da cromatina como as

HDAC (histonas deacetilases), ATPases do complexo remodelador da cromatina SWI/SNF (*switching/sucrose non-fermenting*), HMT (histona metiltransferases), DNMT1 (DNA metiltransferase) e proteínas ligadoras de histonas como a HP1 se associam às pRb. Descobertas recentes associam uma alta frequência de mutações nos genes codificadores do complexo SWI/SNF ao desenvolvimento de câncer. Os complexos SWI/SNF apresentam muitas subunidades e desempenham papéis críticos no comprometimento de linhagem e diferenciação terminal em uma ampla variedade de tipos celulares e tecidos.

Os complexos SWI/SNF atuam como remodeladores da cromatina que mobilizam nucleossomos usando a energia da hidrólise do ATP, o que resulta em alteração da acessibilidade do DNA e em regulação da transcrição gênica. A interação entre o DNA e as histonas é reduzida pela ligação do complexo SWI/SNF à cromatina, permitindo tanto a ejeção como o deslizamento das histonas. Isto pode possibilitar uma estrutura mais aberta e acessível da cromatina à RNA-polimerase ou, até mesmo, o oposto. Isso porque as subunidades centrais do SWI/SNF são montadas com as subunidades acessórias para formar um complexo funcional. Assim, o complexo pode interagir com fatores de transcrição específicos e induzir diferenciação de um determinado tipo celular dependendo das subunidades acessórias que tiver.

O rígido controle sobre a decisão proliferação *versus* diferenciação resulta provavelmente de mecanismos de controle redundantes de regulação e de retroalimentação. Por exemplo, a saída do ciclo celular em mamíferos é regulada por três repressores transcricionais relacionados à Rb e, ao mesmo tempo, três inibidores Cdk da família CIP/KIP. Para demonstrar essa complexidade, alguns achados em *Caenorhabditis elegans* mostram que precursores musculares deixam o ciclo celular pela cooperação entre pelo menos cinco níveis de regulação, incluindo Rb, CKI e o complexo SWI/SNF. Esses reguladores apresentam alto grau de redundância, pois individualmente não são suficientes para um controle confiável. Contudo, em combinação, geram decisões do tipo "tudo ou nada" altamente robustas de saída do ciclo celular. As células tumorais são um exemplo de desbalanço nos mecanismos que regulam a proliferação e diferenciação celular. Esse desequilíbrio resulta em proliferação descontrolada e falha no processo de diferenciação celular. Por isso, a modulação da atividade de fatores de transcrição para promover a saída do ciclo celular e a indução de diferenciação têm sido usadas como estratégia no tratamento de leucemias. Em resumo, a complexa interação entre reguladores do ciclo celular, fatores de transcrição e complexos remodeladores da cromatina induzem transições do tipo "tudo ou nada" de precursores proliferativos para células pós-mitóticas completamente diferenciadas.

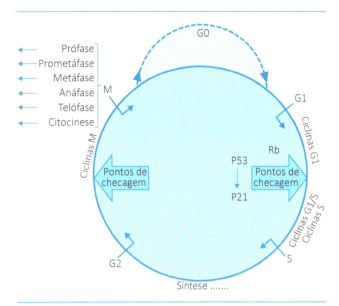

Figura 6.1 – O ciclo celular de uma célula eucariótica. A interfase consiste nas fases G1, S e G2 em que a célula cresce continuamente.
Fonte: Desenvolvida pela autoria do capítulo.

Na fase S (S = síntese), a célula replica todo o seu DNA. Antes e após a fase S, existem dois intervalos (*gaps*) chamados de "fases G1" e "fase G2", em que ocorrem a síntese de macromoléculas e a duplicação de organelas. Nesses intervalos, a célula também monitora o seu ambiente externo e interno para verificar se as condições para proliferação estão adequadas. Durante a fase M, os cromossomos se separam e o núcleo se divide em um processo chamado "mitose". Depois, o citoplasma se divide em um processo denominado "citocinese". A fase G0 acontece em alguns tipos celulares, como neurônios e células musculares, e se caracteriza por um estado de repouso em que não há divisão celular. O sistema de controle do ciclo celular regula a progressão no ciclo em três pontos, conhecidos como pontos de checagem. O primeiro ponto, localizado na transição entre G1 e S, permite à célula verificar se o ambiente é favorável à divisão antes de iniciar a replicação do seu DNA. No segundo ponto de checagem, localizado entre as fases G2 e M, a célula confere se o DNA está íntegro e totalmente replicado. No terceiro ponto de checagem, conhecido como ponto de checagem do fuso, entre a metáfase e a anáfase, o sistema de controle verifica se todas as cromátides estão conectadas às fibras do fuso mitótico antes da mitose se completar.

Regeneração celular

No sentido de manter a integridade, as células e organismos multicelulares apresentam, entre outros mecanismos de defesa, a capacidade de reparar e regenerar tecidos ou órgãos expostos a eventos que promovem lesões, certos estados patológicos (como inflamação), bem como o próprio envelhecimento. Esse processo chamado de regeneração celular permite que tecidos e órgãos danificados mantenham, pelo menos parcialmente, suas funções, dependendo, assim, da espécie, órgão ou estágio de desenvolvimento. Após um evento que promova lesão tecidual, a maquinaria celular é ativada e, portanto, por meio da liberação de fatores tróficos, as células estaminais adultas ou as células progenitoras diferenciam-se para substituir o tecido disfuncional, embora em alguns casos as células diferenciadas possam também participar na regeneração por proliferação celular ou transdiferenciação (processo em que células diferenciadas podem se transformar em outro tipo celular).

São exemplos clássicos de regeneração celular e tecidual:

a) Quando ocorre alguma ruptura na pele e extravasamento de sangue dos vasos, precipita-se a regeneração pela atividade de células-tronco hematopoiéticas multipotentes.

b) Após um procedimento cirúrgico como hepatectomia parcial, os hepatócitos dos lobos remanescentes proliferarão e regenerarão a massa tecidual perdida. Ainda, a regeneração não se resume a essas circunstâncias de dano aparente, afinal a renovação do revestimento intestinal, a geração de novos neurônios no cérebro e a manutenção de nossa pele, cabelos e ossos dependem de regeneração contínua ou cíclica.

Conforme o órgão e o tecido, o processo de regeneração ocorrerá de maneira diferente, mediado pela proliferação celular que é mais intensa em certos tecidos do corpo. Por isso nota-se que, em algumas regiões do organismo humano, esse reparo é mais acentuado. Sendo classificados em três tipos: tecidos em divisão contínua; tecidos; quiescentes e tecidos não divididos. Os tecidos que se dividem continuamente (também conhecidos como "tecidos lábeis") são compostos de células em constante proliferação para substituir as células mortas ou desprendidas. As células lábeis incluem epitélios (tais como pele, epitélio gastrointestinal e tecido das glândulas salivares) e tecidos hematopoiéticos. Esses tecidos contêm nichos de células-tronco com capacidade proliferativa e autorrenovadora que dão origem a mais de um tipo de célula (múltiplas linhagens celulares).

Alguns tecidos, conhecidos como "tecidos quiescentes" (ou tecidos estáveis) são compostos de células que normalmente não se dividem, mas podem entrar no ciclo celular em resposta a certos estímulos, como uma lesão celular. As células parenquimatosas do fígado, rim e pâncreas, células mesenquimais, como fibroblastos e células musculares lisas, células endoteliais e linfócitos são tecidos que se enquadram nessa categoria. Nos tecidos que apresentam a maior parte de células pós-mitóticas, como o tecido miocárdico, as células perdidas não são substituídas. Já em outros tecidos, a substituição e renovação celular é possível. Os tecidos que se regeneram continuamente estão sujeitos à autorrenovação, passando por inúmeros ciclos de perda e substituição de células durante uma vida normal. A capacidade regenerativa desses tecidos não reside em suas células parenquimatosas (diferenciadas terminalmente e, portanto, incapazes de se replicar), mas em células-tronco localizadas em regiões mais profundas do tecido.

Além da proliferação celular, o processo de migração das células pela matriz extracelular faz parte das etapas que causam a regeneração tecidual. A matriz extracelular é um complexo dinamicamente remodelado composto por macromoléculas, formada por colágeno, elastina, proteoglicanos, ácido hialurônico, fibronectina e laminina. Além disso, ela é considerada um reservatório natural de fatores de crescimento e outras moléculas de sinalização. O remodelamento da matriz extracelular é feito por enzimas; entre elas, as metaloproteinases de matriz (MMP), estando envolvidas em processos fisiológicos, como o desenvolvimento embrionário. Embora seu papel seja importante para o bom funcionamento do organismo, essas MMP também estão relacionadas com patologias, como a tumorigênese e metástase. Por exemplo, os potenciais metastáticos de vários tumores estão associados à alta expressão de MMP e, assim, podem futuramente ser alvo de fármacos para diminuir o "espalhamento" das células tumorais.

Muitos tecidos regeneram-se por meio de mecanismos que não parecem requerer um reservatório de célula-tronco multipotente ou uma célula progenitora indiferenciada, esses sistemas podem contar com o processo de desdiferenciação ou transdiferenciação de células dentro do tecido. Durante a desdiferenciação, uma célula terminalmente diferenciada retorna a um estágio menos diferenciado de sua própria linhagem. Como essa alteração de função pode ser pequena e transitória, ativando alguns genes-chaves, isso permitirá que essas células se diferenciem novamente. Um exemplo disso é a capacidade regenerativa do coração do *zebrafish*, mesmo após lesão de até 20% do ventrículo. À medida que os cardiomiócitos se desdiferenciam, eles desmontam seu aparato contrátil sarcomérico, e isso é acompanhado por uma regulação negativa de determinados genes dos sarcômeros.

A transdiferenciação atua na regeneração por converter uma célula diferenciada existente em outro tipo celular e isso ocorre em duas etapas: primeiro, a célula se desdiferencia; e, segundo, o programa de desenvolvimento é reativado, permitindo que a célula se diferencie na nova linhagem, às vezes utilizando um intermediário indiferenciado. Por exemplo, as células α pancreáticas podem adquirir o fenótipo de célula β, tendo a capacidade de produzir insulina, sob condições de extrema perda de células β. Seria uma condição na qual a destruição quase completa de células β *in vivo* "obrigasse" as células α pancreáticas a se transdiferenciarem. Outro estímulo para regeneração celular tem sido apontado como estresse celular local ou a morte, visto que podem desencadear sinais para instruir a substituição regenerativa local, pois os sinais provavelmente estarão restritos a áreas de necessidade de reposição celular. Descobertas recentes mostraram como as células apoptóticas são associadas e podem até mesmo estimular eventos regenerativos.

Portanto, tendo em vista muitas pesquisas com o objetivo de compreender a "engenharia" envolvida nos processos de regeneração celular, tem emergido uma real necessidade de novas abordagens terapêuticas para a regeneração tecidual. De modo que, do ponto de vista da Farmacologia e da medicina regenerativa, é possível evoluir em novas aplicações translacionais, utilizando-se agentes farmacológicos para alterar o crescimento, diferenciação e função das células. A regulação da regeneração endógena por meio da ativação de fatores de crescimento como TGFβ e FGF, entre outras abordagens de restauração funcional, poderia contribuir para a morfogênese por meio de uma sequência de acontecimentos intracelulares e extracelulares que promoveriam o reparo tecidual e homeostasia.

■ Autofagia

O termo "autofagia" deriva do grego –*phagos* significa "comer" e *auto*, "a si próprio", ou seja, a autofagia é um processo de degradação de componentes celulares protagonizado pela própria célula. O emprego do termo "autofagia" é atribuído ao bioquímico belga Christian de Duve em 1963, em uma conferência em que se discutia o papel dos lisossomos na fisiologia celular. Assim, o termo autofagia passou a ser utilizado para descrever o processo de degradação proteica lisossomal mediado pela própria célula.

A autofagia pode ser ativada mediante vários estímulos, tanto endógenos como exógenos. O principal e mais eficaz evento que pode induzir a ativação da autofagia é a privação nutricional, em que a falta de nutrientes essenciais estimula a maquinaria autofágica no intuito de suprir a necessidade de aminoácidos provenientes de outras proteínas celulares. Assim, a autofagia pode ser considerada um processo celular no qual ocorre reciclagem de componentes celulares, que podem ser deletérios ou não, como organelas malfuncionantes e proteínas intracelulares, para preservar um estado de homeostase e/ou de sobrevida celular durante algum período de privação nutricional, garantindo, assim, um suprimento de aminoácidos para formação de novas proteínas.

Tipos de autofagia

Existem três tipos de autofagia que se distinguem pela forma com que o substrato a ser degradado é entregue aos lisossomos: na microautofagia, menos compreendida porque não são conhecidos marcadores específicos deste processo, os lisossomos atuam diretamente no isolamento e degradação do substrato, formando uma invaginação de sua membrana que isola e, posteriormente, degrada o substrato no lúmen da própria organela. Ao contrário dos outros tipos de autofagia, a microautofagia não é um processo de degradação lisossomal seletiva. Um segundo tipo é a autofagia mediada por chaperonas (CMA, do inglês *chaperone mediated autophagy*), processo que medeia a degradação de proteínas citosólicas solúveis caracterizada pela interação da chaperona hsc70 (*heat shock cognate protein of 70 kDa*) com um substrato que tenha uma sequência de reconhecimento KERFQ em sua cadeia de aminoácidos. Em seguida, ocorre a translocação deste complexo até o lisossomo, onde se liga aos receptores LAMP-2A (*lysossome associated membrane protein, type 2A*) na membrana dessa organela, que se organiza em dímeros e faz a internalização do substrato e degradação lisossomal.

O terceiro tipo de autofagia é a macroautofagia, o mais conhecido, genericamente chamado de "autofagia" (e a partir deste ponto será referido simplesmente por "autofagia"). Neste processo, ocorre a formação de uma vesícula de dupla membrana que envolve o substrato, possivelmente de proteínas citosólicas ou até mesmo organelas, sendo essa vesícula chamada de "autofagossomo". Uma vez formado, o autofagossomo se funde com o lisossomo, dando origem a uma estrutura chamada de "autofagolisossomo". No interior desse vacúolo, ocorre a ação das hidrolases lisossomais, promovendo a degradação do substrato.

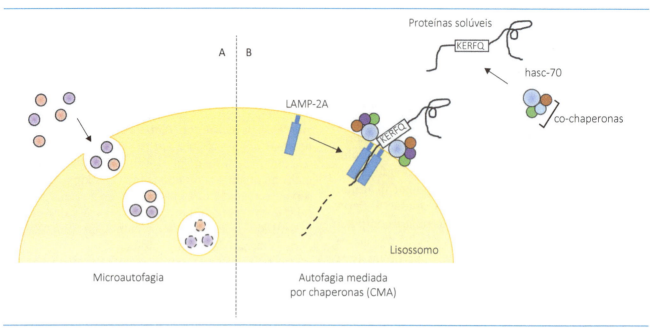

Figura 6.2 – Tipos de autofagia e principais características. A principal finalidade do processo autofágico é a degradação de componentes celulares nos lisossomos, pela ação das hidrolases lisossomais. Contudo, o modo com que estes substratos são entregues aos lisossomos diferem entre si, o que dá origem aos diferentes tipos de autofagia. **(A)** A microautofagia há a participação direta dos lisossomos no isolamento dos substratos, onde formam invaginações em sua membrana, isolando-o e, posteriormente, degradando-o. **(B)** Já a autofagia mediada por chaperonas é um processo de degradação de proteínas solúveis, em que ocorre interação da chaperona hsc70 com um substrato que apresenta a sequência KERFQ em sua cadeia de aminoácidos. Após essa interação, ocorre a translocação deste complexo para o lisossomo, onde interage com o receptor LAMP-2A, que se organiza em dímeros e promove a internalização dessa proteína e a sua degradação lisossomal.
Fonte: Desenvolvida pela autoria do capítulo.

Mecanismo de ação

A autofagia, ao contrário do que se conhecia sobre este processo quando foi descrito, é um mecanismo altamente seletivo, em que a formação da vesícula do autofagossomo e o isolamento dos substratos para degradação são guiados pela proteína adaptadora sequestrassoma-1 (SQSTMQ1/p62). As proteínas ou organelas-alvo para degradação apresentam-se ubiquitinadas, sendo assim, a p62 as reconhece e interage diretamente com essas proteínas poliubiquitinadas. Assim, a p62 atua como uma proteína adaptadora, uma vez que se liga ao substrato e às proteínas presentes na membrana do autofagossomo em formação, dirigindo este substrato para o interior da vesícula e posterior degradação. Além da p62, outras proteínas atuam como adaptadoras no processo da autofagia, das quais se destacam a NBR1 (*neighbor of BRCA1 gene 1* – vizinho do gene BRCA1 1), NDP52 (*nuclear dot protein 52 kDa* – proteína pontual nuclear 52KDa) e OPTN (*Optineurin* – Optineurina).

Como já mencionado, a autofagia é rapidamente ativada mediante uma série de fatores estressores celulares. A regulação da autofagia em âmbito molecular se dá principalmente pelas proteínas mTOR (*mammalian target of rapamycin* – alvo da rapamicina em mamíferos) e pela quinase de AMPK (*AMP-activated kinase* – proteína quinase ativada por AMP), que atuam como um sensor que detecta a diminuição da demanda de nutrientes e promovem a ativação da autofagia. Na regulação deste processo, ainda se destacam as proteínas Atg (*autophagy related genes* – genes relacionados à autofagia), uma série de proteínas que atuam praticamente em todas as etapas do processo autofágico.

A inibição da mTOR marca o início da autofagia, que se dá por modificações no estado fosforilativo de proteínas do complexo Atg1/ULK (Atg1/*Unc51-like kinase*), que são regulados pela própria mTOR. Para a iniciação da formação da membrana do autofagossomo, ocorre a fosforilação da ULK1, e havendo a formação de um complexo principalmente pela Beclina1 e Ambra-1, além de outras proteínas, que promovem a ativação de PI3K de classe 3 (fosfatidilinositol 3-quinase de classe III), e a formação de PIP3 (fosfatidilinositol 3-fosfato). Seguida da fase de indução, ocorre a elongação da membrana do autofagossomo em formação, que se dá em duas fases: 1) a primeira é marcada pela formação de uma estrutura pré-autofagossômica, em que se destaca a atividade das proteínas Atg, especialmente as Atg5 e Atg7, que são recrutadas pelo PIP3; 2) a segunda etapa é marcada pela associação da proteína associada ao microtúbulo LC3 (*light chain 3*) à membrana do autofagossomo em formação, neste processo o LC3 é clivado pela Atg4 em LC3-I (forma livre) seguido pela sua conjugação com a fosfatidiletanolamina, formando, assim, o LC3-II, que se junta ao autofagossomo em formação.

Capítulo 6 – Proliferação, diferenciação, regeneração, autofagia e morte celular

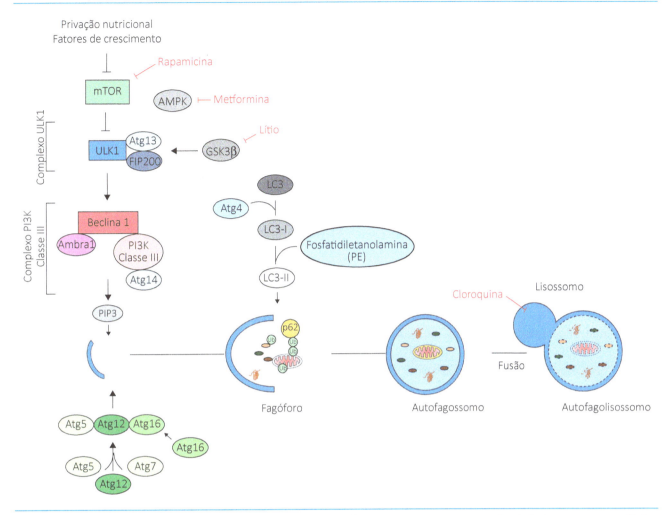

Figura 6.3 – Indução da autofagia e o processo de formação do autofagossomo. Muitos eventos podem induzir o processo autofágico, sendo o principal deles a privação nutricional, causa da inibição da mTOR, que uma vez inibida, regula os estágios iniciais da autofagia, promovendo a fosforilação da ULK1. Esta também pode ser ativada pela via da AMPK e da GSK3β, as proteínas envolvidas em vias adjacentes da sinalização da autofagia. A fosforilação da ULK1 sinaliza para a formação do complexo PI3K de clase III e promove a formação do PIP3. Este mediador favorece o recrutamento de Atg's e a formação do complexo das Atg5, Atg 12 e Atg16, iniciando, assim, a formação da membrana do fagóforo, que se alonga mediante conjugação do LC3 na sua forma lipidizada (LC3-II). Nessa etapa do processo, a SQSTM/p62 medeia a ligação de proteínas e organelas ubiquitinadas ao LC3-II presente na membrana do autofagossomo, conferindo, então, a seletividade ao processo. Uma vez que o autofagossomo se fecha, isola os substratos a serem degradados em seu interior e, após sua fusão com o lisosso, os substratos são degradados pelas hidrolases lisossomais. Muitos fármacos podem modular a autofgia, dos quais destacam-se a rapamicina (inibidora da mTOR), a metformina (inibidora da AMPK) e o lítio (que inibe a GSK3β); já a cloroquina promove a alcalinização dos lisossomos e, consequentemente, diminui a degradação lisossomal da autofagia.

Envolvimento em patologias

A autofagia pode participar em uma extensa gama de funções biológicas, atuando na morte celular programada, na remoção de organelas danificadas e no desenvolvimento de diferentes funções em tecidos específicos, no qual o principal objetivo é manter a homeostase celular. Isso poderia explica o grande número de doenças que recentemente estão sendo associadas com as disfunções no processo autofágico, uma vez que as diversas condições patológicas podem afetar diferentemente os níveis da autofagia. Os distúrbios autofágicos podem ser observados em diferentes condições patológicas como infecções, inflamações, hipóxia, privação nutricional, depleção de fatores de crescimento, entre outros, o que levanta a hipótese de que essas alterações contribuem para a patogênese de doenças como miopatias, obesidade, doenças cardiovasculares, doenças neurodegenerativas e câncer. Sendo assim, a identificação de qual etapa do processo autofágico pode estar alterado em uma determinada patologia é crucial para se descobrir as consequências e o destino celular, assim como delinear novas estratégias terapêuticas.

O envolvimento da autofagia em processos fisiopatológicos ainda é motivo de discussões e controvérsias, já que pode participar tanto em processos de sobrevida celular como na apoptose. Sua participação nos processos de citoproteção constata-se principalmente em casos de privação nutricional, em que a degradação e a reciclagem de macromoléculas e de organelas disfuncionais suprem a deficiência de aminoácidos e a demanda energética necessária para a manutenção das funções celulares. A autofagia pode participar também na eliminação de toxinas, de patógenos invasores e de produtos de degradação citosólicos, como os agregados proteicos, o que promove a prevenção de futuros danos celulares e, assim, a ativação da autofagia pode ter um papel protetor em estágios iniciais de algumas doenças. Contudo, dependendo do estágio em que determinada doença se encontra, a autofagia pode ter um papel na morte celular programada, de modo que a sua ativação encaminha a célula para a apoptose.

A atividade autofágica tem se tornado relevante em diversas patologias, em que se destacam as desordens neurodegenerativas e o câncer, nas quais a autofagia tem grande participação com efeitos contraditórios. Nas doenças neurodegenerativas, uma característica comum é a formação e o acúmulo de proteínas na forma de agregados citoplasmáticos, que são associados à neurotoxicidade e morte neuronal. A formação destes agregados proteicos pode estar diretamente relacionada com a diminuição e as falhas nos processos de degradação proteica celular, ou seja, diminuição da autofagia. Os mecanismos envolvidos nas falhas da autofagia ainda são pouco entendidos; contudo, sabe-se que o envelhecimento promove a redução na efetividade dos mecanismos celulares de controle e degradação proteica. Estudos *post-mortem* têm demonstrado o acúmulo de autofagossomos em cérebros de pacientes acometidos pelas doenças de Alzheimer, Parkinson e Huntington. No entanto, estes autofagossomos não se fundem com os lisossomos para completar a autofagia, de modo que o acúmulo dessas organelas pode gerar algum tipo de estresse celular, afetando a fisiologia destes neurônios. Na doença de Alzheimer, ocorre a indução na formação de autofagossomos em fases iniciais da doença, de modo que a regulação positiva da autofagia no início da doença demonstra a importância deste processo e abre perspectivas para novas abordagens e para possíveis alvos terapêuticos. Além disso, mutações de genes que regulam a autofagia também podem resultar na neurodegeneração, o que pode ser observado com o envelhecimento natural do indivíduo.

Outra patologia em que a autofagia pode ter um papel importante é o câncer, já que sua ativação pode beneficiar e favorecer o crescimento das células tumorais. Este fenômeno pode ser observado em massas tumorais em que se constata um crescimento muito rápido das células, de modo que este tecido tenha uma baixa vascularização e, consequentemente, menores irrigação sanguínea e distribuição de nutrientes. Desse modo, a maior atividade da autofagia pode oferecer um benefício à sobrevivência do tumor em desenvolvimento, fornecendo os aminoácidos necessários para seu crescimento e desenvolvimento. Além disso, células tumorais em estados de estresse metabólico ou já afetadas pelo tratamento com quimioterápicos podem apresentar componentes e organelas disfuncionais, e a ativação da autofagia pode atuar também na remoção e degradação destes fatores agressores, o que favoreceria o crescimento tumoral.

Essas funções que a autofagia promove em células tumorais dependem do estágio em que o câncer se encontra, do nível da diferenciação celular, do tipo de tecido, das condições em que o tumor está inserido e de fatores genéticos. Todavia, a redução da atividade autofágica também pode favorecer a instalação e desenvolvimento da doença já que o câncer foi uma das primeiras doenças geneticamente ligadas ao mau funcionamento da autofagia: o gene *BECN1*, que codifica a proteína Beclina-1 e participa na formação dos autofagossomos, está deletado em 40 a 70% dos casos de câncer de mama, ovário e próstata. Outros estudos também demonstraram que a diminuição da autofagia é essencial para manter o fenótipo maligno dessas células e que o restabelecimento da expressão da Beclina-1 restaura a atividade autofágica e a malignidade do tumor é revertida. Sendo assim, é crescente o interesse na modulação da autofagia como novos alvos terapêuticos para o desenvolvimento de novos tratamentos para o câncer; entretanto, ainda é necessário compreender melhor o papel da autofagia nos diferentes estágios do câncer.

Assim como ocorre em doenças neurodegenerativas, a deficiência na fusão dos autofagossomos com os lisossomos ou o acúmulo de proteínas malformadas parecem estar relacionados diretamente com a patogênese de doenças musculares degenerativas. Mutações em proteínas lisossomais, como a LAMP-2, provocam uma enfermidade genética chamada de "doença de Danon", caracterizada por fraqueza no músculo cardíaco, cardiomiopatia, miopatia e uma variabilidade no retardamento mental. Além disso, evidências médicas significativas também demonstraram que déficits na autofagia também são de grande importância para a fisiopatologia de doenças relacionadas a estresse cardíaco, como a isquemia, hipertensão, insuficiência cardíaca congestiva, doenças da válvula aórtica, entre outras, de modo que o acúmulo de autofagossomos tem sido notado em biópsias de pacientes com essas desordens.

A autofagia também desempenha um papel importante em processos inflamatórios e infecciosos e na imunidade, visto que pode ter funções relacionadas com a eliminação direta de micróbios invasores, controle da inflamação, apresentação de antígenos, homeostase de linfócitos e secreção de mediadores imunológicos. Estudos demonstram que a autofagia está ativada na maioria dos casos de infecção bacteriana. Em alguns casos, como um grupo de micro-organismos que inclui *Brucella abortus* e *Porphyromonas gingivalis*, os autofagossomos são utilizados como "abrigo", que oferece proteção e fornece nutrientes necessários para sua sobrevivência. Além disso, estudos recentes indicaram que a autofagia participa em eventos responsáveis pela ativação da resposta imune inata e a adaptativa. Neste caso, a infecção viral ativa essas respostas aumentando a autofagia, cujo objetivo principal é eliminar os componentes virais do citoplasma, de modo que a modulação da autofagia possa ser uma ferramenta para o desenvolvimento de novas terapias contra infecções bacterianas e virais.

Outro fator que também pode influenciar no processo autofágico é o envelhecimento. Muitos estudos buscam correlacionar a eficiência dos processos de degradação proteica e a autofagia com o envelhecimento. Já foi demonstrado que o sistema de degradação lisossomal, que inclui a autofagia, e suas enzimas sofrem alterações morfológicas em tecidos envelhecidos, o que afeta diretamente a eficiência de pelo menos duas formas de autofagia, a macroautofagia e a autofagia mediadas por chaperonas, que têm a atividade diminuída com o avançar da idade.

■ Morte celular

A morte celular pode ser categorizada principalmente em apoptose (morte celular programada), necrose, necroptose, piroptose. A morte celular autofágica, um outro tipo de morte celular ainda em bastante discussão que inicialmente foi denominada morte celular programada do tipo II. Atualmente, o uso do termo morte celular autofágica deve ser utilizado apenas para descrever o tipo de morte celular, que é suprimida pela inibição da via autofágica, especialmente após modulações genéticas específicas dessa via.

Apoptose

A apoptose, também conhecida como "morte celular programada", desempenha um papel importante na manutenção da homeostase tecidual, por meio do remodelamento e remoção de células danificadas. Entretanto, também está presente de maneira exacerbada em processos patológicos como isquemias, doenças neuromusculares e doenças neurodegenerativas. De forma geral, é ativada quando as células, por uma variedade de agentes e fatores ambientais, são privadas de fatores de sobrevivência, causando estresse celular. A morte celular programada é assim denominada porque, diferentemente da necrose, a célula morre de forma regulada e sem danificar as células vizinhas.

Durante a apoptose, a célula sofre alterações morfológicas características desse tipo de morte celular. Tais alterações incluem a retração do citoplasma, perda de aderência com a matriz extracelular e células vizinhas, condensação da cromatina, fragmentação do DNA, formação de invaginações na membrana plasmática (*blebs*), culminando com a separação dos componentes celulares em corpos apoptóticos. Além disso, durante esse processo, ocorre a externalização da fosfatidilserina presente na membrana plasmática, sinalizadora dos corpos apoptóticos que são reconhecidos e, posteriormente, fagocitados pelo sistema fagocítico mononuclear, limitando a resposta inflamatória.

A morte celular programada é regulada por sinais de outras células que podem tanto ativá-la como inibi-la. Quando induzida, a morte celular depende da ação de enzimas proteolíticas, que, por sua vez, são ativadas em cascata, as caspases (proteases especiais de aspartato dependentes de cisteína). Existem dois tipos de caspases: 1) as iniciadoras (caspases-2, 8, 9, 10, 11 e 12); e 2) as efetoras (caspases-3, 6 e 7). É importante ressaltar que existe também uma via apoptótica independente de caspase que é mediada por AIF (*apoptosis-inducing factor*).

A apoptose pode, então, ser desencadeada por meio de duas vias: a via extrínseca; e a via intrínseca.

Via intrínseca

A via intrínseca ou via mitocondrial é ativada em resposta a uma variedade de agentes estressores celulares, como danos ao DNA, privação de fatores de crescimento, hipóxia e radiação ultravioleta, mas também é ativada em processos fisiológicos, como no desenvolvimento embrionário.

Um conjunto de proteínas importante na manutenção do equilíbrio vida/morte celular e na mediação da via intrínseca é a família da Bcl-2 (*B cell linfoma 2*). Essa família reúne membros pró (como a Bax, Bak e Bid) e antiapoptóticos (como a Bcl-2, Bcl-xL e a Bcl-W). As proteínas pró-apoptóticas são constitutivamente expressas e solúveis no citosol e, sob a ativação da via apoptótica, translocam-se para as membranas, principalmente a mitocondrial. Uma vez translocadas e inseridas na bicamada lipídica das organelas, as proteínas como Bax e Bak se oligomerizam e promovem a redução e o colapso do potencial de membrana mitocondrial. Com isso, ocorre a permeabilização da membrana externa mitocondrial, que permite que várias proteínas "pró-morte" solúveis (p.ex., o citocromo-c) presentes no espaço intermembranar mitocondrial se difundam no citosol. Essas proteínas não podem exercer suas ações "pró-morte" quando contidas na mitocôndria. No citoplasma, o citocromo-c se liga ao fator ativador de protease apoptótico 1 (APAF-1), havendo a hidrólise do cofator dATP em dADP, permitindo a oligomerização do complexo APAF1-dATP-citocromo-c, o que resulta na formação do apoptossomo. Este desencadeia a clivagem e a ativação da caspase-9 que, por sua vez, provoca a clivagem e a ativação de várias outras caspases, denominadas "caspases efetoras", incluindo as caspases-3, 6 e 7. Por sua vez, as caspases clivam diversos substratos como PARP *(poly ADP-ribose polymerase)* e laminina, causando a condensação da cromatina, a fragmentação do DNA e o remodelamento das organelas celulares culminando na morte celular.

Além disso, outras proteínas como SMAC/Diablo *(second mitochoncria-derived activator of caspase/direct iap binding protein with low PI* – segundo ativador mitocondrial de caspase/proteína de ligação IAP direta com baixo PI) e a endonuclease G também são liberadas da mitocôndria. A SMAC/Diablo facilita a ativação de caspase por ligar-se a proteínas da família IAP *(inhibitors apoptosis protein* – proteínas inibidoras de apoptose), enquanto o AIF e a endonuclease G translocam-se para o núcleo e induzem a condensação da cromatina e a fragmentação do DNA.

É importante lembrar que, quando ocorre um dano no DNA, a maquinaria celular pode agir para ativar a via da proteína p53 e induzir a apoptose. A estimulação dessa via é promovida em virtude das genômicas, ou seja, dependente de transcrição gênica (p.ex., elevando os níveis intracelulares de Bax), e independentemente de transcrição (interagindo com a Bcl-2, resultando no deslocamento e liberação da Bax, que age nas mitocôndrias). Portanto, existem diversas vias que podem ensejar a liberação de citocromo c e indução da apoptose.

Em suma, uma vez no citoplasma, as proteínas mitocondriais liberadas podem translocar-se para o núcleo e induzir a fragmentação do DNA em larga escala ou ativar uma família de proteases denominadas caspases. Portanto, em conjunto promovem a cascata de eventos que induz a morte celular, degradando sistematicamente alvos específicos importantes para o funcionamento celular.

Via extrínseca

A via extrínseca é estimulada quando "ligantes de morte" como o fator de necrose tumoral (TNF, do inglês *tumor necrosis factor*), TRAIL (*TNF-related apoptosis inducing ligand* – ligante indutor de apoptose relacionado ao fator de necrose tumoral) e Fas L

(*Fas-ligand* – ligante FAS) estimulam seus respectivos receptores. Os "receptores de morte" consistem em um subconjunto da superfamília do receptor do TNF (TNFR). Os TNFR são proteínas transmembranares do tipo I que têm de dois a quatro domínios ricos em cisteína na porção extracelular; além destes, os "receptores da morte" têm um "domínio de morte" que compreendem 70 aminoácidos na porção citoplasmática. Foram identificados seis receptores que podem regular direta ou indiretamente a apoptose: o TNFR1 (TNFRSF1A); o Fas/Apo1/CD95 (TNFRSF6); o DR3 (TNFRSF25); o DR4 (TNFRSF10A); o DR5 (TNFRSF10B); e o DR6 (TNFRSF21).

Os receptores Fas, DR4 e DR5 desencadeiam diretamente a cascata apoptótica da via extrínseca por meio da interação com os "ligantes de morte", em que a conformação dos receptores é alterada e estes ligantes passam a expor determinados domínios no espaço intracelular, recrutando proteínas adaptadoras FADD (*fas-associated protein with death domain* – proteína Fas-associada com domínio de morte). Essas proteínas, então, recrutam a pró-caspase-8 por meio da interação com o domínio efetor da morte (DED, do inglês *death effector domain* – domínio efetor de morte), formando os complexos de indução de sinalização de morte celular como DISC (*death-inducing signaling complex* – complexo de sinalização para induzir morte). Em seguida, ocorre a clivagem e ativação da caspase-8. Essa ativação pode ser suficiente para ativar diretamente as caspases efetoras-3, 6 e/ou 7, culminando na morte celular, ou, quando há uma menor atividade da caspase-8, a amplificação de sinal é necessária para impulsionar as caspases efetoras. Neste caso, há a clivagem da proteína Bid e indução de permeabilização da membrana externa mitocondrial, desse modo, estimulando a liberação do citocromo c.

A ativação dos receptores TNFR1, pela citocina TNF-α pode induzir a via extrínseca da apoptose indiretamente por meio da internalização e dissociação do complexo transmembrana que contém a RIPK1 (*Receptor-interacting serine/threonine-protein kinase 1* – receptor que interage serina/treonina-proteína-quinase 1), a TRADD (*tumor necrosis factor receptor type 1-associated DEATH domain protein* – proteína de domínio de morte associada ao fator de necrose tumoral tipo 1) e as ubiquitinas ligases TRAF2 e cIAP1. Este complexo pode propiciar uma resposta inflamatória pró-sobrevivência celular via NF-κB (fator nuclear kappa B) ou ativar a via da necroptose; logo, com a dissociação deste complexo, ocorre a formação de um segundo complexo citosólico contendo pró-caspase-8, FADD, RIPK1, referido também como "ripoptossomo", que ativa a cascata proteolítica da apoptose.

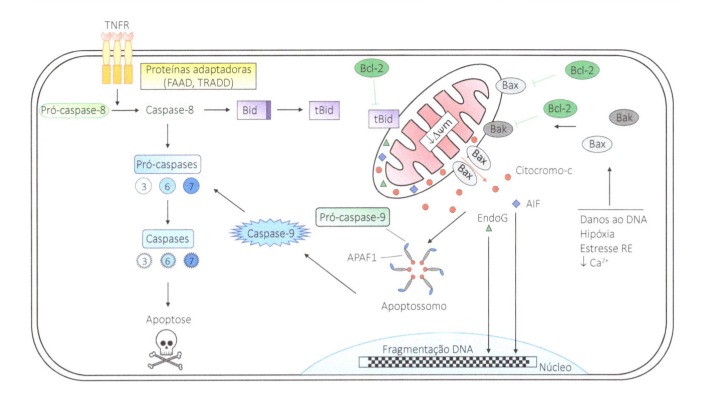

Figura 6.4 – Esquematização das vias da apoptose.
Fonte: Desenvolvida pela autoria.

Na via extrínseca os ligantes de morte como TNF, TRAIL e Fas L se ligam aos seus respectivos receptores de morte presentes na membrana celular e promovem alteração na conformação destes receptores que passam a expor seus domínios de morte no ambiente intracelular, formando complexos de indução de sinalização de morte celular como DISC (*death-inducing signaling complex* – complexo de sinalização para induzir morte). Em seguida, ocorre a clivagem e ativação da pró-caspase-8, ampliando o sinal de morte celular por meio da indução de permeabilização da membrana externa mitocondrial ou ativando diretamente as caspases efetoras 3, 6 e/ou 7 culminando na apoptose, havendo também a clivagem da Bid induzindo a translocação e oligomerização da Bax ou Bak na mitocôndria.

A via intrínseca é ativada em resposta a uma variedade de estressores celulares, como danos ao DNA, estresse oxidativo, entre outros. As proteínas pró-apoptóticas são constitutivamente expressas e solúveis no citosol e, sob indução apoptótica, translocam-se para a membrana mitocondrial. Uma vez translocadas, as proteínas Bax e Bak se oligomerizam e promovem a permeabilização da membrana externa mitocondrial, que permite que várias proteínas pró-morte solúveis (p.ex., citocromo-c) presentes no espaço intermembranar mitocondrial se difundam no citosol. No citoplasma há a formação de uma plataforma de ativação de caspases denominada apoptossomo (APAF1-dATP--citocromo-c), que, desencadeia a clivagem e ativação da caspase-9, que, por sua vez, desencadeia a clivagem e a ativação das caspases efetoras (caspases-3, 6 e/ou 7). A ativação dessas caspases promovem alterações celulares que culminam na apoptose.

Necrose

A necrose é caracteriza como uma morte celular não programada, ocasionada por mecanismos que causam injúria tecidual. As células em processo de necrose apresentam-se morfologicamente diferentes de células apoptóticas, caracterizando-se pelo aumento de volume das organelas, núcleo distendido, fragmentação da cromatina e ruptura de membranas (como a membrana plasmática), ocasionando a liberação do seu conteúdo no meio extracelular. Células necróticas liberam de forma seletiva fatores como o HDGF (*hepatoma-derived growth fator* – fator de crescimento derivado de hepatoma) e a proteína HMGB1 (*high mobility group box 1 protein* – proteína 1 do grupo de alta mobilidade) que são detectados pelo sistema imunológico, o que provoca a ativação de diversos fatores pró-inflamatórios, como interleucina 1B (IL-1B), ativando cascatas que resultam em reações inflamatórias.

Necroptose

Um segundo tipo de necrose tem sido relatado como uma forma geneticamente programada de morte celular, a necroptose. Ela é comum em tecidos que sofrem algum tipo de alteração, como na neurodegeneração, isquemias cardíacas e inflamações. Sabe-se que a necroptose pode ser induzida pelo TNF, interferon (IFN), assim como outros "ligantes de morte". Estes ligam-se em domínios extracelulares dos receptores de morte, a RIPK1 (*Receptor-interacting serine/threonine-protein kinase 1* – Receptor que interage serina/treonina-proteína-quinase 1), induz a formação do complexo I, que compreendem o complexo das proteínas RIPK1, TRADD, TRAF2 e cIAP1, que, por sua vez, ativa uma série de reações com proteínas que resultam na formação do complexo II e sinalização para a morte celular. Alguns componentes que fazem parte deste complexo são RIP-1 (proteína que interage com o receptor 1), RIP-3 (proteína que interage com o receptor-3) e caspase-8. Quando a caspase-8 está ativa, o processo de apoptose é iniciado com inativação da RIP-1 e RIP-3. No entanto, se a caspase-8 encontra-se impedida de ser ativada, as proteínas RIP-1 e RIP-3 são fosforiladas causando a formação de um necrossoma. Este complexo induz a liberação de sinais pró-necróticos, como alterações nos níveis de ATP mitocondrial, permeabilização de lisossomos e liberação de suas hidrolases.

Piroptose

Na resposta inflamatória ocorre um tipo de morte celular característico, desencadeada por muitas infecções microbianas (p.ex., *Salmonella*, *Francisella* e *Legionella* e estímulos não infecciosos, incluindo fatores do hospedeiro produzidos durante o infarto do miocárdio. A piroptose é regulada por mecanismos dependentes ou independentes de caspase-1. Ambos são caracterizados por inchaço celular, condensação de cromatina e perda do potencial de membrana mitocondrial. Ocorre, então, a ruptura da membrana celular, causando a liberação do conteúdo citoplasmático da célula, incluindo citocinas pró-inflamatórias e ligantes endógenos. Embora sejam morfologicamente semelhantes, a piroptose dependente de caspase-1 é ativada por sensores que iniciam a formação do inflamassoma, no reconhecimento de padrões moleculares associados a patógenos (PAMP, do inglês *pathogen-associated molecular patterns*) ou padrões moleculares associados a danos (DAMP, do inglês *danger-associated molecular patterns*), sendo chamado de ativação canônica do inflamassoma. A piroptose independente de caspase-1 é ativada pelas caspases-4, 5 e 11, por meio de seus domínios CARD e reconhecem direta-mente o LPS de bactérias Gram-negativas no citoplasma do hospedeiro. Este tipo é chamado de "ativação não canônica do inflamassoma".

■ Perspectivas terapêuticas

As abordagens terapêuticas atualmente descritas envolvem a utilização de fármacos que promovem a morte celular no tratamento do câncer com o objetivo de induzir a regressão tumoral. No entanto, assim como nas terapias convencionais, os agentes pró-apoptóticos, que não discriminam entre células malignas e normais, apresentam um risco significativo de efeitos adversos tóxicos, tal qual a morte de células que estão em constante divisão celular e são fundamentais para a manutenção da homeostase tecidual, como as células do epitélio intestinal.

Alguns agentes pró-apoptóticos conhecidos podem induzir a apoptose tanto estimulando a expressão de moléculas pró-apoptóticas como inibindo as proteínas antiapoptóticas superexpressas. São exemplos de agentes que estão atualmente em ensaios clínicos e cujo alvo é a proteína antiapoptótica Bcl-2: oblimersen; obatoclax; navitoclax; e venetoclax. Estes agentes diminuem a expressão ou inibem a proteína Bcl-2. Outros exemplos de agentes pró-apoptóticos que poderiam ser utilizados são os compostos miméticos de SMAC, que funcionam como inibidores do IAP, sensibilizando as células aos indutores de apoptose. O TRAIL ou APO2L (*APO 2 ligand*), é uma citocina que pode se ligar seletivamente aos "receptores de morte celular" 4 e 5 (DR4/TRAIL-R1 e DR5/TRAIL-R1) induzindo a apoptose. O drozitumab, por exemplo, é um anticorpo monoclonal humano que se liga especificamente ao receptor DR5/TRAIL-R1 em células cancerígenas para induzir a apoptose. Uma pequena molécula supressora da survivina (um inibidor de caspases endógeno) também está atualmente em ensaios clínicos com o objetivo de induzir a apoptose em células cancerígenas. Além destes, há também os indutores da morte celular autofágica utilizados em tratamentos antitumorais como temozolomide, obatoclax e inibidores da deacetilação de histonas.

Outras abordagens terapêuticas envolvem agentes antiapoptóticos no tratamento de doenças neurodegenerativas; no tratamento das infecções causadas pelo HIV, pelo vírus da hepatite B e pelo da hepatite C; para o tratamento de infarto do miocárdio; de acidentes vasculares cerebrais (AVC); doenças hepáticas; transplante de órgãos; e sepse.

Além dos agentes pró-apoptóticos, alguns estudos sugerem que o necrostatin-1 (NEC-1), um inibidor da RIPK1, pode retardar os déficits cognitivos associados com a doença de Alzheimer e, além disso, demonstrou-se eficaz em modelos de animais com esclerose lateral amiotrófica (ELA) e doença de Huntington. O NEC-1 também tem sido utilizada para o estudo da necroptose em infarto do miocárdio e isquemias cerebrais.

Outro campo importante para a descoberta de novos usos para fármacos já aprovados em testes clínicos é a modulação da autofagia. Logo, visto que tanto a diminuição como o aumento da atividade autofágica podem estar relacionados com diversos processos patológicos, propõem-se a investigação e estudos de fármacos que a modulem. Pesquisas mostraram que muitos fármacos utilizados atualmente têm essa propriedade. São alguns exemplos:

1) Clonidina: fármaco indicado para o tratamento de hipertensão arterial. Seu mecanismo de ação consiste na estimulação de receptores $\alpha2$ adrenérgicos, que são acoplados a uma proteína G inibitória (G_i), o que causa a inibição da enzima adenilil ciclase e a consequente diminuição dos níveis de AMP cíclico (AMPc). Também apresenta afinidade pelos receptores imidazólicos, responsáveis por redução do AMPc. Os baixos níveis citoplasmáticos de AMPc promovem o aumento da autofagia. Tanto em modelos *in vitro* como *in vivo* da doença de Huntington, o tratamento com a clonidina causou a desaceleração da neurodegeneração, reduzindo a morte celular.

2) Metformina: amplamente utilizada no tratamento de diabetes *mellitus* tipo 2. Sua capacidade hipoglicemiante está relacionada com a ativação da enzima AMPK, que também atua na regulação do metabolismo lipídico. Embora os mecanismos de ação na autofagia não estejam completamente esclarecidos, a AMPK, quando ativada, promove o aumento da autofagia pela inibição da via de sinalização da mediada pela mTOR. Estudos apontam os efeitos da metformina no tratamento e prevenção de diversos tipos de cânceres, tais como o hepatocarcinoma, leucemia linfoblástica aguda e câncer de mama (este em fase III dos testes clínicos), por sua propriedade de aumentar a atividade autofágica. Todavia, outras doenças podem se beneficiar do aumento da autofagia induzido pela metformina, tais como a nefropatia diabética e a isquemia cerebral.

3) Lítio: utilizado na forma de carbonato (Li_2CO_3). Clinicamente é indicado para o tratamento de transtorno bipolar, mas também pode ser efetivo em outros distúrbios de humor. O lítio tem dois efeitos contrários na modulação da autofagia, podendo aumentar ou diminuir sua atividade. A regulação da autofagia figura entre as propriedades citoprotetoras do lítio, contribuindo positivamente em tratamento de doenças neuropsiquiátricas e neuromotoras; entre elas, a esclerose lateral amiotrófica. Este caráter contraditório do lítio no processo autofágico pode ser atribuído à sua dosagem comumente utilizada já que em baixas concentrações, em torno de 0,5 mM, a autofagia aumenta e, em concentrações superiores a 2 mM, ela diminui. A inibição da autofagia mediada pelo lítio pode ser decorrente da inibição da quinase GSK-3β e está presente em quadros de isquemia cerebral e na doença de Alzheimer.

4) Rapamicina: substância identificada com propriedades antifúngicas, tendo também propriedades imunossupressoras e anticancerígenas. Seu mecanismo de ação no processo autofágico compreende a inibição da proteína mTOR, a principal reguladora da autofagia. Estudos demonstram a eficácia da rapamicina em doenças neurodegenerativas, como em modelo animal de doença de Huntington e modelo *in vitro* para doença de Parkinson, em que pode promover maior degradação dos agregados proteicos característicos dessas patologias. Além disso, a rapamicina também demonstrou atividade anticancerígena, que, todavia, está restrita a alguns tipos de câncer, como carcinoma celular renal e câncer endometrial. O Everolimus, um análogo da rapamicina, teve efeito comprovado no tratamento de câncer renal avançado, além de outros análogos que estão em fase de estudos clínicos. Contudo, o tratamento crônico com rapamicina não é aconselhável em virtude de seus efeitos imunossupressores, visto que a mTOR está envolvida na regulação de outros processos independentes da autofagia.

5) Cloroquina: um dos agentes antimaláricos mais antigos e amplamente utilizados clinicamente no tratamento dessa doença, mas também tem marcante efeito sobre a autofagia. Este fármaco regula negativamente a autofagia, promovendo a alcalinização dos lisossomos e consequente inibição da degradação lisossomal. Uma vez alcalinizado, os lisossomos perdem sua capacidade degradativa, podendo ocorrer o acúmulo de componentes não degradados no citoplasma celular, o que pode exercer efeitos citotóxicos. Em virtude de seu potencial citotóxico, a cloroquina tem sido estudada na terapêutica antitumoral. Em um estudo realizado com ratos, houve regressão do linfoma induzido pelo oncogene MYC após tratamento com a cloroquina combinada com outros agentes quimioterápicos. Diversos estudos clínicos de fase I ou II utilizam a combinação da cloroquina e qui-

Seção 1 – Princípios Gerais

mioterapia no tratamento de tumores sólidos e hematológicos.

Além dos fármacos mencionados anteriormente, são exemplos de compostos com atividade pró-autofágica: o verapamil; amiodarona; nimodipino, que são fármacos antagonistas dos canais de Ca^{2+} tipo L, assim como o minoxidil, que é um ativador de canais de K^+ dependentes de ATP. Enquanto a carbamazepina e ácido valproico aumentam a autofagia, a azitromicina e clomipramina são responsáveis pela redução de sua atividade.

Mediante a crescente quantidade de estudos que visam avaliar o papel e a descoberta de diferentes fármacos que podem modular a autofagia, abre-se a perspectiva de novas abordagens farmacológicas e o desenvolvimento de tratamentos mais eficazes para doenças neurodegenerativas, câncer e doenças de depósito lisossomal.

Atividade proposta

Assinale verdadeiro (V) ou falso (F) para as seguintes afirmativas e justifique se falsas.

1) Os lisossomos são organelas responsáveis pela "digestão intracelular" de macromoléculas e organelas senescentes e são abundantes em células como os linfócitos.

2) O estímulo mais eficaz para indução da autofagia é a privação de nutrientes.

3) Existem três tipos de autofagia e a microautofagia é o tipo mais conhecido.

4) A autofagia é caracterizada pela geração de autofagossomos no citoplasma da célula que se fundirão com lisossomos para completar a digestão intracelular.

5) Durante a necrose, a membrana plasmática da célula é mais rapidamente destruída em comparação com a apoptose.

6) "Picnose", "cariorrexe" e "cariólise" são termos que se referem à degradação citoplasmática que ocorre na necrose celular.

7) A necrose é um processo de morte celular programada que pode ocorrer ao final do período de funcionalidade da célula e pode proteger as células vizinhas de dados.

8) O processo de apoptose é frequente durante o desenvolvimento, permitindo o remodelamento de órgãos e tecidos.

9) Os sinais que desencadeiam a apoptose podem ser intra ou extracelulares.

10) No processo de divisão celular denominado mitose, as células-filhas apresentam metade do número de cromossomos da célula-mãe.

11) O ciclo celular apresenta três pontos de checagem para verificação e reparo de erros.

12) Fármacos antitumorais aceleram a velocidade do processo de proliferação celular.

13) A diferenciação celular se caracteriza pela mudança de morfologia e especialização da célula para o desempenho de uma função no tecido.

14) Alguns tecidos ou órgãos expostos a eventos agressores podem se regenerar pelo estímulo da proliferação de células estaminais adultas ou de células progenitoras que se diferenciarão para substituir o tecido lesado ou perdido.

Respostas esperadas

1) Verdadeiro.

2) Verdadeiro.

3) Falso. O tipo de autofagia mais conhecido é a macroautofagia, comumente chamada de autofagia.

4) Verdadeiro.

5) Verdadeiro.

6) Falso. Picnose, cariorrexe e cariólise são termos que se referem à degradação nuclear na necrose.

112

7) Falso. A apoptose é o processo de morte celular programada.

8) Verdadeiro.

9) Verdadeiro.

10) Falso. Ao final da mitose, as células-filhas a presentam o mesmo número de cromossomos da célula-mãe.

11) Verdadeiro.

12) Falso. Os antitumorais inibem a proliferação celular.

13) Verdadeiro.

14) Verdadeiro.

REFERÊNCIAS

1. Chen T, Dent SYR. Chromatin modifiers and remodellers: regulators of cellular differentiation. Nat Rev Genet. 2014;15:93-106.

2. Ciemerych MA, Sicinski P. Cell cycle in mouse development. Oncogene. 2005;24:2877-98.

3. Filipczyk AA, Laslett AL, Mummery C, Pera MF. Differentiation is coupled to changes in the cell cycle regulatory apparatus of human embryonic stem cells. Stem Cell Res. 2007;1:45-60.

4. Fogarty CE, Bergmann A. Killers creating new life: caspases drive apoptosis-induced proliferation in tissue repair and disease. Cell death and differentiation. 2017;24(8):1390-1400.

5. Hanahan D, Weinberg RA. Hallmarks of cancer: The next generation. Cell. 2011;144:646-74; PMID:21376230.

6. Korenjak M, Brehm A. E2F-Rb complexes regulating transcription of genes important for differentiation and development. Curr Opin Genet Dev. 2005;15:520-7.

7. Lange C, Calegari F. Cdks and cyclins link G1 length and differentiation of embryonic, neural and hematopoietic stem cells. Cell Cycle. 2010;9:1893-900.

8. Papetti M, Wontakal SN, Stopka T, Skoultchi AI. Gata-1 directly regulates p21 gene expression during erythroid differentiation. Cell Cycle. 2010;9:1972-80.

9. Ruijtenberg S, Van Den Heuvel S. Coordinating cell proliferation and differentiation: Antagonism between cell cycle regulators and cell type-specific gene expression. Cell Cycle. 2016;15(2):196-212.

10. Boldin MP, Goncharov TM, Goltsev YV, Wallach D. Involvement of MACH, a novel MORT1/FADD-interacting protease, in Fas/APO-1- and TNF receptor-induced cell death. Cell. 1996;85(6):803-15.

11. Bortner CD, Oldenburg NB, Cidlowski JA. The role of DNA fragmentation in apoptosis. Trends Cell Biol. 1995;5(1):21-6.

12. Carter BZ et al. XIAP antisense oligonucleotide (AEG35156) achieves target knockdown and induces apoptosis preferentially in CD34+38- cells in a phase 1/2 study of patients with relapsed/refractory AML. Apoptosis. 2011 Jan;16(1):67-74. ISSN 1573-675X. Disponível em: https://www.ncbi.nlm.nih.gov/pubmed/20938744.

13. Chipuk JE et al. The BCL-2 family reunion. Mol Cell. 2010 Feb;37(3):299-310. ISSN 1097-4164. Disponível em: https://www.ncbi.nlm.nih.gov/pubmed/20159550.

14. Degterev AM, Boyce, J. Yuan, A decade of caspases. Oncogene. 2003;22(53): 8543-67.

15. Fulda S. Autophagy in Cancer Therapy. Front Oncol. 2017;7:128.

16. Fadok VA et al. The role of phosphatidylserine in recognition of apoptotic cells by phagocytes. Cell Death Differ. 1998;5(7):551-62.

17. Frantz S et al. Targeted deletion of caspase-1 reduces early mortality and left ventricular dilatation following myocardial infarction. J. Mol. Cell. Cardiol. 2003;35:685-694.

18. Galluzzi L et al. Molecular definitions of cell death subroutines: recommendations of lhe Nomenclature Commitee on Cell Death. Cell and Differentiation. 2012;10:107-120.

19. Green DR, Llambi F. Cell Death Signaling. Cold Spring Harb Perspect Biol. 2015 Dec;7:12. ISSN 1943-0264.

20. Kang Z et al. Drozitumab, a human antibody to death receptor 5, has potent antitumor activity against rhabdomyosarcoma with the expression of caspase-8 predictive of response. Clin Cancer Res. 2011 May;17(10):3181-92. ISSN 1078-0432. Disponível em: https://www.ncbi.nlm.nih.gov/pubmed/21385927.

21. Kerr JF, Wyllie AH, Currie AR. Apoptosis: a basic biological phenomenon with wide-ranging implications in tissue kinetics. Br J Cancer. 1972;26(4):239-57.

22. Kroemer G et al. Classification of cell death: recommendations of lhe Nomenclature Committee on Cell Death. Cell Death and Differentiation. 2009;16:3-11.

23. Lampson BL, Davids MS. The Development and Current Use of BCL-2 Inhibitors for the Treatment of Chronic Lymphocytic Leukemia. Curr Hematol Malig Rep. 2017 Fev;12(1):11-19. ISSN 1558-822X. Disponível em: https://www.ncbi.nlm.nih.gov/pubmed/28116634.

24. Long JS, Ryan KM. New frontiers in promoting tumour cell death: targeting apoptosis, necroptosis and autophagy. Oncogene. 2012;31(49):5045-60.

25. Boyle KB, Randow, F. The role of 'eat-me' signals and autophagy cargo receptors in innate immunity. Curr Opin Microbiol. 2013;16(3):339-48.

26. Jellinger KA, Stadelmann C. Mechanisms of cell death in neurodegenerative disorders. J. Neural Transm. Suppl. 2000;59:95-114.

27. Levine B, Kroemer G. Autophagy in the pathogenesis of disease. Cell. 2008;132:27-42.

28. Mariño G, López-Otín C. Autophagy: molecular mechanisms,physiological functions and relevance in human pathology. Cell. Mol. Life Sci. 2004;61:1439-1454.

29. Nixon RA. The role of autophagy in neurodegenerative disease. Nat. Med. 2013;19:983-997.

30. Parzych KR, Klionsky DJ. An overview of autophagy: morphology, mechanism, and regulation. Antioxid Redox Signal. 2014;20(3):460-73.

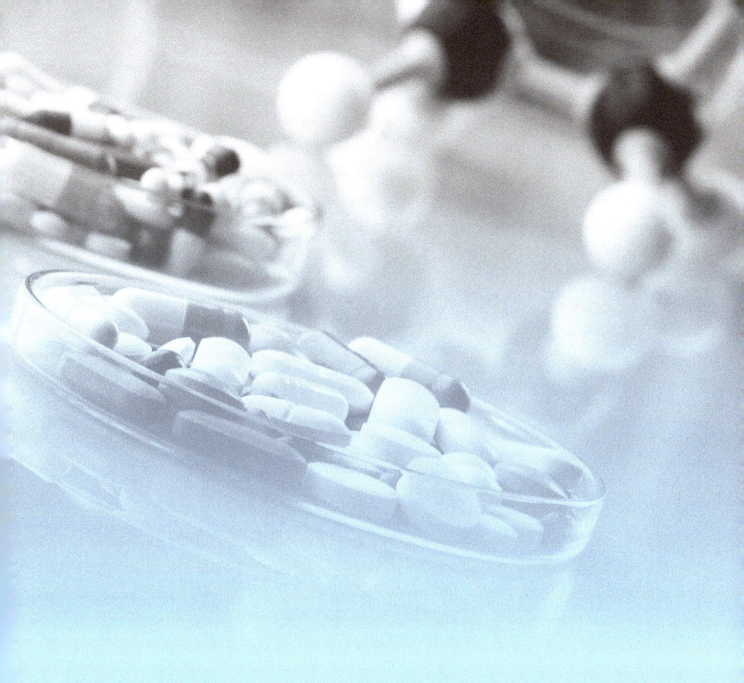

Seção 2
Fármacos que Afetam o Sistema Nervoso Periférico

Coordenador da seção:
- Gustavo José da Silva Pereira

Capítulo 7

Introdução à Farmacologia do sistema nervoso autônomo

Autor:
- Patrícia Reckziegel
- Mayara Franzoi Moreno

■ Introdução

O *sistema nervoso autônomo* (SNA), também denominado sistema nervoso *visceral*, *vegetativo* e *involuntário*, regula as funções autônomas que ocorrem sem controle consciente, como a contração da musculatura lisa e cardíaca e a secreção da maioria das glândulas exócrinas e de algumas endócrinas. Considerando suas bases anatômicas e fisiológicas, ele pode apresentar duas divisões principais: a *simpática* e a *parassimpática*. O entendimento de suas bases anatômicas e fisiológicas, e da transmissão química desse sistema (e de suas divisões), facilita a compreensão de como os fármacos que agem sob esse sistema exercem seus efeitos terapêuticos. Em razão das semelhanças na transmissão química, o *sistema somático*, que controla a musculatura esquelética, também será discutido neste capítulo.

■ Conceitos fundamentais de anatomia e fisiologia do SNA

O *sistema nervoso* (SN) é dividido em *sistema nervoso central* (SNC), que compreende o encéfalo e a medula espinhal, e o *sistema nervoso periférico* (SNP), que é dividido em *sistema nervoso autônomo* (SNA) e *sistema nervoso somático* (SNS). O SNA está relacionado ao controle da maioria das funções involuntárias do organismo, como respiração, circulação do sangue, digestão, temperatura corporal, metabolismo energético e secreções de glândulas exócrinas e de algumas glândulas endócrinas; dessa maneira, ele é o principal regulador da constância do meio interno do organismo. Apesar da denominação "autônomo", ele não é completamente independente do restante do sistema nervoso, pois está interligado a centros neurais que integram sinais de vias aferentes (que se direcionam da periferia ao SNC).

Os nervos eferentes (que partem do SNC em direção à periferia) do SNA suprem todas as estruturas inervadas do organismo, com exceção dos músculos esqueléticos, que são servidos pelos *nervos somáticos*. Os nervos somáticos fazem parte do *sistema somático*, o sistema motor do organismo. Diferentemente do SNA, o sistema somático apresenta controle voluntário.

O SNA apresenta duas divisões principais: a *simpática* e a *parassimpática*. A ativação do sistema simpático resulta em respostas definidas, como de *fuga* ou *luta*, e a do sistema parassimpático, de *digestão* e *repouso*. Exemplificando, o sistema simpático quando ativado, causa dilatação das pupilas, aumento da frequência cardíaca, broncodilatação, vasoconstrição generalizada (com desvio do fluxo sanguíneo da pele e da região esplâncnica para os músculos esqueléticos), aumento da pressão arterial, aumento da secreção de epinefrina pela glândula adrenal, aumento da glicemia (via aumento da glicogenólise) e aumento do metabolismo geral do corpo, o que prepara o organismo para a situação de estresse. Muitos desses efeitos são potencializados pela epinefrina liberada pela adrenal. Em contrapartida, a ativação do sistema parassimpático causa preservação e armazenamento de energia, pois, por exemplo, estimula a digestão e a absorção de alimentos, aumenta a secreção das glândulas do trato gastrointestinal e estimula o peristaltismo. Ele ainda reduz a frequência cardíaca, diminui a pressão arterial, protege a retina da luz excessiva e esvazia a bexiga e o reto. Apesar dos efeitos funcionais do SNA simpático e parassimpático serem frequentemente descritos como antagônicos (mas podem ser sinérgicos, complementares ou isolados também), não vivemos nos extremos de estresse e repouso. Logo, ambos os sistemas simpático e parassimpático trabalham em harmonia para o bom funcionamento do organismo. O *sistema nervoso entérico* também faz parte do SNA; ele fica localizado em plexos na parede do trato gastrointestinal, onde controla os processos de mistura, propulsão e absorção de nutrientes; no entanto, não o discutiremos aqui.

A organização primária das vias autônomas eferentes consiste em dois neurônios dispostos sequencialmente, um *pré-ganglionar* e um *pós-ganglionar*, que fazem sinapse em um *gânglio autônomo* (denominação ao envoltório de sinapses que ocorrem fora do SNC) (Figuras 7.1 e 7.2A). O neurônio pré-ganglionar tem seu corpo celular localizado no SNC e o neurônio pós-ganglionar, no gânglio autônomo. Os gânglios autônomos localizam-se inteiramente fora do eixo cérebro-espinhal. De modo geral, as fibras pré-ganglionares são mielinizadas e as pós-ganglionares, ausentes de bainha de mielina. As fibras somáticas são todas mielinizadas.

Considerando a origem das fibras pré-ganglionares, o efluxo simpático apresenta neurônios pré-gan-

glionares com corpos celulares de origem *toracolombar*: se estendem desde o primeiro segmento torácico até o segundo ou o terceiro segmento lombar da medula espinhal (T1 -L2, L3). Já as fibras eferentes parassimpáticas apresentam origem *craniossacral*: nas regiões cranianas (III, VII, IX e X) e sacrais (S2, S3 e S4). Todos nervos são importantes, mas o nervo vago (X) tem particular importância para o sistema parassimpático, pois inerva o coração (onde causa bradicardia, quando ativado) e vísceras do tórax e do abdômen. Com relação ao sistema somático, os corpos celulares dos neurônios motores residem no corno ventral da medula espinhal, e os axônios dirigem-se diretamente às fibras musculares esqueléticas (sem a formação de gânglios), ramificando-se na sua extremidade distal e formando a *placa terminal motora*.

Além da diferença anatômica na origem das fibras pré-ganglionares, os sistemas simpático e parassimpático apresentam distinções no tamanho dos neurônios pré- e pós-ganglionares e, consequentemente, na localização dos gânglios autônomos e nas suas respostas. No sistema simpático, os neurônios pré-ganglionares são curtos e os pós-ganglionares são longos, sendo os gânglios autônomos localizados longe do tecido-alvo – principalmente nas regiões paravertebral (22 gânglios), pré-vertebral e terminal. Essas fibras pré-ganglionares simpáticas que saem da medula espinhal podem fazer sinapse com neurônios de mais de um gânglio simpático. Diferentemente, o sistema parassimpático possui neurônios pré-ganglionares longos e pós-ganglionares curtos, logo seus gânglios localizam-se próximo ao tecido-alvo, ou sobre ele (a localização dos gânglios parassimpáticos é visceral). Além disso, no sistema parassimpático, cada neurônio pré-ganglionar faz sinapse com um neurônio pós-ganglionar (com exceção do nervo vago). Em consequência do tamanho das fibras pós-ganglionares e em função das fibras pré e pós-ganglionares, as respostas do SNA simpático são mais difusas e menos localizadas do que as apresentadas pelo SNA parassimpático. Contribuindo para o efeito mais difuso do sistema simpático, quando ativadas, as células cromafins da medula da glândula adrenal (também denominada glândula suprarrenal) secretam transmissores na corrente sanguínea, os quais agem em diversos órgãos/tecidos.

Quando desnervada, a musculatura esquelética perde o tônus miogênico, paralisa e atrofia; do contrário, quando os nervos espinhais autônomos são interrompidos, os músculos lisos e as glândulas ainda retêm algum grau de atividade espontânea.

Capítulo 7 – Introdução à Farmacologia do sistema nervoso autônomo

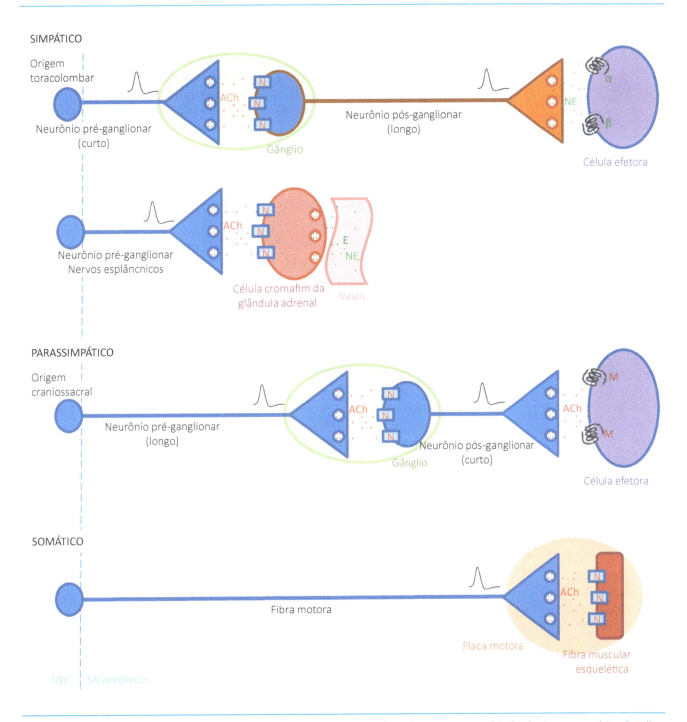

Figura 7.1 – Bases anatômicas, fisiológicas e da neurotransmissão do SNA (simpático e parassimpático) e do sistema somático. Detalhes sobre esse processo estão descritos no texto.

Fonte: Desenvolvida pela autoria do capítulo.

119

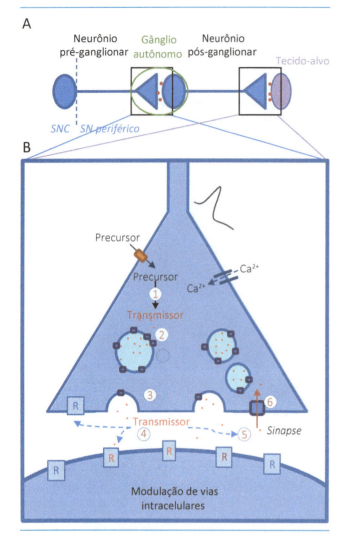

Figura 7.2 – Etapas da neurotransmissão química no SNA. (A) A comunicação química (neurotransmissão) entre células no sistema nervoso autônomo (SNA) se faz entre o neurônio pré-ganglionar e o pós-ganglionar, e o neurônio pós-ganglionar e a célula/tecido-alvo. Células fora desses locais podem responder a transmissores circulantes desde que expressem receptores para eles. (B) Esse processo de neurotransmissão envolve: (1) síntese do transmissor a partir de precursor, por enzimas de síntese específicas; (2) armazenamento do transmissor em vesículas; (3) liberação do transmissor na sinapse frente potencial de ação, que promove despolarização do terminal axonal e influxo de Ca^{2+} por canais de cálcio dependentes e voltagem; (4) ação do transmissor em receptores pré e pós-sinápticos; e (5) fim da neurotransmissão pela metabolização do transmissor e/ou recaptação para dentro do terminal pré-sináptico. Detalhes sobre esse processo estão descritos no texto.

Fonte: Desenvolvida pela autoria do capítulo.

Princípios gerais da neurotransmissão do SNA

A transmissão química, ou *neurotransmissão*, é definida como o processo químico que permite a comunicação entre neurônios, e entre neurônios e outras células-alvo (Figura 7.2). Para que ocorra essa comunicação, um neurônio sintetiza e libera no espaço sináptico um transmissor, que interage com receptores específicos expressos na outra célula (neuronal ou não). No SNA, a neurotransmissão permite a comunicação entre: 1) neurônios nos gânglios autônomos; 2) neurônios pós-ganglionares e células-alvo; e 3) transmissores liberados na corrente sanguínea e nas células difusamente expressas no organismo. No sistema somático, a neurotransmissão permite a comunicação entre os neurônios motores e a musculatura esquelética.

O SNA apresenta duas classes principais de neurotransmissores: 1) as *catecolaminas*, das quais a *norepinefrina* (NE, ou noradrenalina) é o principal neurotransmissor dos nervos pós-ganglionares simpáticos, e a *epinefrina* (adrenalina) é o principal neurotransmissor da medula da glândula adrenal; e 2) a *acetilcolina* (ACh) é o neurotransmissor de todas as fibras autônomas pré-ganglionares, simpáticos e parassimpáticos, da maioria das fibras parassimpáticas pós-ganglionares e de algumas fibras simpáticas pós-ganglionares (p.ex., que inervam as glândulas sudoríparas). A ACh também é o transmissor liberado pelos nervos motores nas junções neuromusculares do sistema somático. Os neurônios que liberam NE ou ACh são denominados *adrenérgicos* ou *colinérgicos*, respectivamente. Em alguns casos, nem NE nem ACh estão envolvidas na neurotransmissão autônoma; essas transmissões são denominadas *não adrenérgica* e *não colinérgica* – nesses casos, os transmissores mais comuns são o óxido nítrico (NO) e a adenosina trifosfato (ATP).

Os neurotransmissores do SNA são em geral pequenos e sintetizados no terminal pré-sináptico a partir de um precursor, que é transportado do meio extracelular para o interior do terminal axonal e convertido no neurotransmissor pela ação de enzimas de síntese, em etapas que podem envolver a formação de moléculas intermediárias. Essas novas moléculas são transportadas, contra um gradiente de concentração, via transportadores, para o interior de vesículas sinápticas, onde ficam armazenadas em altas concentrações e protegidas da degradação. O processo de síntese também pode ser finalizado dentro dessas vesículas sinápticas. A chegada de um potencial de ação às terminações axonais dos neurônios resulta na abertura de canais de cálcio dependentes de voltagem, com influxo de Ca^{2+}. A alta concentração de Ca^{2+} no espaço intracelular induz a fusão das membranas das vesículas sinápticas com a membrana celular axonal pré-sináptica, com isso o conteúdo das vesículas sinápticas é liberado na fenda sináptica por exocitose. Proteínas específicas de fusão expressas na membrana vesicular e celular são importantes nesse processo. Outras moléculas como cotransmissores (ou moduladores) e enzimas podem ser coliberados junto com o neurotransmissor.

O neurotransmissor na fenda sináptica irá interagir com seus receptores expressos na célula-alvo ou na própria célula secretora, causando efeitos estimulatórios ou inibitórios. Os receptores mais comumente expressos nas células pós-sinápticas são os acoplados a canais iônicos (ionotrópicos) ou os que apresentam sete domínios transmembrana (7TM) e são acoplados a proteínas G (metabotrópicos, GPCR). Para mais detalhes, revisar o Capítulo 4 – Farmacodinâmica: aspectos quantitativos da ação de fármacos e o Capítulo 5 –

Farmacodinâmica: sinalização celular. A ação do neurotransmissor perdura enquanto ele permanecer na fenda sináptica, ou seja, até ele ser metabolizado ou recaptado para o terminal pré-sináptico.

A Figura 7.1, além de apresentar esquematicamente a organização anatômica das divisões do SNA e do sistema somático, enfoca nos transmissores e nas principais classes de receptores envolvidos nessa neurotransmissão. Os efeitos da estimulação estão descritos no Quadro 7.1. Detalhes das etapas de neurotransmissão adrenérgica (simpática) e colinérgica (parassimpática e somática) são descritas a seguir.

Quadro 7.1 – Efeito da ativação de receptores em tecidos/órgãos específicos sob o controle do SNA.

Órgão/tecido	Simpático		Parassimpático	
	Receptor	Resposta	Receptor	Resposta
Olhos				
Músculo radial	α_1	Contração (midríase)	–	–
Músculo esfincteriano (constritor da pupila)	–	–	M3, M2	Contração (miose)
Músculo ciliar	–	–	M3, M2	Contração, ajuste da visão para perto
Epitélio ciliar	β_2	Secreção de humor aquoso	–	–
Glândulas lacrimais	–	–	M3, M2	Secreção
Glândulas salivares	α_1, β_2	↑ produção de muco e enzimas	M3, M2	↑ secreção aquosa
Pulmões				
Musculatura lisa brônquica	β_2	Relaxamento (broncodilatação)	M2 = M3	Contração (broncoconstrição)
Glândulas brônquicas	α_1	↑ secreção	M3, M2	↑ secreção
	β_2	↓ secreção	–	–
Coração				
Nódulo SA	$\beta_1 > \beta_2$	↑ batimento cardíaco	M2 >> M3	↓ batimento cardíaco
Músculo atrial	$\beta_1 > \beta_2$	↑ força de contração	M2 >> M3	↓ força de contração
Nódulo AV	$\beta_1 > \beta_2$	↑ velocidade de condução	M2 >> M3	↓ velocidade de condução
Sistema de Purkinje	$\beta_1 > \beta_2$	↑ velocidade de condução	M2 >> M3	↓ velocidade de condução
Músculo ventricular	$\beta_1 > \beta_2$	↑ contração	M2	Leve ↓ contração
Arteríolas e veias	α_1	Constrição	M3	↑ síntese de NO pelas células endoteliais, vasodilatação das artérias e arteríolas coronárias e viscerais
	β_2	Relaxamento	–	–
Trato digestório				
Musculatura lisa do estômago e intestino	α_1, α_2, β_2	↓ motilidade e tônus	M2 = M3	↑ motilidade e tônus
Esfíncteres	α_1	Contração	M3, M2	Relaxamento
Glândulas digestivas	α_2	↓ secreções	M3, M2	↑ secreções
Fígado	α_1, β_2	Glioneogênese e glicogenólise	–	–
Rim	β_1	↑ liberação de renina	–	–
Baço	α_1	Contração	–	–
	β_2	Relaxamento		
Pâncreas endócrino	α_2	↓ secreção de insulina	M3	↑ secreção de insulina

(Continua)

121

(Continuação)

Quadro 7.1 – Efeito da ativação de receptores em tecidos/órgãos específicos sob o controle do SNA.

Órgão/tecido	Simpático		Parassimpático	
	Receptor	Resposta	Receptor	Resposta
Trato geniturinário				
Músculo detrusor da bexiga	β_2	Relaxamento	M3 > M2	Contração
Esfíncter	α_1	Contração	M3 > M2	Relaxamento
Pênis, vesículas seminais	α_1	Ejaculação	M3	Ereção
Pele				
Músculos piloeretores	$\alpha1$	Contração	–	–
Glândulas sudoríparas	M3, M2	↑ secreção	–	–
Tecido adiposo branco e marrom	β_3	Lipólise e termogênese	–	–
Terminal nervoso simpático				
Autorreceptores	α_2	↓ liberação NE	–	–
	β_2	↑ liberação NE	–	–
Heterorreceptores	–	–	M2, M4	↓ liberação NE
Terminal nervoso parassimpático				
Autorreceptores	–	–	M2, M4	↓ liberação ACh
	–	–	N_N	↑ liberação ACh
Heterorreceptores	α_2	↓ liberação ACh	–	–

Fonte: Desenvolvido pela autoria do capítulo.

■ Transmissão adrenérgica

Catecolaminas

Dopamina, norepinefrina (NE, ou noradrenalina) e *epinefrina* (ou adrenalina) são neurotransmissores aminados, denominados *catecolaminas*, pois possuem um anel catecol e um grupamento lateral amina na estrutura química. O *isopropanolol* (isoproterenol) é um derivado sintético da NE, também considerado uma catecolamina, mas ausente no organismo. Focaremos nossa atenção principalmente na NE e na epinefrina, visto a importância dessas catecolaminas no controle do SNA simpático.

Síntese e armazenamento

As catecolaminas são sintetizadas sequencialmente a partir do mesmo precursor, mas é o conjunto de enzimas de síntese presentes na célula que determinará qual catecolamina será sintetizada e liberada. No caso, a dopamina é produzida principalmente no SNC de mamíferos, no sistema extrapiramidal e em vias mesocorticais e mesolímbicas, bem como perifericamente nas células cromafins do intestino. Além disso, a partir da dopamina neurônios noradrenérgicos sintetizam a NE, principal o neurotransmissor das fibras simpáticas pós-ganglionares e de certas vias do SNC. Por sua vez, as células cromafins da medula da glândula adrenal expressam uma enzima específica que converte a NE em epinefrina.

As catecolaminas são sintetizadas a partir do aminoácido *L-tirosina*, que provém da dieta ou da hidroxilação da feniletanolamina no plasma. A L-tirosina é transportada do espaço extracelular para o interior do terminal nervoso por um transportador específico, sendo, posteriormente, hidroxilada a *L-di-hidroxifenilalanina* (DOPA) pela *tirosina hidroxilase* (tirosina-3-monoxigenase), enzima cuja atividade é o passo limitante da velocidade da biossíntese das catecolaminas. O análogo da tirosina *metiltirosina* é um fármaco inibidor da tirosina hidroxilase. Na sequência, a DOPA é rapidamente convertida em dopamina pela *DOPA descarboxilase* (L-aminoácidos aromáticos descarboxilase). A dopamina formada é, então, captada para o interior de vesículas de armazenamento pelo *transportador vesicular de monoaminas* (TVMA2), o qual também pode transportar NE presente no citoplasma. O alcaloide *reserpina* bloqueia esse TVMA2, causando depleção dos estoques de catecolaminas. Dentro das vesículas, a DA é convertida em NE pela ação da *dopamina-β-hidroxilase* (DBH), única enzima da síntese das catecolaminas que não é citoplasmática. Todas essas enzimas não são completamente específicas (com exceção da tirosina hidroxilase que é específica para a tirosina), e podem participar também do metabolismo de certos fármacos; por exemplo, a

122

Capítulo 7 – Introdução à Farmacologia do sistema nervoso autônomo

α-*metildopa* é substrato da DOPA descarboxilase, gerando α-metil-dopamina e o falso mediador α-metil-norepinefrina na sequência. Dentro das vesículas, a NE fica armazenada juntamente com os cotransmissores *neuropeptídeo Y* (NPY) e *trifosfato de adenosina* (ATP) em proporções que dependem da junção neuroefetora. Na vesícula, o ATP forma complexo com a NE (quatro moléculas de ATP por molécula de NE) na presença de magnésio.

A conversão da NE em epinefrina ocorre apenas nas células cromafins da medula da glândula adrenal e em algumas vias neuronais contendo epinefrina no tronco cerebral, locais que expressam a enzima citoplasmática *feniletanolamina-N-metiltransferase*, que converte NE em epinefrina. A epinefrina representa 80% das catecolaminas secretadas pela medula da suprarrenal, e a NE, aproximadamente 20%.

Liberação

As catecolaminas ficam armazenadas em vesículas até que ocorra estímulo para sua liberação por exocitose; logo, sua liberação é regulada – embora durante a atividade orgânica normal, uma pequena quantidade de NE citoplasmática é liberada continuamente na circulação para manter a atividade tônica simpática. Ante a chegada de um potencial de ação ao terminal axonal, ocorre despolarização do terminal axonal, o que induz a abertura de canais de Ca^{2+} dependentes de voltagem. O influxo de Ca^{2+} e o aumento dos níveis intracelulares desse íon induzem a fusão das membranas vesiculares com a membrana celular, com liberação por exocitose do conteúdo vesicular. *Guanetidina* e *bretílio* inibem essa liberação adrenérgica. Além disso, simpatomiméticos, como *tiramina*, *anfetaminas* e *efedrina*, são capazes de liberar a NE armazenada de forma independente de cálcio. A NE liberada age em seus receptores expressos na membrana da célula efetora, ou na própria membrana pré-sináptica, diminuindo (α_2) ou facilitando (β_2) a sua própria liberação.

Juntamente com a NE, quantidades relativas da enzima dopamina-β-hidroxilase são liberadas e, por essa enzima não ser rapidamente degradada, seus níveis plasmáticos servem como um marcador do índice de atividade simpática global. Além disso, cotransmissores da NE podem ser coliberados, como o neuropeptídeo Y (NPY) e o ATP. O NPY agirá em receptores de NPY (Y_1-Y_5), potencializando a vasoconstrição induzida por NE e exercendo efeito inibitório na liberação de NE. O ATP, por sua vez, age em receptores de ATP (P2X1-P2X7, P2Y) ou é metabolizado pela *adenosina*, que age em receptores de adenosina P1. Sobre o tônus muscular dos vasos lisos, esses cotransmissores potencializam a vasoconstrição induzida por NE, visto que o efeito mais rápido é do ATP, seguido pelo da NE que produz resposta moderadamente rápida, e do NPY que produz resposta tardia.

Com relação à medula da glândula adrenal, ela pode ser definida como um neurônio pós-ganglionar modificado, uma vez que libera uma mistura de catecolaminas (80% epinefrina e 20% NE) na corrente sanguínea quando os receptores nicotínicos de suas células cromafins são estimulados pela ACh liberada por nervos colinérgicos pré-ganglionares. Essas catecolaminas circulantes podem agir em tecidos difusamente distribuídos no organismo, os quais expressam receptores adrenérgicos.

Término da atividade

Recaptação das catecolaminas

O término da neurotransmissão de catecolaminas ocorre por dois processos distintos: 1) difusão simples para fora do sítio receptor (com metabolismo eventual no plasma ou fígado); e 2) recaptação para dentro do terminal nervoso por transportadores específicos (ou ainda para dentro da glia perissimpática ou outras células). O principal desses mecanismos é a recaptação pelo *transportador de NE* (NET), o qual é dependente de Na^+ e carrega NE e outras moléculas semelhantes (como epinefrina) através da membrana axoplasmática do líquido extracelular para o citoplasma. Desse modo, cerca de 87% da NE liberada é recaptada, podendo ser rearmazenada em vesículas (aproximadamente 70%) ou metabolizada. No caso da transmissão dopaminérgica, a recaptação é efetuada principalmente pelo transportador de dopamina (DAT). A recaptação de NE é bloqueada seletivamente pela *cocaína* e por *antidepressivos tricíclicos* (p.ex., *imipramina*), resultando em aumento da atividade de neurotransmissores na fenda sináptica.

Degradação metabólica

As duas principais enzimas envolvidas no metabolismo das catecolaminas são a *monoamina oxidase* (MAO) e a *catecol-O-metil-transferase* (COMT). A MAO está associada à superfície externa de mitocôndrias de neurônios de síntese de catecolaminas e faz a desaminação das monoaminas recaptadas e livres no citoplasma, assim, as monoaminas armazenadas em vesículas estão protegidas da degradação. Das duas isoformas existentes, no cérebro, a MAO-A é a principal de neurônios de catecolaminas, e MAO-B, de serotonina. *Inibidores da MAO (antidepressivos tricíclicos)* são úteis no tratamento da doença de Parkinson e da depressão, pois aumentam as concen-

123

trações de NE, dopamina e serotonina no cérebro e em outros tecidos. Os aldeídos formados pela MAO são rapidamente metabolizados na periferia pela enzima *aldeído desidrogenase* em seus ácidos carboxílicos correspondentes. Por sua vez, as catecolaminas que se difundem para o exterior da fenda juncional, as circulantes e/ou as administradas são degradadas principalmente (cerca de 60%) no citoplasma de células hepáticas e renais pela COMT. Além da MAO e da COMT, outras enzimas como *aldeído redutase*, *aldeído desidrogenase* e *álcool desidrogenase* podem agir sequencialmente degradando as catecolaminas e produzindo intermediários, os quais terminam no metabólito final *ácido vanilmandélico* (VMA), eliminado na urina.

Receptores adrenérgicos (adrenoceptores) e seus principais efeitos

Uma vez liberada do neurônio pré-sináptico, a NE pode interagir com seus receptores adrenérgicos expressos nas células-alvo para produzir seus efeitos. Mesmo sem inervação adrenérgica células podem responder a catecolaminas (como epinefrina) circulantes (da medula da glândula adrenal).

Os receptores adrenérgicos são do tipo GPCRs, e foram classificados inicialmente em duas classes principais, alfa (α) e beta (β), com base na seletividade ao agonista adrenérgico isoproterenol. Cada um dos tipos principais de receptores adrenérgicos também exibe preferência por uma classe particular de proteína G.

Os fármacos que agem nos receptores adrenérgicos são definidos como agonistas (*simpatomiméticos*) ou antagonistas (*simpatolíticos*). Esses fármacos podem ter efeito *não seletivo* ou *misto* nos receptores α ou β-adrenérgicos, ou efeito *seletivo* para um subtipo de receptor específico (como o atenolol, que é um antagonista seletivo dos receptores adrenérgicos β_1).

Receptores α-adrenérgicos

Apresentam a seguinte potência dos agonistas: epinefrina $\geq$ NE $\geq$ isoproterenol. São classificados em dois subtipos: (1) α_1 (α_{1A}, α_{1B} e α_{1D}); e (2) α_2 (α_{2A}, α_{2B}, α_{2C}). Controlam principalmente a contração de músculos lisos, as secreções de glândulas e o crescimento celular.

- Subtipo α_1 (α_{1A}, α_{1B}, α_{1D}): receptores adrenérgicos do subtipo α_1 acoplados à proteína Gq/G$_{11}$, a qual ativa fosfolipase C, ocasionando a formação de *trifosfato de inositol* (IP$_3$) e *diacilglicerol* (DAG), que mobilizam reservas intracelulares de Ca^{2+} e ativam proteína quinase C, respectivamente. O efeito final é estimulatório. O consequente aumento da concentração intracelular de Ca^{2+}

resulta em contração na maioria dos músculos lisos. Os principais efeitos são midríase pela contração do músculo radial ocular, constrição de artérias (p.ex., da aorta, das artérias coronárias e de grandes arteríolas de resistência presentes no músculo esquelético) e veias, e retenção urinária pela contração do esfíncter da uretra.

- Subtipo α_2 (α_{2A}, α_{2B} e α_{2C}): receptor acoplado à proteína G$_i$/G$_0$, logo, quando ativado, inibe a adenilato ciclase e estimula fosfolipase A$_2$, reduzindo os níveis intracelulares de AMPc. A subunidade G$_{\beta\gamma}$ ativa canais de K$^+$, causando hiperpolarização da membrana e inibindo canais de Ca^{2+} neuronal. O efeito final é inibitório pré-sináptico (em razão da expressão desse receptor ser predominante no neurônio pré-sináptico), o que reduz a liberação de NE dos neurônios adrenérgicos, de dopamina dos neurônios dopaminérgicos, e de catecolaminas da medula da adrenal. Também causa vasoconstrição dos pequenos vasos pré-capilares no músculo esquelético e redução da secreção de insulina. No SNC, produz efeitos antinociceptivos, sedação, hipotermia e hipotensão.

Receptores β-adrenérgicos

Apresentam a seguinte potência dos agonistas: isoproterenol > epinefrina $\geq$ NE. São receptores acoplados à proteína Gs, logo, ativam a adenilato-ciclase, aumentando a quantidade de AMPc intracelular, que ativa a proteína quinase A e fosforila diversas proteínas. Existem três subtipos de receptores β-adrenérgicos: β_1, β_2 e β_3.

- Subtipo β_1: expresso nas células cardíacas [*nódulo sinoatrial* (SA) e *nódulo atrioventricular* (AV), sistema de Purkinje e músculos atrial e ventricular] e nas células justaglomerulares renais. Principal mediador dos *efeitos cronotrópicos* (frequência) e *ionotrópicos* (força) positivos do coração. Nas células justaglomerulares renais induz a liberação de renina. *Atenolol* é antagonista seletivo dos receptores adrenérgicos β_1, utilizado principalmente no tratamento da hipertensão arterial, angina pectoris e controle de arritmias cardíacas.

- Subtipo β_2: expresso na musculatura lisa de diversos tecidos, onde causa relaxamento. Os efeitos principais de sua ativação são relaxamento da musculatura lisa dos brônquios (broncodilatação), do trato gastrointestinal, da bexiga (durante enchimento) e uterino; redução da produção de muco pelas células do epitélio ciliado dos brônquios; vasodilatação dos vasos presentes no músculo esquelético; produção de humor aquoso; gliconeogênese; e hipertrofia do músculo esquelético. *Salbutamol* é antagonista seletivo dos receptores adrenérgicos β_2 utilizado no tratamento de broncoespasmos em condições como asma e doença obstrutiva pulmonar crônica.

- Subtipo β_3: expresso no tecido adiposo, tanto branco quanto marrom. Sua ativação induz efeitos metabólicos, como lipólise, e aumenta o gasto energético e a termogênese no tecido adiposo marrom. Também é expresso no músculo detrusor da bexiga, onde sua ativação facilita o enchimento e o armazenamento da urina.

Transmissão colinérgica

Acetilcolina (ACh). Como visto anteriormente, a transmissão dos impulsos nervosos mediada pelo transmissor aminado *acetilcolina* (ACh) é denominada *colinérgica*. Como exemplos de fibras colinérgicas temos: 1) a maioria das fibras pós-ganglionares parassimpáticas; 2) as fibras autonômas eferentes pré-ganglionares que saem do SNC (sendo elas do sistema simpático e parassimpático); 3) a maioria das fibras motoras somáticas que inervam os músculos esqueléticos; e 4) algumas fibras pós-ganglionares simpáticas.

Fármacos podem exercer *ação direta* nos receptores colinérgicos muscarínicos e nicotínicos, onde atuam como agonistas (*parassimpaticomiméticos*) ou antagonistas (*parassimpaticolíticos*). Geralmente, esses fármacos agem nos receptores muscarínicos. Os antagonistas nicotínicos podem ser classificados como *bloqueadores ganglionares* ou *bloqueadores da junção neuromuscular*, dependendo do local de ação. Fármacos também podem modular a transmissão colinérgica por *ação indireta*, em locais diferentes dos receptores colinérgicos, como fazem os anticolinesterásicos, que inibem a AChE e evitam a degradação da ACh, o que potencializa seus efeitos. Detalhes da transmissão colinérgica são descritos a seguir.

Síntese

A síntese de ACh é relativamente rápida e capaz de suportar uma velocidade muito alta de liberação de ACh. Ela é diretamente dependente da disponibilidade de colina, a qual provém principalmente de dieta e de síntese hepática, além de seu transporte para dentro do terminal axonal. A colina é captada do líquido extracelular para o interior do terminal axonal de neurônios colinérgicos por transporte ativo, realizado pelo transportador de alta afinidade dependente de Na^+ e Cl^-, embora também possa ser realizado por um sistema onipresente de baixa afinidade independente de Na^+. O *hemicolínio* é um fármaco de pesquisa inibidor desse transporte de colina. No citoplasma do terminal axonal, a enzima *colina acetiltransferase* (ChAT) catalisa a acetilação de uma molécula de colina por uma molécula de *acetil-coenzima A* (acetil-CoA), formando ACh e CoA. A acetil-CoA utilizada na síntese da ACh é oriunda das mitocôndrias, as quais apresentam-se em elevado número nas terminações axonais colinérgicas.

Armazenamento

Após sintetizada, a ACh é direcionada para o interior de vesículas de armazenamento pelo *transportador vesicular de ACh* (TVACh), utilizando a energia potencial de um gradiente eletroquímico de prótons. Esse transportador é inibido pelo inibidor não competitivo e reversível *vesamicol*. Estima-se que de 1.000 a 50.000 moléculas de ACh são armazenadas em cada vesícula (concentração aproximada de 100 nmol/L), sendo a maior parte associada ao proteoglicano vesicular. Junto com a ACh, são armazenados seus cotransmissores potenciais *peptídeo intestinal vasoativo* (VIP) e *óxido nítrico* (NO). Há evidências de que o ATP também possa ser coarmazenado e secretado com a ACh em alguns nervos parassimpáticos pós-ganglionares. Em geral, as vesículas contendo ACh e cotransmissores são produzidas no corpo celular do neurônio e transportadas de modo axonal ao terminal nervoso. Normalmente, as vesículas pequenas ficam mais próximas à membrana pré-sináptica, e as vesículas grandes possuem maior concentração de peptídeos cotransmissores.

Liberação

A liberação de ACh e seus cotransmissores ocorre por exocitose dependente de cálcio. Como na transmissão adrenérgica, quando um impulso nervoso se propaga pelo axônio e chega ao terminal axonal, o potencial de ação causa despolarização do terminal do nervo e consequente abertura de canais de Ca^{2+} dependentes de voltagem. O influxo de Ca^{2+} faz que a concentração intracelular desse íon aumente até um limiar, o que estimula a liberação de ACh. Nesse momento, o Ca^{2+} interage com proteínas de membrana associadas à vesícula, desencadeando a fusão da membrana vesicular com a membrana terminal neuronal e consequente abertura de um poro para dentro da sinapse e extravasamento por exocitose do conteúdo das vesículas para o meio extracelular sináptico. Proteínas sinápticas reguladoras, incluindo a proteína de membrana plasmática *sintaxina*, a *proteína sinaptossomal 25kDa* (PSNA-25) e a proteína de membrana vesicular *sinaptobrevina*, auxiliam no processo de liberação da ACh e são bloqueadas pela *neurotoxina botulínica*. Na fenda sináptica, a ACh pode ligar-se a seus receptores expressos na membrana pós e pré-sináptica (nesse local, sua ativação faz *feedback* negativo na liberação de ACh). NO (potente vasodilatador) e peptídeo vasoativo intestinal (VIP) são normalmente coliberados com a ACh das fibras parassimpáticas.

Término da atividade

Acetilcolinesterase. A ACh liberada do neurônio colinérgico é rapidamente (em menos de um milissegundo) hidrolisada na fenda sináptica pela *acetilcolinesterase* (AChE), gerando acetato e colina, nenhum deles com efeito transmissor significativo. Logo, o tempo de ação da ACh é muito curto. Na junção neuromuscular, essa remoção imediata é necessária para impedir a difusão lateral e a ativação sequencial dos receptores adjacentes. Cerca de 50% dessa colina é recaptada pelo seu transportador para o terminal pré-sináptico, onde é reutilizada para a síntese de ACh. Parte da ACh liberada pode sofrer difusão lateral e ativar receptores adjacentes, ou sofrer metabolismo no plasma pela *butirilcolinesterase* (BuChE, pseudocolinesterase), que metaboliza também ésteres ingeridos com vegetais. A AChE e a BuChE são tipicamente diferenciadas pelas suas taxas relativas de hidrólise de ACh (AChE apresenta alta especificidade pela ACh e a BuChE baixa), pela localização (AChE é abundante nas sinapses colinérgicas e BuChE é ausente), e pelo efeito de inibidores seletivos. Além do plasma, a BuChE é abundante no fígado, onde é sintetizada, além de outros tecidos como cérebro, musculatura gastrointestinal e pele. Anticolinesterásicos como *fisostigmina* e *neostigmina* inibem a AChE, intensificando a transmissão colinérgica. Em virtude desse rápido metabolismo, e dos efeitos difusos, a ACh possui limitações ao uso como fármaco.

Receptores colinérgicos e seus principais efeitos

Os receptores da ACh (colinérgicos) são divididos em duas principais classes: 1) *muscarínicos* (mAchR); e 2) *nicotínicos* (nAchR). Quando ativados, os receptores colinérgicos mAchR e nAchR mimetizam os efeitos da injeção de *muscarina* (alcaloide extraído do cogumelo venenoso *Amanita muscarita*) ou de *nicotina* (alcaloide extraído da planta *Nicotiana tabacum*), respectivamente. Os receptores colinérgicos do tipo *nicotínico* estão expressos nos gânglios autônomos e na junção neuromuscular, e do tipo *muscarínico* nas células-alvo inervadas pelos neurônios pós-ganglionares colinérgicos. Focaremos na importância desses receptores no SNA, embora no SNC ambos os receptores colinérgicos desempenham papel no aprendizado e na memória, enquanto os receptores nicotínicos medeiam ainda o alerta comportamental.

Receptores muscarínicos da ACh (mAchR)

O alcaloide *muscarina* atua seletivamente sobre esses receptores e produz os mesmos efeitos da es-

timulação do nervo vago. As ações decorrentes da estimulação desses receptores são bloqueadas pela *atropina*. Esses receptores são típicos GPCRs, logo suas respostas são relativamente lentas, podendo ser excitatórias ou inibitórias, e não estão necessariamente associadas a alterações da permeabilidade iônica. Esses receptores também ativam a via das *MAP quinases* (proteino quinases ativadas por mitógenos). Foram identificados cinco subtipos de mAchRs, M1-M5, cada um produzido por um gene diferente, com diferente localização anatômica e especificidade química. Em geral, os mAchRs localizam-se nas células efetoras autônomas inervadas pelos nervos parassimpáticos pós-ganglionares (exceção são as glândulas sudoríparas que recebem nervos pós-ganglionares simpáticos). Os principais efeitos da ativação de mAchR são descritos a seguir, de acordo com a proteína G ativada.

- mAchR ímpares: os mAchR dos subtipos ímpares, M1, M3 e M5, acoplam-se à proteína $Gq_{/11}$, responsável por estimular a fosfolipase C, que hidrolisa polifosfatos de fosfatidilinositol da membrana plasmática em IP_3 e DAG, mobilizando reservas intracelulares de Ca^{2+} e ativando proteína quinase C, respectivamente. Secundariamente, ocorre a ativação da via da fosfolipase A2, que estimula a liberação de ácido araquidônico e, consequentemente, a síntese de eicosanoides. Os principais efeitos biológicos da estimulação desses receptores são descritos a seguir.

- M1 ("neuronais"): expressos no SNC, principalmente, no córtex cerebral, no hipocampo, no estriado e no tálamo, onde relacionam-se à estimulação do SNC, com aumento da função cognitiva (aprendizado e memória) e aumento da atividade convulsiva. Perifericamente, são expressos principalmente nos gânglios autônomos, onde aumentam a despolarização, e em algumas glândulas (p.ex., as células parietais gástricas, que controlam a secreção ácida do estômago).

- M3 ("do músculo liso/glandulares"): expresso abundantemente nos músculos lisos e nas glândulas (exócrinas gástricas, sudoríparas e salivares), onde a ativação ocasiona contração e aumento das secreções, respectivamente. No pulmão, a ativação desses receptores causa broncoconstrição e aumento da produção de muco nos brônquios, o que aumenta a resistência ao ar. No trato gastrointestinal, causa aumento da motilidade, aumento das secreções e relaxamento dos esfíncteres (pela ação em receptores muscarínicos do subtipo M3 e por aumentar a liberação de NO pelas células endoteliais vizinhas). No trato urinário, causa estímulo da micção, em razão da contração do músculo liso detrusor da bexiga, e relaxamento do esfíncter ureter interno. Também é responsável pela ereção peniana. Nos olhos, a ativação dos receptores M3 causa contração do esfíncter muscular da íris (miose), contração do músculo ciliar para a visão próxima e aumento da secreção lacrimal.

- **M5:** expresso em baixos níveis no SNC e periferia. Resposta funcional pouco conhecida.
- **mAchR pares:** os subtipos mAchR pares, M2 e M4, acoplam-se à proteína Gi e Go, cuja ativação inibe a adenilato ciclase e reduz as concentrações intracelulares do segundo mensageiro AMPc. Além disso, a ativação desses receptores exerce efeitos inibitórios nas células-alvo, principalmente por meio do aumento da condutância ao K^+ e da inibição dos canais de Ca^{2+} regulados por ligante, que causam hiperpolarização e inibição de membranas excitáveis. Os principais efeitos biológicos da estimulação dos subtipos M_2 e M_4 são descritos a seguir.
- **M2 ("cardíaco"):** expressos amplamente no coração e nas terminações nervosas pré-sinápticas de neurônios centrais e periféricos (onde faz *feedback* negativo na secreção do transmissor). No coração, a ativação dos receptores muscarínicos M2 causa uma notável diminuição da taxa de despolarizações espontâneas iniciadas no *nódulo sinoatrial* (SA) e redução da velocidade de condução no *nódulo atrioventricular* (AV). Esses efeitos causam redução da frequência e da força de contratilidade cardíaca, que são denominados efeitos negativos cronotrópico e ionotrópico da ACh, respectivamente. Fármacos podem modular os receptores cardíacos para ACh, bem como proporcionar a estimulação parassimpática vagal (via nervo vago) ao coração. No SNC, a ativação de receptores M2 é responsável pelos efeitos muscarínicos, como tremor e hipotermia.
- **M4:** esse subtipo de receptor muscarínico é expresso principalmente no SNC, em particular no cérebro anterior, estriado, córtex cerebral e hipocampo. Sua ativação causa inibição da liberação de neurotransmissor mediada por autorreceptores e heterorreceptores, no SNC e na periferia.

Receptores nicotínicos da ACh (nAchR)

Esses receptores, quando ativados, produzem efeitos semelhantes aos induzidos pelo alcaloide *nicotina*, sendo eles: "ação da nicotina" e bloqueados pela *tubocurarina*. As ações nicotínicas correspondem aos efeitos da ACh quando os mAchRs estão bloqueados pela *atropina*, e correspondem às ações da ACh sobre os gânglios autônomos dos sistemas simpático e parassimpático, sobre a placa terminal do músculo esquelético e sobre células cromafins da medula da suprar-

renal. Esses receptores são ionotrópicos controlados por ligante e apresentam um poro central permeável principalmente por cátions (como Na^+, K^+ e, em menor grau, Ca^{2+}). A estrutura do poro é pentamérica, composta por subunidades (α, β, γ e δ, com 40% de homologia nas sequências de aminoácidos entre elas). Os nAchRs são considerados o protótipo dos canais iônicos pentaméricos ativados por ligante, que incluem os receptores para aminoácidos inibitórios do GABA e da glicina, e da serotonina. Possuem dois sítios de ligação à ACh, e ambos precisam ser ocupados simultaneamente para que ocorra a ativação do receptor.

A ativação dos nAchR causa rápido aumento (em milissegundos) da permeabilidade celular do canal, principalmente, aos íons Na^+ e K^+, causando despolarização e excitação do terminal axonal. Essa despolarização mediada por transmissor é denominada potencial de placa terminal (ppt) nas fibras musculares esqueléticas, ou potencial excitatório pós-sináptico rápido (peps rápido) na sinapse ganglionar. Quando o somatório desses potenciais atinge o limiar de excitabilidade, inicia-se um potencial de ação na célula, que culminará na contração muscular ou na liberação de transmissor. O efeito final é excitatório.

- **Subtipo neuronal (Nn, "ganglionares ou do SNC"):** estrutura pentamérica constituída de subunidades α e β, sendo o principal subtipo o $(\alpha3)_2(\beta2)$. Esses receptores são expressos em todo o sistema nervoso periférico (gânglios autônomos e medula da glândula adrenal), no SNC e em tecidos não neuronais. Nos gânglios autonômicos, sua ativação pela ACh, ou por agonistas, causa a propagação do sinal neuroquímico. Vários transmissores e moduladores secundários podem modular a sensibilidade da célula pós-ganglionar à ACh, alguns, inclusive, bloqueando essa transmissão. Na *medula da glândula suprarrenal*, as células cromafins expressam esses receptores que, quando ativados, culminam na liberação de uma mistura de epinefrina e NE na corrente sanguínea; como visto, essas catecolaminas poderão ativar receptores muscarínicos expressos difusamente no organismo.

Os receptores nicotínicos presentes no SNC $[(\alpha4)_2(\beta2)_3$ e $(\alpha7)_5]$ são amplamente distribuídos, no espaço pós, pré e perissimpático, sendo que os dois últimos atuam como autorreceptores ou heterorreceptores, regulando a liberação da própria ACh, e de dopamina, NE, glutamato e serotonina. As funções principais desses receptores são relacionadas ao despertar, aprendizado, memória e controle motor.

- **Subtipo muscular (Nm):** complexo pentamérico constituído de quatro subunidades distintas: $(\alpha1)_2\beta1\delta\epsilon$ (adulto) ou $(\alpha1)_2\beta1\gamma\delta$ (fetal). É expresso no espaço pós-juncional da *junção neuromuscu-*

lar (JNM, ou placa motora), ou seja, no músculo esquelético. A ativação desses receptores causa despolarização localizada do potencial de placa terminal (ppt) que, após certo limiar, ocasiona contração do músculo esquelético. Fármacos podem ser agonistas ou antagonistas desses receptores – sendo denominados *bloqueadores da junção neuromuscular*.

■ Autorreceptores e heterorreceptores

Nos espaços pré-juncionais, a ACh pode fazer retroalimentação negativa em sua secreção ao agir em autorreceptores muscarínicos M2 e M4 presentes na membrana pré-sináptica. Também, a ativação de heterorreceptores (p.ex., a NE agindo sobre receptores adrenérgicos α_{2A} e α_{2C}) e substâncias produzidas localmente nos tecidos (p.ex., NO) podem modular a secreção de ACh. Dessa maneira, locais onde as inervações simpática e parassimpática estão justapostas, como no trato gastrointestinal e no nódulo SA do co-

ração, além dos efeitos opostos da ACh e da NE, também os heterorreceptores à ACh inibem a liberação da NE, e de NE inibem a liberação da ACh.

■ Considerações finais

Neste capítulo, descrevemos as bases de conhecimento para a compreensão de como fármacos exercem efeitos terapêuticos no SNA e no sistema somático. Como visto, fármacos podem modular a atividade das enzimas da síntese dos neurotransmissores, dos transportadores de precursores que participam do armazenamento ou da recaptação, de enzimas da degradação metabólica. Além disso, fármacos podem agir nos receptores adrenérgicos ou colinérgicos, atuando como agonistas ou antagonistas (impedindo o efeito de agonistas ou mediadores endógenos).

Os capítulos seguintes contemplarão detalhes da Farmacologia das substâncias que agem no sistema simpático (Capítulo 8), no parassimpático (Capítulo 9) ou na junção neuromuscular (Capítulo 10).

Atividades propostas

1) O objetivo desta atividade é revisar os principais termos e definições abordados no decorrer do capítulo.

   Leia com atenção as frases a seguir e complete as lacunas com os termos apropriados. Após, utilizando as dicas ou as palavras das lacunas, complete o caça--palavras.

   O sistema nervoso _____ **(1)** faz o controle da maioria das funções involuntárias do organismo.

   (2) Divisão do SNA relacionado às respostas de "fuga ou luta".

   (3) Divisão do SNA relacionado à preservação e ao armazenamento de energia.

   O sistema nervoso _____ **(4)** faz parte do SN periférico e controla a contração da musculatura esquelética. Suas fibras eferentes são compostas por um único neurônio.

   As vias eferentes do SNA são compostas por neurônios pré-ganglionares e pós--ganglionares, que fazem sinapse nos _____ **(5)** autônomos.

   Os neurônios pré-ganglionares simpáticos apresentam origem _____ **(6)** e os do sistema parassimpático, _____ **(7)**.

   (8) Permite a comunicação entre neurônios, e entre neurônios e suas células-alvo.

   (9) Principal forma de liberação dos neurotransmissores na fenda sináptica, e depende de elevadas quantidades de Ca^{2+} intracelular.

   (10) Neurotransmissor liberado pelos neurônios colinérgicos.

   (11) Neurotransmissor liberado pelos neurônios adrenérgicos.

   (12) Neurotransmissor liberado na junção neuromuscular pelos nervos motores somáticos.

   Dopamina, norepinefrina, epinefrina e isoproterenol (exógeno) são denominados _____ **(13)**, uma vez que apresentam grupo catecol e cadeia lateral amina em suas estruturas químicas.

   A enzima _____ **(14)** é limitante na síntese de catecolaminas.

   O término da transmissão noradrenérgica ocorre principalmente via _____ **(15)**, do transmissor para o neurônio pré-sináptico.

As principais enzimas envolvidas na degradação metabólica das catecolaminas são a _____ **(16)** (cuja abreviação é ____ **(17)**) e a catecol-*O*-metiltransferase (cuja abreviação é ____ **(18)**).

Os receptores adrenérgicos são do tipo _____ **(19)**, ou seja, acoplados à proteína G.

A ativação de receptores adrenérgicos do tipo α_1 do músculo radial ocular causa _____ **(20)**.

A ativação dos receptores adrenérgicos do subtipo β_1 no coração gera efeitos _____ **(21)** (relacionado a frequência de batimentos) e _____ **(22)** (relacionado a força de contração) positivos.

A ativação de receptores adrenérgicos do subtipo β_2 na musculatura lisa dos brônquios causa _____ **(23)**.

A acetilcolina liberada na fenda sináptica é rapidamente hidrolisada a acetato e colina pela _____ **(24)**.

Os receptores colinérgicos são classificados em _____ **(25)** e _____ **(26)**, e bloqueados pela _____ **(27)** e pela _____ **(28)**, respectivamente.

(29) Neurotransmissor produzido por células cromafins da medula da glândula adrenal e, quando necessário, é liberado na corrente sanguínea. Nesse contexto, a medula da glândula adrenal pode ser definida como um neurônio pós-ganglionar modificado.

Preparação oftálmica contendo pilocarpina, um alcaloide parassimpaticomimético extraído das folhas do jaborandi (*Pilocarpus microphyllus*), causa _____ **(30)** ocular em função de seus efeitos em receptores muscarínicos tipos M3 e M2 expressos no músculo esfincteriano.

Caça-palavras

Lembre-se de que cada quadrado do caça-palavras deve conter apenas uma letra ou espaço.

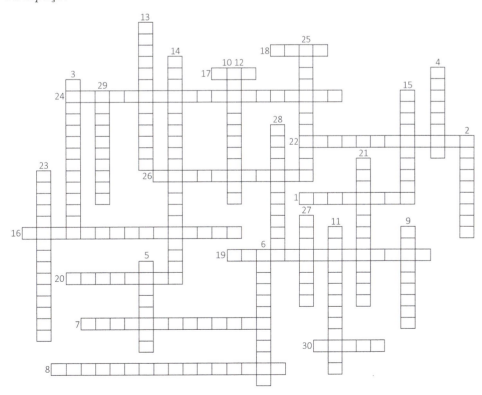

129

Seção 2 – Fármacos que Afetam o Sistema Nervoso Periférico

2) Paulo saiu para jantar com sua namorada. Eles foram a um restaurante italiano onde comeram salada, massa, lasanha, polenta, frango assado e tiramissú de sobremesa. Após a refeição, sentaram-se em um banco de praça para conversar. A noite estava tão agradável! Estavam calmos e contemplativos quando, de súbito, um ladrão armado os abordou exigindo seus pertences. Era um assalto! Em apenas um segundo, Paulo e sua namorada entraram em pânico e pensaram: "Lutar ou fugir?". Nenhuma das duas opções; entregaram os pertences e o ladrão saiu correndo.

Em sua mente, ao ler essa história, você deve ter imaginado a cena do casal antes e durante o assalto. Se não imaginou a cena ainda, pare alguns segundos e imagine: antes e durante o assalto.

Eles estavam com aparências bem diferentes em ambas as situações, certo? Na verdade, o episódio descrito caracteriza os dois extremos dos sistemas parassimpático e simpático. Agora, use sua imaginação, e o aprendido sobre o SNA, para fazer um desenho do casal na praça em ambas as situações. Que sinais Paulo e sua namorada apresentaram? Você poderia discutir esses sinais baseando-se no aprendido sobre o SNA? E como, possivelmente, estavam coração, pulmão, músculos, pâncreas, pele e sistema digestório?

Respostas esperadas

1)
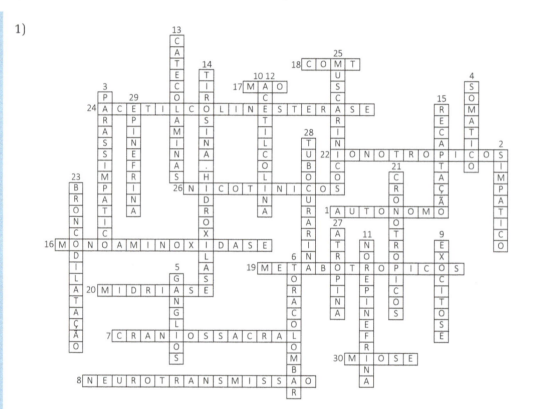

2) **Situação 1.** O desenho é livre. Paulo e sua namorada estavam em estado de repouso, fazendo a digestão da comida do jantar. O SNA parassimpático era predominante. Paulo e sua namorada apresentavam estado de preservação e armazenamento de energia, com aumento das secreções das glândulas do trato gastrointestinal e estimulação do peristaltismo. A frequência cardíaca e a pressão arterial encontravam-se normais ou relativamente reduzidas. Os olhos apresentavam miose. O pâncreas estava secretando insulina em resposta ao aporte de nutrientes da refeição.

Situação 2. O desenho é livre. Assim que o ladrão anunciou o assalto, o SNA simpático de Paulo e de sua namorada foi ativado. Nesse momento, os corações dispararam e a pressão arterial aumentou. Ocorreu broncodilatação e aumento da ventilação para que os pulmões captassem mais oxigênio. As pupilas dilataram (midríase). Ocorreu redistribuição do fluxo sanguíneo da pele, dos rins e do sistema gastrointestinal para a musculatura esquelética, o que resultou em palidez e diminuição da motilidade e das secreções gastrointestinais. A glicemia aumentou pelo estímulo à glicogenólise.

REFERÊNCIAS

1. Brunton L, Hilal-Dandan R, Knollman, B. As bases farmacológicas da terapêutica de Goodman e Gilman. 13. ed. Porto Alegre: AMGH; 2019.
2. Dandan RH, Brunton LL. Manual de farmacologia e terapêutica de Goodman e Gilman. 2. ed. Porto Alegre: AMGH; 2015.
3. Rang HP, Dale MM, Ritter JM, Flower RJ, Henderson G Rang, Dale. Farmacologia. 7. ed. Rio de Janeiro: Elsevier; 2012.
4. Katzung BG, Masters SB, Trevor AJ. Farmacologia Básica e Clínica. 12. ed. Rio de Janeiro: McGraw-Hill; 2014.
5. Golan DE, Tashian Jr. AH, Armatrong EJ, Armstrong AW. Princípios de Farmacologia: a Base Fisiopatológica da Farmacoterapia. 3. ed. Rio de Janeiro: Guanabara Koogan; 2014.
6. Wehrwein EA, Orer HS, Barman SM. Overview of the Anatomy, Physiology, and Pharmacology of the Autonomic Nervous System. Comprehensive Physiology. 2016;6:1239-1278.
7. Charlton M, Thompson JP. Drugs affecting the autonomic nervous system. Royal College of Anaesthetists CPD Matrix. 2019;20(10):583-588.

Capítulo 8

Fármacos que agem no sistema nervoso simpático

Autor:
- Janyerson Dannys Pereira da Silva

O exame sistemático dos efeitos da nicotina sobre os gânglios das cadeias para e pré-vertebral, assim como daqueles anexos aos pares cranianos, permitiu a Langley conceber uma organização dos nervos eferentes que inervam glândulas exócrinas, músculos lisos, tanto viscerais como vasculares, assim como ao coração em um sistema que ele denominou sistema nervoso autonômico (SNA) – e que o obrigou a inventar novas denominações com conotação funcional para os nervos até então descritos anatomicamente; assim, cunhou os termos de fibras pré-ganglionares e pós-ganglionares, e sistema nervoso simpático e parassimpático e entérico para as subdivisões do SNA. A investigação do mecanismo de ação de várias drogas ou fármacos isolados de plantas como a cocaína, a efedrina e a reserpina; de fungos, como a ergotamina, especialmente de seus efeitos sobre a atividade de glândulas exócrinas, músculos lisos e coração; ou de fármacos sintéticos, como a anfetamina (tiramina), permitiu a identificação dos processos envolvidos na transmissão da informação dos nervos eferentes do sistema nervoso simpático para os seus tecidos efetores.

Tanto a identificação do possível neurotransmissor do sistema nervoso simpático (e, posteriormente, outras substâncias neurotransmissoras) como o surgimento de teorias sobre a ação de fármacos sobre as terminações nervosas simpáticas estão intimamente relacionados com as investigações desenvolvidas e os conceitos estabelecidos por John N. Langley (1852-1925), Universidade de Cambridge, fundamentais para o nosso conhecimento sobre o sistema nervoso autonômico.

Langley desenvolveu uma extensa caracterização sobre o sistema nervoso autonômico, as divisões apresentadas e as diferenças anatômicas, a distinção entre fibras pré-ganglionares e pós-ganglionares (além da localização dos neurônios pré-ganglionares dos gânglios autonômicos e extensão das fibras pré-ganglionares e pós-ganglionares), as funções exercidas no organismo e as respostas obtidas após estimulação dos nervos autonômicos (o Capítulo 7 – Introdução à Farmacologia do sistema nervoso autônomo apresenta uma comparação detalhada dos sistemas simpático e parassimpático, neurotransmissores envolvidos e visão geral das respostas obtidas). Dentre outras contribuições, Langley analisou também as respostas a diferentes fármacos (p.ex., pilocarpina, atropina e curare), a descrição de antagonismos existentes na produção de efeitos, introduzindo o conceito de substâncias receptivas (receptor) para fármacos (ver Capítulo 4 – Farmacodinâmica: aspectos quantitativos da ação de fármacos).

A ideia de uma mediação química dos impulsos nervosos e a consequente pesquisa pela identificação dos possíveis neurotransmissores foram construídas em décadas de discussões a respeito dos resultados experimentais e suas interpretações (um resumo com a sequência dos eventos ou as principais observações no curso da identificação de neurotransmissores do sistema nervoso simpático é apresentado no Quadro 8.1). Muitas das evidências que indicaram que a estimulação de fibras nervosas produzia a liberação de substâncias químicas vieram da comparação entre os efeitos produzidos após estimulação e a similaridade de respostas observadas em ensaios utilizando certas classes de fármacos, isto é, a administração reproduzia, parcial ou integralmente, e o efeito obtido pela estimulação da inervação em determinado órgão no qual a investigação foi realizada.

Este capítulo tem como objetivo apresentar (revisar) os subtipos de receptores identificados, os compostos químicos agonistas e antagonistas dos receptores adrenérgicos, os mecanismos de ação conhecidos e algumas das utilizações clínicas desses fármacos.

Em 1895, George Oliver e E. Schäfer descreveram que a injeção por via endovenosa de extratos da medula suprarrenal provocava aumento da pressão arterial. Langley (1901) demonstrou que a estimulação do componente simpático do sistema nervoso autonômico era mimetizada em muitas situações pela administração dos extratos da suprarrenal, e que o efeito registrado era observado mesmo após a degeneração das terminações nervosas. A partir da purificação de alguns dos princípios ativos desses extratos (por Jōkichi Takamine e patenteado por Parke-Davis como Adrenalin®), seguiu-se uma caracterização quantitativa dos efeitos produzidos pela administração de adrenalina e determinou-se quais outros efeitos poderiam ser atribuídos a essa substância. Elliott (1904) descreveu a similaridade entre os efeitos produzidos pela injeção de adrenalina e os obtidos com a estimulação dos nervos simpáticos em diferentes órgãos e glândulas em variadas espécies animais. Curiosamente, um aumento da sensibilidade das preparações à adrenalina foi observado após a degeneração de gânglios autonômicos; por exemplo, após a extirpação do gânglio cervical superior e degeneração das fibras para a membrana nictitante e pupila, adrenalina continuava a produzir seus efeitos, mas de forma mais acentuada – um fenômeno reconhecido até os dias de hoje e utilizado por Cannon para detectar a liberação de epinefrina pelos tecidos.

Quadro 8.1 – Resumo dos eventos ou principais observações no curso da identificação de neurotransmissores do sistema nervoso simpático.

Pesquisadores (ano)	Observação ou estudo realizado
Oliver e Schäfer (1895)	Extratos da suprarrenal produzem elevação da pressão arterial.
Takamine (1901)	Purificação de princípios de extratos da suprarrenal (patente: Adrenalin®).
Langley (1901)	Administração de extratos da suprarrenal se assemelham aos efeitos decorrentes da estimulação das terminações simpáticas.
Elliott (1904, 1905)	Adrenalina reproduz os efeitos da estimulação simpática.
Stolz (1904) e Dakin (1905)	Síntese da adrenalina e outras aminas semelhantes.
Dale (1906, 1913)	Efeitos de derivados do Ergot sobre a resposta pressórica da adrenalina (reversão do efeito da adrenalina na PA de gato).
Barger e Dale (1910)	Estudo dos efeitos de aminas sintéticas, relacionadas estruturalmente à adrenalina (termo simpaticomimético para descrever as ações desses compostos).
Cannon e Uridil (1921)	Substância semelhante à adrenalina é liberada após estimulação das terminações nervosas simpáticas (denominada simpatina).
Loewi (1921)	Demonstração da liberação de uma substância que aumenta a frequência cardíaca após a estimulação em coração de anfíbio, na presença de atropina (*accelerans-stoff*).
Dale (1933)	Nomenclatura de fibras adrenérgicas e colinérgicas.
von Euler (1946)	Identificação química da noradrenalina como neurotransmissor das fibras pós-ganglionares do SN simpático (exceto glândulas sudoríparas).
Ahlquist (1948)	Efeitos da noradrenalina, adrenalina e isoproterenol, metilnorepinefrina e metilepinefrina *in vivo* sobre "resistência vasomotora" de vários órgãos, como coração, intestino, útero e órgãos isolados. Na presença de dibenamina priscol. Interpretação propõe dois tipos de receptores e um único mediador dos efeitos do SNS.

Fonte: Desenvolvido pela autoria do capítulo a partir de Bennett (2000).

Inicialmente, pensou-se que a epinefrina (Epi) seria o mediador da neurotransmissão, responsável pelos efeitos produzidos por estimulação simpática; porém, von Euler identificou a **norepinefrina** (NE) como o principal mediador da neurotransmissão simpática.

Os trabalhos realizados de maneira independente por Euler (Suécia) e Holtz (Alemanha) permitiram concluir que a NE era o neurotransmissor predominantemente liberado após estimulação das fibras pós-ganglionares do sistema nervoso simpático. Resultados complementares seguiram com os estudos de Bülbring e Burn (Inglaterra) e Gaddum, ambos em 1949, que permitiram estabelecer distinção entre norepinefrina e epinefrina em relação aos efeitos produzidos, e, assim, identificar quais ações eram produzidas por NE ou Epi. A presença de quantidades dessas substâncias (ou metabólitos) em tecidos e amostras de urina humana, em conjunto com a conclusão de uma liberação simultânea de norepinefrina e epinefrina, dependendo do tecido, com a predominância de uma ou outra, permitiu explicar a medição das respostas nas terminações nervosas simpáticas. As propriedades farmacológicas destas e os grupos de compostos quimicamente relacionados foram estudados de maneira aprofundada.

Conforme vimos no Capítulo 4 – Farmacodinâmica: aspectos quantitativos da ação de fármacos, os efeitos de fármacos e substâncias bioativas endógenas podem ser explicados postulando a existência de receptores específicos para essas substâncias nos tecidos efetores. Consequentemente, os efeitos produzidos pela administração de norepinefrina ou epinefrina resultam da sua interação e ativação de receptores que passaram a ser denominados **receptores adrenérgicos** (portanto, epinefrina e norepinefrina podem ser consideradas agonistas desses receptores). De modo geral, os efeitos de agonistas e antagonistas dos receptores adrenérgicos envolvem as alterações produzidas na frequência e na força de contração cardíaca, na resistência vascular e na contratilidade do músculo liso. Existem ainda compostos que interferem nos processos de síntese, armazenamento, liberação e recaptação de norepinefrina e epinefrina, modificando a concentração das catecolaminas[1]. Juntamente com os fármacos que interagem com os receptores pós-sinápticos, são utilizados em tratamen-

tos da hipertensão, angina, depressão, asma, dentre outros.

A neurotransmissão simpática pode ser inibida por fármacos que agem diretamente na sinapse ganglionar por bloqueio competitivo dos **receptores nicotínicos ganglionares** (p.ex., hexametônio e mecamilamina). Historicamente, os bloqueadores ganglionares estavam entre os primeiros fármacos utilizados no tratamento da hipertensão[2], entretanto, apesar de reduzirem a pressão arterial nos pacientes, causavam muitos outros efeitos (indesejáveis) relacionados ao bloqueio dos gânglios simpáticos (simpaticoplegia – hipotensão ortostática e disfunção sexual) e gânglios parassimpáticos (parassimpaticoplegia – constipação, retenção urinária, cicloplegia com perda de acomodação, xerostomia). Em razão dessa variedade de efeitos produzidos e da falta de seletividade, atualmente, os bloqueadores ganglionares apresentam uso clínico limitado.

Considerando a interação (ou não) com os receptores adrenérgicos, os fármacos denominados *simpaticomiméticos* podem ser classificados em: 1) de **ação direta**, pela interação com os receptores adrenérgicos (agonistas seletivos e não seletivos); 2) de **ação indireta**, que modificam os processos de liberação, recaptação e metabolismo dos neurotransmissores (ação na fibra pós-ganglionar simpática, promovendo a liberação do neurotransmissor); 3) de **ação mista**, por possuir ações descritas nas classificações anteriores (ação tanto na fibra pós-ganglionar como no tecido efetor, por exemplo, efedrina).

A sequência das reações bioquímicas e o papel fundamental da DOPA descarboxilase para a síntese de catecolaminas foram propostos por Hermann Blaschko, que "sugeriu" que a adrenalina poderia ser sintetizada a partir da tirosina em quatro passos: 1) hidroxilação da tirosina; 2) descarboxilação; 3) beta-hidroxilação; e 4) N-metilação (as modificações estruturais que ocorrem durante a biossíntese de norepinefrina/epinefrina a partir da tirosina estão destacadas na Figura 8.1). Os neurônios adrenérgicos expressam um transportador de l-aminoácidos responsável pela captação de tirosina do meio extracelular, com consequente aumento da concentração intracelular do aminoácido; dentro da célula, a tirosina é hidroxilada, tendo como produto a di-hidroxifenilalanina (DOPA). A α-**metiltirosina** compete com o transportador de membrana de tirosina e reduz a síntese de catecolaminas. A etapa enzimática envolvendo a tirosina hidroxilase é considerada o fator limitante para a síntese dos constituintes endógenos (a Figura 8.2 apresenta o efeito da administração da

---

[1] Como são denominadas coletivamente norepinefrina, epinefrina e dopamina (catecolaminas endógenas, derivadas do aminoácido tirosina) e isoprenalina (catecolamina que não é encontrada no organismo). Neste capítulo, as denominações *epinefrina* e *norepinefrina* são utilizadas em referência às catecolaminas endógenas e na distinção das formulações farmacêuticas da adrenalina e da noradrenalina.

[2] A simpatectomia (remoção cirúrgica dos nervos simpáticos principais) foi utilizada com propósito semelhante, apresentando, porém, resultados variáveis.

α-metiltirosina sobre a concentração de NE, a qual é reduzida significativamente, enquanto a concentração de 5-HT não é alterada).

O passo seguinte é a formação de dopamina, por intermédio da ação da enzima descarboxilase. No interior das vesículas sinápticas, a dopamina é substrato da enzima dopamina-β-hidroxilase, resultando na síntese da norepinefrina, que é liberada na fenda sináptica. Alguns tecidos, como a glândula suprarrenal, liberam conjuntamente epinefrina, que é obtida a partir da norepinefrina pela ação da n-metiltransferase.

A α-**metildopa** (l-α-metil-3,4-di-hidroxifenilalanina, análogo do l-dopa) foi o primeiro fármaco sintético concebido para inibir a síntese de norepinefrina e epinefrina e, assim, tratar a hipertensão arterial. Apesar do seu mecanismo de ação não ser completamente entendido, o efeito anti-hipertensivo é atribuído à potente estimulação dos receptores α-adrenérgicos centrais por α-metilnorepinefrina ou α-metildopamina, formadas após conversão da α-metildopa nos neurônios adrenérgicos, e que podem substituir estequiometricamente a norepinefrina. Outras ações da metildopa incluem a inibição da DOPA descarboxilase (com redução da síntese periférica de NE) e a redução na atividade da renina plasmática. O conjunto dessas ações contribuiriam para a redução do tono simpático, da resistência periférica total e da pressão arterial.

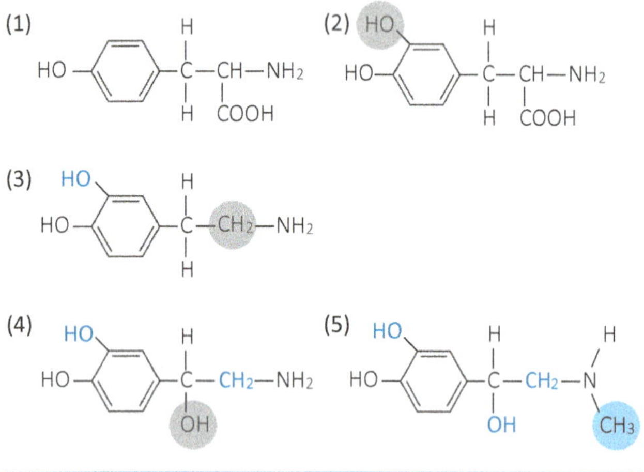

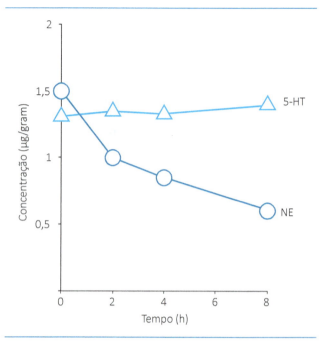

Figura 8.2 – Efeito da α-metiltirosina na concentração de norepinefrina. As concentrações de norepinefrina (NE) e 5-hidroxi-triptamina (serotonina, 5-HT) foram determinadas no baço de cobaia, após a administração de uma única dose de α-metiltirosina (80 mg/kg, intraperitoneal).
Fonte: Adaptada de Spector (1965, *apud* EULER, 1971, p. 191).

Figura 8.1 – Modificações estruturais durante a síntese de norepinefrina. São mostradas, de 1 a 5, as estruturas químicas da tirosina, DOPA, dopamina, norepinefrina e epinefrina. Sequência das reações: hidroxilação (conversão de 1 em 2 pela enzima tirosina hidroxilase); descarboxilação (2 em 3, DOPA descarboxilase); hidroxilação (formação da NE, estrutura 4, β-hidroxilase); e metilação (formação da Epi, feniletanolamina-N-metiltransferase). A transferência de um grupo metil para a hidroxila na posição 3, de NE e Epi (em destaque nas estruturas), é considerada uma das principais vias de metabolismo dessas catecolaminas, envolvendo a enzima COMT.

Após a liberação, os neurotransmissores podem agir nos receptores pós-sinápticos, em autorreceptores (pré-sinápticos) e regular a sua liberação, ou ainda, serem recaptados. Todas as enzimas citadas foram identificadas e caracterizadas quanto à seletividade pelos respectivos substratos. A diferença de um radical metil entre as moléculas de norepinefrina e epinefrina (Figura 8.1) contribui para as propriedades farmacológicas e a distinção em relação à seletividade e afinidade pelos receptores adrenérgicos (destacado adiante no texto), estabelecendo, assim, uma relação entre a estrutura e a atividade apresentada.

As etapas de síntese, liberação e recaptação das catecolaminas podem servir então como pontos de controle para o efeito de alguns fármacos, resultando em alterações significativas na concentração dos neurotransmissores. A incorporação ou o armazenamento vesicular é bloqueado pela **reserpina** (alcaloide isolado da Rauwolfia serpentaria, 1953), o que reduz a concentração de norepinefrina e epinefrina em regiões do sistema nervoso central e na medula adrenal, no coração e em outros tecidos. Como consequência da redução dos estoques de catecolaminas e outras monoaminas com importante função central, a administração *in vivo* de reserpina produz um efeito tranquilizante. Historicamente, nos anos de 1950, a reserpina foi utilizada no controle da hipertensão arterial.

Os efeitos dos fármacos como efedrina e anfetamina são atribuídos a um aumento da liberação de norepinefrina, produzindo, assim, um efeito indireto. O aumento produzido na pressão arterial pela injeção de efedrina e anfetamina (em animais anestesiados) não é observado em animais que foram tratados previamente com reserpina; porém, a infusão de norepinefrina restabelece a observação do efeito hipertensor. Adicionalmente a essas descrições, o efeito medido é cada vez menor com a administração repetida de doses (anfetamina).

A **cocaína** aumenta a magnitude e a duração do efeito hipertensor produzido pela administração endovenosa de adrenalina, porém, diminui o efeito produzido pela administração de tiramina e efedrina. O efeito pode estar relacionado com o correspondente aumento observado na concentração de NA no plasma (Figura 8.3) após a administração de cocaína. Além disso, doses de cocaína reduziram a quantidade de NE presente (*captada*) no coração e no baço. A cocaína interfere e age sobre o transportador de membrana neuronal responsável pela captação de catecolaminas, o que contribuiria para os efeitos descritos e o aumento das concentrações de norepinefrina no plasma. Os efeitos não foram observados em preparações "desnervadas"[3]. Com essa inibição, a cocaína teoricamente disponibiliza maior quantidade de neurotransmissores na fenda sináptica. Além dos efeitos periféricos, a administração de cocaína apresenta um conhecido efeito estimulante central, provocando estados de euforia e intensificação do humor.

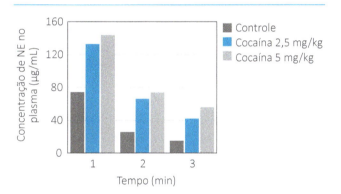

Figura 8.3 – Efeito da cocaína sobre as concentrações plasmáticas de noradrenalina. As concentrações plasmáticas foram determinadas após a administração de noradrenalina (25 μg/mL, ensaios realizados em gatos). A cinética do desaparecimento de NA é menor (mais lentamente, portanto) quando a cocaína (2,5 ou 5 mg/kg) foi administrada antes da injeção de NA. Na maior dose de cocaína, as concentrações de NA no plasma foram aproximadamente o dobro, comparadas ao controle.
Fonte: Adaptada de Trendelenburg (1959).

---

[3] Curiosamente, como citado anteriormente, com a degeneração das fibras simpáticas é observado um aumento da sensibilidade dos órgãos à adrenalina. Em contrapartida, os efeitos da efedrina e da cocaína são afetados pela degeneração das fibras simpáticas.

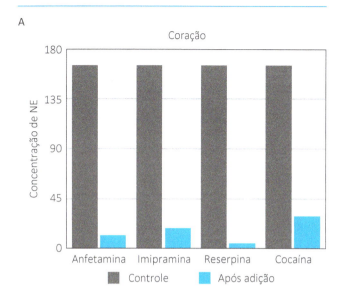

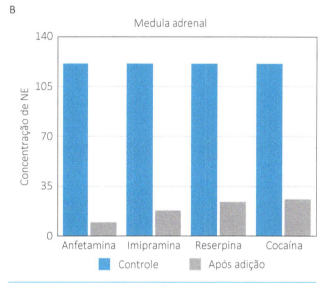

Figura 8.4 – Efeitos dos diferentes fármacos que interferem nos processos de síntese, armazenamento, captação e metabolismo de norepinefrina. Cocaína, imipramina, anfetamina e reserpina reduziram significativamente as concentrações de norepinefrina (determinada pela administração de [^{3}H]-norepinefrina) no coração (A) e na medula adrenal (B).
Fonte: Adaptada de Herting, Axelrod e Whitby (1961).

Na Figura 8.4, são apresentados os gráficos com os efeitos de alguns fármacos citados anteriormente que interferem nos mecanismos de síntese e de liberação do neurotransmissor (reserpina, cocaína, anfetamina e imipramina) sobre as concentrações de norepinefrina, no coração e na medula adrenal. Todos os fármacos produziram redução significativa do conteúdo tecidual de norepinefrina, indicando que o armazenamento ou a captação foram inibidos na presença desses compostos.

Após os eventos que culminam com a fusão das vesículas sinápticas, NE e Epi são liberadas e exercem seus efeitos pela interação e ativação dos receptores adrenérgicos (subtipos descritos adiante). A degradação ocorre por ação de duas enzimas principais: as enzimas monoamina oxidase (presente na membrana mitocondrial, com duas isoformas conhecidas, com grau de especificidade ao ligante) e catecol-O-metil-transferase (COMT, enzima citosólica na maioria dos tecidos, fígado e rins, e encontrada na membrana das células da medula suprarrenal). De modo geral, essas enzimas apresentam diferenças quanto aos locais de expressão e ação e metabolizam as catecolaminas em produtos menos potentes e/ou inativos. Inibidores não seletivos das monoamina oxidases (MAO) podem aumentar as concentrações de norepinefrina e dopamina no SNC. Curiosamente, após a introdução dos inibidores da MAO como agentes antidepressivos, observou-se que a administração destas drogas produzia um efeito hipotensor característico, inclusive em alguns pacientes hipertensos (o efeito hipotensor

é atualmente classificado como adverso para esses agentes). De fato, os primeiros inibidores da MAO eram prescritos com essa finalidade e, durante a década de 1960, foram mais utilizados como fármacos anti-hipertensivos do que no tratamento da depressão. Em contrapartida, alguns fármacos que produzem a inibição da enzima COMT foram sintetizados, porém, efeitos e ações expressivas ou com alguma utilidade terapêutica ainda não foram identificados (no entanto, ensaios *in vitro* mostram que a inibição da COMT eleva as concentrações de algumas catecolaminas).

As principais enzimas, os transportadores-alvo e os respectivos processos afetados por fármacos que alteram as concentrações do neurotransmissor no sistema nervoso simpático são mostrados no Quadro 8.2. Algumas utilizações terapêuticas já descritas e mecanismos sugeridos para agentes de ação indireta são considerados no Quadro 8.3.

Quadro 8.2 – Enzimas, transportadores-alvo e respectivos processos afetados por fármacos que alteram as concentrações do neurotransmissor no sistema nervoso simpático.

Alvo farmacológico	Etapa/Processo afetado	Fármacos	Notas
VMAT	Transporte vesicular de norepinefrina	Reserpina	Uso experimental. Compromete ainda as concentrações de serotonina e dopamina em neurônios centrais e periféricos. Raramente utilizada na terapêutica, apesar do uso inicial na hipertensão.
NET	Recaptação de norepinefrina	Cocaína, anfetamina, desipramina	Localizado na membrana neuronal, apresenta diferenças quanto à afinidade do transporte entre norepinefrina e epinefrina (NE > Epi). Aumento da concentração de NE é observado com sua inibição.
MAO	Oxidação de monoaminas	Iproniazida, fenelzina	Não seletivas e irreversíveis. Possuem aplicações clínicas no tratamento da depressão.
COMT	O-metilação das catecolaminas (metabolismo)	Entacapona, tolcapona	Inibidores potentes, seletivos e reversíveis. Não são utilizados em aplicações clínicas isoladamente.

COMT: catecol-O-metiltransferase; MAO: monoamina oxidase; NET: transportador de norepinefrina; VMAT: transportador vesicular de monoaminas; Epi: epinefrina; NE: norepinefrina.

Fonte: Desenvolvido pela autoria do capítulo.

Quadro 8.3 – Fármacos que interferem na síntese e no armazenamento das catecolaminas, mecanismos sugeridos e algumas utilizações terapêuticas.

Fármacos identificados	Mecanismo proposto	Utilizações terapêuticas
α-metiltirosina	Inibição da tirosina hidroxilase, bloqueando a síntese de catecolaminas.	Hipertensão (feocromocitoma).
α-metildopa	Inibição da DOPA descarboxilase. Estimulação dos receptores α_2-adrenérgicos centrais (pelos metabólitos α-metilnorepinefrina e α-metildopamina).	Atualmente, é utilizada na hipertensão durante a gravidez. Foi o primeiro fármaco sintético concebido para inibição da síntese de NE e Epi e tratamento da hipertensão arterial.
Guanetidina, reserpina	Inibição do processo de armazenamento neuronal.	Hipertensão.
Amitriptilina, imipramina	Inibição da recaptação.	Depressão.

Fonte: Desenvolvido pela autoria do capítulo.

Classificação dos receptores adrenérgicos

Receptores adrenérgicos são classificados em duas classes principais: 1) receptores α (alfa); e 2) receptores β (beta). A organização em dois subtipos foi proposta inicialmente por Ahlquist (1948) para explicar as diferenças de potência[4] observadas entre epinefrina, norepinefrina e outras aminas relacionadas quimicamente na produção de uma série de respostas *in vivo* (crucial para os experimentos de Ahlquist, e sua interpretação foi a descrição, em 1940, do Isoproterenol por Konzett e o efeito broncodilatador de maior magnitude que a adrenalina em doses que reduzia a PA). A determinação da potência para os efeitos atribuídos à ativação dos subtipos de receptores propostos mostrou a seguinte ordem: 1) para os receptores α: Epi ≥ NE >> ISO; 2) para receptores β: ISO ≥ Epi > NE. A classificação inicial dos receptores adrenérgicos foi verificada posteriormente com o efeito de fármacos como a fenoxibenzamina (DCI e pronetalol) e propranolol (bloqueador não seletivo dos receptores β); na sequência dessas observações, diferenças quanto ao bloqueio produzido por outros fármacos foram identificadas: os efeitos atribuídos à uma ativação dos receptores α foram bloqueados por compostos alcaloides derivados do *ergot*, beta-haloalquilaminas, fentolamina e fenoxibenzamina; os efeitos decorrentes da ativação de receptores β eram bloqueados por propranolol e pronetalol. Ao analisarmos os fármacos adrenérgicos reconhecidos pela interação com esses receptores, nota-se a existência de uma variabilidade na afinidade pelos subtipos de receptores. Consequentemente, apresentam diferenças quanto à seletividade que refletem no perfil do efeito final produzido (Quadro 8.4).

Ao compararmos as curvas concentração e efeito (%) para norepinefrina, epinefrina e isoproterenol, nos quais o efeito medido depende da ativação de um ou outro subtipo, é possível analisarmos as diferenças de potência entre os agonistas (Figura 8.5). A ordem de potência é invertida (trocada) entre NE e ISO, se analisamos o efeito relaxante no músculo liso (efeito mediado por ativação de receptores β, ordem observada: ISO > Epi >>NE) ou a contração produzida na aorta (ativação de receptores α, ordem de potência: NE ~ Epi >>>> ISO). Importante destacar que isoproterenol é capaz de produzir relaxamento em artérias isoladas e contraídas com agonistas muscarínicos em virtude da presença de receptores β, o que pode contribuir para as medições realizadas.

O conhecimento dos subtipos de cada receptor, as propriedades dos ligantes e os respectivos mecanismos de sinalização ou "transdução de sinal" têm possibilitado melhor entendimento das ações de norepinefrina, epinefrina e dopamina em diferentes órgãos e os variados efeitos produzidos, por vezes, contraditórios. Nas últimas décadas, foram reconhecidos subtipos dos receptores adrenérgicos, porém, a nomenclatura inicial proposta por Ahlquist foi mantida. São reconhecidos três subtipos de receptores β-adrenérgicos (β_1, β_2 e β_3); e para os receptores α, são dois os subtipos que possuem subespecializações (α_{1a}, α_{1b} e α_{1d}, α_{2a}, α_{2b} e α_{2c}) com sequências distintas (identificadas em experimentos de clonagem gênica), o que resulta em características farmacológicas únicas para cada um dos subtipos. Concentrações dos receptores adrenérgicos são encontradas em inúmeros tecidos e células, neuronais ou não, no músculo cardíaco, no plexo mioentérico, no músculo liso vascular, na musculatura esquelética e no tecido adiposo. A multiplicidade de receptores e a ampla distribuição em tecidos e órgãos indicam que podem regular a produção das mais diversas respostas no organismo.

---

[4] Ahlquist quantificou o efeito de doses equimolares das diferentes aminas estudadas nos seus experimentos *in vivo*. Embora utilize o termo "potência", Ahlquist não calculou propriamente a potência para os compostos utilizados. Nos seus ensaios, foram utilizadas as substâncias metilepinefrina e metilnorepinefrina, além de epinefrina (racêmica e levoepinefrina), norepinefrina racêmica e N-isopropilarterenol (ISOproterenol). Curiosamente, também interpretou seus resultados como evidência de que a epinefrina seria o único mediador da transmissão simpática, em 1948, mesmo ano em que von Euler já havia identificado quimicamente a norepinefrina como catecolamina mais abundante nas fibras pós-ganglionares simpáticas.

Quadro 8.4 – Afinidade teórica (relativa) de agonistas e antagonistas pelos subtipos de receptores adrenérgicos.

Receptores α			Receptores β		
Afinidade	*Agonistas*	*Antagonistas*	*Afinidade*	*Agonistas*	*Antagonistas*
$\alpha_1 = \alpha_2$	Norepinefrina, epinefrina	Fentolamina	$\beta_1 = \beta_2$	Isoproterenol, epinefrina	Propranolol, timolol
$\alpha_1 > \alpha_2$	Fenilefrina, metoxamina	Prazosina, doxazosina, fenoxibenzamina	$\beta_1 > \beta_2$	Norepinefrina	Metoprolol, esmolol, atenolol
$\alpha_1 < \alpha_2$	Clonidina	Ioimbina	$\beta_1 < \beta_2$	Albuterol, terbutalina	Butoxamina

Fonte: Desenvolvido pela autoria do capítulo. Pesquisado em Biaggioni e Robertson (2017).

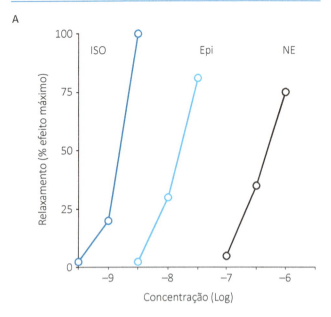

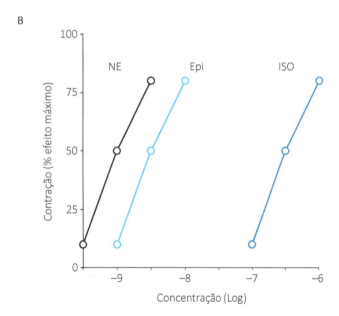

Figura 8.5 – Potência relativa determinada experimentalmente para os agonistas dos receptores adrenérgicos. Curvas concentração e efeito para norepinefrina (NE), epinefrina (Epi) e isoproterenol (ISO) em condições de ativação de α e β receptores. **(A)** Relaxamento no músculo liso da traqueia de cobaia. **(B)** Contração de tira de aorta torácica de coelho.

Fonte: Desenvolvida pela autoria do capítulo a partir dos valores para a potência relativa entre esses agonistas determinados por Furchgott (1967).

As respostas produzidas por ativação ou bloqueio dependem do tecido-alvo (local de expressão do receptor), da concentração do fármaco e do teste utilizado (Quadro 8.5). Por isso, os receptores adrenérgicos se tornaram alvos interessantes para estudo. Atualmente, fármacos utilizados nos tratamentos da hipertensão, do choque, da asma e de outras condições têm os receptores adrenérgicos como alvos moleculares para a sua ação.

Todos os receptores adrenérgicos são membros da família de receptores acoplados à proteína G (GPCRs), uma classe de proteínas cuja atividade está envolvida na transdução de sinais celulares (ver Capítulo 5 – Farmacodinâmica: sinalização celular). De modo geral, é assumido que após a ligação ao receptor, ocorre a estimulação da dissociação da proteína G em subunidades α e o dímero βγ, agindo propriamente como as moléculas efetoras em canais e enzimas específicas. Como resultado da sinalização, podem ser mensurados o aumento da concentração de segundos mensageiros, como monofosfato cíclico da adenosina (AMPc), diacilglicerol, inositol 1,4,5 trifosfato (IP_3), ou alterações nas concentrações de cálcio e no potencial de membrana celular. No músculo liso vascular, a ativação dos receptores α-adrenérgicos resulta em contração dessas células. Agonistas com maior seletividade para esses receptores (p.ex., fenilefrina e metoxamina) produzem aumento do tônus vascular com elevação da concentração intracelular do íon cálcio. O subtipo $α_2$, presente em terminais nervosos e células β pancreáticas, está acoplado à proteína Gi e, quando ativado por agonistas, a atividade da ciclase de adenilato é inibida, provocando redução da concentração de AMPc. Assim, entre os efeitos produzidos por sua ativação, ocorrem inibição da liberação de neurotransmissores (autorreceptor) e inibição da secreção de insulina.

Os receptores β-adrenérgicos estão presentes nos miócitos cardíacos, músculo liso vascular (e em outros) e tecido adiposo. Após a formação do complexo ligante-receptor (proteína Gs), a ciclase de adenilato é estimulada e resulta no aumento da concentração de AMPc (ordem de nanomoles). O reconhecido efeito de agonistas sobre a força de contração (inotropismo positivo) e frequência cardíaca (cronotropismo positivo) decorre da ativação dos receptores $β_1$ cardíacos. O relaxamento do músculo liso vascular, uterino e brônquico é produzido pela estimulação dos receptores $β_2$, verificada pela utilização de agonistas $β_2$ seletivos em preparações isoladas.

De acordo com os fundamentos discutidos no Capítulo 4 – Farmacodinâmica: aspectos quantitativos da ação de fármacos, os fármacos são classificados considerando as propriedades da afinidade e da eficácia da interação com o receptor. Assim, as catecolaminas NE e Epi são agonistas dos receptores α e β e, como discutido anteriormente, o efeito final produzido por uma ou outra dependerá das concentrações do

Capítulo 8 – Fármacos que agem no sistema nervoso simpático

Quadro 8.5 – Subtipos de receptores e mecanismos de sinalização, locais de expressão e efeitos produzidos pela ativação de cada receptor.

Subtipos de receptores	Proteína G	Mecanismos de sinalização	Exemplos de locais de expressão	Efeitos
α_1	Gq	▪ Ativação da fosfolipase C ▪ Formação de trifosfato de inositol (IP_3) e diacilglicerol (DAG) ▪ Aumento da concentração intracelular de cálcio	▪ Músculo liso vascular ▪ Músculo dilatador da pupila ▪ Coração	▪ Contração do músculo liso vascular ▪ Contração (dilatação da pupila) ▪ Aumento da força de contração
α_2	Gi	▪ Inibição da ciclase de adenilato e redução da concentração AMPc	▪ Células β pancreáticas ▪ Plaquetas ▪ Terminais nervosos	▪ Inibição da secreção de insulina ▪ Agregação plaquetária ▪ Inibição da liberação de neurotransmissores
β_1	Gs	▪ Estimulação da ciclase de adenilato e aumento da concentração de AMPc	▪ Coração ▪ Células justaglomerulares	▪ Aumento da força de contração e frequência cardíaca ▪ Estímulo da liberação de renina
β_2	Gs	▪ Estimulação da ciclase de adenilato e aumento da concentração de AMPc	▪ Músculo liso ▪ Músculo esquelético	▪ Relaxamento do músculo liso vascular e broncodilatação
β_3	Gs	▪ Estimulação da ciclase de adenilato e aumento da concentração de AMPc	▪ Tecido adiposo	▪ Estimulação da lipólise ▪ Termogênese

Fonte: Desenvolvido pela autoria do capítulo.

agonista e da expressão dos receptores no tecido-alvo. Por exemplo, a epinefrina, em baixas concentrações, apresenta efeitos predominantemente sobre os receptores β, ao passo que, em altas concentrações, predominam os efeitos decorrentes da ativação de receptores α_1. Por meio de suas ações sobre os receptores β_1, é registrado um aumento da força de contração, com consequente alteração no débito cardíaco, aumento no consumo de oxigênio e na pressão arterial sistólica. Por sua vez, um agonista com maior seletividade pelos receptores β-adrenérgicos (p.ex., isoproterenol) provocará uma significativa redução da resistência vascular periférica e da pressão arterial diastólica, um efeito vasodilatador mediado pela ativação periférica dos receptores β_2. Além disso, as ações sobre os β_1 no coração produzem acentuado aumento da frequência cardíaca. A norepinefrina ativa os receptores α e β, entretanto, apresenta diferenças na afinidade entre os subtipos de receptores. Durante uma administração sistêmica, ocorre aumento da pressão arterial diastólica e da resistência vascular periférica total (efeito vasoconstritor mediado pelos receptores α). A norepinefrina causa também aumento da frequência cardía-

ca, porém esse efeito é superado pela ativação vagal reflexa (com liberação de acetilcolina). Um comparativo dos efeitos cardiovasculares das catecolaminas é mostrado na Figura 8.6.

Em função do importante papel apresentado pelos receptores adrenérgicos na regulação do tônus vascular, na condução, no ritmo e na contratilidade cardíaca, os agonistas e os antagonistas seletivos desses receptores constituem a base da terapia para a hipertensão e o controle farmacológico em casos de insuficiência cardíaca e arritmias, por exemplo. Os efeitos e as funções dos receptores β_2-adrenérgicos no músculo liso brônquico são explorados no tratamento da asma. Em contrapartida, os agonistas α_1 (metoxamina, fenilefrina) aumentam a resistência vascular periférica e, portanto, elevam a pressão arterial; podem ser utilizados em situações de hipotensão ou nas quais uma vasoconstrição é desejada. O conhecimento que alguns β-bloqueadores apresentam atividade agonista parcial (p.ex., pindolol e acebutolol) pode se mostrar relevante em situações nas quais a presença de atividade simpaticomimética seja desejável para redução dos efeitos adversos, como bradicardia e broncoconstrição.

141

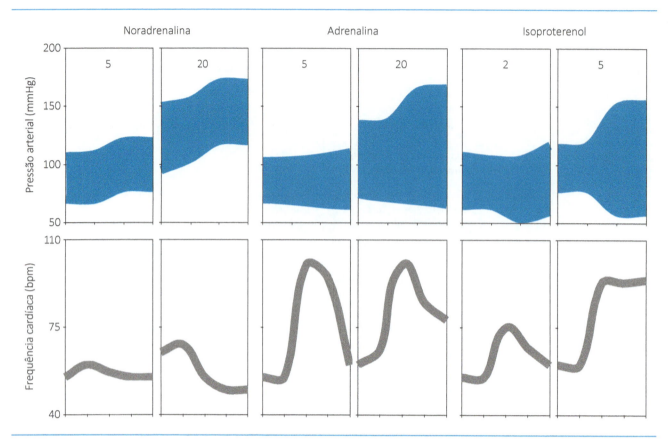

Figura 8.6 – Efeitos da noradrenalina, da adrenalina e do isoproterenol sobre a pressão arterial e a frequência cardíaca em humanos. Os gráficos mostram 3 minutos a partir da administração (infusão venosa). A taxa de infusão (em μg/mL) das substâncias é indicada em cada gráfico.
Fonte: Adaptada de Barcroft e Konzett (1949).

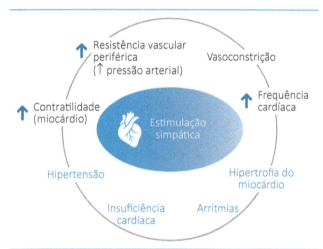

Figura 8.7 – Efeitos cardiovasculares resultantes da estimulação do sistema nervoso simpático e de patologias relacionadas. Diagrama apresentando alguns dos principais efeitos cardíacos com a estimulação do SNA simpático (aumento da contratilidade, da resistência vascular periférica e da frequência cardíaca, além da vasoconstrição). Em azul, algumas alterações ou condições patológicas relacionadas com a alteração de atividade do SNA simpático, como hipertensão, insuficiência cardíaca, arritmias e hipertrofia do miocárdio.
Fonte: Desenvolvida pela autoria do capítulo.

Alterações da concentração endógena de catecolaminas, atividade do sistema nervoso simpático ou na expressão dos receptores adrenérgicos contribuem para o desenvolvimento de certas patologias (Figura 8.7). A existência de variantes genéticas dos receptores adrenérgicos (centrais ou periféricos) poderiam contribuir para o desenvolvimento (predisposição) de doenças cardiovasculares, como insuficiência cardíaca e hipertensão arterial. Algumas dessas variantes e polimorfismos dos receptores influenciariam nas respostas à estimulação simpática, no efeito e na resposta terapêutica. Outra condição, o feocromocitoma (tumores raros que se desenvolvem nas medulas adrenais), é caracterizado pela secreção de catecolaminas, o que causa a elevação da pressão arterial (hipertensão paroxística ou persistente). Os sintomas cardiovasculares apresentados em alguns pacientes são semelhantes aos efeitos produzidos pela estimulação de receptores adrenérgicos, e o diagnóstico pode ser feito pela determinação da concentração dos metabólitos de catecolaminas. No Quadro 8.6 são apresentadas determinadas condições nas quais os agonistas e os antagonistas adrenérgicos têm sido utilizados com relativo sucesso. As indicações são definidas considerando a magnitude dos efeitos produzidos, os me-

Capítulo 8 – Fármacos que agem no sistema nervoso simpático

canismos propostos e a seletividade. Por exemplo, o agonista dobutamina, que apresenta maior afinidade pelos receptores β_1, aumenta a contratilidade miocárdica sem mudanças significativas sobre a resistência vascular periférica, sendo utilizado em pacientes com insuficiência cardíaca com o objetivo de produzir melhora da função ventricular e do desempenho cardíaco. Quando se objetiva um relaxamento do músculo liso e consequente redução da resistência nas vias aéreas, agonistas dos receptores β_2 são escolhidos.

Norepinefrina ($\alpha_1 = \alpha_2$; $\beta_1 >> \beta_2$) e epinefrina ($\alpha_1 = \alpha_2$; $\beta_1 = \beta_2$) são utilizadas em um pequeno número de situações clínicas. Em virtude do potente efeito vasoconstrictor e hipertensor, a norepinefrina é administrada na reversão do choque séptico (caracterizado por uma extensa vasodilatação e hipoperfusão). A epinefrina é utilizada em situações de choque anafilático e durante o choque cardiogênico. Norepinefrina e epinefrina são administradas por injeção intravenosa, por vias intramuscular e tópica, além de apresentações na forma de aerossol. Se administradas por via oral, as concentrações plasmáticas são comprometidas em razão do rápido metabolismo hepático e da mucosa gastrointestinal.

Apesar da dopamina se ligar a receptores dopaminérgicos (D_1 e D_2), dependendo da dose administrada (e velocidade de infusão) e da concentração local alcançada, ela é capaz de ativar os receptores adrenérgicos nos tecidos periféricos. Pode ser utilizada em estados de choque causados por baixo débito cardíaco e reduzida função renal (a administração de dopamina melhora o fluxo sanguíneo renal). Enquanto o efeito dopaminérgico nos leitos vasculares é predominante nas doses menores, com o aumento da dosagem (> 5 µg/kg/min) são observados os efeitos inotrópico positivo e vasoconstritor (com evidente aumento da pressão arterial), consequente da ativação de receptores β e α-adrenérgicos, respectivamente. A administração de dopamina produz poucos efeitos sobre o SNC, principalmente em decorrência da sua limitada distribuição.

Parâmetros farmacocinéticos como biodisponibilidade, tempo de meia-vida, fração absorvida (%) e lipossolubilidade de fármacos que interagem com os receptores β são representados graficamente na Figura 8.8. Apesar de apresentarem grupos químicos em comum, existe variação em suas propriedades. Por vezes, diferindo bastante em alguns dos parâmetros, como lipossolubilidade, ligação às proteínas plasmáticas, metabolismo hepático ou biotransformação, volume de distribuição e extensão da absorção (por via oral). Com algumas exceções, esses compostos são bem absorvidos quando administrados por via oral, porém há diferenças significativas quanto à biodisponibilidade. Comparados aos outros fármacos, propranolol e carvedilol apresentam tempo de meia-vida (em horas) proporcionalmente maior. Considerando a alta lipossolubilidade desse composto, é provável que o metabolismo hepático verificado para o propranolol contribua para o reduzido valor de biodisponibilidade encontrado. Entretanto, a biodisponibilidade do propranolol aumentará de acordo com a dose administrada. Os antagonistas α-adrenérgicos são bem absorvidos por via oral, apresentando boa biodisponibilidade (> 60%), apesar do extenso metabolismo hepático. A principal diferença refere-se ao tempo de meia-vida de eliminação, que pode ser curto (p.ex., prazosin, 2 horas) ou longo (doxazosin e terazosin, 12 a 13 horas).

Quadro 8.6 – Condições e efeitos considerados nas aplicações clínicas de agonistas e antagonistas dos receptores adrenérgicos.

Condição ou aplicação clínica	Fármacos e classificação	Efeitos propostos ou considerados para a utilização
Asma	Formoterol, salbutamol (agonistas β_2)	Relaxamento do músculo liso brônquico.
Arritmias	Propranolol, sotalol (antagonistas β)	Redução da condução atrioventricular e frequência cardíaca.
Angina	Bloqueadores dos receptores β	Redução (frequência) dos episódios anginosos, melhora da tolerância ao exercício em pacientes.
Hipertensão arterial	Atenolol, metoprolol (antagonistas β)	Diminuição do trabalho cardíaco e da liberação de renina.
	Doxazosina, terazosina (antagonistas α_1)	Redução da resistência vascular periférica.
	Clonidina (agonista α_2)	Efeito central (redução) da atividade simpática.
Hipotensão ortostática neurogênica	Droxidopa, midodrina	Vasoconstrição.
Insuficiência cardíaca	Dobutamina (agonista β_1)	Aumento da contratilidade cardíaca (efeito inotrópico positivo).
Feocromocitoma	Fenoxibenzamina (antagonista α)	Redução da vasoconstrição produzida pela norepinefrina.
Glaucoma	Timolol (antagonista β)	Diminuição da pressão intraocular.

Fonte: Adaptado de Insel e Michel (2005).

143

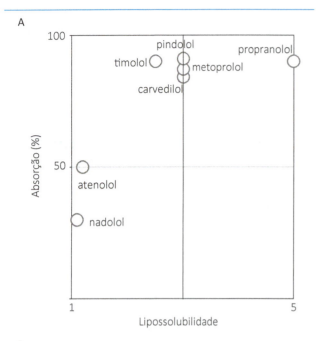

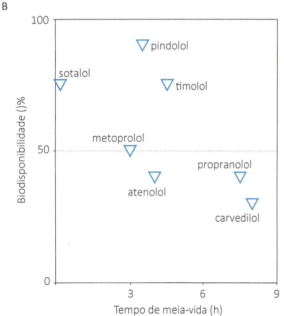

Figura 8.8 – Características farmacocinéticas de fármacos que interagem com os receptores β-adrenérgicos. **(A)** Representação gráfica da lipossolubilidade das moléculas e da fração absorvida (%). **(B)** Apresentação do tempo de meia-vida (em horas) e a biodisponibilidade calculada.

Fonte: Adaptada dos dados e dos valores discutidos em Johnsson e Regårdh (1976) e Frishman e Alwarshetty (2002).

A toxicidade, com descrição dos efeitos adversos mais comuns em uma terapia com agonistas e antagonistas adrenérgicos, é apresentada no Quadro 8.7, de acordo com a classe farmacológica. Os efeitos resultam de ações localizadas no SNC, de ações periféricas ou efeitos sobre o músculo cardíaco, alguns dos quais poderão ser influenciados pela atividade simpática, dosagens e tempo de uso, o que implica em uma variabilidade na sensibilidade ao surgimento desses efeitos. Os efeitos hemodinâmicos na administração aguda podem diferir dos observados com a administração crônica desses fármacos. Para agonistas dos receptores α, um efeito hipertensivo pode ser observado com a fenilefrina, enquanto a hipotensão ortostática é descrita durante a utilização de clonidina. Entre os agonistas β, são relatadas a produção de arritmias e taquicardias relacionadas à ativação β_1 e a ocorrência de vasodilatação periférica com hipotensão sequente à ativação β_2. Hipotensão postural e taquicardia são efeitos que também foram observados com o uso de antagonistas dos receptores α. Os antagonistas β, extensivamente utilizados em diversas condições cardiovasculares em combinação com outras classes farmacológicas, podem produzir bradicardia, broncoconstrição (efeito adverso de particular interesse em pacientes asmáticos; um bloqueio seletivo β_1 pode ser importante) e, em outros casos, ocasionar quadros de insuficiência cardíaca.

Quadro 8.7 – Efeitos adversos comumente descritos para agonistas e antagonistas dos receptores adrenérgicos.

Classe farmacológica	Efeitos adversos
Agonistas α	Hipotensão ortostática (clonidina), hipertensão (fenilefrina)
Agonistas β	Taquicardia, arritmias, vasodilatação periférica
Antagonistas α	Hipotensão postural, taquicardia, congestão nasal
Antagonistas β	Broncoconstrição, insuficiência cardíaca, bradicardia, extremidades corporais frias, fadiga e depressão, hipoglicemia

Fonte: Desenvolvido pela autoria do capítulo.

As respostas mediadas por receptores adrenérgicos podem ser reguladas por eventos posteriores à ativação do receptor, com estimulação de uma sinalização específica que limita a resposta tecidual. A dessensibilização (curto prazo) e a infrarregulação (longo prazo) dos receptores são os mecanismos mais bem conhecidos. Por exemplo, após ativação, o acúmulo de subunidades β e o recrutamento da cinase do receptor acoplado à proteína G (GRK) provocam fosforilação do receptor. Além desses, proteinocinase A (ativada pelo AMPc) e proteínocinase C fosforilaram as proteínas G, indicando que a dessensibilização pode ser consequente ao aumento do segundo mensageiro (*feedback*). O estado fosforilado da proteína G apresenta maior afinidade e pode se ligar à proteína β-arrestina, a qual inibe de maneira estérica a interação Receptor-Proteína G. O complexo formado por β-arrestina-Receptor pode ser internalizado (endocitose), provocando aparente alteração da eficácia de agonistas. Estudos mais recentes têm sugerido regulação mais complexa dos receptores adrenérgicos e revelado mecanismos de sinalização que dependem do contexto, contribuindo para o reexame dos mecanismos de ação de efeitos de fármacos utilizados na terapêutica.

Capítulo 8 – Fármacos que agem no sistema nervoso simpático

Atividade proposta

1) Os objetivos desta atividade são identificar e classificar agonistas dos receptores adrenérgicos, de acordo com os efeitos produzidos e o bloqueio por antagonistas.

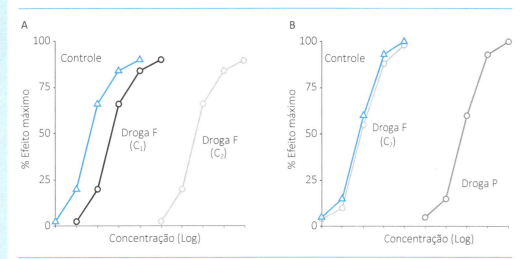

Figura 8.9 – Relação concentração e efeito produzido por agonista adrenérgico no coração (A, contratilidade cardíaca) e no músculo liso vascular (B, contração). Em **(A)**, curvas concentração e efeito para o agonista na ausência (controle, △) ou na presença (O) de duas concentrações do composto F (0,1 e 10 µM). A maior concentração produziu um deslocamento mais à direita no gráfico A. Em **(B)**, relação entre a concentração do agonista na ausência (controle, △) e a presença dos compostos F (10 µM, C2) e P (1 µM).
Fonte: Desenvolvida pela autoria do capítulo.

Considerando os dados apresentados e após análise individual das curvas concentração e efeito para o agonista na presença de concentrações dos compostos F e P, responda:

a) Quais são os subtipos de receptores adrenérgicos envolvidos em cada resposta? O agonista avaliado pode ser considerado seletivo?

b) Como classificar os compostos F e P? Justifique com exemplos.

2) Os objetivos desta atividade são explicar os sintomas com base nos conceitos e no conteúdo abordado sobre o sistema nervoso simpático, e discutir os mecanismos de ação das classes de fármacos utilizadas e os resultados apresentados.

Paciente J. N. L., sexo masculino, 45 anos, procurou serviço de saúde apresentando sudorese excessiva, palpitações, tremores e cefaleia. Sem histórico familiar de hipertensão, trauma ou internações anteriores. Não faz uso de medicamentos ou substâncias ilícitas (p.ex., cocaína). Ausência de precordialgia, febre, vômito ou diarreia. Durante conversa com o paciente, verificou-se que os sintomas surgiram há aproximadamente 3,5 anos e tornaram-se mais frequentes (com duração de minutos a algumas horas), principalmente em situações declaradas de estresse e após o esforço físico. Os sinais vitais mostraram pressão arterial (PA) elevada (189/97 mmHg) e taquicardia (122 bpm). Resumo dos resultados: contagem celular e parâmetros metabólicos dentro dos valores normais; doseamentos hormonais normais (cortisol, ACTH); taquicardia sinusal (ECG); raio X de tórax mostrou hipertrofia ventricular esquerda; massa com aproximadamente 5 cm de diâmetro na glândula adrenal esquerda (tomografia computadorizada). A determinação das concentrações de metanefrina (urina) e catecolaminas mostrou elevação considerável (metanefrinas: 1.400 µg/24 horas). O controle adequado da PA foi obtido após início do tratamento com *fenoxibenzamina* e *propranolol*. Após suprarrenalectomia esquerda, avaliações mostraram valores normais

Seção 2 – Fármacos que Afetam o Sistema Nervoso Periférico

de PA e concentrações normais de metanefrinas e catecolaminas. Atualmente, o paciente está assintomático e normotenso, em acompanhamento laboratorial.

a) De acordo com a descrição do caso clínico, que teorias foram consideradas inicialmente e para o conjunto dos sintomas apresentados?

b) Pesquisar sobre que mecanismos podem ser responsáveis pelos sintomas e quais dos resultados obtidos podem contribuir ou ser diferenciais no diagnóstico.

c) Quanto aos fármacos citados, discutir os mecanismos de ação e como auxiliaram na evolução do caso clínico.

Respostas esperadas

1) a) Observando as informações contidas nos Quadros 8.4 e 8.5, concluímos que os efeitos de aumento na contratilidade cardíaca e a contração no músculo liso vascular são mediados por ativação dos subtipos de receptores adrenérgicos β_1 e α_1, respectivamente. O agonista é capaz de produzir efeito nas duas condições, inferindo que ativa receptores α e β.

b) Exemplos de antagonistas dos receptores adrenérgicos são mostrados no Quadro 8.4. O composto F poderia ser representado por um antagonista competitivo dos receptores β_1 (com certa seletividade, considerando que não apresentou efeito no gráfico B). O composto P pode ser um bloqueador α. Afirmações sobre a seletividade devem ser discutidas somente com as informações apresentadas.

2) a) Hipóteses diagnósticas iniciais podem ter incluído a hipertensão essencial, abuso de cocaína, taquicardia supraventricular, feocromocitoma e paraganglioma. Algumas dessas entidades poderão ser excluídas com os resultados laboratoriais e os exames de imagem e a investigação do histórico do paciente.

b) A hipertensão, apesar de não ser perceptível em 100% dos casos, é a principal manifestação clínica de feocromocitomas (tanto adrenais como extra-adrenais ou paragangliomas). As concentrações urinárias elevadas de metanefrinas são características de feocromocitomas e paragangliomas (valores normais: 40 a 300 µg/24 horas), porém, dado o quadro clínico geral mais os resultados complementares de imagem, fortalece a hipótese de feocromocitoma. O significativo aumento das concentrações de catecolaminas (identificadas por determinação dos metabólitos) pode explicar alguns dos sintomas e resultados: o aumento de norepinefrina (estimulação α e β) produz aumento da resistência vascular periférica e pode contribuir para um quadro de hipertensão persistente, desenvolvimento de arritmias ventriculares e hipertrofia ventricular esquerda.

c) Os fármacos citados compreendem bloqueadores dos receptores α (fenoxibenzamina) e β (propranolol) adrenérgicos. Sugestão para discussão: as ações nos receptores localizados no coração e nos leitos vasculares que permitiram o adequado controle da pressão arterial.

■ REFERÊNCIAS

1. Ahlquist RP. A study of the adrenotropic receptors. Am J Physiol. 1948;153:586-600.
2. Barcroft H, Konzett H. On the actions of noradrenaline, adrenaline and isopropyl noradrenaline on the arterial blood pressure, heart rate and muscle blood flow in man. J Physiol. 1949;110(1-2):194-204.
3. Bennett MR. The concept of transmitter receptors: 100 years on. Neuropharmacology. 2000;39(4):523-46.

4. Biaggioni I, Robertson D. Agonistas adrenoceptores e fármacos simpatomiméticos. In: Katzung BG, Trevor AJ. Farmacologia básica e clínica. 13. ed. Porto Alegre: AMGH; 2017.
5. Elliott TR. The action of adrenalin. J Physiol. 1905;32(5-6):401-67.
6. Euler US. Synthesis, Uptake and Storage of Catecholamines in Adrenergic Nerves, The Effect of Drugs. In: Handbook of Experimental Pharmacology, Ed. Blaschko e Muscholl, v. 33, 1971.

7. Frishman WH, Alwarshetty M. Beta-adrenergic blockers in systemic hypertension: pharmacokinetic considerations related to the current guidelines. Clin Pharmacokinet. 2002;41(7):505-16.
8. Furchgott RF. The pharmacological differentiation of adrenergic receptors. Ann N Y Acad Sci. 1967;139(3):553-70.
9. Herting G, Axelrod J, Whitby LG. Effect of drugs on the uptake and metabolism of H3-norepinephrine. J Pharmacol Exp Ther. 1961;134:146-53.
10. Insel PA, Michel MC. Adrenergic receptors in clinical medicine. In: The adrenergic receptors, Diane M. Perez, Humana Press; 2005.
11. Johnsson G, Regàrdh CG. Clinical pharmacokinetics of beta-adrenoreceptor blocking drugs. Clin Pharmacokinet. 1976;1(4):233-63.
12. Langley JN. The Autonomic Nervous System, Part I, Cambridge; 1921.
13. Langley JN. Observations on the physiological action of extracts of the supra-renal bodies. J Physiol. 1901;27(3):237-56.
14. Robertson D, Biaggioni I. Fármacos antagonistas de adrenoceptores. In: Katzung BG, Trevor AJ. Farmacologia básica e clínica. 13. ed. Porto Alegre: AMGH; 2017.

Capítulo 9

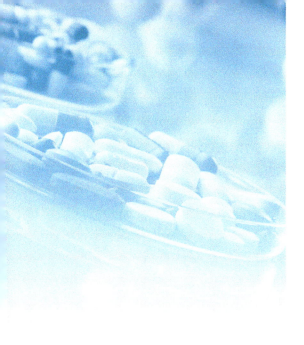

Fármacos que agem no sistema nervoso parassimpático

Autores:
- Walter Luís Garrido Cavalcante
- Márcia Gallacci

■ Introdução

As primeiras evidências de que os fármacos poderiam interferir na atividade do sistema nervoso autônomo parassimpático (SNAP) foram obtidas nos clássicos experimentos realizados por Sir Henry Dale (1914), os quais também possibilitaram a discriminação entre as ações *muscarínicas* e *nicotínicas* da acetilcolina (ACh). Nesses experimentos, os efeitos da administração de ACh, que na época não era conhecida como uma substância endógena, foram comparados aos de três alcaloides: muscarina, isolada do cogumelo *Amanita muscaria*; atropina, da *Atropa belladonna*; e nicotina, da *Nicotiniana tabacum*. Constatou-se nesse estudo que a ACh promovia no organismo respostas similares às de uma descarga do SNAP, o que foi chamado de *efeito parassimpatomimético*. Visto que esse efeito era reproduzido pela muscarina, mas não pela nicotina, Dale designou esse tipo de atividade da ACh de *muscarínica*. Observou-se também, nesse estudo, que a atropina inibia a atividade *muscarínica* da ACh, promovendo um efeito *parassimpatolítico* que impedia a manifestação das respostas do SNAP. Notou-se ainda que, na vigência da atropina, doses elevadas de ACh promoviam no organismo respostas similares às da estimulação dos gânglios autonômicos (simpático e parassimpático) e dos nervos motores. Tais efeitos da ACh eram reproduzidos pela nicotina, mas não pela muscarina. Por essa razão, esse tipo de atividade da ACh foi denominada *nicotínica*.

Anos mais tarde, tornou-se claro que a ACh é, de fato, uma substância endógena que atua como um neurotransmissor químico em todo o sistema nervoso, e cujas ações são mediadas por dois tipos de receptores: *muscarínicos* e *nicotínicos*. As funções fisiológicas e a distribuição desses receptores no organismo apresentam elevada correspondência às duas classes de atividades farmacológicas da ACh descritas anteriormente por Dale (1914). Assim, no sistema nervoso autônomo, os receptores muscarínicos medeiam primariamente as ações da ACh nas células efetoras inervadas por fibras pós-ganglionares parassimpáticas. Todavia, esses receptores também são encontrados em células endoteliais vasculares, que não recebem inervação colinérgica; nas glândulas sudoríparas, que são inervadas por fibras simpatocolinérgicas; no sistema nervoso central (SNC); e em terminações nervosas pré-si-

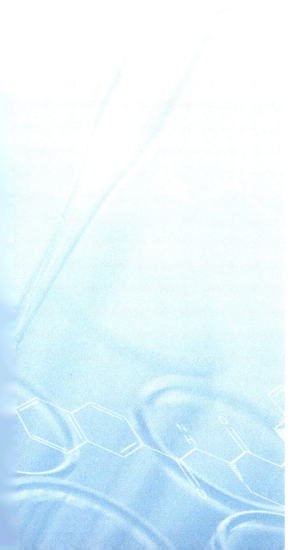

nápticas de vários tipos. Já os receptores nicotínicos medeiam a ação da ACh nos gânglios autonômicos, na junção neuromuscular, nas suprarrenais e no SNC.

A ACh, seus receptores e o aparato enzimático responsável por sua síntese e degradação constituem o sistema de neurotransmissão colinérgica. Os fármacos que atuam nesse sistema de neurotransmissão são genericamente classificados como *colinérgicos* ou *colinomiméticos*, quando reproduzem ou potencializam a ação da ACh, e *anticolinérgicos* ou *colinolíticos*, quando inibem a ação desse neurotransmissor. O espectro de ação dos fármacos pertencentes a cada um desses grupos é amplo e depende do tipo de receptor, nicotínico ou muscarínico, e do modo de ação do fármaco. Como ilustrado na Figura 9.1, os *fármacos colinérgicos* compreendem *agentes de ação direta*, que atuam como *agonistas*, ativando seletivamente *receptores nicotínicos* ou *muscarínicos*, e *agentes de ação indireta*, denominados *anticolinesterásicos*, que inibem a degradação metabólica da ACh e potencializam sua ação de forma não seletiva sobre receptores nicotínicos e muscarínicos. Os agentes *anticolinérgicos* incluem os *antagonistas seletivos* de receptores *nicotínicos* e *muscarínicos*, que inibem a ação da ACh sobre cada um desses receptores.

Os agentes colinérgicos e anticolinérgicos que interferem na mediação muscarínica podem modular a atividade do SNAP através de *efeitos parassimpatomiméticos* e *parassimpatolíticos*. Assim, entre os agentes colinérgicos, os *agonistas muscarínicos* e os *anticolinesterásicos* mimetizam ou potencializam a ação da ACh junto aos receptores muscarínicos e produzem efeitos similares àqueles resultantes da estimulação parassimpática. Entre os anticolinérgicos, os *antagonistas muscarínicos* impedem a ação da ACh sobre os receptores muscarínicos e inibem as respostas decorrentes da estimulação do SNAP. Neste capítulo, serão abordados os grupos de fármacos colinérgicos e anticolinérgicos que impactam as atividades do SNAP.

■ Agonistas muscarínicos

São colinérgicos de ação direta. Seus efeitos decorrem primariamente da ativação dos receptores muscarínicos, presentes nas células efetoras inervadas por fibras pós-ganglionares parassimpáticas. Todavia, os efeitos desses fármacos podem ser modulados por ações secundárias sobre receptores muscarínicos periféricos localizados em outras regiões. Por exemplo, os receptores pré-sinápticos, que modulam a liberação de ACh pelas terminações nervosas parassimpáticas nas sinapses neuroefetoras; aqueles presentes nos gânglios autonômicos simpáticos e parassimpáticos; e, ainda, os receptores muscarínicos encontrados em áreas pobremente inervadas pelo parassimpático, como os vasos sanguíneos.

A diversidade de respostas celulares evocadas pelos agonistas muscarínicos também se deve, em grande parte, à existência de diferentes subtipos de receptores muscarínicos. Atualmente, são reconhecidos cinco subtipos de receptores muscarínicos (M_1 a M_5), todos pertencentes à superfamília de receptores acoplados à proteína G, que regulam a produção de segundos mensageiros intracelulares e modulam a atividade de determinados canais iônicos. Estruturalmente, esses receptores são constituídos por cadeias polipeptídicas simples, compostas por 460 a 590 aminoácidos. Apresentam caracteristicamente um domínio N-terminal extracelular, um domínio C-terminal intracelular e sete domínios de extensão transmembranar (TM) (TM_1-TM_7). Esses domínios estão conectados por três alças extracelulares e três intracelulares. No domínio citosólico do receptor encontra-se a proteína G.

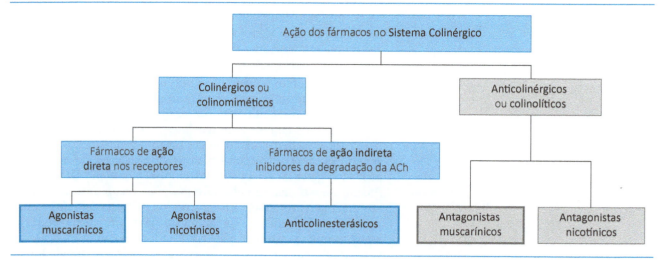

Figura 9.1 – Classificação geral dos fármacos colinérgicos e anticolinérgicos.
Fonte: Desenvolvida pela autoria do capítulo.

O local de ligação da acetilcolina, bem como dos agonistas e antagonistas dos receptores muscarínicos, é definido como "sítio ortostérico". Esse local é altamente conservado entre os subtipos de receptores muscarínicos e apresenta como característica-chave uma cadeia lateral conservada, contendo ácido aspártico na TM3, que possibilita a ligação iônica com o nitrogênio terciário ou quaternário dos ligantes. Outra característica estrutural relevante é a presença de um resíduo de asparagina na porção TM6, que permite ligações de hidrogênio com o ligante.

Os receptores muscarínicos M_1, M_3 e M_5, quando ativados por agonistas colinérgicos, acoplam-se preferencialmente com a proteína $G_{q/11}$ que induz a ativação da fosfolipase C, promovendo a hidrólise de fosfoinositídeos, presentes na membrana, e a produção de diacilglicerol e inositol trifosfato. De modo diferenciado, os receptores muscarínicos M_2 e M_4, quando ativados, acoplam-se preferencialmente às proteínas G inibitórias, $G_{i/o}$, que inibem a atividade da adenilciclase e reduzem os níveis intracelulares de AMP cíclico, além de regularem a condutância de canais iônicos específicos. Essas variantes têm localizações anatômicas distintas na periferia e no SNC. A maioria dos tecidos possui vários subtipos de receptores muscarínicos, mas alguns subtipos geralmente predominam em locais específicos. Os receptores muscarínicos M_1 são abundantes no SNC e também são encontrados nos gânglios autonômicos e em algumas glândulas exócrinas; os receptores M_2 predominam no músculo cardíaco e também são encontrados na região pré-sináptica de neurônios pós-ganglionares parassimpáticos; os receptores M_3 estão localizados nas células parietais do estômago, nos músculos lisos e nas glândulas exócrinas. Todos os cinco subtipos de receptores muscarínicos são encontrados no SNC.

Embora os receptores muscarínicos, como uma classe, possam ser seletivamente ativados e demonstrem estereosseletividade entre agonistas e antagonistas, o uso terapêutico dos agonistas muscarínicos é limitado pela escassez de fármacos seletivos para subtipos específicos de receptores muscarínicos. Essa falta de especificidade combinada com os amplos efeitos da estimulação muscarínica em diferentes sistemas orgânicos faz com que o uso terapêutico desses fármacos seja um desafio, e a consideração cuidadosa das propriedades farmacocinéticas desses fármacos desempenha papel especialmente importante na tomada de decisões terapêuticas.

Classificação e relação estrutura-atividade

Como ilustrado na Figura 9.2, os agonistas muscarínicos são representados pela própria ACh e por seus análogos sintéticos, metacolina, carbacol, betanecol e cevimelina, e por alcaloides naturais como a muscarina, da *Amanita muscaria*, e a pilocarpina, do *Pilocarpus jaborandi*.

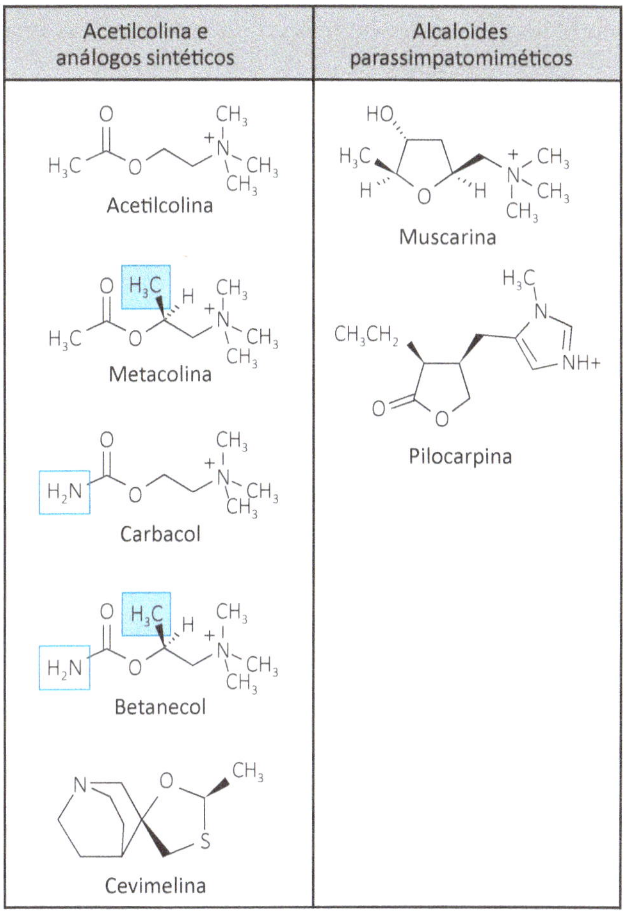

Figura 9.2 – Estrutura molecular dos colinérgicos de ação direta. ACh e seus derivados sintéticos e alcaloides naturais.

A ACh é uma molécula constituída por um grupo acetil ligado a um amônio quaternário através de uma cadeia alquilamina (Figura 9.3). O amônio quaternário catiônico é essencial para as atividades muscarínicas e nicotínicas dessa molécula, pois possibilita sua ligação ao sítio aniônico dos receptores. Além disso, a cadeia de dois carbonos, entre a extremidade catiônica e o oxigênio da ligação éster, permite a interação com o sítio esterásico dos receptores. A versatilidade da ACh em relação aos receptores colinérgicos (muscarínicos e nicotínicos) é explicada pelos diferentes arranjos espaciais da molécula (Figura 9.3). Os grupos acetato e amônio quaternário podem adotar conformação de afastamento máximo, conhecida como *antiperiplanar*, que interage com os receptores muscarínicos, ou conformações onde esses grupos apresentam um ângulo de 60° entre si, conhecidas como *sinclinais*, que, por sua vez, interagem com o subtipo nicotínico. A região catiônica da ACh também favorece sua rápida hidrólise pelas colinesterases e determina baixa difusibilidade no organismo, tornando-a praticamente sem aplicabilidade terapêutica.

Modificações estruturais da molécula de ACh possibilitaram o desenvolvimento de ésteres de colina sintéticos clinicamente úteis, como a metacolina, o carbacol e o betanecol (Figura 9.2). A adição de um grupo metil ao carbono adjacente ao oxigênio da função éster, como no caso da metacolina e do betanecol, reduz acentuadamente a suscetibilidade à ação enzimática das colinesterases e, também, diminui a atividade nicotínica. Outras modificações, como a substituição do grupo terminal da ACh por um grupo amina, encontrada no carbacol e no betanecol, fornecem resistência à hidrólise por qualquer colinesterase. A cevimelina é um análogo conformacional da ACh com estrutura rígida (Figura 9.2), o que limita sua capacidade de se adaptar às diferenças sutis na estrutura dos vários subtipos de receptores muscarínicos e lhe confere seletividade relativa para o subtipo M_3. A muscarina é um alcaloide quaternário que não possui grupo éster na molécula, o que evita a metabolização pelas colinesterases, e é desprovida de atividade nicotínica, sendo 100 vezes mais potente que a ACh sobre os receptores muscarínicos. A pilocarpina é um alcaloide terciário, relativamente resistente às colinesterases e seletivo para receptores muscarínicos. Apesar de ambos os alcaloides apresentarem estruturas complexas, a distância entre as porções ativas de suas moléculas é similar àquela da ACh, o que explica a ligação desses agentes ao receptor colinérgico.

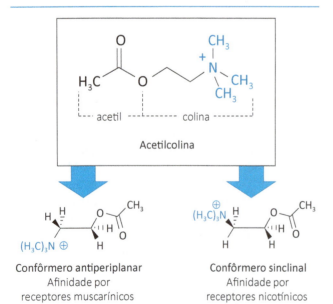

Figura 9.3 – Estruturas das diferentes conformações espaciais da ACh.
Fonte: Desenvolvida pela autoria do capítulo.

Efeitos farmacológicos

Os efeitos dos agonistas muscarínicos são similares aos do estímulo do SNAP e previsíveis quando se conhece a distribuição dos receptores muscarínicos. Serão apresentados, a seguir, os efeitos sobre os principais alvos.

Sistema cardiovascular

A administração de doses baixas de agonistas muscarínicos por via intravenosa promove relaxamento da musculatura lisa vascular e queda da pressão arterial, mediada por receptores muscarínicos do tipo M_3, presentes nas células endoteliais dos vasos sanguíneos. A ativação desses receptores induz a síntese e a liberação de óxido nítrico pelas células endoteliais. O óxido nítrico, que é um gás, pode se difundir para as células musculares lisas vasculares vizinhas, onde ativa a guanilil-ciclase solúvel, aumentando, assim, a síntese de monofosfato de guanosina cíclica (GMPc) e promovendo o relaxamento muscular. A maior parte da vasculatura de resistência não é inervada por neurônios colinérgicos, e a função fisiológica dos receptores muscarínicos endoteliais ainda é pouco conhecida. No entanto, a ativação desses receptores por fármacos colinérgicos de ação direta tem significância farmacológica, pois a hipotensão potencialmente perigosa produzida pela sua ativação é uma importante limitação à administração sistêmica de agonistas muscarínicos.

Embora a liberação de ACh no coração pelo nervo vago diminua a frequência cardíaca, uma dose baixa de um agonista muscarínico pode, às vezes, causar taquicardia. Esse efeito paradoxal é produzido quando a diminuição da pressão sanguínea, gerada pela estimulação dos receptores muscarínicos endoteliais, como descrito anteriormente, desencadeia a ativação de uma estimulação simpática compensatória do coração. A estimulação simpática aumenta a frequência cardíaca e o tônus vasomotor, neutralizando parcialmente a resposta vasodilatadora direta. Portanto, a taquicardia produzida pelos agonistas muscarínicos é indireta. Em concentrações mais altas de um agonista muscarínico, os efeitos diretos sobre receptores muscarínicos cardíacos (M_2) no nódulo sinoatrial (SA) e nas fibras atrioventriculares (AV) tornam-se dominantes. A ativação dos receptores M_2 aumenta a permeabilidade ao potássio e reduz os níveis de AMPc, retardando a taxa de despolarização e diminuindo a excitabilidade do nodo SA e das células das fibras AV. Isso resulta em bradicardia acentuada e desaceleração da condução AV, que pode se opor à estimulação do coração pelas catecolaminas liberadas durante a estimulação simpática. De fato, doses muito altas de um agonista muscarínico podem produzir bradicardia letal e bloqueio AV. Os ésteres de colina têm efeitos diretos relativamente menores sobre a função ventricular, mas podem produzir inotropia negativa dos átrios.

Olho

A administração tópica de colinérgicos de ação direta no saco conjuntival causa contração do músculo liso em duas estruturas importantes, o esfíncter da íris e os músculos ciliares (Figura 9.4). A contração do esfíncter da íris diminui o diâmetro da pupila, resultando em miose. A contração das fibras circulares do músculo ciliar, que circunda a lente do cristalino, reduz a tensão nos ligamentos suspensores que normalmente controlam a curvatura da lente, tornando-a mais esférica e aumentando seu poder de refratar a luz para visão de perto. Esses efeitos afastam a íris da câmara anterior do olho e abrem a rede trabecular na base do músculo ciliar, facilitando a drenagem do humor aquoso pelo canal de Schlemm e diminuindo a pressão intraocular (Figura 9.4).

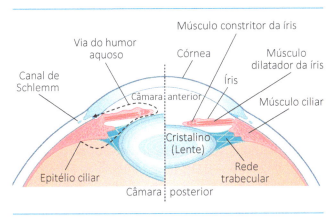

Figura 9.4 – Estruturas da câmara anterior do olho mostrando a contração do músculo ciliar no lado esquerdo, com espessamento do cristalino e abertura do ângulo da câmara anterior (contração dos músculos ciliar e constritor da íris).
A partir dessas alterações, o humor aquoso, secretado pelo epitélio do corpo ciliar, passa pela rede trabecular e flui para o espaço em frente à íris para ser drenado pelo canal de Schlemm (seta).
Fonte: Adaptada de Tarek et al. Glaucoma. 2nd ed., v. 1, 2015, p. 577-582.

Outros sistemas de órgãos

Efeitos proeminentes dentro do trato digestivo incluem estimulação da salivação e da secreção ácida, aumento do tônus intestinal e atividade peristáltica e relaxamento da maioria dos esfíncteres. A broncoconstrição e a estimulação das secreções são efeitos prevalentes no sistema respiratório. Os agonistas muscarínicos também podem evocar a secreção das glândulas nasofaríngeas. A micção é promovida pela estimulação do músculo detrusor da bexiga e é facilitada pelo relaxamento dos músculos do trígono e do esfíncter externo.

Farmacocinética

A ACh e seus análogos sintéticos são moléculas polares que apresentam baixa lipossolubilidade. Como consequência, esses agentes são fracamente absorvidos e distribuídos, não atingindo o SNC. Embora a resistência à hidrólise por colinesterases varie entre esses fármacos, são agentes de ação curta em virtude da rápida eliminação renal.

A ACh é rapidamente metabolizada tanto pela acetilcolinesterase quanto pela pseudocolinesterase; já a metacolina é lentamente hidrolisada pela acetilcolinesterase e apresenta elevada resistência à pseudocolinesterase. O carbacol e o betanecol são resistentes à hidrólise pelas colinesterases, característica que prolonga suas ações no organismo. No geral, os ésteres de colina são fármacos de ação breve, em razão da rápida eliminação pelos rins.

Entre os alcaloides naturais, a muscarina, em decorrência da sua estrutura de amina quaternária, é pobremente absorvida e distribuída por via oral, e não sofre a ação das colinesterases, já que não é um éster. A pilocarpina, o principal alcaloide de arbustos sul-americanos pertencentes ao gênero *Pilocarpus*, é uma amina terciária, facilmente absorvida, e que atravessa a barreira hematoencefálica, sendo metabolizada no fígado e por esterases presentes no sangue. No geral, a eliminação dos alcaloides naturais e seus metabólitos ocorre pelos rins e a acidificação da urina facilita a excreção dos compostos terciários como a pilocarpina.

Usos clínicos

Atualmente, os agonistas muscarínicos apresentam utilização clínica restrita no tratamento de distúrbios do trato urinário, do glaucoma, da xerostomia e para o diagnóstico de hiper-reatividade brônquica. A *ACh* é utilizada como solução oftálmica de uso tópico em cirurgias em que se faz necessário a miose rápida da íris, como na cirurgia de catarata. A metacolina é uma valiosa ferramenta para o diagnóstico e a investigação científica da asma. Administrada por via inalatória em doses baixas promove broncoconstrição através de uma ação direta no músculo liso das vias aéreas de indivíduos com hiper-reatividade pré-existente, facilitando assim o diagnóstico. O carbacol apresenta ação nicotínica mais intensa do que a própria ACh, o que limita o seu uso terapêutico, visando efeitos parassimpatomiméticos. É utilizado unicamente de forma tópica em oftalmologia para induzir miose e diminuir a pressão intraocular em pacientes com glaucoma. O betanecol apresenta apenas ação muscarínica e sua principal indicação clínica é no tratamento da retenção urinária pós-operatória ou de origem neurogênica. A cevimelina apresenta ações sialagogas prolongadas, atuando preferencialmente em receptores M_3 prevalentes no epitélio das glândulas lacrimal e salivar. É utilizada para o tratamento da boca seca associada à síndrome de Sjögren, uma desordem autoimune que ocasiona xerostomia, anidrose e conjuntivite seca. Como apresentado anteriormente neste capítulo, a muscarina é o composto que historicamente forneceu as bases para a classificação dos receptores muscarínicos. Apresenta importância toxicológica, uma vez que é responsável pelo envenenamento após ingestão de várias espécies de cogumelos. A pilocarpina produz copiosa salivação e sudorese, o que a torna útil no tratamento da síndrome de Sjögren e da xerostomia, que se desenvolve após radioterapia de cabeça e pescoço. Apresenta potente atividade miótica, sendo também ocasionalmente empregada no tratamento do glaucoma e para promover miose durante cirurgias oftálmicas. Seu emprego clínico é muito restrito, e em doses elevadas produz estimulação seguida de depressão do SNC.

Efeitos adversos e contraindicações

Os efeitos adversos dos agonistas muscarínicos decorrem da extensão de suas ações farmacológicas e incluem cólica intestinal, náuseas, vômitos, salivação, dor epigástrica, sudorese, dificuldade de acomodação visual e hipotensão. São contraindicados para pacientes asmáticos ou com doença pulmonar obstrutiva crônica, para portadores de doenças cardiovasculares e para indivíduos que apresentam obstrução do trato gastrointestinal e urinário, em decorrência do potencial de agravamento dessas condições. Os agonistas muscarínicos capazes de atravessar a barreira hematoencefálica podem causar efeitos adversos sobre o SNC, como tremores, hipotermia e aumento da atividade locomotora.

■ Anticolinesterásicos

São fármacos que inibem a atividade catalítica das colinesterases, enzimas que promovem a degradação metabólica da ACh. Esses fármacos são considerados colinérgicos de ação indireta, visto que induzem um aumento da vida-média da ACh endógena e, consequentemente, de sua atividade sobre os receptores colinérgicos. Embora atuem no SNAP promovendo efeitos parassimpatomiméticos, os anticolinesterásicos são fármacos não seletivos, pois potencializam a ação da ACh tanto em receptores muscarínicos quanto em receptores nicotínicos. Assim, dada a distribuição difusa das vias colinérgicas no organismo, os anticolinesterásicos apresentam amplo espectro de efeitos farmacológicos que abrangem também o SNC e o sistema nervoso periférico somático. Deve-se ainda mencionar que alguns tipos de anticolinesterásicos podem exercer ações diretas sobre receptores nicotínicos.

No organismo são encontrados dois tipos de colinesterases: a acetilcolinesterase (colinesterase verdadeira) e a pseudocolinesterase (ou butirilcolinesterase). Ambas são serina hidrolases que catalisam a hidrólise da ACh em colina e acetato. Apresentam estruturas moleculares relacionadas, mas diferem quanto à especificidade pelo substrato, pelas propriedades cinéticas e pela distribuição tecidual. A acetilcolinesterase é específica para a ACh e os ésteres com estruturas estritamente relacionadas a ela. Está presente, principalmente, nas sinapses colinérgicas, onde desempenha papel fundamental no encerramento rápido da ação do neurotransmissor. Nesses locais, a enzima está ligada à membrana basal das regiões pré e pós-sinápticas através de estruturas filamentosas semelhantes ao colágeno ou a glicolipídios (Figura 9.5). A acetilcolinesterase também é encontrada nos eritrócitos e na placenta. A pseudocolinesterase é uma enzima menos específica, encontrada no fígado, no pâncreas, na pele, no trato gastrointestinal, nos rins e no cérebro, bem como no plasma, sob a forma solúvel. A colinesterase plasmática hidrolisa preferencialmente a butirilcolina e, em menor extensão, a ACh. Essa enzima também inativa outros ésteres sobre os quais a acetilcolinesterase tem pouca ou nenhuma atividade, como succinilcolina, mivacúrio, anestésicos locais ésteres, diamorfina e aspirina.

A subunidade catalítica é extremamente conservada entre as colinesterases e apresenta dois sítios de interação com a ACh: o aniônico, que possui um resíduo de glutamato; e o esterásico, com resíduos de histidina e serina. No sítio aniônico, o resíduo de glutamato atrai o amônio quaternário da ACh, promovendo a aproximação da ligação éster da ACh ao sítio esterásico da enzima (Figura 9.5). No sítio esterásico, o resíduo de serina, auxiliado pela histidina, interage com a ACh e desfaz sua ligação éster. Nesse instante, a colina é liberada e a enzima torna-se momentaneamente acetilada. A reativação da enzima ocorre a partir da hidrólise do grupamento acetil, formando ácido acético e liberando o resíduo de serina para que a enzima possa atuar novamente (Figura 9.5). O tempo total desse processo é de aproximadamente 100 microssegundos, evidenciando que a acetilcolinesterase é uma das enzimas mais eficientes conhecida, pois uma subunidade catalítica é capaz de hidrolisar 10 mil moléculas de ACh a cada segundo.

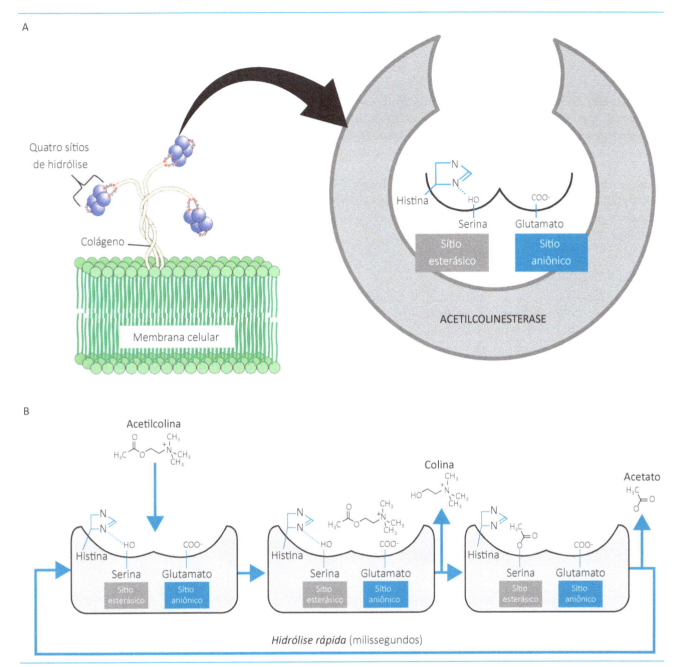

Figura 9.5 – Estrutura molecular e mecanismo de ação da acetilcolinesterase. **(A)** Na figura à esquerda, pode ser observada três formas tetraméricas da acetilcolinesterase ancoradas à membrana por uma cauda de colágeno. Em maior aumento, a região ativa da enzima é representada com sua tríade catalítica (resíduos de histidina, serina e glutamato) pertencente aos sítios catalítico e aniônico. **(B)** Hidrólise da molécula de ACh pela enzima acetilcolinesterase, liberando colina e acetato.
Fonte: Desenvolvida pela autoria do capítulo.

Classificação e estrutura química

Estruturalmente os anticolinesterásicos podem ser agrupados em aminas mono e bisquaternárias (derivados do ácido carbâmico) e organofosforados. As aminas mono e bisquaternárias são compostos polares com um ou dois amônios quaternários na estrutura, representadas, respectivamente, pelo edrofônio e ambenônio (Figura 9.6). Os derivados do ácido carbâmico são carbamoil-ésteres que apresentam grupo amina terciária ou amônio quaternário na molécula. O primeiro derivado do ácido carbâmico descrito foi a fisostigmina (eserina), um alcaloide terciário obtido da fava da planta *Physostigma venenosum*. A partir das modificações em sua estrutura molecular foi possível sintetizar a neostigmina, também conhecida como prostigmina, e a piridostigmina. Esses derivados sintéticos apresentam um amônio quaternário na estrutura, portanto, também são compostos

155

monoquaternários (Figura 9.6). Os organofosforados são representados por grande variedade de compostos, caracterizados pela presença de um fósforo pentavalente e um grupo lábil ou orgânico na molécula (Figura 9.6). No geral, não possuem grupo catiônico, com exceção do ecotiofato que possui um grupo de nitrogênio quaternário na estrutura. Atualmente, os organofosforados são utilizados como inseticidas, representados principalmente pelo paration e malation, e para aplicabilidade terapêutica em oftalmologia, como o ecotiofato (ecotiopato) e o di-isopropil fluorfosfato (DFP) (Figura 9.6). Compostos como o Tabun, o Sarin e o Soman, são gases utilizados em guerras químicas (Figura 9.6).

Mecanismos de ação

De acordo com o tipo de interação que estabelecem com as colinesterases, os anticolinesterásicos são classificados como reversíveis, pseudoirreversíveis e irreversíveis.

Os *inibidores reversíveis* estabelecem ligações não covalentes com o sítio ativo ou outra parte da cadeia polipeptídica da enzima, impedindo que o substrato seja transformado em produto. Pertencem a esse grupo as aminas mono e bisquaternárias, que interagem reversivelmente com o sítio aniônico da enzima, impedindo, assim, a ligação da ACh. Deve-se ressaltar que esses agentes não constituem substratos para as colinesterases, dissociando-se da enzima sob a forma intacta, sendo, portanto, os verdadeiros anticolinesterásicos reversíveis. Com relação a promoverem inibição enzimática reversível, os fármacos desse grupo apresentam tempos de ação variáveis em função da afinidade pela enzima e das propriedades farmacocinéticas. Assim, enquanto a inibição enzimática induzida pelo edrofônio varia de 5 a 10 minutos, a promovida pelo ambenônio se estende por 4 a 8 horas, e é específica sobre a acetilcolinesterase. Outro aspecto a ser enfatizado é que ambos os fármacos atuam como agonistas diretos sobre os receptores colinérgicos nicotínicos.

Os *inibidores pseudoirreversíveis* estabelecem ligações covalentes com o sítio ativo da enzima, mas o complexo formado é posteriormente hidrolisado e a enzima é ressuscitada. Esses compostos atuam como

Anticolinesterásicos de curta duração	Anticolinesterásicos de média duração	Anticolinesterásicos de longa duração

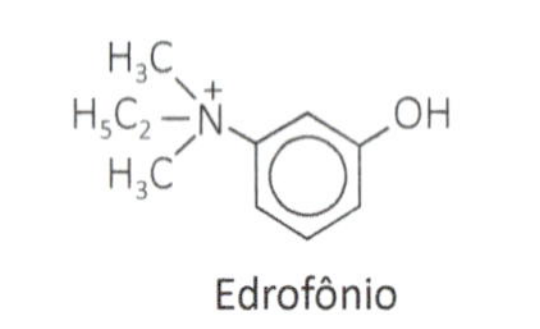

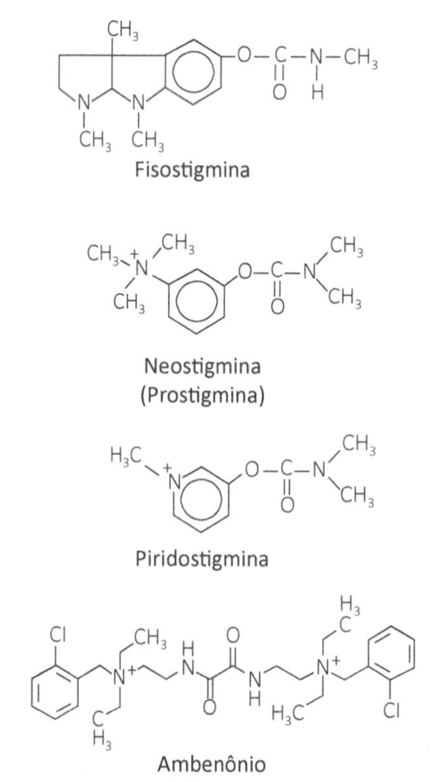

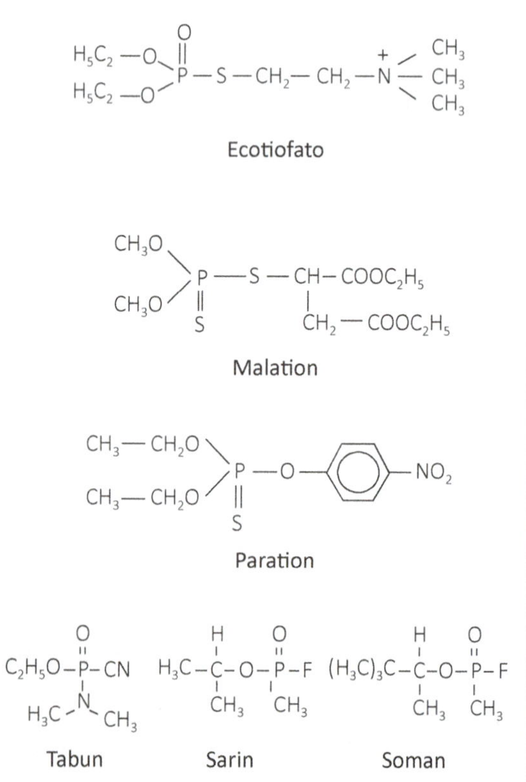

Figura 9.6 – Fórmulas estruturais dos anticolinesterásicos de utilidade clínica.

falsos substratos para as colinesterases, e, sobre o fato de se ligarem covalentemente à enzima, a inibição que promovem é reversível. São representantes desse grupo todos os derivados carbamatos (fisostigmina, neostigmina e piridostigmina). Estes compostos são ésteres carbamoilados que interagem com ambas as colinesterases do mesmo modo que a ACh. Os fármacos deste grupo apresentam uma porção básica na molécula, que se liga eletrostaticamente ao sítio aniônico da enzima, e um grupo carbamoil, que forma ligação covalente com o oxigênio da serina do sítio ativo. A enzima carbamoilada é lentamente hidrolisada, com tempo de meia-vida de 15 a 30 minutos, o que impede a catálise da hidrólise da ACh *in vivo* por um período 3 a 4 horas. A Figura 9.7 ilustra a inibição enzimática induzida pela neostigmina.

Os *inibidores irreversíveis* também estabelecem reações covalentes com o sítio ativo da enzima, porém formam conjugados estáveis, impedindo a ligação do substrato e, consequentemente, a catálise. Neste grupo, encontram-se os compostos organofosforados que geralmente não apresentam grupo catiônico e se ligam de forma covalente ao sítio esterásico da enzima (Figura 9.7). O ecotiofato é uma exceção, pois possui um nitrogênio quaternário que também se liga ao sítio aniônico da enzima (Figura 9.6). A ligação covalente

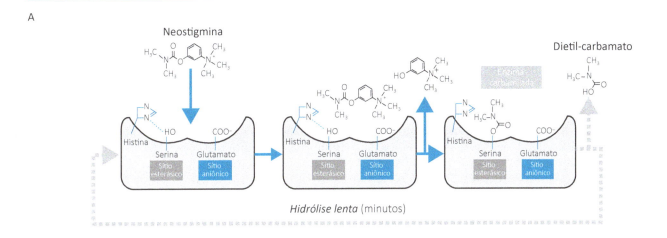

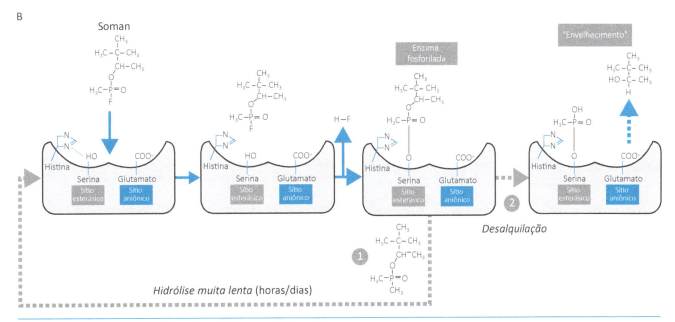

Figura 9.7 – Ação dos fármacos anticolinesterásicos. **(A)** A ligação da neostigmina envolve os dois sítios da acetilcolinesterase, com transferência do grupo carbamoil para OH-Ser, tornando a enzima carbamoilada. O complexo carbamil-Ser é hidrolisado lentamente (15 a 30 minutos). **(B)** O Soman combina-se com a acetilcolinesterase para formar um intermediário inibidor-enzima. O grupo contendo flúor (F) é perdido, deixando um complexo com a enzima, tornando-a fosforilada. Na reação 1, a ligação éster do composto com a enzima é hidrolisada, possibilitando a reativação da enzima. Na reação 2, a ligação entre o grupo pinacolílico e o fósforo da molécula do organofosforado é clivada, formando um complexo estável entre a enzima e o inibidor. Este processo é conhecido como "envelhecimento".
Fonte: Desenvolvida pela autoria do capítulo.

fósforo-enzima é muito estável e a hidrólise do complexo ocorre muito lentamente. Enquanto a regeneração da maioria das enzimas carbamoiladas ocorre com uma meia-vida de minutos ou horas, a recuperação de uma enzima fosforilada é geralmente medida em dias. Esses agentes são referidos, portanto, como inibidores irreversíveis. Em geral, os organofosforados são muito menos seletivos do que os carbamatos, inibindo muitas enzimas que contêm uma molécula de serina no centro ativo. Dependendo do tipo de inibidor empregado e da natureza da enzima (acetilcolinesterase ou pseudocolinesterase), após a formação do complexo, pode ocorrer a perda de um grupo alcóxi, tornando a recuperação da atividade enzimática improvável, processo conhecido como "envelhecimento" (Figura 9.7).

Efeitos dos anticolinesterásicos

Os anticolinesterásicos atuam nas sinapses colinérgicas do organismo (sistema nervoso autônomo, junção neuromuscular e sistema nervoso central). Os efeitos autonômicos são característicos da ativação do parassimpático, como bradicardia, hipotensão, secreções excessivas, broncoconstrição, aumento da motilidade do trato gastrointestinal e miose. Na junção neuromuscular, esses fármacos provocam inicialmente fasciculações musculares e posterior bloqueio por despolarização. Os fármacos que atravessam a barreira hematoencefálica e exercem ações centrais promovem excitação, que pode resultar em convulsões, seguidas de depressão, caracterizada por perda da consciência e insuficiência respiratória.

Farmacocinética dos anticolinesterásicos

As aminas mono e bisquaternárias e os carbamatos com amônio quaternário, em decorrência das suas cargas elétricas, são pouco lipossolúveis, sendo mal absorvidos e distribuídos pelo organismo, não atingindo o SNC. O edrofônio, uma amina monoquaternária, apresenta baixo volume de distribuição e elevada depuração renal, o que favorece sua rápida eliminação do organismo. Entre os carbamatos, a fisostigmina é uma exceção, pois é uma amina terciária bem absorvida por via oral e amplamente distribuída no organismo.

No geral, a metabolização dos carbamatos (fisostigmina, neostigmina e piridostigmina) pode ser realizada por esterases inespecíficas presentes no organismo e, também, pelas colinesterases. A duração dos efeitos desses compostos depende, principalmente, da estabilidade do complexo inibidor-enzima e não necessariamente dos processos de metabolização e excreção.

Os organofosforados, exceto o ecotiofato, são bem absorvidos pelas mucosas e pele, sendo amplamente distribuídos pelo organismo, além de atravessar facilmente a barreira hematoencefálica. As enzimas hidrolíticas, responsáveis pela metabolização desses compostos, estão presentes no plasma, nos rins, no fígado e nos pulmões, e os metabólitos produzidos são excretados através da urina.

Os inseticidas tiofosfatos (paration, malation) são bem absorvidos por todas as vias, apresentando distribuição ampla pelo organismo. Ambos necessitam sofrer biotransformação para gerar compostos ativos. O malation é rapidamente metabolizado e inativado por carboxilesterases plasmáticas em aves e mamíferos, mas não em insetos, o que o torna menos tóxico para organismos superiores. Já o paration não é destoxificado efetivamente em vertebrados, sendo considerado mais tóxico para os seres humanos.

Usos clínicos

Tratamento do glaucoma

Os inibidores da colinesterase (ecotiofato, demecário e DFP) são utilizados para o tratamento do glaucoma, pois promovem contração dos músculos ciliar e da íris, provocando a miose. Este efeito parassimpatomimético facilita o escoamento do humor aquoso e reduz a pressão intraocular.

Tratamento de atonia intestinal e vesical

A neostigmina é o fármaco anticolinesterásico mais utilizado em casos de íleo paralítico e atonia da bexiga urinária. Este composto induz aumento da motilidade dos tratos intestinal e urinário após manipulações cirúrgicas.

Diagnóstico e tratamento complementar da miastenia grave

O edrofônio é utilizado para o diagnóstico da *miastenia grave*, uma doença autoimune em que o organismo produz anticorpos contra o receptor nicotínico da junção neuromuscular, ocasionando falha na neurotransmissão e fraqueza muscular. Administrado por via intravenosa, o edrofônio reverte momentaneamente o quadro clínico e apresenta efeitos adversos mínimos. A partir do diagnóstico da doença, o tratamento pode ser conduzido com a piridostigmina e a neostigmina em associação com um agente antimuscarínico, como a atropina, para evitar efeitos da estimulação parassimpática.

Reversão do bloqueio neuromuscular

A neostigmina é o fármaco mais utilizado do grupo para reverter o bloqueio neuromuscular induzido por agentes não despolarizantes, pois apresenta um nitrogênio quaternário em sua estrutura, que restringe seus efeitos às terminações nervosas colinérgicas do sistema nervoso periférico. Ao inibir a degradação da ACh, a neostigmina eleva a quantidade desse neurotransmissor na fenda sináptica, aumentando, assim, a probabilidade de ativação dos receptores nicotínicos da junção neuromuscular, o que favorece a reversão do bloqueio.

Na doença de Alzheimer

Como será discutido em capítulo específico, os anticolinesterásicos altamente lipossolúveis são utilizados no tratamento da doença de Alzheimer, um estado de demência progressiva caracterizado por diminuição da transmissão colinérgica no SNC.

Na intoxicação por fármacos antimuscarínicos

A intoxicação por atropina, um bloqueador competitivo dos receptores muscarínicos, é revertida por agentes anticolinesterásicos. O aumento da disponibilidade de ACh na fenda sináptica, induzido pelo anticolinesterásico, diminui as chances da atropina de atuar no receptor. A fisostigmina tem sido utilizada com esse intuito, pois, assim como a atropina, atravessa a barreira hematoencefálica, revertendo as ações periféricas e centrais da atropina. A fisostigmina é utilizada apenas em emergências em decorrência das possibilidades de reações adversas.

Toxicidade dos anticolinesterásicos

Diversos carbamatos e organofosforados são utilizados como pesticidas e vermífugos veterinários, além do uso como agentes de guerra química. Os compostos com elevada toxicidade são gases voláteis ou líquidos lipossolúveis. Alguns inseticidas, apesar da baixa volatilidade, são geralmente dispersos como aerossóis ou pós-adsorvidos a materiais inertes, finamente particulados, o que facilita a absorção pela pele e por membranas mucosas, como as encontradas nos pulmões e no trato gastrointestinal. A ingestão oral é a mais comum em casos de envenenamento não ocupacional. A intoxicação aguda pode ser fatal, portanto deve ser tratada imediatamente. Os sintomas periféricos iniciais são miose, salivação, sudorese, constrição brônquica, vômitos e diarreia. Os sintomas centrais são transtornos cognitivos, convulsões e coma, acompanhados dos efeitos nicotínicos periféricos, bloqueio neuromuscular despolarizante. O tratamento consiste na administração de agentes antimuscarínicos, como a atropina, para redução da estimulação parassimpática. Em casos de envenenamento por organofosforados, também são indicados os regeneradores enzimáticos, conhecidos como oximas, destacando-se a pralidoxima, e medidas de suporte como respiração artificial, alívio das convulsões com o uso de benzodiazepínicos e tratamento da hipotensão. É importante destacar que a eficácia da utilização dos agentes nucleofílicos, como a pralidoxima, depende do tempo de contato entre o inibidor e a enzima. A pralidoxima reage com o fósforo do inibidor enzimático, formando um complexo que regenera a enzima (Figura 9.8). Entretanto, caso a pralidoxima não seja utilizada rapidamente, a ligação do organofosforado com a enzima torna-se resistente, processo denominado *envelhecimento enzimático*. Este processo decorre da quebra de uma das

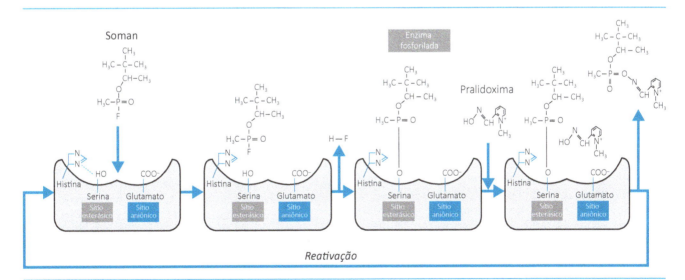

Figura 9.8 – Reativação da acetilcolinesterase inibida pelo Soman através da pralidoxima. O Soman inibe a acetilcolinesterase, formando uma ligação esterásica com o grupo hidroxila de um resíduo de serina da enzima, com perda do grupo contendo flúor. A pralidoxima, ao ser administrada rapidamente, forma um complexo de curta duração com a enzima inibida e, posteriormente, liga-se ao organofosforado, reativando a enzima.
Fonte: Desenvolvida pela autoria do capítulo.

ligações entre oxigênio e fósforo do inibidor, e resulta na estabilização da forma fosforilada da enzima.

A pralidoxima é capaz de reverter a ligação dos organofosforados principalmente na junção neuromuscular, sendo menos pronunciada em zonas autonômicas. No SNC, os efeitos da pralidoxima são mínimos, pois apresentam restrita capacidade de atravessar a barreira hematoencefálica. A diacetilmonoxima é exceção entre as oximas, pois não é quaternária e, portanto, penetra no SNC.

Agentes anticolinérgicos

São fármacos que inibem a ação da ACh junto aos receptores colinérgicos (nicotínicos ou muscarínicos). Esses fármacos, quando direcionados ao sistema nervoso periférico, afetam a neurotransmissão ganglionar, a junção neuromuscular e a neurotransmissão colinérgica das células neuroefetoras parassimpáticas e simpatocolinérgicas (p.ex., glândulas sudoríparas). Na prática, os bloqueadores ganglionares apresentam pouca utilidade clínica, e os bloqueadores neuromusculares serão discutidos no Capítulo 10 – Farmacologia da junção neuromuscular. Neste item, serão abordados exclusivamente os fármacos que bloqueiam os receptores muscarínicos das células efetoras inervadas pelo parassimpático.

Os protótipos naturais dos antagonistas muscarínicos são os alcaloides, a atropina e a escopolamina, a partir dos quais foram produzidos uma variedade de compostos semissintéticos e totalmente sintéticos. Neste último grupo, encontram-se agentes antimuscarínicos com estrutura de aminas terciária e quaternária que apresentam alguma seletividade por subtipos específicos de receptores muscarínicos. Entre esses, destacam-se a pirenzepina, com maior seletividade para o subtipo M_1, a oxibutinina e a solifenacina, moderadamente seletivos para o subtipo M_3, e a darifenacina e a revefenacina, com seletividade elevada para o subtipo M_3 (Figura 9.9).

História

Os compostos naturais, como a atropina e a escopolamina, são alcaloides extraídos de plantas da família *Solanaceae*. A atropina foi isolada inicialmente a partir da *Atropa belladonna*, também conhecida como "dama da noite". Durante o Império Romano e a Idade Média, essa planta era utilizada para produzir intoxicações, o que levou Lineu a denominar a espécie como *Atropa belladonna*, que deriva de Átropos – uma das três Moiras da mitologia grega que controlavam o destino –, sendo ela a responsável por cortar o fio da vida, trazendo assim a morte. O termo *belladonna* deriva da utilização dos extratos da planta pelas mulheres italianas para dilatar as pupilas e, assim, ficarem mais belas. A atropina também é encontrada na *Datura stramonium* (figueira-do-inferno ou estramônio), sendo sua fumaça inalada a partir da queima das raízes e das folhas, muito utilizadas na Índia para tratar a asma. No início do século XIX, os colonizadores ingleses ao observarem tal uso, introduziram os extratos da beladona na medicina ocidental. A escopolamina é encontrada principalmente no *Hyoscyamus niger*. Atualmente, a atropina está na lista modelo de medicamentos essenciais da Organização Mundial de Saúde (OMS, 2019), ou seja, os medicamentos necessários em um sistema básico de saúde. Trata-se de um fármaco amplamente utilizado na forma de colírios, soluções para administração intravenosa e autoinjetores para reverter intoxicações por agentes nervosos.

Estrutura química

A atropina (*d*- e *l*-hiosciamina) e a escopolamina (l-hioscina) são ésteres formados pela associação de um ácido trópico com uma base orgânica complexa, apresentando amina terciária na estrutura (Figura 9.9). A escopolamina difere da atropina em decorrência da presença de um átomo de oxigênio a mais na estrutura. Durante a extração da atropina, o produto gerado é uma mistura racêmica, constituída da *d*- e *l*-hiosciamina. Entretanto, a atividade antimuscarínica é atribuída a *l*-hiosciamina. A escopolamina é o derivado *l*-isômero da hioscina, muito mais ativo que a *d*-hioscina. O análogo semissintético homatropina é um composto produzido pela combinação da base tropina com ácido mandélico (Figura 9.9). Os derivados sintéticos apresentam ampla variação estrutural. No geral, reproduzem espacialmente o ácido aromático e a ponte de nitrogênio da tropina (Figura 9.9). Os compostos sintéticos de amina quaternária são geralmente mais potentes que seus precursores naturais nas atividades de bloqueio muscarínico e ganglionar (nicotínico), quando administrados por via parenteral. Além disso, esses derivados são precariamente absorvidos quando administrados por via oral.

Mecanismo de ação dos agentes antimuscarínicos

Os antimuscarínicos inibem de forma reversível as ações da ACh junto ao sítio ortostérico desses receptores. Evidências experimentais indicam que esse sítio é altamente conservado entre os vários subtipos de receptores muscarínicos e está localizado no terceiro segmento transmembrana do receptor, onde um resíduo de aspartato possibilita a ligação iônica com o nitrogênio quaternário da molécula da ACh. Esse mesmo sítio consiste no alvo de ação dos agentes antimuscarínicos. Todavia, a ligação desses agentes ao sítio ortostérico impede a ativação do receptor e, consequentemente, a liberação dos segundos mensageiros que promovem as respostas celulares.

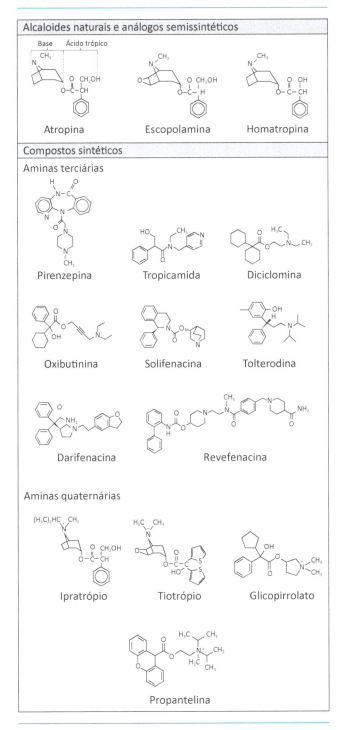

Figura 9.9 – Fórmulas estruturais dos antimuscarínicos.

Os agentes antimuscarínicos eram tradicionalmente considerados fármacos antagonistas, ou seja, compostos com afinidade pelo receptor, porém destituídos de atividade intrínseca ou eficácia. No entanto, a literatura recente indica que os receptores muscarínicos apresentam atividade constitutiva, isto é, mesmo em repouso uma subpopulação desses receptores encontra-se em estado ativo. Sendo assim, a maioria dos fármacos que bloqueiam as ações da acetilcolina é constituída por agonistas inversos, que deslocam o equilíbrio para o estado inativo do receptor. Embora muitos exemplos farmacológicos de agonismo inverso tenham sido identificados, sua importância clínica ainda é incerta e debatida. Entre os fármacos antimuscarínicos que são agonistas inversos, estão incluídos atropina, pirenzepina, ipratrópio, glicopirrolato e um derivado metílico da escopolamina.

O desenvolvimento de fármacos antimuscarínicos seletivos é desafiador em virtude da elevada homologia do sítio ortostérico entre os vários subtipos de receptores muscarínicos. Contudo, o avanço no conhecimento da estrutura molecular dos receptores muscarínicos tem revelado a existência de sítios alostéricos distintos nos vários subtipos de receptores. Isso tem possibilitado o desenvolvimento de novas estratégias para a produção de fármacos mais seletivos, como os moduladores alostéricos e os ligantes bitópicos, que interagem simultaneamente com a região ortostérica e alostérica do receptor. Assim, o notável progresso obtido no desenvolvimento desses agentes pode resultar na produção de fármacos com maior eficácia e efeitos colaterais reduzidos.

Ações dos agentes antimuscarínicos

Sistema cardiovascular

Os antimuscarínicos, ao bloquear os receptores muscarínicos do tipo M_2 nos nodos sinoatrial e atrioventricular, promovem aumento da frequência e da velocidade de condução cardíaca, respectivamente. Essas ações provocam taquicardia, que pode ser precedida por um período de bradicardia. Esta última ação tem sido atribuída ao bloqueio de receptores muscarínicos pré-sinápticos M_2 das terminações nervosas pós-ganglionares parassimpáticas no nodo sinoatrial. Essas alterações cardíacas geralmente não são acompanhadas de variações na pressão arterial, pois os reflexos cardiovasculares mantêm o débito cardíaco praticamente inalterado.

A atropina tem pouco efeito sobre a pressão arterial, porque a maioria dos vasos carece de inervação colinérgica significativa. No entanto, em doses clínicas, a atropina neutraliza completamente a vasodilatação periférica e a queda acentuada da pressão arterial causada pelos ésteres de colina. A atropina em doses elevadas produz vasodilatação na pele, notadamente na face e no pescoço, sendo conhecido como "rubor atropínico", sinal típico da intoxicação atropínica. Isso pode ser uma resposta compensatória para controlar o aumento da temperatura causada pela inibição da transpiração induzida pela atropina.

Sistema respiratório

Os antimuscarínicos bloqueiam os receptores M_3 localizados nos músculos lisos brônquicos e nas glândulas secretoras de muco das vias respiratórias, promovendo relaxamento da musculatura lisa brônquica (broncodilatação) e diminuição das secreções, o que pode ocasionar secura das mucosas (boca, narinas, faringe e brônquios).

A atropina pode inibir a broncoconstrição causada pela histamina, bradicinina e eicosanoides, o que presumivelmente reflete a participação da atividade parassimpática (vagal) reflexa na broncoconstrição provocada por esses agentes. A capacidade de bloquear os efeitos broncoconstritores indiretos desses mediadores forma a base para o uso de antagonistas dos receptores muscarínicos, juntamente com agonistas dos receptores β-adrenérgicos, no tratamento da asma. Os antagonistas muscarínicos também têm papel importante no tratamento da doença pulmonar obstrutiva crônica (DPOC). Os compostos de amônio quaternário, como o ipratrópio e o tiotrópio, são utilizados exclusivamente por seus efeitos no trato respiratório. A boca seca é o principal efeito colateral frequentemente relatado, pois a absorção desses medicamentos pelos pulmões ou pelo trato gastrointestinal é ineficiente. Uma propriedade terapeuticamente importante do ipratrópio e do tiotrópio é o seu efeito inibitório mínimo na depuração mucociliar em relação à atropina. Esses fármacos apresentam afinidade de ligação semelhante aos vários subtipos de receptores muscarínicos, mas estudos cinéticos mostram que o tiotrópio se dissocia mais lentamente dos receptores M_1 e M_3 do que M_2, sugerindo sua seletividade cinética para os dois primeiros subtipos de receptores. Essa característica se reflete na capacidade do tiotrópio bloquear preferencialmente os receptores M_1 e M_3, promovendo o relaxamento da musculatura lisa e a redução da produção de muco, minimizando a influência do bloqueio de receptores pré-sinápticos inibitórios do tipo M_2, que pode se opor a estes efeitos em decorrência do aumento da liberação de ACh pelas terminações nervosas. Nesse sentido, fármacos recentes, com preferência para subtipos de receptores M_3, estão sendo desenvolvidos para minimizar os efeitos colaterais durante o tratamento das doenças pulmonares.

Trato gastrointestinal

O bloqueio dos receptores M_3, localizados nas células musculares lisas do trato gastrointestinal, promove diminuição da motilidade do estômago até o cólon. Além disso, ocorre diminuição das secreções salivares (bloqueio dos receptores M_1 e M_3) e gástrica (bloqueio dos receptores M_3). As secreções pancreá-

ticas e intestinais são pouco afetadas pela atropina, pois estão primariamente sob controle hormonal e não vagal.

Outras glândulas

Os antimuscarínicos promovem diminuição das secreções das glândulas lacrimais e sudoríparas inervadas pelo sistema nervoso simpático em decorrência do bloqueio dos receptores M_3. A diminuição do suor pode tornar a pele quente e seca, ocasionando a "febre atropínica", como comentado anteriormente. Esse sintoma ocorre principalmente em crianças, a partir da administração de doses moderadas de atropina.

Olhos

Os antagonistas muscarínicos afetam os receptores M_3 nos olhos e promovem relaxamento dos músculos circular da íris e ciliar do cristalino, produzindo, respectivamente, midríase (dilatação da pupila) e cicloplegia (paralisia de acomodação). A dilatação ampla da pupila pode resultar em fotofobia. Esses efeitos são mais evidentes quando o agente é instilado no olho, mas também podem ocorrer após a administração sistêmica dos fármacos.

Quando administrados sistemicamente, os antagonistas dos receptores muscarínicos apresentam pouco efeito sobre a pressão intraocular, exceto em pacientes predispostos ao glaucoma de ângulo fechado, nos quais a pressão intraocular pode aumentar perigosamente. O aumento da pressão ocorre quando a câmara anterior é estreita e a íris obstrui a saída do humor aquoso para as trabéculas. Antagonistas muscarínicos podem precipitar um primeiro ataque em pacientes não reconhecidos nessa condição relativamente rara. Em pacientes com glaucoma de ângulo aberto, um aumento agudo da pressão é incomum.

Trato urinário

O tono e as contrações da uretra diminuem e o músculo detrusor da bexiga relaxa; ações que decorrem, principalmente, do bloqueio dos receptores M_3. Os antagonistas muscarínicos reduzem a motilidade dos ureteres e do músculo detrusor da bexiga, promovendo resistência à micção.

Sistema nervoso central

Em doses terapêuticas, a atropina exerce pouca ação no sistema nervoso central, mas em doses elevadas pode bloquear os receptores muscarínicos, provocando agitação, desorientação e alucinações. A escopolamina e a atropina diferem principalmente em virtude das ações centrais. A escopolamina em doses terapêuticas provoca sedação, mas em doses elevadas torna-se excitatória. Além disso, a escopolamina pode ser utilizada na profilaxia e no tratamento da cinetose.

Farmacocinética dos agentes antimuscarínicos

Os alcaloides naturais e a maioria dos derivados terciários são bem absorvidos pelas membranas do intestino e da conjuntiva. Eles também entram na circulação quando aplicados localmente nas superfícies mucosas do corpo. A absorção através da pele intacta é limitada, embora ocorra absorção eficiente na região pós-auricular para alguns fármacos (p.ex., escopolamina, permitindo o uso por adesivo transdérmico). A atropina e a escopolamina são amplamente distribuídas, atravessam a barreira hematoencefálica e exercem ações no SNC. Os compostos sintéticos de amônio quaternário apresentam absorção sistêmica limitada quando inalados ou ingeridos por via oral e não atravessam a barreira hematoencefálica. Esses derivados também penetram menos facilmente na conjuntiva do olho.

A eliminação da atropina no organismo ocorre em duas fases. Na primeira, o fármaco é excretado inalterado pela urina (aproximadamente 50% do total) com tempo de meia-vida de 2 horas; o restante é eliminado na segunda fase em 13 horas. A atropina sofre metabolização através da hidrólise ou da conjugação, principalmente, com ácido glicurônico. Os efeitos da atropina nos olhos (músculo ciliar e constritor da íris) podem durar de 48 a 72 horas, enquanto nos outros tecidos desaparecem mais rapidamente.

O ipratrópio é administrado como aerossol ou solução para inalação, enquanto o tiotrópio é administrado como pó seco. Tal como acontece com a maioria dos medicamentos administrados por inalação, cerca de 90% da dose é ingerida. Quando inalados, sua ação é confinada quase completamente à boca e às vias aéreas. A maior parte do fármaco ingerido aparece nas fezes. Após a inalação, as respostas máximas geralmente se desenvolvem entre 30 e 90 minutos, com o início mais lento do tiotrópio. Os efeitos do ipratrópio duram de 4 a 6 horas; os efeitos do tiotrópio persistem por 24 horas, e o medicamento é passível de dosagem uma vez ao dia.

Usos clínicos

Oftalmologia

Os agentes antimuscarínicos, aplicados por via tópica, são indicados para prevenir aderências da íris ao cristalino nas irites, irodiclites e coroidites. Apesar dos antimuscarínicos induzirem midríase, os estimulantes α-adrenoceptores são os fármacos de escolha, pois produzem ação de curta duração suficiente para o exame do fundo de olho. Entretanto, caso seja necessária ação prolongada ou cicloplegia, os antimuscarínicos podem ser utilizados. Na clínica, os fármacos utilizados são tropicamida, ciclopentolato, homatropina, escopolamina e atropina.

Distúrbios respiratórios

Há séculos, os anticolinérgicos vêm sendo utilizados para o tratamento de distúrbios respiratórios. Estudos sugerem que os egípcios foram os primeiros a utilizar extratos de plantas que continham antimuscarínicos para o tratamento da asma. Atualmente, os antimuscarínicos sintéticos são utilizados para o tratamento da DPOC, uma doença frequente em pacientes idosos fumantes crônicos. Entre os fármacos mais recentes, destaca-se a revefenacina, aprovada em 2018 pela Food and Drugs Administration (FDA), nos Estados Unidos. A administração por via inalatória desse fármaco favorece a concentração máxima no tecido-alvo e diminui a possibilidade de efeitos adversos sistêmicos.

Distúrbios gastrointestinais

Os antimuscarínicos diminuem as secreções gástricas através do bloqueio, principalmente, de receptores muscarínicos M_3. Estudos relatam a importância do bloqueio de receptores M_1, responsáveis pelo potencial pós-sináptico excitatório de longa duração nos gânglios autonômicos vagais que inervam o estômago; entretanto, o mecanismo de regulação vagal da secreção de ácido gástrico provavelmente envolve múltiplas vias dependentes de receptores muscarínicos. Doses elevadas de atropina são necessárias para diminuir as secreções gástricas, ocasionando efeitos colaterais típicos.

Atualmente, fármacos como a pirenzepina e seu análogo mais potente, a telenzepina, reduzem as secreções gástricas, promovendo menos efeitos colaterais. Os antimuscarínicos são utilizados para o tratamento da úlcera péptica.

Embora os antimuscarínicos possam reduzir a motilidade e a secreção de ácido gástrico, produzem efeitos colaterais pronunciados, como xerostomia, perda de acomodação visual, fotofobia e dificuldade em urinar. Como consequência, a adesão do paciente ao tratamento dos sintomas da doença péptica com esses fármacos, em longo prazo, é baixa. Antagonistas dos receptores H_2 e inibidores da bomba de prótons geralmente são considerados os medicamentos atuais de escolha para reduzir a secreção de ácido gástrico.

Distúrbios urinários

Os antagonistas muscarínicos são indicados para reduzir a frequência urinária e aumentar a capacidade da bexiga na paraplegia espástica, aumentar a capacidade vesical em crianças com enurese noturna e diminuir a sensação da bexiga durante o enchimento. Entre os fármacos utilizados podem ser citados oxibutinina, solifenacina, tolterodina e darifenacina.

Anestesia

A atropina é frequentemente usada para inibir as respostas aos reflexos vagais induzidos pela manipulação cirúrgica de órgãos viscerais. Atropina ou glicopirrolato também são utilizados para inibir os efeitos parassimpatomiméticos da neostigmina, administrada para reverter o bloqueio neuromuscular após a cirurgia.

Intoxicação colinérgica

A atropina é útil para antagonizar os efeitos parassimpatomiméticos de indivíduos intoxicados por inseticidas organofosforados.

SNC

A escopolamina é indicada para o tratamento profilático do enjoo causado pelo movimento (cinetose). O fármaco na forma de adesivo é aplicado na região mastoide pós-auricular, uma área onde a absorção transdérmica é especialmente eficiente. Como efeitos colaterais podem se instalar xerostomia e visão turva em alguns indivíduos.

Os antagonistas muscarínicos também são utilizados para o tratamento da doença de Parkinson, que é caracterizada por um desbalanço entre as vias dopaminérgicas e colinérgicas no sistema nigro-estriado do SNC. Evidências experimentais sugerem que os efeitos benéficos dos antagonistas muscarínicos no tratamento dessa doença são principalmente decorrentes do bloqueio dos receptores M_1 e M_4, que resultam em ativação ou inibição, respectivamente, de subpopulações neuronais estriadas específicas.

Os antagonistas dos receptores muscarínicos também são usados para tratar os sintomas extrapiramidais que comumente ocorrem como efeitos colaterais da terapia medicamentosa antipsicótica convencional.

Atividade proposta

Caso clínico

Esse caso ocorreu no ano de 1864, 18 meses depois da primeira publicação científica que descreveu o uso clínico da fisostigmina para reverter a ação midriática da atropina. No hospital Kaiser, em Praga, ocorria a limpeza anual dos quartos, que era realizada pelos detentos da prisão local. Naquele ano, enquanto isso acontecia, alguns prisioneiros arrombaram uma caixa de medicamentos que estava trancada em um dos quartos. Dentro da caixa, eles encontraram três pequenas garrafas contendo um líquido claro e supuseram ser bebidas alcoólicas. Quatro dos prisioneiros romperam os lacres e beberam o conteúdo. Posteriormente, começaram a apresentar sintomas de envenenamento. O médico do Hospital foi chamado às pressas; chegando ao local, notou que os frascos continham solução de atropina e que os prisioneiros foram afetados em diferentes graus. Um dos prisioneiros não apresentou sintomas do envenenamento, pois relatou que ao sentir o gosto do conteúdo da garrafa, imediatamente o cuspiu. Outro homem, um pouco mais ousado, ingeriu uma pequena quantidade da substância e apresentava as pupilas ligeiramente dilatadas e boca seca. O terceiro prisioneiro, o qual bebeu uma quantidade razoável do frasco, estava rindo alto e apresentava delírios, fala incoerente, boca seca, pupilas dilatadas, aumento de temperatura e pulso fraco. O quarto prisioneiro era claramente o mais afetado, pois estava estendido no chão, mal conseguia mover os membros, apresentava aspecto cianótico, temperatura corporal elevada, respiração difícil e barulhenta, pulso fraco, pupilas extremamente dilatadas e insensíveis à luz, secura completa da boca e sons fracos do coração. Ele parecia estar inconsciente durante a maior parte do tempo, mas ocasionalmente gritava de maneira incoerente e movia seus braços e pernas de forma convulsiva. O médico tentou alguns procedimentos, mas não obteve sucesso. Ao comentar o caso com um de seus colegas, um professor de oftalmologia, sugeriu o uso de extratos de feijão de Calabar por via oral, pois foi demonstrada a capacidade do extrato de reverter o efeito midriático da atropina, quando aplicado topicamente nos olhos. Imediatamente, o médico administrou o extrato nos prisioneiros e, no decorrer do dia, os sintomas do envenenamento foram desaparecendo.

Principais pontos e objetivos de aprendizagem	1) Qual é o mecanismo de ação da atropina? (Ver item "Mecanismo de ação dos agentes antimuscarínicos".)
	2) Qual é o uso terapêutico da atropina? (Ver item "Usos clínicos".)
	3) Qual é o composto encontrado nos extratos da fava de Calabar capaz de reverter o envenenamento pela atropina? Qual é o mecanismo de ação desse composto? (Ver itens "Classificação e estrutura química" e "Mecanismos de ação".)
Respostas esperadas	1) A atropina inibe de forma reversível as ações da ACh junto ao sítio ortostérico dos receptores muscarínicos, impossibilitando a ativação do receptor e, consequentemente, a liberação de segundos mensageiros que promovem as respostas celulares.
	2) A atropina é frequentemente usada para inibir as respostas aos reflexos vagais induzidos pela manipulação cirúrgica de órgãos viscerais; para inibir os efeitos parassimpatomiméticos da neostigmina, administrada para reverter o bloqueio neuromuscular após a cirurgia; e antagonizar os efeitos parassimpatomiméticos de indivíduos intoxicados por organofosforados.
	3) O composto encontrado da fava de Cabalar é a fisostigmina. O mecanismo de ação consiste na inibição reversível das colinesterases, pois atua como um falso substrato, estabelecendo ligações covalentes reversíveis com o sítio ativo da enzima.

■ REFERÊNCIAS

1. Ackerknecht EH. The history of the discovery of the vegetative (autonomic) nervous system. Med Hist. 1974;18(1):1-8.
2. Brown DA. Acetylcholine. British Journal of Pharmacology. 2006;147:120-126.
3. Brunton LL, Hilal-Dandan R, Knollmann. As Bases Farmacológicas da Terapêutica de Goodman & Gilman. Porto Alegre: Artmed; 2018.
4. Costa LG. Organophosphorus Compounds at 80: Some Old and New Issues. Toxicol Sci. 2018;162(1):24-35.
5. Dale H. Natural Chemical Stimulators. Edinb Med J. 1938;45(7):461-480.
6. Dale HH. The action of certain esters and ethers of choline, and their relation to muscarine. Journal of Pharmacology and Experimental Therapeutics. 1914,6(2):147-190.
7. Holmstedt B, Wassén H, Schultes RE. Jaborandi: An interdisciplinary appraisal. Journal of Ethnopharmacology. 1979;1:3-21.
8. Katzung BG, Trevor AJ. Farmacologia Básica e Clínica. 13. ed. Porto Alegre: Artmed; 2017.
9. Kwakye GF, Jiménez J, Jiménez JA, Aschner M. Atropa belladonna neurotoxicity: Implications to neurological disorders. Food Chem Toxicol. 2018;116: 346-353.
10. Lorke DE, Petroianu GA. Reversible cholinesterase inhibitors as pretreatment for exposure to organophosphates. A review. J Appl Toxicol. 2018;19.
11. Maeda S, Qu Q, Robertson MJ, Skiniotis G, Kobilka BK. Structures of the M1 and M2 muscarinic acetylcholine receptor/G-protein complexes. Science. 2019;364(6440):552-557.
12. Maehle AH. "Receptive substances": John Newport Langley (1852-1925) and his path to a receptor theory of drug action. Med Hist. 2004;48(2):153-74.
13. Nickalls RW, Nickalls EA. The first use of physostigmine in the treatment of atropine poisoning. A translation of Kleinwachter's paper entitled 'Observations on the effect of Calabar bean extract as an antidote to atropine poisoning'. Anaesthesia. 1988;43(9):776-9.
14. Todman D. Henry Dale and the discovery of chemical synaptic transmission. Eur Neurol. 2008;60(3):162-4.
15. Wehrwein EA, Orer HS, Barman SM. Overview of the Anatomy, Physiology, and Pharmacology of the Autonomic Nervous System. Compr Physiol. 2016;6(3): 1239-78.
16. Wess J, Eglen RM, Gautam D. Muscarinic acetylcholine receptors: mutant mice provide new insights for drug development. Nat Rev Drug Discov. 2007;6(9):721-33.
17. World Health Organization Model Listof Essential Medicines, 21st List, 2019. Geneva: World Health Organization; 2019. Licence: CCBY-NC-SA3.0IGO.

Capítulo 10

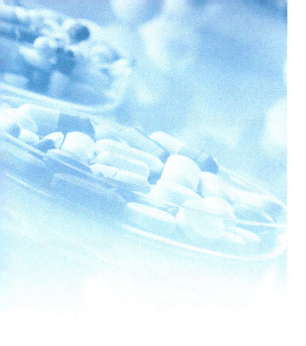

Farmacologia da junção neuromuscular

Autores:
- Walter Luís Garrido Cavalcante
- Márcia Gallacci

■ Introdução

A junção neuromuscular (JNM) é a sinapse que estabelece a comunicação funcional entre o neurônio motor inferior e a fibra muscular esquelética. Consiste em uma estrutura altamente especializada para assegurar a transmissão rápida dos impulsos elétricos do nervo motor para o músculo, sob a forma de um neurotransmissor químico, a acetilcolina (ACh). A eficiência desse processo de transmissão é fundamental para desencadear a contração muscular e garantir a execução dos movimentos voluntários e os reflexos do corpo.

Em virtude de sua localização periférica, a JNM é uma sinapse acessível à ação de muitos fármacos e toxinas, que podem interferir em diferentes etapas do processo de transmissão neuromuscular. Entre esses agentes, merecem destaque os fármacos bloqueadores neuromusculares, que interrompem a neurotransmissão, e são amplamente utilizados para promover o relaxamento controlável da musculatura esquelética durante procedimentos cirúrgicos. De grande importância também é a toxina botulínica, que despertou interesse inicial em função da grave intoxicação causada pela ingestão de alimentos contaminados com o *Clostridium botulinum* e, atualmente, possui aplicações clínicas relevantes, como no controle da espasticidade. Ainda pela importância clínica, deve-se ressaltar os fármacos anticolinesterásicos, que aumentam a disponibilidade de ACh, por evitar sua degradação metabólica, facilitando, assim, o processo de transmissão neuromuscular. Esses fármacos são classicamente usados para reverter o efeito dos bloqueadores neuromusculares não despolarizantes e para o diagnóstico e o tratamento da miastenia grave, uma afecção da junção neuromuscular. Vários outros agentes são capazes de alterar a transmissão neuromuscular e, a despeito de não apresentarem aplicabilidade clínica, constituem importantes ferramentas de pesquisa de processos fisiopatológicos e mecanismos de ação de fármacos.

Neste capítulo, serão abordados aspectos da farmacocinética e da farmacodinâmica dos principais agentes que atuam na JNM. No sentido de propiciar a melhor compreensão deste tema, serão apresentados, inicialmente, os conceitos básicos da anatomia e

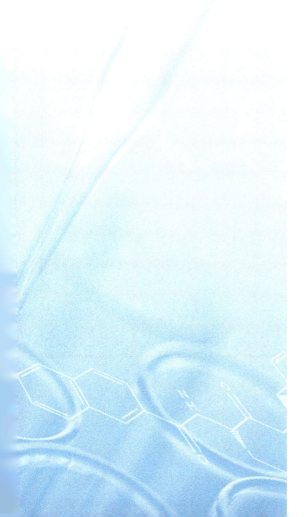

da fisiologia da JNM, a organização geral e o funcionamento dessa sinapse química.

■ Organização geral e fisiologia da JNM

O corpo celular do neurônio motor localiza-se no corno anterior da medula espinhal ou no tronco encefálico, e seu axônio mielinizado se projeta diretamente até o músculo. Geralmente, cada fibra muscular esquelética é inervada por um único motoneurônio, que ramifica-se repetidamente para fazer sinapses com várias células musculares e reuni-las em um grupo funcional conhecido como *unidade motora* (Figura 10.1A). Ao atingir a fibra muscular individualizada, o ramo axonal perde a bainha de mielina e, revestido apenas pela célula de Schwann, subdivide-se formando dilatações terminais (botões sinápticos), que se depositam sobre a membrana da fibra muscular (Figura 10.1B).

Estruturalmente, a JNM é caracterizada por três regiões altamente diferenciadas: 1) a *pré-sináptica*, constituída pela terminação nervosa motora, que dispõe da maquinaria necessária para a síntese, o armazenamento e a liberação da ACh; 2) a *fenda sináptica*, espaço existente entre a membrana da terminação nervosa e a superfície da fibra muscular que contém a lâmina basal, onde está ancorada a enzima acetilcolinesterase; e 3) a *pós-sináptica*, composta por uma zona diferenciada da membrana da fibra muscular, denominada *placa motora terminal*, caracterizada pela presença de inúmeras pregas, contendo receptores de ACh aglomerados em seus topos. Ainda na região pós-sináptica, identifica-se a *área perijuncional*, imediatamente vizinha à área da placa motora, onde são encontrados pequeno número de receptores de ACh e grande densidade de canais de sódio dependentes de voltagem (Figura 10.1B).

Síntese, armazenamento e liberação da ACh

A síntese da ACh ocorre no axoplasma da terminação nervosa, mediante a acetilação da colina pela acetil coenzima A (Acetil-CoA), sob ação da enzima colina acetiltransferase (ChAT). A Acetil-CoA é produzida nas mitocôndrias, enquanto a colina é obtida primariamente da degradação metabólica da ACh, embora também possa ser originada da dieta e da reciclagem de fosfoli-

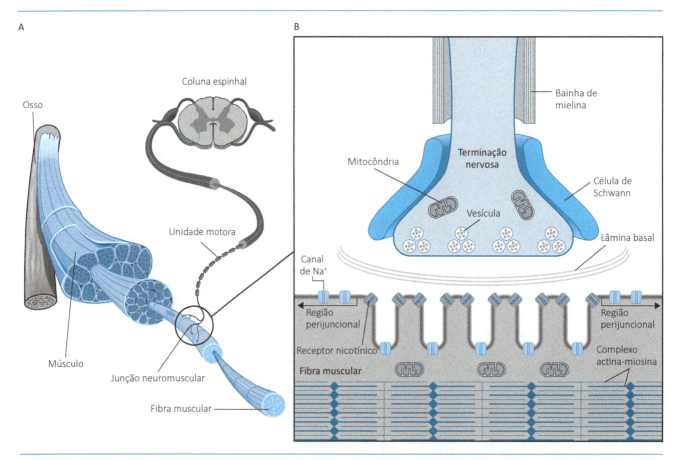

Figura 10.1 – Diagrama da unidade motora e, em maior aumento, da junção neuromuscular. **(A)** Neurônio motor com o corpo celular localizado no corno ventral da medula espinhal e axônio mielinizado projetando-se diretamente para várias fibras musculares, formando uma unidade motora. **(B)** Detalhes da ultraestrutura da JNM, apresentando a terminação nervosa motora, a fenda sináptica e a membrana da fibra muscular.
Fonte: Desenvolvida pela autoria do capítulo.

pídios. A taxa de síntese da ACh é limitada pela disponibilidade de colina, que adentra a terminação nervosa por meio de um sistema de cotransporte ativo, dependente de sódio e cloreto. Esse sistema é facilmente saturado ante concentrações elevadas de colina, exercendo, assim, um papel modulador da síntese de ACh.

A ACh é armazenada no interior das vesículas sinápticas com o auxílio do transportador vesicular de ACh (VAChT). Esta proteína utiliza o gradiente de prótons, gerado por uma ATPase da membrana vesicular, para promover a saída de dois prótons e a entrada de uma molécula de ACh para o interior da vesícula. A quantidade de ACh no interior de uma vesícula é relativamente constante e constitui o que se denomina "quantum", correspondendo a cerca de 10 mil moléculas. As vesículas de ACh estão organizadas em dois tipos de depósitos: 1) o *imediatamente liberável*, que consiste em vesículas situadas próximo à membrana plasmática da terminação axônica, nas chamadas zonas ativas; e 2) o *depósito de reserva*, onde estão localizadas as vesículas mais distantes das zonas ativas. Estas últimas são mobilizadas para o depósito imediatamente liberável quando a terminação nervosa é estimulada com altas frequências.

A liberação exocitótica da ACh ocorre mediante a despolarização da terminação axônica e da consequente abertura dos canais de cálcio (Ca^{2+}) dependentes de voltagem, que propiciam o influxo desse íon para o axoplasma. O aumento na concentração intracelular de Ca^{2+} ativa a proteína sinaptotagmina, um sensor de Ca^{2+}, e, consequentemente, as proteínas SNARE (do inglês *soluble N-ethylmaleimide-sensitive factor* (NSF) *attachment protein receptor*; em português, receptor proteico de fixação-fator sensível à N-etilmaleimida solúvel) que medeiam a fixação e a fusão das membranas vesiculares com a do terminal nervoso. Como resultado, o conteúdo da vesícula é liberado na fenda sináptica e a ACh difunde-se até os receptores nicotínicos ou é degradada pela acetilcolinesterase (Figura 10.2).

Receptores nicotínicos

Os receptores de ACh encontrados na placa motora dos vertebrados são do tipo nicotínico (nAChR). Como ilustrado na Figura 10.3, esses receptores são proteínas transmembrânicas, compostas por cinco subunidades que delimitam um canal iônico. Cada receptor possui duas subunidades α semelhantes, fundamentais como locais de ligação da ACh, e três subunidades diferentes, mas homólogas, denominadas β, ε (ou γ) e δ. A relação estequiométrica dessas subunidades no receptor nicotínico varia, sendo

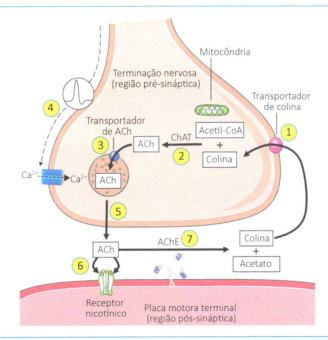

Figura 10.2 – Síntese e destinos da acetilcolina. (1) Transporte da colina para o interior da terminação nervosa, através da proteína transportadora de colina de alta afinidade. (2) Síntese da acetilcolina (ACh) a partir da colina e da acetil coenzima A (Acetil-CoA) sob ação da enzima colina acetiltransferase (ChAT). (3) Armazenamento da ACh nas vesículas sinápticas por proteínas transportadoras de ACh. (4) Propagação do impulso nervoso, promovendo ativação de canais de cálcio (Ca^{2+}) dependentes de voltagem e influxo desse íon para o meio intracelular. (5) Aumento da concentração de íon Ca^{2+} na terminação nervosa e ativação de proteínas responsáveis pela exocitose de ACh. (6) Difusão da ACh pela fenda sináptica e estímulo dos receptores nicotínicos, gerando despolarização da região da placa motora terminal. (7) Degradação da ACh pela enzima acetilcolinesterase (AChE), liberando colina e acetato.

Fonte: Desenvolvida pela autoria do capítulo.

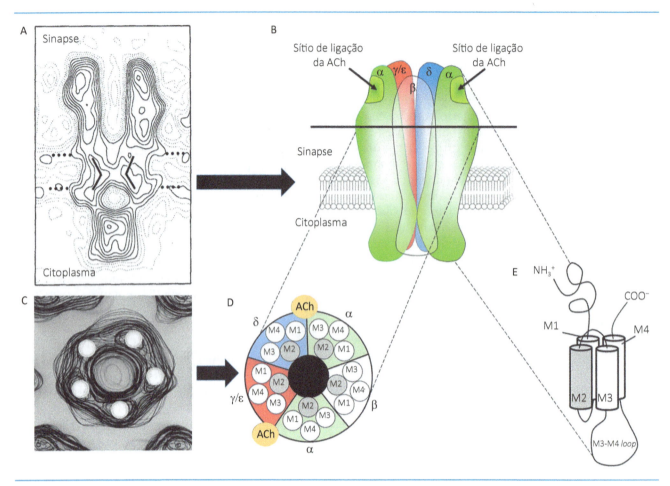

Figura 10.3 – Estrutura do receptor nicotínico. **(A)** Visão lateral do receptor nicotínico, gerada a partir de análise tridimensional de imagens eletrônicas de cristais tubulares. Setas no centro do receptor representam os domínios M_2. **(B)** Ilustração lateral do receptor nicotínico inserido na membrana lipídica, com suas projeções para os meios extra (sinapse) e intracelular (citoplasma). **(C)** Visão superior do receptor nicotínico, gerada a partir de análise tridimensional de imagens eletrônicas de cristais tubulares. **(D)** Representação do arranjo das subunidades α, β, γ/ε (embrião/adulto) e δ do receptor nicotínico e locais de interação com a ACh. **(E)** Representação da subunidade α do receptor nicotínico com os quatro domínios transmembranas, as porções N-terminal e C-terminal na região extracelular e o *loop* M_3-M_4 localizado na região intracelular.
Fontes: (A) Adaptada de Unwin (1993). (C) Adaptada de Unwin (1998). (B, D e E) Adaptadas de Zoli et al. (2018).

$\alpha 2\beta\gamma\delta$ em músculos em estágio embrionário ou desnervado, e $\alpha 2\beta\varepsilon\delta$ em músculo adulto. Através de análise do perfil de hidrofobicidade demonstrou-se que o receptor nicotínico apresenta três domínios distintos: um hidrofílico extracelular, um hidrofóbico inserido na matriz lipídica da membrana pós-sináptica e um hidrofílico citoplasmático. Cada subunidade do receptor nicotínico é constituída de uma porção N-terminal extracelular seguida de quatro domínios hidrofóbicos (M_1, M_2, M_3 e M_4), que atravessam a membrana, e uma porção C-terminal também extracelular. Os três primeiros domínios estão interligados por alças pequenas e os domínios M_3 e M_4 por uma alça longa, importante para interações com proteínas citoplasmáticas, como as responsáveis pelo processo de dessensibilização do receptor. Os domínios M_2 de cada subunidade, em conjunto, formam o canal iônico, pois apresentam aminoácidos carregados negativamente. Além disso, cada domínio M_2 possui uma leucina, formando um anel que participa do fechamento do canal quando o receptor é dessensibilizado.

O predomínio de aminoácidos aniônicos torna o poro seletivo para cátions, particularmente aos íons sódio (Na^+) e potássio (K^+). Quando duas moléculas de ACh interagem como receptor, este assume um estado de alta condutância, conhecido como estado ativo, que possibilita o fluxo de Na^+ e K^+ de acordo com seus gradientes eletroquímicos (Figura 10.4). Todavia, o potencial de membrana da fibra muscular em repouso está mais distante do potencial de equilíbrio do íon Na^+ que do K^+. Sendo assim, o influxo de Na^+ para o meio intracelular é maior do que o efluxo de K^+, resultando em uma despolarização localizada da região da placa motora terminal, denominada potencial de placa terminal (PPT). A magnitude desse potencial está diretamente relacionada à quantidade de ACh liberada e ao número de receptores nicotínicos ativados. Além disso, como a afinidade da ACh pelo receptor no estado ativo é baixa, ocorre dissociação rápida, seguida por degradação da ACh pela acetilcolinesterase e retorno do receptor ao estado de repouso, o que torna a despolarização na região transitória menor que 10 ms. A presença sustentada do agonista no receptor faz com que o canal transite de uma conformação aberta para uma fechada, sendo este último estado denominado dessensibilizado (Figura 10.4). Nesse estado, há o aumento acentuado da afinidade do receptor pela ACh, tornando o período de tempo da ligação relativamente longo, o que resulta na diminuição do fluxo de íons no local e na refratariedade do receptor para um estímulo subsequente. Acredita-se que a dessensibilização previne a ativação excessiva dos receptores em condições patológicas e, também, na presença de fármacos agonistas, como os bloqueadores neuromusculares despolarizantes que serão vistos mais adiante neste capítulo.

Com relação à localização dos receptores nicotínicos, além da ampla distribuição na placa motora terminal, também são encontrados na terminação axônica. Esses receptores pré-sinápticos, ao serem ativados, promovem a mobilização das vesículas de neurotransmissor do depósito de reserva para o imediatamente liberável, assegurando a liberação de quantidade adicional de ACh durante estimulação excessiva da terminação nervosa motora.

Processo de transmissão neuromuscular

A chegada de um potencial de ação à terminação nervosa motora promove a liberação do conteúdo de aproximadamente 300 vesículas de ACh, que se difunde rapidamente pela fenda sináptica e interage com os receptores nicotínicos da membrana pós-sináptica. Dessa interação resulta o PPT, que se propaga para a região perijuncional eletricamente excitável e, ao atingir o limiar de excitabilidade da fibra muscular, deflagra o potencial de ação. Ao percorrer a fibra muscular, o potencial de ação adentra ao sistema de túbulos em T, causando a liberação de íons Ca^{2+} do retículo sarcoplasmático, que ativa os miofilamentos de actina e miosina, desencadeando a contração da fibra muscular.

O tempo de duração da ACh na fenda sináptica é determinado pela ação da enzima acetilcolinesterase (AChE), responsável pela hidrólise da ACh, dando assim origem ao ácido acético e à colina, que é reaproveitada pela terminação nervosa (Figura 10.2).

■ Farmacologia da transmissão neuromuscular

Os fármacos podem interferir na transmissão neuromuscular através de ação pré-sináptica, alterando processos que ocorrem na terminação nervosa, ou através de ação pós-sináptica, atuando sobre os receptores nicotínicos da placa motora.

Fármacos de ação pré-sináptica

Nesse grupo, encontram-se vários agentes capazes de afetar os processos de síntese, armazenamento ou liberação de ACh, determinando a paralisia motora. Com relação a apresentarem importância como ferramentas de pesquisa ou pela toxicidade associada, a maioria desses agentes não é usada clinicamente na atualidade. A única exceção é a toxina botulínica, que será primeiramente abordada neste tópico.

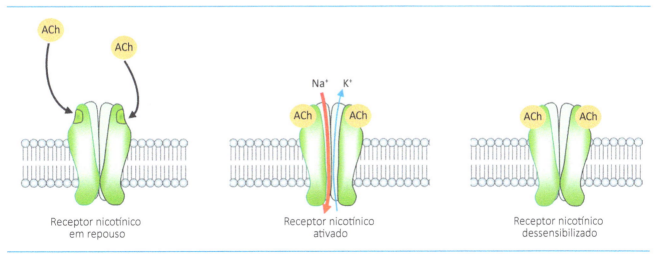

Figura 10.4 – Cinética do receptor nicotínico. Receptor nicotínico nos estados de repouso, ativado e dessensibilizado.
Fonte: Desenvolvida pela autoria do capítulo.

A **toxina botulínica** é uma potente neurotoxina produzida por bactérias anaeróbias Gram-positivas do gênero *Clostridium* (*C. botulinum*, *C. baratii*, *C. butyrricum* e *C. argentinensis*). Essa toxina tornou-se conhecida inicialmente como o agente causador do botulismo, uma doença paralisante grave, adquirida majoritariamente pela ingestão de alimentos contaminados com a bactéria. Na década de 1980, entretanto, houve uma mudança na percepção dessa toxina, quando se demonstrou a eficiência de seu uso clínico para o tratamento não cirúrgico do estrabismo. Subsequentemente, a toxina botulínica passou a ser utilizada em várias outras condições clínicas e estéticas.

Atualmente, são reconhecidos oito tipos de toxina botulínica, sorologicamente distintos, designados por letras de A a H, entre os quais os tipos A e B estão disponíveis comercialmente. Todos os sorotipos são capazes de interferir no processo de neurotransmissão colinérgica, inibindo a liberação de ACh. Quando o alvo da toxina é a JNM, se estabelece paresia por desnervação química, e quando é uma glândula exócrina, ocorre inibição da secreção. As várias formas da toxina apresentam elevado grau de homologia estrutural entre si e são constituídas por duas cadeias polipeptídicas, sendo uma leve (50 KDa) e outra pesada (100 KDa), unidas por ligação dissulfeto. A ação da toxina botulínica desenvolve-se em três etapas. Na primeira, a cadeia pesada da toxina se liga com alta afinidade a glicoproteínas encontradas especificamente nas terminações nervosas colinérgicas. Em seguida, a toxina sofre endocitose e, no interior da terminação nervosa, ocorre a ruptura da ligação dissulfeto, liberando a cadeia leve da toxina no citoplasma. Finalizando o processo, a cadeia leve, que é uma zinco-endopeptidase, promove a degradação de proteínas do complexo SNARE, impedindo a exocitose da ACh. Tipos sorológicos distintos da toxina afetam especificamente diferentes proteínas envolvidas no acoplamento, na fixação e na fusão das vesículas da membrana pré-sináptica.

A maioria dos estudos com a toxina botulínica está relacionado a sua atividade bloqueadora da transmissão neuromuscular. Os efeitos paralisantes podem surgir entre 4 e 6 dias após a injeção. Apesar do bloqueio ser irreversível, o motoneurônio não sofre degeneração e a função pode ser recuperada pelo brotamento das terminações nervosas e pela formação de novos contatos sinápticos. Esse processo pode levar de 2 a 3 meses para ocorrer e, em alguns casos clínicos, há a necessidade de reaplicação da toxina. Atualmente, a toxina botulínica é utilizada para ampla variedade de condições médicas, como estrabismo, distonias focais, distúrbios espasmódicos, cefaleias, hiperidrose, sialorreia, entre outras. Na área estética, a toxina é utilizada para amenizar linhas de expressão e rugas, principalmente no rosto e no pescoço. A administração correta da toxina botulínica, geralmente, é bem tolerada pelo organismo e os efeitos colaterais são escassos. Entretanto, é fundamental o conhecimento preciso da anatomia funcional dos músculos para o uso correto da substância.

Outros agentes que interferem na liberação de ACh

Grande número de íons catiônicos e de antibióticos interfere no processo de acoplamento excitação-liberação vesicular de ACh pela terminação nervosa motora. Entre esses, destaca-se o **íon magnésio** (Mg^{2+}) que constitui uma importante ferramenta de pesquisa da JNM. O Mg^{2+} inibe competitivamente o influxo Ca^{2+} para o interior da terminação nervosa, diminuindo a exocitose do neurotransmissor. De modo semelhante, atuam os **antibióticos aminoglicosídeos**, policátions capazes de deslocar o Ca^{2+} de regiões próximas da terminação nervosa, comprometendo a neurotransmissão. O fármaco mais potente desse grupo é a neomicina, seguido pela gentamicina, paromomicina, estreptomicina, canamicina e diidroestreptomicina. No geral, as doses utilizadas para o tratamento antimicrobiano são inferiores às necessárias para induzir a paralisia motora. Entretanto, esses antibióticos podem potencializar a ação dos bloqueadores neuromusculares, retardando a retirada do paciente da ventilação mecânica. O risco de bloqueio neuromuscular por esses agentes aumenta na vigência de doenças renais ou neuromusculares subjacentes e em condições de hipocalcemia.

Fármacos que afetam a síntese e o armazenamento de ACh

Os **hemicolínios** são os principais representantes dos fármacos que inibem a síntese de ACh. Consistem em uma série de bases bisquaternárias, quimicamente relacionadas à colina, da qual o hemicolínio-3 (HC-3) é o componente mais ativo e estudado. O HC-3 inibe, de forma competitiva, o sistema de transporte de colina de alta afinidade, localizado na terminação nervosa motora, reduzindo a oferta de colina para o axoplasma. Sendo assim, a síntese de ACh é inibida por falta de substrato. O bloqueio da transmissão neuromuscular se estabelece lentamente, à medida que os estoques de ACh são depletados e, tão mais rapidamente, quanto maior a frequência de estímulo do nervo motor. Outros fármacos podem interferir na síntese de ACh gerando falsos mediadores. Por exemplo, a **monoetilcolina** e a **trietilcolina** são transportadas para o interior da terminação nervosa e incorporadas na via de síntese da ACh, originando compostos menos ativos que podem precipitar o bloqueio neuromuscular. O **vesamicol** inibe de forma não competitiva e reversível o transportador vesicular de ACh (VAChT), impedindo o armazenamento da ACh recém-sintetizada em vesículas secretoras na terminação nervosa motora. Todos esses fármacos que interferem na síntese ou no armazenamento da ACh são usados na atualidade, exclusivamente, como ferramentas farmacológicas na investigação de mecanismos pré-sinápticos em terminações nervosas colinérgicas.

Fármacos de ação pós-sináptica

Esse grupo agrega os fármacos de importância clínica, denominados bloqueadores neuromusculares. Conceitualmente, esses fármacos são substâncias que interrompem, de forma reversível, na comunicação funcional entre a terminação nervosa motora e a fibra muscular esquelética, determinando a paralisia motora.

A história dos bloqueadores neuromusculares coincide com o descobrimento da América do Sul, época em que os pesquisadores europeus tomaram conhecimento da existência dos "curares", um veneno potente utilizado pelos índios da Bacia do Amazonas como arma para caça e guerra. Os curares eram produzidos a partir da mistura de extratos de plantas, principalmente, dos gêneros *Chondrodendron* e *Strychnos*, e quando aplicados em pequenas quantidades nas pontas das flechas e zarabatanas, promoviam a morte da caça sem alterar sua carne, permitindo o seu consumo. Os primeiros estudos científicos, realizados no século XIX pelo fisiologista francês Claude Bernard (1857), revelaram que os curares atuavam na junção entre o nervo motor e o músculo esquelético. Em 1935, Harold King isolou o primeiro alcaloide natural do curare, a d-tubocurarina. Esse nome foi dado à substância, pois as amostras de curare eram armazenadas em tubos pelos índios e o alcaloide cristalino isolado era dextro-rotatório. Posteriormente, em julho de 1942, os médicos Harold Randall Griffith e Enid Johnson introduziram a d-tubocurarina como relaxante muscular na anestesiologia. Desde então, muitos outros bloqueadores neuromusculares, naturais e sintéticos, foram obtidos e o uso desses fármacos como adjuvante anestésico se consolidou, tornando a anestesia cirúrgica um procedimento mais seguro, por induzirem paralisia controlável da musculatura esquelética, possibilitando a administração de doses menores de anestésicos.

Os bloqueadores neuromusculares atualmente em uso são moléculas sintéticas, que apresentam melhores propriedades farmacocinéticas e farmacodinâmicas em relação aos compostos naturais. De acordo com o mecanismo de ação predominante, esses agentes são classificados em dois grupos principais: bloqueadores *competitivos* (ou não despolarizantes) e bloqueadores *despolarizantes*. A Farmacologia de cada um deles será discutida detalhadamente a seguir.

Bloqueadores neuromusculares competitivos (não despolarizantes)

O primeiro bloqueador neuromuscular sintético utilizado em larga escala na clínica foi a galamina, desenvolvida em 1947 por Bovet et al. Esse composto permaneceu em uso por cerca de 25 anos, mas atualmente é considerado obsoleto, em função de seus efeitos adversos. Posteriormente, através do planejamento racional de fármacos, foi sintetizado em 1967 o **pancurônio**, um bloqueador neuromuscular de longa duração e com potência cinco vezes maior que a d-tubocurarina. Desde então, vários bloqueadores sintéticos foram desenvolvidos, destacando-se os de longa duração (**doxacúrio, pipecurônio**), de ação intermediária (**atracúrio, cisatracúrio, vecurônio** e **rocurônio**) e de curta duração (**mivacúrio**).

Os bloqueadores neuromusculares competitivos podem ser classificados, a partir de suas estruturas químicas, em compostos benzilisoquinolínicos e aminoesteroides (Figura 10.5). Os fármacos benzilisoquinolínicos, derivados da estrutura da d-tubocurarina, como o atracúrio e o mivacúrio, apresentam dois grupamentos amônios quaternários ligados entre si por uma cadeia de grupos metil. Já os fármacos aminoesteroides (pancurônio, vecurônio, pipecurônio e rocurônio) possuem pelo menos um grupamento amônio quaternário ligado a um anel esteroide na estrutura.

Mecanismo de ação dos bloqueadores neuromusculares competitivos (não despolarizantes)

Os bloqueadores neuromusculares competitivos são antagonistas de receptores nicotínicos, ou seja, competem com a ACh pelo sítio de ligação do receptor e impedem sua abertura. O bloqueio dos receptores evita a despolarização na região da placa motora terminal, por isso, esses fármacos também são conhecidos como bloqueadores neuromusculares não despolarizantes ou adespolarizantes. O resultado é a diminuição gradativa da amplitude do PPT, que se torna subliminar para deflagrar o potencial de ação na fibra muscular, instalando-se, assim, a paralisia motora da fibra.

É importante ressaltar que, em condições fisiológicas, a amplitude do PPT é consideravelmente maior do que a mínima necessária para gerar um potencial de ação na fibra muscular. Isso é reflexo da chamada **margem de segurança da transmissão neuromuscular**, que é assegurada tanto pelo excesso de mediador liberado a cada impulso nervoso quanto pelo número de receptores presentes na placa motora. Sendo assim, para que se estabeleça a paralisia motora, em decorrência da ação de um bloqueador competitivo, é necessário o bloqueio de um número considerável de receptores em cada fibra muscular. Quanto maior o número de fibras que atingem esse valor crítico de bloqueio em um mesmo músculo, mais intensa é a paralisia.

Bloqueadores neuromusculares competitivos

Benzilisoquinolínicos

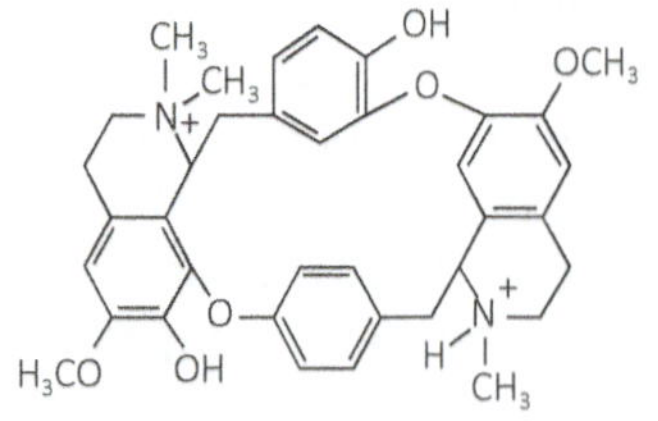

D-tubocurarina

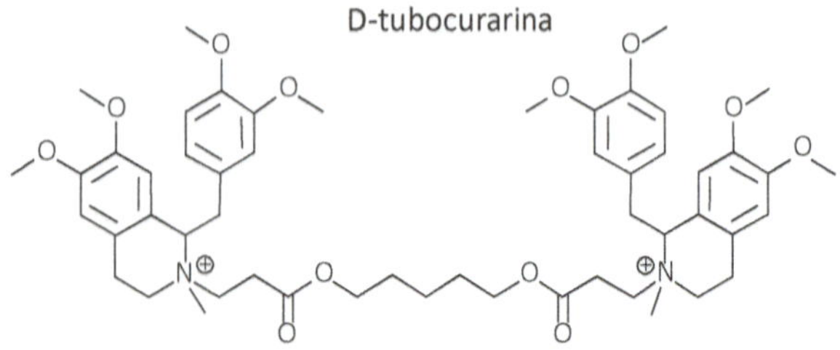

Atracúrio
Setas: locais de ruptura da eliminação de Hoffman

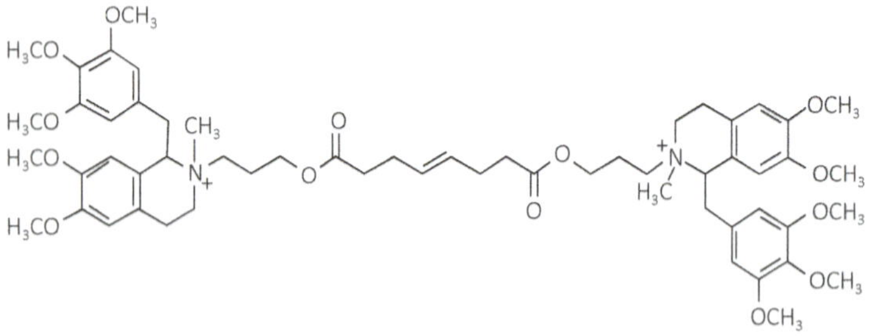

Mivacúrio

Aminoesteroides

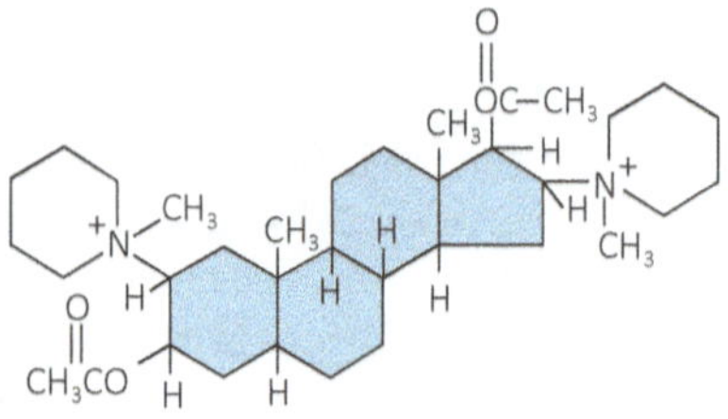

Pancurônio

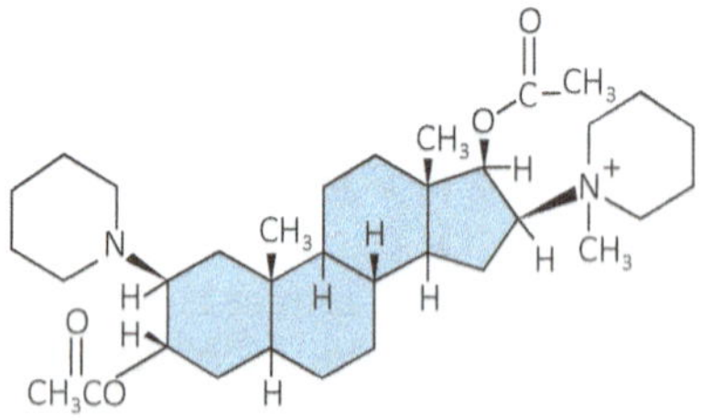

Vecurônio

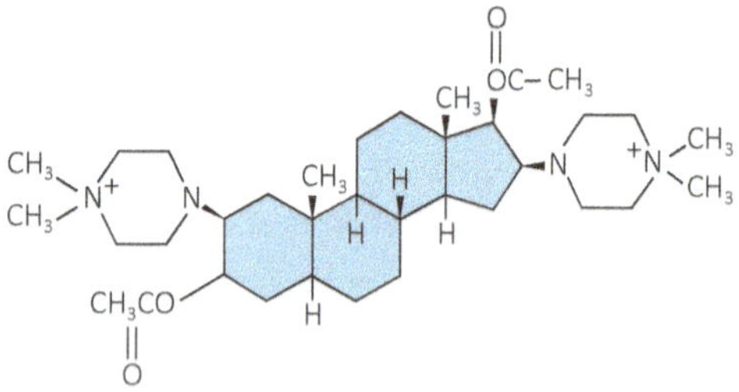

Pipecurônio

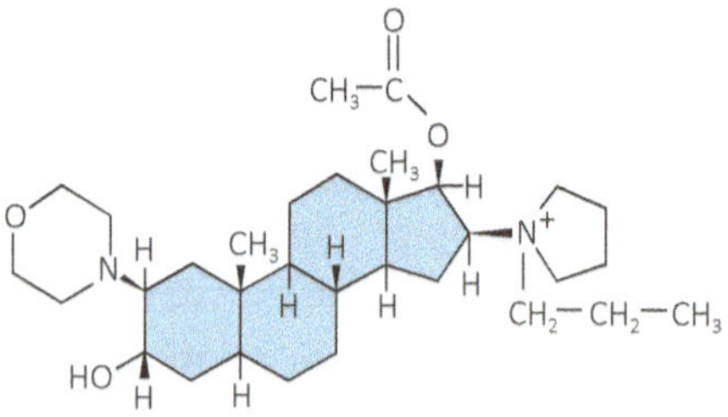

Rocurônio

Bloqueadores neuromusculares despolarizantes

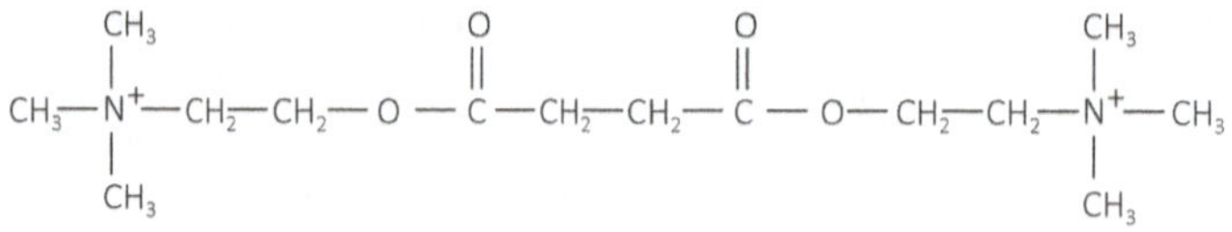

Succinilcolina

Figura 10.5 – Estrutura química dos bloqueadores neuromusculares.

Do ponto de vista clínico, durante a indução da paralisia por bloqueadores neuromusculares competitivos, mesmo com uma porcentagem considerável de bloqueio dos receptores, a despolarização na placa motora ainda pode ser suficiente para deflagrar o potencial de ação na fibra muscular, dificultando assim o início da paralisia. Ademais, após a cirurgia, a contração muscular retorna ao normal, mesmo na vigência de bloqueio considerável de receptores. Portanto, o uso seguro desses fármacos requer monitorização para auxiliar o anestesiologista na manutenção e na recuperação das funções neuromusculares durante ou após o procedimento anestésico-cirúrgico.

Os bloqueadores neuromusculares competitivos também promovem bloqueio dos receptores nicotínicos localizados na terminação nervosa motora (ver item Receptores nicotínicos). Assim, esses agentes podem inibir o processo de mobilização das vesículas do neurotransmissor e, consequentemente, comprometer o processo de neurotransmissão durante estimulação sustentada do nervo motor.

Bloqueadores neuromusculares despolarizantes

A succinilcolina, também conhecida como suxametônio, foi introduzida na anestesia clínica no início da década de 1950 e permanece até hoje como o único representante dos bloqueadores neuromusculares despolarizantes em uso, a despeito da gravidade dos efeitos adversos que pode ocasionar. Estruturalmente, a succinilcolina é um éster da colina estreitamente relacionada à molécula da ACh (Figura 10.5). Isso lhe confere propriedades cinéticas e dinâmicas para promover um bloqueio neuromuscular de início rápido e duração ultracurta, como será descrito a seguir. Em razão das características de seu bloqueio, a succinilcolina é considerada um fármaco de primeira escolha para situações emergenciais, em que é necessária a intubação traqueal imediata, sem ventilação intermediária, e com rápido retorno à respiração espontânea.

Mecanismo de ação dos bloqueadores neuromusculares despolarizantes

A succinilcolina é um agonista de receptores nicotínicos que difere da ACh por ser resistente à ação da acetilcolinesterase. Sendo assim, sua permanência na fenda sináptica é mais duradoura, o que lhe permite ativar repetidamente os receptores nicotínicos da placa motora, promovendo uma despolarização prolongada dessa região. A resposta inicial a esse estímulo é um breve período de excitação, caracterizado por fasciculações musculares. Todavia, a manutenção dessa despolarização estabiliza os canais de sódio dependentes de voltagem da região perijuncional no estado inativado (não condutor). Como consequência, essa região apresenta aumento do limiar de excitabilidade, entrando no chamado "estado de acomodação", no qual é incapaz de deflagrar um potencial de ação. Assim, a placa motora torna-se circundada por tecido inexcitável, o que precipita o bloqueio da transmissão neuromuscular e a paralisia do músculo (etapa denominada bloqueio de fase 1).

Um aspecto importante do bloqueio neuromuscular induzido pela succinilcolina é a sua reversão espontânea. Isso ocorre porque, ao se difundir da fenda sináptica e atingir a corrente circulatória, essa molécula é rapidamente hidrolisada pela pseudocolinesterase plasmática. Em condições de baixa atividade enzimática, como ocorre em pacientes portadores da pseudocolinesterase atípica, o bloqueio neuromuscular pode se prolongar demasiadamente, entrando em sua fase 2. Os mecanismos, subjacentes a essa fase do bloqueio, não estão totalmente esclarecidos, porém constata-se que durante a exposição contínua à succinilcolina, a despolarização da placa motora diminui, embora o bloqueio persista. Tais evidências são indicativas do envolvimento do processo de dessensibilização do receptor nicotínico nessa fase do bloqueio. Independentemente do mecanismo, a fase 2 do bloqueio induzido pela succinilcolina constitui uma intercorrência grave, que exige manutenção do paciente sob ventilação mecânica por horas, e deve ser evitada, contraindicando-se a administração desse bloqueador a pacientes com história familiar de pseudocolinesterase atípica.

■ Farmacocinética dos bloqueadores neuromusculares

Absorção e distribuição

Todos os bloqueadores neuromusculares são moléculas polares, razão pela qual a absorção através do trato gastrointestinal é baixa ou nula após administração oral. A via de administração de escolha desses agentes é a intravenosa, visto que a intensidade e a duração do bloqueio neuromuscular são, comparativamente, de 2 a 5 vezes menor, quando administrados por via subcutânea ou intramuscular. Na circulação sistêmica, ainda em virtude da elevada polaridade, esses fármacos são distribuídos exclusivamente pelo espaço extracelular e não atravessam a barreira hematoencefálica. O tempo de latência e a duração dos efeitos desses agentes varia amplamente entre os fármacos (Quadro 10.1).

Quadro 10.1 – Propriedades farmacocinéticas dos bloqueadores neuromusculares.

Fármaco	Início do efeito (min)	Duração do efeito (min)	Eliminação
Succinilcolina	1	5 a 12	Hidrólise pelas colinesterases plasmáticas
d-tubocurarina	6	80	Eliminação hepática e renal
Atracúrio	2,5 a 4	30 a 45	Degradação de Hoffman Hidrólise por esterases plasmáticas não específicas; eliminação renal
Mivacúrio	2	15 a 20	Hidrólise por esterases plasmáticas
Pancurônio	3 a 4	90	Metabolismo hepático e excreção renal (85%)
Vecurônio	3	45 a 90	Metabolismo hepático e excreção biliar (60%) e renal (40%)
Rocurônio	3 a 4	45 a 90	Metabolismo hepático e excreção biliar (70%) e renal (30%)

Fonte: Desenvolvido pela autoria do capítulo.

Biotransformação e excreção

Os bloqueadores neuromusculares de média duração, como o vecurônio e o rocurônio, são desacetilados no fígado, o que favorece a administração de doses repetidas, mas a ação pode ser prolongada em pacientes com doenças hepáticas.

O atracúrio e seu isômero cisatracúrio são inativados na temperatura e no pH fisiológico através de um rearranjo molecular espontâneo, conhecido como degradação de Hoffmann. Esse processo torna o fármaco mais seguro para pacientes com problemas renais ou hepáticos, mas a hipotermia e/ou acidose podem diminuir a taxa de degradação e aumentar o tempo de bloqueio. O atracúrio e o cisatracúrio podem apresentar outras formas de eliminação, apesar de ocorrerem em pequena quantidade, como a hidrólise por esterases plasmáticas não específicas.

O mivacúrio e a succinilcolina são intensamente hidrolisados pela pseudocolinesterase plasmática, embora não sofram a ação da acetilcolinesterase. A succinilcolina inicialmente dá origem à succinilmonocolina, metabólito ativo, porém menos potente que a molécula original. Subsequentemente, ela é convertida em ácido succínico e colina, de maneira 6 a 7 vezes mais lenta que a etapa inicial.

No geral, a excreção dos bloqueadores neuromusculares e seus metabólitos é renal, em decorrência da elevada polaridade das moléculas.

■ Uso terapêutico

Os bloqueadores neuromusculares são utilizados principalmente como adjuvantes em anestesia cirúrgica, para impedir a transmissão neuromuscular e proporcionar relaxamento da musculatura esquelética, possibilitando ao anestesiologista realizar a intubação orotraqueal, facilitar a ventilação e promover condições operatórias ótimas, como na laparotomia. Esses fármacos evitam a administração de doses elevadas do anestésico geral, utilizadas para promover anestesia profunda e relaxamento muscular. Consequentemente, previnem riscos de depressão respiratória e cardiovascular e facilitam a recuperação no pós-operatório. É importante destacar que os efeitos dos bloqueadores neuromusculares são apenas periféricos, portanto, não podem ser utilizados como anestésicos, tendo em vista que os estímulos dolorosos permanecem responsivos mesmo na presença do fármaco.

Esses fármacos também são úteis em procedimentos ortopédicos, para correções de luxações e fraturas, e na eletroconvulsoterapia dos distúrbios psiquiátricos, para evitar traumatismos durante o tratamento com eletrochoque.

■ Efeitos adversos e complicações

Os principais efeitos adversos dos bloqueadores não despolarizantes se estabelecem sobre o sistema cardiovascular e podem ter consequências hemodinâmicas graves. Esses efeitos resultam de ações distintas, que podem se sobrepor em alguns componentes do grupo. Nesse sentido, destaca-se a **queda da pressão arterial**, observada principalmente na vigência dos bloqueadores do tipo benzilisoquinolínicos (d-tubocurarina, atracúrio e mivacúrio), que resulta do **bloqueio dos receptores nicotínicos ganglionares** e da **liberação de histamina de mastócitos**, promovida por esses agentes. Com relação aos bloqueadores aminoesteroides, é digno de nota a **taquicardia**, eventualmente observada na vigência do pancurônio, causada por ação antagonista específica sobre os receptores muscarínicos cardíacos, do tipo M_2.

Entre os efeitos adversos relacionados à succinilcolina, o primeiro a ser considerado é a **paralisia motora prolongada**, decorrente da deficiência de seu metabolismo pela pseudocolinesterase plasmática, o qual já foi abordado anteriormente (ver item Mecanismo de ação dos bloqueadores neuromusculares despolarizantes). A succinilcolina também promove **elevação dos níveis plasmáticos de potássio**, decorrente do efluxo aumentado desse íon pela célula muscular em resposta à ação despolarizante prolongada desse bloqueador. Em indivíduos hígidos, esse efeito não tem maiores consequências, porém em pacientes com queimaduras extensas e traumatismos maciços, os níveis elevados de potássio no sangue podem causar colapso cardiovascular. Imediatamente após a injeção da succinilcolina e durante a fase miofasciculação, pode ocorrer **aumento da pressão intraocular**, que tem sido associado à contratura sustentada da musculatura extraocular. Por essa razão, deve-se evitar a administração de succinilcolina em paciente com lesão no globo ocular. Um efeito adverso raro, porém, grave, associado à succinilcolina é o desenvolvimento da **hipertermia maligna**, uma síndrome de origem genética que acomete de 1:15.000 a 1:50.000 indivíduos. Nos pacientes suscetíveis, a associação de anestésicos voláteis, principalmente o halotano, com a succinilcolina, provoca liberação aumentada de cálcio pelo retículo sarcoplasmático das fibras musculares esqueléticas, acelerando o metabolismo e aumentando a contratilidade da musculatura. Esse estado hipermetabólico gera calor e causa hipoxemia, acidose metabólica, rabdomiólise e hipertermia, que podem ser fatais. A crise pode ser tratada com dantroleno, um bloqueador de canais de cálcio que evita a liberação do íon pelo retículo sarcoplasmático. Outras medidas também podem ser utilizadas em conjunto, como a administração de oxigênio e o controle da acidose e da temperatura.

Os bloqueadores neuromusculares devem ser usados com cautela em pacientes portadores de **miastenia grave**, uma doença autoimune rara, caracterizada clinicamente por fraqueza e fadiga dos músculos esqueléticos, que pode evoluir para paralisia muscular. O indivíduo miastênico produz anticorpos que se ligam aos receptores nicotínicos da JNM, causando degradação seletiva. A redução do número de receptores nicotínicos na placa motora terminal compromete a margem de segurança da transmissão neuromuscular. Portanto, os miastênicos são mais sensíveis aos bloqueadores competitivos não despolarizantes e mais resistentes aos despolarizantes quando comparados aos indivíduos saudáveis. O tratamento da doença consiste no uso de anticolinesterásicos, como a piridostigmina, e imunossupressores.

■ Reversão do bloqueio neuromuscular

A principal questão em relação ao uso de agentes bloqueadores neuromusculares tem sido a transição do paciente do estado paralisado para o totalmente recuperado. Nesse sentido, duas abordagens têm sido utilizadas ao longo dos anos para resolver o problema; entretanto, ambas apresentam sérias limitações. A primeira abordagem é o uso dos anticolinesterásicos para reverter o bloqueio induzido por agentes não despolarizantes. A neostigmina é o fármaco mais utilizado do grupo, pois apresenta um nitrogênio quaternário em sua estrutura que restringe seus efeitos às terminações nervosas colinérgicas do sistema nervoso periférico. Ao inibir a degradação da ACh, a neostigmina eleva a quantidade desse neurotransmissor na fenda sináptica, aumentando, assim, a probabilidade de ativação dos receptores nicotínicos da JNM, o que favorece a reversão do bloqueio. Porém, o aumento de ACh também ativa receptores nicotínicos dos gânglios e muscarínicos do sistema nervoso autônomo, podendo ocasionar efeitos colinérgicos indesejados, como alterações cardiovasculares. Para minimizar tais efeitos, associa-se a atropina, mas ela pode ocasionar efeitos antimuscarínicos, como midríase, boca seca, aumento da pressão intraocular, broncodilatação e taquicardia. Além dos problemas citados, a persistência do anticolinesterásico na fenda sináptica da JNM pode desencadear bloqueio por despolarização. Outra abordagem empregada é o uso de compostos de rápida duração, como os bloqueadores despolarizantes. A succinilcolina é o único representante desse grupo em uso, mas, como visto neste capítulo, os efeitos secundários do composto restringem a utilização em muitos casos.

No final da década de 1990, foi introduzida uma abordagem revolucionária para reversão do bloqueio neuromuscular, com base na utilização de um fármaco capaz de se complexar com os bloqueadores não despolarizantes aminoesteroides. Esse fármaco é o sugamadex, uma gama-ciclodextrina modificada, que se liga seletiva e irreversivelmente aos aminoesteroides livres no plasma (Figura 10.6). Esse sequestro reduz a quantidade de bloqueador livre disponível, criando um gradiente que favorece o seu deslocamento do receptor nicotínico da JNM, resultando na reversão do bloqueio. O complexo sugamadex-bloqueador é estável, inativo e não sofre metabolização, sendo excretado do organismo de acordo com as propriedades farmacocinéticas do sugamadex. A afinidade do sugamadex é 2,5 vezes maior para o rocurônio do que o vecurônio e o pancurônio, e não apresenta seletividade para bloqueadores neuromusculares não despolarizantes benzilisoquinolínicos ou despolarizantes. Além disso, não se liga às proteínas no organismo, o que lhe confere ótimo perfil de tolerância. O sugamadex é utilizado para reverter bloqueio neuromuscular profundo, incidência de bloqueio residual e evitar os efeitos adversos causados pelo uso de anticolinesterásicos e anticolinérgicos. Entretanto, caso seja necessário um novo bloqueio no paciente, o sugamadex impede o uso dos bloqueadores neuromusculares aminoesteroides durante 24 horas, em razão do risco de dosagem incorreta.

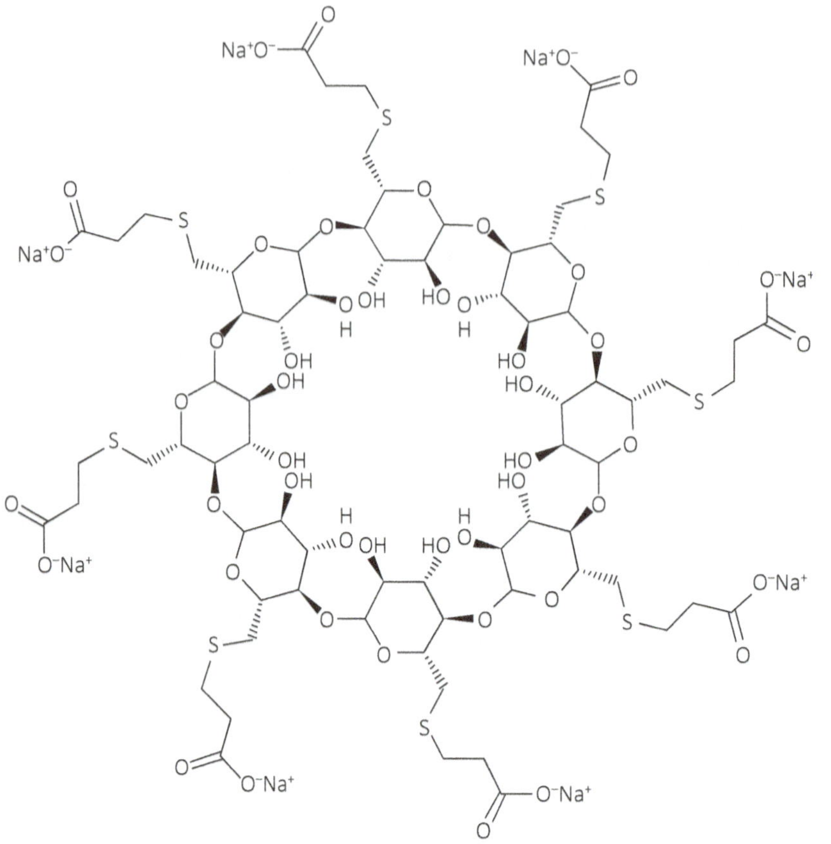

Figura 10.6 – Estrutura molecular do sugamadex.

Atividade proposta

Caso clínico

Um recém-nascido com 4 dias do nascimento, apresentou uma massa palpável na região abdominal que, posteriormente, foi confirmada através da ultrassonografia como sendo um cisto no ovário. Exames adicionais foram realizados, mas não revelaram nenhuma outra afecção. A criança foi levada rapidamente ao centro cirúrgico para a drenagem do cisto. Durante a cirurgia, as funções corporais foram monitoradas, incluindo a neuromuscular, através do uso da sequência de quatro estímulos (TOF) do nervo ulnar e da quantificação por aceleromiografia. Após a pré-oxigenação, a anestesia geral foi induzida e os procedimentos de configuração, calibração e estabilização do monitoramento neuromuscular foram executados. A paciente recebeu uma injeção intravenosa de rocurônio, por meio da qual foi possível fazer intubação traqueal para posterior ventilação pulmonar. O procedimento cirúrgico transcorreu normalmente e o líquido localizado no cisto ovariano foi drenado. Além disso, foi removido parcialmente um dos ovários. No fim do procedimento, a monitoração neuromuscular indicou bloqueio neuromuscular profundo. Imediatamente, os médicos administraram sugamadex e, alguns minutos depois, o bloqueio neuromuscular foi revertido e a traqueia foi extubada. A paciente recebeu alta para a assistência neonatal e a recuperação da anestesia ocorreu normalmente, não sendo observado sinal de bloqueio neuromuscular residual ou recurarização.

Principais pontos e objetivos de aprendizagem	1) Qual é o mecanismo de ação do rocurônio? (Ver item "Mecanismo de ação dos bloqueadores neuromusculares competitivos (não despolarizantes)".)
	2) Qual é a importância da monitorização das funções neuromusculares com uso de bloqueadores neuromusculares? (Ver item "Mecanismo de ação dos bloqueadores neuromusculares competitivos (não despolarizantes).")
	3) Qual é o mecanismo de ação do sugamadex? (Ver item "Reversão do bloqueio neuromuscular".)
	4) Por que o sugamadex não pode ser utilizado para reverter o bloqueio de todos os tipos de bloqueadores neuromusculares? (Ver item "Reversão do bloqueio neuromuscular".)
	5) Caso ocorra alguma complicação após a cirurgia e a paciente retorne ao centro cirúrgico, quais seriam os possíveis problemas do uso prévio de rocurônio e sugamadex? (Ver item "Reversão do bloqueio neuromuscular".)
Respostas esperadas	1) O rocurônio é um antagonista de receptores nicotínicos, ou seja, compete com a ACh pelo sítio de ligação do receptor e impede sua abertura. O bloqueio dos receptores evita a despolarização na região da placa motora terminal da fibra muscular, por isso, esse fármaco também é conhecido como bloqueador neuromuscular não despolarizante ou adespolarizante.
	2) Auxiliar o anestesiologista na manutenção e na recuperação das funções neuromusculares durante ou após o procedimento anestésico-cirúrgico.
	3) O sugamadex promove ligação seletiva e irreversível com os bloqueadores neuromusculares aminoesteroides livres no plasma. Esse sequestro reduz a quantidade de bloqueador livre disponível, criando um gradiente que favorece o seu deslocamento do receptor nicotínico da junção neuromuscular, resultando na reversão do bloqueio.
	4) o sugamadex é um gama-ciclodextrina modificada capaz de se ligar apenas aos bloqueadores neuromusculares com estrutura química aminoesteroide.
	5) Caso seja necessário um novo bloqueio no paciente, o sugamadex impede o uso dos bloqueadores neuromusculares aminoesteroides durante 24 horas, em razão do risco de dosagem incorreta.

■ REFERÊNCIAS

1. Brunton LL, Chabner BA, Knollmann BC. As Bases Farmacológicas da Terapêutica de Goodman & Gilman. 12. ed. Rio de Janeiro: Artmed; 2012.
2. Bulka CM, Terekhov MA, Martin BJ, Dmochowski RR, Hayes RM, Ehrenfeld JM. Nondepolarizing Neuromuscular Blocking Agents, Reversal, and Risk of Postoperative Pneumonia. Anesthesiology. 2016;125(4):647-55.
3. Changeux JP, Edelstein SJ. Allosteric receptores after 30 years. Neuron. 1998;21(5):959-80.
4. De Lucia R, Oliveira-Filho RM, Planeta C, Gallacci M, Avellar MCW. Farmacologia Integrada. 3. ed. Rio de Janeiro: Revinter; 2007.
5. Fagerlund MJ, Eriksson LI. Current concepts in neuromuscular transmission. Br J Anaesth. 2009;103(1):108-14.
6. Fink H, Hollmann MW. Myths and facts in neuromuscular pharmacology. New developments in reversing neuromuscular blockade. Minerva Anestesiol. 2012;78(4):473-82.
7. Gray TC. Harold King. A notable contributor to anaesthesia. Anaesthesia. 1991 Aug;46(8):679-82.
8. Hong IHK, Etherington SJ. Neuromuscular Junction. In: Encyclopedia of Life Sciences (ELS). Chochester: John Wiley & Sons; 2011.
9. Jordan A, Freimer M. Recent advances in understanding and managing myasthenia gravis. F1000Res. 2018, 31;7. pii: F1000 Faculty Rev-1727.
10. Locks GF, Cavalcanti IL, Duarte NMC, da Cunha RM, de Almeida MCS. Uso de bloqueadores neuromusculares no Brasil. Rev Bras Anestersiol. 2015;65(5):319-325.
11. Papathanas MR, Killian A. Sugammadex for Neuromuscular Blockade Reversal. Adv Emerg Nurs J. 2017;39(4):248-257.
12. Raghavendra T. Neuromuscular blocking drugs: discovery and development. J R Soc Med. 2002 Jul;95(7):363-367.
13. Unwin N. Nicotinic acetylcholine receptor at 9 A resolution. J Mol Biol. 1993;229(4):1101-24.
14. Unwin N. The nicotinic acetylcholine receptor of the Torpedo electric ray. J Struct Biol. 1998;121(2):181-90.
15. Zafirova Z, Dalton A. Neuromuscular blockers and reversal agents and their impact on anesthesia practice. Best Pract Res Clin Anaesthiol. 2018,32(2):203-211.
16. Zoremba N, Schälte G, Bruells C, Pühringer FK. Update on muscle relaxation: What comes after succinylcholine, rocuronium and sugammadex? Anaesthesist. 2017;66(5):353-359.

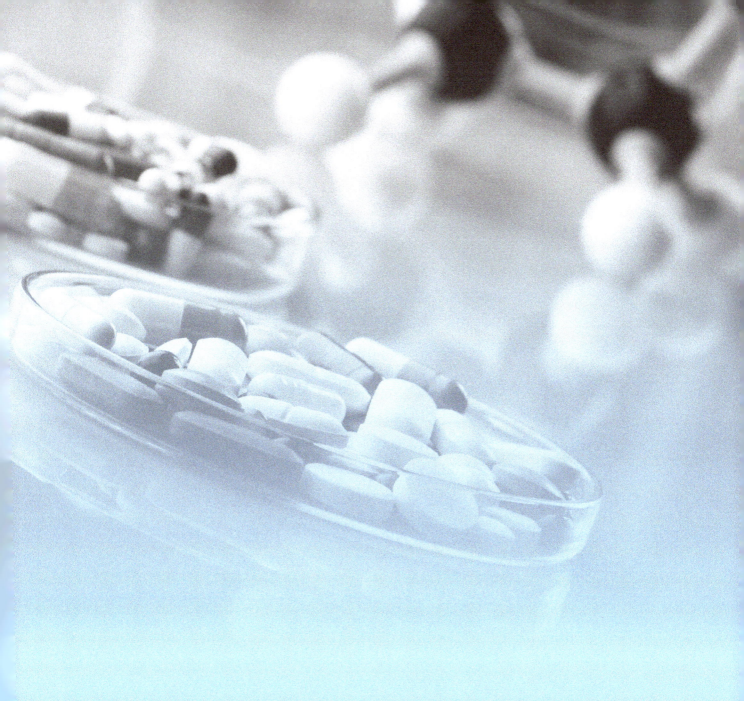

Seção 3
Fármacos que Afetam o Sistema Nervoso Central

Coordenador da seção:
- Fábio Cardoso Cruz

Capítulo 11

Introdução aos sistemas de neurotransmissão

Autores:
- Sheila Antonagi Engi
- Paula Cristina Bianchi
- Natalia Bonetti Bertagna
- Thamires Righi
- Augusto Anésio
- Thais Suemi Yokoyama
- Caroline Riberti Zaniboni
- Paola Palombo
- Fábio Cardoso Cruz

■ Sistema de neurotransmissão

A neurotransmissão é o processo fundamental de transferência de informações entre os neurônios. Esse processo regula as funções excitatórias e inibitórias do sistema nervoso central (SNC) e ocorre em regiões especializadas entre os neurônios e seus alvos, chamadas de "sinapses".

Os neurônios comunicam-se uns com os outros e com outros tipos celulares mediante liberação controlada de pequenas moléculas, conhecidas como neurotransmissores que são compostos químicos, que, depois de sintetizados, são geralmente armazenados em vesículas pré-sinápticas. O processo de neurotransmissão ocorre nas seguintes etapas: síntese; armazenamento e liberação do neurotransmissor; interação dessas moléculas com receptores; finalizando com a recaptação e/ou degradação do neurotransmissor (Figura 11.1).

A síntese dos neurotransmissores se dá a partir de alguns precursores captados para o interior do neurônio. Após a internalização do precursor, enzimas intracelulares metabolizam essa molécula dando origem ao neurotransmissor (Figura 11.1). Após serem sintetizados, a maioria dos neurotransmissores são armazenados em vesículas intracelulares, processo que envolve dois sistemas de transporte: 1) a bomba ATPase, que concentra prótons no interior das vesículas, formando um gradiente eletropositivo no interior da vesícula; e 2) o transportador vesicular, que utiliza esse gradiente eletropositivo para transportar prótons para fora da vesícula e simultaneamente transportar o neurotransmissor para o seu interior. Assim, os neurotransmissores sintetizados são armazenados em vesículas juntamente com proteínas, outros neurotransmissores e com o trifosfato de adenosina (ATP).

Após o armazenamento, as vesículas contendo os neurotransmissores são deslocadas para o terminal do axônio pelo transporte axoplasmático. Esse transporte envolve gasto de ATP e ocorre pela ação de uma proteína conhecida como cinesina, que desloca as vesículas através dos microtúbulos até o terminal do axônio. Quando o terminal do axônio é despolarizado, ocorre a abertura de canais de cálcio (Ca^{2+}) sensíveis à voltagem, promovendo aumento do influxo desse íon. O Ca^{2+} intracelular liga-se

---

* Nota dos autores: As figuras deste capítulo foram elaboradas com o auxílio de Mind the GRAPH®.

a proteínas, como a sinaptotagimina e esse complexo promove a mobilização das vesículas. Esse complexo favorece, então, a fusão das vesículas com a membrana do terminal pré-sináptico e consequente liberação dos neurotransmissores para a fenda sináptica.

Na fenda sináptica, os neurotransmissores podem:

1) Interagir com seus receptores: a ligação do neurotransmissor com os receptores na membrana pós-sináptica faz com que os receptores alterem sua conformação e ativem uma cascata bioquímica, conhecida como "transdução do sinal", que é dependente do tipo de receptor (metabotrópico, ionotrópico ou intracelular). Os neurotransmissores também podem se ligar a autorreceptores na membrana pré-sináptica, controlando sua própria liberação ou a de outros neurotransmissores.

2) Ser degradados: em algumas sinapses existem enzimas capazes de metabolizar o neurotransmissor. Por exemplo, as enzimas acetilcolinesterases, que metaboliza a acetilcolina em ácido acético e colina.

3) Ser recaptados pelo neurônio pré-sináptico ou por células da glia: a recaptação dos neurotransmissores ocorre por intermédio de proteínas transportadoras específicas, que utilizam o gradiente iônico para realizar esse transporte. Após a recaptação, os neurotransmissores podem ser armazenados novamente em vesículas por meio dos transportadores vesiculares ou degradados por enzimas intracelulares. Por exemplo, as catecolaminas podem ser metabolizadas pelas enzimas monoamina oxidases (MAO), presentes na membrana das mitocôndrias, ou pela catecol-0-metiltransferases (COMT).

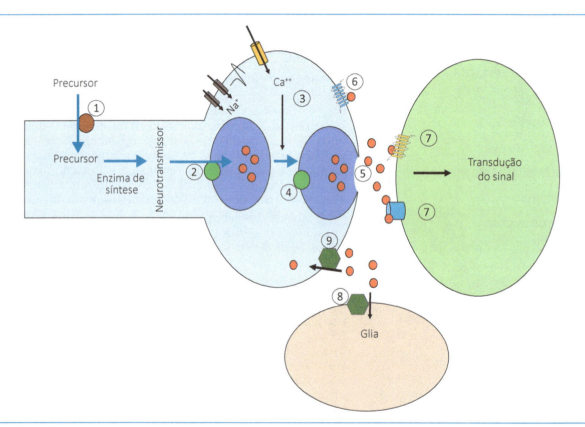

Figura 11.1 – Sistema simplificado de neurotransmissão.
1) Em geral, a síntese dos neurotransmissores ocorre a partir de alguns precursores captados para o interior do neurônio. Após a internalização do precursor, enzimas intracelulares metabolizam essa molécula dando origem ao neurotransmissor. 2) Após serem sintetizados, os neurotransmissores são geralmente armazenados em vesículas intracelulares. 3) Quando o terminal do axônio é despolarizado, ocorre a abertura de canais de cálcio (Ca^{2+}) sensíveis à voltagem, o que resulta no influxo desse íon. O Ca^{2+} intracelular liga-se a proteínas e esse complexo promove a mobilização das vesículas. 4) Em seguida, ocorre a fusão das vesículas com a membrana do terminal pré-sináptico e consequente liberação dos neurotransmissores para a fenda sináptica. 5) Na fenda sináptica, os neurotransmissores podem: 6) ligar-se a autorreceptores na membrana pré-sináptica; 7) ligar-se em receptores metabotrópicos ou ionotrópicos na membrana pós-sináptica que ativa uma cascata bioquímica, conhecida como transdução do sinal; 8) ser captados por células da glia; ou 9) ser recaptados pelo neurônio pré-sináptico.
Fonte: Desenvolvida pela autoria do capítulo.

Classificação dos neurotransmissores

Os neurotransmissores podem ser classificados de acordo com sua classe química e molecular (Figura 11.2). A seguir, apresentamos as principais classes e seus respectivos neurotransmissores.

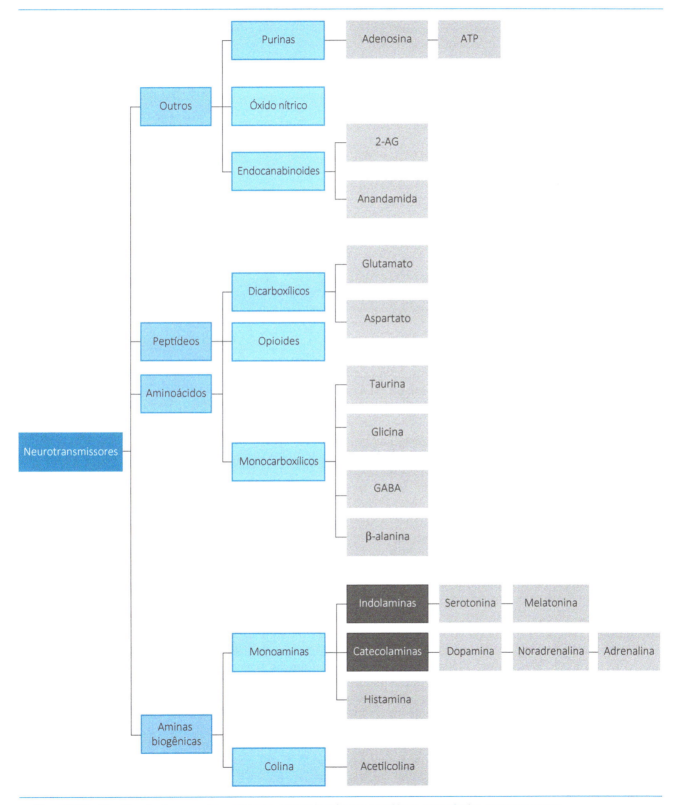

Figura 11.2 – Classificação dos neurotransmissores: aminas biogênicas, peptídeos, aminoácidos, purinas e outros.
Fonte: Desenvolvida pela autoria do capítulo.

Aminas biogênicas

As aminas são compostos básicos nitrogenados formados pela substituição de um, dois ou três átomos de hidrogênio da amônia por grupos alquila e/ou arila. No geral, sua formação é essencialmente resultado da descarboxilação enzimática de aminoácidos livres e da transaminação de aldeídos e cetonas. O grupo das aminas mais conhecido entre os neurotransmissores é o das aminas biogênicas.

As aminas biogênicas são compostas pela colina (acetilcolina) e pelas monoaminas, que são divididas em catecolaminas (dopamina, noradrenalina e adrenalina), indolaminas (serotonina e melatonina) e histamina. As catecolaminas são compostas por uma parte alifática (amina) e por um anel aromático (catecol), as indolaminas têm um radical indol e a histamina é o produto da descarboxilação da histidina.

Acetilcolina

A acetilcolina (ACh) foi o primeiro neurotransmissor a ser descoberto. Ela é sintetizada pelo sistema nervoso (periférico e central) por intermédio dos neurônios colinérgicos e é o neurotransmissor mais abundante no organismo.

A ACh está envolvida em diversas funções vitais, tais como contração do músculo liso e esquelético, regulação da frequência cardíaca, entre outras. No encéfalo, a ACh está localizada principalmente na área tegmental lateral do romboencéfalo, incluindo os núcleos parabranquiais e pedúnculo-pontino. Foram identificados também, outros tratos colinérgicos nas regiões subcorticais, no hipocampo, núcleo supraótico e caudado-putamen. No SNC, esse neurotransmissor atua em processos de cognição (aprendizado e memória), regulação de apetite, nocicepção, locomoção e outros que veremos em capítulos subsequentes.

A molécula precursora da ACh é a colina e sua disponibilidade é um fator limitante na produção da ACh. A alimentação é a principal fonte de colina. Porém, essa molécula pode ser recaptada pelo terminal pré-sináptico após a degradação da ACh. Inicialmente, as moléculas de colina são captadas do líquido extracelular por um transportador dependente de sódio (TCh1). A ACh é formada por uma reação enzimática entre uma molécula de colina e a molécula acetilada da acetil coenzima A (acetil-CoA), oriunda das mitocôndrias. Essa reação é catalisada pela enzima colina acetiltransferase (ChAT). Em seguida, as moléculas de ACh são transportadas para vesículas com o auxílio do transportador vesicular de ACh (VAChT). Após liberada na fenda sináptica, a ACh no espaço sináptico pode ter dois caminhos: 1) interagir com os receptores ionotrópicos e/ou metabotrópicos encontrados nos terminais pós ou pré-sinápticos dos neurônios; 2) e/ou ser hidrolisada pela enzima acetilcolinesterase (AChE) presente nas sinapses colinérgicas (Figura 11.3).

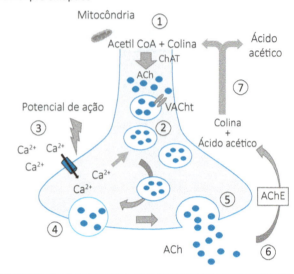

Figura 11.3 – Síntese, armazenamento, liberação e degradação da acetilcolina.
1) A síntese da ACh ocorre através da reação da colina e da acetil coenzima A (acetil-CoA) catalisada pela enzima colina acetiltransferase (CoAT), tendo como resultado a produção de ACh; 2) as moléculas de ACh são transportadas para vesículas sinápticas com o auxílio do transportador vesicular de ACh (VAChT); 3) com a despolarização do terminal nervoso e consequente influxo de Ca^{2+} as vesículas são mobilizadas; 4) em seguida, ocorre a fusão dessas vesículas com a membrana plasmática da terminação nervosa; 5) ocorre a exocitose da ACh para a fenda sináptica; 6) A ACh é hidrolisada pela enzima acetilcolinesterase (AChE) em colina e ácido acético; 7) a colina é recaptada pelo terminal pré-sináptico.
Fonte: Desenvolvida pela autoria do capítulo.

Receptores nicotínicos

Os receptores colinérgicos nicotínicos (nAchR) são do tipo ionotrópicos. Esses receptores são pentâmeros compostos por diferentes combinações polipeptídicas denominadas α, β, ε, δ, e γ, dispostas na membrana celular de tal forma a circundar um canal iônico. A ligação da ACh a esses receptores provoca alterações conformacionais e consequente abertura do canal iônico, permitindo o influxo de cátions (Na^+ e Ca^{2+}) e resultando em despolarização do neurônio. No SNC, 12 subunidades distintas foram identificadas (α2-α10) e β (β2-β4). Esses receptores estão envolvidos principalmente com o desenvolvimento neuronal, cognição, ativação do sistema de recompensa, manutenção dos neurônios e fortificação de sinapses.

Receptores muscarínicos

Os receptores colinérgicos muscarínicos (mAchR) são proteínas com sete domínios transmembranares acoplados a uma proteína G. Eles se subdividem em cinco tipos (M1, M2, M3, M4 e M5). Os subtipos M1, M3 e M5 são acoplados à proteína Gq (mediador de várias reações enzimáticas dependentes de Ca^{2+}) e os mAChR dos subtipos M2 e M4 são acoplados à proteína Gi/o. Os receptores muscarínicos M1 estão presentes principalmente no hipocampo, na amígdala e no bulbo olfatório. Já os receptores do tipo M3 encontram-se primordialmente no estriado, núcleos talâmicos, hipocampo, neocórtex e região límbica cortical. Essa classe está relacionada principalmente com formação de memória, comportamentos sociais, aprendizado e atividade locomotora. Em geral, mAChR M2 e M4 estão envolvidos nos processos de sono e vigília, cognição, modulação de respostas ao estresse e emocionais.

Catecolaminas

As catecolaminas são compostos orgânicos constituídos por um núcleo catecol (anel benzênico com dois grupos hidroxil adjacentes) e uma cadeia lateral amina. Elas constituem uma classe de neurotransmissores e hormônios que apresentam funções importantes na regulação de processos fisiológicos e no desenvolvimento de doenças neurológicas, psiquiátricas, endócrinas e cardiovasculares. As três principais cetecolaminas são: dopamina, noradrenalina e adrenalina.

Dopamina

A dopamina é o neurotransmissor predominante do sistema extrapiramidal dos mamíferos e das vias neuronais mesocorticais e mesolímbicas. Trata-se de um neurotransmissor monoaminérgico, produzido nos neurônios dopaminérgicos que se originam na área tegmental ventral (ATV), substância negra (SN), núcleos arqueado e periventricular do hipotálamo.

Noradrenalina (norepinefrina)

É o neurotransmissor da maioria das fibras simpáticas pós-ganglionares e de certas vias do SNC. Os efeitos produzidos pela ação da noradrenalina no organismo são diversos, sendo os mais notáveis aqueles associados à resposta de "luta ou fuga" frente a uma situação de perigo. No SNC, a maioria dos corpos celulares dos neurônios noradrenérgicos está localizada na região do *locus coeruleus* e na formação reticular do tronco encefálico, projetando-se para o córtex, hipocampo, amígdala, tálamo, cerebelo, tubérculo olfatório e medula espinhal. Essas conexões estão envolvidas no controle da pressão arterial, processos de aprendizagem, respostas ao estresse e percepção da dor.

Adrenalina (epinefrina)

Principal hormônio secretado pela medula suprarrenal, a adrenalina está relacionada com atividade nos nervos do sistema nervoso autônomo, nas respostas simpáticas e na medula da glândula suprarrenal. No SNC, são descritos sistemas adrenérgicos em alguns núcleos hipotalâmicos relacionados com atividade vasoconstritora, e ocorre síntese ínfima de adrenalina também no tronco cerebral.

■ Neurotransmissão catecolaminérgica

As catecolaminas são produzidas a partir do aminoácido tirosina, que é obtido por meio da dieta ou sintetizada no fígado (mediante conversão da fenilalanina pela enzima fenilalanina-hidroxilase). A primeira etapa da síntese das catecolaminas é a hidroxilação da tirosina em L-DOPA (L-3,4 di-hidroxifenilalanina) pela ação da enzima tirosina hidroxilase (TH), enzima citosólica encontrada apenas em células que contêm catecolaminas – essa reação é considerada limitante da velocidade da biossíntese das catecolaminas. Em seguida, a L-DOPA é convertida em dopamina pela ação da enzima dopa-descarboxilase. A dopamina formada no citoplasma é ativamente transportada para o interior de vesículas de armazenamento. Os neurônios adrenérgicos e noradrenérgicos têm, no interior dessas vesículas, a enzima dopamina β-hidroxilase (DβH), responsável em converter a dopamina em noradrenalina. Nos neurônios dopaminérgicos, as vesículas não têm a DβH e, assim, não ocorre a conversão da dopamina em noradrenalina. Os neurônios adrenérgicos apresentam ainda a enzima feniletanolamina n-metiltransferase (PNMT) que catalisa a reção de n-metilação da noradrenalina, convertendo esa molécula em adrenalina (Figura 11.4).

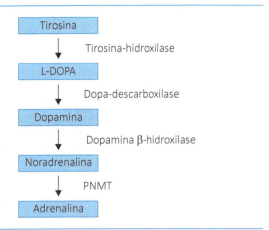

Figura 11.4 – Síntese das catecolaminas.
As catecolaminas endógenas (dopamina, noradrenalina e adrenalina) são todas sintetizadas a partir da tirosina. A oxidação da tirosina em di-hidroxifenilalanina (L-DOPA) é catalisada pela enzima tirosina hidroxilase. A seguir, a dopa-descarboxilase converte a L-DOPA em dopamina. Nos neurônios adrenérgicos, a dopamina-β-hidroxilase intravesicular converte a dopamina em noradrenalina e, nas células que expressam a enzima fenilentanolamina N-metiltransferase (PNMT), a noradrenalina é convertida em adrenalina.
Fonte: Desenvolvida pela autoria do capítulo.

Os transportadores de monoamina vesicular (VMAT) são inespecíficos, portanto podem transportar outras substâncias (p.ex., serotonina) e são responsáveis pelo armazenamento das catecolaminas citosólicas em vesículas sinápticas. Dois VMAT com propriedades farmacológicas e distribuições teciduais distintas foram caracterizados: o VMAT1, preferencialmente expresso nas células neuroendócrinas; e o VMAT2 expresso principalmente no SNC. Na fenda sináptica, as catecolaminas livres ligam-se a receptores específicos que podem ser encontrados tanto no terminal pós-sináptico como no pré-sináptico (autorreceptores). Além disso, essas moléculas podem ser recaptadas (Figura 11.5).

■ Receptores dopaminérgicos

Existem cinco subtipos de receptores dopaminérgicos: D1; D2; D3; D4; e D5. De acordo com as semelhanças estruturais e sensibilidade aos fármacos, esses subtipos de receptores foram organizados em duas famílias: família D1 (receptores D1 e D5) e família D2 (receptores D2, D3 e D4). Todos os receptores dopaminérgicos pertencem à família dos receptores transmembrana acoplados à proteína G (metabotrópicos).

Receptores dopaminérgicos do tipo D1

São os mais abundantes e mais bem distribuídos. Encontram-se no estriado dorsal, substância negra, área tegmental ventral, núcleo *acumbens*, hipotálamo, córtex frontal e bulbo olfatório, e estão implicados nos processos de memória, atenção, movimento, recompensa, motivação, entre outros.

Os receptores D1 e D5 são acoplados à proteína G estimulatória (Gs). Dessa maneira, quando ativados, os receptores acoplados à proteína Gs estimulam a enzima adenilato ciclase (AC) e aumentam a produção de monofosfato de adenosina cíclico (AMPc) e consequentemente causam ativação da proteína quinase dependente de AMPc (PKA) e de fatores de transcrição, como CREB (proteína de ligação ao elemento de resposta ao AMPc) – promovendo a ativação da cascata intracelular neuronal. A PKA fosforila também canais de cálcio do tipo L, promovendo aumento do Ca^{2+} citosólico, liberação de Ca^{2+} pelo retículo endoplasmático e ativação da calmodulina e proteína fosfatase 2B/calcineurina A1 (PP2B/CalnA1).

Receptores dopaminérgicos do tipo D2

Os receptores D2 estão localizados no estriado dorsal, núcleo *acumbens*, tubérculo olfatório, córtex pré-frontal, amígdala, área tegumental ventral, hipocampo, hipotálamo, hipófise e substância negra. Os receptores do tipo D2 também são encontrados nos neurônios dopaminérgicos, em que funcionam como autorreceptores inibitórios, responsáveis por controlar a liberação de dopamina. Já os receptores do tipo D3 e D4 parecem estar amplamente restritos às áreas do sistema límbico. Os receptores do tipo D2, D3 e D4 estão acoplados à proteína G inibitória (Gi), quando ativados, inibem a formação de AMPc. Além disso, podem ativar canais de K^+ e inibirem canais de Ca^{2+}. Assim, o efeito final da ativação dos receptores do tipo D2 é geralmente a diminuição da atividade neuronal.

■ Receptores adrenérgicos

Os efeitos da noradrenalina e da adrenalina são mediados pela família de receptores adrenérgicos (adrenoreceptores) α1, α2 e β, sendo que cada um deles possui três subtipos: α1A, α1B, α1C; α2A, α2B, α2C e β1, β2 e β3. Assim como os dopaminérgicos, todos os receptores adrenérgicos são membros da família de receptores acoplados à proteína G e estão preferencialmente acoplados a três tipos de proteína G; sendo o receptor α1 acoplado à Gq, o α2 acoplado à Gi e o receptor β acoplado à Gs. Quando comparada à noradrenalina, a adrenalina liga-se com maior afinidade a algumas classes e subtipos de receptores adrenérgicos, como o receptor β2. Em contrapartida, os receptores α1 e β1 apresentam maior afinidade com a noradrenalina. Os receptores α2A e α2C atuam como autorreceptores, desempenhando papel essencial na inibição da liberação pré-sináptica da noradrenalina nas terminações nervosas simpáticas, assim como em sítios específicos.

Capítulo 11 – Introdução aos sistemas de neurotransmissão

A
Neurônio pré-sináptico

B
Neurônio pré-sináptico

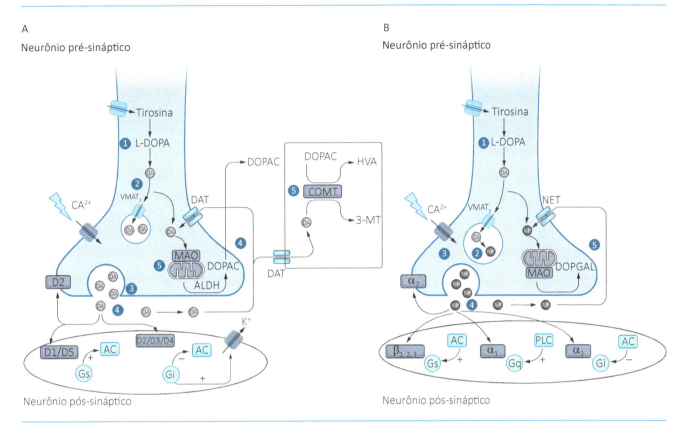

Figura 11.5 – Síntese, armazenamento, liberação e degradação da (A) dopamina e (B) noradrenalina/adrenalina.
Em (A), 1) a dopamina (DA) é sintetizada a partir da tirosina no terminal pré-sináptico por ação sequencial da tirosina-hidroxilase (TH) e dopa-descarboxilase. 2) A DA é capturada pelo VMAT$_2$ e após a chegada do potencial de ação é liberada por exocitose. 3) A DA presente na fenda sinaptica ativa autorreceptores pré-sinápticos (subtipo D2) e receptores pós-sinápticos da família D1 e D2. 4) O restante da DA sináptica é captada para o interior do neurônio pelos transportadores de DA (DAT). 5) A DA citosólica está sujeita a degradação pela monoamina oxidase (MAO) e aldeído desidrogenase (ALDH), dando origem ao 3,4-di-hidroxifenilacético (DOPAC), que posteriormente é convertido pela catecol-O-metiltransferase (COMT), dando origem ao ácido homovanílico (HVA). A COMT pode ainda promover a metilação da dopamina, formando a 3-metoxitiramina (3-MT). Em (B), 1) a DA sintetizada a partir da tirosina é transportada para a vesícula pelo VMAT$_2$. 2) No interior da vesícula, a DA é convertida em noradrenalina (NE) pela dopamina beta-hidroxilase. 3) A neurotransmissão é iniciada por um potencial de ação no neurônio pré-sináptico, que promove a fusão das vesículas sinápticas com a membrana plasmática mediante um processo dependente de Ca^{2+}. 4) A NE liberada na fenda sináptica pode ativar autorreceptores pré-sinápticos (subtipo α2) e/ou receptores adrenérgicos pós-sinápticos do subtipo α1, α2 e β. 5) O transportador de noradrenalina (NET), remove a NE da fenda sináptica, que 6) sofre degradação pela MAO e forma a 3,4-di-hidroxifenilglicoaldeído (DOPGAL).
Fonte: Desenvolvida pela autoria do capítulo.

Degradação das catecolaminas

O processo de recaptação das catecolaminas é importante tanto para o empacotamento desses neurotransmissores nas vesículas como para a sua metabolização. O transporte das catecolaminas pode ser feito pelo transportador de dopamina (DAT) ou pelo transportador de noradrenalina (NET). Apesar de não serem seletivos, o DAT tem maior afinidade com a dopamina, enquanto o NET tem maior afinidade com a noradrenalina. Esses transportadores atuam como cotransportadores de Na$^+$, Cl$^-$ e a amina em questão, utilizando o gradiente eletroquímico para o Na$^+$ como força motriz. O empacotamento dentro das vesículas ocorre por meio do VMAT, impulsionado pelo gradiente de prótons entre o citosol e o conteúdo vesicular.

As catecolaminas são degradadas pela ação de duas enzimas: a monoamina oxidase (MAO); e a catecol-O-metiltransferase (COMT). A MAO, que está localizada na membrana externa das mitocôndrias, possui duas isoformas, a MAO-A e a MAO-B. Ambas as isoformas são expressas no SNC; entretanto, apenas a MAO-B é expressa na periferia. A segunda mais importante via para o metabolismo das catecolaminas envolve a metilação de um dos grupos hidroxila do catecol, que é realizada pela COMT. A MAO converte a dopamina em 3,4-di-hidroxifenilacético (DOPAC), que é metabolizado pela enzima COMT, originando o ácido homovanílico (HVA). A COMT pode ainda, promover a metilação diretamente da dopamina formando a 3-metoxitiramina (3-MT), posteriormente convertida em HVA pela ação da MAO e da enzima aldeído desidrogenase (ALDH).

Em relação à noradrenalina/adrenalina, a reação enzimática catalisada pela MAO promove a formação de dois metabólitos – o ácido 3,4-dihidroximandélico (DOMA) e o ácido 3,4-di-hidroxifenilglicol (DHPG) –, que, posteriormente são metilados pela COMT em ácido vanililmandélico (VMA) e 3-metoxi-4-hidroxifenilglicol (MHPG), respectivamente.

Histamina

No sistema nervoso central a histamina está envolvida em diversos processos, como na regulação de funções como sono-vigília, temperatura, imunidade, dor, fome e comportamento agressivo. Os neurônios histaminérgicos estão localizados principalmente no hipotálamo posterior ventral, mas propagam-se por todo o encéfalo.

A síntese de histamina ocorre pela descarboxilação do aminoácido histidina, sob ação da enzima L-histidina descarboxilase (HDC). A histamina exerce suas ações biológicas ao combinar-se com receptores H1, H2, H3 e H4, todos acoplados à proteína G. Os receptores do tipo H1 são acoplados à proteína Gq/11; os do tipo H2 são acoplados à proteína Gs; H3 e H4 estão situados no terminal pré-sináptico (autorreceptores) e são acoplados à proteína Gi/o.

A degradação da histamina ocorre por duas vias: pela enzima histamina N-metiltransferase (HNMT); ou pela diamino oxidase (DAO). Por intermédio da metilação da histamina pela HNMT, ocorre a formação da N-metil-histamina, que é convertida em N-metilimidazol acetaldeído pela DAO. Em seguida, a enzima xantino oxidase converte a molécula de N-metilimidazol acetaldeído no produto final, que é o ácido N-metilimidazol acético. Pela outra via, a DAO promove a desaminação oxidativa, em que a histamina é metabolizada em imidazol acetaldeído; esse metabólito é, então, convertido em ácido imidazol acético, pela ação da xantino oxidase. Posteriormente, o ácido imidazol acético é convertido em ácido N-ribosilimidazol acético pela ação da enzima ribosil transferase.

Indolaminas

É o grupo de aminas que têm o radical indol, cujo precursor é o aminoácido triptofano. As principais indolaminas que exercem função no SNC são a serotonina e a melatonina.

Serotonina

Alvo de estudos há mais de 60 anos, a serotonina (5-hidroxitriptamina ou 5-HT), a princípio, foi descrita como uma substância vasodilatadora e anos depois como um neurotransmissor importante do SNC. A serotonina está envolvida em importantes transtornos neuropsiquiátricos como o uso e abuso de drogas, depressão e ansiedade. Além disso, está relacionada como o controle do metabolismo, sono, temperatura, fome e motilidade gastrointestinal e vasodilatação.

A serotonina é sintetizada a partir do triptofano, um aminoácido essencial obtido a partir da dieta. A síntese ocorre por dois processos: hidroxilação seguida de descarboxilação. A hidroxilação decorre da ação da triptofano-hidroxilase (TPH), originando o 5-hidroxitriptofano (5-HTP), que é, então, descarboxilado pela ação da 5-hidroxitriptofano-descarboxilase (5-HTD) originando a 5-hidroxitriptamina (5-HT), mais conhecida como serotonina (Figura 11.6)

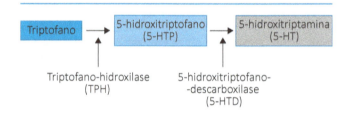

Figura 11.6 – Síntese da serotonina.
A síntese de serotonina começa com a hidroxilação do triptofano em virtude da ação da triptofano-hidroxilase (TPH), originando 5-hidroxitriptofano (5-HTP), que é, então, descarboxilado pela ação da 5-hidroxitriptofano-descarboxilase (5-HTD) e origina a 5-hidroxitriptamina (5-HT), mais conhecida como serotonina.
Fonte: Desenvolvida pela autoria do capítulo.

Após a síntese, a serotonina (5-HT) é armazenada em vesículas com o auxílio do transportador VMAT, seguindo o mesmo processo de armazenamento dos outros neurotransmissores discutidos até o momento. As vesículas são liberadas pelos neurônios serotoninérgicos por exocitose após a despolarização do terminal pré-sináptico e influxo de Ca^{2+} (Figura 11.8). Após a liberação, a 5-HT circulante na fenda sináptica pode ser recaptada por mediação do transportador específico de 5-HT (SERT), ou realizar sua ação nos receptores serotonérgicos.

Os receptores de 5-HT são classificados em diferentes subtipos, que vão do 5-HT1 ao 5-HT7, e são subdivididos em subfamílias. A subfamília do 5HT1 contém cinco membros (1A, 1B, 1D, 1E e 1F) que são acoplados à proteína Gi e inibem a adenilato ciclase. Esses receptores são encontrados em abundância no encéfalo, e há evidências de que estejam envolvidos na regulação do humor e de outros comportamentos. O receptor do tipo 5HT1A é provavelmente o mais estudado e é correlacionado aos transtornos de ansiedade e depressão. Esses receptores são encontrados principalmente nos corpos celulares dos núcleos da rafe e em neurônios pós-sinápticos do hipocampo. Como mencionado anteriormente, os receptores 5-HT1A são do tipo metabotrópico, acoplado à proteína Gi, e sua ativação resulta na redução na produção de AMPc e abertura de canais de potássio, promovendo a hiperpolarização neuronal.

Os receptores da família 5HT2 possuem três membros e são acoplados à proteína Gq, ativando a fosfolipase C (PLC). Eles estão distribuídos por todo o SNC, trato gastrointestinal e plaquetas. Os receptores do tipo 5HT3 são canais iônicos dependentes de ligante e encontrados no SNC e no trato gastrointestinal. Os receptores do tipo 5HT4, 5HT6 e 5HT7 são acoplados à proteína Gs.

A degradação da 5-HT ocorre primeiramente pela desaminação oxidativa promovida pela enzima MAO, resultando como produto o 5-hidroxiindol acetaldeído (5-HIA). O 5-HIA pode ser metabolizado pela enzima aldeído desidrogenase, formando o ácido 5-hidroxindolacético (5-HIIA) ou o acetaldeído pode ser reduzido em álcool, dando origem ao 5-hidroxitriptofol. (Figura 11.7).

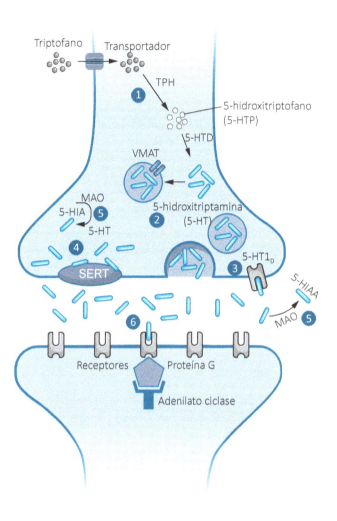

Figura 11.8 – Síntese, armazenamento, liberação e degradação da serotonina.

1) A serotonina é sintetizada a partir do triptofano, que entra no neurônio através do transportador de membrana de aminoácidos. 2) A serotonina é, então, armazenada em vesículas por intermédio do transportador VMAT e é liberada quando ocorre a despolarização do terminal sináptico e consequente entrada de Ca^2. 3) Quando liberada na fenda sináptica, a serotonina pode interagir com autorreceptores 5HT1a acoplados à proteína Gi/o, autorregulando a liberação de serotonina pelo terminal pré-sináptico do neurônio serotonérgico. 4) A serotonina pode ser recaptada para o terminal pré-sináptico por meio do transportador específico de 5-HT (SERT). 5) Essa substância pode também ser degradada; 6) ou interagir com receptores serotonérgicos nos terminais pós-sinápticos, desencadeando mecanismos intracelulares conforme o tipo de proteína G a que é acoplado cada subtipo de receptor.

Fonte: Desenvolvida pela autoria do capítulo.

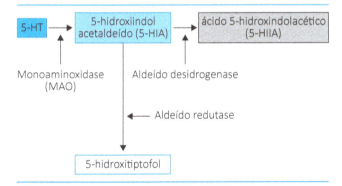

Figura 11.7 – Degradação da serotonina.

A degradação da 5-HT ocorre primeiramente pela desaminação oxidativa por meio da enzima MAO, resultando como produto o 5-HIA. A partir do 5-HIA existem duas vias: pela ação mais comum da enzima aldeído desidrogenase, convertendo o 5-HIA em ácido 5-HIIA; e pela ação mais rara por meio da enzima aldeído redutase em álcool, dando origem ao 5-hidroxitriptofol.

Fonte: Desenvolvida pela autoria do capítulo.

■ Aminoácidos

Entre todas as classes de neurotransmissores, os aminoácidos constituem a mais abundante no SNC, sendo os aminoácidos glutamato e GABA os encontrados em maiores concentrações e em praticamente todas as regiões do encéfalo. Os aminoácidos são classificados em monocarboxílicos e dicarboxílicos.

Em aminoácidos monocarboxílicos devem constar o neurotransmissor β-alanina além dos neurotransmissores GABA e glicina que estão ao final da parte de aminoácidos dicarboxílicos. Favor trazer esses dois últimos tópicos para logo após o término do texto da β-alanina.

Aminoácidos monocarboxílicos

Os aminoácidos monocarboxílicos compreendem os neurotransmissores com característica inibitória e correspondem a β-alanina, GABA, glicina e taurina.

β-alanina

A β-alanina é um aminoácido simples de ocorrência natural endógena produzido no fígado e também pode ser adquirido por meio do consumo de alimentos. No encéfalo, a β-alanina é encontrada em células da glia e de neurônios, podendo atuar como neuromodulador e neurotransmissor, atuando como depressor de atividades neuronais. Estudos evidenciam a importância das diferentes vias de biossíntese da β-alanina e que alterações nas enzimas responsáveis pela sua formação estão alteradas em indivíduos que apresentam crises epilépticas.

A β-alanina não possui receptor específico, podendo ligar-se aos receptores gabaérgicos do tipo A (GABAa) e do tipo C (GABAc), além de se ligar em sítios coagonistas de glicina nos receptores glutamatérgicos do tipo NMDA e em receptores glicinérgicos.

Ácido γ-aminobutírico (GABA)

A molécula de GABA é sintetizada pela descarboxilação do glutamato e pela ação da enzima decarboxilase do ácido glutâmico (GAD), que enzima necessita da vitamina B6 como cofator. Após ser sintetizado, o GABA é acondicionado em vesículas no neurônio pré-sináptico por meio do transportador vesicular (vGAT). Assim como a maioria dos neurotransmissores citados até o momento, o GABA contido nas vesículas é liberado para a fenda sináptica após a mobilização das vesículas acopladas ao citoesqueleto da célula (mecanismo que requer a participação de Ca^{2+}). Na fenda sináptica, o GABA pode ter diversos destinos: 1) ser recaptado por transportadores de membrana (GAT) encontrados no neurônio pré-sináptico; 2) agir em receptores pós-sinápticos ionotrópicos e/ou metabotrópicos; 3) agir em autorreceptores presentes na membrana do neurônio pré-sináptico; 4) ser captado por células da glia (através do GAT) e metabolizado em glutamina (Figura 11.12).

Esse neurotransmissor liga-se a receptores específicos que podem ser do tipo ionotrópico (GABAA e GABAC) e metabotrópico (GABAB).

1) GABAA: receptores ionotrópicos, que consiste em cinco subunidades proteicas que formam um canal iônico. Já foram descritas 16 subunidades diferentes para GABAA (α1-6, β1-3, γ1-3, δ, ϵ, π e θ); contudo, a maioria dos receptores gabaérgicos é constituído por duas subunidades α, duas subunidades β e uma subunidade γ. Quando ocorre a ligação de duas moléculas de GABA nas subunidades α, o receptor GABAA é ativado, gerando a abertura do canal promovendo o influxo de íons Cl^- e consequente hiperpolarização da célula (Figura 11.12).

2) GABAC: receptores ionotrópicos cuja estrutura é semelhante ao GABAA, porém são constituídos por três subunidades (ρ1-3) e têm distribuição restrita no SNC.

3) GABAB: receptores metabotrópicos acoplados às proteínas Gi/o cuja ativação promove a diminuição da formação de AMPc e a abertura de canais de K^+. Esse receptor pode ser encontrado no neurônio pós-sináptico e no terminal do neurônio pré-sináptico, atuando como autorreceptor modulando sua própria liberação.

Além de ter um sítio de ligação ortostérico (local de ligação com o neurotransmissor GABA), os receptores GABAA têm sítios de modulação alostéricos, em que diferentes fármacos ligam-se e modulam a ativação desse receptor (Figura 11.9).

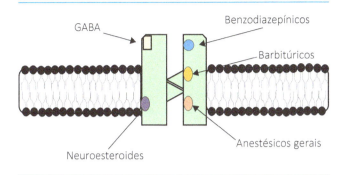

Figura 11.9 – Sítios alostéricos do receptor GABAA.
Sítios de modulação alostérica positiva dos fármacos benzodiazepínicos, barbitúricos, anestésicos gerais e neuroesteroides.

Os receptores de GABA agem em muitos circuitos e funções neurais. Os fármacos que modulam esses receptores influenciam os comportamentos de atenção, formação da memória, ansiedade, sono e o tônus muscular. A ação inibitória do GABA, mediante ativação do receptor GABAA, está relacionada com comportamentos agressivos e impulsividade. Fármacos que atuam como agonistas dos receptores GABAA, como muscimol, barbitúricos, benzodiazepínicos e carbamatos apresentam efeitos ansiolíticos e anticonvulsivantes. Entre os principais antagonistas, podemos citar bicuculina, cicutoxina e picrotoxina.

Glicina

A glicina é um aminoácido simples, não essencial, que desempenha diversas funções importantes nos organismos vivos. Além do seu papel na síntese e metabolismo de proteínas, a glicina é um dos principais neurotransmissores inibitórios presentes na medula espinhal e no tronco cerebral dos vertebrados. Sua ação nessas regiões implica na coordenação de respostas reflexas, processamento de sinais sensoriais e sensação de dor. Além disso, a glicina também participa da neurotransmissão excitatória, atuando como coagonista ou modulador dos receptores glutamatérgicos do tipo NMDA no bulbo olfatório, córtex cerebral, hipocampo e cerebelo.

Os neurônios glicinérgicos estão envolvidos no relaxamento muscular e também no processamento de informações visuais pela retina. A estricnina, um potente antagonista dos GlyRs, promove espasmos musculares fatais. Outros antagonistas importantes dos GlyRs são: a picrotoxina, o sulfato de pregnenolona, a tropizetrona e as colchicinas.

A maior parte da glicina encontrada no encéfalo é sintetizada a partir da serina. Na mitocôndria, a enzima serina hidroximetiltransferase (SHMT) converte a serina em glicina. Após sua síntese, a glicina é armazenada em vesículas sinápticas por meio do transportador vesicular de aminoácidos inibitório (VIAAT) ou pelo transportador vesicular GABAérgico (VGAT). Como a glicina pode compartilhar o transportador vesicular do GABA, alguns terminais pré-sinápticos têm vesículas que acumulam simultaneamente glicina e GABA, liberando ambos neurotransmissores após a chegada do potencial de ação.

A ação inibitória da glicina é mediada pelos receptores glicinérgicos (GlyR), pertencentes à superfamília dos canais iônicos controlados por ligantes. Esses receptores são canais de cloreto, formados por associações pentaméricas com dois tipos de subunidades: a subunidade α (α1-α4); e a subunidade β. Os GlyR podem ser ativados também pela β-alanina e taurina.

Embora seja um potente neurotransmissor inibitório, a glicina também participa da neurotransmissão excitatória, modulando a atividade do receptor glutamatérgico ionotrópico NMDA.

A ação sináptica da glicina é finalizada por dois transportadores, o GLYT1 e o GLYT2, localizados na membrana plasmática glial e nos terminais pré-sinápticos, respectivamente. Depois de recaptada, a glicina pode ser armazenada novamente nas vesículas por meio dos transportadores vesiculares (VIAAT e VGAT) ou ser hidrolisada pelo sistema de clivagem de glicina (GCS), um complexo mitocondrial multienzimático formado por quatro proteínas: proteína-P; proteína-T; proteína-H; e proteína-L.

Aminoácidos dicarboxílicos

Os aminoácidos dicarboxílicos compreendem os neurotransmissores com característica excitatória e correspondem ao glutamato e ao aspartato.

Glutamato

O aminoácido glutamato é o principal neurotransmissor excitatório do SNC. Precursor da síntese do neurotransmissor inibitório GABA, o glutamato é ainda um substrato energético e o componente essencial para a síntese proteica e para o metabolismo intermediário. O glutamato participa do desenvolvimento neuronal, processos de plasticidade sináptica, aprendizado, memória, epilepsia, isquemia neural e dependência das drogas de abuso. O controle dos níveis de glutamato é complexo e envolve vários elementos específicos da célula, incluindo transportadores de membrana e enzimas presentes em neurônios e astrócitos.

A maior parte do glutamato presente no encéfalo é sintetizado no interior da célula pela adição de um grupo amino à molécula de α-cetoglutarato ou pela remoção do grupo amino da molécula de glutamina. As enzimas que catalisam essas reações são a aminotransferase e a glutaminase, respectivamente. A glutaminase, também conhecida como glutaminase fosfato ativado (PAG), catalisa a hidrólise do grupo amina da glutamina para formar amônia e glutamato. Já a enzima aminotransferase, promove a transaminação do α-cetoglutarato, formando piruvato e glutamato (Figura 11.10).

Depois de sintetizado, o glutamato é armazenado em vesículas por intermédio do transportador vesicular de glutamato (VGluT) e sua liberação decorre da fusão das vesículas intracelulares com a membrana pré-sináptica, após a despolarização do terminal do axônio, liberando o conteúdo das vesículas para a fenda sináptica.

O glutamato promove suas ações mediante interações com seus receptores ionotrópicos e/ou metabotrópicos (mGLU) presentes na superfície dos dentritos dos neurônios pós-sinápticos. Os três principais receptores glutamatérgicos ionotrópicos são: N-metil-D-aspartato (NMDA); amino-3-hidroxi-5-metil-4-isoxazolpropiônico (AMPA); e cainato (KA). Esses receptores são compostos por quatro subunidades que formam um poro central com condutância seletiva para Ca^{2+} e Na^+. Existem vários subtipos de receptores NMDA, AMPA e KA, classificados conforme as diferentes combinações das subunidades de proteínas que os formam. Para os receptores NMDA já foram identificadas sete subunidades proteicas denominadas de GluN1, GluN2A-D e GluN3A-B. Para os receptores AMPA foram identificadas quatro subunidades GluA1-4 e para os receptores do tipo cainato foram identificadas as subunidades GluK1-GluK5. De acordo com a combinação dessas subunidades, os receptores apresentam maior ou menor permeabilidade ao influxo de íons.

Fisiologicamente, os receptores AMPA, NMDA e Cainato estão relacionados à transmissão sináptica rápida. A ativação desses receptores pode iniciar cascatas de sinalização intracelular dependente de cálcio, alterando a expressão gênica e a força sináptica.

Quando o glutamato se liga aos domínios extracelulares das subunidades dos receptores ionotrópicos, as proteínas alteram sua conformação e permitem o influxo de cátions (Ca^{2+} e Na^+) através da membrana plasmática, e isso resulta na despolarização da célula pós-sináptica (Figura 11.10). Quando a membrana encontra-se em repouso, os receptores do tipo NMDA apresentam um íon magnésio (Mg^{2+}) que bloqueia sua ativação, requerendo uma pequena despolarização para a remoção do íon Mg^{2+} e assim ser passível de ativação.

Existem oito subtipos de receptores glutamatérgicos metabotrópicos (mGlu1-8) que são reunidos em três grupos de acordo com sua homologia. Os receptores do grupo I são acoplados à proteína Gq que ativam as cascatas de segundos mensageiros promovendo aumento intracelular de Ca^{2+}. Já os receptores dos grupos II e III são acoplados à proteína Gi e inibem a formação de AMPc.

Uma vez liberado, o glutamato pode ser recaptado por intermédio dos transportadores de aminoácidos excitatórios (EAAT) localizados na membrana de células da glia e nos neurônios pré-sinápticos. Nas células da glia, o glutamato é transformado em glutamina e esta é transportada através da membrana para o neurônio pré-sináptico novamente, onde a glutamina é convertida novamente a glutamato pela enzima glutaminase que é então armazenado em vesículas para posteriormente ser liberado (Figura 11.11).

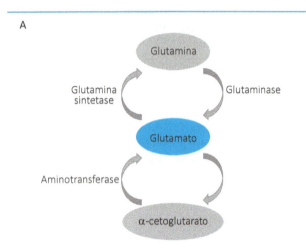

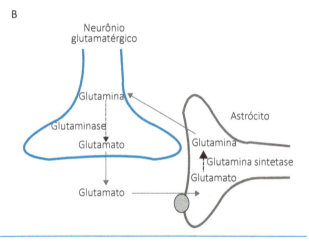

Figura 11.10 – Síntese do glutamato.
Em (A), está representada a síntese de glutamato a partir das moléculas de α-cetoglutarato e glutamina. Em (B), está representada a captação de glutamina dos astrócitos para a síntese de glutamato.
Fonte: Desenvolvida pela autoria.

Capítulo 11 – Introdução aos sistemas de neurotransmissão

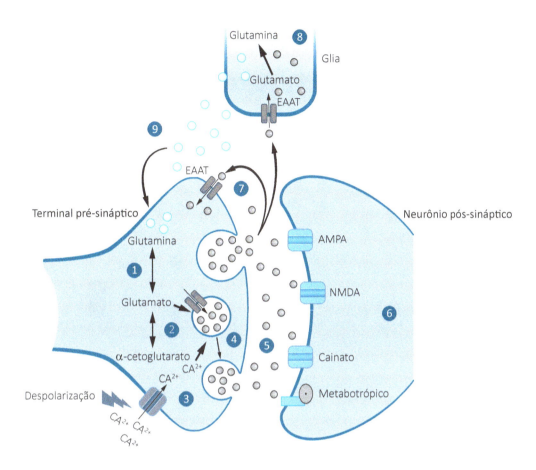

Figura 11.11 – Síntese, armazenamento, liberação, ação e degradação do glutamato.
1) A glutaminase (PAG) catalisa a hidrólise do grupo amina da glutamina para formar glutamato. A enzima aminotransferase promove a transaminação do α-cetoglutarato, formando piruvato e glutamato. 2) Depois de sintetizado, o glutamato é armazenado em vesículas por meio do transportador vesicular de glutamato (vGluT). 3) A liberação ocorre pela fusão das vesículas intracelulares com a membrana do neurônio glutamatérgico (realizada após a despolarização do terminal do axônio), liberando o conteúdo das vesículas para a fenda sináptica (4). Na fenda sináptica, o glutamato pode 5) interagir com receptores ionotrópicos do tipo NMDA, AMPA e cainato e/ou com receptores metabotrópicos acoplados à proteína Gq/i, desencadeando respostas fisiológicas no neurônio pós-sináptico (6); ou 7) ser recaptado por transportadores de aminoácidos excitatórios (EAAT) localizados na membrana dos neurônios pré-sinápticos; ou ainda, 8) ser recaptado por células da glia, que transformam o glutamato em glutamina que, por sua vez, é transportada novamente (via transportador de membrana) para o neurônio pré-sináptico.
Fonte: Desenvolvida pela autoria.

Aspartato

O aspartato (ou ácido aspártico) é naturalmente sintetizado pelos mamíferos e, portanto, é classificado como um aminoácido não essencial. Apesar de estar intimamente relacionado ao glutamato e atuar como agonista seletivo de receptores glutamatérgicos do tipo NMDA, o papel do aspartato na neurotransmissão excitatória continua sendo investigado.

■ Degradação

Após ser captado por células da glia (através do GAT), o GABA é metabolizado primeiramente em glutamato através da GABA transaminase (GABAT) e, depois, degradado em glutamina pela glutamina sintase. A glutamina, então, pode ser novamente captada pelo neurônio gabaérgico pré-sináptico e iniciar um novo ciclo de formação de glutamato e GABA (Figura 11.12).

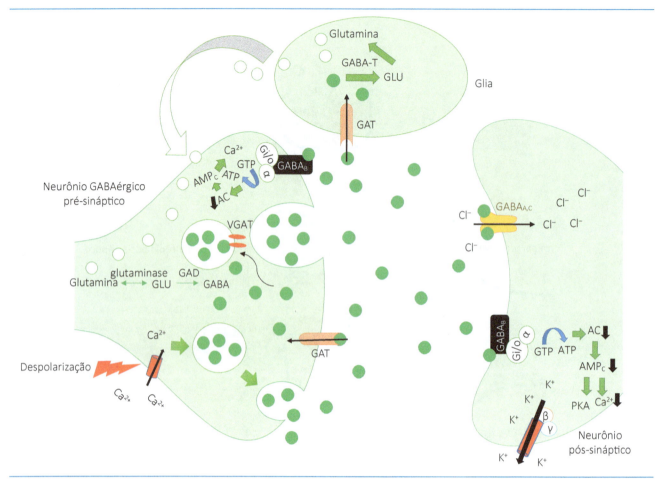

Figura 11.12 – Síntese, armazenamento, liberação, ação e degradação do GABA.
O GABA é sintetizado pela descarboxilação do glutamato pela ação da enzima decarboxilase do ácido glutâmico (GAD). Após ser sintetizado, o GABA é acondicionado em vesículas no neurônio pré-sináptico por meio do transportador vesicular (VGAT). Assim como a maioria dos neurotransmissores, o GABA contido nas vesículas é liberado para a fenda sináptica após a mobilização das vesículas. Na fenda sináptica, o GABA pode ter diversos destinos: 1) ser recaptado por transportadores de membrana (GAT) encontrados no neurônio pré-sináptico; 2) agir em receptores pós-sinápticos ionotrópicos e/ou metabotrópicos; 3) agir em autorreceptores na membrana do neurônio pré-sináptico; 4) ser captado por células da glia (através do GAT) e metabolizado em glutamina.

Peptídeos neuroativos

Muitos neurotransmissores são derivados de precursores de proteínas, os chamados neurotransmissores peptídeos, que podem atuar como neurotransmissores ou neuromoduladores. Atualmente, são conhecidos mais de 100 peptídeos neuroativos que podem ser excitatórios ou inibitórios.

Neuropeptídeos opioides

A descoberta dos peptídeos opioides foi resultado da busca por substâncias endógenas que tivessem atividade agonista no receptor opioide. Os peptídeos opioides endógenos são substâncias produzidas pelo SNC que agem em receptores opioides e estão amplamente distribuídos por todo encéfalo, glândulas endócrinas e outras regiões do organismo (p.ex., gastrointestinal). As quatro maiores famílias desses peptídeos são: β-endorfinas, encefalinas, dinorfinas e orfanina FQ/nociceptinas.

Os peptídeos opioides e seus precursores são produzidos na soma dos neurônios, conforme demanda fisiológica do organismo. Essas moléculas são processadas no retículo endoplasmático e seguem para o complexo de Golgi, onde passam por novos processamentos. Então, os peptídeos migram do complexo de Golgi para o terminal do axônio em vesículas secretoras através do transporte axonal rápido.

Cada peptídeo opioide origina-se de uma proteína precursora sujeita a processos de clivagem (por enzimas semelhantes à tripsina) e processos translacionais bastante complexos, que dão origem a diferentes peptídeos ativos e inativos (Figura 11.13). A síntese de um determinado peptídeo depende das peptidases presentes no lúmen do retículo endoplasmático,

Capítulo 11 – Introdução aos sistemas de neurotransmissão

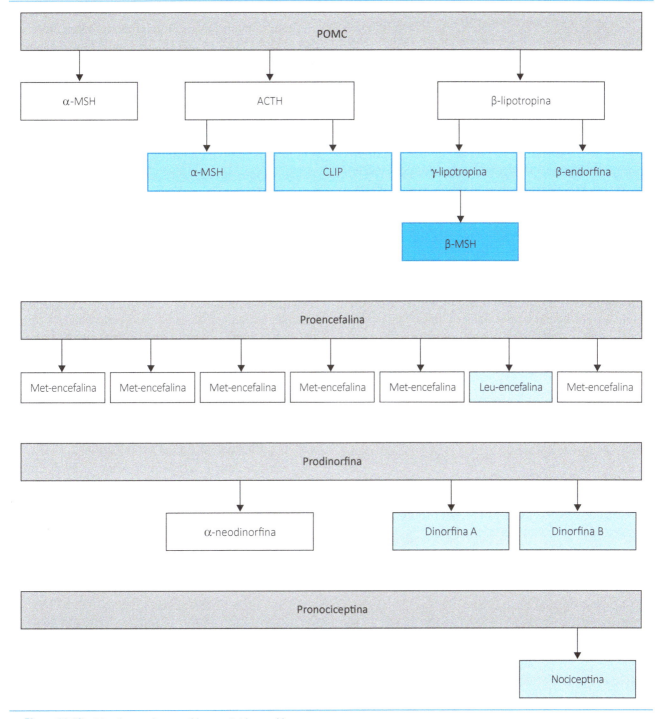

Figura 11.13 – Biossíntese dos peptídeos opioides endógenos.
Cada peptídeo opioide origina-se de uma proteína precursora. Cada proteína precursora está sujeita a processos de clivagem (por enzimas semelhantes à tripsina) e processos translacionais bastante complexos que darão origem a diferentes peptídeos ativos e inativos.
POMC: pré-pró-opiomelanocortina; MSH: hormônio estimulador dos melanócitos; ACTH: hormônio adrenocorticotrófico; LPH: lipotropina; CLIP: peptídeo intermediário semelhante a corticotrofina.
Fonte: Desenvolvida pela autoria do capítulo.

no complexo de Golgi ou nas vesículas, sendo que os peptídeos opioides compartilham uma sequência aminoterminal comum Tyr-Gly-Gly-Phe-(met ou leu).

β-endorfina

As β-endorfinas são produzidas a partir da clivagem de uma proteína precursora chamada "pré-pro-opiomelanocortina" (POMC). A clivagem proteolítica da POMC resulta na formação de três peptídeos principais: hormônio adrenocorticotrófico (ACTH); hormônio estimulador dos melanócitos (MSH); e β-lipotropina. A β-lipotropina é clivada e origina a β-endorfina.

Dinorfina

Outra proteína precursora de peptídeos opioides é a pró-dinorfina. A clivagem dessa proteína resulta na produção de diversos peptídeos opioides, tais como dinorfina A, dinorfina B e α-neodinorfina.

Encefalina

As encefalinas são sintetizadas a partir da clivagem da proteína pró-encefalina. Essa proteína tem várias cópias do peptídeo met-encefalina e uma única cópia da leu-encefalina.

Orfanina FQ/nociceptinas

As orfaninas FQ/nociceptinas são produzidas pela clivagem da proteína pronociceptina.

Neurotransmissão opioidérgica

Como a maioria dos neurotransmissores, após serem sintetizados, os peptídeos opioides são armazenados em vesículas. Quando o terminal é ativado e ocorre o influxo de íons cálcio, a entrada desses íons promove a ativação do transporte axoplasmático e as vesículas são transportadas para o terminal do axônio. No terminal, as vesículas interagem com a membrana do terminal do neurônio pré-sináptico e liberam os peptídeos na fenda sináptica.

Os receptores opioides estão acoplados às proteínas G inibitórias (Gi/o). Dessa maneira, após ativação desses receptores por agonistas endógenos ou exógenos, a subunidade Gα promovem inibição da enzima AC e diminuição da produção de AMP cíclico. Além disso, as subunidades Gβγ inibem os canais de cálcio dependentes de voltagem do tipo N, P/Q e L, diminuindo a entrada de cálcio, reduzindo a fusão das vesículas sinápticas com o terminal dos axônios, bloqueando a liberação de neurotransmissores. Os opioides, por meio da subunidade Gβγ, também promovem a ativação de canais retificadores de influxo de potássio, sensíveis à proteína G (GIRK), processo que pode promover a hiperpolarização dos neurônios. Após a ativação, os receptores opioides podem ser fosforilados. Essa fosforilação favorece o acoplamento desses receptores com moléculas de β-arrestina 2, que promovem a internalização desses receptores.

A remoção dos neuropeptídeos da fenda sináptica ocorre de maneira lenta. O metabolismo dos neuropeptídeos se processa por meio de peptidases presentes no meio extracelular. Por exemplo, as encefalinas são degradas por uma enzima, a peptidil-dipeptidase.

Quadro 11.1 – Ação e seletividade dos peptídeos opioides endógenos.

Peptídeo	Sequência de aminoácidos	Receptores			
		MOP	DOP	KOP	NOP
Leu-encefalina	Tyr-Gly-Gly-Phe-Leu	++	+++		
Met-encefalina	Tyr-Gly-Gly-Phe-Met	++	+++		
Dinorfina A	Tyr-Gly-Gly-Phe-Leu-Arg-Arg-Ile-Arg-Pro-Lys-Leu-Lys	++		+++	
Dinorfina B	Tyr-Gly-Gly-Phe-Leu-Arg-Arg-Gln-Phe-Lys-Val-Val-Thr	+	+	+++	
β-endorfina	Tyr-Gly-Gly-Phe-Met-Thr-Ser-Glu-Lys-Ser-Gln-Thr-Pro-Leu-Val-Thr-Leu-Phe-Lys-Asn-Ala-Ile-Ile-Lys-Asn-Ala-Tyr-Lys-Gly-Glu	+++	+++		
Nociceptina	Phe-Gly-Gly-Phe-Thr-Gly-Ala-Arg-Lys-Ser-Ala-Arg-Lys-Leu-Ala-Asn-Gln				+++

Fonte: Desenvolvido pela autoria do capítulo.

Hormônio Liberador de Corticotrofina (CRF)

O hormônio liberador de corticotrofina, ou CRF, é um peptídeo composto por 41 aminoácidos. A primeira identificação do CRF foi feita em neurônios do núcleo paraventricular hipotalâmico (PVN) e, por isso, é conhecido por ser o principal mediador neuroendócrino da ativação do eixo hipotálamo-hipófise-adrenal, (HHA), resultando na liberação de glicocorticosteroides frente a um estímulo estressor.

O SNC tem neurônios CRFérgicos e receptores para CRF em várias regiões anatômicas extra-hipotalâmicas. A presença de neurônios CRFérgicos e RNAm codificadores para receptores de CRF foi identificada em diversas áreas encefálicas, incluindo a amígdala, Núcleo Leito da Estria Terminal (BNST, do inglês *bed nucleus of the stria terminalis*), núcleo *acumbens*, córtex cerebral, matéria cinzenta periaquedutal, hipocampo, *locus coeruleus*, núcleos da rafe, entre outras.

Existe apenas um gene que codifica o CRF, localizado no braço longo do cromossomo 8 (8q13). Esse gene é transcrito e traduzido em um precursor inativo composto por 196 aminoácidos, o pre-pro-CRF, que é clivado proteoliticamente, originando o peptídeo funcionalmente ativo – o CRF1-41. A expressão do CRF também pode ser regulada por retroalimentação negativa, mediante aumento da concentração plasmática de glicocorticosteroides e ACTH, que estimulam o hipotálamo a diminuir a secreção de CRF.

O CRF exerce sua ação biológica por meio de sua ligação em dois receptores pertencentes à classe de receptores transmembrana acoplados à proteína Gs; o CRF1 e o CRF2. A ligação do CRF com seus receptores desencadeia uma série de sinalizações intracelulares. Por exemplo, a ativação da enzima adenilato ciclase, que catalisa a formação do AMPc, que, por sua vez, promove a ativação da proteína quinase dependente de AMPc, a PKA (Figura 11.14).

O CRF parece ser suscetível à ação proteolítica de três exopeptidases capazes de realizar sua degradação: 1) a enzima conversora de angiotensina (ECA), que cliva o CRF em quatro fragmentos diferentes, sendo o principal o CRF1-27; 2) a endopeptidase neutra (NEP), que é capaz de clivar o CRF em sete fragmentos, sendo o principal o CRF1-26; e 3) A aminopeptidase-N (AP-N), em que são formados dois fragmentos, sendo o CRF2-24 o principal (Figura 11.14).

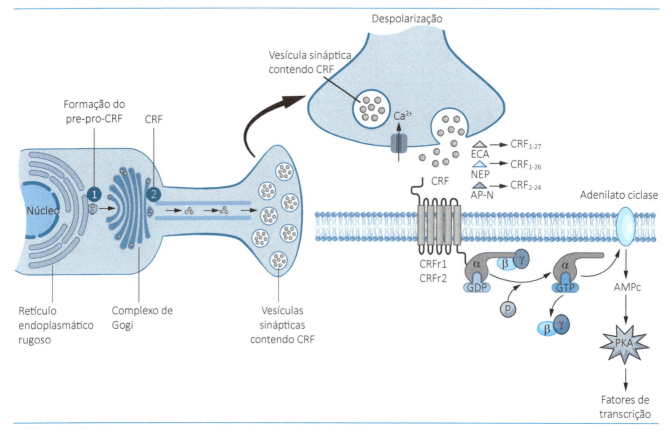

Figura 11.14 – Síntese, armazenamento, liberação e degradação do CRF.
Primeiramente ocorre a síntese do precursor inativo Pre-Pro-CRF no retículo endoplasmático rugoso e formação do peptídeo CRF e empacotamento em vesículas pré-sinápticas. Após despolarização do neurônio pré-sináptico, pelo potencial de ação ocorrem a abertura dos canais de Ca^{2+} voltagem-dependente e o influxo desse íon, o que causa a mobilização das vesículas e a liberação do CRF na fenda sináptica. Na fenda sináptica, o CRF exerce sua ação biológica ligando-se aos receptores CRF1 e CRF2, o que desencadeia uma série de sinalizações intracelulares. Desse modo, ocorre a ativação da enzima AC, que catalisa a formação do AMPc, que, por sua vez, promove a ativação da proteína quinase dependente de AMPc, a PKA (que participa da via de transdução de sinais desencadeada pelo CRF, incluindo a ativação de fatores de transcrição, proteínas intracelulares, canais iônicos e outros efetores).
Fonte: Desenvolvida pela autoria do capítulo.

■ Purinas

"Purina" é a denominação dada às bases nitrogenadas como adenina e guanina (formadas por dois anéis carbônicos), bem como a seus derivados formados por ligações destas bases com açúcares (nucleosídeos e nucleotídeos) como adenosina, adenosina 5'-trifosfato (ATP) e guanosina 5'-trifosfato (GTP), entre outros (Figura 11.15).

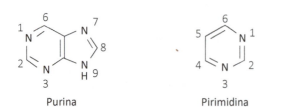

Figura 11.15 – Diferenças nas estruturas moleculares de purinas (formadas por anel carbônico duplo) e pirimidinas (formadas por anel carbônico simples).

As purinas são amplamente conhecidas por seu papel fundamental no metabolismo energético e síntese de DNA/RNA. No entanto, essas moléculas também funcionam como sinalizadores extracelulares, os quais, interagindo com seus receptores localizados na superfície da membrana celular, promovem uma série de efeitos fisiológicos e/ou farmacológicos. Apesar de existirem várias moléculas diferentes classificadas como purinas (em virtude da similaridade nos processos de síntese, armazenamento, liberação, ação sobre os receptores purinérgicos e metabolismo), nesta sessão daremos ênfase a duas das purinas mais relevantes nos processos de neurotransmissão: ATP e adenosina.

Em razão de seu envolvimento no metabolismo energético, a 5'-trifosfato de adenosina (ATP) e, consequentemente, seus derivados (ADP, adenosina, entre outros) são encontrados em absolutamente todas as células vivas – incluindo neurônios. O ATP é constituído pela junção de três moléculas distintas: adenina; pentose (açúcar); e uma cadeia com três fosfatos. Já a adenosina é formada por uma base nitrogenada mais uma pentose (Figura 11.16).

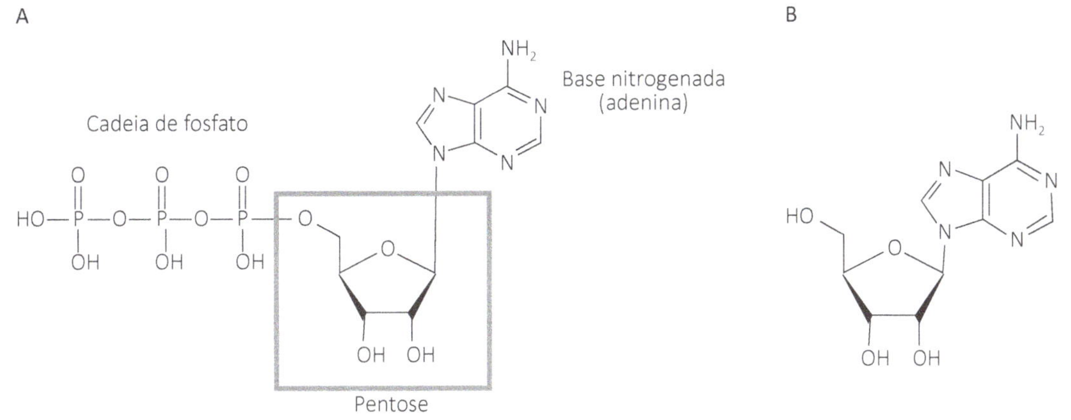

Capítulo 11 – Introdução aos sistemas de neurotransmissão

Figura 11.16 – Estruturas moleculares (A) trifosfato de adenosina (ATP) e (B) da adenosina.

O ATP é formado pela junção entre as moléculas de adenina, pentose e cadeia de fosfato, processo que pode ocorrer por: 1) fosforilação do 5'-difosfato de adenosina (ADP) por meio de cinases citoplasmáticas; 2) durante a glicólise (quebra da molécula de glicose para extração de energia); 3) ciclo do ácido cítrico (ciclo de Krebs); e 4) em neurônios, predominantemente pela fosforilação oxidativa nas mitocôndrias. Várias etapas envolvem a síntese do ATP e de seus precursores, com peculiaridades em cada um dos processos citados. O maior regulador da síntese de ATP é o ADP. Assim, quanto maiores os níveis intracelulares de ADP, maior será o estímulo para a síntese de ATP. Todavia, o próprio ATP inibe sua síntese por retroalimentação negativa.

Como podemos observar na Figura 11.17, a adenosina é formada pela junção entre uma pentose (açúcar) e uma adenina, sem a cadeia de fosfato. Ou seja, uma molécula de ATP que perde (doa) sua cadeia de fosfato e origina uma molécula de adenosina. Assim, primeiramente ocorre a síntese de ATP pelas várias vias descritas previamente e, pela perda de grupos fosfato, ocorre a formação sucessiva de ADP, AMP e adenosina (Figura 11.17). Por sua vez, uma molécula de adenosina, além de atuar como neurotransmissor, também pode ter ação como precursora para a síntese de mais ATP mediante sucessivas fosforilações.

Uma vez sintetizado, o ATP pode ser encontrado livre no citoplasma do neurônio, onde é empregado em vários processos celulares. No entanto, quando se trata do seu papel na sinalização celular, o ATP precisa ser estocado dentro de vesículas para que, por meio da fusão dessas vesículas com a membrana neuronal, seja liberado e ligue-se com seus receptores. O armazenamento do ATP nas vesículas ocorre por intermédio de um transportador vesicular de nucleotídeos dependente de íons de cloreto (vNUT), que se liga preferencialmente e transporta ATP, GTP e ADP. Uma vez estocado, o ATP pode ser liberado por processo de exocitose clássico dependente de Ca^{2+} após despolarização da membrana pré-sináptica. No entanto, estudos têm demonstrado que o ATP também pode ser liberado por meio de canais proteicos transmembrana (conexinas e panexinas) e transportadores de nucleotídeos (NtT). A liberação do ATP também pode ocorrer após lesão celular, por exemplo, após processos de isquemia, sendo as purinas importantes mediadores de processos decorrentes de acidentes vasculares cerebrais (AVC).

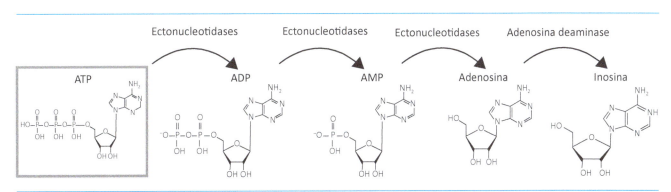

Figura 11.17 – Degradação do ATP e formação de compostos derivados ativos e inativos.

Após sua liberação na fenda sináptica, o ATP pode seguir três caminhos distintos: 1) manter-se intacto e interagir com receptores com os quais tem afinidade, produzindo respostas celulares; 2) por ação enzimática, originar compostos derivados também com função sinalizadora, caso do ADP e da adenosina; ou ainda, 3) ser metabolizado, originando compostos sem atividade sinalizadora, como a inosina (Figura 11.18).

Receptores de adenosina (P1)

São receptores metabotrópicos e, portanto, sua sinalização ocorre pelo acoplamento a proteínas G; quatro subtipos de receptores de adenosina já foram descritos: A1; A2A; A2B; e A3. Tipicamente, os receptores P1 com numeração ímpar (A1 e A3) são acoplados às proteínas Gi/o (proteínas G inibitórias), as quais inibem a adenilato ciclase, causando redução dos níveis de AMPc e promovendo a sinalização inibitória em diversos processos celulares. Já os receptores A2A e A2B exercem sua sinalização por acoplamento com a proteína G estimulatória (Gs), a qual induz a atividade da adenilato ciclase, aumentando os níveis de AMPc e promovendo estimulação de processos celulares. Como o próprio nome diz, esses receptores têm como principal ligante a adenosina, que é formada na fenda sináptica (pelo catabolismo do ATP). Portanto, esse neurotransmissor não é liberado por exocitose, mas formado na própria fenda sináptica.

Receptores de nucleotídeos (P2)

Diferentemente dos receptores P1, que até o momento acredita-se serem somente metabotrópicos, os receptores P2 podem ser tanto ionotrópicos (chamados de P2X) como metabotrópicos (chamados de P2Y). Sete subtipos de receptores P2X (P2X1-7) e oito subtipos de receptores P2Y (P2Y1,2,4,6,11-14) já foram identificados no SNC de mamíferos.

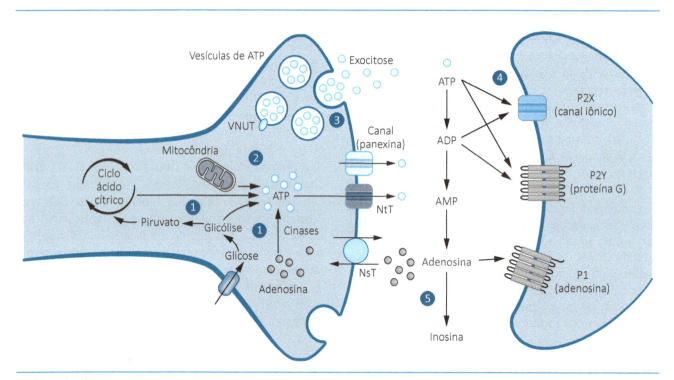

Figura 11.18 – Sistema de neurotransmissão purinérgica.
1) O ATP é sintetizado por meio da fosforilação oxidativa nas mitocôndrias, no ciclo do ácido cítrico e durante a glicólise. Adenosina, AMP e ADP, por processos de fosforilação, também podem gerar o ATP. A adenosina, por sua vez, é produto da perda da cadeia de fosfato do ATP. 2) O ATP é estocado em vesículas por transportadores vesiculares de nucleotídeos (VNUT). 3) A liberação de ATP ocorre por exocitose. No entanto, também pode ocorrer por meio de canais presentes na membrana neuronal (canais de panexina) e pela ação de transportadores de nucleotídeos (NtT). Nesses dois últimos casos, o ATP liberado não é estocado em vesículas, mas encontra-se livre no citoplasma. No caso da adenosina, não há estocagem em vesículas e sua liberação dá-se de maneira indireta após a liberação e metabolização do ATP ou pela ação de transportadores de nucleosídeos (NsT), os quais transportam a adenosina presente no citoplasma para a fenda sináptica. 4) Uma vez liberado, o ATP pode interagir com dois tipos de receptores: P2X (ionotrópicos) e P2Y (metabotrópicos). 5) Pela ação de ectonucleotidases presentes na fenda sináptica, o ATP liberado é convertido em ADP, o qual também tem ação sobre receptores P2X e P2Y. Por sua vez, o ADP também sofre a ação dessas enzimas, originando AMP e adenosina. A adenosina atua sobre os receptores P1 (metabotrópicos). Ademais, estão sujeitas à degradação, originando a inosina, a qual não possui ação sobre os receptores purinérgicos. No entanto, pode ser reciclada para a produção de novas purinas.
Fonte: Desenvolvida pela autoria do capítulo.

Os receptores P2X são canais iônicos dependentes de ligantes, os quais podem ser permeáveis a Na⁺, K⁺ e Ca²⁺. As respostas sinápticas rápidas às purinas são mediadas em sua maioria por receptores P2X.

Os receptores P2Y (metabotrópicos) podem acoplar-se a diferentes tipos de proteínas G, permitindo sua classificação em dois grupos: 1) os receptores acoplados à proteína Gq/11, que corresponde aos receptores P2Y1, 2, 4, 6 e 11, que induzem ativação da fosfolipase C, culminando com aumento de Ca²⁺ intracelular. Além disso, o receptor P2Y11 também é capaz de acoplar-se à proteína Gs, induzindo a atividade da adenilato ciclase; e 2) os receptores acoplados à proteína Gi/o, que correspondem aos receptores P2Y12, 13 e 14.

É bem estabelecido que o ATP é o principal ligante endógeno dos receptores P2. No entanto, estudos demonstram que outros nucleotídeos de purinas também são capazes de ativar estes receptores, como o ADP, NAD+ (dinucleótido de nicotinamida e adenina), ADPR (adenosina difosforibose) e polifosfatos de diadenosina (Ap(n)A – quando duas moléculas de adenosina unem-se por uma cadeia comum de fosfatos), UTP e UDP, e diversos nucleotídeos de adenina, piridina e pirimidina.

O fim da ação do ATP ocorre mediante reações de hidrólise, as quais originam ADP, AMP e adenosina sequencialmente. Essas reações de hidrólise são catalisadas por enzimas aderidas à superfície extracelular dos neurônios, o que permite que seus sítios catalíticos entrem em contato com purinas presentes no espaço extracelular. As enzimas responsáveis pelas reações de hidrólise são chamadas de ectonucleotidases, que incluem: as ectonucleosídeo-trifosfato-difosfo-hidrolases (NTDPases), as ectonucleosídeo-pirofosfatase/fosfodiesterases (NPPs), as fosfatases alcalinas, as 5'-nucleotidases e as monoamina oxidases.

Após as reações de hidrólise do ATP, ADP e AMP, ocorre a formação da adenosina, que, além de interagir com receptores P1, pode ser recaptada por transportadores de nucleosídeos (NsT) presentes na membrana neuronal e reciclada na síntese de mais ATP; ou inativada por ação da adenosina desaminase, a qual converte a adenosina em inosina que, por sua vez, é metabolizada pela purina nucleosídeo-fosforilase, tendo como produto a formação de hipoxantina e ribose, que são inativas e podem ser empregadas em novos processos de síntese.

■ Neurotransmissores atípicos

São moléculas que atuam como neurotransmissores, mas que têm características diferentes dos neurotransmissores clássicos (discutidos até esse momento). Dessa maneira, é considerado um neurotransmissor atípico aquele que somente é produzido sob demanda (não sendo armazenado em vesículas), que não é sintetizado no terminal pré-sináptico de neurônios, que além de atuarem em receptores próprios, também atuam em outros receptores (p.ex., dopaminérgicos, glutamatérgicos etc.).

Os neurotransmissores atípicos mais conhecidos são os endocanabinoides e o óxido nítrico.

Endocanabinoides

Atualmente são conhecidos centenas de canabinoides e todos têm característica lipofílica, com pequenas variações em suas estruturas moleculares (com sítios específicos de ligação).

Os canabinoides apresentam mecanismos de ação diferentes daqueles dos neurotransmissores clássicos: somente são produzidos sob demanda, não são armazenados em vesículas e têm neurotransmissão retrógrada (do terminal pós-sináptico para o terminal pré-sináptico). Além disso, os endocanabinoides têm três características em comum: apresentam uma cadeia altamente hidrofóbica; formam um grupo polar e são compostos por uma porção amida ou um éster.

A literatura a respeito da ação dos canabinoides na modulação e regulação da transmissão dos circuitos excitatórios e inibitórios, por meio de sua neurotransmissão retrógrada, é bastante extensa. Os principais sistemas modulados pelo sistema endocanabinoide são o GABAérgico, glutamatérgico e dopaminérgico. Os canabinoides possuem papel fundamental nos processos de aprendizado e memória, além de atuarem em funções básicas de nosso organismo, como regulação do humor, sono, apetite, dor, memória, inflamação e do sistema imunológico.

A produção dos endocanabinoides é influenciada pela dieta e seu relativo conteúdo de ácidos graxos polinsaturados ômega 3 e 6. Portanto, dietas pobres ou ricas do ácido graxo docosa-hexaenoico (DHA) diminuem ou aumentam os níveis encefálicos de 2-araquidonoil glicerol (2-AG), respectivamente. Da mesma forma, leites que não contenham ácido araquidônico e DHA causam diminuição dos níveis de anandamida em recém-nascidos.

Todos os endocanabinoides são sintetizados a partir de fosfolipídeos de membrana de neurônios, glia e outras células, em resposta ao aumento de Ca²⁺ intracelular (por despolarização ou mobilização de Ca²⁺ intracelular pela estimulação de receptores Gq/11).

Neste capítulo, abordaremos os dois principais endocanabinoides, que são os mais bem descritos até o momento: a araquidonoil etanolamida, mais conhecida como anandamida (AEA); e o 2-araquidonoil-glicerol (2-AG).

Anandamida

A síntese da anandamida ocorre em várias etapas. Primeiramente, ocorre a transferência do grupo araquidonato da posição sn-1 de fosfolipídeos de membrana para o grupo primário amino da fosfatidiletanolamina (PDE), produzindo N-araquidonoil fosfatidiletanolamina (NAPE). Essa reação é catalisada pela N-aciltransferase (NAT). Em seguida, ocorre hidrólise enzimática do precursor lipídico de membrana NAPE pela enzima fosfolipase D (PLD), produzindo anandamida e ácido fosfatídico. Contudo, a produção de anandamida pode ser independente da NAPE-PLD.

2-araquidonoil glicerol (2-AG)

A síntese de 2-AG envolve várias etapas. Primeiramente, ocorre a hidrólise da fosfatidil-inositol-4,5-bifosfato (PIP2) pela fosfolipase C (PLC), produzindo 1,4,5-trifosfato de inositol (IP3) e 1,2-diacilglicerol (DAG). Em seguida, o DAG é convertido em 2-AG pela ação da diacilglicerol-lipase (DAGL). As DAGL são normalmente localizadas nos axônios, terminais axônicos pré-sinápticos, dendritos e corpos celulares. Contudo, existem várias vias de produção sendo propostas como alternativas.

Neurotransmissão dos endocanabinoides

Como descrito anteriormente, os endocanabinoides somente são produzidos sob demanda e não são estocados em vesículas. Dessa maneira, assim que são produzidos, são imediatamente transportados para fora do terminal pós-sináptico por um mecanismo que não requer secreção vesicular. A liberação desses neurotransmissores ocorre por difusão passiva e/ou facilitada, ocorre via gradiente de saturação e concentração e é dependente de temperatura, além de não requerer energia (ATP) ou íons Na+ (Figura 11.19). Também existe o transportador de membrana de endocanabinoides (TEM), que é dependente de temperatura. Além disso, a literatura demonstra que podem existir outros mecanismos de transporte dos endocanabinoides, que pode incluir endocitose e/ou transporte por proteínas carreadoras.

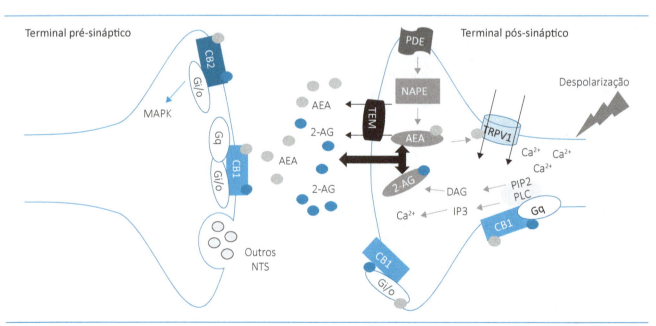

Figura 11.19 – Sistema de neurotransmissão endocanabinoide.
Após a síntese da anandamida (AEA) via fosfatidiletanolamina (PDE)/N-araquidonoil fosfatidiletanolamina (NAPE) e do 2-araquidonoil glicerol (2-AG) via diacilglicerol (DAG), os endocanabinoides migram para a fenda sináptica via difusão passiva ou via transportador de membrana de endocanabinoides (TEM). Na fenda sináptica, os endocanabinoides podem sofrer degradação (para maiores detalhes, ler tópico degradação) ou interagir com receptores canabinoides e não canabinoides nos terminas pré e pós-sinápticos. A AEA e o 2-AG podem ligar-se aos receptores tipo CB1 (acoplados às proteínas Gi/o ou Gq) que estão nos terminais pré e pós-sinápticos, podem também ligar-se aos receptores pré-sinapticos CB2 (acoplados às proteínas Gi/o) ou aos receptores ionotrópicos TRPV1 que aumentam o influxo de Ca^{2+}.
Fonte: Desenvolvida pela autoria do capítulo.

Uma vez liberados na fenda sináptica, os encanabinoides no espaço extracelular podem: 1) interagir com os receptores canabinoides e não canabinoides em neurônios e astrócitos; ou 2) serem degradados por enzimas específicas.

Os canabinoides podem interagir com uma variedade enorme de receptores, que podem ser do tipo canabinoides ou de outros tipos. Os receptores canabinoides CB1 e CB2 pertencem à superfamília dos receptores acoplados à proteína G (metabotrópicos), com sete domínios transmembrana. Normalmente estão acoplados a proteínas Gi/o, mas podem interagir com as proteínas Gs e Gq.

Receptor canabinoide tipo 1 (CB1)

O CB1 é o receptor mais abundante no encéfalo. Pode ser encontrado nos neurônios espinais médios, interneurônios parvalbumina do estriado, interneurônios colecistoquinina (CCK) do córtex, hipocampo e amígdala e terminais excitatórios do hipocampo. Além disso, esses receptores apresentam grande atividade nas vias estriado-nigral, estriado-palidal, na substância negra reticulada e globo pálido. Também é demonstrado que sinapses inibitórias apresentam grande quantidade de receptores do tipo CB1. Recentemente, duas variantes foram descritas: CB1A (com sequência amino terminal alterada); e CB1B (com deleção do aminoácido 33 na terminação amino). Contudo, pouco se sabe a respeito de suas funções específicas.

Após liberados, os endocanabinoides interagem com a porção hidrofóbica do receptor CB1 encontrado na pré e pós-sinapse. Dessa maneira, quando acoplado às proteínas Gi/o, o CB1 inibe a adenilato ciclase. No caso dos receptores CB1 acoplados às proteínas Gq, ocorre ativação da PLC que cliva a PIP2 em IP3 e DAG.

Outra via ativada por canabinoides é independente de receptores acoplados à proteína G e envolve o receptor acoplado à proteína cinase-3 e β-arrestina-2.

Receptor canabinoide tipo 2 (CB2)

Foi primeiramente identificado como um receptor somente periférico, sobretudo no sistema imunológico. Porém, estudos recentes têm demonstrado a existência de CB2 no SNC, em patologias relacionadas à presença de dor crônica, em que parece haver um aumento da presença desse receptor. O CB2 pode ser encontrado em células da micróglia, mas não em astrócitos, e parece estar distribuído na soma e em dendritos de neurônios pós-sinápticos. Esses receptores são acoplados às proteínas Gi/o e sua ativação promove inibição da enzima adenilato ciclase e ativação da via das proteínas cinases ativadas por mitógenos

(MAPK), culminando na ativação de DARP32 e outros fatores de transcrição gênica, assim como descrito anteriormente para o CB1 (Figura 11.20).

TRPV1 ou receptores vaniloides

Um sistema intimamente relacionado ao canabinoide é o vaniloide, que é composto por substâncias capazes de ativar os canais TRPV1 (receptor vaniloide de potencial transiente do tipo 1), também denominado de receptor vaniloide.

Esses receptores são canais iônicos não seletivos, que promovem a entrada de íons com cargas positivas (majoritariamente o íon Ca^{2+}) para o meio intracelular. A anandamida, por exemplo, por um mecanismo ainda não elucidado, ativa intracelularmente esse receptor. Dessa maneira, quando o receptor TRPV1 é ativado, há influxo de cálcio, que inicia a ativação da cascata de MAPK MEK/Raf/ERK½. A ativação de ERK culmina na modulação de fatores de transcrição, tais como homer, arc e zif 268, que estão relacionados com processos de memória, plasticidade neuronal e ativação sináptica.

Degradação

Os canabinoides são degradados por duas vias: hidrólise e/ou oxidação:

1) Hidrólise: as enzimas que participam são a ácido graxo amida hidrolase (FAAH) para a anandamida e a monoacilglicerol lipase (MGL) para o 2-AG. A FAAH inativa a anandamida mediante hidrólise de sua porção amida, produzindo ácido araquidônico e etanolamina. Já a MGL converte monoglicerídeos 1 e 2 em ácido graxo e glicerol.

2) Oxidação: envolve ciclo-oxigenases (COX) e lipoxigenases (LOX), que induzem a oxidação da cadeia araquidônica dos endocanabinoides. A COX2 age oxidando a anandamida e a 2-AG produzindo prostaglandinas.

A FAAH está localizada no terminal pós-sináptico para regular as concentrações de anandamida, e a MGL está localizada na pré-sinapse e é responsável pela hidrólise de aproximadamente 85% do 2-AG (sendo os 15% restantes catalisados por duas outras enzimas: ABHD6; e ABDH12).

Óxido nítrico (NO)

$$N = O$$

O NO é um gás altamente lipofílico que atua como um neurotransmissor muito importante em diversas respostas do SNC, como memória e aprendizado. O NO é produzido em uma variedade enorme de tipos celulares – células epiteliais, nervosas, endoteliais etc. – e, assim como os endocanabinoides, é produzido sob demanda e não é armazenado. Sendo um gás, ele não tem um receptor para desencadear uma resposta celular, atravessando membranas extra e intracelulares.

A síntese do NO é realizada com a presença da enzima NO-sintase (NOS), que representa uma família de proteínas agrupadas em duas categorias: as NOS induzíveis, produzidas por macrófagos e células ativadas por citocinas; e as NOS constitutivas que são dependentes de cálcio e calmodulina (envolvida na sinalização celular). As NOS constitutivas são subdividas em NOS endoteliais (produzidas em células endoteliais e plaquetas) e NOS neuronais (encontradas no SNC e periférico).

O NO é sintetizado a partir da L-arginina, um aminoácido que pode ser obtido por meio da alimentação. Existem duas etapas na produção do NO: a primeira é a hidroxilação da L-arginina, pela NOS com participação do fosfato de nicotinamida adenina dinucleotídeo (NAPH) com Ca^{2+}, dando origem à N-hidroxi-L-arginina (NHA); e a segunda, que é a conversão da NHA em L-citrulina e NO pela ação da NADPH e O_2.

O NO é produzido sob demanda e não é armazenado em vesículas, não apresentando um mecanismo de liberação especial, difundindo-se facilmente pelas membranas extra e intracelulares, podendo inclusive ativar mecanismos de ação em células vizinhas.

As informações relacionadas ao mecanismo de ação do NO no SNC são muito recentes. Os estudos indicam que a produção de NO ocorre no terminal pós-sináptico e, após produzido, difunde-se para a fenda sináptica e age nos terminais pré-sinápticos e células adjacentes.

Dessa maneira, quando o glutamato é liberado pelo terminal pré-sináptico, ele pode interagir com receptores do tipo NMDA no terminal pós-sináptico. O receptor do tipo NMDA é um receptor do tipo ionotrópico e possibilita a entrada de íons Ca^{2+} e, enquanto ocorrer a interação entre o glutamato e o receptor NMDA, ocorrerá produção de NO. O NO, então, difunde-se pelas membranas dos neurônios e no terminal pré-sináptico, ativando a enzima adenilato ciclase e, consequentemente, promovendo a ativação de diversos sinalizadores intracelulares. Esse mecanismo é responsável por promover maior liberação de glutamato pelo terminal pré-sináptico (Figura 11.20). Estudos têm demonstrado que esse ciclo tem importância na formação de memórias de curto prazo e aprendizagem.

Por ser um gás, o NO é instável e pode ser inativado por intermédio de sua ligação com a hemoglobina ou de sua oxidação a nitrito e nitrato.

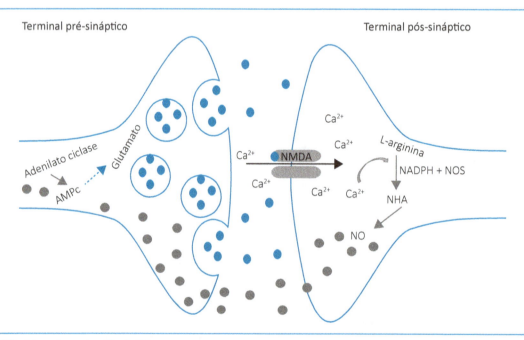

Figura 11.20 – Mecanismo de ação do NO.
Quando o glutamato é liberado pelo terminal pré-sináptico, ele pode interagir com receptores do tipo NMDA no terminal pós-sináptico. O receptor do tipo NMDA é um receptor do tipo ionotrópico e possibilita a entrada de íons Ca^{2+} e, enquanto ocorrer a interação entre o glutamato e o receptor NMDA, haverá produção de NO. O NO, então, difunde-se pelas membranas dos neurônios e, no terminal pré-sináptico, o NO ativa a enzima adenilato ciclase e através da ativação de diversos sinalizadores intracelulares, promove a liberação de glutamato pelo terminal pré-sináptico, repetindo o ciclo.

Capítulo 11 – Introdução aos sistemas de neurotransmissão

Atividades propostas

1) Quais os principais aminoácidos excitatório e inibitório do sistema nervoso central, respectivamente?
   (a) glutamato e glicina
   (b) aspartato e GABA
   (c) dopamina e glicina
   (d) glutamato e GABA
   (e) dopamina e melatonina

2) Correlacione os neurotransmissores a seus respectivos receptores.
   (1) Dopamina   nAChR
   (2) Serotonina   NMDA
   (3) Acetilcolina   D2
   (4) Glutamato   5-HT1A
   (5) Histamina   H1

3) Descreva as principais classes de neurotransmissores.

4) Quais os processos envolvidos na neurotransmissão?

5) São exemplos de receptores ionotrópicos:
   (a) Colinérgicos nicotínicos e dopaminérgico D1
   (b) Dopaminérgico D2 e NMDA
   (c) AMPA, NMDA, colinérgicos nicotínicos, $GABA_A$
   (d) $GABA_B$, dopaminérgico D2 e NMDA
   (e) Dopaminérgico D1 e colinérgicos muscarínicos

6) São exemplos de receptores metabotrópicos:
   (a) Dopaminérgico D1 e $GABA_A$
   (b) Dopaminérgico D2 e AMPA
   (c) Glicina, P2X, TRVP e $GABA_A$
   (d) $GABA_B$, dopaminérgico D1 e opiodérgicos
   (e) Dopaminérgicos, CRFérgicos, colinérgicos muscarínicos

Respostas esperadas

1) d

2)
   (1) Dopamina   (3) nAChR
   (2) Serotonina   (4) NMDA
   (3) Acetilcolina   (1) D2
   (4) Glutamato   (2) 5-HT1A
   (5) Histamina   (5) H1

3) Consultar a **Figura 11.2** – Classificação dos neurotransmissores, e revisar os tópicos: aminas biogênicas, peptídeos e aminoácidos, purinas e outros (atípicos).

4) A neurotransmissão envolve os processos de síntese, armazenamento, liberação, intereção com o receptor, sinal de transdução, receptação e metabolismo.

5) c

6) e

REFERÊNCIAS

1. Abbracchio MP, Burnstock G, Verkhratsky A et al. Purinergic signaling in the nervous system: an overview. Trends in neurosciences. 2009;32:19-29.

2. Al-Hasani R, Bruchas MR. Molecular mechanisms of opioid receptor-dependent signaling and behavior. Anesthesiology. 2011;115:1363-1381.

3. Araújo CRM, Santos VLA, Gonçalves AA. Acetilcolinesterase – AChE: Uma Enzima de Interesse Farmacológico. Rev Virtual Quim. 2016;8(6):1818-1834.

4. Artz E, Holsboer F. CRF signaling: molecular specificity for drug targeting in the CNS. Trends Pharmacol Sci. 2006;27:531-538.

5. Ayano G. Dopamine: receptors, functions, synthesis, pathways, locations and mental disorders: Review of Literatures. Journal of Mental Disorders and Treatment. 2016;2:2-5.

6. Bakas T, Van Nieuwenhuijzen PS, Devenish SO et al. The direct actions of cannabidiol and 2-arachidonoyl glycerol at GABAa receptors. Pharm. Res. 2017;119:358-370.

7. Bale TL, Vale WW. CRF and CRF receptors: role in stress responsivity and other Behaviors. Annu. Rev. Pharmacol. Toxicol. 2004;44:525-557.

8. Beckett AH, Casy AF. Synthetic analgesics: stereochemical considerations. J Pharm Pharmacol. 1954;6:986-1001.

9. Berger M, Gray JA, Roth BL. The expanded biology of serotonin. Annual Review of Medicine. 2009;60:355-366.

10. Beukers MW, Chang LCW, Künzel JKDD et al. New, non-adenosine, high-potency agonists for the human adenosine A2B receptor with an improved selectivity profile compared to the reference agonist N-ethylcarboxamidoadenosine. Journal of medicinal chemistry. 2004;47:3707-3709.

11. Bowery NG, Smart TG. GABA and glycine as Neurotransmitters: a brief history. Br J Pharmacol. 2006;47(1):109-119.

12. Brunton LL, Bruce AC, Björn CK. Goodman & Gilman's the pharmacological basis of therapeutics. 12th ed. McGraw-Hill; 2012.

13. Burnstock G. An introduction to the roles of purinergic signaling in neurodegeneration, neuroprotection and neuroregeneration. Neuropharmacology. 2016;104:4-17.

14. Burnstock G. Purinergic mechanisms and pain. In: Advances in Pharmacology. 2017;91-137.

15. Burnstock G. Purinergic signalling: therapeutic developments. Frontiers in Pharmacology. 2017;8:661.

16. Cabral GA, Griffin-Thomas L. Emerging role of the cannabinoid receptor CB2 in immune regulation: therapeutic prospects for neuroinflammation. Expert Reviews in Molecular Medicine. 2009;11(3).

17. Chanda D, Neumann D, Glatz JFC. The endocannabinoid system: Overview of an emerging multi-faceted therapeutic target. Prostaglandins Leukot Essent Fatty Acids. 2019;140:51-56.

18. Coyle JT, Tsai G. The NMDA receptor glycine modulatory site: a therapeutic target for improving cognition and reducing negative symptoms in schizophrenia. Psychopharmacology (Berl.). 2004;174:32-38.

19. Dale H H. The action of certain esters and ethers of choline, and their relation to muscarine. J Pharmacol Exp Ther. 1914;6:147-190.

20. Dravid SM, Yuan H, Traynelis SF. AMPA Receptors: Molecular Biology and Pharmacology. Encyclopedia of Neuroscience. 2010;311-318.

21. Dusse LMS, Vieira LM, Carvalho MG. Revisão sobre óxido nítrico. Jornal Brasileiro de Patologia e Medicina Laboratorial. 2003;39(4):343-350.

22. Emson PC. GABAB receptors: structure and function. Progress in Brain Research. 2007;160:43-57.

23. Enz R. GABAC receptors: a molecular view. Biol. Chem. 2001;382:1111-1122.

24. Enz R, Cutting GR. Molecular composition of GABAC receptors. Vision Research. 1998;38:1431-1441.

25. Flora Filho R, Zilberstein B. Óxido nítrico: o simples mensageiro percorrendo a complexidade. Metabolismo, síntese e funções. Rev Ass Med Brasil. 2000;46(3):265-271.

26. Fredholm BB, Abbracchio MP, Burnstock G, et al. Nomenclature and classification of purinoceptors. Pharmacological Reviews. 1994;46:143-156.

27. Hassel B, Dingledine R. Glutamate and glutamate receptors. In: Basic Neurochemistry. 8. ed. Elsevier, 2012. p. 342-366.

28. Hippocampus Is Enhanced by Ionotropic Glutamate Receptor Agonists and Cell-Damaging Conditions. Neurochemical Research. 1999;24(3):407-414.

29. Insel PA, Feldman RD. Norepinephrine Receptors. Encyclopedia of Endocrine Diseases. 2004;3:375-381.

30. King BR, Nicholson RC. Advances in understanding corticotrophin-releasing hormone gene expression. Front Biosci. 2007;12:581-590.

31. Moura PR, Vidal FAP. Transdução de sinais: uma revisão sobre proteína G. Scientia Medica. 2011;21:31-36.

32. Muller CP, Jacobs B. Handbook of the behavioral neurobiology of serotonin. Academic Press. 2009;21.

33. Parsons ME, Ganellin CR. Histamine and its receptors. British Journal of Pharmacology. 2006;147(S1):127-135.

34. Ruggiero RN, Bueno-Júnior LS, Ross JB, et al. Neurotransmissão glutamatérgica e plasticidade sináptica: aspectos moleculares, clínicos e filogenéticos. Medicina (Ribeirão Preto) 2011;44(2):143-156.

35. Rusin KI, Giovannucci DR, Stuenkel EL, et al. Kappa-opioid receptor activation modulates Ca^{2+} currents and secretion in isolated neuroendocrine nerve terminals. J Neurosci. 1997;17:6565-6574.

36. Shenoy SS, LUI F. Biochemistry, endogenous opioids. In: Stat Pearls Publishing, Treasure Island (FL); 2018.

37. Sigel E, Steinmann ME. Structure, function, and modulation of GABAA receptors. The Journal of Biological Chemistry, 2012;287(48):40224-40231.

38. Südhof TC. Calcium control of neurotransmitter release. Cold Spring Harbor Perspectives in Biology. 2012;4:1-15.

Capítulo 12

Fármacos ansiolíticos e hipnóticos-sedativos

Autores:
- Ricardo Luiz Nunes de Souza
- Diego Cardozo Mascarenhas

■ Introdução

Abordaremos os principais fármacos ansiolíticos e hipnóticos-sedativos usados no Brasil para o tratamento dos transtornos de ansiedade e insônia, respectivamente. Enfocaremos, principalmente, os transtornos de ansiedade, por se tratar de um importante problema de saúde pública que pode debilitar seriamente os indivíduos acometidos, além de estarem intimamente associados a comorbidades graves como a depressão, dependência de drogas e outros transtornos psiquiátricos. Em termos financeiros, estima-se que os transtornos mentais geram perdas na ordem de 4 trilhões de reais (aproximadamente 1 trilhão de dólares), por ano, para a economia global.

Para efeitos de critérios de diagnósticos dos transtornos mentais, o Brasil adota a Classificação Internacional de Doenças (CID-10), elaborado pela Organização Mundial de Saúde (OMS), e o *Manual Diagnóstico e Estatístico de Transtornos Mentais – DSM*, criado pela Associação Americana de Psiquiatria, com sua quinta edição publicada em 2013. Segundo o DSM-5, os transtornos de ansiedade podem ser divididos em transtorno de ansiedade de separação, mutismo seletivo, fobias específicas, transtorno do pânico, transtorno de ansiedade social, agorafobia, transtorno de ansiedade generalizada entre outros quadros induzidos por drogas, condições médicas ou substâncias específicas (Quadro 12.1).

Estudos epidemiológicos apontam que de cada quatro indivíduos um apresentará algum transtorno de ansiedade ao longo da vida. O Brasil é o país que apresenta a maior prevalência de ansiedade no mundo, segundo a OMS. Em 2017, 9,3% da população brasileira era acometida com algum transtorno de ansiedade. O início dos transtornos de ansiedade geralmente ocorre na infância, adolescência ou começo da vida adulta, e diversos fatores de risco contribuem para seu estabelecimento. Entre os principais, destaca-se a suscetibilidade desencadeada por estímulos aversivos na infância, como a separação dos pais, doença familiar, abuso sexual, problemas de socialização e maus-tratos ou negligência sociais.

Quadro 12.1 – Classificação dos transtornos de ansiedade segundo o DSM-5.

Transtornos		Comentários
Ansiedade social		–
Ansiedade generalizada (TAG)		–
Fobias específicas		Por exemplo, aracnofobia, claustrofobia, acrofobia, catastrofobia etc.
Transtorno de pânico (TP)		Podendo ou não apresentar agorafobia.
Agorafobia		Classificado individualmente em razão de ocorrências sem ataques de pânico associados.
Mutismo seletivo		Recentemente considerado nesta categoria.
Separação		Recentemente considerado nesta categoria.
Transtornos induzidos	Condições médicas	–
	Drogas	–
	Substâncias específicas	–

Fonte: DSM-5.

Nesse contexto, o gênero do indivíduo também parece ser um fator a ser considerado, uma vez que mulheres têm praticamente o dobro de chances de apresentar transtornos de ansiedade se comparadas com os homens, e esse dimorfismo de gênero se acentua bastante na adolescência e no início da fase adulta. Apesar de os transtornos de ansiedade serem subdiagnosticados em indivíduos do sexo masculino, acredita-se que ainda assim a prevalência em mulheres é mais acentuada, em virtude de aspectos biológicos (p.ex., ciclo hormonal, gravidez) e culturais (p.ex., há ainda discriminação da mulher na sociedade). Outro fator de risco importante é o histórico familiar, apontando que filhos de progenitores diagnosticados com pelo menos um transtorno de ansiedade tem de duas a quatro vezes mais chances, além de precocidade, de apresentar algum transtorno quando comparados com filhos de progenitores saudáveis. Quando os pais têm ansiedade e depressão, o risco de desenvolver esses transtornos é ampliado e o indivíduo apresenta especialmente transtorno do pânico e transtorno de ansiedade generalizada.

De acordo com o DSM-5, os transtornos de ansiedade incluem aqueles que compartilham características de medo e ansiedade excessivos e perturbações comportamentais relacionados. *Medo* é a resposta emocional à ameaça iminente real ou percebida, enquanto *ansiedade* é a antecipação de ameaça futura.

A ansiedade é uma emoção desagradável e, portanto, avaliada negativamente. Entretanto, é também adaptativa, ou seja, permite ao indivíduo hesitar frente a situações potencialmente perigosas que coloquem em risco sua integridade física e, por consequência, a perpetuação da sua espécie. Se há uma palavra que traduza ansiedade, ela parecer ser *conflito*. Nosso encéfalo funciona como um para-raios para vários estímulos, por exemplo, aversivos, nociceptivos, hormonais, prazerosos etc. Na medida em que esses estímulos são traduzidos em impulsos nervosos, o encéfalo integra essas informações e as processa e, por fim, deflagra um comportamento considerado adequado. Por exemplo, a mensuração desses comportamentos em animais, sobretudo as reações de defesa diante de situações que induzem simultaneamente esquiva e aproximação, tem sido útil para se estudar a ansiedade. Neste sentido, modelos animais que simulam aspectos dos transtornos de ansiedade (p.ex., que induzem conflito) são fundamentais para a triagem de novos fármacos (Figura 12.1).

■ Neurobiologia da ansiedade

O entendimento da manifestação das emoções e estruturas cerebrais envolvidas no seu processo teve avanços significativos entre os séculos XVIII e XIX, especialmente por F.J. Gall, P.P. Broca e J. Papez. Papez estabeleceu a presença de um circuito, o qual atribuiu às emoções, baseando-se em estudos anteriores que indicavam suas expressões à presença de centros emocionais. Esse circuito ou sistema, por sua vez, embasou estudos posteriores, até chegarmos na atual compreensão do sistema límbico de emoções. O sistema límbico agrega estruturas do cérebro anterior, além do mesencéfalo, responsáveis em levar até o hipotálamo informações necessárias para determinar ajustes fisiológicos e, em última instância, a experiência emocional subjetiva. Assim se dá a manifestação do medo em um indivíduo, por exemplo (Figura 12.2).

Na linha do tempo do estudo das emoções, deve-se destacar as importantes investigações de W. Hess e M. Brügger, os quais mostraram que a estimulação elétrica do hipotálamo medial de gatos desencadeava comportamentos bastante coordenados, denominados de reações de defesa, muito similares àqueles deflagrados quando esses animais eram confrontados com cachorros, por exemplo. A compreensão e caracterização desses comportamentos defensivos pelos pesquisadores da linha comportamental resultou na proposição de que as raízes das emoções do medo e ansiedade estão nas reações de defesa exibidas pelos animais.

Capítulo 12 – Fármacos ansiolíticos e hipnóticos-sedativos

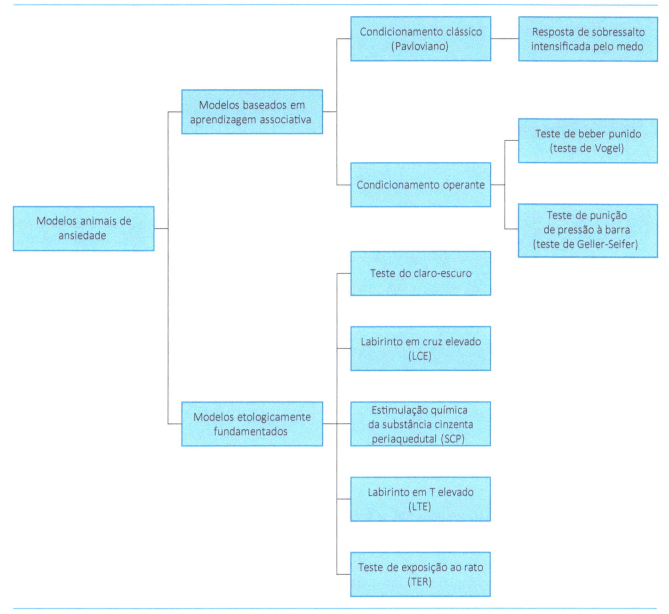

Figura 12.1 – Fluxograma dos principais modelos animais de ansiedade utilizados para triagem de novos fármacos.
No condicionamento clássico, um estímulo neutro é associado (pareado) a um estímulo aversivo. Assim, quando o estímulo neutro (agora, condicionado) é apresentado, o animal passa a exibir comportamentos de defesa. No condicionamento operante, os animais aprendem a realizar uma tarefa que é recompensada (p.ex., pressionar uma barra para ganhar comida). Quando pareada com um estímulo aversivo (p.ex., choque nas patas) gera o conflito entre o reforço positivo (alimento) e a punição (choque). No último caso, os modelos etológicos baseiam-se na aversão inata do animal (medo de ambientes abertos, iluminados, ou a presença de um predador) que induzem conflito, e este é detectado pelo comportamento do animal em realizar avaliação de risco. Uma exceção é a estimulação da substância cinzenta periaquedutal (SCP), que induz reações de defesa por estimular diretamente o principal substrato do medo, emulando uma situação aversiva quimicamente. Várias classes farmacológicas de drogas alteram os comportamentos induzidos pelos diferentes modelos animais de ansiedade. Assim, modelos como o labirinto em cruz elevado (LCE) respondem a fármacos eficazes no tratamento da TAG, mas não do TP, por exemplo. Já o labirinto em T elevado (LTE) é proposto por modular ambos os transtornos de pânico e ansiedade generalizada. O teste de exposição ao rato (TER), condição em que um camundongo (presa) é confrontado com um rato (predador), parece modular pânico por ser sensível a fármacos panicolíticos, mas não a ansiolíticos. Outros modelos estão sendo aprimorados/construídos para prover maior repertório terapêutico nos diversos transtornos de ansiedade.
Fonte: Desenvolvida pela autoria do capítulo.

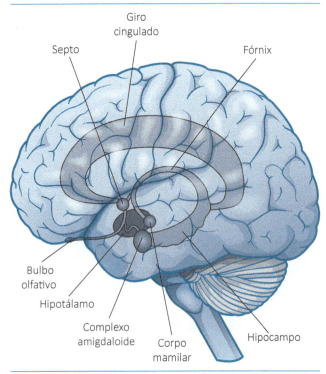

Figura 12.2 – Principais estruturas do sistema límbico.
A gênese das emoções ocorre neste sistema que recebe e processa os estímulos externos e internos, com destaque para o complexo amigdaloide, principal centro integrativo de estímulos aversivos. A resposta emocional se dá, sobretudo na região do hipotálamo, que deflagra comportamentos considerados adequados, e a resposta neuroendócrina das emoções.
Fonte: Desenvolvida pela autoria do capítulo.

Diante disso, e agora mais recentemente, a preocupação passou a ser identificar as regiões encefálicas engajadas na execução das reações de defesa. Neste contexto, Jeffrey Gray, juntamente com Neil McNaughton, mostraram importantes evidências em que lesões na região septo-hipocampal resultavam na desinibição de comportamentos suprimidos pela punição. Em suma, o conflito gerado por um estímulo aversivo (punição) na execução de uma dada tarefa era atenuado pela lesão desta região, a qual passou a servir de base para o chamado sistema de inibição comportamental (SIC). O SIC é o sistema que melhor explica o conflito gerado em situações de ansiedade. Ele deflagra comportamentos de avaliação de risco e aumenta a vigília e o estado de alerta dos animais. O SIC é recrutado diante da ponderação de outros dois importantes sistemas, o sistema encefálico de defesa (SED) e o sistema de aproximação comportamental (SAC). O SED, proposto pelo neuropsicofarmacologista brasileiro Frederico Graeff, entre outros pesquisadores, compreende as regiões da amígdala, do hipotálamo e da substância cinzenta periaquedutal dorsal, e determina comportamentos de defesa, ativação autonômica e antinocicepção. O SAC, por sua vez, determinado pelas regiões da área tegmentar ventral, no mesencéfalo, e o núcleo *accumbens*, no estriado ventral, opera no sentido oposto, qual seja, favorece a aproximação dos indivíduos a estímulos que apresentem potencial de recompensa ou ausência de punição.

Foram os pesquisadores McNaughton e Corr que postularam ser o balanço entre a ativação dos SAC e SED, a qual seria desencadeada por estímulos externos (p.ex., exposição a situações potencialmente aversivas ou apetitivas) e/ou internos (p.ex., lembranças de experiências emocionais negativas ou positivas), uma situação de conflito que recrutaria a avaliação pelo SIC, o qual funcionaria como uma balança, porém com viés adaptativo para o SED. Neste contexto, a ansiedade seria, então, decorrente da ponderação por parte do SIC sobre o que o indivíduo tende, em sua análise cognitiva, a contrabalançar o peso do viés, isto é, de amenizar a valência negativa ao passo que intensifica os efeitos da ativação do SAC. Já o medo seria decorrente da análise cognitiva em que pesaria ao indivíduo maior carga sobre o SED, isto é, a favor do viés defensivo. Destaca-se, contudo, que, nos casos de ansiedade patológica, essa análise se configuraria como mal adaptada (Figura 12.3).

No modelo bidimensional proposto por McNaughton e Corr, ansiedade e medo são funcional, química, estrutural e geneticamente distintos, além de se distinguirem em dimensões categóricas das "direções defensivas". Entre estas direções, o medo, por exemplo, controlado pelo sistema de luta-fuga-congelamento (LFC) faz o indivíduo se distanciar do estímulo aversivo e apresenta ativação autonômica e esquiva, além de ser sensível a fármacos antipânico, mas não a ansiolíticos. Em contrapartida, a ansiedade, controlada pelo SIC, faz o indivíduo se aproximar com cautela do estímulo aversivo e também apresenta ativação autonômica, além de avaliação de risco, sendo sensível a fármacos ansiolíticos (mas também antipânico).

O casal Caroline e Robert Blanchard, da Universidade do Havaí, Estados Unidos, propuseram um elegante modelo, levando em conta a distância entre os animais e a fonte de perigo, que elucida bem qual estratégia comportamental é adotada frente a um estímulo aversivo. Por exemplo, quando a fonte de perigo está distante, os animais respondem de maneira diferente se há ou não uma rota de fuga. No caso de haver uma rota, a estratégia é fugir. Já no outro caso, pode haver congelamento (imobilidade defensiva), uma vez que a fuga não é possível, assim, a probabilidade de o animal ser detectado pela fonte do perigo (p.ex., um predador) é diminuída. Na situação em que a fonte de perigo está muito próxima, o animal realiza comportamentos descontrolados de ataque defensivo a fim de tentar garantir sua sobrevivência.

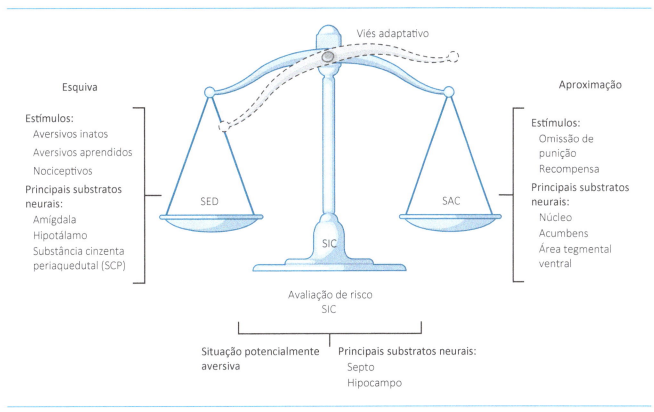

Figura 12.3 – Esquema dos principais sistemas que controlam a ansiedade. O SIC seria a ponderação entre o SED e o SAC, resultando em exploração cautelosa da situação potencialmente aversiva. Há um claro viés adaptativo com maior peso para o SED, no sentido de garantir a perpetuação das espécies, entretanto a exacerbação deste sistema poderia fazer o indivíduo apresentar os transtornos de ansiedade. O tratamento farmacológico destes transtornos visa atenuar o peso do SED e estimular os indivíduos a lidar com os conflitos dentro da sua normalidade.
SED: sistema encefálico de defesa; SIC: sistema de inibição comportamental; SAC: sistema de aproximação comportamental.
Fonte: Desenvolvida pela autoria do capítulo.

É interessante destacar que esses constructos nos ajudam a entender algumas emoções em humanos. Sendo assim, os fármacos utilizados no tratamento dos transtornos de ansiedade atuam no sentido de sinalizar ao cérebro do indivíduo que houve um aumento de sua distância à fonte de perigo. Isso ocorrendo, acaba por atenuar o conflito gerado pelo recrutamento do SIC, fazendo o indivíduo lidar com os estímulos aversivos para dentro da normalidade das dimensões cerebrais que os comandam. Isso é importante, pois alivia os sintomas debilitantes dos transtornos, e permite que o indivíduo lide de maneira menos dramática e mais proporcional com um estímulo potencialmente aversivo.

Vários sistemas de neurotransmissores têm sido envolvidos na neurobiologia dos transtornos de ansiedade. Neste capítulo, destacaremos o papel do aminoácido inibitório GABA (ácido gama-aminobutírico) e das monoaminas serotonina (5-HT) e noradrenalina (NA).

O GABA, principal neurotransmissor inibitório do SNC, tem uma ação ubíqua no encéfalo, atuando em diversos processos fisiológicos, como na resposta a estressores, em processos motores, no controle da dor e também nos estados de medo/ansiedade. Sendo assim, com base em trabalhos que mostram os efeitos de drogas/fármacos GABAérgicos em modelos animais de ansiedade, postulou-se que tais efeitos são fundamentais nos substratos do medo/ansiedade quando o indivíduo enfrenta um conflito. No geral, o GABA promove hiperpolarização neuronal central e periférica, via receptores $GABA_A$ e $GABA_B$, respectivamente, aumentando o limiar de excitabilidade das células e, por consequência, depressão dos substratos que expressam seus receptores. Isso é importante, pois a facilitação da sinalização inibitória no SNC provoca um claro efeito anticonflito no indivíduo, assim tende a atenuar o SIC e, portanto, é uma interessante abordagem no tratamento dos transtornos de ansiedade e de pânico.

O papel da serotonina na ansiedade é complexo, pois as evidências decorrentes de estudos pré-clínicos e clínicos apontam que seus efeitos podem envolver tanto aumento como diminuição da ansiedade. E tais características têm sido associadas ao local no SNC em que essa indolamina atua. Por exemplo, o aumento da sinalização 5-HT no complexo amigdaloide tende a provocar ansiogênese, enquanto o oposto, isto é, ansiólise, ocorre quando o neurotransmissor atua na substância cinzenta periaquedutal do mesencéfalo. A noradrenalina (NA), também tem importante papel na ansiedade e sua deficiência contribui para a fisiopatologia da ansiedade, uma vez que a administração de fármacos que aumentam o aporte dessa catecolamina no SNC atenua os sintomas da ansiedade patológica. O tratamento visa equacionar esse balanço químico de monoaminas nos substratos do medo/ansiedade. Postula-se que complexos mecanismos de plasticidade, que serão abordados a seguir, devem ocorrer nas regiões cerebrais que comandam os sistemas LFC e SIC para que haja a melhora sintomática dos pacientes. Neste contexto, os fármacos antidepressivos clássicos, tanto os tricíclicos como os inibidores seletivos de recaptação de serotonina e noradrenalina, devem ser administrados cronicamente, para que haja tempo de ocorrer as plasticidades, antes de o indivíduo apresentar melhora clínica. Alternativamente, os benzodiazepínicos são relativamente seguros e podem ser prescritos só ou em combinação com os antidepressivos, para evitar crises agudas, uma vez que apresentam efeitos imediatos. Como mencionado, outros fármacos depressores do SNC podem ser utilizados para aliviar ansiedade em pacientes refratários ao tratamento convencional e serão também apresentados a seguir (Figura 12.4).

A Sistema serotonérgico Neocórtex Tálamo Feixe prosencefálico medial Fórnix Núcleo dorsal de rafe *Locus coeruleus* Córtex cerebelar Núcleo escuro e pálido da rafe Medula Núcleo magno da rafe Núcleo pontinho da rafe Núcleo mediano da rafe Hipocampo Amígdala Núcleo mamilar Hipotálamo Área septal Estriado B Sistema noradrenérgico Feixe prosencefálico medial Tálamo Fórnix Córtex cerebral Medula Área tegmental lateral *Locus coeruleus* Hipocampo Amígdala Hipotálamo Área septal Neocórtex

■ Tratamento farmacológico da ansiedade

De acordo com as características e sintomatologia do tipo de transtorno de ansiedade, diversos fármacos como os benzodiazepínicos (BZD), antidepressivos (Capítulo 13 – Fármacos antidepressivos e estabilizadores do humor), antipsicóticos (Capítulo 14 – Fármacos antipsicóticos) e anticonvulsivantes (Capítulo 15 – Fármacos anticonvulsivantes) podem ser usados para o seu alívio.

Historicamente, o álcool tem sido datado como o primeiro agente com propriedades ansiolíticas. De fato, na clínica, o etanol já foi utilizado como ansiolítico, mas seus efeitos psicomotores, seu índice terapêutico e sua característica de indução enzimática, além de outros efeitos adversos, o tornaram obsoleto, hoje sendo amplamente usado para recreação, mas com importante potencial para induzir dependência. O mecanismo de ação do álcool envolve a potencialização da neurotransmissão GABAérgica, com consequente hiperpolarização neuronal, além de bloqueio glutamatérgico, principal neurotransmissão excitatória de SNC. Analogamente, o seu mecanismo de ação é muito semelhante ao dos BZD, por isso o uso concomitante dos ansiolíticos com bebidas alcóolicas apresenta elevado sinergismo, podendo potencializar a depressão do sistema nervoso e ensejar graves consequências ao indivíduo, como risco de parada respiratória, coma e até o óbito.

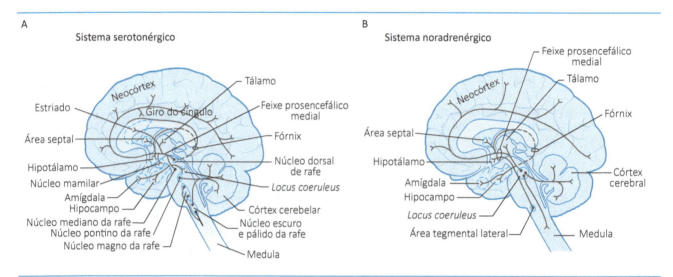

Figura 12.4 – Esquema da inervação (A) serotonérgica e (B) noradrenérgica das principais estruturas límbicas que controlam a ansiedade. Essas aferências partem dos corpos celulares dos neurônios serotonérgicos nos núcleos da rafe e, dos neurônios noradrenérgicos, no *locus coeruleus*.
Fonte: Desenvolvida pela autoria do capítulo.

Benzodiazepínicos

Os BZD se tornaram muito comuns, quando, por acidente nos anos 1950, Leo Sterback, que trabalhava nos laboratórios da Hoffman-LaRoche, sintetizou o clordiazepóxido, o qual se mostrou um potente ansiolítico em testes rotineiros em animais. Após caracterização farmacológica, descobriu-se que uma mudança molecular ao acaso, durante o processo de síntese, conferiu a essa substância a estrutura característica BZD, isto é, um anel benzênico fundido a uma diazepina (anel de sete átomos com dois nitrogênios nas posições 1, 4). Na década de 1970, os BZD já eram os fármacos mais prescritos do mundo.

Assim, os BZD diferem entre si por quatro radicais presentes no duplo anel benzodiazepínico (Figura 12.5) sem alteração drástica na sua atividade farmacológica, porém com considerável influência nos processos de metabolização e, por consequência, na meia-vida de eliminação. Alguma seletividade de ação já foi reportada, como o clonazepam, em alguns estudos, mostrou seletividade em bloquear efeitos convulsivantes com menor grau de sedação, mas no geral a atividade farmacológica é bastante similar entre esses compostos. Com relação à estrutura química, uma importante exceção é o alprazolam, potente ansiolítico com acentuada atividade antipânico e anticonvulsivante, que tem três anéis, sendo denominado como triazolo-benzodiazepínico (Figura 12.5).

Mecanismo de ação

Os BZD atuam seletivamente nos receptores GABA$_A$, no seu sítio específico, aumentando a afinidade do ligante endógeno GABA (ácido gama-aminobutírico) nesse receptor. O GABA, principal neurotransmissor inibitório do SNC, quando se liga no seu sítio (sítio distinto daquele ocupado pelos BZD), permite a entrada de cloreto e subsequente hiperpolarização celular, aumentando o limiar para excitação neuronal. O GABA$_A$ é um receptor ionotrópico pentamérico, formado por duas subunidades α, duas β e uma γ e deve ser visualizado como uma família de receptores (Figura 12.6). Isso porque as subunidades que constituem o receptor GABA$_A$ apresentam vários subtipos, sendo seis diferentes subunidades α, três subunidades β, e três subunidades γ. Apesar das inúmeras combinações possíveis de receptores GABA$_A$, alguns são mais comumente expressos no SNC e parecem ligados às diferentes ações terapêuticas dos BZD.

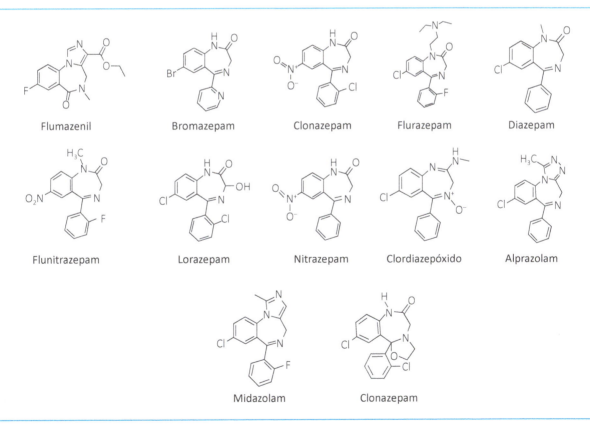

Figura 12.5 – Estrutura química dos benzodiazepínicos utilizados no Brasil. O flumazenil é antagonista dos receptores de benzodiazepínicos, o restante apresenta atividade agonista com alteração na farmacocinética dependendo do radical. Todos os compostos apresentam estrutura característica desta classe farmacológica, isto é, anel diazepina fundido com um anel benzênico, diferindo entre si pelos radicais.

Neste sentido, os receptores que expressam a subunidade α1 medeiam efeitos anticonvulsivantes, hipnóticos e sedativos, além de estarem associados à dependência ao uso de seus ligantes. Já os receptores que expressam a subunidade α2 parecem mediar os efeitos ansiolíticos, enquanto os que expressam α2, α3 e α5 medeiam o relaxamento muscular. Finalmente, a amnésia anterógrada (esquecimento de eventos ocorridos durante a ação do medicamento) atrelada ao uso de BZD parece ocorrer via ativação de receptores que expressam a subunidade α1 e α5. Em decorrência de efeitos colaterais e adversos do uso prolongado dos BZD, tem-se estudado abordagens de modificação molecular no intuito de desenvolver fármacos seletivos para a subunidade α2, a fim de evitar sedação e o potencial para dependência, porém ainda sem muito sucesso.

Ligantes do receptor GABA$_A$

Os BZD são agonistas e se ligam em sítio específico do receptor GABA$_A$ que fica na interface das subunidades α e γ, diferente de onde se liga o GABA endógeno, em outro sítio na interface α e β. Assim, a ligação dos BZD no receptor GABA$_A$ o trava em uma posição tal que o ligante endógeno apresenta maior afinidade e, por controle alostérico, potencializa a ligação do GABA endógeno no receptor. Os BZD se ligam em receptores que expressam exclusivamente γ2, α1, α2, α3 ou α5. Receptores que expressam a subunidade α4 e α6 são insensíveis aos BZD clássicos, sendo responsivos a outros compostos GABAérgicos como os neuroesteroides e o álcool. Há, no receptor GABA$_A$, sítios de ligações para outras moléculas como os barbitúricos e a picrotoxina (um alcaloide vegetal venenoso com efeitos convulsivantes), distintos daqueles onde os BZD e o próprio ligante endógeno se ligam (Figura 12.6).

Apesar de o uso dos BZD ser relativamente seguro por depender do ligante endógeno GABA, a superdosagem com esses fármacos pode provocar efeitos consideráveis e deve ser imediatamente tratada com

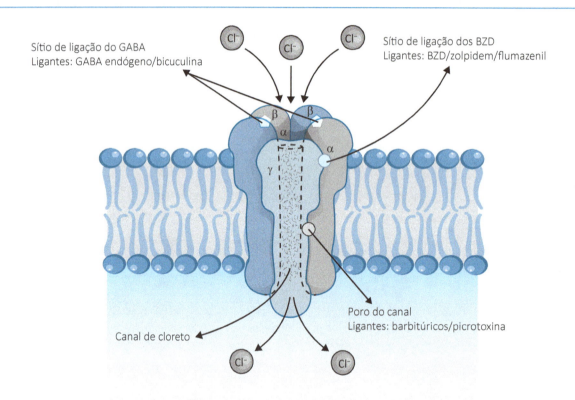

Figura 12.6 – Receptor GABA$_A$ e o mecanismo de ação dos benzodiazepínicos (BZD).
Os BZD quando se ligam no seu sítio que está entre as subunidades α/γ, por alosterismo, aumentam a afinidade do GABA endógeno pelo seu sítio de ligação que se encontra entre as subunidades α/β. Outros ligantes facilitam os efeitos fisiológicos mediados pelo receptor GABA$_A$, como o zolpidem, no mesmo sítio dos BZD, e os barbitúricos diretamente no poro. Em contrapartida, a picrotoxina, o flumazenil e a bicuculina, compostos que induzem convulsões, antagonizam os efeitos do GABA endógeno, em diferentes sítios de ligação, facilitando a despolarização dos neurônios que expressam o receptor GABA$_A$.
Fonte: Desenvolvida pela autoria do capítulo.

o antagonista GABA$_A$, que, por competição, desloca o BZD do seu sítio de ligação, diminuindo a afinidade do GABA pelo seu sítio. Neste contexto, o antagonista mais usado na clínica para casos de superdosagem é o flumazenil. Descoberto nos anos de 1980, esse fármaco é um antagonista competitivo do sítio de ligação dos BDZ. Apesar de ter sido inicialmente caracterizado como inerte, sabe-se hoje que o flumazenil induz considerável efeito ansiogênico e pró-convulsivante. Aliás, esses efeitos induzidos pelo flumazenil levantam a hipótese da existência de ligantes endógenos para o sítio de ligação dos BZD, apesar de nenhum composto ter sido descoberto até hoje.

Em relação aos agonistas inversos, sabe-se que induzem ansiedade e convulsão quando se ligam nos sítios dos benzodiazepínicos nos receptores GABA$_A$, pois desencadeiam um efeito fisiológico oposto ao dos BZD convencionais. Exemplos de agonistas inversos do receptor GABA$_A$ são as β-carbolinas e alguns análogos dos BZD. A explicação do seu mecanismo de ação se dá pelo conceito de dois estados-modelos, característico dos receptores GABA$_A$. Neste sentido, os receptores coexistem em duas conformações, a conformação [A] em que é possível a ligação do GABA endógeno que apresenta afinidade submáxima ao receptor GABA$_A$ e provoca, por consequência, abertura do canal e a conformação [B] em que o GABA perde a afinidade pelo seu sítio no receptor GABA$_A$ e, por consequência, não provoca a abertura do canal. Sendo assim, os agonistas BZD se ligam com maior afinidade no receptor na conformação [A], deslocando o equilíbrio para a expressão do GABA$_A$ nessa conformação, que permite a entrada de íons cloreto na célula e consequente hiperpolarização da membrana neuronal. Já os agonistas inversos têm mais afinidade pela conformação [B] e, assim, provocam efeitos opostos aos dos BZD, isto é, diminuindo o limiar de excitabilidade do neurônio por deslocamento do equilíbrio dos receptores para a conformação [B], que não permite a abertura do canal. Por fim, os antagonistas têm afinidade por ambas as conformações, portanto são eficazes em bloquear tanto os efeitos dos agonistas como dos agonistas inversos, por competição ao sítio de ligação (Figura 12.7).

Outros ligantes

O zolpidem, a zopiclona e seu enantiômero (S), eszopiclona, apesar de não apresentarem a estrutura característica dos benzodiazepínicos (Figura 12.8), se ligam no mesmo sítio dos BZD no receptor GABA$_A$. Embora seja discutível seu potencial ansiolítico, esses fármacos são bastante utilizados como hipnóticos e, por essa razão, serão abordados no final deste capítulo.

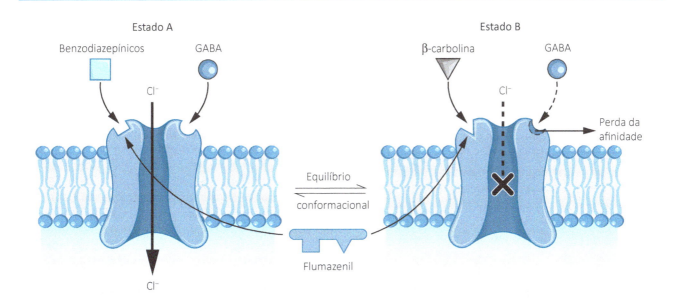

Figura 12.7 – Mecanismo de ação dos agonistas inversos. O receptor GABA$_A$ coexiste em dois estados, e os agonistas inversos, por exemplo, β-carbolinas, preferem o estado (B), em que não é possível a abertura do canal de cloreto. Assim, seu efeito fisiológico é oposto ao dos benzodiazepínicos, os quais têm preferência pelo receptor no estado (A), onde é possível o influxo de cloreto. Destaque para o papel do antagonista, flumazenil, que consegue deslocar a ligação de ambos os ligantes e bloquear seus efeitos.
Fonte: Desenvolvida pela autoria do capítulo.

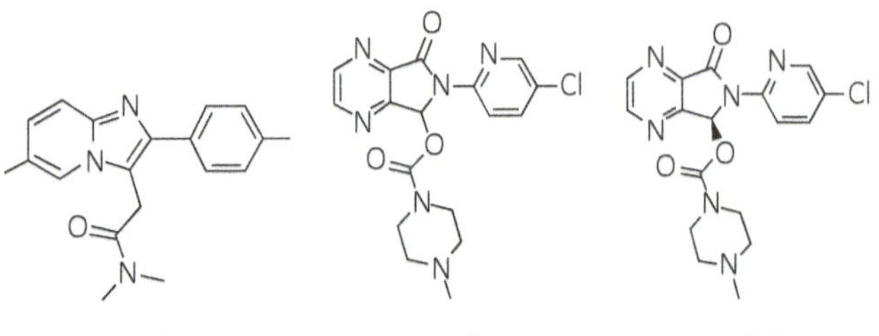

Figura 12.8 – Estrutura química dos principais hipnóticos utilizados no Brasil. Sua estrutura é distinta da dos benzodiazepínicos (ver Figura 12.5), apesar de sua ação ocorrer no receptor dos BZD.

Usos terapêuticos

Os BZD provocam diminuição da ansiedade, sedação, relaxamento muscular (em altas doses), amnésia anterógrada, além de efeitos anticonvulsivante e psicomotor. Portanto, eles são utilizados na clínica para tratar ansiedade e insônia, alguns tipos de epilepsia (p.ex., clonazepam para epilepsia mioclônica), estado de mal epiléptico (por via intravenosa), síndrome de abstinência ao etanol e como pré-anestésicos. Como adiantado, a terapêutica dos transtornos de ansiedade envolve a utilização dos antidepressivos como 1ª linha de tratamento, sendo os BZD considerados para crises agudas e como adjuvante ao tratamento com antidepressivos para alívio inicial dos sintomas de ansiedade. Entretanto, não se pode considerar seu uso obsoleto, sendo ainda muito importante para indução rápida de efeitos, considerando que seu mecanismo de ação, ou seja, estimulação de receptores ionotrópicos GABA$_A$ e influxo intracelular de íons cloreto, provoca mudanças fisiológicas na célula na ordem de milissegundos que prontamente culminam com efeito anticonflito. Neste sentido, apesar da tentativa em se evitar as propriedades sedativas dos BZD no tratamento da ansiedade, cabe destacar que, para procedimentos gastroenterológicos (p.ex., endoscopia ou colonoscopia), a sedação e a amnésia são desejáveis, uma vez que o paciente não precisa estar totalmente consciente e nem lembrar os detalhes aversivos do procedimento. Ainda, em abordagens odontológicas, por exemplo antes de pequenas cirurgias, em que alguns pacientes demonstram ansiedade antecipatória, os BZD são bastante prescritos para aliviar os seus sintomas. Ademais, com base em sua propriedade sedativa, os BDZ podem ser usados como medicação pré-anestésica, resultando na diminuição da dose do agente anestésico necessária para alcance apropriado da profundidade anestésica. Cabe também destacar que seu uso como pré-anestésico não exclui a necessidade do emprego de fármacos analgésicos (p.ex., opioides), uma vez que os BZD não têm essa propriedade.

Resultados obtidos com o uso de BZD em modelos animais são sugestivos de que essa classe de fármacos alivia a ansiedade generalizada, sendo, porém, ineficazes no controle de fobias, ansiedade social e pânico. Neste último caso, o BDZ potente, alprazolam, parece mostrar considerável eficácia panicolítica. No entanto, há dúvidas ainda sobre o efeito antipânico do alprazolam resultar de sua estrutura ou da dose empregada. Estudos mostraram que o diazepam usado em doses altas (30 mg/dia) apresentou efeito panicolítico similar ao do alprazolam. Outra característica dos BZD é a ausência de efeitos antidepressivos, que deve ser considerada, uma vez que os transtornos de ansiedade são comumente associados a comorbidades como a depressão. Contudo, os BZD ainda são prescritos como 2ª linha de tratamento, sendo muitas vezes usados como adjuvante ao antidepressivo em pacientes refratários à 1ª linha de tratamento, ou, no início, quando pode haver piora sintomática dos pacientes tratados com antidepressivos.

Farmacocinética

Os benzodiazepínicos são geralmente utilizados por via oral e apresentam boa absorção. Seu pico plasmático ocorre em média dentro de 1 hora após a administração. Podem ser utilizados por via intravenosa para indução anestésica ou para procedimentos gastroenterológicos. Na pediatria é comum a utilização na forma de supositório. A via intramuscular retarda consideravelmente sua absorção. Após a absorção, os BZD se ligam a proteínas plasmáticas e atingem rapidamente o SNC, passando pela barreira hematoencefálica (BHE) em razão da característica lipofílica de sua estrutura química. Podemos categorizar os benzodiazepínicos em quatro classes: 1) os de ultracurta e 2) curta duração (p.ex., midazolam, flunitrazepam), geralmente usados como hipnóticos, pois induzem o sono e provocam poucos efeitos de ressaca; 3) os de média (p.ex., lorazepam, alprazolam, clordiazepóxido); 4) os de longa (p.ex., diazepam e clonazepam) duração, sendo estes mais prescritos para tratar ansiedade e convulsões (Quadro 12.2). Os BZD são metabolizados pelo fígado por enzimas do citocromo P450. As principais são a CYP3A4 e a CYP2C19, por isso outras substâncias metabolizadas por essas enzimas alteram a meia-vida de eliminação dos BZD. Uma importante exceção é o lorazepam, que passa diretamente para as reações de metabolização de fase 2, sendo, portanto, diretamente conjugado com ácido glicurônico, que aumenta sua hidrofilicidade para, então, ser eliminado pela urina. Outros de média e longa duração recrutam processos enzimáticos hepáticos e sofrem reações de oxidação anteriores à conjugação, para, então, serem eliminados. O clordiazepóxido e o

Capítulo 12 – Fármacos ansiolíticos e hipnóticos-sedativos

diazepam, por exemplo, antes de serem conjugados, servem de substrato para formação do metabólito ativo N-desmetildiazepam ou nordazepam, que apresenta meia-vida bastante longa (entre 50 e 100 horas). Outros como o alprazolam, clonazepam e midazolam são metabolizados em derivados hidroxilados que também apresentam atividade farmacológica antes de serem conjugados. A eliminação dos benzodiazepínicos é exclusivamente por via renal, conjugados com ácido glicurônico (Quadro 12.2).

■ Efeitos colaterais e adversos

Efeitos decorrentes do uso

Pacientes que tomam BZD podem ter sonolência, alteração da coordenação motora, confusão e amnésia. Assim, são efeitos que podem comprometer atividades corriqueiras dos pacientes, como operar máquinas e dirigir automóveis, além de prejudicar a concentração, podendo influenciar atividades laborais. Consequentemente à alta lipossolubilidade, os BZD de longa duração, que apresentam metabólitos ativos, podem se acumular no tecido adiposo, provocando efeitos de ressaca prolongados mesmo depois da descontinuidade do tratamento.

Intoxicação aguda

A preocupação com a intoxicação aguda é minimizada pela relativa segurança no uso dos BZD, uma vez que seus efeitos farmacológicos dependem do ligante endógeno (p.ex., o neurotransmissor GABA). Efeitos de sono profundo, déficit psicomotor, até depressões respiratórias e cardiovasculares por colapso bulbar podem ocorrer. Importante destacar que mui-tos pacientes que apresentam quadros psiquiátricos tentam suicídio mediante superdosagem de fármacos depressores do SNC, no caso os BZD. Sendo assim, o uso do antagonista flumazenil é muito eficaz em reverter quadros de superdosagem. A maior preocupação na superdosagem é o sinergismo com a utilização concomitante de álcool ou outros compostos GABA-érgicos, como os barbitúricos, podendo facilmente resultar no óbito do paciente. Outra característica que deve ser observada em relação à intoxicação é a utilização de BZD em pacientes idosos. Neste contexto, o processo de metabolização desses pacientes pode estar comprometido pela deficiência que os idosos apresentam em realizar reações oxidativas, mas não de conjugação, caracterizando quadros de intoxicação. Por esse motivo, os compostos diretamente conjugados, como o lorazepam, são mais prescritos para pacientes idosos.

Tolerância

A tolerância, isto é, a perda gradual de efeito desejado usando-se a mesma dose, ocorre para os BZD e outros sedativos. Sendo assim, são necessários ajustes posológicos, no sentido de aumentar a dose, para que os efeitos farmacológicos dos BZD sejam mantidos. Esse fenômeno é explicado em termos do receptor e se dá pelo grau de sua ocupação, ou seja, a dose usada e, portanto, ocorre mais em pacientes que utilizam BZD cronicamente para tratar epilepsia, por exemplo. Embora menos acentuada do que no tratamento da epilepsia, os mecanismos de tolerância podem também ser observados em pacientes que administram BZD como hipnóticos, apesar de usarem o medicamento somente à noite.

Quadro 12.2 – Principais benzodiazepínicos usados no Brasil e seus aspectos farmacocinéticos.

Duração da ação	Fármacos (nome comercial)	Meia-vida (h)	Metabólito ativo	Comentários
Ultracurta/curta	Midazolam (Dormonid®)	2 a 4	Derivados hidroxilados	Hipnótico; usado no estado de mal epiléptico por via intravenosa.
	Lorazepam	10 a 20	Não	Usado em pacientes idosos por ser diretamente conjugado e excretado.
Média	Alprazolam (Frontal®)	12 a 15	Derivados hidroxilados	Boa absorção oral; eficaz no transtorno do pânico.
Longa	Diazepam (Valium®)	20 a 80	Nordazepam (meia-vida 50 a 100 h)	Ansiolíticos e relaxantes musculares; possível ressaca.
	Clordiazepóxido	20 a 80		
	Bromazepam	40		
	Clonazepam (Rivotril®)	50	Não	Anticonvulsivante, ansiolítico.

Fonte: Desenvolvido pela autoria do capítulo.

Dependência e síndrome de abstinência

Os benzodiazepínicos têm potencial de abuso e provocam dependência quando administrados cronicamente. Apesar de animais apresentarem apenas fraca tendência para autoadministração (teste que mede o potencial de uma substância em provocar dependência) de BZD, o seu uso contínuo pode provocar dependência em decorrência de seus efeitos prazerosos, contudo a fissura (ou *craving*) pelo uso, característico na dependência de drogas de abuso, não está presente. A retirada dos BZD deve ser gradual, com diminuição da dose inicial para evitar a síndrome de abstinência e ansiedade rebote, provocadas pelas neuroadaptações induzidas por esses fármacos. Neste contexto, sucintamente, o uso crônico ou prolongado de BZD altera o ponto de ajuste (*set point)* da neurotransmissão GABAérgica nos substratos do medo/ansiedade, sendo que nosso encéfalo se modifica de modo a ficar em um estado mais deprimido fisiologicamente. Quando o BZD é retirado abruptamente, o GABA que se ligava com maior afinidade ao receptor $GABA_A$, passa a operar com afinidade submáxima novamente, diminuindo a hiperpolarização neuronal. Isso provoca uma excitação nos neurônios, que induz efeitos como tremor, perda de apetite, distúrbios do sono e até convulsões. Se com nova administração esses efeitos findam, conclui-se que se trata de efeitos induzidos pela abstinência a BZD.

Gravidez

Deve-se evitar o uso de altas doses de BZD no primeiro trimestre de gravidez por aumentar as chances de provocar sintomas de dependência no recém-nascido.

Interações farmacológicas

Fármacos como a cimetidina, cetoconazol, fluvoxamina, fluoxetina e omeprazol, que inibem a CYP3A ou CYP2C19, devem ser evitados por aumentar e prolongar os efeitos dos BZD. No geral, como discutido anteriormente, quaisquer fármacos que recrutem as enzimas CYP do citocromo P450, necessárias para metabolizar os BZD, são capazes de provocar importantes interações farmacológicas. Depressores do SNC, como o álcool e os barbitúricos, apresentam alto sinergismo de ação, podendo ensejar consequências graves para o paciente. Também deve-se levar em conta o uso concomitante com anti-histamínicos por acentuar a sedação. Antiácidos diminuem a absorção dos BZD, por isso devem ser evitados antes da administração por via oral, e finalmente os BZD aumentam o nível plasmático de digoxina, podendo causar intoxicação digitálica.

■ Fármacos serotonérgicos

Azaspironas

Nessa classe de fármacos, destaca-se a buspirona, única azaspirona comercializada no Brasil com finalidade ansiolítica.

Mecanismos de ação e efeitos farmacológicos

A buspirona é um agonista parcial de receptores serotonérgicos do tipo 5-HT_{1A} e também atua em receptores dopaminérgicos. Acredita-se, baseado em robustas evidências, ser seu efeito sobre receptores $5HT_{1A}$ responsável pela ansiólise característica desse composto. Os receptores $5HT_{1A}$ expressos na soma de neurônios serotonérgicos, sobretudo aqueles localizados nos núcleos da rafe, que compreende o principal sítio de projeção serotonérgica, parecem estar intimamente ligados aos efeitos ansiolíticos da buspirona. Sua ativação diminui a excitabilidade dos neurônios e, por consequência, a liberação de serotonina em regiões do cérebro anterior, mais especificamente na circuitaria corticolímbica. Esse subtipo de receptor serotonérgico é metabotrópico acoplado à proteína $G\alpha i/o$, que diminui a produção de segundos mensageiros e inibe a cascata de transdução de sinal intracelular. A buspirona também ativa os receptores 5-HT_{1A} expressos em neurônios noradrenérgicos do *locus coeruleus*, contribuindo para diminuição da excitação provocada pela NA. Contudo, destaca-se que a NA tem um papel coadjuvante na fisiopatologia da ansiedade e, no geral, sua deficiência nos substratos do medo e da ansiedade contribui para os sintomas dos transtornos de ansiedade, uma vez que o aumento da sua sinalização pelo uso de antidepressivos melhora os sintomas de pacientes ansiosos. Sendo assim, apesar de a buspirona interferir na regulação noradrenérgica, seu efeito nas vias serotonérgicas parece ser responsável pela sua efetividade clínica.

Neste contexto, inicialmente, o uso do agonista $5HT_{1A}$ provoca diminuição da sinalização serotonérgica pós-sináptica. A contínua estimulação desses autorreceptores os dessensibiliza, provocando consequente aumento da liberação de serotonina nas regiões prosencefálicas, sendo este o mecanismo atribuído à piora sintomática inicial em uma parcela dos pacientes. Adaptações que provocam a sub-regulação pós-sináptica de outros subtipos de receptores serotonérgicos, como os do tipo 5-HT_2, em regiões como a amígdala e o córtex frontal, parecem ser necessárias para o efeito ansiolítico da buspirona (Figura 12.9). Cabe destacar que a serotonina apresenta um papel dual na modulação da ansiedade e do pânico, nos substratos que os governam. Os pesquisadores J.F.W. Deakin, na Inglaterra, e F.G. Graeff, no Brasil, pos-

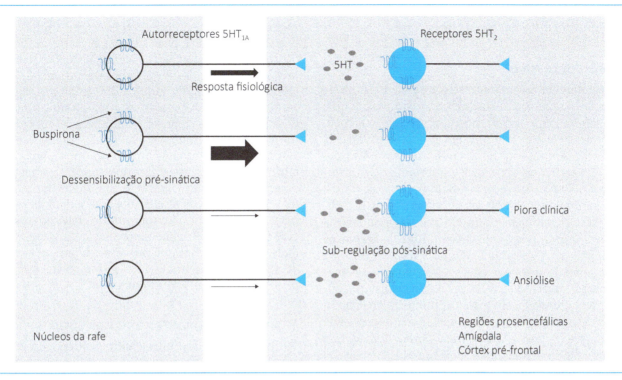

Figura 12.9 – Mecanismo de ação da buspirona.
Dois mecanismos de neuroplasticidades são importantes para os efeitos da buspirona. A dessensibilização pré-sináptica dos autorreceptores inibitórios 5HT$_{1A}$, que culmina com a piora clínica inicial dos indivíduos por aumentar o aporte serotonérgico nas regiões límbicas; e a posterior sub-regulação pós-sináptica dos receptores 5HT$_2$ que determina a ansiólise.
Fonte: Desenvolvida pela autoria do capítulo.

tularam o papel ansiogênico das ações da 5-HT nas regiões do cérebro anterior, por exemplo, nas amígdalas. Esse fato é corroborado pela piora sintomática de pacientes no início de tratamento com buspirona. Os fármacos BZD podem ser coadministrados para contrapor esses sintomas. Assim, as adaptações produzidas nos receptores pós-sinápticos, semanas após o início do tratamento com buspirona, condizem com a diminuição de ansiedade. Em contrapartida, na substância cinzenta periaquedutal, região límbica relacionada com o sistema LFC, a diminuição da sinalização serotonérgica tem sido intimamente relacionada com sintomas de pânico, sendo que o aumento da sinalização 5-HT nesse sítio provocaria os efeitos antipânico.

Efeitos adversos, contraindicações e toxicidade

A buspirona é muito eficaz em aliviar sintomas da ansiedade generalizada, tendo pouco efeito sobre o pânico ou transtornos ansiosos mais graves. Provoca seus efeitos farmacológicos sem sedação ou incoordenação motora, característico dos BZD, porém pode provocar tonturas, náuseas, cefaleia e inquietação. Não há síndrome de abstinência com o uso da buspirona e seu potencial para provocar dependência é muito baixo, senão inexistente.

Aspectos farmacocinéticos

Com relação à farmacocinética, a buspirona é rapidamente absorvida atingindo pico plasmático em menos de uma hora. Tem baixa biodisponibilidade de aproximadamente 4% e seu metabólito, 1-pirimidinilpiperazina (1-PP), apresenta atividade farmacológica. A buspirona é substrato das enzimas do citocromo P450, especificamente as da subfamília CYP3A. A meia-vida de eliminação é de cerca de 2,5 horas, e a farmacocinética é linear no intervalo de doses entre 10 e 40 mg. Após administração de doses múltiplas de buspirona 10 mg/dia por 9 dias, não houve acúmulo de composto original ou metabólito (1-PP). Alimentos e fármacos como verapamil, diltiazem, eritromicina e itraconazol aumentam o pico plasmático da buspirona, enquanto a rifampicina, indutor enzimático, diminuiu sua concentração no sangue em até 10 vezes. A interação farmacocinética da buspirona com o benzodiazepínico alprazolam é desprezível, o que favorece sua associação em alguns quadros psiquiátricos. Ao contrário da insuficiência renal, que aumenta discretamente a concentração plasmática de buspirona, a insuficiência hepática pode ensejar a intoxicação, pois é observado um aumento de até 15 vezes no pico plasmático dessa azaspirona nos indivíduos tratados.

Por fim, senilidade ou o gênero do paciente parecem não influenciar na cinética da buspirona.

Antidepressivos

Atualmente, os antidepressivos são a 1ª linha de tratamento contra a ansiedade. São compostos que, pelo seu uso nos transtornos depressivos, oferecem importante vantagem clínica em atenuar sintomas de depressão, a qual está geralmente associada à ansiedade. Os antidepressivos mais importantes são os inibidores seletivos da recaptação de serotonina (ISRS) ou noradrenalina (ISRN), os antidepressivos tricíclicos (ADT) e também os inibidores da monoamina oxidase (IMAO) (ver também Capítulo 13 – Fármacos antidepressivos e estabilizadores do humor). Pelo seu mecanismo de ação, que altera a transmissão das monoaminas, sobretudo a 5-HT e a NA, são bastante eficazes em promover efeitos ansiolíticos. Apresentam início de ação tardio ($\geq$ 2 semanas) em decorrência das neuroadaptações necessárias, porém apresentam efeitos colaterais e adversos mais brandos em relação aos BDZ, sendo os principais, a síndrome serotonérgica, e efeitos simpatomiméticos. A substituição de um BZD por antidepressivos deve ser feita com diminuição gradual da dose do agonista GABA a fim de evitar a crise de abstinência característica dos benzodiazepínicos. Por fim, sua indicação se dá principalmente para ansiedade generalizada, algumas fobias específicas e até mesmo juntamente com BZD potentes no tratamento do transtorno de pânico. Por se tratar de um capítulo focado no tratamento dos transtornos de ansiedade e, uma vez que os antidepressivos são a 1ª linha de tratamento, abordamos apenas os aspectos clínicos da sua utilização. No Capítulo 13 – Fármacos antidepressivos e estabilizadores do humor, o leitor poderá encontrar detalhes pormenorizados da farmacodinâmica e farmacocinética desses fármacos.

Antagonistas serotonérgicos

Antagonistas de receptores pós-sinápticos 5-HT$_2$ (p.ex., cetanserina) expressos em regiões prosencefálicas têm grande potencial para serem usados na terapêutica da ansiedade.

■ Outros farmácos

β-bloqueadores

Os compostos que bloqueiam receptores β-adrenérgicos cardíacos são utilizados para evitar sintomas físicos da ansiedade, que retroalimentam a aversão característica do quadro ansioso. Neste sentido, como o medo/ansiedade recruta substratos responsáveis por deflagrar respostas comportamentais, neuroendócrinas e neurovegetativas, uma importante descarga simpática pelo sistema nervoso autônomo ocorre em paralelo com as alterações comportamentais nos transtornos ou episódios de ansiedade. Esses efeitos compreendem taquicardia, tremores, sudorese e alterações na pressão arterial. Assim, o uso de β-bloqueadores, como o propranolol, antagonista inespecífico β-adrenérgico, atenua de maneira eficaz alguns desses sintomas físicos da ansiedade. Uma curiosidade é que esses fármacos podem caracterizar *doping* em algumas categorias esportivas por aumentar o rendimento de atletas que necessitam de exímia performance física. Um importante efeito adverso inclui o broncoespasmo, consequência da inespecificidade do propranolol que provoca o bloqueio também de receptores β-adrenérgicos pulmonares, podendo provocar hipertensão pulmonar.

Anticonvulsivantes e antipsicóticos

Os anticonvulsivantes e antipsicóticos são usados em alguns casos de ansiedade. Os anticonvulsivantes (p.ex., gabapentina, valproato de sódio; Capítulo 15 – Fármacos anticonvulsivantes), por prevenirem despolarizações anômalas no foco epiléptico, mediante inibição de potenciais excitatórios e/ou facilitação de potenciais inibitórios, acabam tendo considerável atividade ansiolítica em pacientes refratários aos fármacos de 1ª linha. Efeitos adversos como teratogenicidade e sedação devem ser levados em consideração. No caso dos antipsicóticos (Capítulo 14 – Fármacos antipsicóticos), inicialmente, os de 1ª geração (p.ex., clorpromazina, haloperidol) atuam bloqueando os receptores dopaminérgicos D$_2$ na circuitaria mesocorticolímbica e nigroestriatal; assim, desencadeiam importantes efeitos adversos como parkinsonismo medicamentoso, discinesia tardia e distonia aguda. Entretanto, os antipsicóticos atípicos, ou de 2ª geração (p.ex., quetiapina, risperidona), são fármacos que atuam por diferentes mecanismos de ação na sinalização monoaminérgica, inclusive a serotonérgica, e podem contribuir para o alívio dos sintomas de ansiedade em pacientes refratários ao tratamento convencional com antidepressivos e BZD.

Psicoterapia e futuros tratamentos

Até a presente data, toda terapêutica foca no alívio sintomático, sendo a psicoterapia, principalmente por meio da terapia cognitivocomportamental, de grande valia como adjuvante ou mesmo como protagonista, a exemplo de casos de fobias refratárias à farmacoterapia. A abordagem psicológica, em suma, objetiva restabelecer as conexões dos substratos do medo e da ansiedade quando o indivíduo é exposto à situação aversiva que desencadeia o transtorno, para que o paciente lide de maneira proporcional ao estímulo.

Há possíveis novos fármacos em fase de pesquisa para auxiliar o tratamento da ansiedade e contemplar todo o repertório de transtornos que existem. Abordagens que visam interferências na neurotransmissão glutamatérgica têm mostrado importante potencial na profilaxia do estabelecimento de transtornos de ansiedade induzidos pelo estresse.

Outros sistemas neuroquímicos têm sido estudados como candidatos envolvidos na fisiopatologia do medo/ansiedade. Por exemplo, os endocanabinoides têm se mostrado importantes no controle dessas emoções. Assim, o desenvolvimento de fármacos canabinoides com poucos efeitos adversos se mostra promissor para o tratamento de alguns transtornos de ansiedade. O desenvolvimento de fármacos que atuam em receptores da colecistocinina (CCK), neuropeptídeo Y, substância P, fator liberador de corticotrofina, orexinas e neuroesteroides segue nessa mesma linha. Mais recentemente, o neuropsicofarmacologista Frederico Graeff, um dos responsáveis por postular o papel dual da serotonina na ansiedade e no pânico, tem destacado que até mesmo os opioides endógenos parecem participar no controle da ansiedade.

■ Hipnóticos

A insônia pode ser um quadro transitório que ocorre em determinadas situações. Pessoas com turnos de trabalho invertido, comissários de bordo e pilotos, que estão sempre em diferentes fusos horários, são alguns exemplos de casos em que os hipnóticos podem ser utilizados pontualmente para melhorar a indução ou duração do sono. Outros casos, porém, envolvem pessoas que, de fato, têm o sistema de regulação do sono-vigília alterado. Nesses casos, estresse, uso abusivo de fármacos e de álcool, dor crônica e até mesmo ansiedade e depressão podem estar envolvidos na gênese da insônia.

Por definição, todos os fármacos sedativos podem apresentar efeitos hipnóticos dependendo da dose utilizada. Para atenuar ansiedade, por exemplo, baixas doses de ansiolíticos induzem contundentes efeitos anticonflito, porém, em altas doses, o efeito hipnótico, que diminui a latência e aumenta a duração do sono, também ocorre. Antigamente, utilizavam-se barbitúricos (agonista GABA$_A$ mais potente que os BZD) e altas doses de BZD como tratamento para insônia, porém, hoje, é possível administrar fármacos mais recentes que apresentam menos efeitos adversos nas fases do sono, as quais desempenham importante efeito fisiológico na recuperação física e mental do indivíduo, além da consolidação da memória e apren-

dizado. Em suma, o sono é composto por ciclos de 90 minutos que se repetem de 4 a 5 vezes por noite. Cada ciclo é dividido em dois períodos distintos, isto é, o movimento ocular não rápido (NREM, do inglês *nonrapid eye movement*) que dura cerca de 75% do ciclo, e o movimento ocular rápido (REM, do inglês *rapid eye movement*). Durante o NREM, o indivíduo passa por quatro estágios e cada um aprofunda cada vez mais o sono; o NREM compreende a fase de liberação do hormônio do crescimento e restauração dos estoques energéticos. É o momento de recuperação física do indivíduo. Intercalado nesses estágios, ocorre o sono REM, em que a atividade encefálica aumenta consideravelmente, aproximando-se do estágio de vigília do indivíduo, e corresponde à fase de movimentos rápidos dos olhos. Os sonhos parecem ocorrer durante o REM, e o indivíduo sedimenta as informações e consolida memórias, sendo imprescindível essa fase para o aprendizado. Clinicamente, o aumento do segundo estágio do sono NREM e a diminuição da latência para dormir é, presumivelmente, positivo. O abrupto cessar do sono REM provoca ansiedade e irritação no indivíduo, com aumento de rebote do sono REM.

Mecanismos de ação e efeitos farmacológicos

Os hipnóticos mais recentes zolpidem, zopiclona e seu enantiômero (S) eszopiclona são utilizados no Brasil no tratamento da insônia. São denominados por alguns autores como "fármacos Z" (do inglês: *Z drugs*). Apesar de se ligarem no sítio dos benzodiazepínicos, sua estrutura não tem relação com os BZD; contudo, seu mecanismo de ação envolve a potencialização dos receptores GABA$_A$. O zolpidem, assim como a zopiclona e seu enantiômero, diminui a latência para o sono e aumenta o segundo estágio do sono NREM, porém altera o sono REM. Apesar disso, tem menor tendência em alterar os padrões de sono quando comparado com os BZD. Contudo, os BZD de ultracurta e curta ação podem ser utilizados como hipnóticos. Eles induzem o sono mais rapidamente e prolongam-no; entretanto, provocam efeitos clínicos somente em pessoas que dormem até 6 horas por noite, além de potencial ressaca ao amanhecer, apesar de apresentarem meia-vida de eliminação curta. Os BZD têm considerável efeito sobre o sono REM e encurtam o quarto estágio do sono NREM (ou de ondas lentas) sendo, por isso, menos usados que os hipnóticos mais recentes.

Os hipnóticos se ligam preferencialmente em receptores GABA$_A$ que apresentam a subunidade α1, mediando, assim, os efeitos de indução de sono com pouca alteração na arquitetura do sono do indivíduo ou nos substratos do medo. Nesta perspectiva, eles são ineficazes para o tratamento da ansiedade e compartilham alguns dos efeitos adversos dos BZD como amnésia anterógrada, dificuldade em operar máquinas e veículos e um aspecto importante, relacionado com a idade do paciente, é a sua propensão em induzir quedas e fraturas ósseas. Neste contexto, alguns estudos vêm destacando a importância em se estipular limite de horário para a administração de hipnóticos, levando-se em conta sua meia-vida de eliminação, para que os indivíduos em tratamento não sofram efeitos adversos no dia seguinte durante o despertar. Importante destacar que sonambulismo e algumas alucinações podem estar associados ao uso de zolpidem.

Aspectos farmacocinéticos

A farmacocinética dos hipnóticos mais recentes se assemelha à dos BZD. Eles alcançam o pico plasmático em torno de 1 hora após administração por via oral e têm meia-vida de eliminação curta, com exceção da eszoplicona, cuja meia-vida é de 6 horas. São fármacos biotransformados em metabólitos inativos pelo fígado; assim, fármacos indutores (p.ex., rifampicina) ou inibidores (p.ex., cetoconazol, cimetidina) das enzimas do citocromo P450, especificamente a isoforma CYP3A4, alteram a cinética dos hipnóticos. Apresentam alta biodisponibilidade, em torno de 70% em pacientes humanos e, em relação a pacientes idosos, deve-se observar cuidados semelhantes como aqueles da administração de ansiolíticos, pois os hipnóticos também têm metabolização hepática dependente de reações de oxidação e conjugação.

Outros fármacos podem ser usados no tratamento da insônia como a melatonina e agonistas de seus receptores MT_1 e MT_2, além de anti-histamínicos (p.ex., difenidramina e prometazina), que antagonizam receptores H_1 e induzem o sono como efeito colateral central. Antagonistas dos receptores OX_1 e OX_2, mediados pelas orexinas (peptídeos que modulam a vigília), estão em fase de estudo como hipnóticos.

Atividade proposta

Caso clínico

A paciente M.G.M., 56 anos, acordava no meio da noite preocupada com situações que ainda aconteceriam ao longo do dia. Só conseguia dormir depois de ingerir considerável quantidade de açúcares (doces, bolos etc.). Durante o dia, ela sentia grande impotência em controlar os aspectos de sua vida, sempre achava que sairia de casa e bateria o carro e, se demorasse a voltar, os seus animais de estimação estariam em perigo por terem ficado sozinhos em casa. Demonstrava sintomas de apreensão o tempo todo, taquicardia, mãos suadas. No trabalho, já não conseguia focar nas atividades comerciais que realizava, sempre preocupada com problemas paralelos, por isso estava perdendo muitos clientes e o orçamento mensal passou a ficar comprometido. Começou a ganhar peso por causa do hábito de comer doces à noite. Um dia, teve um episódio de tristeza profunda e falta de vontade de começar as atividades do dia, passando a manhã toda na cama. Seus filhos ficaram preocupados e resolveram procurar ajuda médica. O médico a diagnosticou com estresse por trabalho e distúrbio do sono associado e receitou um comprimido de diazepam na dosagem de 15 mg à noite, antes de dormir, como fármaco hipnótico. Ainda, constatou que o ganho de peso era a causa provável para a tristeza, e assim que a paciente deixasse de acordar à noite, ela teria seu peso controlado novamente. No início do tratamento a paciente apresentava sonolência ao acordar e dificuldade em manter a concentração para começar as atividades do dia. Semanas mais tarde, a paciente que deixara de acordar no meio da noite, voltou a apresentar todos os sintomas novamente, e a tristeza ainda se agravou e já não era mais possível sair para trabalhar.

Principais pontos e objetivos de aprendizagem

1) O diagnóstico apontado foi correto? Qual a provável causa para os sintomas supramencionados?

2) Baseando-se no mecanismo de ação do fármaco utilizado, por que a paciente apresentava sonolência ao acordar? Como prevenir isso?

3) Por que o tratamento deixou de fazer efeito? Qual seria a abordagem terapêutica mais eficaz neste caso?

Capítulo 12 – Fármacos ansiolíticos e hipnóticos-sedativos

Respostas esperadas

O intuito deste caso clínico é identificar os sintomas de um transtorno de ansiedade e como eles podem prejudicar o desempenho do indivíduo. Ainda, o objetivo é esclarecer qual a farmacoterapia utilizada como 1ª linha de tratamento nestes casos.

1) Alguns sintomas de ansiedade são muito semelhantes nos diversos tipos de transtornos de ansiedade, podendo confundir o diagnóstico. Provavelmente, a paciente sofria de transtorno de ansiedade generalizada.

2) A sonolência era decorrente do efeito residual (ressaca) associado ao uso de um BZD com meia-vida prolongada como o diazepam em dose elevada (15 mg). O uso de hipnótico como o zolpidem poderia ser mais assertivo para tratar a insônia.

3) O tratamento contínuo com BZD como o diazepam resulta na tolerância de alguns de seus efeitos, portanto a abordagem utilizando um ISRS como a fluoxetina, por exemplo, em associação inicial com um BZD (p.ex., alprazolam), para evitar a piora clínica inicial, poderia ser mais assertiva. Ainda, a paciente apresentava sintomas depressivos, sendo o ISRS efetivo para ambos os quadros ansioso e depressivo. Em seguida, a paciente deveria retirar aos poucos o BZD para evitar síndrome de abstinência e controlar a evolução do quadro clínico juntamente com o médico.

REFERÊNCIAS

1. American Psychiatric Association. Manual diagnóstico e estatístico de transtornos mentais: DSM-5. 5. ed. Porto Alegre: Artmed; 2014.
2. Blanchard RJ, Blanchard DC. Attack and defense in rodents as ethoexperimental models for the study of emotion. Prog Neuropsychopharmacol Biol Psychiatry. 1989;13 Suppl:S3-14.
3. Deakin JF, Graeff FG. 5-HT and mechanisms of defence. J Psychopharmacol. 1991 Jan;5(4):305-15.
4. Craske MG et al. Anxiety disorders. Nat Rev Dis Primers. 2017 May 4;3:17024.
5. Graeff FG. Evolução da neurociência comportamental nos últimos 50 anos. Foco no sistema de defesa e na neurotransmissão. Medicina (Ribeirão Preto, Online.) 2018;51(2):89-111.
6. Graeff FG. Translational approach to the pathophysiology of panic disorder: Focus on serotonin and endogenous opioids. Neurosci Biobehav Rev. 2017 May;76(Pt A):48-55.
7. Hyman SE, Cohen JD. Transtornos do humor e de ansiedade. In: Kandel ER; Schwartz JH; Jessell TM; Siegelbaum SA; Hudspeth AJ: Princípios de neurociências. 5. ed. Porto Alegre, AMGH Editora; 2014. cap. 63, p.1222-1241.
8. McNaughton N, Corr PJ. A two-dimensional neuropsychology of defense: fear/anxiety and defensive distance. Neurosci Biobehav Rev. 2004 May;28(3):285-305.
9. Nutt DJ. The pharmacology of human anxiety. Pharmacol Ther. 1990;47(2):233-66.
10. Sartori SB, Singewald N. Novel pharmacological targets in drug development for the treatment of anxiety and anxiety-related disorders. Pharmacol Ther. 2019 Dec;204:107402.

Capítulo 13

Fármacos antidepressivos e estabilizadores do humor

Autores:
- Paula Cristina Bianchi
- Isabela Miranda Carmona
- Fábio Cardoso Cruz
- Paulo Eduardo Carneiro de Oliveira

■ Introdução

Os sentimentos de tristeza e alegria decorrentes de acontecimentos cotidianos fazem parte da vida humana. A tristeza constitui-se na resposta universal às situações de perda, derrota, desapontamento e outras adversidades; enquanto a elevação do humor e da motivação está relacionada a situações de ganho e recompensa. Do ponto de vista evolutivo, essas respostas têm valor adaptativo. Em situações de perda ou ameaça, poupam-se energia e recursos para o futuro; em contrapartida, situações de ganho, há maior disposição para se manter em um determinado objetivo. Entretanto, quando as flutuações no humor se tornam excessivas, tanto em sua intensidade como na duração, e passam a interferir nas atividades cotidianas do indivíduo, elas são caracterizadas como transtornos afetivos ou do humor.

A depressão é uma complicação psiquiátrica frequente, apresentando índices preocupantes, sendo atualmente uma das maiores causas de morbidade mundial. Dados recentes da Organização Mundial de Saúde (OMS) demonstram que cerca de 300 milhões de indivíduos são acometidos por esse transtorno.

De forma geral, a sintomatologia da depressão é caracterizada pela presença de humor triste, vazio ou irritável, associado a alterações cognitivas e somáticas que prejudicam de forma expressiva a vida do indivíduo. Os que sofrem com esse transtorno podem apresentar dores de cabeça, baixa autoestima, sentimento de culpa, distúrbios de apetite e disfunções do sono. Esses aspectos podem trazer ao indivíduo problemas nos âmbitos familiar e escolar, no trabalho e risco de morte (suicídio). A categorização dos tipos de transtornos depressivos é fundamentada na identificação dos sintomas, funções cognitivas, manifestações físicas, comportamentos, características de personalidade, combinações de síndromes e duração.

A 5ª edição do Manual de Diagnóstico e Estatístico de Transtornos Mentais (DSM-5), feito pela Associação Americana de Psiquiatria, apresenta a classificação para os diferentes transtornos do humor. Compõem essa classificação o transtorno depressivo

---

* Nota dos autores: As figuras deste capítulo foram elaboradas com o auxílio de Mind the GRAPH®.

maior (abarcando episódio depressivo maior), transtorno depressivo persistente (distimia), transtorno disfórico pré-menstrual, transtorno depressivo induzido por substância/medicamento, transtorno depressivo relacionado a outra condição médica e outros transtornos depressivos especificados e não especificados, além de uma categoria referente a crianças de até 12 anos de idade. Essa categoria é denominada transtorno disruptivo da desregulação do humor que inclui sintomas de irritabilidade persistente e descontrole comportamental extremo. O DSM-5 faz a distinção entre transtornos depressivos e transtornos bipolares (Figura 13.1).

Transtorno disruptivo da desregulação do humor

Presente em crianças até 12 anos, tem como característica predominante a irritabilidade crônica grave. Além disso, apresenta-se sob explosões de raiva consequentes à frustração e de humor persistentemente irritável ou zangado. Esses sintomas devem ser frequentes (três ou mais vezes durante a semana), o indivíduo deve ter apresentado esses sintomas durante 1 ano, no mínimo, e ainda ocorrerem em pelo menos dois diferentes contextos como na casa ou na escola.

Transtorno depressivo maior

O transtorno depressivo maior é um distúrbio caracterizado por episódios distintos de pelo menos 2 semanas de duração (apesar de grande parte desses episódios persistir durante um período consideravelmente maior). O indivíduo acometido por essa condição apresenta variações nítidas nas funções cognitivas, neurovegetativas e no afeto. Para o diagnóstico desse transtorno, o paciente deve apresentar cinco ou mais sintomas, caracterizados por insônia ou hipersonia, falta ou aumento de apetite, pensamentos frequentes de morte, perturbações psicomotoras, sentimento de culpa e inutilidade. Humor deprimido ou a perda do prazer na realização das suas atividades deve ser pelo menos um dos sintomas presentes no quadro clínico.

Transtorno depressivo persistente (distimia)

Depressão crônica, com sintomatologia não grave o suficiente para ser classificada como transtorno depressivo maior. A característica essencial do transtorno distímico é um humor cronicamente deprimido que ocorre na maior parte do dia, na maioria dos dias e por, pelo menos, 2 anos. Evidências clínicas sugerem que o aspecto marcante desse transtorno é que dificilmente os pacientes e até mesmo os familiares reconhecem a existência de um distúrbio, alegando que é uma característica da personalidade do indivíduo. Nota-se que o transtorno de depressão maior pode anteceder o transtorno depressivo persistente.

Transtorno disfórico pré-menstrual

O transtorno disfórico pré-menstrual engloba alterações emocionais e comportamentais que surgem frequentemente durante o período pré-menstrual. Instabilidade do humor, ansiedade, irritabilidade e disforia podem surgir na fase que antecede a menstruação e amenizam-se no início ou logo depois do período menstrual. Para que seja considerado um transtorno disfórico pré-menstrual é necessário que os sintomas estejam presentes na maioria dos ciclos menstruais, causando prejuízos na vida social e no trabalho.

Transtorno depressivo induzido por substância/medicamento

Essa desordem abrange, além dos sintomas do transtorno depressivo maior, a abstinência relacionada ao consumo de determinada substância como drogas de abuso e psicotrópicos. Os sintomas devem persistir após a cessação do uso, além da duração prevista dos efeitos fisiológicos, da intoxicação ou do período de abstinência. Do ponto de vista clínico, exames físicos e laboratoriais e uma anamnese detalhada devem ser realizada. Deve-se observar o início, o curso e as especificidades associadas ao consumo da substância a fim de diferenciar o transtorno depressivo induzido por substância/medicamento de um transtorno depressivo primário.

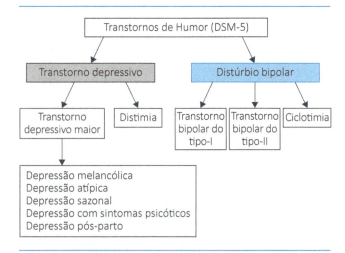

Figura 13.1 – Principais transtornos do humor segundo a 5ª edição do Manual de Diagnóstico e Estatístico de Transtornos Mentais (DSM-5), feito pela Associação Americana de Psiquiatria.
Fonte: Desenvolvida pela autoria do capítulo.

Diagnóstico

O diagnóstico clínico deve ser embasado nos critérios que se aplicam aos transtornos depressivos, isto é, devem ser especificadas a presença de sintomas ansiosos e sua gravidade atual (leve, moderada, moderada-grave, grave), se há características mistas, melancólicas, atípicas e ainda características psicóticas congruentes com o humor ou não, catatonia, com início no periparto e padrão sazonal.

O diagnóstico com base em um único episódio é possível, porém, todo cuidado deve ser tomado a fim de diferenciar o episódio de transtorno depressivo maior das oscilações normais do cotidiano e respostas suscetíveis ao estresse como o luto. A depressão desencadeada pelo luto costuma acometer pessoas vulneráveis a transtornos depressivos, podendo ser amenizada com o uso de medicamentos antidepressivos.

Eventos estressantes na vida são bem reconhecidos como precipitantes de episódios depressivos maiores. Neste contexto, experiências adversas na infância, como abuso sexual, abandono ou violência, constituem um conjunto de fatores de risco potenciais para o desenvolvimento de transtorno depressivo maior em fases posteriores da vida. Os familiares de 1º grau de indivíduos com transtorno depressivo maior têm risco duas a quatro vezes mais elevado de desenvolver a doença do que a população em geral, sendo a herdabilidade de aproximadamente 40%.

Em geral, é de grande importância clínica verificar o período de ocorrência dos episódios depressivos para que haja um diagnóstico efetivo. Da mesma forma, deve-se observar os critérios estabelecidos pelos manuais, pois, muitas vezes os pacientes não recebem um tratamento adequado. Além disso, ressalte-se a relevância da associação entre a intervenção psicoterápica e a farmacológica para melhores resultados.

Fisiopatologia do transtorno depressivo

Apesar do grande avanço na pesquisa em neurociência nas últimas décadas, a fisiopatologia da depressão maior ainda não foi totalmente elucidada. Os resultados mostraram o envolvimento de diversos mecanismos, incluindo alterações nas vias monoaminérgicas (hipótese monoaminérgica) e glutamatérgicas, processos neuroinflamatórios, anormalidades no eixo hipotálamo-hipófise-adrenais (HHA), alterações neuroanatômicas, diminuição da neurogênese e neuroplasticidade (hipótese neurotrófica).

No entanto, esses achados não estão presentes em todos os pacientes. Os tratamentos conduzidos diretamente a esses mecanismos têm sido parcialmente explorados. Diversas evidências indicam que todos esses fatores parecem estar relacionados e interconectados (Figura 13.2).

Hipótese monoaminérgica

A hipótese monoaminérgica proposta por Schildkraut, em 1965, foi a primeira hipótese relevante para o entendimento da fisiopatologia da depressão. Ela postulava que a depressão é causada pela alteração nos níveis de uma ou mais monoaminas, incluindo serotonina (5-HT), noradrenalina (NA) e dopamina (DA).

As evidências da teoria serotoninérgica incluem a constatação de que os metabólitos da serotonina estão reduzidos em pacientes diagnosticados com depressão maior e que os antidepressivos, como os antidepressivos tricíclicos (ADT), os inibidores seletivos da recaptação de serotonina (ISRS) e os inibidores da recaptação de serotonina e noradrenalina (IRSN), demonstraram aumentar os níveis de serotonina no sistema nervoso central (SNC).

Além disso, o tratamento crônico com antidepressivos diminui a regulação dos autorreceptores somatodendríticos pré-sinápticos inibitórios 5-HT_{1A}. Como esses autorreceptores pré-sinápticos inibem a liberação de 5-HT, sua regulação negativa aumenta a liberação de 5-HT, portanto a ação desses fármacos tem sido associada à resposta antidepressiva. Da mesma forma, a depleção do triptofano, um aminoácido essencial, necessário para a síntese de 5-HT, demonstrou induzir sintomas depressivos em pacientes, tratados com sucesso com antidepressivos, embora a depleção do triptofano não tenha efeito em pacientes deprimidos não tratados. Evidências demonstram associação entre a redução do principal metabólito da serotonina, o ácido 5-hidroxindolacético (5-HIAA) no líquido cerebrospinal e comportamentos violentos e impulsivos, incluindo tentativas violentas de suicídio. Entretanto, esse achado não foi específico da depressão maior.

Além disso, anormalidades genéticas na transmissão serotonérgica têm sido associadas à depressão. Por exemplo, polimorfismo funcional na região promotora do gene que codifica o transportador de serotonina.

Evidências apontam também a participação da noradrenalina na regulação do humor. Por exemplo, foi observado que a administração de reserpina (anti-hipertensivo), um fármaco que diminui a atividade simpática, desencadeava sintomas de depressão severa. Além disso, foi observado que a administração de iproniazida (fármaco utilizado para o tratamento de tuberculose) e de imipramina, fármacos que aumentam as concentrações de noradrenalina e 5-HT, melhorava o humor dos pacientes. No mesmo sentido, foi observado que pacientes deprimidos apresentavam menor concentração de metabólitos da noradrenalina no liquido cerebrospinal. E, ainda, é demonstrado que fármacos que inibem a recaptação de noradrenalina, como ADT, ISRN, e inibidores da recaptação de norepinefrina-dopamina (IRND), bem como aqueles que aumentam a liberação de noradrenalina, como a mirtazapina, são antidepressivos eficazes.

Outra linha de evidência sugere que alterações na transmissão dopaminérgica da via mesolímbica estejam envolvidas na fisiopatologia da depressão. A via dopaminérgica mesolímbica compreende as projeções dopaminérgicas da área tegmental ventral para o núcleo acúmbens. Essa via controla os comportamentos de recompensa e motivação. Assim sendo, sintomas neurovegetativos da depressão, incluindo anedonia e motivação reduzida, estariam relacionados à disfunção neste sistema. Neste sentido, é observado que distúrbios na produção da dopamina, como visto na doença de Parkinson, podem causar depressão. Além disso, a bupropiona, que é um fármaco que aumenta as concentrações de dopamina no SNC, apresenta efeito antidepressivo.

Apesar dos estudos demonstrarem que as monoaminas participam da regulação do humor e que a administração aguda de antidepressivos aumenta as concentrações de monoaminas, o efeito terapêutico desses fármacos, de melhora do humor, demora semanas para aparecer. Assim, estudos sugerem que alterações secundárias e adaptativas do SNC, e não o efeito primário dos fármacos, são responsáveis pela melhora clínica.

Sistema glutamatérgico e depressão

Outro neurotransmissor implicado na regulação do humor é o glutamato. Recentemente, a agência regulatória Food and Drug Administration (FDA) dos Estados Unidos, aprovou o uso da escetamina, um antagonista do receptor NMDA, para tratar indivíduos com depressão resistente à farmacoterapia tradicional. Estudos clínicos demonstraram que a cetamina (anestésico dissociativo, antagonista de NMDA) apresentava efeito antidepressivo rápido, ocorrendo em horas. Embora os mecanismos de ação envolvidos com o efeito antidepressivo da escetamina ainda sejam alvos de estudos, foi sugerido que o bloqueio de receptores NMDA no hipocampo favoreceria o aumento de neuroplasticidade nessa região.

Fatores neuroendócrinos

Nas últimas décadas, várias anormalidades na atividade do eixo HPA foram observadas em pacientes deprimidos. Algumas dessas alterações incluem hipersecreção do hormônio liberador de corticotrofina (CRF, do inglês *corticotropin-releasing factor*), com-

prometimento da alça de retroalimentação negativa do eixo HHA, aumento do volume das glândulas suprarrenais e hipercortisolemia. Estudos demonstram que altos níveis de cortisol podem alterar as conexões funcionais do SNC responsáveis pelo processamento da emoção. Além disso, é demonstrado que altos níveis de glicocorticosteroides podem reduzir a produção de fatores neurotróficos no encéfalo, como do fator neurotrófico derivado do cérebro (BDNF, do inglês *brain-derived neurotrophic factor*), reduzindo a plasticidade em regiões corticais e límbicas, que controlam os estados de humor.

Hipótese neurotrófica

O BDNF é um fator neurotrófico, essencial no SNC, que estimula o crescimento e a diferenciação de novos neurônios e sinapses. Estudos clínicos observaram redução dos níveis séricos de BDNF em pacientes diagnosticados com depressão maior. Além disso, foi demonstrado que a inibição da expressão do BDNF no giro denteado dorsal do hipocampo promoveu comportamentos do tipo depressivo em ratos. Paralelamente, foi observado que os efeitos dos fármacos antidepressivos estavam associados ao aumento da neurogênese hipocampal. Essas observações embasaram a hipótese de que os antidepressivos restabelecem um estado plástico, por exemplo, em regiões hipocampais e corticais. Embora o aumento das concentrações de monoaminas seja essencial para os efeitos antidepressivos, concentrações aumentadas desses neurotransmissores não resultam na melhora direta do humor. Entretanto, aumentam a plasticidade em redes límbicas e corticais que permitem que o indivíduo apresente a remissão dos sintomas.

Evidências neuroanatômicas

Estudos pré-clínicos, em modelos de depressão em roedores, e estudos de neuroimagem, em pacientes deprimidos, encontraram alterações neuroanatômicas em regiões límbicas e não límbicas, como no córtex pré-frontal e nas regiões hipocampais. Esses estudos demonstraram que essas regiões apresentavam redução do metabolismo e volume reduzidos. Foi observada também uma progressão da atrofia hipocampal correlacionada à progressão dos transtornos depressivos.

Visão integrada da depressão

De modo geral, é evidente que os sistemas monoaminérgicos, neuroendócrinos e neurotróficos estão interligados. Por exemplo, a desregulação do eixo HPA, o aumento da concentração plasmática de cortisol e a redução de serotonina e de noradrenalina podem contribuir para a redução da transcrição do BDNF. O cortisol, ao se ligar aos receptores de glicocorticosteroides no hipocampo, pode diminuir a expressão de BDNF e resultar na perda de volume hipocampal. Todavia, os efeitos crônicos dos antidepressivos em relação à normalização das concentrações de monoaminas podem aumentar a produção de BDNF, reduzir a cortisolemia e promover efeitos plásticos, restaurando a morfologia e função neuronal (Figura 13.2).

Neuroadaptações crônicas induzidas pelos fármacos antidepressivos

Um dos principais desafios da farmacoterapia antidepressiva é impedir que o paciente interrompa o uso dos medicamentos, pois, no início do tratamento, a maioria dos pacientes apresenta piora do quadro patológico. Os efeitos terapêuticos só são observados de 2 a 3 semanas após o início do tratamento. Em princípio, deveríamos esperar uma remissão rápida dos sintomas, já que os principais fármacos antidepressivos aumentam a concentração sináptica das aminas biogênicas de forma imediata. Entretanto, a administração aguda dos inibidores da recaptação aumenta a disponibilidade de monoaminas não somente nos terminais axonais, mas também na região somatodendrítica, onde se encontra alta densidade de autorreceptores. No caso da serotonina, a elevação da sua concentração nos núcleos da rafe promove aumento da ativação dos receptores 5-HT$_{1A}$, responsáveis pela redução da liberação de serotonina nos terminais do axônio. O tratamento crônico promove a dessensibilização desses autorreceptores, reduzindo o efeito inibitório sobre a liberação de serotonina. A utilização de antagonistas de receptores α_2-adrenérgicos potencializa o efeito dos inibidores da recaptação de monoaminas. A noradrenalina controla a liberação de serotonina através dos receptores do tipo α_2 localizados na região somatodendrítica dos neurônios serotoninérgicos presentes nos núcleos da rafe. Os receptores α_2-adrenérgicos também estão localizados nos terminais pré-sinápticos dos neurônios noradrenérgicos. A ativação desses receptores inibe a liberação de serotonina e noradrenalina, reduzindo a concentração desses neurotransmissores na fenda sináptica. O uso de antagonistas α_2-adrenérgicos bloqueia essa inibição, produzindo um efeito sinérgico ao serem utilizados juntamente com os inibidores de recaptação. Desse modo, os níveis de serotonina e noradrenalina se elevam e melhoram os sintomas da depressão. Outras evidências sugerem que a administração crônica promove alterações moleculares em longo prazo como aumento da densidade e sensibilidade dos receptores de serotonina e noradrenalina, do acoplamento receptor-proteína G, da sinalização de nucleotídeos cíclicos e da neurogênese no hipocampo.

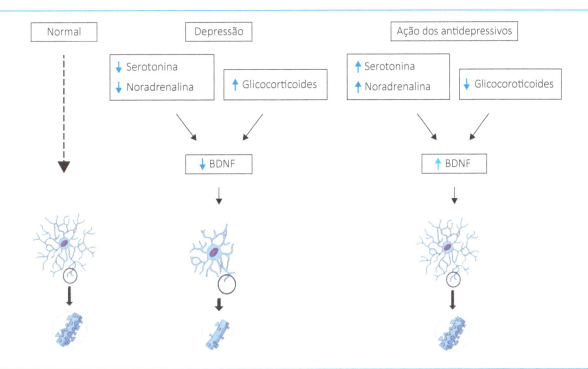

Figura 13.2 – Visão integrada das principais hipóteses da neurobiologia da depressão. A hipercortisolemia e a redução das concentrações de monoaminas (serotonina e noradrenalina) podem contribuir para a redução da transcrição do BDNF, diminuindo, por exemplo, a arborização e o número de espinhos dendríticos. Os efeitos crônicos dos antidepressivos em relação à normalização das concentrações de monoaminas pode aumentar a produção de BDNF, reduzir a cortisolemia e promover efeitos plásticos, restaurando a morfologia e função neuronal.
BDNF: fator neurotrófico derivado do cérebro.
Fonte: Adaptada de Duman RS et al. (2016).

Fármacos antidepressivos

Antidepressivos inibidores da monoamina oxidase (IMAO)

Os antidepressivos inibidores da monoamina oxidase apresentam muitos efeitos colaterais associados a eles. Além da depressão, esses fármacos podem ser utilizados no tratamento de outros transtornos como o do estresse pós-traumático (TEPT). A tranilcipromina prescrita juntamente com antipsicóticos ameniza sintomas negativos da esquizofrenia, pois aumenta as concentrações de dopamina no córtex pré-frontal e a neurotransmissão noradrenérgica. A selegilina inibe apenas a MAO-B e, por isso, não tem atividade antidepressiva, sendo usada principalmente no tratamento da doença de Parkinson.

- **Principais fármacos:** fenelzina, isocarboxazida, tranilcipromina, selegilina e moclobemida.
- **Mecanismo de ação:** a monoamina oxidase (MAO) é uma enzima presente em vários tecidos como fígado, trato gastrointestinal, placenta, plaquetas e principalmente SNC. A MAO está ancorada na membrana de mitocôndrias e sua principal função é catalisar a desaminação oxidativa de aminas biogênicas em derivados farmacologicamente inativos. Existem duas isoformas da MAO: a isoforma A (MAO_A), que metaboliza principalmente a serotonina, adrenalina, noradrenalina, tiramina e dopamina; a isoforma B (MAO_B), que metaboliza preferencialmente a feniletilamina, a benzilamina, a triptamina e a dopamina. Desse modo, a MAO tem o papel de controlar as concentrações de neurotransmissores nas terminações nervosas e inativar aminas ingeridas durante a alimentação. Os IMAO têm duas características muito importantes que afetam diretamente a escolha do fármaco que será utilizado. A maioria dos IMAO liga-se de maneira covalente às enzimas, resultando na inibição não competitiva e duradoura. Nesse caso, a recuperação da atividade da MAO depende da síntese de nova molécula da enzima que pode levar semanas após a interrupção do uso do fármaco. Já a moclobemida e a brofaromina, por exemplo, inibem reversivelmente a MAO. Os IMAO também são diferenciados quanto à sua seletividade, os IMAO não seletivos inibem as isoformas MAO-A e MAO-B (fenelzina, tanilcipromina, iproniazida, isocarboxazida e pargilina), enquanto os seletivos inibem especificamente uma das duas isoformas, por exemplo, a clorgilina e a moclobemida inibem especificamente a MAO--A. O efeito antidepressivo dos IMAO ocorre principalmente por aumentar os estoques neuronais de serotonina e noradrenalina. A inibição da MAO promove elevação da quantidade de monoaminas nas terminações nervosas sem afetar os depósitos vesiculares desses neurotransmissores. Dessa maneira, os IMAO promovem o aumento da taxa de liberação espontânea dessas monoaminas, sem alterar significativamente a liberação induzida pela estimulação nervosa (Figura 13.3).
- **Farmacocinética:** os IMAO são bem absorvidos pelo trato gastrointestinal com picos de concentração plasmática de 3 a 5 horas para a isocarboxida, 2 a 4 horas para a fenelzina e 1 a 3,5 horas para a tranilcipromina. A metabolização hepática produz derivados ativos no caso dos compostos hidrazínicos e alguns efeitos de primeira passagem. A metabolização dos IMAO ocorre principalmente por meio de acetilação. A tranilcipromina sofre uma hidroxilação do anel, seguida de N-acetilação. A acetilação, em menor escala também é uma via de metabolização da fenelzina.
- **Efeitos adversos:** os efeitos indesejados mais comuns dos IMAO, apesar de serem bem menos pronunciados que os dos ADT, estão relacionados com suas ações anticolinérgicas como boca seca, visão turva e retenção urinária. A ativação central excessiva pode causar tremores, agitação, insônia e em casos extremos convulsão. A hipotensão postural também é um efeito adverso comum. Apesar de raros, alguns casos de hepatoxicidade foram relatados em pacientes que fazem uso crônico de IMAO hidrazínicos (p.ex., fenelzina e iproniazida).
- **Interações:** o efeito tóxico mais comum atribuído ao IMAO com sério risco de morte é a crise hipertensiva decorrente da interação com certos tipos de alimentos. Alimentos fermentados ou envelhecidos, como queijos, vinhos e cervejas, são ricos em tiramina, uma amina simpatomimética de ação indireta. Normalmente a tiramina ingerida na alimentação é degradada pela MAO presente na parede intestinal e no fígado, atingindo a circulação em concentrações muito baixas. A administração de IMAO impede que enzimas intestinais e hepáticas metabolizem a tiramina proveniente da dieta, e ela atinge níveis sanguíneos elevados. Apesar de não atravessar a barreira hematoencefálica, a tiramina se acumula nos terminais nervosos simpáticos periféricos e promove liberação exacerbada de adrenalina e de noradrenalina dos estoques neuronais não vesiculares. A ativação dos receptores adrenérgicos eleva a pressão arterial para níveis perigosos. As consequências mais comuns da síndrome hipertensiva, ou "reação do queijo", como é po-

pularmente conhecida, são acidente vascular encefálico (AVE) e infarto do miocárdio. Medicamentos que contêm simpatomiméticos como pseudoefedrina e fenilpropanolamina, presentes em descongestionantes nasais de venda livre, certos anestésicos locais e alguns broncodilatadores com atividade adrenérgica, também são contraindicados para pacientes que utilizam IMAO em razão da possibilidade de crise hipertensiva. Álcool e hipnóticos-sedativos também devem ser evitados. A meperidina e outros analgésicos opioides também são contraindicados em pacientes usuários de IMAO por causarem síndrome serotoninérgica. O uso concomitante de IMAO e outros antidepressivos como a bupropiona, ADT, ISRS e IRSN também não são recomendados. O uso dos IMAO usados com antidepressivos que agem no sistema serotoninérgico podem causar a síndrome da serotonina (uma condição potencialmente fatal, na qual os pacientes podem exibir alterações no estado mental, hipertermia e hiperatividade autonômica e neuromuscular).

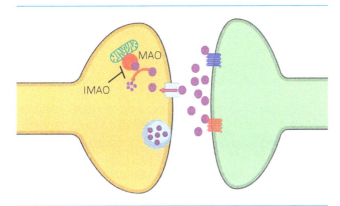

Figura 13.3 – Os fármacos IMAO inibem a enzima MAO. O efeito antidepressivo dos IMAO ocorre principalmente por aumentar os estoques neuronais de serotonina e noradrenalina. A inibição da MAO promove elevação da quantidade de monoaminas nas terminações nervosas sem afetar os depósitos vesiculares desses neurotransmissores.
IMAO: antidepressivos inibidores da monoamina oxidase; MAO: monoamina oxidase.
Fonte: Desenvolvida pela autoria do capítulo.

Antidepressivos tricíclicos (ADT)

Os antidepressivos tricíclicos são amplamente utilizados como medicamentos de escolha para o tratamento da depressão maior no Brasil, apesar de causarem muitos efeitos adversos. Os antidepressivos tricíclicos podem ser utilizados no tratamento de distúrbios da dor como lombalgias, tendinites e neuropatias, apesar de apresentarem um efeito mais potente em casos de insônia e enurese noturna devido aos efeitos anti-histamínicos e anticolinérgicos, respectivamente.

- Principais fármacos: imipramina, desipramina, amitriptilina, nortriptilina, doxepina e clomipramina
- Mecanismo de ação: a neurotransmissão monoaminérgica inicia-se com a liberação vesicular dos neurotransmissores na fenda sináptica após a chegada do potencial de ação no terminal nervoso. Ao serem liberadas, as monoaminas promovem sua ação neuronal por intermédio da ligação nos seus receptores ancorados na membrana plasmática. A atividade das aminas biogênicas cessa, principalmente, por meio da recaptação dessas moléculas do espaço extracelular para o terminal pré-sináptico por transportadores localizados na membrana celular do axônio. A serotonina, por exemplo, liga-se a um sítio específico do seu transportador (SERT) e a noradrenalina, em seu respectivo transportador (NET), e ambas são transferidas para o interior da célula, onde serão metabolizadas ou reaproveitadas. Os efeitos terapêuticos dos antidepressivos tricíclicos ocorrem por competição com as aminas biogênicas pelos seus transportadores e bloqueiam principalmente a recaptação de noradrenalina e serotonina, com pouca ação sobre o transportador de dopamina (DAT). Considerando-se a hipótese monoaminérgica da depressão, os ADT são capazes de aumentar as concentrações de monoaminas na fenda sináptica e de produzir seus efeitos clínicos (Figura 13.4).
- Farmacocinética: os ADT são rapidamente absorvidos pela via oral e metabolizados no fígado por N-desmetilação e hidroxilação de anel. A maioria dos metabólitos dos ADT apresenta atividade farmacológica com diferença na seletividade para NET e SERT. A desmetilação da amina terciária da amitriptilina, por exemplo, produz a nortriptilina, um metabólito utilizado como fármaco por si só. O mesmo ocorre com a imipramina. O fármaco desipramina é um metabólito da imipramina utilizado como princípio ativo de alguns medicamentos indicados para o tratamento da depressão. As meias-vidas dos ADT são longas em virtude dos efeitos ativos dos metabólitos biotransformados.
- Efeitos adversos: os ADT produzem uma série de efeitos adversos decorrente da inespecificidade desses fármacos. Além dos efeitos colinérgicos e histaminérgicos, eles produzem alterações cardiovasculares que necessitam de constante monitoramento. Os efeitos anticolinérgicos (boca seca, visão turva, constipação e retenção urinária) são os mais pronunciados e decorrem

do antagonismo dos receptores muscarínicos. O bloqueio dos receptores histaminérgicos do tipo H_1 promovem sedação, confusão e incoordenação motora. Os ADT também causam hipotensão postural ao bloquearem os receptores α_1-adrenérgicos. A intoxicação aguda após administração de altas doses pode provocar a morte súbita provavelmente por causas cardíacas, visto que concentrações tóxicas de ADT induzem arritmia ventriculares, prolongamento do intervalo QT e fibrilação do miocárdio.

- Interações: os ADT interagem principalmente com fármacos que inibem a isoenzima CYP2D6, como os ISRS, pois estes aumentam a concentração plasmática dos ADT. Os ADT não devem ser utilizados com fármacos que apresentem efeitos semelhantes (p.ex., antipsicóticos, antiarrítmicos, anticolinérgicos, anti-histamínicos e antagonistas α-adrenérgicos). Os ADT potencializam os efeitos do álcool e anestésicos locais, com relatos de morte por consequência de depressão respiratória. Os ADT não devem ser administrados em conjunto com IMAO.

ansiedade. Nesse caso, ISRS são indicados para a farmacoterapia da ansiedade generalizada (TAG), TEPT, bulimia nervosa e ejaculação precoce, além de atuarem na dor inflamatória em pacientes dependentes e tolerantes a opioides. Os ISRS são os medicamentos de escolha para o tratamento do transtorno obsessivo compulsivo (TOC).

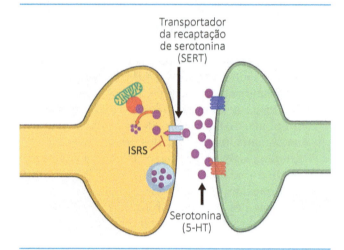

Figura 13.5 – Os fármacos ISRS inibem seletivamente os transportadores de serotonina (SERT). Esses fármacos se ligam ao transportador de serotonina em um sítio diferente do neurotransmissor.

IRSR: inibidores seletivos da recaptação de serotonina.
Fonte: Desenvolvida pela autoria do capítulo.

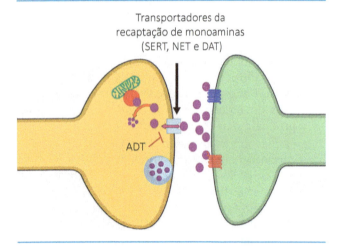

Figura 13.4 – Os fármacos ADT inibem a os transportadores de monoaminas (SERT, NET e DAT), aumentando a concentração desses neurotransmissores na fenda sináptica.
Fonte: Desenvolvida pela autoria do capítulo.

Inibidores seletivos da recaptação de serotonina (ISRS)

Atualmente os ISRS são os antidepressivos mais prescritos no mundo. Esse grupo de fármacos foi desenvolvido como alternativa para os efeitos adversos apresentados pelos ADT. Eles são considerados tão eficazes quanto os ADT, mas com menos efeitos colaterais e maior segurança em casos de superdosagem. Além do tratamento da depressão, os inibidores seletivos da recaptação de serotonina são amplamente empregados no tratamento de alguns transtornos de

- Principais fármacos: fluoxetina, sertralina, citalopram, escitalopram, paroxetina e a fluvoxamina.

- Mecanismo de ação: como o próprio nome sugere, os ISRS inibem o influxo de serotonina ao se ligarem ao transportador de serotonina, em um sítio diferente do neurotransmissor. A ligação desses fármacos promove alteração conformacional do SERT impedindo que a serotonina interaja com o transportador e não seja levada para o interior do neurônio. Desse modo, a serotonina ativa por mais tempo seus receptores, compensando a possível escassez do neurotransmissor (Figura 13.5).

- Farmacocinética: todos os ISRS são bem absorvidos pela via oral e a maioria apresenta meia-vida plasmática de 18 a 24 horas; a exceção é a fluoxetina que tem como produto da sua biotransformação a norfluoxetina. Esse metabólito é ativo e pode atingir níveis plasmáticos muito maiores que a fluoxetina, permanecendo por dias na circulação sanguínea. Como consequência, é necessário suspender o uso de fluoxetina por mais tempo que os outros ISRS se for decidido substituir esse grupo de fármacos por IMAO.

- Efeitos adversos: primeiramente, vale destacar o grande avanço no tratamento da depressão com o surgimento dos ISRS. Isso ocorreu pelo fato desse grupo de antidepressivos não apresentar efeitos adversos tão intensos como os ADT por serem mais seletivos. Os efeitos colaterais mais relatados estão relacionados a disfunções sexuais, principalmente perda da libido e anorgasmia em mulheres, e retardo da ejaculação em homens. As disfunções sexuais resultam da estimulação de receptores de serotonina do tipo 5-HT$_2$ presentes na medula espinhal e são mais proeminentes com o uso da paroxetina. Já a ativação dos receptores 5-HT$_2$ encefálicos podem causar agitação, insônia, ansiedade e hipomania, sintomas associados principalmente a fluoxetina. O aumento de serotonina também pode estimular os receptores do tipo 5-HT$_3$ centrais e periféricos, causando náusea, vômitos e diarreia. O uso de fluoxetina ou de sertralina pode inibir o apetite e ensejar a perda de peso, ao passo que o tratamento com paroxetina ou citalopram está relacionado com o ganho de peso. Apesar de os ISRS não causarem dependência, existem sintomas associados à retirada desses fármacos, exceto fluoxetina por ter tempo de meia-vida plasmática longa; a interrupção do uso pode causar parestesia, tontura, cefaleia e insônia.

- Interações: a fluoxetina e a paroxetina são potentes inibidores da isoenzima CYP2D6 e podem causar aumento da toxicidade dos ADT ou diminuir o efeito de outros fármacos (p.ex., tamoxifeno, um antineoplásico utilizado no tratamento do câncer de mama). Os ISRS também podem inibir outros subtipos de isoenzimas do citocromo P450 como CYP3A4, CYP1A2, CYP2C9 e CYP2C19 (p.ex., antianginosos, benzodiazepínicos, carbamazepina, β-bloqueadores, varfarina, ADT, barbitúricos e fenitoína). Entretanto, a interação medicamentosa mais importante é a associação de ISRS e IMAO. O bloqueio da recaptação de serotonina combinado com a inibição da sua metabolização aumenta a disponibilidade desse neurotransmissor causando efeitos descritos como síndrome serotoninérgica. Os sintomas são caracterizados por alterações cognitivas/comportamentais (agitação, delírio, confusão), neuromusculares (tremores, mioclonias, hiper-reflexia) e autonômicas (hipertensão, diaforese, diarreia, vômitos, hipertermia) que, dependendo da intensidade, podem ocasionar morte.

Inibidores da recaptação de serotonina e noradrenalina (IRSN)

Juntamente com os ISRS, os inibidores da recaptação de serotonina e noradrenalina são os fármacos de escolha para o tratamento da depressão. A venlafaxina vem sendo utilizada para o tratamento do TAG, ansiedade social (fobia social), transtorno do pânico, transtorno disfórico pré-menstrual e compulsão alimentar. A duloxetina é indicada para auxiliar o tratamento dos sintomas vasomotores decorrentes da menopausa, incontinência urinária por estresse e distúrbios da dor. A milnaciprana também é prescrita para quadros de fibromialgia e neuropatias.

- Principais fármacos: duloxetina, venlafaxina e milnaciprana desvenlafaxina.
- Mecanismo de ação: assim como os ADT, os fármacos IRSN bloqueiam os transportadores de serotonina (SERT) e noradrenalina (NET), impedindo a receptação desses neurotransmissores. A venlafaxina tem preferência pelo SERT, enquanto a desvenlafaxina (metabólito ativo da venlafaxina), a duloxetina e a milnaciprana inibem SERT e NET de forma semelhante. O surgimento desses fármacos permitiu atingir os resultados do tratamento com os ADT, mas sem os efeitos colaterais decorrentes da atividade anticolinérgica, anti-histaminérgica e bloqueadora α-adrenérgica.
- Farmacocinética: a administração dos IRSN é feita pela via oral. A venlafaxina é desmetilada no fígado pela CYP2D6 dando origem à desvenlafaxina, também utilizada como fármaco antidepressivo. A meia-vida plasmática da venlafaxina é de aproximadamente 5 horas, mas, em virtude da formação do seu metabólito ativo, esse tempo aumenta para 11 horas. Para compensar o tempo de meia-vida curto, foram desenvolvidas formulações de liberação prolongada permitindo a administração uma vez ao dia. A duloxetina, apesar do tempo de meia-vida plasmática de 12 horas, também é administrada em uma única dose diária. Foram descritos casos nos quais a duloxetina demonstrou ser hepatotóxica, por isso é contraindicada em pacientes com insuficiência hepática. Apesar de a venlafaxina ter maior afinidade pelo SERT, o aumento da sua dose aumenta a preferência pelo NET.
- Efeitos adversos: a maioria dos efeitos adversos observados com o uso dos IRSN é semelhante àqueles associados aos inibidores seletivos da receptação de serotonina (p.ex., disfunção sexual, agitação, insônia, cefaleia, sudorese e inibição do apetite). Foram relatados casos de aumento da pressão arterial em pacientes que utilizavam venlafaxina de liberação imediata em altas doses. Assim como acontece com os ISRS, a superdosagem dos IRSN pode causar síndrome serotoninérgica. Entretanto, doses extremamente altas de IRSN podem ensejar uma ativação

adrenérgica exagerada induzindo convulsões e anormalidades na condução elétrica do coração. Além disso, com a interrupção do uso, a maioria dos pacientes apresenta sintomas da síndrome de retirada semelhantes aos relatados para os ISRS.

- **Interações:** o uso concomitante de IRSN e IMAO é contraindicado para evitar a síndrome serotoninérgica. Por esse motivo, é recomendada uma janela de pelo menos 7 dias para a substituição de fármacos IRSN por IMAO. A venlafaxina é substrato da CYP2D6, mas não inibe a isoenzima, enquanto a desvenlafaxina é substrato da isoenzima CYP3A4. Já a duloxetina é um inibidor moderado da CYP2D6 e, desse modo, deve-se evitar o uso com outros substratos dessa isoenzima.

Antagonistas de receptores de serotonina

Esse grupo compreende dois pares de fármacos com estruturas moleculares análogas: trazodona e nefazodona; e mianserina e mirtazapina. Estudos demonstraram que a associação desse grupo de substâncias com ISRS ou IRSN apresentou melhora considerável comparando-se com pacientes que faziam tratamento apenas com os inibidores de recaptação. Provavelmente, a inibição dos receptores serotoninérgicos diminuiu a ocorrência de efeitos colaterais relacionados aos ISRS e IRSN. Por apresentarem atividade sedativa, esses fármacos são indicados para o tratamento da depressão com insônia. A tradozona pode ser indicada para o tratamento de fibromialgia e para melhora do sono. Já a nefazodona é útil para o tratamento de enxaqueca e dor crônica, especialmente para pacientes que sofrem de distúrbios da coluna vertebral.

- **Principais fármacos:** trazodona, nefazodona, mianserina e mirtazapina.
- **Mecanismo de ação:** os efeitos antidepressivos dessas substâncias estão relacionados principalmente ao antagonismo dos receptores de serotonina do tipo 2 (5-HT_2). Entretanto, por não serem específicos, esses fármacos são capazes de bloquear receptores não serotoninérgicos. A ação antagonista dos receptores H_1 confere efeitos sedativos sem causar tolerância ou síndrome de retirada. Essas substâncias também são capazes de inibir os receptores 5-HT_{1A} e α_2-adrenérgicos pré-sinápticos, resultando no aumento da liberação de serotonina e noradrenalina. A nefazodona também inibe SERT e NET, enquanto a trazodona tem atividade sobre o transportador de serotonina, mas muito pouco sobre NET.

- **Farmacocinética:** os antagonistas dos receptores de serotonina são rapidamente absorvidos pela via oral. Em razão da meia-vida plasmática curta da trazodona e nefazodona (6 horas e 2 a 4 horas, respectivamente), há necessidade de duas a três administrações diárias para o tratamento da depressão. Como hipnóticos, eles são utilizados apenas uma vez ao dia, administrados à noite. O metabólito da trazodona e nefazodona, a m-clorfenilpiperazina, é ativo e um potente inibidor dos receptores 5-HT_2; a nefazodona também é biotransformada em hidroxinefazodona. A mirtazapina tem meia-vida plasmática de 20 a 40 horas e, por isso, pode ser administrada em uma única dose diária à noite.
- **Efeitos adversos:** a nefazodona tem sido associada à hepatotoxicidade, inclusive em casos de insuficiência hepática fatal ou seguida de transplante. A mianserina pode causar agranulocitose em virtude da depressão da medula óssea. Foram relatados casos de priapismo após o uso de trazodona, alguns com necessidade de intervenção cirúrgica.
- **Interações:** a nefazodona é um potente inibidor da CYP3A4 e, portanto, pode interagir com fármacos metabolizados por essa isoenzima.

Bupropiona e outros inibidores da recaptação de monoaminas

A bupropiona é indicada principalmente como adjuvante no tratamento da dependência de nicotina. Evidências sugerem que o uso de bupropiona em conjunto com ISRS melhora os efeitos do tratamento da depressão maior. Além disso, ela também é utilizada em casos de transtorno depressivo sazonal. A bupropiona e a atomoxetina, em alguns casos, são indicadas no tratamento do transtorno do déficit de atenção e hiperatividade. Por terem eficácia menor que os ADT, ISRS e IRSN na melhora dos quadros de depressão, esses fármacos não são a 1ª escolha para tratar essa psicopatologia.

- **Mecanismo de ação:** a bupropiona e a nomifensina inibem a recaptação de noradrenalina e dopamina. Além disso, a bupropiona também induz a liberação não vesicular dessas aminas biogênicas ao bloquear os transportadores vesiculares de monoaminas $vMAT_2$. Essas substâncias, apesar de bloquearem DAT, não produzem euforia, portanto parecem não ter potencial de abuso. A reboxetina e a atomoxetina são potentes inibidores da recaptação de noradrenalina. A amoxapina e a doxepina têm estrutura química muito semelhante à do ADT, mas com preferência pelo NET e com afinidade menor pelo

SERT. A amoxapina também é capaz de inibir moderadamente os receptores dopaminérgicos D_2 e, por isso, tem efeito antipsicótico. A maprotilina é um antidepressivo tetracíclico que inibe os transportadores pré-sinápticos de noradrenalina.

- **Farmacocinética:** a bupropiona e os fármacos inibidores da recaptação de aminas biogênicas são rapidamente absorvidos pela via oral e sofrem extensa metabolização hepática e eliminação renal. A bupropiona sofre um metabolismo de primeira passagem considerável. O principal metabólito da bupropiona, a hidroxibupropiona está sendo avaliada no tratamento da depressão. A amoxapina é biotransformada em 7-hidroxiamoxapina, um potente antagonista de receptores D_2, possivelmente responsável pelos efeitos antipsicóticos da amoxapina.
- **Efeitos adversos:** o principal efeito colateral desses fármacos é a possibilidade de convulsões em casos de sobredose. Por isso, a administração dessas substâncias em pacientes com insuficiências hepática e renal deve ser minuciosamente avaliada.
- **Interações:** o principal metabólito da bupropiona, a hidroxibupropiona, é um inibidor moderado da CYP2D6 e, por isso, deve ser evitada a administração com ADT.

Outros fármacos

Agomelatina

Agonista melatonérgico dos receptores MT_1 e MT_2 que age principalmente no núcleo supraquiasmático do hipotálamo. Ela também tem ação como antagonista do receptor de serotonina 5-HT_{2C} e ela tem sido indicada em episódios depressivos maiores. A agomelatina redefine ritmos circadianos, alterados em pacientes com transtornos de humor, porém não causa sedação diurna. É contraindicada para os pacientes com disfunção hepática, pois pode alterar os níveis das enzimas do fígado.

Escetamina

Antagonista do receptor NMDA. Os mecanismos de ação envolvidos com o efeito antidepressivo da escetamina ainda são objeto de estudos. A escetamina induz efeitos rápidos e persistentes com uma única administração. A administração intranasal desse fármaco, além de prática, permite uma absorção mais rápida do que pela via oral. Seus efeitos adversos incluem náusea, tontura, falta de ar e alucinações semelhantes a um estado psicótico.

Transtornos bipolares

Não somente a depressão, mas transtornos bipolares também são doenças frequentemente diagnosticadas na clínica. Assim, no intuito de facilitar o diagnóstico e o estudo, o manual de Classificação Internacional de Doenças (CID-11), publicado em 2019, englobou as classificações anteriormente estabelecidas em um quadro mais amplo, caracterizando os transtornos de humor. Esses transtornos foram categorizados de acordo com os episódios específicos de humor e incidência ao longo de um período. De acordo com o CID-11, episódios de humor se caracterizam como critérios da maior parte de transtornos bipolares e depressivos, não sendo entidades independentes e, portanto, não têm seus próprios códigos de diagnóstico. O episódio depressivo, episódio maníaco (mania e hipomaníaco) e episódio misto são os principais tipos.

O transtorno bipolar é um transtorno psiquiátrico debilitante, estimado por afetar 2 a 5% da população mundial, o que equivale a aproximadamente 30 milhões de pessoas. Além da sintomatologia psiquiátrica, o diagnóstico está associado ao risco significativo de suicídio, comorbidades médicas e risco aumentado de morte por doenças crônicas. Em relação ao nível social, o transtorno bipolar está associado a perdas significativas na produtividade no local de trabalho e gastos com a saúde.

O surgimento e a evolução do transtorno do humor são possivelmente influenciados pelo trauma precoce, por eventos aversivos significativos da vida e pelo uso indevido de álcool e outras substâncias de abuso. O aparecimento da doença pode ser particularmente influenciado pelo estresse sofrido no final da adolescência, mas os primeiros episódios de mania podem se manifestar ao longo de toda a vida.

Episódio maníaco

Episódio hipomaníaco

Nesse subtipo de classificação, considera-se uma rápida, porém, constante elevação do humor, da atividade e da energia juntamente com sensações de bem-estar, eficiência mental e disposição física. O episódio hipomaníaco se caracteriza pelo aumento da interação social, da necessidade de falar, apetite sexual e diminuição da necessidade de sono. Clinicamente, esses aspectos não causam grande prejuízo na vida social e laboral do indivíduo, todavia a euforia e a sociabilidade podem ser substituídas por irritabilidade, comportamentos grosseiros e pretensiosos. Ainda, não há presença de alucinações ou de ideias delirantes.

Seção 3 – Fármacos que Afetam o Sistema Nervoso Central

Tabela 13.1 – Efeitos adversos e características farmacocinéticas dos fármacos antidepressivos.

	Efeitos adversos								Farmacocinética	
	Antimuscarínicos	*Sedação*	*Insônia*	*Hipotenção postural*	*Náusea*	*Disfunção sexual*	*Ganho de peso*	*Outros*	*t½ (h)*	*Cmax (ng/mL)*
IMAO										
Maclobemida	–	–	+	–	+	–	–			280 a 450
Tranilcipromina	+	+	++	++	+	++	++	Crise hipertensiva		65 a 190
ADT										
Amitriptilina	++	++	–	++	–	+	++		12 a 24	100 a 250
Imipramina	++	+	+	++	–	+	+		4 a 8	175 a 300
Nortripitilina	+	+	+	+	–	+	–		Longo (24 a 96)	60 a 150
Desipramina	+	–	–	–	–	+	–		~12	25 a 160
ISRS										
Fluoxetina	–	–	+	–	++	++	–		Longo (24 a 96)	100 a 500
Paroxetina	–	–	–	–	–	–	–		18 a 24	30 a 100
Citalopram	–	–	+	–	++	++	–		24 a 36	75 a 150
Escitalopram	–	–	–	–	–	–	–		24 a 36	40 a 80
IRSN										
Venlafaxina	–	–	+	–	++	++	–	Hipertensão	Curto (~ 5)	100-400
Desvenlafaxina	–	–	–	–	–	+	–	Hipertensão	~ 11	100-400
Duloxetina	–	–	+	–	++	++	–		~ 12	30-120
Antagonista receptores serotonina										
Trazodona	–	++	–	++	–	–	+	Priapismo	6 a 12	800 a 1600
Mianserina	+	++	–	–	–	–	–	Discresia sanguínea Convulsão	12 a 33	50 a 140
Outros inibidores recaptação monoaminas										
Bupropiona	–	–	++	–	+	–	–		~ 12	75 a 100
Reboxetina	+	+	–	+	–	++	+		~ 30	125 a 300

++ relativamente comum ou intenso; + pode ocorrer ou moderadamente forte; – ausente ou raro/fraco. Antimuscarínicos: boca seca, visão turva, sudorese, constipação e retenção urinária. ADT: antidepressivos tricíclicos; IMAO: inibidores da monoamina oxidase; ISRS: inibidores seletivos da recaptação de serotonina; IRSN: inibidores da recaptação de serotonina e noradrenalina; t½: tempo de meia-vida; C_{max}: concentração sérica máxima observada em doses clínicas típicas.

Fonte: Dados adaptados de Fleck, Berlim e Lafer (2009).

Mania

O estado de mania é caracterizado por elevação do humor totalmente desproporcional, perda da inibição social, condutas inapropriadas, hiperatividade, agitação incontrolável. Em alguns casos, presença de sintomas psicóticos como delírios, alucinações e fuga de ideias.

Episódio misto

O episódio misto abrange tanto sintomas dos episódios de mania como dos depressivos. A principal característica descrita nesse subtipo é a alternância do humor que oscila entre tristeza, irritabilidade, euforia, insônia, desregulação do apetite, características psicóticas e pensamento suicida. Além disso, compromete o funcionamento social e ocupacional do indivíduo que, em situações mais graves, pode exigir a hospitalização em razão da presença de características psicóticas.

Fisiopatologia do transtorno bipolar

Embora o entendimento dos fundamentos neurobiológicos do transtorno bipolar seja incompleto, a hipótese dopaminérgica tem sido a teoria fundamental da fisiopatologia das fases maníaca e depressiva do transtorno por mais de quatro décadas.

As primeiras associações foram feitas em relação ao aparecimento dos sintomas da mania após a ingestão de anfetaminas (aumentam a disponibilidade de dopamina) e das ações antimaníacas dos medicamentos antidopaminérgicos (antipsicóticos). Nesse sentido, o aumento da neurotransmissão dopaminérgica estaria associado ao desenvolvimento de sintomas maníacos, enquanto a redução dessa neurotransmissão desencadearia a fase depressiva da doença. Assim, mudanças opostas na função dopaminérgica seriam subjacentes aos polos afetivos opostos do transtorno do humor. No entanto, essa teoria não explicava como ocorriam as transições entre a hiper ou a hipofunção dopaminérgica. Nesse contexto, estudos posteriores acrescentaram a hipótese de desregulação homeostática intrínseca na função dopaminérgica. Assim, mecanismos homeostáticos defeituosos, que respondem à hiperfunção dopaminérgica no episódio de mania, resultariam na redução excessiva nessa neurotransmissão, instalando rapidamente um estado hipodopaminérgico, caracterizado por comportamentos depressivos. Por sua vez, um defeito na resposta regulatória à hipofunção dopaminérgica provocaria um retorno do episódio maníaco, ao passo que a normalização da função dopaminérgica seria responsável pela remissão ou eutimia.

Estudos de neuroimagem mostraram aumento na expressão de receptores dopaminérgicos dos subtipos 2 e 3 ($D_{2/3}$) no núcleo *accumbens* nos episódios de mania; e aumento nos níveis dos transportadores dopaminérgicos na depressão bipolar. Em conjunto, esses dados indicam que a disponibilidade estriatal dos receptores $D_{2/3}$ ensejaria aumento da neurotransmissão dopaminérgica e mania, enquanto o aumento dos níveis do transportador de dopamina estriatal ensejaria uma redução da função dopaminérgica e depressão.

Principais fármacos utilizados no tratamento dos distúrbios bipolares

Lítio

Até recentemente o lítio era o tratamento mais indicado para o transtorno bipolar, sobretudo na fase de mania. Entretanto, seu uso diminuiu depois que alguns antipsicóticos e antiepiléticos foram aprovados como alternativa para tratar pacientes maníaco-depressivos. Isso se dá em razão de a janela terapêutica ser estreita, visto que seus efeitos clínicos ocorrem em concentrações plasmáticas de 0,5 a 1 mmol/L e os efeitos tóxicos aparecem em concentrações próximas de 1,5 mmol/L. Por isso, os pacientes devem fazer monitoramento dos níveis séricos de lítio regularmente.

- **Mecanismo de ação:** o lítio é um cátion monovalente que simula a ação do Na^+ em tecidos excitáveis. Ele é capaz de atravessar os canais de Na^+ voltagem dependentes, mas não é substrato para a bomba de Na^+/K^+-APTase. Desse modo, o lítio se acumula no interior da célula, impede a formação de um novo potencial de membrana e, consequentemente, a despolarização neuronal. O lítio também inibe a exocitose de noradrenalina e dopamina, mas não de serotonina, bloqueando os canais de Ca^{+2} voltagem-dependentes. O lítio inibe a cascata intracelular do fosfatidilinositol ao bloquear a enzima inositol monofosfatase. A fosfolipase C (PLC), ao ser ativada pela subunidade α da proteína Gq, cliva o lípideo de membrana fosfatidilinositol bifosfato (PIP2) em diacilglicerol (DAG) e inositol trifosfato (IP3), o IP3 é desfosforilado em inositol difosfato (IP2) e depois desfosforilado em inositol monofosfato (IP) por intermédio da ação da inositol monofosfatase. Em seguida, essa mesma enzima converte o inositol monofosfato (IP) em inositol, utilizado na síntese de fosfatidilinositol (PI), que formará o fosfatidilinositol monofosfato (PIP1), que, por sua vez, é convertido (PIP2). Outro efeito intracelular do lítio é a inibição da glicogênio sintetase quinase 3 (GSK-3) por meio da competição com o magnésio. A GSK-3 fosforila uma proteína chamada β-catenina, proteína que, quando fosforilada, é degradada, enquanto sua forma desfosforilada vai para o núcleo e ativa fatores de transcrição responsáveis pela neuroplasticidade e neuroproteção. Desse modo, estudos mostraram que o lítio promove aumento de β-catenina desfosforilada e, consequentemente, estabilização do humor.
- **Farmacocinética:** o lítio é administrado pela via oral na forma de carbonato de lítio e sua absorção completa ocorre em cerca de 8 horas, atingindo o pico plasmático máximo entre 1 e 4 horas. A meia-vida plasmática do lítio é de cerca de 20 horas e 95% da sua eliminação ocorre pela urina. O lítio é primeiramente distribuído no líquido extracelular e acumula-se nos tecidos até atingir o estado de equilíbrio em aproximadamente 2 semanas.
- **Efeitos adversos:** os efeitos colaterais mais comuns dos pacientes usuários de lítio são ganho de peso, náusea, vômito, diarreia, alopecia, tremores e aumento da tireoide por indução de hipotireoidismo. O lítio induz poliúria mediante inibição da ação do hormônio antidiurético e perda da resposta desse hormônio em longo prazo (diabetes insípido nefrogênico). A intoxicação aguda com lítio, se atingir concentrações plasmáticas de 3 a 5 mmol/L, pode causar confusão mental, comprometimento motor, coma, convulsão e até morte.

Seção 3 – Fármacos que Afetam o Sistema Nervoso Central

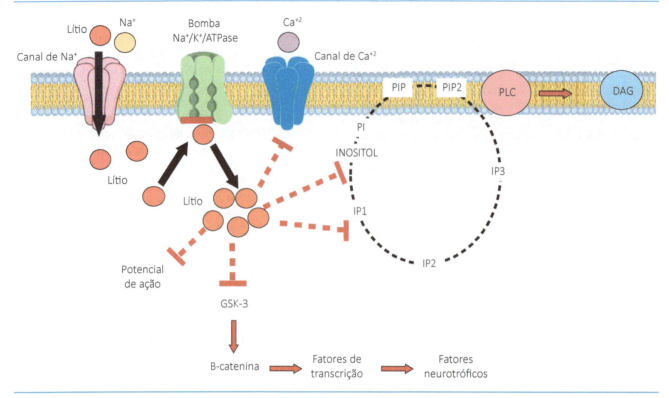

Figura 13.6 – O lítio é capaz de atravessar os canais de Na⁺ voltagem-dependentes, mas não é substrato para a bomba de Na⁺/K⁺-APTase.
Desse modo, o lítio se acumula no interior da célula, impede a formação de um novo potencial de ação. Esse íon bloqueia os canais de Ca⁺² voltagem-dependentes e inibe a cascata intracelular do fosfatidilinositol ao bloquear a enzima inositol monofosfatase. A fosfolipase C (PLC), ao ser ativada pela subunidade α da proteína G$_q$, cliva o lipídeo de membrana fosfatidilinositol bifosfato (PIP2) em diacilglicerol (DAG) e inositol trifosfato (IP3), o IP3 é desfosforilado em inositol difosfato (IP2) e depois desfosforilado em inositol monofosfato (IP) por meio da ação da inositol monofosfatase. Em seguida, essa mesma enzima converte o inositol monofosfato (IP) em inositol, utilizado na síntese de fosfatidilinositol (PI), que formará o fosfatidilinositol monofosfato (PIP$_1$) que, por sua vez, é convertido (PIP$_2$). Outro alvo intracelular do lítio é a inibição da glicogeniossintetase-quinase 3 (GSK-3). A GSK-3 fosforila uma proteína chamada β-catenina, essa proteína quando fosforilada é degradada, enquanto sua forma desfosforilada vai para o núcleo e ativa fatores de transcrição responsáveis pela neuroplasticidade e neuroproteção.
Fonte: Desenvolvida pela autoria do capítulo.

- **Interações:** o lítio é completamente filtrado e cerca de 80% é reabsorvido no túbulo proximal por um mecanismo que compete com o Na⁺. O uso de alguns diuréticos (p.ex., tiazídicos, espironolactona e amilorida) pode aumentar a excreção de sódio, aumentar a reabsorção de lítio e causar efeitos tóxicos. A administração de Na⁺ aumenta a excreção de lítio e a depleção de sódio pode induzir retenção dele no plasma. Os anti-inflamatórios não esteroidais (p.ex., indometacida, ibuprofeno, naproxeno, ácido acetilsalicílico e inibidores da COX-2) podem alterar a perfusão renal e facilitar a reabsorção tubular de lítio, aumentando seus níveis séricos. Foram relatados episódios de toxicidade em pacientes que faziam uso de inibidores da enzima conversora de angiotensina (IECA), principalmente o lisinopril, por aumentarem a retenção de lítio.

Antipsicóticos atípicos

Anteriormente ao uso dos sais de lítio, os antipsicóticos típicos eram o principal tratamento para a agitação e sintomas psicóticos na mania. Com o desenvolvimento dos antipsicóticos atípicos, estes passaram a ser mais utilizados no tratamento da mania, uma vez que apresentavam melhor tolerabilidade e eficácia. Os antipsicóticos atípicos (risperidona, quetiapina, olanzapina, aripriprazol e ziprasidona), que foram estudados em rigorosos ensaios clínicos randomizados, demonstraram efeito superior ao placebo no controle da mania. A velocidade de ação e a amplitude do efeito dos antipsicóticos os tornam especialmente úteis no controle de sintomas emergentes (hipomaníacos) e na amenização aguda da mania. Além disso, os ensaios clínicos de antipsicóticos mostraram que esses fármacos geralmente têm propriedades antimaníacas específicas que são independentes de sedação ou psicose.

Capítulo 13 – Fármacos antidepressivos e estabilizadores do humor

- Mecanismo de ação: acredita-se que a ação terapêutica dos antipsicóticos resulta do antagonismo do receptor dopaminérgico D_2 na via mesolímbica. Alguns antipsicóticos atípicos, como a olanzapina, quetiapina, risperidona, além de compartilharem o antagonismo dopaminérgico, são potentes antagonistas dos receptores de serotonina 5-HT$_{2A}$ e menos seletivos para os subtipos de receptores de dopamina (para mais detalhes ver Capítulo 14 – Fármacos antipsicóticos).

Antiepilépticos

O valproato, a carbamazepina e a lamotrigina mostraram-se eficazes como estabilizadores do humor e com menos efeitos adversos do que o lítio. O valproato e a carbamazepina são indicados no tratamento de episódios agudos de mania e no tratamento crônico desse transtorno, apesar de a carbamazepina ter um efeito menor nos períodos depressivos. A lamotrigina é eficaz na prevenção dos episódios maníacos e depressivos.

- Mecanismo de ação: os antiepilépticos atuam principalmente bloqueando os canais de Na^+ voltagem-dependentes. Eles também podem inibir canais de Ca^{+2} dependentes de voltagem e, em alguns casos, funcionam como agonistas GABAérgicos (valproato) ou antagonistas glutamatérgicos (lamotrigina). O valproato e a carbamazepina apresentam uma ação semelhante ao lítio na depleção intracelular de inositol (para mais detalhes consultar o Capítulo 15 – Fármacos anticonvulsionantes).

Atividade proposta

Caso clínico

A paciente MAS é uma mulher de 38 anos que buscou ajuda psiquiatra para dificuldades que lhe causam angústia há 8 meses. Suas principais queixas foram o cansaço e a desmotivação na maior parte do dia. Relatou ainda que não consegue mais encontrar prazer em atividades que geralmente lhe eram agradáveis. Em muitos momentos diz não ter vontade de viver e não quer sair da cama. A paciente apresentava ideação suicida e relatou que a sonolência está prejudicando seu desempenho no trabalho, está com dificuldades de concentração e já não consegue se relacionar com os colegas. Admitiu sentir-se triste o tempo todo, irrita-se facilmente, sente-se estressada e muitas vezes tem crises de choro. Relatou que não consegue ficar sozinha com os filhos e apresenta dificuldades de se relacionar com o marido. O clínico prescreveu imipramina para possível quadro de depressão maior. Após 7 dias, a paciente retornou ao psiquiatra queixando-se de reações adversas que surgiram após o uso da imipramina.

Principais pontos e objetivos de aprendizagem

1) Qual é o mecanismo de ação da imipramina? Quais são seus efeitos colaterais mais comuns?
2) Considerando-se que esse fármaco pode causar efeitos colaterais, qual seria outra indicação para o tratamento do quadro de depressão maior? Explique o mecanismo de ação desse fármaco e por que é o mais indicado.
3) No caso clínico citado, a paciente MAS relata estar sentindo-se estressada. Essa condição pode ser uma das principais causas ambientais que predispõem um indivíduo à depressão. Discorra sobre quais alterações neurobiológicas podem ocorrer no eixo HHA em pacientes deprimidos.

Respostas esperadas

1) A imipramina é um fármaco da classe dos tricíclicos. Os seus efeitos imediatos ocorrem por competição com as aminas biogênicas pelos seus transportadores de recaptação existentes nos terminais pré-sinápticos. Os ADT bloqueiam principalmente a captação de noradrenalina e serotonina, mas com alguma ação sobre o transportador de dopamina. Os ADT produzem uma série de efeitos adversos como boca seca, visão turva, constipação, retenção urinária, sedação, confusão, perda de coordenação motora e hipotensão postural.

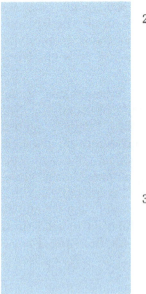

2) Um dos fármacos que poderia ser indicado seriam os inibidores seletivos da recaptação de serotonina (ISRS), como sertralina, citalopram, escitalopram, paroxetina e a fluvoxamina. Esses fármacos são considerados tão eficazes quanto os ADT, mas com menos efeitos colaterais e maior segurança em casos de superdosagem, sendo isso muito importante sobretudo porque a paciente vem apresentando ideação suicida. Como o próprio nome sugere, os ISRS inibem o influxo de serotonina quando se ligam ao transportador de serotonina, em um sítio diferente do neurotransmissor. A ligação desses fármacos promove alteração conformacional do SERT, impedindo que a serotonina interaja com o transportador e não seja levada para o interior do neurônio. Desse modo, a serotonina ativa por mais tempo seus receptores.

3) É observado que pacientes com transtorno depressivo maior apresenta aumento das concentrações plasmáticas de cortisol (hormônio liberado pelo eixo- HHP, em resposta ao estresse). O aumento de cortisol pode promover diminuição da produção de BDNF, em algumas regiões encefálicas, como no hipocampo. A diminuição de BDNF nessas regiões pode diminuir a plasticidade e atividade delasd, o que poderia fazer o indivíduo desenvolver um transtorno depressivo.

REFERÊNCIAS

1. American Psychiatry Association Apa. DSM-V-TR – Manual diagnóstico e estatístico de transtornos mentais, Artmed; 2013. doi:1011769780890425596.
2. Ashok AH, Marques TR, Jauhar S, Nour MM, Goodwin GM, Young AH, Howes OD, 2017. The dopamine hypothesis of bipolar affective disorder: the state of the art and implications for treatment. Mol. Psychiatry. 2017;22:666-679. doi:10.1038/mp.2017.16
3. Barakat A, Hamdy MM, Elbadr MM. Uses of fluoxetine in nociceptive pain management: A literature overview. European journal of pharmacology, 2018;829:12-25.
4. Cookson J. Atypical antipsychotics in bipolar disorder: the treatment of mania. Adv. Psychiatr. Treat. 2008;14:330-338. doi:10.1192/apt.bp.107.004150
5. Dean J, Keshavan M. 2017. The neurobiology of depression: An integrated view. Asian J. Psychiatr. 2017;27:101-111. doi:10.1016/j.ajp.2017.01.025.
6. Duman RS, Aghajanian GK, Sanacora G, Krystal JH. Synaptic plasticity and depression: new insights from stress and rapid-acting antidepressants. Nat Med. 2016 Mar;22(3):238-49. doi: 10.1038/nm.4050.
7. Fleck M, Berlim M, Lafer B. Revisão das diretrizes da Associação Médica Brasileira para o tratamento da depressão. Rev Bras. 2009;31:7-17.
8. Khouzam HR. Psychopharmacology of chronic pain: a focus on antidepressants and atypical antipsychotics. Postgraduate Medicine. 2016;128(3), 323-330.
9. Maletic V, Robinson M, Oakes T, Iyengar S, Ball SG, Russell J. Neurobiology of depression: an integrated view of key findings. Int. J. Clin. Pract. 2007;61:2030-2040. doi:10.1111/j.1742-1241.2007.01602.x.
10. Nestler EJ, Barrot M, DiLeone RJ, Eisch AJ, Gold SJ, Monteggia LM. 2002. Neurobiology of Depression. Neuron. 2002;34:13-25. doi:10.1016/S0896-6273(02)00653-0.
11. Poussaint A F, Ditman KS. A controlled study of imipramine (Tofranil) in the treatment of childhood enuresis. The Journal of Pediatrics. 1965;67(2):283-290.
12. Ricken R, Ulrich S, Schlattmann P, Adli M. Tranylcypromine in mind (Part II): review of clinical pharmacology and meta-analysis of controlled studies in depression. European Neuropsychopharmacology. 2017;27(8): 714-731.
13. Schliessbach J, Siegenthaler A, Bütikofer L, Limacher A, Juni P, Vuilleumier PH, ... & Curatolo, M. Effect of single-dose imipramine on chronic low-back and experimental pain. A randomized controlled trial. PloS one, 2018;13(5).

Capítulo 14

Fármacos antipsicóticos

Autores:
- Vanessa C. Abílio
- Fernanda F. Peres

■ Introdução

Neste capítulo, discutiremos os fármacos antipsicóticos – também denominados "fármacos neurolépticos" –, úteis no tratamento de transtornos nos quais há sintomas psicóticos e usados principalmente no tratamento da esquizofrenia. Portanto, abordaremos inicialmente os sintomas e a fisiopatologia desse transtorno psiquiátrico. Em seguida, detalharemos os mecanismos de ação, efeitos terapêuticos e efeitos adversos dos antipsicóticos.

■ Esquizofrenia

A esquizofrenia é um transtorno psiquiátrico que acomete cerca de 1% da população mundial, prevalências semelhantes foram relatadas no Brasil. Esse transtorno apresenta diversos sintomas que podem ser divididos em três classes: sintomas positivos; sintomas negativos; e déficits cognitivos. Os positivos correspondem aos sintomas psicóticos e compreendem delírios, alucinações e distúrbios de pensamento (Quadro 14.1). Já os sintomas negativos são aqueles que se assemelham aos sintomas da depressão. Incluem anedonia, embotamento afetivo, prejuízo de autocuidado e prejuízo no desempenho social. Os déficits cognitivos incluem prejuízos de atenção e memória – há principalmente déficits na memória operacional.

A esquizofrenia é um transtorno com característica incapacitante e apresenta importantes cargas financeiras e sociais. O único estudo realizado no Brasil estimou o custo direto total da esquizofrenia em 1998, para o setor público, no estado de São Paulo, em R$ 222 milhões (2,2% dos gastos estaduais em saúde). Esse estudo também estimou que 81,5% dos pacientes com esquizofrenia do estado de São Paulo estão sob cobertura do Sistema Único de Saúde (SUS). Nos Estados Unidos, estima-se que, em 2013, o custo direto total da esquizofrenia foi de US$ 47 bilhões, enquanto o custo indireto foi de US$ 117,3 bilhões. Entre os fatores que contribuíram para o alto custo indireto, destacam-se o desemprego dos pacientes e a diminuição da produtividade dos cuidadores.

Quadro 14.1 – Sintomas positivos.

- Delírios: ideias errôneas, baseadas em conclusões falsas sobre a realidade; são persistentes, não se alteram quando expostos à argumentação lógica. Há vários tipos de delírio, como o delírio de perseguição e o de culpa, de grandeza, de conteúdo religioso.
- Distúrbios do pensamento: alterações na forma e no processo de pensamento. Frouxidão de associações e circunstancialidade (dificuldade de comunicar uma ideia central) são exemplos de alterações na forma. São exemplos de alterações no processo de pensamento: bloqueio (interrupção brusca do fluxo do raciocínio) e fuga de ideias.
- Alucinações: percepções sensoriais falsas, que aparecem na ausência de estímulo sensorial externo. Há vários tipos de alucinações e as auditivas são as mais comuns.

Fonte: Desenvolvido pela autoria do capítulo.

Quadro 14.2 – Vias dopaminérgicas.

Via dopaminérgica	Corpo celular	Inervação	Controle
Túbero-infundibular	Hipotálamo	Hipófise	Endócrino
Nigroestriatal	Substância negra	Estriado	Motor/Integração de informações
Mesolímbica	Área tegmental ventral	Sistema límbico	Comportamental
Mesocortical	Área tegmental ventral	Córtex frontal	Comportamental

Fonte: Desenvolvido pela autoria do capítulo.

Os mecanismos fisiopatológicos associados à manifestação da esquizofrenia não estão completamente elucidados. Entre as várias hipóteses que visam explicar a fisiopatologia da esquizofrenia, destaca-se a hipótese dopaminérgica. Essa hipótese teve como base algumas observações importantes: 1) agonistas dopaminérgicos induzem psicose em indivíduos saudáveis e agravam o quadro psicótico em pacientes com esquizofrenia; 2) os fármacos que têm ação antipsicótica se ligam a receptores dopaminérgicos do tipo D_2; 3) a eficácia clínica dos fármacos antipsicóticos está associada à sua afinidade por esses receptores.

Há no sistema nervoso central (SNC) quatro vias dopaminérgicas (Quadro 14.2). Na esquizofrenia, são descritas alterações na transmissão dopaminérgica em regiões corticais e estriatais. Estudos de neuroimagem mostram maior liberação de dopamina no estriado de pacientes com esquizofrenia do que em controles. Assim, pacientes com esquizofrenia têm aumento na produção e liberação de dopamina estriatal (Figura 14.3A). Classicamente, o estriado ventral límbico é considerado o centro dessas alterações. No entanto, evidências mais recentes mostram que as alterações na liberação de dopamina são mais robustas em regiões mais dorsais do estriado, correspondendo ao estriado associativo e sensório-motor. Paralelamente, estudos evidenciam diminuição da transmissão dopaminérgica no córtex pré-frontal dos pacientes. Em conjunto, por um lado, essas evidências ensejaram a hipótese de que os sintomas positivos resultam de um aumento na transmissão dopaminérgica estriatal, na qual há predomínio de receptores dopaminérgicos do tipo D_2 (ligados a uma proteína Gi). Por outro lado, a diminuição da transmissão dopaminérgica mesocortical – via na qual predominam receptores D_1 (ligados a uma proteína Gs) – está relacionada aos sintomas negativos e cognitivos.

Fatores de risco genéticos e ambientais contribuem para o desenvolvimento da esquizofrenia, o que classifica esse transtorno como multifatorial. Com relação aos fatores genéticos, a taxa de concordância para a esquizofrenia em gêmeos monozigóticos é de 50% (comparada a uma taxa de aproximadamente 10% em gêmeos dizigóticos). Esses fatores genéticos interagem com fatores ambientais precoces e tardios. Entre os fatores de risco precoces, pode-se destacar complicações obstétricas e a exposição pré ou perinatal a toxinas ou infecções. Mais tardiamente, no período de infância e adolescência, o abuso de drogas e traumas são fatores que também contribuem para o desenvolvimento do transtorno.

O início da esquizofrenia é determinado pelo primeiro surto psicótico, que geralmente ocorre entre o final da adolescência e o início da vida adulta. No entanto, a manifestação da esquizofrenia é comumente precedida por uma fase prodrômica, que se estabelece ao longo da infância e adolescência. Nessa fase, o indivíduo já apresenta alguns sintomas negativos e cognitivos, além de sintomas psicóticos subclínicos. Indivíduos que apresentem esses sintomas prodrômicos são classificados como "em risco" para o desenvolvimento de psicose (Figura 14.1).

Com base nos seus fatores de risco e curso clínico, sugere-se que a esquizofrenia seja um transtorno do neurodesenvolvimento. De acordo com essa hipótese, a interação entre fatores genéticos e ambientais resultaria em alterações no desenvolvimento neural, culminando com a manifestação da doença no início da vida adulta. Evidências sugerem que, por um lado, durante as fases de infância e adolescência, ocorra uma poda sináptica excessiva, bem como alterações nos processos de mielinização e de migração neuronal. Por outro lado, na maior parte dos pacientes, a esquizofrenia tem caráter crônico e progressivo. Após sua manifestação, há perda contínua de função neurológica e agravamento dos sintomas. Observa-se também um aumento do volume dos ventrículos laterais nos pacientes. Assim, a esquizofrenia é referida como um transtorno progressivo do neurodesenvolvimento (Figura 14.1).

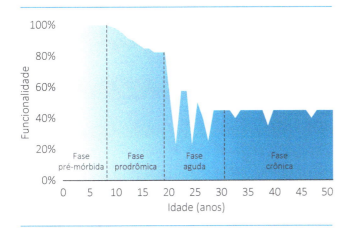

Figura 14.1 – Curso da esquizofrenia.
A esquizofrenia é um transtorno do neurodesenvolvimento. Seu início é marcado pelo primeiro surto psicótico, comumente no final da adolescência/início da vida adulta. É precedido por uma fase prodrômica, na qual há sintomas atenuados. Novos surtos psicóticos podem promover uma piora na funcionalidade do paciente. A cronicidade da doença está associada a processos de neuroprogressão.
Fonte: Desenvolvida pela autoria do capítulo.

Fármacos antipsicóticos

O surgimento do primeiro fármaco antipsicótico, a clorpromazina, deriva da busca por novos fármacos anti-histamínicos. Em 1952, Henri Laborit observou que os pacientes que usavam a clorpromazina ficavam muito mais calmos e relaxados (um estado que ele descreveu como "desinteressado") no período pré-operatório. Após essas evidências, os psiquiatras Jean Delay e Pierre Deniker começaram a testar a clorpromazina em pacientes psiquiátricos, nos quais o fármaco se mostrou efetivo em reduzir delírios e alucinações. A clorpromazina foi, então, liberada no mercado, tendo um sucesso que motivou a descoberta de outros fármacos com ações antipsicóticas semelhantes. A partir do uso clínico dos antipsicóticos, houve uma queda impactante no número de internações de pacientes com esquizofrenia, permitindo seu retorno ao convívio social.

Os antipsicóticos são uma classe de fármacos de amplo perfil farmacológico com ação em várias neurotransmissões. Apesar da afinidade por diferentes receptores (variável para cada antipsicótico – ver Quadro 14.3), sua ação terapêutica está fortemente associada à capacidade que compartilham de diminuir a transmissão dopaminérgica estriatal melhorando, assim, os sintomas positivos da esquizofrenia. Evidências provenientes de estudos *in vitro* e *in vivo*, pré-clínicos e clínicos, demonstram que essa ação está associada ao bloqueio de receptores dopaminérgicos D_2 estriatais. Resultados clássicos demonstram que quanto maior a afinidade de um antipsicótico por receptores D_2, menor a dose necessária para eficácia clínica. Essa correlação positiva entre afinidade de ligação e controle dos sintomas positivos é vista para receptores D_2, mas não para receptores de outras neurotransmissões habitualmente modificadas pelos antipsicóticos, tais como receptores serotoninérgicos, adrenérgicos e histaminérgicos. Mais recentemente, estudos com neuroimagem demonstram que a janela terapêutica dos antipsicóticos se configura com 60 a 80% de receptores D_2 ocupados. Uma porcentagem menor de ocupação não é suficiente para garantir eficácia terapêutica, enquanto ocupações maiores estão associadas à indução de efeitos colaterais (Figura 14.2A e B – exceção dos fármacos estabilizadores da transmissão dopaminérgica, comentados à frente).

Quadro 14.3 – Afinidades dos antipsicóticos por diferentes receptores e efeitos adversos associados.

Fármaco	Afinidade por receptores							Efeitos adversos			
	D_1	D_2	$5HT_{2A}$	H_1	α_1	mAch	$5HT_{2A}/D_2$	Motores	Sedação	Hipotensão	Metabólicos
Típicos											
Clorpromazina	++	++	+++	+++	+++	++	Média	++	+++	+++	+++
Haloperidol	++	+++	++	+	++	–	Muito baixa	+++	+	+	–
Atípicos											
Clozapina	+	+	+++	++++	+++	++	Alta	–	+++	+++	+++
Risperidona	+	+++	++++ (AI?)	++	+++	–	Alta	+	+	++	+
Quetiapina	+	+	+	+++	++	+	Média	–	+	++	+
Olanzapina	++	++	+++	+++	+	++	Alta	–	+	+	+++
Aripiprazol	+	+++ (AP)	+++	++	++	–	Baixa	–	–	+	–
Ziprasidona	++	++	++++	++	++	–	Alta	+	+	+	–
Sulpirida	–	++	–	–	–	–	Muito baixa	+	+	–	+
Amissulprida	–	+++	–	–	–	–	Muito baixa	+	+	–	+

245

Os antipsicóticos são classificados em típicos (também chamados de convencionais ou de 1ª geração), atípicos (ou de 2ª geração) e os recentes estabilizadores da transmissão dopaminérgica (ou de 3ª geração). De maneira geral, apresentam efetividade comparável em tratar os sintomas psicóticos. Ao longo dos anos, tem se demonstrado que características farmacodinâmicas dos antipsicóticos de 2ª e 3ª gerações não garantem maior eficácia clínica, mas estão associadas a uma menor indução de efeitos colaterais motores. Assim, a "atipicidade" desses antipsicóticos refere-se a uma menor chance de induzir esses efeitos colaterais motores, fortemente associados ao uso de antipsicóticos de 1ª geração.

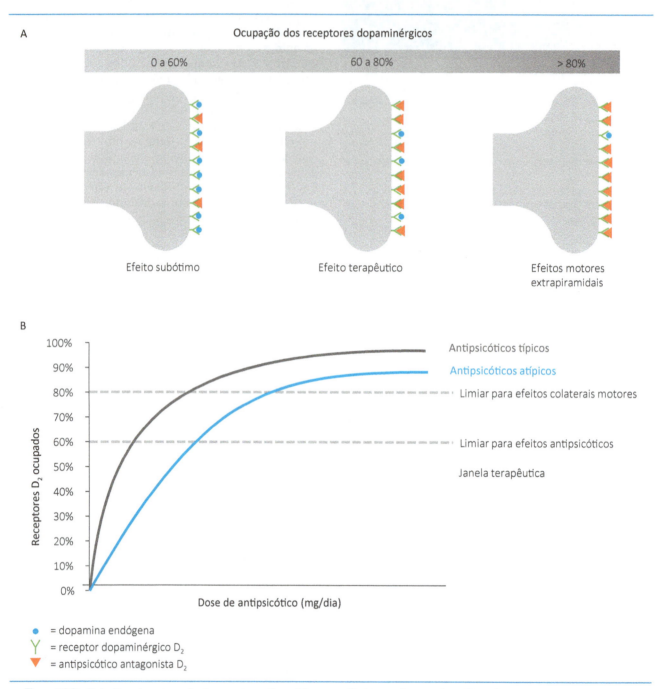

Figura 14.2 – Relação entre ocupação de receptores D_2 e efeitos terapêuticos e adversos dos antipsicóticos.
(A) Uma ocupação de 60 a 80% de receptores D_2 é necessária e suficiente para garantir o efeito terapêutico dos antipsicóticos antagonistas de receptores D_2. Porcentagens maiores de ocupação estão associadas ao desenvolvimento de efeitos colaterais motores extrapiramidais. **(B)** A janela de doses para garantir a ocupação de 60 a 80% dos receptores D_2 é estreita para os antipsicóticos típicos e maior para os antipsicóticos atípicos, diminuindo a chance de desenvolvimento de efeitos colaterais motores com o uso dos antipsicóticos atípicos.
Fonte: Desenvolvida pela autora do capítulo.

Antipsicóticos de 1ª geração

Após a descoberta ao acaso da clorpromazina, uma série de antipsicóticos surgiu com base em sua estrutura química e a capacidade de induzir catalepsia em roedores. Os antipsicóticos de 1ª geração pertencem a diferentes classes químicas (fenotiazinas, butirofenonas e tioxantenos). Embora apresentem estrutura química variada e ação em diferentes neurotransmissões, são antagonistas de receptores D_2. Como comentado, essa ação antagonista sobre receptores D_2 estriatais é responsável por sua eficácia em controlar os sintomas positivos da esquizofrenia (Figura 14.3A). No entanto, não são seletivos em antagonizar somente receptores D_2 dessa região. Assim, o bloqueio desses receptores em outras vias dopaminérgicas propicia efeitos colaterais que limitam o seu uso. A janela terapêutica para ocupação de 60 a 80% de receptores D_2 é estreita para esses fármacos, determinando uma maior chance de desenvolvimento de efeitos colaterais decorrentes da alta ocupação de receptores D_2 em outras vias dopaminérgicas (Figura 14.2B).

Efeitos colaterais motores

Os efeitos colaterais mais graves associados ao uso dos antipsicóticos típicos são motores, chamados em conjunto de "efeitos colaterais extrapiramidais". Decorrem de modificações da transmissão dopaminérgica na via nigroestriatal, promovidas pelo bloqueio agudo ou prolongado dos seus receptores D_2 (Figura 14.3C e D). Esses efeitos colaterais são a principal limitação do uso de antipsicóticos típicos.

Parkinsonismo

Com o uso de antipsicóticos típicos, o bloqueio agudo de receptores D_2 da via nigroestriatal pode determinar o aparecimento de um parkinsonismo induzido por antipsicóticos (Figura14.3D). Sua manifestação sintomatológica é muito semelhante à da doença de Parkinson (associada à neurodegeneração da via nigroestriatal), incluindo tremores, bradicinesia/acinesia e rigidez muscular. Em decorrência da inibição promovida pela transmissão dopaminérgica sobre a atividade colinérgica nesta via, o uso de antipsicóticos resulta em aumento de acetilcolina. Assim, os sintomas parkinsonianos são aliviados pelo uso de anticolinérgicos (à semelhança da doença de Parkinson). Um aumento de receptores D_2 compensatório ao bloqueio imposto pelo uso dos antipsicóticos pode se desenvolver e é associado à tolerância ao parkinsonismo, que pode ocorrer com o tempo.

Discinesia tardia

Mais grave que o parkinsonismo, que pode ser tolerado ou tratado farmacologicamente, é a discinesia tardia. Com o uso prolongado de antipsicóticos típicos, cerca de 10 a 20% de pacientes desenvolvem discinesia tardia. Seus sintomas incluem movimentos involuntários e sem propósito, principalmente da região orofacial. Com a progressão da doença, os membros e o tronco também podem ser atingidos. Pode ser bastante incapacitante, limitando o uso do antipsicótico. Paralelamente, a retirada do fármaco agrava os sintomas discinéticos. Seu principal fator de risco é o envelhecimento. Muitas vezes é irreversível (principalmente em pacientes idosos) e não há tratamento efetivo.

Sua fisiopatologia está associada a uma supersensibilidade exacerbada dos receptores dopaminérgicos D_2 compensatória ao bloqueio contínuo e prolongado desses receptores, imposto pelo uso crônico dos antipsicóticos típicos (Figura 14.3D). Tanto um aumento no número de receptores D_2 como um aumento na proporção desses receptores em estado de alta afinidade são descritos.

Hiperprolactinemia

A dopamina, por ação em receptores D_2 da via túbero-infundibular, tem ação inibitória sobre a síntese e liberação de prolactina. O bloqueio dos receptores dopaminérgicos nessa via eleva os níveis plasmáticos desse hormônio, resultando em ginecomastia (aumento do tamanho das mamas) e galactorreia (secreção de leite) tanto em homens como em mulheres. A hiperprolactinemia está ainda associada à infertilidade e osteoporose, esta última principalmente em mulheres. À semelhança do que é visto para a indução de efeitos extrapiramidais, uma ocupação maior do que 75% de receptores D_2 está associada ao desenvolvimento de hiperprolactinemia, sendo mais comum com o uso de antipsicóticos típicos. Além disso, antipsicóticos que têm dificuldade para atravessar a barreira hematoencefálica demandam maior dose para garantir a ocupação necessária de receptores D_2 estriatal e, consequentemente, resultam em alta ocupação desses receptores presentes na hipófise (que está fora da barreira hematoencefálica). Esse parece ser o caso da hiperprolactinemia induzida por antipsicóticos atípicos (próxima sessão) como a amissulprida, a paliperidona e a risperidona.

Antipsicóticos de 2ª geração

Como comentado, os antipsicóticos de 1ª geração são efetivos para tratar os sintomas positivos da esquizofrenia, mas têm como limitante o desenvolvimento dos graves efeitos extrapiramidais. O surgimento da clozapina, sintetizada em 1956 e utilizada como antipsicótico a partir de 1970, inaugurou a classe de antipsicóticos chamados de atípicos. A clozapina, ao contrário dos antipsicóticos em uso até então, foi considerada "atípica" por não produzir efeitos colaterais extrapiramidais, não induzir hiperprolactinemia e melhorar sintomas negativos. No entanto, seu uso foi descontinuado por conta de relatos de agranulocitose (com alguns casos de morte). Estudos posteriores demonstraram sua superioridade para pacientes refratários a outros antipsicóticos. Assim, a clozapina foi reintroduzida em 1990, com indicação para uso em pacientes refratários a pelo menos outros dois antipsicóticos e a necessidade de monitoramento sanguíneo periódico para detecção de possível agranulocitose (prevalência de 1 a 2%). A clozapina também está associada a uma redução de risco de suicídio.

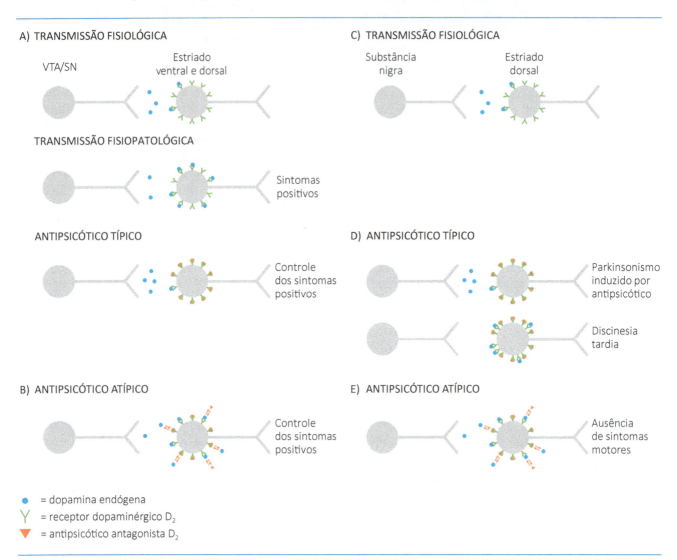

Figura 14.3 – Funcionamento fisiológico e alterações fisiopatológicas das vias dopaminérgicas associadas ao efeito terapêutico dos antipsicóticos típicos e atípicos e à maior prevalência de efeitos colaterais motores com o uso dos típicos.
(A) Um aumento de liberação de dopamina em regiões estriatais está associado aos sintomas positivos. Os antipsicóticos típicos, ao bloquearem receptores D_2 nessas regiões, promovem o controle dos sintomas positivos. No entanto, em virtude de suas características farmacodinâmicas de afinidade com esses receptores, a janela das doses terapêuticas para ocupação de 60 a 80% é estreita e uma porcentagem maior de receptores é ocupada. (B) Os antipsicóticos atípicos, ao se dissociarem mais rapidamente dos receptores D_2, garantem uma ocupação de 60 a 80%, suficiente para controlar os sintomas positivos. (C) Nas regiões dorsais do estriado responsáveis pelo controle motor, a transmissão dopaminérgica não está alterada na esquizofrenia. (D) Os antipsicóticos típicos, ao bloquearam mais do que 80% dos receptores D_2 nas regiões estriatais de controle motor, ensejam inicialmente o parkinsonismo induzido por antipsicóticos. Uma supersensibilidade dopaminérgica exacerbada de receptores D_2 decorrente do bloqueio prolongado imposto pelos antipsicóticos atípicos está associada ao desenvolvimento de discinesia tardia. (E) Os antipsicóticos atípicos, ao bloquearem 60 a 80% de receptores D2 nas regiões estriatais de controle motor em doses terapêuticas, permitem uma quantidade suficiente de transmissão dopaminérgica de tal forma a não induzir efeitos colaterais motores.
VTA: área ventral do tegmento mesencefálico; SN: substância negra.
Fonte: Desenvolvida pela autoria do capítulo.

Esse perfil benéfico da clozapina ensejou a busca por novos antipsicóticos que apresentassem as vantagens da clozapina sem induzir agranulocitose. Embora muitos fármacos tenham surgido a partir das propriedades farmacológicas da clozapina, seu perfil clínico único ainda não foi reproduzido pelos antipsicóticos conhecidos atualmente.

Antagonismo misto $5HT_{2A}/D_2$

Diferentemente dos antipsicóticos existentes até então e classificados como de 1ª geração após a introdução da clozapina e dos antipsicóticos que surgiram a partir dela, a clozapina apresenta um antagonismo mais potente por receptores $5\text{-}HT_{2A}$ do que por receptores D_2. Embora esta não seja a única diferença farmacológica da clozapina em relação aos demais antipsicóticos, o antagonismo misto de receptores $5\text{-}HT_{2A}/D_2$ embasou inicialmente o desenvolvimento de antipsicóticos atípicos. Assim, antipsicóticos como a risperidona, a olanzapina, a quetiapina e a ziprasidona apresentam essa característica. O racional por trás dessa aposta farmacológica embasa-se no fato de que há um controle da liberação de dopamina nas vias dopaminérgicas por projeções serotoninérgicas que partem do núcleo da rafe, por meio da ação da serotonina em receptores $5\text{-}HT_{2A}$. Assim, o aumento de dopamina na via mesocortical decorrente do antagonismo de receptores $5\text{-}HT_{2A}$ seria responsável pela melhora de sintomas negativos, associados a uma diminuição da transmissão dopaminérgica nesta via. Um aumento da liberação de dopamina em decorrência do bloqueio de receptores $5\text{-}HT_{2A}$ na via túbero-infundibular se contraporia ao bloqueio de receptores D_2 promovido pelos antipsicóticos, não resultando na hiperprolactinemia. Na via nigroestriatal, o aumento de dopamina promovido pelo antagonismo dos receptores $5\text{-}HT_{2A}$ compensaria o bloqueio de receptores dopaminérgicos promovido pelos antipsicóticos, diminuindo a incidência do parkinsonismo no começo do tratamento e da supersensibilidade dopaminérgica compensatória que seria subjacente ao desenvolvimento da discinesia tardia.

A importância do antagonismo serotoninérgico para as características atípicas dos antipsicóticos de 2ª geração vem sendo questionada. Com relação à resposta clínica desses fármacos, deve-se considerar:

- A mesma eficácia em tratar sintomas negativos vista para a clozapina não parece ser compartilhada por outros antipsicóticos antagonistas mistos $5\text{-}HT_{2A}/D_2$.
- Estudos de neuroimagem mostram que não há uma correlação entre a ocupação de receptores $5\text{-}HT_{2A}$ e a eficácia dos antipsicóticos.
- A amissulprida não tem ação antagonista em receptores $5\text{-}HT_{2A}$, porém é um antipsicótico atípico entre os mais eficazes.

- Antagonistas puros de receptores $5\text{-}HT_{2A}$ são inefetivos para o tratamento da esquizofrenia.

Além disso, o antagonismo misto de receptores $5\text{-}HT_{2A}/D_2$ não é necessário para garantir menor chance de induzir efeitos colaterais extrapiramidais, uma vez que a amissulprida (sem ação antagonista $5\text{-}HT_{2A}$) apresenta risco baixo equivalente ao de outros antipsicóticos atípicos antagonistas mistos.

Dissociação rápida de receptores D_2

Como comentado, para que se alcance a ação terapêutica dos antipsicóticos, uma quantidade suficiente de receptores D_2 estriatais deve ser ocupada (Figura 14.2). Para os antipsicóticos antagonistas de receptores D_2 (1ª e 2ª gerações), a ocupação de 60 a 80% garante uma diminuição da transmissão dopaminérgica suficiente para controlar os sintomas positivos da esquizofrenia. Uma ocupação maior dos receptores D_2 na via nigroestriatal, entretanto, favorece o desenvolvimento dos efeitos colaterais extrapiramidais (Figuras 14.2, 14.3C e D).

Os antipsicóticos de 2ª geração apresentam características farmacodinâmicas que determinam uma ocupação entre 60 e 80% de receptores D_2 nas doses terapêuticas (Figura 14.2B). Esses antipsicóticos têm como característica comum uma constante de dissociação alta para receptores D_2, ou seja, a velocidade de dissociação desses receptores é rápida. Assim sendo, podem ser deslocados pela própria dopamina endógena. Assim, garantem uma ocupação suficiente de receptores D_2 estriatais para controlar os sintomas positivos, mas ainda permitem que ocorra um nível de transmissão dopaminérgica na via nigroestriatal de forma a não induzir efeitos colaterais motores (Figura 14.3B e E). Esta mesma ocupação parcial dos receptores na via túbero-infundibular está associada a uma menor chance de indução de hiperprolactinemia por esses fármacos.

Estabilizadores da transmissão dopaminérgica

Os estabilizadores da transmissão dopaminérgica surgiram embasados nas evidências de que a diminuição da transmissão dopaminérgica não precisa ser completa para garantir efeito antipsicótico. Contrário aos antipsicóticos de 1ª e de 2ª gerações, esses fármacos são agonistas parciais de receptores D_2. Ao apresentarem uma atividade intrínseca menor do que a dopamina, funcionam como antagonistas na presença dela. Assim, ao ocuparem os receptores D_2, diminuem a transmissão dopaminérgica suficiente para garantir efeitos antipsicóticos, mas não exacerbada a ponto de induzir efeitos colaterais motores. A ocupação necessária para garantir efeito antipsicótico é maior do que a faixa de 60 a 80% vista para os antipsicóticos de 1ª e 2ª gerações em virtude de apresentarem atividade intrínseca em receptores D_2. Além disso, os estabilizadores da transmissão dopaminérgica teriam a vantagem de potencializar a transmissão dopaminérgica em regiões nas quais estejam diminuídas, como a via mesocortical, podendo resultar em melhora de sintomas negativos e cognitivos. O primeiro deles a surgir foi o aripiprazol e, mais recentemente, os fármacos brexipripazol e cariprazina. Vale ressaltar que, além de agonistas parciais de receptores D_2, outras propriedades farmacodinâmicas têm sido descritas, como antagonismo de receptores $5\text{-}HT_{2A}$, agonismo parcial de receptores $5\text{-}HT_{1A}$, entre outros.

Efeitos colaterais endócrinos: síndrome metabólica

Alterações metabólicas têm sido associadas com a esquizofrenia em si. No entanto, há diversas evidências apontando essas alterações como decorrentes do uso de antipsicóticos. Embora o advento dos antipsicóticos atípicos traga um avanço no manejo da esquizofrenia ao diminuir o risco de efeitos colaterais motores, esses fármacos apresentam maior risco de induzir alterações metabólicas. Aumento de peso e obesidade, resistência à insulina, hiperglicemia e dislipidemia são alterações que compõem a síndrome metabólica. O desenvolvimento dessa síndrome aumenta o risco para doenças cardiovasculares e diabetes, com prevalências aumentadas em pacientes com esquizofrenia resultando em menor expectativa de vida. Entre os antipsicóticos atípicos, a clozapina e a olanzapina apresentam maior risco de indução de síndrome metabólica.

Os mecanismos que ensejam a indução de síndrome metabólica pelos antipsicóticos não estão completamente elucidados. Características farmacológicas como antagonismo de receptores centrais e periféricos D_2 dopaminérgicos, H_1 histaminérgicos e de receptores $5\text{-}HT_{2A}$ e $5\text{-}HT_{2C}$ serotoninérgicos bem como ação em neuropeptídeos moduladores da ingestão alimentar e apetite são descritos.

Outros efeitos colaterais

Os sintomas motores extrapiramidais e metabólicos configuram os principais efeitos adversos do tratamento com fármacos antipsicóticos. No entanto, os antipsicóticos estão associados a outros efeitos adversos. Vale lembrar que além de bloquearem receptores dopaminérgicos, a maior parte dos fármacos antipsicóticos bloqueia receptores de outros sistemas de neurotransmissão, fator que contribui para seus efeitos adversos. A proporção de ocupação desses receptores nas doses terapêuticas utilizadas está associada ao tipo de efeito adverso mais comumente observado (Quadro 14.3).

Efeitos autonômicos

O bloqueio de receptores muscarínicos pode resultar em efeitos adversos como visão turva, boca seca, constipação e retenção urinária. Em casos nos quais esses efeitos causam desconforto nos pacientes, há a possibilidade de trocar o antipsicótico por um com menor ação antimuscarínica. No entanto, esses efeitos tendem a ser bem tolerados pela maior parte dos pacientes.

O bloqueio de receptores α_1 adrenérgicos está associado à hipotensão ortostática, promovida principalmente pelo tratamento com fármacos típicos e com a clozapina. Em alguns casos, associa-se ao uso do antipsicótico um expansor de volume como a fludrocortisona.

Sedação

Alguns fármacos antipsicóticos induzem sonolência e sedação, geralmente observados com antipsicóticos com propriedade antagonista de receptores de histamina H_1, como é o caso da clorpromazina. Esse efeito é geralmente tolerado com o uso continuado do medicamento.

Disfunções sexuais

O uso crônico de antipsicóticos está também associado à maior prevalência de disfunções sexuais, incluindo baixa libido ou interesse sexual. Além disso, em homens há aumento da prevalência de disfunção erétil e de problemas de ejaculação; em mulheres, há maior prevalência de amenorreia. Os efeitos adversos sexuais dos fármacos antipsicóticos estão relacionados à hiperprolactinemia induzida por eles, bem como ao bloqueio de receptores dopaminérgicos, adrenérgicos e muscarínicos.

Efeitos cardiovasculares

Alguns antipsicóticos estão associados ao prolongamento do intervalo QT e arritmias, que podem causar mortes súbitas. Esse efeito é visto principalmente com os fármacos ziprasidona, tioridazina, pimozida e amissulprida. O uso crônico de antipsicóticos foi também associado à maior prevalência de hipertensão. Esses fármacos – com destaque para a clozapina – também aumentam a prevalência de miocardite.

Síndrome maligna

A síndrome maligna, também chamada de síndrome neuroléptica maligna, é um efeito adverso raro, mas potencialmente fatal. Seus sintomas consistem em rigidez muscular, aumento da temperatura corporal, instabilidade autonômica (com alteração da pressão arterial e da frequência cardíaca) e alteração do estado mental. Observa-se também aumento dos níveis de creatina quinase.

O primeiro passo do tratamento da síndrome maligna é a interrupção do uso do antipsicótico. A rigidez muscular é tratada com fármacos antiparkinsonianos e outros relaxantes musculares, como o dantroleno e a bromocriptina. Os benzodiazepínicos podem ser utilizados para controlar a agitação. Além disso, métodos físicos são utilizados para reduzir a temperatura corporal. Após a recuperação do paciente, recomenda-se a troca do antipsicótico por um com menor afinidade por receptores D_2.

Estima-se que em cerca de 5% dos casos a síndrome maligna é fatal, sendo falência respiratória e idade os principais fatores que contribuem para esse desfecho.

Farmacocinética

A farmacocinética dos antipsicóticos varia consideravelmente de um fármaco para outro. Em sua maioria, os fármacos antipsicóticos são absorvidos rapidamente, atingindo a concentração plasmática máxima entre 30 minutos e 1,5 horas. Muitos antipsicóticos sofrem um significativo metabolismo de primeira passagem, o que reduz sua biodisponibilidade oral. É o caso, por exemplo, da clorpromazina, cuja biodisponibilidade é de cerca de 30%. Outros fármacos como o haloperidol e a risperidona apresentam biodisponibilidades superiores, próximas a 70%. Vale destacar também que há uma significativa variação interindividual na metabolização desses compostos, o que tem como consequência amplas variações nas biodisponibilidades e nos tempos de meia-vida. A meia-vida para a maior parte dos compostos é inferior a 24 horas. De maneira geral, são administrados uma vez ao dia.

Há antipsicóticos denominados "antipsicóticos de ação prolongada" ou "antipsicóticos de depósito", que são formulados para ter menor taxa de absorção a partir do local de administração. A absorção mais lenta resulta em maior tempo para se atingir a concentração plasmática máxima (T_{max}) e maior tempo de meia-vida. O T_{max} desses fármacos é de pelo menos 1 dia, podendo chegar a 21 dias. Já o tempo de meia-vida varia de 3 a 49 dias, dependendo da formulação. Como resultado, essas formulações permitem administrações mais espaçadas: uma vez por semana, ou mesmo uma vez ao mês, dependendo do composto. Esse esquema posológico aumenta a adesão ao tratamento.

Os antipsicóticos são, em sua maioria, compostos altamente lipossolúveis com valores elevados de ligação a proteínas plasmáticas (85 a 95%). Consequentemente à sua alta lipossolubilidade, esses fármacos também apresentam grandes volumes de distribuição (em geral, superiores a 7 L/kg).

A metabolização dos antipsicóticos se dá principalmente por oxidação e desmetilação na fase I, reações nas quais há importante participação do sistema citocromo P450 (CYP), com destaque para as enzimas CYP1A2, CYP2D6 e CYP3A4. As reações de fase II geralmente envolvem glucoronidação. Em sua maioria, os antipsicóticos são extensivamente metabolizados antes de serem excretados, tendo uma taxa de metabolização superior a 50%. A principal via de excreção da maioria dos antipsicóticos é a renal, mas alguns (como a ziprasidona e o aripiprazol) são excretados primariamente pelas fezes.

Vale ressaltar que o sistema CYP tem significativa participação na metabolização da maior parte dos fármacos. As enzimas da família CYP3A, sozinhas, metabolizam mais de 50% dos fármacos comumente utilizados, e a enzima CYP2D é a segunda enzima mais importante do sistema CYP. Logo, a massiva participação das enzimas CYP na metabolização dos antipsicóticos pode favorecer significativas interações medicamentosas com fármacos que induzem ou inibem as enzimas CYP. É o caso de alguns inibidores seletivos da recaptação de serotonina (ISRS, como a fluoxetina e a fluvoxamina), do cetoconazol e de fármacos anticonvulsivantes, como a carbamazepina e o ácido valproico.

Outros usos

Transtorno bipolar

Os antipsicóticos, tanto típicos como atípicos, podem ser usados no tratamento do transtorno bipolar. São úteis principalmente no controle da mania aguda (em combinação com estabilizadores de humor), mas também utilizados no tratamento de manutenção e nos episódios de depressão bipolar aguda (em combinação com estabilizadores de humor e antidepressivos inibidores da recaptação de serotonina).

Depressão unipolar

Antipsicóticos atípicos, quando administrados em conjunto com antidepressivos, são úteis no tratamento da depressão unipolar resistente à monoterapia com antidepressivos.

Transtornos de ansiedade

Alguns antipsicóticos atípicos podem ser utilizados no tratamento de transtornos de ansiedade. Mais especificamente, a quetiapina é eficaz no tratamento do transtorno de ansiedade generalizada (sozinha ou em combinação com outras classes de fármacos) e o aripiprazol e a risperidona, dados em conjunto com antidepressivos inibidores da recaptação de serotonina, são úteis no tratamento do transtorno obsessivo-compulsivo refratário.

Síndrome de Tourette

A síndrome de Tourette é um transtorno do neurodesenvolvimento que se manifesta geralmente na infância e apresenta como principais sintomas tiques motores e vocais. Alguns indivíduos podem também apresentar coprolalia (vocalização de termos obscenos), mas esse sintoma é visto apenas em uma minoria dos casos. Sua prevalência é de aproximadamente 1%, sendo mais comum em indivíduos do sexo masculino.

Antipsicóticos típicos, mais especificamente o haloperidol e a pimozida, são eficazes no tratamento dos tiques. No entanto, esses fármacos são utilizados apenas em casos mais graves, quando os tiques afetam o cotidiano do indivíduo, uma vez que estão associados a efeitos adversos extrapiramidais significativos. Alguns antipsicóticos atípicos, como a risperidona e o aripiprazol, também podem ser utilizados, com a vantagem de induzirem menos efeitos adversos motores.

Doença de Alzheimer

Antipsicóticos típicos e atípicos são eficazes no tratamento dos sintomas comportamentais da doença de Alzheimer, principalmente os sintomas psicóticos. No entanto, esses fármacos têm sido associados a aumento do risco de morte nesses pacientes.

Antipsicóticos disponíveis no Sistema Único de Saúde

Típicos	Atípicos	Protocolo Clínico de Diretrizes Terapêuticas para a esquizofrenia (Portaria SAS/MS n. 364, de 9 de abril de 2013)
Haloperidol	Risperidona	• Os antipsicóticos, com exceção da clozapina, podem ser utilizados sem ordem de preferência para o tratamento da esquizofrenia.
Clorpromazina	Ziprasidona	
Decanoato de haloperidol	Quetiapina	
	Olanzapina	• Monoterapia, de acordo com o perfil de segurança e a tolerabilidade do paciente.
	Clozapina	• A refratariedade a pelo menos dois antipsicóticos é indicativo para o uso de clozapina. • Risco alto de suicídio ou desenvolvimento de discinesia tardia de repercussão significativa também indicam o uso de clozapina. • O uso do medicamento de depósito decanoato de haloperidol é indicado quando constatada a não adesão ao uso oral dos medicamentos.

Fonte: Portaria SAS/MS n. 364, de 9 de abril de 2013.

Perspectivas futuras

Sem dúvida, a descoberta dos antipsicóticos é um dos maiores avanços da psicofarmacologia e um divisor de águas para as pessoas com esquizofrenia. No entanto, muito há a se avançar no manejo desse transtorno. Com relação ao seu tratamento, os sintomas negativos e os déficits cognitivos ainda continuam um desafio frente à baixa eficácia dos antipsicóticos conhecidos. Paralelamente, os fármacos em uso estão associados a graves efeitos colaterais que, muitas vezes, limitam o seu uso. Assim, a busca por novos alvos terapêuticos constitui muito do que se tem investigado. Com relação à transmissão dopaminérgica, a modulação da síntese e a liberação de dopamina despontam como possibilidade interessante, uma vez que o bloqueio de receptores D_2 promovidos pelos antipsicóticos modifica processos da neurotransmissão posteriores às alterações pré-sinápticas dopaminérgicas associadas à fisiopatologia da esquizofrenia. Inibidores da fosfodiesterase, ao aumentarem os níveis de AMPc também apresentam potencial para contrabalancear sua diminuição decorrente da redução da sinalização cortical via receptores D_1 e do aumento da sinalização estriatal via receptores D_2. Ainda no sentido de regular a transmissão dopaminérgica, o sistema glutamatérgico e gabaérgico são possibilidades, uma vez que modulam a transmissão dopaminérgica. Paralelamente, evidências apontam para outras neurotransmissões como alvos promissores, tais como a canabinoide, a nitrérgica e a colinérgica. Além disso, as alterações de neurodesenvolvimento/neuroprogressão associadas à esquizofrenia têm sido valorizadas. Assim, a neuroinflamação, alterações do sistema imune e as células da glia vem sendo investigadas para avançar no conhecimento da fisiopatologia do transtorno e possibilitar novas estratégias terapêuticas.

Por fim, de grande relevância, mais recentemente as pesquisas têm focado em possibilidades de prevenção para a esquizofrenia. Nesse contexto, o uso de bons modelos animais (Quadro 14.4) é fundamental para a investigação de estratégias preventivas inovadoras eficazes e também seguras. Evidências pré-clínicas apontam para compostos moduladores de diversas neurotransmissões e que também apresentam efeitos neuroprotetores, tais como o canabinoide canabidiol e o doador de óxido nítrico nitroprussiato de sódio. No contexto clínico, identificar, cada vez com mais precisão, indivíduos em risco para o desenvolvimento da esquizofrenia é fundamental para que possam se beneficiar das possíveis estratégias preventivas. Aqui, vale ressaltar a importância de se combater o estigma associado a um diagnóstico de possível transtorno mental a que seriam submetidas crianças/adolescentes em risco.

Quadro 14.4 – Modelos animais de esquizofrenia.

- Desde a descoberta do primeiro fármaco antipsicótico, os modelos animais desempenham um papel importante na investigação de estratégias farmacológicas para o tratamento da esquizofrenia.

- Desenvolver bons modelos animais para transtornos psiquiátricos é um desafio, uma vez que esses transtornos apresentam alguns sintomas exclusivamente humanos. Modelos animais para transtornos psiquiátricos devem, preferencialmente, apresentar três validades: de face; preditiva; e de constructo. Por validade de face entende-se que o modelo deve apresentar alterações comportamentais que mimetizem sintomas da doença modelada. A validade preditiva, também chamada de "validade farmacológica", determina que os fármacos eficazes no tratamento da doença em humanos devem ser capazes de reverter ou prevenir as alterações comportamentais do modelo animal. Por fim, a validade de constructo estabelece que o modelo deve reproduzir a fisiopatologia da doença.

- Com relação especificamente à esquizofrenia, o ideal é que o modelo animal apresente alterações comportamentais que modelem os sintomas positivos, negativos e cognitivos. Os sintomas positivos são modelados principalmente por um aumento de locomoção (espontânea ou induzida por psicoestimulantes). A principal alteração comportamental que mimetiza os sintomas negativos em animais é a diminuição da interação social – análoga ao prejuízo no desempenho social visto em humanos. Os sintomas negativos podem também ser modelados por comportamentos anedônicos (como diminuição da preferência por sacarose) ou associados à depressão (como diminuição do tempo de nado, no teste de nado forçado). Os sintomas cognitivos, por sua vez, são modelados por déficits em testes de memória, como o teste de inibição latente e o teste de condicionamento de medo ao contexto. Além disso, vários modelos animais de esquizofrenia apresentam déficit na tarefa de inibição pré-pulso – um déficit que reflete prejuízo no processamento de informações e que é visto também em pacientes com esquizofrenia.

- Os modelos animais de esquizofrenia podem ser divididos em: induzidos por droga; modelos genéticos; e modelos de neurodesenvolvimento. Os modelos induzidos por droga foram os primeiros a serem desenvolvidos e consistem na administração de fármacos psicoestimulantes. Essa administração induz alterações comportamentais que são revertidas por fármacos antipsicóticos. No entanto, os modelos induzidos por droga não modelam todas as classes de sintomas da esquizofrenia e não mimetizam o curso da doença.

- Os modelos genéticos são aqueles nos quais se desenvolvem animais com alterações na expressão de genes associados à esquizofrenia, como é o caso do DISC1. No entanto, como discutido, a esquizofrenia é influenciada não apenas por um único fator genético, mas também por fatores ambientais, de forma que os modelos genéticos são úteis, mas apresentam limitações.

- Os modelos de neurodesenvolvimento são baseados na observação de que fatores pré e perinatais podem resultar no desenvolvimento da esquizofrenia na vida adulta. Esses modelos, portanto, consistem na exposição da prole durante a gestação ou no período perinatal a lesões (é o caso da lesão neonatal do hipocampo ventral), a toxinas (como o MAM – acetato de metilazoximetanol), ou a moléculas que ativam o sistema imune, mimetizando infecções (é o caso do LPS, que mimetiza uma infecção bacteriana, e do poly I:C, que, por sua vez, mimetiza uma infecção viral). Esses modelos induzem alterações comportamentais que, em geral, se manifestam apenas na vida adulta e são revertidas pelo tratamento com antipsicóticos. Portanto, esses modelos apresentam as validades de face, preditiva e de constructo. Além disso, como mimetizam o curso da esquizofrenia, são ferramentas fundamentais para a investigação de estratégias preventivas para esse transtorno.

Fonte: Desenvolvido pela autoria do capítulo.

Atividade proposta

Caso clínico

V.G. atualmente tem 25 anos. Tem familiares com diagnóstico de esquizofrenia. Há relatos de complicações obstétricas em seu nascimento. Segundo seus pais, sempre foi mais reservado com pessoas fora do círculo familiar e apresentava dificuldades na escola. Quando tinha 18 anos, passou a apresentar um comportamento atípico. Passava horas jogando *video game* e dizia que era um personagem do jogo. Cerca de uma semana depois de iniciados esses comportamentos, envolveu-se em uma briga com vizinhos. Acreditava que era vigiado por eles e perseguido pela polícia. Na faculdade, estava desatento e menos concentrado. Começou a faltar nas aulas e perder o interesse por atividades sociais com os amigos. Cerca de 8 dias após iniciado o quadro, seus pais o levaram a um pronto-socorro de psiquiatria. Durante a consulta, encontrava-se bastante agitado e assustado, com má higiene e dizia coisas do tipo "sou o salvador do mundo". Seus exames físico e de sangue apresentavam-se sem alterações e negativo para drogas de abuso. Foi tratado com haloperidol e encaminhado a um psiquiatra. Está em acompanhamento desde então.

A avaliação psiquiátrica relatou apresentação descuidada, consciente, orientado no tempo/espaço, atenção prejudicada, memória de fixação e evocação preservadas, pensamento com frouxidão de laços associativos, com delírios grandiosos e persecutórios;

com alucinações auditivas (diz escutar os vizinhos falarem dele), volição prejudicada e crítica pobre de doença. Seu psiquiatra manteve, inicialmente, o tratamento com haloperidol. Seus delírios e alucinações diminuíram. Após 5 anos de tratamento, passou a apresentar movimentos involuntários repetitivos e discinéticos. Frente a isso, seu psiquiatra substituiu o tratamento com haloperidol por olanzapina. Os delírios e alucinações continuaram controlados, os sintomas motores desapareceram, mas o paciente apresentou aumento de peso rápido e alterações metabólicas.

Pontos principais e objetivos de aprendizagem

- Presença de fatores de risco genéticos e ambientais para o desenvolvimento da esquizofrenia.
- Uma fase prodrômica caracterizada por retraimento social e déficits cognitivos.
- O início da doença no final da adolescência/início da vida adulta marcado pelo primeiro surto psicótico, caracterizado por sintomas positivos como delírios e alucinações.
- O tratamento com antipsicótico típico (haloperidol) eficaz em controlar os sintomas positivos do transtorno.
- A indução de efeitos colaterais motores após o tratamento prolongado com antipsicóticos típicos.
- O tratamento com antipsicótico atípico (olanzapina) eficaz em controlar os sintomas positivos do transtorno.
- A indução de síndrome metabólica após o tratamento com antipsicóticos atípicos.

■ REFERÊNCIAS

1. Citrome L. Emerging pharmacological therapies in schizophrenia: what's new, what's different, what's next? CNS Spectrums. 2016 Dec;21(S1):1-12. PubMed PMID: 28044942.
2. Freyberg Z, Aslanoglou D, Shah R, Ballon JS. Intrinsic and Antipsychotic Drug-Induced Metabolic Dysfunction in Schizophrenia. Frontiers in Neuroscience. 2017;11:432. PubMed PMID: 28804444. Pubmed Central PMCID: 5532378.
3. Howes OD, Kapur S. The dopamine hypothesis of schizophrenia: version III--the final common pathway. Schizophrenia Bulletin. 2009 May;35(3):549-62. PubMed PMID: 19325164. Pubmed Central PMCID: 2669582.
4. Kaar SJ, Natesan S, McCutcheon R, Howes OD. Antipsychotics: Mechanisms underlying clinical response and side-effects and novel treatment approaches based on pathophysiology. Neuropharmacology. 2019 Jul 9:107704. PubMed PMID: 31299229.
5. Mauri MC, Paletta S, Di Pace C, Reggiori A, Cirnigliaro G, Valli I, et al. Clinical pharmacokinetics of atypical antipsychotics: an update. Clinical Pharmacokinetics. 2018 Dec;57(12):1493-528. PubMed PMID: 29915922.
6. McCutcheon RA, Abi-Dargham A, Howes OD. Schizophrenia, Dopamine and the Striatum: From Biology to Symptoms. Trends in Neurosciences. 2019 Mar;42(3):205-20. PubMed PMID: 30621912. Pubmed Central PMCID: 6401206.
7. Pino O, Guilera G, Gomez-Benito J, Najas-Garcia A, Rufian S, Rojo E. Neurodevelopment or neurodegeneration: review of theories of schizophrenia. Actas Espanolas de Psiquiatria. 2014 Jul-Aug;42(4):185-95. PubMed PMID: 25017496.
8. Seeman P. All roads to schizophrenia lead to dopamine supersensitivity and elevated dopamine D2(high) receptors. CNS neuroscience & Therapeutics. 2011 Apr;17(2):118-32. PubMed PMID: 20560996. Pubmed Central PMCID: 6493870.
9. Seeman P. Clozapine, a fast-off-D2 antipsychotic. ACS Chemical Neuroscience. 2014 Jan 15;5(1):24-9. PubMed PMID: 24219174. Pubmed Central PMCID: 3894721.
10. Young SL, Taylor M, Lawrie SM. "First do no harm." A systematic review of the prevalence and management of antipsychotic adverse effects. Journal of Psychopharmacology. 2015 Apr;29(4):353-62. PubMed PMID: 25516373.

Capítulo 15

Fármacos anticonvulsivantes

Autores:
- Simone Amaro Alves Romariz
- Nilma R. L. de Lima Janisset
- Beatriz Monteiro Longo

■ Epilepsia, conceitos fundamentais e dados epidemiológicos

A epilepsia é uma das doenças mais antigas que acometem o sistema nervoso central (SNC). Há cerca de três mil anos, a causa da epilepsia era atribuída a entidades maléficas e demônios, e os tratamentos baseavam-se em orações, súplicas e rituais. O principal sintoma da epilepsia são as crises epilépticas que se manifestam de maneira espontânea e recorrente consequentemente a uma atividade anormal excessiva ou síncrona dos neurônios. Diante do entendimento da forma como as crises epilépticas são geradas no SNC, foi possível o desenvolvimento de uma classe de medicamentos conhecidos como "fármacos anticonvulsivantes" ou "antiepilépticos". Os fármacos anticonvulsivantes são medicamentos que podem ser administrados de maneira prolongada ou aguda, com a finalidade de prevenir o aparecimento de crises epilépticas assim como minimizar os prejuízos neurobiológicos, cognitivos, psicossociais e sociais que podem ser gerados pela ocorrência das crises.

Atualmente, uma crise epiléptica é definida como "uma ocorrência transitória de sinais e/ou sintomas secundários à atividade neuronal cerebral anormal excessiva ou síncrona". De maneira geral, as crises epilépticas são classificadas de acordo com o seu início, podendo ser uma crise focal (ou parcial), generalizada ou de início desconhecido. As crises parciais surgem a partir de um local ou sítio cortical, enquanto as crises generalizadas, na qual se incluem, além das crises tônico-clônica, as crises mioclônicas e de ausência que envolvem ambos os hemisférios desde o início, são determinadas pelas funções mediadas pela área cortical em que surge a crise. Por exemplo, uma crise envolvendo o córtex motor está associada à clonia da parte do corpo controlada por essa região do córtex (McNamara, 1996).

A classificação das crises epilépticas tem tido mais impacto no direcionamento da clínica da epilepsia e manejo das crises do que a própria seleção dos fármacos anticonvulsivantes. Agentes farmacológicos em uso na clínica atual inibem as crises epilépticas. Mas ainda é uma incerteza se de fato os fármacos atuais são capazes de impedir o desenvolvimento da epilepsia, ou seja, da epileptogênese, e alterar o curso natural da doença e, portanto, tecnicamente não são chamados de fármacos antiepilépticos, e sim de fármacos anticonvulsivantes (Engel et al., 1998).

Classificação dos fármacos anticonvulsivantes

O uso de fármacos anticonvulsivantes é a abordagem mais comum e utilizada na prática clínica para o controle das crises epilépticas, essa abordagem pode ser iniciada após a ocorrência de duas crises não provocadas ou após uma crise com risco de recorrência de uma segunda crise não provocada. Os riscos para o surgimento de uma segunda crise podem ser a presença de um tumor, um exame neurológico com alteração ou anormalidades estruturais nas regiões cerebrais. Algumas doenças que atingem o SNC como infecções, traumatismo crânio encefálico, acidente vascular encefálico (AVE) e tumores podem gerar crises epilépticas, por isso nesses casos os fármacos anticonvulsivantes são utilizados com o intuito de prevenir o aparecimento das crises.

As crises epilépticas são geradas a partir de um desequilíbrio entre excitação e inibição neuronal, no qual uma falha na inibição resulta em uma hiperexcitabilidade sináptica causada por disparos em alta frequência de um grupo de neurônios. A redução da atividade inibitória e/ou o aumento da atividade excitatória são, portanto, os principais fatores desencadeantes das crises. Como sabemos, o principal neurotransmissor envolvido na transmissão sináptica inibitória é o ácido gama-aminobutírico (GABA, principal neurotransmissor inibitório do SNC), e o principal neurotransmissor excitatório das sinapses do SNC é o glutamato. A hiperatividade da transmissão glutamatérgica, bem como distúrbios funcionais de canais de sódio (Na^+) ou cálcio (Ca^{2+}) dependente de voltagem, além da diminuição da inibição relacionada à neurotransmissão mediada por GABA e por canais de potássio são os principais alvos terapêuticos da ação esperada de um anticonvulsivante. Estudos farmacológicos indicam que injeções de antagonistas do receptor $GABA_A$, o principal receptor gabaérgico, ou de agonistas de diferentes subtipos de receptores glutamatérgicos (NMDA, AMPA ou cainato), desencadeiam crises em modelos experimentais em animais. Agentes farmacológicos que aumentam a inibição sináptica mediada por GABA inibem as crises em diversos modelos experimentais. Antagonistas de receptores glutamatérgicos também inibem crises em diversos modelos, incluindo crises evocadas por eletrochoque ou por agentes convulsivantes como o pentilenotetrazol.

Classicamente, os fármacos anticonvulsivantes são divididos em três gerações. Os fármacos da 1ª geração são uma variedade de fármacos derivados, principalmente, do ácido barbitúrico, que atuam como depressores do SNC. Os fármacos da 2ª geração como a carbamazepina, valproato e benzodiazepínicos são diferentes quimicamente dos barbitúricos e apresentam tolerabilidade superior aos fármacos da 1ª geração. Com o desenvolvimento de modelos experimentais de epilepsia, foi possível o desenvolvimento de muitos fármacos anticonvulsivantes que pertencem à classe da 3ª geração, com menos efeitos adversos e interações medicamentosas, além de ter melhor eficácia, entre eles a lamotrigina, oxcarbazepina, gabapentina, topiramato, levetiracetam e brivaracetam.

Tratamento das epilepsias

Apesar da descoberta de um grande número de fármacos anticonvulsivantes, o tratamento das epilepsias continua a ser uma tarefa complexa. O tratamento farmacológico inicial das epilepsias tem como finalidade diminuir a excitabilidade neuronal, controlando, assim, as crises epilépticas. Fatores importantes para o tratamento das epilepsias foram identificados, especialmente quanto às propriedades intrínsecas do neurônio tais como canais dependentes de voltagem, incluindo canais de potássio (K^+), sódio (Na^+) e cálcio (Ca^{2+}). A identificação desses fatores sinápticos e não sinápticos proporciona o reconhecimento de alvos terapêuticos importantes na regulação da susceptibilidade às crises (McNamara, 1996).

Existem três principais mecanismos pelos quais os fármacos anticonvulsivantes agem. O primeiro mecanismo de ação é limitar o disparo repetitivo e sustentado de neurônios que se traduz em uma inibição das correntes de Na^+, um efeito que pode ser obtido por fármacos que prolongam o estado inativado dos canais de Na^+ dependentes de voltagem. Em uma condição fisiológica, a abertura dos canais de Na^+ desencadeada pela despolarização na membrana axonal é necessária para que ocorra o potencial de ação. Após a abertura, o canal se fecha espontaneamente, um processo chamado de inativação. O período em que os canais de Na^+ estão inativados é conhecido como período refratário, um curto período após um potencial de ação durante a qual não é possível desencadear outro potencial de ação. Durante a crise epiléptica, os neurônios disparam potenciais de ação em alta frequência, e fármacos que prolongam o estado inativado dos canais de Na^+ voltagem-dependentes devem promover o controle das crises pela inibição das correntes de Na^+ (Figura 15.1).

Um segundo mecanismo envolve a potencialização da inibição gabaérgica, que faz mediação da inibição sináptica facilitando a abertura dos canais de cloreto (Figura 15.2). Estudos sugerem que o aumento da inibição sináptica mediada por GABA deve reduzir a excitabilidade e aumentar o limiar para o desencadeamento das crises. O principal receptor pós-sináptico gabaérgico é o receptor GABA$_A$. A ativação desses receptores no neurônio pós-sináptico aumenta o influxo de Cl$^-$, que, por sua vez tende a hiperpolarizar o neurônio. Benzodiazepínicos e barbitúricos são os fármacos que, na clínica da epilepsia, agem aumentando a inibição mediada pela ativação dos receptores GABA$_A$. Em altas concentrações, esses fármacos são usados em casos de emergência para controlar crises contínuas e o *status epilepticus* (SE) (também conhecido como estado de mal epiléptico), pois são capazes de inibir rapidamente a alta frequência de disparos de potenciais de ação. Essa ação sobre o sistema gabaérgico pode ser tanto na inibição pré- como na pós-sináptica. Fármacos como a gabapentina ou a vigabatrina podem agir sobre a transmissão gabaérgica atuando no aumento da liberação do GABA no terminal pré-sináptico (gabapentina), ou inibindo a ação de enzima de degradação do GABA (vigabatrina) na fenda sináptica.

Um terceiro mecanismo envolve os fármacos anticonvulsivantes mais eficazes contra crises de ausência, uma forma menos comum de crise epiléptica, que tem como estratégia a inibição de canais de Ca^{2+} dependentes de voltagem responsáveis pelas correntes "T" (Figura 15.3). As crises de ausência são generalizadas que começam a partir de disparos recíprocos no tálamo e no córtex. Uma das características típicas das crises de ausência detectadas no eletroencefalograma (EEG) são as espículas generalizadas e as ondas de disparos em baixa frequência (três espículas-onda/segundo). Esses ritmos reverberantes de baixa frequência resultam de uma combinação de alguns fatores, entre eles as conexões sinápticas excitatórias recíprocas entre tálamo e córtex, e as propriedades intrínsecas dos neurônios do tálamo. Esse padrão característico da crise de ausência é gerado por uma forma particular de corrente de Ca^{2+} por canais de Ca^{2+} tipo T. Assim, o principal mecanismo de ação dos fármacos usados para controlar crises de ausência é inibindo a corrente dos canais de Ca^{2+} tipo T (McNamara, 1996).

Podemos ainda incluir uma quarta categoria de fármacos com diferentes mecanismos de ação, em que se enquadram, por exemplo, o levetiracetam, que se associa à proteína 2A da vesícula sináptica, reduzindo a fusão das vesículas e diminuindo a liberação de neurotransmissores excitatórios (p.ex., glutamato). Ou outro exemplo, o felbamato, que interage com receptores glutamatérgicos do tipo NMDA. Ambos reduzem a neurotransmissão excitatória exercendo efeito anticonvulsivante por mecanismos diferentes. No Quadro 15.1 estão listados os anticonvulsivantes mais utilizados para controlar as crises epilépticas de várias etiologias de acordo com o seu mecanismo de ação.

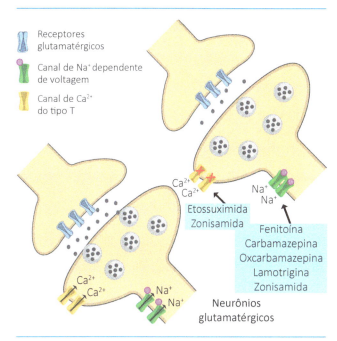

Figura 15.1 – Fármacos anticonvulsivantes que atuam em canais iônicos e correntes excitatórias.
Fonte: Desenvolvida pela autoria do capítulo.

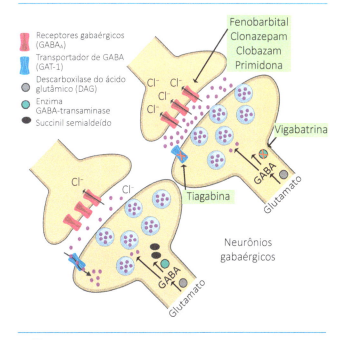

Figura 15.2 – Fármacos anticonvulsivantes que atuam em neurônios gabaérgicos.
Fonte: Desenvolvida pela autoria do capítulo.

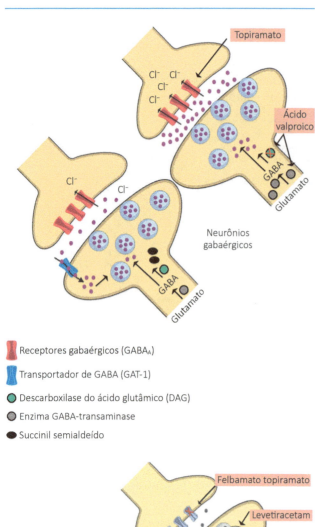

- Receptores gabaérgicos (GABA_A)
- Transportador de GABA (GAT-1)
- Descarboxilase do ácido glutâmico (DAG)
- Enzima GABA-transaminase
- Succinil semialdeído

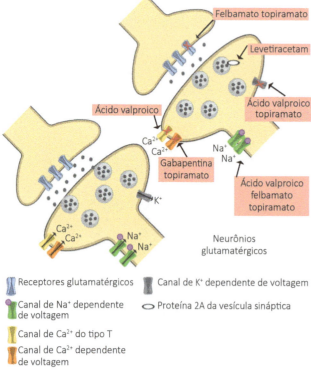

- Receptores glutamatérgicos
- Canal de Na⁺ dependente de voltagem
- Canal de Ca²⁺ do tipo T
- Canal de Ca²⁺ dependente de voltagem
- Canal de K⁺ dependente de voltagem
- Proteína 2A da vesícula sináptica

Figura 15.3 – Fármacos anticonvulsivantes que atuam em múltiplos alvos.
Fonte: Desenvolvida pela autoria do capítulo.

Quadro 15.1 – Subdivisões dos principais fármacos anticonvulsivantes e seus mecanismos de ação.

Fármacos que afetam canais de sódio (Na⁺) dependentes de voltagem	Fármacos que afetam as correntes de cálcio (Ca²⁺)	Fármacos que afetam a atividade gabaérgica	Fármacos com múltiplos mecanismos de ação
Carbamazepina	Etossuximida	Clobazam	Felbamato
Lamotrigina	Zonisamida	Clonazepan	Topiramato
Oxcarbazepina		Fenobarbital	Brivaracetam
Fentoína		Primidona	Gabapentina
Zonisamida		Tiagabina	Levetiracetam
		Vigabatrina	Valproato

Fonte: Desenvolvido pela autoria do capítulo.

Fármacos que afetam canais de Na⁺ dependentes de voltagem

Fenitoína

A fenitoína é um dos fármacos anticonvulsivantes mais antigos indicados para o tratamento de todos os tipos de epilepsia, sendo mais eficaz no controle das crises parciais e generalizadas. Outra indicação importante da fenitoína é no tratamento do estado de mal epiléptico ou SE. Apesar de ter um amplo espectro, a fenitoína não é eficaz para o tratamento das crises de ausência. Atualmente, é utilizada na prática clínica hospitalar a fosfenitoína, um pró-fármaco da fenitoína, disponível apenas por via de administração parental.

Mecanismo de ação

O mecanismo de ação da fenitoína responsável pelo controle das crises convulsivas é o bloqueio de canais de Na⁺ dependentes de voltagem; esses canais são mantidos em um estado inativado, prolongando, assim, o período refratário.

Farmacocinética

A fenitoína se liga facilmente a proteínas plasmáticas (80 a 90%), com uma meia-vida, em doses terapêuticas, de 12 a 24 horas, e quando administrada por via oral sua absorção é lenta por apesentar baixa solubilidade aquosa. A fenitoína é um fármaco que pode apresentar interações medicamentosas adversas, pois sua metabolização ocorre no fígado por enzimas do Citocromo P450 (CYP). A fenitoína apresenta uma cinética não linear, pois à medida que a dose e a concentração do medicamento aumentam, o mecanismo de eliminação fica saturado, o que prolonga a meia-vida de eliminação. Como resultado, o aumento da dose pode produzir um aumento desproporcional em concentrações plasmáticas, uma vez que uma pequena concentração do fármaco está sendo eliminada.

Efeitos adversos

A ausência de um efeito sedativo pronunciado, que é o que ocorre com outros fármacos da 1ª geração, é um fator positivo relacionado ao uso da fenitoína; apesar disso, diversos efeitos adversos são associados ao seu uso. Os principais efeitos adversos que ocorrem quando utilizadas doses terapêuticas são hipertrofia gengival, hirsutismo, acne e osteoporose. Níveis séricos elevados de fenitoína causam nistagmo (oscilações rítmicas e involuntárias dos olhos), ataxia, vertigem, sonolência e falta de coordenação motora. Além disso, a fenitoína é considerada teratogênica e seu uso durante a gravidez pode causar a síndrome da hidantoína fetal. Apesar de sua complicada farmacocinética e de seus efeitos adversos, a fenitoína tem baixo custo e continua sendo um dos medicamentos mais utilizados para o controle das crises epilépticas.

Carbamazepina

A carbamazepina, um iminostilbeno, é um anticonvulsivante dos mais utilizados na prática clínica, sendo eficaz no tratamento das crises parciais e generalizadas, em especial as secundariamente generalizadas. Apesar de ter um amplo espectro, a carbamazepina não é eficaz no tratamento das crises de ausência e mioclonias, podendo em alguns casos gerar piora do quadro. Além de atuar no controle das crises epilépticas, a carbamazepina é utilizada no tratamento de dor neuropática e no transtorno bipolar.

Mecanismo de ação

A carbamazepina apresenta o mesmo mecanismo de ação da fenitoína, o controle das crises acontece devido à inibição dos canais de Na^+ dependente de voltagem, diminuindo assim os disparos neuronais de alta frequência e a liberação de neurotransmissores excitatórios devido ao bloqueio dos potenciais de ação. Outras ações que podem estar associadas à carbamazepina é a diminuição de correntes iônicas nos receptores glutamatérgicos do tipo NMDA e uma pequena ação anticolinérgica.

Farmacocinética

A carbamazepina tem farmacocinética complicada. Sua absorção é lenta e imprevisível. A relação entre concentração plasmática e dose é bem variável e é preciso um ajuste da dose no início do tratamento. A carbamazepina tem alta afinidade com proteínas plasmáticas e sua taxa de ligação proteica é em torno de 75 a 85%. Esse fármaco é capaz de induzir seu próprio metabolismo, e sua metabolização ocorre no fígado pelo sistema microsomal P450, principalmente pela ação da enzima CYP3A4. A excreção da carbamazepina ocorre pelo metabolismo e seu principal metabólito é o epóxido que é eliminado pela urina e bile (fezes). Sua meia-vida é bem variável, em torno de 5 a 26 horas, e a dose de manutenção recomendada por dia é de 400 e 1.800 mg. A carbamazepina apresenta muitas interações medicamentosas, pois ela é um indutor enzimático de alto espectro e pode afetar a maioria dos medicamentos metabolizados no fígado.

Efeitos adversos

Os principias efeitos adversos relacionados ao uso da carbamazepina são tontura, fadiga, diplopia (visão dupla), náuseas, vômitos, sonolência, ataxia, transtornos gastrointestinais, visão turva, hiponatremia e reações de hipersensibilidade, e, quando utilizada em altas doses, a carbamazepina pode ter efeito sedativo e ser tóxica. Seu uso está associado com o desenvolvimento de erupções na pele, assim como doenças cutâneas mais graves como a síndrome de Stevens-Johnson (SSJ) e a necrólise epidérmica tóxica (NET). Esses graves efeitos adversos cutâneos foram encontrados em pacientes com ancestrais asiáticos e europeus que apresentam um alelo do antígeno leucocitário humano (HLA), mais especificamente os alelos HLA-B*1502 e o HLA-A*310. O uso da carbamazepina durante a gestação pode causar malformação fetal. Além disso, existem evidências de teratogenicidade dependendo da dose utilizada.

Oxcarbazepina

A oxcarbazepina é um pró-fármaco quimicamente similar à carbamazepina, que, após metabolização hepática, deriva seu principal metabólito ativo, o 10-mono-hidróxido (MHD), responsável pelo efeito anticonvulsivo desse fármaco. Apesar da semelhança com a carbamazepina, em relação à sua eficácia, a oxcarbazepina diminuiu o risco de efeitos adversos e apresenta baixa indução enzimática. A oxcarbazepina é indicada para o tratamento das crises parciais e generalizadas, podendo ser usada em monoterapia ou politerapia. Além da utilização no tratamento de epilepsias, a oxcarbazepina auxilia no tratamento de distúrbios do humor e ansiedade.

Mecanismo de ação

O mecanismo de ação da oxcarbazepina é o de controle das crises realizado pela carbamazepina. Ambas atuam no bloqueio dos canais de Na^+ dependentes de voltagem, diminuindo os disparos repetitivos, a hiperexcitação das membranas neuronais e a propagação dos impulsos por potenciais de ação. Outros mecanismos possivelmente envolvidos no controle das crises estão relacionados ao aumento da condutância de canais de potássio e a inibição de canais de Ca^{2+} dependentes de voltagem.

Farmacocinética

A oxcarbazepina apresenta cinética linear. Sua absorção ocorre de maneira rápida e quase completa (95%), sem sofrer interferência da ingesta de alimentos. Uma importante característica farmacocinética da oxcarbazepina é o seu baixo potencial para interações medicamentosas em virtude de sua limitada capacidade de atuar nas enzimas do sistema do citocromo P-450. Apesar disso, ela pode induzir a metabolização de hormônios ovarianos (estrógeno e progesterona), componentes dos anticoncepcionais orais. A oxcarbazepina tem baixa afinidade com as proteínas plasmáticas e sua taxa de ligação proteica é em torno de 40%. Sua média de volume de distribuição é em torno de 0,75 L/kg e a meia-vida de seu composto ativo (MHD) é em torno de 10 a 12 horas. A maior parte de sua eliminação é a excreção pelo sistema renal.

Efeitos adversos

Os efeitos adversos comumente associados ao uso da oxcarbazepina são tontura, diplopia, ataxia, sonolência, dor de cabeça, fadiga, distúrbios gastrointestinais, náusea e vômito. A oxcarbazepina é mais bem tolerada do que a carbamazepina e o surgimento de graves síndromes cutâneas mostrou ser menos frequente quando se utiliza a oxcarbazepina comparada ao uso da carbamazepina. Por outro lado, a ocorrência de hiponatremia, um desequilíbrio metabólico em virtude da baixa concentração de Na^+ no sangue, é maior no uso da oxcarbazepina comparada ao uso da carbamazepina. Pouco se sabe sobre o potencial teratogênico da oxcarbazepina e não há uma associação direta do seu uso com defeitos congênitos.

Lamotrigina

A lamotrigina, derivada da triazina, é um dos fármacos anticonvulsivantes que apresenta amplo espectro e é indicada no tratamento das crises focais e generalizadas, podendo ser bastante eficaz quando utilizada como fármaco adjuvante no controle de crise epilépticas parciais refratárias, nas crises de ausência (*petit mal*) e na síndrome Lennox-Gastaut (variante do *petit mal*), uma forma de epilepsia infantil de difícil tratamento. Além disso, esse fármaco é utilizado como um estabilizador de humor, sendo indicado para o tratamento do transtorno bipolar.

Mecanismo de ação

O principal mecanismo de ação da lamotrigina é o bloqueio de canais de Na^+ dependente de voltagem, o mesmo mecanismo de ação da fenitoína e a da carbamazepina. O bloqueio desses canais mantém a membrana dos neurônios estável e impossibilita os disparos de potenciais de ação e, consequentemente,

a liberação dos neurotransmissores excitatórios como o glutamato. Além disso, a lamotrigina pode atuar na modulação de canais de Ca^{2+} do tipo N, P e Q, localizados nos terminais pré-sinápticos e são responsáveis pela liberação dos neurotransmissores. Esses canais de Ca^{2+} apresentam outras duas características importantes: 1) a inativação lenta; 2) e a ativação após forte despolarização.

Farmacocinética

A lamotrigina tem biodisponibilidade rápida e completa quando administrada via oral, e seu pico de contração plasmática é atingido por volta de 1 a 3 horas após ingestão. A lamotrigina se liga parcialmente às proteínas plasmáticas (50%), apresenta uma média de volume de distribuição em torno de 1,1 L/kg e uma meia-vida de 24 a 41 horas. Diferentemente dos fármacos anticonvulsivantes que são metabolizados pelo sistema microssomal do Citocromo P450 (CYPs), a lamotrigina é metabolizada sobretudo por glicuronidação (conversão de um composto em glicuronídeo, para auxiliar na excreção de substâncias não utilizadas como fonte de energia), por meio da enzima uridina 5'-difosfo-glucuronosiltransferase (UDP-glucuronosiltransferase, UGT). Diante disso, a lamotrigina apresenta baixa interação medicamentosa com outros fármacos anticonvulsivantes. No entanto, fármacos inibidores enzimáticos como o ácido valproico aumentam a meia-vida da lamotrigina e o uso de anticoncepcionais hormonais, principalmente os que contêm estrogênio, pode diminuir a concentração plasmática da lamotrigina. Seu principal metabólito é o 2-N-glucuronídeo, e sua excreção é feita via sistema renal com apenas 5% eliminado de forma inalterada.

Efeitos adversos

De maneira geral, a lamotrigina é um fármaco anticonvulsivante bem tolerado e seus principais efeitos adversos são náusea, vômito, dor de cabeça, tontura, tremor, diplopia, ataxia, insônia e sonolência. Esse fármaco raramente causa sedação e o surgimento de um exantema pode ensejar a interrupção do tratamento com esse fármaco. A lamotrigina está associada a uma baixa incidência de teratogenicidade.

Fármacos que afetam as correntes de cálcio (CA^{2+})

Etossuximida

Nesta categoria, usaremos como exemplo a etossuximida, um fármaco anticonvulsivante cuja molécula base é a succinimida. A etossuximida tem um uso terapêutico limitado como anticonvulsivante, sendo principalmente indicada para o tratamento de crises de ausência em crianças com mais de 3 anos e pode ser utilizada como um adjuvante em alguns casos de epilepsias mioclônicas. Recentemente, estudos conduzidos em modelos animais sugerem que a etossuximida pode desempenhar um papel antiepileptogênico em virtude da persistente diminuição das crises e comorbidades comportamentais.

Mecanismo de ação

O principal mecanismo de ação atribuído à etossuximida é a inibição de canais de Ca^{2+} do tipo T, diminuindo, assim, as correntes de Ca^{2+}. Esses canais são predominantemente expressos em circuitos talamocorticais e são responsáveis por regular a atividade de disparos neuronais nessas regiões. Alterações na inativação desses canais contribuem para um comportamento anormal do circuito desencadeando padrões de disparos neuronais característicos das crises de ausência.

Farmacocinética

A etossuximida é normalmente administrada via oral e sua absorção ocorre no trato gastrointestinal de maneira rápida. A etossuximida apresenta uma cinética linear e, por isso, o aumento da dose é proporcional aos níveis de concentração plasmática. As concentrações de etossuximida encontradas na saliva ou lágrimas são similares as concentrações plasmáticas em consequência de sua baixa afinidade de ligação às proteínas plasmáticas. Sua dose terapêutica varia de 20 a 40 mg/kg/dia e sua distribuição é rápida e uniforme, em torno de 0,7 L/kg. Aproximadamente 80% da metabolização da etossuximida é hepática, realizada principalmente pela enzima CYP3A da família do citocromo P450 (CYPs). Sua excreção é feita pelo sistema renal e ao redor de 20% do fármaco é excretado de forma inalterada. A meia-vida da etossuximida em adultos é de 56 a 60 horas e, em crianças, é por volta de 30 a 36 horas. A concentração plasmática máxima é atingida entre 2 e 4 horas em adultos e de 3 a 7 horas em crianças. A coadmistração da etossuximida com outros fármacos anticonvulsivantes como fenobarbital, fenitoína, ou carbamazepina aumenta sua taxa de metabolização. As interações farmacocinéticas da etossuximida com o ácido valproico não estão bem esclarecidas, os estudos ainda são controversos mostrando tanto uma diminuição como um aumento dos níveis plasmáticos de etossuximida. De maneira geral, a etossuximida apresenta uma baixa interação medicamentosa com outros fármacos.

Efeitos adversos

Os principais efeitos adversos associados ao uso da etossuximida estão relacionados ao trato gastrointestinal, incluindo anorexia, náuseas, vômitos, soluços, diarreia e dor abdominal. Outros problemas associados com seu uso incluem dor de cabeça, tontura, sonolência, letargia e instabilidade, assim como hiperatividade e problemas de sono. Mudanças comportamentais relatadas incluem euforia, irritabilidade e agressão. Reações dermatológicas graves como a SSJ, erupção cutânea e eritema multiforme foram notificadas após o uso da etossuximida. A etossuximida é capaz de atravessar a barreira placentária e, portanto, o uso desse fármaco durante a gravidez pode gerar riscos ao feto. Além disso, algumas evidências indicam que a etossuximida pode ter um potencial teratogênico.

Fármacos que afetam a atividade gabaérgica

Fenobarbital

O fenobarbital é um fármaco anticonvulsivante da classe dos barbitúricos que age como depressor não seletivo do SNC. O fenobarbital é utilizado como agente efetivo para o controle de crises tônico-clônicas generalizadas e crises parciais, só não sendo utilizado para crises de ausência (*petit mal*). Sua eficácia, sua baixa toxicidade e seu baixo custo fazem dele o melhor custo-benefício entre os anticonvulsivantes encontrados no mercado. No entanto, seus efeitos sedativos e tendência ao distúrbio de comportamento em crianças têm reduzido seu uso como agente de intervenção de 1ª linha (Engel et al., 1998; McNamara, 1996).

Mecanismo de ação

O mecanismo pelo qual o fenobarbital inibe as crises envolve a potenciação da inibição sináptica mediante ação no receptor $GABA_A$. O fenobarbital se liga ao receptor gabaérgico do tipo $GABA_A$ na membrana pós-sináptica prolongando o tempo de abertura do canal e permitindo o fluxo de cloreto (Cl^-) para dentro do terminal pós-sináptico, o que consequentemente aumenta a inibição do neurônio pós-sináptico. Isso resulta na elevação do limiar para desencadear uma crise, bem como na redução do espraiamento da atividade epileptiforme (no EEG) a partir do foco epiléptico. O fenobarbital também pode agir no neurônio pré-sináptico inibindo os canais de Ca^{2+}, e uma consequência da inibição desses canais é o bloqueio da entrada de Ca^{2+} no terminal pré-sináptico, que resulta em diminuição da liberação de neurotransmissores excitatórios, como o glutamato, culminando na redução da transmissão sináptica excitatória. Os mecanismos que baseiam os efeitos anticonvulsivantes em oposição aos efeitos sedativos dos barbitúricos ainda não são bem claros. Sugere-se que o poder sedativo decorra da somatória do efeito da inibição por GABA em conjunto com o efeito da forte modulação das correntes de Ca^{2+}. Por exemplo, outro barbitúrico, o pentobarbital, aumenta a inibição mediada pelo GABA, mas também inibe os canais de Ca^{2+} dependentes de voltagem com maior potência que o fenobarbital. E, de fato, o pentobarbital inibe as crises, porém também produz sedação, enquanto o fenobarbital inibe as crises em doses que causam mínimos efeitos sedativos em relação aos outros barbitúricos.

Farmacocinética

O fenobarbital é comercializado em solução ou comprimidos para uso oral, ou solução estéril para administração parenteral. Tem uma biodisponibilidade em apresentações orais de mais de 90%, que também é boa por via intramuscular ou endovenosa. Geralmente, a dose diária em crianças é de 3 a 5 mg/k divididas em duas porções, sendo que pode ser aumentada ou ajustada para o controle das crises ou para limitar a toxicidade. A dose diária em adultos é de 1 a 5 mg/k (60 a 250 mg). A absorção oral do fenobarbital é lenta, o pico de concentração no plasma ocorre várias horas após uma única dose, com uma meia-vida plasmática em adultos de 80 a 120 horas. No entanto, isso não é consensual, pois o fenobarbital parece ser absorvido relativamente rápido, e essa afirmação tem base no fato de que o pico de concentração máxima do fenobarbital ocorre quando sua taxa de eliminação se iguala à taxa de absorção e, como o fenobarbital é de eliminação lenta, ele tem um T_{max} tardio (Engel et al.,1998). De 50 a 60% da dose de fenobarbital é ligada às proteínas no plasma e a tecidos incluindo o encéfalo. Portanto, a fração livre é de ~55%. É metabolizado no fígado, e no adulto uma média de 25% da dose é excretada não metabolizada na urina (McNamara, 1996). Segundo Yacubian et al. (2014), o fenobarbital pode acelerar o metabolismo de outros medicamentos por sua característica de indutor do metabolismo hepático. Outros fármacos anticonvulsivantes podem interferir nos níveis séricos do fenobarbital, necessitando de reajuste na dose. Por exemplo, as concentrações plasmáticas do fenobarbital podem ser elevadas em 40% durante a administração concomitante de ácido valproico.

Efeitos adversos

Sedação é o efeito do fenobarbital mais frequente e indesejável que costuma aparecer em todos os pacientes no início do tratamento. Muitas vezes produz irritabilidade e hiperatividade em crianças, e agitação e confusão mental em idosos. A administração de longo prazo (necessário no tratamento da epilepsia) pode produzir efeitos colaterais adicionais, como erupções cutâneas, anemia megaloblástica e osteo-

malacia, de forma semelhante ao que ocorre com a fenitoína, em 1 a 2% dos pacientes em uso prolongado. Hipoprotrombinemia, diminuição da quantidade da protrombina na corrente sanguínea, que pode ter como consequência o aparecimento de hemorragias, tem sido observado em recém-nascidos cujas mães foram tratadas com fenobarbital durante a gravidez.

Primidona

A primidona é um fármaco da família dos deoxibarbitúricos, efetivo contra crises parciais e tônico-clônicas generalizadas. É um pró-fármaco do fenobarbital e, assim como o fenobarbital, ela ainda é considerada um dos mais importantes fármacos anticonvulsivantes. De fato, a primidona é convertida no fígado em dois metabólitos ativos, o fenobarbital e a feniletilmalonamida (PEMA). Sua atividade anticonvulsivante é atribuída a estes metabólitos ativos, principalmente ao fenobarbital, mesmo porque a meia-vida da primidona é entre 6 e 14 horas, menor do que a de seus metabólitos ativos.

Mecanismo de ação

Diferentemente do fenobarbital, a primidona não tem ação sobre as respostas pós-sinápticas de GABA ou glutamato quando administrado em até 50 µg/mL. No entanto, segundo Macdonald e McLean (1986), quando são administrados juntos, fenobarbital e primidona são capazes de limitar os disparos neuronais sustentados, repetitivos de alta frequência. Os autores concluíram que a primidona e o fenobarbital podem agir sinergicamente para reduzir a atividade epileptiforme.

Farmacocinética

A primidona só está disponível em preparação oral e isso inclui comprimidos e xarope. Sua baixa solubilidade impede a administração parenteral. A absorção da primidona é rápida e quase totalmente absorvida após a administração. O pico de concentração no plasma é observado normalmente 3 horas após a administração da dose. A meia-vida plasmática da primidona varia entre 5 e 15 horas, e cerca de 40% da primidona é excretada inalterada pelo rim. A primidona é útil contra crises generalizadas do tipo tônico-clônicas e crises parciais simples e complexas e, eventualmente, pode ser efetiva contra crises mioclônicas em crianças, mas é inefetiva contra crises de ausência. A dose diária usual para adultos varia de 750 a 1500 mg em doses divididas. Para crianças abaixo de 8 anos, a dose de 10 a 25 mg/kg é recomendada. A terapia deve ser iniciada em doses baixas, por exemplo 100 a 125 mg por dia para adultos,

Capítulo 15 – Fármacos anticonvulsivantes

e aumentar gradativamente. Tem sido documentado que a fenitoína aumenta a conversão da primidona em fenobarbital. E quando a primidona é associada à fenitoína, pode ser necessário o uso de doses mais baixas de primidona.

Efeitos adversos

Os efeitos tóxicos mais comuns são sedação, vertigem, tontura, náusea, vômito, ataxia, diplopia e nistagmo. Pacientes podem se queixar de uma sensação aguda de intoxicação imediatamente após a administração da primidona. Os efeitos mais graves são raros, mas já foram relatados casos de erupções cutâneas, leucopenia, trombocitopenia, lúpus eritematoso e alargamento dos linfonodos. Normalmente esses efeitos surgem no início da terapia. Reações psicóticas agudas podem surgir em pacientes com crises parciais complexas. Também foram relatados casos de doença hemorrágica em neonato e de anemia megaloblástica para a primidona.

Vigabatrina

O fármaco vigabatrina é um derivado sintético e análogo estrutural do ácido gama-aminobutírico (GABA), desenvolvido para ser um inibidor irreversível da enzima GABA-transaminase (GABA-t), a enzima de degradação pré-sináptica primária do GABA. A vigabatrina apresenta grande potencial terapêutico no tratamento das epilepsias, sendo efetivo em muitos pacientes com epilepsia refratária com ou sem crise generalizada, mas é aprovado somente como medicação adjuvante. A vigabatrina é uma mistura racêmica de isômeros R–(–)– e S–(+)– em iguais proporções, mas somente o enantiomero S–(+)– é farmacologicamente ativo.

Mecanismo de ação

A vigabatrina apresenta ação seletiva em relação à enzima GABA-t, inibindo-a. Como inibidor seletivo do GABA-t, a vigabatrina impede a degradação do GABA aumentando seus níveis no cérebro e, assim, aumentando a transmissão gabaérgica inibitória. O aumento da atividade gabaérgica nos receptores gabaérgicos pós-sinápticos pode causar um aumento da inibição de importantes neurônios no controle da atividade elétrica anormal das crises. Outras substâncias também inibem GABA-t, no entanto também inibem a síntese do neurotransmissor GABA. As estruturas químicas da vigabatrina e do GABA são muito similares e tal semelhança permite a interação específica entre vigabatrina e a GABA-t. Como consequência, a atividade da GABA-t somente pode ser restabelecida por meio da ressíntese da enzima.

Farmacocinética

Estudos de farmacocinética indicam que a absorção da vigabatrina é rápida, alcançando o pico de concentração nas primeiras 2 horas após doses entre 0,5 e 3 g. A meia-vida da vigabatrina é entre 5 e 7 horas, sendo ainda detectável no plasma após 24 horas. A vigabatrina é rapidamente absorvida após administração oral e não existem formulações intravenosa ou retal, e, portanto, não existem dados sobre a biodisponibilidade absoluta do fármaco em humanos. Além disso, a vigabatrina não cruza facilmente a barreira hematoencefálica, portanto altas doses são necessárias. A distribuição da vigabatrina no corpo é bem ampla porque não é ligante de proteína e é um composto altamente solúvel. O volume de distribuição é 0,8 L/kg (o total de água no corpo é 0,6 L/kg), e a meia-vida de distribuição é de 1 a 2 horas. A meia-vida da eliminação é de 5 a 8 horas, e o *clearance* total é por volta de 1,7 a 1,9 mL/min por kg. A principal via de excreção é renal, com 82% da dose excretada sem mudanças na urina e o fármaco é eliminado de forma pura, não sendo metabolizado no organismo.

Efeitos adversos

Geralmente sedação e fadiga são os efeitos colaterais mais relatados. Em ensaios clínicos, cerca de 2% dos pacientes interromperam o tratamento por causa da intolerabilidade ao fármaco. Depressão, confusão e outras anormalidades comportamentais contribuíram com cerca de 5% dos eventos adversos relatados. Em crianças, a hipercinesia e agitação foram relatadas em alguns pacientes tratados com doses altas. Muitos efeitos são dose-dependentes e podem ser revertidos quando o tratamento é interrompido ou a dose é diminuída. Com base em vários estudos, concluiu-se que pode surgir psicose em cerca de 5% dos pacientes tratados com vigabatrina. Apesar de os números não serem maiores do que os efeitos adversos relatados em pacientes sob tratamento com outros anticonvulsivantes, a vigabatrina é receitada com cuidado para pacientes com histórico de distúrbios psiquiátricos ou danos cerebrais severos.

Tiagabina

A tiagabina é um fármaco novo sintetizado especificamente para o tratamento da epilepsia. Foi desenvolvida para aumentar a atividade gabaérgica pela inibição da recaptação do GABA. É um análogo do ácido nipecótico no qual foi incorporada uma âncora lipofílica para facilitar a passagem pela barreira hematoencefálica após administração oral. A tiagabina é o primeiro fármaco desse tipo a ser introduzido na clínica, em que é aplicado como terapia adjuvante para pacientes com epilepsia refratária que apresentam crises parciais complexas.

Mecanismo de ação

A tiagabina foi desenhada para prevenir a recaptação do GABA por neurônios pré-sinápticos e células gliais. É altamente seletivo e um potente inibidor do transportador de GABA, o GAT-1, presente na membrana de neurônios pré-sinápticos e células gliais. A crise epiléptica tem mais chances de acontecer quando ocorre uma disfunção inibitória por redução ou falha no funcionamento do sistema gabaérgico. A tiagabina age inibindo o GAT-1 e, assim, bloqueando a recaptação do GABA e aumentando a disponibilidade deste neurotransmissor na fenda sináptica para ligação ao receptor na membrana pós-sináptica, o que permite o influxo de Cl- e, consequentemente, levando o potencial de membrana para valores mais negativos. Desse modo, a hiperexcitabilidade e a manifestação das crises podem ser evitadas.

Farmacocinética

Estudos de farmacocinética mostraram que a tiagabina é absorvida rapidamente com um tempo de concentração plasmática máxima de 5 a 8 horas, decrescendo para 2 a 3 horas com a administração concomitante de outros fármacos antiepilépticos. A meia-vida média de eliminação varia de 4 a 9 horas, em qualquer dose. O metabolismo hepático da tiagabina é extenso, como evidenciado pela pequena porcentagem de uma dose oral (< 1%) excretada de forma inalterada na urina. A alimentação retarda a absorção da tiagabina, mas não reduz a extensão da absorção. A tiagabina é capaz de elevar os níveis extracelulares de GABA em até 1 hora após a administração da dose oral. Essa elevação pode ser sustentada por várias horas após uma dose.

Efeitos adversos

Seus efeitos adversos mais comuns: dificuldade de concentração; tontura; sonolência; náusea; percepção visual alterada; e confusão mental. Um efeito colateral crítico tal como a indução de um SE (*status epilepticus)* não convulsivo, em pacientes epilépticos ou não, limita o uso clínico da tiagabina.

Clobazam

Clobazam é um benzodiazepínico da mesma família de fármacos que inclui lorazepam, diazepam, midazolam e clonazepam. Como fármaco utilizado para o tratamento de epilepsia, o clobazam apresenta um perfil melhor de efeitos adversos em comparação aos outros benzodiazepínicos em virtude de sua eficácia em longo prazo e tendência relativamente baixa para produzir sedação. Usado como tratamento em crianças, para tratar convulsões associadas com a síndrome de Lennox-Gastaut.

Mecanismo de ação

Como mencionado anteriormente, os benzodiazepínicos compartilham o mesmo mecanismo de ação anticonvulsivante. Similar a outros benzodiazepínicos, o clobazam também se liga ao receptor $GABA_A$ aumentando o influxo de Cl- no receptor gabaérgico pós-sináptico. Como resultado, ocorre a hiperpolarização e a estabilização da membrana e o efeito inibitório do GABA é reforçado.

Farmacocinética

Após a administração oral, o clobazam é quase totalmente absorvido (87% da dose). A biodisponibilidade em relação à solução é de quase 100% e alimentos não afetam sua absorção. O clobazam é altamente ligado a proteínas (80 a 90%), é extensivamente metabolizado no fígado e tem dois principais metabólitos: N-desmethylclobazam (norclobazam); e 4'-hydroxyclobazam, dos quais o primeiro (norclobazam) é o metabólito ativo, com um quarto da potência do clobazam. O clobazam é eliminado na urina (~ 94%), assim como seus metabólitos. A meia-vida média de eliminação é de 18 horas, e seu principal metabólito, o norclobazam, tem meia-vida de mais de 35 horas. Geralmente é usado como adjuvante de outros fármacos anticonvulsivantes, como fenitoína, carbamazepina ou valproato na epilepsia refratária.

Efeitos adversos

Os efeitos adversos mais comuns incluem sonolência, pirexia, infecção do trato respiratório superior e letargia. Retardo psicomotor e sedação são menos proeminentes e, segundo Yacubian et al. (2014), o clobazam pode ser utilizado de forma intermitente por curtos períodos, quando é especialmente importante prevenir crises como, por exemplo, em uma viagem.

Fármacos com outros mecanismos de ação

Levetiracetam

O levetiracetam é um fármaco antiepiléptico com amplo espectro de ação, eficácia elevada, muito pouca interação com outros fármacos e efeitos adversos raros, por isso é considerado muito seguro. O levetiracetam é usado como terapia adjuvante para o tratamento de pacientes adultos com crises parciais com ou sem generalização secundária que são refratárias a outros fármacos anticonvulsivantes de 1ª linha esta-

Capítulo 15 – Fármacos anticonvulsivantes

belecidos. O levetiracetam é um enantiômero (S) do análogo etílico do piracetam, na classe dos fármacos nootrópicos, considerados "farmacologicamente seguros". É estruturalmente não relacionado a qualquer outra classe antiepiléptica e tem um novo mecanismo de ação. O levetiracetam é mais comumente utilizado como tratamento adjuvante de crises parciais com ou sem generalização secundária; outras indicações incluem o tratamento monoterápico de crises parciais com ou sem generalização secundária e o tratamento adjuvante de crises mioclônicas associadas à epilepsia mioclônica juvenil e crises tônico-clônicas generalizadas primárias associadas à epilepsia generalizada idiopática.

Mecanismo de ação

O principal mecanismo de ação do levetiracetam é associar-se à proteína 2A da vesícula sináptica (*synaptic vesicle 2 A*-SV2A), envolvida na fusão das vesículas e exocitose dos neurotransmissores. Tal fato provocaria uma perturbação funcional, reduzindo a fusão de vesículas sinápticas à membrana, com diminuição da liberação de neurotransmissores excitatórios (p.ex.: glutamato) e consequente efeito anticonvulsivante. Esse é o mecanismo de ação de maior importância e, além disso, o levetiracetam afeta os níveis de Ca^{2+} intraneuronais pela inibição parcial das correntes de Ca^{2+}.

Farmacocinética

O levetiracetam é rápido e quase completamente absorvido (96%) após a administração oral. O tempo normal até a concentração máxima (C_{max}) é atrasado de 1 a 1,5 hora quando administrado com alimentos, mas a extensão da absorção não é afetada. Existe pouca ligação proteica (< 10%), portanto não compete com outros fármacos por sítios de ligação. O volume de distribuição varia de 0,5 a 0,7 L/kg em adultos e 0,6 a 0,9 L/kg em bebês prematuros e crianças. A meia-vida de eliminação em adultos voluntários, adultos com epilepsia, crianças com epilepsia e idosos varia de 6 a 11 horas. Aproximadamente 34% da dose de levetiracetam é metabolizada e 66% é excretada na forma não metabolizada na urina; no entanto, o metabolismo não é hepático, mas ocorre principalmente no sangue por hidrólise. Como a depuração é de natureza renal, ele é diretamente dependente da depuração da creatinina. Por consequência, ajustes de dose são necessários para pacientes com insuficiência renal moderada a grave.

Efeitos adversos

Os efeitos adversos mais comumente descritos são sonolência, dor de cabeça, tontura; dor abdominal, síndrome da gripe, vômito, diarreia, convulsão, náusea, anorexia, infecção do trato respiratório superior e transtorno de personalidade como nervosismo, depressão ou agressão. O levetiracetam está contraindicado nos casos de doença renal ou hepática, desde que os benefícios sejam superiores ao risco, e a dose deverá ser devidamente ajustada. Em casos de história pessoal e/ou familiar de distúrbios comportamentais e psiquiátricos, deve-se avaliar a relação risco/benefício.

Topiramato

O topiramato (2,3-4,5-bis-O-metiletilideno-β-frutopiranose-sulfamato) exibe uma notável atividade anticonvulsiva, e é indicado como terapia adjuvante no tratamento de pacientes adultos com epilepsia parcial, com ou sem convulsões secundariamente generalizadas, cuja epilepsia não é bem controlada com fármacos antiepilépticos convencionais de 1ª linha. O topiramato foi originalmente sintetizado para inibir a enzima frutose 1,6-bisfosfatase, bloqueando assim a gliconeogênese. No entanto, a semelhança estrutural de sua mistura 0-sulfamato com a porção sulfonamida em acetazolamida (e outros anticonvulsivantes arenosulfonamida) ocasionou uma avaliação dos possíveis efeitos anticonvulsivantes, em que se mostrou altamente eficaz no teste do eletrochoque máximo em camundongos e ratos. Assim, o desenvolvimento do topiramato como fármaco anticonvulsivante foi crucial com base em sua potência, duração de ação e alto índice neuroprotetor.

Mecanismo de ação

Seu efeito anticonvulsivante se dá mediante vários mecanismos, incluindo a redução dos disparos epileptiformes dos potenciais de ação reduzindo as correntes de Na^+ e/ou Ca^{2+} pelos canais dependentes de voltagem, e da diminuição da duração de cada conjunto de disparos. Além disso, o topiramato ativa uma corrente de potássio hiperpolarizante, aumenta as ações mediadas pelo GABA e diminui a excitação induzida pelo glutamato via receptores AMPA. Curiosamente, este antiepiléptico interage com o complexo do receptor GABA em um local diferente dos sítios de ligação de barbitúricos ou benzodiazepínicos.

Farmacocinética

Quando administrado por via oral, o topiramato age rápido e é quase completamente absorvido, com concentrações plasmáticas máximas na primeira hora após a administração. O volume de distribuição do topiramato é inversamente proporcional à dose e o fármaco é distribuído sobretudo pela água corporal.

265

De 13 a 17% do fármaco está ligado às proteínas plasmáticas. O topiramato normalmente não é extensivamente metabolizado e, apesar de inibir o citocromo P450 CYP2C19, não afeta outras enzimas hepáticas do citocromo P450. O fármaco é excretado principalmente na forma inalterada pelo rim, com uma meia-vida de eliminação variando de 19 a 25 horas após a administração de doses únicas por via oral de 100 a 1.200 mg. Aumentos pequenos clinicamente insignificantes das concentrações plasmáticas de topiramato são observados em doentes com insuficiência hepática.

Efeitos adversos

Os eventos mais comumente referidos foram os relacionados ao SNC e incluíram tonturas, sonolência, alentecimento psicomotor, nervosismo, parestesia, ataxia e dificuldade de concentração ou memória. Outros eventos adversos clinicamente significativos incluem depressão, psicose, nefrolitíase e perda de peso corporal (o último possivelmente relacionado às dosagens de topiramato). As principais contraindicações ao uso de topiramato são miopia aguda e glaucoma secundário de ângulo fechado, que pode causar perda visual permanente, defeitos de campo visual, oligo-hidrose e hipertermia, principalmente em pacientes pediátricos. Seu uso durante a gravidez pode causar fissura labial e/ou palatina no recém-nascido, além de redução de tamanho para a idade gestacional.

Felbamato

A agência americana Food and Drug Administration (FDA) aprovou o felbamato em dezembro de 1992, e sua comercialização iniciou-se como monoterapia e tratamento adjuvante para crises parciais com ou sem generalização secundária em adultos, e como terapia adjuvante para crises parciais e generalizadas associada à síndrome de Lennox-Gastau em crianças.

Mecanismo de ação

O mecanismo pelo qual o felbamato exerce sua atividade ainda não está bem esclarecido. Acredita-se que seu perfil clínico único decorra de uma interação com os receptores glutamatérgicos do tipo N-metil-d-aspartato (NMDA), resultando na diminuição da neurotransmissão excitatória.

Farmacocinética

Os ensaios clínicos não encontraram diferenças no comportamento farmacocinético do felbamato em populações pediátricas e adultas. É distribuído igualmente entre o plasma e os glóbulos vermelhos e mostra uma baixa ligação às proteínas plasmáticas. O volume aparente de distribuição após uma dose oral única de 200 ou de 1.200 mg, ou administração repetida de 1.600 mg/dia, variou de 0,74 a 0,85 L/kg e não parece haver qualquer acumulação sistêmica após administração. A meia-vida de eliminação de uma dose única (100 a 1.200 mg) e doses repetidas (400 a 1.600 mg/dia) de felbamato variou de 13,5 a 23,1 horas. O valor da depuração aparente foi de aproximadamente 25 mL/h/kg após uma dose única de 1.200 mg para voluntários saudáveis. O felbamato é metabolizado nos metabólitos 2-hidroxi, p-hidroxi e monocarbamato, além de vários metabólitos polares e conjugados não identificados, nenhum dos quais tem atividade anticonvulsivante significativa em modelos experimentais. Após administração oral, aproximadamente 90% do felbamato é eliminado na urina na forma do composto original inalterado. O felbamato é administrado em comprimido ou suspensão, e, em virtude da presença de interações medicamentosas entre o felbamato e outros medicamentos anticonvulsivantes, a indicação do felbamato como terapia adjunta pode exigir um ajuste para baixo da dosagem de fenitoína e ácido valproico, com base em observações clínicas e concentrações plasmáticas no estado estacionário.

Efeitos adversos

As reações adversas mais comuns observadas para o felbamato em adultos e/ou crianças durante monoterapia e/ou terapia adjuvante, são anorexia, vômitos, insônia, náusea e dor de cabeça. A anemia aplástica e insuficiência hepática são relativamente raras. O paciente deve ser aconselhado a estar atento aos sinais de infecção, hemorragia, fácil aparecimento de manchas escuras ou sinais de anemia (fadiga, fraqueza, lassidão).

Gabapentina

A gabapentina foi sintetizada como um análogo estrutural do GABA que poderia penetrar na barreira hematoencefálica e mimetizar as ações do GABA no cérebro. No entanto, é curioso o fato de que a gabapentina não é metabolicamente convertido em GABA e não interage com os receptores GABA.

Mecanismo de ação

Apesar das características de sua estrutura química, a gabapentina não exerce ação anticonvulsivante por um mecanismo gabamimético. O mecanismo de ação da gabapentina está relacionado à sua união a uma proteína auxiliar da subunidade $\alpha2$-δ dos canais de Ca^{2+} dependentes de voltagem, especialmente nas camadas superficiais do neocórtex e no giro denteado do hipocampo. Essa união provoca redução do influxo de Ca^{2+} nos terminais pré-sinápticos, impedindo a liberação de glutamato, noradrenalina e da substância P, o que explica seus efeitos analgésico, ansiolítico e anticonvulsivante.

Farmacocinética

As concentrações máximas médias de gabapentina no plasma são atingidas 2 a 3 horas após uma dose oral única de 300 mg e medem entre 2,7 e 2,99 mg/L em voluntários saudáveis. A cinética de absorção da gabapentina é dependente da dose, e não proporcional à dose, possivelmente decorrente de um sistema de transporte saturável. Assim, a biodisponibilidade de uma dose oral única de 300 mg de gabapentina é de 60%, mas diminui com o aumento da dose. A gabapentina é amplamente distribuída nos tecidos do corpo, concentrando-se particularmente no pâncreas e no rim. Seu volume de distribuição é grande, e não está ligada às proteínas plasmáticas. A eliminação da gabapentina é totalmente renal, com meia-vida de eliminação de cerca de 5 a 7 horas após uma dose oral única de 200 a 400 mg. Como esperado, a insuficiência renal reduz a depuração do fármaco e aumenta as concentrações plasmáticas de gabapentina de forma linear. A gabapentina encontra-se disponível em cápsulas, comprimidos e solução oral.

Efeitos adversos

A gabapentina é geralmente bem tolerada. A tontura e a sonolência são os efeitos adversos mais comuns, ocorrendo em > 20% dos pacientes. Confusão e edema periférico também foram relatados. Os efeitos adversos são reversíveis e dependentes da dose. Há relatos de casos de agitação psicomotora, labilidade emocional e irritabilidade em crianças, o qual é revertido assim que o tratamento é suspenso. Outro efeito secundário da gabapentina é ganho de peso, aspecto que parece depender de respostas idiossincrásicas sobre as causas envolvidas na obesidade.

Ácido valproico (valproato)

O ácido valproico ou valproato (ácido 2-propilvalérico, ácido 2-propilpentanoico ou ácido n-dipropilacético), um derivado do ácido valérico (produzido pela planta *Valeriana officinalis*) foi liberado em 1978 para o tratamento de crises epilépticas parciais complexas e crises de ausência simples e complexas.

Mecanismo de ação

Seu mecanismo de ação está relacionado ao aumento das concentrações do GABA. Os estudos *in vitro* mostraram que o valproato aumenta a atividade da enzima descarboxilase do ácido glutâmico (GAD), responsável pela síntese de GABA, e inibe a atividade da enzima responsável pela sua degradação, a GA-

BA-transaminase (GABA-t). Da mesma maneira que outros anticonvulsivantes, como a carbamazepina e a fenitoína, o valproato diminui o tempo de recuperação do canal de Na^+ dependente de voltagem quando em seu estado inativado. Além disso, o valproato limita a atividade dos canais de Ca^{2+} do tipo T, ação semelhante à apresentada pela etossuximida (ver tópico "Etossuximida"). É bem estabelecido que a redução da atividade gabaérgica resulta em uma ação pró-convulsivante, enquanto seu aumento resulta em efeitos anticonvulsivantes. Além disso, diferenças do efeito do valproato sobre as concentrações de GABA em diferentes áreas do cérebro foram encontradas. Outro mecanismo de ação do valproato é a redução da excitabilidade neuronal pela ação sobre as condutâncias dos canais de Na^+ e K^+ dependentes de voltagem. Sua ação contra as crises parciais pode ser uma consequência desse efeito nas correntes de Na^+. O bloqueio da excitação mediada pelo receptor NMDA também é importante. O valproato provavelmente deve seu amplo espectro de ação a mais de um mecanismo molecular. É muito eficaz contra crises de ausência. Embora o etossuximida seja o fármaco de escolha quando as crises de ausência ocorrem isoladamente, o valproato é escolhido se o paciente apresentar crises tônico-clônicas generalizadas concomitantes.

Farmacocinética

A absorção gastrointestinal de todas as suas formulações orais é quase completa (cerca de 95%). Uma vez no sangue, o composto circula fortemente ligado a proteínas plasmáticas (cerca de 90%). A fração livre, ou seja, aquela que atravessa a barreira hematoencefálica e é responsável pela ação anticonvulsivante, é de aproximadamente 10%. A ligação do valproato às proteínas plasmáticas depende da concentração do fármaco. A fração livre do valproato aumenta por saturação da sua ligação às proteínas plasmáticas, quando a concentração desse agente se eleva, o que explica a relação curvilínea entre a dose e o nível sérico de valproato. Valproilcarnitina é um metabólito do valproato encontrado na urina de crianças tratadas cronicamente com valproato. Normalmente, esse produto contribui para excretar uma porcentagem mínima do valproato, mas pode ser significante para pacientes com deficiência de carnitina. Uma pequena porcentagem é conjugada com glicina e coenzima A. Agentes que modulam a atividade do sistema microssomal P450 e/ou dos sistemas enzimáticos mitocondriais alteram a farmacocinética e biotransformação do valproato. A excreção de valproato é renal (aproximadamente 97% sob a forma de seus metabólitos).

Efeitos adversos

Em geral, anorexia, náuseas e vômitos são observados no início da terapia com valproato. Náuseas e vômitos ocorrem mais comumente em 1 a 2 horas após a dose, quando o nível de pico sérico é alcançado, o que sugere ser decorrente da ação do centro emético no tronco encefálico. A administração do fármaco durante ou após as refeições minimiza esse efeito adverso. O ganho de peso pode ser observado e, quando excessivo, deve-se avaliar a suspensão da terapia. O valproato é contraindicado quando houver: doença ou disfunção significativa no fígado; distúrbios do ciclo da ureia; doença do sangue conhecida como porfiria, e para profilaxia de enxaqueca por mulheres grávidas. O valproato pode causar malformações congênitas maiores, como defeitos de fechamento do tubo neural (1% a 2%), malformações cardíacas e defeitos craniofaciais. A síndrome de valproato fetal inclui alterações faciais menores e alterações esqueléticas.

■ Canabidiol e estiripentol – novos fármacos anticonvulsivantes

A *Cannabis sativa* contempla mais de 80 compostos descritos como canabinoides. Os dois principais canabinoides são denominados "tetra-hidrocanabinol" (THC) (também conhecido como Δ9-THC) e "canabidiol" (CBD). O THC apresenta propriedades psicoativas e atua como agonista parcial em receptores canabinoides do tipo 1 (CB1) e do tipo 2 (CB2). O CBD é descrito como um agonista de canais iônicos do tipo TRP (do inglês *transient receptor potential*), de receptores 5-hidroxitriptamina (5-HT) e de receptores de glicina. E antagonista de canais de Ca^{2+} do tipo T e do receptor acoplado à proteína G (GPR55). Além disso, o CBD pode atuar na melhora da atividade do sistema gabaérgico mediante modulação alostérica do receptor $GABA_A$.

O exato mecanismo de ação do CBD no SNC ainda é desconhecido, no entanto, seus efeitos anticonvulsivantes são observados em diversos estudos pré-clínicos e clínicos. Em ensaios pré-clínicos, o CBD diminui a amplitude e a duração de disparos epileptiformes *in vitro* e aumenta o limiar para o desencadeamento das crises com redução da propagação de crises límbicas induzidas por abrasamento elétrico, além de apresentar efeito anticonvulsivante sobre as crises generalizadas agudas. Ensaios clínicos indicam que o CBD reduz as crises refratárias e as crises associadas a duas formas raras e severas de epilepsia, as síndromes de Dravet e Lennox-Gastaut, com boa tolerabilidade e poucos efeitos adversos. Além dessas evidências, o relato de um estudo de caso clínico de 2014 divulgado pela mídia estimulou o uso do CBD como um fármaco anticonvulsivante. Este caso refere-se a uma menina de 5 anos com síndrome de Dravet e crises epilépticas resistentes ao tratamento medicamentoso, que, após tratamento com CBD, apresentou 90% de redução das crises.

Diante dos bons resultados encontrados, em novembro de 2018 o CBD começou a ser comercializado nos Estados Unidos. Como dito anteriormente, o mecanismo de ação do CBD não é conhecido, porém sabemos que ele é metabolizado no fígado, principalmente pelas enzimas CYP2C19 e CYP3A4, sua biodisponibilidade é aumentada na presença de uma dieta rica em gordura e alcança alta capacidade de ligação com proteínas (> 94%). O CBD pode interagir com diversos fármacos anticonvulsivantes e alguns de seus principais efeitos adversos são sedação, fadiga, diminuição do apetite e diarreia (Abou-Khalil, 2019).

Atualmente, nos Estados Unidos já está disponível o primeiro fármaco anticonvulsivante derivado da *cannabis sativa* com a aprovação da FDA. Esse medicamento recebeu o nome de Epidiolex® e tem uma pureza de pelo menos 98% de CBD, sua dose varia de 10 a 20 mg/kg/dia e é indicado para o tratamento das síndromes de Lennox-Gastaut e Dravet.

No Brasil, a Agência Nacional de Vigilância Sanitária (Anvisa) autorizou recentemente a produção do primeiro canabidiol medicinal de produção nacional. A droga, que está nos estágios finais da fase 3 do estudo clínico, foi desenvolvida em parceria público-privada entre a Prati-Donaduzzi e a Faculdade de Medicina de Ribeirão Preto da Universidade de São Paulo (FMRP).

Outro fármaco anticonvulsivante recentemente aprovado pela FDA é o estiripentol (nome comercial Diacomit®), que é indicado para o tratamento das crises epiléticas que ocorrem na síndrome de Dravet. Além disso, este fármaco é utilizado como tratamento adjuvante do clobazam por sua provável ação de inibição da atividade da enzima CYP que aumenta a concentração do clobazam. O CBD e o estiripentol não são comercializados no Brasil, e a obtenção desses fármacos só é possível por meio de importação (Abou-Khalil, 2019).

Capítulo 15 – Fármacos anticonvulsivantes

Atividade proposta

Caso clínico

Paciente feminino, 24 anos de idade, casada, costureira, com epilepsia de difícil controle, diagnosticada aos 19 anos de idade. Atualmente, faz uso de valproato (ácido valproico) 2.000 mg/dia, com frequência de crises semanais, do tipo parciais com generalização secundária e história prévia de aborto espontâneo na 16ª semana de gestação. O estudo anatomopatológico do feto revelou malformação compatível com mielomeningocele. Foi orientada a receber aconselhamento genético e pré-concepcional, além de acompanhamento neurológico vigilante para uma gravidez planejada.

Principais pontos e objetivos de aprendizagem

Relembre os mecanismos de ação dos fármacos citados a seguir e cite qual terapia medicamentosa estaria indicada neste caso

Resposta esperada

Os fármacos anticonvulsivantes estão entre os medicamentos teratogênicos mais comuns prescritos para mulheres em idade fértil e podem induzir teratogenicidade tanto anatômica como comportamental. Esse risco é especialmente aumentado para o ácido valproico. Para monoterapia com ácido valproico, Tomson et al. (2018) verificaram que o risco de uma malformação congênita grave foi de 10,3% e a dose-dependente foi de 6,3% para doses menores que 650 mg/dia, e 25,2% para doses acima de 1450 mg/dia. Além disso, crises epilépticas estão associadas ao aumento do risco de recém-nascidos de baixo peso, prematuros e lactantes pequenos para a idade gestacional. Neste caso, a substituição de ácido valproico por carbamazepina é recomendada. A carbamazepina é altamente eficaz durante a gravidez e quanto ao risco de malformações congênitas graves durante a gestação é de 5,5%. Porém, a carbamazepina pode ser usada durante a gestação, mas com cautela, avaliando-se a relação risco/benefício, pois quanto maior a dose utilizada, maior o risco de malformações fetais. O controle das convulsões é um objetivo importante durante a gravidez, daí a necessidade de um ajuste terapêutico e de acompanhamento com dosagens séricas mensais de carbamazepina.

■ REFERÊNCIAS

1. Engel J, Pedley T, Aicardi J. Epilepsy: a comprehensive textbook. Editora Lippincott-Raven (Universidade de Michigan), 1998. v. 2.
2. McNamara J. Drugs effective in the therapy of the epilepsies, In: Goodman & Gilman's The pharmacological basis of therapeutics, Eleventh Edition Laurence Brunton, John Lazo, Keith Parker. 11 ed. Editora McGraw Hill Professional; 1996.
3. Yacubian EM, Contreras-Caicedo G, Ríos-Pohl L. Tratamento medicamentoso das epilepsias. Leitura Médica; 2014.
4. Goodman and Gilman´s. Manual of pharmacology and therapeutics. McGraw-Hill Medical; 2008.
5. Niedermeyer E. Alpha-Like Rhythmical Activity of the Temporal Lobe. Clin EEG Neurosci. 1990; 21(4):210-24.
6. Fisher RS, Cross JH, French JA, Higurashi N, Hirsch E, Jansen FE, et al. Operational classification of seizure types by the International League Against Epilepsy: Position Paper of the ILAE Commission for Classification and Terminology. Epilepsia. 2017;58(4):522-30.
7. Tomson T, Battino D, Bonizzoni E, Craig J, Lindhout D, Perucca E, Sabers A, Thomas SV VFESG. Comparative risk of major congenital malformations with eight different antiepileptic drugs: a prospective cohort study of the EURAP registry. Lancet Neurol. 2018;17(6):530-8.
8. Battino D, Tomson T, Bonizzoni et al. Seizure control and treatment changes in pregnancy: Observations from the EURAP epilepsy pregnancy registry. Epilepsia. 2013;54(9):1621-7.
9. Macdonald RL, McLean MJ. Anticonvulsant drugs: mechanisms of action. Adv Neurol. 1936;44:713-735.
10. Abou-Khalil BW. Update on antiepileptic drugs 2019. Continuum (Minneap Minn). 2019 Apr;25(2):508-536. doi: 10.1212/CON.0000000000000715.

Capítulo 16

Fármacos analgésicos de ação central

Autores:
- Fernando Bezerra
- Tarciso Tadeu Miguel
- Fábio Cardoso Cruz
- Rodrigo Molini Leão

■ Dor: aspectos gerais e neurobiologia

A dor, por ter a função de alertar o organismo quanto à lesão potencial ou real de tecido (s) como cutâneo e visceral, constitui-se em um dos processos de primordial importância para a sobrevivência. Deste modo, a dor corresponde a uma resposta imediata a estímulos nocivos aos tecidos. Uma das suas funções básicas é ativar os circuitos neurais responsáveis pelos comportamentos de defesa dos organismos de modo a lhes preservar a vida, evitando a continuidade de estímulos que lhes possam causar dano ou injúria tecidual, provocando respostas como a evitação e os reflexos de retirada.

Apesar de ser uma experiência universal da espécie humana, salvo exceções como ocorre na patologia analgesia congênita, ainda não existe uma definição completamente satisfatória, o que significa que todos sabem o que é, mas é difícil definir. No entanto, a Associação Internacional para o Estudo da Dor (IASP, do inglês *International Association for Study of Pain*) a descreve como uma "experiência sensorial e emocional desagradável, associada a dano tecidual potencial ou de fato, ou ainda, descrita em termos que sugerem tal dano".

O estímulo nociceptivo ("noci": nocivo; "ceptivo": percepção) é reconhecido por receptores especializados, denominados nociceptores, nocirreceptores ou ainda, receptores nociceptivos. Esses receptores são morfologicamente diferenciados e estão localizados nas terminações (periferia) das fibras nervosas, denominadas terminações nervosas livres, constituindo as porções terminais dos axônios de neurônios sensoriais. Esses neurônios são chamados aferentes primários ou neurônios de primeira ordem, cujos corpos celulares estão localizados nos gânglios sensitivos espinhais ou no nervo trigêmeo, estando este último relacionado à transmissão de impulsos gerados na região da cabeça. Tais receptores são sensíveis a estímulos nociceptivos externos bem como substâncias químicas endógenas liberadas em resposta a uma lesão ou irritação tecidual (p.ex.,

---

* Nota dos autores: As figuras deste capítulo foram elaboradas com o auxílio de Mind the GRAPH®.

prostaglandina, serotonina, bradicinina e outras), sendo por elas ativados. O impulso gerado pela ativação de nociceptores se propaga pelo aferente primário e é transmitido para neurônios seguintes (segunda ordem), por sinapses que ocorrem na medula espinhal em uma região denominada "corno dorsal" ou no gânglio do trigêmeo quando os impulsos são gerados na face e na região da cabeça.

São conhecidas quatro classes de nociceptores: mecânicos; térmicos; polimodais; e silenciosos. Os nociceptores mecânicos respondem à pressão intensa enquanto os nociceptores térmicos respondem às temperaturas nocivas (muito baixas ou muito altas). Os nociceptores polimodais respondem aos estímulos nocivos mecânicos, térmicos ou químicos e os nociceptores silenciosos são ativados por estímulos químicos, mediadores inflamatórios, liberados após a injúria tecidual, estímulos mecânicos e térmicos.

Os neurônios nociceptivos podem conduzir o impulso nociceptivo e desencadear a resposta de dor pela ativação de muitos tipos de receptores conhecidos como ionotrópicos e metabotrópicos, presentes na membrana neuronal. Entre eles, pode-se destacar os receptores metabotrópicos de serotonina (5-HT$_{2A}$), prostaglandinas E$_2$ (EP), prostaciclinas I$_2$ (IP), bradicinina (B$_2$) e o receptor de ATP, o purinoceptor tipo 2 acoplado à proteína G (P2Y$_2$). Esses mediadores químicos são liberados durante uma lesão tecidual ou um processo inflamatório. Foram identificados também receptores acoplados a canais iônicos sensíveis a: ligantes, presença de prótons, temperatura nociva e estímulos mecânicos. Por exemplo, os canais de íons sensíveis a ácido (ASIC), ativados em decorrência da variação do pH, o receptor de serotonina 5-HT$_3$, os receptores de ATP [purinoceptor de íons controlado por ligante 3 (P2X3) e purinoceptores heteroméricos (P2X2/3)] e a família dos receptores de potencial transitório (TRP).

Entre os TRP que apresentam ação nociceptiva, estão o receptor de potencial transitório vaniloide do tipo 1 (TRPV1) (receptor para a capsaicina), que é ativado por calor nocivo (> 42 °C), ácido e compostos vaniloides pungentes e o receptor de potencial transitório relacionado à proteína anquirina do tipo 1 (TRPA1), ativado por anandamida diversos compostos químicos pungentes ou irritantes, estímulos físicos, força mecânica e frio nocivo.

Os aferentes primários são fibras sensoriais classificadas em diferentes tipos (A, B e C), também capazes de perceber outras sensações (tato, calor, frio, eletricidade). Quanto às fibras responsáveis pela condução da informação dolorosa, temos dois tipos: as fibras A-delta (Ad) que são mielinizadas, portanto de maior calibre (2 a 6 mm de diâmetro), responsáveis pela condução rápida da dor (12 a 30m/s) e as fibras C que são amielinizadas e de menor calibre (0,4 a 1,2 mm de diâmetro), responsáveis pela condução lenta da dor (0,5 a 2m/s). A ativação da fibra Ad provoca uma sensação de dor descrita como cortante e bem localizada, enquanto a ativação de fibras C promove uma sensação de queimação, sem localização precisa e mais difusa (Le Bars et al., 2001). Essa diferenciação pode decorrer do fato de que as fibras Ad respondem com maior frequência de disparos, promovendo mais informações discriminativas para o sistema nervoso central (SNC).

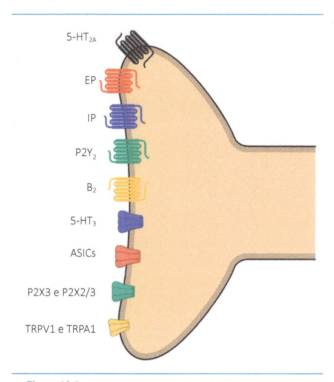

Figura 16.1 – Canais e receptores envolvidos na transdução de sinal no nociceptor.

5-HT$_{2A}$ e 5-HT$_3$: serotonina; EP: prostaglandinas E$_2$; IP: prostaciclinas I$_2$; B$_2$: bradicinina; P2Y$_2$: purinoceptor tipo 2 acoplado à proteína G; ASIC: canais de íons sensíveis ao ácido; P2X3: purinoceptor de íons controlado por ligante 3; (P2X2/3: purinoceptores heteroméricos; TRPV1: receptor de potencial transitório vaniloide do tipo 1; TRPA1: receptor de potencial transitório relacionado à proteína anquirina do tipo 1.

Fonte: Desenvolvida pela autoria do capítulo.

Segundo Millan (1999), no corno dorsal da medula, para onde os aferentes primários conduzem o impulso nociceptivo, ocorrem sinapses com os denominados neurônios de segunda ordem. Esta região da medula se divide em lâminas enumeradas de I a VI, partindo-se do plano mais lateral para o medial (I, zona marginal; II, substância gelatinosa; III e IV núcleo próprio e V e VI, camada profunda). As fibras C terminam nas lâminas I e II, mais superficiais, entretanto, as fibras Ad, além de terminarem nas lâminas I e II, em alguns casos também podem atingir camadas mais profundas, chegando até a lâmina V. Assim, temos que as regiões I e II apresentam neurônios que respondem particularmente aos impulsos nocivos, enquanto a região V tem neurônios polimodais, ou seja, respondem a estímulos nocivos e outros, sendo chamados de "neurônios convergentes" ou de "neurônios de faixa dinâmica ampla". A sinapse entre os aferentes primários e os neurônios de segunda ordem é realizada por meio de transmissores químicos liberados com a chegada do potencial de ação na extremidade do aferente primário, sendo o glutamato e os peptídeos: substância P e o peptídeo relacionado ao gene da calcitonina (CGRP) os mais conhecidos e estudados. Os neurotransmissores ligam-se a seus receptores pós-sinápticos específicos, AMPA, NMDA, cainato e metabotrópicos para o glutamato, NK1 para a substância P e receptor de CGRP, ativando os neurônios de segunda ordem.

A condução do impulso continua até atingir os centros da dor no encéfalo por vários caminhos. Entretanto, duas vias estão entre os principais meios de condução e consistem no trato neoespinotalâmico e no trato paleoespinotalâmico. O primeiro, filogeneticamente mais novo, é de condução rápida e cursa lateralmente no tronco encefálico. Envia projeções para o tálamo e deste diretamente para o córtex sensorial. A sensação da dor conduzida por essa via é bem localizada, não ultrapassando a duração do estímulo desencadeador. Temos como exemplo desta condução, a dor cutânea superficial.

O segundo trato, filogeneticamente mais antigo, é de condução mais lenta em virtude de muitas sinapses realizadas e cursa medialmente no tronco encefálico. Apresenta importantes conexões na substância ativadora reticular ascendente (SARA) e na matéria cinzenta periaquedutal e envia projeções difusas para o tálamo, córtex e estruturas do sistema límbico. A sensação é pobremente localizada e difusa e, por envolver sinapses em áreas límbicas, confere um componente emocional a dor.

Assim, ambos sistemas levarão, à sua maneira, a informação até as áreas processadoras como o tálamo e o córtex somatossensorial, onde a informação será processada.

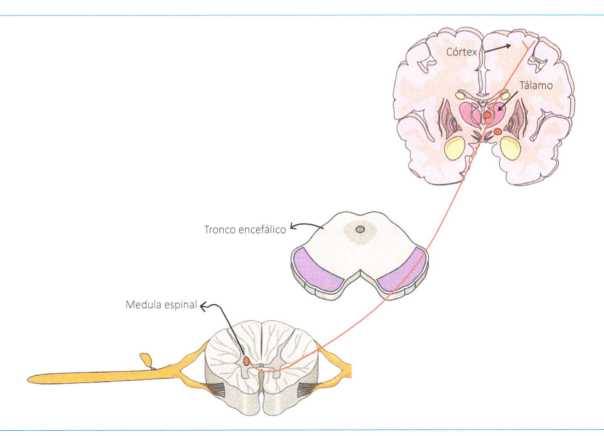

Figura 16.2 – Visão geral do circuito nociceptivo. Do estímulo nocivo passando pelo corno dorsal da medula espinal que transmite o sinal para o SNC.
Fonte: Adaptada de GOLAN, D. E.; TASHJIAN JR, A. H.; ARMSTRONG, E. J.; ARMSTRONG, A. H. Princípios de Farmacologia: A base fisiopatológica da Farmacologia. Guanabara Koogan, Rio de Janeiro. 3.ed., 2014.

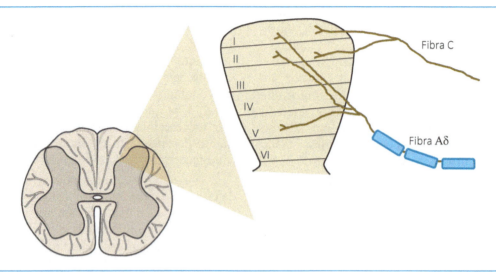

Figura 16.3 – O Corno dorsal da medula se divide em lâminas enumeradas de I a VI. As fibras C terminam nas lâminas I e II; e as fibras Aδ terminam nas lâminas I, II e V.
Fonte: Desenvolvida pela autoria do capítulo.

Diante destas evidências, a dor não pode simplesmente se resumir a um episódio unicamente sensorial. Desse modo, Brandão (2004) descreve a dor como um fenômeno que envolve dois componentes: um perceptivo-discriminativo, similar a qualquer outro processo sensorial, discriminável no tempo, espaço e quanto à intensidade; e um componente aversivo-cognitivo-motivacional (ou reacional), compreendendo uma série de comportamentos defensivos que vão desde a retirada reflexa do membro atingido até respostas emocionais complexas do tipo fuga/luta, em geral, acompanhados de fortes sensações subjetivas de desconforto e motivação para aliviar a dor.

■ **Via descendente do controle da dor**

Nas últimas três décadas, houve substancial convergência de pesquisas objetivando a investigação dos mecanismos neurais responsáveis por inibir a transmissão da informação nociceptiva. A maioria delas destacou a participação de estruturas como a matéria cinzenta periaquedutal (MCP), hipotálamo, os núcleos ventromediais do bulbo rostral (como o núcleo magno da rafe, núcleo paragigantocelular, núcleo parabraquial e núcleo do trato solitário), colocando-os como pertencentes ao sistema descendente do controle da dor (SDCD), uma vez que sua estimulação resulta na inibição da transmissão nociceptiva no corno dorsal da medula espinhal.

O SDCD é composto por um feixe de neurônios que partem das regiões superiores como o tálamo, cujas projeções neurais passarão pela MCP e por núcleos ventromediais do bulbo rostral (entre eles o núcleo magno da rafe – NRM), terminando com a liberação de neurotransmissores que promoverão ações inibitórias locais no corno dorsal da medula espinhal. Neurotransmissores como a serotonina (receptor 5HT1a), a noradrenalina (receptor α2) e a encefalina (receptor μ) exercerão efeitos inibitórios ao atuarem em seus receptores acoplados às proteínas Gi presentes no corno dorsal da medula em neurônios pré ou pós-sinápticos. Nesse sentido, o SDCD inibirá ou retardará a informação ascendente da dor, uma vez que se esses neurotransmissores atuarem no neurônio pré-sináptico, reduzir-se-á a exocitose dos neurotransmissores responsáveis pela passagem da informação (substância P, CGRP e glutamato); e se eles atuarem no neurônio pós-sináptico, ocorrerá a hiperpolarização, dificultando a condução do potencial de ação gerado. Ambas situações resultam em diminuição da resposta nociceptiva.

■ **Agentes farmacológicos para o alívio da dor**

Existe uma série de fármacos que podem ser utilizados para o alívio da dor. Esses fármacos podem interagir com diferentes sistemas podendo agir tanto no SNC como no sistema periférico. As principais classes de fármacos utilizados para o tratamento da dor são: anti-inflamatórios não esteroidais (AINE); bloqueadores dos canais de sódio e cálcio; antagonistas do receptor NMDA; antidepressivos; agonistas adrenérgicos; agonistas serotoninérgicos; e os opioides, sendo essa última classe farmacológica considerada a principal no alívio da dor mais intensa.

Capítulo 16 – Fármacos analgésicos de ação central

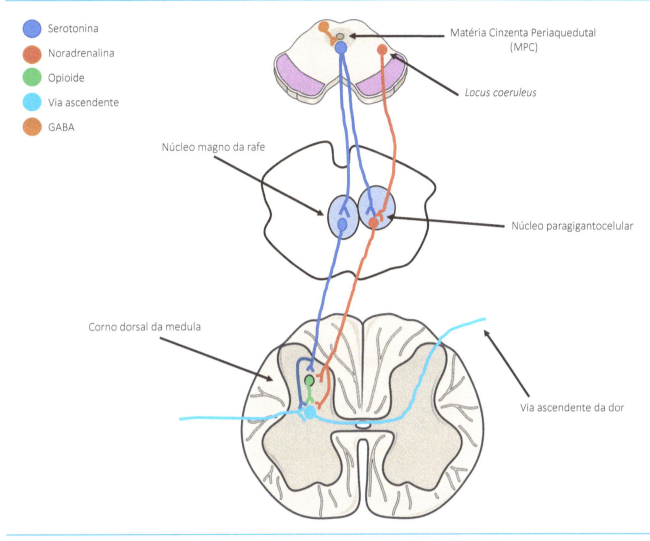

Figura 16.4 – Via descente do controle da dor.
Feixes de neurônios de estruturas superiores ativam neurônios serotoninérgicos da matéria cinzenta periaquedutal que ativam neurônios serotoninérgicos e noradrenérgicos no núcleo magno da rafe e núcleo paragigantocelular, respectivamente. Estes se projetam para o corno dorsal da medula, ativando neurônios opioidérgicos que inibem a via ascendente da dor. Da mesma forma, ativação de neurônios noradrenérgicos no *Locus coeruleus*, ativam outros neurônios adrenérgicos no núcleo paragigantocelular que se projetam para o corno dorsal da medula, ativando neurônios opioidérgicos que inibem a via ascendente da dor. A noradrenalina pode ainda atuar de forma direta na via ascendente, ligando-se em receptores α_2-adrenérgicos presentes na via ascendente da dor promovendo hiperpolarização e inibição da transmissão ascendente. Da mesma forma, a serotonina, por meio de 5HT1a, pode realizar função parecida à descrita para a noradrenalina (para uma revisão, ver Millan, 2002).
Fonte: Desenvolvida pela autoria do capítulo.

Fármacos opioides

No que diz respeito à analgesia, os opioides constituem um grupo de moléculas com efeitos, primordialmente sobre o SNC, promovendo diminuição da sensação da dor (analgesia), resultante da interação com um pequeno grupo de receptores (receptores opioides) no organismo.

O termo "opioide" surgiu em meados da década de 1950, mas somente em 1963 foi aceito cientificamente, a partir da publicação de Acheson, que o designa-

va como "substâncias químicas com ação semelhante à morfina". Do latim *opium*, acrescido do sufixo -*oid*, que, inicialmente, significava "semelhante ao ópio". Derivados naturais, como a morfina, de ação análoga ao substrato principal, foram chamados, genericamente, de "opiáceos". Hoje, esse termo "opioide" abrange substâncias diversas, agonistas ou antagonistas, de origem natural ou sintética. A morfina (Figura 16.5), obtida pela primeira vez em 1805, é o principal alcaloide do ópio, substância original dessa classe de fármacos, extraído da papoula (*Papaver somniferum*).

275

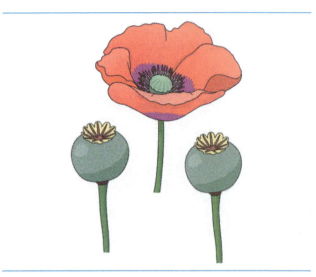

Figura 16.5 – *Papaver somniferum*, conhecida como papoula.
Fonte: Desenvolvida pela autoria do capítulo.

Os efeitos observados pela utilização dos opioides relacionam-se com a sua ligação a três principais receptores (acoplados a proteína Gi). Localizados nas vias ascendentes de transmissão da dor, bem como no sistema inibitório descendente, e até mesmo em vias periféricas, o que justifica os efeitos periféricos dos opioides. Os receptores opioides são: mu (μ), delta (δ) e kappa (k) e modulam a dor a partir da diminuição da excitabilidade neuronal.

Receptores opioides

Ainda que existam variados subgrupos de receptores que apresentam ligação às moléculas desta classe, os três receptores (μ, δ e k) são os principais receptores associados aos efeitos dos opioides. A complexa ativação dos receptores, constituídos de proteínas transmembranares acopladas à proteína Gi (GPCR – *G protein coupled receptor*), induz os diferentes efeitos, de acordo com o subtipo dos receptores e sua localização no sistema nervoso.

Os efeitos promovidos pelos opioides se dá pela ativação dos receptores opioides pré e pós-sinápticos presentes em diferentes regiões do SNC, como no corno dorsal da medula espinhal, no tronco encefálico, no tálamo e no córtex, bem como em estruturas do sistema descendente do controle da dor como a MCP e os núcleos da rafe.

Os receptores opioides estão relacionados com efeitos em outros órgãos, exercendo funções regulatórias em sistemas como o cardiorrespiratório e o trato gastrointestinal. Por exemplo, os receptores μ estão envolvidos com a analgesia (medular e supramedular), funções cognitivas, dependência de drogas de abuso, motilidade do trato intestinal e ventilação pulmonar. Os receptores k relacionam-se com percepção da dor, termorregulação, secreção neuroendócrina.

Os δ são responsáveis pela analgesia (medular e supramedular) e pelo controle do centro respiratório. Esses receptores fazem parte do sistema opioidérgico endógeno e são ativados endogenamente por diferente neuropeptídeos como endorfina, encefalina e dinorfina, que são chamados de "opioides endógenos". Para uma melhor compreensão, ver o Capítulo 11 – Introdução aos sistemas de neurotransmissão, mas de forma sucinta, esses opioides endógenos são peptídeos produzidos a partir de precursores e enzimas de síntese e que se ligam nesses mesmos receptores onde se ligam os fármacos opioides. Suas funções fisiológicas foram descritas sucintamente anteriormente no presente capítulo, mas ainda há muito o que se entender sobre esses neuropeptídeos e suas funções no nosso organismo.

Estudos farmacológicos demonstram que os receptores μ são os principais receptores relacionados com ação analgésica e depressora promovida pelos opioides no SNC. Esses receptores estão distribuídos anatomicamente por todo o sistema ascendente da dor, inclusive na periferia (nociceptores, terminais das fibras aferentes primárias e nos dendritos dos neurônios de segunda ordem, no corno dorsal da medula espinhal, bem como nas projeções talâmicas). Além disso, esses receptores são encontrados nos neurônios GABAérgicos que inibem tonicamente as vias do sistema descendente do controle da dor.

A ativação dos receptores opioides em neurônios é responsável por diversos efeitos, como diminuição da liberação de neurotransmissores pelo neurônio pré-sináptico e hiperpolarização pré e pós-sináptica. Os receptores opioides pertencem à família dos receptores acoplados à proteína G. Esses receptores compartilham uma arquitetura comum e apresentam sete domínios transmembrana hidrofóbicos, com a porção N-terminal voltada para o meio extracelular e a C-terminal voltada para o meio intracelular. Os receptores opioides acoplam-se às proteínas G inibitórias (Gi/o). Após ativação desses receptores por agonistas, endógenos ou exógenos, as subunidades Gα e Gβγ dissociam entre si e, subsequentemente, ativam/inativam uma variedade de cascatas de sinalização intracelular que tipicamente deprimem as funções neurais. A ativação do receptor opioide inibe a enzima adenilato ciclase (AC), diminuindo a produção de AMP cíclico e, reduzindo, consequentemente, a ativação da proteína quinase dependente de AMPc (PKA). A hiperpolarização gerada pode interromper a abertura dos canais de cálcio voltagem-dependentes, diminuindo seu influxo necessário para a exocitose de neurotransmissores. Além disso, esses receptores após ativação podem inibir esses mesmos canais de cálcio dependentes de voltagem do tipo N, P/Q e L, de forma mais direta, por intermédio da inibição promovida pela subunidade Gβγ. A diminuição da entrada de cálcio reduz a fusão das vesículas sinápticas com o terminal da membrana reduzindo a liberação dos neurotransmissores. Os opioides, por meio da subunidade Gβγ, podem ainda promover a ativação (abertura) dos canais de potássio retificadores de influxo sensíveis à proteína G (GIRK), e este processo pode induzir a hiperpolarização neuronal, uma vez que o potássio tende a sair do neurônio através destes canais (Figura 16.6).

Mecanismo de ação dos fármacos opioides

Os fármacos opioides podem exercer sua ação por mecanismos medulares, supramedulares e periféricos (este último será menos discutido em razão dos objetivos deste capítulo).

Na medula, os opioides podem interagir com os receptores opioides tanto nos neurônios pré (aferentes primários), como nos pós-sinápticos (neurônios de segunda ordem). Esses receptores, acoplados à proteína G inibitória, quando ativados, estimulam a abertura de canais de K^+, reduzem a produção de AMPc, promovendo a hiperpolarização dos neurônios (conforme descrito anteriormente com mais detalhes). Assim, no neurônio pré-sináptico, esses receptores quando ativados, promovem o bloqueio de canais de cálcio dependentes de voltagem que reduz a entrada desse íon, a mobilização de vesículas e, por conseguinte, a liberação dos neurotransmissores (glutamato, substância P e CGRP) na fenda sináptica. No neurônio de segunda ordem, a ativação dos receptores opioides resulta na hiperpolarização pela ativação do canal de potássio e seu consequente efluxo. Por esses mecanismos, a passagem do impulso nociceptivo da fibra aferente primária para o neurônio de segunda ordem, bem como sua condução no neurônio de segunda ordem são processos dificultados pela ação do opioide no corno dorsal da medula (Figura 16.7).

As ações supramedulares podem decorrer da interação desses fármacos com receptores opioides em diferentes regiões encefálicas. Por exemplo, os fármacos opioides podem inibir as fibras ascendentes da dor, que projetam para regiões sensoriais do córtex. Podem ainda ativar o SDCD; embora pareça paradoxal, opioides ativam o SDCD ao hiperpolarizar neurônios GABAérgicos presentes na matéria cinzenta periaquedutal, que inibem tonicamente a via descendente da dor. Assim, pelos motivos já explicados, ao ativar receptores opioides nos neurônios GABAérgicos, tem-se como consequência diminuição da exocitose de GABA e seu papel inibitório sobre o SDCD será limitado deixando o SDCD mais ativo (Figura 16.4). Os opioides podem inibir também as projeções para o sistema límbico, controlando os efeitos emocionais envolvidos com a dor.

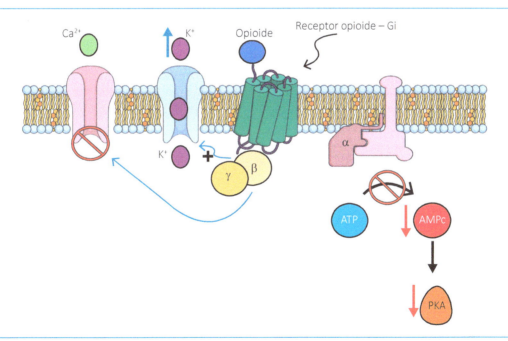

Figura 16.6 – Receptor metabotrópico opioide acoplado à proteína G inibitória.
Os receptores opioides acoplam-se às proteínas G inibitórias (Gi/o). Após ativação desses receptores por agonistas, endógenos ou exógenos, as subunidades Gα e Gβγ dissociam-se umas das outras. A subunidade alfa inibe a enzima adenilato ciclase (AC), diminuindo a conversão de ATP em AMP cíclico e reduzindo consequentemente a ativação da proteína quinase dependente de AMPc (PKA). Além disso, por intermédio das subunidades Gβγ, esses receptores inibem os canais de cálcio dependentes de voltagem do tipo N, P/Q e L e promovem a ativação dos canais de potássio retificadores de influxo sensíveis à proteína G (GIRK), este processo pode promover a hiperpolarização do neurônio.
Fonte: Desenvolvida pela autoria do capítulo.

Por fim, esses fármacos podem interagir com receptores opioides no próprio neurônio nociceptivo, na periferia, bloqueando a formação do potencial gerador e o desencadeamento do estímulo elétrico.

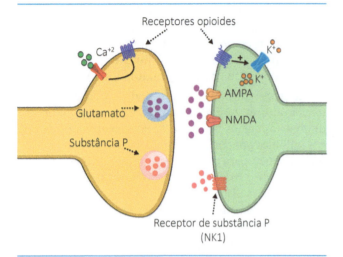

Figura 16.7 – Mecanismo de ação dos agonistas dos receptores opioides μ na medula espinhal.
Fonte: Desenvolvida pela autoria do capítulo.

Principais efeitos dos fármacos opioides

- **Analgesia:** Os fármacos opioides podem promover analgesia pelos mecanismos listados anteriormente. Esses fármacos são eficazes no alívio da dor aguda e crônica, sendo os analgésicos mais potentes e efetivos no alívio da dor. Esses fármacos produzem analgesia sem promover perda da consciência. Agem nos aspectos sensoriais e emocionas da dor. Produzem analgesia medular, supramedular e periférica (sendo esta última menos importante para seu mecanismo de ação).
- **Efeitos comportamentais:** Os opioides podem promover sonolência e causar dificuldades de concentração. Esses fármacos podem causar sensação de bem-estar e euforia, que parecem ser mediadas pela ação desses fármacos sobre os receptores μ. Entretanto, estados disfóricos podem também ser observados (esse efeito parece estar relacionado à ativação dos receptores κ). O uso crônico desses fármacos pode causar tolerância. Esse efeito é atribuído às alterações farmacocinéticas e farmacodinâmicas, como exemplo de alterações farmacodinâmicas poderíamos citar: redução funcional de receptores opioides; e aumento das cascatas intracelulares inibidas pelos receptores opioides. Outro efeito causado pelo uso repetido desses fármacos é a síndrome de abstinência. Essa síndrome inclui sintomas emocionais e físicos como agitação, irritabilidade, salivação excessiva, lacrimejamento, sudorese, cãibras, vômitos e diarreia. Para evitar o surgimento dos sintomas de abstinência, recomenda-se que seja realizado um protocolo de retirada, conhecido popularmente como "desmame", para o término do tratamento. Esses fármacos podem causar dependência por sua ação no sistema de recompensa (ver Capítulo 19 – Farmacodependência e drogas de abuso).
- **Sistema respiratório:** Os opioides podem promover depressão respiratória, causada pela ação desses fármacos no tronco cerebral (centro do controle da respiração). Esse efeito é mediado por receptores do tipo μ. Além disso, esses fármacos podem promover diminuição na frequência respiratória e dessensibilização dos quimiorreceptores centrais (diminuindo a sensibilidade desses receptores a variações na pressão parcial de dióxido de carbono (CO_2).
- **Sistema cardiovascular:** Os efeitos sobre esse sistema são discretos, principalmente em doses terapêuticas, porém podem incluir hipotensão, bradicardia (causada pela redução do tônus simpático), vasodilatação e redução da resistência periférica (diminuição do tônus simpático associada à liberação de histamina).
- **Sistema gastrointestinal:** Os fármacos dessa classe podem reduzir a motilidade do sistema gastrointestinal, promovendo retardos na absorção, constipação e diminuição das secreções digestórias. O mecanismo do opioide para tais efeitos consiste na diminuição da exocitose, pelos motivos previamente discutidos, do neurotransmissor acetilcolina que sabidamente está relacionado com a motilidade do trato gastrointestinal. Assim, com a diminuição da exocitose de acetilcolina, a motilidade é diminuída. Uma observação importante que cabe nessa seção é que, em virtude do efeito de diminuição da motilidade, o agonista opioide loperamida, livre de efeitos centrais em razão de sua incapacidade de atravessar a barreira hematoencefálica, é comercializado como um importante agente antidiarreico. Por outro lado, o antagonista alvimopan, também de atividade mandatoriamente periférica, pode ser utilizado para constipação como a que ocorre no íleo pós-operatório. Além disso, podem promover náuseas e vômitos por sua ativação de receptores opioides na zona quimiorreceptora do gatilho do vômito, que estão localizados na área postrema do bulbo.

- **Oftalmológicos:** Esses fármacos promovem miose (contração das pupilas).
- **Tosse:** Os opioides promovem inibição do reflexo da tosse mediante ação central, em que a ativação de receptores opioides promove ação depressiva sobre o centro da tosse localizado no bulbo. Esse efeito é bem proeminente com o uso de codeína, caracterizando outro uso farmacológico deste agente.
- **Sistema endócrino:** Esses fármacos podem reduzir a secreção dos hormônios adrecorticotróficos, gonadotróficos e prolactina e aumentar a secreção do hormônio antidiurético.
- **Efeito sobre os mastócitos:** Alguns opioides estimulam a degranulação dos mastócitos promovendo a liberação de histamina, causando, entre outros efeitos, urticária, prurido, broncoespasmo e hipotensão.
- **Sistema imunológico:** Os opioides têm efeitos imunossupressores após uso prolongado.
- **Tolerância:** A tolerância desenvolvida pelo uso repetido dessas substâncias pode ter efeito cruzado entre os opioides.

Farmacocinética

Os opioides são bases fracas (pKa entre 6,5 e 8,6), portanto apresentam melhor absorção em pH básico, como o do intestino delgado. Os opioides são bem absorvidos e tolerados pela via oral. O principal problema da via oral é o metabolismo hepático de primeira passagem. Todos os opioides administrados por via oral são absorvidos pela mucosa gástrica e duodenal e depois transportados para o fígado pelo sistema porta. No fígado, esses fármacos sofrem o metabolismo de primeira passagem antes de entrar na circulação sistêmica. Esse metabolismo tem um grande impacto nas concentrações sistêmicas do fármaco no plasma (p.ex., a biodisponibilidade da morfina por via oral é de aproximadamente 35 a 75%. A codeína, diferentemente da morfina, parece sofrer menos o efeito de primeira passagem. Os fármacos mais lipossolúveis conseguem ser absorvidos pela via transdérmica. Essa via é útil quando a via enteral não pode ser usada, como em pacientes com náuseas, pacientes com baixa adesão e pacientes incapazes de engolir. A via transdérmica fornece concentrações plasmáticas estáveis e acredita-se que proporcione melhor controle da dor. O fentanil é o fármaco mais administrado por essa via. Esse fármaco inicia seu efeito pelo menos depois de 12 horas (12 a 22 horas) do início de sua administração. Supositórios retais de morfina e hidromorfona são eventualmente usados quando a via oral não está disponível. Para aqueles pacientes nos quais as vias oral, retal e transdérmica não produzem uma analgesia adequada, a via subcutânea pode ser uma escolha. Essa via de administração não requer acesso venoso, é relativamente fácil para ser utilizada e fornece biodisponibilidade de aproximadamente 80% para os opioides administrados por ela. A administração intravenosa de opioides é uma opção naqueles pacientes em que não há outra via disponível (porque são incapazes de engolir em virtude do local do câncer ou porque estão em tratamento no final da vida quando pode surgir a incapacidade de tomar medicamentos orais). A via epidural pode ser utilizada quando as vias orais e outras vias parenterais não foram bem-sucedidas. Essa via pode ser mais bem-sucedida quando opioides e anestésicos locais são usados em combinação.

Depois de absorvida, cerca de um terço das moléculas de morfina liga-se às proteínas plasmáticas. A morfina é metabolizada principalmente via conjugação com ácido glicurônico. Os dois principais metabólitos formados são morfina-6-glicuronídeo e morfina-3-glicuronídeo. Embora bastante hidrofílico, o metabólito morfina-6-glicuronídeo é capaz de retornar ao SNC, ativar receptores μ opioides e realizar ação analgésica. Evidências indicam que esse composto é o principal responsável em promover analgesia em pacientes tratados cronicamente com morfina. O composto morfina-3-glicuronídeo parece se relacionar aos efeitos excitatórios da morfina. A codeína é metabolizada pelo fígado e seus metabolitos inativos são eliminados pela urina. Uma pequena porcentagem da codeína sofre O-desmetilação pela CYP2D6 e é convertida em morfina. A codeína tem baixa eficácia como analgésico, a ação analgésica desse fármaco é atribuída a sua conversão em morfina. A heroína, sendo mais lipossolúvel do que a morfina, é capaz de atingir maior concentração no SNC. A heroína (diacetilmorfina) é mais lipossolúvel, quando comparada à morfina (em razão dos grupamentos acetil) e, assim, essa molécula apresenta maior biodisponibilidade no encéfalo. Sua metabolização envolve reações de desacetilação, transformando a molécula de heroína em 6-monoacetilmorfina e morfina que são responsáveis pelos efeitos farmacológicos dessa substância.

Os glicuronídeos formados a partir do metabolismo da morfina são excretados por filtração glomerular (90%) e pela secreção biliar (10%). Os compostos secretados pela bile nas fezes podem ser metabolizados e reabsorvidos (ciclo entero-hepático).

Os fármacos opioides (morfina, codeína, oxicodona, fentanil, meperidina e buprenorfina) atingem concentração plasmática estável entre 10 e 12 horas, após administrações repetidas desses fármacos.

Quadro 16.1 – Farmacocinética e farmacodinâmica dos principais fármacos opioides.

Fármaco	Receptor	Via de administração	Tempo de meia-vida (horas)	Principais metabólitos	Efeitos clínicos
Morfina	μ	IM, SC	± 3,5	Morfina-3-glicuronídio (M3G) e Morfina-6-glicuronídeo (M6G)	Analgésico, sedação
Codeína	μ	VO, SC, IM, IV	± 3	Morfina Norcodeina Codeína-6-glicuronídeo (C6G) M6G	Analgésico, antitussígeno
Tramadol	μ, δ	VO	± 6	O-desmetiltramadol	Analgésico
Fentanil	μ	IV, Epidural	± 3,5	Norfentanil	Analgésico
Metadona	μ	VO, IV	25 a 30	2-etil-1,5-dimetil-3,3-difenilpirrolidina (EDP) e 2-etil-5-metil-3,3-difenil-pirrolina (EMP)	Transtorno da síndrome de abstinência
Buprenorfina	μ, κ	VO, IM, IV, SL	45 a 55	Norbuprenorfina-3-glicuronídio	Analgésico, transtorno da síndrome de abstinência
Oxicodona	μ	VO	4	Noroximorfona Oximorfona α e β-oximorfol	Analgésico
Meperidina	μ	IM, IV, SC	18	Ácido meperidínico Normeperidina	Analgésico
Heroína	μ	–	< 10 minutos	Morfina	Analgésico
Naloxona	μ	IO, IV, IM, SC	1/2 a 2	Naloxona-6-glicuronídio	Antagonista opioide
Naltrexona	μ	VO, IM	4 horas a 10 dias	6-β-naltrexol	Antagonista opioide
Nalmefeno	μ, κ, δ	IV, IM	± 12,5	Nalmefeno-3-O-glicuronídeo	Antagonista opioide

IM: (via) intramuscular; SC: (via) subcutânea; VO: via oral; IV: via intravenosa; SL: (via) sublingual.

Fonte: Desenvolvido pela autoria do capítulo.

Principais fármacos opioides

Agonistas plenos

Morfina

Como já descrito anteriormente, a morfina é o principal alcaloide extraído do ópio e seus efeitos sobre o sistema nervoso incluem analgesia, sedação e ação ansiolítica. Esse fármaco tem alta afinidade para o receptor μ opioide.

A biodisponibilidade oral da morfina é entre 35 e 75%. O volume de distribuição da morfina é em torno de 304,1 L/kg. Essa molécula se concentra em maior proporção no líquido intersticial. A meia-vida plasmática desse fármaco varia de 2 a 3,5 horas. Seu efeito terapêutico pode chegar a 6 horas. As formulações de liberação controlada podem elevar a ação analgésica de 8 a 12 horas.

Os efeitos adversos mais comumente observados são hipotensão, depressão respiratória, constipação, náuseas e vômito, fraqueza, cefaleia, insônia, palpitações, anorexia, boca seca, retenção urinária e prurido.

Codeína

A codeína (metilmorfina) é um opioide natural e é prescrito como antitussígeno, mas também como analgésico. A codeína também está presente em associação com analgésicos periféricos conhecidos como o paracetamol (ver Capítulo 30 – Fármacos anti-inflamatórios, antipiréticos, analgésicos e utilizados na gota). Seu efeito analgésico se dá pela conversão da codeína em morfina.

Sua biodisponibilidade é maior do que a da morfina, quando administradas por via oral, entretanto apresenta menor intensidade de efeito analgésico. A codeína tem tempo de meia-vida de, aproximadamente, 3 horas.

Os efeitos colaterais mais comumente observados são sudorese, obstipação, náuseas, vômitos, tontura, vertigem, sedação, sonolência e dispneia.

Metadona

A metadona é um estereoisômero (D/L-metadona), agonista opioide de receptores μ de duração longa. Sua meia-vida é em torno de 24 a 36 horas, porém seu efeito analgésico ocorre principalmente entre 4 e 6 horas. É indicada para o tratamento de dependentes de heroína e outros opioides, prevenindo os efeitos negativos associados à abstinência dessas substâncias. A metadona também é prescrita para dor crônica.

A metadona apresenta farmacocinética variável e imprevisível, apresentando alta biodisponibilidade por via oral, de 70 a 80%. Cerca de 90% desse fármaco se liga às proteínas plasmáticas. Sua metabolização ocorre majoritariamente por via hepática em que sofre N-desmetilação e ciclização formando pirrolidinas e pirrolinas, que são excretadas na urina e na bile.

Os principais efeitos observados na administração de metadona são depressão respiratória, euforia e constipação.

Tramadol

O tramadol é um análogo sintético da codeína, com menor afinidade pelos receptores μ. Esse fármaco é indicado tanto para a dor aguda como para a dor crônica, de grau leve a moderada. O tramadol é eficaz para o tratamento da dor de parto e pode causar menos depressão respiratória neonatal.

Além dos efeitos sobre os receptores opioides, o tramadol é capaz de inibir a recaptura de serotonina e noradrenalina, aumentando a presença destes neurotransmissores na fenda sináptica. Esse fato auxilia, como mecanismo adicional, o seu efeito analgésico, uma vez que, como discutido anteriormente esses compostos podem exercer efeito inibitório sobre a transmissão do impulso nociceptivo no corno dorsal da medula.

Essa substância é administrada principalmente por via oral, mas pode ser encontrada em diferentes fórmulas farmacêuticas para administração por outras vias (p.ex., nasal, intravenosa e transdérmica). Esse fármaco, apresenta pico plasmático entre 1 e 2 horas e biodisponibilidade variando entre 65 e 77%, alcançando taxa de 100% quando administrado múltiplas vezes ou por via intramuscular. Seu tempo de meia-vida é de 6 a 7 horas. Sua metabolização é realizada pela CYP2D6, sendo a via renal a principal forma de excreção.

Os principais efeitos adversos associados ao tramadol incluem depressão do sistema respiratório, constipação, tonturas, cefaleia, sonolência, náuseas, vômitos, boca seca, aumento do suor e cansaço.

Fentanila

Desenvolvida na década de 1960, a fentanila foi indicada como fármaco anestésico intravenoso, além de ser utilizada para o tratamento da dor aguda pós-operatória, traumática ou proveniente de queimadura. Esse fármaco tem alta afinidade pelos receptores μ e baixa afinidade por κ e δ.

A elevada lipossolubilidade associada ao seu baixo peso molecular conferem a esse fármaco uma curta latência para o início do efeito analgésico. A fentanila apresenta ainda rápida metabolização e, consequentemente, curta duração do efeito. Esses fatores fazem o fármaco ser bastante utilizado na prática anestésica. Quando indicado para dor crônica, o fármaco é administrado por via intradérmica. Sua biodisponibilidade por via oral é baixa, sendo administrada quase exclusivamente por via endovenosa e epidural.

Ao sofrer metabolização hepática, os metabólitos oriundos da fentanila não apresentam atividades farmacológicas relevantes. O tempo de meia-vida é de 3 a 4 horas e a excreção se dá por via renal.

Os efeitos adversos mais comuns incluem euforia, miose, depressão respiratória e rigidez muscular.

Oxicodona

Sintetizada inicialmente em 1917 a partir da tebaína, a oxicodona é um agonista opioide semissintético, que tem eficácia igual à morfina, quando administrada por via intravenosa, para casos de dor pós-operatória e dor oncológica crônica.

A oxicodona é bem absorvida, após administração por via oral, com taxa de ligação às proteínas plasmáticas de cerca de 40%. Sua alta lipossolubilidade garante que ela atravesse facilmente a barreira hematoencefálica. A metabolização hepática da oxicodona, pela CYP3A4, forma um metabólito ativo, a noroxicodona, que apresenta afinidade cerca de duas a três vezes maior que a oxicodona para os receptores μ.

Assim como os demais agonistas opioides, os principais efeitos adversos observados são constipação, sonolência, náusea e vômito. Em doses altas, a oxicodona precipita episódios de depressão respiratória, bradicardia e hipotensão.

Hidrocodona

A hidrocodona não é prescrita no Brasil, porém é muito utilizada em outros países como os Estados Unidos e em países da Europa. É um opioide sintético, a exemplo da oxicodona, também originado da tebaína, porém, neste caso, em conjunto com a codeína, de onde vem o seu nome di-hidrocodeína. É um analgésico potente e na sua forma de bitartarato de hidrocodona tem rápida absorção e pode ser usada para dores fortes e também tem ação antitussígena. Entretanto, apresentam elevado risco de abuso e de-

pendência. A hidrocodona tem meia-vida em torno de 4 horas e exibe um padrão complexo de metabolização, podendo ser desmetilada e/ou sofrer redução.

Meperidina

A meperidina (também conhecida como petidina) é um opioide sintético, agonista de receptores μ, utilizada no tratamento de dores moderadas e severas. Durante muito tempo, ela foi o fármaco de 1ª escolha para dores agudas, alguns casos de dores crônicas e adjuvantes no pré-operatório.

A meperidina tem um rápido início de ação (15 minutos após administração), porém curta duração (1 a 3 horas). O tempo de meia-vida é de 2 a 3 horas.

Os efeitos adversos mais comuns associados são constipação, náuseas, vômitos, taquicardia, tremores, agitação e movimento involuntários.

Heroína

A heroína (diacetilmorfina) é um agonista dos receptores opioides. Ela foi sintetizada inicialmente como antitussígeno, sendo um pró-fármaco duas vezes mais potente e eficiente do que a morfina. No SNC, a heroína é metabolizada em monoacetilmorfina, que apresenta seletividade maior por receptores μ. Nos tecidos periféricos, é metabolizada em 6-monoacetilmorfina, que é cerca de seis vezes mais potente do que a morfina. A 6-monoacetilmorfina é, posteriormente, metabolizada em morfina. O tempo de meia-vida da heroína é inferior a 5 minutos, enquanto para seus metabólitos este tempo varia entre 15 e 20 minutos a 4 a 6 horas.

Por sua alta lipossolubidade, a heroína é rapidamente absorvida pelas mais variadas vias de administração.

Seus efeitos adversos são euforia, constipação, sendo a depressão respiratória e dependência os efeitos mais preocupantes (ver o Capítulo 19 – Farmacodependência e drogas de abuso). Por isso, a heroína não é mais prescrita como agente farmacoterápico e seu uso, hoje em dia, está relacionado com drogas de abuso.

Agonista parcial e agonista misto

Buprenorfina

A buprenorfina é um opioide sintético, agonista parcial de receptores μ, utilizada no tratamento da dor não oncológica de intensidade moderada a elevada.

A alta afinidade da buprenorfina por seus receptores provoca deslocamento dos agonistas totais dos receptores μ, tornando-se, por isso, um fármaco mais seguro que a metadona, por não provocar depressão respiratória e euforia exacerbadas. Tem baixo potencial de dependência, sendo indicado para o tratamento de dores em pacientes com histórico de abuso de drogas.

Quando administrada por via oral, sofre efeitos de primeira passagem, sendo a administração sublingual a sua via preferencial. O tempo de meia-vida varia entre 3 e 4 horas. A metabolização é primordialmente hepática, originando o metabólito ativo norbuprenorfina com pouca atividade intrínseca, e seus produtos finais são eliminados pela urina e fezes.

Pentazocina

A pentazocina foi sintetizada com objetivo de obter um fármaco sem potencial de dependência. Ela tem propriedades agonistas em receptores κ e ação agonista ou agonista parcial nos receptores μ opioides. A pentazocina é indicada para dor moderada a grave. É utilizada como fármaco pré-operatório e para suplementar a anestesia. Seus efeitos incluem analgesia, sedação e depressão respiratória.

Antagonistas opioides

Como discutido anteriormente, os antagonistas opioides são fármacos capazes de se ligar aos receptores opioides (μ, κ, δ), bloqueando-os e revertendo o quadro gerado pela intoxicação, overdose ou efeitos adversos promovidos pelos agonistas opioides.

A naloxona e a naltrexona são os dois fármacos mais comumente utilizados deste grupo e antagonizam competitivamente os receptores opioides, com afinidade maior pelo tipo μ. A administração de antagonistas opioides podem reverter a depressão respiratória, analgesia, midríase e constipação.

Naloxona

A naloxona pode ser administrada por via intravenosa (IV), intramuscular (IM), subcutânea (SC), intranasal e inalação por nebulização. Ela é utilizada mais comumente para a reversão de quadros de depressão respiratória e nos transtornos relacionados ao uso de etanol, sendo este último efeito de mecanismos ainda não completamente elucidados.

A via de administração preferencial é a parenteral, já que grande parte deste fármaco sofre metabolização hepática, sendo conjugada ao ácido glicurônico, com tempo de meia-vida aproximado de 1 hora, com janela terapêutica ainda menor.

Elevadas doses de naloxona podem causar hipertensão, taquicardia, edema pulmonar, taquipneia, náuseas, vômitos e convulsões.

Naltrexona

A naltrexona é antagonista dos receptores opioides, utilizada no tratamento do transtorno de drogas de abuso, como o etanol. Apresenta afinidade cinco vezes maior do que a naloxona por receptores μ. Tem tempo de meia-vida de 8 horas.

A naltrexona é completamente absorvida quando administrada por via oral e extensamente metabolizada pelo fígado (efeito de primeira passagem), sendo excretada pelos rins e eliminada, quase completamente, pela urina.

Os efeitos adversos deste fármaco incluem irritação do trato gastrointestinal, com episódios de cólica e diarreia. Em pacientes dependentes de opioides, a naltrexona pode precipitar síndrome de abstinência, caracterizada por disforia, irritabilidade, taquicardia, tremor e sudorese.

Contraindicações

Pacientes com doença pulmonar obstrutiva crônica (DPOC), doenças obstrutivas das vias aéreas ou doenças hipotensivas devem evitar o uso de opioides.

Ainda que não tenham sido relatados efeitos teratogênicos, os fármacos desta classe atravessam a barreira placentária, podendo produzir efeitos no feto.

Outros fármacos com ação analgésica central

Bloqueadores de canais de cálcio

Os bloqueadores de canais de cálcio atuam reduzindo a exocitose de neurotransmissores excitatórios na via ascendente da dor. A gabapentina é o principal exemplo de fármacos que atuam nesses canais e que são empregados no controle da dor. Inicialmente foi sintetizada para atuar como agonista gabaérgico, porém sabe-se que tem fraca interação com receptores GABA. Sua maior interação se dá em canais de Ca^{2+} dependentes de voltagem, ensejando redução do influxo de Ca^{2+} nos terminais pré-sinápticos, impedindo a liberação de glutamato e da substância P. Dessa maneira, tem uma importância muito grande para o tratamento de dores crônicas como dor neuropática e enxaqueca (ver Capítulo 70 – Farmacologia da enxaqueca).

Antagonistas do receptor NMDA

Os receptores NMDA (N-metil-D-aspartato) de glutamato exercem uma função relevante na transmissão na via ascendente da dor. Assim, os antagonistas dos receptores NMDA configuram uma alternativa para o tratamento da dor. Por exemplo, o anestésico cetamina, que é um antagonista seletivo de receptores NMDA, mostra eficácia em reduzir sintomas de dor pós-operatória e dor intensa aguda. Contudo, seu uso é restrito em virtude de seus efeitos alucinógenos e potente ação depressora do SNC que ocasiona forte sedação. A cetamina tem grande utilidade em circunstâncias nas quais é importante minimizar o risco de depressão respiratória (ver Capítulo 17 – Anestésicos gerais e locais).

Fármacos antidepressivos tricíclicos

O desenvolvimento desses fármacos teve foco, inicialmente, no tratamento de transtornos de humor, porém observou-se grande utilidade clínica para estados de dor crônica. Assim, eles podem ser atualmente utilizados como fármacos adjuvantes na terapia da dor. Os antidepressivos tricíclicos têm capacidade de aumentar a atividade por intermédio da inibição da recaptura da noradrenalina e da serotonina liberadas das vias descendentes no corno dorsal da medula, auxiliando no controle inibitório da dor que tais compostos exercem sobre as vias ascendentes. Os agentes com menor seletividade, como a amitriptilina, nortriptilina e imipramina, apresentam maior eficácia quando comparados com os inibidores seletivos da recaptação de norepinefrina e serotonina (ver Capítulo 13 – Fármacos antidepressivos e estabilizadores do humor).

Agonistas adrenérgicos

A clonidina é um agonista de receptores α_2-adrenérgicos que pode agir na medula espinhal bloqueando a liberação de glutamato e substância P pelos neurônios aferentes primários, promovendo, assim, analgesia em casos de dor aguda e crônica. Sua utilização para o alívio da dor é restrito por sua capacidade de provocar hipotensão postural e sedação.

Bloqueadores dos canais de sódio

Fármacos bloqueadores dos canais de sódio voltagem-dependente, como os anestésicos locais, podem ser utilizados para o manejo da dor. O bloqueio reversível dos canais de Na^+ dependentes da voltagem impede o influxo de Na^+ necessário para início e propagação dos potenciais de ação. Assim, mantêm os neurônios no estado de repouso. Desse modo, bloqueiam a propagação do potencial de ação nas fibras sensitivas periféricas e interrompem a transmissão do sinal de dor entre o nociceptor e SNC (ver Capítulo 17 – Anestésicos gerais e locais).

Atividade proposta	**Caso clínico**

Caso clínico

Um paciente, fazendo uso terapêutico crônico de opioides, queixa-se com seu médico que o fármaco parece não estar fazendo mais o efeito desejável e que estava sentindo alguns efeitos adversos. Relatou ainda que interrompeu o uso do fármaco e, após a interrupção, começou a apresentar alguns efeitos desagradáveis.

Capítulo 16 – Fármacos analgésicos de ação central

Pontos principais e objetivos de aprendizagem	1) Quais são os principais mecanismos de ação analgésica dos fármacos opioides? 2) Quais efeitos adversos podem ter ocorrido? 3) Quais os sintomas da síndrome de abstinência foram, possivelmente, vivenciados pelo paciente? 4) A tolerância é um efeito comum de opioides?
Respostas esperadas	1) O mecanismo de ação geral dos opioides envolve a interação destes com receptores do tipo μ opioides. Estes receptores são acoplados à proteína G inibitória. Ativação destes receptores promove redução da produção de AMPc e aumento do efluxo de íons de potássio, promovendo a hiperpolarização do neurônio. A analgesia induzida por opioides pode ser resultante da inibição da transmissão da dor no corno dorsal da medula. Nessa região, a ação pré-sináptica dos opioides envolve inibição da liberação dos neurotransmissores, glutamato e substância P e a ação pós-sináptica envolve a hiperpolarização neural e a inibição da transmissão do impulso nervoso. A analgesia supramedular decorre da ativação da via descendente inibitória do controle da dor por meio da inibição de neurônios GABAérgicos que modulam tonicamente essa via. Além disso, os opioides podem agir nos receptores μ-opioides encontrados nos nervos periféricos. 2) Entre outros efeitos, podemos citar: depressão respiratória; náuseas e vômitos; constipação; broncoconstrição prurido; retenção urinária; entre outros. 3) Os efeitos mais comuns são aumento da frequência respiratória, diaforese, lacrimejamento, rinorreia, midríase, cólicas estomacais, tremores, contrações musculares, taquicardia, hipertensão, febre, calafrios, anorexia, náuseas, vômitos e diarreia. 4) Sim, uso crônico de opioides pode promover tolerância para os seguintes efeitos: sedação; analgesia; retenção urinária; e euforia.

■ REFERÊNCIAS

1. Ferry N, Dhanjal S. Opioid Anesthesia. StatPearls [Internet]. Treasure Island (FL): StatPearls Publishing; 2018 Jan. Available from: https://www.ncbi.nlm.nih.gov/books/NBK532956/.

2. Duarte DF. Uma breve história do ópio e dos opioides. Rev Bras Anestesiol. Campinas, jan./fev. 2005;55(1);135-146.

3. Martin WR. Pharmacology of opioids. Pharmacol Rev. 1983;35:283-303.

4. PACIFICI GM. Metabolism and pharmacokinetics of morphine in neonates: a review. Clinics (São Paulo, Brazil) 2016;71,8:474-80.

5. Gianni W, Ceci M, Bustacchini S, Corsonello A, Abbatecola AM, Brancati AM et al. Opioids for the treatment of chronic non-cancer pain in older people. Drugs Aging. 2009;26:63-73.

6. Vučković S, Prostran M, Ivanović M, Todorović Z, Stojanović R, Nesić Z et al. Opioid analgesics. Vojnosanit. Pregl. 2004;61:413-421.

7. Goodman A. as bases farmacológicas da terapêutica. 11. ed. Rio de Janeiro: McGraw-Hill; 2006.

8. Fein A. Nociceptores: as células que sentem dor. In: Petrov P, Francischi JN, Ferreira SH, et al. tradutores. Ribeirão Preto-SP: Dor On-line; 2011. 106 p. Disponível em: http://www.dol.inf.br/nociceptores.

9. Julius D, Basbaum AI. Molecular mechanisms of nociception. Nature. 2001;413:203-210.

10. Hylands-White N, Duarte RV, Raphael JH. An overview of treatment approaches for chronic pain management. Rheumatol Int. 2017 Jan;37(1):29-42.

11. Brandao ML. Mecanismos básicos e motivacionais da dor. In: Brandão ML. As bases biológicas do comportamento: introdução à neurociência. São Paulo: EPU; 2004. p. 141-146.

12. Le Bars D, Gozariu M, Cadden SW. Animal models of nociception. Pharmacol. Rev. 2001;53;4:597-652.

13. Golan DE, Tashjian JR, A H, Armstrong EJ, Armstrong AH. Princípios de farmacologia: a base fisiopatológica da farmacologia. 3. ed. Rio de Janeiro: Guanabara Koogan; 2014.

14. Millan MJ. The induction of pain: an integrative review. Prog. Neurobiol. 1999;57:1-164.

15. Millan MJ. Descending control of pain. Prog. Neurobiol. 2002;66(6);355-474.

16. Miguel TT. Antinocicepção induzida pelo medo: efeito da inibição da óxido nitrico sintase da matéria cinzenta periaquedutal de camundongos. São Carlos, SP, 2008. Dissertação. 98 p.

Capítulo 17

Anestésicos gerais e locais

Autores:
- Carlos Rogério Tonussi
- Silvia Chiaroni

■ Anestésicos gerais

História

Evidências de que o ser humano sempre ensaiou controlar a dor, especialmente para fins cirúrgicos, por meio de plantas com propriedades entorpecentes, são pelo menos tão antigas quanto as comunidades pré-colombianas, a China e a antiga Roma.

A observação atenta e o trabalho obstinado de alquimistas, físicos, químicos, médicos, dentistas e cirurgiões não foram em vão. O marco histórico foi a realização de exérese de um tumor submandibular em um paciente anestesiado com éter por Thomas Morton, em 1846 (Figura 17.1).

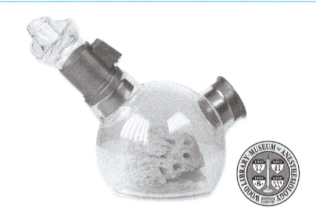

Figura 17.1 – Réplica do inalador utilizado por Thomas Morton na primeira anestesia realizada no Massachusetts General Hospital.
Fonte: Cortesia do *Wood Library-Museum of Anesthesiology*, Schaumburg, Ilinois.

A agulha hipodérmica oca surgiu na segunda metade do século XIX. Pierre Cyprian Oré de Lyons a utilizou, em 1872, para administrar hidrato de cloral por via intravenosa (IV), mas houve muitas complicações. O advento do tiopental, mais seguro, e sua introdução na prática clínica, em 1934, marcaram o início da anestesia moderna.

■ Introdução

A anestesia geral (AG) é a depressão reversível e controlada do sistema nervoso central (SNC), por intermédio de fármacos, para realização de procedimentos que envolvam lesão tecidual ou sensações desagradáveis. A AG tem cinco pilares: inconsciência; amnésia; analgesia; proteção neurovegetativa (controle de reflexos autonômicos); e imobilidade (relaxamento muscular). Para conseguir os cinco fundamentos ao mesmo tempo é preciso combinar os diferentes agentes. Podem ser classificados pela via de administração em inalatórios ou venosos.

Os anestésicos inalatórios (AI) podem ser divididos em voláteis ou halogenados – halotano, enflurano, isoflurano, sevoflurano e desflurano – e gasosos – óxido nitroso e xenônio. Os halogenados recebem este nome por conterem flúor, cloro ou bromo na sua estrutura; são comercializados em frascos sob a forma líquida e volatilizam-se de forma controlada no aparelho de anestesia. Sobre os gases, o óxido nitroso (N_2O) é bastante utilizado; o xenônio é um gás nobre, com ação anestésica, mas seu custo é elevado.

Os anestésicos venosos são: barbitúricos (tiopental para humanos e tiamilal para uso veterinário); propofol e fospropofol; etomidato e cetamina.

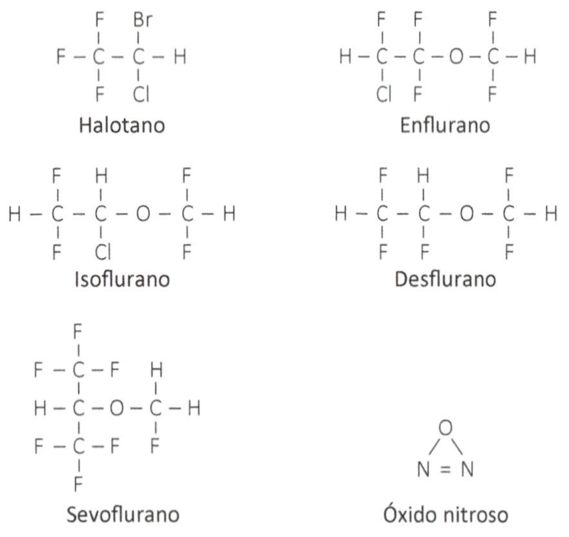

Figura 17.2 – Estrutura química dos anestésicos inalatórios.

■ Anestésicos inalatórios

Teoria lipídica unitária

A teoria unitária proposta para explicar o mecanismo de atuação dos AI é de que eles penetram na membrana plasmática dos neurônios e provocam alterações físicas que influenciam no funcionamento das membranas, de forma proporcional ao seu coeficiente de partição óleo/sangue. No entanto, estudos com enantiômeros do isoflurano mostraram potências anestésicas diferentes, ainda que os coeficientes de partição fossem iguais. Em farmacologia, a evidência de estéreo-seletividade sugere a interação com alvos moleculares específicos. Embora a teoria lipídica tenha sua parcela de verdade, a farmacodinâmica dos AI é bem mais complexa.

Concentração alveolar mínima

A potência clínica dos AI em promover a imobilidade foi definida pelos estudos de Eger em 1965: a concentração alveolar mínima (CAM) é a mínima concentração necessária para inibir o movimento em resposta ao estímulo cirúrgico em 50% dos pacientes (CE_{50}). Foram determinados outros valores de CAM, como a CAM-IT – valor de CAM para intubação orotraqueal; CAM-BAR – CAM que bloqueia a resposta autonômica ao estímulo cirúrgico (para o sevoflurano seria quase o dobro da CAM normal); CAM-acordado: concentração de AI em que 50% dos pacientes deixam de responder a um estímulo verbal. Com óxido nitroso a 70%, a CAM dos outros inalatórios chega a cair 60%. O N_2O é menos potente que os demais AI, mas tem efeito analgésico e causa amnésia.

Alvos proteicos

No SNC, os anestésicos gerais atuam em vários alvos moleculares, mas as evidências mais fortes envolvem: 1) acentuação da atividade dos neurotransmissores inibitórios; 2) inibição da atividade dos receptores excitatórios; 3) interações com canais de potássio; e 4) interação com complexo proteico sintaxina, SNAP-25 e sinaptobrevina.

O receptor tipo $GABA_A$ e o receptor de glicina são ionotrópicos e, quando ativados, eles aumentam a condutância ao cloreto com hiperpolarização dos neurônios. O ácido gama-aminobutírico (GABA) e a glicina são aminoácidos neurotransmissores inibitórios que prevalecem nas porções supramedulares e medulares do SNC, respectivamente. A intensificação de suas ações pelos anestésicos provoca perda da consciência (efeito supramedular) e imobilidade (efeito medular). Anestésicos venosos e inalatórios, incluindo o óxido nitroso (N_2O), atuam em receptores $GABA_A$, intensificando a ação do GABA por meio de sítios alostéricos. Os anestésicos gerais, exceto cetamina e etomidato, acentuam a atividade do receptor de glicina. O óxido nitroso e o xenônio são inibidores potentes das correntes ativadas pelo receptor NMDA (Figura. 17.3).

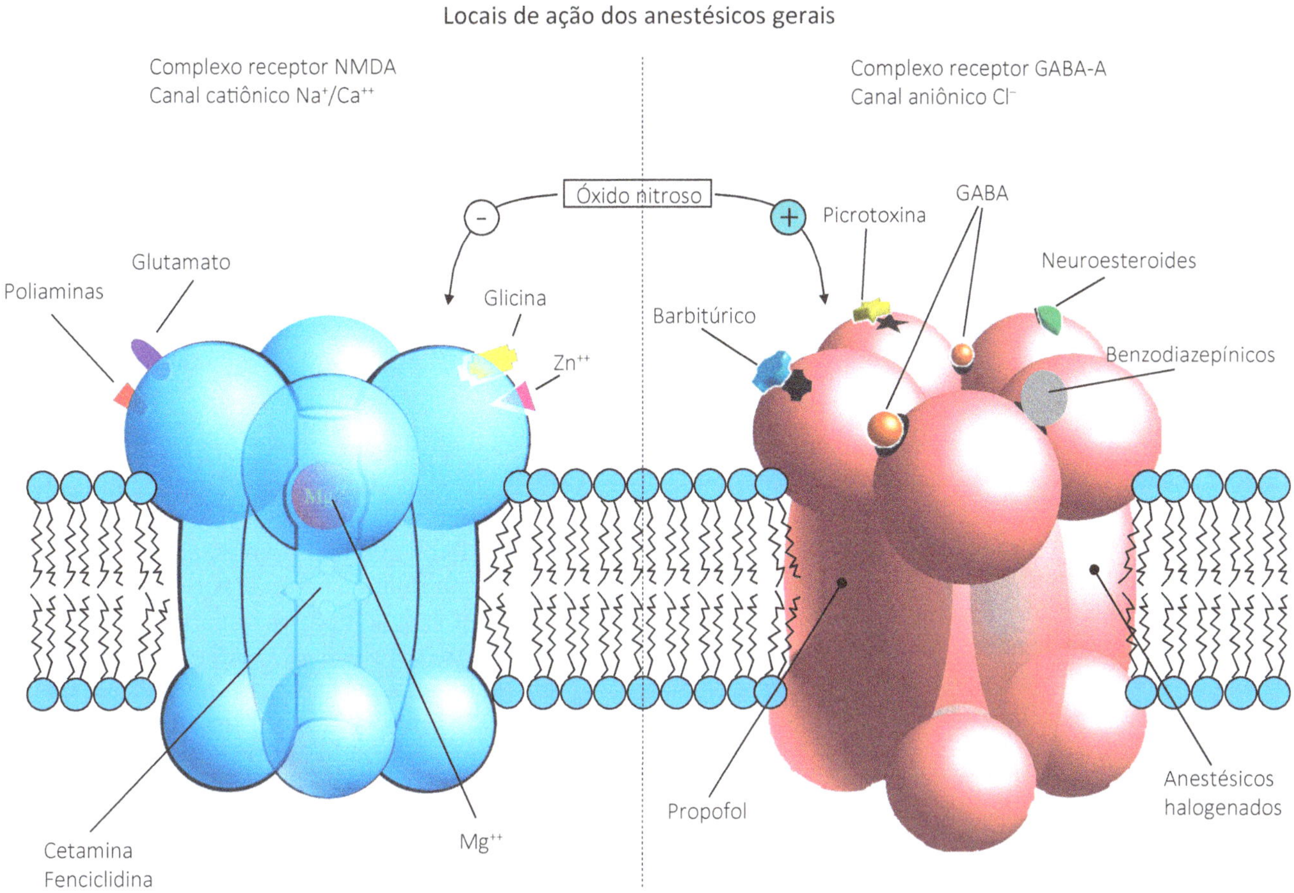

Locais de ação dos anestésicos gerais

Figura 17.3 – Representação do receptor NMDA, à esquerda, e do GABA_A, à direita. Localização dos sítios de ligação de neurotransmissores e de anestésicos gerais.

Fonte: Desenvolvida pela autoria do capítulo.

Os AI também ativam membros da família de canais de potássio de domínio de dois poros (TREK), envolvidos na manutenção do potencial de repouso da membrana, reduzindo a liberação de neurotransmissores. Canais de sódio voltagem-dependente (NaV) também poder ser inibidos por AI.

Ainda, os AI inibem a liberação de neurotransmissores por inibirem o complexo proteico sintaxina, SNAP-25 e sinaptobrevina, envolvido na exocitose de neurotransmissores.

O xenônio atua como antagonista não competitivo no receptor NMDA e agonista em TREK

Efeitos no SNC

Os AI causam amnésia e hipnose. Eles influenciam a atividade elétrica, o metabolismo, a perfusão e a pressão intracraniana (PIC). Na indução, a atividade elétrica aumenta, atinge um pico e, com o aprofundamento, pode causar surtossupressão –

padrão de eletroencefalograma (EEG) que consiste em alternância entre períodos de ondas de baixa frequência e alta amplitude com períodos de EEG plano – exceto o halotano. O enflurano aumenta a atividade epileptogênica. Sevoflurano, desflurano e isoflurano reduzem o consumo metabólico de oxigênio dos neurônios (CMRO$_2$), mas aumentam o fluxo sanguíneo cerebral (FSC). Halotano e enflurano são os que mais aumentam o FSC. Se o paciente for hiperventilado antes de receber o AI, a elevação do FSC é menos intensa.

O óxido nitroso causa elevação do CMRO$_2$, do FSC e da PIC, especialmente com outros AI. Esses efeitos podem ser atenuados por anestésicos venosos. O xenônio reduz CMRO$_2$ e o FSC, reduzindo a PIC.

Sistema cardiovascular

Todos os anestésicos voláteis diminuem a pressão arterial (PA) de forma concentração-dependente.

Isoflurano, desflurano e sevoflurano diminuem a PA por reduzirem principalmente a resistência vascular sistêmica. A frequência cardíaca (FC) pode diminuir com halotano e enflurano, manter-se com sevoflurano e enflurano e aumentar com isoflurano e desflurano. A bradicardia por halotano, potente depressor do miocárdio, ocorre por provável estimulação do núcleo do vago. Desflurano, em alta concentração, provoca ativação simpática que eleva a FC e a PA. O óxido nitroso aumenta a descarga simpática e a concentração de noradrenalina e, se usado sozinho, aumenta a frequência cardíaca e a pressão arterial. O xenônio tem efeitos cardiorrespiratórios mínimos e é bem tolerado mesmo em pacientes idosos.

Halotano, isoflurano e sevoflurano reduzem o influxo de cálcio no miocárdio, o que diminui o inotropismo. O halotano deve ser evitado em pacientes cardiopatas. Ele reduz o limiar para arritmias e provoca extrassístoles ventriculares, e deve-se evitar o uso de fármacos vasoativos até para infiltração cutânea. Porém, vários estudos apontam para um efeito protetor dos AI contra isquemia e lesão de reperfusão.

Sistema respiratório

Os AI deprimem a ventilação, com exceção do óxido nitroso. Eles diminuem o volume corrente e aumentam a frequência respiratória, o que acentua a ventilação do espaço morto em detrimento da ventilação alveolar; o volume-minuto cai. Enflurano e isoflurano causam maior depressão da ventilação do que sevoflurano e desflurano. Eles diminuem a sensibilidade à pCO_2 e a resposta ventilatória à hipóxia. Os AI podem perturbar o fluxo mucociliar, causar acúmulo de muco e interferir com a função do surfactante.

Os anestésicos inalatórios são broncodilatadores, embora o desflurano em concentrações altas (2 CAM) pode ter ação broncoconstritora. Na indução, o odor pungente do isoflurano e do desflurano pode provocar tosse e laringospasmo.

Fígado

Os AI provocam redução concentração-dependente do fluxo sanguíneo hepático entre 15 e 45% do valor de base. Influência sobre o fluxo hepático: halotano > isoflurano = sevoflurano > desflurano. Os AI têm o potencial de reduzir a função hepática, de forma reversível. A biotransformação oxidativa do halotano favorece a produção de ácido trifluoracético e liberação de bromo e de cloro. Em situações de hipoxemia, a biotransformação do halotano produz o radical livre clorotrifluoretil, que é capaz de reagir com as membranas dos hepatócitos e, em raras ocasiões,

causar hepatite fulminante. Além da biotransformação, mecanismos imunológicos estão envolvidos na fisiopatologia.

Rins

Os anestésicos voláteis diminuem a taxa de filtração glomerular e o fluxo sanguíneo renal e aumentam a fração de filtração. Esse efeito ocorre mesmo que haja pressão de perfusão adequada. Os AI alteram a autorregulação renal. Sevoflurano libera fluoreto, que seria responsável por alteração da função renal, mas a elevação é transitória e sem repercussão clínica.

Outros efeitos

- Miométrio: os AI provocam relaxamento uterino. É útil nas manobras obstétricas para manipulação fetal, mas pode aumentar o sangramento uterino, no final da cesárea, por exemplo.
- Músculo esquelético: a hipertermia maligna (HM) é uma afecção rara, latente e hereditária. Em indivíduos suscetíveis, a exposição aos AI e/ou à succinilcolina pode desencadear quadro clínico caracterizado por resposta hipermetabólica, resultante de aumento excessivo de cálcio no citoplasma da fibra muscular.
- DNA: a exposição aos AI pode causar danos ao DNA. O N_2O causa oxidação do cobalto da vitamina B12, inviabilizando seu papel como cofator da metioninassintetase. É um efeito transitório e a atividade da enzima é restaurada em 3 a 4 dias. Esta enzima é importante para a produção de DNA, RNA e mielina. Uso transitório de óxido nitroso pode causar anemia aplásica no feto.

Farmacocinética

Absorção e distribuição

Ao acionar o vaporizador do aparelho de anestesia, define-se a concentração desejada do AI. O agente se dilui pelos tubos onde há a mistura de oxigênio, até a saturação do sistema, em alguns minutos. É o que chamamos de fração inspirada ou Fi. No início, a fração alveolar (Fa), aquela que está nos alvéolos do paciente, é menor que a Fi. A relação entre Fa/Fi deve ser igual a 1 o mais rápido possível (Figura 17.4). Ao longo da indução, o sangue vai captando anestésico para conduzi-lo ao cérebro. Como veremos a seguir, admitimos que a fração expirada (Fe) corresponda à parte que entrou em equilíbrio com o cérebro. Na sala de cirurgia podemos monitorar a Fi e a Fe. Os fatores que influem na velocidade para que a Fa se iguale à Fi são:

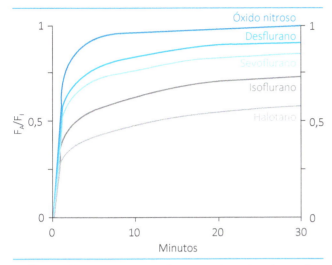

Figura 17.4 – Relação entre Fa/Fi no eixo das ordenadas em função do tempo. A captação dos anestésicos pode ser maior, como o halotano, que demora pra atingir Fa/Fi = 1. No outro extremo, o óxido nitroso é pouco captado e a Fa sobe rapidamente.

Fonte: Adaptada de Goodman LS, Gilman A, Brunton LL, Lazo JS, Parker KL. As bases farmacológicas da terapêutica. 12.ed. McGrawHill, Nova York, 2012.

Ao longo do tempo, a captação dos anestésicos pode ser maior, como para o halotano, que acaba demorando para alcançar Fa/Fi = 1. No outro extremo, o óxido nitroso é pouco captado, e a Fa sobe rapidamente.

- Solubilidade: coeficiente de partição de um gás entre duas fases é a relação entre as concentrações de AI entre dois meios diferentes quando as pressões parciais forem iguais. O coeficiente de partição aponta qual a preferência do anestésico, se um ou outro meio. O óxido nitroso tem coeficiente de partição sangue: gás de 0,47. Quando as pressões parciais do gás se equilibrarem, haverá 47 moléculas de N_2O no sangue para cada 100 moléculas na forma de gás nos alvéolos. O halotano tem coeficiente de partição de 2,3; no equilíbrio, haverá 230 moléculas no sangue para cada 100 no alvéolo. Quanto mais moléculas uma fase precisar receber para que as pressões parciais se igualem, mais tempo demora para igualar Fa e Fi.
- Concentração do anestésico no ar inspirado: a Fi tem efeitos diretos na tensão máxima que pode ser ofertada ao alvéolo e na velocidade de elevação da Fi para que a tensão alveolar e a arterial se elevem rapidamente – Lei de Fick.
- Ventilação pulmonar: o volume minuto interfere na velocidade do processo de igualar a Fi e a Fa. Afinal, se muitas moléculas precisam passar para o sangue para exercer pressão parcial, o paciente precisa respirar várias vezes para dar várias chances de se fazer a troca. Quanto mais solúveis, maior a dependência da ventilação pulmonar para se atingir Fi/Fa = 1.

- Fluxo sanguíneo pulmonar: se imaginarmos que o paciente inala uma névoa de AI que precisa ser conduzida ao cérebro, então o débito cardíaco é o "sopro" que a dissipa para longe. Se o sopro for bem fraco, como em situações de baixo débito cardíaco, a névoa não é soprada para longe. Rapidamente a pressão parcial do gás dentro do alvéolo e no sangue entra em equilíbrio. A relação Fa/Fi atinge 1 mais rapidamente e quase todo sangue que se saturou de anestésico é conduzido para o cérebro.
  Se o débito cardíaco for normal ou elevado, a nuvem de AI é soprada com mais força para o resto do corpo – órgãos internos, músculos etc. –, podendo se acumular nos tecidos ou ainda ser metabolizada no fígado, dependendo do agente. A relação Fa/Fi atinge 1 mais lentamente.
- Gradiente arteriovenoso: devemos observar com especial atenção a parte da névoa que é soprada para o resto do corpo. As moléculas dos vapores de gás, tão poucas, fluem por artérias, arteríolas e finalmente capilares. É como um rio (aorta) que deságua no mar (capilares); por isso consideramos que a quantidade de anestésico que chega de volta ao pulmão volte apenas do cérebro, pelo menos na fase inicial da anestesia inalatória. O gradiente arteriovenoso é elevado. Os capilares periféricos não guardam os AI. São membranas como as dos alvéolos e nossos tecidos funcionam como "chaminés". Os anestésicos inalatórios lipossolúveis voam para dentro das gorduras e ali se acumulam também, visando equilíbrio das pressões parciais. Com a saturação dos tecidos, a veia cava inferior passa a trazer o agente para os pulmões. O gradiente arteriovenoso e a captação alveolar diminuem, concorrendo para a realização de Fa/Fi = 1. Já o óxido nitroso é pouco solúvel no sangue ou na gordura e prefere "voar" para locais com gás, como os intestinos.

Eliminação

Quando a administração de AI é interrompida, a Fa diminui, e agora o gradiente de concentração se inverte. A eliminação é o reverso da indução, mas vale lembrar as diferenças. Os tecidos devolvem aos pulmões o que foi acumulado, e a Fa não cai para zero instantaneamente. Para anestésicos mais solúveis, o número de partículas a serem movidas é maior, e a recuperação pode ser bem demorada. Em relação ao óxido nitroso, sua interrupção, no final do procedimento, pode fazê-lo retornar aos alvéolos diluindo o oxigênio, a chamada *hipóxia por difusão*.

Os pulmões são a principal via de eliminação de AI. No entanto, pode haver biotransformação no fígado nesta ordem de magnitude: halotano (40%) > enflurano (10%) > sevoflurano > isoflurano > desflurano > N_2O. A Tabela 17.1 descreve as principais propriedades dos AI.

Seção 3 – Fármacos que Afetam o Sistema Nervoso Central

Tabela 17.1 – Propriedades dos anestésicos inalatórios.

Anestésicos	CAM (% do volume em 1 atm)	Pressão de vapor	CP sangue/gás	CP cérebro/sangue	CP gordura/sangue	Metabólitos recuperados (%)
Halotano	0,75	243	2,3	2,9	51	20
Enflurano	1,6	175	1,8	1,4	36	2,4
Isoflurano	1,2	250	1,4	2,6	45	0,2
Sevoflurano	2	160	0,65	1,7	48	3
Desflurano	6	664	0,45	1,3	27	0,02
Óxido nitroso	105[a]	Gás	0,47	1,1	2,3	0,004
Xenônio	71	Gás	0,12	–	–	0

CP: coeficiente de partição; CAM: concentração alveolar mínima; [a]CAM acima de 100%: indica a necessidade de condições hiperbáricas.

Fonte: Desenvolvida pela autoria do capítulo.

■ Anestésicos venosos

Os anestésicos venosos (AV) são moléculas pequenas e hidrofóbicas que, se injetadas em dose única em bólus, penetram no SNC e induzem perda da consciência em 30 a 40 segundos (Figura 17.5). Passados 3 a 10 minutos, o paciente começa a acordar de novo; o término de ação se dá por redistribuição (para outros órgãos, músculos e tecido adiposo). O perfil farmacocinético destes agentes pode ser visto na Tabela 17.2.

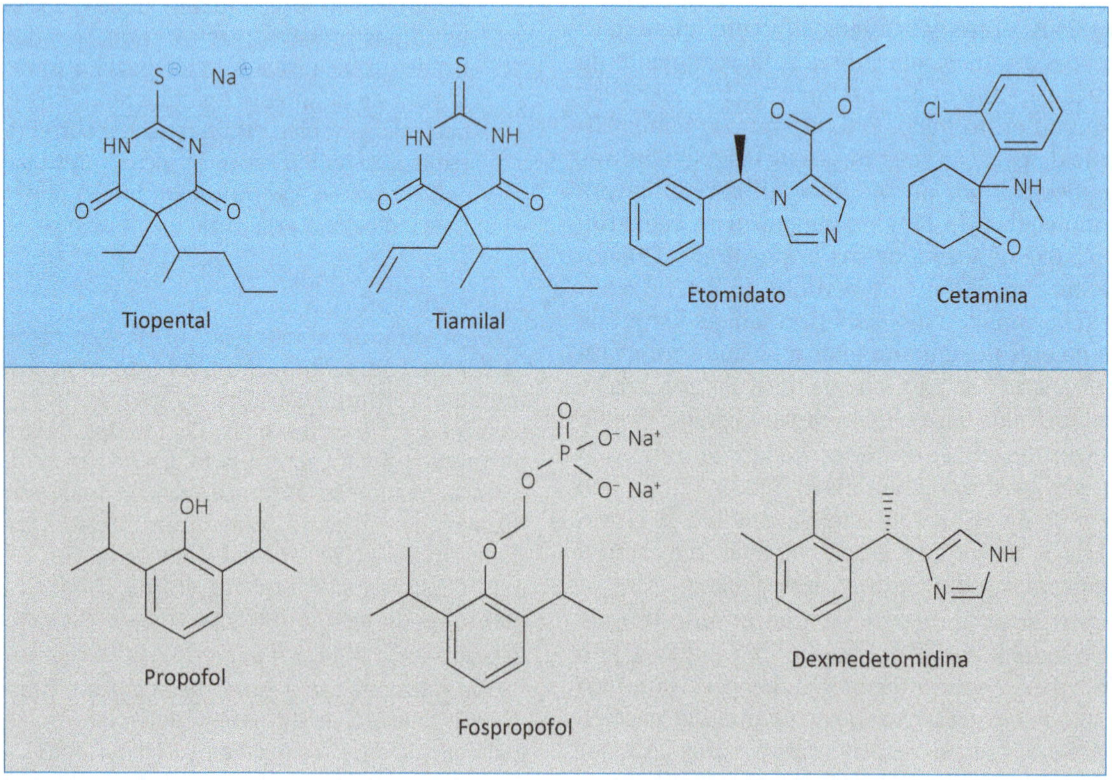

Figura 17.5 – Estruturas químicas dos principais anestésicos venosos.

Tabela 17.2 – Variáveis farmacocinéticas dos anestésicos venosos.

Fármacos	Solução (mg/mL)	Indução (mg/kg)	Duração da dose de indução (min)	t1/2cs (h)	DP (mL/min/kg)	Ligação proteica (%)	Vss (L/kg)
Tiopental	25	3 a 5	5 a 8	12,1	3,4	85	2,3
Propofol	10	1,5 a 2,0	4 a 8	1,8	30	98	2,3
Etomidato	2	0,2 a 0,4	4 a 8	2,9	17,9	76	2,5
Cetamina	50	0,5 a 1,5	10 a 15	3	19,1	27	3,1

$t_{1/2}cs$: meia-vida contexto-sensitivo; DP: taxa de depuração plasmática; Vss: volume de distribuição no equilíbrio.

Fonte: Desenvolvida pela autoria do capítulo.

Múltiplas doses ou infusão contínua (IC) acumulam anestésico nos tecidos. O final da ação passa a depender da lipossolubilidade (volume de distribuição) e eliminação (biotransformação + excreção). O tempo de despertar depende da meia-vida plasmática que varia conforme o contexto – tempo de meia-vida contexto-sensitivo ($t_{1/2}cs$). O "contexto" se refere ao agente, ao tempo de infusão e à quantidade de tecido adiposo de cada indivíduo. O propofol, mesmo após infusão prolongada, tem valores baixos de $t_{1/2}cs$, sendo adequado à IC. Já o tiopental, com pouco tempo de infusão tem a $t_{1/2}cs$ intensamente elevada, sendo inadequado à IC (Figura 17.6).

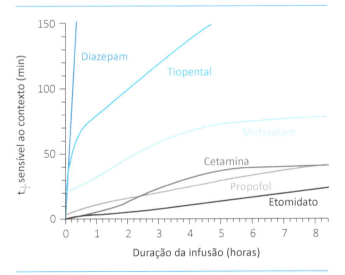

Figura 17.6 – Gráfico com meia-vida contexto-sensitivo ($t_{1/2}cs$), tempo para a concentração plasmática cair pela metade, no eixo das ordenadas. No eixo das abscissas, o tempo de infusão cujo aumento provoca elevação do $t_{1/2}cs$.

Fonte: Desenvolvida pela autoria do capítulo.

Barbitúricos

Principal anestésico desta categoria, o tiopental atua no SNC estabilizando a ligação do GABA ao seu receptor, mantendo o canal de cloreto aberto por mais tempo. Em doses maiores, ele próprio parece provocar a abertura do canal. Além disso, ele diminui a resposta ao glutamato e interage com canais de cálcio de membranas, diminuindo a condutância ao cálcio. Não é analgésico e causa discreto relaxamento muscular. A dose de indução é maior em neonatos e menor em gestantes e idosos. Como têm alta ligação proteica, em condições que cursam com hipoproteinemia (síndromes consuptivas, cirrose, insuficiência renal crônica), a dose de indução deve ser reduzida.

Os barbitúricos são metabolizados no fígado. A taxa de metabolização é de 12 a 16% da dose por hora, com eliminação renal de metabólitos inativos; menos de 1% da dose é eliminada inalterada pela urina. As reações envolvem oxidação na posição 5, dessulfuração e rotura do anel por hidrólise. Cirróticos podem ter ação dos barbitúricos mais prolongada. São potentes indutores do sistema P450, acelerando a biotransformação de outros fármacos. O comprometimento psicomotor pode perdurar por até 8 horas após o uso.

O tiopental causa redução dose-dependente da pressão arterial, do volume sistólico e do débito cardíaco. O principal efeito é vasodilatação de veias abdominais (diminuição da pré-carga). Ocorre elevação da frequência cardíaca pelo barorreflexo. Ele não altera tanto a resistência vascular periférica.

O tiopental também é um potente depressor da ventilação (volume corrente e frequência respiratória). Ele diminui a resposta ventilatória ao CO_2. No SNC, ele provoca redução do $CMRO_2$, do FSC e não aumenta a PIC. Pode causar surtossupressão ao EEG.

Os barbitúricos reduzem o fluxo sanguíneo hepático e o renal, sem prejuízo da função. Não alteram o tônus do útero grávido. Podem exacerbar crises de porfiria aguda intermitente, por indução da produção pelo fígado da sintase do ácido alfa-aminolevulínico. Em pacientes suscetíveis, induzidos com tiopental, pode haver precipitação de crises de porfiria – dor abdominal, náuseas, vômitos, transtornos psiquiátricos e anormalidades neurológicas.

Propofol

O propofol (2,6 di-isopropilfenol) é o agente indutor mais utilizado em anestesia; é comercializado na forma de emulsão lipídica de óleo de soja, fosfolipídeo derivado de ovo purificado e hidróxido de sódio com 10 mg/mL de propofol.

Sua $t_{1/2}cs$, adequada à infusão contínua, decorre da rápida depuração. No fígado, ele sofre conjugação com sulfato e glicuronato, com eliminação de metabólitos menos ativos pelos rins. A depuração do propofol excede o fluxo sanguíneo hepático, e sítios extra-hepáticos já foram demonstrados em pulmões e rins. Tem alta ligação proteica e em condições que cursam com hipoproteinemia, as doses devem ser reduzidas.

No SNC, atua no receptor $GABA_A$, aumentando os efeitos do próprio GABA, o que causa hiperpolarização neuronal. Pode causar surtossupressão. Reduz o $CMRO_2$, o FSC, a PIC, sendo bem indicado em neurocirurgias. Reduz também a pressão intraocular (PIO). Na indução, pode causar movimentos coreiformes e opistótono. Suprime atividade convulsiva em humanos.

Causa hipotensão mais proeminente que o tiopental, por vasodilatação arterial e por depressão miocárdica. Deve ser usado com cautela em pacientes com hipovolemia e na insuficiência cardíaca. Causa depressão respiratória e apneia. Não causa broncoespasmo, podendo ter ação broncodilatadora. Tem ação antiemética, mesmo em baixas doses (20 mg). Causa dor importante à injeção.

É considerado seguro para gestantes, apesar de existirem indícios de potencial neurotóxico em cérebros em desenvolvimento. Recém-nascidos têm menor taxa de depuração plasmática (DP), o que pode causar acúmulo e atraso no despertar. Crianças têm volume de distribuição maior e a DP aumentada – as doses podem ser maiores nestes casos. No entanto, seu uso em crianças menores de 3 anos não é regulamentado.

O propofol pode causar a síndrome de infusão de propofol (SIP). Estão sob risco pacientes jovens com infusão prolongada – uso em UTI. Caracteriza-se por acidose metabólica, hiperlipidemia, rabdomiólise e hepatomegalia. Os mecanismos moleculares não estão elucidados, mas a mitocôndria parece estar envolvida, com interrupção da cadeia de transporte de elétrons.

Fospropofol é uma pró-droga que, metabolizada por fosfatases alcalinas, se transforma em propofol. É indolor à injeção. Recomendado para procedimentos diagnósticos na dose de 6,5 mg/kg, após sua injeção, ele tem o pico de ação em 5 a 8 minutos, já que requer a transformação hepática e produz sedação por 10 a 11 minutos. O paciente acorda 25 minutos após a injeção; nessa dose, geralmente não requer suporte ventilatório. Os incrementos devem ser feitos com 25% da dose inicial em intervalos de 4 minutos, com maior atenção para a possibilidade de depressão respiratória, hipotensão e sedação mais prolongada.

Etomidato

Hipnótico de curta duração para anestesia geral ou procedimentos curtos, não tem efeito analgésico. Destaca-se pela estabilidade hemodinâmica, sendo especialmente indicado para pacientes com doença coronária e/ou disfunção cardiovascular. Tem alta ligação proteica. Causa movimentos mioclônicos que podem ser controlados com opioides ou benzodiazepínicos antes da indução. Metabolizado no fígado a compostos inativos secretados na urina (78%) e na bile (22%).

Pouco hidrossolúvel, é formulado em propilenoglicol, que pode causar dor à injeção. Causa depressão do córtex adrenal, de forma transitória em dose única. Tem boa meia-vida contexto-sensitivo, mas o risco de supressão adrenal contraindica infusão contínua. Causa náuseas e vômitos.

Cetamina

A cetamina induz estado dissociativo, em que ocorrem sedação, amnésia, inconsciência, imobilidade e analgesia, e o paciente pode parecer vígil ao mesmo tempo. A cetamina atua inibindo o receptor de glutamato, tipo n-metil-D-aspartato (NMDA). Pode ser usada pelas vias venosa, intramuscular, oral e retal. A duração do efeito da dose de indução é maior e tem ligação proteica menos proeminente quando comparado aos outros agentes. É biotransformada no fígado em norcetamina, que tem algum efeito no SNC; compostos inativos são excretados pelo rim e pela bile. Tem $t_{1/2}cs$ razoável para infusão contínua.

Estimula o sistema nervoso simpático, causando elevação da pressão arterial, do débito cardíaco e broncodilatação. Não deve ser usada em pacientes hipertensos, ou com história de acidente vascular cerebral (AVC). Tem como efeitos colaterais, o aumento do FSC, e da PIC, e causa alucinações, que podem ser reduzidas com coadministração de benzodiazepínicos.

■ Anestésicos locais

A descoberta dos agentes anestésicos locais foi verdadeiramente revolucionária para a medicina e eles ainda se mantêm essenciais. Essas substâncias tiveram sua origem a partir do estudo das propriedades farmacológicas da planta *Erythroxylon coca*, da qual se extrai o famoso alcaloide cocaína. Esta foi utilizada já em 1884 como agente anestésico local, porém o grande potencial em causar dependência, problema que acometeu muitos pesquisadores e pacientes pioneiros, motivou a busca por equivalentes sintéticos que mantivessem o efeito anestésico, sem, contudo, apresentar seus efeitos indesejados. Apenas em 1904 surge a procaína para substituir a cocaína, seguida por uma série de outros compostos como a tetracaína

Capítulo 17 – Anestésicos gerais e locais

e 2-cloroprocaína, para citar o grupo dos ésteres. Em 1943, é sintetizada a lidocaína, dando origem a vários outros compostos do grupo amida nas décadas subsequentes, como mepivacaína, bupivacaína, prilocaína, etidocaína, articaína, ropivacaína e levobupivacaína.

Estrutura

A grande maioria dos agentes anestésicos locais se apresenta como uma amina terciária, dividindo-se em duas famílias: ésteres; e amidas, cujos protótipos são a procaína e a lidocaína, respectivamente. Como pode ser visto na Figura 17.7, uma cadeia alifática central, que pode ser uma função éster ou amida, separa um grupo hidrocarboneto cíclico e o grupo amino terciário. O hidrocarboneto cíclico confere propriedade lipofílica à molécula, facilitando a permeação da membrana lipídica da célula nervosa; enquanto o grupo amino, conferindo propriedade hidrofílica, facilita a solubilização no meio aquoso. A articaína, aprovada para uso no Brasil em 1999, é incluída na família das aminas, mas foi projetada também com uma ligação

éster e, diferentemente dos outros, apresenta um anel tiofeno no lugar do anel benzênico.

Bases fracas

O nitrogênio do grupo amina, confere propriedade básica a estas estruturas. Os agentes anestésicos locais têm um pKa acima de 7. Quando em solução, o grupo amino terciário pode receber um íon hidrogênio (próton), tornando-se quaternário (ionizado ou protonado). Daí sua propriedade alcalina. O equilíbrio entre as concentrações relativas das espécies ionizadas e não ionizadas dos diferentes agentes nos fluidos corpóreos se dará em função de seu pKa e do pH no meio em que se encontrarem, segundo uma constante K_a:

$$K_a$$
$$[BH^+] \leftrightarrows [B] + [H^+]$$

A constante de dissociação pKa é dada pela equação de Henderson-Hasselbach:

$$pKa = pH + \log_{10} \frac{[BH^+]}{[B]}$$

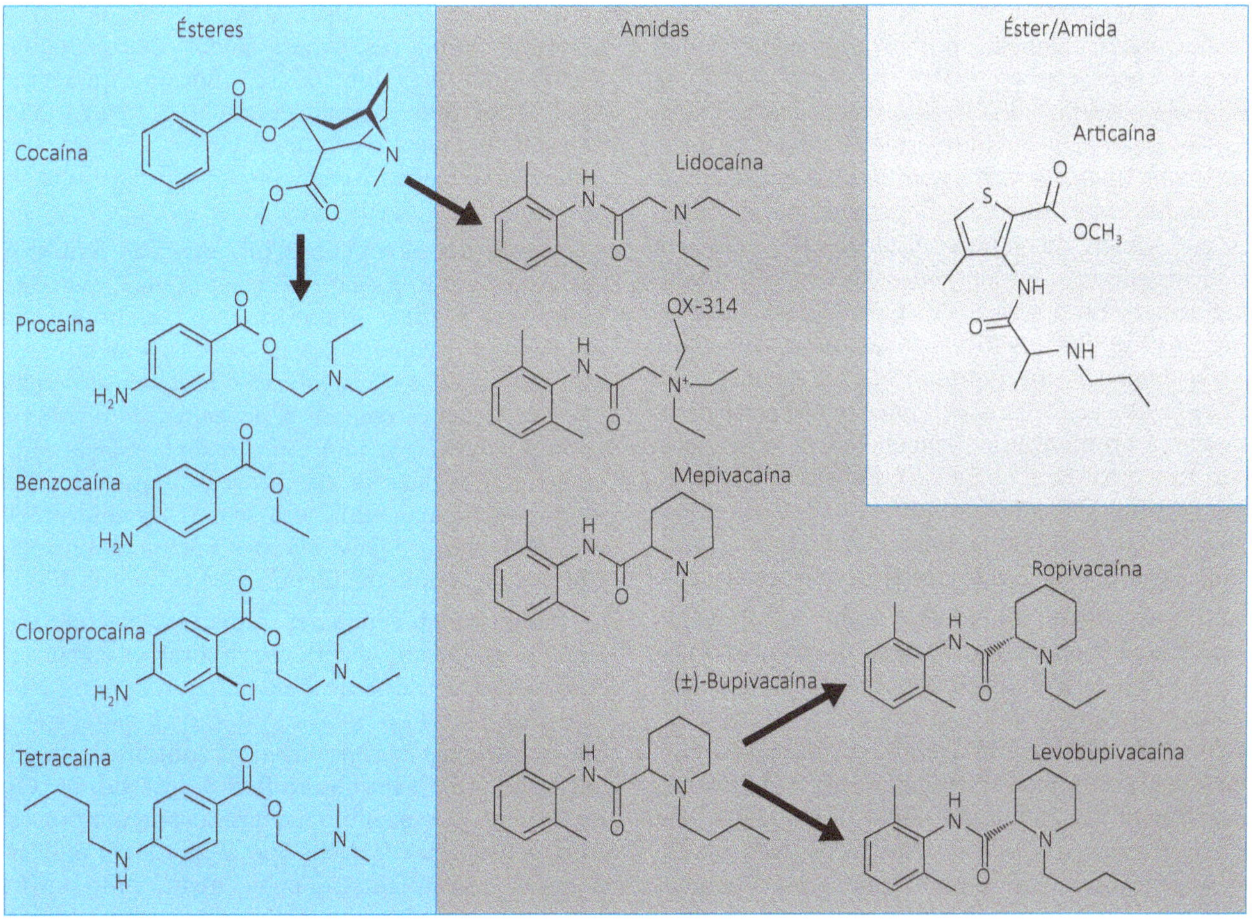

Figura 17.7 – Estruturas das famílias de anestésicos locais.

Agora fica fácil prever que para cada decremento inteiro do pH do meio abaixo do pKa do agente (p.ex., PKa = 8 e pH = 7), teremos um deslocamento desse equilíbrio da ordem de 10 vezes para a esquerda (mais base protonada). Sendo o oposto também previsível, ou seja, para cada incremento inteiro do pH do meio acima do pKa (p.ex., pH = 9), teremos o deslocamento do equilíbrio para a direita (mais base não protonada), também da ordem de 10 vezes. Por exemplo, quando o resultado da divisão na função log mencionada é 1, quer dizer que as concentrações da espécie ionizada e não ionizada são iguais; e, como o log de 1 é zero, o pKa será igual ao pH. Ou seja, em um meio cujo pH é igual ao pKa do composto (p.ex., pKa e pH = 8), teremos quantidades equimolares das formas ionizadas e não ionizadas. Quando o resultado da divisão é 10, temos 10 vezes mais [BH⁺] em relação a [B]. Como o log de 10 é 1, esse equilíbrio só poderá ocorrer se o pH do meio for igual a pKa – 1.

Mecanismo de ação

O objetivo primário do uso dos agentes anestésicos locais é bloquear ou, ao menos, reduzir reversivelmente, a nocicepção – que resulta no cognitivo-emocional-aversivo chamado "dor". A nocicepção é uma dimensão sensorial específica, mediada por fibras neuronais próprias classificadas como nociceptores. Na concepção mais comum, estes se situam entre as fibras mais finas dos nervos periféricos, sendo fibras não mielinizadas, tipo C, e finamente mielinizadas, tipo Aδ. Canais de sódio controlados por voltagem (NaV) distribuídos ao longo do axolema são fundamentais para a propagação dos potenciais de ação gerados nos terminais periféricos das fibras sensoriais, até o sistema nervoso central (SNC). Os agentes anestésicos locais são capazes de bloquear, não permanentemente, a propagação dos potenciais de ação pelas fibras nervosas. Esse bloqueio é indistinto, afetando tanto as fibras sensoriais, como as motoras e autonômicas. Por isso, todas as modalidades sensoriais (tátil, térmica, prurido etc.) serão afetadas por esses agentes.

Esta capacidade se entende como resultado do bloqueio dos canais NaV, embora os agentes anestésicos locais também afetem outros tipos de canais iônicos. Os canais NaV são expressos em diferentes tipos de células excitáveis (neurônios centrais, neurônios periféricos, cardiomiócitos, célula muscular esquelética, célula muscular lisa, glia etc.) em nove isoformas conhecidas (NaV1.1 – NaV1.9). Estas isoformas também se distribuem em proporções diferentes entre estes distintos grupos celulares. Muitos dos efeitos tóxicos dos anestésicos locais se darão justamente por não haver distinção na ação dos anestésicos sobre esses canais. Os canais NaV se apresentam como uma estrutura heterotrimérica, constituída por três subunidades proteicas: α, β1 e β2. A subunidade α, maior, tem quatro domínios constituídos de seis segmentos transmembranares que formam o canal propriamente dito.

Importância do pH na permeação do agente anestésico

O equilíbrio entre as formas ionizadas e não ionizadas da molécula do anestésico é de grande importância para a ação dos agentes que contêm o grupo amino terciário. Os anestésicos precisam se difundir pelas membranas lipídicas, na sua forma não ionizada e, portanto, lipossolúvel. Porém, é a forma ionizada a que exerce o bloqueio propriamente dito. O axoplasma tem um pH em torno de 7, o que quer dizer que bases fracas se apresentarão mais ionizadas, favorecendo o bloqueio dos canais NaV. O modelo mais aceito para explicar esse bloqueio preconiza que o agente anestésico interage com sítios de ligação específicos dentro do canal, só acessíveis pelo lado do canal exposto no interior do axoplasma. O que explica a necessidade de esses agentes terem de permear a membrana plasmática para poder causar bloqueio. Sustentando essa hipótese, a lidocaína quaternária QX-314, portanto permanentemente ionizada, não é capaz de bloquear a condução nervosa. Porém, ainda o fará se aplicada diretamente no interior do axônio (em axônio gigante de lula).

Apesar disso, a benzocaína, que não tem grupo amino e é muito pouco ionizada em pH 7, permeia a membrana lipídica e também exerce efeito anestésico, embora de menor potência. Possivelmente, existam outros sítios de ação para o bloqueio dos canais NaV por agentes como a benzocaína, bem como álcoois e fenóis, que também o fazem. Por causa das características desses agentes, suscita-se a hipótese de que exista uma via de acesso pela fase hidrofóbica do canal, isto é, aquela que fica imersa na bicamada lipídica da membrana (Figura 17.8).

Independentemente das formas exatas como cada tipo de agente atue, é certo que a inibição da corrente despolarizante de sódio é ponto comum entre eles e que a alcalinização no meio externo aumenta a eficácia dos agentes anestésicos e, ao contrário, a acidificação no meio externo diminui a ação destes. Caso que ocorre, por exemplo, na vigência de um processo inflamatório no local em que se pretende aplicar o anestésico. A inflamação pode baixar muito o pH no local (< 5), propiciando maior ionização das moléculas do anestésico que, assim, não conseguem penetrar a membrana plasmática dos axônios.

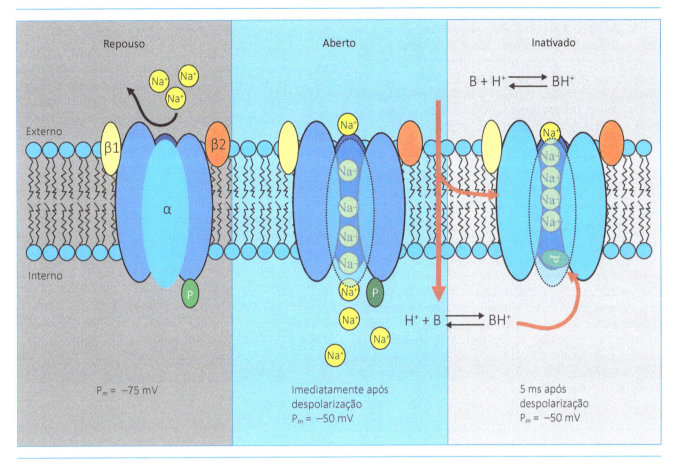

Figura 17.8 – Mecanismo de ação dos anestésicos locais por bloqueio de canais de sódio controlados por voltagem.
Fonte: Desenvolvida pela autoria do capítulo

Efeito dependente do uso

Como pode ser observado na Figura 17.8, os NaV existem em três estados conformacionais: repouso; aberto; e inativado. Quando ocorre uma despolarização nas imediações do NaV, com amplitude e rapidez suficiente, o canal passa para o estado aberto (ou ativo), permitindo o aparecimento de uma corrente de sódio para o interior da célula. Em cerca de cinco milissegundos, esse canal aberto passará para o estado inativo, interrompendo espontaneamente essa corrente. O estado inativo, apesar de fechado, é diferente do estado de repouso. Quando inativo, o canal não se abrirá novamente enquanto a polaridade da membrana nas imediações não retornar ao potencial de repouso.

Os anestésicos que se ionizam no interior da célula, as aminas terciárias, têm afinidade maior pelo estado aberto e pelo estado inativado. Quando encontram o canal aberto, aceleram sua inativação automática. Quando encontram o canal já inativado, os anestésicos o mantêm nessa conformação, mesmo que a membrana se repolarize. Por isso, diz que o bloqueio deste tipo de anestésico local é dependente do uso. Quanto maior a frequência de potenciais de ação correndo na fibra nervosa, maior será a probabilidade de o agente anestésico encontrar canais no estado propício para serem bloqueados, por isso a efetividade anestésica será maior. Esse conhecimento não é lá muito relevante na prática da anestesia local propriamente dita, porém é extremamente relevante para estabelecer a segurança e eficácia do uso destes agentes no controle de arritmias cardíacas, focos epiléticos e dores neuropáticas. Pois, em todas estas condições, temos em comum regiões determinadas de tecido excitável (foco) em que ocorrem ativação e inativação de canais NaV em frequências muito mais elevadas do que nos tecidos circunjacentes. A teoria da dependência do uso nos possibilita prever que serão necessárias concentrações menores do agente anestésico para bloquear esses canais hiperativos no foco, do que nos tecidos normais.

Bloqueio diferencial

Os agentes anestésicos locais são sempre aplicados nas imediações dos feixes nervosos, e não no interior deles (Figura 17.9). Isso implica que as moléculas terão de se difundir da periferia para o centro do nervo, ultrapassando as várias barreiras que separam o axolema das fibras nervosas, do meio externo. Assim, as fibras não serão bloqueadas todas ao mesmo tempo, e este processo será diretamente proporcional à concentração e lipossolubilidade do anestésico – quanto maiores, mais rápido o agente se difunde e atinge seu alvo – porém inversamente proporcional ao peso molecular e pKa – quanto menores, maior será a difusão. Por exemplo, a procaína, mais hidrofílica, necessita estar em uma concentração cerca de três vezes maior do que a lidocaína, ou dez vezes maior que a tetracaína, para bloquear pela metade os potenciais de ação de uma preparação experimental de nervo de rã.

De maneira geral, as fibras menos calibrosas em um nervo, isto é, as que apresentam camada mais delgada de mielina, ou nenhuma mielina, serão bloqueadas primeiro. As mais calibrosas serão bloqueadas por último. Uma vez que a nocicepção é mediada pelas fibras mais finas, temos que a dor é a sensação que primeiro desaparece depois da aplicação do anestésico local. A seguir, desaparecem as sensações de calor e frio, táteis, proprioceptivas e, finalmente, as funções motoras. Na recuperação, as funções se restabelecem na ordem inversa, isto é, as funções motoras retornam primeiro e por último retorna a nocicepção.

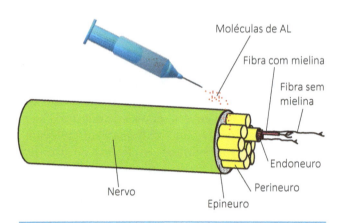

Figura 17.9 – Anatomia típica de um nervo e suas várias camadas que envolvem as fibras nervosas. Fibras sem mielina sofrem a ação dos anestésicos com maior facilidade.
Fonte: Desenvolvida pela autoria do capítulo.

Tempo de ação

Provavelmente, este será o fator de maior interesse na escolha do agente anestésico. Neste quesito os vários agentes podem ser divididos em três categorias: os de ação curta; média; e longa duração. Procaína, benzocaína e cloroprocaína são compostos de ação curta (20 a 40 min). Lidocaína, mepivacaína e prilocaína são compostos de média duração de efeito (60 a 120 min). Os de ação mais prolongada (> 200 min) seriam a tetracaína, bupivacaína, etidocaína e ropivacaína.

Os anestésicos locais, com poucas exceções, provocam vasodilatação. Isso resulta em aumento da velocidade de absorção e, consequentemente, na diminuição da concentração local do anestésico. Por conta disso, adiciona-se uma amina vasoconstritora à solução anestésica, proporcionando tempo mais longo de ação. A adrenalina é o vasoconstritor mais utilizado, geralmente na proporção 1:200.000 (5 μg/mL). Para uso odontológico, existem soluções mais concentradas de até 1:50.000, que, todavia, aumentam o risco de efeitos adversos sistêmicos relacionados ao adrenérgico, como taquicardia, arritmias etc. Para pacientes de maior risco cardiovascular, existem preparações contendo a felipressina (octapressina) – um vasoconstritor não adrenérgico, análogo da vasopressina. Os agentes de ação mais curta são os mais favorecidos pela adição de vasoconstritores, não sendo de grande valia quando se utilizam agentes de longa ação.

Farmacocinética dos anestésicos locais

Absorção

As maiores virtudes dos anestésicos locais, ésteres ou amidas se dão pela injeção direta no subcutâneo. Quanto maior a irrigação sanguínea do tecido em que o anestésico for aplicado, mais rápida será sua absorção sistêmica e, portanto, menor o tempo de ação e maiores as concentrações sanguíneas da substância. A adição de agente vasoconstritor, nesse caso, é útil também para diminuir as concentrações sistêmicas dos anestésicos. O tamanho da área em que se aplica o anestésico também terá importância na absorção, de modo que aplicações tópicas em grandes superfícies mucosas, como a traqueia por exemplo, podem acarretar repentino acúmulo de anestésico na circulação sistêmica.

A procaína não se presta à aplicação tópica, pois é muito pouco permeante mesmo das mucosas. Preparações para este tipo de aplicação utilizam a lidocaína que é mais lipossolúvel, mas também a tetracaína, utilizada como anestésico oftálmico e para intubação traqueal, por exemplo. Além disso, borrifos e pastilhas contendo benzocaína são comercializados para alívio da dor de garganta.

Distribuição

Uma vez absorvidos na corrente sanguínea, temos dois destinos diferentes para os agentes do grupo éster e os agentes do grupo amida. Os ésteres terão vida plasmática muito curta, pois são degradados de imediato pela butirilcolinesterase plasmática e dificilmente atingirão concentração plasmática relevante. Uma exceção aqui é a tetracaína, que apesar de ser um éster, sua hidrólise plasmática é relativamente mais lenta e tem mais tempo para se distribuir e acumular-se no organismo, dependendo da dose aplicada. Normalmente, os agentes que têm maior probabilidade de se distribuir pelos tecidos e acumular-se sistemicamente são as amidas, pois seu metabolismo se dá no fígado.

A lidocaína se liga na proporção de 60 a 80% à glicoproteína ácida alfa-1, uma proteína da fração alfaglobulina do plasma. À medida que aumenta a concentração plasmática do anestésico, aumenta a fração não ligada às proteínas em virtude de sua saturação. Variações na quantidade desta proteína (ela aumenta em resposta a processos inflamatórios) ou a competição com outros fármacos pelos mesmos sítios de ligação podem alterar significativamente a fração livre do agente anestésico e, por consequência, sua toxicidade sistêmica.

A placenta é permeável às amidas. As razões de concentração total na circulação fetal/materna já descritas foram de aproximadamente 0,3 para a bupivacaína e etidocaína, 0,5 para a lidocaína, 0,7 para a mepivacaína e 1 para a prilocaína. As baixas razões de bupivacaína e etidocaína resultam da maior ligação (> 90%) desses agentes à glicoproteína ácida alfa-1 materna. Por outro lado, concentrações equivalentes de prilocaína na circulação materna e fetal podem ser observadas em menos de 15 minutos após a injeção peridural, o que está de acordo com a menor ligação proteica da prilocaína, que é de apenas 55%. No entanto, as baixas razões de concentração total fetal/materna para bupivacaína e etidocaína não implicam maior segurança fetal, porque no feto a proporção de fármaco livre será maior (50% para a bupivacaína). Além disso, como os anestésicos do tipo amida são bases fracas, uma acidose fetal aumentará o gradiente de pH materno/fetal, resultando no acúmulo de fármaco livre no feto (armadilha iônica) e possíveis efeitos colaterais fetais.

Biotransformação

Como já dito, os agentes do tipo éster serão hidrolisados rápida e majoritariamente pela butirilcolinesterase plasmática, a exceção apenas da tetracaína, que é cerca de cinco vezes mais resistente à ação desta enzima do que a procaína. A cloroprocaína, por sua vez, é hidrolisada quatro vezes mais rápido do que a procaína. Isso confere maior segurança a possíveis intercorrências sistêmicas tóxicas com estes agentes, mas alterações funcionais da butirilcolinesterase podem alterar este panorama drasticamente. Como é possí-

vel em indivíduos que manipulam organofosforados ou que apresentam variante genética dessa enzima, tornando-a menos funcional.

Os agentes do grupo amida são biotransformados pela fração microssomal hepática. Diminuição do fluxo sanguíneo hepático ou a insuficiência do órgão diminuirão também a biotransformação, aumentando o risco de toxicidade. As amidas sofrem principalmente N-desalquilação pelas isoenzimas do sistema microssomal CYP3A4 e CYP1A2. Sendo a CYP3A4 importante para a biotransformação de vários outros fármacos, a eficiência da biotransformação das amidas pode ser alterada, por exemplo, pela administração concorrente de di-hidropiridinas, quinidina, midazolam, propranolol, cimetidina, fentanila. Estas podem atrasar a biotransformação das amidas. Por outro lado, fármacos indutores do sistema microssomal hepático (barbitúricos, glicocorticosteroides) podem acelerar essa biotransformação. A meia-vida plasmática dos anestésicos locais varia comumente entre 1 e 2 horas; a articaína, porém, tem a meia-vida plasmática mais curta, de cerca de 30 minutos. Isso provavelmente decorre da possibilidade de ser biotransformada tanto no fígado, como as amidas, ou como os ésteres no plasma.

Excreção

A excreção renal, sem dúvida, é a via mais importante para a eliminação dos produtos de biotransformação dos anestésicos locais, tanto ésteres como amidas. Se não existirem problemas na biotransformação hepática, a quantidade de agentes encontrados inalterados na urina também é baixa, em geral não mais que 15%. A urina ácida favorece a excreção dos anestésicos locais em virtude do aprisionamento iônico na luz tubular.

Toxicidade

Hipersensibilidade mediada por célula é mais comum com os agentes do tipo éster, embora possa ocorrer também com as amidas. No entanto, existem evidências de reação cruzada entre os ésteres, mas não para as amidas. Portanto, não há motivos para se evitar outros agentes do tipo amida se um deles provocou uma reação alérgica. A hipersensibilidade relacionada aos ésteres parece estar associada ao ácido para-aminobenzoico, um derivado comum a estes compostos após a hidrólise. Esta reação pode não se restringir ao tecido onde fora aplicado, mas ter repercussão sistêmica, com broncoconstrição e hipotensão. Em ambos os casos representando elevado risco para a vida do paciente.

A metaemoglobinemia, condição em que as hemácias perdem drasticamente a capacidade de transportar oxigênio, é causada mais frequentemente pela prilocaína porque sua biotransformação dá origem a maior proporção de ortotoluidina, entre seus derivados. Os riscos à vida resultantes desta condição são maiores em crianças, especialmente neonatos. Há casos relatados também com o uso de benzocaína, mesmo por via tópica em bebês, e até para a lidocaína, embora seja mais raro. O azul de metileno é utilizado como antídoto nesta condição. Notadamente, o risco de metaemoglobinemia aumenta quando há o uso concomitante de sulfonamidas, paracetamol, cloroquina, dapsona, nitratos orgânicos, salicilatos, fenobarbital, fenitoína, primaquina e corantes à base de anilina.

Se os agentes anestésicos atingirem concentrações plasmáticas elevadas, efeitos no SNC e cardiovascular serão os mais perigosos. Vários fatores podem ocasionar essa situação: aplicação de dose excessiva; absorção inesperadamente rápida; injeção intravascular inadvertida; biotransformação prejudicada. Inicialmente, aparecem sintomas relacionados aos efeitos excitatórios no SNC, que progridem para a depressão. Com o aumento dos níveis plasmáticos, surgem depressão respiratória, convulsões e, finalmente, as arritmias e parada cardíaca. A Figura 17.10 sumariza esses efeitos e sua progressão.

Aumento da concentração plasmática

- Parada cardíaca
- Parada respiratória: apneia, hipóxia, cianose
- Hipotensão pronunciada, arritmias cardíacas
- Convulsões tônico-clônicas
  - Letargia, sonolência
  - Queda do tônus muscular, frequência respiratória, pressão arterial
- Agitação psicomotora, parestesias, tremores
- Distúrbios auditivos, gustativos e visuais
- Discurso acelerado, fala empastada

Figura 17.10 – Progressão dos efeitos tóxicos sistêmicos dos anestésicos locais.
Fonte: Desenvolvida pela autoria do capítulo.

Muitos dos efeitos tóxicos dos agentes anestésicos parecem decorrer de sua ação indiscriminada sobre as diferentes isoformas de canais NaV (NaV1.1 – NaV1.9). Esses canais se distribuem em proporções distintas entre os vários tecidos, como: SNC, nervos periféricos, coração, músculos esqueléticos e lisos. Contudo, várias evidências têm demonstrado que as formas levogiras são menos cardiotóxicas do que as formas dextrogiras

daqueles agentes que se apresentam como misturas racêmicas: bupivacaína; e prilocaína. Por essa razão, alguns agentes são preparados contendo apenas o enantiômero S (-), como a levobupivacaína e a ropivacaína.

Tremores nas extremidades ou generalizado, disartria, vertigem, *tinitos* (zumbido), inquietação, são sinais de concentrações tóxicas no SNC. Esses sinais podem aparecer com concentrações sanguíneas de lidocaína da ordem de 4 a 7 $\mu g/mL$. Acima disso, é provável surgirem convulsões, do tipo tônico-clônicas. Quanto maior a potência do anestésico, menores serão as concentrações limiares para estes efeitos. Deve-se ter em mente, também, que crianças são mais sensíveis, seja por características intrínsecas do estágio de maturação de seu SNC, como em virtude da menor massa corporal total, o que acarreta maior probabilidade de se atingirem concentrações plasmáticas elevadas.

Técnicas de anestesia

A aplicação tópica em mucosas ou na pele lesada por abrasão ou queimadura (3° grau) é a forma mais simples de aplicação do anestésico local. Os agentes mais lipofílicos, como a tetracaína, serão também os mais permeantes, precisando de menor concentração. Sendo esta de aproximadamente 0,2 a 1,0% para a tetracaína, 2 a 4% para a lidocaína, 4 a 5% para a benzocaína, 12 a 15% para a mepivacaína e 10 a 20% para a procaína.

Na anestesia por infiltração, o agente é injetado diretamente na área que se pretende anestesiar. A área anestesiada, nesse caso, reflete a difusão do agente pelo tecido. É a técnica mais utilizada em odontologia, suturas superficiais e procedimentos dermatológicos. Apesar de normalmente serem suficientes concentrações baixas dos anestésicos, pois as terminações nervosas sensitivas estão mais acessíveis, a presença de inflamação no local pode dificultar muito a ação desses agentes ou mesmo impedi-la por completo.

A anestesia por bloqueio de nervo se faz necessária quando o objetivo é produzir anestesia em uma área mais extensa e/ou mais profunda, ou apenas para se evitar a infiltração em uma área inflamada. Nesse caso, injeta-se o anestésico em torno do nervo responsável pela inervação da área que se deseja anestesiar. Áreas progressivamente maiores de anestesia são obtidas aplicando-se o anestésico em segmentos mais proximais à medula espinhal, para atingir maior número de fibras sensitivas, provenientes dos tecidos inervados por esse nervo. O mesmo vale para os nervos cranianos.

Uma possibilidade para a anestesia de membros inteiros, também, é a anestesia intravenosa regional. Faz-se a exsanguinação por compressão do membro e impede-se a reperfusão por garroteamento arterial. O anestésico é injetado por um acesso venoso no membro assim preparado, que faz, então, o caminho inverso, difundindo-se da rede venosa para o interstício e atingindo as terminações nervosas.

Áreas de bloqueio anestésico ainda maiores podem ser obtidas com a injeção do agente diretamente no canal vertebral. A injeção pode ser no espaço subaracnoide, diretamente no líquido cerebroespinhal (LCS), ou imediatamente acima da dura-máter (epidural). Normalmente, a injeção subaracnóidea é feita apenas na altura da raque (cauda equina), entre as vértebras lombares L3 a L5, justamente para não se correr o risco de lesar a medula espinhal, que no adulto se estende até a L2. A injeção epidural pode ser feita em qualquer altura. Em ambos os casos, o objetivo é causar o bloqueio anestésico segmentar, ou seja, todo um segmento corporal representado pelos nervos espinhais anestesiados. A aplicação do anestésico na altura da raque, por exemplo, causa a anestesia do terço inferior do abdômen até a ponta dos pés. O agente anestésico utilizado neste tipo de procedimento pode ser acompanhado de adrenalina para prolongar a duração do efeito, porém, no caso de injeção subaracnóidea, é usual a administração de soluções contendo 7,5 a 8% de glicose (solução hiperbárica). Isso favorece que a solução anestésica se difunda direcionada pela gravidade.

Novas formulações e perspectivas futuras

Lipossomas

E se em vez de aplicar vaso constritores para limitar a absorção, o agente anestésico fosse liberado lenta e continuamente no local de interesse? O carregamento dos agentes anestésicos em nanopartículas ou micropartículas de lipossomas demonstrou aumentar a duração e/ou a segurança da anestesia local. Os lipossomas são bicamadas lipídicas carregadas com AL. Estudos clínicos de fases II e III sugerem que, com a bupivacaína lipossoma, o controle da dor é obtido por um tempo superior e com menos relatos de toxicidade em relação ao agente anestésico puro.

Adjuvantes

O uso de adjuvantes como opioides, clonidina e dexmedetomidina, dexametasona e adrenalina, em bloqueios regionais e neuroaxiais para aumentar a duração do efeito dos AL é uma prática bem estabelecida. Mais recentemente o magnésio tem sido usado. Embora o mecanismo de analgesia produzido pelo magnésio não tenha sido completamente elucidado, acredita-se que ele seja em parte mediado pelo antagonismo do N-metil-d-aspartato (NMDA), ensejando a inibição da sensibilização após a lesão tecidual.

Bloqueadores de canais de sódio de ocorrência natural

Há muito conhecidas, a saxitoxina (STX), produzida por algas dinofladelas e cianobactérias, e a tetrodotoxina (TTX), produzida pelo peixe baiacu, causam potente bloqueio de canais de sódio controlados por voltagem. Essa ação, é óbvio, produz efeito anestésico local, porém nunca foi aproveitado clinicamente. Todavia, o melhor conhecimento a respeito da distribuição das diferentes isoformas de NaV e a busca por agentes anestésicos que atuem por tempo mais prolongado renovaram o interesse clínico por estas toxinas. NeoSTX e TTX têm menor potencial para causar toxicidade cardíaca do que os agentes anestésicos tradicionais e um tempo de ação superior a 12 horas. Estudos têm explorado a ação anestésica destas toxinas tanto em aplicação isolada como em associação com bupivacaína e adrenalina, com excelentes resultados. Formulações lipossômicas de STX já estão sendo testadas em animais com o objetivo de melhorar ainda mais o perfil de segurança e a duração de ação de STX.

Não podemos nos esquecer de que as plantas ainda oferecem um incrível arsenal de moléculas. Entre estas, destacam-se os alcaloides lapaconitina, buliaconitina e 3-acetilaconitina, extraídas de plantas do gênero Aconitum e Delphinium, bem como os terpenoides mentol, timol, carvacrol e linalool (da menta, do tomilho e da lavanda), apenas para citar algumas. Todos esses compostos têm demonstrado potente ação anestésica *in vivo*, como também ação bloqueadora de corrente de sódio em preparações isoladas, que sugerem grande potencial para serem explorados clinicamente.

Bloqueio seletivo de fibras sensoriais

Em uma abordagem muito elegante, o grupo do dr. Clifford Woolf, na Escola Médica de Harvard, demonstrou que é possível direcionar um agente anestésico local para atuar em subtipos específicos de fibras nociceptoras. O QX-314 é um agente que, pela adição de um grupo etila adicional no nitrogênio terciário da lidocaína, mantém-se permanentemente ionizado e, portanto, não consegue penetrar o axolema e produzir efeito anestésico. Porém, essa molécula pode ser introduzida em axônios através da abertura de poros catiônicos, como os canais de potencial receptor transiente (TRP). Esses pesquisadores, bloquearam seletivamente fibras nociceptoras aplicando o QX-314 juntamente com capsaicina, que é conhecida por ativar o TRPV1, um canal-receptor que, entre as fibras nervosas periféricas, é expresso de forma exclusiva em aproximadamente 50% das fibras nociceptoras. Seguindo essa ideia, outros pesquisadores conseguiram bloquear seletivamente fibras nociceptoras sensíveis ao frio, introduzindo o QX-314 através de outro receptor de potencial transiente, o TRPM8, que é ativado por mentol. Estes importantes trabalhos abrem a perspectiva de que se poderá explorar clinicamente o bloqueio de fibras nociceptoras específicas em diferentes condições de dor.

Seção 3 – Fármacos que Afetam o Sistema Nervoso Central

Atividade proposta

Caso clínico

Paciente de 57 anos, 80 kg, hipertensa, com fratura de úmero proximal esquerdo, em uso de anlodipino, foi submetida a tratamento cirúrgico. Foi realizado bloqueio do plexo braquial por via interescalênica à esquerda com infiltração de 20 mL de lidocaína 20 mg/mL, com bicarbonato de sódio 1 mEq e adrenalina 5 µg/mL. Na sequência, para conforto da paciente, procedeu-se à anestesia geral: fentanila 100 µg, propofol em incrementos de 50 mg com intervalo de 1 minuto até perda da consciência, seguido de rocurônio 35 mg. Após a intubação, a manutenção foi feita com sevoflurano.

Principais pontos e objetivos de aprendizagem

1) Qual é o mecanismo de ação da lidocaína?
2) Qual é a função da adrenalina neste caso?
3) Qual seria o efeito da adição de bicarbonato de sódio à solução de infiltração?
4) Quais são as interações entre lidocaína e anlodipino?
5) Ocorrendo injeção intravascular da solução de lidocaína, quais são os efeitos tóxicos esperados?
6) Qual é o mecanismo de ação do propofol?
7) Quais são os efeitos cardiovasculares do propofol?
8) Quais são os mecanismos de ação dos anestésicos inalatórios?
9) Quais são as vantagens do sevoflurano em relação ao halotano?

Respostas esperadas

1) A lidocaína, assim como todos os anestésicos locais, interrompe a propagação de potenciais de ação nas fibras nervosas. O modelo mais aceito é o de que os anestésicos locais se ligam reversivelmente a um sítio dentro do canal de sódio ativado por voltagem, pelo lado intracelular. O bloqueio é estado-dependente: canais em repouso têm menor afinidade ao anestésico local, enquanto o estado aberto e inativado tem maior afinidade; assim, a ação desses agentes é mais intensa em fibras de disparo frequente do que naquelas que ficam em repouso.

2) A adrenalina causa vasoconstrição, reduzindo a velocidade de absorção do anestésico do sítio de aplicação para a circulação sistêmica, prolongando, assim, a duração do bloqueio. A concentração efetiva de anestésico, desta forma, pode ser menor, bem como o risco de toxicidade, que também é reduzido.

3) Anestésicos locais são bases fracas. A adição de bicarbonato de sódio aumenta o pH da solução, favorecendo a prevalência das moléculas não ionizadas. Tais formas são mais lipofílicas e penetram nas membranas com maior facilidade, diminuindo a latência para o início do bloqueio nervoso.

4) O anlodipino pode aumentar a concentração plasmática de lidocaína por redução do seu *clearance* causando, portanto, prolongamento da sua meia-vida de eliminação e aumento do risco de toxicidade sistêmica. Se utilizadas conjuntamente, a concentração de lidocaína deve ser monitorada. A lidocaína é substrato da CYP3A4 e da CYP1A2, enquanto o anlodipino inibe a CYP3A4.

5) Os sinais e sintomas dependem não apenas da sua concentração plasmática, mas também da velocidade com que se estabelece essa concentração. À medida que se eleva a concentração plasmática do anestésico local, manifestam-se sinais e sintomas característicos, mais ou menos na seguinte ordem: formigamento de lábios e língua; zumbidos; distúrbios visuais; abalos musculares; convulsões; inconsciência; coma; parada respiratória; e depressão cardiovascular.

6) A sedação e as ações hipnóticas do propofol são mediadas por sua ação nos receptores GABAA; o agonismo nesses receptores resulta em um aumento da condução de íons cloreto e, consequentemente, hiperpolarização dos neurônios.

302

7) O propofol exerce depressão miocárdica direta, bem como vasodilatação arterial e venosa periférica. O aumento reflexo da frequência cardíaca, frente à redução na pressão arterial, também é menor na presença desse anestésico. A idade aumenta esses efeitos cardiovasculares.

8) Os estudos mais recentes sustentam ações específicas em alvos proteicos especializados, como os receptores gabaérgico tipo GABAA inibitório e o glutamatérgico tipo NMDA. Agentes como os inalatórios halogenados e os injetáveis propofol e barbitúricos facilitam a abertura dos canais de cloreto associados ao receptor GABAA. Já a cetamina é um inibidor do receptor NMDA.

9) O sevoflurano tem coeficiente de partição sangue: gás baixo (0,69) quando comparado ao halotano, o que produz indução e reversão mais rápidas da anestesia. Além disso, o sevoflurano tem menor potencial arritmogênico cardíaco, provoca relaxamento da musculatura lisa dos brônquios e não é irritante das vias aéreas superiores, sendo bem indicado para indução inalatória em crianças.

REFERÊNCIAS

1. Bagatini, A. História da anestesia venosa total. In: Duarte NMC, Pires OC, Nunes CEL, eds. Anestesia venosa total. Rio de Janeiro: Sociedade Brasileira de Anestesiologia; 2011:13-29.

2. Antognini JF, Schwartz K. Exaggerated anesthetic requirements in the preferentially anesthetized brain. Anesthesiology. 1993;79:1244-49.

3. Binshtok, AM, Bean, BP, Woolf, CJ. Inhibition of nociceptors by TRPV1-mediated entry of impermeant sodium channel blockers. Nature. 2007;449(7162):607-10. doi:10.1038/nature06191.

4. Broman M, Islander G, Müller CR. Malignant hyperthermia, a Scandinavian update. Acta Anaest Scand. 2015;58:951-61.

5. Catterall WA. Voltage-gated sodium channels at 60: structure, function and pathophysiology. J Physiol. 2012;590:2577-89. doi: 10.1113/jphysiol.2011.224204.

6. Daniel M, Weiskopf RB, Noorani M et al. Fentanyl augments the blockade of the sympathetic response to incision (MAC-BAR) produced by desflurane and isoflurane: desflurane and isoflurane MAC-BAR without and with fentanyl. Anesthesiology. 1998;88:43-49.

7. Dickerson DM, Apfelbaum JL. Local anesthetic systemic toxicity. Aesthetic Surgery Journal. 2014;34:1111-19. doi: 10.1177/1090820X14543102.

8. Dikmen Y, Eminoglu E, Salihoglu Z et al. Pulmonary mechanics during isoflurane, sevoflurane and desflurane anaesthesia. Anaesthesia. 2003;58:745-48.

9. Emmanouil DE, Quock RM. Advances in Understanding the Actions of Nitrous Oxide. Anesthesia Progress. 2007;52:9-18.

10. Franks NP, Lieb WR. Molecular mechanisms of general anaesthesia. Nature. 1982;300(5892):487-93.

11. Franks NP, Lieb WR. Stereospecific effects of inhalational general anesthetic optical isomers on nerve ion channels. Science. 254;5030:427-30.

12. Grzanka A et al. Hypersensitivity to local anaesthetics. Anaesthesiology Intensive Therapy. 2016;48:128-34. doi: 10.5603/AIT.a2016.0017.

13. Harvey M, Cave G. Lipid emulsion in local anesthetic toxicity. Curr Opin Anesthesiol. 2017;30:000-000. DOI:10.1097/ACO.0000000000000498.

Capítulo 18

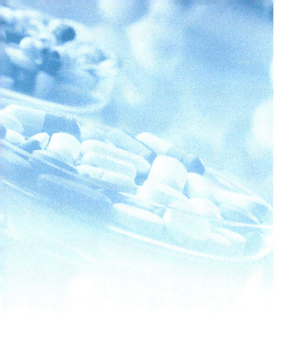

Fármacos estimulantes do sistema nervoso central

Autores:
- Marcelo Tadeu Marin
- Celina Ferrari Laverde

■ Introdução

Os fármacos abordados neste capítulo são chamados de "estimulantes do sistema nervoso central" (SNC), pois provocam grande parte de seus efeitos via ativação de neurônios centrais ou potencializando a comunicação, as sinapses, entre alguns tipos de neurônios. Seus efeitos são diversos e dependentes da dose utilizada, mas geralmente aumentam o estado de alerta do indivíduo, melhoram a disposição para realizar atividades, provocam estado de hiperatividade motora, reduzem o sono, produzem euforia e reduzem o apetite. Em doses elevadas, podem também provocar efeitos perturbadores, tais como alucinações e delírios, ensejar convulsões e afetar vários órgãos periféricos.

Os estimulantes, também denominados "psicoestimulantes" ou "estimulantes psicomotores" são usados pela humanidade há milhares de anos para tratar alguns sintomas de doenças ou em celebrações ou rituais com o objetivo de alterar o estado de consciência. Muitos desses fármacos são de origem natural, extraídos de plantas. Com o passar dos séculos e o advento de técnicas de purificação de moléculas, síntese em laboratório e novos procedimentos de administração parenteral de medicamentos, foi aumentada a capacidade do ser humano em administrar de forma rápida grandes doses desses fármacos. Isso elevou a incidência de efeitos adversos dessa classe farmacológica e fez surgir graves problemas de saúde pública derivados de seu abuso.

Para fins didáticos, este capítulo abordará separadamente as subclasses dos estimulantes do SNC. Isso decorre das diferentes origens das moléculas, diferenças no mecanismo de ação, diversidade dos efeitos farmacológicos e impactos diversos na saúde pública. Algumas dessas moléculas são alvo de constantes debates sobre a regulamentação de seu uso no Brasil e em outros países.

O texto a seguir se concentra na regulamentação legal brasileira e nos usos terapêuticos permitidos no país. Pede-se ao leitor a leitura, não em partes isoladas, mas deste capítulo como um todo. Somente assim será possível obter uma visão do impacto de aspectos históricos, culturais, tecnológicos e legais sobre a terapêutica aplicada aos estimulantes do SNC.

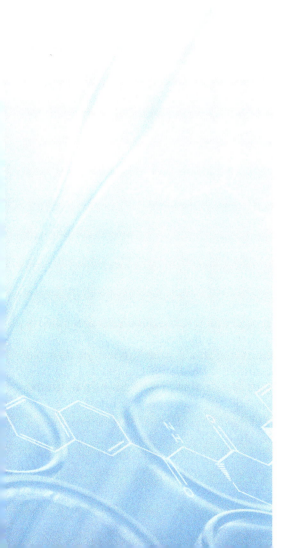

Cocaína

A cocaína não é mais utilizada para fins terapêuticos no Brasil, sendo os aspectos de seu abuso e desenvolvimento de dependência abordados no Capítulo 19 – Farmacodependência e drogas de abuso. Apesar disso, ela é um exemplo clássico de psicoestimulante. Seu uso ao longo da história, efeitos, mecanismo de ação e modulação dos efeitos por diferentes vias de administração auxiliarão no entendimento das duas classes de estimulantes mais importantes clinicamente que virão a seguir.

Também conhecida como benzoilmetilecgonina, a cocaína é um alcaloide extraído das folhas da *Erythroxylum coca* e seu uso tem raízes nas civilizações pré-colombianas dos Andes, que há mais de 4.500 anos já mascavam folhas de coca. Esse uso da planta não causava danos muito marcantes à saúde do usuário em virtude da pequena quantidade de cocaína absorvida nessa forma de consumo.

No século XIX, as folhas de coca chegaram à Europa, sendo muito usadas, à época, como em tônicos ou como estimulante, afrodisíaco, anestésico local e para alívio de outras inúmeras enfermidades. No entanto, episódios de toxicidade, tolerância, dependência e, até mesmo, morte pelo uso de produtos contendo cocaína passaram a ser relatados em revistas médicas no início dos anos 1920. Os problemas tornaram-se ainda mais frequentes e graves quando, na mesma época, surgiram comercialmente seringas hipodérmicas, possibilitando a injeção endovenosa de grandes doses dessa substância psicoativa.

Mecanismo de ação

A sensação subjetiva de prazer causada pela cocaína correlaciona-se bem com sua eficácia em bloquear o transportador de dopamina sináptico. Esse transportador é responsável pela captação do neurotransmissor para dentro do neurônio pré-sináptico após sua liberação. Com seu bloqueio, a concentração e o tempo no qual a dopamina permanece nas sinapses são elevados. Isso potencializa agudamente a ativação dos receptores dopaminérgicos em áreas cerebrais importantes para o prazer, motricidade, entre outros efeitos.

Os transportadores sinápticos de noradrenalina e serotonina também são bloqueados pela cocaína. Assim, a cocaína eleva as concentrações sinápticas dos três neurotransmissores monoaminérgicos. Além desse efeito direto, a cocaína também produz uma série de ações indiretas, que alteram outros sistemas neuromodulatórios, como o opioidérgico, o glutamatérgico e o GABAérgico. Essas ações indiretas da cocaína medeiam a maioria de seus efeitos procurados e não procurados. A complexidade com que a cocaína produz alterações neuronais agudas e crônicas, principalmente as adaptações em longo prazo dos neurônios, dificulta o entendimento do que é mais relevante para o abuso dessa substância e o fenômeno da dependência. Entretanto, os efeitos da cocaína na neurotransmissão dopaminérgica atraíram mais atenção, principalmente em decorrência do papel implicado da dopamina na recompensa cerebral.

Efeitos farmacológicos

O uso ancestral das folhas de coca na região dos Andes se dá pelas propriedades estimulantes da cocaína, que auxiliam na redução do cansaço durante o trabalho realizado em regiões de grandes altitudes, as quais apresentam menor concentração de oxigênio.

Os efeitos fisiológicos são grandemente influenciados pela dose e via de administração do fármaco. A administração aguda de cocaína induz excitação mental exacerbada, sensação de autoconfiança e de bem-estar, redução da fadiga e melhora, pelo menos na percepção do usuário, nas tarefas que exigem atenção ou desempenho muscular. Por esses motivos, o uso de cocaína é considerado *dopping* em práticas esportivas.

Em doses mais altas, há produção de euforia de curta duração geralmente seguida de desejo de consumir novamente a droga. Ocorre também aumento da frequência cardíaca e pressão arterial.

Quando aplicada em mucosas, a cocaína induz eficiente efeito anestésico local. Esse efeito é principalmente efetivo na região ocular. Por isso ela, foi usada no passado em cirurgias oftálmicas.

Usos terapêuticos

A cocaína não é mais utilizada terapeuticamente na maioria dos países, incluindo o Brasil. A grande quantidade de efeitos adversos graves, principalmente o desenvolvimento da dependência, impediu um uso seguro dessa substância purificada.

Curiosamente, nos países andinos o hábito de mascar folhas de coca continua como parte da cultura regional. Demais preparações, como chás, balas e outros alimentos contendo as folhas não processadas ou extratos pouco concentrados são de consumo rotineiro. Os efeitos de seu consumo ajudam na redução do cansaço, aumento da disposição física e redução do enjoo. Esses efeitos ajudam as pessoas a enfrentarem as grandes altitudes da região andina.

O consumo das folhas de coca ou produtos pouco concentrados em cocaína tem pouco risco de efeitos adversos graves em virtude da pequena quantidade de cocaína absorvida por esse consumo. Antes da proibição do comércio de cocaína em muitos países, medicamentos com extratos das folhas de coca, ou mesmo a cocaína purificada, eram usados em tônicos, xaropes ou pastilhas para dor de garganta, dor de dente, febre e várias outras enfermidades.

Características farmacocinéticas e dos medicamentos

A cocaína geralmente é consumida sob a forma de um sal, o cloridrato de cocaína, caracterizado como um pó branco, cristalino e solúvel em água. Alternativamente, ela é consumida sob a forma de base livre, insolúvel em água, volátil quando aquecida e com formato de pedra, popularmente conhecida como *crack*.

A forma da cocaína (sal ou base livre) determina as possibilidades da via de administração utilizada e, por consequência, o perfil da sua absorção e efeitos. O cloridrato de cocaína, por ser um pó cristalino fino, é, em geral, aspirado por via nasal. Os cristais aderem-se à mucosa nasal dissolvendo-se de modo gradual e sendo absorvidos de forma relativamente lenta. Assim, o cloridrato de cocaína aspirado pelo nariz produz seus efeitos a partir de alguns minutos e a duração pode atingir uma hora. Alternativamente, pelo fato de o cloridrato de cocaína ser solúvel em água, ele pode ser dissolvido e injetado por via intravenosa. Isso propicia efeitos quase imediatos e muito intensos pela não necessidade de absorção da substância ativa. Essa forma de administração é pouco utilizada atualmente pelos riscos secundários de danos ao usuário advindos de infecções.

A cocaína como base livre não se dissolve facilmente em água e não forma cristais finos. Assim, a cocaína na forma de *crack*, merla, pasta base ou oxi é geralmente fumada em cachimbos improvisados ou misturada com tabaco ou *Cannabis*. O aquecimento volatiliza a cocaína, que, inalada, alcança bronquíolos e alvéolos pulmonares. Os alvéolos pulmonares realizam absorção muito rápida e eficiente, trazendo efeitos intensos em poucos segundos. Esse é um dos motivos pelos quais o *crack* produz efeitos mais danosos do que a cocaína "pó". A Figura 18.1 representa esquematicamente a concentração plasmática alcançada pelas diferentes vias de administração da cocaína.

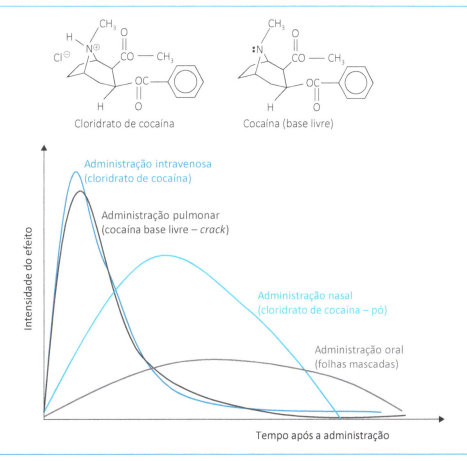

Figura 18.1 – Representação esquemática da intensidade e do tempo dos efeitos da cocaína administrada por diferentes vias e as moléculas de cloridrato de cocaína e cocaína na forma de base livre.

Fonte: Desenvolvida pela autoria do capítulo.

Anfetaminas

O termo "anfetaminas" refere-se ao grupo de substâncias composto pela anfetamina e seus derivados. Frequentemente usa-se também o termo "estimulantes tipo anfetamina" (do inglês *amphetamine-type stimulants*) ao grupo de substâncias compostas de estimulantes sintéticos do grupo das substâncias anfetamínicas, que inclui a precursora desta classe, a anfetamina, a metanfetamina, a metilenodioximetanfetamina (MDMA, *ecstasy*) e seus análogos. Essas três moléculas citadas não têm uso terapêutico permitido no Brasil na atualidade. Elas têm importância para a saúde pública como drogas de abuso e são abordadas como tal no Capítulo 19 – Farmacodependência e drogas de abuso.

Para destacar como a importância de um fármaco muda ao longo da história e como o conhecimento acumulado muda sua aceitação, vale destacar a história da molécula precursora da classe, a anfetamina. Esse psicoestimulante foi sintetizado pela primeira vez na Alemanha, em 1887, pelo químico Lazar Edeleanu. Cerca de quatro décadas depois, esse fármaco começou a ser usado clinicamente para aliviar a fadiga, promover a descongestão nasal, dilatar os brônquios e estimular o sistema nervoso. Na década de 1930, ele foi empregado também no tratamento do transtorno de déficit de atenção e hiperatividade (TDAH). Foi então lançado na França o primeiro medicamento industrializado com anfetamina, chamado de "benzedrine", na forma de pó para inalação. Cinco anos mais tarde, o benzedrine surgiu na forma de comprimidos e alcançou a marca de 50 milhões de unidades vendidas nos 3 primeiros anos após sua introdução no mercado. Em 1945, a anfetamina foi amplamente utilizada na Segunda Guerra Mundial por combatentes de ambos os lados da disputa (aliados, alemães e japoneses) com a finalidade de aumentar a coragem, reduzir a fadiga e ajudar o usuário a suportar mais tempo em combate. Na década de 1960, verificou-se aumento no consumo de anfetaminas, as quais eram obtidas por meios pouco lícitos apesar de produzidas de forma legal. O consumo da anfetamina e de seus derivados durante as décadas de 1960 e 1970 ocasionou uma epidemia anfetamínica, levando instituições públicas a criar normas para reduzir seu uso desenfreado. A comercialização foi então submetida a controles mais rígidos, uma vez que as anfetaminas passaram a ser consideradas drogas psicotrópicas, sendo ilegal seu uso sem acompanhamento médico.

Em alguns países, as anfetaminas são proibidas para uso como anorexígenos em razão de seu uso indiscriminado e abusivo e aos efeitos adversos relacionados à estimulação central e a alterações cardiovasculares. No Brasil, os medicamentos anorexígenos com os fármacos anfepramona, femproporex e mazindol foram introduzidos no mercado para o tratamento da obesidade na década de 1950, com exceção da sibutramina aprovada para comercialização como antidepressivo em 1998 e, somente em 2010, passou a compor a lista de medicamentos anorexígenos sujeitos a controle especial.

Nas últimas décadas, o Brasil passou a figurar entre os países com maior consumo lícito de medicamentos anfetamínicos. Isso refletia um uso desenfreado e resultou na Resolução n. 52 de 6 de outubro de 2011, da Agência Nacional de Vigilância Sanitária (Anvisa), para proibir a fabricação, prescrição e comercialização destes inibidores de apetite em virtude da falta de evidências científicas sobre segurança, eficácia e da relação risco/benefício desses medicamentos, principalmente quando considerados seus efeitos em longo prazo. Somente a sibutramina permaneceu liberada, pois, neste caso, comprovou-se que seu benefício era maior do que o risco, desde que utilizada adequadamente, em concordância com a dose diária recomendada (DDR) pela Anvisa de 15 mg/dia, com acompanhamento médico e por tempo determinado. Vale destacar que a sibutramina não é um derivado anfetamínico. Ela foi desenvolvida e testada inicialmente como antidepressivo no final de 1980 e, nos ensaios clínicos, foi verificado que ela atuava como anorexígeno e, por isso, passou a figurar como uma opção de redutor do apetite.

Em 2017, o Projeto de Lei n. 2.431/11 suspendeu a Resolução da ANVISA que proibia o registro e comercialização dos derivados anfetamínicos como inibidores de apetite. Sendo assim, os fármacos anorexígenos anfepramona, femproporex e mazindol se encontram novamente liberados para serem utilizados no tratamento e controle da obesidade, agora sob respaldo da Lei n. 1.3454/17 de 23 de junho de 2017. No entanto, ressalta-se a importância da fiscalização, da avaliação do risco benefício e da orientação do uso racional desses medicamentos. Apesar disso, a volta dos anfetamínicos para uso como anorexígenos é considerada por muitos especialistas um retrocesso na prática da medicina baseada em evidências no Brasil.

Mecanismo de ação

As anfetaminas elevam a concentração sináptica dos neurotransmissores dopamina, norepinefrina e serotonina. Isso se dá principalmente por meio da estimulação da liberação pré-sináptica não vesicular desses neurotransmissores para a fenda sináptica, em vez de somente bloquear a captação, como ocorre com a cocaína. De maneira dependente da dose e específica da região cerebral, a anfetamina também aumenta a liberação de dopamina vesicular por inibição do transportador de monoaminas vesicular 2 (VMAT-2), que libera dopamina do armazenamento vesicular para o citoplasma neuronal. Além disso, a anfetamina inibe a atividade da enzima monoamina oxidase (MAO), responsável pela degradação de monoaminas. Esses efeitos provocam elevação da concentração de neurotransmissores no citoplasma, que faz o transportador de dopamina presente na membrana pré-sináptica reverter sua direção de transporte, movendo, então, as moléculas de neurotransmissores para a fenda sináptica.

Dependendo do derivado anfetamínico, os efeitos descritos podem ser levemente diferentes. No caso do metilfenidato, por exemplo, estudos pré-clínicos mostram que ele aumenta a concentração de dopamina extracelular no núcleo estriado cerebral de forma menos intensa do que a anfetamina. Ele também ativa diretamente receptores alfa-2 adrenérgicos.

Efeitos farmacológicos

As anfetaminas são usadas para manter estados de vigília. Estudos envolvendo caminhoneiros que trabalham nas rodovias brasileiras encontraram até porcentagem superior a 10% deles que apresentavam esses fármacos na urina. Esse uso é justificado para redução do sono e aumentar a jornada e produtividade no trabalho, induzindo-os a ter um período de sono diário de poucas horas. O uso de anfetaminas para esse fim é conhecido como "rebite" ou "arrebite", e acredita-se que a maioria desses profissionais faça uso de altas doses de anfetamina. Isso é preocupante, pois o uso excessivo de anfetaminas tem, muitas vezes, efeito oposto ao desejado, já tendo sido descrito que o aumento da concentração sanguínea de anfetaminas piora o desempenho na direção, provocando, inclusive, alucinações.

Os efeitos estimulantes da atividade motora dos anfetamínicos são muito utilizados em competições esportivas, como *dopping*, com vistas à melhora de desempenho. Estudos demonstram que esse aumento da disposição e resistência motora é bem pequeno. No entanto, em competições entre atletas de alto desempenho, pequenas diferenças separam medalhistas de atletas intermediários.

No Brasil, o efeito dos anfetamínicos como redutores do apetite é o principal motivo da busca por esses medicamentos. Femproporex, mazindol e anfepramona (dietilpropiona) são os principais fármacos procurados como anorexígenos na busca de padrões corporais idealizados pela sociedade. O Quadro 18.1 ilustra os principais medicamentos com fármacos anfetamínicos comercializados no Brasil.

Quadro 18.1 – Exemplos de fármacos da classe das anfetaminas e exemplos de seus medicamentos comercializados no Brasil.

Fármaco anfetamínico	Exemplos de medicamentos industrializados
Anfepramona (dietilpropiona)	Dualid S, Inibex S, Moderine
Femproporex	Desobesi-M
Mazindol	Moderine, Fagolipo; Absten S
Metilfenidato	Ritalina, Ritalina LA, Concerta
Lisdexanfetamina	Venvanse

Fonte: Desenvolvido pela autoria do capítulo.

Outro uso não médico de anfetamínicos, como o metilfenidato, se dá por pessoas saudáveis com a finalidade de melhorar o desempenho cognitivo, melhorando principalmente a performance acadêmica. Nos Estados Unidos, Canadá e Inglaterra esta prática é chamada de *pharmacological cognitive enhancement*. Existe extrema controvérsia em relação ao aprimoramento cognitivo (*cognitive enhancement*), com médicos e o público questionando a segurança e a moralidade do aumento artificial da cognição. Hoje, o metilfenidato é cada vez mais abusado por adolescentes e adultos buscando uma vantagem no desempenho escolar e na produtividade do trabalho. É usado para auxiliar a memória ao estudar para provas e para melhorar o foco e a vigília. As anfetaminas ainda são altamente abusadas por membros das forças armadas de muitos países para melhorar a atenção em situações de alto estresse e combater os efeitos da privação do sono. As pesquisas sobre a prevalência desse uso como aprimoramento cognitivo mostram que entre 2 e 20% dos entrevistados admitem o uso. O uso desses fármacos por adolescentes é preocupante, pois há certa escassez de conhecimento sobre a curva dose-resposta, metabolismo e resultados cognitivos em adolescentes após a exposição ao metilfenidato ou a outras substâncias psicoestimulantes. Isso pode estar perpetuando a percepção dessas substâncias como seguras, quando isso pode não ser verdade no cérebro em desenvolvimento.

O isômero *l* da anfetamina (levoanfetamina) é discretamente mais potente na produção de efeitos periféricos, enquanto o isômero *d* (dextroanfetamina) é três ou quatro vezes mais potente na estimulação do sistema nervoso central.

Usos terapêuticos

Os usos terapêuticos dos anfetamínicos restringem-se basicamente no combate à narcolepsia, uso como anorexígenos e para tratamento do TDAH.

A narcolepsia é um transtorno neurodegenerativo crônico caracterizado por sonolência excessiva, cataplexia, paralisia do sono, alucinações hipnagógicas e sono REM precoce (sonecas com sono REM). O significativo impacto psicossocial e funcional da narcolepsia faz sua importância clínica exceder a magnitude da sua prevalência (15 a 50 para cada 100 mil habitantes).

O metilfenidato é um medicamento utilizado no tratamento farmacológico da narcolepsia, para controle da hipersonolência diurna. Associados ao metilfenidato, podem ser usados antidepressivos tricíclicos e inibidores seletivos da captação de serotonina. Na narcolepsia, ele produz aumento da vigília, diminuição da sensação de fadiga e elevação do estado de ânimo, entendido como ligeira euforia. Há estudos relatando melhora na sonolência gerada pela narcolepsia de 65 a 85% de indivíduos em tratamento. O modafinil é outro fármaco usado para o tratamento de narcolepsia, mas esse não é um anfetamínico, apesar de ser estimulante do SNC considerado não típico.

A ação anorexígena dos anfetamínicos pode resultar ao agir sobre os centros de controle do hipotálamo, por mecanismo catecolaminérgico, aumentando a liberação de catecolaminas nos terminais neurais. Sua ação tem um efeito psicoestimulante, suprimindo o apetite por reduzir voluntariamente a ingestão de alimentos e, ao mesmo tempo, reduz a atividade gastrointestinal. Essas substâncias podem ser empregadas como auxiliares na perda de peso associadas a estratégias clássicas, como na redução calórica e aumento metabólico causado pelo exercício físico. Sendo assim, a Associação Brasileira para o Estudo da Obesidade e Síndrome Metabólica (ABESO), em conjunto com a Sociedade Brasileira de Endocrinologia e Metabologia (SBEM), lançou diretrizes para o uso dos anorexígenos no tratamento da obesidade e sobrepeso. O tratamento farmacológico com inibidores de apetite é indicado, portanto, em casos em que houver falha no tratamento não farmacológico em pacientes com índice de massa corpórea (IMC) igual ou superior a 30 kg/m^2 ou em indivíduos com IMC igual ou superior a 25 kg/m^2 associado a fatores de risco como hipertensão arterial, diabetes tipo 2, hiperlipidemia e apneia do sono.

É importante destacar que o uso dos medicamentos anorexígenos deve ser temporário, por aproximadamente 6 meses, em virtude dos riscos dos efeitos adversos e da possibilidade de desenvolvimento de dependência. Além disso, o uso irracional dos inibidores de apetite representa verdadeiro risco à saúde do indivíduo, principalmente quando eles são associados a outros fármacos ansiolíticos, diuréticos e laxantes.

A metilenodioximetanfetamina (MDMA, *ecstasy*) foi desenvolvida inicialmente pela indústria farmacêutica para ser um anorexígeno. Seus efeitos adversos, incluindo alucinações, desencorajaram seu uso para esse fim e atualmente a MMDA não tem reco-

mendação terapêutica no Brasil. Apesar disso, alguns estudos estão encontrando efeitos benéficos do MMDA para tratamento de depressão resistente aos antidepressivos tradicionais e para o tratamento do transtorno de estresse pós-traumático. Assim, há a possibilidade de revisão do uso da MDMA no futuro.

Entre os anfetamínicos, particularmente o metilfenidato é indicado no tratamento do TDAH, também conhecido como "síndrome hipercinética" ou "disfunção cerebral mínima". Essa é uma doença da infância caracterizada por hiperatividade, incapacidade de concentração e alto grau de comportamento impulsivo. Esses sintomas interferem de forma adversa no desempenho escolar, no relacionamento social e familiar. O diagnóstico é clínico e deve preencher vários critérios e basear-se na Classificação Internacional de Doenças (CID-10) e/ou no Manual Diagnóstico e Estatístico de Transtornos Mentais (DSM V). O TDAH é a síndrome mental mais prevalente em crianças, afetando de 8 a 12% da população infantil mundial.

O metilfenidato é o medicamento de escolha para o tratamento de crianças que apresentam o TDAH e sua aplicação terapêutica resulta da propriedade de diminuir a inquietação motora, o aumento de concentração, atenção e memória. A concepção de que o metilfenidato não causa dependência é controversa, principalmente se pensado seu uso em longo prazo. Segundo a Associação Médica Brasileira, o metilfenidato é uma anfetamina de uso médico e pode causar dependência, assim como qualquer anfetamina. Esta indicação também é encontrada na bula do medicamento.

Várias comorbidades psiquiátricas, incluindo depressão e ansiedade, são em parte mediadas por vias neurobiológicas compartilhadas que também estão implicados na fisiopatologia do TDAH. Assim, o efeito do tratamento psicoestimulante sobre os sintomas desses transtornos e as possíveis interações com medicamentos usados para tratar esses transtornos precisam ser considerados.

Características farmacocinéticas e dos medicamentos

As anfetaminas são rapidamente absorvidas no trato gastrointestinal, o que facilita sua administração oral. Além disso, são rapidamente absorvidas pela mucosa nasal, sendo distribuídas na maior parte dos tecidos. Os anfetamínicos são amplamente distribuídos e alcançam altas concentrações cerebrais, efeito este que parece estar relacionado ao papel de transportadores proteicos na barreira hematoencefálica, que colaboram com a difusão passiva e pode explicar os efeitos pronunciados sobre o SNC. Essas substâncias são excretadas principalmente de modo inalterado na urina. A meia vida plasmática da anfetamina varia de 5 até 30 horas, o que varia com o fluxo e pH da urina.

Os anfetamínicos são metabolizados principalmente no fígado. Os produtos hidroxilados são normalmente excretados conjugados com sulfato. A maioria do anfetamínicos, durante a fase de biotransformação, pode ser convertida em anfetamina e/ou metanfetamina. No caso, por exemplo, do femproporex, os produtos de biotransformação metanfetamina e anfetamina podem ser detectados por mais de 58 horas. A lisdexanfetamina é convertida em d-anfetamina e L-lisina, provavelmente por metabolismo de primeira passagem intestinal ou hepática. As células vermelhas do sangue também têm alta capacidade de metabolizar a lisdexanfetamina.

Reações adversas e efeitos colaterais, contraindicações e toxicidade

As anfetaminas elevam a concentração de norepinefrina nas sinapses. Assim, a estimulação aparece com seu uso. Altas concentrações de norepinefrina e epinefrina circulantes podem induzir efeitos tóxicos no coração, inclusive morte de células do músculo cardíaco. Muitas catecolaminas e fármacos relacionados têm demonstrado induzir hipertrofia de miócitos cardíacos. Altas concentrações destes compostos no sistema cardiovascular geram aumento da frequência cardíaca, aumento do consumo de oxigênio no miocárdio e aumento da pressão arterial. Estes eventos podem gerar hipóxia no miocárdio, ensejando uma lesão necrótica no coração. Outros mecanismos de toxicidade de catecolaminas no músculo cardíaco incluem insuficiência coronariana por vasoespasmo.

Dependência, tolerância e síndrome de abstinência são geradas pelo consumo crônico e intenso de anfetaminas são discutidos no Capítulo 19 – Farmacodependência e drogas de abuso.

■ Metilxantinas

As principais substâncias que pertencem à classe das metilxantinas são a cafeína, a teobromina e a teofilina (Figura 18.2). Das três metilxantinas, a cafeína é o estimulante mais potente, seguida pela teofilina, enquanto a teobromina se mostra quase isenta de ação estimulante. Apesar disso, a cafeína ainda é considerada um estimulante fraco se comparada à cocaína e anfetamina.

Atualmente, a cafeína é a substância psicoativa mais consumida no mundo, sendo que aproximadamente 90% da população consome regularmente alimentos que contêm essa substância. As fontes naturais de cafeína incluem grãos de café, folhas de chá,

nozes de cola, cacau, guaraná e mate. A cafeína pode ser ainda adicionada a alimentos, bebidas, suplementos fitoterápicos e medicamentos.

O conteúdo de cafeína nesses produtos varia e 40 a 180 mg/150 mL no café, 24 a 50 mg/150 mL no chá, 15 a 29 mg/180 mL nos refrigerantes de cola e 1 a 36 mg/28 g no chocolate. A quantidade de cafeína ingerida diariamente pelos brasileiros é de aproximadamente 41 mg, sendo 26 mg da cafeína provenientes do café (representando 63,4%). Esse consumo é relativamente baixo se comparado ao de outros países, por exemplo, a Holanda, onde o consumo diário de cafeína é de 413 mg e os Estados Unidos, onde o consumo diário de cafeína é de 167 mg. Adolescentes e crianças são a população com maior crescimento do consumo da cafeína, ocorrendo aumento de 70% nos últimos 30 anos nos Estados Unidos.

A cafeína foi identificada em mais de 60 espécies de plantas e, segundo dados históricos, muitas destas plantas vêm sendo consumida desde o período Paleolítico.

Mecanismo de ação

Nas doses regularmente consumidas por seres humanos, o antagonismo dos receptores de adenosina representa o principal mecanismo de ação da cafeína. Doses mais elevadas são necessárias para outras ações, tais como inibição das fosfodiesterases, bloqueio de receptores $GABA_A$ e liberação de cálcio dos estoques intracelulares.

A adenosina não se encaixa no critério normalmente usado para definir um neurotransmissor clássico, pois, por exemplo, a adenosina não é estocada em vesículas e não é liberada pelos terminais nervosos de modo dependente de cálcio. Existem quatro tipos de receptores de adenosina (A_1, A_{2A}, A_{2B} e A_3), sendo que a cafeína apresenta maior afinidade pelos receptores A_1 e A_{2A}, atuando como antagonista de ambos. O receptor A_1 é acoplado à proteína G_i (inibe a adenilil ciclase) ou G_o (ativa canais de potássio) enquanto os receptores A_{2A} estão acoplados às proteínas G_s ou G_{olf} que ativam a adenilil ciclase. Os receptores A_1 encontram-se, principalmente, nos terminais pré-sinápticos, onde inibem a liberação de vários neurotransmissores, incluindo a dopamina e a serotonina. Os receptores A_{2A} tem localização tanto pré como pós-sináptica. Contudo, os receptores A_{2A} presentes no núcleo estriado são predominantemente pós-sinápticos. Em geral, as propriedades psicoestimulantes da cafeína resultam da sua capacidade de interagir com a neurotransmissão em diferentes regiões do encéfalo, podendo alterar, por exemplo, a concentração e/ou síntese de diferentes neurotransmissores, entre eles dopamina e serotonina.

A cafeína pode atuar como inibidor das fosfodiesterases, o que favorece o acúmulo de AMPc intracelular. Entretanto, a sua afinidade por essas enzimas é baixa e concentrações elevadas (na faixa de milimolar) são necessárias para a obtenção de efeitos significativos. De forma semelhante, concentrações milimolares são necessárias para que a cafeína mobilize cálcio de estoques intracelulares, efeito mediado por canais sensíveis a rianodina. Contudo, essas concentrações produzem efeitos tóxicos em humanos.

As concentrações plasmáticas usuais de cafeína após ingestão, por exemplo, de três xícaras de café (aproximadamente 300 mg de cafeína) não excede 30 μM, e nessa faixa de concentração a cafeína atua quase somente nos receptores de adenosina.

Efeitos farmacológicos

Os efeitos da cafeína sobre o humor são dependentes da dose consumida. Doses baixas dessa substância (20 a 200 mg) são associadas a efeitos considerados subjetivamente "positivos", tais como sentimento de maior energia, aumento do alerta, da capacidade imaginativa e da autoconfiança. Além disso, os indivíduos que consumiram cafeína em situações controladas relataram melhor concentração, maior motivação para o trabalho e, ainda, o desejo de socialização. No entanto, doses mais elevadas (maiores que 400 mg) de cafeína causaram efeitos considerados desagradáveis, por exemplo, ansiedade, náuseas, agitação e nervosismo. A maioria dos indivíduos ajusta, conforme sua necessidade, a ingestão de bebidas que contêm cafeína, de modo a minimizar os efeitos desagradáveis. Em jovens, o consumo de cafeína, melhora o desempenho em tarefas de atenção, diminui a sensação subjetiva de "preguiça" e aumenta a sensação subjetiva de ansiedade. Além disso, entre adolescentes, foi relatado aumento da atividade motora, da velocidade de fala, diminuição do tempo de reação, dificuldade de dormir, perda de apetite e desconforto estomacal. Foi observado que a dificuldade em adormecer é mais comum nos adolescentes que têm uma alta ingestão de cafeína.

A cafeína estimula o comportamento motor de modo semelhante aos psicoestimulantes clássicos, como a cocaína e a anfetamina. Além disso, seu efeito reforçador positivo é baixo se comparado aos psicoestimulantes clássicos. De modo semelhante aos humanos, o efeito comportamental da cafeína em roedores também depende da dose administrada, sendo considerado bifásico. O efeito estimulante motor máximo da cafeína é observado depois da administração de doses entre 10 e 30 mg/kg por via intraperitoneal, enquanto doses mais elevadas (em torno de 100 mg/kg) não produzem efeito, ou diminuem a atividade locomotora. A diminuição do comportamento locomotor em resposta a doses elevadas de cafeína pode estar relacionada com o efeito ansiogênico da substância. Do mesmo modo, doses baixas de cafeína (3 mg/kg), administradas a ratos, causam preferência condicionada por lugar, enquanto em altas doses (30 mg/kg) causam aversão condicionada por lugar. O conceito da preferência ou aversão condicionada por lugar pode ser encontrado no Capítulo 19 – Farmacodependência e drogas de abuso.

A cafeína estimula diretamente o miocárdio, provocando aumento no trabalho cardíaco, na força de contração e frequência. Na circulação cerebral, desde há muito tempo, acreditava-se que as xantinas aumentavam a circulação cerebral por vasodilatação nesse território, mas estudos mais recentes demonstram que a cafeína provoca diminuição do caudal sanguíneo cerebral pelo aumento da resistência cerebrovascular (vasoconstrição), tanto em pessoas normais como em hipertensos. Nesse caso, o efeito das xantinas traz como consequência o alívio da cefaleia pela diminuição da distensão da artéria cerebral. A contração do músculo estriado esquelético é fortalecida pela ação das xantinas, traduzida pelo aumento da capacidade para o trabalho muscular.

Usos terapêuticos

A cafeína é um psicoestimulante que induz a estimulação do SNC, além de afetar o sistema cardiovascular, renal e respiratório. Já a teofilina, em virtude do seu efeito relaxante sobre o músculo liso, é usada terapeuticamente no tratamento da asma brônquica. A cafeína também está presente em suplementos para aumentar o desempenho desportivo e como um componente de medicamentos para o alívio dos sintomas de dor de cabeça. Além de ser amplamente consumida como constituinte na dieta, a cafeína também é muito utilizada em associação com fármacos analgésicos e anti-inflamatórios em diversas especialidades farmacêuticas. Nessas associações, a cafeína é capaz de potencializar o efeito dos analgésicos, sendo eficiente principalmente no combate da dor de cabeça.

A teofilina apresenta baixa solubilidade, mas que aumenta muito pela formação de complexos com grande variedade de compostos, sendo o mais notável deles o complexo formado entre as moléculas de teofilina e a etilenodiamina, produzindo a aminofilina (Figura 18.2). A aminofilina causa dilatação dos brônquios e dos vasos pulmonares mediante relaxamento da musculatura lisa. Dilata também as artérias coronárias e aumenta o débito cardíaco e a diurese. A aminofilina pode ser administrada durante períodos prolongados e seu mecanismo de ação no pulmão parece envolver a inibição da enzima fosfodiesterase e o consequente aumento das concentrações de AMPc no músculo liso, bloqueio dos receptores da adenosina, alteração da concentração dos íons cálcio e inibição dos efeitos das prostaglandinas bem como da liberação de histamina e leucotrienos. Ocorre também estimulação do centro respiratório medular, talvez por aumento da sua sensibilidade às ações estimulantes do dióxido de carbono e por aumentar a ventilação alveolar.

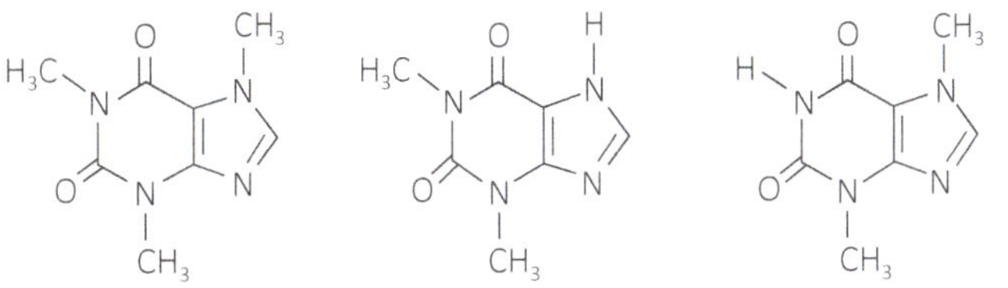

Figura 18.2 – Estrutura química da cafeína, teofilina e teobromina e do complexo aminofilina.

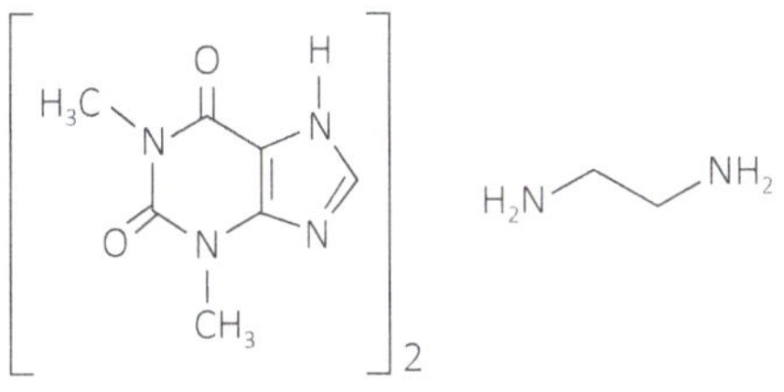

Características farmacocinéticas e dos medicamentos

Após a ingestão, a cafeína é eficientemente absorvida pelo trato gastrointestinal e rapidamente distribuída no organismo. Ela é metabolizada pelo fígado para forma dimetil e monometilxantinas, ácidos dimetil e monometilúrico, trimetil e dimetilalantoína, e derivados uracil, sendo que os principais metabólitos da cafeína são a 1,3-metilxantina (teofilina) e a 1,7-dimetilxantina (paraxantina). A teofilina e a paraxantina apresentam atividade biológica e farmacológica. O tempo de meia-vida das metilxantinas varia de 2,5 a 4,5 horas em humanos. A cafeína também pode ser excretada inalterada na urina.

A teofilina é metabolizada no fígado em várias etapas pelas isoenzimas CYP1A2, CYPE1 e CYPA3 do citocromo P450. Os metabólitos são excretados na urina. Nos adultos, aproximadamente 10% de uma dose de teofilina é excretada inalterada na urina, mas nos neonatos em torno de 50% é excretada inalterada e uma proporção grande excretada como cafeína. O metabolismo hepático da teofilina é afetado por fatores tais como a idade, tabagismo, doença, dieta e interações com o fármaco. A meia-vida sérica da teofilina, em um adulto asmático não fumante, é de 6 a 12 ho-

ras; nas crianças, de 1 a 5 horas; em fumantes, 4 a 5 horas; e nos neonatos e em prematuros, 10 a 45 horas. A meia-vida sérica da teofilina pode ser aumentada nas pessoas idosas e nos pacientes cardíacos ou com doenças hepáticas.

A complexação da teofilina com a etilenodiamina para a formação da aminofilina é realizada porque as metilxantinas são pouco solúveis e a complexação eleva em muito sua solubilidade. A aminofilina é prontamente absorvida após administração oral ou parenteral.

Reações adversas, efeitos colaterais, contraindicações e toxicidade

A toxicidade da cafeína é baixa e não há efeitos adversos ou são mínimos quando a cafeína é consumida em uma bebida ou comida. É assumido que a toxicidade da cafeína aparece quando sua concentração atinge 129 μmol/L (ou seja, 25 mg/kg em escala de massa).

A teofilina e a aminofilina está contraindicada para pacientes com gastrite ativa, úlcera péptica ativa ou história de úlcera péptica. As metilxantinas apresentam também leve ação diurética, principalmente por diminuírem a reabsorção tubular de NaCl. Ocorre também aumento da secreção gástrica tanto do ácido clorídrico como da pepsina. Isso causa irritação da mucosa gástrica, podendo produzir azia, náusea, vômito e até gastrite com o consumo crônico de cafeína.

Embora ainda seja bastante controverso, existem evidências clínicas de que a cafeína preenche certos critérios para diagnóstico da dependência, como desenvolvimento de tolerância com o uso repetido, aparecimento de síndrome de abstinência na interrupção do uso e produza leve efeito reforçador. Entretanto, muito raramente vários critérios para o diagnóstico da dependência são preenchidos.

Há demonstrações de que o consumo de cafeína pode aumentar o uso de outras substâncias de abuso. Por exemplo, foi demonstrada associação entre a utilização de cafeína e o consumo de tabaco e bebidas alcoólicas. O uso de cafeína parece influenciar também o padrão de consumo de cocaína e anfetamina, podendo aumentar a vulnerabilidade ao abuso destes psicoestimulantes. Um dos mecanismos possíveis para a associação entre cafeína e outras substâncias de abuso é a ativação de vias semelhantes de neurotransmissores.

Menor incidência da doença de Alzheimer foi encontrada em indivíduos que tomam café regularmente quando comparados aos que não tomam café durante a vida. No entanto, o mecanismo para isso ainda não está esclarecido.

A sobredosagem com cafeína não é um fenômeno comum, mas pode ocorrer em virtude da administração incorreta de suplementos alimentares ou medicamentos que contenham cafeína. O uso de cápsulas estimulantes com cafeína ou substâncias para exercício físico são as formas mais preocupantes de consumo dessa metilxantina. A intoxicação fatal é rara no homem, sendo a dosagem letal de cafeína de cerca de 5 a 10 g em adultos. O tratamento da intoxicação oral por dosagem excessiva deve ser iniciado com lavagem gástrica. A excitação pode ser controlada com depressores do SNC de ação curta. Já foram encontrados casos de intoxicação fatal por cafeína. Nesses casos, as pessoas intoxicadas morreram em decorrência de arritmias cardíacas e convulsões.

Atividade proposta

Um estudante do 3º ano do ensino médio pretende fazer um trabalho escolar sobre medicamentos anorexígenos e efetua várias pesquisas na internet a respeito do tema. Ele encontra matérias sobre a proibição da comercialização de fármacos anfetamínicos em 2011 pela Anvisa e, mais recentemente, a Lei Ordinária n. 13.454/2017, que libera novamente sua comercialização com restrições. O estudante se interessa pelo tema e, então, escreve na introdução do seu trabalho escolar: "Os fármacos anfetamínicos são usados terapeuticamente para redução do apetite, para narcolepsia e para o transtorno de déficit de atenção e hiperatividade. Alguns fármacos foram usados até 2011 no Brasil, tais como femproporex, anfetamina e anfepramona. Esses fármacos causam agudamente vários efeitos, tais como redução do apetite, aumento da disposição, euforia, dilatação da pupila e bradicardia. Efeitos colaterais também são observados, como aumento da ansiedade, desenvolvimento de depressão e transtornos psicóticos, principalmente com o uso crônico. Os anfetamínicos induzirem síndrome de abstinência, mas não a dependência, efeito esse observado com outros estimulantes, tais como a cocaína. Em razão de efeitos estimulantes e redutores do sono, os anfetamínicos são indicados por médicos para redução do risco de acidentes de trânsito envolvendo caminhoneiros que dirigem à noite".

Principais pontos e objetivos de aprendizagem

Utilize as dicas a seguir e encontre quatro erros no texto do estudante e explique a razão de cada erro.

Dicas para resposta: Erro 1) Nem todas as substâncias da classe das anfetaminas eram usadas terapeuticamente no Brasil até 2011, algumas já eram proibidas e somente vendidas ilicitamente. Erro 2) As anfetaminas são consideradas agonistas adrenérgicos indiretos, assim seu efeitos agudos não incluem aqueles ativados pelo sistema nervoso autônomo parassimpático. Erro 3) Um efeito adverso de grande preocupação clínica, caracterizado pela perda do controle. Erro 4) Também é um problema causado pelas anfetaminas quando a visão fica ofuscada e alucinações podem aparecer.

Respostas esperadas

Erro 1) O fármaco anfetamina, precursor da classe, já não era permitido no Brasil em 2011. Isso decorreu principalmente do seu grande risco de causar dependência e outros efeitos adversos. Erro 2) A bradicardia não ocorre. As anfetaminas ativam funções simpáticas provocando taquicardia. Erro 3) As anfetaminas têm potencial, sim, de causarem dependência. Erro 4) O uso das anfetaminas como "arrebites" causa aumento do risco de acidentes de trânsito.

■ REFERÊNCIAS

1. ABESO – Associação Brasileira para o Estudo da Obesidade e da Síndrome Metabólica. Diretrizes brasileiras de obesidade 2016. 4. ed. São Paulo; 2016.

2. ALÓE F et al. Diretrizes brasileiras para o diagnóstico da narcolepsia. Revista Brasileira de Psiquiatria. 2010;32:294-304.

3. American Psychiatric Association – APA. DSM-V: Manual diagnóstico e estatístico de transtornos mentais. 5. ed. Porto Alegre: Artmed; 2014.

4. Anvisa. Agência Nacional de Vigilância Sanitária. Relatório Integrado sobre a eficácia e segurança dos inibidores de apetite. Brasília-DF, 2011.

5. BRASIL. Lei n. 13454/17, de 23 de junho de 2017. Autoriza a produção, a comercialização e o consumo, sob prescrição médica, dos anorexígenos sibutramina, anfepramona, femproporex e mazindol. Diário Oficial da República Federativa do Brasil, Brasília, DF, 2017.

6. Faraone SV. The pharmacology of amphetamine and methylphenidate: Relevance to the neurobiology of attention-deficit/hyperactivity disorder and other psychiatric comorbidities. Neurosci Biobehav Rev. 2018;87:255-270.

7. Fisone G, Borgkvist A, Usiello A. Caffeine as a psychomotor stimulant: mechanism of action. Cell. Mol. Life Sci. 2004;61:857-872.

8. Fundação Oswaldo Cruz. Instituto de Comunicação e Informação Científica e Tecnológica em Saúde. III Levantamento Nacional sobre o uso de drogas pela população brasileira. Rio de Janeiro, RJ, Brasil.

9. Goodman LS, Gilman A. As bases farmacológicas da terapêutica. Rio de Janeiro: McGrawHill; 2010.

10. Paumgartten FJR. The return of amphetamine-like anorectics: abackward step in the practice of evidence based medicine in Brazil. Cad. Saúde Pública, 2017;33:e00124817.

11. Urban KR, Gao W. Psychostimulants as cognitive enhancers in adolescents: More risk than reward? Front. Public Health. 2017;5:1-7.

Capítulo 19

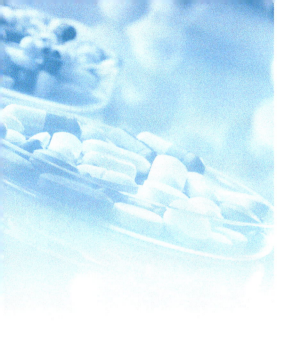

Farmacodependência e drogas de abuso

Autores:
- Rosana Camarini
- Flávia Zacouteguy Boos
- Gabriel de Araújo Costa
- Marcos Vinicius Mori
- Nívea Karla de Gusmão Taveiros Silva
- Isabel Marian Hartmann de Quadros

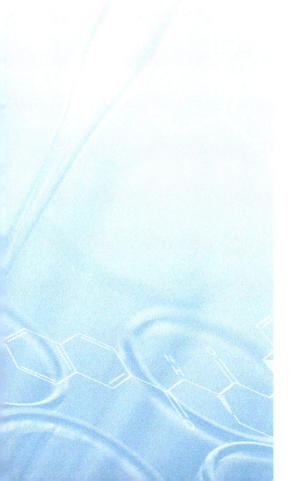

◼ Introdução

Substâncias psicotrópicas: conceitos e relevância

Neste capítulo, são apresentadas as substâncias psicoativas que podem gerar abuso e dependência: as drogas psicotrópicas ou "drogas de abuso". Neste grupo de drogas, incluem-se drogas comercialmente lícitas na maioria dos países, como o álcool e a nicotina/tabaco, assim como drogas ilícitas (heroína, cocaína), além de substâncias medicamentosas que apresentam potencial de abuso e que podem ser usadas para fins não médicos e não prescritos (como os opioides, anfetaminas, benzodiazepínicos). Neste capítulo, os termos "drogas de abuso", ou apenas "drogas" ou "substâncias", serão utilizados em referência ao grupo de substâncias psicotrópicas.

O uso de substâncias psicotrópicas é um hábito milenar que acompanha a humanidade. O uso recreacional ou ritual dessas substâncias é observado em diversos países e sociedades. No entanto, o uso abusivo/prejudicial de drogas constitui um problema mundial grave, com consequências nocivas para a saúde física e mental do usuário, assim como para terceiros (família, sociedade). Os problemas decorrentes do uso de drogas de abuso serão coletivamente denominados de "transtornos por uso de substâncias" (TUS), englobando tanto transtornos mais agudos devidos ao uso de substâncias (como a intoxicação aguda ou episódios pontuais de padrão de uso nocivo) como transtornos crônicos. Cronicamente, o uso repetido dessas drogas pode ensejar o desenvolvimento de dependência, que é geralmente acompanhada por grande desestruturação do indivíduo e de suas relações familiares e sociais, e de uma supervalorização da droga e das circunstâncias a ela associadas, além de poder induzir tolerância e sintomas de abstinência, quando o uso é interrompido.

Segundo os critérios diagnósticos da Organização Mundial da Saúde (OMS), em sua Classificação Internacional das Doenças (CID-10), há uma categoria de Transtornos Mentais e de Comportamento em que são listados os TUS. A caracterização dos transtornos é descrita pela substância (ou grupo de substâncias) usada, assim como pelo tipo de transtorno (p.ex., intoxicação aguda pelo uso de álcool; uso nocivo/prejudicial de cocaína; síndrome de dependência de opioides). A *síndrome de dependência* é definida como um "conjunto de fenômenos comportamentais, cognitivos e fisiológicos que se desenvolvem após repetido consumo de uma substância psicoativa, tipicamente associado ao forte desejo de consumir a droga, à dificuldade de controlar o consumo, à utilização persistente apesar das suas consequências nefastas, a uma maior prioridade dada ao uso da droga em detrimento de outras atividades e obrigações, a um aumento da tolerância pela droga e, por vezes, a um estado de abstinência física" (OMS, 1994). Alguns desses conceitos serão explorados no decorrer do capítulo.

Em países como os Estados Unidos (EUA) e para fins de pesquisa, também é comum utilizarem-se os critérios diagnósticos do Manual Diagnóstico e Estatístico dos Transtornos Mentais (DSM), da Associação Americana de Psiquiatria, que foi recentemente revisado em sua 5ª versão (DSM-5). Nesta versão mais recente do DSM, os conceitos de "abuso" e "dependência" de substâncias foram agrupados e substituídos por "transtornos por uso de substâncias", que podem ser classificados como leves, moderados ou graves. Em meados de 2019, a OMS lançou oficialmente uma versão atualizada do CID, CID-11, que também incorpora inovações na descrição e no entendimento dos critérios diagnósticos para caracterizar os TUS.

Pesquisas e levantamentos organizados pela OMS, publicados em 2017 e 2018, mostram que a prevalência de uso de substâncias psicotrópicas atinge grande parte da população mundial acima de 15 anos de idade (UNODC, 2018; WHO 2018). Atualmente, o álcool é a droga de abuso mais consumida no mundo. De acordo com relatório da OMS (WHO, 2018), 43% da população mundial acima de 15 anos de idade consumiu bebidas alcoólicas no ano anterior à pesquisa (54% da população no continente americano). Entre os consumidores, 39,5% apresentaram ao menos um episódio de uso pesado de álcool por mês (60 g de álcool ou 4,3 *doses padrão*[1]). Estima-se, atualmente, que 5,1% da população mundial apresenta transtornos por uso de álcool (TUA; 8,2% nas Américas), incluindo uma prevalência de 2,6% de dependentes de álcool (4,1% nas Américas). Além disso, estima-se que 3 milhões de pessoas morreram em decorrência do uso prejudicial de álcool em 2016 (5,3% das mortes) no mundo (WHO, 2018).

O consumo recente de nicotina/tabaco é realizado por 20,7% da população mundial, em padrão de consumo diário ou em alguns dias da semana. Cerca de 5,6% da população apresentaram pelo menos um episódio de uso de drogas ilícitas no ano anterior (incluindo drogas como cocaína, heroína, *cannabis*, opioides,

anfetaminas e uso não médico de substâncias medicamentosas), sendo que a *cannabis*[2] (maconha) tem destaque como a droga ilícita mais consumida mundialmente, sendo usada por 3,9% da população (uso no ano). Entre os usuários de drogas ilícitas, um em cada nove apresenta transtornos por uso de substâncias (11% dos usuários, ou 0,62% da população global).

Os estudos epidemiológicos que avaliam o uso de substâncias também apontam a existência de *novas substâncias psicoativas*, que surgem nos diferentes mercados e contextos de uso. Dentro deste grupo de centenas de substâncias, geralmente menos conhecidas e menos estudadas que as anteriores, há derivados sintéticos de canabinoides assim como drogas derivadas de plantas e com efeitos estimulantes (UNODC, 2018).

As estimativas populacionais de uso de diferentes drogas no Brasil, de acordo com o II Levantamento Domiciliar sobre o Uso de Drogas Psicotrópicas, de 2005, são apresentadas na Tabela 19.1.

Tabela 19.1 – Estimativas de uso de substâncias psicotrópicas na população brasileira adulta, de acordo com o II Levantamento Domiciliar sobre o Uso de Drogas Psicotrópicas, realizado em cidades brasileiras com mais de 200 mil habitantes.

Drogas	Tipos de uso (%)		
	Na vida	No ano	No mês
Maconha	8,8	2,6	1,9
Solventes	6,1	1,2	0,4
Benzodiazepínicos	5,6	2,1	1,3
Orexígenos	4,1	3,8	0,1
Estimulantes	3,2	0,7	0,3
Cocaína	2,9	0,7	0,4
Xaropes (codeína)	1,9	0,4	0,2
Opiáceos	1,3	0,5	0,3
Alucinógenos	1,1	0,32	0,2
Esteroides	0,9	0,2	0,1
Crack	0,7	0,1	0,1
Barbitúricos	0,7	0,2	0,1
Anticolinérgicos	0,5	0	0
Merla	0,2	0	0
Heroína	0,1	0	0
Álcool	74,6	49,8	38,3
Tabaco	44,0	19,2	18,4

Fonte: Adaptada de CEBRID, 2005.

---

[1] *Dose padrão* é um volume de bebida com 14 g de álcool, que é equivalente a 350 mL de cerveja (5%), 140 mL de vinho (12%) ou 44 mL de destilados (40%). Um episódio de consumo pesado de álcool é referido como *binge drinking* e consiste em quatro doses para mulheres e cinco para homens, em uma única ocasião (National Institute on Alcohol Abuse and Alcoholism).

[2] Há uma crescente tendência de descriminalização e/ou regulamentação do uso recreativo de *cannabis* em alguns países, de maneira que nem sempre seu uso deveria ser considerado "ilícito". Para os fins das pesquisas apresentadas, referentes a 2015, o uso de *cannabis* foi incorporado no conjunto das drogas de uso ilícito.

Em conjunto, esses dados apontam a relevância social do uso de drogas no mundo, assim como a importância de se compreenderem melhor os processos associados ao uso e aos transtornos por uso de substâncias.

Embora uma parcela da população manifeste TUS, percebe-se que a grande maioria dos usuários experimentais/ocasionais de drogas não o desenvolve. De acordo com as estimativas populacionais apresentadas anteriormente, de cada oito a nove usuários de substâncias, um desenvolverá algum tipo de TUS. Assim, observa-se que os TUS são fenômenos complexos, influenciados por uma combinação de fatores de risco e de proteção que afetam os próprios efeitos da droga, a sensibilidade do usuário e as características ambientais e sociais em que o usuário se insere. Particularmente, em se tratando do processo de desenvolvimento da dependência, não existe uma trajetória linear e previsível a partir do primeiro contato com a droga, podendo se desenvolver durante um período mais ou menos prolongado (meses ou anos).

Características das substâncias psicotrópicas

De início, é importante compreender algumas características fundamentais das diferentes substâncias psicotrópicas, que propiciam o início, a manutenção e o escalonamento de comportamentos de busca e de consumo pelo usuário. De maneira geral, o consumo de uma droga psicotrópica produz sensação transitória de bem-estar e de prazer, efeitos subjetivos positivos que induzem o indivíduo a buscar e consumir a droga. Nessa situação, considera-se que a droga agiu como um estímulo *reforçador*, que é capaz de estabelecer e sustentar hábitos e comportamentos. O efeito *reforçador* das drogas de abuso estimula o indivíduo a aumentar a frequência de comportamentos associados àquele "reforço" (p.ex., buscar e consumir a droga), buscando novamente os efeitos de bem-estar e prazer. Os efeitos de reforço de uma droga podem ser de dois tipos – reforço positivo e reforço negativo –, embora em algumas situações possa haver uma sobreposição de ambos. O reforço positivo se associa ao conceito de "recompensa" e sustenta hábitos e comportamentos decorrentes dos efeitos positivos sobre o humor e sobre o bem-estar. Já o reforço negativo consiste no alívio de uma situação ou sensação desagradável para o indivíduo, por exemplo quando um dependente de álcool consome a droga para aliviar sintomas disfóricos e o mal-estar associado à abstinência da droga.

Modelos animais podem ser usados para avaliar as propriedades recompensadoras e reforçadoras das drogas, como nos modelos de autoadministração e preferência condicionada por lugar (PCL). No primeiro, animais de laboratório, como roedores e primatas não humanos, obtêm a droga ao impulsionar uma alavanca conectada a um sistema que fornece a droga ao animal por via oral, intravenosa ou intracerebral. A autoadministração oral de drogas, como no caso do álcool, também pode ser estudada pelo consumo voluntário de soluções oferecidas aos animais em seu próprio alojamento, geralmente em modelos de livre escolha, em que se quantifica o volume ingerido em períodos de horas, dias ou semanas. No modelo de PCL, o animal aprende a associar os efeitos de uma droga a um ambiente específico, por exemplo, uma caixa com paredes com listras pretas horizontais e piso de grade. O estímulo neutro (ambiente) previamente pareado com a droga adquire propriedades reforçadoras, e o animal passa a preferir esse local em relação a outros ambientes, mesmo na ausência da droga. Trata-se de um paradigma que envolve respostas condicionadas a pistas ambientais dependentes de aprendizagem pavloviana. Outros modelos animais usados para estudar o potencial de abuso de uma droga incluem a discriminação de drogas, modelos de dependência física, de abstinência e de reinstalação da busca e consumo da droga (modelo para recaída).

Acredita-se que os efeitos reforçadores das drogas, muitas vezes associados à euforia e estimulação, seriam críticos para determinar a capacidade da droga de induzir TUS e dependência. O reforço positivo induzido pelas drogas, particularmente, seria mediado pela ativação das vias encefálicas de recompensa, um possível mecanismo biológico convergente para as ações das diferentes substâncias psicotrópicas. A dopamina é o principal neurotransmissor das vias de recompensa, que inclui o sistema dopaminérgico mesocorticolímbico. Este mesmo sistema de recompensa também é utilizado na sinalização de estímulos reforçadores naturais, como alimentos palatáveis, água e comportamento sexual. As vias neurais associadas aos efeitos das drogas serão discutidas em mais detalhes adiante.

Embora os efeitos reforçadores possam explicar o consumo experimental e ocasional das drogas, assim como a formação do hábito de busca e consumo, entende-se que o desenvolvimento de TUS, assim como da dependência, requer episódios repetidos e crônicos de consumo, muitas vezes em grandes quantidades. O uso crônico de substâncias psicotrópicas altera o funcionamento "normal" do organismo, adaptando-se à presença da substância. As adaptações podem acontecer nos diversos sistemas com que a droga interage, incluindo enzimas de metabolização sistêmica (p.ex., enzimas hepáticas), até os sítios de ação direta e indireta da droga. Entre os processos adaptativos que poderiam contribuir para essas alterações no organismo decorrentes do uso repetido de drogas, pode-se citar processos de *tolerância*, de *sensibilização* e *sintomas/síndrome de abstinência*, descritos a seguir.

Tolerância e outros fenômenos de adaptação e neuroplasticidade

Fenômenos conhecidos que envolvem eventos adaptativos induzidos pelas drogas são a tolerância, a sensibilização e a síndrome de abstinência.

A tolerância corresponde a uma diminuição da resposta a uma determinada dose da droga, indicada por um desvio farmacológico para a direita na curva dose-resposta. Ocorre mais comumente com administrações repetidas da mesma droga, sendo caracterizada pela necessidade de doses cada vez maiores para se obter o efeito inicial. A tolerância pode ocorrer por vários mecanismos e é classificada como inata ou adquirida. A tolerância inata é determinada geneticamente e refere-se a uma sensibilidade pré-determinada, observada desde a primeira experiência com a droga. A tolerância adquirida pode ocorrer após administração aguda ou repetida da droga. A tolerância exibida depois de administrações repetidas é classificada em farmacocinética, farmacodinâmica, aprendida (comportamental ou condicionada) e cruzada.

A tolerância aguda é definida como uma diminuição na resposta à droga diante de uma única exposição à substância. A medida de tolerância aguda mais conhecida é a diminuição de resposta ao álcool no decorrer do tempo com uma exposição única e é determinada pela comparação de respostas no mesmo nível de alcoolemia nos segmentos ascendente e descendente da curva de álcool no sangue.

A tolerância farmacocinética refere-se às alterações na distribuição ou aumento do metabolismo de uma droga, diminuindo as concentrações sanguíneas de uma determinada dose.

A tolerância farmacodinâmica refere-se à redução de efeitos em virtude de alterações adaptativas induzidas pela droga no local de ação, como alterações na quantidade, afinidade ou sensibilidade de receptores.

A tolerância aprendida corresponde à diminuição dos efeitos da droga decorrente de respostas compensatórias adquiridas por experiência pregressa. A tolerância aprendida comportamental refere-se à diminuição da capacidade da droga em afetar um determinado comportamento após o uso repetido. Essa tolerância ocorre quando a administração da droga precede determinadas circunstâncias comportamentais. Por exemplo, um indivíduo que aprende uma determinada tarefa sob os efeitos de uma droga terá mais facilidade em executá-la do que aquele que a executou pela primeira vez sob os efeitos dessa mesma droga. A tolerância aprendida condicionada ocorre quando pistas ambientais ou rituais são conectados consistentemente com a administração da droga. Os rituais passam a constituir um sinal que prediz a apresentação e os efeitos da droga. Esses rituais produzem respostas fisiológicas adaptativas que resultam em uma atenuação dos efeitos da droga.

Tolerância cruzada ocorre quando o uso repetido de uma determinada droga produz tolerância aos efeitos de uma outra droga, em decorrência de estruturas, mecanismos de ação, ou vias de metabolização semelhantes entre elas.

A sensibilização, também conhecida como *tolerância reversa*, corresponde a um aumento gradual de uma resposta (p.ex., aumento de uma resposta comportamental como atividade locomotora) após administração repetida da droga. É definida, em termos farmacológicos, como um desvio para a esquerda na curva dose-resposta da droga. A sensibilização comportamental é uma referência valiosa para avaliar as alterações neuroplásticas que ocorrem no encéfalo após exposição repetida a drogas de abuso. Também há relatos de sensibilização cruzada entre drogas de abuso, sugerindo a existência de alguns mecanismos de neuroadaptação compartilhados por diferentes drogas.

A síndrome de abstinência é um fenômeno de neuroplasticidade decorrente da interrupção abrupta do uso prolongado de uma determinada droga, também conhecida como "retirada". A estimulação repetida de drogas acarreta perturbação da homeostasia do sistema, demandando o aparecimento de um novo equilíbrio na presença da droga, conhecido como alostasia. Se a administração da droga for interrompida, instala-se um novo desequilíbrio que se manifesta em sintomas geralmente contrários aos efeitos originalmente induzidos pela droga. Por exemplo, a síndrome de abstinência aos opioides se manifesta em disforia, insônia, ansiedade, irritabilidade, náusea, agitação, taquicardia, hipertensão, entre outros. Os sintomas de abstinência dependem do tipo da droga e do padrão de uso e podem ser observados por dias/semanas após a retirada. A chamada "abstinência prolongada" refere-se principalmente a sintomas de humor, disforia e irritabilidade que podem ser observados até anos após a interrupção do consumo, podendo induzir fissura e recaída.

Em conjunto, esses diferentes processos adaptativos podem contribuir para o desenvolvimento de TUS de várias maneiras. Por exemplo, processos de tolerância farmacocinética ou farmacodinâmica podem favorecer que o indivíduo consuma quantidades ou doses maiores de droga para atingir o efeito desejado, colaborando para o escalonamento gradativo do consumo, e para padrões de uso mais nocivos. Em contrapartida, acredita-se que a exposição repetida a drogas pode induzir um tipo de "sensibilização neural", em que as vias encefálicas de recompensa e reforço se tornam hiper-responsivas quando ativadas pela droga e por estímulos a ela associados. A sensibilização contribuiria, assim, para comportamentos compulsivos de busca e consumo da droga. A desregulação do funcionamento dos sistemas neurais motivacionais e hedônicos causada pela exposição crônica a drogas também contribuiria para uma certa anedonia e perda de interesse em outras atividades não relacionadas à obtenção e ao consumo da droga. Adicionalmente, sintomas de abstinência decorrentes da retirada da droga são um dos principais fatores que contribuem para a recaída em usuários com TUS, perpetuando o ciclo da dependência.

Fatores de risco para o transtorno por uso de substâncias (TUS)

O TUS se desenvolve em consequência de um conjunto de fatores que promovem o comportamento de consumir a droga e que favorecem a transição do uso controlado para a perda do controle de seu uso. Esses fatores estão relacionados a propriedades farmacodinâmicas e farmacocinéticas da droga, a características do usuário e ao ambiente. Aproximadamente 50% do risco de se desenvolver TUS é genético, enquanto o percentual restante pode resultar de fatores ambientais ou de interações gene-ambiente.

Além das propriedades farmacodinâmicas das drogas, referentes a seus mecanismos de ação e capacidade de induzir *tolerância/síndrome de abstinência*, ou *sensibilização*, as propriedades farmacocinéticas podem também influenciar o potencial abusivo de uma droga. O início rápido de ação da droga desencadeia de imediato mudanças no circuito de recompensa encefálico que promove o uso futuro da droga. A velocidade com que uma droga atinge o SNC pode determinar a magnitude de seus efeitos euforizantes. Um exemplo é a cocaína, que pode ser administrada por via oral (quando as folhas de coca são mascadas), por via intravenosa ou intranasal (na forma de cloridrato de cocaína), ou por via pulmonar, quando fumada, na forma de base livre (*crack*). A administração por via oral produz efeitos estimulantes leves, em decorrência do tempo que leva para absorção, além de ser biotransformada por enzimas no sistema digestório e no fígado. A via intravenosa resulta em um efeito estimulante intenso e rápido. A cocaína fumada na forma de *crack* atinge o sistema nervoso central (SNC) mais rapidamente do que quando aspirada na forma de cloridrato de cocaína. Ao ser fumada, atinge uma vasta superfície pulmonar, alcançando rapidamente a circulação e o SNC. Além da velocidade de ação no SNC, sua ação vasoconstritora limita a absorção pelas mucosas nasais, quando aspirada. Isso explica por que os efeitos estimulantes do *crack* são mais intensos do que quando a cocaína é usada por via intranasal. A velocidade com que uma droga entra e sai do encéfalo exerce um papel importante nos efeitos reforçadores de uma droga e no seu potencial de induzir dependência.

Entre as características do usuário, a genética pode tanto representar um fator de risco, na maioria dos casos, como um fator de proteção, conforme discutido a seguir. A influência de fatores genéticos em TUS foi primeiramente estudada no alcoolismo. Estudos de associação genômica ampla (Genome-wide Association Studies – GWAS) ajudaram a identificar variantes na genética do transtorno de uso de álcool (TUA). Entre as variantes identificadas, foram encontrados polimorfismos de base única (SNP, do *inglês single nucleotide polymorphism*) nos genes das enzimas do metabolismo do álcool, a álcool desidrogenase (ADH) e a aldeído desidrogenase (ALDH). A álcool desidrogenase é uma das enzimas responsáveis pela metabolização do álcool, metabolizando o álcool a acetaldeído, enquanto a enzima aldeído desidrogenase degrada acetaldeído a ácido acético. Indivíduos que carregam um polimorfismo da ADH, como ADH1B*2, ADH1B*3 ou ADHC*1 metabolizam o álcool a uma velocidade mais rápida do que aqueles que apresentam a variante ADH1B*1, acarretando em acúmulo de acetaldeído. A enzima aldeído desidrogenase é codificada pelo gene ALDH2, comumente polimórfico em populações do leste da Ásia. Uma mutação pontual no gene ALDH2, ALDH2*2, produz uma forma inativa de ALDH2, lentificando a conversão de acetaldeído em acetato, o que causa acúmulo de acetaldeído após o consumo de álcool. Indivíduos que apresentam polimorfismos na ADH e/ou ALDH2 tendem a se abster de beber álcool, em razão de efeitos tóxicos do acetaldeído. O acúmulo de acetaldeído é associado com rubor facial e sintomas desagradáveis, como os percebidos na ressaca (p.ex., dor de cabeça, náusea, vômito etc.). Desse modo, suas chances de desenvolver TUA são menores. A menor eficiência da aldeído desidrogenase em metabolizar o álcool é um fator de proteção para o consumo de álcool e o desenvolvimento de TUA.

A genética dos TUS engloba vários fatores hereditários que influenciam diferentes estágios na trajetória desse transtorno. Além disso, a predisposição genética para TUS pode incluir variantes genéticas que são comuns à dependência de todos os tipos de drogas ou específicas para determinadas drogas.

Transtornos psiquiátricos, como ansiedade e depressão, também estão associados ao aumento do risco de TUS. O histórico de exposição do indivíduo à droga constitui um fator importante de vulnerabilidade, como exposição precoce (pré-natal, pós-natal, adolescência), frequência de consumo e duração em anos de consumo pesado.

Além disso, endofenótipos, como o grau de impulsividade e procura por novidade são atribuições que podem categorizar os indivíduos em baixo, moderado ou alto risco para desenvolver TUS. Um endofenótipo que pode contribuir para o risco de beber mais consistentemente e desenvolver TUA é um nível baixo de resposta ao álcool, que corresponde a uma necessidade de consumir uma quantidade maior da droga para experienciar um efeito. Filhos de alcoolistas relatam um nível baixo de respostas ao álcool, que pode ser conceituado como uma tolerância inata, sugerindo a influência genética nesse transtorno. De fato, estudos com famílias, gêmeos e adoção mostram que o TUA é geneticamente influenciado. Em roedores, a influência genética foi demonstrada por meio de seleções genéticas que identificam características de vulnerabilidade, como alto consumo, alta preferência ou maior procura pelo álcool. Por meio de repetidos acasalamentos na sucessão de várias gerações, grupos de pesquisa em álcool selecionaram linhagens de roedores que exibem alta preferência/consumo e linhagens que não preferem/não bebem álcool.

Fatores ambientais e sociais, como disponibilidade da droga, pressão dos pares e estresse, também contribuem para o início, manutenção, progresso e recaída do TUS.

O estresse é considerado um importante fator de risco que poderia aumentar a propensão e vulnerabilidade para diversos transtornos mentais, incluindo TUS. O estresse ativa o eixo hipotálamo-pituitária-adrenal (HPA) e contribui para a liberação de glicocorticosteroides. O eixo HPA exerce um controle regulatório sobre uma variedade de comportamentos apetitivos e modula as vias de recompensa encefálicas, particularmente, o sistema dopaminérgico mesocorticolímbico. O hormônio liberador de corticotrofina (CRF ou CRH) é outra substância relacionada ao estresse que influencia efeitos estimulantes e reforçadores das drogas de abuso, tanto pela ação no eixo HPA como em regiões encefálicas associadas ao estresse (a chamada "amígdala estendida", que compreende regiões da amígdala e o núcleo do leito da estria terminal (BNST)) e nas vias que codificam estímulos de recompensa. Em animais de laboratório, a exposição a eventos estressores pode facilitar e aumentar comportamentos de autoadministração de drogas de abuso, assim como potencializar os efeitos estimulantes de drogas como a anfetamina, cocaína, morfina e o álcool.

É importante ressaltar que o próprio ambiente pode alterar a expressão gênica e que tanto o genoma quanto o epigenoma interagem na determinação fenotípica de um indivíduo. Por exemplo, foi identificado que indivíduos com TUA apresentam hipermetilação no gene do transportador de dopamina e que essa alteração epigenética é preditiva da gravidade da dependência que possa se estabelecer.

Portanto, múltiplos fatores individuais e ambientais contribuem para que um usuário de droga transite do uso recreativo para a perda de controle e desenvolva *dependência*.

Neurobiologia e mecanismos moleculares

Conexões neuronais complexas formam redes neurais que recebem estímulos de várias regiões encefálicas, coordenando e distribuindo informações necessárias para guiar determinados comportamentos. A via ou circuito da recompensa conecta várias estruturas do sistema límbico que controla e regula a capacidade de sentir prazer. Esse circuito é conhecido também por circuito da motivação, uma vez que a sensação prazerosa motiva o indivíduo a repetir o comportamento que lhe causou esta experiência ("reforço"). Esse sistema é composto por regiões encefálicas e vias neurais responsáveis pela motivação, desejo por uma recompensa e aprendizagem associativa. Os reforçadores naturais, a exemplo de alimentos ou sexo, são estímulos recompensadores que ativam esse sistema e são responsáveis pela manutenção da vida.

Em 1954, James Olds e Peter Milner, da Universidade McGill, mostraram que a estimulação elétrica de algumas regiões encefálicas, particularmente a área septal, regiões do hipotálamo e outras próximas ao feixe prosencefálico medial, promoviam efeitos recompensadores aos animais, evidenciando a existência de um centro de recompensa no encéfalo. Atualmente, há muitos estudos que delineiam cuidadosamente as vias neurais envolvidas no processamento de recompensa e aversão. As drogas de abuso são inerentemente recompensadoras e ativam o mesmo circuito de recompensa estimulado pelos reforçadores naturais. É por isso que têm um alto potencial de abuso. A ativação da via dopaminérgica mesolímbica, que se origina em corpos celulares da área ventral do tegmento mesencefálico (AVTM) e projeta-se para o núcleo *accumbens*, parece ser fundamental para os efeitos recompensadores induzidos pelos reforçadores naturais e pelas drogas de abuso. Outras vias dopaminérgicas, como a mesocortical, que surge na AVTM e projeta-se para o córtex frontal, assim como a via nigroestriatal, que tem os corpos celulares na substância negra e projeta-se para o estriado dorsal, são também reconhecidas por contribuírem para os efeitos recompensadores e estimulantes das drogas. Todas as drogas de abuso são capazes de ativar a via dopaminérgica mesolímbica e aumentar a liberação de dopamina no núcleo *accumbens* (para algumas drogas alucinógenas, este efeito dopaminérgico não é tão claro). Isso acontece por meio da interação das diferentes classes de drogas com os diversos alvos dessa via, de acordo com seus mecanismos de ação, como descrito na próxima seção.

O aumento da liberação de dopamina no núcleo *accumbens* está especialmente relacionado aos efeitos recompensadores das drogas. Entretanto, as adaptações celulares e moleculares que ocorrem com o uso prolongado das drogas de abuso são bastante complexas e ocorrem em diversas outras áreas encefálicas, fazendo parte dos processos de instalação, manutenção e recaída do TUS. Um mecanismo adaptativo mais bem estabelecido é o que ocorre com os opioides. Drogas opioides, tendo a morfina como protótipo, ativam os receptores opioides, uma família de receptores acoplados à proteína Gi/o. Assim, inibem a atividade funcional da via do AMPc-PKA. Com a exposição prolongada, respostas neuroplásticas alteram o estado funcional do AMPc por meio da indução da enzima adenilil ciclase. Com isso, ocorre uma recuperação das concentrações intracelulares de AMPc e aumento da atividade da PKA. Essa suprarregulação compensatória do sistema do AMPc pode ser vista como um processo de tolerância celular. Quando o opioide é removido (abstinência), a suprarregulação da via do AMPc pode resultar em concentrações intracelulares anormais de AMPc, que geram alterações funcionais na sinalização celular, contribuindo para aspectos da dependência e síndrome de abstinência. Essas alterações na via do AMPc em decorrência do uso repetido de opioides foram demonstradas em várias regiões encefálicas.

Como mencionado anteriormente, o fator liberador de corticotrofina (CRF) é um neuropeptídeo expresso nos neurônios do hipotálamo, no núcleo central da amígdala e em outras regiões do encéfalo, essencial em respostas ao estresse e que exerce um papel importante em respostas comportamentais e fisiológicas na retirada da droga. O aumento da liberação de CRF, particularmente no núcleo central da amígdala, ocorre durante a abstinência de várias drogas de abuso e contribui para a recaída. Em modelos animais, a administração sistêmica ou intraencefálica de antagonistas do receptor CRF1 é capaz de reduzir ou prevenir comportamento de busca e consumo de drogas em roedores com padrão crônico de consumo ou exposição a diferentes drogas.

É importante compreender que embora as drogas de abuso atuem inicialmente em seus alvos proteicos na sinapse, seus efeitos em longo prazo, especialmente com o uso contínuo, são mediados pela regulação das vias de sinalização intracelular. Vários fatores de transcrição são alterados nos processos que permeiam a dependência, aumentando ou reprimindo a expressão de outros genes. Por exemplo, a proteína de ligação ao elemento de resposta ao AMP cíclico (CREB, do inglês *cyclic AMP response element binding*

protein) é um dos fatores de transcrição mais estudados em neurociência e tem sido implicada em diversos aspectos da dependência. O ΔFosB é outro fator de transcrição que se acumula após exposição repetida à droga, principalmente no núcleo *accumbens* e estriado dorsal, e tem um papel relevante em mecanismos de recompensa. Vários genes-alvo do ΔFosB contribuem em aspectos fisiológicos e comportamentais da dependência.

Classificação das substâncias psicotrópicas

Embora as drogas psicotrópicas tenham uma série de efeitos e propriedades em comum, compartilhando processos motivacionais, comportamentais, neurais e de adaptação, este grupo de drogas é bastante heterogêneo em suas características farmacológicas e seus mecanismos de ação. Cada uma das drogas age em alvos moleculares mais ou menos específicos, produzindo uma variedade de efeitos. Este conjunto de ações farmacológicas de cada uma das substâncias, em diferentes sistemas de transmissão e vias de sinalização, é que fornece a complexidade dos efeitos agudos e crônicos, periféricos e centrais da substância no organismo. Como veremos adiante, a partir da breve apresentação de efeitos e mecanismos de algumas substâncias, há drogas que agem diretamente sobre alvos farmacológicos relacionados à neurotransmissão catecolaminérgica (dopamina, norepinefrina), outras que agem seletivamente em receptores opioidérgicos, ou modulam o funcionamento de alvos do sistema gabaérgicos ou glutamatérgico, entre outras ações.

De maneira simplificada e didática, pode-se agrupar as substâncias psicotrópicas de acordo com sua ação *predominante* sobre o sistema nervoso central (SNC), utilizando a classificação proposta por Chalout (1971).

- **Depressores da atividade do SNC:** substâncias psicotrópicas que reduzem o funcionamento do SNC, promovendo efeitos sedativos, hipnóticos e ansiolíticos (redução de ansiedade). Fazem parte desta classe de drogas álcool, benzodiazepínicos (ansiolíticos), narcóticos (opioides naturais, sintéticos ou semi-sintéticos), hipnóticos (barbitúricos) e solventes/inalantes.

- **Estimulantes da atividade do SNC:** substâncias psicotrópicas que de maneira geral estimulam o funcionamento do SNC, incluindo nesta categoria as anfetaminas, cocaína/*crack*, tabaco/nicotina, cafeína e outros estimulantes menores. O MDMA (*ecstasy*) será incluído nesta categoria por suas semelhanças com as anfetaminas em termos de estrutura química e de ações e efeitos farmacológicos, embora o MDMA também possa ser classificado como perturbador da atividade do SNC.

- **Perturbadores da atividade do SNC:** substâncias psicotrópicas que alteram o funcionamento do SNC, modificando a percepção da realidade e podendo induzir alucinações, delírios e ilusões. São também conhecidas como drogas alucinógenas ou psicodélicas e incluem o LSD-25, MDMA (*ecstasy*), a *cannabis*/maconha e outras substâncias naturais, como psilocibina, mescalina, entre outros (ver Capítulo 73 – Psicodélicos).

É importante ressaltar que, apesar da classificação citada, uma mesma substância pode ter efeitos que mesclam os efeitos das diferentes classes apresentadas, de acordo com a dose ou o contexto em que a substância é utilizada, ou mesmo com a sensibilidade do usuário. Por exemplo, embora o álcool tenha efeitos predominantes de depressão da atividade do SNC, seus efeitos estimulantes e euforigênicos são bem estabelecidos em doses baixas a moderadas e na fase inicial do consumo. No caso do MDMA (*ecstasy*), a substância é um derivado anfetamínico que mescla efeitos alucinogênicos com efeitos estimulantes.

Na próxima seção, algumas das substâncias psicotrópicas serão brevemente discutidas, com seus aspectos epidemiológicos de consumo, suas características farmacocinéticas e farmacodinâmicas, seus efeitos agudos e de longo prazo, e possíveis tratamentos disponíveis para os transtornos por uso de substâncias, quando pertinente. Os leitores são encorajados a buscar informações complementares em capítulos que tratam diretamente de algumas dessas substâncias (Ansiolíticos – Capítulo 12 – Fármacos ansiolíticos e hipnóticos-sedativos; Analgésicos de ação central – Capítulo 16 – Fármacos analgésicos de ação central; Estimulantes do SNC – Capítulo 18 – Fármacos estimulantes do sistema nervoso central; Farmacologia dos canabinoides – Capítulo 72; Psicodélicos – Capítulo 73).

Drogas depressoras da atividade do SNC

Álcool

A relação da humanidade com o álcool é de longa data. Há registros do uso de jarros para fermentação de bebidas alcoólicas em torno de 10.000 a.C. Seu uso histórico tem sido associado não somente à busca direta por prazer ou alívio de sensações desagradáveis, mas também em práticas religiosas, medicinais, de socialização, assim como foi incorporado ao consumo diário durante as refeições, o que atesta sua função calórica e também faz pensar sobre o espaço que ocupa na economia.

Aspectos farmacocinéticos

O álcool, ou etanol ou álcool etílico, é uma molécula de dois carbonos que tem grande capacidade de interagir com outras moléculas a partir de pontes de hidrogênio e, em menor grau, mediante interações hidrofóbicas fracas. Por essa razão, tem baixa potência, sendo geralmente consumido em quantidades muito maiores (em gramas) em comparação com outras substâncias de abuso (miligramas ou mesmo microgramas).

Depois de ingerido, o álcool é absorvido pelo estômago e intestino delgado, chegando à corrente sanguínea em poucos minutos. Sua distribuição é semelhante à da água nos órgãos e células, podendo chegar em níveis máximos de concentração no sangue em torno de 30 min. A velocidade de absorção é aumentada quando a ingestão é feita de estômago vazio, podendo atingir níveis maiores de concentração no sangue. Por isso, estar alimentado quando for beber é um fator protetor para a intoxicação. Uma vez no sangue, é distribuído para todo o corpo, o que inclui SNC, onde interage com diversos alvos celulares e moleculares, e o fígado, onde cerca de 90% do etanol é metabolizado.

A metabolização é feita principalmente em duas fases. Na primeira, o álcool é oxidado a acetaldeído pela ação da enzima citosólica álcool desidrogenase (ADH). Na sequência, o acetaldeído é oxidado a acetato pela enzima mitocondrial aldeído desidrogenase (ALDH). Ambas enzimas são localizadas principalmente nos hepatócitos, embora quantidades menores de ADH sejam encontradas também no estômago e no encéfalo. As enzimas da família do citocromo P450, além da catalase, também contribuem para a metabolização do álcool em acetaldeído no fígado, sendo que no encéfalo a via mais importante é a da catalase.

A taxa de metabolização do álcool é em torno de uma *dose padrão* de álcool por hora. Variantes genéticas da ADH e da ALDH são encontradas em populações étnicas específicas, especialmente do leste asiático, e alteram suas propriedades cinéticas e taxa de metabolização dos substratos, como mencionado na introdução deste capítulo. Uma menor eficiência da aldeído desidrogenase é um fator de proteção para o consumo de álcool e o desenvolvimento de TUA.

A molécula de etanol ultrapassa a barreira placentária e, por isso, é desaconselhável o uso dessa substância durante a gravidez. Seu uso pode interferir gravemente no desenvolvimento do feto, podendo causar transtornos do espectro alcoólico fetal, caracterizado por danos no SNC e prejuízos físicos, mentais, comportamentais e no aprendizado, com possíveis consequências que perduram ao longo da vida.

Aspectos farmacodinâmicos

A farmacodinâmica do álcool é complexa porque a molécula interage com alvos farmacológicos que incluem receptores, canais iônicos e proteínas de sinalização intracelular. Os principais alvos no SNC responsáveis pelos efeitos de inibição da atividade neuronal do álcool são os receptores GABA$_A$ e NMDA, dos sistemas de neurotransmissão gabaérgico e glutamatérgico, respectivamente. O álcool é considerado um agonista alostérico do complexo receptor GABA$_A$, facilitando a inibição sináptica mediada pelo GABA. As ações do álcool como inibidor dos receptores ionotrópicos do glutamato, particularmente dos receptores NMDA, são bem caracterizadas, inibindo a transmissão excitatória glutamatérgica. O álcool também age em outros receptores ionotrópicos, como o receptor de glicina, de serotonina 5-HT$_3$, e colinérgicos nicotínicos. Apesar da caracterização de ações diretas do álcool sobre os diferentes receptores, a diversidade na composição de subunidades desses receptores confere diferente sensibilidade ao álcool e dificulta a identificação de sítios de ligação específicos.

Além disso, o álcool afeta o funcionamento de canais iônicos de potássio (como os canais do tipo BK e GIRK) e canais de cálcio e interage diretamente com proteínas de sinalização intracelular como a cinase C (PKC) e a adenilil ciclase, esta responsável por aumentar os níveis intracelulares de AMPc e subsequente ativação de alvos intracelulares, como a proteína cinase A. Com efeitos diretos e indiretos, o álcool pode ter efeitos pré e pós-sinápticos, modulando a liberação de neurotransmissores em diferentes regiões encefálicas.

Efeitos agudos e em longo prazo

O consumo do álcool promove efeitos que são dependentes de dose. No início do consumo, quando a alcoolemia (concentração de álcool no sangue) é mais baixa, predominam efeitos estimulantes comportamentais, como euforia e desinibição, assim como efeito ansiolítico (redução dos níveis de ansiedade). Conforme há aumento da alcoolemia, os efeitos depressores do álcool se intensificam, podendo causar fala "pastosa" ou arrastada, sonolência e sedação mais intensa; prejuízo dos reflexos, descoordenação motora, amnésia de eventos durante a alcoolização (conhecida também por "blecaute"), depressão cardiorrespiratória e, em quantidades excessivas, pode causar coma. Durante a intoxicação alcoólica, pode ocorrer uma facilitação de comportamentos de risco (p.ex., dirigir alcoolizado e fazer sexo sem preservativo), além de comportamentos impulsivos e agressivos (p.ex., envolvimento em brigas e violência doméstica). Apesar de a maioria da população fazer uso oca-

sional ou ter episódios isolados de consumo elevado (padrão *binge* de uso), o consumo frequente pode resultar no desenvolvimento de dependência.

Diversos estudos pré-clínicos mostram que o etanol estimula a taxa de disparo de neurônios dopaminérgicos AVTM, o que está associado a maior liberação de dopamina em regiões do sistema de recompensa encefálico, como o núcleo *accumbens*. A importância do efeito do álcool na AVTM na regulação do comportamento de busca e consumo da droga é reforçada pela observação de que ratos de laboratório realizam autoadministração de álcool diretamente nesta região encefálica. Os efeitos do álcool sobre os neurônios dopaminérgicos são modulados por ações em diversos alvos moleculares, envolvendo, inclusive, outros sistemas de neurotransmissão. A lesão de neurônios dopaminérgicos não previne totalmente a autoadministração de álcool, o que aponta também para mecanismos independentes da dopamina na modulação de seus efeitos reforçadores. O aumento de dopamina no *accumbens* e no estriado de humanos em resposta ao álcool também já foi observado em estudos de neuroimagem, embora haja inconsistências a serem investigadas.

O sistema opioidérgico está claramente envolvido com o reforço e o consumo do álcool, principalmente pela ativação dos receptores μ-opioides. Na pesquisa pré-clínica, sua ativação induz aumento do consumo de álcool por roedores, assim como animais nocaute para esse receptor mostram redução do consumo. Em humanos, o consumo de álcool aumenta a liberação de opioides endógenos no núcleo *accumbens* e no córtex orbitofrontal, sub-região do córtex pré-frontal envolvida com a tomada de decisão. Em usuários que fazem uso abusivo de álcool existe correlação entre a maior liberação desses opioides e a sensação subjetiva de prazer percebida.

A euforia e a desinibição comportamental promovidas pelo álcool estão relacionadas com a inativação de áreas do encéfalo envolvidas com o controle inibitório, como o córtex pré-frontal, assim como o aumento de serotonina em regiões corticolímbicas favorece a sensação de bem-estar e elevação do humor. O prejuízo da memória durante a intoxicação alcoólica, provavelmente, está relacionado à ação nos receptores GABA$_A$ e NMDA, além de alterações na liberação de GABA e glutamato no hipocampo, região importante na codificação de memórias. Acredita-se que os efeitos do álcool sobre os sistemas de GABA e glutamato também sejam responsáveis pela incoordenação motora e pela redução de reflexos, em áreas como o cerebelo e núcleos da base.

O uso crônico de álcool causa uma série de processos de adaptação no SNC e no organismo, incluindo processos de tolerância, que, por sua vez, impulsionam o consumo de doses maiores de álcool para atingir os efeitos desejados. A tolerância está relacionada com mudanças na metabolização do álcool (tolerância farmacocinética), na expressão, densidade e afinidade de receptores e outras proteínas encefálicas que participam da sinalização intra e extracelular (tolerância funcional ou farmacodinâmica). Há ainda tolerância cruzada com outros fármacos, como os benzodiazepínicos que compartilham de alguns sistemas de metabolização, além de também agirem nos receptores do tipo GABA$_A$, por exemplo (ver Capítulo 12 – Fármacos ansiolíticos e hipnóticos-sedativos). Outro tipo de adaptação promovido pelo uso repetido de álcool é a sensibilização, ou tolerância reversa. Acredita-se que um dos mecanismos envolvidos seja a plasticidade em receptores glutamatérgicos em regiões do sistema de recompensa, além de alterações na liberação de dopamina em resposta ao álcool e a outros estímulos reforçadores.

O uso crônico e a dependência de álcool produzem alterações funcionais na liberação de neurotransmissores, como redução de dopamina, serotonina, GABA e aumento de glutamato, que muitas vezes são respostas opostas àquelas induzidas pelo uso agudo de álcool. Por exemplo, estudos de neuroimagem funcional em usuários crônicos de álcool apontam redução consistente e duradoura de receptores dopaminérgicos D2 no estriado, além de uma resposta reduzida de dopamina a estímulos farmacológicos (e possivelmente, a outros estímulos reforçadores naturais) nesta região. Além de regiões do sistema de recompensa, há também neuroadaptações em outras regiões do encéfalo, como no sistema límbico (hipocampo e amígdala), e regiões corticais envolvidas com funções executivas (atenção, planejamento etc.), atribuição de saliência de incentivo e tomadas de decisão. Além disso, sabe-se que ocorrem neuroadaptações no estriado dorsal, que têm papel na formação de hábitos e que contribuem para a manutenção da busca e consumo na dependência.

Durante a retirada do álcool em pessoas com TUA e/ou dependência, pode haver sintomas de abstinência que variam em seus efeitos e gravidade conforme o tempo e quantidade de uso. É comum haver fissura, irritabilidade, ansiedade, transtornos relacionados ao sono e, em casos mais graves, pode haver crises convulsivas (principalmente nas primeiras 48 horas), resultantes do desbalanço excitatório-inibitório e consequente hiperexcitação. Em alguns casos, são prescritos benzodiazepínicos como substituição do álcool e regulação de alguns desses sintomas, além de controlar as convulsões. Em casos mais graves, na *abstinência* pode ocorrer *delirium tremens*, que se caracteriza por alucinações, delírios, febre e taquicardia.

Durante o processo de retirada/abstinência, é bem estabelecido que os sistemas encefálicos de resposta ao estresse encontram-se hiperfuncionantes e contribuem para os sintomas aversivos característicos. Mais detalhadamente, ocorrem neuroadaptações envolvendo o sistema do CRF/CRH (fator/hormônio liberador de corticotrofina) em regiões como a amígdala, núcleo da estria terminal, além do hipotálamo e do eixo hipotálamo-pituitária-adrenal. Em modelos animais, a administração de antagonistas de receptores do CRF1, sistemicamente ou diretamente nas regiões encefálicas associadas ao estresse, é muito eficaz em reduzir a busca e o consumo de álcool em animais considerados "dependentes".

Para além do SNC, o uso crônico de álcool é tóxico para diversos outros sistemas no corpo e está associado a uma série de doenças e transtornos. Pode haver alterações no fígado (esteatose hepática, hepatite e cirrose), no sistema digestório (úlceras, diarreia crônica), nos sistemas cardíaco e circulatório (arritmia cardíaca, pressão alta etc.), aumento de risco de certos tipos câncer, entre outros.

Tratamento

O tratamento da dependência de álcool é complexo e existem inúmeros modelos de tratamento. Alguns preconizam a abstinência total e outros, a redução dos danos com diminuição do consumo como estratégia possível. Existem três fármacos reconhecidamente aceitos na clínica para tratamento adjuvante. O primeiro a ser aprovado pela agência americana Food and Drug Administration (FDA) foi o dissulfiram, em 1951. Dissulfiram tem como mecanismo de ação a inibição da enzima de metabolização do álcool, ALDH, propiciando que o indivíduo tenha efeitos adversos desagradáveis, se for feito uso de álcool concomitante, em virtude do acúmulo de acetaldeído no organismo. Os efeitos aversivos dessa associação deveriam auxiliar na manutenção da abstinência pelo usuário em tratamento, mas pode trazer riscos quando o consumo de álcool é elevado, podendo acarretar convulsões. Por esse mesmo motivo e pela recaída ser comum, há baixa adesão ao tratamento com dissulfiram.

O segundo medicamento é a naltrexona (cloridrato de naltrexona, aprovado em 1994 pela FDA), um antagonista não seletivo dos receptores opioides. Seu uso reduz as sensações gratificantes do álcool, diminuindo a fissura e as recaídas. O tratamento é mais seguro e bem tolerado do que o dissulfiram. Mais recentemente, o acamprosato tem se mostrado eficiente em reduzir tanto o consumo de álcool como a taxa de recaídas. Seu mecanismo de ação é menos específico e conhecido, mas acredita-se que auxilie no restabelecimento da excitação e inibição prejudicadas no alcoolismo e na abstinência, reduzindo as dificuldades desse processo. Tem como mecanismo a interação fra-

326

ca com receptores de glutamato, com efeito inibitório sobre a transmissão glutamatérgica, embora uma ação sobre a transmissão mediada por outros aminoácidos transmissores/moduladores, como a taurina e o GABA, também seja investigada. Seu uso é seguro, bem tolerado e, dos três, é o único cuja metabolização não é majoritariamente hepática. Embora em algumas medidas os tratamentos tragam benefícios importantes, a médio e em longo prazo, a taxa de recaídas é muito alta, mostrando a complexidade do problema e a necessidade de mais pesquisas nesta área.

Opioides

Drogas opioides são aquelas que se ligam aos receptores opioides, sejam elas naturais, sintéticas ou semissintéticas. O termo opiáceo é mais antigo e refere-se aos compostos naturais derivados do ópio, que, por sua vez, é o suco extraído da papoula (*Papaver somniferum*). O ópio contém mais de 20 alcaloides opiáceos de potente efeito farmacológico, entre eles a morfina e a codeína. A morfina, o opiáceo mais conhecido e utilizado na terapêutica, tem o nome derivado de Morfeu, o deus dos sonhos na mitologia grega, por seus efeitos hipnóticos. São opioides *naturais*: a codeína e a morfina; *semissintéicos*: heroína; *sintéticos:* metadona, propoxifeno, fentanil, entre outros.

Os fármacos opioides são importantes analgésicos usados na clínica (ver Capítulo 16 – Fármacos analgésicos de ação central), como a morfina, codeína, oxicodona e fentanil. Também são potentes reforçadores, com alto risco de abuso e dependência e, por conta disso, seu uso é controlado. Mundialmente, os opioides são responsáveis por 76% das mortes associadas aos TUS, sendo considerada a classe de drogas de abuso mais nociva (UNODC, 2018).

Aspectos farmacocinéticos

Diferentes vias de administração são utilizadas para o consumo de opioides. A via oral é de mais lenta absorção e apresenta menor biodisponibilidade em virtude do metabolismo hepático de primeira passagem, ao passo que vias parenterais, como a endovenosa, comumente apresentam alta biodisponibilidade e os efeitos podem ser percebidos rapidamente. Opioides também podem ser administrados pela mucosa (oral e nasal), vias retal e transdérmica. Há diferenças particulares de cada substância quanto à lipossolubilidade, metabolismo de primeira passagem, biodisponibilidade, afinidade pelos receptores, potência e meia-vida. Por exemplo, o fentanil é mais lipossolúvel e ~100 vezes mais potente que a morfina; a meia vida da metadona (~ 28 horas) é bem mais longa do que a da morfina (~ 2 horas).

No metabolismo da morfina, há formação de morfina-3-glicuronídeo e morfina-6-glicuronídeo, principalmente. Esta última também tem propriedade analgésica, pois atua também em receptores μ e é até mais potente do que a própria morfina. Os dois metabólitos têm excreção renal, embora também sejam excretados em menores quantidades nas fezes. Outras substâncias opioides têm como um de seus produtos a morfina, como a heroína, que é metabolizada primeiro em morfina-6-glicuronídeo, que pode ser novamente transformada em morfina.

Aspectos farmacodinâmicos

As substâncias opioides agem como agonistas de receptores opioides dos tipos μ, δ e κ. Apesar de haver expressão de cada tipo de receptor em diferentes populações neuronais, o que se relaciona com comportamentos diferentes, os três tipos de receptores são metabotrópicos e acoplados à proteína G inibitória (Gi/o). Decorrente de sua ativação, há inibição da adenilil ciclase e consequente via do AMPc, fechamento de canais de Ca^{+2} e abertura de canais de K^+. Como resultado, há inibição da atividade neuronal.

Efeitos em curto e longo prazo

Além dos efeitos analgésicos e hipnóticos, os opioides também causam euforia e "prazer". A analgesia envolve a ativação dos três receptores, enquanto a euforia está associada principalmente ao receptor μ. Esses receptores podem ser encontrados em interneurônios gabaérgicos na AVTM e que controlam a atividade dos neurônios dopaminérgicos das vias de recompensa encefálica. Assim, a ativação desses receptores causa hiperpolarização dos interneurônios gabaérgicos, "desinibindo" e gerando maior frequência de disparos dos neurônios dopaminérgicos da AVTM. No entanto, há evidências também de que os efeitos reforçadores de opioides podem ocorrer por mecanismos independentes de dopamina.

Opioides também causam sedação, podendo levar tanto ao coma como ao óbito por parada respiratória. Já os efeitos sistêmicos incluem constipação, prurido, náusea e miose. A interrupção ou redução de maneira abrupta de opioides pode gerar sintomas de abstinência, que incluem náusea, diarreia, tremores, sudorese, dores musculares, agitação, ansiedade, irritabilidade e fissura, sendo que alguns desses sintomas podem surgir mesmo após poucas doses.

Opioides estão entre as substâncias psicotrópicas de maior potencial de abuso. É possível que os efeitos de euforia e analgesia ajudem na formação de uma memória que associe o uso de opioides à sensação de bem-estar, e essa associação contribua com o desenvolvimento de dependência, especialmente em indivíduos vulneráveis, como aqueles expostos a situações de estresse.

O uso repetido de opioides também produz tolerância, tornando necessário o aumento da dose para se atingir determinado efeito. Acredita-se que após sua ativação, os receptores opioides sofrem fosforilação, impedindo a ativação da proteína Gi/o, resultando em um processo de dessensibilização do receptor. O processo de endocitose do receptor após sua fosforilação permite sua subsequente reinserção na membrana, ficando disponível para ser ativado novamente. Tanto o processo de dessensibilização como de endocitose são importantes para o desenvolvimento de tolerância, e diferentes opioides apresentam diferenças no desenvolvimento desses dois processos de neuroadaptação. Substâncias que causam um período prolongado de dessensibilização e baixa taxa de endocitose (p.ex., o caso da morfina) costumam gerar maior tolerância, seja porque aumentam o tempo para reciclagem do receptor, seja também pela formação de mecanismos compensatórios que se opõem aos efeitos agudos da droga. Entre os efeitos compensatórios que podem contribuir com o processo de tolerância, pode-se citar a hiperativação da sinalização da enzima adenilil ciclase, agudamente inibida por morfina, heroína e outros opioides.

O desenvolvimento de tolerância pode ser especialmente perigoso, pois existem diferenças na velocidade em que os opioides induzem tolerância a seus efeitos específicos. Estudos demonstram que a tolerância aos efeitos de analgesia ocorre mais rapidamente do que a tolerância ao efeito de depressão respiratória, o que pode facilitar a ocorrência de mortes decorrentes de overdose, por exemplo. Além disso, um efeito paradoxal dos opioides é a hiperalgesia, que pode se desenvolver em decorrência do uso crônico ou contínuo dessas substâncias. Ainda não se conhece o mecanismo específico, mas possivelmente está associado com mecanismos compensatórios nas vias da dor, causando exacerbação na sensação dolorosa quando o efeito de analgesia é encerrado.

Tratamento

No caso de intoxicação aguda por opioides, o tratamento com antagonistas de receptores opioides reverte em poucos minutos os efeitos mais graves, como depressão respiratória, hipotensão e coma. Normalmente, o fármaco utilizado é a naloxona (via parenteral), que tem alta afinidade pelos receptores μ, embora também antagonize os δ e κ, e apresente meia-vida curta (em torno de 2 horas). Pelo mesmo motivo, muitas vezes são necessárias múltiplas administrações,

já que os efeitos da intoxicação por opioide podem ser mais prolongados que os efeitos deste antagonista. Deve-se ter cuidado com pacientes com histórico de dependência, pois a administração de antagonistas opioides pode induzir síndrome de abstinência.

Para os transtornos crônicos por uso de opioides, incluindo a dependência, o tratamento farmacológico tem como objetivo reduzir os sintomas de abstinência, controlar a "fissura" pela droga, reduzir recaídas e prevenir overdoses. O tratamento de curto prazo (30 dias iniciais) pode ser realizado com agonistas α--adrenérgicos como a clonidina, ou opioides de longa duração como a metadona. Para o tratamento de longo prazo, indica-se o uso de agonistas opioides de longa duração, como a metadona (meia-vida: 28 horas) que é agonista μ, δ e κ, além de ter ação sobre receptor glutamatérgico NMDA. A buprenorfina (meia-vida: 37 horas) também é utilizada e sua principal ação é como agonista parcial de receptores μ. Estes dois fármacos evitam ou diminuem a síndrome de abstinência após retirada dos opioides, auxiliam no controle da fissura e reduzem a ocorrência de overdoses. A naltrexona é utilizada também para auxiliar a manter a abstinência e prevenir overdoses, pois previne os efeitos da heroína e outros opioides em até 48 horas após sua administração, embora não tenha efeito sobre a fissura e recaídas. Pela possibilidade de induzir sintomas de abstinência e prevenir os efeitos desejados da droga se consumida, esse tratamento não apresenta alta adesão e apresenta melhores resultados em pacientes muito motivados. O agonista adrenérgico α2 clonidina também pode ser utilizado para aliviar os sintomas de hiperatividade autonômica na abstinência, embora não atue sobre a fissura.

Solventes e inalantes

Solventes são substâncias capazes de solubilizar ("dissolver") outras substâncias (solutos). Muitos produtos de uso diário apresentam solventes em sua composição, tais como combustíveis, produtos em forma de aerossol e produtos de beleza. No Quadro 19.1, temos exemplos subdivididos pela composição química. No uso ilícito e recreativo, os solventes são consumidos pela via respiratória, podendo ser borrifados na boca ou narinas (no caso de aerossol), ou através de um pano encharcado e subsequentemente colocado sobre a boca e nariz, para o caso de solventes líquidos. O vapor dos solventes pode ainda ser coletado em um saco, sendo posteriormente colocado sobre a boca e nariz. Como esses compostos são voláteis, passam para o estado gasoso em temperatura ambiente com relativa facilidade. Por isso, esses solventes também são chamados de "inalantes".

Quadro 19.1 – Exemplos de substâncias com potencial uso como inalantes.

Composto químico	Solvente	Exemplo de fonte
Hidrocarboneto alifático	Propano	Botijão de gás
	Butano	Gás de isqueiro
	Gasolina	Combustível
	n-hexano	Cola de sapateiro
Haloalcano	1,1,1-tricloroetano (TCE)	Corretor líquido
	Diclorometano	Removedor de tinta
Hidrocarboneto aromático	Benzeno	Resina, gasolina
	Tolueno	*Thinner*, colas, *spray* de tinta
	Xileno	Cola de madeira, verniz
Nitritos	Nitrito de amila	"Popper"
Éter	Éter etílico	Solvente de laboratório, *spray* para cabelo
Cetonas	Acetona	Removedor de esmalte
	Butanona	Cola adesiva, solvente
	Metil n-butilcetona	Diversas tintas
	Metil isobutil cetona	*Spray* de tinta

Fonte: Adaptado de Kurtzman et al. (2001).

No Brasil, é recorrente o uso da cola de sapateiro, do *thinner* e do "loló" ou "cheirinho", que é um preparo resultante da mistura de clorofórmio com éter. Muitas vezes, é feito uso de mais de um tipo de solvente, o que dificulta o controle e tratamento deste tipo de abuso. Problemas com uso de solventes entre adolescentes também foram relatados em outros países, como Canadá, Austrália e Estados Unidos, sendo particularmente prevalente na população de crianças e adolescentes em situação de vulnerabilidade socioeconômica (UNODC, 2018).

Aspectos farmacocinéticos

Os solventes são inalados, ou seja, introduzidos no organismo através do nariz ou da boca. Eles são rapidamente absorvidos através da parede alveolar pulmonar, e distribuídos pela corrente sanguínea, atravessando facilmente a barreira hematoencefálica. Por sua natureza lipofílica, tende a acumular-se no tecido encefálico. Os efeitos iniciais surgem em questão de segundos após a inalação e costumam desaparecer entre 15 e 40 minutos. Por isso, o usuário costuma realizar a inalação repetidas vezes durante uma mesma ocasião, para prolongar os efeitos iniciais. A metabolização dos solventes, de maneira geral, é realizada no fígado, por enzimas da família do citocromo P450.

Aspectos farmacodinâmicos

Ainda há muito a se descobrir sobre as ações dos solventes no SNC. Sabe-se que o uso prolongado pode gerar degeneração ou mesmo perda de neurônios (encefalopatia e atrofia encefálica), tremores recorrentes e perda da coordenação motora resultante de danos sobre o cerebelo.

Os solventes afetam a neurotransmissão, de maneira semelhante ao álcool, com ações sobre o sistema gabaérgicos. Porém, o efeito pode variar de acordo com o solvente utilizado. Estudos *in vitro* demonstraram que o tolueno aumenta a ativação de receptores $GABA_A$ de subunidades $\alpha1\beta2$, enquanto o flurotil gerou uma queda na expressão de receptores $GABA_A$ de subunidade $\alpha2\beta1$. Isso demonstra que existem mecanismos específicos dependendo do solvente utilizado.

Também foi observada ação sobre o sistema glutamatérgico. A exposição ao tolueno gera uma inibição dos receptores de NMDA, sendo os receptores com subunidades NR1/NR2B mais sensíveis, mas também afetando as subunidades NR1/NR2A e NR1/NR2C, conforme o aumento da concentração. Ao mesmo tempo, a ação desse solvente não afetou receptores glutamatérgicos do tipo AMPA/Cainato, indicando uma ação preferencial sobre o receptor NMDA.

No sistema dopaminérgico, a exposição ao tolueno gerou aumento nos níveis de dopamina no córtex pré-frontal, sem afetar os níveis do núcleo *accumbens*. Porém, ao combinar com administração de cocaína, houve um aumento em dobro nos níveis de dopamina no núcleo *accumbens* se comparado com o uso da cocaína sozinha, indicando que é possível que a modulação de dopamina ocorra por meios indiretos, por meio da influência sobre outros sistemas.

Além dos efeitos no sistema nervoso, o uso de solventes pode gerar acidose tubular renal (podendo induzir formação de cálculo renal), glomerulonefrite e hepatite tóxica pelos radicais livres produzidos na metabolização, danificando a membrana celular de hepatócitos. Além disso, o abuso crônico de benzenos pode produzir problemas de supressão da medula óssea, podendo aumentar os riscos de leucemia e queda na imunidade.

Efeitos agudos e em longo prazo

Similar ao álcool, os solventes têm efeito dependente de dose. Inicialmente, tem-se a sensação de euforia e excitação, podendo ocorrer perturbações auditivas e visuais, além de tontura. Posteriormente, o indivíduo passa a apresentar dor de cabeça, visão embaçada, fala arrastada, perda de coordenação motora e redução dos reflexos, podendo eventualmente apresentar alucinações, queda na pressão, crises convulsivas, perda de consciência e morte.

A literatura sugere que não há síndrome de abstinência para solventes (ou que seja raro o bastante para não ser clinicamente significativo), mas existem relatos de sintomas como fissura, aumento da ansiedade e depressão entre usuários que interromperam o uso.

Mortes podem ocorrer como resultado do padrão de consumo. Situações que a pessoa armazena e acumula os gases em um saco na tentativa de aumentar a concentração pode ocasionar óbito, caso a pessoa perca a consciência com o saco na cabeça, resultando em asfixia. No caso do uso de aerossol diretamente sobre a mucosa oral (p.ex., lança-perfume), pode ocorrer bradicardia via nervo vago, bradicardia mediada pelo nervo vago, por um resfriamento súbito da laringe, reduzindo os batimentos a ponto de parar o coração por completo. Também pode ocorrer arritmia cardíaca, decorrente de um prejuízo na propagação elétrica das células do miocárdio por influência dos solventes. Como esse efeito tem duração de algumas horas após o término do uso, atividades que gerem um aumento de adrenalina (p.ex., exercício físico) podem aumentar ainda mais o risco de uma arritmia.

O uso de inalantes durante a gravidez pode gerar problemas fetais. Dentre eles, foram relatadas deformações do crânio e da face, redução do desenvolvimento geral e encefálico e baixo peso corporal ao nascer.

Tratamento

O tratamento por intoxicação ou uso agudo de solventes é sintomático, sendo conduzido com base na observação dos sintomas. Existem poucos estudos de casos nos quais foram empregados haloperidol e carbamazepina para o tratamento de usuários/dependentes de solventes. O uso de risperidona já foi relatado isoladamente, mas ainda são necessários estudos mais aprofundados.

■ Psicoestimulantes

Cocaína

A cocaína é extraída das folhas de coca (*Erythroxylon coca*), planta nativa dos Andes, e geralmente se apresenta na forma de cloridrato, um pó branco e fino obtido por meio de procedimento químico. Esse composto é, comumente, inalado ou dissolvido em água e injetado via intravenosa. O *crack* é preparado a partir da dissolução de pasta base de cocaína em solução alcalina (bicarbonato de sódio), o que altera as propriedades químicas da droga e origina pedras após a evaporação do solvente, tendo recebido este nome em razão do som que o cristal emite quando aquecido. Diferentemente da cocaína, o *crack* pode ser administrado por via pulmonar (fumado). Por seu alto potencial aditivo, baixo custo unitário e facilidade de manuseio, a utilização do *crack* logo se expandiu mundialmente, entre todas as idades, sexos e classes sociais.

Aspectos farmacocinéticos

A velocidade de absorção da cocaína depende da via de administração. Quando administrada por via intranasal, a droga atinge a corrente sanguínea através dos capilares em até 2 minutos, podendo levar de 5 a 15 minutos para atingir seus efeitos. Geralmente os picos de concentração da via intranasal são observados em torno de 30 minutos. Contudo, esta via pode ter a absorção limitada, pois pode provocar necrose do tecido pela vasoconstrição produzida. No caso da via injetável, os efeitos começam a aparecer após alguns segundos (12 a 16 segundos). Por fim, quando utilizada por via pulmonar, a cocaína (*crack*) produz seus efeitos de forma quase instantânea, sendo rapidamente absorvida pela circulação e transmitida ao encéfalo em menos de dez segundos. Desse modo, o potencial aditivo da cocaína tem sido mais pronunciado em usuários de *crack* e cocaína intravenosa. No caso do *crack*, a pirólise da cocaína mediante aquecimento da droga produz o metabólito anidroecgonina metil éster (AEME), o qual é inalado e amplamente absorvido pelo pulmão, chegando quase imediatamente ao sistema nervoso central, contribuindo para o potencial aditivo da droga. O AEME pode também contribuir no transtorno de uso de cocaína.

A cocaína é altamente lipossolúvel, o que promove uma rápida distribuição nos tecidos, alta afinidade com proteínas plasmáticas e permite que ela atravesse barreiras lipídicas, como a placentária (BHP) e a hematoencefálica (BHE).

Cerca de 85% da cocaína é metabolizada no fígado por três diferentes vias: esterases; hidrólise espontânea ou enzimática; e via citocromo P450. Seus principais metabólitos são a benzoilecgonina (BE), obtida por hidrólise espontânea ou por reações catalisadas por carboxilesterases, podendo ser detectada após 48 horas do uso em amostras de cabelo, sangue e urina; e a ecgoninametil-éster (EME), formada a partir da hidrólise mediada por colinesterases hepáticas e plasmáticas. Em menor proporção, a cocaína é biotransformada, por desmetilação na via do citocromo P450, no metabólito farmacologicamente ativo, norcocaína. Cerca de 1 a 5% da concentração inicial não é metabolizada, sendo eliminada na urina juntamente com os metabólitos 6 a 14 horas após a administração.

Aspectos farmacodinâmicos

A cocaína age inibindo a recaptura de dopamina (DA), norepinefrina (NE) e, em menor quantidade, serotonina (5-HT), por meio da ligação majoritária aos seus transportadores pré-sinápticos (DAT, NET e SERT, respectivamente), responsáveis por recolher esses neurotransmissores da fenda sináptica. Ao inibir o transportador, a cocaína causa acúmulo dessas monoaminas na fenda sináptica e, portanto, prolonga e potencializa seus efeitos. As elevadas concentrações de DA, NA e 5-HT na fenda sináptica estão relacionadas ao efeito psicoestimulante da droga, destacando-se a DA como principal neurotransmissor envolvido no comportamento euforizante, sendo esse acúmulo frequentemente associado a alucinações e outros sintomas psicóticos. Embora menos pronunciada, a inibição de NET e SERT também está envolvida nos efeitos da cocaína, como taquicardia, sudorese e aumento da pressão arterial, relacionados a efeitos do acúmulo de NA; e no desenvolvimento de crises convulsivas, considerando o papel da transmissão serotoninérgica em convulsões.

Efeitos agudos e em longo prazo

Por ser uma droga psicoestimulante, ao atingir o SNC, a cocaína provoca efeitos agudos de euforia, aumento das funções motoras, diminuição do apetite, insônia, ansiedade, aumento da frequência cardíaca, elevação da pressão arterial, hipertermia, podendo culminar em convulsão e coma. Isso resulta majoritariamente da ação da droga sobre os sistemas dopaminérgico e noradrenérgico. A sensação de euforia é produzida, especialmente, pelos efeitos dopaminérgicos sobre as regiões da área ventral do tegmento mesencefálico (AVTM), núcleo *accumbens* e córtex pré-frontal (via mesocorticolímbica), o que compõe o chamado sistema de recompensa.

Exposições crônicas são mais relacionadas à redução dos efeitos da cocaína sobre o sistema dopaminérgico. Por outro lado, a apresentação de pistas associadas à cocaína aumenta a liberação de DA no estriado dorsal. A exposição crônica de cocaína pode causar complicações cardiovasculares e pulmonares, perda de peso, aumento de irritabilidade, disforia, paranoia, ansiedade, depressão, alucinações, crises convulsivas, coma, além de outros efeitos sobre a saúde dependendo da via de administração. Esses outros efeitos podem incluir perda do olfato, sangramento nasal, risco de contágio de doenças transmissíveis por agulhas contaminadas, como HIV, hepatite, entre outros.

A tolerância aos efeitos cardiovasculares surge mais rapidamente do que aos efeitos euforizantes. A tolerância está relacionada à diminuição da capacidade da cocaína em inibir o DAT, diminuição da liberação de DA e alteração da sensibilidade dos receptores monoaminérgicos. Há relatos de aumento de sensibilidade de receptores tipo D1 e redução de receptores tipo D2 no estriado após administração repetida com cocaína. O uso crônico de cocaína reduz a sinalização dopaminérgica, alterando o equilíbrio entre a sinalização mediada pelos receptores dopaminérgicos D1 e D2 (D1R e D2R) durante a intoxicação, no sentido de uma predominância da sinalização D1R (estimulatória) sobre D2R (inibitória). Sugere-se que esses efeitos possam facilitar o consumo compulsivo de cocaína. Outro mecanismo que pode decorrer da exposição repetida à cocaína é a chamada sensibilização. A sensibilização aos efeitos estimulantes da droga está relacionada ao aumento na inibição do DAT induzida pela cocaína e aumento na quantidade e sensibilidade dos receptores dopaminérgicos pós-sinápticos, ensejando a exacerbação de alguns efeitos da droga, como euforia, agressividade e paranoia.

Tratamentos utilizados no manejo do transtorno de uso de cocaína

Sabe-se que ainda não existem fármacos específicos para tratar a dependência de cocaína. Contudo, a abordagem terapêutica da dependência da droga envolve ferramentas medicamentosas e não medicamentosas utilizadas de maneira concomitante, no intuito de aliviar os sintomas de abstinência. Medidas como alterar o ambiente do indivíduo e retirar as "pistas" relacionadas à droga, investigar a gravidade da fissura e da abstinência, bem como disponibilizar o tratamento rapidamente, contribuem para uma maior adesão terapêutica do dependente.

Em relação às medidas medicamentosas, o tratamento é sintomático, sendo administrados medicamentos anticonvulsivantes (a fim de restabelecer a via inibitória gabaérgica com projeções em neurônios dopaminérgicos do núcleo *accumbens*), agonistas dopaminérgicos (a fim de diminuir os efeitos da fissura na abstinência), benzodiazepínicos (com objetivo de reduzir sintomas tipo-ansiosos, como sudorese, taquicardia) e antipsicóticos (em casos de psicose ou agressividade). Além disto, são utilizados medicamentos como antidepressivos e ansiolíticos no manejo de comorbidades relacionadas ao uso e abstinência de cocaína.

Anfetaminas

As anfetaminas são drogas sintéticas que foram inicialmente sintetizadas no final do século XIX, mas só tiveram seu uso farmacológico mais amplamente investigado no final da década de 1920, inicialmente como o principal componente do original bastão inalante de benzedrina, uma mistura racêmica de anfetamina, indicado para tratamento de asma. Houve um pico de consumo de metanfetamina, um derivado mais potente do que a anfetamina, durante a Segunda Grande Guerra, principalmente entre soldados alemães, como agente estimulante para melhorar e intensificar o desempenho físico dos combatentes. Além dos referidos usos como estimulante físico e descongestionante nasal, as anfetaminas são também indicadas para tratamento de narcolepsia, como tratamento adjunto no controle de massa corporal ou até para transtorno de déficit de atenção e hiperatividade (TDAH), embora o metilfenidato, que é um derivado anfetamínico, seja mais comum neste contexto.

As anfetaminas são substâncias sintéticas e sua síntese se dá pela redução de efedrina ou pseudoefedrina seguida da adição de iodo para a obtenção do dextro (-D) ou fósforo para a obtenção do levo (-L) isômeros da metanfetamina. Ainda na década de 1960, a metanfetamina começou a ser sintetizada a partir de outros precursores, e a mistura dos isômeros -D e -L invadiu o mercado. Pouco tempo depois, em meados de 1980 a produção derivada da efedrina que gera o D-isômero passou a ser conhecida no mercado como *crystal meth*, a qual se difundiu inicialmente nos Estados Unidos, onde se popularizou como *crystal ice* em virtude de sua semelhança com cristais de gelo, os quais eram utilizados nas formas cheirada ou fumada, sendo a última a forma mais popular de consumo na época.

As anfetaminas têm perfil de uso abusivo majoritariamente entre a população jovem no contexto recreativo com o objetivo de intensificar as percepções e a experiência sendo comuns em festas "rave" ou contextos semelhantes. Neste contexto, a metanfetamina e a metilenodioximetanfetamina (MDMA), mais conhecida como *ecstasy*, são as mais comuns.

Aspectos farmacocinéticos

A magnitude dos efeitos estimulantes das anfetaminas depende primariamente da via de administração, sendo o efeito recompensador mais intenso quando administrada pelas vias intravenosa ou intranasal (inalada), conhecido como *rush* ou "barato". A forma intranasal apresenta uma absorção mais rápida e com um efeito mais intenso quando comparada com a oral, e a média de duração do efeito é consideravelmente longa, geralmente entre 4 e 6 horas.

As anfetaminas têm uma estrutura química semelhante às catecolaminas, como a dopamina e a nore-

pinefrina. As anfetaminas penetram a barreira hematoencefálica (BHE) graças à sua estrutura de caráter lipofílico. Atravessam também a barreira placentária (BHP), devendo ser evitadas durante a gestação, especialmente no 1º trimestre.

O caráter altamente lipofílico confere a estas moléculas uma rápida absorção e distribuição pelos tecidos, caracterizando-as como detentoras de um alto potencial aditivo. Apresentam alta susceptibilidade à tolerância farmacológica, o que as torna drogas com grande potencial de abuso e dependência.

Cerca de 70% dos compostos anfetamínicos sofrem metabolização hepática; a anfetamina é inicialmente convertida por desaminação, gerando um composto cetônico (fenilacetona) e posterior oxidação gerando uma forma ácida (ácido benzoico), que finalmente é excretado pela via renal na forma de conjugados com glucoronídeo ou glicina. Uma menor parte destes compostos pode ser eliminada diretamente pela urina na sua forma inicial, sem sofrer modificações pelo fígado. Seu tempo de meia-vida é considerado longo, de cerca de 12 horas. A metanfetamina tem perfil físico-químico e de excreção semelhante à anfetamina.

Aspectos farmacodinâmicos

As anfetaminas são psicoestimulantes, assim como a cocaína. Tais substâncias produzem efeitos comportamentais bem caracterizados, marcados por aumento na excitação, alerta e atividade motora, euforia e melhora no desempenho (especialmente em situações de fadiga) e diminuição do apetite. Tais efeitos são classicamente conhecidos como simpatomiméticos, assim denominados por mimetizarem a ação do sistema nervoso simpático sobre o organismo, quando ativado.

As anfetaminas são classificadas como drogas de ação simpatomimética indireta. O principal mecanismo de ação da anfetamina é deslocar as catecolaminas norepinefrina (NE), dopamina (DA) e serotonina (5-HT) endógenas das vesículas de armazenamento para o citosol, aumentando sua liberação. As anfetaminas interagem com o transportador de membrana vesicular (VMAT) invertendo o transporte da DA de dentro para fora da vesícula. Adicionalmente, estas substâncias podem se ligar nos transportadores de NE, DA e 5-HT (NET, DAT e SERT, respectivamente) bloqueando-os ou invertendo a direção de transporte destas monoaminas. Entretanto, o efeito de inibição da recaptura é mais típico da cocaína do que da anfetamina. A afinidade da anfetamina pelos transportadores NET e DAT é maior que por SERT; desta forma, a inibição na recaptura é maior para NE e DA do que para 5-HT, nesta ordem: NE ≥ DA > 5-HT. Além disso, a anfetamina também atua como um inibidor fraco da monoamina oxidase (MAO), que é a enzima responsável por degradar monoaminas na fenda sináptica. Por fim, apesar de também se ligar a receptores adrenérgicos pós-sinápticos, a anfetamina tem ação agonista alfa e beta adrenérgica muito pequena.

Efeitos agudos e em longo prazo

Substâncias como a anfetamina e a cocaína provocam aumento no estado de excitação e vigília; isso se dá pela potencialização das ações da NE em regiões específicas no SNC como o tálamo, hipotálamo, córtex e cerebelo. Estas regiões recebem projeções ascendentes de neurônios noradrenérgicos provenientes do *locus coeruleus*. Deste, também partem projeções adrenérgicas descendentes para o bulbo e a medula, os quais se relacionam aos efeitos periféricos dessas substâncias.

Os efeitos da anfetamina nos neurônios dopaminérgicos que se projetam da AVTM para o núcleo *accumbens*, hipotálamo e córtex são responsáveis pelo efeito recompensador que estas substâncias provocam, estando diretamente relacionada com o seu alto potencial aditivo. Outros efeitos comuns causados pelas anfetaminas no SNC, como sintomas semelhantes aos de esquizofrenia, leia-se alucinações, delírios e paranoias, confusão e agressividade, podem ser explicados por sua relação com o aumento na transmissão serotoninérgica e também dopaminérgica em regiões corticais e do sistema límbico. Ainda, sintomas como movimentos involuntários, desregulação dos movimentos e tremores podem estar relacionados com a ação destas drogas nos gânglios da base associados à sinalização dopaminérgica que se projeta da substância negra para o estriado.

No sistema periférico, os efeitos anfetamínicos são simpatomiméticos. O uso repetido de anfetamina e de seus derivados pode provocar TUS, acompanhado por tolerância aos efeitos comportamentais e farmacológicos e, na ausência da substância, pode gerar sintomas de abstinência como bradicardia, sonolência, fadiga, disforia e anedonia. Outro efeito decorrente do uso repetido é a sensibilização, que em humanos é identificada por sintomas psicóticos. Ainda, estas substâncias podem gerar dessensibilização ou taquifilaxia, no qual ocorre uma rápida diminuição do efeito com doses consecutivas, em um único episódio. Este processo provavelmente ocorre por falta de monoaminas nas vesículas pré-sinápticas, decorrente tanto do bloqueio de recaptura pré-sináptica como do aumento na liberação. Isso pode resultar em uma depleção de suas reservas nas terminações pré-sinápticas.

Tratamentos utilizados no manejo do transtorno de uso de anfetaminas

Uma abordagem terapêutica efetiva deve incluir diferentes estratégias medicamentosas e não medicamentosas, como a psicoterapia. Geralmente o tratamento se baseia no uso clínico de fármacos que têm mecanismo de ação semelhante, porém com menor potencial aditivo e em doses controladas, que pode ser definido como uma terapia de substituição. Os mais comuns são o metilfenidato e a bupropiona. Os anticonvulsivantes são usados no controle da impulsividade.

MDMA (*ecstasy*)

A substância metilenodioximetanfetamina (MDMA), conhecida popularmente como *ecstasy*, representa um problema de saúde pública muito semelhante aos dos estimulantes como a cocaína e os anfetamínicos, uma vez que seu uso é muito amplo como substância de uso abusivo principalmente entre os jovens.

O MDMA é um composto derivado da anfetamina e que está quimicamente relacionado a esta substância. Assim sendo, compartilha suas principais características físico-químicas, apresentando, portanto, um perfil semelhante farmacocinético e farmacodinâmico. Os efeitos clínicos frequentes decorrentes do uso desta substância, semelhantes aos da anfetamina, são euforia, alerta, agitação.

No que diz respeito à farmacodinâmica, o MDMA bloqueia os transportadores de 5-HT, DA e NE (SERT, DAT e NET, respectivamente), inibindo a recaptura destes neurotransmissores, embora MDMA tenha uma afinidade maior para SERT comparado com DAT e, consequentemente, efeitos mais pronunciados sobre a concentração sináptica de 5-HT. O MDMA também interage com o transportador de monoamina vesicular (VMAT), que é responsável por armazenar a 5-HT citosólica nas vesículas. Quando o MDMA se liga ao VMAT, a função do transportador é invertida, impedindo o armazenamento de 5-HT vesicular, o que resulta em aumento das concentrações citoplasmáticas deste neurotransmissor e substancial liberação na sinapse. O aumento de DA e NE ocorre por mecanismos semelhantes. Além disso, o MDMA inibe a enzima de síntese de 5-HT, triptofano hidroxilase. Em conjunto, estas ações causam, simultaneamente, um aumento da 5-HT na fenda sináptica e uma depleção de suas reservas no neurônio pré-sináptico. Em razão do importante papel da 5-HT na modulação do humor, o esgotamento de 5-HT das vesículas sinápticas, em decorrência do uso abusivo, pode causar estado depressivo em usuários crônicos de MDMA. Cronicamente, o MDMA pode causar danos permanentes em axônios e receptores de 5-HT. Esse efeito neurotóxico foi observado em ratos, primatas não humanos e humanos.

O MDMA pode induzir alucinações, delírios e paranoias em decorrência de seus efeitos serotoninérgicos. A falência dos sistemas cardiovascular, renal e hepático pode ocorrer em usuários crônicos de MDMA. O efeito de hipertermia é um dos mais conhecidos eventos adversos, decorrentes de alterações no controle central da termorregulação e da ação vasoconstritora cutânea, evitando a perda de calor.

Nicotina

A nicotina é o princípio ativo extraído da planta conhecida como tabaco (*Nicotiana tabacum*), amplamente difundida no mundo e geralmente consumida de forma mascada (pelas folhas) ou fumada em cigarros, charutos e cachimbos. Sabe-se que o tabaco é responsável por mais de 7 milhões de mortes por ano, sendo mais de 6 milhões decorrentes do seu uso direto, enquanto cerca de 900 mil correspondem a fumantes passivos, isto é, indivíduos não fumantes, expostos à fumaça do tabaco (WHO, 2017).

Aspectos farmacocinéticos

A nicotina do cigarro é rapidamente absorvida pelo trato respiratório, sendo distribuída pela circulação e chegando ao encéfalo em menos de 20 segundos. Há ainda menor absorção através da pele e da mucosa oral, sendo a nicotina proveniente do tabaco mascado, mais lentamente absorvida, porém com maior duração do efeito. Por ser uma base relativamente fraca, apresenta-se na forma não ionizada em meio alcalino e, portanto, é mais bem absorvida no intestino, tendo absorção limitada no estômago. O pH da fumaça da maioria dos cigarros é relativamente baixo, por volta de 5,5 a 6. Nesse pH, a nicotina encontra-se na forma ionizada, sendo pouco absorvida. No caso de fumaças que têm um pH 6,5 ou maior, como as provenientes de cachimbos e charutos, a absorção tende a ocorrer na mucosa oral e nasofaríngea.

Após chegar à corrente sanguínea, onde o pH é de 7,4, cerca de 70% da nicotina encontra-se na forma ionizada, e 30% na forma não ionizada. Uma porcentagem inferior a 5% apresenta-se ligada às proteínas plasmáticas. Seu tempo de meia-vida ($t_{1/2}$) é em torno de 1 a 2 horas.

O metabolismo da nicotina ocorre predominantemente no fígado (80 a 90%). O principal metabólito produzido (70 a 80%) é a cotinina, uma cetona inativa formada pela oxidação da posição 5 do anel pirrolidina, via citocromo P450. Por ser encontrada abundantemente no plasma e ter uma longa meia-vida (15 a 20 horas), a dosagem plasmática de cotinina é utilizada como marcador na monitorização de tabagistas. Além disso, a cotinina é metabolizada em 3'-hidroxicotinina, encontrada amplamente na urina. Em menor escala, a nicotina é metabolizada em nicotina N'-óxido (cerca de 4 a 5%). A excreção é renal, e cerca de 5 a 10% da nicotina é eliminada na forma inalterada.

Aspectos farmacodinâmicos

A nicotina age se ligando a receptores colinérgicos do tipo nicotínicos (nAchR), que são acoplados a canais iônicos controlados por ligantes. Esses receptores são pentâmeros compostos por subunidades α, β, γ, δ e ε, dispostos de maneiras distintas a depender da classe de receptores: musculares, ganglionares e do SNC. Com exceção do receptor homomérico – composto por 5 subunidades α_7, as combinações mais comuns encontradas no encéfalo de mamíferos são heterométricas e compostas pelas subunidades α e β. A composição $\alpha_4\beta_2$ é um subtipo com alta afinidade pela nicotina. Os nAchR são receptores acoplados a canal iônico, de maneira que sua ativação pela acetilcolina (agonista endógeno) ou nicotina promove abertura de canal permeável a cátions como sódio, potássio e cálcio. Assim, a ativação desses receptores gera uma despolarização da membrana em que estiver expresso. Por estarem dispostos tanto na membrana pré como na pós-sináptica, os receptores nicotínicos podem regular a liberação de vários neurotransmissores e a excitabilidade neuronal, respectivamente.

Efeitos agudos e em longo prazo

Nas vias de recompensa encefálica, especialmente na AVTM, há receptores nAchR tanto nos neurônios dopaminérgicos que se projetam para o núcleo *accumbens*, como em interneurônios gabaérgicos e projeções glutamatérgicas que modulam esta via. Diferentes subtipos de receptores nicotínicos estão presentes nesta região, com destaque para o tipo $\alpha_4\beta_2$, que apresenta alta afinidade pela nicotina. A ativação desses receptores pós-sinápticos despolariza os neurônios dopaminérgicos da AVTM, ensejando aumento do disparo de potenciais de ação. Dessa maneira, o consumo de nicotina promove ativação do sistema de recompensa cerebral, com liberação de dopamina no núcleo *accumbens* e consequentes efeitos de euforia, prazer e aumento do estado de alerta. Além deste efeito mais direto, os nAchR presentes nos terminais glutamatérgicos que chegam à AVTM, quando ativados, aumentam a transmissão excitatória do glutamato sobre os neurônios dopaminérgicos, aumentando ainda mais a ativação desta via mesolímbica.

Adicionalmente, após a exposição inicial à nicotina, ocorre uma dessensibilização dos receptores nAchR $\alpha_4\beta_2$ dos interneurônios gabaérgicos. Esses receptores, uma vez dessensibilizados, não mais esti-

Capítulo 19 – Farmacodependência e drogas de abuso

mulam os neurônios gabaérgicos, reduzindo o efeito inibitório característico do GABA sobre a via dopaminérgica mesolímbica.

Efeitos como taquicardia, sudorese, aumento da pressão arterial, náuseas e vômitos, sobretudo nas primeiras exposições à nicotina são consequências, majoritariamente, da ativação de receptores nicotínicos periféricos (musculares e ganglionares). O uso crônico da nicotina promove lesões no trato respiratório, como perda ciliar, aumento do infiltrado pulmonar e da produção de muco, ocasionando doenças do trato respiratório como enfisema pulmonar, bronquite e doença pulmonar obstrutiva crônica; além de ter sido relacionada ao aumento do risco para doenças coronarianas e vasculares.

A ativação repetida ou contínua dos receptores nicotínicos pode causar a dessensibilização, caracterizada pela perda funcional destes receptores. Esse fenômeno decorre de alterações estruturais no receptor, que reduzem a sua afinidade com a nicotina e a resposta biológica frente à droga. Por sua vez, o funcionamento reduzido desse sistema, cronicamente, poderia induzir uma suprarregulação de receptores, possivelmente em virtude do aumento no número de receptores. Entretanto, estes receptores apresentam múltiplos estados conformacionais, de maneira que o maior número de receptores não necessariamente se traduz em maior quantidade de receptores funcionais e disponíveis para interação com a nicotina e outros agonistas colinérgicos. Em conjunto, esses fenômenos integram o processo de tolerância farmacológica à nicotina.

O potencial aditivo da nicotina advém de sua capacidade em ativar o sistema dopaminérgico mesolímbico, gerando um efeito recompensador na presença da droga. Além disso, a retirada da droga promove efeitos aversivos, levando o indivíduo a exibir sintomas como dificuldade de concentração, irritabilidade, aumento do apetite, ansiedade e, em casos de abstinência após exposição prolongada, quadros depressivos.

Tratamentos utilizados no manejo do transtorno de uso de nicotina

O tratamento indicado pode envolver a terapia de reposição contínua de nicotina, geralmente associada à psicoterapia. O objetivo da psicoterapia é promover uma desassociação entre hábitos/comportamentos relacionados ao consumo e os efeitos farmacológicos da nicotina. A terapia de reposição de nicotina, por sua vez, mantém concentrações relativamente estáveis da droga no plasma, o que evita e/ou alivia os sintomas desagradáveis da retirada. A reposição da droga se faz pelo uso de adesivos transdérmicos de liberação pro-

longada, goma de mascar, *sprays* nasais e vaporizadores orais de nicotina.

Alguns fármacos podem ser utilizados no manejo desta dependência. A vareniclina é um agonista parcial do subtipo $\alpha_4 \beta_2$ do receptor nicotínico e tem sido usado para prolongar o tempo de abstinência. A ativação desses receptores atenua o estado de fissura pela droga, atuando como adjuvante na remissão de recaídas. A bupropiona é um antidepressivo que inibe a recaptura de DA e NE. O aumento da atividade dopaminérgica no sistema mesolímbico (especialmente no núcleo *accumbens*) está relacionado à atenuação da fissura e dos sintomas de abstinência. A clonidina, agonista α_2 adrenérgico pré-sináptico, atua reduzindo a atividade do sistema simpático e, consequentemente, atenua os sintomas da abstinência de nicotina.

Cafeína

As chamadas xantinas são substâncias orgânicas que podem ser encontradas no corpo humano e também em algumas plantas. Os três principais alcaloides das xantinas são a cafeína (do café, guaraná), a teofilina (do chá) e a teobromina (do cacau). Essas substâncias são obtidas das plantas do gênero *Coffea arábica*, *Camellia sinensis*, *Theobroma cacao*, respectivamente. Tais substâncias estão comumente inseridas no consumo diário da maioria das pessoas e são sobretudo ingeridas sob a forma de chás, infusões e outras bebidas.

O efeito farmacológico da cafeína se baseia no antagonismo de receptores de adenosina em diversos tipos de neurônios, inclusive os adrenérgicos, estimulando regiões corticais e medulares. Além disso, em doses altas, a cafeína pode inibir as fosfodiesterases dos nucleotídeos cíclicos, como o AMPc.

Os receptores de adenosina são classificados em A_1 e A_2. Os receptores A_1 estão localizados nos neurônios pré e pós-sinápticos e inibem a enzima adenilil ciclase, diminuindo as concentrações intracelulares de AMPc e a atividade neuronal. Os receptores A_2, localizados em neurônios pós-sinápticos, ativam a adenilil ciclase, convertendo o ATP em AMPc. No encéfalo, predominam os efeitos dos receptores A_1, em virtude de sua maior proporção em relação aos A_2 e a maior afinidade da adenosina pelos receptores A_1. No geral, a ativação de receptores de adenosina inibe a atividade neuronal, principalmente a mediada pela NE. Sendo assim, o bloqueio destes receptores exercido pela cafeína provoca o efeito contrário, permitindo o aumento da atividade noradrenérgica, o que explica os seus efeitos estimulantes. Esta estimulação do SNC é demonstrada pela redução no cansaço, aumento do estado de alerta, melhora na concentração e na atividade motora. Considerando que a adenosina também é considerada *per se* um promotor de sono no SNC, o antagonismo da cafeína nestes receptores pode provocar insônia, além do seu efeito primário de alerta.

Embora sejam comuns os sintomas de abstinência relacionados à cafeína, como letargia, irritabilidade e cefaleia, tais sintomas não são clinicamente relevantes. Portanto, a caracterização desta substância como indutora de dependência, embora já documentada, é rara, uma vez que os sintomas de abstinência podem ser comuns mesmo com um consumo pequeno ou moderado.

■ Perturbadores da atividade do SNC

O grupo de substâncias alucinógenas ou psicodélicos será discutido em maior detalhe no Capítulo 73 – Psicodélicos. Apresentamos a seguir, breves aspectos relacionados aos efeitos da *cannabis* (maconha) e de TUS induzido por *cannabis*, no entendimento de que há um capítulo inteiro dedicado à farmacologia dos canabinoides (Capítulo 65 – Modelagem molecular aplicada ao planejamento de fármacos), que discutirá com maior profundidade as ações de substâncias canabinoides e o funcionamento do sistema endógeno de canabinoides.

Cannabis

Da planta *cannabis sativa* são extraídos os canabinoides, um conjunto de compostos naturais de hidrocarboneto C21 (terpenofenólico) contendo oxigênio. No Brasil, a *Cannabis* é conhecida por maconha, entre outros nomes. Inúmeros compostos químicos ativos estão presentes na *Cannabis sativa*, sendo os mais importantes o delta-9-tetra-hidrocanabinol (Δ9-THC, a principal molécula responsável pelas propriedades reforçadoras da maconha), Δ8-THC (quase tão ativo quanto o Δ9-THC, mas encontrado em concentrações mais baixas na planta), canabinol (potência muito menor como agente psicotrópico do que Δ9-THC, mas em altas concentrações na planta) e canabidiol (não psicotrópico, mas presente em altas concentrações na planta). Os análogos sintéticos do Δ9-THC, dronabinol e nabilone, são licenciados para uso medicinal em alguns países, como estimulante do apetite, antiemético e para apneia do sono.

O uso de *cannabis* pode alterar os circuitos cerebrais, induzindo alterações na autoconsciência, na percepção, no humor e sedação. Pode causar distúrbios psicóticos, ataques de pânico e distúrbios de sono, sendo que o uso crônico pode desencadear o transtorno por uso de *cannabis*, previsto nos instrumentos de critérios de diagnóstico de TUS. O uso prolongado pode afetar a motivação, causando a chamada síndrome amotivacional, e está associado a prejuízo de memória e déficits na capacidade cognitiva.

Os efeitos psicoativos são derivados principalmente da ação do Δ9-THC nos receptores canabinoides CB1 e CB2, modulando a transmissão de endocanabinoides, mas também modulando os sistemas de neurotransmissão do GABA, glutamato e serotonina. Há evidências de que Δ9-THC e outros agonistas de receptores canabinoides produzem uma ativação das vias de recompensa encefálicas. Em estudos com animais de laboratório, observa-se aumento no disparo dos neurônios dopaminérgicos da AVTM, assim como um aumento da liberação de dopamina no núcleo *accumbens*, em resposta à administração dessas substâncias. Algumas dessas respostas dopaminérgicas parecem ser mediadas por receptores CB1 presentes em interneurônios gabaérgicos da AVTM.

Os canabinoides têm sido implicados na modulação de uma variedade de funções fisiológicas, como dor, comportamento emocional, apetite, metabolismo lipídico, náusea e a atividade sexual. Em relação aos efeitos imunológicos, ambos os tipos de receptores modulam a liberação de citocinas.

A interrupção do uso de *cannabis* em usuários da droga que fazem uso diário ou quase diário por meses pode gerar sinais e sintomas de abstinência, como irritabilidade, ansiedade, insônia, diminuição do apetite, humor deprimido, desconforto abdominal.

Atividade proposta

Caso clínico

S.C., 17 anos, sexo feminino, estudante, residente em São Paulo, capital.

Previamente sadia, a paciente iniciou um quadro agudo de cefaleia intensa, vômitos e uma crise convulsiva, relatados cerca de 3 horas antes do atendimento. Sem histórico de uso de medicamentos e comorbidades e sem trauma recente. A paciente foi admitida pela manhã na emergência do hospital com diminuição do nível de consciência. Sua acompanhante relatou que ambas foram a uma danceteria na noite anterior. Depois referiu que a paciente havia ingerido aproximadamente 20 garrafinhas de água (10 litros).

Ao exame físico encontrava-se em REG (estado geral regular), Glasgow 10, PA = 110 × 80 mmHg, FC = 102 bpm, febre alta, sem rigidez de nuca. Apresentava midríase bilateral, pele e mucosas secas, ausculta pulmonar normal.

Capítulo 19 – Farmacodependência e drogas de abuso

Ao dar entrada no hospital, recebeu tratamento de suporte e foram solicitados exames laboratoriais, monitoramento eletrocardiográfico e tomografia axial computadorizada de crânio (TAC). O eletrocardiograma (ECG) mostrou taquicardia sinusal e a TAC revelou sinais de edema cerebral. Foram encontrados parâmetros bioquímicos alterados como sódio = 116 (VR: 140-148 mEq/L); TGO(AST) = 152 (VR: 15-37 U/L); CK-total = 743 (VR: 21-232 U/L).

A paciente evoluiu em estado semicomatoso e persistiu com vários episódios de vômitos. Apresentou duas crises convulsivas, piora dos níveis séricos de sódio e diminuição da diurese sendo transferida para a UTI, 18 horas após a admissão. À UTI, chegou com Glasgow 9, ainda midriática, normotensa e afebril. A conduta imediata foi de: restrição hídrica, administração de cloreto de sódio a 3% (lentamente), furosemida (10 mg IV) e controle rigoroso do volume de diurese e dos níveis séricos de sódio. Após 3 dias houve melhora progressiva do quadro. Na alta da UTI, os níveis de sódio encontravam-se quase normalizados e uma nova TAC apresentou-se normal. Após a recuperação do nível de consciência e melhora do quadro, a paciente foi interrogada e referiu ter ingerido apenas um copo de champagne na véspera de sua admissão no hospital e *ecstasy*. Recebeu alta no 6º dia após a internação.

Principais pontos e objetivos de aprendizagem

Com base nos dados do paciente, descreva:

1) O(s) mecanismo(s) de toxicidade do provável agente tóxico e sugira tratamentos para as manifestações clínicas causadas por este agente.

2) O tratamento das manifestações clínicas causadas por este tipo de agente.

Respostas esperadas

1) O(s) mecanismo(s) de toxicidade do provável agente tóxico envolvido, que explicam as alterações clínicas e laboratoriais apresentadas pela paciente.

O *ecstasy* ou MDMA é um derivado da anfetamina que tem um amplo uso abusivo na população jovem, consumido sobretudo em festas, principalmente por seus efeitos estimulantes como euforia, agitação, alerta. No contexto de uma festa, tal substância estimulante, assim como outras de efeito semelhante, é usada para adiar a fadiga e o sono, entre outros fatores.

A molécula tem um pKa = 10,14 e atravessa com facilidade as membranas biológicas, como a barreira hematoencefálica, tendo rápido efeito no SNC. O MDMA atua provocando um aumento nas concentrações de norepinefrina (NE), dopamina (DA) e serotonina (5-HT). O aumento na concentração de NE, que se reflete no aumento do tônus simpático, pode explicar a taquicardia da paciente, a midríase, bem como os sintomas convulsivos. A ação da dopamina pode explicar os vômitos uma vez que a dopamina é um dos neurotransmissores envolvidos no controle da náusea e do vômito por meio de receptores D2. A ação da serotonina também pode estar relacionada com as náuseas (sobretudo por ação em receptores $5HT_3$), vômito e convulsões. Ainda, as altas concentrações de dopamina e serotonina, que estão envolvidas no controle central de termorregulação, podem ter acarretado uma hipertermia, somadas ao ambiente abafado com grande quantidade de pessoas, associado à reposição inadequada de água.

O consumo exagerado de água pela paciente provavelmente foi causado como um mecanismo compensatório do organismo na tentativa de prevenir a hipertermia e a desidratação. Tal comportamento, por sua vez, pode estar diretamente relacionado a lesões renais agudas e principalmente a episódios de hiponatremia, por eliminação excessiva de sódio, como ocorreu no caso citado. O aumento na secreção do hormônio antidiurético vasopressina e aumento na atividade serotoninérgica resultaram na polidipsia induzida por hipertermia e síndrome da secreção inadequada do hormônio antidiurético, contribuindo para o agravamento da hiponatremia. Esta diminuição do Na+ sérico pode se relacionar diretamente com um aumento na quantidade de água plasmática, desencadeando o desvio da água do plasma para o interior das células (o líquido extracelular se torna menos concentrado em relação ao líquido intracelular). Isto pode causar manifestações neurológicas, como um edema cerebral. Neste caso, já que os ossos do crânio impedem a expansão do cérebro edemaciado, pode ocorrer hipertensão intracraniana. O edema cerebral, neste caso, explica a cefaleia intensa da paciente, os vômitos, o estado semicomatoso e as convulsões.

2) O tratamento consiste da estabilização das funções vitais e tratamento sintomático. Para tratar as convulsões, pode ser utilizado benzodiazepínico (p.ex., diazepam, 5 a 10 mg, EV); que também pode ser utilizado como auxílio no controle da hipertermia, agitação, hipertensão e taquicardia. Além disso, pode ser administrado dantroleno (relaxante muscular frequentemente utilizado em casos de hipertermia. Inibe a liberação de $Ca++$ por ação no receptor de rianodina) e usar métodos que auxiliem na perda de calor do paciente (retirar roupas, banho de esponja e ventiladores, banhos de imersão, gelo).

Na sequência, deve-se manter uma restrição hídrica, administração de cloreto de sódio a 3% (lentamente), furosemida (diurético de alça – 10 mg; IV) e controle rigoroso do volume de diurese, dos níveis séricos de sódio, da temperatura e dos níveis respiratórios.

De forma geral, o paciente deve permanecer em observação com atenção principalmente a fatores como: confusão, diaforese (transpiração intensa), diarreia e instabilidade cardiovascular, bem como aumento do tônus e rigidez muscular, tremores e mioclonia (sintomas que sugerem síndrome serotoninérgica).

■ REFERÊNCIAS

1. Abrahao KP, Salinas AG, Lovinger DM. Alcohol and the Brain: Neuronal Molecular Targets, Synapses, and Circuits. Neuron. 2017;96(6):1223-1238.
2. Akbar M, Egli M, Cho YE, Song BJ, Noronha A. Medications for alcohol use disorders: an overview. Pharmacol Ther. 2018;185:64-85.
3. Blanco-Gandía MC, Rodríguez-Arias M. Pharmacological treatments for opiate and alcohol addiction: a historical perspective of the last 50 years. Eur J Pharmacol. 2018;836:89-101. doi: 10.1016/j.ejphar.2018.08.007.
4. Bowen SE, Batis JC, Paez-Martinez N, Cruz SL. The last decade of solvent research in animal models of abuse: mechanistic and behavioral studies. Neurotoxicol Teratol. 2006;28(6): 636-47. DOI: 10.1016/j.ntt.2006.09.005
5. Camarini R, Pautassi RM. Behavioral sensitization to ethanol: Neural basis and factors that influence its acquisition and expression. Brain Res Bull. 2016;125:53-78.
6. Carlini EA, Nappo AS, Galduróz JCF, Noto AR. Drogas psicotrópicas: o que são e como agem. Rev IMESC. 2001;3:9-35.
7. Carlini EA, Noto AR, Sanchez ZVDM, Carlini CMA, Locatelli DP, Abeid LR et al. VI Levantamento Nacional sobre o Consumo de Drogas Psicotrópicas entre Estudantes do Ensino Fundamental e Médio das Redes Pública e Privada de Ensino nas 27 Capitais Brasileiras -2010. São Paulo: CEBRID – Centro Brasileiro de Informações sobre Drogas Psicotrópicas: UNIFESP – Universidade Federal de São Paulo. Brasília: SENAD – Secretaria Nacional de Políticas sobre Drogas; 2010.
8. CEBRID – Centro Brasileiro de Informações sobre Drogas – II Levantamento domiciliar sobre o uso de drogas psicotrópicas no Brasil: estudo envolvendo as 108 maiores cidades do país. São Paulo: 2005.
9. Chalout TL. Une nouvelle classification de drogues toxicomanogènes. Toxicomanies, 1971;4(4):371-375.
10. Ciccocioppo R. Genetically selected alcohol preferring rats to model human alcoholism. Current Topics In Behavioral Neurosciences. 2013;13:251-269.
11. Dani JA. Neuronal nicotinic acetylcholine receptor structure and function and response to nicotine. Int Rev Neurobiol. 2015;124:3-19.
12. Edenberg HJ, McClintick JN. Alcohol Dehydrogenases, Aldehyde Dehydrogenases, and Alcohol Use Disorders: A Critical Review. Alcohol Clin Exp Res. 2018;42(12):2281-2297. doi: 10.1111/acer.13904.
13. Hyman, SE, Malenka RC. Addiction and the brain: the neurobiology of compulsion and its persistence. Nature Reviews Neuroscience. 2001;2:695-703.
14. Koob GF, Volkow ND. Neurobiology of addiction: a neurocircuitry analysis. Lancet Psychiatry. 2016;3(8): 760-73.
15. Kurtzman TL, Otsuka KN, Wahl RA. Inhalant abuse by adolescents. J Adolesc Health. 2001;28(3):170-180. DOI: 10.1016/S1054-139X(00)00159-2.
16. Kwako LE, Koob GF. Neuroclinical framework for the role of stress in addiction. Chronic stress (Thousand Oaks). 2017;1:10.1177/2470547017698140.

Capítulo 19 – Farmacodependência e drogas de abuso

17. Lyles J, Cadet JL. Methylenedioxymethamphetamine (MDMA, Ecstasy) neurotoxicity: cellular and molecular mechanisms. Brain Res Brain Res Rev. 2003;42(2):155-68.

18. Nestler EJ, Hyman SE, Holtzman DM, Malenka RC. Molecular neuropharmacology: a foundation for clinical neuroscience, 3. ed., 2015.

19. Noto AR, Galduróz JC, Nappo AS, Fonseca AM, Carlini CMA, Moura YG et al. Levantamento nacional sobre uso de drogas entre crianças e adolescentes em situação de rua nas 27 capitais brasileiras – 2003. São Paulo: Secretaria Nacional Antidrogas/Centro Brasileiro de Informações sobre Drogas Psicotrópicas; 2003.

20. Olds J, Milner P. Positive reinforcement produced by electrical stimulation of septal area and other regions of rat brain. J Comp Physiol Psychol. 1954;47(6):419-427.

21. Pertwee RG. Cannabinoid pharmacology: The first 66 years. Br J Pharmacol. 2006;147:S163-1S171.

22. Pharmacotherapy for Stimulant Use Disorders: A Systematic Review. Department of Veterans Affairs Veterans Health Administration Quality Enhancement Research Initiative Health Services Research & Development Service Washington, DC 20420, August, 2018.

23. Popova S, Lange S, Shield K, Mihic A, Chudley AE, Mukherjee RA et al. Comorbidity of fetal alcohol spectrum disorder: a systematic review and meta-analysis. Lancet. 2016;387:978-87.

24. Quadros IM, Macedo GC, Domingues LP, Favoretto CA. An Update on CRF Mechanisms Underlying Alcohol Use Disorders and Dependence. Front Endocrinol. 2016;7:134. doi: 10.3389/fendo.2016.00134.

25. Sanchis-Segura C, Spanagel R. Behavioural assessment of drug reinforcement and addictive features in rodents: an overview. Addiction Biology, 2006;11:2-38.

26. UNODC – United Nations Office on Drugs and Crime. World Drug Report; 2018.

27. Volkow ND, Wiers CE, Shokri-Kojori E, Tomasi D, Wang GJ, Baler R. Neurochemical and metabolic effects of acute and chronic alcohol in the human brain: Studies with positron emission tomography. Neuropharmacology. 2017;122:175-188. doi: 10.1016/j.neuropharm.2017.01.012.

28. World Health Organization (WHO). Global status report on alcohol and health 2018. Geneva: 2018.

29. World Health Organization (WHO). WHO Report On The Global Tobacco Epidemic, 2017. Geneva: 2017.

Capítulo 20

Fármacos utilizados no tratamento da doença de Alzheimer

Autores:
- Adriel dos Santos Moraes
- Felipe von Glehn

A doença de Alzheimer (DA) ou demência tipo Alzheimer, por definição, é neurodegenerativa e progressiva desde seu início. Associa-se ao acúmulo progressivo de aglomerados insolúveis da proteína beta-amiloide (Aβ), em placas, nos espaços extracelulares e nas paredes dos vasos sanguíneos cerebrais e ao acúmulo de agregados da proteína Tau fosforilada em emaranhados neurofibrilares nos neurônios. A proteína precursora amiloide é normalmente clivada pelas enzimas β-secretase e γ-secretase, originando a proteína beta-amiloide (Aβ). Até o momento, acredita-se que a DA esteja relacionada a uma falha na depuração da proteína beta-amiloide do tecido cerebral, principalmente a isoforma com 42 aminoácidos (Aβ42). Aβ42 se acumula no parênquima cerebral, é tóxica aos neurônios, o que resulta em perda de conexões sinápticas, morte neuronal seletiva e redução da secreção de neurotransmissores cerebrais. Ela se acumula, de início, nos lobos frontais e temporais e lentamente progridem para outras áreas do neocórtex, podendo afetar todo o cérebro.

Apresenta-se clinicamente por alterações cognitivas, iniciando-se de forma lenta, com perda da memória recente, que progride com alterações comportamentais, executivas, de linguagem e habilidades visuoespaciais. O paciente perde sua independência, tende a se isolar socialmente, necessita de supervisão e de cuidados constantes para higiene, alimentação e atividades da vida diária. A duração média da fase sintomática da doença é de 8 a 10 anos, mas ela é precedida por um estágio prodrômico e fase pré-clínica que pode se estender por mais de 20 anos. A forma mais comum de DA é a esporádica, cuja idade média de início é aos 80 anos de idade. A prevalência geral da DA é de 10 a 30% na população acima de 65 anos de idade. Estima-se que 5,4 milhões de pessoas no Estados Unidos e 1,1 milhão no Brasil sofrem de DA. Evidências atuais apontam que a DA esporádica ocorre na mesma frequência em todas as populações das diversas regiões geográficas do globo. Se este fato for confirmado, isto indicaria um maior peso para fatores genéticos sobre ambientais na patogênese da doença. A forma familiar é rara, representando menos de 1% das DA, tem herança autossômica dominante e inicia-se tipicamente aos 45 anos de idade. Está associada a mutações dos genes que codificam a proteína precursora amiloide (PPA), presenilina 1 (PS1) e presenilina 2 (PS2), resultando na produção excessiva ou formação anômala da proteína beta-amiloide, com seu posterior acúmulo. O principal fator de risco genético associado à DA esporádica é o polimorfismo associado ao gene que codifica a apolipoproteína E (APOE), isoforma APOE4. A presença de 1 alelo de APOE4 aumenta em três vezes o risco de desenvolver DA esporádica e de dois alelos APOE4, em 12 vezes, associando-se ao início mais precoce da doença. Por outro lado, a presença do alelo APOE2 diminui o risco de desenvolver DA, desempenhando um efeito protetor. A APOE participa do catabolismo das lipoproteínas ricas em triglicerídeos, é produzida primariamente por astrócitos e micróglias e encontrada concentrada nas placas de proteínas beta-amiloides e em emaranhados neurofibrilares. A isoforma APOE4 e quantidade de APOE no sistema nervoso central (SNC) está relacionada ao depósito de proteína Aβ, à proteína Tau fosforilada,à formação de placas e à degeneração neuronal.

Estudos recentes sobre a fisiologia das micróglias e astrócitos como parte integrante do sistema imune inato do SNC vêm permitindo melhor entendimento dos processos neurodegenerativos. A compreensão de como essas células são ativadas pelo acúmulo de proteínas aglomeradas ou polimerizadas de forma anômala (p.ex., as proteínas Aβ e Tau fosforiladas), iniciando uma resposta inflamatória que está associada à progressão e gravidade das demências, abriu uma nova área de pesquisa com potencial desenvolvimento de fármacos modificadores da história natural da doença. Dados de estudos do genoma humano em DA esporádica (GWAS, do inglês *genome-wide associated study*) confirmam que o sistema imune também tem importante papel na fisiopatologia da DA, ao correlacionar riscos aumentados de DA a genes relacionados á regulação da depuração de proteínas anormais pelas células da glia e reposta inflamatória, como as moléculas TREM2 e CD33. A descoberta dos fenótipos das micróglias denominados de M1, caracterizadas pela elevada produção de citocinas pro-inflamatórias TNF-alfa, IL1, IL6, IL12 e IL18 e reduzida capacidade fagocítica e M2, caracterizada pela produção de citocinas anti-inflamatórias IL4, IL10, IL13 e TGF-beta, e elevada capacidade fagocítica com pouca produção de óxido nítrico, permitiu o desenvolvimento de um novo campo de pesquisa para a procura por fármacos que atuam na DA.

Diante dos novos conhecimentos, iniciaram-se testes de drogas que atuassem na diminuição da produção e no aumento da depuração da proteína Aβ. Anticorpos monoclonais específicos contra Aβ (p.ex., solanezumabe, gantenerumabe e crenezuma-

be) demonstraram redução da quantidade de placas de proteína Aβ, porém sem correspondente melhora nas escalas clínicas e sintomas quando comparados ao placebo. Esses resultados mostram que a DA é causada por mais fatores ainda desconhecidos do que só o acúmulo de proteína Aβ.

Apesar da intensa pesquisa realizada nas últimas décadas, poucos avanços foram obtidos no manejo farmacológico da doença de Alzheimer. Por suas características multifatoriais e aos mecanismos patológicos variados, o desenvolvimento de um tratamento eficaz vem se mostrando lento. Ainda não existem tratamentos efetivos que atuem diretamente nos mecanismos patológicos de deposição de placas de proteínas beta-amiloides e emaranhados de proteínas Tau fosforiladas que se acumulam nos neurônios, como também não existem fármacos com potencial de alterar a história natural da DA. Atualmente, o foco principal do tratamento se baseia no uso de fármacos que promovem uma estabilização dos sintomas cognitivos, das alterações comportamentais e uma melhora nas realizações das atividades diárias dos pacientes. Em vista disso, os principais fármacos usados no tratamento da DA leve, moderada e grave, pertencem à classe dos inibidores da colinesterase (rivastigmina, donepezila e galantamina) e do antagonista dos receptores NMDA (memantina).

■ Inibidores da colinesterase

No sistema nervoso, a transmissão colinérgica acontece quando neurônios pré-sinápticos liberam acetilcolina que, por sua vez, liga-se à receptores nicotínicos e muscarínicos pós-sinápticos. Para modular essa interação, existem as enzimas colinesterases que hidrolisam a acetilcolina, regulando sua atuação nos receptores. Cérebros de mamíferos têm duas principais formas de colinesterases: acetilcolinesterase (AChE); e a butirilcolinesterase (BuChE), e essas duas enzimas apresentam diferenças em termos estruturais, genéticos e cinéticos. A acetilcolinesterase (AChE) se localiza nas fendas sinápticas (forma solúvel) e em membranas sinápticas, enquanto a butirilcolinesterase (BuChE) é encontrada principalmente nas células da glia. Nos estágios iniciais da DA, ocorre perda neuronal no *nucleus basalis* de Meynert, resultando na perda da enzima colina-acetil-transferase (ChAt), diminuindo a síntese de acetilcolina (ACh).

Na década de 1990, foi aprovado o primeiro fármaco (tacrina) para o uso no tratamento farmacológico da DA. Ele exerce ação inibitória de forma reversível tanto na acetilcolinesterase (AChE) como na butirilcolinesterase (BuChE). Entretanto, a alta incidência de problemas hepáticos nos pacientes, principalmente hepatite medicamentosa, ensejou a redução do seu uso na prática clínica. Em seguida, foram desenvolvidos os inibidores da colinesterase de 2ª geração: rivastigmina; donepezila; e galantamina.

Os inibidores da colinesterase atuam diminuindo o metabolismo extrassináptico da acetilcolina, promovendo aumento do tempo de permanência do neurotransmissor na fenda, o que, por sua vez, resulta em aumento da estimulação pós-sináptica, gerando uma melhora nas funções cognitivas do paciente. Essa classe de fármacos provavelmente também atua sobre a micróglia e sobre os astrócitos, já que existe expressão de receptores colinérgicos nos mesmos. Os inibidores da colinesterase (iAChe) são aprovados para o tratamento da doença de Alzheimer classificada entre leve e moderada, embora alguns autores tenham mostrado benefícios cognitivos e comportamentais também na fase avançada da doença. Os iAChe devem ser iniciados com dose mínima, que deve ser aumentada após pelo menos 1 mês de uso, até chegar à dose-alvo. Os efeitos adversos mais comuns são gastrointestinais, como náusea e diarreia, e o profissional clínico deve ficar atento a sinais de bradicardia ou de síncope/pré-síncope, sendo recomendada a realização de um eletrocardiograma de rotina nos pacientes

A donepezila é um inibidor não competitivo, reversível e altamente seletivo da acetilcolinesterase, sendo o único fármaco dessa classe aprovado para o uso em todos os estágios da DA (grau leve até o severo). Apresenta uma ótima biodisponibilidade, e a concentração plasmática atinge o pico entre 2,4 e 4,4 horas, não alterando sua absorção com a ingestão concomitante de alimentos. Seu metabolismo é hepático, mediado pelas enzimas CYP2D6 e CYP3A4 e apresenta meia-vida de eliminação em torno de 70 horas ($t_{1/2}\beta$). Ela é prescrita com a dose inicial de 5 mg/dia pela via oral, podendo aumentar, se necessário após 1 mês, para 10 mg/dia.

A galantamina inicialmente foi isolada a partir das plantas pertencentes à família Amaryllidaceae (principalmente *Galanthus* spp), e atualmente é sintetizada. Ela atua como um inibidor competitivo da acetilcolinesterase, porém apresenta dois mecanismos de ação, sendo o primeiro a inibição da colinesterase e o outro, a capacidade de modular os receptores nicotínicos, agindo como agonista sobre eles e, consequentemente, aumentando a transmissão colinérgica de maneira secundária. A galantamina apresenta rápida absorção após administração oral (4 a 16 mg, duas vezes ao dia) e atinge a concentração plasmática máxima em torno de 2 horas. A galantamina tem amplo volume de distribuição, o que sugere baixa capacidade de ligação a proteínas plasmáticas. É metabolizada no complexo enzimático Citocromo P450, princi-

palmente pelas isoformas CYP2D6 e CYP3A4 e tem a meia-vida ($t_{1/2\beta}$) de eliminação em aproximadamente 5 horas e meia (5,2 a 6,3 hs). Geralmente o tratamento é iniciado com a dose de 8 mg/dia durante 4 semanas, sendo que a dose de manutenção é de 16 mg/dia e deve ser mantida por no mínimo 12 meses, sendo que a dose máxima permitida é 24 mg/dia. A galantamina é apresentada nas seguintes formas farmacêuticas: comprimidos (liberação imediata – dosagem de 12 mg) e cápsulas de liberação prolongada, também conhecidas como ER (*extended release* – dosagem de 24 mg). Esta última foi desenvolvida para aumentar e facilitar a adesão e manutenção do tratamento pelos pacientes visto que é necessário apenas uma cápsula ao dia, em vez de duas administrações diárias do comprimido. Estudos indicam que a forma de liberação imediata (12 mg, 2 vezes ao dia) e a forma de ER (24 mg, 1 vez ao dia) apresentam bioequivalência semelhantes em relação a alguns parâmetros farmacocinéticos, tais como a concentração plasmática mínima e as medidas de área sob a curva. O uso de galantamina também se mostrou benéfico no tratamento de pacientes que apresentam DA associada a doenças cerebrovasculares.

Outro fármaco pertencente à classe dos inibidores da acetilcolinesterase é a rivastigmina e, diferentemente dos anteriores, tem a capacidade de inibir tanto a acetilcolinesterase como a butirilcolinesterase. A rivastigmina é um inibidor pseudoirreversível, que apresenta seletividade principalmente para o córtex e hipocampo, quando comparada aos tecidos periféricos. Ela se liga às colinesterases sofrendo hidrólise e liberando tanto um produto fenólico como um complexo carbamilado que fica ligado a essas enzimas, impedindo sua ação sobre a acetilcolina. Esse produto fenólico apresenta rápida excreção renal e em termos farmacológicos é quase inerte. Essa característica da rivastigmina resulta no prolongamento do efeito inibitório sobre as colinesterases, mesmo após a eliminação do fármaco e de seus metabólitos. Outra consequência desse mecanismo de ação da rivastigmina é que ela sofre ação mínima das enzimas do sistema Citocromo P450 para sua metabolização ou eliminação, não apresentando nenhuma interação clínica relevante com fármacos que alterem as atividades desse complexo enzimático. Ela apresenta absorção rápida, e a concentração plasmática máxima atinge seu pico máximo em aproximadamente uma hora; sua meia-vida de eliminação é de aproximadamente 1,5 horas, com a maior parte dos metabólitos sendo eliminada pela urina. A rivastigmina também é apresentada na forma de adesivo transdérmico, o que proporciona diminuição dos efeitos colaterais quando comparada com a apresentação farmacêutica de uso oral. Essa formulação oferece vantagens como a liberação contínua do fármaco durante 24 horas e um maior equilíbrio nos níveis séricos, o que favorece aumento do perfil de tolerabilidade nos pacientes. O tratamento com rivastigmina é iniciado com uma dose de 3 mg/dia por via oral, que pode ser aumentada para 6 mg/dia depois de 2 semanas de tratamento. Dependendo da tolerabilidade do paciente, pode-se aumentar a dose de forma gradativa para 9 mg/dia e 12 mg/dia, sendo esta última a dose máxima diária. Essas dosagens devem ser ministradas com a alimentação e divididas em duas vezes ao logo do dia. Em relação à apresentação farmacêutica na forma de adesivo transdérmico, deve ser iniciado o uso com a apresentação de 5 cm^2 em uma aplicação ao dia. Se bem tolerada nas primeiras 4 semanas, poderá ser feito um ajuste da dose para a apresentação de 10 cm^2, que é a dosagem efetiva. As principais características que limitam o uso dos inibidores das colinesterases são os efeitos adversos que ocorrem principalmente no trato digestivo, podendo haver náuseas, êmese, diarreia e anorexia. Também são reportados sintomas como dor de cabeça, tonturas, insônia, bradicardia, espasmos musculares, tremores e pesadelos. A maior parte desses efeitos adversos apresenta a intensidade de leve a moderada e com duração limitada. Todos os inibidores das colinesterases devem ser usados com cautela em pacientes que apresentam distúrbios gastrointestinais.

■ Antagonistas do receptor NMDA

Outra estratégia empregada no manejo da DA é o uso da memantina, que é um antagonista não competitivo de afinidade moderada do receptor glutamatérgico (NMDA, de N-metil-D-aspartato). O glutamato é o principal neurotransmissor excitatório no cérebro e sua atuação é muito importante, principalmente em regiões associadas com a aquisição de novas informações (processos cognitivos) e com evocações (memórias episódicas). Os receptores que intermediam

essa ação do glutamato (receptores glutamatérgicos) desempenham papel central nas regiões mediais temporais, onde atuam na plasticidade sináptica. Evidências acumuladas nas últimas décadas demonstram que os receptores NMDA podem interagir com o peptídeo beta-amiloide e esses receptores, ao serem excessivamente ativados, causam morte de neurônios em um processo mediado pelo cálcio que é chamado de" excitoxicidade". Ao se ligar no receptor NMDA, a memantina promove a redução da neurotoxicidade mediada pelo L-glutamato, reduzindo a apoptose neuronal e prevenindo danos, além de promover melhora nos sintomas da DA ao atuar sobre neurônios hipocampais. Essa ação de redução da citotoxicidade ocorre sem que haja interferências nas funções fisiológicas do L-glutamato sobre o receptor em razão de suas características principais: efeito voltagem-dependente e modo rápido de ação. A memantina bloqueia os receptores glutamatérgicos quando estes estão em repouso, deslocando-se do seu sítio de ligação apenas quando são ativados em condições fisiológicas. Ela é aprovada para o uso no tratamento dos estágios moderado a grave da DA, podendo ser usada tanto em monoterapia (estágio avançado) como também associada a um inibidor da colinesterase (estágio moderado). Em estados patológicos, por suas características intrínsecas, ela não se desliga desses receptores. Ela apresenta uma leve melhora clínica nos sintomas cognitivos e nos distúrbios de comportamentos apresentados pelos pacientes. A memantina tem rápida absorção e não existem indicações de que a interação com alimentos possa influenciar na absorção do fármaco. Apresenta meia-vida de eliminação em torno de 60 a 100 horas e seus principais efeitos adversos são cefaleia, letargia e tontura, constipação e hipertensão. O tratamento é iniciado com a dose de 5 mg/dia, aumentando 5 mg/semana durante 3 semanas no intuito de se atingir a dose de 20 mg/dia usando um comprimido duas vezes ao dia.

Quadro 20.1 – Sintetiza os fármacos utilizados no tratamento da doença de Alzheimer.

Nome do fármaco	Donepezila	Galantamina	Rivastigmina	Memantina
Classe	Inibidor da colinesterase	Inibidor da colinesterase	Inibidor da colinesterase	Antagonista do receptor NMDA
Mecanismo	Inibição da AChE	Inibição da AChE e modulação de receptores nicotínicos	Inibição da AChE e BuChE	Regulação da atividade do glutamato
Metabolismo	Hepático (CYP2D6, CYP3A4)	Hepático (CYP2D6, CYP3A4)	Esterases (sináptica)	Praticamente não sofre metabolismo hepático
Indicações	DA leve, moderada e severa	DA leve à moderada	DA leve à moderada	DA moderada à severa
Dosagem (mg/dia)	5 a 10	8 a 24	3 a 6	5 a 20

AChE: acetilcolinesterase; BuChE: butirilcolinesterase; CYP: isoenzima (citocromo P450); DA: doença de Alzheimer.

Fonte: Adaptado de Brunton, Goodman & Gilman. As bases farmacológicas da terapêutica. 13. Ed., São Paulo: McGraw-Hill, 2018.

■ Tratamento dos distúrbios psiquiátricos na DA

Pacientes com DA frequentemente apresentam depressão, delírio, alucinações e distúrbios do sono, sendo necessária uma intervenção farmacológica para o tratamento desses problemas. Esses sintomas neuropsiquiátricos atrapalham a qualidade de vida dos pacientes e das pessoas que estão ao redor (cuidadores, familiares). Embora não existam fármacos aprovados para tratar as mudanças comportamentais dos pacientes, a prática clínica aponta algumas classes de fármacos que atuam sobre essa mudança. Para tratar a agitação ou psicose, são usados os antipsicóticos como risperidona e quetiapina. Essa classe deve ser usada com moderação, pois pode aumentar a mortalidade nesta população de idosos, sendo necessário um ajuste gradual de dose e monitoramento constante. No caso do combate à depressão, os fármacos mais indicados são os inibidores da recaptação de serotonina como o citalopram, embora a eficácia desse fármaco não tenha sido totalmente comprovada em estudos clínicos randomizados. Para os distúrbios do sono, são usados os hipnóticos não benzodiazepínicos como o zolpidem e alguns agentes antidepressivos como a trazodona, sendo ambos geralmente bem tolerados. Estimulantes do SNC como o metilfenidato apresentam boa tolerabilidade e geralmente são usados para o tratamento da apatia manifestada por alguns pacientes.

■ Novas abordagens terapêuticas

A patogênese da doença de Alzheimer é complexa e envolve mais de um mecanismo operando simultaneamente, o que explica a dificuldade em avançar na descoberta de novos fármacos que se mostrem eficientes na inibição da progressão da doença. Atualmente diferentes estratégias estão sendo abordadas no sentido de interferir nesses mecanismos patogênicos diversos. Muitos estudos clínicos estão sendo conduzidos, mas infelizmente os avanços são lentos. Discorremos brevemente sobre algumas estratégias terapêuticas que estão sendo abordadas.

A terapia antiamiloide: consiste na atuação dos fármacos sobre a cascata amiloide no intuito de diminuir ou bloquear o depósito da proteína $A\beta$ no tecido cerebral. Os três principais alvos são a intervenção direta nas proteínas $A\beta$ por meio de fármacos que se ligam a essas proteínas, e intervenções nas duas enzimas que clivam a proteína precursora amiloide (β-secretase e γ-secretase). Alguns estudos mostraram que inibidores da β-secretase (fármacos AZD3293 e MK-8931) promovem diminuição nos níveis da proteína beta-amiloide ($A\beta$) no líquido cefalorraquidiano (LCR). Outros estudos estão sendo conduzidos no intuito de se avaliar o efeito de inibidores da enzima gamassecretase (γ-secretase). Um estudo clinico que estava na fase III foi descontinuado porque não apresentou nenhuma melhora cognitiva quando comparado com controles; o uso de tarenflurbil (anti-inflamatório não esteroidal relacionado ao flurbiprofeno) evidenciou uma redução nos níveis de $A\beta$ por intermédio da modulação da gamassecretase. Outra estratégia usada é a imunoterapia que busca a prevenção ou tratamento da doença usando a resposta imunológica. Essa estratégia inclui o uso de anticorpos que se ligam às placas de proteínas $A\beta$ que se depositam no tecido cerebral. Existem pelo menos duas abordagens para a imunoterapia contra o depósito de proteínas $A\beta$: imunização ativa; e imunização passiva.

Na imunização ativa, fragmentos sintéticos de $A\beta$ são injetados, induzindo uma resposta imunológica mediante ativação de linfócitos B e T. Os depósitos de proteínas $A\beta$ sofrem opsonização pelos anticorpos produzidos pelos linfócitos B ativados e consequentemente são fagocitados.

Na abordagem de imunização passiva, a estratégia é usar anticorpos monoclonais que atuam nas placas de proteínas $A\beta$, ocasionando sua diminuição, embora, como já foi dito anteriormente, muitos dos estudos conduzidos não tenham mostrado melhora significativa nos aspectos cognitivos dos pacientes. Outro campo de estudos para o desenvolvimento de fármacos que atuem modificando a evolução da doença é a estratégia focada em atuar nas proteínas Tau e nos emaranhados neurofibrilares. Atualmente existem estudos clínicos com agentes que previnem a hiperfosforilação da proteína Tau, bem como atuam na estabilização dos microtúbulos e inibem a agregação da proteína Tau.

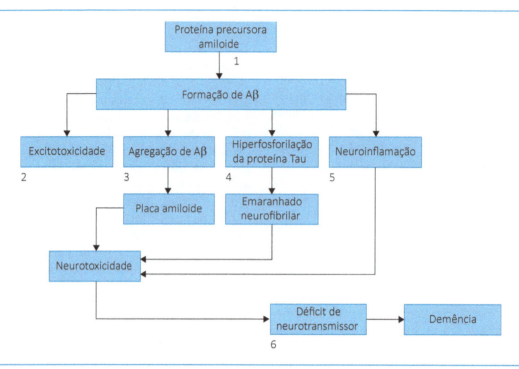

Figura 20.1 – Esquematiza a etiologia da DA e seus alvos terapêuticos.
1) Inibidores de secretase (em estudo). 2) Antagonista de receptores NMDA (aprovado para uso). 3) Imunoterapia (em estudo). 4) Terapia anti-Tau (em estudo). 5) Fármacos anti-inflamatórios. 6) Inibidores da colinesterase (aprovados para uso).
Fonte: Adaptada de Briggs R, Kennelly SP, O'Neill D. Drug treatments in Alzheimer's disease. Clin Med (Lond). 2016;16(3):247-53.

Atividade proposta	**Caso clínico** Paciente 75 anos, destro, formado em tecnologia da informação, veio trazido pelos filhos que relatam o pai muito esquecido, com humor deprimido, isolamento social e períodos de agitação, progressivo há 1 ano. Durante a entrevista, nota-se um discurso com repetições e perda do raciocínio lógico. Na escala no Miniexame do Estado Mental, recebeu escore de 22. Foram solicitados exames de neuroimagem, laboratoriais para afastar distúrbios metabólicos e hormonais e infecciosos, além de iniciado tratamento com inibidor da recaptação de serotonina e inibidor da colinesterase. Voltou 3 semanas após, com exames laboratoriais normais e ressonância nuclear magnética (RNM) de crânio, que demonstrou atrofia desproporcional de hipocampos bilateral (escala de imagem MTA2). O humor e os períodos de agitação melhoraram, mas se mantiveram os esquecimentos. Avaliação neuropsicológica detectaram-se também disfunção executiva, além de memória imediata e atenção. Foi feita a hipótese diagnóstica de Demência de Alzheimer leve.
Principais pontos e objetivos de aprendizagem	1) Qual é o principal biomarcador avaliado no sangue que indica risco para DA? 2) Quais são os principais efeitos colaterais dos inibidores da colinesterase? 3) Quais são as principais características anatomopatológicas da DA? 4) Qual é o principal alvo das novas terapias com anticorpos monoclonais?
Respostas esperadas	1) APOE4 2) Diarreia, perda de peso, desconforto abdominal. 3) Emaranhados neurofibrilares e acúmulo de proteína beta amiloide. 4) Proteína beta amiloide.

REFERÊNCIAS

1. Bachman, D. L. et al. Incidence of dementia and probable Alzheimer's disease in a general population: the Framingham Study. Neurology. 1993;43:515-519.
2. Briggs R, Kennelly SP, O'Neill D. Drug treatments in Alzheimer's disease. Clin Med (Lond). 2016;16(3):247-53.
3. David Prvulovic, Barbara Schneider. Pharmacokinetic and pharmacodynamic evaluation of donepezil for the treatment of Alzheimer's disease. Expert Opinion on Drug Metabolism & Toxicology. 2014;10:7:1039-1050.
4. Frota NAF, Nitrini R, Damasceno BP, Forlenza O, Dias-Tosta E, da Silva AB et al. Critérios para o diagnóstico de doença de Alzheimer. Dement &Neuropsychol. 2011;5:5-10.
5. Grossberg GT, Olin JT, Somogyi M, Meng X. Dose effects associated with rivastigmine transdermal patch in patients with mild-to-moderate Alzheimer's disease. Int J Clin Pract. 2011;65:465-471.
6. Grossberg GT. Cholinesterase inhibitors for the treatment of Alzheimer's disease: getting on and staying on. Curr The Res. 2003;64:216-35.
7. Jann Michael, Shirley, Kara, Small, Gary. Clinical Pharmacokinetics and Pharmacodynamics of Cholinesterase Inhibitors. Clinical Pharmacokinetics. 2002;41:719-39. 10.2165/00003088-200241100-00003.
8. Heneka MT, Carson MJ, Khoury JE, Landreth GE, Brosseron F et al. Neuroinflammation in Alzheimer's Disease. Lancet Neurol. 2015;14:388-405.
9. Kandiah N, Pai, MC, Senanarong V, Looi I et al. Rivastigmine: The advantages of dual inhibition of acetylcholinesterase and butyrylcholinesterase and its role in subcortical vascular dementia and Parkinson's disease dementia. Clin. Interv. Aging. 2017;12:697-707.
10. Lefevre G, Pommier F, Sedek G et al. Pharmacokinetics and bioavailability of the novel rivastigmine transdermal patch versus rivastigmine oral solution in healthy elderly subjects. J Clin Pharmacol. 2008;48:246-252.
11. Magalhães TNC, Weiler M, Teixeira CVL, Hayata T, Moraes AS, Boldrini VO et al. Systemic inflammation and multimodal biomarkers in amnestic mild cognitive impairment and Alzheimer's disease. Mol Neurobiol. 2017. doi:10.1007/s12035-017-0795-9.
12. Masters CL, Bateman R, Blennow K, Rowe CC, Sperling RA, Cummings JL. Alzheimer's disease. Nat Rev Dis Primers. 2015;1:15056.
13. Li, Dan-Dan, Zhang, Ya-Hong & Zhang, Wei & Zhao, Pu. Meta-Analysis of Randomized Controlled Trials on the Efficacy and Safety of Donepezil, Galantamine, Rivastigmine, and Memantine for the Treatment of Alzheimer's DiseaseData_Sheet_1.PDFData_Sheet_2.PDF. Frontiers in Neuroscience. 2019;13. 10.3389/fnins.2019.00472.

Capítulo 21

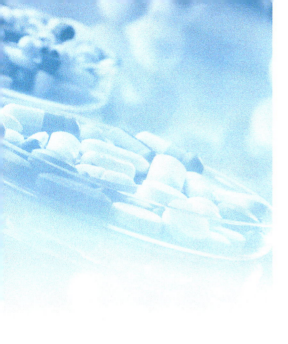

Fármacos antiparkinsonianos

Autores:
- Regina Helena da Silva
- José Ronaldo dos Santos

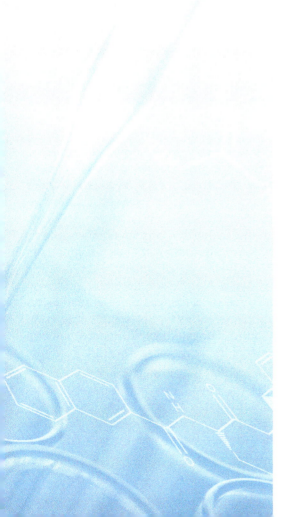

■ Histórico, aspectos epidemiológicos e fatores de riscos

A doença de Parkinson (DP) é um distúrbio neurodegenerativo, de caráter crônico e progressivo, caracterizado principalmente por disfunções motoras, mas também por alterações não motoras. As primeiras descrições mais detalhadas da doença foram realizadas pelo médico inglês James Parkinson (1817), que publicou o documento *Um ensaio sobre a paralisia agitante*, do inglês *An essay on the Shaking Palsy*, no qual definiu a doença e descreveu seis casos em que os pacientes apresentavam dificuldade de mobilidade associada a tremores.

A doença recebeu o nome de doença de Parkinson no ano de 1872, quando o neurologista francês Jean-Martin Charcot assim a denominou. Na ocasião, Charcot diferenciou o tremor da DP do tremor de outras doenças, como esclerose múltipla. Ele também observou que a bradicinesia é independente da presença de tremores e da rigidez, e que os pacientes com DP apresentavam um conjunto de características peculiares (alteração postural com atitude peculiar dos membros, olhar fixo e tendência à propulsão). As primeiras associações da DP com áreas anatômicas foram feitas por Meynert (1871) e Brissaud (1895), quando sugeriram, respectivamente, que os sintomas pudessem ser consequência de danos no estriado e na substância negra. A hipótese foi aceita em 1919, após Tretiakoff estudar o encéfalo *post mortem* de pacientes com DP e relatar uma variedade de lesões degenerativas, ressaltando o processo de despigmentação na substância negra. Entretanto, somente em meados do século XX, Hornykiewicz e Ehringer (1959) observaram uma redução da concentração de dopamina (DA) no encéfalo de pacientes com DP, 1 ano depois de Carlsson demonstrar um possível envolvimento monoaminérgico na doença, utilizando um modelo animal de parkinsonismo induzido por reserpina. Alguns anos depois, Cotzias et al. (1967) observaram efeitos benéficos da administração de grandes doses de D-levodopa em pacientes parkinsonianos.

A DP acomete aproximadamente 1% da população idosa com idade superior a 60 anos e é a segunda doença neurodegenerativa mais prevalente, perdendo apenas para a doença de Alzheimer. Essa porcentagem cresce proporcionalmente ao aumento da idade, podendo atingir 5% por volta dos 70 anos. No Brasil, essa proporção é ainda maior, correspondendo a 3,3%, valor semelhante ao apresentado em estudos com europeus. Vale destacar que, entre as desordens motoras, a DP é a doença neurodegenerativa mais prevalente, ocorrendo principalmente em homens (proporção de 2:1).

■ Sintomatologia e diagnóstico

A DP foi caracterizada inicialmente como uma desordem motora e, após inúmeros estudos, sintomas não motores foram associados a ela. Os principais sintomas motores utilizados na clínica como diagnóstico são rigidez, tremor, instabilidade postural e bradicinesia. Para o diagnóstico da DP, devem ser considerados pelo menos três desses sintomas motores. Entretanto, estudos recentes mostram que o uso de dois desses sinais, associados a outros sintomas não motores e a técnicas de imagem, são suficientes para o diagnóstico.

A rigidez é determinada por uma hipertonia que gera resistência ao movimento. A hipertonia pode ser contínua ou intermitente, provocando o efeito de "roda denteada". Pode acometer toda a musculatura flexora, determinando alterações típicas de postura, com anteroflexão do tronco e semiflexão dos membros. O tremor ocorre no repouso, exacerba-se durante a marcha, em momentos de esforço mental e em situações de tensão emocional. Diminui com a movimentação voluntária do segmento afetado e desaparece com o sono. A frequência varia de quatro a seis ciclos por segundo e costuma envolver preferencialmente as mãos. A instabilidade postural decorre da perda de reflexos de readaptação da postura e configura um distúrbio que não é comum em fases iniciais da DP. Com a progressão do processo neurodegenerativo, pode agravar-se, determinando quedas frequentes. A bradicinesia é a lentidão dos movimentos apresentada pelos pacientes. Outros sintomas motores envolvem a hipocinesia (redução na amplitude dos movimentos) e a acinesia (perda do movimento voluntário). Pode ocorrer também a acinesia súbita ou congelamento, caracterizada pela perda repentina da capacidade de iniciar ou sustentar um movimento específico, ocorrendo mais frequentemente durante a marcha. Outros sinais são a diminuição das expressões faciais (hipomimia), a diminuição do volume vocal (hipofonia), a sialorreia (dificuldade para deglutir a saliva), a diminuição do tamanho da letra (micrografia) e a diminuição do comprimento do passo durante a caminhada.

Entre as alterações não motoras destacam-se os prejuízos cognitivos, que na DP compreendem a demência e/ou perda progressiva de memória, déficits de memória espacial, déficits de atenção, alterações na aprendizagem e disfunções executivas. Além de alterações motoras e cognitivas, são observados sintomas de ansiedade, depressão, prejuízos auditivos, distúrbios sensoriais (dor, parestesia e anosmia) e distúrbios do sono.

Estudos recentes têm mostrado que as alterações não motoras podem ocorrer em estágios iniciais da DP, precedendo as alterações motoras. Essas alterações são sugeridas como marcadores prodrômicos do processo neurodegenerativo, podendo ser úteis na detecção precoce da doença, uma vez que os sintomas não motores podem se manifestar anos ou até mesmo décadas antes do diagnóstico da DP. O desenvolvimento de técnicas de neuroimagem e de testes biológicos pouco acrescentaram, na verdade, ao diagnóstico, que continua sendo essencialmente clínico.

■ Fisiopatologia

A DP é ainda considerada uma doença idiopática. As hipóteses levantadas sobre as possíveis causas incluem eventos apoptóticos, alterações estruturais em proteínas, excitotoxicidade e estresse oxidativo, que ocasionam a morte de neurônios. Sabe-se que a mutação em alguns genes específicos está relacionada à DP em aproximadamente 10% dos casos. Outro fator é a ocorrência de mutações de proteínas como a alfassinucleína e parquinha, com o consequente surgimento de corpos de Lewy. Esses corpos são formados a partir de agregados proteináceos, principalmente a alfassinucleína, decorrentes de mutações em genes que as codificam. A presença desses corpúsculos desencadeia excitotoxicidade e morte neuronal. Em indivíduos portadores da DP, é comum encontrarem-se os corpos de Lewy em áreas estriatais e nigroestriatais e estão envolvidos principalmente com a morte de neurônios dopaminérgicos. Entretanto, apesar de caracterizada como uma doença tipicamente dopaminérgica, sabe-se que outros neurotransmissores estão envolvidos com a fisiopatologia da doença, como a serotonina, a noradrenalina e a acetilcolina.

A morte das células dopaminérgicas ocasiona uma diminuição da DA liberada em estruturas que recebem aferências dopaminérgicas. A ação dopaminérgica no estriado promove simultaneamente a ativação da via direta por meio dos receptores do tipo D_1 e a inibição da via indireta mediante estimulação dos receptores do tipo D_2. A via direta compreende a via facilitadora do movimento por meio da supressão do controle inibitório tônico dos núcleos de saída sobre o tálamo. Já a via indireta inibe o movimento reduzindo a atividade do globo pálido externo e consequente desinibição do núcleo subtalâmico, o qual apresenta neurônios glutamatérgicos direcionados ao globo pálido interno, ativando os núcleos de saída e inibindo a atividade do tálamo. Com a diminuição dos níveis de dopamina na DP, há uma diminuição da ativação da via direta e um aumento da ativação da via indireta, resultando no aumento da atividade GABAérgica dos núcleos de saída, ocasionando uma inibição excessiva dos sistemas motores tálamo-corticais. Ver esquema ilustrativo na Figura 21.1. Sabe-se também que na DP, apesar de menos intensa, ocorre diminuição dos neurônios dopaminérgicos em VTA, com consequente redução da DA nas vias mesocortical e mesolímbica, ocasionando o surgimento de alterações de caráter cognitivo e emocional.

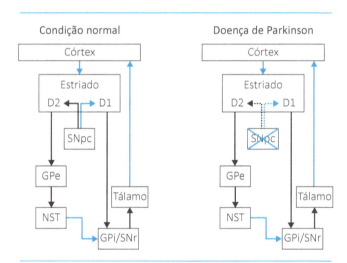

Figura 21.1 – Representação esquemática do circuito córtico-estriato-pálido-talâmico-cortical. Primeiro esquema (à esquerda) indica funcionamento normal das vias direta e indireta. Segundo esquema (à direita) indica funcionamento das vias na doença de Parkinson. As setas azuis representam projeções excitatórias (glutamatérgicas ou dopaminérgicas via receptores D1) e as setas pretas, projeções inibitórias (GABAérgicas ou dopaminérgicas via receptores D2).

D1: receptor D1; D2: receptor D2; SNpc: substância negra parte compacta; GPe: globo pálido externo; NST: núcleo subtalâmico; GPi: globo pálido interno; SNr: substância negra reticulada.

Fonte: Desenvolvida pela autoria do capítulo.

Tratamento farmacológico

Levodopa

O fármaco mais utilizado, e também o mais eficaz, para o tratamento dos sintomas motores da doença de Parkinson é a levodopa, ou L-DOPA (L-3,4-di-hidroxifenilalanina). Seu uso é consistentemente indicado pela literatura médica em todos os estágios da doença. Essa substância é um precursor da dopamina, ou seja, quando administrada, incorpora-se à via de síntese desse neurotransmissor, sofrendo descarboxilação pela enzima descarboxilase de aminoácido aromático (DCAA) no terminal dos neurônios dopaminérgicos, e convertendo-se em dopamina. Não seria eficaz a administração direta de dopamina porque ela não atravessa a barreira hematoencefálica. O composto exógeno L-DOPA é praticamente inerte, sendo seus efeitos terapêuticos e adversos decorrentes da conversão em dopamina. Ao se iniciar o tratamento com levodopa em função do diagnóstico, 80% dos pacientes têm sua condição motora melhorada, e aproximadamente 20% deles restabelecem a função motora normal. Entretanto, por suas características mecanicísticas desse fármaco, a eficácia da levodopa é dependente da existência de neurônios dopaminérgicos viáveis e, consequentemente, comprometida em estágios mais avançados da neurodegeneração.

A principal via de administração é a oral, e sua absorção é realizada principalmente pelo sistema transportador de aminoácidos aromáticos no intestino delgado. Assim, a absorção pode ser diminuída se a administração for próxima a refeições com alto conteúdo proteico. O mesmo se dá na barreira hematoencefálica, onde a entrada da levodopa no sistema nervoso central (SNC) também é mediada por esses transportadores, estando sujeita à mesma competição com aminoácidos aromáticos oriundo da dieta. Além disso, ao ser administrada isoladamente, a maior parte da levodopa sofre a ação da DCAA presente na mucosa do trato gastrointestinal e em outros tecidos periféricos, e apenas quantidades pequenas da sua forma inalterada chegam no SNC. Outra consequência é que a dopamina liberada a partir dessa conversão perifericamente pode causar efeitos adversos como náuseas. Sendo assim, ela é comumente administrada em conjunto com um inibidor da DCAA que não ultrapassa a barreira hematoencefálica, como a carbidopa ou a benserazida. Com essa associação, há uma redução na conversão de levodopa em dopamina na periferia e, portanto, uma diminuição dos efeitos colaterais gastrointestinais, além de um aumento na disponibilidade do fármaco no SNC.

A maior parte da L-DOPA administrada é convertida em dopamina e, assim, seu metabolismo segue as vias regulares de biotransformação da dopamina. Desse modo, a excreção urinária de metabólitos da dopamina (como os ácidos homovanílico e 3,4-di-hidroxifenilacético) é um pouco aumentada em pacientes que fazem uso desse fármaco.

Além dos já mencionados, ações cardiovasculares também podem ocorrer como efeitos adversos decorrentes do aumento da dopamina periférica e sua ação em receptores dopaminérgicos vasculares. Podem ocorrer hipotensão ortostática e crises hipertensivas potencialmente fatais, essas últimas especialmente quando a levodopa é usada em associação com inibidores inespecíficos da monoamina oxidase (MAO), que serão abordados adiante.

No SNC, age aumentando a disponibilidade de dopamina no terminal estriatal dos neurônios da substância negra, o que propicia a melhora dos sintomas motores. Em estágios iniciais da doença, a melhora do tremor, da rigidez e da bradicinesia pode ser tal que a função motora do paciente é totalmente recuperada. Nesse estágio, porém, infere-se que a transmissão dopaminérgica ainda conserva certa capacidade de armazenamento e liberação de dopamina, o que gradualmente vai deixando de ocorrer com a progressão da doença. Assim, com o tratamento em longo prazo, a eficácia da levodopa diminui e, ao mesmo tempo, efeitos adversos relacionados a complicações motoras tornam-se mais prováveis. Talvez o maior desafio no tratamento com a levodopa seja o que chamamos de efeito "liga-desliga" (do inglês *on-off*), uma consequência frequente do uso prolongado de levodopa. Essa denominação se refere à observação de que a melhora ou piora súbita dos sintomas nos pacientes ocorre repentinamente, como o ligar ou desligar de um interruptor. Em outras palavras, há uma flutuação drástica da função motora do paciente. Acredita-se que essa flutuação ocorra em função do intervalo entre os tempos de ação de cada dose de levodopa. Na maioria dos pacientes, indica-se dose diária de 300 mg de levodopa associada a 75 mg de carbidopa, fracionada em três administrações. O pico de concentração plasmática é atingido entre 30 minutos e 2 horas após a administração oral, e a meia-vida plasmática é de 1 a 3 horas. Sendo assim, a cada dose do fármaco, a melhora motora efetiva ocorre por um período aproximado de 2 horas, e os sintomas reaparecem ao final de seu tempo de ação. Entretanto, raramente essas flutuações abruptas podem ocorrer em intervalos menores, chegando a 30 minutos. Embora essas flutuações plasmáticas possam estar associadas com as alterações abruptas de efeito clínico, deve-se ressaltar que o efeito liga-desliga praticamente não é comum em pacientes que estão no estágio inicial da doença. Nesses pacientes, porém, ocorrem as flutuações de nível plasmático do fármaco decorrentes da curta meia-vida da levodopa. Já em estágios mais avançados, o fenômeno é mais frequente, e acredita-se que isso esteja relacionado com o progresso da neurodegeneração nigroestriatal. Em outras palavras, a menor capacidade de armazenamento e liberação de dopamina geraria a necessidade de níveis plasmáticos mais constantes do fármaco para manter a eficácia (ver Figura 21.2). Além disso, as flutuações motoras podem estar relacionadas a mecanismos pré-sinápticos de armazenamento e liberação de dopamina ou processos de adaptação em receptores dopaminérgicos ou em outras moléculas de sinalização nos neurônios estriatais pós-sinápticos – que ocorreriam em função do uso prolongado de levodopa.

Uma abordagem para tentar contornar a flutuação motora seria o aumento da frequência de administração do fármaco. Porém, com essa abordagem, incorre-se no risco do surgimento ou agravamento de efeitos adversos da ação central da levodopa, como as discinesias, decorrentes de altos níveis plasmáticos de levodopa. As discinesias são caracterizadas por movimentos involuntários anormais que podem surgir de maneira excessiva, os quais podem ser tão incapacitantes quanto a deficiência motora parkinsoniana em si. Na prática clínica atualmente, faz-se a tentativa de uso de preparações de liberação contínua visando maior estabilidade dos níveis plasmáticos de levodopa. Em adição, a associação com outros fármacos parkinsonianos como agonistas dopaminérgicos e outros (abordadas adiante) pode diminuir as flutuações motoras.

O aumento de disponibilidade de dopamina ocorre também em outras vias dopaminérgicas, trazendo outros efeitos adversos além das flutuações motoras, discinesias e náuseas. Notoriamente, podem estar presentes desinibição comportamental, confusão mental e alucinações. Pacientes idosos e com histórico de disfunções cognitivas são os mais sujeitos a sofrerem tais efeitos. Para o controle desses efeitos adversos, é preferível um ajuste de dose da medicação antiparkinsoniana. Na impossibilidade desse ajuste, são indicados fármacos antipsicóticos, entretanto deve-se levar em conta que eles podem agravar os sintomas motores por bloquearem receptores dopaminérgicos. Entre os antipsicóticos, os mais eficazes e mais bem tolerados nessas condições são a clozapina e a quetiapina (ver Capítulo 14 – Fármacos antipsicóticos).

Apesar das limitações e efeitos adversos, a levodopa continua, após quase 50 anos de uso clínico, sendo o fármaco mais eficaz e no tratamento dos sintomas motores da doença de Parkinson, sendo, em geral o tratamento de 1ª escolha. Exceção se faz a algumas situações como sintomas muito sutis, tremor como sintoma único e idade de início precoce (menos que 60 anos), nas quais outras medicações (discutidas adiante) podem ser escolhidas para iniciar o tratamento, visando adiar as complicações ocasionadas pela levodopa.

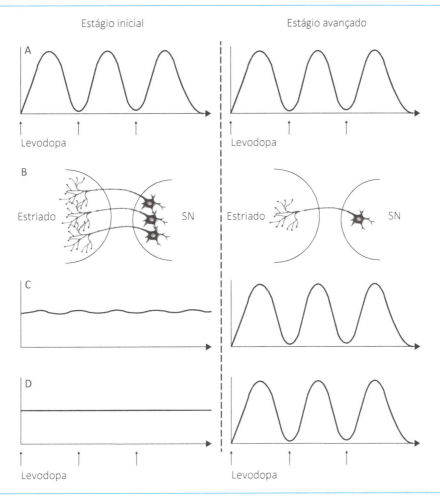

Figura 21.2 – Evolução das flutuações motoras associadas à levodopa. (A) Níveis plasmáticos de levodopa. (B) Representação de neurônios funcionais na via nigroestriatal. (C) Níveis de dopamina no sistema nervoso central. (D) Resposta clínica motora. As setas indicam momentos de administração da levodopa.
SN: substância negra.
Fonte: Adaptada de Poewe et al. (2010).

Agonistas dopaminérgicos

Alternativamente ou em associação com a levodopa, podem ser utilizados agonistas dos receptores dopaminérgicos. Potencialmente, tais fármacos teriam a vantagem de não necessitar de neurônios nigrais intactos, já que não dependeriam do maquinário de síntese da dopamina para exercer sua ação, a qual se dá diretamente nos receptores pós-sinápticos dos neurônios estriatais. Seu uso como monoterapia é feito principalmente como um tratamento inicial em pacientes com sintomas motores mais leves na ocasião do diagnóstico.

Ao serem administrados em associação com a levodopa, os agonistas dopaminérgicos podem reduzir a dose necessária desse fármaco. Tendo uma ação mais prolongada que o levodopa devido a uma meia-vida plasmática que varia de 5 a 8 horas, são eficazes na prevenção da ocorrência das flutuações motoras e apresentam menor risco de induzir discinesias. Contudo, em relação à levodopa, apresentam maior risco de causar insônia e sonolência diurna, confusão, alucinações e náuseas. Em razão desses efeitos adversos, a dose inicial deve ser sempre pequena e ajustada ao longo do tratamento.

A retirada do tratamento com agonistas dopaminérgicos em virtude da intolerância aos efeitos adversos tem sido recentemente associada com a síndrome da desregulação dopaminérgica. Essa síndrome é caracterizada por ataques de pânico, depressão, diaforese, agitação, fadiga, dor, hipotensão ortostática e desejo compulsivo pelo fármaco. Ocorre em 15 a 20% dos pacientes que passam por interrupção do tratamento com agonistas dopaminérgicos.

Alguns agonistas dopaminérgicos usados no tratamento dos sintomas motores da doença de Parkinson são a bromocriptina, a pergolida, o ropirinol e o pramipexol. As duas primeiras são representantes da primeira geração de agonistas dopaminérgicos utilizados na doença de Parkinson. A pergolida hoje tem seu uso mais restrito à 2ª linha de tratamento. Isso se explica pela presença de importantes efeitos adversos com o uso prolongado como a fibrose de válvulas cardíacas, o que gerou a suspensão de seu uso em alguns países.

O ropinirol e o pramipexol pertencem ao grupo de agonistas dopaminérgicos de 1ª linha, por serem mais bem tolerados e permitir um ajuste de dose mais rápido em comparação aos fármacos mais antigos. Originalmente, ambos são administrados em três tomadas diárias, mas recentemente esses fármacos vêm sendo formulados em preparações de liberação prolongada, o que permite a administração de uma única dose diária, facilitando a adesão ao tratamento. Apresentam meia-vida relativamente longa, em torno de 10 horas. Quando administrados em monoterapia, raramente promovem flutuações motoras e discinesia, mas ainda apresentam alguns efeitos adversos importantes como náuseas, vômitos, insônia, constipação intestinal e, mais raramente, alucinações. São rápida e quase completamente absorvidos após administração oral e ambos têm como principal via de excreção a renal. O ropinirol é, sobretudo, metabolizado pelo sistema do citocromo P450, mas o pramipexol praticamente não sofre biotransformação hepática.

Entre os subtipos dos receptores dopaminérgicos, o ropinirol e o pramipexol agem seletivamente os subtipos D_2 e D_3 (da família de receptores da classe D_2), exercendo pouca ou nenhuma atividade em receptores da classe D_1. Deste fato provavelmente advém sua menor eficácia em relação à levodopa – que, por gerar aumento do neurotransmissor endógeno, resulta na estimulação de ambas as classes de receptores, o que é mais similar ao controle endógeno por dopamina das vias dos gânglios da base.

Outro agonista dopaminérgico com uso restrito na doença de Parkinson é a apomorfina. Esse fármaco tem afinidade principalmente com receptores dopaminérgicos do subtipo D_4 (da família D_1), mas também age em receptores da classe D_2. Sua via de administração é a subcutânea, e é principalmente usada em episódios agudos do "desligamento" em pacientes com flutuações motoras causadas pela levodopa, no caso de esses pacientes serem resistentes ou apresentarem contraindicações para o uso de outros agonistas dopaminérgicos. Em casos mais graves, pode ser utilizada por infusão contínua. É importante ressaltar que a apomorfina apresenta um forte efeito emético, sendo necessário o tratamento conjunto com antieméticos, e é contraindicada para pacientes com histórico de arritmias cardíacas ou anemia hemolítica.

Inibidores da monoamina oxidase (MAO)

A enzima MAO metaboliza as monoaminas serotonina, noradrenalina e dopamina, e existe em duas isoformas: MAO-A; e MAO-B. A isoforma B é a principal responsável pelo metabolismo de dopamina no SNC, sendo a forma predominante no estriado, por exemplo. Sendo assim, o uso terapêutico indicado para o controle dos sintomas motores é de inibidores seletivos da MAO-B. Esses fármacos inibem a metabolização neuronal e glial de dopamina, contribuindo para níveis mais estáveis dessa monoamina na fenda sináptica. A inibição do metabolismo de catecolaminas periféricas é mínima, diminuindo os riscos cardiovasculares aos pacientes, os quais seriam bastante relevantes com a administração de inibidores inespecíficos da MAO.

Os fármacos desta classe podem ser usados em monoterapia, especialmente nos estágios iniciais da doença, contribuindo para adiar a necessidade de levodopa. Podem ainda ser administrados em associação com a levodopa, situação na qual podem ajudar a reduzir as flutuações motoras. Mais recentemente, estudos clínicos vêm mostrando também a eficácia da associação desses fármacos com agonistas dopaminérgicos. Os principais representantes dessa classe são a selegilina e a rasagilina.

A redução do metabolismo de dopamina mediado pela MAO causada por esses fármacos potencialmente diminui a formação de radicais livres oriundos do metabolismo oxidativo desse neurotransmissor. Sendo assim, acredita-se que o uso de inibidores da MAO-B tenha um efeito neuroprotetor, ou seja, além de atuar no controle dos sintomas motores, também contribuiria para um possível retardo no processo degenerativo. Entretanto, embora algumas evidências suportem essa hipótese, é difícil diferenciar efeitos neuroprotetores de efeitos sintomáticos agudos em estudos clínicos. Ainda, questiona-se até que ponto esse efeito é relevante, já que a eficácia dos inibidores da MAO-B no controle dos sintomas motores é restrita a estágios iniciais e/ou casos de sintomatologia branda.

Além disso, a selegilina, em estágios mais avançados, pode acentuar déficits cognitivos associados à doença, e efeitos adversos da levodopa. Ainda, seu metabolismo gera análogos da anfetamina, que podem causar insônia, ansiedade e irritabilidade. Formulações de desintegração oral, evitando o metabolismo de primeira passagem, podem ajudar a reduzir esses efeitos adversos. Vale ressaltar que esses metabólitos são excretados pela via urinária, sendo a selegilina inalterada praticamente ausente na urina. Já a rasagilina não gera esse tipo de metabólito, e sua biotransformação hepática gera principalmente o aminoindano, que também tem um pequeno efeito antiparkinsoniano. Outra vantagem da rasagilina, discutida mais recentemente, seria um possível efeito benéfico nos sintomas não motores da doença, enquanto a selegilina, em virtude da presença de metábolitos psicoestimulantes, pode até mesmo causar piora desses sintomas.

A administração desses fármacos deve levar em conta algumas possíveis interações medicamentosas, por exemplo com antidepressivos. Apesar de geralmente ser bem tolerada pelo paciente, a associação de inibidores da MAO-B com agentes serotoninérgicos deve ser vista com cautela. Já a associação desses fármacos com o analgésico meperidina deve ser evitada, sob o risco de um quadro de estupor, rigidez, agitação e hipertermia.

A safinamida é um novo inibidor da MAO-B em fase inicial de uso. Tem mostrado boa eficácia, segurança e tolerabilidade quando combinada com a levodopa, mas ainda não há indicação para seu uso em monoterapia. Além da inibição da MAO-B, apresenta outros mecanismos de ação, como a modulação da liberação do neurotransmissor glutamato, que poderiam contribuir para o fato de que parece não causar ou agravar discinesias e potencialmente reduzi-las quando já instaladas.

Inibidores da catecol-O-metil-transferase (COMT)

Juntamente com a MAO, a COMT é uma das enzimas responsáveis pela metabolização da dopamina. Transferindo um grupo metila à molécula desse neurotransmissor, forma o composto 3-metoxitiramina, que é inativo. A administração de inibidores da COMT, portanto, reduz a metabolização de dopamina, o que potencialmente aumentaria a ação central desse neurotransmissor para a redução dos sintomas motores.

Entretanto, a principal aplicação terapêutica dos inibidores da COMT é a associação com levodopa para otimizar a ação desse precursor de dopamina. De fato, a atuação enzimática da COMT se estende também à levodopa exógena. Como já descrito, a levodopa é administrada idealmente em conjunto com um inibidor da DCAA periférica, para evitar a conversão de levodopa em dopamina, o que além de ocasionar efeitos adversos periféricos, diminui a disponibilidade de levodopa para a ação central. Ocorre que a levodopa que não é convertida em dopamina pode sofrer também metilação pela COMT periférica, gerando um composto inativo e contribuindo para a redução da disponibilidade de levodopa para a ação central. Assim, a associação de um inibidor da COMT ao tratamento convencional levodopa/carbidopa favoreceria um fornecimento mais contínuo de levodopa ao SNC. Visto que tratamentos com múltiplas medicações podem gerar falta de adesão dos pacientes, foi desenvolvida uma formulação que já contém levodopa, carbidopa e um inibidor da COMT (entacapona).

Os principais fármacos dessa classe utilizados para esse fim são a tolcapona e a entacapona. A eficácia da tolcapona tem relevância nos níveis central e periférico, e sua ação é mais prolongada. Já ação central da entacapona é desprezível, sendo esta mais relevante para o efeito de inibir a COMT periférica. Tem ação mais curta, então geralmente é administrada em doses fracionadas de maneira similar à própria levodopa. Em associação com a levodopa, ambas se mostram eficazes em diminuir as flutuações motoras. Seus efeitos adversos são semelhantes aos dos agonistas dopaminérgicos, com a adição de maior risco de hepatotoxicidade. Sendo assim, recomenda-se um monitoramento da função hepática ao longo do tratamento com esses fármacos, especialmente a tolcapona.

A opicapona é um inibidor periférico da COMT de longa duração desenvolvido mais recentemente. Esse novo composto tem uma alta afinidade com enzima e produz um efeito de inibição mais intenso e prolongado que os demais fármacos dessa classe. Apesar de uma meia-vida plasmática curta (1 a 4 horas), seu efeito de inibição pode durar até 72 horas após a administração. Tais características potencialmente resultariam em uma ação mais eficiente. Estudos clínicos com esse novo composto estão em andamento, e alguns indicam que a introdução de opicapona ao tratamento poderia permitir a redução da dose de levodopa, mas mais estudos são necessários acerca de sua tolerabilidade.

Anticolinérgicos

Fármacos antagonistas dos receptores muscarínicos estão entre os medicamentos mais antigos para tratamento da doença de Parkinson. Foram amplamente utilizados previamente à introdução da levodopa, mas hoje têm seu uso restrito aos estágios iniciais em monoterapia, ou à associação dom levodopa. Seu efeito antiparkinsoniano é inferior ao dos fármacos dopaminérgicos, e são mais eficazes no tremor e rigidez, sem efeitos sobre a bradicinesia. Os anticolinérgicos mais utilizados com esse fim terapêutico são o triexifenidil, o biperideno e a benztropina. Atuam por meio do boqueio de receptores muscarínicos, controlando a hiperatividade de neurônios intraestriatais colinérgicos que normalmente opõe-se à ação da dopamina nesse núcleo.

Além do efeito terapêutico modesto, anticolinérgicos apresentam efeitos adversos relevantes, geralmente decorrentes de sua ação parassimpatolítica, como boca seca, dificuldades de visão, constipação, hiposudorese e retenção urinária. Além disso, sua ação central pode causar confusão, demência e sintomas psiquiátricos, ou mesmo agravar sintomas não motores preexistentes.

Amantadina

Outro tratamento antiparkinsoniano é a amantadina, classicamente um antiviral utilizado no tratamento da influenza. Apesar de poder ser indicada como monoterapia em estágios iniciais, seu principal uso é no controle das discinesias quando em associação com levodopa ou agonistas dopaminérgicos. Seu mecanismo de ação é múltiplo, envolvendo aumento da liberação de dopamina, bloqueio colinérgico e bloqueio de receptores glutamatérgicos do tipo NMDA. A esse último mecanismo é atribuída sua ação antidiscinética.

Diretrizes para o tratamento dos sintomas motores

Muitos estudos clínicos, inclusive bem recentes, continuam mostrando a eficácia superior da levodopa no controle dos sintomas motores em comparação a todos os outros fármacos antiparkinsonianos. Assim, quase a totalidade dos pacientes que recebem tratamento farmacológico para a doença de Parkinson acaba utilizando esse precursor de dopamina. Entretanto, em condições de sintomas leves, presença exclusiva de tremor e idade precoce de surgimento da doença, recomenda-se a utilização inicial de outras medicações que apresentem menor risco de complicações motoras, adiando, assim, a introdução da levodopa.

No Brasil, o Ministério da Saúde (Portaria SAS/MS n. 228, 10 de maio de 2010) coloca como objetivo do tratamento da doença de Parkinson o enfoque na redução dos sintomas e restauração da capacidade funcional, com menor quantidade e intensidade possíveis de efeitos adversos. As recomendações para o início do tratamento ao diagnóstico diferenciam-se nos casos de haver ou não prejuízo na execução de atividades diárias do paciente. Se não houver essa perda de capacidade funcional, pode-se optar em não iniciar o tratamento, em acordo com o paciente. Se houver prejuízo funcional, é recomendado iniciar o tratamento para melhoria da qualidade de vida. Em ambos os casos, recomenda-se inicialmente fármaco diferente da levodopa, para adiar a possibilidade de efeitos adversos motores graves. A escolha do fármaco inicial deve levar em conta os tipos de sintomas iniciais, a idade do paciente, a presença ou não de déficits cognitivos prévio e a tolerabilidade a possíveis efeitos adversos. Quando esses tratamentos iniciais começarem a falhar no controle dos sintomas motores, introduz-se, então, a levodopa (em combinação com carbidopa), e, nesse caso, monitora-se o paciente quanto ocorrência de flutuações motoras, discinesias, e outros efeitos adversos para ajustes de dose e associação de outros fármacos à levodopa. Um resumo dessas diretrizes está esquematizado na Figura 21.3. Todos os medicamentos recomendados nessas diretrizes são fornecidos pelo sistema público de saúde brasileiro.

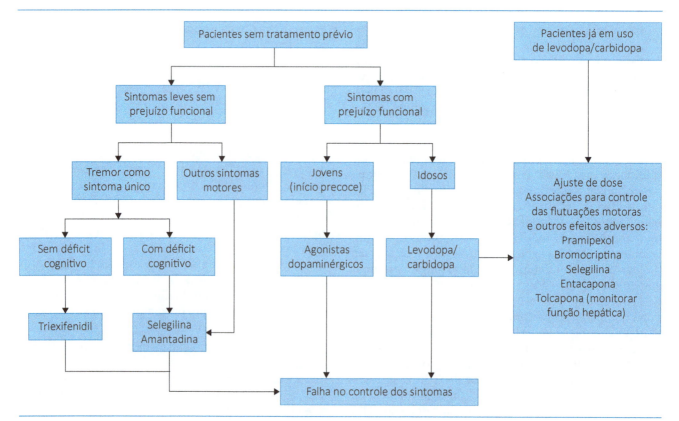

Figura 21.3 – Esquema resumido das diretrizes para o tratamento da doença de Parkinson.
Fonte: Conforme indicado pelo Ministério da Saúde brasileiro.

Tratamento dos sintomas não motores

Não existe um tratamento específico e bem estudado para o controle dos sintomas não motores. Existem apenas evidências de relatos clínicos de sucesso e insucesso com alguns fármacos, que podem variar de acordo com o(s) sintoma(s) tratado(s). Mas destaca-se o tratamento da depressão e ansiedade que acomete uma parcela de 40 a 60% da população com a DP e tem sido objeto de muitos estudos na atualidade.

Os inibidores seletivos da receptação de serotonina (ISRS) são os medicamentos mais prescritos para o tratamento da depressão e ansiedade na DP, destacando-se o cloridrato de fluoxetina e o cloridrato de sertralina. Os mesmos são responsáveis por impedir a recaptação da serotonina na fenda sináptica (ver Capítulo 12 – Fármacos ansiolíticos e hipnóticos-sedativos e Capítulo 13 – Fármacos antidepressivos e estabilizadores do humor), melhorando os a sintomatologia associada à ansiedade e ou à depressão. No entanto, apesar de ainda contraditório, há evidências de que o uso destes medicamentos está relacionado com aumento de alterações motoras nos pacientes de DP e, entre os ISRS, a fluoxetina é o principal responsável por esse agravamento.

■ Neuroproteção na doença de Parkinson

Os tratamentos farmacológicos para a doença de Parkinson na prática clínica até o presente são todos sintomatológicos, isto é, nenhum deles comprovadamente produziu retardo no processo degenerativo. Há estudos clínicos indicando possíveis agentes neuroprotetores, mas em geral são controversos. As dificuldades de se estudarem possíveis tratamentos neuroprotetores na doença de Parkinson residem em dois fatos: 1) os pacientes dos estudos clínicos quase sempre estão passando por tratamento sintomático em concomitância ao suposto agente neuroprotetor, o que dificulta a diferenciação entre os efeitos diretos na melhora dos sintomas e os efeitos de retardo na progressão da doença; e 2) o racional de um tratamento possivelmente neuroprotetor preconiza que o efeito positivo do tratamento será proporcional à precocidade do mesmo. Quanto a isso, sabemos que, ao se apresentarem os primeiros sintomas motores – que são o método diagnóstico atual –, a morte neuronal na via nigroestriatal dopaminérgica já está avançada. Vários possíveis biomarcadores indicativos do processo degenerativo estão em estudo, mas ainda não se tem um consenso. Portanto, o estabelecimento de um meio de diagnóstico que preceda a manifestação dos primeiros sintomas motores é um grande desafio que poderá ser um marco no tratamento da doença. De fato, em modelos experimentais da doença de Parkinson – nos quais se induzem sintomas motores por meio da administração de neurotoxinas ou fármacos que reduzem a transmissão dopaminérgica a animais de laboratório – efeitos neuroprotetores podem ser claramente observados quando o agente em questão é administrado prévia ou concomitantemente à indução das alterações neuronais.

Em geral, os estudos de potenciais substâncias que retardem a progressão da doença de Parkinson baseiam-se em verificar se os agentes sintomáticos em si teriam alguma ação neuroprotetora ou se agentes que reduzam os mecanismos conhecidamente envolvidos com o processo neurodegenerativo (estresse oxidativo, neuroinflamação, excitotoxicidade e outros).

No primeiro caso, já mencionamos aqui que os inibidores da metabolização de dopamina (p.ex., selegilina) teriam esse potencial por impedirem os subprodutos reativos dessas reações. Alguns estudos apontam também potenciais efeitos neuroprotetores de agonistas dopaminérgicos, baseados no fato de uma sub-regulação da transmissão dopaminérgica endógena com o uso repetido desses fármacos. Entretanto, pelo fato de esses mesmos agentes apresentarem efeito sintomático, a questão da diferenciação entre melhora direta dos sintomas e retardo efetivo de progressão dos destes fica ainda mais difícil. Outra limitação é que esses estudos geralmente comparam pacientes tratados com esses agentes a pacientes tratados com levodopa, que, em si, apresentam potencial de agravamento da progressão dado sua ação de aumento de disponibilidade de dopamina.

No segundo caso, partindo do racional do estresse oxidativo como um dos principais mecanismos relacionados à neurodegeneração, os antioxidantes foram os primeiros a serem investigados quanto ao potencial de neuroproteção na doença de Parkinson. Entre os estudados, podemos citar o tocoferol (vitamina E), ácido ascórbico (vitamina C), a coenzima Q10, a glutationa, a melatonina e alguns produtos naturais com componentes antioxidantes. De fato, diversos estudos com animais experimentais mostraram ótimos resultados, mas tal eficácia foi pouco reproduzida em estudos clínicos, possivelmente em razão da diferença de precocidade de tratamento nos dois tipos de estudo, como já comentado.

Esse perfil de evidências experimentais e clínicas é semelhante na investigação de outros possíveis neuroprotetores. Exemplos são antagonistas glutamatérgicos visando a redução da excitotoxicidade, anti-inflama-

Seção 3 – Fármacos que Afetam o Sistema Nervoso Central

tórios e imunomoduladores, e fatores neurotróficos. Mais recentemente o canabidiol, um componente não psicomimético da *Cannabis sativa*, tem sido investigado como possível agente neuroprotetor para a doença de Parkinson. Esse fármaco é apontado como promissor, pois combina ações antioxidantes e anti-inflamatórias, entre outros mecanismos.

Por fim, alguma estratégia neuroprotetora poderá advir de constatações de risco para a doença de Parkinson em indivíduos que usam regularmente determinadas substâncias com outra finalidade. Por exemplo, há estudos mostrando que o uso estatinas para redução dos níveis de colesterol e da cafeína em produtos de consumo regular diminui o risco de desenvolvimento da doença. Entretanto, os mecanismos que embasam essa proteção não são completamente conhecidos, e estudos controlados em pacientes ainda são necessários para avaliar o potencial dessas substâncias como tratamento.

Tratamento cirúrgico

A terapia de estimulação cerebral profunda (TECP) tem sido utilizada no tratamento da DP para tratar os pacientes com períodos *off* e/ou discinesias que não são controladas com o uso de medicação. A TECP é realizada mediante implante de um fino eletrodo isolado, colocado em estruturas profundas do cérebro (núcleo subtalâmico e o globo pálido interno). Esse dispositivo é conectado a um neuroestimulador, implantado debaixo da pele, na região peitoral. Esse equipamento envia sinais elétricos para a área do cérebro em que está implantado o eletrodo e, por meio dessa estimulação, é possível controlar as alterações motoras do paciente. A intensidade do estímulo e a posição precisa do eletrodo são estabelecidas com o paciente acordado durante a cirurgia; contudo, após o procedimento cirúrgico, a equipe médica pode modular a estimulação para obter melhores resultados. Apesar de raros, a TECP pode causar efeitos adversos, tais como hemorragias, acidente vascular cerebral (AVC), ganho de peso, dificuldade de encontrar palavras, prejuízos relacionados à voz e até infecções no local da inserção do eletrodo. Esse procedimento traz uma boa qualidade de vida aos pacientes, mas não é indicado para pacientes com quadros de alucinações, perda de memória, depressão e ansiedade, uma vez que esses sintomas podem ser intensificados.

Atividade proposta

Caso clínico

Aos 61 anos, um homem, até então saudável, começou a apresentar dificuldade para deambular e realizar tarefas diárias, como se vestir e alimentar-se. Atribuiu essas dificuldades a alterações normais do envelhecimento e não procurou ajuda médica. Porém, 2 anos após o início das primeiras alterações, os sintomas haviam se intensificado progressivamente, e foram acompanhados de tremores nas mãos. Ao passar por uma avaliação médica, não foram observadas alterações hematológicas e ou bioquímicas. No dia da sua consulta, queixou-se de que há algum tempo ele apresentava também sintomas que se assemelhavam a um quadro depressivo. Naquele momento, o homem foi medicado com fluoxetina e biperideno, mas um ano após o início do tratamento os sintomas continuaram a aumentar progressivamente. Sua esposa o levou a um neurologista, que reavaliou o tratamento e passou a prescrever a associação de L-di-hidroxifenilalanina (L-DOPA) + carbidopa. Após a mudança no tratamento, o homem começou a apresentar melhoras consideráveis nas alterações motoras antes manifestadas, entretanto ele desenvolveu um quadro de movimentos involuntários (discinesias) e alucinações. Além disso, sua esposa observou que, mesmo havendo uma melhora geral do quadro, havia momentos do dia em que o paciente não conseguia deambular nem realizar outros movimentos. Posteriormente, o neurologista decidiu associar pramipexol ao tratamento que já vinha sendo seguido.

Principais pontos e objetivos de aprendizagem

1) Qual o diagnóstico mais provável do paciente? Justifique sua resposta.
2) Por que o tratamento com a associação de L-DOPA + carbidopa foi mais efetivo que o tratamento com fluoxetina e biperideno?
3) O que justificaria a presença de alucinações após o tratamento com L-DOPA?
4) Qual o racional para associar o pramipexol ao L-DOPA no tratamento do paciente?

| Respostas esperadas | 1) Doença de Parkinson. Os fatores que formam essa conclusão são a idade do paciente, os sintomas motores característicos e a melhora do quadro com um fármaco clássico antiparkinsoniano (L-DOPA). |

1) Doença de Parkinson. Os fatores que formam essa conclusão são a idade do paciente, os sintomas motores característicos e a melhora do quadro com um fármaco clássico antiparkinsoniano (L-DOPA).

2) O L-DOPA é um precursor de dopamina e, portanto, aumenta a disponibilidade deste neurotransmissor de maneira generalizada nas vias de controle do movimento voluntário nos gânglios da base. A associação com carbidopa promove uma inibição da conversão periférica de L-DOPA em dopamina, permitindo um maior aporte de dopamina no SNC. Já o biperideno é um anticolinérgico (bloqueia receptores muscarínicos), que age controlando a hiperatividade de neurônios colinérgicos que se opõe à ação da dopamina neste núcleo, o que gera um efeito terapêutico modesto e mais restrito aos tremores, não melhorando a bradicinesia apresentada pelo paciente. Com relação à fluoxetina, o objetivo do tratamento era provavelmente controlar os sintomas depressivos, mas esse fármaco pode agravar as alterações motoras.

3) A ação desse fármaco em aumentar a transmissão dopaminérgica em outras regiões do SNC além da via nigroestriatal, especialmente na via dopaminérgica mesolímbica.

4) A associação de um agonista dopaminérgico pode ajudar a controlar as flutuações motoras, comuns em pacientes que fazem tratamento com L-DOPA.

REFERÊNCIAS

1. Connolly BS, Lang AE. Pharmacological treatment of Parkinson disease: a review. JAMA. 2014 Apr 23-30;311(16):1670-83.
2. de La Fuente-Fernández R, Schulzer M, Mak E, Calne DB, Stoessl AJ. Presynaptic mechanisms of motor fluctuations in Parkinson's disease: a probabilistic model. Brain. 2004 Apr;127(Pt 4):888-99.
3. Garcia-Ruiz PJ, Chaudhuri K, Martinez-Martin P. Non-motor symptoms of Parkinson's disease: a review... from the past. Journal of the neurological sciences. 2014;338(1):30-3.
4. Goetz CG. The History of Parkinson's Disease: Early Clinical Descriptions and Neurological Therapies. Cold Spring Harbor Perspect Med. 2011 Sep;1(1).
5. Hurwitz, B. Urban Observation and Sentiment in James Parkinson's Essay on the Shaking Palsy (1817). Lit Med. 2014. p. 74-104.
6. Lees AJ. The on-off phenomenon. J Neurol Neurosurg Psychiatry. 1989 Jun;Suppl:29-37.
7. Magrinelli F, Picelli A, Tocco P, Federico A, Roncari L, Smania N, Zanette G, Tamburin S. Pathophysiology of Motor Dysfunction in Parkinson's Disease as the Rationale for Drug Treatment and Rehabilitation. Parkinson Dis. 2016 May; 1-18.
8. Müller T. Catechol-O-methyltransferase inhibitors in Parkinson's disease. Drugs. 2015 Feb;75(2):157-74.
9. Peres FF, Lima AC, Hallak JEC, Crippa JA, Silva RH, Abílio VC. Cannabidiol as a Promising Strategy to Treat and Prevent Movement Disorders? Front Pharmacol. 2018 May 11;9:482.
10. Poewe W, Antonini A, Zijlmans JC, Burkhard PR, Vingerhoets F. Levodopa in the treatment of Parkinson's disease: an old drug still going strong. Clin Interv Aging. 2010 Sep 7;5:229-38.
11. Riederer P, Müller T. Monoamine oxidase-B inhibitors in the treatment of Parkinson's disease: clinical-pharmacological aspects. J Neural Transm (Vienna). 2018 Mar 22. doi: 10.1007/s00702-018-1876-2. [Epub ahead of print]
12. Santos CM. New agents promote neuroprotection in Parkinson's disease models. CNS Neurol Disord Drug Targets. 2012 Jun. 1;11(4):410-8.
13. SHARMA S, Moon CS, Khogali A, Haidous A, Chabenne A, Ojo C, Jelebinkov M, Kurdi Y, Ebadi M. Biomarkers in Parkinson's disease (recent update). Neurochemistry International, Bonaire, 2013 63:201-29.
14. Stocchi F, Torti M, Fossati C. Advances in dopamine receptor agonists for the treatment of Parkinson's disease. Expert Opin Pharmacother. 2016 Oct;17(14):1889-902.
15. Weber CA, Ernst ME. Antioxidants, supplements, and Parkinson's disease. Ann Pharmacother. 2006 May;40(5):935-8.
16. Yuan H, Zhang ZW, Liang LW, Shen Q, Wang XD, Ren SM, Ma HJ, Jiao SJ, Liu P. Treatment strategies for Parkinson's disease. Neurosci Bull. 2010 Feb;26(1):66-76.

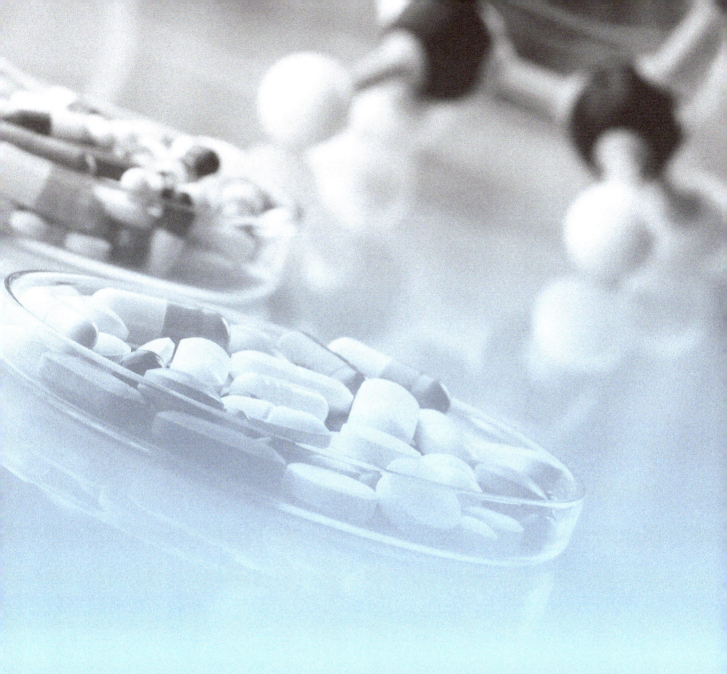

Seção 4
Fármacos que Afetam as Funções Renal e Cardiovascular

Coordenadores da seção:
- Adriana Castello Costa Girardi
- Paulo Caleb Júnior de Lima Santos

Capítulo 22

Fármacos diuréticos

Autores:
- Thiago Matheus Santos Rios
- Weverton Machado Luchi
- Acaris Benetti dos Santos
- Flavia Letícia Martins
- Adriana Castello Costa Girardi

■ Introdução

Diuréticos são fármacos que agem no néfron inibindo a reabsorção de sódio, aumentando a excreção deste íon e, em consequência, o volume urinário. Desse modo, apresentam-se como agentes de escolha para o manejo de pacientes acometidos por hipertensão arterial (HAS), insuficiência cardíaca (IC) congestiva, insuficiência renal, síndrome nefrótica, cirrose hepática, entre outros distúrbios que requerem restabelecimento do balanço de sódio — ou seja, a restauração da homeostase do volume extracelular. Os diuréticos estão entre os medicamentos mais prescritos e, haja vista serem usados para tratar pacientes com risco substancial de complicações, torna-se imperativo o entendimento de suas propriedades farmacocinéticas e farmacodinâmicas.

Os diuréticos são classificados de acordo com o segmento do néfron em que atuam, sendo eles: túbulo proximal, segmento espesso da alça de Henle, túbulo distal e ducto coletor (Figura 22.1). Desta forma, é imprescindível conhecer as características do manuseio de sódio pelos túbulos renais com a finalidade de compreender o mecanismo de ação diurética, bem como a eficácia e os efeitos adversos associados ao emprego destes fármacos.

No presente capítulo, são abordados os mecanismos moleculares responsáveis pelo transporte tubular de sódio alvos de fármacos diuréticos. Além do mecanismo de ação farmacológico, são descritas as propriedades farmacocinéticas e os efeitos adversos dos principais fármacos pertencentes à cada classe de diuréticos utilizada na prática clínica brasileira.

Seção 4 – Fármacos que Afetam as Funções Renal e Cardiovascular

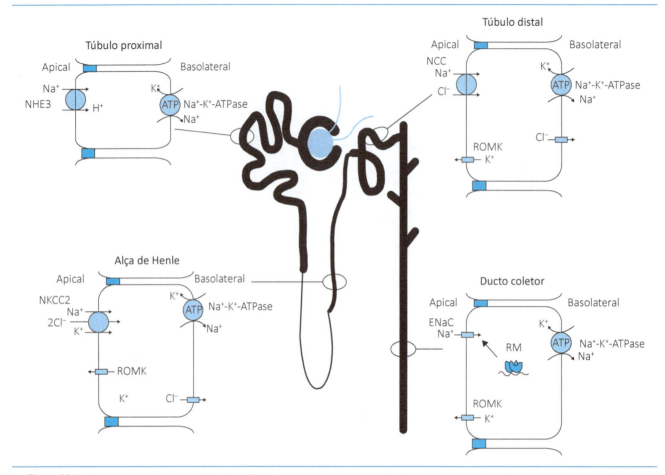

Figura 22.1 – Representação esquemática do néfron ilustrando segmentos tubulares com seus principais transportadores de Na^+. Túbulo proximal e isoforma 3 do trocador Na^+-H^+ (NHE3); ramo ascendente espesso da alça de Henle e cotransporte Na^+-K^+-$2Cl^-$ (NKCC2); túbulo distal e cotransporte Na^+-Cl^- (NCC); ducto coletor e canal epitelial para Na^+ (ENaC).
Na^+-K^+-ATPase: bomba sódio-potássio; ROMK: canal para K^+ dependente de ATP; Cl^-: canal para cloreto; RM: receptor para mineralocorticoide.
Fonte: Adaptada de Ellison DH, CJASN 14: 1248-1257, 2019.

Mecanismos de transporte de sódio ao longo do néfron

Túbulo proximal

O túbulo proximal é o segmento do néfron responsável por reabsorver aproximadamente 70% dos solutos e água filtrados pelos glomérulos. Haja vista que os rins filtram aproximadamente 170 litros de sangue por dia, isso equivale a quase 120 litros de fluido diariamente. Este enorme fluxo reabsortivo somente é possível em decorrência das características estruturais das células que compõem este segmento. O túbulo proximal é constituído por epitélio de baixa resistência elétrica e alta permeabilidade, em razão da facilidade com que as junções intercelulares permitem a passagem de eletrólitos e água. Ademais, as células tubulares proximais apresentam alta densidade de Na^+-K^+-ATPase na membrana basolateral e membrana apical constituída por microvilosidades, também conhecidas como borda em escova, que aumentam a superfície de contato com o fluido tubular.

Existem múltiplos transportadores de sódio na membrana apical do túbulo proximal, onde cerca de dois terços do sódio filtrado é reabsorvido. Em túbulos proximais de mamíferos, o transportador NHE3 é a isoforma do trocador Na^+-H^+ mais abundante em membrana apical, sendo responsável pela reabsorção de grande parte do NaCl e do $NaHCO_3$ filtrados nos glomérulos (Figura 22.1).

O NHE3 está envolvido não somente com a reabsorção de Na^+ e a secreção de H^+, mas também com a reabsorção de bicarbonato, vital para a manutenção do equilíbrio ácido-base. A reabsorção de bicarbonato pelo túbulo proximal regida pelo gradiente de Na^+ ocorre de forma indireta. O H^+ secretado pelo NHE3 combina-se no fluido tubular com o HCO_3^- filtrado, formando ácido carbônico (H_2CO_3), que se dissocia em H_2O e CO_2. A dissociação é catalisada pela enzima anidrase carbônica tipo IV presente na membrana apical das células tubulares proximais. O CO_2 difunde-se através da membrana apical para dentro da célula, onde se combina com H_2O, formando H_2CO_3.

Capítulo 22 – Fármacos diuréticos

A hidratação intracelular de CO_2 é catalisada pela anidrase carbônica tipo II citoplasmática. O H_2CO_3 dissocia-se e forma H^+ e HCO_3^- no interior da célula. O HCO_3^- move-se através da membrana basolateral e volta ao sangue pelo cotransportador Na^+/HCO_3^-. O H^+ é transportado para o fluido tubular através do NHE3, completando o ciclo.

Alça de Henle

A alça de Henle consiste em duas partes: os ramos descendente e ascendente, altamente especializados para permitir a reabsorção do Na^+ e da água restantes que foram filtrados pelo glomérulo, mas que ainda não foram reabsorvidos pelo túbulo proximal. À medida que o filtrado se move através da alça, sua osmolaridade muda de isosmótica para um filtrado hipertônico e depois para um filtrado hipotônico. Essas alterações são realizadas por osmose no ramo descendente e transporte ativo de sal no ramo ascendente. O ramo ascendente espesso da alça de Henle reabsorve ativamente sódio e cloreto do lúmen (de 20 a 25% do sódio filtrado), mas, diferentemente do túbulo proximal e do ramo descendente, é impermeável à água. A reabsorção do cloreto de sódio no ramo ascendente espesso dilui eficazmente o fluido tubular, por isso essa porção é chamada de "segmento diluidor". A alça de Henle, portanto, age como um multiplicador contracorrente, produzindo um gradiente de hiperosmolaridade no interstício medular.

O principal transportador de sódio no ramo ascendente espesso da alça de Henle faz parte de uma família de transportadores de sódio eletroneutros que movimentam um número igual de cátions e ânions. O cotransportador Na^+-K^+-$2Cl^-$ (NKCC2) constitui a principal via de entrada apical para a reabsorção do sal neste segmento do néfron (Figura 22.1). Ele atua em paralelo a um canal para K^+ (ROMK) que permite que o potássio transportado do lúmen para dentro da célula retorne ao lúmen. A Na^+-K^+-ATPase bombeia o sódio do citoplasma para o interstício e um canal de Cl^- basolateral transporta o Cl^- para o interstício. O efeito dos processos de transporte no ramo ascendente espesso da alça de Henle é a criação de uma voltagem positiva no lúmen que impulsiona a reabsorção de cátions, incluindo Ca^{+2} e Mg^{+2} através da via paracelular.

Túbulo distal

No túbulo distal, cerca de 10% do cloreto de sódio filtrado é reabsorvido. A membrana deste segmento do néfron é relativamente impermeável à água, da mesma maneira que o ramo ascendente espesso, então uma diluição adicional do fluido tubular acontece. Assim como no ramo ascendente espesso da alça de Henle, o principal transportador de sódio no túbulo distal faz parte de uma família de transportadores de sódio eletroneutros que movimentam um número igual de cátions e ânions. A reabsorção de sódio ocorre por um mecanismo dependente de um sistema de cotransporte, sendo o cotransportador Na^+-Cl^- (NCC) o transportador de sódio responsável por essa reabsorção (Figura 22.1). O Na^+ é transportado pela membrana basolateral para o interstício por intermédio da Na/K-ATPase, enquanto o Cl^- é transportado para o interstício pelos canais de Cl^-. As células epiteliais renais do túbulo distal também absorvem Ca^{+2} por canais de Ca^{+2} (TRPV5) na membrana apical, enquanto o Ca^{+2} é transportado pela membrana basolateral para o interstício pelo trocador Na^+-Ca^{2+} (NCX1). Na porção inicial do túbulo distal, ocorre também a reabsorção do magnésio através dos canais TRPM6 que estão expressos na membrana apical destas células.

Ducto coletor

O segmento final do néfron, o ducto coletor, é onde ocorre 2-5% da reabsorção de cloreto de sódio. Este segmento reabsorve sódio e água dependendo da necessidade do organismo e não em função da quantidade de sódio que lhe é ofertada, por isso o ducto coletor tem papel importante na regulação fina da excreção de água e solutos. O ducto coletor é constituído por dois tipos celulares: as células principais e as células intercalares. Nas células principais, o Na^+ é reabsorvido por meio do canal epitelial para Na^+ (ENaC) presente na membrana apical, que é modulado pela aldosterona, e o K^+ é secretado para manter o controle da concentração plasmática de K^+, bem como para minimizar a diferença de potencial transepitelial resultante da reabsorção de Na^+ (Figura 22.1). Estas células ainda expressam canais de água que respondem à vasopressina (ver Capítulo 23 – Fármacos que agem regulando a ação de vasopressina). Já as células intercalares contribuem para o equilíbrio ácido-base sistêmico por meio da expressão da H-ATPase vacuolar. O Na^+ é transportado para o interstício pela Na^+-K^+-ATPase enquanto a saída de K^+ para o lúmen tubular é possibilitada por canais de K^+ na membrana apical. A aldosterona, além de modular a expressão e a localização do ENaC na membrana apical, liga-se ao receptor de mineralocorticoide aumentando a transcrição de genes que codificam outras proteínas envolvidas na reabsorção de Na^+, como a Na^+-K^+-ATPase.

◼ Fármacos diuréticos

Diuréticos que agem no túbulo proximal

Diuréticos osmóticos

São as características físicas do túbulo proximal, isto é, a incapacidade de estabelecer gradiente de concentração, elétrico ou de pressão osmótica, que tornam este segmento suscetível aos diuréticos osmóticos. Os diuréticos osmóticos não atuam em transportador ou canal para sódio nem em receptores. Tais agentes são solutos que não podem ser reabsorvidos pelas células do túbulo proximal. Assim, são progressivamente concentrados na luz do túbulo à medida que a água é reabsorvida, aumentando a pressão osmótica intratubular. Por sua vez, este aumento da pressão osmótica limita a reabsorção de água e eletrólitos. Os diuréticos osmóticos são pouco absorvidos, o que significa que devem ser administrados por via intravenosa.

Os diuréticos osmóticos mais relevantes para a prática médica são o manitol, a ureia, o glicerol e a isossorbida. As características farmacocinéticas destes fármacos estão listadas no Quadro 22.1. O manitol é o mais eficaz entre eles, pois a ureia, o glicerol e a isossorbida atravessam as membranas celulares (lipossolúveis), diminuindo o aumento progressivo de suas concentrações no fluido tubular. O efeito independente de transportadores e receptores faz dos diuréticos osmóticos um grande trunfo na medicina.

Manitol

O manitol é um poliálcool encontrado na natureza, em frutas e vegetais, que possui grande poder osmótico em decorrência de sua estrutura química repleta de grupos hidroxila. Está disponível nas formulações oral e parenteral. Cerca de 80% do manitol é excretado intacto pelos rins e um percentual menor pelas vias biliares; pouco menos de 20% passa por alguma metabolização no fígado, gerando o glicogênio como metabólito. Tem baixa absorção no trato gastrointestinal e, justamente por isso, sua administração deve ser endovenosa (EV) para alcançar um efeito sistêmico. Após a administração EV, a ação diurética do manitol se inicia dentro de 1 a 3 horas.

Importantes condições clínicas podem ser sanadas com o uso do manitol. Uma delas é a síndrome do desequilíbrio da diálise, que consiste na redução da osmolalidade do fluido extracelular pela remoção de solutos em excesso durante a hemodiálise. Empregando o manitol pela via intravascular, aumenta-se a osmolalidade do fluido extracelular e, consequentemente, o seu volume por meio do movimento osmótico da água do compartimento intracelular para o extracelular. Isso evita a hipotensão e lesões no sistema nervoso central (SNC). Também é útil quando se deseja aumentar a excreção urinária de salicilatos, barbituratos, brometos e lítio em situações de intoxicação.

Quadro 22.1 – Características farmacocinéticas dos diuréticos.

	Fármaco	Disponibilidade oral (%)	Tempo de meia-vida (h)	Excreção
Diuréticos osmóticos	Manitol	Desprezível	0,25 a 1,7	Renal (~ 80%), metabolismo hepático (20%)
	Isossorbida	Ativo TGI	5 a 9,5	Renal (100%)
	Glicerina	Ativo TGI	0,5 a 0,75	Metabolizado (80%), desconhecida (20%)
	Ureia	Desprezível	1,2	Renal (100%)
Inibidores da anidrase carbônica	Acetazolamida	~ 100%	6 a 9	Renal (90%)
	Diclorfenamida	Dados insuficientes	Dados insuficientes	Dados insuficientes
	Metazolamida	~ 100%	~ 14	Renal (25%), metabolizado (75%)
Diuréticos de alça	Furosemida	~ 60%	1,5	Renal (65% intacto; 30% metabolizado nos rins)
	Torsemida	~ 80%	3,5	Renal (20%), metabolizado (80%)
	Bumetanida	~ 80%	0,8	Renal (62%), metabolizado (38%)
	Ácido etacrínico	~ 100%	1	Renal (67%), metabolizado (33%)
Diuréticos tiazídicos	Hidroclorotiazida	~ 70%	6 a 12	100% renal
	Clortalidona	~ 65%	~ 47	~ 65% renal, ~ 10% na bile e 25% desconhecido
	Indapamida	~ 93%	~ 14	Metabolismo hepático
Antagonistas dos receptores de mineralocorticoides	Espironolactona	60 a 90%	~ 1,5	Metabolismo (principalmente hepático)
	Eplerenona	69%	~ 4	Metabolismo (principalmente hepático)
Bloqueadores do canal epitelial para sódio	Amilorida	30 a 90%	~ 21	Renal (50%)
	Triantereno	50%	~ 4	Metabolizado

Fonte: Desenvolvido pela autoria do capítulo.

Em neurocirurgia, o manitol é muito útil na redução de edema cerebral e no controle da pressão intracraniana em pacientes que sofreram trauma encefálico. Sua outra utilidade na clínica cirúrgica é no pós-operatório de procedimentos grandes cardíacos ou vasculares, tendo como objetivo minimizar a diminuição aguda da filtração glomerular sucedida pela necrose tubular e lesão renal aguda. Vale ressaltar que o manitol promove maior excreção de água em relação ao sódio e ao potássio e, por conta disso, favorece a depuração de substâncias hidrossolúveis não reabsorvíveis no néfron sem promover a depleção de eletrólitos.

Dos efeitos colaterais possíveis do manitol, deve-se ter atenção especial para pacientes com insuficiência renal. Nesses indivíduos, o manitol pode permanecer em circulação por mais tempo e promover a saída de água do compartimento intracelular em grande extensão para a circulação sanguínea, causando um importante estado hiponatrêmico por hemodiluição. Em indivíduos com IC congestiva e/ou congestão pulmonar, o grande efeito osmótico do manitol pode ocasionar grave edema pulmonar. De maneira oposta, é possível ocorrer desidratação e hipernatremia em decorrência da perda de água em excesso. Hipercalemia também pode suceder no tratamento agudo com manitol. As contraindicações ao seu uso são a insuficiência renal em estágio terminal, pacientes em anúria e indivíduos com sangramento craniano ativo.

Diuréticos inibidores da anidrase carbônica

Os inibidores da anidrase carbônica foram descobertos em 1937 e, por esse motivo, são considerados os precursores dos diuréticos modernos. São inibidores não competitivos da enzima anidrase carbônica situada nas membranas luminal e basolateral (tipo IV), assim como no citoplasma (tipo II), das células epiteliais do túbulo contorcido proximal. A anidrase carbônica catalisa a reação de hidratação do CO_2 e a formação do bicarbonato (Figura 22.2).

O efeito diurético dos inibidores da anidrase carbônica é limitado. Um dos motivos é a rápida criação de tolerância à diurese promovida por esses fármacos. A inibição da anidrase carbônica promove a diminuição da reabsorção de $NaHCO_3$ no túbulo proximal e da secreção de H^+ no ducto coletor, o que gera acidemia sistêmica. Levando em conta tais considerações, o uso atual dessa classe de diuréticos é limitado a condições agudas ou quadros curtos.

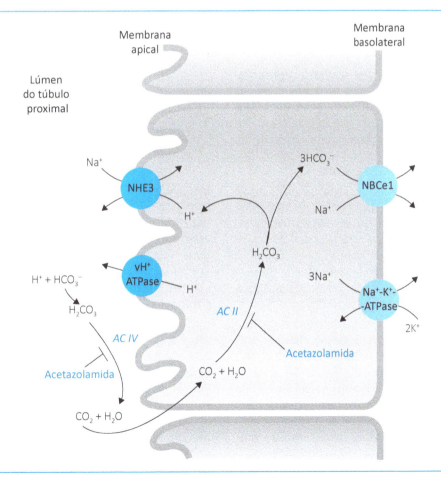

Figura 22.2 – Mecanismo de ação dos diuréticos inibidores da anidrase carbônica.
Fonte: Desenvolvida pela autoria do capítulo.

As principais drogas desta classe são a acetazolamida, metazolamida e a diclorfenamida e seus parâmetros farmacocinéticos estão mostrados no Quadro 22.1.

Acetazolamida

A acetazolamida (nomes comerciais: Diamox®, Zolamox®) pertence ao grupo das sulfonamidas não bacteriostáticas. Está disponível na forma de comprimidos nas doses de 125, 250 e 500 mg. É prontamente absorvida no trato gastrointestinal e tem biodisponibilidade de aproximadamente 100% através da administração oral. O medicamento deve ser tomado concomitantemente a grandes quantidades de líquido. A administração pela via parenteral também é possível; o uso pela via intramuscular não é recomendado.

Quando administrada pela via oral, a acetazolamida tem o pico máximo de concentração plasmática de 1 a 4 horas após a ingestão. Tem uma meia-vida entre 6 a 9 horas e seu volume de distribuição é de 0,2 L/kg. Sua excreção é majoritariamente renal (90%) e a droga não é metabolizada pelo organismo.

Os principais usos terapêuticos da acetazolamida são o tratamento do edema associado à insuficiência cardíaca congestiva, glaucoma (ângulo aberto ou fechado ou secundário), mal da montanha (também conhecido como hipobaropatia ou doença das alturas), convulsão, edema induzido por drogas e epilepsia. Nos casos de glaucoma, a dose é bastante variável, na faixa de 250 a 1.000 mg/dia. No quadro do mal da montanha, a dose é de 500 a 1.000 mg/dia. No tratamento do edema, epilepsia e para o aumento da diurese na IC, doses mais baixas são recomendadas, permanecendo entre 250 e 375 mg/dia.

Apesar de suas variadas indicações clínicas, é classicamente empregada no tratamento do glaucoma graças ao seu efeito redutor na pressão intraocular. No olho, a anidrase carbônica está presente nos processos ciliares fomentando a formação de bicarbonato no humor aquoso; sua inibição leva à redução da taxa de produção do humor aquoso e, portanto, resulta na diminuição da pressão intraocular (PIO).

O mal da montanha é uma condição aguda que pode acometer qualquer indivíduo que chegue rapidamente a grandes altitudes (definida como 8 a 12 mil pés acima do nível do mar). Os sintomas são tontura, fadiga, taquidispneia e perda de sono e apetite. Com a inibição da anidrase carbônica, a urina torna-se mais alcalina em virtude da maior excreção de bicarbonato e, por consequência, o equilíbrio ácido-base no sangue tende à acidemia. O organismo reage à nova condição aumentando as incursões ventilatórias com o intuito de elevar a taxa de eliminação do CO_2. Com o aumento da ventilação, a entrada de O_2 no sangue também aumenta, amenizando os sintomas causados pela menor PO_2 atmosférica em grandes altitudes.

No SNC, a presença da anidrase carbônica permite o uso da acetazolamida como adjuvante no tratamento de convulsões (atônicas, tônico-clônicas e mioclônicas). A inibição da anidrase carbônica no cérebro aumenta o gradiente transneuronal do íon cloreto, que por sua vez inibe a ativação neuronal nas vias hiper-reativas. Por outro lado, a eficácia da acetazolamida na epilepsia também pode ser justificada pela indução da acidose metabólica.

Apesar de infrequentes, os principais efeitos colaterais da acetazolamida são fadiga, dor abdominal, náusea, vômitos e parestesias – esta última apenas em altas doses. Tal como outras sulfonamidas, pode causar aplasia medular, toxicidade cutânea, lesões renais e reações alérgicas. Existem algumas contraindicações e diversas interações medicamentosas da acetazolamida, embora boa parte delas possa ser explicada pela alcalinização da urina e pela indução de acidose metabólica. Alguns exemplos são: contraindicação em pacientes com cirrose hepática (a entrada da amônia produzida pelos rins na circulação sistêmica pode agravar a encefalopatia hepática), doença renal ou em severo grau de DPOC. Nefro e urolitíase e a redução da taxa de excreção urinária de bases orgânicas também são efeitos adversos que podem ser provocados pela acetazolamida.

Diuréticos que agem no segmento espesso da alça de Henle: de alça

Inibidores do cotransportador Na⁺-K⁺-2Cl⁻

Os diuréticos de alça inibem seletivamente a reabsorção de NaCl pelo cotransportador Na⁺-K⁺-2Cl⁻ do tipo 2 (NKCC2) no segmento espesso da alça ascendente de Henle (Figura 22.3). Sete fármacos compõem esse grupo de diuréticos: furosemida, bumetanida, torsemida, azosemida, piretanida, tripamida e ácido etacrínico. No Quadro 22.1 estão elencados os principais diuréticos de alça utilizados na prática clínica e um resumo de suas propriedades farmacocinéticas.

Os inibidores do cotransportador NKCC2 são os diuréticos mais potentes disponíveis, uma vez que 25% da carga de sódio no néfron são reabsorvidos nesse segmento e as porções à jusante não têm capacidade de aumentar o suficiente suas taxas de reabsorção de sódio para conter esse excesso. Contribuindo para a sua eficácia, o efeito diurético desse grupo não é limitado pela ocorrência de acidose, como no caso dos inibidores da anidrase carbônica. Entretanto, o tempo de meia-vida mais curto dos diuréticos de alça exerce certa limitação ao seu poder diurético no uso crônico.

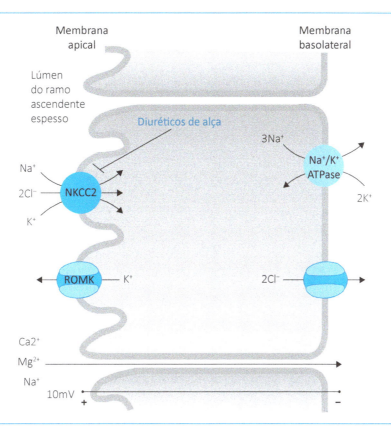

Figura 22.3 – Mecanismo de ação dos diuréticos de alça.
Fonte: Desenvolvida pela autoria do capítulo.

O bloqueio do NKCC2 tem como consequência importante aumento da natriurese associado ao aumento da caliurese e da excreção de cálcio e magnésio. O efeito sobre a caliurese é explicado pelo maior aporte de sódio no ducto coletor, o que leva à sua maior reabsorção nesse segmento, sob influência da aldosterona, às custas de uma maior taxa de espoliação de potássio. Ao mesmo tempo, o potencial positivo entre o lúmen e o interstício gerado pela reciclagem do íon K^+ através do canal ROMK é interrompido e, dessa forma, o gradiente eletroquímico favorável ao transporte paracelular de cátions divalentes, como o Ca^{2+} e Mg^{2+}, é perdido.

O aumento da concentração tubular de Na^+ aumenta a excreção de K^+ e H^+ no ducto coletor. Além do efeito direto da inibição do cotransportador NKCC2, efeitos indiretos promovidos pelos diuréticos de alça, como o aumento do fluxo intratubular, a liberação de vasopressina e a ativação do sistema renina angiotensina aldosterona contribuem para a maior secreção de ácido e de potássio. Em sítios extrarrenais, os diuréticos de alça podem exercer efeito dilatador direto nos vasos sanguíneos.

Os diuréticos de alça têm um papel importante no tratamento de edema agudo de pulmão. O efeito vascular agudo, levando ao aumento da capacitância venosa, associado à potente natriurese causa a diminuição das pressões de enchimento do ventrículo esquerdo e leva ao abrandamento do edema pulmonar. Por mecanismo similar, são muito úteis também na terapêutica da insuficiência cardíaca congestiva, com o objetivo de reduzir a congestão venosa e pulmonar.

Os inibidores do NKCC2 são extremamente eficazes no tratamento do edema secundário à síndrome nefrótica e, por vezes, é a única classe de diuréticos capaz de reverter esse tipo de edema. Também têm boa atuação no edema periférico e na ascite causados por cirrose hepática; vale mencionar, no entanto, que a administração desses fármacos nessas condições deve ser cuidadosa para evitar o desenvolvimento da encefalopatia. A inibição da reabsorção de sódio no segmento espesso ascendente da alça de Henle veta um importantíssimo mecanismo renal de concentração urinária – o sistema contracorrente medular. Por desarticular a formação do meio hiperosmolar na medula, os rins perdem a capacidade de produzir urina concentrada. Este efeito pode ser muito eficaz no tratamento da hiponatremia grave, cuja fisiopatogenia na maioria dos casos é justamente o excesso de água livre no organismo, como nos casos de síndrome da secreção inapropriada do hormônio diurético (SIADH).

Nesse cenário, com a administração de diuréticos de alça em conjunto com o aumento do aporte de sódio (oral ou via salina hipertônica) é possível eliminar o excesso de H_2O e corrigir a hiponatremia. O poder de arraste da água na luz tubular também é útil quando se deseja eliminar toxinas do organismo, sejam elas fármacos em superdosagem, metabólitos ou íons (p.ex., na hipercalcemia maligna).

A toxicidade, os efeitos adversos e as principais interações medicamentosas dos diuréticos de alça podem ser vistos no Quadro 22.2. As contraindicações ao uso dos diuréticos de alça são reações de hipersensibilidade às sulfonamidas, depleção grave de volume e de sódio e anúria não responsiva à dose de teste.

Quadro 22.2 – Efeitos adversos comuns dos diuréticos.

Diuréticos de alça
• Reações de hipersensibilidade
• Depleção do volume do fluido extracelular
• Alcalose hipocalêmica
• Hipomagnesemia
• Ototoxicidade
Diuréticos tiazídicos
• Reações de hipersensibilidade
• Hiponatremia
• Alcalose hipocalêmica
• Hiperglicemia/diabetes
• Hiperuricemia/gota
• Hipomagnesemia
• Hipocalemia e azotemia pré-renal quando combinados com diuréticos de alças
Diuréticos poupadores de potássio
• Hipersensibilidade
• Hipercalemia
• Acidose metabólica
• Azotemia
• Ginecomastia, sangramento vaginal (espironolactona)

Fonte: Desenvolvido pela autoria do capítulo.

Furosemida

A furosemida é um derivado da sulfonamida, bem como a torsemida e a bumetanida, e está disponível em duas diferentes formulações: comprimidos (Lasix®) 40 mg e solução injetável (10 mg/mL).

Seus parâmetros farmacocinéticos são: biodisponibilidade oral em torno de 60% (variação entre 47 e 64%, de acordo com a formulação); curta meia-vida (1,5 hora); início de ação entre 30 a 60 minutos nas formulações orais, 30 minutos na solução IM e 5 minutos na solução IV; ligação a proteínas plasmáticas de cerca de 91 a 99%, principalmente a albumina; eliminação pelos rins predominantemente por secreção tubular (30% são metabolizados nos próprios rins e os outros 65% são excretados na sua forma intacta).

Na prática médica, a furosemida tem sido aplicada em condições onde há excesso de volume extracelular, ou seja, retenção de sódio. A depender da doença de base, essa retenção de sódio pode ser expressa clinicamente por edema periférico, pulmonar, ascite ou hipertensão arterial. Essas condições podem ser encontradas na insuficiência cardíaca, na cirrose hepática, na síndrome nefrótica ou nefrítica e na insuficiência renal. A dose terapêutica inicial da furosemida varia entre 20 e 80 mg/dia, devendo-se titular de acordo com a resposta clínica, diurese e peso corporal diário. A via oral, em geral, é destinada para condução dos pacientes ambulatoriais ou internados estáveis e a endovenosa, preferencialmente, para os casos internados e descompensados. Em casos de insuficiência cardíaca descompensada em pacientes sob uso crônico de furosemida, as doses requeridas são maiores, podendo chegar a 240 mg/dia sob administração endovenosa, seja intermitente (em geral, de 6 em 6 horas) ou contínua. Como a furosemida é carreada pela albumina até o seu sítio de secreção no túbulo proximal do néfron, nos casos de síndrome nefrótica com hipoalbuminemia severa também podem ser necessárias altas doses ou mesmo a infusão concomitante de furosemida com albumina humana endovenosa para que ocorra o efeito diurético. A dose máxima descrita é de 600 mg/dia, porém quanto maior a dose, maior o risco de ototoxicidade. Em comparação com outros diuréticos de alça, a relação de equivalência da dose por via oral é: 40 mg de furosemida = 20 mg de torsemida = 1 mg de bumetanida.

A furosemida, bem como os outros diuréticos de alça no geral, não são os medicamentos de primeira linha no tratamento da hipertensão arterial (o JNC-8 e o ACC/AHA não recomendam o seu uso). No entanto, a furosemida é primordial como medicação anti-hipertensiva nos casos em que a HAS apresenta componente de ser volume-dependente, como na HAS associada à síndrome nefrítica, na doença renal crônica (DRC) avançada (RFG < 30 mL/min/1,73 m²) e nos casos de insuficiência cardíaca associada a pico hipertensivo e congestão pulmonar.

Os efeitos adversos e as contraindicações ao uso da furosemida são as mesmas para os outros diuréticos de alça (Quadro 22.2).

Diuréticos que agem no túbulo distal: tiazídicos

Inibidores do cotransportador Na⁺-Cl⁻

Os fármacos que inibem o cotransportador Na⁺-Cl⁻ no túbulo convoluto distal (TCD) são chamados de tiazídicos (Figura 22.4), uma vez que originalmente eram derivados da benzotiadiazina. A eficácia natriurética dos tiazídicos é moderada, haja vista que a fração de excreção de sódio máxima alcançada com seu uso é de 5%. A principal limitação dessas drogas está no fato de 90% da carga filtrada de sódio ser reabsorvida em segmentos à montante ao túbulo distal. Ainda que o efeito preponderante dos tiazídicos seja o de inibir o NCC, alguns dos seus representantes têm atividade significativa sobre a anidrase carbônica no túbulo proximal. As grandes vantagens desses fármacos em relação aos diuréticos de alça são o maior tempo de meia-vida, a boa tolerabilidade e a baixa toxicidade.

Os únicos diuréticos tiazídicos aprovados no Brasil são a bendroflumetiazida, a clortalidona, a hidroclorotiazida e a indapamida, e seus parâmetros farmacocinéticos são mostrados no Quadro 22.1. Todos os tiazídicos possuem em sua estrutura o grupo sulfonamida. A maior parte tem boa absorção quando administrados pela via oral, mas há grande variação nas taxas de metabolismo hepático.

Os tiazídicos agem no NCC a partir do lúmen tubular e chegam no interior do néfron através do transportador OAT4, presente na membrana apical das células do túbulo proximal. Além da excreção renal de muitos fármacos, o OAT4 faz parte do sistema secretor de ácidos orgânicos e está diretamente envolvido na excreção de ácido úrico. Eis que daí advém um dos efeitos comuns dos tiazídicos, bem como de vários diuréticos: a redução da excreção de ácido úrico e a consequente hiperuricemia.

Demais ações renais comuns aos tiazídicos são o aumento da excreção de potássio e hidrogênio (em virtude do maior aporte de sódio no ducto coletor), maior excreção de magnésio (por interferir no transporte TRPM6) e redução da excreção de cálcio, especialmente pela maior reabsorção de cálcio no TCP decorrente da depleção volêmica. Portanto, em doses excessivas podemos encontrar os seguintes distúrbios: alcalose, hipocalemia, hipomagnesemia e hipercalcemia (incomum). Além disso, cerca de 13 a 30% dos pacientes em uso de tiazídicos podem evoluir com hiponatremia. Este efeito parece estar relacionado à maior inserção de AQP2 mediado por prostaglandinas em pacientes com a variante SLCO2A1 do transportador de prostaglandinas no ducto coletor.

Os tiazídicos são tradicionalmente os medicamentos de 1ª escolha no tratamento da hipertensão primária não resistente. O mecanismo de redução inicial da PA está relacionado ao efeito natriurético. No entanto, esta ação inicial é contrabalanceada pela ativação do sistema renina-angiotensina-aldosterona (SRAA). Isto

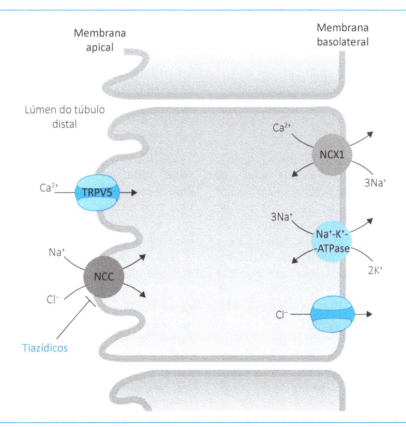

Figura 22.4 – Mecanismo de ação dos diuréticos tiazídicos.
Fonte: Desenvolvida pela autoria do capítulo.

explica o sinergismo existente entre os tiazídicos e os inibidores da enzima conversora de angiotensina (iECA) ou os bloqueadores do receptor de angiotensina (BRA). Em termos da curva de natriurese pressórica, os tiazídicos aumentam a inclinação da relação entre pressão renal e natriurese. Em longo prazo, o mecanismo de redução da PA parece estar relacionado à redução da resistência vascular. Este efeito ainda não é completamente compreendido, mas hipóteses apontam para um possível impacto desses fármacos sobre os peptídeos natriuréticos digitálicos-símiles e canais de K^+.

Todos os fármacos dessa classe apresentam efeito anti-hipertensivo crescente até atingirem um platô acima de uma determinada dose, porém existem variações consideráveis na eficácia e na redução da mortalidade e de eventos cardiovasculares entre os diferentes tiazídicos. Uma metanálise mostrou que os fármacos similares ao tiazídicos (indapamida, clortalidona) reduzem mais efetivamente tanto a pressão sistólica quanto a pressão diastólica em comparação com a hidroclorotiazida, sem elevar a incidência de complicações como hiponatremia, hipocalemia, intolerância à glicose e alterações de colesterol. Ainda assim, a HTZ é prescrita cerca de 20 vezes mais do que a clortalidona nos Estados Unidos.

A diurese promovida pelos fármacos dessa classe não é suficiente para amenizar os estados edematosos mais exacerbados, a menos que sejam administrados em conjunto com os diuréticos de alça. Apesar disso, podem ser indicados para edemas leves a moderados. A redução da calciúria promovida pelos tiazídicos faz com que eles sejam uma ferramenta na prevenção secundária da litíase renal causada por hipercalciúria; da mesma forma, a maior retenção de Ca^{2+} pode ser benéfica para os casos de osteoporose.

Apesar de parecer paradoxal, os diuréticos tiazídicos também podem ser empregados no tratamento do diabetes insípido nefrogênico, haja vista que ao inibir o transporte NCC no TCD, eles reduzem o *clearance* de água livre de eletrólitos e, conforme mencionado previamente, podem aumentar a reabsorção de água livre mediada pela inserção de canais de AQP2 no ducto coletor. E a tendência da redução da volemia inicial será reequilibrada pela maior reabsorção de água no TCP. O Quadro 22.2 mostra os principais efeitos adversos e toxicidade dos diuréticos tiazídicos.

Os diuréticos tiazídicos estão contraindicados para indivíduos hipersensíveis às sulfonamidas, com insuficiência hepática e gota. Não há estudos suficientes para garantir o uso dos tiazídicos durante a gestação. Com exceção da indapamida e da metolazona, os tiazídicos são considerados ineficazes em pacientes com DRC avançada, embora estudos mais recentes sugiram efetividade mesmo com RFG < 30 mL/min.

Hidroclorotiazida (HTZ)

Trata-se de um diurético antigo, utilizado na prática clínica há mais de meio século. Sua meia-vida varia entre 6 e 12 horas e é majoritariamente excretado na urina sem metabolização – a via de excreção é também o transporte da droga para o seu sítio de ação.

Quando administrada agudamente, reduz a pressão arterial (PA) por meio da promoção da diurese e da diminuição do volume plasmático. Na administração em longo prazo, sugere-se que a droga também restrinja a resistência periférica, mas o mecanismo exato ainda não foi esclarecido. Até o momento, há evidências de que a causa da vasodilatação pela hidroclorotiazida seja mediada por inibição da anidrase carbônica, dessensibilização dos receptores de cálcio no músculo liso ou pela prevenção da autorregulação nos rins.

A HTZ é o tiazídico mais amplamente usado para o tratamento da hipertensão arterial, usualmente na dosagem de 25 a 50 mg/dia VO. Inúmeros estudos mostram que a administração oral de 12,5 a 25 mg/dia de HTZ pode reduzir a pressão sistólica em 5 a 7 mmHg e a pressão diastólica em 4 a 5 mmHg dentro do período de 24 horas. Na dose de 50 mg, a redução na PA é similar a dos bloqueadores do canal de cálcio, betabloqueadores e iECA, embora seja menos potente do que a clortalidona.

Quando comparado a outros anti-hipertensivos, a hidroclorotiazida não é tão eficaz em reduzir o risco de doença cardiovascular – apesar de diminuir a pressão sanguínea, não surte tanto efeito em lesões estruturais, como a hipertrofia da câmara ventricular esquerda. Em contrapartida, duas grandes vantagens da HTZ são que seus efeitos são mais consistentes entre diferentes tipos populacionais e sua dose única diária facilita a adesão ao tratamento.

A hidroclorotiazida está inclusa na terapia adjunta para o tratamento do edema na insuficiência cardíaca congestiva, na cirrose hepática, na insuficiência renal e no tipo induzido por medicamentos (p.ex., estrógeno e corticoides). Nos quadros clínicos de edema, a dosagem indicada é de 25 a 100 mg/dia via oral.

Do mesmo modo que os outros tiazídicos, a hidroclorotiazida possui inúmeros efeitos colaterais, sendo muitos deles decorrentes da presença do grupo sulfonamida. Os eventos mais sérios relacionados são: lesão renal aguda (nefrite intersticial), distúrbios hidroeletrolíticos, exacerbação do lúpus eritematoso cutâneo (relatos de casos), miopia temporária aguda ou glaucoma de ângulo fechado, quadro agudo de gota secundário à hiperuricemia e hiperglicemia. As principais contraindicações da HTZ são a reação de hipersensibilidade a outros derivados da sulfonamida e ritmo de filtração glomerular (RFG) < 30 mL/min, embora este último seja controverso.

Diuréticos que agem no ducto coletor: diuréticos poupadores de potássio

Antagonistas dos receptores de mineralocorticoides

Os mineralocorticoides são hormônios derivados da progesterona sintetizados na camada glomerulosa do córtex das glândulas adrenais. O principal representante é a aldosterona, que age no interior das células do túbulo coletor. Uma vez dentro da célula, a aldosterona liga-se aos receptores mineralocorticoides (MR) presentes no citosol, formando um complexo de alta afinidade capaz de adentrar o núcleo e induzir a expressão de diversos genes.

As proteínas produzidas a partir da ação do complexo aldosterona-MR estão envolvidas em inúmeros processos celulares (Figura 22.5). O efeito final da miríade de ações da aldosterona é o aumento da condutância do sódio na membrana do epitélio tubular através do ENaC e da bomba Na$^+$-K$^+$-ATPase, alcançando o interstício e a corrente sanguínea. Ao passo que o transporte transepitelial de Na$^+$ aumenta, o gradiente negativo do lúmen tubular também se eleva, o que acarreta maior secreção passiva de potássio através dos canais ROMK e BK localizados na membrana apical. A aldosterona também estimula a secreção de H$^+$ pelas células intercaladas alfa do ducto coletor, que por sua vez é favorecido pelo gradiente elétrico negativo gerado pelo transporte transepitelial de Na$^+$ mediado pelo ENaC nas células principais.

Os antagonistas do receptor mineralocorticoide (ARMs) compreendem fármacos que são análogos da aldosterona e, logo, funcionam como seus inibidores competitivos por se ligarem ao mesmo receptor (Quadro 22.1).

A classe dos ARMs tem sua ação terapêutica dependente da concentração endógena da aldosterona e, portanto, sua eficácia clínica será maior conforme maiores sejam os níveis de aldosterona. As drogas pertencentes a esta classe não alteram o RFG nem exercem efeito relevante sobre a hemodinâmica renal. Ao contrário, no túbulo, interferem com a excreção urinária de vários eletrólitos, como o sódio, magnésio e principalmente o potássio, este último através do antagonismo à secreção luminal estimulada pela aldosterona. Portanto, de modo oposto às outras classes de diuréticos já abordadas, os antagonistas do receptor mineralocorticoide reduzem a excreção urinária de K$^+$. Daí, a denominação diuréticos poupadores de potássio.

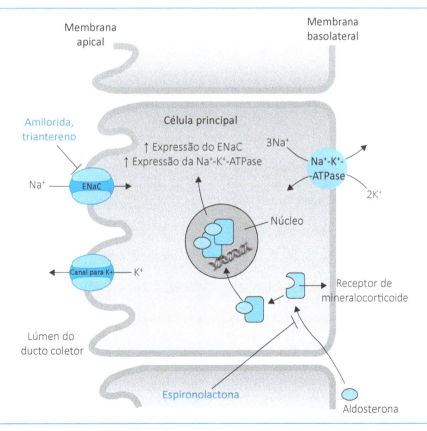

Figura 22.5 – Mecanismo de ação dos diuréticos poupadores de potássio: bloqueadores do canal epitelial para Na$^+$ (ENaC) e antagonista dos receptores de mineralocorticoides.
Fonte: Desenvolvida pela autoria do capítulo.

Os ARMs são os mais eficazes no tratamento do hiperaldosteronismo primário. Da mesma forma, são muito úteis em condições sistêmicas que cursam com aumento dos níveis de mineralocorticoides secundário à diminuição do volume arterial efetivo (p.ex., insuficiência cardíaca, cirrose hepática, síndrome nefrótica e uso crônico de diuréticos).

No caso da ascite por cirrose hepática, os ARMs possuem maior eficácia do que os tiazídicos ou os diuréticos de alça pois chegam ao seu sítio de ação pela corrente sanguínea, diferentemente dos outros dois. Quando os ARMs são adicionados à terapia farmacológica padrão da insuficiência cardíaca com fração de ejeção reduzida, eles reduzem a morbimortalidade dos pacientes. Na doença renal crônica, sabe-se que os fármacos dessa classe reduzem a proteinúria.

Os ARMs são comumente administrados em associação com tiazídicos ou diuréticos de alça no tratamento do edema refratário e da hipertensão. Também podem agir revertendo quadros de hipocalemia ocasionados pelo uso de tiazídicos, sendo um dos motivos da existência de formulações combinadas de espironolactona/eplerenona e hidroclorotiazida.

Tendo em vista seu efeito no transporte de sódio e potássio nas células principais do ducto coletor, um efeito adverso comum a todos os ARMs é a hipercalemia. A probabilidade de uma hipercalemia grave torna-se maior em pacientes com DRC avançada ou que fazem uso de outras drogas com efeito inibitório da atividade da renina (betabloqueadores, AINE e alisquireno) ou angiotensina II (inibidores da ECA, bloqueadores do receptor de angiotensina). Os ARMs também podem causar acidose metabólica.

Espironolactona

A espironolactona faz parte de um subgrupo denominado espirolactonas, cuja descoberta se deu em um contexto onde diferentes grupos de pesquisa buscavam sintetizar moléculas com estrutura similar à progesterona, uma vez que mais e mais evidências surgiam a respeito do efeito natriurético do hormônio.

Em 1959, John Cella e seus colaboradores na Searle & Co. sintetizaram a espironolactona, que possuía biodisponibilidade 46 vezes maior do que o seu precursor e que passou a ser administrada aos pacientes com edema refratário ao tratamento padrão da época sob a dose de 2.400 mg/dia. Em 1960, a espironolactona foi aprovada pela FDA e introduzida no mercado para o tratamento de condições edematosas, hiperaldosteronismo primário e hipertensão essencial.

Atualmente, a espironolactona é comercializada na forma de comprimidos de 25, 50 e 100 mg (Aldactone®). Existe também na forma de suspensão oral de 5 mg/mL (CaroSpir®). A espironolactona atinge o pico de concentração plasmática em 2 a 3 horas e sua meia-vida é bastante curta, em torno de 1,5 horas. Sua biodisponibilidade compreende a faixa de 60-90%. O início da ação após uma dose ocorre em 2 a 4 horas, com pico em torno de 7 horas. Todavia, se quisermos obter os efeitos máximos do bloqueio da ação da aldosterona, isso irá requerer doses adicionais e um tempo de cerca de 2 a 3 dias do início da droga, pois dependerá de um bloqueio sobre a transcrição de proteínas no núcleo da célula.

Apesar do curto tempo de meia-vida, a espironolactona gera metabólitos ativos capazes de manter o efeito antagônico nos receptores mineralocorticoides; funciona, portanto, como uma pró-droga, que, após ser metabolizada no fígado e rins, produz a 7-alfa-tiometil-espironolactona, 6-beta-hidroxi-7-alfa-tiometil espironolactona e a canrenona (Figura 22.3), cujos tempos de meia-vida situam-se entre 14 e 17 horas. Cerca de 47 a 57% da droga é excretada pela urina, enquanto o restante é excretado nas fezes.

Muitos estudos mostram o benefício do uso da espironolactona no tratamento de ascites derivadas de hipertensão portal, embora a maioria desses resultados seja de pacientes com cirrose. Para tais condições, as doses diárias podem chegar entre 200 e 300 mg. A combinação de espironolactona e furosemida tem efeito diurético mais rápido nos pacientes com ascite decorrente de cirrose, porém a monitoração da volemia e dos eletrólitos deve ser minuciosa, com risco de precipitação de encefalopatia hepática ou de piora de hiponatremia preexistente.

Nos pacientes com insuficiência cardíaca com fração de ejeção reduzida, a espironolactona melhora a morbidade e mortalidade e deve ser iniciada em doses mais baixas (12,5 a 25 mg) até alcançar 50 mg/dia, se necessário. Seu efeito benéfico nos quadros de IC derivam da redução da fibrose vascular e miocárdica, da diminuição do tônus simpático, da melhora de função dos barorreceptores e da maior retenção de K^+ e Mg^{2+}. Na terapia farmacológica da hipertensão, a espironolactona é usada como droga adjunta de quarta linha para os pacientes que apresentem falha de resposta ao esquema terapêutico convencional (define-se como HAS resistente após a falha no controle da PA com o uso de 3 classes de drogas mais potentes, sendo uma delas um diurético tiazídico).

Além dos efeitos adversos comuns aos ARMs, os efeitos específicos da espironolactona mais frequentes estão relacionados à sua ligação não seletiva a outros receptores esteroides – ginecomastia, impotência, redução da libido e irregularidades menstruais. A espironolactona também pode ter efeitos no trato gastrointestinal (gastrite, diarreia, úlceras pépticas e sangramentos gástricos) e no SNC (cefaleia, confusão, ataxia, letargia e sonolência), bem como causar erupções cutâneas e discrasias sanguíneas. No contexto de interações medicamentosas, a espironolactona diminui o *clearance* dos glicosídeos cardíacos, enquanto salicilatos reduzem sua ação diurética.

As contraindicações ao uso da espironolactona são: hipercalemia, doença de Addison, anúria, falência renal severa, uso concomitante de suplementos de potássio ou outros diuréticos poupadores de K+. O uso desse fármaco em pacientes com câncer de próstata deve ser feito com precaução, pois há relatos na literatura de progressão tumoral.

Inibidores do canal epitelial para sódio

Essa classe compreende apenas dois fármacos, a amilorida e o triantereno (Quadro 22.1). Ambos são compostos que bloqueiam diretamente os canais epiteliais para sódio na membrana apical do epitélio do ducto coletor (ENaC) (Figura 22.5). O uso dessas drogas causa apenas um mínimo aumento na excreção de NaCl, sendo sua função majoritária evitar a espoliação de potássio durante o uso de outros diuréticos mais potentes. Portanto, juntamente com os antagonistas do receptor mineralocorticoide, os inibidores dos canais para Na+ fazem parte do grupo de diuréticos poupadores de potássio.

O bloqueio da reabsorção de sódio no ducto coletor envolve a ligação da droga no poro do canal ENaC, e ainda que apenas uma de suas subunidades sejam necessárias para a entrada de Na+, a permeabilidade máxima depende das suas três subunidades (alfa, beta e gama).

Da mesma forma que os ARMs, os inibidores do ENaC não interferem na hemodinâmica renal e no RFG. Com a atenuação do gradiente negativo luminal, a taxa de excreção de cátions, como o H+, Ca²+, Mg²+, além do K+, é diminuída. Em comum às outras classes de diuréticos, a depleção volêmica pelo uso crônico de qualquer um dos dois fármacos também pode levar indiretamente à redução da excreção de ácido úrico.

Uma aplicação terapêutica específica dos inibidores dos canais luminais para Na+ é o tratamento da síndrome de Liddle. Trata-se de uma síndrome com herança autossômica dominante, com características clínicas similares ao hiperaldosteronismo primário (hipertensão por hipervolemia, hipocalemia, alcalose metabólica e poliúria) porém com níveis séricos de aldosterona normais ou baixos. Nesta condição, as subunidades alfa, beta ou gama do ENaC contêm mutações de ganho de função, o que aumenta constitutivamente a permeabilidade do sódio no ducto coletor.

O efeito adverso mais crítico dessa classe, como qualquer um dos diuréticos poupadores de potássio, é a hipercalemia. Tanto a amilorida quanto o triantereno são contraindicados em pacientes com hipercalemia ou que estejam susceptíveis a desenvolver hipercalemia (insuficiência renal, uso de outros poupadores de K+, de iECA/BRA, de suplementos de potássio ou de AINE). Ambas as drogas podem causar efeitos adversos no SNC, TGI, sistema musculoesquelético, pele e nas séries sanguíneas.

Amilorida

A amilorida é um derivado da pirazinoilguanidina e foi aprovado nos Estados Unidos em 1986. Por seu efeito diurético modesto, não é um fármaco amplamente utilizado. Está disponível comercialmente sob a forma de comprimidos de 5 mg (Midamor®). Sua dose terapêutica típica é na faixa de 5 a 20 mg/dia.

A biodisponibilidade da amilorida pode variar de 30 a 90% e o início da sua ação se dá em 2 horas após o uso. Atinge a concentração plasmática máxima entre 3 e 4 horas. Seu volume de distribuição é de 350 a 380 L. Liga-se minimamente às proteínas plasmáticas e não sofre metabolização hepática. Cinquenta por cento da droga é excretada pela urina sem passar por nenhuma alteração estrutural, enquanto 40% são excretados nas fezes.

A amilorida é empregada com frequência em associação com tiazídicos (p.ex., Moduretic®) no tratamento da hipertensão como forma de evitar o efeito caliurético da inibição do transportador NCC. O estudo PATHWAY-3, ensaio clínico duplo-cego randomizado feito com pacientes entre 18 e 80 anos, hipertensos e com pelo menos um dos componentes da síndrome metabólica, mostrou que no grupo que recebeu terapia combinada (5 mg de amilorida + 12,5 mg de hidroclorotiazida) houve maior controle da PA e se preveniu o aparecimento de intolerância à glicose (secundária à espoliação de potássio pelos tiazídicos).

Outra importante ação terapêutica da amilorida é no tratamento sintomático da fibrose cística (nesse caso, uma formulação em aerossol). A inibição da absorção de sódio pelas células epiteliais das vias aéreas aumenta a hidratação das secreções respiratórias e melhora o *clearance* mucociliar. A droga também é eficaz no tratamento da poliúria e da polidipsia causadas pelo diabetes insípidos nefrogênico induzido por lítio – evidências indicam que a entrada e acúmulo de lítio nas células principais do ducto coletor se dá através do ENaC.

Os efeitos adversos mais comuns da amilorida são náuseas, vômitos, diarreia e cefaleia. As contraindicações ao uso da amilorida são: reações de hipersensibilidade prévia ao medicamento; uso concomitante de outro diurético poupador de potássio ou de suplemento de potássio; anúria; e insuficiência renal crônica ou aguda. A droga não deve ser administrada

Seção 4 – Fármacos que Afetam as Funções Renal e Cardiovascular

para pacientes com diabetes *mellitus* sem uma monitoração rígida dos eletrólitos e da função renal, pois os pacientes com nefropatia diabética podem evoluir com ATR IV (hipercalêmica) e habitualmente estão em uso de iECA ou BRA.

■ Perspectivas

Muitos desafios persistem no uso terapêutico dos diuréticos tradicionais. Para citar, múltiplas interações medicamentosas, efeitos adversos importantes – alguns inclusive potencialmente letais – e dificuldades na definição da dosagem mais adequada para cada paciente são alguns desses empecilhos.

Junto a tudo isso, a resistência é uma das principais dificuldades no uso crônico dos diuréticos. Acredita-se que mecanismos distintos contribuem para esse fenômeno, como o aumento da retenção de sódio e água secundário à depleção volêmica, a redução da secreção tubular dos fármacos e a diminuição da sensibilidade renal ao sódio e cloreto nas vias de feedback túbulo-glomerular.

Diante desse cenário, novas classes de medicamentos surgiram nos últimos anos. Dentre essas novas drogas, os aquaréticos, os inibidores do SGLT2, os inibidores dos canais Kir e os inibidores dos transportadores de ureia têm se mostrado promissores não apenas no tratamento de estados edematosos, mas também na agregação de benefícios cardiometabólicos aos pacientes.

Os inibidores de SGLT2 (iSGLT2) são uma classe de drogas recentemente aprovada para uso em pacientes com diabetes tipo 2 em razão da sua ação anti-hiperglicêmica. Os fármacos dessa classe são derivados da florizina, glicosídeo descoberto por cientistas belgas ainda no século XIX com conhecido efeito glicosúrico. O aumento da diurese promovido pelos iSGLT2 resulta tanto do efeito osmótico intratubular causado pela glicose não reabsorvida no túbulo proximal, como por sua ação inibitória sobre o NHE3. Entretanto, os mecanismos pelos quais os iSGLT2 inibem NHE3 ainda não foram desvendados. Os iSGLT2 resultam em perda de peso e diminuição da PA, provavelmente pela perda calórica (glicosúria) e natriurese, respectivamente. Todas essas são razões que levam a crer que os iSGLT2 são renoprotetores.

Ademais, dados obtidos nos estudos de desfechos cardiovasculares (CVOT, do inglês *Cardiovascular Outcome Trials*) com os inibidores de SGLT2 demonstraram redução significativa da mortalidade cardiovascular e da hospitalização por IC em pacientes com diabetes *mellitus* do tipo 2 (DM2). Recentemente, o estudo DAPA-HF (*Dapagliflozin and Prevention of Adverse Outcomes in Heart Failure*) relatou que o tratamento com dapagliflozina, quando associado à terapia padrão, reduziu a mortalidade cardiovascular e o risco de progressão da IC, independente da presença ou ausência de DM2. No entanto, ainda não há clareza sobre os meios preponderantes pelos quais os benefícios do uso dessas drogas são alcançados.

O desenvolvimento dos diuréticos constitui uma das maiores realizações das ciências médicas. A persistência de doenças que se originam em decorrência de distúrbios no equilíbrio do volume extracelular, ou contribuem para geração dos mesmos, atesta que esses fármacos continuarão a desempenhar papel central na prática médica no futuro próximo.

Atividade proposta

Caso clínico

Arthur, 35 anos, com quadro de urolitíase de repetição desde os 25 anos, com necessidade de duas intervenções urológicas prévias. Foi encaminhado para o nefrologista para investigação diagnóstica. Exame físico: eutrófico; peso: 70 kg (IMC 23); PA 120/70 mmHg, sem edemas. O *screening* laboratorial identificou as seguintes alterações:

- Urina de 24 horas: volume = 1,5 L; cálcio = 350 mg/24 h; sódio = 250 mmol; ácido úrico = 500 mg; fósforo = 450 mg; citrato = 350 mg, oxalato = 25 mg; potássio = 60 mEq; magnésio = 60 mg, ureia = 38 g.
- Urina tipo I = pH 6,0.
- Exames séricos: creatinina = 0,9 mg/dL; cálcio total = 9,5 mg/dL; fósforo = 4 mg/dL; gasometria normal, dosagens de 25 OH vitamina-D; 1,25 di-hidroxivitamina-D e PTH normais.
- Análise cristalográfica do cálculo: cálculos de oxalato de cálcio.

A hipótese diagnóstica foi de hipercalciúria idiopática. Após orientação para aumentar ingestão hídrica e de frutas cítricas e reduzir ingestão de carne e sal, o novo exame de urina de 24 horas identificou calciúria de 310 mg.

Qual dos diuréticos abaixo é o mais indicado para o caso?

a) Furosemida.

b) Espironolactona.

c) Amiloride.

d) Acetazolamida.

e) Hidroclorotiazida.

Resposta esperada

Alternativa "e".

REFERÊNCIAS

1. Tamargo J, Segura J, Ruilope LM. Diuretics in the treatment of hypertension. Part 1: Thiazide and thiazide-like diuretics. Vol. 15, Expert Opinion on Pharmacotherapy. 2014. p. 527-47.

2. Girardi ACC, Di Sole F. Deciphering the mechanisms of the Na+/H+ exchanger-3 regulation in organ dysfunction. American Journal of Physiology-Cell Physiology. 2012;302(11):C1569-C1587.

3. Hinrichs GR, Mortensen LA, Jensen BL, Bistrup C. Amiloride resolves resistant edema and hypertension in a patient with nephrotic syndrome; a case report. Physiol Rep. 2018.

4. Rohde LEP, Montera MW, Bocchi EA, Clausell NO, de Albuquerque DC, Rassi S et al. Diretriz brasileira de insuficiência cardíaca crônica e aguda. Arq Bras Cardiol. 2018.

5. Clark AL, Cleland JGF. Causes and treatment of oedema in patients with heart failure. Nature Reviews Cardiology. 2013.

6. Gupta S, Pepper RJ, Ashman N, Walsh SB. Nephrotic syndrome: Oedema formation and its treatment with diuretics. Frontiers in Physiology. 2019.

7. Basilio ILD et al. Perfil de pacientes hepatopatas com ascite. RSC online, 2016;5(2):42-54.

8. Linares JCC. Perspectivas históricas y contemporáneas de los diuréticos y su rol en la insuficiencia cardíaca. Insufic Card. 2015;10(2):92-8.

9. Brunton LL, Knollmann BC, Hilal-Dandan R, Goodman & Gilman's The Pharmacological Basis of Therapeutics. 13. ed. E-book – ISBN: 978-1-25-958473-2, MHID: 1-25-958473-9. McGraw-Hill Education; 2018. Chapter 25: Drugs Affecting Renal Excretory Function.

10. Roush GC, Kaur R, Ernst ME. Diuretics: a review and update. Vol. 19, Journal of Cardiovascular Pharmacology and Therapeutics. 2014. p. 5-13.

11. Liang W, Ma H, Cao L, Yan W, Yang J. Comparison of thiazide-like diuretics versus thiazide-type diuretics: a meta-analysis. Journal of Cellular and Molecular Medicine. 2017.

12. Carone L, Oxberry SG, Twycross R, Charlesworth S, Mihalyo M, Wilcock A. Spironolactone. Journal of Pain and Symptom Management. 2017.

13. Brown MJ, Williams B, Morant S V, Webb DJ, Caulfield MJ, Cruickshank JK et al. Effect of amiloride, or amiloride plus hydrochlorothiazide, versus hydrochlorothiazide on glucose tolerance and blood pressure (PATHWAY-3): A parallel-group, double-blind randomised phase 4 trial. Lancet Diabetes Endocrinol. 2016.

14. Masella C, Viggiano D, Molfino I, Zacchia M, Capolongo G, Anastasio P et al. Diuretic Resistance in Cardio-Nephrology: Role of Pharmacokinetics, Hypochloremia, and Kidney Remodeling. Kidney and Blood Pressure Research. 2019.

15. Scheen AJ. Reappraisal of the diuretic effect of empagliflozin in the EMPA-REG OUTCOME trial: comparison with classic diuretics. Diabetes and Metabolism. 2016.

16. Packer M. Lessons learned from the DAPA-HF trial concerning the mechanisms of benefit of SGLT2 inhibitors on heart failure events in the context of other large-scale trials nearing completion. Cardiovascular Diabetology. 2019.

17. Santos DS, Polidoro JZ, Borges-Júnior FA, Girardi ACC. Cardioprotection conferred by sodium-glucose cotransporter 2 inhibitors: a renal proximal tubule perspective. American Journal of Physiology Cell Physiology. 318:C328-C336, 2020.

Capítulo 23

Fármacos que agem regulando a ação da vasopressina

Autores:
- Danúbia Silva dos Santos
- Weverton Machado Luchi
- Adriana Castello Costa Girardi

■ Introdução

A água é um componente essencial a todos os organismos vivos, representando aproximadamente 60% do peso corporal de um mamífero adulto. Em condições fisiológicas, ocorre o equilíbrio dinâmico entre ganho e perda de água para manutenção da quantidade de água corporal dentro de limites estreitos. Essa interação é essencial para a sobrevivência.

A arginina vasopressina (AVP), também conhecida como hormônio antidiurético (ADH) ou simplesmente vasopressina, constitui o principal mediador do sistema regulador para a conservação de água. A ocorrência de anormalidades nesse sistema pode ser causada por doenças genéticas ou adquiridas, com efeitos profundos sobre o equilíbrio hidroeletrolítico e o sistema cardiovascular. Dentre essas doenças, destacam-se o diabetes insípido (DI), a síndrome de secreção inapropriada do hormônio antidiurético (SIADH), a insuficiência cardíaca (IC), a doença renal policística autossômica dominante (DRPAD) e a síndrome hepatorrenal (SHR).

Diabetes insípido

O DI foi primeiramente descrito, em 1769, por Willian Cullen. É caracterizado pela incapacidade de concentração da urina em virtude da deficiência na síntese ou secreção da AVP pela neuro-hipófise (DI central), à resposta renal insuficiente a esse hormônio (DI nefrogênico) ou ao aumento da expressão de enzimas que degradam a AVP, denominadas vasopressinases, pela placenta (DI gestacional). Manifesta-se clinicamente com poliúria e polidipsia e, laboratorialmente, com elevação nas concentrações séricas de sódio (hipernatremia) e urina hipotônica (osmolaridade urinária em geral < 250 mOsm/L).

Causas hereditárias de DI central e nefrogênico são raras. Os fatores adquiridos de DI central incluem lesões cranioencefálicas região hipotalâmica (trauma, tumor ou isquemia), enquanto as causas de DI nefrogênico incluem fármacos, em especial o lítio, distúrbios eletrolíticos (hipercalcemia e hipocalemia) e lesão pós-renal. Por fim, o DI gestacional é uma forma rara e transitória da doença, que se manifesta mais comumente no terceiro trimestre da gestação e apresenta resolução do quadro alguns dias após o parto. O diagnóstico diferencial entre os tipos central e nefrogênico de DI e entre outras causas de poliúria está resumido na Figura 23.1.

No Brasil, a incidência exata de DI é desconhecida. Segundo a Organização Nacional de Doenças Raras (NORD, do inglês National Organization for Rare Diseases), o DI central acomete – em igual número – indivíduos de ambos os sexos (estima-se um a cada 25 mil) e pode ocorrer em qualquer idade, sendo mais comum na faixa etária entre 10 e 20 anos. Com relação ao DI nefrogênico, as formas autossômica dominante, autossômica recessiva e adquirida também incidem sobre homens e mulheres em igual número e podem ocorrer em qualquer idade. Já a forma hereditária ligada ao X geralmente acomete homens e estima-se que um a cada milhão de indivíduos sejam afetados por essa doença.

Síndrome de secreção inapropriada do hormônio antidiurético

A síndrome de secreção inapropriada do hormônio antidiurético (SIADH) foi primeiramente detectada em dois pacientes com câncer de pulmão por William Schwartz e Frederic Bartter, em 1967. Essa síndrome é caracterizada pela secreção contínua de AVP, mesmo quando a osmolalidade sérica está abaixo do limiar osmótico normal, levando à reabsorção renal excessiva de água e consequente hiponatremia. As principais causas incluem neoplasias, doenças pulmonares, lesões/doenças do sistema nervoso central, pós-operatório e fármacos, dentre eles os antidepressivos, os anticonvulsivantes e os diuréticos tiazídicos.

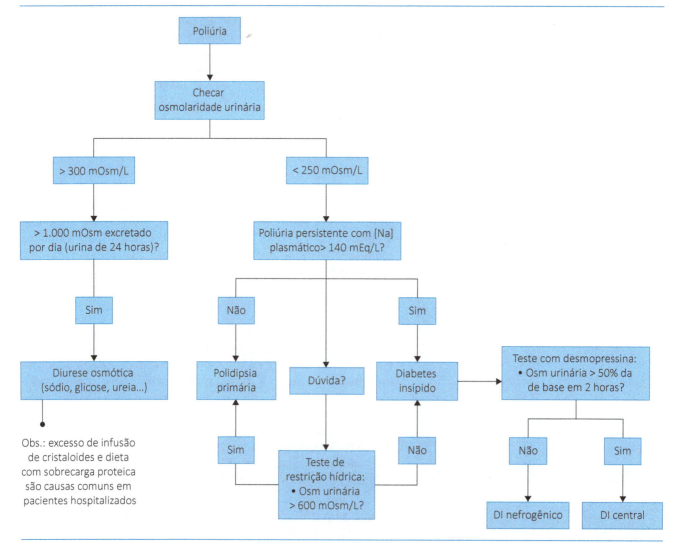

Figura 23.1 – Algoritmo dos diagnósticos diferenciais das causas de poliúria: diabetes insípido, polidipsia primária e poliúria por solutos.
Fonte: Desenvolvida pela autoria do capítulo.

A incidência da SIADH aumenta com a idade; porém, recentemente, foi observado um aumento no número de crianças acometidas por essa síndrome. Crianças e idosos são mais hiponatrêmicos, particularmente quando hospitalizados por infecções respiratórias e do sistema nervoso central, como pneumonia ou meningite. A prevalência da SIADH também é alta em pacientes hospitalizados em pós-operatório em decorrência da administração de fluidos hipotônicos e fármacos e da resposta do corpo ao estresse.

A suspeita clínica da SIADH deve ser feita em pacientes com hiponatremia hipotônica sem sinais de aumento (edema periférico ou pulmonar ou ascite) ou depleção (hipotensão) do volume extracelular. As manifestações dessa síndrome estão relacionadas com a gravidade da hiponatremia, variando de casos assintomáticos até quadros graves com convulsão, coma e risco de edema cerebral com parada respiratória e morte.

Insuficiência cardíaca

A insuficiência cardíaca (IC) é uma síndrome clínica complexa caracterizada pela incapacidade do coração de ejetar (disfunção sistólica) ou se encher (disfunção diastólica) de sangue de forma a atender as necessidades metabólicas dos tecidos. Pacientes acometidos por essa síndrome apresentam principalmente aumento da pressão venosa e diminuição do débito cardíaco. No entanto, o quadro clínico da IC é dominado por anormalidades envolvendo outros órgãos. Dentre essas anormalidades, destacam-se 1) o comprometimento de trocas gasosas e, consequentemente, falta de ar, em razão do acúmulo de líquido nos pulmões; e 2) o desequilíbrio em vários sistemas hormonais – como aumento da secreção de AVP e ativação adrenérgica e do sistema renina-angiotensina – que leva os rins a reterem sódio e água, originando edema periférico.

Segundo a Diretriz Brasileira de Insuficiência Cardíaca Crônica e Aguda, a IC é uma patologia grave que afeta mais de 23 milhões de pessoas no mundo. Na América Latina, essa síndrome é considerada a principal causa de internação hospitalar. No Brasil, dados disponibilizados pelo DATA-SUS demonstraram que a IC foi responsável por 26.694 óbitos em 2012 e estima-se que, até 2025, cinco milhões de novos casos sejam diagnosticados. O aumento na prevalência de IC está principalmente relacionado com o crescimento da população idosa brasileira (15% da população mundial) e aos avanços terapêuticos no tratamento do infarto agudo do miocárdio, da hipertensão arterial e da própria IC.

Doença renal policística

Considerada a doença renal hereditária mais comum, com uma prevalência estimada entre 1/400 a 1/1.000 habitantes, a doença renal policística autossômica dominante (DRPAD) é causada por mutações dos genes policistina 1 (PKD1) e policistina 2 (PKD2), que representam, aproximadamente, 85 e 15% dos casos, respectivamente. Essa doença é caracterizada pela formação progressiva de cistos que destroem o parênquima renal, levando à doença renal crônica terminal com necessidade de terapia renal substitutiva (diálise) em cerca de 50% dos casos, em geral após os 50 anos de idade. Segundo a Polycystic Kidney Disease Foundation, estima-se que aproximadamente 12,4 milhões de pessoas apresentem rins policísticos, independente de raça, gênero e etnia. Na Europa e Estados Unidos, a DRPAD afeta cerca de 5 a 13,4% dos pacientes em hemodiálise. Já no Brasil, 3 a 10,3% dos indivíduos em tratamento dialítico são acometidos por essa doença.

Apesar da cistogênese iniciar-se já intraútero, é a partir da fase adulta que esses múltiplos cistos renais terão um crescimento mais acentuado, podendo culminar com rins de tamanho extremamente volumosos. Importante destacar que um dos grandes moduladores do aumento do volume dos cistos é a AVP, através do aumento de AMPc dentro dos cistos. Este estimula a proliferação celular e secreção de fluidos para dentro dos cistos.

Síndrome hepatorrenal

A síndrome hepatorrenal (SHR) é uma condição clínica grave que consiste em injúria renal aguda funcional associada a quadros avançados de cirrose hepática. Essa síndrome é caracterizada por uma intensa vasodilatação na circulação esplâncnica decorrente do excesso de produção de óxido nítrico pelos hepatócitos e células estreladas hepáticas na cirrose. Como consequência, haverá uma redução da pressão arterial média que levará à ativação dos sistemas adrenérgico e renina-angiotensina-aldosterona e elevação do AVP. À medida que a doença hepática vai progredindo, essas respostas compensatórias tornar-se-ão cada vez mais pronunciadas, ocasionado acentuada retenção de sal e água.

Segundo a Sociedade Brasileira de Hepatologia, estima-se que 18% dos pacientes que apresentam cirrose e ascite irão desenvolver SHR dentro de um ano de seu diagnóstico e 39% em um intervalo de cinco anos. Vale ressaltar que pacientes, mesmo sem cirrose, que apresentam quadros de hepatite alcoólica aguda grave podem evoluir em com SHR em aproximadamente 20% dos casos.

▪ Conceitos fundamentais de fisiologia e de fisiopatologia

A manutenção de água corporal total é principalmente alcançada por (1) ativação do mecanismo da sede, que assegura que a perda inevitável de água seja compensada pela ingestão de água, e (2) regulação da secreção de AVP, que aumenta a retenção de água pelos rins.

■ Regulação da secreção de vasopressina

O controle do equilíbrio hídrico envolve a interação entre os estímulos osmóticos e volêmicos. A osmolalidade plasmática é mantida ao redor de 288 mOsm/kg, podendo oscilar estritamente entre 285 e 295 mOsm/kg ao longo do dia, a depender das mudanças intermitentes nas taxas de ingestão e excreção de água e solutos (especialmente o sódio). Mudanças na faixa de 1 a 3% induzirão respostas homeostáticas imediatas que desempenham papel fundamental no controle do fluido corporal.

Além de estimular a sensação de sede, o aumento da osmolalidade plasmática constitui o principal estímulo fisiológico para a secreção de AVP pela neuro-hipófise. Alterações de 1 a 2% da osmolalidade do plasma são suficientes para estimular osmorreceptores – neurônios dotados de uma habilidade intrínseca para detectar mudanças na osmolalidade do fluido extracelular. Quando estimulados, os osmorreceptores enviam sinais para células sintetizadoras/secretoras de AVP localizadas, predominantemente, em dois núcleos hipotalâmicos específicos – o núcleo supra-óptico (NSO) e o núcleo paraventricular (NPV) – que liberam AVP. Essa resposta leva ao aumento da reabsorção de água nos ductos coletores renais. O centro da sede, também localizado no hipotálamo, é estimulado quando a osmolaridade plasmática ultrapassa 290 mOsm/kg. A sensação de sede é essencial para o balanço de água, por ser a única forma de garantir o ingresso de água nova no organismo. Em contraste, diminuições na osmolalidade plasmática para níveis abaixo de 280 mOsm/kg suprime a secreção basal de AVP. Assim, a AVP pode atingir níveis indetectáveis, resultando em aumento da excreção renal de água livre e produção de urina diluída, que pode conter entre 45 e 100 mOsm/kg.

Outros estímulos não osmóticos que modulam a secreção de AVP incluem: hipovolemia, hipotensão reflexo nasofaríngeo, náusea, neurotransmissores e agentes farmacológicos (anestésicos, catecolaminas, prostaglandinas, opioides, hipercapnia, hipoxemia, angiotensina II, peptídeo natriurético atrial e álcool).

Síntese e secreção de vasopressina

Em resposta à tonicidade, os órgãos circunventriculares (CVOs) atuam no controle da secreção de AVP e da sede. A hipertonicidade pode estimular, proporcionalmente, os osmorreceptores primários via modulação mecânica de canais de cátions não seletivos codificados pelo gene do receptor vaniloide de potencial transitório subtipo 1 (TRPV1). Mais especificamente, a hipertonicidade é detectada por neurônios do órgão vascular da lâmina terminal (OVLT) e do órgão subfornicial (OSF) que expressam TRPV1. Uma vez estimulados, a atividade elétrica desses neurônios é transmitida sinapticamente para diversos subconjuntos de neurônios efetores homeostáticos que induzem respostas osmorreguladoras apropriadas, como sede, natriurese e liberação da AVP.

Quando há aumento da osmolaridade plasmática, os osmorreceptores hipotalâmicos sofrem retração celular, aumentando a atividade dos canais TRPV1 mecanossensíveis. Projeções eferentes do OSF e OVLT atingem os neurônios magnocelulares do NSO e do NPV, responsáveis pela síntese de AVP. Esses neurônios grandes (20 a 40 μm de diâmetro corporal) contêm axônios longos, que atravessam a zona externa da eminência mediana para terminar nos capilares sanguíneos do lobo neural da hipófise posterior. Assim, a AVP sintetizada é empacotada em grânulos, que são transportados ao longo desses axônios até terminais nervosos da neuro-hipófise. Após estimulação, os neurônios magnocelulares liberam a AVP – armazenada na neuro-hipófise – na circulação geral, em razão da ausência da barreira hematoencefálica neste local (Figura 23.2).

A caminho da neuro-hipófise, o precursor da AVP é processado no hormônio ativo. A pré-pró-vasopressina é composta por 164 aminoácidos e é codificada pelo gene AVP de 2.500 pares de base localizado na região cromossômica 20p13. Esse gene contém três éxons: (1) o éxon 1, que codifica o peptídeo de sinal, a AVP e a região terminal NH2 da neurofisina II; (2) o éxon 2, que codifica a região central da neurofisina II; e (3) o éxon 3, que codifica a região terminal-COOH da neurofisina II e um glicopeptídeo denominado copeptina. Com a remoção do peptídeo de sinal e adição de uma cadeia de carboidratos ao glicopeptídeo codificado pelo éxon 3, ocorre a formação da pró-vasopressina com 145 aminoácidos. Esta, no aparelho de Golgi, é empacotada em grânulos e transportadas para terminais de axônio na neuro-hipófise. Durante o transporte, ocorre o processamento pós-traducional adicional, produzindo AVP (resíduos 1-9), neurofisina II (resíduos 13-105) e copeptina (resíduos 107-145). O complexo AVP-neurofisina II forma tetrâmeros que podem se autoassociar para formar oligômeros superiores. As neurofisinas são comumente descritas como moléculas semelhantes a chaperonas, facilitando o transporte intracelular em células magnocelulares.

Capítulo 23 – Fármacos que agem regulando a ação da vasopressina

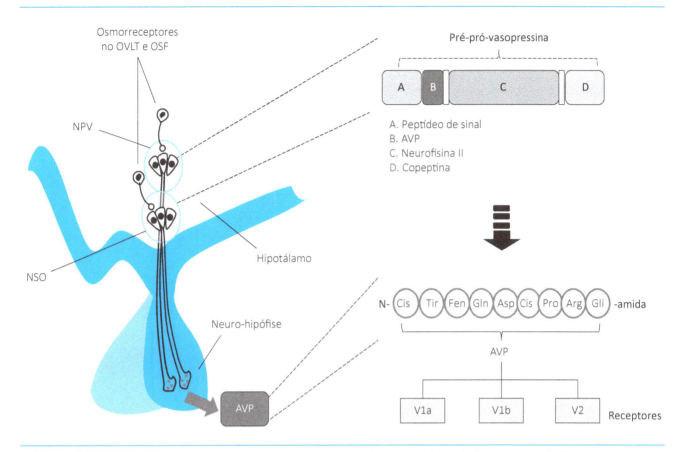

Figura 23.2 – Esquema representativo da anatomia do hipotálamo e da neuro-hipófise; da síntese e secreção da AVP em resposta a alterações na osmolalidade do fluido corporal; e dos tipos de receptores de AVP.
OVLT: órgão vascular da lâmina terminal; OSF: órgão subfornicial; NOS: núcleo supraóptico; NPV: núcleo paraventricular.
Fonte: Desenvolvida pela autoria do capítulo.

Diversas mutações relacionadas com a produção de proteínas modificadas do complexo AVP-neurofisina II foram identificadas e associadas à DI central. As principais mutações associadas ao DI familiar são Gly-57-Ser e Gly-17-Val, no resíduo da neurofisina II. Ademais, estudos demonstraram que uma mutação *frame-shift* na neurofisina II causa DI autossômico recessivo em ratos. Outros estudos estão sendo realizados para identificar novas mutações em indivíduos afetados por essa doença, a fim de permitir o rastreamento e diagnóstico precoce e, portanto, facilitar o manuseio clínico.

Receptores da vasopressina

Os receptores da AVP pertencem à grande família de receptores acoplados à proteína G, consistindo de 7 alfa-hélices transmembrana hidrofóbicas, com domínio N-terminal extracelular e domínio C-terminal citoplasmático. Os receptores V1 [V1a e V1b (atualmente denominado V3)] estão acoplados à proteína de ligação $G_{\alpha q/11}$ GTP, que, juntamente com a $G_{\beta\lambda}$, ativam a fosfolipase C (PLC), gerando 1,4,5-inositol trifosfato (IP_3) e diacilglicerol (DAG) a partir de fosfatidilinositol 4,5-bifosfato (PIP_2). Esses mediadores aumentam a liberação de Ca^{2+} do retículo endoplasmático e a entrada de Ca^{2+} através dos canais de cálcio voltagem-dependente, bem como ativam a proteinocinase C (PKC). Dessa forma, a ativação do receptor V1a promove principalmente vasoconstrição, enquanto a ativação dos receptores V1b medeia a secreção do hormônio adrenocorticotrófico (ACTH) na hipófise anterior. Outros efeitos biológicos observados após a ativação desses receptores incluem glicogenólise, agregação plaquetária e crescimento das células musculares lisas (Figura 23.3). Recentemente, um estudo pré-clínico demonstrou que a superexpressão do receptor V1a em camundongos causa cardiomiopatia. Posteriormente, outro estudo demonstrou que a regulação positiva do receptor V1a em miócitos cardíacos de pacientes com IC – que apresentam níveis circulantes de AVP (10 pg/mL) suficientes para ativação desse receptor – está diretamente relacionada com a hipertrofia e remodelamento cardíacos observados nesses indivíduos.

383

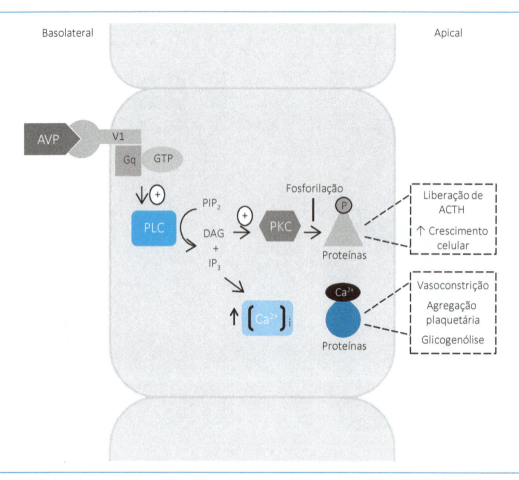

Figura 23.3 – Efeito da AVP após acoplamento com o receptor V1.
A ligação da AVP aos receptores V1 acoplados à proteína G_qGTP ativa a fosfolipase C (PLC), resulta na formação de 1,4,5-inositol trifosfato (IP_3) e diacilglicerol (DAG) a partir de fosfatidilinositol 4,5-bifosfato (PIP_2), aumento de cálcio intracelular e ativação da proteinocinase C (PKC). A PKC fosforila proteínas específicas do tipo celular. Os efeitos biológicos mediados pelo receptor V1 incluem vasoconstrição, liberação de hormônio adrenocorticotrófico (ACTH), crescimento celular, agregação plaquetária, glicogenólise, entre outros.
Fonte: Desenvolvida pela autoria do capítulo.

Já os receptores V2 estão acoplados à proteína G estimulatória (G_s), que estimula a atividade da adenilil ciclase a catalisar a síntese de AMP cíclico (AMPc). Nos ductos coletores renais, o AMPc se liga às subunidades reguladoras da proteinocinase A (PKA), induzindo alteração conformacional, fazendo com que estas subunidades se dissociem das subunidades catalíticas. Essas, por sua vez, são ancoradas às vesículas endocíticas contendo o canal de água aquaporina-2 (AQP2). A PKA fosforila a serina 256 desse canal de água, entre outros alvos, e induz a translocação de AQP2 das vesículas de armazenamento citoplasmático para a membrana apical. A inserção de AQP2 mediada por AVP na membrana apical das células principais aumenta notavelmente a permeabilidade do ducto coletor à água. Quando os níveis de AVP diminuem no sangue, a AQP2 é recuperada da membrana plasmática apical por endocitose, formando as vesículas citoplasmáticas. Os canais de água que entram e saem da membrana apical permitem um rápido mecanismo de controle da permeabilidade da membrana à água (Figura 23.4). Recentemente, estudos experimentais têm implicado um papel central do AMPc no agravamento da DRPAD, ao promover secreção de fluidos induzida por cloreto e estimular a ativação e a proliferação de células derivadas de cisto.

Além da regulação aguda da permeabilidade à água do ducto coletor, a AVP também aumenta a transcrição de RNA mensageiro (RNAm) e a expressão proteica de AQP2. Mutações do gene AQP2 herdadas como traço autossômico recessivo ou autossômico dominante têm sido descritas como causa de DI nefrogênico. Além disso, a regulação positiva da expressão de AQP2 e o aumento do tráfego deste canal para a membrana apical das células do ducto coletor foram documentados em modelos experimentais de IC, resultando em retenção de água e hiponatremia. Posteriormente, estudos clínicos demonstraram que pacientes com IC exibiram excreção urinária exagerada de AQP2, a qual está positivamente correlacionada com os altos níveis de AVP no soro desses indivíduos.

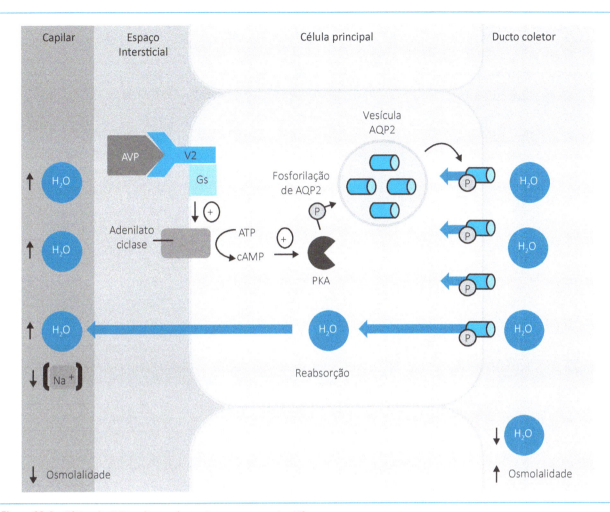

Figura 23.4 – Efeito da AVP após acoplamento com o receptor V2
A ligação da AVP aos receptores V2 acoplados à proteína Gs estimula a atividade da adenilil ciclase a catalisar a síntese de AMP cíclico (AMPc). O AMPc se liga à proteinocinase A (PKA), que fosforila o canal de água aquaporina 2 (AQP2) e promove a translocação de AQP2 das vesículas para a membrana apical das células principais do ducto coletor. Como resultado, ocorre o aumento da permeabilidade do ducto coletor à água e, consequentemente, diminuição da osmolalidade plasmática, redução da excreção urinária e aumento da osmolalidade da urina.
Fonte: Desenvolvida pela autoria do capítulo.

Na região medular interna do ducto coletor, a ativação da via AMPc/PKA induzida pela AVP e subsequente fosforilação/ativação do transportador de ureia (UT-A1) aumenta a permeabilidade da membrana apical à ureia. Como resultado, ocorre aumento considerável na reabsorção de ureia e, portanto, igualmente na osmolalidade do líquido intersticial, fornecendo gradiente osmótico necessário para que a reabsorção de água ocorra na medula interna.

Além de aumentar a permeabilidade do ducto coletor à água e do ducto coletor medular interno à ureia, a ligação do AVP ao receptor V2 também aumenta a reabsorção de sódio no ramo ascendente espesso do rim e no ducto coletor. A maior parte do conhecimento atual sobre a relação estrutura-função do receptor V2 foi elucidada pela identificação de mutações putativas no gene AVPR2 causadoras de doenças, incluindo mutações de perda de função detectadas em pacientes com DI nefrogênico (forma hereditária ligada ao X). Já mutações de ganho de função foram encontradas em pacientes afetados pela SIADH, levando à hiponatremia. Embora existam numerosas mutações no receptor V2, pouco é conhecido sobre mutações no receptor V1. Em 2006, um estudo identificou dois polimorfismos no gene do receptor V1, mas não conseguiu estabelecer uma ligação entre eles e a hipertensão.

■ Fármacos que modulam a ação da AVP

Atualmente, existem alguns fármacos no mercado que modulam a ação da AVP, atuando como agonistas ou antagonistas dos receptores V1 ou V2, podendo ser seletivos ou não seletivos (Quadro 23.1).

Quadro 23.1 – Agonistas e antagonistas dos receptores da AVP.

Fármaco	Alvo do receptor	Via de administração	Dose inicial recomendada	Indicações clínicas
Desmopressina	Agonista V2	VN (solução)	5 a 20 mcg, 1 a 3 vezes por dia*	DI central
		VN (spray)	10 a 20 mcg, 1 a 3 vezes por dia*	DI central
		VO	0,05 a 0,1 mg, 2 a 3 vezes ao dia*	DI central
Terlipressina	Agonista V1a	IV	0,5 a 1,0 mg, 4 a 6 horas	SHR tipo 1
Tolvaptano	Antagonista V2	VO	–	Hiponatremia euvolêmica ou hipervolêmica
			15 mg/dia	Hiponatremia secundária a SIADH
			30 ou 60 mg/dia, por 60 dias a 1 ano (ensaios clínicos)	Pacientes com IC com hiponatremia euvolêmica ou hipervolêmica
			–	Pacientes com sobrecarga de volume e resistentes à diuréticos
			60 mg/dia	DRPAD
Lixivaptano (VPA-985)	Antagonista V2	VO	–	Em avaliação (ensaios clínicos): hiponatremia em pacientes com IC congestiva; hiponatremia secundária a SIADH; DRPAD
Conivaptano (YM-087)	Antagonista V1a/V2	IV	20 mg por 30 minutos + 20 mg infusão contínua durante 24 horas*	Hiponatremia euvolêmica e hipervolêmica
			–	Em avaliação (ensaios clínicos): hiponatremia moderada a grave secundária a SIADH; pacientes com IC

*Ajustada de acordo com a resposta do paciente. VN: via nasal; VO: via oral; IV: via intravenosa; DI: diabetes insípido; SHR: síndrome hepatorrenal; SIADH: síndrome de secreção inapropriada do hormônio antidiurético; IC: insuficiência cardíaca; DRAPD: doença renal policística autossômica dominante.

Fonte: Desenvolvido pela autoria do capítulo.

Agonistas dos receptores da AVP

Os agonistas dos receptores da V1 e V2 são nonapeptídeos com resíduos de cisteína nas posições 1 e 6 e uma ponte de dissulfeto intramolecular entre dois resíduos de cisteína. Essa estrutura é essencial para induzir a resposta biológica. Além disso, esses peptídeos apresentam um aminoácido básico na posição 8, com amidação na extremidade carboxiterminal, e aminoácidos conservados nas posições 5 (asparagina), 7 (prolina) e 9 (glicina).

Com o objetivo de aumentar a duração de ação e seletividade para os receptores V1 e V2 – que promovem respostas pressoras e antidiuréticas, respectivamente – vários análogos da AVP foram sintetizados. Neste capítulo, destacamos a desmopressina e a terlipressina.

Desmopressina

A 1-desamino-8-D-arginina vasopressina, também conhecida como desmopressina, foi obtida a partir de (1) da desaminação da cisteína na posição 1, que promove o aumento na duração da ação e da atividade antidiurética do fármaco sem aumentar a atividade pressora; e (2) da substituição da L-arginina pela D-arginina, que promove a diminuição acentuada da atividade pressora sem reduzir a atividade antidiurética. Como resultado, a desmopressina apresenta maior tempo de ação, maior potência antidiurética e menor efeito pressórico quando comparada à AVP. A relação do efeito antidiurético-vasopressor para a desmopressina é, aproximadamente, 3 mil vezes maior do que a da AVP e, atualmente, é o fármaco de escolha para a maioria dos pacientes com DI central. A desmopressina também é utilizada para o diagnóstico diferencial de DI central e nefrogênico. Em pacientes com DI central, ocorre o aumento da osmolalidade urinária, porém pouco ou nenhum efeito é observado em pacientes com DI nefrogênico.

Por ser um agonista seletivo dos receptores V2, o mecanismo de ação da desmopressina nas células principais dos ductos coletores renais é idêntico ao da AVP: ativação da adenilil ciclase e produção de AMPc. Dessa forma, a administração da desmopressina em pacientes com DI ocasiona redução da excreção urinária, com aumento da osmolalidade da urina e diminuição da osmolalidade plasmática.

O primeiro relato do uso desse fármaco no tratamento de DI central foi descrito em 1972, na Suécia. Neste estudo, a desmopressina mostrou-se segura e apresentou vantagens ao comparar os dados históricos de 10 pacientes tratados com AVP. Dentre essas vantagens, destacam-se: (1) diminuição do número de aplicações do medicamento (6-10 doses/dia com AVP e 1-3 doses/dia de desmopressina) e (2) redução dos efeitos adversos, sendo comuns em pacientes tratados com AVP. Inicialmente, a desmopressina estava disponível apenas para aplicação nasal, porém, recentemente, o comprimido oral ganhou importância, principalmente para o tratamento de crianças pequenas e de pacientes com problemas nasais. Na Suécia, a aplicação oral da desmopressina é realizada na clínica desde 1987.

No Brasil, o medicamento está regulamentado desde 2013 e disponibilizado pelo Sistema Único de Saúde (SUS). As formas disponíveis para aplicação nasal (0,1 mg/mL ou 100 mcg/mL) são túbulo plástico (ou cânula) e *spray*. Já a forma disponível para aplicação oral é o comprimido. Para manutenção do volume urinário normal, o número de aplicações e a dose devem ser ajustados de acordo com a resposta do paciente. Após o diagnóstico de DI, o tratamento com desmopressina deve ser mantido por toda a vida, visto que a suspensão do medicamento pode causar risco ao paciente.

A biodisponibilidade após administração oral da desmopressina varia entre 0,08 e 0,16%. Apesar da absorção desse medicamento ser diminuída em até 40%, a eficácia não foi diminuída quando tomado junto às refeições. Quando administrado, a concentração plasmática máxima desse fármaco é atingida após uma a uma hora e meia e o volume de distribuição é de 0,2 a 0,3 L/kg. Já com relação à administração intranasal, 3% de desmopressina é absorvida e a concentração plasmática máxima é atingida em uma hora.

A duração da ação da desmopressina é variável entre os indivíduos, podendo persistir por cerca de 8 a 20 horas. O efeito antidiurético mais prolongado desse fármaco em relação à AVP pode ocorrer em decorrência da inativação enzimática mais lenta. A desmopressina administrada por via oral é inativada pela tripsina, que cliva a ligação peptídica entre os aminoácidos 8 e 9. A inativação por peptidases em vários tecidos, particularmente no fígado e no rim, resulta em meia-vida plasmática de, aproximadamente, 2 horas. A desmopressina é principalmente excretada pela urina; o *clearance* total do comprimido de desmopressina é de 7,6 L/hora.

Os efeitos adversos mais comuns associados ao uso da desmopressina consistem em cefaleia, náusea e gastralgia. Outros efeitos como hiponatremia, edemas, ganhos de peso e transtornos emocionais, como irritação e pesadelos, podem ocorrer, porém são mais raros. Além disso, casos isolados de reações alérgicas, como urticárias e reações anafiláticas, já foram notificados. Efeitos adversos locais, como rinorreia, congestão, irritação, prurido e ulcerações também já foram observados em pacientes após aplicação intranasal. Cabe ressaltar que pacientes tratados com este medicamento devem ingerir menor quantidade de líquido possível e monitorar o peso corpóreo. Essas medidas são necessárias em virtude do risco de retenção de água, que pode ocasionar intoxicação hídrica.

A desmopressina é contraindicada em casos de hipersensibilidade a desmopressina ou a qualquer componente da fórmula; polidipsia habitual e psicogênica; insuficiência renal moderada a severa (*clearance* de creatinina < 50 mL/min); IC e outras condições que requerem tratamento com agentes diuréticos; SIADH; hiponatremia; e pacientes com risco de aumento na pressão intracraniana.

Terlipressina

A terlipressina é um análogo sintético da AVP com grande afinidade pelos receptores V1a (agonista não seletivo) e atua como vasoconstritor principalmente no leito esplâncnico. Dessa forma, esse fármaco tem sido utilizado no tratamento de pacientes com SHR tipo 1, aumentando o fluxo sanguíneo renal e a taxa de filtração glomerular (TFG). Além disso, ao reverter a vasodilatação do território esplâncnico, promove aumento do retorno venoso e, consequentemente, do débito cardíaco.

O primeiro estudo multicêntrico utilizando a terlipressina para tratamento de pacientes cirróticos com SHR tipo 1 foi realizado pelo departamento de hepatogastroenterologia do Centro Hospitalar de Senlis, na França, em 2002. Nesse estudo, 72% dos pacientes apresentaram melhora significativa na função renal após administração em longo prazo desse medicamento. Ademais, os pacientes que responderam à terlipressina apresentaram maior concentração de sódio sérico quando comparado aos pacientes não responsivos.

A terlipressina também foi aprovada para o tratamento de SHR na Índia, México, Irlanda, Portugal, Coreia do Sul, Tailândia, Espanha e Estados Unidos. No Brasil, o medicamento está regulamentado desde 2009 e é disponibilizado comercialmente para aplicação intravenosa em bólus. Caso não seja observada redução de ao menos 25% do valor de creatinina sérica no intervalo de 48 horas, recomenda-se aumentar a dose. Em média, o tratamento tem duração de 10 dias. Estudos clínicos demonstraram que o tratamento de SHR possui uma resposta mais adequada quando a terlipressina é administrada concomitantemente com a albumina.

A terlipressina apresenta maior tempo de ação que a AVP em função da conversão da pró-droga para sua forma ativa (lisina vasopressina), que ocorre no período de 4 a 6 horas. Ao ser liberada lentamente, a concentração plasmática de terlipressina é atingida após 2 horas e o volume de distribuição é de, aproximadamente, 0,5 L/kg. A meia-vida plasmática da terlipressina é de 24 ± 2 minutos e o *clearance* metabólico é de 9 mL/kg/min. Apenas 1% da terlipressina injetada pode ser detectada na urina, indicando que a degradação é principalmente realizada por endo e exopeptidases presentes no fígado e nos rins.

Os efeitos adversos mais comuns associados ao uso da terlipressina consistem em cefaleia, palidez da face e do corpo, vasoconstrição periférica, isquemia periférica, dor abdominal transitória e diarreia. Outros efeitos já relatados, porém incomuns, incluem fibrilação atrial, extrassístole ventricular, taquicardia, dor no peito, infarto do miocárdio, excesso de fluido com edema pulmonar, isquemia intestinal, cianose periférica, náusea, vômito, falta de ar e, mais raramente, dispneia.

A terlipressina é contraindicada em casos de gravidez, hipersensibilidade ao fármaco ou alguns dos outros componentes da fórmula e em pacientes com choque séptico com baixo débito cardíaco.

Antagonistas dos receptores da AVP

A grande motivação para o desenvolvimento de antagonistas dos receptores de AVP foi encontrar uma estratégia terapêutica eficiente para o tratamento de diversas doenças, incluindo a SIADH, a IC e a DR-PAD. Com base na fisiologia dos receptores de AVP, os antagonistas V1a podem atuar, por exemplo, diminuindo a resistência periférica total de pacientes com IC e hipertensão. Já os antagonistas seletivos V2 podem atuar reduzindo a reabsorção de água isenta de solutos em pacientes com SIADH. Por fim, antagonistas combinados V1a/V2 podem promover diminuição da resistência periférica e da hiponatremia em pacientes com IC congestiva.

Inicialmente, a elucidação da sequência de aminoácidos de AVP levou à síntese de antagonistas peptídicos, como o antagonista seletivo do receptor V1a d$(CH_2)_5$[Tyr(Me)^2]AVP, do receptor V1b dP[Tyr(Me$_2$)] AVP e do receptor V2 desGly-NH$_2$^{9}-d$(CH_2)_5$[D-Ile^2,Ile^4] AVP e d$(CH_2)_5$[D-Ile^2,Ile^4,Ala-NH$_2$^{9}]AVP. Esses peptídeos, por apresentarem baixa biodisponibilidade oral, atividade agonista residual após infusão prolongada e heterogeneidade entre as espécies – limitando assim sua eficácia para utilização clínica –, impulsionaram o desenvolvimento dos primeiros antagonistas não peptídicos, biodisponíveis oralmente e desprovidos de atividades agonistas (VAPTANS) do receptor V1a, em 1991, e do receptor V2, em 1992.

Neste capítulo, destacamos os três VAPTANS mais investigados até o momento: tolvaptano e lixivaptano, que são antagonistas específicos do receptor V2, e

conivaptano, que é um antagonista duplo dos receptores V1a/V2 (Figura 23.5).

Tolvaptano

O tolvaptano, também conhecido como OPC-41061, é uma antagonista do receptor V2 humano altamente potente e seletivo (a sua afinidade é 1,8 vez maior que a da AVP natural). Esse fármaco impede a ligação da AVP endógena nos receptores V2, diminuindo a produção de AMPc e, consequentemente, a síntese e recrutamento de AQP2 para a membrana apical do ducto coletor. Além disso, inibe a atividade dos canais de sódio sensíveis à amilorida e o transportador de ureia na membrana apical das células do ducto coletor renal, reduzindo a capacidade do ducto coletor em reabsorver água livre de soluto, aumentando o fluxo urinário e o sódio sérico e diminuindo a osmolalidade urinária.

Entre 2005 e 2007, dois grandes estudos randomizados e duplo-cegos foram realizados: SALT-1 e SALT-2 (Study of Ascending Levels of Tolvaptan in Hyponatremia). Esses estudos incluíram 448 pacientes (205 pacientes dos Estados Unidos e 243 pacientes da Europa): 42% com SIADH, 31% com IC e 27% com cirrose. Após a administração de uma dose diária de tolvaptano, de 4 a 30 dias, os pacientes apresentaram aumento na concentração sérica de sódio (~ 6 a 7 mmol/L no grupo tolvaptano *versus* ~ 3 mmol/L no grupo placebo), sendo este efeito observado tanto na hiponatremia leve quanto na grave.

Em 2009, o tolvaptano foi aprovado pela Food and Drug Administration (FDA) e está disponível comercialmente nos Estados Unidos para tratamento de hiponatremia euvolêmica e hipervolêmica. No mesmo ano, na Europa, esse fármaco foi aprovado pela European Medicines Agency (EMA), mas sua indicação foi restrita ao tratamento de pacientes adultos com hiponatremia secundária à SIADH. Já no Canadá, o tolvaptano foi aprovado pela Health Canada para o tratamento de hiponatremia euvolêmica.

Mais recentemente, o tolvaptano foi aprovado pela FDA para o tratamento de pacientes com IC com hiponatremia euvolêmica ou hipervolêmica (≤ 125 mEq/L ou sintomático e resistente) nos Estados Unidos e pela Pharmaceuticals and Medical Devices Agency (PMDA) para o tratamento de pacientes com sobrecarga de volume e resistentes à diuréticos no Japão. Ademais, esse fármaco foi aprovado para o tratamento de pacientes com DRPAD pela EMA, PMDA e Health Canada e, mais recentemente, pela FDA a fim de retardar a progressão do aumento do volume dos rins em pacientes com rápida progressão da doença. No Brasil, esse medicamento ainda não foi aprovado pela Agência Nacional de Vigilância Sanitária (Anvisa).

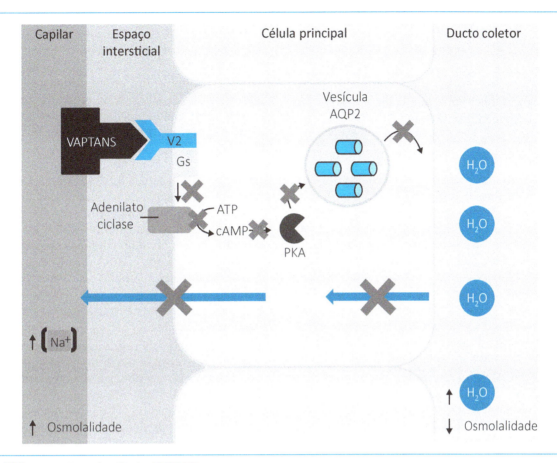

Figura 23.5 – Mecanismo de ação dos VAPTANS.
Na presença de antagonistas, a via de sinalização Gs-adenilil ciclase-AMPc-PKA não é ativada. Como consequência, a capacidade do ducto coletor em reabsorver água livre de soluto é reduzida, ocorre aumento do fluxo urinário e de sódio sérico e diminuição da osmolalidade urinária.
Fonte: Desenvolvida pela autoria do capítulo.

Ensaios clínicos (METEOR, ACTIV e EVEREST) realizados em pacientes com IC avaliaram o efeito do tolvaptano ao administrarem 30 ou 60 mg desse fármaco por dia durante 60 dias a um ano. Eles observaram melhora na sobrevida de pacientes após deixarem o hospital (METEOR) e da sobrevida de subgrupos de pacientes com IC e disfunção renal, congestão grave ou hiponatremia (< 130 mEq/L) (ACTIV e EVEREST). Além disso, o estudo QUEST realizado no Japão, envolvendo 1.053 pacientes com IC, mostrou aumento sustentado na produção de urina, redução do peso corporal e aumento do sódio plasmático após a administração de 15 mg/dia de tolvaptano. Como resultado, eles observaram redução de edema, dispneia, congestão e da distensão da veia jugular.

O tolvaptano apresenta farmacocinética linear para a dose de 15 a 60 mg, sendo a biodisponibilidade após administração oral de, aproximadamente, 56%. Esse medicamento é rapidamente reabsorvido, apresentando concentração plasmática máxima cerca de 2 horas após a sua administração. No entanto, pacientes com IC demoram mais tempo para depurar o tolvaptano e, consequentemente, atingem maior concentração plasmática desse fármaco. Além disso, após doses orais únicas de ≥ 300 mg, a concentração plasmática máxima parece atingir um platô, possivelmente em virtude da saturação da absorção. A coadministração de tolvaptano junto às refeições não apresenta efeito sobre a concentração plasmática. O tempo de meia-vida desse fármaco é de 8 horas, sendo totalmente metabolizado pelas enzimas CYP3A4 no fígado, de modo que menos de 1% da substância ativa é excretada de forma inalterada na urina.

O perfil dos efeitos adversos para o tolvaptano é baseado nas reações observadas em ensaios clínicos realizados com 3.294 pacientes tratados com esse medicamento. As reações adversas mais frequentes são sede, náuseas, xerostomia, polaciúria e poliúria, desidratação, hipercalemia, hiperglicemia, redução do apetite, hipotensão, prurido, constipação, astenia, pirexia e elevação da creatinina plasmática. Outro efeito frequente é a rápida correção de hiponatremia, levando por vezes a sintomas neurológicos. Outros efeitos, pouco frequentes, são disgeusia (perda do paladar) e erupções cutâneas.

O tolvaptano é contraindicado em casos de hipersensibilidade ao fármaco, gravidez, aleitamento, pacientes anúricos, com depleção de volume, hipernatrêmicos, com hiponatremia hipovolêmica e que não conseguem ter percepção de sede.

Lixivaptano

O lixivaptano, também conhecido como VPA-985, é outro antagonista do receptor V2. Estudos *in vitro* demonstraram especificidade significativa desse fármaco para o receptor V2 em relação ao receptor V1a em uma linhagem de fibroblastos de camundongos que expressa esses receptores. O mecanismo de ação do lixivaptano é semelhante ao do tolvaptano: o bloqueio do receptor V2 diminui a síntese de AMPc e a inserção de AQP2, diminuindo reabsorção de água no ducto coletor. No entanto, o lixivaptano é mais seletivo que o tolvaptano (índice de seletividade V2/V1a do lixivaptano é 100 e do tolvaptano é 29).

Entre 2007 e 2010, foi realizado um estudo clínico – BALANCE Study – para determinar a segurança e eficácia do lixivaptano no tratamento de hiponatremia em pacientes com IC congestiva. Os indivíduos foram recrutados com base na hospitalização por agravamento da IC congestiva crônica, nível de sódio sérico entre 120 e 135 mEq/L e evidências de sobrecarga de volume conforme determinado por critérios clínicos pré-especificados. No total, 652 pacientes foram randomizados para receber lixivaptano (n = 323) e placebo (n = 329). Os pacientes receberam uma dose inicial de 50 mg de lixivaptano, a qual foi titulada com base nas medidas de sódio sérico durante 60 dias, totalizando 100 mg/dia. Inicialmente, o desfecho primário foi aumento da concentração de sódio sérico basal 7 dias após a administração do fármaco (2,5 mmol/L no grupo lixivaptano *versus* 1,3 mmol/L no grupo placebo). No entanto, um desequilíbrio precoce na mortalidade dos pacientes que receberam lixivaptano em comparação com placebo (15 *versus* 4 mortes súbitas nos primeiros 10 dias) levantou preocupações sobre a segurança desse fármaco, de modo que a comissão consultiva da FDA foi contra a aprovação do uso do lixivaptano no tratamento de pacientes com IC e hiponatremia.

Outros dois estudos – LIBRA e HARMONY – foram projetados para avaliar os efeitos do lixivaptano na hiponatremia euvolêmica secundária à SIADH. O estudo LIBRA randomizou 106 pacientes para receber placebo (n = 52) e lixivaptano (n = 54), com dose inicial de 50 mg/dia e máxima 100 mg/dia. Indivíduos que apresentaram sódio sérico de 130 mmol/L e nenhum sinal evidente de hiponatremia grave fo-

ram incluídos no estudo. No entanto, foram excluídos pacientes com IC classe 3 ou 4 da NYHA (New York Heart Association), com cirrose e hiponatremia hipovolêmica. Já o estudo HARMONY avaliou 206 pacientes (hospitalizados, provenientes de consultórios médicos e de instalações de cuidados prolongados, entre outros), randomizados de maneira 3:1, favorecendo o grupo lixivaptano, com dose inicial inferior a 25 mg/dia. Como desfecho primário, ambos os estudos apresentaram aumento da concentração de sódio sérico basal 7 dias após a administração do fármaco. Entretanto, esses efeitos foram considerados modestos, com aumento de 2,2 mmol/L e 2,4 mols/L de sódio sérico observados nos estudos LIBRA e HARMONY, respectivamente, quando comparados aos efeitos observados nos estudos SALT-1 e SALT-2 (aumento de, aproximadamente, 5 mmol/L de sódio sérico).

No final de 2018, nos Estados Unidos, um ensaio clínico de fase 2 – ELISA Study – foi iniciado a fim de avaliar a farmacocinética, farmacodinâmica, segurança e tolerabilidade de doses múltiplas de lixivaptano em indivíduos com DRPAD. Embora o tolvaptano tenha demonstrado ser eficaz no tratamento de pacientes com DRP, há ainda preocupações com relação ao seu potencial em causar lesões hepáticas. Utilizando uma ferramenta de modelagem preditiva, estudos *in vitro* demonstraram que o lixivaptano pode apresentar menor exposição ao fígado do que o tolvaptano e que esse fármaco não afeta a homeostase dos ácidos biliares e a função mitocondrial – dois mecanismos-chave de lesão hepática que podem contribuir para a toxicidade hepática do tolvaptano. Porém, esses achados ainda precisam ser confirmados na clínica para posterior aprovação do uso do lixivaptano no tratamento de DRPAD.

Até o momento, os dados relacionados com a farmacocinética e farmacodinâmica do lixivaptano provêm de estudos realizados em indivíduos com IC crônica. Os autores relataram que esses pacientes apresentaram débito urinário máximo de 2 horas e aumento significativo da depuração de água livre de soluto até 6 horas após a administração do fármaco. Além disso, eles observaram que a concentração plasmática máxima ocorre dentro de 1 a 2 horas após a ingestão. Já a meia-vida do lixivaptano é de, aproximadamente, 11 horas, sendo metabolizado principalmente pelas enzimas CYP3A4 no fígado.

Conivaptano

O conivaptano, também conhecido como YM-087, é um antagonista duplo com alta afinidade pelos receptores V1a/V2. No entanto, apresenta 10 vezes maior afinidade pelo receptor V2 do que V1a. Em virtude dessa característica, esse fármaco é predominantemente utilizado pelo seu efeito aquarético associado ao receptor V2. Contudo, a inibição dos receptores V1a pelo conivaptano pode, teoricamente, resultar em efeitos clinicamente significativos, principalmente em função da sua ação vasoconstritora. Dessa forma, por exemplo, a inibição do V1a poderia ser benéfica para pacientes com IC com hipertensão e doenças aterosclerótica ou prejudicial para pacientes hipotensos.

O conivaptano foi o primeiro antagonista não peptídico administrado por via intravenosa aprovado pela FDA, em 2005, para o tratamento, a curto prazo, de pacientes hospitalizados com hiponatremia euvolêmica e hipervolêmica. Em um estudo de único centro, esse fármaco foi utilizado para o tratamento de pacientes com hiponatremia moderada a grave secundária à SIADH. Todos os pacientes apresentaram aumento de 3 mmol/L de sódio sérico 4 horas após a administração do conivaptano. Além disso, os resultados sugerem que o aumento da TFG observado no início do estudo apresenta uma correlação significativa com o aumento de sódio sérico observado 24 horas após a terapia. Em 2007, outro estudo randomizado e placebo-controlado realizado com 84 pacientes hospitalizados demonstrou aumento da concentração de sódio sérico em 4 mEq/L 24 horas após administração de 40 mg/dia de conivaptano. Além disso, aumento de 6 mEq/L com normalização da concentração de sódio sérico foi alcançado em 69% dos pacientes após quatro dias. Embora tenha sido comprovado efeitos benéficos do conivaptano no tratamento de pacientes com hiponatremia, esse medicamento ainda não foi aprovado no Brasil.

O conivaptano é fornecido em ampolas de vidro como líquido estéril para infusão endovenosa. O regime recomendado é uma dose inicial 20 mg administrado por infusão durante 30 minutos, seguida por infusão adicional de 20 mg continuamente, ao logo de 24 horas. Infusões subsequentes devem ser administradas a cada 1 a 3 dias a 20 mg/dia por infusão contínua. Caso a resposta não seja suficientemente rápida, a dose pode ser titulada até 40 mg/dia.

A farmacocinética do conivaptano e de seus metabólitos foi caracterizada em indivíduos saudáveis do sexo masculino, nos quais foram administrados 20 mg, infundida durante 30 minutos, seguida por infusão de 40 mg/dia durante 3 dias. A concentração plasmática máxima atingida foi de 619 ng/mL e ocorreu no final da dose de ataque. Já a concentração plasmática mínima foi observada cerca de 12 horas após a dose inicial, com aumento gradual durante a infusão até uma concentração média de 188 ng/mL. O tempo de meia-vida desse fármaco foi de 5 horas e o *clearance* médio foi de 15,2 L/hora. A CYP3A foi identificada como enzima responsável pelo metabolismo do conivaptano.

A eficácia e segurança do conivaptano administrado por via oral (comprimido) foi investigada em um estudo multicêntrico, randomizado, duplo-cego, placebo-controlado onde os pacientes com hiponatremia euvolêmica ou hipervolêmica receberam placebo ou 40 ou 80 mg/dia de conivaptano, administrados em duas doses. Embora os autores tenham demonstrado que o conivaptano oral é bem tolerado e eficaz na correção de sódio sérico na hiponatremia, essa forma de aplicação ainda não foi aprovada pela FDA em razão do seu elevado nível de interação com inibidores da CYP3A.

Os efeitos adversos mais comuns associados ao uso do conivaptano consistem em sede, dor de cabeça, hipocalemia, vômito, reações no local da infusão como dor e flebite, polaquiúria, edema periférico, diarreia e poliúria.

O uso do conivaptano é contraindicado para pacientes com hiponatremia hipovolêmica e quando coadministrado com inibidores potentes da CYP3A, tais como cetoconazol, itraconazol, claritromicina, ritonavir e indinavir.

A eficácia do tratamento com conivaptano também foi investigada em pacientes com IC de classe 3 e 4 da NYHA. Nesse estudo, 142 pacientes foram randomizados para receber uma dose única de conivaptano (10, 20 ou 40 mg) intravenosa ou placebo. Os resultados mostraram que o conivaptano levou a diminuição dose-dependente da pressão no capilar pulmonar e do átrio direito, juntamente com aumento dose-dependente na produção de urina em comparação com o placebo. Em virtude desses resultados, 10 estudos pilotos de fase 2 foram realizados e falharam em mostrar o efeito benéfico do conivaptano na IC – os autores não observaram melhora na fração de ejeção, na tolerância ao exercício, nos sintomas e no tempo de internação. As inconsistências entre os estudos podem estar relacionadas com a alta ingestão de líquidos permitida no primeiro estudo ($\sim$ 250 mL a cada 2 horas). No manejo rotineiro da IC congestiva, a restrição de fluidos é tipicamente de 50 a 75 mL. Dessa forma, o conivaptano pode ter ajudado predominantemente a remover o excesso de ingestão de líquidos durante o estudo e não a sobrecarga de volume da IC congestiva.

Em razão da falta de dados que documentam efeitos benéficos do conivaptano no tratamento de pacientes com IC, bem como preocupações com os efeitos desconhecidos desse fármaco sobre os sistemas neuro-hormonais, incluindo o sistema renina-angiotensina-aldosterona (SRAA) e sistema nervoso simpático, o conivaptano atualmente não é recomendado para pacientes com IC congestiva, a menos que o benefício de corrigir a hiponatremia supere o risco potencial de efeitos adversos.

■ Perspectivas

Várias questões sobre o potencial uso dos agonistas e antagonistas dos receptores da AVP permanecem abertas, mesmo em países onde os fármacos são ou podem ser eventualmente aprovados para o tratamento de DI, SIADH, IC, DRPAD, SHR, entre outras.

Dentre elas, destacam-se dúvidas sobre quando o tratamento deve ser iniciado para ser mais eficaz; qual a dosagem ideal; e se outros fármacos desenvolvidos ou em desenvolvimento podem ser mais bem tolerados e mais eficazes. Dessa forma, é importante o desenvolvimento de algoritmos para identificar se os pacientes poderão se beneficiar do tratamento em fases iniciais ou intermediárias da doença e de ferramentas para monitorar a resposta à terapia (a dose provavelmente varia de paciente para paciente). Além disso, é importante investigar se combinações de agonistas ou antagonistas dos receptores de AVP com outros fármacos podem ser mais benéficas, bem como avaliar se a utilização de antagonistas duplos V1a/V2 ou de combinações de antagonistas V1a e V2 podem ser mais eficazes.

Com relação aos VAPTANS, novos ensaios clínicos são necessários para investigar o uso desses medicamentos em longo prazo. Ademais, é de se esperar que, além da correção da hiponatremia, os fármacos atuem melhorando a morbidade e a mortalidade associada.

Atividade proposta	**Caso clínico**

Caso clínico

Fernanda, 40 anos, portadora de doença renal policística (DRP) do adulto, encontra-se em seguimento ambulatorial. Tem *clearance* de creatinina estimado pelo CKD-EPI de 80 mL/min/1.73m^2 e albuminúria A2 (250 mg/24 horas). Vem evoluindo nos dois últimos anos com aumento de 5,5% ao ano no volume renal total estimado pelo exame de ressonância nuclear magnética e redução do ritmo de filtração glomerular de 2,5 mL/min/1,73 m^2/ano. A pressão arterial se encontra controlada com antagonista do receptor de angiotensina II.

Principais pontos e objetivos de aprendizagem

Revise os mecanismos de ação dos fármacos abaixo e indique, justificando, qual fármaco seria indicado para reduzir a velocidade de progressão do aumento dos cistos renais.

a) Tolvaptano.

b) Desmopressina.

c) Terlipressina.

d) Lixivaptano.

e) Clortalidona.

Resposta esperada

a) Tolvaptano

Este fármaco, ao bloquear o receptor V2 da vasopressina (AVP) ou hormônio antidiurético (ADH), diminui a formação de AMPc dentro da célula e reduz a velocidade de aumento dos cistos renais e da queda da taxa de filtração glomerular em pacientes com doença renal policística.

■ REFERÊNCIAS

1. Girardi AC, Carraro-lacroix LR, Morais CPAC. The aquaretic effect of vasopressin V2 receptor antagonists. In: Lars Wouters (org.). Diuretics: pharmacology, therapeutic uses and adverse side effects. 1. ed. Hauppauge, NY: Nova Science Publishers; 2013. p. 1-37.

2. Hardman JG, Limbird LE, Gilman AG. Goodman & Gilman's the pharmacological basis of therapeutics. 11. ed. New York: McGraw-Hill, 2006.

3. Eknoyan G. A history of diabetes insipidus: paving the road to internal water balance. Am J Kidney Dis. 2010;56(6):1175-83.

4. Organização Nacional de Doenças Rara (National Organization for Rare Diseases). Central Diabetes Insipidus. Disponível em: https://rarediseases.org/rare-diseases/central-diabetes-insipidus/. Acesso em: 28 dec. 2018.

5. Muhammad Yasir; Oren J. Mechanic. Syndrome of Inappropriate Antidiuretic Hormone Secretion (SIADH). Treasure Island (FL): Stat Pearls Publishing; 2018.

6. Comitê Coordenador da Diretriz de Insuficiência Cardíaca. Diretriz Brasileira de Insuficiência Cardíaca Crônica e Aguda. Arq Bras Cardiol. 2018;111(3):436-539.

7. Fundação da Doença Renal Policística (Polycystic Kidney Disease Foundantion). What is PKD? Disponível em: https://pkdcure.org/what-is-pkd/. Acesso em: 2 jan. 2019.

8. Alves EF, Borelli SD, Tsuneto LT. Doença renal policística autossômica dominante: uma atualização sobre aspectos moleculares e epidemiológicos. Medicina (Ribeirão Preto). 2015; 48(4):375-380.

9. Recomendações da Sociedade Brasileira de Hepatologia para manejo da lesão renal aguda na cirrose. Disponível em: http://sbhepatologia.org.br/wp-content/uploads/2017/12/Diretriz-SBH-AKI.-FINAL.pdf. Acesso em: 8 mar 2019.

10. Amin AA, Alabsawy EI, Jalan R, Davenport A. Epidemiology, Pathophysiology, and Management of Hepatorenal Syndrome. Semin Nephrol. 2019;39(1):17-30.

11. Bankir L, Bichet DG, Morgenthaler NG. Vasopressin: physiology, assessment and osmosensation. J Intern Med. 2017;282(2):284-297.

12. Jagadeesh JS, Muthiah NS, Muniappan M. Vasopressin Receptors and Drugs: a Brief Perspective. Global J. Pharmacol. 2014;8(1):80-83.

13. Ministério da Saúde Consultoria Jurídica/Advocacia Geral da União. Nota Técnica N°454/2014. Disponível em: http://www.agu.gov.br/page/download/index/id/23701665. Acesso em: 28 jan. 2019.

14. Comissão Nacional de Incorporação de Tecnologias no SUS. Desmopressina oral para o tratamento do diabetes insípido central. Disponível em: http://conitec.gov.br/images/Relatorios/2017/Relatorio_Desmopressina_DiabetesInsipido_final.pdf. Acesso em: 30 jan. 2019.

15. Berl T. Vasopressin Antagonists. N Engl J Med. 2015;372:2207-2216.

16. Torres VE. Vasopressin receptor antagonists, heart failure, and polycystic kidney disease. Annu Rev Med. 2015;66:195-210.

17. Kinugawa K, Imamura T, Komuro I. Experience of a Vasopressin Receptor Antagonist, Tolvaptan, Under the Unique Indication in Japanese Heart Failure Patients. Clin Pharmacol Ther. 2013.94(4):449-451.

18. Dubois EA, Rissmann R, Cohen AF. Tolvaptan. Br J Clin Pharmacol. 2012;73(1):9-11.

19. Sans-Atxer L, Joly D. Tolvaptan in the treatment of autosomal dominant polycystic kidney disease: patient selection and special considerations. Int J Nephrol Renovasc Dis. 2018;11:41-51.

20. Feldman AM, Hamad E, Tsai EJ, Zhu W, Tilley DG, Alvarez R, Cheung JY. Vasopressin Antagonists for Patients With Acute Heart Failure: Interpreting New Clinical and Translational Data. Clin Pharmacol Ther. 2014;95(4):373-375.

21. Bowman BT, Rosner MH. Lixivaptan – an evidence-based review of its clinical potential in the treatment of hyponatremia. Core Evid. 2013;8:47-56.

22. The ELiSA Study – Evaluation of Lixivaptan in Subjects With Autosomal Dominant Polycystic Kidney Disease. ClinicalTrials.gov Identifier: NCT03487913. Disponível em: https://clinicaltrials.gov/ct2/show/NCT03487913. Acesso em: 5 mar. 2019.

23. Liamis G, Filippatos TD, Elisaf MS. Treatment of hyponatremia: the role of lixivaptan. Expert Ver Clin Pharmacol. 2014;7(4):431-441.

24. Hline SS, Pham PT, Pham PT, Aung MH, Pham PM, Pham PC. Conivaptan: a step forward in the treatment of hyponatremia? Ther Clin Risk Manag. 2008;4(2):315-326.

25. Ferguson-Myrthil N. Novel agents for the treatment of hyponatremia: a review of conivaptan and tolvaptan. Cardiol Rev. 2010;18(6):313-321.

26. Palmer BF, Rock AD, Woodward EJ. Dose comparison of conivaptan (Vaprisol®) in patients with euvolemic or hypervolemic hyponatremia – efficacy, safety, and pharmacokinetics. Drug Des Devel Ther. 2016;10:339-351.

Capítulo 24

Fármacos anti-hipertensivos

Autores:
- Carlos César Crestani
- Cristiane Busnardo

A hipertensão arterial sistêmica (HAS) é uma doença caracterizada por pressão arterial (PA) persistentemente elevada nas artérias sistêmicas. Em 2010, as doenças cardiovasculares foram a principal causa de morte e de anos de vida perdidos ajustados por incapacidade (indicador *DALY* – Disability Adjusted Life Years[1]) em todo o mundo. No Brasil, essas doenças também são a principal causa de morte, sendo responsáveis por 20% de óbitos em indivíduos acima de 30 anos de idade. De acordo com a Pesquisa Nacional de Saúde (PNS), realizada pelo Instituto Brasileiro de Geografia e Estatística (IBGE) em 2013, a proporção de brasileiros de 18 anos ou mais que autorreferiram diagnóstico de HAS foi de 21,4%, o que corresponde a 31,3 milhões de pessoas. Um ano depois, em 2014, a PNS aferiu a PA de mais de 59 mil indivíduos através de dispositivos digitais e a prevalência geral de PA ≥ 140/90 mmHg foi de 22,3%, predominante em homens (25,3% *versus* 19,5%). Apesar das taxas de mortalidade da população brasileira por doenças hipertensivas e cardiovasculares vir apresentando redução desde 2010, elas ainda são responsáveis por um elevado índice de internações, com alto dispêndio de recursos públicos. Portanto, as doenças cardiovasculares são consideradas um problema de saúde pública relevante no Brasil e no mundo.

A HAS é considerada o principal fator de risco evitável para o desenvolvimento de diversas patologias cardiovasculares, como o infarto agudo do miocárdio, a insuficiência cardíaca, o acidente vascular encefálico e a fibrilação arterial. A relação entre HAS e doenças cardiovasculares é independente de outros fatores de risco (p.ex., diabetes *mellitus* e dislipidemia/hipercolesterolemia), sendo contínua com aumentos da pressão arterial a partir de valores de 115/75 mmHg, valor esse ainda dentro da faixa de normotensão (*ver a seguir critérios diagnósticos da hipertensão*). No entanto, o diagnóstico e o tratamento adequado propiciam me-

---

[1] DALY = 1 ano de vida sadio perdido. Fonte: Boletim de Serviço Eletrônico do Ministério da Saúde http://bvsms.saude.gov.br/bvs/publicacoes/Pesquisa_Saude/tela16_2.html.

lhora significativa no quadro clínico da doença, com redução no risco de complicações cardiovasculares.

Fisiopatologia da hipertensão arterial sistêmica

Etiologia

A HAS é classificada, de acordo com sua etiologia, em hipertensão primária (ou essencial) ou secundária. A hipertensão primária corresponde a 90 a 95% dos pacientes hipertensos, sendo de etiologia desconhecida e acometendo, principalmente, indivíduos a partir da meia-idade. O seu desenvolvimento é possivelmente multifatorial, sendo atribuído à aspectos individuais (p.ex., predisposição genética, idade avançada, excesso de peso ou obesidade etc.), hábitos alimentares (p.ex., alta ingestão de sódio, baixa ingestão de potássio e alta ingestão de alimentos hipercalóricos e multiprocessados), fatores ambientais (inatividade física e estresse) e consumo de drogas (p.ex., álcool e tabaco).

A hipertensão secundária tem sua etiologia atribuída a causa definida, sendo secundária a outras condições patológicas, como: doença parenquimatosa renal, doença renovascular (p.ex., estenose da artéria renal), aldosteronismo primário (decorrente de hiperplasia, adenoma e carcinoma no córtex da glândula adrenal), apneia obstrutiva do sono, feocromocitoma, síndrome de Cushing, hipo/hipertiroidismo ou acromegalia. Também pode estar atrelada ao uso de drogas (p.ex., álcool) e tratamentos medicamentosos (p.ex., anti-inflamatórios esteroidais e contraceptivos orais).

Diagnóstico

A Sociedade Brasileira de Cardiologia (SBC) determina valores de PA de 140/90 mmHg como limítrofes para o diagnóstico de hipertensão. As diretrizes do Colégio Americano de Cardiologia e da Associação Americana do Coração foram atualizadas em 2017 e reduziram a definição de hipertensão arterial para 130/80 mmHg. De qualquer modo, atualmente no Brasil valores abaixo de 120 mmHg para pressão arterial sistólica (PAS) e de 80 mmHg para a pressão arterial diastólica (PAD) são considerados ideais para indivíduos acima de 18 anos. A classificação clínica da HAS baseada nas diretrizes definidas pela SBC é apresentada na Quadro 24.1. Quando as pressões sistólica e diastólica se situam em categorias diferentes, a maior deve ser utilizada para classificação da pressão arterial. Nesse sentido, o aumento isolado tanto da PAS quanto da PAD está associado a complicações,

de modo que a *hipertensão sistólica* ou *diastólica isolada* constituem indicação para início de tratamento.

Quadro 24.1 – Classificação clínica da HAS para indivíduos acima de 18 anos de idade.

Classificação	PAS (mmHg)	PAD (mmHg)
Normal	≤ 120	≤ 80
Pré-hipertensão	121 a 139	81 a 89
HAS estágio 1	140 a 159	90 a 99
HAS estágio 2	160 a 179	100 a 109
HAS estágio 3	≥ 180	≥ 110

HAS: hipertensão arterial sistêmica; PAS: pressão arterial sistólica; PAD: pressão arterial diastólica.

Fonte: 7ª Diretriz Brasileira de Hipertensão Arterial.

Mecanismos fisiopatológicos da hipertensão

A regulação da PA é complexa e depende de vários elementos integrados, incluindo o sistema nervoso autônomo (simpático e parassimpático), peptídeos natriuréticos e do endotélio, sistemas neuro-humorais e o sistema imunológico. O mau funcionamento ou a alteração de qualquer um desses fatores pode ocasionar, direta ou indiretamente, aumento da PA.

A PA é usualmente expressa como a razão entre o valor da PAS (isto é, a pressão que o sangue exerce nas paredes arteriais quando o coração se contrai) e da PAD (a pressão quando o coração relaxa). A PA é determinada pelo produto do débito cardíaco (DC) e da resistência vascular periférica (RVP). O DC, por sua vez, é determinado pelo produto do volume sistólico (VS) e da frequência cardíaca (FC).

$$PA = DC \times RVP$$
$$DC = VS \times FC$$

O VS é o volume de sangue que é expelido do coração (ventrículo) a cada sístole (contração) e sofre influência da contratilidade, da pré-carga (tensão da parede ventricular diastólica: pode ser alterada pelo tônus venoso e volume intravascular) e da pós-carga (tensão da parede ventricular sistólica), além de ser aumentada por elevação do tônus simpático. A FC é o número de batimentos cardíacos por unidade de tempo e pode ser modulada pelos sistemas nervosos autônomos simpático e parassimpático, bem como pelas catecolaminas circulantes. A RVP é determinada pela contratilidade da rede arteriolar, refletindo o tônus vascular agregado das arteríolas na circulação sistêmica, sendo modulada pela inervação simpática vascular, por hormônios circulantes (p.ex., angiotensina II e catecolaminas) e fatores locais (p.ex., fatores liberados pelo endotélio e produtos metabólicos teciduais).

O Quadro 24.2 sumariza os principais mecanismos fisiopatológicos da HAS. Aumento no débito cardíaco, na RVP e/ou no volume sanguíneo estão relacionados com o aumento da PA na HAS. Nesse sentido, a HAS é tipicamente caracterizada pela combinação de aumento do DC e da RVP. Entretanto, essa característica parece depender da idade, já que aumento da PA decorrente de elevação do DC é mais comum em jovens, ao passo que a HAS em idosos é geralmente associada a aumento predominante da RVP (o DC é geralmente normal ou reduzido). Independentemente da idade, aumentos no DC e na RVP em pacientes hipertensos decorrem de alterações em mecanismos neuro-humorais e/ou teciduais (para detalhes, ver Quadro 24.2).

Quadro 24.2 – Mecanismos fisiopatológicos da hipertensão.

| | Aumento DC | | Aumento RVP | | Aumento volume sanguíneo | |
Alterações	Alteração morfofuncional	Mecanismo para aumento do DC	Alteração morfofuncional	Mecanismo para aumento da RVP	Alteração morfofuncional	Mecanismo de aumento do volume sanguíneo
Alterações teciduais e patologias	Aumento na responsividade dos receptores β-adrenérgicos	Aumento da FC e do VS	Lesão ou disfunção endotelial	Comprometimento da resposta vasodilatadora Potencialização da ação de agentes vasoconstritores	Doença parenquimatosa renal	Causado por lesão glomerular, com redução na massa de néfrons funcionais e/ou secreção excessiva de renina
			Alteração na expressão de canais iônicos na musculatura lisa vascular	Comprometimento da resposta vasodilatadora Facilitação da resposta vasoconstritora	Mutação de canais iônicos	Aumento na reabsorção de Na^+ e água
			Doença renovascular	Aumento na secreção de renina em virtude da redução da pressão de perfusão renal	Doença renovascular	Redução da perfusão renal (causada por placas aterosclerótica, displasia fibromuscular, êmbolos, vasculite ou compressão externa), com consequente diminuição da filtração glomerular Aumento nos níveis circulantes de angiotensina II e aldosterona
			Inflamação	Hiperplasia neointimal (diminuição do lúmen arteriolar) Fibrose vascular (aumento da rigidez e da resistência vascular)	Inflamação renal	Aumento na secreção de renina Lesão tecidual renal

(Continua)

(Continuação)

Quadro 24.2 – Mecanismos fisiopatológicos da hipertensão.

Alterações	Aumento DC		Aumento RVP		Aumento volume sanguíneo	
	Alteração morfofuncional	Mecanismo para aumento do DC	Alteração morfofuncional	Mecanismo para aumento da RVP	Alteração morfofuncional	Mecanismo de aumento do volume sanguíneo
Alterações neuro--humorais	Aumento na atividade simpática ou na secreção excessiva de catecolaminas (p.ex., feocromocitoma)	Aumento da FC e do VS	Aumento na atividade simpática ou secreção excessiva de catecolaminas (p.ex., feocromocitoma)	Vasoconstrição Proliferação de células musculares lisas (rigidez da parede vascular)	Aumento na atividade simpática ou secreção excessiva de catecolaminas (p.ex., feocromocitoma)	Aumento na secreção de renina Diminuição do fluxo sanguíneo renal Aumento da reabsorção tubular renal (alteração da atividade de transportadores tubulares como o Na-Cl cotransportador no TCD)
	Secreção excessiva de hormônios tireoidianos (hipertireoidismo)	Aumento da FC e do VS via mecanismos genômicos e não genômicos (hipertireoidismo relacionado com hipertensão sistólica isolada)	Aumento dos níveis circulantes de glicocorticoides (p.ex., síndrome de Cushing e estresse)	Potencializa a ação de agentes vasoconstritores (p.ex., catecolaminas e angiotensina II)	Secreção excessiva de angiotensina II e aldosterona	Aumento da reabsorção de Na+ e água
	–	–	Aumento nos níveis de angiotensina II	Vasoconstrição Potencialização das ações de outros agentes vasoconstritores Aumento da liberação de catecolaminas pela medula da glândula suprarrenal	Secreção excessiva de glicocorticoides	Aumento da reabsorção de Na+ e água
	–	–	Secreção diminuída de hormônios tireoidianos (hipotireoidismo)	Redução do efeito vasodilatador dos hormônios tireoidianos (T3) Redução do DC (aumento reflexo da RVP)	Secreção excessiva de hormônios tireoidianos (hipertireoidismo)	Ativação do SRAA
Outras	Aumento do volume sanguíneo	Aumento do retorno venoso	–	–	–	–

Fonte: Desenvolvido pela autoria do capítulo.

O aumento do volume sanguíneo está relacionado com a retenção excessiva de Na+ e água pelos rins. O aumento na reabsorção nos túbulos renais pode decorrer de patologias e alterações (Quadro 24.2). Além de contribuir com aumento no volume sanguíneo, algumas patologias renais podem provocar alterações neuroendócrinas que contribuem com o aumento do tônus vasomotor (p.ex., aumento nos níveis de angiotensi-

Capítulo 24 – Fármacos anti-hipertensivos

na II na doença renovascular). O aumento no volume combinado com vasoconstrição periférica gera perfil de alteração caracterizado por aumento do DC e da RVP.

Resultados, principalmente de estudos em animais, indicam o envolvimento do sistema imune e da inflamação na HAS. Por exemplo, estímulos como a angiotensina II e o excesso de sal promovem o aumento do número de células T, entre elas as células colaboradoras Th17, as quais se infiltram nos rins e nos vasos sanguíneos, induzindo a produção de diversas citocinas, incluindo interleucina (IL)-17. Essas alterações ocasionam instalação de processo inflamatório na parede vascular e nos rins e promovem danos e disfunções nesses tecidos, o que pode ocasionar maior retenção de sódio e aumento da RVP (para detalhes, ver Quadro 24.2).

Tratamento da hipertensão

O tratamento da HAS tem o objetivo de promover a redução da PA, o que protege os órgãos-alvo e previne complicações cardiovasculares e renais. Os fármacos anti-hipertensivos comercialmente disponíveis no Brasil podem ser divididos, de acordo com seu mecanismo de ação, em quatro classes, incluindo: 1) bloqueadores do sistema renina-angiotensina-aldosterona (SRAA), 2) diuréticos, 3) simpatolíticos, e 4) vasodilatadores diretos. O Quadro 24.3 apresenta os agentes farmacológicos pertencentes a cada classe de fármacos anti-hipertensivos.

Bloqueadores do sistema renina-angiotensina-aldosterona (SRAA)

Regulação do SRAA

A história do SRAA se iniciou com a descoberta, em 1898, da renina pelo pesquisador finlandês Robert A. A. Tigerstedt e seu assistente Per Bergman. Posteriormente, dois grupos de pesquisa independentes comandados por Eduardo Braun-Menéndez e Irving H. Page reportaram a existência de um novo composto produzido pela renina, que nomearam de hipertensina e angiotonina, respectivamente. Posteriormente, Braun-Menéndez e Irving H. Page concordaram em denominar esse composto como angiotensina, designação utilizada atualmente.

O SRAA é considerado um importante mecanismo regulador da PA e um fator determinante para a lesão de órgãos-alvo (rins, coração e vasos) na HAS em função dos efeitos pró-fibróticos e pró-inflamatórios da angiotensina II, mediados em grande parte pelo aumento do estresse oxidativo. A cascata clássica de síntese do SRAA é apresentada na Figura 24.1. Ela se inicia com a secreção da renina (uma protease de aspartato) pelas células justaglomerulares renais em resposta a vários estímulos, incluindo: 1) *redução no aporte de sódio na mácula densa*, 2) *redução da pressão arterial na artéria renal* e 3) *ativação simpática renal*. A renina cliva o angiotensinogênio, sintetizado principalmente no fígado, em um decapeptídeo, a angiotensina I. A ECA (também conhecida, entre outras, formas como cininase II ou peptidil-dipeptidase A), expressa principalmente no endotélio pulmonar, é uma dipeptidil-carboxipeptidase relativamente não seletiva, que converte o decapeptídeo inativo angiotensina I no octapeptídeo biologicamente ativo angiotensina II. A angiotensina II pode ainda ser sintetizada através de vias alternativas, a partir do angiotensinogênio, por meio de enzimas não renina como a tonina e a catepsina ou a partir da angiotensina I por vias independentes da ECA, por exemplo, através da ação da enzima quimase.

Quadro 24.3 – Classes e agentes farmacológicos utilizados no tratamento da HAS.

Diuréticos	*Simpatolíticos*	*Vasodilatadores*	*Inibidores SRAA*
Diuréticos tiazídicos	Antagonistas adrenoceptores Antagonistas β Antagonistas β com ação vasodilatadora Antagonistas α_1	Bloqueadores canais de Ca^{+2}	Inibidores ECA
Diuréticos de alça	Simpatolíticos de ação central	Ativadores canais de K^+	Antagonistas AT_1
Diuréticos poupadores de K+	Bloqueadores de neurônios adrenérgicos	Hidralazina	Inibidor renina
		Doadores/liberadores de óxido nítrico	
		Agonista receptor dopamina fenoldopam*	

*Não disponível no Brasil. ECA: enzima conversora de angiotensina: SRAA: sistema renina-angiotensina-aldosterona.

Fonte: Desenvolvido pela autoria do capítulo.

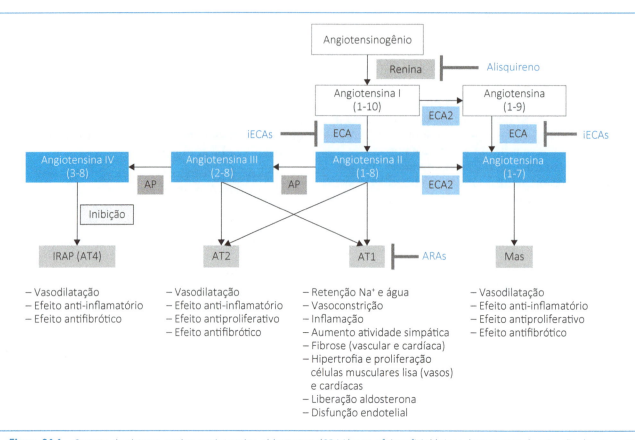

Figura 24.1 – Cascata do sistema renina-angiotensina-aldosterona (SRAA) e os efeitos fisiológicos decorrentes da ativação dos receptores AT_1, AT_2, Mas e IRAP (AT_4).
A figura também indica os sítios de ação dos fármacos anti-hipertensivos comercialmente disponíveis que atuam por meio do bloqueio do SRAA.
AP: aminopeptidases; ARA: fármacos antagonistas dos receptores da angiotensina II do subtipo 1 (AT_1); ECA: enzima conversora de angiotensina; iECA: fármacos inibidores da ECA; IRAP: aminopeptidases reguladas pela insulina.
Fonte: Adaptada de Zaman et al., Nat Rev Drug Discov. 1(8): 621-36, 2002; Roscioni et al., Nat. Rev. Nephrol. 10: 77-87, 2014; Oparil et al., Nat Rev Dis Primers. 4: 18014, 2018.

A angiotensina II é um hormônio que atua em vários alvos, incluindo rins, vasos sanguíneos, glândulas suprarrenais e sistema nervoso. Os efeitos da angiotensina II são mediados por dois receptores, denominados AT_1 e AT_2. A ativação do receptor AT_1, um membro da superfamília de receptores acoplados à proteína G, estimula a enzima fosfolipase C (PLC) que, por sua vez, catalisa a formação de inositol-1,4,5-trifosfato (IP3) e o diacilglicerol (DAG) a partir de fosfolípides de membrana (PIP2), o que acarreta elevação nos níveis de cálcio intracelulares ($[Ca^{2+}]_i$). A ativação do receptor AT_1 desencadeia efeitos diretos que afetam a função cardiovascular, incluindo respostas vasculares, renais e estruturais na parede vascular e no coração. A vasoconstrição nos leitos renais também contribui para o aumento no volume sanguíneo. Além das ações diretas, a ativação do receptor AT_1 também afeta a função cardiovascular ao influenciar outros mecanismos neuro-humorais, incluindo estimulação da síntese e liberação de aldosterona a partir do córtex da glândula suprarrenal, que atua em receptores de mineralocorticoides (MR) e aumenta a retenção de sódio nos rins; além da liberação do hormônio antidiurético a partir da neuro-hipófise. A angiotensina II também aumenta o tônus simpático ao expandir a atividade neural simpática por meio de ação central, aumentar a liberação e inibir a recaptação de noradrenalina nas terminações nervosas simpáticas e estimular a liberação de catecolaminas na medula da glândula suprarrenal. A angiotensina II também atua em receptores AT_1 para exercer a retroalimentação negativa na liberação de renina, inibindo, dessa maneira, a sua liberação.

Os efeitos da angiotensina II decorrentes da ativação do receptor AT_2 são, de modo geral, contrarregulatórios em relação aos efeitos mediados pelo receptor AT_1 (Figura 24.1). Nesse sentido, a ativação do receptor AT_2 acarreta liberação de óxido nítrico a partir do endotélio vascular e vasodilatação, além de possuir ações antiproliferativa, antifibrótica e anti-inflamatória.

O SRAA foi ampliado com a identificação e caracterização de novos produtos biologicamente ativos (comumente denominado "via não clássica") (Figura 24.1). Foi reportada a existência de uma segunda isoforma da ECA, denominada ECA2 (expressa principalmente nas células endoteliais vasculares, no coração e nos rins), que converte a angiotensina I e angiotensina II em angiotensina (1-9) e angiotensina (1-7), respectivamente. A angiotensina (1-9) pode ser convertida em angiotensina (1-7) por meio da ação da ECA. A angiotensina (1-7) atua através da ativação de um receptor específico, denominado receptor, mas que, assim como o receptor AT_2, possui ações contrarregulatórias em relação aos efeitos decorrentes da ativação do receptor AT_1 pela angiotensina II (Figura 24.1). A angiotensina I e II são também suscetíveis à digestão por aminopeptidases ou carboxipeptidases, resultando em fragmentos peptídicos encontrados na circulação, como as angiotensinas III e IV. A angiotensina III (2-8) atua através dos receptores AT_1 e AT_2. Por outro lado, a angiotensina IV (3-8) liga-se a *aminopeptidases reguladas pela insulina* (IRAP), também denominada receptor AT_4. A angiotensina IV (3-8) inibe a atividade enzimática da IRAP, o que induz vasodilatação e efeitos antitrombótico e anti-inflamatório (Figura 24.1). Os efeitos biológicos desses novos peptídeos têm sido investigados com o objetivo de desenvolvimento de novos fármacos atuando no SRAA com perfil mais favorável em termos de eficácia e efeitos adversos. Entretanto, os fármacos comercialmente disponíveis no Brasil para o tratamento da hipertensão que atuam através do SRAA incluem: 1) inibidores da enzima conversora de angiotensina (iECA), 2) antagonistas dos receptores de angiotensina II do subtipo 1 (AT_1) (ARA), e 3) inibidor direto da renina.

Inibidores da enzima conversora de angiotensina (iECA)

Em 1965, o professor e pesquisador brasileiro Sérgio Henrique Ferreira, estudando substâncias extraí-das do veneno da víbora brasileira *Bothrops jararaca*, verificou a presença de um componente no veneno que causava uma forte potenciação nos efeitos hipotensores da bradicinina; componente esse que foi denominado *fator de potenciação da bradicinina* (FPB). Após essa descoberta, Sérgio Ferreira foi realizar seu pós-doutorado no laboratório do John R. Vane (Prêmio Nobel de Fisiologia ou Medicina em 1982) e levou consigo um extrato do veneno contendo o FPB. Vane propôs que o FPB fosse testado sobre a ação da ECA. O FPB promoveu uma potente inibição da ECA, o que acarretou nos estudos das ações do FPB no tratamento da hipertensão. Esses achados levaram ao desenvolvimento dos primeiros anti-hipertensivos naturais, utilizados como modelo para a síntese do captopril, o inibidor sintético da ECA protótipo oralmente ativo.

- Estrutura e mecanismo de ação: a ECA possui dois domínios – um C-terminal, que é dependente de íons cloreto e catalisa a conversão de angiotensina I em angiotensina II; e um N-terminal, que não é dependente de ânions e catalisa a inativação de outros peptídeos, como a bradicinina. A enzima existe em duas isoformas: (i) a somática (ECA), como dois domínios homólogos (N- e C-terminal) com dois sítios ativos conservados, e (ii) a testicular (tECA), expressa apenas no esperma, uma proteína de domínio único, correspondente ao domínio C-terminal da ECA. A ECA2 também possui dois domínios (N- e C-terminais) e apresenta 40% de homologia com a ECA somática. O captopril (Figura 24.2) é um inibidor competitivo da ECA que contém um resíduo de prolina para a ligação ao sítio ativo da enzima e uma porção tiol (sulfidrila) para a combinação com o grupo metálico (zinco) da enzima. Os inibidores da ECA podem ser classificados de acordo com a sua interação com o zinco no sítio ativo. Fármacos como enalapril, lisinopril e ramipril interagem através da porção carboxilato (Figura 24.2); ao passo que o fosinopril (Figura 24.2) interage através do grupo fosfato.

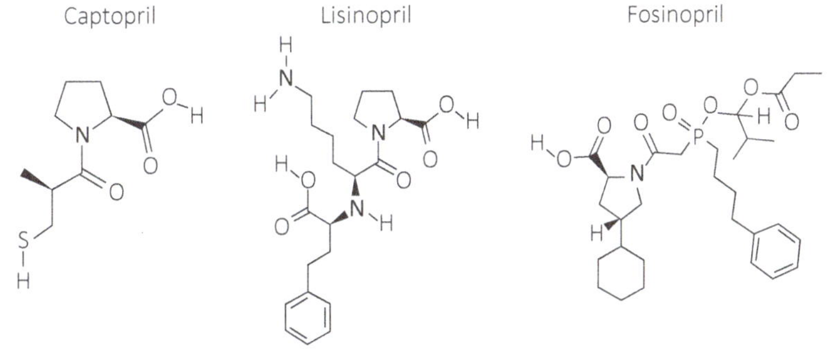

Figura 24.2 – Estrutura química do captopril, lisinopril e fosinopril.

Fonte: Adaptada de Pubchem (www.pubchem.ncbi.nlm.nih.gov).

Os iECA atuam ligando-se ao sítio ativo da ECA, interferindo na conversão de angiotensina I em angiotensina II. Os efeitos anti-hipertensivos dos iECA decorrem, em parte, da inibição das ações da angiotensina II mediadas pelo receptor AT_1 (Figura 24.3). Além disso, a ECA também catalisa a clivagem proteolítica da bradicinina em produtos inativos. Desse modo, o efeito anti-hipertensivo dos iECA é igualmente mediado pela inibição da degradação da bradicinina, facilitando, assim, o efeito vasodilatador da bradicinina mediado pelo receptor BK2 presente no endotélio vascular (Figura 24.3). A maior disponibilidade de substrato para formação de angiotensina (1-7) (ver Figura 24.1), que tem sido proposta como contrarreguladora para os efeitos da angiotensina II no receptor AT_1, também parece contribuir para os efeitos anti-hipertensivos dos iECA.

- **Usos terapêuticos e farmacocinética:** os iECA disponíveis para uso clínico no Brasil incluem captopril, benazepril, cilazapril, delapril, enalapril, fosinopril, lisinopril, perindopril, quinapril, ramipril, trandolapril. Além da indicação como agentes anti-hipertensivos, alguns desses fármacos foram também aprovados para o tratamento de outras patologias, como insuficiência cardíaca, nefropatia diabética e disfunção ventricular esquerda (Quadro 24.4).

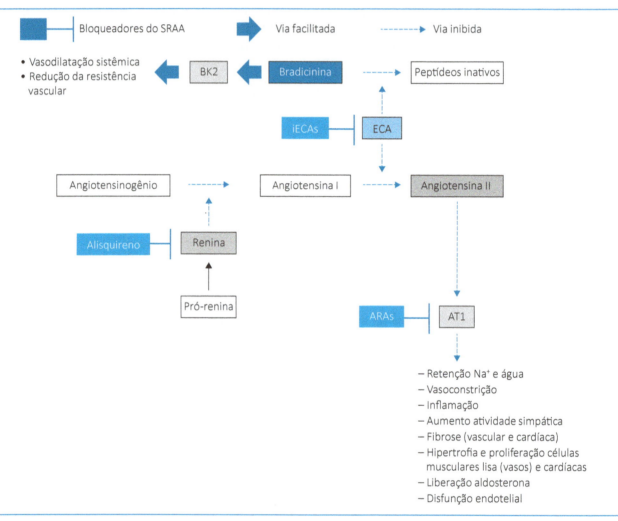

Figura 24.3 – Mecanismo de ação dos bloqueadores do sistema renina-angiotensina-aldosterona (SRAA). O inibidor da renina bloqueia a formação de angiotensina I e, consequentemente, de angiotensina II, interrompendo seus efeitos mediados pelo receptor AT_1. Os iECA bloqueiam a conversão de angiotensina I em angiotensina II, também interrompendo suas ações mediadas pelo receptor AT_1. Os iECA também inibem a clivagem proteolítica da bradicinina, facilitando seu efeito vasodilatador mediado pelo receptor BK2. Os ARA são antagonistas competitivos dos receptores AT_1. Seta azul continua: via facilitada pelos iECA. Seta azul pontilhada: via inibida pelos bloqueadores do SRAA. Cada via é bloqueada a partir do local onde o bloqueador atua.

ARA: fármacos antagonistas do receptor de angiotensina II do subtipo 1 (AT_1); BK2: receptores de bradicinina do subtipo 2; ECA: enzima conversora de angiotensina; iECA: fármacos inibidores da ECA.

Fonte: Adaptada de Zaman et al., Nat Rev Drug Discov. 1(8): 621-36, 2002; Roscioni et al., Nat. Rev. Nephrol. 10: 77-87, 2014; Oparil et al., Nat Rev Dis Primers. 4: 18014, 2018.

Capítulo 24 – Fármacos anti-hipertensivos

Quadro 24.4 – Indicações clínicas dos inibidores da enzima conversora de angiotensina (iECA) comercialmente disponíveis no Brasil.

Fármaco	Indicações			
	Hipertensão	Insuficiência cardíaca congestiva	Nefropatia diabética	Disfunção ventricular esquerda
Captopril	+	+	+	+ (após IM)
Benazepril*	+			
Enalapril*	+	+		
Enalaprilato	+			
Fosinopril*	+	+		
Lisinopril	+	+		+ (após IM)
Quinapril*	+			
Perindopril*	+			
Ramipril*	+	+		
Trandolapril*	+	+ (após IM)		+ (após IM)

*Administrado como pró-droga. IM = infarto do miocárdio.

Fonte: Adaptado de Zaman MA, Oparil S, Calhoun DA. Drugs targeting the renin-angiotensin-aldosterone system. Nat Rev Drug Discov. 2002 Aug;1(8):621-36.

Os iECA são estruturalmente heterogêneos, o que confere grandes diferenças nas suas características farmacocinéticas, como absorção, ligação às proteínas plasmáticas, metabolismo, duração de ação e meia-vida plasmática (Quadro 24.5). Entretanto, a maioria dos iECA é excretada primariamente ou exclusivamente pelos rins. Os iECA podem ser ingeridos com a comida, com exceção do captopril, que tem sua absorção diminuída (agentes antiácidos também reduzem a sua absorção). Os efeitos anti-hipertensivos dos iECA são bem mantidos durante o uso crônico. As doses preconizadas dos iECA no tratamento da hipertensão são apresentadas no Quadro 24.5.

- Efeitos colaterais, toxicidade e interações medicamentosas: os iECA são habitualmente bem tolerados, sendo hipotensão e tosse seca os efeitos adversos mais comuns. A tosse seca está relacionada com o acúmulo de bradicinina e outros peptídeos, como a substância P, no pulmão. Bupivacaína inalada, cromoglicato de sódio, baclofeno oral e sulfato ferroso foram relatados como eficazes na supressão da tosse induzida

Quadro 24.5 – Parâmetros farmacocinéticos e posologia dos anti-hipertensivos inibidores da enzima conversora de angiotensina (iECA).

Fármaco	Características farmacocinéticas					Posologia (mg)	
	Início/duração do efeito (h)	Pico do efeito hipotensor (h)	Ligação às proteínas (%)	Meia-vida (h)	Eliminação	Dose mín./ máx.	Número de tomadas
Captopril	0,25/depende da dose	1 a 1,5	25 a 30	< 2	Renal	25 a 150	2 a 3
Benazepril*	1 a 24	2 a 4	> 95	10 a 11	Renal/alguma biliar	5 a 20	1
Enalapril*	1 a 24	4 a 6	50	11	Renal	5 a 40	1 a 2
Enalaprilato	0,25 a 6	1 a 4	95	11	Renal	–	–
Fosinopril*	1 a 24	2 a 6	95	11	Renal = hepática	10 a 20	1
Lisinopril	1 a 24	6	10	13	Renal	5 a 20	1
Quinapril*	1 a 24	2	97	2	Renal > hepática	10 a 20	1
Perindopril*	2-4 a 24	4 a 6	60	2	Renal > hepática	4 a 8	1
Ramipril*	1-2 a 24	3 a 6	73	13 a 17	Renal	2,5 a 10	1
Trandolapril*	2-4 a 24	6 a 8	80 a 94	16 a 24	Renal > hepática	2 a 4	1

*Administrado como pró-droga.

Fonte: Adaptado de Nat Rev Drug Discov. 1(8):621-36, 2002 e da 7ª Diretriz Brasileira de Hipertensão Arterial.

403

por iECA. Edemas angioneuróticos de face, extremidades, lábios, língua, glote e/ou laringe; alterações do paladar e erupção cutânea constituem efeitos adversos raros decorrente do uso dos iECA. Entretanto, os hipoglicemiantes da classe dos inibidores da dipeptidil peptidase 4 (DPP4) associados aos iECA aumentam o risco de angioedema. Nos pacientes com insuficiência renal pode ocorrer hipercalemia, uma vez que há redução da aldosterona, que promove retenção de sódio com eliminação de potássio; além de elevação nos níveis séricos de ureia e creatinina, que geralmente é reversível. Hipercalemia pode também ocorrer com a interação dos iECA com suplementos contendo K^+ e diuréticos poupadores de potássio. Em pacientes com hipertensão renovascular bilateral ou unilateral associada a rim único, os iECA podem promover redução da filtração glomerular e ocasionar insuficiência renal crônica. Esses fármacos são contraindicados na gestação pelo risco de complicações fetais, como hipotensão fetal, anúria e insuficiência renal, algumas vezes relacionado com a má formação e morte fetal. Os anti-inflamatórios não esteroidais (AINE) podem diminuir o efeito hipotensor dos iECA ao reduzir a síntese de prostaglandina E2 (vasodilatadora) por meio da inibição da enzima ciclo-oxigenase (COX). Os iECA impedem a depuração do lítio, o que pode aumentar o risco de toxicidade por lítio.

Antagonistas dos receptores de angiotensina II do subtipo 1 (AT_1) (ARA)

No início dos anos de 1970, foi desenvolvido a saralasina, um agonista parcial[2] peptídico do receptor AT_1 de duração curta e não absorvido por via oral – desse modo, sem potencial terapêutico. Em meados da década de 1980, pesquisadores da empresa farmacêutica japonesa Takeda desenvolveram antagonistas não peptídicos do receptor AT_1. Apesar desses fármacos apresentarem duração curta e limitada biodisponibilidade oral, serviram de protótipos para os cientistas da empresa química americana DuPont otimizarem esses antagonistas e desenvolverem o primeiro ARA não peptídico terapeuticamente útil, a losartana, comercializada pela companhia farmacêutica Merck & Co. Juntamente com a losartana, os demais ARA desenvolvidos posteriormente são frequentemente denominados "sartanas".

- **Estrutura e mecanismo de ação:** a maioria das "sartanas" (valsartana, losartana, candesartana, irbesartana, olmesartana e telmisartana) possui estrutura química semelhante ao anel bifenil-tetrazol, mas diferem nas suas cadeias laterais (Figura 24.4). Os ARA são compostos não peptídicos altamente seletivos ao receptor AT_1. Apesar de todos os ARA serem antagonistas competitivos do receptor AT_1, alguns causam antagonismo insuperável[3], possivelmente pela dissociação lenta do receptor AT_1. Por exemplo, a losartana e a valsartana promovem antagonismo superável; enquanto a irbesartana, a candesartana, a telmisartana e a olmesartana são antagonistas insuperáveis. Independentemente do tipo de antagonismo (superável ou insuperável), os ARA antagonizam os efeitos da angiotensina II mediados pelo receptor AT_1 (Figura 24.3), consequentemente diminuindo a PA e protegendo os tecidos do estresse oxidativo e das doenças cardiovasculares associadas à HAS.

Os ARA impedem a ação da angiotensina II no receptor AT_1, porém sem interferir com os mecanismos de síntese dos peptídeos do SRAA. De fato, o bloqueio do receptor AT_1 pode inclusive aumentar a síntese de angiotensina II ao facilitar a liberação de renina por meio do bloqueio do mecanismo de retroalimentação negativa do SRAA. Desse modo, com o bloqueio do receptor AT_1, a angiotensina II disponível pode atuar nos receptores AT_2, o que contribui para os efeitos anti-hipertensivos dos ARA ao se opor aos efeitos do receptor AT_1. Como a angiotensina II pode ser sintetizada por outras vias independentes da ECA, os ARA promovem uma inibição mais completa das ações da angiotensina II quando comparada aos iECA. Entretanto, como os ARA não possuem efeito sobre o metabolismo da bradicinina, podem apresentar um efeito vasodilatador menor em relação aos iECA.

- **Usos terapêuticos e farmacocinética:** em geral, os ARA são indicados para o tratamento das mesmas afecções que os iECA. Os ARA reduzem a PA de pacientes hipertensos com risco cardiovascular alto ou com comorbidades, diminuem a hipertrofia ventricular esquerda e previnem a doença renal crônica em pacientes diabéticos tipo 2. Os ARA podem ser usados em monoterapia ou em combinação com outros agentes anti-hipertensivos, em especial diuréticos tiazídicos e bloqueadores de canais de Ca^{+2} (ver a seguir). Sua associação a iECA é contraindicada em razão da sinergia de efeitos.

---

[2] *Agonista parcial:* pode funcionar como antagonista, reduzindo ou bloqueando o efeito do agonista pleno (ver no Capítulo 4 – Farmacodinâmica: aspectos quantitativos da ação de fármacos).

[3] *Antagonismo insuperável*: a resposta máxima não é restaurada independentemente da dose do agonista (ver no Capítulo 4 – Farmacodinâmica: aspectos quantitativos da ação de fármacos).

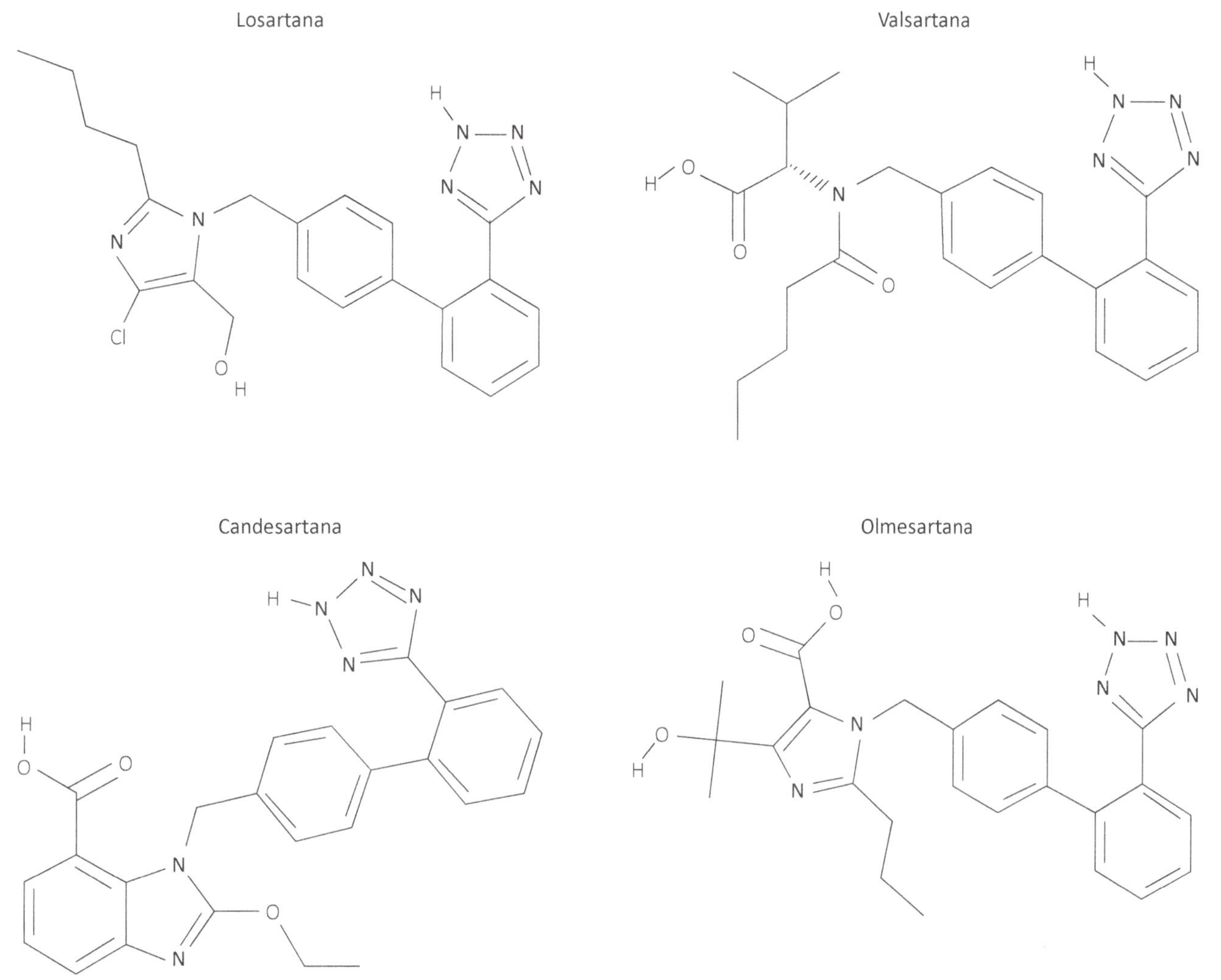

Capítulo 24 – Fármacos anti-hipertensivos

Losartana

Valsartana

Candesartana

Olmesartana

Figura 24.4 – Estrutura química da losartana, valsartana, candesartana e olmesartana.
Fonte: Pubchem (www.pubchem.ncbi.nlm.nih.gov).

As diferenças estruturais na cadeia lateral dos ARA resultam em características farmacocinéticas distintas, como biodisponibilidade, meia-vida plasmática e eliminação (Quadro 24.6). Entretanto, a maior parte deles são depurados por meio de metabolismo hepático. A losartana é bem absorvida por via oral e sofre metabolismo de primeira passagem, levando à formação de um metabólito ativo, o EXP3174 (ácido carboxílico da losartana), que é mais potente que a losartana no antagonismo do receptor AT_1 e possui maior meia-vida. Após a administração oral, o pico da concentração plasmática da valsartana é atingido em 2 a 4 horas. A concentração plasmática máxima após a administração oral de candesartana e olmesartana é aproximadamente 3 a 4 horas e > 2 horas, respectivamente. Em geral, os ARA ligam-se fortemente às proteínas plasmáticas e os alimentos não interferem na sua biodisponibilidade oral e/ou eficácia clínica, o que facilita sua administração

oral. As doses preconizadas dos ARA no tratamento da HAS são apresentadas no Quadro 24.6.

- Efeitos colaterais, toxicidade e interações medicamentosas: os ARA são bem tolerados. Possuem menor incidência de tosse e angioedema em relação aos iECA, visto que não interferem no metabolismo da bradicinina, da substância P ou outros peptídeos. Entretanto, os ARA podem causar hipotensão. Foi observado o aparecimento de tontura com uso dos ARA e, raramente, reação de hipersensibilidade cutânea. Os pacientes com insuficiência renal crônica podem apresentar hipercalemia. Os ARA também podem provocar hipercalemia ao interagir com suplementos contendo K^+ e diuréticos poupadores de K^+. Assim como os iECA, esses fármacos são contraindicados durante a gravidez, por isso, deve-se ter uma precaução maior com mulheres

405

Seção 4 – Fármacos que Afetam as Funções Renal e Cardiovascular

Quadro 24.6 – Farmacocinética e posologia dos anti-hipertensivos antagonistas dos receptores de angiotensina II do subtipo 1 (AT$_1$) (ARA).

Fármaco	Características farmacocinéticas				Posologia (mg)	
	Biodisponibilidade (%)	Ligação às proteínas (%)	Meia-vida (h)	Eliminação (fezes/urina) (%)	Dose mín./máx.	Número de tomadas
Losartana	33	98,7	2 (4 a 6)*	60 a 35	25 a 100	1
Valsartana	23	95	7	83/13	80 a 320	1
Irbesartana	70	90	12 a 20	80/20	150 a 300	1
Candesartana	42	99,5	9 a 13	67/33	8 a 32	1
Telmisartana	43	> 99	24	> 98 fecal	40 a 160	1
Olmesartana	26	> 95	13	50 a 65 fecal 35 a 49 urina	20 a 40	1

*Meia-vida do metabólito ativo.

Fonte: Adaptado de Nat Rev Drug Discov, 1(8):621-36, 2002; da Vascular Health and Risk Management, 7 605-622, 2011 e da 7ª Diretriz Brasileira de Hipertensão Arterial.

em idade fértil. Vários ARA, como a irbesartana e losartana, são metabolizados pelo citocromo P450 (CYP) e, portanto, estão sujeitos a possíveis interações medicamentosas com outros fármacos que induzam ou inibam a atividade do CYP, podendo ter suas concentrações plasmáticas reduzidas ou aumentadas, respectivamente.

Inibidor direto da renina

O desenvolvimento dos inibidores da renina iniciou-se em 1972, com a descoberta de um pentapeptídeo, a pepstatina, que não revelou potencial terapêutico por ser inativo através da administração oral. Posteriormente, surgiram novos compostos ativos por via oral (p.ex., zanquireno e remiquireno), porém não se revelaram terapias eficazes por apresentarem baixa potência e biodisponibilidade. O primeiro inibidor da renina disponível no mercado para uso clínico foi o alisquireno, um composto não peptídico aprovado em 2007 pela Food and Drug Administration (FDA, EUA).

- Estrutura e mecanismo de ação: o alisquireno, inibidor direto e seletivo da renina, é uma piperidina não peptídica com alta afinidade e seletividade para a renina humana (Figura 24.5). O alisquireno se liga seletivamente ao sítio ativo da renina (no sub-bolsão S3) e atua na etapa limitante da síntese de angiotensina II, interrompendo a conversão do angiotensinogênio em angiotensina I e, consequentemente, a formação de angiotensina I e II (Figura 24.3). Os efeitos hipotensores do alisquireno são mediados pela diminuição dos efeitos da angiotensina II decorrentes da ativação do receptor AT$_1$ (Figura 24.3). Diferentemente dos iECA e dos ARA, o alisquireno não causa aumento compensatório na atividade da renina plasmática.

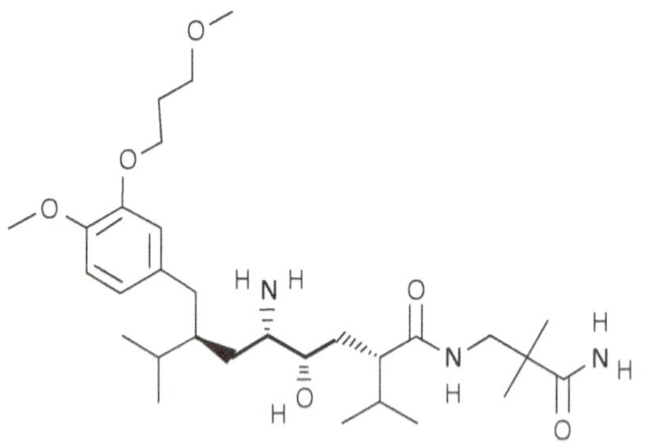

Figura 24.5 – Estrutura química do alisquireno.
Fonte: Pubchem (www.pubchem.ncbi.nlm.nih.gov).

- Usos terapêuticos e farmacocinética: o alisquireno é um fármaco seguro, com eficácia no tratamento da hipertensão semelhante a outros agentes anti-hipertensivos e com potencial para reduzir a progressão da doença renal. A combinação do alisquireno com outros anti-hipertensivos melhora a eficácia do tratamento. O alisquireno tem se mostrado eficaz quando administrado em associação a diuréticos ou bloqueadores de canais de cálcio.

Os parâmetros farmacocinéticos e as doses indicadas do alisquireno são apresentados no Quadro 24.7. As concentrações plasmáticas máximas são atingidas em torno de 1 a 3 horas. Além disso, o volume de distribuição do alisquireno é baixo em virtude da alta ligação às proteínas plasmáticas. O alisquireno sofre pouca metabolização via citocromo P450, a maior parte dele é eliminada de forma inalterada na bile (fezes).

406

Quadro 24.7 – Farmacocinética e posologia do anti-hipertensivo inibidor direto da renina.

Fármaco	Características farmacocinéticas				Posologia (mg)	
	Biodisponibilidade (%)	Ligação às proteínas (%)	Meia-vida (h)	Eliminação (%)	Dose mín./máx.	Número de tomadas
Alisquireno	2,5	47 a 51	40	Biliar 91/75% inalterada	150 a 300	1

Fonte: Adaptado de *Expert* Rev Cardiovasc Ther. 10(3):293-303, 2012; ANVISA e da 7ª Diretriz Brasileira de Hipertensão Arterial.

- **Efeitos colaterais, toxicidade e interações medicamentosas:** o alisquireno apresenta boa tolerabilidade. Os efeitos adversos mais comuns são exantema, diarreia (especialmente com doses elevadas) e aumento de creatinofosfoquinase (CPK); porém todos esses efeitos têm baixa incidência (em geral, inferior a 1%). Assim como os iECA e os ARA, o uso do alisquireno é contraindicado na gestação. Outra característica comum aos demais bloqueadores do SRAA é que, quando administrado com suplementos contendo K^+ ou diuréticos poupadores de potássio, podem provocar hipercalemia. A ciclosporina e o cetoconazol aumentam a concentração plasmática do alisquireno, provavelmente por competição pela ligação às proteínas plasmáticas. O alisquireno pode reduzir a biodisponibilidade da furosemida, reduzindo seu efeito natriurético.

Diuréticos

Os diuréticos são usados há mais de 60 anos no tratamento da HAS, e ainda hoje são uma das classes de fármacos mais importantes no tratamento da HAS, estando entre os fármacos mais prescritos. De fato, os diuréticos são incluídos entre os fármacos de primeira escolha no tratamento da HAS por diretrizes de diversos países, incluindo do Brasil. Os diuréticos diminuem a pressão arterial ao reduzir o volume sanguíneo por meio do aumento na excreção renal de Na^+. Entretanto, a redução de volume parece não explicar completamente seus efeitos anti-hipertensivos, uma vez que alguns diuréticos possuem efeitos anti-hipertensivos em dosagens inferiores àquelas necessárias para o desencadeamento de efeito natriurético. Esse evento pode ser explicado pelos efeitos vasodilatadores de alguns diuréticos (ver descrição detalhada a seguir).

Os diuréticos usados no tratamento da HAS incluem: 1) os tiazídicos, 2) os diuréticos de alça e 3) os poupadores de K^+. Os locais e o mecanismo de ação, a farmacocinética e os efeitos adversos dos diuréticos são discutidos em detalhes no Capítulo 22 – Fármacos diuréticos. A seguir, segue a discussão desses fármacos no contexto do tratamento da HAS.

Diuréticos tiazídicos

Os tiazídicos são os diuréticos mais empregados no tratamento da HAS, por possuírem efeitos natriuréticos mais suaves e prolongados em relação ao demais diuréticos. De fato, diretrizes nacionais e internacionais os têm sugerido como fármacos de primeira escolha para a maioria dos pacientes. Esses fármacos agem primariamente no túbulo contorcido distal, reduzindo a reabsorção de Na^+ (Capítulo 22 – Fármacos diuréticos). A eficácia anti-hipertensiva é reduzida em condições de prejuízo na função renal, de modo que os diuréticos tiazídicos são geralmente substituídos pelos *diuréticos de alça* em casos de insuficiência renal.

Os diuréticos tiazídicos comercializados no Brasil incluem a hidroclorotiazida, a clortalidona e a indapamida. Dentre esses, tem sido preconizado a escolha da clortalidona, principalmente em razão do maior tempo de efeito em relação aos demais (duração efeito: 48 a 72 horas), assim permitindo o uso 1 vez ao dia. Além disso, algumas evidências têm indicado maior eficácia e potência da clortalidona e melhores resultados em termos de redução de morbidades relacionadas com a HAS.

O efeito anti-hipertensivo inicial parece decorrer de redução no volume sanguíneo, assim reduzindo a pressão arterial por meio da diminuição no DC (redução pré-carga). Entretanto, ao longo do tratamento, o volume sanguíneo e o DC tendem a se normalizar, principalmente em resposta à ativação compensatória do SRAA e da atividade simpática. Nesse sentido, tem sido proposto que o efeito anti-hipertensivo durante o tratamento prolongado é mediado por efeito vasodilatador, o que reduz a RVP. De fato, durante o tratamento prolongado a vasodilatação periférica parece contribuir mais para o efeito anti-hipertensivo desses fármacos do que a redução do volume. Os relatos de alguns estudos de quedas na PA com doses menores de diuréticos tiazídicos em relação àquelas necessárias para gerar respostas natriuréticas reforçam as evidências da importância da redução na RVP nos efeitos anti-hipertensivos desses fármacos.

Os mecanismos relacionados com o efeito vasodilatador não são completamente compreendidos. Estudos *in vitro* indicaram que alguns diuréticos tiazídicos podem causar abertura de canais de K^+ ativados por Ca^{+2} (canal K_{Ca}) localizados na membrana das células musculares lisas vasculares, o que causa hiperpolarização e, consequente, redução no influxo de Ca^{+2} a partir dos canais do tipo L. Os diuréticos tiazídicos também inibem a anidrase carbônica vascular, de modo que a inibição dos canais K_{Ca} na musculatura lisa vascular pode decorrer do aumento no pH intracelular decorrente da inibição dessa enzima. Outra hipótese é que a vasodilatação decorra da ação natriurética desses fármacos nos rins; sendo, nesse caso, consequência da redução inicial de volume. Nesse sentido, tem sido proposto um efeito indireto relacionado com a redução do volume, que é denominado *autorregulação reversa*. Essa teoria propõe que durante a resposta inicial de diminuição do volume e do DC ocorra uma vasoconstrição; porém, ao longo do tempo, os vasos se dilatam para aumentar o DC de volta aos padrões normais. Essa teoria é suportada por evidências de que os efeitos dos diuréticos tiazídicos são diminuídos em pacientes com insuficiência renal, bem como por aumento na ingestão de sal durante o tratamento (o que minimiza o efeito inicial de redução no volume). Estudos em animais também têm proposto a participação da ativação da enzima eNOS no endotélio vascular, bem como da dessensibilização das células musculares lisas ao Ca^{+2}. A Figura 24.6 sumariza os possíveis mecanismos associados ao efeito vasodilatador dos diuréticos tiazídicos. Entretanto, apesar do relato de todos esses efeitos vasculares, os mecanismos referentes à queda da RVP causada pelos diuréticos tiazídicos permanece não esclarecida.

A redução no volume e na PA estimula a secreção de renina, o que acarreta ativação do SRAA. Esse efeito pode diminuir os efeitos anti-hipertensivos dos diuréticos tiazídicos. Desse modo, a combinação com bloqueadores do SRAA (iECA e ARA) constitui uma combinação interessante no tratamento da hipertensão. De fato, existem vários medicamentos comercializados no Brasil contendo diuréticos tiazídicos combinados com ARA.

Diuréticos de alça

Esses fármacos reduzem a reabsorção de Na^+ ao agir no ramo ascendente espesso da alça de Henle (Capítulo 22 – Fármacos diuréticos). Os diuréticos de alça não constituem a terapia principal em pacientes com hipertensão leve a moderada sem complicações relacionadas. Apesar do efeito acentuado na redução de volume, sua ação anti-hipertensiva é modesta, possivelmente em função da ativação de resposta neuro-humorais compensatórias que aumentam a RVP e o volume plasmático. Outra característica farmacológica que limita o seu uso é a duração curta dos seus efeitos (4 a 6 horas).

Os diuréticos de alça comercializados no Brasil são a furosemida e a bumetanida. A furosemida possui absorção irregular, de modo que a biodisponibilidade é de difícil predição. A bumetanida tem absorção mais previsível, podendo ser preferida em relação à furosemida.

Os diuréticos de alça são principalmente utilizados no tratamento da hipertensão em pacientes com insuficiência renal crônica ou com edema associado à insuficiência cardíaca e à síndrome nefrótica. Nessas situações, os diuréticos tiazídicos podem ter eficácia anti-hipertensiva limitada, além de ser menos efetivo na redução do edema subjacente.

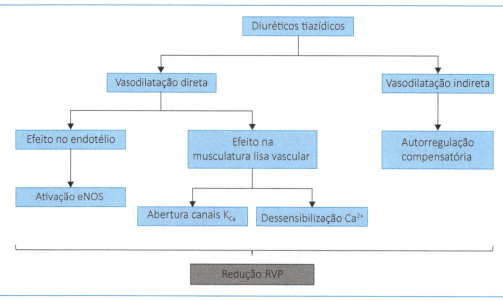

Figura 24.6 – Mecanismos propostos de vasodilatação dos diuréticos tiazídicos.
Canais K_{Ca}: canais de potássio ativados por cálcio; eNOS: isoforma endotelial da enzima sintase do óxido nítrico; RVP: resistência vascular periférica
Fonte: Adaptada de Duarte et al., Expert Rev. Cardiovasc. Ther 8(6): 793-802, 2010 (*ver texto para detalhes*).

Diuréticos poupadores de K+

Esses fármacos são menos eficazes que os diuréticos tiazídicos e de alça como agentes anti-hipertensivos, não constituindo agentes utilizados como monoterapia. Entretanto, são utilizados em associação a outros diuréticos com a finalidade de reduzir ou corrigir a hipercaliuria e, consequente, o desenvolvimento de hipocalemia. Também podem atuar de modo sinérgico com os demais diuréticos em casos de hipertensão resistente.

Esses fármacos podem ser divididos naqueles que atuam como antagonista do receptor de mineralocorticoide (receptor da aldosterona), como a espironolactona; e aqueles que atuam independentemente do receptor de mineralocorticoide ao bloquear canais de Na+ epiteliais, incluindo a amilorida e triantereno (Capítulo 22 – Fármacos diuréticos). A espironolactona possui dois metabólitos ativos, a *7-alfa-tiometil-espironolactona* e a *canrenona*. Apesar da meia-vida da espironolactona ser curta (1,4 horas), seus metabólitos ativos possuem meia-vida prolongada ($\sim$ 15 horas), o que faz da espironolactona o diurético poupador de K+ com maior duração de efeito (24 a 36 horas).

Todos os agentes nessa classe reduzem a reabsorção de Na+ ao atuar no ducto coletor (Capítulo 22 – Fármacos diuréticos). Com a diminuição na reabsorção de Na+, a secreção de K+ é reduzida, o que pode provocar hipercalemia. Desse modo, o uso em pacientes com insuficiência renal é limitado. Além disso, deve-se evitar associação com iECA e ARA, já que parte do efeito desses fármacos sobre o volume decorre da diminuição nos níveis circulantes de aldosterona, que age nos mesmos locais que os diuréticos poupadores de K+, podendo, assim, potencializar os efeitos sobre a secreção renal de K+.

Os efeitos adversos de todas as classes de fármacos diuréticos são discutidos no Capítulo 22 – Fármacos diuréticos. Alguns desses efeitos constituem complicações cardiovasculares importantes, que podem determinar a escolha do tratamento em pacientes hipertensos. Por exemplo, hipocalemia é um efeito adverso comum decorrente do uso dos diuréticos tiazídicos e de alça, que decorre do aumento na secreção de K+ no ducto coletor em decorrência do aumento no aporte tubular de Na+ (Capítulo 22 – Fármacos diuréticos). Apesar da hipocalemia ser bem tolerada pela maioria dos pacientes, ela pode aumentar o risco de arritmias, sendo relevante em pacientes com arritmias crônicas ou disfunção ventricular esquerda, ou ainda naqueles que tiveram infarto do miocárdio recente. Os diuréticos poupadores de potássio têm efeito oposto, causando hipercalemia em decorrência da diminuição na secreção de K+. Os diuréticos tiazídicos e de alça também podem causar hiperuricemia em virtude do aumento na reabsorção de ácido úrico em decorrência da hipovolemia. Apesar do uso de diuréticos ser um fator de risco para o desencadeamento de crises de gota, o seu uso em pacientes com histórico de gota não é contraindicação absoluta. Outros efeitos adversos importantes dos diuréticos incluem: hipomagnesemia e hipocalcemia (tiazídicos causam hipercalcemia) causados pelos *diuréticos de alça* em razão da diminuição no potencial transepitelial positivo no lúmen em decorrência da diminuição na reabsorção de Na+; impotência sexual e ginecomastia com o uso de espironolactona em decorrência do antagonismo de receptores androgênicos; hiperglicemia e diminuição da tolerância à glicose (principalmente com tiazídicos), possivelmente por alterações na liberação ou na sensibilidade periférica à insulina.

Simpatolíticos

Os agentes simpatolíticos reduzem a PA através da redução na resistência vascular periférica e/ou no débito cardíaco. Todos os agentes que reduzem a PA por meio da diminuição da atividade simpática podem produzir respostas compensatórias. Por exemplo, quando usados isoladamente, o efeito anti-hipertensivo desses fármacos pode ser reduzido pela retenção de sódio e expansão do volume sanguíneo. Desse modo, os agentes simpatolíticos podem ser mais efetivos quando associados a diuréticos.

Os fármacos moduladores da atividade simpática são discutidos em detalhes no Capítulo 8 –Fármacos que agem no sistema nervoso simpático, de modo que a abordagem neste capítulo será focada nos fármacos usados no tratamento da HAS. Nesse sentido, os fármacos simpatolíticos empregados no tratamento da HAS podem ser agrupados, de acordo com o local e mecanismo de ação, em: 1) antagonistas dos adrenoceptores, 2) simpatolíticos centrais e 3) bloqueadores de neurônios adrenérgicos.

Antagonistas dos adrenoceptores

Os antagonistas dos adrenoceptores atuam principalmente bloqueando adrenoceptores localizados nos vasos sanguíneos e no coração, de modo que o efeito anti-hipertensivo decorre de redução na resistência vascular periférica e/ou no débito cardíaco. Os fármacos antagonistas dos adrenoceptores podem ser agrupados, de acordo com o mecanismo de ação, em: 1) *antagonistas dos adrenoceptores beta* e 2) *antagonistas dos adrenoceptores alfa*.

Antagonistas dos adrenoceptores beta

O primeiro relato acerca do efeito anti-hipertensivo de antagonistas de adrenoceptores beta ocorreu nos anos de 1960. O propranolol (antagonista não seletivo) foi o primeiro antagonista de adrenoceptores beta aprovado para uso como agente anti-hipertensivo de uso oral. A evolução no desenvolvimento de fármacos dessa classe levou à introdução de fármacos com seletividade para o adrenoceptor beta 1 (coração) (segunda geração), bem como aqueles com concomitante atividade vasodilatadora direta (terceira geração).

- Estrutura e mecanismo de ação: A Figura 24.7 sumariza os fármacos antagonistas dos adrenoceptores beta comercializados no Brasil, ilustrando as suas estruturas químicas. Eles estão localizados no coração, onde a ativação do adrenoceptor beta 1 causa efeitos inotrópicos e cronotrópicos positivos, bem como nos vasos, onde a ativação do adrenoceptor beta 2 causa vasodilatação. Além disso, a ativação dos adrenoceptores beta 1 nos rins estimula a liberação de renina, constituindo assim um mecanismo de ativação do SRAA. Nesse sentido, os efeitos anti-hipertensivos dos antagonistas não seletivos e seletivos dos adrenoceptores beta 1 (Figura 24.7) estão primariamente relacionados com redução no DC, que ocorre por meio dos efeitos cronotrópico e inotrópico negativos no coração decorrentes do bloqueio dos adrenoceptores beta 1 cardíacos. Entretanto, também é frequentemente reportada redução na RVP, possivelmente associada ao antagonismo do adrenoceptor beta 1 nos rins, no qual reduz a liberação de renina e a formação do agente vasoconstritor angiotensina II. É preferível o uso dos fármacos seletivos dos adrenoceptores beta 1, pois eles não agem nos adrenoceptor beta 2 vasculares, não afetando, desse modo, a vasodilatação mediada por esses adrenoceptores, sendo potencialmente mais eficazes. O tratamento com os fármacos de primeira e segunda geração são geralmente mais eficazes em jovens.

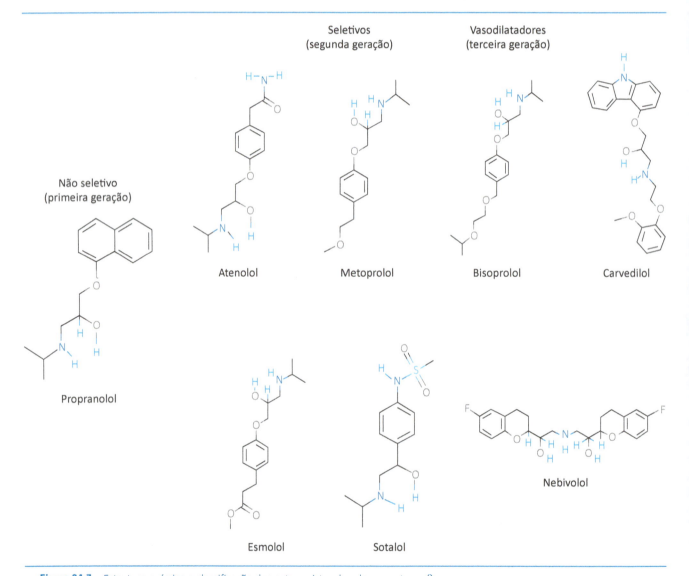

Figura 24.7 – Estrutura química e classificação dos antagonistas de adrenoceptores β.
Fonte: Pubchem (www.pubchem.ncbi.nlm.nih.gov).

Antagonistas de adrenoceptores beta de terceira geração (Figura 24.7) possuem, além das ações descritas acima, efeito vasodilatador direto. Entretanto, o efeito vasodilatador desses fármacos ocorre por mecanismos distintos. O carvedilol age como antagonista tanto de adrenoceptores beta (não seletivo) quanto do adrenoceptor alfa 1. Apesar de o carvedilol apresentar certa seletividade para os adrenoceptores beta em relação ao adrenoceptor alfa 1 (a relação de ligação ao adrenoceptor alfa 1 *versus* beta é de 1:10), a capacidade de antagonismo do adrenoceptor alfa 1 presente na parede vascular leva a uma redução da RVP, o que proporciona melhor preservação do DC do que o propranolol. Estudos também reportaram efeitos antioxidantes e antiproliferativos com o tratamento com carvedilol, o que pode contribuir para melhora nas alterações morfológicas desencadeadas pela hipertensão. Nebivolol é um antagonista seletivo do adrenoceptor beta 1, que também possui efeito vasodilatador. Entretanto, diferentemente do carvedilol, o efeito vasodilatador do nebivolol é mediado pela liberação de NO a partir das células endoteliais vasculares. Assim como o carvedilol, também foi reportada ação antioxidante com o uso do nebivolol.

- Usos terapêuticos e farmacocinética: os antagonistas de adrenoceptores beta vêm sendo utilizados há mais de 50 anos no tratamento da hipertensão. Estudos recentes têm confirmado sua eficácia em reduzir a mortalidade e as morbidades associadas à hipertensão. São considerados fármacos de primeira escolha em situações específicas, como em quadros de hipertensão associados a arritmias supraventriculares e enxa-

queca. São mais frequentemente utilizados em associação a diuréticos. Entretanto, essa associação deve ser realizada com cautela em pacientes que apresentem alterações no metabolismo dos glicídios, pois ambos os fármacos favorecem seu agravamento. O esmolol e o metoprolol são usados por via parenteral no tratamento de emergências hipertensivas.

As propriedades farmacocinéticas dos antagonistas de adrenoceptores beta, bem como sua posologia, são apresentadas no Quadro 24.8. Apesar das semelhanças na estrutura química, variações no anel aromático lhes conferem diferenças farmacocinéticas. Estas diferenças incluem: grau de metabolismo hepático de primeira passagem, lipossolubilidade, ligação às proteínas plasmáticas, acesso ao sistema nervoso central, metabolização hepática e eliminação renal (Quadro 24.8). De modo geral, a absorção é extensa (com exceção do atenolol), porém há grandes diferenças na biodisponibilidade em virtude do grau de metabolização hepática de primeira passagem. O propranolol e o metoprolol são quase completamente absorvidos, porém a biodisponibilidade é reduzida em razão do extenso metabolismo de primeira passagem, sendo que esses fármacos apresentam meia-vida curta. Agentes lipofílicos atravessam a barreira hematoencefálica, tendo, assim, acesso ao sistema nervoso central. Do ponto de vista de metabolização hepática, os fármacos podem ser classificados em aqueles que sofrem extenso metabolismo e aqueles que são excretados de modo inalterado pelos rins. Os fármacos que sofrem metabolização hepática tendem a ter meia-vida mais curta.

Quadro 24.8 – Farmacocinética e posologia dos anti-hipertensivos antagonistas dos adrenoceptores β.

Fármaco	Características farmacocinéticas						Posologia	
	Absorção (%)	Met. primeira passagem?	Biodisp. (%)	Ligação às proteínas (%)	Meia-vida (h)	Lipossolubilidade	Dose mín./máx. (mg)	Número de tomadas
Não seletivo								
Propranolol	> 90	Sim	30 a 70	93	3 a 4	Alta	40 a 240	2
Seletivos								
Atenolol	~ 50	Não	~ 40	< 5	6 a 9	Baixa	50 a 100	1
Metoprolol	> 90	Sim	~ 50	12	3 a 4	Moderada	50 a 200	1
Bisoprolol	~ 90	Não	~ 88	~ 33	10 a 12	Baixa	2,5 a 20	1
Sotalol	ND	Não	~ 90	0	9 a 10	Baixa	40 a 160	2
Esmolol*	NA	NA	NA	55	9 min	Baixa	Ataque: 500 µg/kg Infusão intermitente: 25 a 50 µg/kg/min	Infusão IV contínua
Vasodilatadores								
carvedilol	> 90	Sim	~ 30	98	6 a 10	Moderada	6,5 a 25	2
nebivolol	> 90	Sim	12 a 96	98	8 a 27	ND	5 a40 mg	1

Fonte: Desenvolvido pela autoria do capítulo.

- **Interação medicamentosa, efeitos adversos e toxicidade:** os fármacos de primeira e segunda gerações podem acarretar importantes efeitos metabólicos, incluindo intolerância à glicose, bem como alterações no metabolismo lipídico causando hipertrigliceridemia, com elevação do colesterol LDL e redução do HDL. O efeito sobre o metabolismo glicêmico pode ser potencializado com a associação a fármacos diuréticos, de modo que essa combinação deve ser realizada com cautela. Os fármacos de terceira geração não afetam o metabolismo glicêmico e lipídico, podendo inclusive acarretar efeitos metabólicos positivos (p.ex., redução na resistência à insulina).

Os fármacos não seletivos (propranolol) são contraindicados a pacientes com doença pulmonar obstrutiva crônica e asma, pois esses fármacos bloqueiam o adrenoceptor beta 2 nos brônquios, o que pode causar broncoconstrição e agravar o quadro clínico desses pacientes. Mesmo agentes seletivos devem ser prescritos com cautela a esses pacientes, pois em altas doses podem também antagonizar o adrenoceptor beta 2.

O diltiazem e verapamil (bloqueadores canais de Ca^{+2}, ver a seguir) podem ter efeito aditivo nos nodos sinoatrial e atrioventricular, de modo que a combinação com esses fármacos é contraindicada. Os antagonistas de adrenoceptores beta são contraindicados a pacientes com insuficiência cardíaca congestiva (com disfunção sistólica) e com bloqueio atrioventricular.

Antagonistas seletivos dos adrenoceptores alfa 1

Da segunda metade do século XX até o início do século XXI, os fármacos antagonistas seletivos dos adrenoceptores alfa 1 foram amplamente utilizados como monoterapia ou em combinação com outros fármacos no tratamento da hipertensão arterial sistêmica. Entretanto, após a publicação dos primeiros resultados de um estudo clínico de grande porte (ALLHAT[44]), em abril de 2000, relatando aumento na incidência de doenças cardiovasculares nos indivíduos tratados com doxazosina (inclusive culminando na retirada da doxazosina do estudo), recomendações clínicas contrárias ao uso de antagonistas dos adrenoceptores alfa 1 como agentes de primeira linha no tratamento da HAS foram liberados e o uso desses fármacos no tratamento da hipertensão caiu dramaticamente em todo o mundo. Desse modo, diretrizes brasileiras e de outros países não recomendam mais esses fármacos como monoterapia, sendo seu uso preferencialmente em associação. Os antagonistas seletivos dos adrenoceptores alfa 1 disponíveis no Brasil incluem: prazosina, terazosina e doxazosina.

O adrenoceptor alfa 1 localizado na musculatura lisa vascular constitui um importante receptor envolvido no tônus simpático nas artérias de resistência e nas veias. Desse modo, os fármacos antagonistas seletivos dos adrenoceptores alfa 1 agem reduzindo a RVP e aumentando a capacitância venosa. Não são observados efeitos significativos sobre a FC e o DC durante o tratamento prolongado. Esses fármacos também não afetam o fluxo sanguíneo renal e a secreção de renina. Entretanto, ocorre retenção de sal e água quando esses fármacos são administrados sem diuréticos.

Os antagonistas de adrenoceptores alfa 1 possuem também efeitos benéficos sobre o metabolismo lipídico, com diminuição nos níveis de triglicerídeos e colesterol LDL e aumento no colesterol HDL. Esses efeitos parecem ser mediados por alterações na atividade de lipoproteínas lipases e na secreção de triglicerídeos. Cabe destacar que os efeitos dos antagonistas de adrenoceptores alfa 1 sobre o metabolismo lipídico são opostos àqueles causados pelos antagonistas dos adrenoceptores beta, nos quais possuem importantes efeitos adversos no perfil lipídico. De qualquer modo, as possíveis consequências em longo prazo dessas alterações metabólicas dos antagonistas de adrenoceptores alfa 1 ainda são desconhecidas.

Os antagonistas de adrenoceptores alfa 1 são preferencialmente prescritos em associação a outros fármacos anti-hipertensivos como parte de tratamento com multifármacos em pacientes com hipertensão resistente. O Quadro 24.9 sumariza os parâmetros farmacocinéticos e a posologia dos antagonistas de adrenoceptores alfa 1.

Um importante efeito adverso associado ao uso dos antagonistas de adrenoceptores alfa 1 é o "fenômeno de primeira dose", que constitui intensa resposta hipotensora após a primeira dose ou aumento da dosagem, levando a quadros de *hipotensão ortostática sintomática*. Esse efeito tende a desaparecer ao longo do tratamento. É comum também a ocorrência de tolerância ao longo do tratamento, de modo que um aumento na dose pode fazer-se necessário. Outros efeitos adversos comuns incluem: tontura, cefaleia e fadiga. O estudo ALLHAT identificou aumento na incidência de insuficiência cardíaca congestiva com o tratamento com doxazosina.

---

[4] *Antihypertensive and Lipid-Lowering Treatment to Prevent Heart Attack Trial (ALLHAT):* estudo clínico de grande porte, financiado pelo Instituto Nacional de Saúde dos EUA (NIH), que comparou o efeito de três fármacos no tratamento da hipertensão: amlodipina (bloqueador canal de Ca^{+2}), lisinopril (inibidor ECA) e doxazosina (antagonista adrenoceptor α_1).

Capítulo 24 – Fármacos anti-hipertensivos

Quadro 24.9 – Farmacocinética e posologia dos anti-hipertensivos antagonistas dos adrenoceptores $\alpha 1$.

Fármaco	Características farmacocinéticas			Posologia	
	Biodisp. (%)	Ligação às proteínas (%)	Meia-vida (h)	Dose mín./ máx. (mg)	Número de tomadas
Prazosina	70	97	3 a 4	1 a 20	1
Terazosina	90	90 a 94	12	1 a 20	1
Doxazosina	65	98	22	1 a 16	1

Fonte: Desenvolvido pela autoria do capítulo.

Simpatolíticos centrais

Os agentes simpatolíticos de ação central foram amplamente utilizados no tratamento da hipertensão no passado, mas em virtude do perfil de efeitos adversos são raramente utilizados atualmente no tratamento da HAS. Os agentes dessa classe disponíveis no Brasil incluem: metildopa, clonidina e rilmenidina (antagonista dos receptores imidazólicos).

- Mecanismo de ação: os efeitos desses agentes são mediados pela ativação do adrenoceptor alfa 2 localizado no tronco cerebral (bulbo). A ativação desse receptor no bulbo reduz a atividade nervosa simpática, o que acarreta diminuição na RVP. Tipicamente, o DC não é afetado pelos fármacos dessa classe. Esses efeitos são frequentemente acompanhados de redução nos níveis circulantes de catecolaminas. Os simpatolíticos de ação central também reduzem a atividade plasmática da renina. Os adrenoceptores alfa 2 estão localizados tanto em terminais noradrenérgicos quanto em membranas pós-sinápticos no encéfalo. Desse modo, o efeito anti-hipertensivo decorrente da ativação desse receptor no encéfalo pode decorrer de redução na liberação de noradrenalina e/ou ativação pós-sináptico de populações específicas de neurônios.

A clonidina age como agonista dos adrenoceptores alfa 2. Entretanto, seus efeitos também parecem decorrer da ativação de receptores não adrenérgicos, denominados *receptores imidazólicos do subtipo 1 (I₁). A* metildopa é um análogo da L-dopa, que é convertida em alfametildopamina e alfametilnoradrenalina. A alfametilnoradrenalina é estocada em vesículas de neurônios noradrenérgicos, substituindo a noradrenalina. É liberada das vesículas por estimulação nervosa, e seu efeito anti-hipertensivo é mediado pela ativação de adrenoceptores alfa 2 no bulbo. A rilmenidina possui afinidade maior aos receptores I_1 do que ao adrenoceptor alfa 2. O Quadro 24.10 sumariza o perfil de ligação dos fármacos simpatolíticos de ação central nos adrenoceptores alfa 2 e nos receptores I_1.

- Usos terapêuticos e farmacocinética: os fármacos simpatolíticos de ação central apresentam efeito anti-hipertensivo similar àqueles observados com agentes de primeira escolha. Entretanto, seu principal uso atualmente é como adjuvante no tratamento com outros agentes anti-hipertensivos. Associação relevante pode ser estabelecida com fármacos que geram ativação simpática reflexa, como alguns vasodilatadores diretos. Além disso, esses fármacos podem ser importantes em pacientes com quadros de hipertensão marcado por significativo componente de ansiedade.

O Quadro 24.10 sumariza as características farmacocinéticas e a posologia dos agentes simpatolíticos de ação central. O início do efeito varia entre os vários fármacos, sendo que a clonidina apresenta efeito mais rápido (15 a 30 minutos após a ingestão). Esses compostos têm um grande volume de distribuição, o que está relacionado com sua ampla distribuição no

Quadro 24.10 – Características farmacodinâmicas e farmacocinéticas e posologia dos anti-hipertensivos simpatolíticos de ação central.

Fármaco	Farmacodinâmica	Características farmacocinéticas					Posologia	
		Absorção (%)	Volume de distribuição (L/kg)	Ligação às proteínas (%)	Meia-vida (h)	Eliminação renal (%)	Dose diária (mg)	Número de tomadas
Metildopa	α_2	25	0,6	< 15	1,7	70	500 a 2.000	1 a 2
Clonidina	$\alpha_2 + I_1*$	75 a 100	2	20 a 40	6 a 15	58	0,2 a 1,2	2
Rilmenidina	$I_1 > \alpha_2$	100	315 a 325	10 a 11	8,5	52 a 93	1 a 2	1 a 2

*Receptores imidazolínicos do subtipo $1I_1$.

Fonte: Desenvolvido pela autoria do capítulo.

413

sistema nervoso central. A meia-vida dos compostos dessa classe tem fraca correlação com a duração do efeito, de modo que frequentemente a duração do efeito é maior do que a meia-vida do fármaco. A rilmenidina é amplamente eliminada na urina, o que faz necessário ajuste na dosagem em pacientes com insuficiência renal.

- Efeitos adversos e toxicidade: sonolência e xerostomia (boca seca) constituem os principais efeitos adversos associados ao uso de todos os simpatolíticos centrais e são frequentemente os efeitos associados à descontinuação do tratamento. A boca seca é decorrente do efeito da ativação do adrenoceptor alfa 2 nas glândulas salivares (efeito periférico), o que acarreta redução no fluxo salivar. Propõe-se ser a sedação resultado da diminuição na atividade de neurônios noradrenérgicos no sistema nervoso central. Esses efeitos decorrem da ativação do adrenoceptor alfa 2, mas não dos receptores I_1, em regiões outras do que aquelas relacionadas com o efeito anti-hipertensivo. Nesse sentido, a rilmenidina (agonista seletivo I_1) tende a ter menos efeitos adversos e ser mais bem tolerada.

A suspensão abrupta do tratamento prolongado com doses altas de clonidina (geralmente >1,0 mg, porém podendo ocorrer com doses menores) pode desencadear "hipertensão rebote". Esse efeito não tem sido observado com outros simpatolíticos de ação central, como a rilmenidina. Desse modo, a suspensão do tratamento com clonidina deve ser realizada de modo gradativo.

Bloqueador de neurônios adrenérgicos

Esses fármacos foram amplamente utilizados no passado, mas são raramente empregados atualmente em virtude do extenso conjunto de efeitos adversos e da eficácia limitada. O único fármaco dessa classe comercializado no Brasil é a reserpina.

Os efeitos anti-hipertensivos da reserpina decorrem da depleção dos estoques de noradrenalina nos neurônios pós-ganglionares simpáticos (periféricos) (Capítulo 8 – Fármacos que agem no sistema nervoso simpático). Esse efeito é mediado pelo bloqueio do transporte da noradrenalina para as vesículas sinápticas (bloqueio do transportador vesicular de monoaminas). A reserpina permanece ligada por longos períodos ao transportador, de modo que a recuperação da função sináptica depende da síntese de novas vesículas de armazenamento, levando dias ou semanas para a completa recuperação após a interrupção do tratamento. A depleção dos estoques de noradrenalina periférica reduz a RVP e o DC, porém o efeito de queda da PA é somente moderado com o uso da reserpina como monoterapia.

Com a disponibilidade de outros fármacos anti-hipertensivos mais eficazes e com menos efeitos adversos, o uso da reserpina no tratamento da hipertensão é limitado. Ela é utilizada em baixas doses como parte de regime de tratamento multifármaco. A reserpina é rapidamente absorvida, possuindo biodisponibilidade de 50%. Ela é extensivamente metabolizada, sendo totalmente eliminada na forma de metabólitos inativos nas fezes e urina, possuindo meia-vida de 24-48 horas. A doses diárias recomendadas são 0,05 a 0,25 mg.

A reserpina não depleta somente os estoques de noradrenalina em neurônios simpáticos, mas também no sistema nervoso central. Os estoques de dopamina e serotonina são também depletados na periferia e no encéfalo. Desse modo, os principais efeitos adversos são decorrentes da depleção de monoaminas no sistema nervoso central, incluindo: sedação, depressão (ocasionalmente podendo provocar suicídio), tontura e sintomas de parkinsonismo. A reserpina é contraindicada a pacientes com histórico de depressão. Efeitos decorrentes da ação no trato gastrointestinal também são reportados, como náusea, vômito, diarreia, cólica e úlcera gástrica. Outro efeito importante é congestão nasal.

Vasodilatadores diretos

Os vasodilatadores diminuem a PA ao causar vasodilatação e consequente redução da RVP. A vasodilatação, e consequente queda da PA, gera respostas reflexas compensatórias, que podem reduzir o efeito anti-hipertensivo desses fármacos (Figura 24.8). Por exemplo, a queda da PA aumenta a atividade simpática por meio da ativação do barorreflexo. O aumento na atividade simpática aumenta o DC (por meio do aumento da FC e do VS e redução na capacitância venosa) e a RVP. Pode também ocorrer retenção de Na^+ (com consequente aumento do volume sanguíneo) em decorrência do aumento na formação de angiotensina II como consequência da liberação de renina em razão da queda na PA. Desse modo, a terapia com os *vasodilatadores diretos* é geralmente mais eficaz quando combinada com outros fármacos anti-hipertensivos que bloqueiam as respostas compensatórias, como os fármacos simpatolíticos (inibição resposta simpática) e diuréticos (inibição efeitos renais). Os vasodilatadores diretos aprovados para comercialização no Brasil podem ser classificados em: 1) bloqueadores dos canais de cálcio (BCC), 2) ativadores de canais de K^+, 3) hidralazina e 4) doadores/liberadores de óxido nítrico.

Bloqueadores dos canais de cálcio (BCC)

A descoberta de que esse grupo de fármacos atuava bloqueando os canais de cálcio surgiu de estudos realizados na década de 1960, que se basearam na

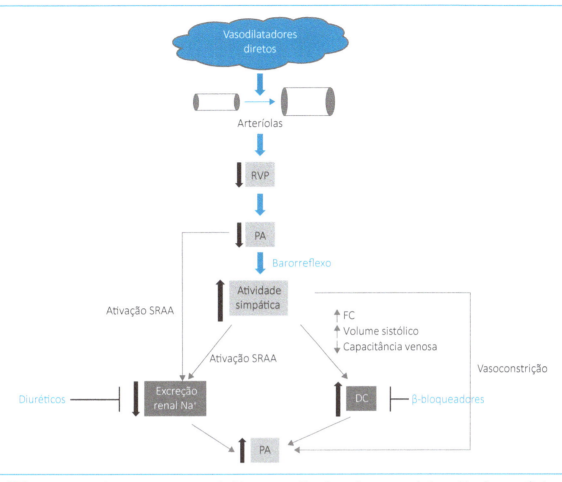

Figura 24.8 – Mecanismos de respostas contrarregulatórias aos vasodilatadores diretos e possíveis combinações terapêuticas para bloqueio das respostas de aumento da retenção de Na⁺ (diuréticos) e do DC (antagonistas de adrenoceptores β).
FC: frequência cardíaca; PA: pressão arterial; RVP: resistência vascular periférica; SRAA: sistema renina-angiotensina-aldosterona.
Fonte: Desenvolvida pela autoria do capítulo.

observação de que eles inibiam, na mesma concentração, a contração de artérias isoladas induzida por diferentes agentes vasoconstritores, incluindo a noradrenalina, a vasopressina, a angiotensina e a serotonina. Esses resultados levantaram a hipótese de que a ação dos BCC estaria associada ao bloqueio de um mecanismo de contração comum a todos os fármacos vasoconstritores, que, posteriormente, revelou-se como bloqueio do influxo de Ca^{2+} nas células musculares lisas vasculares.

- Estrutura e mecanismo de ação: todos os BCC bloqueiam os canais de cálcio do tipo L (dependentes de voltagem) localizados na membrana celular, podendo inibir o influxo de Ca^{2+} em células musculares lisas vasculares, miócitos cardíacos e tecido nodal cardíaco (sinoatrial e atrioventricular) (Figura 24.9). Na musculatura lisa, o bloqueio desses canais mantém as concentrações intracelulares de Ca^{+2} reduzidas, o que leva à redução na contratilidade e, consequentemente, vasodilatação. No coração, os principais efeitos dos BCC consistem na redução da contratilidade do miocárdio, da frequência de marca-passo do nodo sinoatrial (SA) e da velocidade de condução do nodo atrioventricular (AV). Desse modo, os BCC reduzem a PA ao reduzir a RVP e/ou o DC.

Os BCC são classificados, de acordo com sua estrutura química, em di-hidropiridinas (amlodipino, nifedipino, felodipino, nitrendipino, manidipino, lercanidipino, levanlodipino, lacidipino, isradipino, nisoldipino, nimodipino) e não di-hidropiridinas, que incluem as fenilalquilaminas (verapamil) e as benzotiazepinas (diltiazem). As duas classes de fármacos (di-hidropiridinas e não di-hidropiridinas) interagem com os canais de Ca^{+2} do tipo L em locais distintos. As di-hidropiridinas têm maior seletividade para o bloqueio dos canais de Ca^{+2} localizados na parede vascular; enquanto o verapamil e o diltiazem têm maior seletividade cardíaca, tendo efeitos bradicardizantes e antiarrítmicos. Desse modo, as di-hidropiridinas são os principais BCC utilizados no tratamento da hipertensão arterial sistêmica.

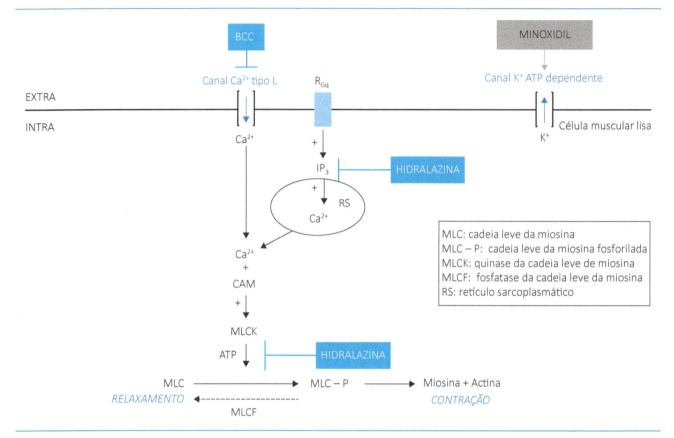

Figura 24.9 – Mecanismo de ação dos vasodilatadores direto.
O aumento nas concentrações intracelulares de cálcio ([Ca^{2+}]) pode ser obtido a partir de influxo de Ca^{2+} através dos canais de cálcio do tipo L (voltagem-dependente) ou por liberação a partir do retículo sarcoplasmático (RS). O Ca^{2+} livre se liga a uma proteína especial de ligação ao cálcio denominada calmodulina (CAM). O complexo cálcio-calmodulina ativa a quinase da cadeia leve de miosina (MLCK, sigla em inglês), uma enzima que é capaz de fosforilar a cadeia leve da miosina (MLC, sigla em inglês) na presença de ATP. A fosforilação da MLC leva à formação de pontes cruzadas entre as cabeças da miosina e os filamentos de actina, levando à contração da célula muscular lisa vascular. Os BCC causam relaxamento por meio do bloqueio dos canais de Ca^{2+} do tipo L na membrana celular. A hidralazina inibe a liberação de cálcio do RS induzida pelo inositol-1,4,5-trifosfato (IP3) e a fosforilação da miosina. O sulfato de minoxidil, metabólito ativo do minoxidil, abre canais de potássio dependentes de ATP (K^+_{ATP}), levando à hiperpolarização da membrana e, consequentemente, inibindo a abertura dos canais de cálcio do tipo L. MLC: cadeia leve da miosina; MLC-P: cadeia leve da miosina fosforilada; MLCK: quinase da cadeia leve de miosina; MLCF: fosfatase da cadeia leve da miosina; RS: retículo sarcoplasmático.
Fonte: Adaptada de cvphysiology.com (©1998-2018 Richard E. Klabunde).

Os BCC são vasodilatadores de pequenas artérias de resistência, que reduzem a RVP e, consequentemente, a pressão arterial. Os BCC aumentam o fluxo sanguíneo coronariano e reduzem o consumo de oxigênio pelo miocárdio, melhorando, portanto, a oxigenação miocárdica. Após a administração das di-hidropiridinas é observada taquicardia reflexa, uma vez que a ativação do barorreflexo decorrente da queda da PA supera o efeito direto no nodo sinusal. No entanto, após a administração crônica, ocorre restauração da função barorreflexa e a FC tende a ser normalizada. Os BCC não têm efeito direto sobre o sistema venoso, de modo que não modificam a pré-carga.

- **Usos terapêuticos e farmacocinética dos BCC:** os BCC são indicados como monoterapia no tratamento da HAS e da angina estável, e as não di-hidropiridinas também são utilizadas no tratamento de arritmias supraventriculares. No entanto, os BCC não são recomendados em caso de disfunção sistólica. Os BCC são utilizados em combinação com diuréticos em pacientes diabéticos. Além disso, os BCC são utilizados em combinação com ARA, iECA e diuréticos tiazídicos para obter um efeito aditivo ou sinérgico na redução da PA em pacientes não responsivos à monoterapia.

O Quadro 24.11 sumariza as características farmacocinéticas e a posologia dos BCC. De modo geral, os BCC são quase completamente absorvidos quando administrados por via oral, porém a maior parte deles possui valores de biodisponibilidade sistêmica reduzido em virtude da extensa metabolização hepática de

Quadro 24.11 – Farmacocinética e posologia dos anti-hipertensivos bloqueadores de canais de Ca^{+2} (BCC).

Fármaco	Características farmacocinéticas				Posologia (mg)	
	Biodisp. (%)	Ligação às proteínas (%)	Meia-vida (h)	Eliminação (fezes/urina) (%)	Dose mín./máx.	Número de tomadas
Não di-hidropiridinas						
Verapamil*	22	90	3 a 7	16 a 70	120 a 480	1 a 2
Diltiazem*	40	80	3 a 4,5	Bile/urina	180 a 480	1 a 2
Di-hidropiridinas						
Amlodipino	64 a 80	97,5	35 a 50	70 (urina)	2,5 a 10	1
Felodipino*	15	99	11 a 16	30 a 70	5 a 20	1 a 2
Isradipino	15 a 24	95	2 a 8	25 a 30/60 a 65	2,5 a 20	2
Lercanidipino	10	98	8 a 10	50 (urina)	10 a 30	1
Nifedipino*	45 a 56	95	6 a 11	5 a 15%/ 85 a 95%	30 a 60 ou 20 a 60	1 2 a 3
Nitrendipino	10 a 30	98	12	8 a 80	10 a 40	2 a 3

*formas farmacêuticas de liberação prolongada ou controlada

Fonte: Adaptado de Anvisa e 7° Diretriz Brasileira de Hipertensão Arterial.

primeira passagem. Os BCC também possuem extensa ligação às proteínas plasmáticas. O verapamil e o diltiazem podem ser administrados por via endovenosa.

- Efeitos colaterais, toxicidade e interações medicamentosas: Os BCC são geralmente bem tolerados. As di-hidropiridinas podem causar cefaleias e rubor, decorrente da vasodilatação central e periférica, respectivamente; taquicardia, em virtude da ativação simpática reflexa; e inchaço dos tornozelos (e ocasionalmente mãos), em razão das alterações hemodinâmicas da microcirculação, que ocasionam formação de edema. A hipertrofia da gengiva é um efeito raro. Além disso, um efeito adverso comum com o uso do verapamil é a constipação intestinal, em razão do relaxamento da musculatura lisa intestinal. O verapamil e o diltiazem podem acarretar bradicardia, bloqueio atrioventricular, insuficiência cardíaca e parada cardíaca, efeitos que são agravados com a associação a betabloqueadores. Por conta desses potenciais efeitos cardíacos, o verapamil e o diltiazem estão contraindicados a pacientes com bloqueio atrioventricular, disfunção ventricular esquerda grave e insuficiência cardíaca.

Os BCC possuem importantes interações com outros fármacos, que estão relacionados principalmente com a influência em parâmetros farmacocinéticos. Por exemplo, o verapamil e o diltiazem inibem mecanismos de metabolização de outros fármacos e podem, portanto, aumentar a biodisponibilidade deles (p.ex., ciclosporina). Importantes interações foram também relatadas com a digoxina, dabigatrana, atorvastatina e sinvastatina, entre outros. Devido ao extenso metabolismo de primeira passagem, os efeitos dos BCC podem ser afetados pela associação a fármacos que afetam os mecanismos de metabolização hepática dos BCC. Por exemplo, quando o nifedipino (metabolizado pela CYP3A4) é administrado concomitantemente com rifampicina (indutor da CYP3A4), a biodisponibilidade do nifedipino é significativamente reduzida e sua eficácia diminui.

Ativador de canais de potássio

O único fármaco dessa classe comercializado no Brasil é o minoxidil. O efeito anti-hipertensivo desse fármaco foi descoberto em 1965, porém ele só recebeu aprovação pela FDA em 1979.

- Estrutura e mecanismo de ação: o minoxidil ($C_9H_{15}N_5O$) é uma pirimidina N-óxido (pirimidina-2,4-diamina 3-óxido) substituído por um grupo piperidina-1-il na posição 6. O sulfato de minoxidil, metabólito ativo do minoxidil, abre canais de potássio dependentes de adenosina trifosfato (ATP) no músculo liso vascular. O efluxo de K$^+$ causa hiperpolarização da membrana, o que atenua a resposta dos canais de Ca^{+2} voltagem-dependente (tipo L), promovendo assim vasodilatação (Figura 24.9). O minoxidil age predominantemente no leito arterial, sem influência significativa nas veias, de modo a ter pouca influência na pré-carga. Assim como no caso dos BCC, o minoxidil causa alterações neuro-humorais contrarregulatórias em virtude da queda na PA (Figura 24.8).

- **Usos terapêuticos e farmacocinética:** o minoxidil é utilizado apenas em alguns casos como agente de terceira linha no tratamento hipertensão grave em pacientes que não respondem a outros tratamentos, particularmente em pacientes com insuficiência renal crônica. A combinação com betabloqueadores ou inibidores simpáticos de ação central, como a clonidina ou metildopa, pode contrarregular a taquicardia reflexa e o aumento do DC (Figura 24.8). Já o uso combinado com diuréticos (tiazídicos, de alça ou poupadores de K^+) pode contrabalancear a retenção de sódio. Outra indicação clínica do minoxidil é para o tratamento da alopecia androgenética, utilizado por via tópica, uma vez que ele é um vasodilatador que estimula o crescimento de pelos.

As propriedades farmacocinéticas e as doses indicadas de minoxidil são apresentadas no Quadro 24.12.

- **Efeitos adversos, toxicidade e interações medicamentosas:** o efeito adverso mais comum do minoxidil é o hirsutismo (crescimento excessivo dos pelos), o que pode exigir a descontinuação do tratamento. A taquicardia reflexa e a retenção de Na^+ podem ser evitadas com o uso concomitante de betabloqueadores e diuréticos, respectivamente. Um efeito adverso incomum com o uso de minoxidil é o derrame pericárdico. O minoxidil não é recomendado durante a gestação. Uma interação importante do minoxidil é com a guanetidina (anti-hipertensivo não comercializado no Brasil), que pode ocasionar hipotensão grave e hipotensão ortostática.

Hidralazina

Em 1953, a hidralazina foi aprovada, pela primeira vez, como um fármaco anti-hipertensivo nos EUA pela Food and Drug Administration (FDA).

- **Estrutura e mecanismo de ação:** a hidralazina ($C_8H_8N_4$) é um derivado da ftalazina ($C_8H_6N_2$), um composto orgânico heterocíclico. O mecanismo de ação da hidralazina não está completamente elucidado, mas foi proposto que a hidralazina iniba a liberação de cálcio do retículo sarcoplasmá-

tico induzida pelo IP3 e a fosforilação da miosina nas células musculares lisas das artérias (Figura 24.9). A hidralazina é um vasodilatador direto das arteríolas que reduz a RVP, porém sem efeito dilatador no sistema venoso, dessa forma não afetando a pré-carga. Assim como os demais vasodilatadores, o uso desse fármaco acarreta alterações neuro-humorais contrarregulatórias (Figura 24.8).

- **Usos terapêuticos e farmacocinética:** embora a hidralazina, frequentemente, não seja mais indicada para o tratamento da hipertensão por ser menos eficaz que outros vasodilatadores diretos (p.ex., minoxidil), ela é recomendada para o tratamento da hipertensão gestacional e para controle emergencial da hipertensão severa na gravidez. Em geral, o tratamento com hidralazina é combinado com betabloqueador para prevenir a ativação simpática mediada pelo barorreflexo, bem como com diuréticos para evitar a retenção de Na^+. A hidralazina é também utilizada em combinação com o dinitrato de isossorbida no tratamento da insuficiência cardíaca.

As características farmacocinéticas e as doses preconizadas no tratamento com hidralazina são apresentadas no Quadro 24.12. A absorção da hidralazina é variável (30 a 50%); e a biodisponibilidade é baixa em virtude da acetilação no intestino e/ou fígado, na qual é influenciada por fatores genéticos. O pico das concentrações plasmáticas varia de uma a duas horas. O alimento reduz a biodisponibilidade e o efeito vasodilatador da hidralazina, de modo que esse fármaco não deve ser ingerido junto com a alimentação. A hidralazina é metabolizada no fígado, principalmente por N-acetilação, formando hidrazonas (p.ex., a hidrazona do ácido pirúvico e a hidrazona da acetona). A hidralazina pode ser administrada por via parenteral (intravenosa) em emergências hipertensivas.

- **Efeitos colaterais, toxicidade e interações medicamentosas:** os efeitos adversos mais comuns da hidralazina incluem rubor, decorrentes da vasodilatação periférica, além de taquicardia e retenção de líquido em decorrência de respostas reflexas compensatórias em função da queda da PA (Figura 24.8). Nos primeiros dias de tratamen-

Quadro 24.12 – Farmacocinética e posologia dos anti-hipertensivos vasodilatadores direto minoxidil e hidralazina.

Fármaco	Características farmacocinéticas				Posologia (mg)	
	Absorção oral (%)	Ligação às proteínas (%)	Meia-vida (h)	Eliminação	Dose mín./máx.	Número de tomadas
Hidralazina	30 a 50%	88 a 90%	2 a 7	Urina	50 a 150	2 a 3
Minoxidil	90%	Não	4	Urina	2,5 a 80	2 a 3

Fonte: Adaptado da Journal of Cardiovascular Pharmacology and Therapeutic, 21(1) 3-19, 2016; Anvisa e da 7ª Diretriz Brasileira de Hipertensão Arterial.

Capítulo 24 – Fármacos anti-hipertensivos

to pode ser observada também cefaleia em razão da vasodilatação central, que pode ser evitada com o uso concomitante de betabloqueadores. Com doses elevadas e em longo prazo, existe um baixo risco de síndrome semelhante ao lúpus. O tratamento concomitante com outros vasodilatadores (p.ex., BCC), iECA e diuréticos, além de antidepressivos tricíclicos, fármacos ansiolíticos e o consumo de álcool, pode potencializar o efeito da hidralazina em reduzir a PA. A administração concomitante com betabloqueador pode aumentar a biodisponibilidade da hidralazina, necessitando, nesse caso, de ajuste ou redução da dose da hidralazina.

Doadores/liberadores de óxido nítrico

O nitroprussiato de sódio (NPS) e a nitroglicerina (NTG) são utilizados no tratamento de emergências hipertensivas. Ambos são administrados por via parenteral (intravenoso), tendo seu uso restrito a hospitais ou ambulatórios especializados.

Nitroprussiato de sódio   Nitroglicerina

- **Nitroprussiato de sódio:** o NPS foi descoberto por Playfair em 1849, e o primeiro uso em um paciente foi reportado em 1922. Entretanto, a segurança e a eficácia da infusão de NPS no tratamento da hipertensão foi estabelecida somente em 1955. Devido às dificuldades na preparação química, o NPS foi liberado para uso clínico somente em 1974.

O NPS constitui o fármaco parenteral mais efetivo no tratamento de emergências hipertensivas. Dilata tanto as artérias quanto as veias, podendo, assim, reduzir tanto a RVP quanto o DC (via aumento na capacitância venosa e consequente redução no retorno venoso). Entretanto, por ter um efeito maior sobre as veias do que as artérias, tem um impacto maior na pré-carga do que na pós-carga, podendo, dessa forma, reduzir o DC. O NPS possui menos efeitos contrarregulatórios em relação aos demais vasodilatadores (BCC, minoxidil e hidralazina), assim causando menos taquicardia.

O NPS atua através da liberação de óxido nítrico (NO). O NO ativa a enzima guanilato ciclase solúvel nas células musculares lisas, que converte GTP em GMP cíclico. O GMP cíclico ativa a PKG nas células musculares lisas, que causa relaxamento por meio de redução no influxo de cálcio, aumento na captação de cálcio pelo retículo sarcoplasmático e redução na fosforilação da cadeia leve da miosina (via aumento na atividade da fosfatase da cadeia leve da miosina).

Os parâmetros farmacocinéticos do NPS, bem como o modo de administração e dosagem, são apresentados no Quadro 24.13. O mecanismo de liberação de NO a partir do NPS ocorre principalmente de maneira não enzimática, a partir da reação com "tióis" (agentes com grupo sulfidrila, p.ex., cisteína e glutationa) em proteínas ao redor dos tecidos ou nos eritrócitos. A quebra do NPS também resulta na liberação de *cianeto*. O cianeto pode ser metabolizado pela enzima mitocondrial hepática *rodanase* na presença de enxofre, liberando tiocianato, no qual é menos tóxico e é lentamente excretado pelos rins. Entretanto, o cianeto pode também ligar-se à citocromo oxidase presente nas mitocôndrias, gerando *hipóxia histotóxica* (células incapazes de captar ou usar O_2). A administração é realizada por meio de infusão intravenosa em velocidade lenta. Aumentos nas velocidades recomendadas pode resultar em efeitos tóxicos. A solução aquosa é fotossensível, devendo ser preparada imediatamente antes da infusão e coberta com papel opaco. O efeito hipotensor é observado somente durante a infusão, desaparecendo de 1 a 2 minutos após suspensão da infusão.

Quadro 24.13 – Farmacocinética e posologia dos anti-hipertensivos vasodilatadores diretos doadores/liberadores de óxido nítrico.

Fármaco	Características farmacocinéticas			Posologia (mg)	
	Início de efeito	Meia-vida (min)	Duração efeito (após término infusão)	Modo de administração	Dosagem
Nitroprussiato de sódio	Imediato	2	1 a 2 minutos	Infusão contínua IV	0,25 a 10 mg/kg/min
Nitroglicerina	2 a 5 min	5	3 a 5 min		5 a 15 mg/h

Fonte: Desenvolvido pela autoria do capítulo.

Os principais efeitos adversos constituem hipotensão excessiva e toxicidade relacionada com o acúmulo de cianeto e tiocianato. As manifestações clínicas associadas à toxicidade ao cianeto incluem arritmias e acidose metabólica, que, em casos graves, pode provocar morte. A administração de tiossulfato de sódio como doador de enxofre facilita o metabolismo do cianeto em tiocianato, podendo reduzir a toxicidade. Hidroxocobalamina combina-se com cianeto formando cianocobalamina, no qual é atóxico. A toxicidade por tiocianato é mais comum em pacientes com insuficiência renal submetidos a tratamento prolongado com NPS e manifesta-se na forma de fraqueza, psicose, desorientação, convulsão e espasmos musculares.

- **Nitroglicerina:** o trinitrato de glicerina, mais comumente denominado NTG, é um nitrato orgânico. A nitroglicerina foi sintetizada em 1846 por Sobrero, que observou que uma pequena quantidade da substância colocada na língua produzia dor de cabeça intensa. Antes da investigação de seu potencial terapêutico em patologias cardiovasculares, a nitroglicerina foi mais explorada por suas propriedades explosivas. Alfred Nobel desenvolveu, na década de 1860, o processo de estabilização e detonação da NTG, que foi patenteado com o nome de dinamite. O relato dos benefícios da NTG no tratamento de angina aguda ocorreu somente em 1875, por Murrell. Investigações posteriores estabeleceram o papel da liberação de NO nos efeitos vasodilatadores da NTG.

Diferentemente do NPS, no qual a liberação de NO ocorre de maneira não enzimática, a formação de NO a partir da NTG depende de reações enzimáticas. A NTG pode ser desnitratada pela enzima *glutationa S-transferase*, presente no músculo liso e em outras células. A enzima mitocondrial *aldeído desidrogenase – isoforma 2* também é capaz de liberar NO, parecendo ser mais importante. Por conta da dependência de ação enzimática, os efeitos vasodilatadores da NTG são leito-específicos. De fato, de maneira contrária aos demais vasodilatadores diretos (BCC, hidralazina e minoxidil), possui uma ação mais acentuada sobre as veias, de modo que a queda da PA decorre principalmente de diminuição do DC. Assim como o NPS, os efeitos vasodilatadores decorrem da liberação de NO (*ver descrição acerca dos mecanismos vasodilatadores do NO*).

Os parâmetros farmacocinéticos da NTG, bem como o modo de administração e dosagem, são apresentados no Quadro 24.13. A NTG é metabolizada em duas dinitroglicerinas (1,2- e 1,3-dinitroglicerina) e duas formas mononitro. Os derivados *"dinitro"* pos-

suem ação vasodilatadora (menos eficaz que a NTG) e meia-vida mais longa do que a NTG (40 minutos).

Os principais efeitos adversos da NTG são cefaleia, em virtude da vasodilatação dos vasos cranianos, e taquicardia (reflexa devido queda na PA) (Figura 24.8). O uso de NTG também está relacionado com eventos de tolerância. Foram propostos vários mecanismos para explicar a tolerância à NTG, incluindo depleção dos níveis intracelulares de "tióis" (agentes com grupo sulfidrila), nos quais são importantes para a liberação do NO, e produção excessiva de radicais livres (p.ex., peroxinitrito), que podem inibir a enzima guanilato ciclase (importante alvo para os efeitos do NO, ver texto acima).

■ Esquemas terapêuticos

De acordo com a meta adequada de PA a ser atingida (Quadro 24.14), o tratamento farmacológico com anti-hipertensivos pode ser realizado em monoterapia ou em associação de duas ou mais classes de anti-hipertensivos. A terapia deve ser individualizada, considerando fatores como características específicas de cada paciente, doenças associadas e condições socioeconômicas.

A estratégia inicial para pacientes com HAS estágio 1 (Quadro 24.1) com risco cardiovascular baixo/moderado é a monoterapia, sendo os fármacos preferenciais: diuréticos tiazídicos, iECA, ARA ou BCC. Caso a meta de PA não seja atingida, mas apresente um resultado parcial ou ainda não apresente efeitos adversos, deve-se aumentar a dose da monoterapia. Quando o efeito terapêutico desejado não for alcançado com a dose máxima recomendada, ou se apresentarem eventos adversos, deve-se trocar o anti-hipertensivo e/ou associar outro fármaco.

A estratégia terapêutica para pacientes com HAS estágio 1 com risco cardiovascular alto ou muito alto ou doença cardiovascular associada, bem como aqueles com HAS estágio 2 ou 3, é o uso da combinação de fármacos. Em geral, deve-se evitar o uso de anti-hipertensivos da mesma classe, com exceção da associação de diuréticos tiazídicos e poupadores de potássio. Caso a meta de PA não seja atingida, mas apresente um resultado parcial ou ainda não apresente efeitos adversos, deve-se aumentar a dose da combinação. Quando o efeito terapêutico desejado não for alcançado com a dose máxima preconizada, ou se apresentarem eventos adversos, deve-se trocar a combinação e/ou associar outro anti-hipertensivo. A Figura 24.10 ilustra os esquemas preferenciais de combinações medicamentosas dos fármacos anti-hipertensivos.

Capítulo 24 – Fármacos anti-hipertensivos

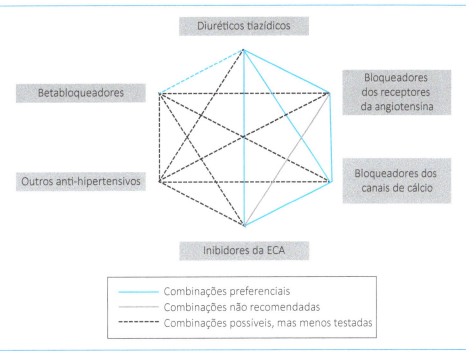

Figura 24.10 – Estratégias apropriadas de combinação de fármacos anti-hipertensivos. *Linhas azuis contínuas*: combinações preferidas, suportadas por evidências de ensaios clínicos randomizados; *linha cinza*: indica combinação que deve ser evitada; estende também para combinação de inibidor da renina com inibidores da ECA e antagonistas dos receptores de angiotensina; *linha azul tracejada*: evidência de benefícios na morbidade cardiovascular em pacientes idosos, porém menos vantajoso que a combinação de bloqueadores de canais de cálcio com inibidores da ECA e antagonistas dos receptores de angiotensina; *linhas pretas tracejadas*: constituem potenciais combinações, porém sem suporte de ensaios clínicos. ECA, enzima conversora de angiotensina; antagonistas de receptores da angiotensina, antagonistas dos receptores AT_1.
Diuréticos tiazídicos/Betabloqueadores/Bloqueadores dos receptores da angiotensina/Outros anti-hipertensivos/Inibidores da ECA/Bloqueadores dos canais de cálcio/Bloqueadores dos receptores da angiotensina. [linha azul contínua] Combinações preferenciais. [linha cinza contínua] Combinações não recomendadas [linha preta tracejada] Combinações possíveis, mas menos testadas.
Fonte: Adaptada de Tsioufisa & Thomopoulos, Pharmacol Res 125: 266-271, 2017.

Atividade proposta

Caso clínico

Gustavo, 90 kg, 39 anos, negro, fuma e consome 20 unidades de álcool por semana há 18 anos. Além disso, ele não possui dieta saudável e apresenta colesterol total de 210 mg/dL e colesterol HDL de 19,8 mg/dL. Apresenta pressão arterial clínica de 151/95 mmHg, sem histórico médico de doença cardiovascular, renal e/ou diabetes; sendo diagnosticado com hipertensão estágio 1. Exames clínicos e ambulatoriais não revelaram causas secundárias da hipertensão, porém Gustavo apresentou hipertrofia ventricular esquerda e evidência de relaxamento diastólico prejudicado no ecocardiograma. Iniciou o tratamento para hipertensão com bloqueador de canal de cálcio (amlodipino) 1 vez ao dia. Quatro semanas depois do início do tratamento, Gustavo retornou ao consultório médico apresentando pressão arterial clínica de 135/86 mmHg, colesterol ainda ligeiramente alto e foi constatado inchaço nos dois tornozelos.

Principais pontos e objetivos de aprendizagem

1) Quais são as recomendações atuais para a terapia anti-hipertensiva e as metas terapêuticas?
2) No caso clínico apresentado, você consideraria que a pressão arterial do paciente foi controlada?
3) Após o retorno do paciente ao consultório médico, qual seria o procedimento adequado a ser adotado pelo médico com relação ao tratamento com anti-hipertensivo?

Seção 4 – Fármacos que Afetam as Funções Renal e Cardiovascular

Respostas esperadas

1) O tratamento farmacológico com anti-hipertensivos pode ser realizado em monoterapia ou em associação de duas ou mais classes de anti-hipertensivos. As opções de primeira escolha incluem: diuréticos tiazídicos, iECA, ARA ou BCC. Os demais fármacos são geralmente utilizados como adjuvantes (em terapias com mais de uma classe de anti-hipertensivo). As metas terapêuticas são apresentadas no Quadro 24.14.

Quadro 24.14 – Meta adequada PA a ser atingida em pacientes hipertensos, de acordo com a 7ª Diretriz Brasileira de Hipertensão Arterial.

Categoria de HAS	Meta recomendada (PAS/PAD mmHg)
Estágios 1 e 2, com risco cardiovascular baixo e moderado e estágio 3	140 a 90
Estágios 1 e 2 com risco cardiovascular alto	130 a 80*

HAS: hipertensão arterial sistêmica; PAS: pressão arterial sistólica; PAD: pressão arterial diastólica.

*Para pacientes com doenças coronarianas, a PA não deve ficar < 120/70 mmHg, particularmente com a diastólica abaixo de 60 mmHg.

Fonte: Desenvolvido pela autoria do capítulo.

2) De acordo com a 7ª Diretriz Brasileira de Hipertensão Arterial (Quadro 24.14), a pressão arterial clínica 151/95 mmHg é classificada como "hipertensão arterial de estágio 1". Desse modo, conforme a meta terapêutica apresentada no Quadro 24.14, pressão arterial clínica de 135/86 mmHg pode ser considerada controlada.

3) O amlodipino é um BCC da classe das di-hidropiridinas. Inchaço dos tornozelos pode ocorrer com o tratamento com as di-hidropiridinas em razão das alterações hemodinâmicas da microcirculação, que ocasionam formação de edema. Considerando o efeito adverso apresentado, o procedimento adequado seria a troca do tratamento farmacológico do paciente por fármaco de outra classe. Substituição do tratamento poderia ocorrer por diuréticos tiazídicos, iECA ou ARA, que constituem outras opções de primeira escolha. Apesar dos antagonistas dos adrenoceptores beta também constituírem opção de primeira escolha em alguns casos específicos, essa não seria uma prescrição adequada (em especial os fármacos de primeira e segunda geração) em razão do quadro clínico de colesterol elevado, que deve também ser avaliado adequadamente (ver Capítulo 28 – Fármacos utilizados no tratamento das dislipidemias).

■ REFERÊNCIAS

1. 7° Diretriz Brasileira de Hipertensão Arteria l – Arquivos Brasileiros de Cardiologia – Sociedade Brasileira de Cardiologia – ISSN-0066-782X 2016;107(3, Supl. 3).
2. Cohn JN, McInnes GT, Shepherd AM. Direct-acting vasodilators. J Clin Hypertens (Greenwich). 2011 Sep;13(9):690-2.
3. Duarte JD, Cooper-DeHoff RM. Mechanisms for blood pressure lowering and metabolic effects of thiazide and thiazide-like diuretics. Expert Rev Cardiovasc Ther. 2010 Jun;8(6):793-802.
4. Farsang C. Indications for and utilization of angiotensin receptor II blockers in patients at high cardiovascular risk. Vasc Health Risk Manag. 2011;7:605-22.
5. Frishman WH, Saunders E. beta-Adrenergic blockers. J Clin Hypertens (Greenwich). 2011 Sep;13(9):649-53.
6. Godfraind T. Calcium channel blockers in cardiovascular pharmacotherapy. J Cardiovasc Pharmacol Ther. 2014 Nov;19(6):501-15.
7. Igic R, Skrbic R. The renin-angiotensin system and its blockers. Srp Arh Celok Lek. 2014 Nov-Dec;142(11-12):756-63.
8. Judd E, Jaimes EA. Aliskiren, amlodipine and hydrochlorothiazide triple combination for hypertension. Expert Rev Cardiovasc Ther. 2012 Mar;10(3):293-303.
9. Larochelle P, Tobe SW, Lacourciere Y. beta-Blockers in hypertension: studies and meta-analyses over the years. Can J Cardiol. 2014 May;30(5 Suppl):S16-22.
10. Laurent S. Antihypertensive drugs. Pharmacol Res. 2017 Oct;124:116-25.
11. Leimena C, Qiu H. Non-Coding RNA in the Pathogenesis, Progression and Treatment of Hypertension. Int J Mol Sci. 2018 Mar 21;19(4).
12. Mascolo A, Sessa M, Scavone C, De Angelis A, Vitale C, Berrino L, et al. New and old roles of the peripheral and brain renin-angiotensin-aldosterone system (RAAS): Focus on cardiovascular and neurological diseases. Int J Cardiol. 2017 Jan 15;227:734-42.
13. McComb MN, Chao JY, Ng TM. Direct Vasodilators and Sympatholytic Agents. J Cardiovasc Pharmacol Ther. 2016 Jan;21(1):3-19.

14. McMaster WG, Kirabo A, Madhur MS, Harrison DG. Inflammation, immunity, and hypertensive end-organ damage. Circ Res. 2015 Mar 13;116(6):1022-33.
15. Oparil S, Acelajado MC, Bakris GL, Berlowitz DR, Cifkova R, Dominiczak AF et al. Hypertension. Nat Rev Dis Primers. 2018 Mar;22;4:18014.
16. Regulski M, Regulska K, Stanisz BJ, Murias M, Gieremek P, Wzgarda A, et al. Chemistry and pharmacology of Angiotensin-converting enzyme inhibitors. Curr Pharm Des. 2015;21(13):1764-75.
17. Romero CA, Orias M, Weir MR. Novel RAAS agonists and antagonists: clinical applications and controversies. Nat Rev Endocrinol. 2015 Apr;11(4):242-52.
18. Roscioni SS, Heerspink HJ, de Zeeuw D. The effect of RAAS blockade on the progression of diabetic nephropathy. Nat Rev Nephrol. 2014 Feb;10(2):77-87.
19. Roush GC, Buddharaju V, Ernst ME. Is chlorthalidone better than hydrochlorothiazide in reducing cardiovascular events in hypertensives? Curr Opin Cardiol. 2013 Jul;28(4):426-32.
20. Saklayen MG, Deshpande NV. Timeline of History of Hypertension Treatment. Front Cardiovasc Med. 2016;3:3.
21. Sica DA. Pharmacokinetics and pharmacodynamics of mineralocorticoid blocking agents and their effects on potassium homeostasis. Heart Fail Rev. 2005 Jan;10(1):23-9.
22. Tsioufis C, Thomopoulos C. Combination drug treatment in hypertension. Pharmacol Res. 2017 Nov;125(Pt B):266-71.
23. Wei FF, Zhang ZY, Huang QF, Staessen JA. Diagnosis and management of resistant hypertension: state of the art. Nat Rev Nephrol. 2018 Jul;14(7):428-41.
24. Zaman MA, Oparil S, Calhoun DA. Drugs targeting the renin-angiotensin-aldosterone system. Nat Rev Drug Discov. 2002 Aug;1(8):621-36.

Capítulo 25

Fármacos utilizados no tratamento da isquemia miocárdica

Autores:
- Lígia Sayuri Teoi Coelho Borges
- Flávio Araújo Borges Júnior

■ Doença isquêmica miocárdica

A doença isquêmica miocárdica decorre do desbalanço entre oferta e consumo de oxigênio pelo miocárdio. Dentre as etiologias mais frequentes estão situações de reduzida oferta de oxigênio, como o processo aterosclerótico, a trombose e o espasmo coronariano, junto àquelas relacionadas com o elevado consumo de oxigênio, tireotoxicose e cardiopatia hipertrófica. Na prática clínica, o dano cardíaco por elas gerado também é referido como doença arterial coronariana (DAC), assim como habitualmente utiliza-se o termo cardiopatia isquêmica para se referir à principal causa de insuficiência cardíaca no Brasil.

A DAC é uma doença crônica e de etiologia multifatorial, com manifestação clínica mais comum a partir de 40 anos de idade. A elucidação de sua fisiopatologia central e o seu manejo clínico apresentaram uma grande evolução nas últimas quatro décadas, desde o conceito de localização específica de áreas de estenose coronariana, isquemia e angina induzida por esforço ao processo inflamatório difuso com acometimento das artérias coronárias. Também como consequência deste avanço científico e de condutas direcionadas, a taxa de internação por infarto agudo do miocárdio (IAM) ou por doença coronária fatal reduziu-se de 4 a 5% ao ano nos Estados Unidos nos últimos 20 anos.

A aterosclerose coronariana apresenta-se como evento central da DAC, os ateromas desenvolvem-se de forma indolente, permanecendo assintomáticos por longos períodos. A *angina pectoris* é a manifestação clínica típica da DAC, causada pela resposta vasodilatadora insuficiente frente a maior demanda contrátil miocárdica, geralmente associada a situações de esforço físico ou emocional, e com melhora ou alívio da dor ao repouso. As suboclusões coronarianas determinam o quadro clínico de angina instável, em que a dor está presente mesmo em repouso, mas não há aumento de marcadores de lesão tecidual cardíaca (elevação de troponinas, idealmente ultrassensíveis). Já as suboclusões graves podem expressar-se como infarto agudo do miocárdio, mas sem elevação do segmento ST no eletrocardiograma (ECG), como sinal de necrose subendocárdica, enquanto as oclusões coronarianas completas provocam infartos transmurais de alta morbimortalidade reconhecidos pela elevação do segmento ST no ECG.

Além de angina e infarto, a DAC pode gerar diversas síndromes cardiológicas, como insuficiência cardíaca, arritmias, síncope, choque cardiogênico e morte súbita. Também por isso a importância clínica e epidemiológica do seu manejo adequado e individualizado. A intervenção sobre a história natural da cardiopatia isquêmica pode ser fundada em três níveis. Primeiramente, é possível empregar fármacos para redução do risco cardiovascular dos pacientes naqueles indivíduos livres de doença (prevenção primária) e evitar a ocorrência de isquemia através do controle dos fatores de risco. Em segundo lugar, tratar as condições clínicas e complicações agudas típicas de DAC, angina, infarto, arritmias, choque e insuficiência cardíaca. E, por fim, vale-se ainda de terapias para evitar a recorrência dessas síndromes e a morte por cardiopatia isquêmica (prevenção secundária).

Neste capítulo, iremos abordar especificamente as medidas farmacológicas preconizadas para a prevenção e tratamento das crises de angina, redução dos sintomas e da isquemia miocárdica (Quadro 25.1).

Quadro 25.1 – Tratamento farmacológico de angina estável baseado em evidência.

Intervenção	Grau de recomendação	Nível de evidência
Tratamento de crises de angina		
Nitratos – nitroglicerina, dinitrato e mononitrato de isossorbida	I	A
Prevenção de crises de angina		
Betabloqueadores – propranolol, metoprolol, bisoprolol, atenolol, carvedilol	I	A – Com infarto prévio e/ou disfunção de VE B – Sem infarto prévio
Amlodipino	I	B
Trimetazidina	IIa	B
Ivabradina	III	A
Nitratos de ação prolongada	IIa	B
Ranolazina	IIa	B
Verapamil e diltiazem	III	B
Alopurinol	IIb	B

Fonte: Adaptado de Fuchs, Flávio Danni; Wannmacher, Lenita. Farmacologia clínica e terapêutica, 2017, e Cesar LA, Ferreira JF, Armaganijan D, Gowdak LH, Mansur AP, Bodensee LC, et al. Diretriz de doença coronária estável. Arq. Bras. Cardiol., 2014.

■ Betabloqueadores

Os betabloqueadores adrenérgicos representam um pilar central do tratamento da angina, agentes de primeira linha na prevenção de recorrência de crises anginosas. Além de propriedades anti-isquêmicas, conservam também efeitos anti-hipertensivos e antiarrítmicos e são notoriamente conhecidos pela redução da mortalidade pós-IAM, diminuição dos casos de reinfarto e pelo aumento da sobrevida dos pacientes com insuficiência cardíaca sistólica. Sua história de benefício clínico-experimental inicia-se na década de 1950, com os estudos de John Mills, químico orgânico focado na elaboração de medicamentos que atuassem na resposta fisiológica da adrenalina como broncodilatadores. Através do isoproterenol e suas modificações, o médico escocês James Black conseguiu elaborar o protótipo do betabloqueador que hoje utilizamos. Com propriedades anti-hipertensivas e antiarrítmicas, lançado em 1964, o propranolol iniciava-se como terapia farmacológica pioneira no manejo da hipertensão arterial, à época, recém-firmada como entidade patológica capaz de gerar desfechos cardiovasculares de maior morbimortalidade.

Hoje, dispomos de uma gama de betabloqueadores modificados a ser detalhada, com seletividade de ação distinta e atividades que vão desde a inibição beta não seletiva até medicamentos com atividade alfa e betabloqueadoras bem definidas, por via oral ou mesmo endovenosa. De ação antiarrítmica de grande impacto no controle de taquiarritmias supraventriculares a atividade simpaticomimética intrínseca, o que os torna de valia ainda maior no manejo de pacientes com doença arterial coronariana estável, como também no tratamento das síndromes coronarianas agudas e suas complicações.

Os dois principais subtipos de receptores beta, beta 1 e beta 2, são expressos de forma distinta em diferentes tecidos. No tecido cardíaco, há maior proporção de beta 1, e seu estímulo acaba por ocasionar um aumento da frequência cardíaca, da condução atrioventricular e da contratilidade miocárdica. O estímulo de receptores beta 2 concentra-se na broncodilatação, glicogenólise e vasodilatação. Os antagonistas beta-adrenérgicos não seletivos (propranolol, sotalol, pindolol) bloqueiam receptores beta 1 e beta 2. Já os betabloqueadores seletivos (atenolol, bisoprolol, esmolol, metoprolol, nebivolol) bloqueiam apenas os receptores beta 1, desta forma, com menor alteração brônquica e vascular periférica (Figura 25.1). No entanto, conforme o aumento da dose destes fármacos, essa cardiosseletividade é reduzida. Os betabloqueadores também possuem atividade de antagonizar a estimulação simpática-adrenal do miocárdio, fonte arritmogênica comum, principalmente em patologias

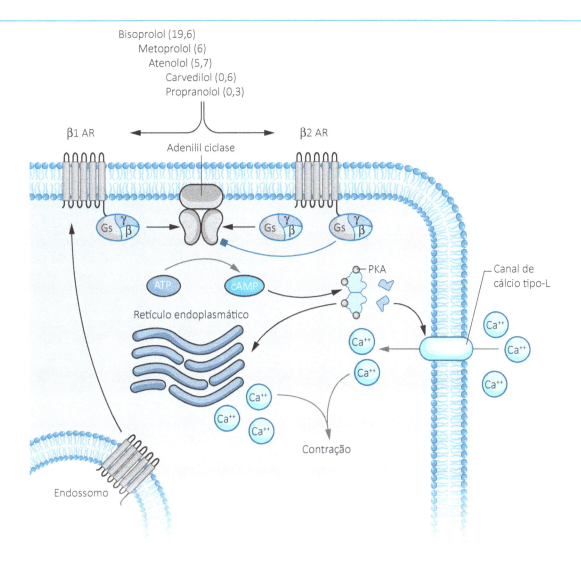

Figura 25.1 – Afinidade β1/β2 seletiva entre os betabloqueadores mais usualmente utilizados. Sob ação estimuladora, os receptores β1 e β2 induzem a formação AMPc pela interação com adenilato ciclase e ativação de proteínas Gs. A maior proporção de AMPc favorece a fosforilação de PKA, que por sua vez ativa os canais de cálcio e a atividade de SERCA, maior quantidade de cálcio citosólico que condiciona maior contratilidade do músculo cardíaco.

Fonte: Adaptada de Ladage et al. Cardio-Selective Beta-Blocker: Pharmacological Evidence and Their Influence on Exercise Capacity. Cardiovascular Therapeutics, 2013.

de inflamação crônica sustentada, com hiperativação do sistema simpático e do sistema renina-angiotensina. Além destes, alguns agentes como o labetalol, carvedilol e o nebivolol são conhecidos por gerarem vasodilatação expressiva por conta do bloqueio alfa-adrenérgico e beta 2 no primeiro, da ação bloqueadora alfa e beta 1 no segundo, enquanto o último atua de maneira cardiosseletiva somado a um efeito estimulador direto no óxido nítrico sintase (eNOS).

Mecanismos de ação e efeitos farmacológicos

Os mecanismos de ação pelos quais os betabloqueadores sustentam uma série de benefícios clínicos dependem da sua capacidade de inibição competitiva das catecolaminas liberadas e circulantes nos receptores beta-adrenérgicos. O bloqueio beta reduz a demanda de oxigênio do miocárdio através do controle da frequência cardíaca e aumenta o tempo diastólico com maior benefício de perfusão coronariana. Além disto, reduz o aumento da pressão arterial induzido no exercício físico e limita a elevação da contratilidade miocárdica induzida por esforço. Em situações de maior atividade simpática, esses antagonistas conseguem reduzir a demanda funcional cardíaca, com benefício ainda mais pronunciado naqueles com perfusão miocárdica comprometida e com maior chance de eliminar os eventos isquêmicos pelo melhor equilíbrio entre oferta e demanda de O_2 no miocárdio.

A redução da contratilidade miocárdica, com o resultante menor fluxo sanguíneo para a maioria dos órgãos, pode reduzir a capacidade máxima no esforço, principalmente em pacientes com doença arterial periférica e o emprego de betabloqueadores não seletivos, por conta do bloqueio beta 2 e da vasoconstrição alfa-adrenérgica sem oposição. Agentes não seletivos podem exacerbar o vasoespasmo coronariano na angina vasoespástica; nos pacientes com função ventricular esquerda prejudicada, o bloqueio beta-adrenérgico também pode aumentar significativamente o volume do VE, e *a posteriori*, a necessidade miocárdica de oxigênio.

Usos terapêuticos

Os bloqueadores beta-adrenérgicos constituem os medicamentos de primeira escolha no tratamento da angina estável, estando ou não associados ao IAM prévio e disfunção ventricular esquerda. Ensaios clínicos randomizados que avaliaram seus efeitos no manejo de DAC em vigência de sintomas ou de isquemia apontam para a redução significativa do número de crises de angina, do grau de isquemia e o aumento da tolerância ao esforço físico. No estudo ASIST (Atenolol Silent Ischemic Study), a incidência de episódios isquêmicos registrados pelo eletrocardiograma contínuo de 48 horas após quatro semanas de tratamento com atenolol foi significativamente menor do que no grupo placebo. No grupo atenolol, houve redução significativa de episódios isquêmicos, menor incidência de arritmias ventri-

culares complexas, menor número de internações, infarto do miocárdio e reduzida necessidade de revascularização miocárdica. Assim como no estudo TIBBS (Total Ischemic Burden Bisoprolol Study), comparou-se os efeitos do bisoprolol aos do nifedipino em pacientes com isquemia miocárdica silente e/ou sintomática. O número total de isquemia sintomática ou assintomática registrados pelo Holter de 48 horas foi significativamente menor nos pacientes tratados com bisoprolol. O IMAGE (International Multicenter Angina Exercise Study) avaliou os efeitos do metoprolol quando comparado ao nifedipino e demonstrou maior efetividade na redução do número de crises de angina, além de aumento do tempo de exercício para o mesmo desnível do segmento ST. Diferentes linhas de evidência comparam os efeitos anti-isquêmicos do propranolol AP, diltiazem SR e nifedipino em pacientes com angina estável pela frequência cardíaca e número de episódios isquêmicos documentados pelo Holter de 24 horas; o propranolol AP mantém-se como mais eficaz no controle cronotrópico e menor proporção de eventos isquêmicos. De maneira análoga, quando comparados os efeitos do atenolol *versus* amlodipino na redução da isquemia miocárdica sintomática e silente, ambas as intervenções são satisfatórias e a terapêutica combinada agrega ainda mais benefícios anti-isquêmicos. Entretanto, isoladamente, o atenolol aporta-se como mais eficaz na redução da frequência cardíaca e o amlodipino mais efetivo no comparativo via teste ergométrico, retardando significativamente o tempo de início das alterações isquêmicas.

Quadro 25.2 – Farmacocinética dos principais betabloqueadores recomendados.

	Propranolol	*Pindolol*	*Carvedilol*	*Metoprolol*	*Bisoprolol*	*Atenolol*	*Esmolol (EV)*
Seletividade	β 1/β 2	β 1/β 2	β1/β 2/α1	β 1	β 1	β 1	β 1
Dose usual adulto	80 a 320 mg/dia (2 a 3 vezes por dia)	10 a 40 mg/dia (2 a 3 vezes por dia)	3,125 a 50 mg (2 vezes por dia)	50 a 100 mg (2 vezes por dia)	5 a 20 mg/dia	50 a 100 mg/dia	Bólus de 500 µg/kg, infusão de 50 a 200 µg/kg/min
Absorção	> 90%	> 90%	–	> 95%	> 90%	~ 50%	–
Meia-vida eliminação	3,5 a 6 horas	3 a 4 horas	6 a 10 horas	3 a 7 horas	7 a 15 horas	6 a 9 horas	4,5 min
Via de eliminação no metabolismo	Metabol. hepático	Renal (40% não modificado e metabol. hepático)	Metabol. hepático	Metabol. hepático	Metabol. Hepático 50% e renal 50%	Renal	Por esterases no citosol dos eritrócitos
Extensão biodisponibilidade da dose	30%	905	95%	50%	80%	40%	100%

Fonte: Bonow RO, Mann DL, Zipes DP, Libby P. Braunwald's Heart Disease: A Textbook of Cardiovascular Medicine. 9th edition. Philadelphia: Elsevier Science, 2011.

Efeitos adversos

Grande parte dos eventos adversos do antagonistas beta-adrenérgicos decorre das ações cronotrópica e inotrópica negativas, com risco de bradicardia sinusal grave, bloqueios atrioventriculares e choque cardiogênico. Mas também podem ocorrer sintomas extracardíacos, como fadiga, depressão, pesadelos, transtornos gastrointestinais, intensificação da hipoglicemia induzida pela insulina, broncoconstrição e reações cutâneas. Lentificação psicomotora, fraqueza e fadiga recorrente podem ser causadas pelo hipofluxo cerebral em cenários de redução do débito cardíaco ou mesmo efeito direto no sistema nervoso central. Exige-se um zelo ainda maior na introdução ou mesmo na manutenção de betabloqueadores na população idosa pela associação com declínio funcional e prejuízo cognitivo ou funcional substancial.

Ressalta-se que, costumeiramente no manejo de pacientes com insuficiência cardíaca sistólica ou mesmo em pacientes com DAC e fração de ejeção preservada, o início do uso do betabloqueador escolhido pode ser marcado por uma piora dos sintomas congestivos. Recomenda-se iniciar com pequenas doses, seguidas por aumentos graduais durante várias semanas e também avaliar o contrabalanço dessa reação adversa com o uso de diuréticos.

Contraindicações

Até os dias atuais, pondera-se o uso de betabloqueadores em pacientes com asma brônquica ou doença pulmonar obstrutiva crônica, mas sabe-se que a ocorrência de eventos adversos e mesmo a contraindicação relativa diminuem quando escolhidos agentes beta 1 seletivos.

Em pacientes com quaisquer patologias dromopáticas (alteração no sistema de automatismo e condução elétrica cardíaca) e principalmente naquelas envolvendo o nó sinusal, o uso de betabloqueadores tem de ser feito com cautela e monitorização clínica. Em paciente sintomático, os betabloqueadores estão formalmente contraindicados.

Em pacientes com diabetes *mellitus* e insulinoterapia, também vale a observação cuidadosa quando do emprego destes fármacos. O bloqueio dos receptores beta 2 não cardíacos inibe a glicogenólise induzida pelas catecolaminas, podendo assim mascarar os sinais clínicos prodrômicos de hipoglicemia induzida pela insulina. Antagonistas betabloqueadores não cardiosseletivos podem também ocasionar piora dos sintomas de fenômeno de Raynaud, com chance de redução térmica importante nas extremidades, maior cautela também a ser tomada em pacientes com doença vascular periférica pela redução do fluxo sanguíneo passível de ocorrer com o emprego desta classe de medicamentos.

Toxicidade

Os betabloqueadores são rapidamente absorvidos e possuem pico de absorção entre uma e quatro horas, a qual pode ser retardada pela coingestão de outras medicações, levando a menos motilidade intestinal. Enquanto grande parte dos betabloqueadores são moderadamente lipofílicos, outros apresentam larga lipossolubilidade e um grande volume de distribuição. O propranolol pode facilmente ultrapassar a barreira hematoencefálica e causar crises convulsivas nos casos de intoxicação. O sotalol também pode gerar eventos ameaçadores da vida por prolongamento do intervalo QT e risco de taquicardia ventricular torsades de pointes. Em geral, recomenda-se a monitorização clínica após intoxicação por betabloqueadores por 6 horas; para os casos com propranolol, pontua-se 12 horas de observação mínima; e nos casos com sotalol, 24 horas, pelo maior risco de eventos com início tardio.

O quadro clássico de intoxicação por antagonistas beta-adrenérgico cursa com sintomas de hipotensão e bradicardia, podendo apresentar hipoglicemia e hipercalemia. Vale ressaltar que mesmos os agentes cardiosseletivos, quando em doses elevadas, podem perder sua seletividade, o que pode ocasionar ocorrências de sintomas broncopulmonares, além de alteração neurológica precoce, a depender da lipossolubilidade do agente consumido. Para reversão dos quadros de intoxicação por betabloqueadores, inicia-se a monitorização pressórica e eletrocardiográfica imediata, avaliação laboratorial, reposição de fluídos cristaloides e considera-se o uso endovenoso de glucagon. Se avaliação com uma a duas horas da ingestão, considerar o uso de carvão ativado, conforme nível neurológico sustentado pelo paciente. Nos casos de bradicardia e hipotensão refratários, avaliar a locação de marca-passo cardíaco, transcutâneo ou idealmente o transvenoso para resolução dos sintomas.

■ Nitratos orgânicos

Sintetizados pela primeira vez pelo químico italiano Ascanio Sobrero, em 1846, os nitratos são pró-fármacos fonte de óxido nítrico (NO) e tiveram sua eficácia clínica inicialmente descrita em 1857 por Lauder Brunton. Ao administrar via inalação nitrito de amila, ele pode observar o alívio temporário de 30 a 60 segundos da dor anginosa do peito. Experimentos posteriores de William Murrell apontaram ação semelhante da nitroglicerina ao nitrito de amila, sendo primariamente utilizado via sublingual como agente profilático de angina aguda antes da realização de qualquer esforço físico.

A relevância clínica do NO foi mundialmente reconhecida quando Robert Furchgott, Louis Ignarro e

Ferid Murad foram laureados com o Prêmio Nobel de Medicina e Fisiologia em 1998 por suas contribuições relacionadas com a descoberta do NO como molécula de sinalização cardiovascular. Através da isoforma solúvel da guanilil ciclase, o NO aumenta os níveis de GMP cíclico e promove a desfosforilação da cadeia leve de miosina e a redução do cálcio citosólico (Ca^{2+}) para o relaxamento da musculatura lisa vascular e vasodilatação tanto em artérias sistêmicas (inclusive nas coronárias) quanto no sistema venoso. A síntese endógena de NO é catalisada por uma família de NO sintases, as quais oxidam o aminoácido L-arginina, formando NO e L-citrulina (como coproduto). Isoformas distintas da NO sintase, nNOS, eNOS e iNOS, estão associadas à neurotransmissão, vasomotricidade e imunomodulação. A ativação da guanilil ciclase mediada pelo NO também inibe a agregação plaquetária e relaxa a musculatura lisa na arvore brônquica e no trato gastrointestinal.

Conceitualmente, os nitratos orgânicos correspondem aos ésteres polióis do ácido nítrico e nitritos orgânicos são ésteres polióis do ácido nitroso, ambos caracterizados por uma sequência de carbono-oxigênio-nitrogênio. Os compostos nitro têm ligações carbono-nitrogênio ($C-NO_2$); o *trinitrato de gliceril* não é propriamente um composto nitro, mas de nomenclatura difundida como nitroglicerina. O nitrito de amila é líquido e altamente volátil, com utilização terapêutica limitada e administrado via inalação. Enquanto os nitratos orgânicos de baixo peso molecular como a nitroglicerina são líquidos oleosos moderadamente voláteis, os ésteres de nitrato com alto peso molecular (mononitrato de isossorbida, dinitrato de isossorbida e propatilnitrato) são sólidos.

Mecanismo de ação e efeitos farmacológicos

Nitritos e nitratos orgânicos, conhecidos como nitrovasodilatadores, são metabolizados para produção de S-nitrosotiol ou de NO reativo, princípio ativo desta classe de compostos. A biotransformação dos nitratos de baixa potência, como mononitrato e dinitrato de isossorbida, é realizada no retículo endoplasmático via citocromo P450, enquanto os nitratos de alta potência, como a nitroglicerina, são bioativados via aldeído desidrogenase mitocondrial. Ambos produzem óxido nítrico, que ativa guanilil ciclase solúvel para maior produção de GMP-c e ativação da proteinocinase-dependente de GMP cíclico (PKG). O relaxamento a jusante ocorre por duas vias, uma cálcio-dependente e outra cálcio-independente. A proteinocinase I dependente de GMP-C (PKG-I) inibe o fluxo de cálcio-dependente de IP_3 através da fosforilação do receptor IP_3-GMPc associado (IRAG) e do canal de potássio ativado por cálcio (BK_{Ca}), levando à hiperpolarização e ao menor influxo de cálcio. Esse "trigger" NO-induzido também estimula a PKG-I a ativar a bomba Ca^{+2}-ATPase e o efluxo de cálcio para o extracelular. A sinalização independente de cálcio para relaxamento muscular também é obtida via PKG-I e ocorre pela fosforilação da proteína G, RhoA, que reduz a atividade da Rho-quinase (ROK) e preserva a funcionalidade da fosfatase de cadeia leve de miosina. A PKG-I também induz feedback negativo da concentração de GMP-c através da fosforilação e ativação das fosfodiesterases de nucleotídeos cíclicos (PDE 2, 3 e 5) em diferentes tipos celulares (Figura 25.2). Linhas de evidências mais recentes apontam para fenômenos epigenéticos do relaxamento da musculatura lisa por nitratos através da maior atividade de histona deacetilase e acetilação em sítios N-lisina de proteínas contráteis envolvidas na resposta vascular dependente de nitroglicerina.

Quadro 25.3 – Nitratos orgânicos disponíveis para uso e posologia recomendada.

Nitratos	Via de administração	Doses	Intervalos de doses
Nitroglicerina	Sublingual	0,3 a 1,5 mg	Repetir a cada 5 minutos, se sintomas
	Oral	2,5 mg	8 a 12 horas
	Intravenosa	0,1 em bólus	Proporcional à velocidade de infusão
	Transdérmica	5 a 10 mg	24 horas
Dinitrato de isossorbida	Sublingual	5 a 15 mg	Repetir a cada 5 minutos, se necessário
	Oral	5 a 20 mg	8 a 12 horas
	Oral – liberação lenta	40 mg	8 a 12 horas
Mononitrato de isossorbida	Oral	10 a 40 mg	6 a 12 horas
	Oral – liberação lenta	30 a 240 mg	8 a 12 horas
	Intravenosa	0,8 mg/kg em infusão	Proporcional à velocidade de infusão
Propatilnitrato	Oral	15 a 40mg	6 a 12 horas
	Sublingual	10 a 30 mg	Repetir a cada 5 minutos, se sintomas

Fonte: Adaptado de Fuchs, Flávio Danni; Wannmacher, Lenita. *Farmacologia clínica e terapêutica*, 5. ed., 2017.

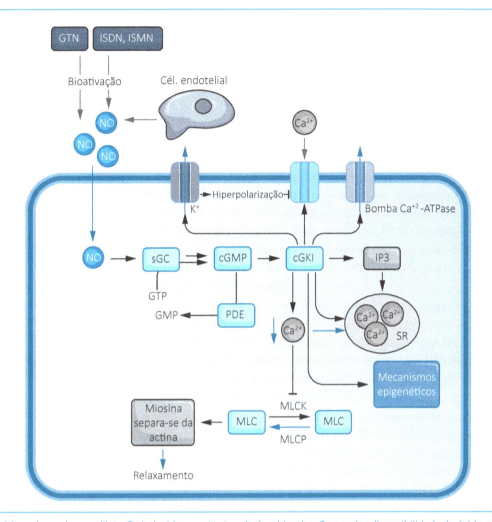

Figura 25.2 – Mecanismo de vasodilatação induzida por nitratos. Após a bioativação e maior disponibilidade de óxido nítrico, sinalização intracelular via GMP cíclico, ativação de GK-I citoplasmática e redução dos níveis de cálcio intracelular.
Fonte: Adaptada de Daiber and Munzel et al. Organic nitrate therapy, nitrate tolerance and nitrate-induced endothelial dysfunction: emphasis on redox biology and oxidative stress. Antioxidants & redox signaling, 2015.

Os nitratos orgânicos são capazes de gerar vasodilatação no sistema venoso (em maior proporção), em artérias sistêmicas, coronárias de médio e grande calibre, colaterais e na artéria aorta. No entanto, demonstrou-se que arteríolas de pequeno calibre (diâmetro < 100 nm), sejam coronarianas ou periféricas, permanecem nitrato-resistente. Seu efeito venodilatador reduz a pré-carga ventricular, diminuindo a tensão parietal miocárdica e a demanda miocárdica por oxigênio. Ações como a vasodilatação venosa e arterial com consequente redução da pós-carga sustentam o benefício clínico do uso de nitratos tanto em pacientes com insuficiência cardíaca como naqueles com *angina pectoris*. Pela redução da atividade miocárdica e menor requerimento de O_2, os nitratos aumentam a capacidade de exercício cardíaco para uma maior carga de trabalho corporal total antes que o limiar anginoso seja alcançado. Indivíduos com angina estável, quando em uso de nitratos em associação com betabloqueadores e/ou bloqueadores de canais de cálcio, apresentam efeitos ainda mais pronunciados sobre a tolerância ao esforço físico e o tempo até a depressão do segmento ST nas avaliações funcionais ergométricas.

Em doses elevadas, os nitratos orgânicos tendem a causar maior acúmulo venoso e menor resistência arteriolar, o que pode gerar redução dos níveis pressóricos e até mesmo do débito cardíaco (DC), com resposta clínica de tontura, mal-estar, turvação visual e outros sintomas de baixo débito, a despeito da maior ativação de reflexos simpáticos. A taquicardia reflexa e a vasoconstrição arteriolar periférica tentam compensar, com maior resistência vascular sistêmica, mas tal cenário pode cursar até mesmo com redução da vasodilatação coronariana em caso de drásticas reduções de PA e DC.

Em pacientes com síndrome coronariana aguda, os nitratos apresentam efeitos anti-isquemia dependentes da dilatação de artérias coronárias epicárdicas e colaterais. A nitroglicerina promove a redistribuição do fluxo de áreas com perfusão normal para áreas com isquemia através do aumento do fluxo em artérias colaterais e da redução da pressão diastólica do VE, diminuindo a compressão subendocárdica. Em situações de estenose coronariana significativa, estas áreas permanecem sujeitas à compressão extrínseca máxima durante a sístole e o uso de nitratos tende a restaurar o fluxo sanguíneo para valores dentro da normalidade nessas regiões, aumentando a condutância coronariana total.

Além desses efeitos sobre a musculatura lisa, a maior disponibilidade de NO também aumenta a velocidade de relaxamento do musculo cardíaco (efeito lusitrópico), com enchimento diastólico mais rápido, podendo ser em parte pelo alívio da área isquêmica e pelo aumento reflexo na atividade simpática cardíaca. Nota-se até mesmo um efeito antitrombótico modesto com o uso da nitroglicerina endovenosa observado pela menor função plaquetária e diminuição da agregação de plaquetas em modelos animais com lesão da parede arterial.

Farmacocinética (absorção, distribuição, metabolismo e excreção)

- **Nitroglicerina:** através do uso sublingual, evita-se o metabolismo de primeira passagem hepática; dentro de quatro minutos já se observam concentrações máximas. Possui meia-vida de um a três minutos, sendo rapidamente convertida em metabolitos inativos eliminados na urina. Início de ação ainda mais rápido se aerossol sublingual (0,4 mg) e melhor absorção naqueles pacientes com mucosas secas. Com cerca de 30 a 60 minutos, o metabolismo hepático abole seus efeitos hemodinâmicos. Os tabletes devem ser mantidos sob proteção da luz, por risco de perder sua potência se expostos. É também bem absorvido pela pele e seu adesivo transdérmico consegue sustentar efeito ainda mais prolongado. A nitroglicerina sublingual deve ser usada profilaticamente por até 40 minutos antes de esforço físico, com risco de causar angina, enquanto o *spray* deve ser utilizado de 5 a 10 minutos previamente à prova anginosa.
- **Dinitrato de isossorbida:** metabolizado por desnitração enzimática, seguida da conjugação com glicuronídeo. O uso sublingual produz concentrações séricas máximas em 6 minutos; sua biodisponibilidade via oral é baixa, por ser rapidamente metabolizado no fígado em dois metabólitos, o 2-mononitrato de isossorbida e o 5-mononitrato de isossorbida, potente vasodilatador com meia-vida longa, sendo excretado de forma inalterada na urina. Disponível em tabletes para uso oral e em cápsulas de liberação lenta, assim como em tabletes para uso sublingual e em formato mastigável. A taquifilaxia ou tolerância a nitratos se desenvolve e, com regimes de dinitrato de isossorbida na dose de 30 mg, três ou quatro vezes por dia, com redução da magnitude do benefício antianginoso com cada dose sucessiva, para ser evitada deve se utilizar um regime de uso com intervalo de 10 a 12 horas entre as tomadas.
- **5-mononitrato de isossorbida:** completamente ativo após administração oral, por não ser metabolizado de primeira passagem hepática, atinge pico de níveis plasmáticos de 30 minutos a duas horas após ingestão e meia-vida de quatro a seis horas. De excreção urinária inalterada, possui a apresentação de liberação lenta para ser administrado 1 vez por dia, na dosagem de 30 a 240 mg, com baixa tolerância demonstrada a esta posologia e maior aderência, podendo ser mais eficaz no controle dos sintomas anginosos.
- **Propatilnitrato:** vasodilatador de ação imediata e prolongada, com início de 1 a 3 minutos da administração. Pode ser feito uso via oral ou sublingual; apresentação em comprimidos, recomenda-se o uso na dose de 10 mg por 3 ou 4 vezes ao dia, não excedendo 40 mg em 24 horas. Uso recomendado no tratamento de episódios de *angina pectoris* e na prevenção de crise aguda produzida por exercícios em pacientes com insuficiência coronariana crônica.

Usos terapêuticos

Recomenda-se o uso de nitratos como fármaco de primeira linha nos cenários de doença coronária estável, para alívio dos sintomas na angina vasoespástica, com contraindicação ao uso de betabloqueadores ou, nos casos de angina estável refratária, já em uso dos antagonistas adrenérgicos e/ou dos bloqueadores de canais de cálcio. Para a efetiva redução dos sintomas anginosos ou na profilaxia anginosa, os nitratos sublinguais ou *spray* de ação rápida são de grande valia por exercerem efeitos farmacológicos imediatos (um a três minutos após sua dissolução), além de possuírem efeitos vasodilatadores que perduram de 30 a 45 minutos. Os nitratos de ação rápida e curta duração continuam sendo a primeira opção para tratar as crises anginosas. Quando estas ocorrem, o paciente deve repousar na posição sentada, para menor risco de hipotensão e/ou síncope do que em ortostase. Os nitratos de ação rápida podem ser usados profilaticamente, frente a situações reconhecidamente provocadoras de angina nos pacientes de alto risco cardiovascular, como estresse emocional, relação sexual ou esforços físicos desproporcionais ao cotidiano do paciente.

O uso recorrente de nitratos de ação prolongada pode induzir à tolerância medicamentosa, a qual pode ser evitada por meio de prescrições assimétricas, mantendo um período de 8 a 10 horas livres do uso de nitratos. Apesar de largamente utilizados na prática clínica, descreve-se uma possível piora da disfunção endotelial como potencial complicação do uso crônico dos nitratos de ação prolongada por ativação do sistema nervoso simpático e do sistema renina-angiotensina-aldosterona, além da maior produção de endotelina, da produção de superóxido e da atividade da fosfodiesterase. Dessa forma, o uso recorrente de nitratos de ação prolongada deve ser restrito aos pacientes com angina não controlada por outros agentes antianginosos.

Efeitos adversos

As principais respostas adversas ao uso terapêutico dos nitratos orgânicos são cefaleia, tontura, rubor facial, taquicardia e hipotensão postural. Sintomas de um quadro clínico relacionado com a vasodilatação sistêmica produzida e que devem ser orientados quando do uso inicial de nitratos, mesmo que em baixas doses, e podem ser acentuados pelo álcool, outros agentes hipotensores, e principalmente no manejo de idosos, em situações de temperaturas mais elevadas, cenário também de maior ocorrência de bradicardia paradoxal por resposta vasovagal.

A administração repetida vezes de nitratos de longa duração, como mononitrato de isossorbida, está associada a episódios de tolerância medicamentosa pela depleção dos estoques de radicais sulfidrilas (-SH) livres, embora as tentativas de reposição destes componentes tenham sido clinicamente decepcionantes. Recomenda-se como medida mais efetiva para evitar a taquifilaxia de nitratos a posologia intervalar de, no mínimo 8 horas, entre as tomadas.

Contraindicações

Não se recomenda o uso de nitratos em pacientes com consumo de inibidores da fosfodiesterase 5, como sildenafila, tadalafila ou vardenafila, nas últimas 24 horas da associação, pelo alto risco de hipotensão grave quando associados. Nos casos de cardiopatia hipertrófica, o uso de nitratos pode induzir maior obstrução da via de saída do ventrículo esquerdo e mesmo naqueles de gradiente de repouso desconhecido, o seu uso também é contraindicado. No manejo de síndrome coronariana aguda, se suspeita de infarto do ventrículo direito ou paciente com hipotensão (PAS < 90 mmHg ou > 30 mmHg abaixo do seu valor basal), os nitratos também são contraindicados pelo alto risco de piora pressórica, assim como recomenda-se o seu uso com cautela em pa-

cientes com estenose aórtica severa ou em depleção volêmica. Além de seguir contraindicado a pacientes com hipersensibilidade a nitratos ou seus metabólitos inativos, alguns órgãos de vigilância farmacológica internacionais contraindicam o uso de nitratos em quadros clínicos de glaucoma (ângulo fechado), trauma craniano, pressão intracraniana aumentada, hemorragia e anemia severa.

Toxicidade

Conforme já citada, a exposição contínua ou em repetidas doses a nitratos pode resultar em tolerância ou acentuada redução na magnitude dos efeitos farmacológicos. A magnitude desta atenuação é função da dose e posologia utilizada. Estima-se que possa resultar em parte da menor capacidade do músculo liso vascular em converter nitroglicerina em NO ou em parte por mecanismos extrínsecos à parede do vaso, como expansão volêmica relativa, depleção de radicais sulfidrila e geração de radicais livres, além de ativação neuro-humoral. Na abordagem resolutiva desta taquifilaxia, a medida mais efetiva ainda consiste na interrupção da terapia durante 8 a 12 horas para possibilitar o retorno de sua eficácia, associando outras classes de medicações antianginosas a estes períodos livres de nitratos como terapia resgate.

Uma complicação rara com uso de nitratos, mas que deve ser lembrada, é a formação de metemoglobinemia, forma oxidada da hemoglobina que não se liga ao oxigênio, de maior chance nos cenários de doses muito elevadas de nitratos. Em geral, observam-se pequenas elevações dos níveis de metemoglobinemia com baixa incidência de repercussão clínica. As intoxicações clinicamente graves por nitrato devem ser tratadas com aspiração e lavagem gástrica, administração de oxigênio e otimização do suporte ventilatório. Se ocorrer metemoglobinemia com piora clínica, recomenda-se administrar 1 a 4 mg/kg de peso corporal de azul de metileno por via endovenosa.

■ Antagonistas dos canais de cálcio

Os antagonistas dos canais de cálcio representam um grupo heterogêneo de compostos com ação inibitória do movimento de cálcio pelos canais lentos nas membranas dos músculos lisos cardíaco e vascular através do bloqueio não competitivo dos canais de cálcio tipo L dependentes de voltagem. Na década de 1960, os experimentos de Fleckenstein, Godfraind et al. trouxeram à tona o conceito de que alguns fármacos bloqueavam a entrada de Ca^{+2} nos miócitos, levando ao relaxamento dos músculos liso e cardíaco. Godfraind et al. demonstraram que os análogos da difenilpiperazina, cinarizina e a lidoflazina impediam a contração na musculatura lisa vascular ao aumentar a concentração de cálcio extracelular. Anos depois, foi evidenciado o efeito inotrópico e cronotrópico negativo de um potente vasodilatador coronariano – o verapamil inibia o acoplamento excitação-contração com a redução do transporte de Ca^{2+} no cardiomiócito, sendo posteriormente o primeiro bloqueador de canal de cálcio disponível para uso clínico.

Embora reunidos na denominação "bloqueadores dos canais de cálcio", existem efeitos farmacológicos distintos entre as diferentes classes inclusas nessa denominação. As três principais classes são os antagonistas de Ca^{2+} *di-hidropiridínicos* (nifedipino – protótipo de primeira geração, seguido por nicardipina, felodipino, isradipino de segunda geração e nimodipino e amlodipino de terceira geração). Os últimos diferenciam-se dos demais por elevada especificidade no sítio ativo dos complexos canais de cálcio e ação de longa duração. Há também a classe das *fenilalquilaminas*, representada pelo protótipo verapamil, e as *benzotiazepinas modificadas*, com diltiazem. As fenilalquilaminas possuem potente efeito na recuperação dos canais de cálcio, com ação inibitória no marca-passo e sistema de condução cardíaca, ação presente em menor proporção nas benzotiazepinas, sendo assim utilizados para controle de taquiarritmias supraventriculares.

Mecanismo de ação

Os bloqueadores de canais de cálcio exercem sua função através da ligação com a principal unidade formadora de poro do canal, a subunidade $α_1$ dos canais de Ca^{+2} do tipo L, diminuindo o fluxo de cálcio por essa via. As subunidades $α_1$ possuem uma topologia comum de quatro domínios homólogos, cada um constituído de seis supostos segmentos transmembrana (S1-S6). Os antagonistas dos canais de Ca^{2+} da classe das fenilalquilaminas ligam-se ao segmento S6 do domínio IV, os bloqueadores benzodiazepínicos ligam-se a ponte citoplasmática entre o domínio III e o domínio IV e os di-hidropiridínicos conectam-se ao segmento transmembrana do domínio III e do domínio IV. Os canais de Ca^{2+} sensíveis a voltagem (canais de tipo L ou lentos) viabilizam a entrada de Ca^{2+} nos miócitos musculares lisos e cardíacos, nas células do nó sinoatrial (SA) e do nó atrioventricular em resposta à despolarização elétrica. Por conta disso, esses fármacos promovem ação inotrópica e cronotrópica negativa no coração. O complexo Ca^{2+}-calmodulina, formado pelo aumento de Ca^{2+} citosólico, ativa a quinase da cadeia leve de miosina e fosforila a cadeia leve de miosina. Esta fosforilação promove a interação produtiva entre actina e a miosina para contração do músculo liso vascular (Figura 25.3). Os antagonistas de cálcio causam relaxamento do músculo liso arterial, mas exercem pouco efeito sobre a maioria dos leitos venosos e, portanto, não alteram significativamente a pré-carga cardíaca. No nó SA e atrioventricular (AV), a despolarização depende majoritariamente do influxo de cálcio pelo canal lento, bloqueadores como o verapamil e o diltiazem reduzem a magnitude desta corrente e diminuem a taxa de recuperação do canal, reduzindo a velocidade de condução AV, função-base para o uso destes fármacos no controle de taquiarritmias supraventriculares. (Figura 25.4).

Nos pacientes com *angina pectoris*, a eficácia dos antagonistas de cálcio sustenta-se na redução da demanda de oxigênio e aumento na oferta de O_2 induzida no miocárdio. No contexto de ação aterogênica, trabalhos experimentais e ensaios clínicos randomizados com os bloqueadores de cálcio mais lipofílicos de segunda geração, amlodipino e nifedipino, evidenciaram menor progressão de aterosclerose coronariana e melhora da função endotelial, mas sem reduzir objetivamente o volume da placa ateromatosa. Embora com evidências mistas e desfechos substitutos, reconhece-se um provável efeito desses antagonistas de cálcio na ateroproteção em pacientes com DAC e hiperlipidemia.

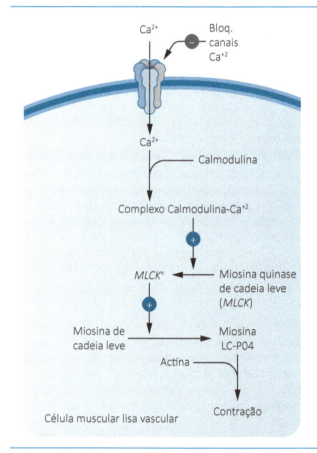

Figura 25.3 – Mecanismo de ação bloqueadores de canais de cálcio para vasodilatação. O bloqueio do influxo de cálcio reduz a formação do complexo Ca^{+2}-calmodulina, responsável por ativar a quinase da miosina de cadeia leve para a fosforilação desta, diminuindo o estímulo para contração do músculo liso vascular resultante da interação entre miosina fosforilada e actina.

Fonte: Adaptada de Katzung BG et al. Basic and Clinical Pharmacology 13th edition, 2015.

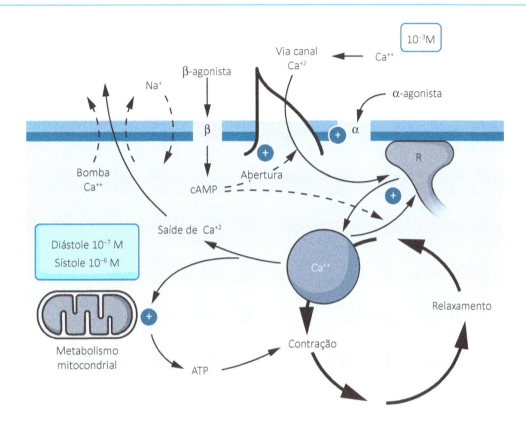

Figura 25.4 – Os antagonistas de cálcio bloqueiam o influxo de cálcio pela membrana celular no nó sinoatrial, reduzindo sua automaticidade (despolarização espontânea e potencial de ação gerado sem estímulos externos) e, de maneira análoga, prolongam o período refratário no nó atrioventricular. Ações em conjunto responsáveis por lentificar a condução AV, fazendo com que uma proporção menor de estímulos atriais chegue à rede ventricular elétrica, reduzindo, assim, a frequência cardíaca.
Fonte: Adaptada de Burton L et al. Physiologic activity of calcium channel blockers eds: Goodman & Gilman's the pharmacological basis of therapeutics, 2005.

Efeitos farmacológicos

Dentre os bloqueadores de cálcio de primeira geração, o nifedipino apresenta maior efeito vasodilatador e de aparecimento precoce (20 minutos após administração). Também por isso, utiliza-se hoje somente sua formulação de liberação lenta, com menor ocorrência de eventos adversos hipotensores graves. Por conta de sua ação dilatadora sustentada no leito vascular coronariano e arterial de maior calibre, proporciona maior balanço entre oferta de demanda miocárdica de oxigênio e redução da pós-carga cardíaca no manejo de quadros anginosos. Na prática clínica, não se observam efeitos dromotrópicos, cronotrópicos ou inotrópicos negativos com o uso de nifedipino de liberação prolongada, embora constem relatos de piora clínica importante em pacientes com IC congestiva associada ao seu uso.

Na classe das fenilalquilaminas, o verapamil proporciona dilatação dos vasos de resistência sistêmica e coronariana. Mas também causa redução da frequência e da contratilidade cardíacas, o que diminui a necessidade de oxigênio do miocárdio e traduz em melhora sintomática dos quadros de angina estável. Soma-se a estes o efeito de alentecimento da condução AV de grande valia para sua indicação clínica no manejo de arritmias supraventriculares.

Os efeitos do diltiazem são pontuados de forma intermediária entre aqueles vistos com o nifedipino e o verapamil. Efeitos vasodilatadores são observados, mas em menor proporção do que os do nifedipino, assim como ação inotrópica e dromotrópica negativa também inferiores do que o verapamil. Constitui-se como vasodilatador sistêmico com ação hipotensora no repouso e no esforço ao bloquear a vasoconstrição associada. Atua também pela elevação da carga de esforço necessário para gerar isquemia miocárdica, com potencial de maior oferta de O_2 e otimizando a perfusão subendocárdica distal em cenários de estenose coronariana.

O amlodipino promove dilatação coronariana e periférica acentuada e pode ser usado como agente antianginoso e anti-hipertensivo. Em série de ensaios clínicos com pacientes DAC e portadores de angina estável, apresentou boa eficácia na prevenção de recorrência de crises anginosas e redução do risco de eventos cardiovasculares maiores, como infarto agudo do miocárdio e AVC. Como agente bloqueador de cálcio de segunda geração, possui maior seletividade vascular do que a observada com os antagonistas de primeira geração (nifedipino, diltiazem e verapamil), além de ter reduzida ação ou quase nenhum efeito inotrópico negativo, podendo ser especialmente útil em pacientes com angina e disfunção ventricular esquerda associada.

Farmacocinética (absorção, distribuição, metabolismo e excreção)

Quadro 25.4 – Antagonistas de cálcio disponíveis para uso e posologia recomendada.

Antagonistas de cálcio	Doses	Intervalos – posologia oral
Verapamil	VO 80 a 120 mg EV 0,075 a 0,15 mg/kg	6 a 12 horas
Diltiazem	VO 30 a 120 mg EV bólus de 0,25 mg/kg, manutenção 5 a 15 mg/hora	6 a 24 horas
Amlodipino	VO 2,5 a 10 mg	24 horas
Nifedipino	VO 30 a 90 mg	8 a 24 horas

Fonte: Adaptado de Fuchs, Flávio Danni; Wannmacher, Lenita. Farmacologia clínica e terapêutica. 5. ed., 2017.

Todos os antagonistas de cálcio ligam-se a proteínas plasmáticas (70 a 98%) e possuem metabolização hepática majoritária; logo, em pacientes com cirrose hepática, deve-se ajustar/reduzir a dose de acordo com a piora funcional, assim como idosos tendem a apresentar meias-vidas destes fármacos mais prolongadas.

- **Nifedipino:** início de ação em 20 minutos do uso, absorção de 90% após administração, com meia-vida de duas a cinco horas. Apresenta elevada metabolização hepática de primeira passagem. Dose usual: 10 a 30 mg, 3 vezes por dia.
- **Verapamil:** efeitos máximos observados com 15 minutos da infusão endovenosa e início de ação da formulação oral em 30 minutos, boa absorção após uso, estimada em 90%, com meia-vida de 4,5 a 12 horas com doses múltiplas, podendo prolongar-se em pacientes idosos. Também possui eliminação hepática de primeira passagem em maior proporção. Dose usual: VO 80 a 120 mg, de 3 a 4 vezes por dia, e EV: 0,075 a 0,15 mg/kg.

- **Diltiazem:** extensão de absorção de 80 a 90%, com início de ação em 5 minutos com uso endovenoso e 30 a 60 minutos com formulação para via oral, meia-vida de 3,5 a 6 horas. Metabolização hepática estimada em 60% e o restante de eliminação renal. Apresenta um metabólito ativo, o desacetildiltiazem, com ação vasodilatadora projetada para metade da potência do diltiazem. Dose usual: EV bólus de 0,25 mg/kg, manutenção de 5 a 15 mg/hora e VO 30 a 120 mg, de 3 a 4 vezes por dia.
- **Amlodipino:** início de ação lento (30 a 60 minutos) e duração longa (12 horas), com meia-vida de 36 horas e níveis séricos estáveis atingidos em sete a oito dias de uso. Metabolização hepática e extensão de absorção superior a 90%. Dose usual: 2,5 a 10 mg/dia.

Usos terapêuticos

Os antagonistas de cálcio de curta duração têm sido retirados das diretrizes sobre o manejo da angina estável. Os demais são recomendados como terapia de primeira linha para os casos de angina vasoespástica e de angina estável sintomática já em uso de antagonistas beta-adrenérgicos. Tais recomendações são válidas tanto para os di-hidropiridínicos de ação prolongada quanto para diltiazem e verapamil (Figura 25.5). O nifedipino de longa ação tem sido de grande valia no tratamento de pacientes anginosos com níveis pressóricos elevados. O estudo ACTION (*A Coronary Disease Trial Investigating Outcome with Nifedipine*) evidenciou a menor necessidade de estudo angiográfico e a segurança clínica em pacientes com doença coronariana estável pelo uso de nifedipino de ação prolongada. Em comparação a outros agentes anginosos, o amlodipino apresenta vantagens posológicas pelo seu uso 1 vez por dia. Além de poder reduzir desfechos cardiovasculares no manejo com pacientes DAC e normotensos, o amlodipino conseguiu diminuir a proporção de isquemias esforço-induzidas de maneira mais efetiva do que o atenolol, quando comparados, sendo a associação ainda mais favorável.

Dentre os antagonistas de cálcio, o verapamil apresenta maior perfil de recomendações de uso para angina vasoespástica ou esforço-induzida e nos casos de taquicardia supraventricular e hipertensão associada. Mas, pelo alto risco de bloqueio de condução AV, seu uso deve ser ponderado quando da associação com betabloqueadores. No tratamento da angina por esforço, pela maior segurança clínica, o diltiazem apresenta vantagens de uso pela menor ação inotrópica negativa e inibição do nó sinoatrial, mas também tem sua utilização ponderada quando em conjunto com betabloqueadores.

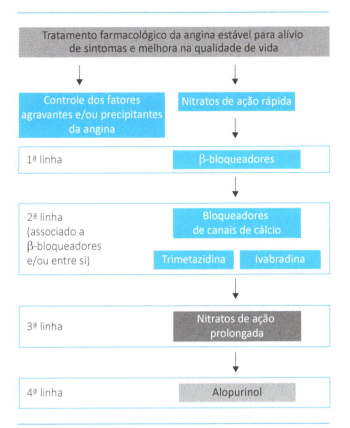

Figura 25.5 – Algoritmo de utilização de agentes antianginosos para alívio de sintomas e melhora na qualidade de vida.
Fonte: Adaptada de Cesar LA et al. Diretriz de Doença Coronária Estável. Arq Bras Cardiol, 2014.

Efeitos adversos

Os efeitos adversos mais frequentes com os bloqueadores dos canais de cálcio di-hidropiridínicos estão relacionados com a vasodilatação desproporcionada, que pode se manifestar com hipotensão arterial, cefaleia, rubor, tontura e náuseas, além de parestesia em mãos e pés. Sintomas como edema periférico, tosse e constipação intestinal também podem estar presentes, e costumam ocorrer após uso prolongado. Usualmente, essas reações adversas são de curso benigno, com melhora após ajuste da dose ou interrupção da medicação. Diferentes estudos atestaram a falta de segurança clínica do uso do nifedipino de curta ação graças ao seu mecanismo de vasodilatação abrupta com ativação simpática reflexa, culminando na sua recomendação de desuso nos dias atuais. Um cuidado ainda maior deve ser tomado com pacientes com síndromes isquêmicas miocárdicas, tendo em vista o risco de agravamento do quadro anginoso pela hipotensão excessiva e vasodilatação coronariana seletiva em regiões não isquêmicas do miocárdio ("roubo coronariano").

Outra linha frequente de eventos colaterais dos antagonistas de cálcio está presente naqueles com maior ação sobre o sistema de condução cardíaco, como verapamil e, em menor proporção, o diltiazem. Por conta do risco elevado de bradicardia sintomática e descompensação de insuficiência cardíaca, a administração endovenosa do verapamil em pacientes com doenças dromopáticas, disfunção ventricular ou em uso de betabloqueadores é fortemente contraindicada.

Contraindicações

Os bloqueadores de canais de cálcio com ação no sistema de condução elétrica cardíaca – verapamil e diltiazem – são contraindicados no manejo de pacientes hipotensos, portadores de doença do nó sinusal, bloqueios atrioventriculares ou síndromes de pré-excitação com despolarização ventricular, por exemplo, síndrome de Wolff-Parkinson-White (WPW), pelo alto risco de deterioração clínica e evolução para taquicardia ventricular.

Contraindica-se também o uso de verapamil e/ou diltiazem com betabloqueadores adrenérgicos pelo sinergismo cronotrópico negativo com risco de bradicardia sintomática e hipotensão, assim como deve ser monitorada a associação entre antagonistas de cálcio e digitálicos, pelo maior risco de intoxicação digitálica. Vale também o início cauteloso e com baixas doses dos bloqueadores de cálcio nos pacientes com hepatopatia crônica e doença renal instalada, além de atentar para a ocorrência de edema periférico de duas a três semanas de início do uso

Toxicidade

Os sintomas mais frequentes da intoxicação por bloqueadores dos canais de cálcio são hipotensão e bradicardia, apontados como eventos ameaçadores da vida por conta da redução inotrópica acentuada junto à hipotensão e ao aparecimento de distúrbios de condução graves, como bloqueio atrioventricular de terceiro grau ou mesmo curso de ritmos idioventriculares.

Os pacientes com intoxicação por esta classe de fármacos podem apresentar-se inicialmente assintomáticos, porém com rápida progressão para hipoperfusão, edema pulmonar e choque cardiogênico. Os sintomas iniciais podem ser fotofobia, fadiga, náuseas, vômitos e hiperglicemia por conta do bloqueio da liberação de insulina pelo pâncreas. As células beta-pancreáticas dependem do influxo de cálcio pelos canais tipo L para secreção de insulina; também por isso, o grau de hiperglicemia nos casos de intoxicação pelos bloqueadores de cálcio é utilizado como indicador prognóstico e marcador de gravidade.

Considera-se a descontaminação intestinal nos casos de intoxicação com tempo hábil para redução do dano, assim como o uso de carvão ativado se o paciente acordado e colaborativo, além de primar pela proteção da via aérea do mesmo. Nos casos de hipotensão, avaliar a responsividade inicial com cristaloides, ponderando dos casos se IC congestiva, edema pulmonar ou doença renal crônica associada. Gluconato de cálcio ou cloreto de cálcio podem ser utilizados por via endovenosa, assim como considerar uso de atropina para redução dos efeitos cronotrópicos nocivos, apesar da baixa de reversão dos bloqueios AV associados. O uso de glucagon endovenoso em bólus de 5 a 10 mg EV pode ser feito, mas com prudência para menor indução de náuseas e vômitos com medicação antiemética conjunta. A despeito das medidas iniciais, em paciente sintomático em piora hemodinâmica, considerar o uso de fármacos vasoativos, como norepinefrina, e solução polarizada glicoinsulínica, na tentativa de otimizar a contratilidade cardíaca pelo melhor transporte de glicose aos cardiomiócitos (Figura 25.5).

■ Terapias farmacológicas de resgate

Ranolazina

Mecanismo de ação

A ranolazina atua como inibidor seletivo da corrente de sódio tardia (INaL) nos cardiomiócitos, a qual contribui para patogênese da angina através da sobrecarga de cálcio intracelular e aumento do consumo de oxigênio nos miócitos. Inibe a ativação da corrente de potássio (IKr), prolongando o potencial de ação atrial e ventricular. Há relato de pacientes em uso de ranolazina com intervalo QT prolongado, apesar da medicação não apresentar ação pró-arrítmica frequentemente documentada e não possuir também efeitos hemodinâmicos significativos.

Farmacocinética (absorção, distribuição, metabolismo e excreção)

No Brasil, há disponibilidade das duas formulações de liberação prolongada, com 500 e 1.000 mg, sendo a posologia de 2 vezes por dia, com base nos sintomas clínicos. Na administração oral, seu pico plasmático é de 2 a 5 horas. A metabolização ocorre no intestino e fígado e sua absorção é muito variável. A meia-vida é de 1,4 a 1,9 horas, mas pode se estender até sete horas. A metabolização hepática ocorre principalmente pelo citocromo P450 e, em menor parte pelo CYP2D6. Menos de 5% do fármaco é excretado na urina e nas fezes. A ranolazina é o substrato e transportada pela glicoproteína-P, o que implica na redução da dose terapêutica nos casos de uso concomitante de outras medicações também transportadas pela glicoproteína-P, por exemplo, digitálicos.

Usos terapêuticos

Os primeiros ensaios clínicos realizados com ranolazina de liberação rápida falharam em demonstrar sua superioridade como antianginoso e efeitos anti-isquêmicos em relação ao placebo. Subsequente a esta, desenvolveu-se a formulação de liberação prolongada, testada nos ensaios clínicos MARISA (*Monotherapy Assessment of Ranolazine In Stable Angina*) e CARISA (*Combination Assessment of Ranolazine In Stable Angina*).

O estudo MARISA incluiu 191 pacientes com DAC e sintomas de angina estresse-limitante e uso de ranolazina administrada nas doses de 500, 1.000 ou 1.500 mg por 2 vezes ao dia durante quatro semanas. Comparado com placebo, aumentou a capacidade de exercício físico, o tempo para desencadear angina e da ocorrência de depressão maior ou igual a 1 mm do segmento ST, com mínimo efeito protetor na pressão arterial e frequência cardíaca.

Já no ensaio CARISA, avaliou-se a eficácia da ranolazina de liberação prolongada associada a antianginosos (atenolol 50 mg/d, diltiazem 180 mg/d ou amlodipino 5 mg/d). Foram incluídos 823 pacientes com DAC randomizados para receber ranolazina 750 ou 1.000 mg 2 vezes por dia durante 12 semanas. Houve redução dos episódios de angina e na necessidade do uso de nitrato e aumento do tempo para desenvolvimento de sintomas durante o esforço físico e ocorrência de depressão do segmento ST > 1 mm nos dois grupos clínicos tratados com ranolazina.

Efeitos adversos

As principais contraindicações ao seu uso são: prolongamento do intervalo QT, administração de outros fármacos prolongadores deste intervalo, história prévia de taquicardia ventricular, insuficiência renal moderada a severa e insuficiência hepática. Eventos adversos ao seu uso mais comumente relatados na literatura são: dor de cabeça (5,5%), tontura (1 a 6%), constipação (5%) e náuseas (≤ 4%).

■ Trimetazidina

Mecanismo de ação

A trimetazidina é um agente antianginoso com ação pela inibição da enzima 3-cetoacil-coenzima A tiolase mitocondrial de cadeia longa, gerando melhora no metabolismo mitocondrial através da absorção e oxidação de ácido graxo miocárdico e consequente estimulação da oxidação da glicose. O efeito cardioprotetor da medicação tem sido atribuído a ações citoprotetoras diretas, causando redução da acidose e sobrecarga de cálcio no miocárdio, preservação dos níveis intracelulares de ATP, aumento da capacidade antioxidante e proteção contra toxicidade induzida por radicais livres de oxigênio.

Não possui efeito no fluxo coronário, contratilidade miocárdica, pressão arterial ou frequência cardíaca. Não exerce efeito cronotrópico negativo significativo ou vasodilatação durante o repouso ou mesmo no esforço físico. Seu uso pode ser combinado com outras medicações no tratamento da DAC ou em monoterapia quando os demais fármacos não foram bem tolerados.

Farmacocinética (absorção, distribuição, metabolismo e excreção)

A formulação disponível no Brasil é de 35 mg, de liberação modificada, e deve ser administrada 2 vezes ao dia. Após administração oral, o fármaco é rapidamente absorvido no trato intestinal, sem efeito de redução da absorção após alimentação. O pico de concentração plasmática é atingido após cinco horas (média) após a tomada do comprimido. A concentração plasmática se mantém igual ou superior a 75% da concentração máxima até a 11ª hora. A trimetazidina está fracamente ligada às proteínas plasmáticas, sua meia-vida de eliminação é, em média, de seis horas, sendo predominantemente renal. Em pacientes com disfunção renal e idosos, a meia-vida de eliminação encontra-se prolongada em relação a pacientes mais jovens e sem comorbidades.

Usos terapêuticos

Diversos estudos confirmam o benefício clínico do uso de trimetazidina isoladamente ou associada a outros agentes antianginosos (betabloqueador, nitratos de longa duração e bloqueador de canal de cálcio) na doença arterial coronariana. Houve redução dos episódios de angina, aumento da capacidade funcional, redução do consumo de nitrato, diminuição da intensidade da dor e tempo para ocorrer depressão de 1 mm do segmento ST no teste ergométrico. Os resultados da associação de medicações antianginosas foram superiores ao uso isolado do fármaco.

Ensaios clínicos que incluíram pacientes com disfunção ventricular também demonstraram melhora dos sintomas com uso de trimetazidina. Seu uso resultou em melhora da fração de ejeção do ventrículo esquerdo, redução do volume sistólico do ventrículo esquerdo e do índice de movimentação da parede, resultando na melhora do trabalho miocárdico e do remodelamento ventricular.

Em pacientes com DAC e diabetes *mellitus*, houve melhora significativa dos sintomas clínicos em estudos que avaliaram o uso de trimetazidina neste subgrupo. A medicação está associada à provável com-

pensação da deterioração da glicose pelos miócitos, resultante dos níveis alterados de insulina, e também em um efeito cardioprotetor nos pacientes com maior risco de cardiomiopatia.

Quando estudada em pacientes com DAC submetidos à revascularização percutânea ou cirúrgica, houve redução da liberação de marcadores de necrose miocárdica periprocedimento, além de preservação da função ventricular esquerda em pacientes submetidos à angioplastia. Em pacientes submetidos à revascularização cirúrgica, houve menor liberação de marcadores de necrose miocárdica, redução de indicadores de estresse oxidativo, além de melhora da função ventricular esquerda.

Efeitos adversos

Os principais efeitos colaterais associados ao uso de trimetazidina são: queimação gástrica ou esofágica, câimbras musculares, tontura, depressão, astenia, sedação e/ou sonolência, distúrbios visuais, anorexia e hiperóxia. De acordo com revisões sistemáticas e metanálises avaliando o uso do fármaco, o número de eventos adversos e as taxas de descontinuação da medicação foram muito baixas.

Há na literatura relatos anedóticos de pacientes em uso de trimetazidina que desenvolveram síndrome parkinsoniana e outros distúrbios motores, como tremores, rigidez muscular, alterações de marcha, além da síndrome das pernas inquietas. Esses sintomas foram observados em pacientes sem antecedente de doença de Parkinson e, na maioria dos casos, houve resolução dos sintomas após suspensão da medicação.

De acordo com a Agência Europeia de Medicamentos (EMA), o uso da trimetazidina deve ser contraindicado a pacientes com doença de Parkinson ou com distúrbios do movimento e aqueles com *clearance* de creatinina < 30 mL/min. Em pacientes com disfunção renal moderada (*clearance* de creatinina 30 a 60 mL/min) e idosos, sua dose deve ser reduzida, em função da eliminação renal prolongada.

■ Alopurinol

Mecanismo de ação

O alopurinol e seu principal metabólito ativo, o oxipurinol (aloxantina), inibem a xantina oxidase, enzima que catalisa a conversão da hipoxantina em xantina e a conversão da xantina em ácido úrico. Sabe-se que níveis elevados de uricemia estão associados a maior disfunção endotelial pela redução de NO e maior expressão de citocinas pró-inflamatórias via NF-κB. Além disso, diferentes estudos experimentais demonstram a redução do consumo miocárdico de oxigênio e maior resposta inotrópica com o uso de alopurinol em modelos de insuficiência cardíaca.

Farmacocinética (absorção, distribuição, metabolismo e excreção)

É absorvido rapidamente no trato gastrointestinal após ingestão oral. Seu pico plasmático é alcançado em 60 a 90 minutos. A maior parte de sua eliminação se dá através do metabolismo do aldeído oxidase para oxipurinol (~ 80%). Aproximadamente 10% é metabolizado para alopurinol-ribosídeo e cerca de 15% do fármaco é excretado de forma inalterada por via renal. Sua meia-vida é curta, entre 1 e 2 horas. Em comparação, o oxipurinol é largamente excretado de forma inalterada por via renal e sua meia-vida depende do *clearance* renal. Em indivíduos com função renal normal, a meia-vida de oxipurinol é de 18 a 30 horas, estendendo-se a até uma semana em pacientes com *clearance* de creatinina menor que 30 mL/min/1,73 m².

Usos terapêuticos

O uso de alopurinol na doença arterial coronariana foi demonstrado através de ensaio clinico realizado com 65 pacientes, randomizados para placebo *versus* alopurinol 600 mg/dia, durante seis semanas. Os pacientes incluídos tinham idade de 18 a 85 anos, diagnóstico de DAC comprovado por angiografia, teste de tolerância ao exercício físico positivo e angina estável há pelo menos dois meses. O desfecho primário do estudo foi o tempo para ocorrer depressão do segmento ST, enquanto o tempo total de exercício e para ocorrer angina foram considerados desfecho secundário. O alopurinol aumentou a média de tempo para depressão do segmento ST em relação ao placebo. Também houve aumento do tempo total de exercício mediano e do tempo para ocorrer angina. De evidência clínica limitada, seu uso é recomendado como terapia de resgate naqueles pacientes com angina estável sintomática em uso de terapêutica antianginosa máxima tolerada.

Efeitos adversos

A síndrome de hipersensibilidade cutânea ao alopurinol é o mais temido efeito colateral associado ao fármaco. É um evento raro, ocorrendo em cerca de 0,1% dos pacientes, e envolve risco de vida, com mortalidade em torno de 27%. Alguns fatores de risco relacionados com a maior probabilidade de ocorrência desta síndrome são: insuficiência renal crônica, uso de diurético concomitante, presença de HLA-B*5801, associação recente de alopurinol e doses iniciais do fármaco.

Febre, mal-estar e mialgia também podem ocorrer. Estes efeitos são observados em cerca de 3% dos pacientes com função renal preservada, e mais frequentemente naqueles com comprometimento renal. Leucopenia, leucocitose e eosinofilia transitória são reações raras que podem igualmente requerer a descontinuação do fármaco.

■ Ivabradina

Mecanismo de ação

A ivabradina é um agente inibidor específico e seletivo da corrente marca-passo I(f), controla a despolarização diastólica espontânea do nó sinusal e regula a frequência cardíaca. Atua reduzindo o consumo de O_2, sem interferir no inotropismo ou pressão arterial. Não há alteração nos tempos de condução intra-atrial, atrioventricular ou intraventricular.

Farmacocinética (absorção, distribuição, metabolismo e excreção)

A dose terapêutica da ivabradina varia de 2,5 a 7,5 mg, administrada 2 vezes ao dia. A concentração plasmática atinge seu pico em aproximadamente uma hora em jejum e é atrasada pela ingestão de alimentos em uma hora. Possui metabolismo hepático de primeira passagem pela enzima CYP3A4 do citocromo P450, sendo esta importante em razão das interações medicamentosas, como exemplos: com bloqueadores de canal de cálcio não di-hidropiridínicos, macrolídeos, antifúngicos. A meia-vida da ivabradina é de 11 horas e seus metabólitos são excretados nas fezes e urina.

Usos terapêuticos

O uso da ivabradina na angina estável é recomendado para pacientes sintomáticos, com frequência cardíaca > 70 batimentos por minuto, a despeito do uso de betabloqueador, bloqueador do canal de cálcio e nitratos de curta duração, ou em pacientes intolerantes ao uso de betabloqueador.

O estudo BEAUTIFUL (*Ivabradine for Patients with Stable Coronary Artery Disease and Left-Ventricular Systolic Dysfunction*) incluiu pacientes com doença arterial coronariana (DAC) e disfunção ventricular (fração de ejeção < 40%). Apesar da diminuição da frequência cardíaca com ivabradina, não houve redução do desfecho primário no estudo, definido por morte cardiovascular, infarto do miocárdio agudo ou insuficiência cardíaca. No subgrupo de pacientes com DAC, disfunção ventricular (fração de ejeção < 40%) e frequência cardíaca maior ou igual a 70 batimentos por minuto, houve redução da incidência de infarto e necessidade de revascularização.

Subsequente a este estudo, o SIGNIFY (study assessing the morbidity–mortality benefits of the if

Capítulo 25 – Fármacos utilizados no tratamento da isquemia miocárdica

inhibitor ivabradine in patients with coronary artery disease) incluiu pacientes com angina estável, porém com frequência cardíaca mais elevada (maior ou igual a 70 batimentos por minuto) e fração de ejeção > 40%. Não houve redução do desfecho primário (morte cardiovascular ou infarto agudo do miocárdio não fatal) nesta análise. Apesar do efeito neutro nos ensaios clínicos em pacientes com angina estável, seu uso é recomendado pelas diretrizes europeia e brasileira, com nível de recomendação IIa, como terapia de segunda linha em pacientes com sintomas refratários a despeito do uso de nitratos de curta ação, betabloqueadores ou bloqueadores de canal de cálcio ou em pacientes intolerantes ao uso de betabloqueador.

Efeitos adversos

O efeito colateral mais comumente relacionado com a ivabradina é a bradicardia, que pode resultar em sintomas como tontura, fadiga, turvação visual e em maior risco de quedas, principalmente em idosos.

Contraindicações ao seu uso incluem bradicardia sinusal (frequência cardíaca < 60 batimentos por minuto), doença do nó sinusal e arritmias atriais ou ventriculares. O bloqueio do nó atrioventricular de 1º grau encontra-se como contraindicação relativa ao seu uso.

A ivabradina também pode causar hiperpolarização da corrente retiniana I(h), semelhante à corrente cardíaca I(f). A inibição da corrente I(h) pela ivabradina pode reduzir a resposta da retina a estímulos de luz brilhante. As fosfenas (brilho transitório dentro do campo visual) também podem ocorrer em menor proporção, tipicamente leves e transitórias, e frequentemente melhoram com o tempo. Em virtude da possibilidade de toxicidade ao feto, o uso de ivabradina deve ser desaconselhado para mulheres em idade reprodutiva.

Atividade proposta

Casos clínicos

1. Homem, 57 anos, antecedente de hipertensão e dislipidemia, vem à consulta referindo dor torácica típica há seis meses relacionada com os esforços extra-habituais. Não faz uso regular de medicações. Ao exame físico, PA: 140×80, FC: 80 bpm, ausculta cardíaca e pulmonar sem alterações. Optou-se por solicitar cintilografia miocárdica com estresse para investigação de doença arterial coronariana. Iniciado AAS e estatina. Qual medicação deve ser introduzida para alívio dos sintomas neste momento?

    a) Ranolazina.

    b) Ivabradina.

    c) Isossorbida.

    d) Atenolol.

    e) Trimetazidina.

2. Mulher, 72 anos, antecedente de hipertensão, diabetes, dislipidemia e infarto agudo do miocárdio há três anos, sendo submetida a cirurgia de revascularização na ocasião (MaE-DA, Sf-CD, Sf-MgE1). Atualmente em uso de enalapril 20 mg, 12 em 12 horas; atenolol 50 mg, 1 vez ao dia; amlodipino 5 mg, 1 vez ao dia; metformina 850 mg, 3 vezes ao dia; AAS 100 mg, 1 vez ao dia; rosuvastatina 20 mg, 1 vez ao dia; e isossorbida 5 mg, se necessário. Vem à consulta ambulatorial apresentando angina aos esforços habituais. Ao exame físico, PA: 100×70 e FC: 90 bpm, ausculta cardíaca e pulmonar sem alterações. Cintilografia miocárdica com isquemia estresse-induzida em território de parede anterior. Solicitado cinecoronariografia para a paciente. Entre as opções a seguir, qual seria a opção *menos* recomendada pela Diretriz Brasileira de DAC (2014) para otimização do tratamento clínico:

    a) Associar ivabradina 5 mg, 1 vez ao dia, visto que a paciente apresenta frequência cardíaca elevada.

    b) Iniciar trimetazidina 35 mg, 2 vezes ao dia, para controle dos sintomas.

    c) Iniciar alopurinol 100 mg, 1 vez ao dia, para controle dos sintomas anginosos.

    d) Associar isossorbida 40 mg, 3 vezes ao dia, para melhor controle dos episódios de angina.

    e) Aumentar atenolol para 50 mg, 2 vezes ao dia, visto que a paciente apresenta frequência cardíaca elevada.

3. Mulher, 65 anos, apresentando quadro de angina em repouso há 3 meses, com duração de 15 minutos, sem relação ao esforço físico. Procurou atendimento em PS em virtude da dor torácica persistente, sendo realizado ECG que evidenciou supra ST da parede anterior. Medicada com AAS, clopidogrel e isossorbida, com alívio da dor e encaminhada à cinecoronariografia, não sendo evidenciado lesões obstrutivas. Diante da possibilidade de angina vasoespástica, quais são os fármacos que devem ser indicados para controle dos sintomas?

a) AAS e atenolol.
b) AAS, amlodipino e isossorbida.
c) AAS, atenolol e isossorbida.
d) Trimetazidina e amlodipino.
e) Isossorbida e alopurinol.

Respostas esperadas

1) Letra D. Comentários: de acordo com a Diretriz Brasileira de Doença Coronariana Estável (2014), a primeira escolha dentre as medicações antianginosas são os betabloqueadores (nível de evidência IB). Já os nitratos podem ser utilizados para tratamento da crise aguda anginosa (IB). Trimetazidina, ivabradina e bloqueadores de canais de cálcio são consideradas medicações de segunda linha ou para aqueles pacientes com contraindicação ao uso de betabloqueador.

2) Letra C. Comentários: Segundo a Diretriz Brasileira de Doença Coronariana Estável (2014), podemos inicialmente aumentar a dose do betabloqueador, visto que a paciente apresenta FC: 90 bpm e está em uso de apenas 50 mg/dia de atenolol. Podemos considerar associar medicações antianginosas de 2ª linha (trimetazidina, ivabradina), lembrando que a ivabradina pode ser iniciada pois a paciente apresenta FC acima de 70 bpm. Os nitratos de longa duração são considerados medicações de 3ª linha. Já o alopurinol é considerado medicação de 4ª linha, sendo a última opção de escolha como medicação antianginosa para a paciente.

3) Letra B. Comentários: de acordo com a Diretriz Brasileira de Doença Coronariana Estável (2014), os pacientes com angina vasoespástica devem receber tratamento para controle dos fatores de risco para doença coronariana, incluindo uso de AAS e, principalmente, cessação do tabagismo. Os fármacos recomendados para alívio dos sintomas na angina vasoespástica são os bloqueadores do canal de cálcio e nitratos de ação prolongada. Os betabloqueadores são contraindicados, pois podem induzir espasmo através dos receptores alfa, que causam vasoconstrição e não são antagonizados pelos receptores beta, de potencial efeito vasodilatador coronariano.

■ REFERÊNCIAS

1. Pepine CJ, Cohn PF, Deedwania PC, Gibson RS, Gottlieb SO, Handberg E, Hill JA. The prognostic and economic implications of a strategy to detect and treat asymptomatic ischemia: the Atenolol Silent Ischemia Trial (ASIST) protocol. Clin Cardiol. 1991 Jun;14(6):457-62.
2. Cesar LA, Ferreira JF, Armaganijan D, Gowdak LH, Mansur AP, Bodanese LC et al. Diretriz de Doença Coronária Estável. Arq Bras Cardiol. 2014;103(2Supl.2):1-59.
3. Daiber A, Münzel T. Organic Nitrate Therapy, Nitrate Tolerance, and Nitrate-Induced Endothelial Dysfunction: Emphasis on Redox Biology and Oxidative Stress. Antioxid Redox Signal. 2015 Oct 10;23(11):899-942.
4. Von Arnim T. Prognostic significance of transient ischemic episodes: response to treatment shows improved prognosis. Results of the Total Ischemic Burden Bisoprolol Study (TIBBs) follow-up. J Am Coll Cardiol. 1996 Jul;28(1):20-4.
5. Savonitto S, Ardissiono D, Egstrup K, Rasmussen K, Bae EA, Omland T, Schjelderup-Mathiesen PM, Marraccini P, Wahlqvist I, Merlini PA, Rehnqvist N.Combination therapy with metoprolol and nifedipine versus monotherapy in patients with stable angina pectoris. Results of the International Multicenter Angina Exercise (IMAGE) Study. J Am Coll Cardiol. 1996 Feb;27(2):311-6.
6. N Investigators. Safety of nifedipine GITS in stable angina: the ACTION trial. Cardiovasc Drugs Ther. 2006 Feb;20(1):45-54.

7. Antzelevitch C, Burashnikov A, Sicouri S, Belardinelli L. Electrophysiologic basis for the antiarrhythmic actions of ranolazine. Heart Rhythm. 2011;8(8):1281-1290.
8. Bonello L, Sbragia P, Amabile N, Com O, Pierre SV, Levy S et al. Protective effect of an acute oral loading dose of trimetazidine on myocardial injury following percutaneous coronary intervention. Heart. 2007;93(6):703-707.
9. Cesar LA, Ferreira JF, Armaganijan D, Gowdak LH, Mansur AP, Bodensee LC et al. Diretriz de doença coronária estável. Arq. Bras. Cardiol. 2014;103:1-56.
10. Ciapponi A, Pizarro R, Harrison J. Trimetazidine for stable angina (Cochrane Review). Cochrane Database Syst Rev. 2005;19:CD003614.
11. Danchin N, Marzilli M, Parkhomenko A et al. Efficacy comparison of trimetazidine with therapeutic alternatives in stable angina pectoris: a network meta-analysis. Cardiology. 2011;120:59-72.
12. Fihn SD, Gardin JM, Abrams J, Berra K, Blankenship JC, Dallas AP et al. 2012 ACCF/AHA/ACP/AATS/PCNA/SCAI/STS guideline for the diagnosis and management of patients with stable ischemic heart disease: a report of the American College of Cardiology Foundation/American Heart Association task force on practice guidelines, and the American College of Physicians, American Association for Thoracic Surgery, Preventive Cardiovascular Nurses Association, Society for Cardiovascular Angiography and Interventions, and Society of Thoracic Surgeons. Circulation. 2012;126(25):e354-471.
13. Fox K, Ford I, Steg PG, Tendera M, Ferrari R, BEAUTIFUL Investigators. Ivabradine for patients with stable coronary artery disease and left-ventricular systolic dysfunction (BEAUTIFUL): a randomised, double-blind, placebo-controlled trial. Lancet. 2008;372:807-16.
14. Fox K, Ford I, Steg PG, Tendera M, Robertson M, Ferrari R, BEAUTIFUL investigators. Heart rate as a prognostic risk factor in patients with coronary artery disease and left-ventricular systolic dysfunction (BEAUTIFUL): a subgroup analysis of a randomised controlled trial. Lancet. 2008;372:817-21.
15. Fox K, Ford I, Stg PG, Tardif JC, Tendera M, Ferrari R, SIGNIFY Investigators. Ivabradine in stable coronary artery disease without clinical heart failure. N Engl J Med. 2014;371:1091-9.
16. Martins GF, Siqueira Filho AG, Santos JB, Assunção CR, Bottino F, Carvalho KG et al. Trimetazidine on ischemic injury and reperfusion in coronary artery bypass grafting. Arq Bras Cardiol. 2011;97(3):209-16.
17. Murrell G, Rapeport W. Clinical pharmacokinetics of allopurinol. Clin Pharmacokinet. 1986;11:343-53.
18. Noman A, Ang DS, Ogston S, Lang CC, Struthers AD. Effect of high-dose allopurinol on exercise in patients with chronic stable angina: a randomised, placebo controlled crossover trial. Lancet. 2010;375 (9732):2161-7.
19. Goodman L, Gilman A, Brunton L, Hilal-Dandan R, Knollmann B. Goodman & Gilman's the pharmacological basis of therapeutics. New York [etc.]: McGraw Hill Education; 2018.
20. Braunwald E, Kasper D, Hauser S, Longo D, Jameson J, Loscalzo J. Harrison's Manual of Medicine. McGraw-Hill; 2009.
21. Bonow RO, Mann DL, Zipes DP, Libby P. Braunwald's Heart Disease: A Textbook of Cardiovascular Medicine. 9. ed. Philadelphia: Elsevier Science; 2011.
22. Fuchs, Flávio Danni; Wannmacher, Lenita. Farmacologia clínica e terapêutica. 5. ed. Rio de Janeiro: Guanabara Koogan; 2017.
23. Ladage D, Schwinger R, Brixius K. Cardio-Selective Beta-Blocker: Pharmacological Evidence and Their Influence on Exercise Capacity. Cardiovascular Therapeutics. 2012;31(2):76-83.
24. Katzung BG Ed. Basic and Clinical Pharmacology. Los Altos, CA. Lange Medical Publications; 1982.
25. Opie LH. Allopurinol for heart failure: novel mechanisms. J Am Coll Cardiol. 2012;59:809-812.
26. Savarese G, Rosano G, D'Amore C et al. Effects of ranolazine in symptomatic patients with stable coronary artery disease. A systematic review and meta-analysis. Int J Cardiol. 2013 Nov 15;169(4):262-70.
27. Szwed H, Pachocki R, Domzal-Bochenska M, et al. Efficacy and tolerance of trimetazidine, a metabolic antianginal, in combination with a hemodynamic antianginal in stable exertion angina. TRIMPOL I, a multicenter study. Presse Med. 2000;29:533-538.
28. Szwed H, Sadowski Z, Elikowski W, et al. Combination treatment in stable effort angina using trimetazidine and metoprolol: results of a randomized, doubleblind, multicentre study (TRIMPOL II). TRIMetazidine in Poland. Eur Heart J. 2001;22:2267-2274.
29. Tarkin JM, Kaski JC. Pharmacological treatment of chronic stable angina pectoris. Clin Med (Lond). 2013 Feb;13(1):63-70.
30. Task Force Members, Montalescot G, Sechtem U et al. 2013 ESC guidelines on the management of stable coronary artery disease: the Task Force on the Management of Stable Coronary Artery Disease of the European Society of Cardiology. Eur Heart J. 2013;34:2949-3003.

Capítulo 26

Fármacos utilizados no tratamento da insuficiência cardíaca

Autores:
- Leonardo dos Santos
- Luciana Gioli Pereira

■ Introdução

A insuficiência cardíaca (IC) é uma síndrome complexa com prevalência crescente e que se configura como um grave problema de saúde pública em todo mundo. Apesar de avanços significativos no manejo das doenças cardiovasculares, a mortalidade de pacientes com IC chega próximo de 50% dentro de cinco anos após o diagnóstico. Por outro lado, tratamentos farmacológicos atuais podem melhorar a qualidade de vida e retardar a progressão da doença sem, contudo, resultar em cura. Neste contexto, destaca-se a necessidade de aprofundar o conhecimento sobre os mecanismos da doença, assim como o desenvolvimento de novos fármacos a serem utilizados nessa síndrome.

Neste capítulo, são brevemente revisados aspectos conceituais e fisiopatológicos, seguidos da apresentação dos agentes farmacológicos na prática clínica atual e, ainda, novas possibilidades de abordagens terapêuticas para o tratamento da IC.

Aspectos conceituais e epidemiológicos

A insuficiência cardíaca é uma síndrome clínica complexa caracterizada por sintomas (p.ex., falta de ar, fadiga e intolerância ao exercício) e sinais (p.ex., pressão venosa jugular elevada, congestão pulmonar e edema periférico) decorrentes da incapacidade do coração em bombear sangue de forma a atender às necessidades metabólicas tissulares, ou quando o faz à custa de elevadas pressões de enchimento. Esta condição decorre de anormalidades cardíacas estruturais ou funcionais resultantes de inúmeras etiologias (p.ex., isquemia, infecções, sobrecargas hemodinâmicas, cardiopatias congênitas ou doenças hereditárias). Sabidamente, a maioria dos pacientes com IC têm história de hipertensão ou doença arterial crônicas, cardiomiopatias, valvopatias ou uma combinação destas.

Esta condição é uma das principais e ainda crescentes causas de morbidade e mortalidade, afetando cerca de 2% da população adulta no mundo e com mortalidade em cinco anos estimada em 50%. A sua prevalência depende do avanço da idade e é, de fato, um dos problemas médicos mais urgentes na atualidade, pois está associada não só a grande prevalência, mas também à alta mortalidade, morbidade e gastos com saúde.

Classificação da insuficiência cardíaca

Vários modelos de classificação clínica são utilizados para a IC, sejam baseados na capacidade de ejeção (fração preservada ou reduzida), na gravidade dos sintomas apresentados (conforme o sistema de classificação funcional da New York Heart Association) ou na progressão da doença (como nas diretrizes do American College of Cardiology e da American Heart Association). O entendimento dessas diferentes classificações por parte do clínico é de suma importância, pois os aspectos epidemiológicos, prognósticos e consequentemente terapêuticos são particulares, de acordo com a classe funcional e estágio da doença.

Ainda que não seja o principal intuito deste capítulo, para efeito de melhor compreensão da lógica e do nível de evidência de cada abordagem terapêutica relacionada com determinada classe ou estágio da IC, a seguir estão representados quadros resumidos com a classificação funcional segundo a New York Heart Association e os estágios da IC segundo o American College of Cardiology/American Heart Association:

Quadro 26.1 – Classificação funcional da IC segundo a New York Heart Association.

Classe funcional	Descrição
I	Ausência de sintomas.
II	Sintomas leves: atividades físicas habituais causam sintomas.
III	Sintomas moderados: atividades físicas menos intensas que as habituais causam sintomas, porém confortável no repouso.
IV	Sintomas graves: incapacidade para realizar qualquer atividade sem desconforto, apresentando sintomas mesmo no repouso.

Fonte: Adaptado de The Criteria Committee of the New York Heart Association. Nomenclature and Criteria for Diagnosis of Diseases of the Heart and Great Vessels. 9th ed. Boston: Little, Brown, 1994.

Quadro 26.2 – Estágios da IC segundo o American College of Cardiology/American Heart Association.

Estágio	Descrição	Abordagens possíveis
A	Sem doença estrutural ou sintomas, porém com risco de desenvolver IC.	Controle de fatores de risco ou desencadeadores.
B	Doença estrutural cardíaca presente, porém sem sintomas.	Considerar terapia farmacológica.
C	Doença estrutural cardíaca presente e sintomas prévios ou atuais.	Tratamento clínico otimizado, medidas adicionais de eletrofisiologia e manejo multidisciplinar.
D	IC refratária ao tratamento clínico.	Todas as medidas acima e considerar transplante cardíaco e dispositivos de assistência ventricular.

Fonte: Adaptado de Hunt SA et al., 8 2009 focused update incorporated into the ACC/AHA 2005 guidelines. J Am Coll Cardiol. 2009;53:e1-90.

■ Conceitos fundamentais de fisiologia e de fisiopatologia

É inegável que a patogenia e a fisiopatologia da IC estão intimamente ligadas à terapia farmacológica, visto que o entendimento profundo dos fatores e mecanismos envolvidos na gênese, desenvolvimento e manutenção deste estado alterado da hemodinâmica cardiovascular direciona uma abordagem racional da terapêutica a ser empregada. Ao mesmo tempo, boa parte do nosso conhecimento atual a respeito da fisiopatologia desta síndrome, incluindo uma mudança de paradigma a partir de um modelo hemodinâmico simplista para um modelo multissistêmico, foi derivado de estudos com drogas. A hipótese fisiopatológica atual para a IC é bastante complexa e envolve uma desordem progressiva do remodelamento cardíaco com retenção hidrossalina e respostas neuro-humorais e inflamatórias, tendo inclusive papel importante de outros órgãos como rim, fígado e pulmão e sistemas osteomuscular e imunológico.

Remodelamento cardíaco e disfunção da bomba cardíaca

O remodelamento cardíaco presente na IC refere-se ao conjunto das alterações e rearranjos das estruturas normalmente existentes no coração e que ocasionam mudanças significativas na função cardíaca e contribuem de maneira significativa para a piora do curso clínico, e este fato não necessariamente depende da etiologia. Os estímulos desencadeadores presentes na IC, sejam eles infecciosos, inflamatórios, sobrecargas hemodinâmicas ou mesmo ativação neuro-humoral, conduzem também à reativação de genes fetais e mudança no padrão de expressão de proteínas importantes no acoplamento excitação-contração e na eletrofisiologia do cardiomiócito, ativação de inflamação e estresse oxidativo, apoptose, mudanças no metabolismo energético celular, disfunção mitocondrial, relativa redução da densidade capilar e fibrose intersticial.

Ativação neuro-hormonal e retenção hidrossalina

A partir da disfunção sistólica, ocorre uma resposta neuro-hormonal adaptativa para manutenção do débito cardíaco normal e da perfusão sanguínea sistêmica. Entretanto, se essa ativação neuro-hormonal se torna crônica e exagerada, o que basicamente diz respeito ao sistema nervoso simpático (SNS) e ao sistema renina-angiotensina-aldosterona (SRAA), o risco de desenvolvimento de IC aumenta, acelera a progressão da doença e afeta a sobrevida dos pacientes. A ativação prolongada desses dois sistemas torna-se prejudicial e contribui para o remodelamento e disfunção cardíaca, retenção de íons sódio e água e congestão sistêmica, vasoconstrição excessiva, proliferação de fibroblastos, estresse oxidativo e deposição de matriz extracelular em órgãos-alvo. Por isso, os bloqueadores beta-adrenérgicos e os inibidores do SRAA formam a base da terapia farmacológica atual na IC crônica mesmo de diferentes etiologias.

Diferente das consequências desfavoráveis da hiperativação do SNS e do SRAA na IC, a ativação dos sistemas das cininas e peptídeos natriuréticos parece desempenhar um papel contrarregulatório favorável. Em especial nos últimos anos, tem-se dado cada vez mais atenção ao sistema de peptídeos natriuréticos para além de simplesmente se configurarem como marcadores diagnósticos e prognósticos. Intervenções farmacológicas que visam reequilibrar a desregulação neuroendócrina na IC, estimulando os sistemas benéficos tais como das cininas e dos peptídeos natriuréticos, têm sido vistas como racionais e promissoras quando associadas ao bloqueio do SRAA e do SNS, e cada vez mais presente nos estudos clínicos.

Papel da inflamação e do sistema inume

Os fundamentos hemodinâmicos e neuro-hormonais ainda assim não explicam completamente a evolução da IC. A partir das evidências de uma ativação imune e inflamatória na IC, com elevação nos níveis de diferentes fatores pró-inflamatórios, sugeriu-se a "hipótese das citocinas" no intuito de preencher tal lacuna fisiopatológica. Tais citocinas seriam liberadas no coração e, dessa forma, associadas à hipertrofia e apoptose dos miócitos, fibrose intersticial e disfunção sistólica e diastólica, além de efeitos sistêmicos.

De fato, uma resposta inflamatória excessiva e persistente se correlaciona diretamente com desfechos piores em diferentes modelos animais e também em pacientes com IC, independentemente da etiologia. Dessa maneira, mesmo na ausência de injúria tecidual ou de infecção, uma inflamação estéril parece estar presente, e diversos estudos demonstram os efeitos deletérios da ativação inflamatória e da resposta imune no coração.

Finalmente, dadas as dramáticas mudanças em nosso entendimento sobre a fisiopatologia da IC, de hemodinâmica a neuro-hormonal; de cardíaca a multissistêmica; de macroscópica a molecular; é natural prever que tratamentos destinados a modular simultaneamente esses diferentes aspectos dessa síndrome tendem a surgir a todo o momento, de modo que fica evidente que a IC é um exemplo de como a investigação de terapias pode ocasionar importantes *insights* sobre fisiopatologia e, ao mesmo tempo, é um verdadeiro modelo de como o bom entendimento da fisiopatologia pode conduzir a estratégias terapêuticas racionais, úteis e promissoras.

■ Farmacologia

O tratamento farmacológico IC com fração de ejeção reduzida baseia-se principalmente no uso de diuréticos para aliviar os sintomas associados à congestão e em antagonistas ou bloqueadores neuro-hormonais que, em conjunto, se mostram eficientes em melhorar os desfechos negativos desta síndrome. Como esses fármacos foram primeiramente descritos e prescritos para outras condições clínicas, tais como hipertensão, no presente capítulo são apresentados somente os aspectos relacionados especificamente com a indicação para IC, sendo os mecanismos de ação, farmacocinética e contraindicações e efeitos colaterais já detalhados nos capítulos anteriores. Dentre os antagonistas ou bloqueadores neuro-hormonais, destacam-se os inibidores da enzima conversora de angiotensina (iECA), os bloqueadores dos receptores da angiotensina II (BRA), os bloqueadores beta-adrenérgicos (BB), os antagonistas do receptor mineralocorticoide e, com base em dados mais recentes, a combinação de inibidor da neprilisina com bloqueadores do receptor de angiotensina. Não obstante, este capítulo também inclui a ivabradina, redutor da frequência cardíaca do nodo sinusal, como capaz de reduzir o desfecho primário de morte cardiovascular ou internações hospitalares em uma população específica com IC.

Bloqueadores do sistema renina-angiotensina-aldosterona

O bloqueio deste sistema se constitui como base da terapia farmacológica na IC crônica. Entre os bloqueadores do SRAA (ver Capítulo 24 – Fármacos anti-hipertensivos), os iECA constituem um grupo de fármacos com reconhecido benefício no tratamento de pacientes com IC com fração de ejeção reduzida tanto em relação à morbidade como à mortalidade, além de conferirem também melhora significativa na qualidade de vida. Este reconhecimento se baseia em evidências de diversos estudos que testaram os benefícios da inibição da ECA em diferentes estágios da IC e com diferentes níveis de disfunção ventricular sistólica demonstrando atenuação do remodelamento cardíaco e melhora da função cardíaca. O uso de iECA é indicado para diferentes etiologias de IC, bem como em pacientes com disfunção ventricular esquerda pós-infarto do miocárdio e para pacientes com disfunção de VE assintomática (estágio B). Já os BRAs constituem alternativa com eficácia comparável aos iECA e estão indicados em pacientes intolerantes ou com alergia documentada a esta classe de fármacos. Além desses, antagonistas dos receptores mineralocorticoides também são prescritos como adjuvantes não só pelos efeitos diuréticos, mas também pela proposta de que podem reduzir a fibrose e o remodelamento cardíaco adverso. Tanto a espironolactona, primeiro antagonista desenvolvido, quanto os de segunda geração, como a eplerenona, demonstraram redução de hospitalização e mortalidade total em pacientes com IC grave, embora nenhum benefício fora identificado em pacientes com IC crônica e fração de ejeção preservada.

Bloqueadores beta-adrenérgicos

Os bloqueadores beta-adrenérgicos (ver no Capítulo 24 – Fármacos anti-hipertensivos) representam outra classe de fármacos importantes no tratamento da IC crônica com fração de ejeção reduzida, pois determinam benefícios clínicos na mortalidade global, na morte por IC e na morte súbita, além de melhorarem os sintomas e reduzirem taxas de hospitalizações por IC em diversos estudos clínicos. Estes resultados foram demonstrados de forma consistente com o uso de diferentes moléculas: carvedilol, bisoprolol e succinato de metoprolol. São vários os mecanismos benéficos ligados ao bloqueio do SNS: 1) redução dos efeitos cardiotóxicos das catecolaminas, 2) up-regulation dos receptores beta-adrenérgicos a serem recrutados para o inotropismo, 3) melhora do fluxo coronário subendocárdico resultante do prolongamento da diástole, 4) melhora do controle barorreflexo, 5) redução da demanda de oxigênio pelo miocárdio e 6) modulação os sistemas neuro-humorais vasoconstritores e pró-hipertróficos tais como o SRAA.

Além disso, é sabido que apesar dos receptores beta-adrenérgicos desempenharem um papel essencial na regulação do inotropismo cardíaco, a ativação crônica das suas cascatas de sinalização intracelular na IC provoca hipertrofia e remodelamento cardíaco desfavorável. De fato, além dos benefícios já descritos com seu uso, também temos o remodelamento reverso acompanhado de aumento da fração de ejeção do VE e a consequente melhora dos sintomas de IC. Quase todos esses efeitos costumam ocorrer apenas algumas semanas ou até meses após a introdução do medicamento. Além disso, é preciso lembrar que apesar dos efeitos antirremodelamento, o bloqueio do receptor beta-adrenérgico no miocárdio ainda exerce efeitos inotrópicos negativos. Sendo assim, o tratamento é iniciado com doses baixas, com aumento progressivo a cada duas semanas, todavia mediante monitoração do nível de bradicardia ou piora dos sintomas de IC. Caso haja acentuação dos sintomas, um ajuste no uso de diuréticos e vasodilatadores deve ser tentado antes de se considerar a redução da dose ou suspensão do BB.

Importante salientar que pacientes com pneumopatia, e mesmo os asmáticos, podem ser tratados com BB, dando-se preferência para aqueles com maior seletividade $\beta1$ (como bisoprolol e nebivolol).

Diuréticos

Os diuréticos são a classe terapêutica utilizada principalmente para alívio dos sintomas congestivos do paciente com IC em decorrência da retenção hidrossalina exacerbada. Os diuréticos tiazídicos (hidroclorotiazida) e os diuréticos de alça (furosemida) são os principais representantes da classe na prática clínica e ocasionam uma rápida melhora dos sinais e sintomas na IC com congestão, embora sabidamente não sejam capazes de alterar desfechos, conforme resultados dos estudos realizados até o momento. Como já mencionado, os antagonistas dos receptores mineralocorticoides (espironolactona/eplerenona) também possuem ação diurética e estão indicados para pacientes sintomáticos com disfunção sistólica do VE, em classes funcionais de II a IV da NYHA. Podem estar associados ao tratamento padrão com iECA ou BRA além de BB, e de fato apresentam efeito importante sobre mortalidade e taxas de re-hospitalização nesses casos. Embora a eplerenona não seja disponível no mercado brasileiro, as diretrizes nacionais para IC sugerem que os resultados evidenciados com uso da eplerenona possam ser extrapolados para a espironolactona.

Ivabradina

A ivabradina foi aprovada pela Agência Europeia de Medicamentos em 2005 e, mais recentemente, pela Food and Drug Administration, nos Estados Unidos (2015), e pela Anvisa no Brasil (2015).

Mecanismo de ação e efeitos farmacológicos

A ivabradina é um fármaco que reduz a frequência cardíaca (FC) através da inibição seletiva da corrente I_f no tecido do nó sinoatrial. A inibição ocorre sobre os canais HCN4 (hyperpolarization-activated cyclic nucleotide-gated) através de perfil farmacológico que é dependente da dose, tempo e frequência de uso do fármaco. Não há efeito na condução intracardíaca, contratilidade ou na repolarização ventricular. Dessa forma, o benefício clínico da ivabradina em pacientes com IC e fração de ejeção reduzida provavelmente está relacionado com a redução da FC e aumento do tempo de enchimento, além da redução do consumo energético, conforme sugerido pela literatura (estudo SHIFT).

Características farmacocinéticas

A principal propriedade farmacodinâmica da ivabradina é a redução dose-dependente da FC. Em condições fisiológicas, ela é rapidamente liberada e altamente solúvel em água. Apresenta-se sob a forma do enantiômero S sem bioconversão demonstrada *in vivo*. Seu derivado N-demetilado foi identificado como principal metabólito ativo no homem.

A absorção da ivabradina é rápida após administração oral, com pico de concentração plasmática em cerca de uma hora em jejum. Os alimentos retardam a absorção em aproximadamente uma hora e aumentam a exposição plasmática de 20 a 30%. Desta forma, a ingestão dos comprimidos durante as refeições é recomendada a fim de diminuir a variabilidade da absorção.

A ivabradina se liga às proteínas plasmáticas em cerca de 70% e a concentração plasmática máxima após administração crônica da dose recomendada de 5 mg 2 vezes ao dia é de 22 ng/mL. No estado de equilíbrio, a concentração plasmática média é de 10 ng/mL.

Sua biodisponibilidade absoluta é de cerca de 40% em virtude do efeito de primeira passagem no intestino e no fígado, onde é metabolizada através de um processo oxidativo que envolve exclusivamente o citocromo P450 3A4 (CYP3A4). O principal metabólito ativo é o derivado N-demetilado, com uma exposição de cerca de 40% do composto original. O metabolismo desse metabólito ativo também envolve o CYP3A4. A ivabradina tem baixa afinidade pelo CYP3A4, não mostra indução ou inibição clinicamente relevante do CYP3A4 e, portanto, não é provável que modifique o metabolismo ou as concentrações plasmáticas dos substratos do CYP3A4. Inversamente, potentes inibidores e indutores podem afetar substancialmente as concentrações plasmáticas de ivabradina.

A ivabradina é eliminada com uma meia-vida plasmática principal de 2 horas (70 a 75%) e uma meia-vida efetiva de 11 horas. O *clearance* total é de cerca de 400 mL/min e o *clearance* renal é de cerca de 70 mL/min. A excreção dos metabólitos ocorre a uma extensão semelhante, através das fezes e urina. Cerca de 4% da dose oral é excretada sob a forma inalterada na urina.

Utilizações terapêuticas

A ivabradina está indicada para IC crônica estável sintomática com fração de ejeção do ventrículo esquerdo ≤35%, em ritmo sinusal com FC em repouso ≥ 70 batimentos por minuto e que estejam em uso de dose máxima tolerada de um betabloqueador ou que tenham contraindicação ao uso deste.

O estudo SHIFT demonstrou que a ivabradina reduziu desfecho combinado de morte cardiovascular ou internação total e por piora/morte por IC. Esse benefício clínico foi associado à redução da FC.

A literatura não indica o uso de ivabradina como substituto total ou parcial da terapia com betabloqueador na IC. Ensaios clínicos randomizados mostraram que certos BB (carvedilol, succinato de metoprolol e bisoprolol) reduzem a mortalidade em contraste com a ivabradina, que não tem efeito sobre a mortalidade cardiovascular ou por todas as causas.

A dose inicial de ivabradina é geralmente de 5 mg, 2 vezes ao dia. Porém, em pacientes com defeitos de condução ou nos quais a bradicardia pode precipitar comprometimento hemodinâmico, a dose inicial é de 2,5 mg 2 vezes ao dia. Os pacientes devem ser aconselhados a tomar as doses com alimentos. Os pacientes que tomam um betabloqueador devem manter o fármaco na mesma dose.

A dose de ivabradina é ajustada a cada duas semanas, conforme tolerado, para uma dose máxima de 7,5 mg 2 vezes por dia se a FC for maior que 60 bpm. Se a FC estiver entre 50 a 60 bpm, a dose é mantida. Se a FC for menor que 50 bpm ou se o paciente tiver sintomas ou sinais de bradicardia, a dose é diminuída para 2,5 mg 2 vezes por dia. O medicamento é descontinuado se a FC for menor que 50 bpm ou se o paciente apresentar sintomas ou sinais de bradicardia com 2,5 mg 2 vezes ao dia.

Reações adversas e efeitos colaterais

Bradicardia sintomática e efeitos colaterais visuais foram mais comuns no grupo ivabradina em comparação ao grupo placebo (5 *versus* 1% e 3 *versus* 1%, respectivamente) no estudo SHIFT. Outros efeitos colaterais que ocorrem em ≥ 1% dos pacientes são hipertensão e fibrilação atrial.

Martin et al. realizaram uma metanálise incluindo dados sobre 21.572 pacientes de 11 estudos que mostrou que a ivabradina estava associada a um risco relativo de fibrilação atrial de 1,15 (IC 95% 1,07-1,24). Estimou-se que o número necessário para causar dano seria de 208 (IC 95% 122-667) por ano de tratamento.

Contraindicações

Presença de IC aguda descompensada; pressão arterial menor que 90×50 mmHg; doença do nodo sinusal; bloqueio sinoatrial ou bloqueio atrioventricular de terceiro grau, a menos que esteja presente um marca-passo de demanda funcional; dependência do marca-passo (FC mantida exclusivamente pelo dispositivo); insuficiência hepática grave; e o uso combinado com inibidores potentes do citocromo CYP34A são contraindicados, uma vez que podem aumentar as concentrações plasmáticas da ivabradina.

Toxicidade

A superdosagem pode causar bradicardia grave e prolongada. No caso de bradicardia com instabilidade hemodinâmica, a estimulação cardíaca temporária com marca-passo pode ser necessária. Tratamento de suporte, incluindo fluidos intravenosos, atropina e agentes beta estimulantes intravenosos, como o isoproterenol, podem ser considerados.

Digitálicos

O uso de glicosídeos cardíacos digitálicos em pacientes com condições cardíacas é descrito desde o final do século XVII, quando Sir William Withering descreveu o uso de extratos da planta "dedaleira" (*Digitalis generum*).

Mecanismo de ação e efeitos farmacológicos

A digoxina atua inibindo a bomba sódio-potássio dependente de ATPase. Desta forma, há aumento dos íons sódio no meio intracelular e redução da troca sódio-cálcio no sarcolema, o que resulta em aumento na concentração dos íons cálcio no meio intracelular e no retículo sarcoplasmático. Esse mecanismo contribui para os efeitos hemodinâmicos, neuro-humorais e eletrofisiológicos da digoxina. Nos miócitos, resulta em melhora do desempenho contrátil (aumento da velocidade de encurtamento) e da função sistólica geral do ventrículo esquerdo.

A digoxina, digitálico amplamente utilizado na clínica, tem efeitos variáveis na resistência vascular sistêmica, a depender da condição hemodinâmica do paciente. Em casos de IC congestiva grave, a digoxina pode reduzir a resistência vascular sistêmica enquanto pode não ter efeito ou até mesmo aumentá-la em pacientes com menor comprometimento hemodinâmico.

Considerando seus efeitos neuro-humorais, a digoxina pode diminuir o tônus simpático por múltiplos mecanismos, incluindo efeitos autônomos diretos, bem como normalizar a responsividade do barorreflexo prejudicada (melhorando a sensibilidade dos barorreceptores do seio carotídeo) e aumentar o débito cardíaco. Em níveis excessivos, a digoxina pode aumentar o tônus simpático. Do ponto de vista eletrofisiológico, a digoxina aumenta o tônus vagal (via hipersensibilização de barorreceptores do seio carotídeo, estimulação central e possível potencialização do efeito da acetilcolina no nódulo sinoatrial), além de reduzir o tônus simpático, diminuindo a velocidade de disparo do nódulo sinoatrial e prolongamento da condução no nó atrioventricular. Como mencionado acima, a ação da digoxina resulta no aumento dos íons cálcio no meio intracelular, que juntamente com o aumento do tônus vagal facilitam o desenvolvimento de arritmias.

Características farmacocinéticas

A digoxina é administrada por via oral, sendo absorvida no estômago e no intestino delgado. A administração pós-prandial retarda a absorção sem alterar a quantidade total absorvida. Entretanto, uma refeição rica em fibras pode reduzir a absorção do fármaco. A digoxina tem efeito iniciado entre 0,5 e 2 horas, alcançando o máximo entre 2 e 6 horas. A biodisponibilidade do comprimido é de aproximadamente 63%, enquanto a do elixir pediátrico é de 75%.

Sua distribuição no organismo ocorre dentro de 6 a 8 horas, sendo que concentrações mais elevadas se encontram no coração, fígado e rins. Aproximadamente 25% de digoxina plasmática tem ligação com as proteínas plasmáticas.

Os principais metabólitos da digoxina são a di-hidrodigoxina e a digoxigenina. A principal via de excreção é a renal. O *clearance* total de digoxina mostra-se diretamente relacionado com a função renal e, dessa forma, a porcentagem de eliminação diária é uma função do *clearance* de creatinina, que, por sua vez, pode ser estimado pela creatinina sérica. O *clearance* renal encontrado dos metabólitos principais, a di-hidrodigoxina e a digoxigenina, foi de 79 ± 13 mL/min e de 100 ± 26 mL/min, respectivamente.

A meia-vida de eliminação do fármaco em pacientes com função renal normal é de 30 a 40 horas. Em pacientes com insuficiência renal, a eliminação é prolongada, podendo alcançar até cem horas.

Capítulo 26 – Fármacos utilizados no tratamento da insuficiência cardíaca

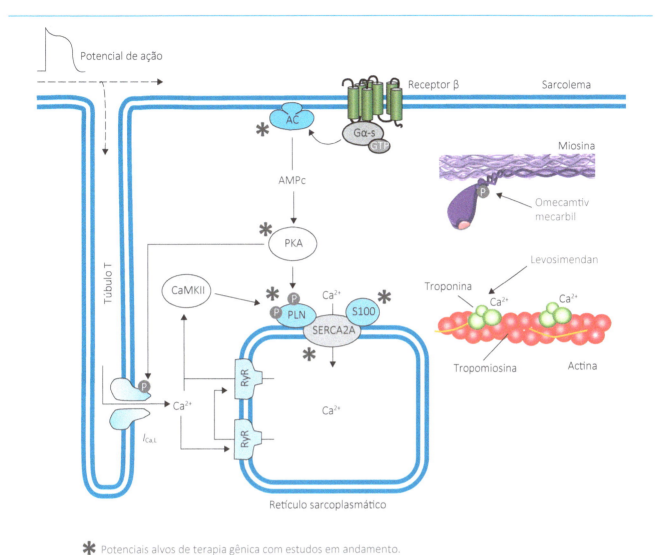

✱ Potenciais alvos de terapia gênica com estudos em andamento.

Figura 26.1 – Representação esquemática dos componentes de sinalização celular que são alvos potenciais de fármacos e terapia gênica. AC: adenilato ciclase; AMPc: adenosina 3',5'-monofosfato cíclico; CaMKII: proteína quinase II dependente de Ca^{2+}/calmodulina; Gα-s: subunidade da proteína G estimulatória; PKA: proteína quinase dependente de AMPc; PLN: fosfolambam; RyR: receptor de rianodina; SERCA2A: cálcio-ATPase do retículo sarcoplasmático.
Fonte: Adaptada de Pharmacology of heart failure: From basic science to novel therapies. A. Lother, L. Hein/Pharmacology & Therapeutics 166 (2016) 136-149.

Utilizações terapêuticas

A indicação de digoxina a pacientes com IC de fração de ejeção reduzida foi documentada no estudo DIG (Digitalis Investigation Group), publicado em 1997 após aproximadamente 200 anos de uso deste fármaco. Este ensaio randomizou 6.800 pacientes com IC de fração de ejeção reduzida (com FE ≤ 45%) sintomáticos e ritmo sinusal para receberem digoxina ou placebo. Não houve diferença na mortalidade total após 37 meses de seguimento. Houve, no entanto, redução nas hospitalizações por IC e redução em mortes relacionadas com a IC. Uma revisão sistemática da Cochrane Database que incluiu 13 estudos com número total de 7.896 pacientes, sendo 88% destes participantes do DIG, demonstrou resultados semelhantes.

Um efeito benéfico adicional do uso de digoxina diante do tratamento atual da IC, incluindo terapia tripla (iECA, BB e antagonistas da aldosterona), inibidores da neprilisina e dos receptores da angiotensina, cardiodesfibriladores e ressincronizadores, é desconhecido. Existe controvérsia considerável sobre a segurança do uso da digoxina em pacientes com fibrilação atrial, embora este fármaco seja eficaz para redução de frequência ventricular. Uma subanálise recente de grande ensaio clínico sugere que níveis séricos acima de 1,2 ng/mL estão associados a risco aumentado de morte em pacientes com fibrilação atrial.

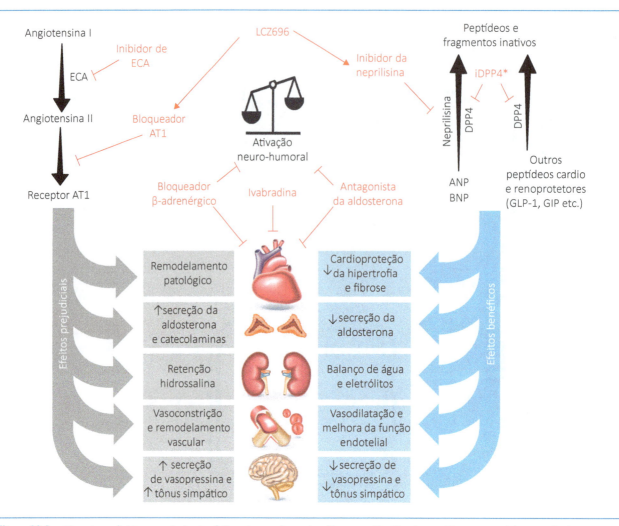

Figura 26.2 – Alvos terapêuticos e principais efeitos alcançados pelos fármacos já utilizados na IC ou potencialmente úteis que se encontram em fases de estudos.
ECA: enzima conversora de angiotensina; ANP: peptídeo natriurético atrial; BNP: peptídeo natriurético do tipo B; AT1: receptor para angiotensina II do tipo 1; DPP4: dipeptidil peptidase 4.
*Inibidores da DPP4 e agonistas do GLP-1 ainda em fase de testes para uso na IC.
Fonte: Desenvolvida pela autoria do capítulo.

Reações adversas e efeitos colaterais

De modo geral, as reações adversas causadas pelo uso de digoxina ocorrem em virtude da administração de dosagens maiores que o necessário para alcançar efeito terapêutico. Reações comuns (≥ 1/100 e < 1/10) são: transtornos do SNC, vertigem, distúrbios visuais (visão turva ou amarelada), arritmia, transtornos de condução, bigeminismo, trigeminismo, prolongamento do intervalo PR, bradicardia sinusal, náusea, vômito, diarreia, *rash* cutâneo urticariforme ou escarlatiniforme (que pode ser acompanhado de eosinofilia pronunciada). Depressão é reação incomum (≥ 1/1.000 e < 1/100). Sendo consideradas reações muito raras (< 1/10.000): trombocitopenia, anorexia, psicose, apatia, confusão, dor de cabeça, taquiarritmia supraventricular, taquicardia atrial (com ou sem bloqueio), taquicardia juncional (nodal), arritmia ventricular, contração ventricular prematura, depressão do segmento ST, isquemia intestinal, necrose intestinal, ginecomastia (que pode ocorrer em tratamentos de longa duração), fadiga e fraqueza.

Contraindicações

São contraindicados na presença de arritmias tipo bloqueio cardíaco completo, intermitente ou bloqueio atrioventricular de segundo grau, especialmente se houver história de síndrome de Stokes-Adams; arritmias supraventriculares associadas a uma via atrioventricular acessória, como na síndrome de Wolff-Parkinson-White (a menos que as características eletrofisiológicas da via acessória tenham sido avaliadas); taquicardia ou fibrilação ventriculares; cardiomiopatia obstrutiva hipertrófica (a menos que haja fibrilação atrial e IC concomitantes, mas, mesmo nesse caso, digoxina deve ser utilizada com cautela); em pacientes com conhecida hipersensibilidade a digoxina ou a outros glicosídeos cardíacos; e na presença de arritmias causadas por intoxicação por digitálicos.

Toxicidade

Níveis supraterapêuticos de digoxina (ou níveis terapêuticos, particularmente no contexto de comorbidades como hipocalemia, hipomagnesemia, hipercalcemia ou isquemia miocárdica) podem causar bradicardia sinusal (ou aceleração da taxa sinusal), bloqueio nodal sinoatrial, bloqueio atrioventricular e atrial, juncional e arritmias ventriculares.

Inibidor da neprilisina combinado ao bloqueador do receptor para angiotensina II

A associação sacubitril (inibidor da neprilisina) e valsartana (BRA) é uma nova classe de medicamento para o tratamento da IC crônica descompensada com fração de ejeção reduzida.

Mecanismo de ação e efeitos farmacológicos

Neprilisina é uma endopeptidase neutra que catalisa a degradação de vários peptídeos vasoativos endógenos, como ANP, BNP, angiotensina II (o que justifica seu uso combinado a bloqueadores do SRAA), bradicinina, endotelina-1, entre outros. Sua inibição, dessa maneira, pode promover natriurese, induzir vasodilatação, além de reduzir a hipertrofia e fibrose cardíacas.

Em estudo recente, foram avaliados pacientes com IC em seguimento ambulatorial quanto aos níveis plasmáticos de neprilisina e avaliada a associação a desfechos cardiovasculares. Os autores demonstraram pela primeira vez que níveis séricos elevados desta enzima estão relacionados com maior morbimortalidade na população estudada. Neste contexto, o estudo PARADIGM-HF (Prospective Comparison of ARNI With ACEI to Determine Impact on Global Mortality and Morbidity in Heart Failure) demonstrou importante benefício clínico na inibição da neprilisina e desenvolvimento de novos fármacos para o tratamento da IC.

A substância batizada de LCZ696 (também conhecida como ARNI – angiotensin receptor and neprilysin inhibitor) é uma mistura de sacubitril e valsartana, sendo o primeiro um inibidor da neprilisina e o último, um BRA. A importância deste trabalho está na descoberta de um novo composto capaz de superar o tratamento tradicional para IC. Acredita-se que os elevados níveis de angiotensina II resultantes da inibição da neprilisina são bloqueados pelo BRA, impedindo que níveis elevados de angiotensina II exerçam efeitos prejudiciais, ao mesmo tempo em que o aumento da biodisponibilidade dos peptídeos natriuréticos reforça os efeitos cardio e renoprotetores.

Características farmacocinéticas

Após a administração oral, o sacubitril/valsartana dissocia-se em valsartana e no pró-fármaco sacubitril. O sacubitril é posteriormente transformado no metabólito ativo LBQ657. Estes atingem as concentrações pico em duas horas, uma hora e duas horas, respetivamente. A biodisponibilidade oral absoluta de sacubitril e valsartana é estimada em mais do que 60 e 23%, respetivamente. Após duas doses diárias de sacubitril/valsartana, os níveis de estado estacionário de sacubitril, LBQ657 e valsartana são alcançados em três dias. No estado estacionário, sacubitril e valsartana não acumulam significativamente, enquanto LBQ657 acumula 1,6 vez. A administração com alimentos não tem impacto clinicamente significativo.

Sacubitril, LBQ657 e valsartana ligam-se fortemente às proteínas plasmáticas (94 a 97%). Com base na comparação das exposições de plasma e liquor cefalorraquidiano, LBQ657 atravessa a barreira hematoencefálica até uma extensão limitada (0,28%). O volume de distribuição aparente médio de valsartana e sacubitril foi de 75 litros a 103 litros, respetivamente.

O sacubitril é facilmente convertido em LBQ657 por carboxilesterases 1b e 1c; LBQ657 não é posteriormente metabolizado numa extensão significativa. A valsartana é minimamente metabolizada, pois apenas cerca de 20% da dose é recuperada como metabólitos. Um metabólito hidroxil de valsartana foi identificado no plasma a baixas concentrações (< 10%).

Após administração oral, 52 a 68% de sacubitril (primeiramente como LBQ657) e ~ 13% de valsartana e seus metabólitos são excretados na urina; 37 a 48% de sacubitril (primeiramente como LBQ657) e 86% de valsartana e seus metabólitos são excretados nas fezes. Sacubitril, LBQ657 e valsartana são eliminados do plasma com uma meia-vida (T½) de aproximadamente 1,43 horas, 11,48 horas, e 9,90 horas, respetivamente.

Utilizações terapêuticas

O estudo PIONEER-HF avaliou se sacubitril/valsartana é seguro e eficaz nos pacientes com IC aguda descompensada quando comparado com o iECA enalapril. O desfecho primário, redução do NT-proBNP, foi significativo no grupo que utilizou sacubitril/valsartana; entre outros desfechos, também houve redução de reinternação hospitalar em 44%. Os efeitos colaterais (piora da função renal, hipercalemia, angioedema, hipotensão sintomática) não foram diferentes entre os grupos.

Reações adversas e efeitos colaterais

Os efeitos adversos mais comuns em decorrência do uso de sacubitril/valsartana incluem hipotensão, hipercalemia, tosse, tontura e insuficiência renal. O angioedema é um efeito adverso menos frequente, mas pode ser potencialmente fatal.

A hipotensão é um efeito adverso comum de sacubitril/valsartana (18% com sacubitril/valsartana *versus* 12% com enalapril no estudo PARADIGM-HF). Se ocorrer hipotensão, as medidas incluem o ajuste da dose de diuréticos ou de medicamentos anti-hipertensivos concomitantes, o tratamento de outras causas de hipotensão (p.ex., hipovolemia) e/ou a redução da dose ou a interrupção temporária de sacubitril/valsartana. Assim, o tratamento pode frequentemente ser continuado.

Contraindicações

O uso concomitante com iECA é contraindicado (sacubitril/valsartana não deve ser administrado até 36 horas após a descontinuação da terapêutica com um iECA); é contraindicado a pacientes com história conhecida de angioedema relacionada com a terapêutica com iECA ou BRA; com angioedema hereditário ou idiopático; comprometimento hepático grave, cirrose biliar e colestase; no 2º e 3º trimestres de gravidez; e no uso concomitante com medicamentos contendo alisquireno em doentes com diabetes *mellitus* ou em doentes com taxa de filtração renal (TFGe < 60 mL/min/1,73 m²).

Toxicidade

Os dados disponíveis sobre a superdosagem em humanos são limitados. O sintoma mais provável de sobredosagem é a hipotensão em virtude dos efeitos na redução da pressão arterial. Deve ser administrado tratamento sintomático. É improvável que o medicamento seja removido por hemodiálise em decorrência da elevada ligação às proteínas.

Novas terapias no tratamento da insuficiência cardíaca

Inibidores da dipeptidil peptidase 4

Os inibidores da dipeptidil peptidase 4 (IDPP4), conhecidos como gliptinas, são uma classe de hipoglicemiantes orais utilizados no tratamento do diabetes *mellitus* tipo 2. Evidências de estudos clínicos e pré-clínicos apontam para possibilidade de envolvimento desta enzima na fisiopatologia da IC, visto que altos níveis de DPP-4 poderiam levar menor biodispo-

nibilidade de peptídeos reno e cardioprotetores como GLP-1 (*glucagon-like peptide-1*), BNP (*B-type natriuretic peptide*) e SDF-1α (*stromal cell-derived factor 1-α*) e, desta forma, piorar desfechos em IC.

Vericiguat

Vericiguat é um estimulador de guanilato ciclase solúvel que está sendo testado em pacientes com IC de fração de ejeção reduzida. Sabe-se que a deficiência no monofosfato cíclico de guanosina derivada da guanilato ciclase solúvel provoca tanto a disfunção miocárdica quanto a desregulação vasomotora dependente do endotélio, incluindo a (micro) circulação coronariana.

Alisquireno

Já discutido no Capítulo 24 (Fármacos anti-hipertensivos), sua ação direta sobre a renina surge como boa alternativa que busca os benefícios da inibição mais proximal do SRAA, além de modular o aumento compensatório da renina na síndrome da IC.

Omecamtiv mecarbil

Até o momento, nenhuma terapia inotrópica foi capaz de melhorar desfechos e a maioria dos estudos demonstrou um aumento de eventos e mortalidade com esses fármacos. Esses efeitos adversos são provavelmente relacionados com os mecanismos de ação de inotrópicos tradicionais os quais aumentam indiretamente a contratilidade por elevar as concentrações de cálcio intracelular, ao invés de promover contração mais eficiente diretamente.

Omecamtiv mecarbil é um ativador de miosina cardíaca que melhora a função do coração de maneira direta e tem apresentado resultados favoráveis em estudos preliminares. Estudo de 450 pacientes com IC de fração de ejeção reduzida (COSMIC-HF) em uso de omecamtiv mecarbil levou à redução de dimensão ventricular e melhoria da fração de ejeção. No entanto, possíveis preocupações decorrem do tempo de ejeção prolongado pelo mecarbil omecamtiv, que pode ocasionar perfusão coronariana prejudicada e isquemia cardíaca quando em altas doses.

Vasodilatadores

Novos agentes com propriedades vasodilatadoras têm sido desenvolvidos. A serelaxina é uma versão recombinante do hormônio relaxina, cujo efeito provável está em reduzir piora da IC e mortalidade cardiovascular. E ainda o sildenafila, inibidor da fosfodiesterase 5 (PDE5) que melhora a hipertrofia ventricular esquerda, fibrose e disfunção após a sobrecarga pressórica ou infusão de angiotensina II.

Atividade proposta

Caso clínico

Paciente IJC, 24 anos, feminino, estudante, natural e procedente da cidade de São Paulo. Relata ter miocardiopatia dilatada familiar e nega tabagismo, etilismo ou uso de drogas. Atualmente está em uso de sacubitril/valsartana 49 mg/51 mg 2 vezes ao dia, carvedilol 25 mg de 12 em 12 horas (dose máxima tolerada) e furosemida 40 mg 1 vez ao dia. Paciente refere falta de ar, que piorou para dispneia em repouso há uma semana após episódio de resfriado. Refere tosse seca, ortopneia, edema de membros inferiores e redução da diurese. Nega uso de medicações não habituais no período e também nega febre.

Ao exame físico, se apresenta em estado geral regular, afebril (36,4 °C), FC: 105 bpm, FR: 15 irpm, PA: 100×70 mmHg. Tem presentes estase jugular e refluxo hepatojugular. Está lúcida e orientada, sem déficits focais evidentes. À ausculta pulmonar, apresenta murmúrio vesicular e simétrico e estertores crepitantes nas bases pulmonares. À ausculta cardíaca evidenciam-se bulhas rítmicas em dois tempos, normofonéticas, taquicárdicas, com sopro sistólico evidente em foco mitral (2+/6+). Abdome flácido e indolor à palpação, apenas com fígado pouco doloroso e palpável a 2 cm do rebordo costal direito. Exame de membros inferiores revela edema simétrico (1+/4+).

Principais pontos e objetivos de aprendizagem

Relembre acima o mecanismo de ação da ivabradina. Para o caso, qual é o diagnóstico e a melhor conduta?

a) IC congestiva descompensada; descartar infecção, diurético endovenoso, associação de ivabradina para melhor controle da FC.

b) IC aguda nova; antibiótico, diurético endovenoso e dobutamina.

c) IC crônica descompensada; descartar infecção, diurético e dobutamina.

d) IC congestiva descompensada; antiviral, diurético e ivabradina para melhor controle da FC.

Resposta e discussão

Resposta correta "a": trata-se de paciente com diagnóstico prévio de IC, em uso de terapia medicamentosa otimizada que encontra-se em situação de descompensação aguda provavelmente por fator infeccioso viral (resfriado). A partir do reconhecimento dos sinais de hipervolemia sintomática, faz-se necessária abordagem com diurético endovenoso e investigação mínima para descartar infecção secundária. Subsequentemente, a associação de ivabradina, um fármaco para melhor controle da FC por mecanismo diferente do betabloqueador em uso.

■ REFERÊNCIAS

1. Böhm M, Borer J, Ford I, Gonzalez-Juanatey JR, Komajda M, Lopez-Sendon J, Reil JC, Swedberg K, Tavazzi L. Heart rate at baseline influences the effect of ivabradine on cardiovascular outcomes in chronic heart failure: analysis from the SHIFT study. Clin Res Cardiol. 2013 Jan;102(1):11-22.

2. Comitê Coordenador da Diretriz de Insuficiência Cardíaca. Diretriz Brasileira de Insuficiência Cardíaca Crônica e Aguda. Arq Bras Cardiol. 2018;111(3):436-539. doi: 10.5935/abc.20180190.

3. Digitalis Investigation Group. The effect of digoxin on mortality and morbidity in patients with heart failure. N Engl J Med. 1997;336(8):525-33.

4. Lopes RD, Rordorf R, De Ferrari GM, Leonardi S, Thomas L, Wojdyla DM, et al.; ARISTOTLE Committees and Investigators. Digoxin and mortality in patients with atrial fibrillation. J Am Coll Cardiol. 2018;71(10):1063-74.

5. Lother A, Hein L. Pharmacology of heart failure: From basic science to novel therapies. Pharmacol Ther. 2016;166: 136-49. doi: 10.1016/j.pharmthera.2016.07.004.

6. McMurray JJ, Packer M, Desai AS, Gong J, Lefkowitz MP, Rizkala AR, Rouleau J, Shi VC, Solomon SD, Swedberg K, Zile MR, PARADIGM-HF Committees and Investigators. Dual angiotensin receptor and neprilysin inhibition as an alternative to angiotensin-converting enzyme inhibition in patients with chronic systolic heart failure: rationale for and design of the Prospective comparison of ARNI with ACEI to Determine Impact on Global Mortality and morbidity in Heart Failure trial (PARADIGM-HF). Eur J Heart Fail. 2013;15(9):1062.

7. Mill JG, Stefanon I, dos Santos L, Baldo MP. Remodeling in the ischemic heart: the stepwise progression for heart failure. Braz J Med Biol Res. 2011;44(9):890-8. Doi: 10.1590/S0100-879X2011007500096.

8. Swedberg K, Komajda M, Böhm M, Borer JS, Ford I, Dubost-Brama A, Lerebours G, Tavazzi L, SHIFT Investigators. Ivabradine and outcomes in chronic heart failure (SHIFT): a randomised placebo-controlled study. Lancet. 2010;376(9744):875.

9. Teerlink JR, Felker GM, McMurray JJ et al. for the COSMIC-HF Investigators. Chronic Oral Study of Myosin Activation to Increase Contractility in Heart Failure (COSMIC-HF): a phase 2, pharmacokinetic, randomised, placebo-controlled trial. Lancet. 2016;388: 2895-903.

10. Velazquez EJ, Morrow DA, DeVore AD, Duffy CI, Ambrosy AP, McCague K, Rocha R, Braunwald E; PIONEER-HF Investigators. Angiotensin–Neprilysin Inhibition in Acute Decompensated Heart Failure. N Engl J Med. 2019 Feb 7;380(6):539-548.

Capítulo 27

Fármacos antiarrítmicos

Autores:
- Leiliane Rodrigues Marcatto
- Gabrielle D'Arezzo Pessente
- Luciana Sacilotto

■ Introdução

O termo "arritmia cardíaca" refere-se a qualquer alteração da sequência normal dos impulsos elétricos, ou seja, é qualquer desvio da normalidade na formação e/ou condução do estímulo elétrico para a contração do músculo cardíaco. Os distúrbios elétricos podem ser classificados como taquicardia, quando os batimentos cardíacos por minuto (bpm) se encontram acima de 100 bpm; bradicardia, quando abaixo de 50 bpm; ou de forma irregular ou descompassada.

Alguns tipos de arritmia provocam poucos ou nenhum sintoma. No entanto, os sinais mais frequentes são palpitações, síncope ou pré-síncope, fadiga, dispneia, dor precordial e, nos casos mais extremos, morte súbita cardíaca.

Durante as últimas décadas, apesar do surgimento de tecnologias de destaque no tratamento dos distúrbios cardíacos, como ablação por cateter, e dispositivos implantáveis tais como marca-passo, cardioversores implantáveis (CDI) e ressincronizadores, os fármacos antiarrítmicos (FAA) continuam um importante arsenal terapêutico. Eles são amplamente utilizados em situações onde os sintomas se encontram intoleráveis ou quando representam um risco. Possuem a função de inibir a propagação de batimentos cardíacos irregulares e diminuir a taxa de excitabilidade cardíaca.

Os FAA usados comumente têm ampla interação medicamentosa, efeitos adversos que precisam ser monitorados rotineiramente para evitar toxicidade, além de eventos pró-arrítmicos com risco de morte. O farmacêutico desempenha um papel vital no uso seguro e eficaz desses fármacos, fornecendo orientações importantes sobre sua dosagem, administração, efeitos adversos, interações medicamentosas e monitoramento farmacoterapêutico. Neste capítulo, serão abordados os principais FAA, seus mecanismos de ação e suas principais indicações clínicas.

■ Princípios da eletrofisiologia cardíaca

O bombeamento sanguíneo perfeito depende da contração sequencial rítmica do coração, que ocorre por meio de células musculares cardíacas (cardiomiócitos) com propriedade de iniciar o estímulo (automatismo) e de propagá-lo (condução). A contração sequencial coordenada ocorre dos átrios para os ventrículos e do ápice para a base do coração. A arritmia cardíaca surge quando esse processo é deturpado por qualquer alteração no automatismo ou na condução.

Sistema de condução

O sistema de condução cardíaco é o tecido especializado em propagar o estímulo elétrico. O ciclo cardíaco se inicia com o estímulo elétrico originado no nó sinoatrial e se espalha em forma de ondas, despolarizando rapidamente ambos os átrios e causando contração do miocárdio atrial. Isso possibilita aos átrios se contraírem um pouco antes dos ventrículos, de modo que o sangue é bombeado para o interior dos ventrículos antes de começar a forte contração ventricular. Os ventrículos, por sua vez, recebem a força necessária para propelir todo o sangue para o sistema vascular do corpo.

Ao alcançar o nó atrioventricular (NAV), o estímulo elétrico encontra o feixe de His, atravessando rapidamente o esqueleto fibroso. Formam-se dois ramos, direito e esquerdo, que vão se ramificando no interior do miocárdio, construindo uma rede de células condutoras conhecidas como fibras de Purkinje, chegando assim ao fim do ciclo cardíaco (Figura 27.1).

O período refratário é o tempo de proteção do músculo cardíaco onde não é possível gerar outro potencial de ação. É um intervalo que não pode ser curto nem longo. O período refratário do músculo atrial é bem mais curto que nos ventrículos e, dessa maneira, os átrios são mais suscetíveis às arritmias.

O nó sinusal, o nó AV e as fibras de Purkinje recebem terminações nervosas simpáticas e parassimpáticas (vagais) e liberam-se as catecolaminas, adrenalina e noradrenalina, que produzem aumento da frequência dos impulsos elétricos do nó sinusal. A estimulação parassimpática se faz pela acetilcolina e reduz a frequência dos impulsos. Eventualmente as fibras nervosas simpáticas e parassimpáticas cessam a influência nervosa sobre o coração, que, contudo, mantém a automaticidade e ritmicidade pelo nó sinusal.

O potencial de ação e os canais iônicos

A excitabilidade elétrica das células cardíacas acontece de acordo com as atividades de canais iônicos sensíveis à voltagem, incluindo sódio (Na^+), cálcio (Ca^{2+}) e potássio (K^+).

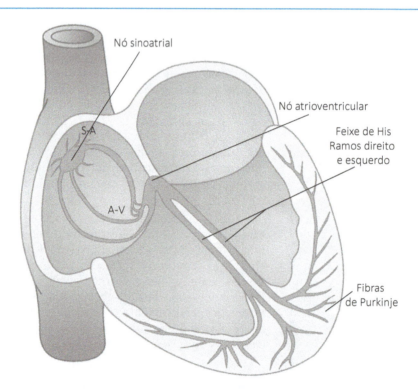

FIGURA 27.1 – Sistema de condução elétrica cardíaca.
Fonte: Adaptada de Stephen J. McPhee e William F Ganong. Fisiopatologia da doença: uma introdução à medicina clínica. AMGH, 5. ed. Porto Alegre, 2011.

O potencial de ação cardíaco representa o potencial elétrico de um ciclo cardíaco (Figura 27.2). Existem dois tipos principais de canais iônicos de onde se origina o potencial de ação cardíaco: os canais despolarizantes de Na+ rápidos, que permitem a entrada de grande quantidade de Na+ nas fibras do miocárdio, e os canais de Ca²⁺ lentos (CaV tipo L), que demoram mais para abrir. Quando mensurado na fibra intracelular do ventrículo, a entrada de sódio positiva o potencial de membrana e leva um valor negativo (– 80 milivolts) para um valor positivo (+ 20 milivolts), que representa a contração muscular. Após o pico do potencial, a membrana permanece despolarizada às custas dos canais de cálcio, que ficam abertos por mais tempo, ajudando a manter o período de despolarização mais prolongado (período de platô).

Imediatamente após o início do potencial de ação, a permeabilidade de íons K+ diminui em até 5 vezes em virtude do influxo excessivo de Ca²⁺. Quando os canais CaV tipo L se fecham, a permeabilidade da membrana para os íons K+ aumenta rapidamente, provocando o retorno imediato do potencial da fibra a seu nível de repouso, ou seja, repolarizando a célula e encerrando o potencial de ação.

Dessa maneira, o potencial de ação pode ser distinguido em cinco fases (fase 0 a fase 4) (Figura 27.2):

- Fase 0: despolarização celular rápida, pela entrada dos íons Na+.
- Fase 1: repolarização parcial. Na medida em que a corrente de Na+ (NaV) é inativada, pode haver uma corrente de saída de K+ (I_{to}) sensível à voltagem, que representa uma repolarização transitória ou "entalhe".
- Fase 2: platô, tempo em que a célula ainda está despolarizada e seu potencial de ação é mantido constante pelo fluxo do Ca²⁺ pelo CaV tipo L.
- Fase 3: repolarização. A célula recupera o nível inicial do potencial de repouso, ocorre ativação dos canais de potássio (I_K) com grande efluxo de K+ e inativação da corrente de Ca²⁺ para dentro da célula.
- Fase 4: potencial diastólico ou de marca-passo. Nesta fase, as células são capazes de manter um potencial de membrana constante. Apenas as células marca-passo (nó sinusal) apresentam despolarização gradual mais acentuada (positivação da membrana), onde há aumento das correntes de entrada de sódio. Ao atingir o limiar de ação do sódio, reabrem as correntes rápidas desse íon, iniciando um novo ciclo cardíaco de maneira autônoma.

Alterações nas propriedades ou na expressão funcional dos canais iônicos do miocárdio, resultantes de ação medicamentosa, alterações nos genes que codificam esses canais ou de doença miocárdica, pode alterar as formas de onda do potencial de ação, sincronização e/ou propagação, predispondo o coração a arritmias potencialmente fatais.

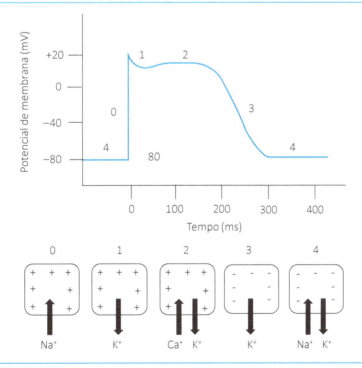

Figura 27.2 – Potencial de ação transmembrana de uma fibra de Purkinje e as distintas fases de despolarização e repolarização ventricular. 1: fase da repolarização parcial; 2: fase do platô; 3: fase da repolarização; 4: fase do potencial diastólico.

■ Fármacos antiarrítmicos

Os FAA foram classificados pela primeira vez em 1970, por Vaughan Williams, com base em seus efeitos eletrofisiológicos. Esta classificação clássica era definida pelos quatro principais mecanismos de ação de FAA, que modificam a função dos canais de Na^+, K^+ e Ca^{2+}, e mecanismos intracelulares regulados pela atividade adrenérgica. Essa, apesar de todas as suas limitações, é a principal classificação utilizada atualmente no manejo clínico.

Porém, diante de suas limitações, foi publicada uma classificação modernizada de FAA (Quadro 27.1) que engloba as principais ações dos agentes antiarrítmicos atuais e potenciais, além de permanecer com as quatro classes originais. Desta forma, será abordada neste capítulo a classificação modernizada dos FAA.

Classe 0

Esta classe é caracterizada por medicamentos que atuam inibindo o canal marca-passo cardíaco (HCN4). O medicamento disponível no Brasil pertencente a esta classe é a ivabradina, e as indicações são para o tratamento da *angina pectoris* estável e em pacientes com insuficiência cardíaca (IC). O uso da ivabradina em portadores de fibrilação atrial é controverso, já que sua ação é mais direcionada ao nó sinusal.

Acredita-se que este medicamento acaba atuando através da inibição seletiva e específica da corrente marca-passo (I_f) que controla a despolarização diastólica espontânea do nódulo sinusal, com menor efeito na condução intra-atrial, atrioventricular, intraventricular ou na repolarização ventricular. Além disso, é possível que a ivabradina atue por meio do bloqueio do canal com nucleotídeo cíclico hiperpolarizado,

Quadro 27.1 – Classificação modernizada dos antiarrítmicos.

Classe	Mecanismo de ação	Medicamentos
0	Bloqueadores dos canais HCN4	Ivabradina
Ia	Bloqueio dos canais de Na^+ (dissociação intermediária)	Quinidina, disopiramida
Ib	Bloqueio dos canais de Na^+ (dissociação rápida)	Lidocaína, mexiletina
Ic	Bloqueio dos canais de Na^+ (dissociação lenta)	Propafenona, flecainida
Id	Inibidor da corrente tardia de Na^+	Ranolazina
IIa	Inibidor receptor β-não seletivo e β1-adrenérgico seletivo	Inibidor receptor β-não seletivo: carvedilol, propranolol, nadolol. Inibidor β1 adrenérgico seletivo: atenolol, bisoprolol, betaxolol, celiprolol, esmolol, metoprolol
IIb	Ativadores β-adrenérgico não seletivo	Isoproterenol
IIc	Inibidores dos receptores muscarínicos M_2	Atropina, anisodamina, hioscina, escopolamina
IId	Ativadores dos receptores muscarínicos M_2	Carbacol, pilocarpina, metacolina, digoxina
IIe	Ativadores dos receptores adenosina A_1	Adenosina
IIIa	Bloqueadores dos canais não seletivos de K^+; Bloqueadores dos canais HERG K^+ (I_{KR})	Amiodarona, ambasilida, dronedarona (bloqueadores dos canais de k^+); Dofetilida, ibutilida, sotalol (bloqueadores I_{KR})
IIIb	Abridores de canal de potássio sensíveis ao ATP	Nicorandil, pinacidil
IIIc	Bloqueadores dos canais iônicos dependentes de proteína G (GIRK 1 e 4)	BMS 914392
IVa	Bloqueadores dos canais de Ca^{2+} não seletivo para membrana de superfície; Bloqueadores dos canais de Ca^{2+} CaV tipo L	Bepridil; Verapamil e diltiazem
IVb	Bloqueadores dos canais de Ca^{2+} SR RyR2	Flecainida, propafenona
V	Bloqueador dos canais potencial receptor transiente (TRP)	Ácido antranílico
VI	Bloqueador da conexina	Carbenoxolona
VII	Inibidores da enzima conversora de angiotensina; Bloqueadores dos receptores de angiotensina; Ácido graxo; Estatinas	Captopril, enalapril; Losartana, valsartana; Ômega 3; Sinvastatina, atorvastatina

Fonte: Desenvolvido pela autoria do capítulo.

Capítulo 27 – Fármacos antiarrítmicos

com possíveis efeitos adicionais no ciclo de Ca^{2+} intracelular. O Capítulo 26 – Fármacos utilizados no tratamento da insuficiência cardíaca traz mais informações sobre este medicamento.

Classe I

Mecanismo de ação e efeitos farmacológicos

Esta classe exerce seus efeitos primariamente bloqueando os canais de sódio, sendo subdivido conforme o tipo de cinética de ligação ao canal e a modulação específica de cada fármaco ao receptor desse canal.

O canal de sódio cardíaco adota três estados conformacionais: ativo, inativo e repouso, conforme a sequência de despolarização-repolarização do potencial de ação. Acredita-se que os fármacos pertencentes ao grupo I se unam a um receptor localizado próximo ao ou no canal de sódio e a sua afinidade é dependente do seu estado (inativo, ativo ou repouso).

Os FAA da classe I possuem uma maior afinidade aos estados ativos e inativos do que ao estado de repouso. A ligação entre o fármaco e seu receptor impede que haja a entrada de íons de Na^+ através do canal. Além disso, cada FAA se liga de forma peculiar ao canal que, conforme a cinética de reativação, pode ser classificada em rápida (subgrupo Ib), intermediária (subgrupo Ia) e lenta (subgrupo Ic).

Os fármacos dos grupos Ia e Ic apresentam maior afinidade pelo estado ativo do canal de sódio, com exceção à propafenona, que tem afinidade por ambos os estados. Os fármacos do grupo Ib tem maior afinidade pelo estado inativo. Os bloqueadores do estado ativo do canal são mais efetivos em taquicardias, porém sua efetividade diminui em tecidos despolarizados isquêmicos, nos quais predomina o estado inativo do canal de sódio, situação que favorece a ação dos fármacos do grupo Ib.

Subgrupo Ia

Usos terapêuticos

Os medicamentos que fazem parte do grupo Ia são os antiarrítmicos mais antigos. A quinidina tem particular efeito em arritmias geneticamente determinadas, como a síndrome de Brugada, evitando arritmias potencialmente fatais. A procainamida é muito utilizada na reversão da fibrilação atrial aguda. Apesar de serem necessários na prática clínica, esses medicamentos não possuem mais registro no Brasil, limitando o arsenal médico terapêutico.

Farmacocinética

As concentrações plasmáticas de sulfato de quinidina atingem seu pico aproximadamente em 90 minutos quando administrado por via oral. Possui forte ligação proteica (80%), principalmente com a glicoproteína ácida alfa.

A quinidina é metabolizada primariamente por hidroxilação no fígado, e uma pequena parte (aproximadamente 20%) é excretada pelos rins de forma inalterada. Sua meia-vida é de cinco a oito horas após a administração oral.

Efeitos adversos, contraindicações e toxicidade

Os eventos adversos mais comuns são diarreias, náuseas, cefaleia e tontura. Outros, menos comuns, são: febre, *rash* cutâneo, angioedema, plaquetopenia, agranulocitose, hepatite e lúpus, além do efeito pró-arrítmico já citado.

A quinidina é contraindicada na presença de taquicardias ventriculares secundárias à síndrome do QT longo, nos casos de insuficiência cardíaca congestiva, miastenia grave, insuficiência hepática, doença inflamatória intestinal e no uso concomitante com fármacos que prolonguem o intervalo QT, por exemplo, antidepressivos tricíclicos e sulfametoxazol + trimetoprima.

A quinidina aumenta os níveis séricos da digoxina, podendo potencializar os efeitos de fármacos hipotensores ou que bloqueiam o nó sinusal, como betabloqueadores e verapamil. Além disso, eleva os níveis séricos dos anticoagulantes orais por interação hepática. Medicamentos indutores enzimáticos, como a fenitoína, barbitúricos e rifampicina, aumentam o metabolismo hepático da quinidina, diminuindo sua concentração sérica. A quinidina ainda inibe o metabolismo hepático da propafenona, do metoprolol, da flecainida e de outros fármacos dependentes da enzima do citocromo P-450. A hipocalemia diminui a eficácia da quinidina e ainda contribui para o prolongamento do intervalo QT.

Subgrupo Ib

Usos terapêuticos

Esses fármacos são indicados no tratamento de arritmias ventriculares, pois encurtam a duração do potencial de ação e apresentam cinética de reativação do canal de sódio muito rápida, não causando, portanto, prolongamento do intervalo QT e torsade de pointes.

Nesse grupo, os medicamentos mais conhecidos no Brasil são a lidocaína e a mexiletina. Porém a mexiletina não é comercializada no Brasil.

A lidocaína, apesar de ser um anestésico, exerce ações eletrofisiológicas no coração, o que lhe confere propriedades antiarrítmicas. Este fármaco age principalmente no miocárdio isquêmico e se torna mais efetivo quando os níveis de potássio estão normais ou aumentados. Outras informações sobre a lidocaína

461

podem ser vistas no Capítulo 17 – Anestésicos gerais e locais.

A mexiletina, apesar de possuir uma estrutura química parecida com a lidocaína, é utilizada por via oral. Esta pode ser utilizada em associação a outros FAA para quando se deseja diminuir os efeitos pró--arrítmicos ou os eventos adversos dos antiarrítmicos e ainda para um efeito sinérgico na profilaxia de arritmias ventriculares. O seu uso isolado é praticamente ineficaz quando comparado com os outros FAA.

Efeitos adversos, contraindicações e toxicidade

Os seus eventos adversos neurológicos e gastrointestinais são frequentes, o que torna difícil o uso desta medicação.

Suas ações eletrofisiológicas são semelhantes ao da lidocaína, tendo como contraindicação o choque cardiogênico, os bloqueios AV de segundo e terceiro graus, bradicardia, distúrbios de condução, hipotensão e insuficiência hepática, renal ou cardíaca.

Subgrupo Ic

Os FAA do grupo Ic são indicados para a supressão de arritmias tanto ventriculares quanto supraventriculares, possuindo como diferença dos outros grupos uma grande inclinação do potencial de ação, efeito inibitório potente da condução do sistema His--Purkinje (alargamento do complexo QRS) e expressivo encurtamento da duração do potencial de ação somente nas fibras de Purkinje. Podem também causar efeitos pró-arrítmicos, especialmente na presença de cardiopatia estrutural.

O fármaco pertencente a este grupo disponível no Brasil é somente a propafenona.

Mecanismo de ação e efeitos farmacológicos

A propafenona, além de possuir atividade antiarrítmica característica da classe Ic, encurta a condução nas fibras de Purkinje e alarga o QRS em ritmo sinusal. Também exibe fraca atividade betabloqueadora e ainda é um antagonista dos canais de cálcio. Além disso, diminui o automatismo sinusal e exerce potente atividade estabilizadora da membrana.

Usos terapêuticos

É indicada para reversão aguda da fibrilação atrial e na prevenção de recorrência de fibrilação atrial em pacientes que não possuem doenças estruturais no coração, podendo ser administrada por via intravenosa e oral. A via intravenosa é indicada somente para taquicardia ventriculares e supraventriculares sustentadas, porém não está mais disponível no Brasil.

Farmacocinética

A propafenona é absorvida em torno de 95% por via oral e atinge o pico de concentração plasmática em duas a três horas. A sua farmacocinética pode ser dividida de acordo com a diferença entre metabolizador normal ou lento. Nos metabolizadores normais, a meia-vida pode oscilar de duas a dez horas, e em metabolizadores lentos, de 12 a 32 horas. Este fármaco apresenta alta afinidade pelas proteínas plasmáticas (aproximadamente 80%), sendo que a principal proteína ligante é a glicoproteína ácida alfa. Os principais metabólitos conjugados são a 5-hidroxi-propafenona e N-propil-propafenona, sendo que o 5-hidroxi tem uma maior eficácia antiarrítmica do que a propafenona em metabolizadores normais. Menos de 1% da propafenona é excretada de forma inalterada na urina, e sua principal via de eliminação é renal.

Efeitos adversos, contraindicações e toxicidade

A propafenona é contraindicada em casos de distúrbios prévios da condução cardíaca, disfunção ventricular esquerda de grau moderado a importante, asma e doença pulmonar obstrutiva crônica.

As reações adversas incluem o prolongamento do intervalo PR e QRS, distúrbio de condução e bloqueio do nó sinusal, precipitação de IC por causa do leve efeito inotrópico negativo, sintomas neurológicos (sonolência, alucinações, neuropatia periférica, cefaleia etc.) e sintomas gastrointestinais (inapetência, náusea, distúrbio gustativo, sensação anestésica na boca, vômitos e sensação de plenitude).

As principais interações medicamentosas são com a digoxina e anticoagulantes orais, caso em que há um aumento dos níveis séricos desses medicamentos. Ainda possui interação com quinidina, betabloqueadores e amiodarona, pois podem potencializar os distúrbios de condução. Além disso, a cimetidina aumenta os níveis séricos da propafenona.

Subgrupo Id

Os medicamentos pertencentes a este subgrupo se diferem acentuadamente de outros subgrupos pois estes inibem a corrente tardia de Na^+ (I_{NaL}), o que rapidamente inativa o decaimento de I_{Na} (corrente rápida de sódio) e influencia a forma e a duração do potencial de ação. Essa corrente tardia aumenta as condições pró-arrítmicas congênitas ou adquiridas, incluindo hipóxia, IC e a síndrome do QT longo tipo 3. Esses fármacos encurtam a recuperação do potencial de ação e aumentam a refratariedade e reserva de repolarização, possuindo um potencial efeito antiarrítmico nas arritmias relacionadas com o I_{NaL}.

Os medicamentos que fazem parte desta nova classe são a ranolazina, GS-458967 e F15845.

A ranolazina foi aprovada pela FDA em 2006 e é indicada para *angina pectoris*, porém possui efeitos antiarrítmicos importantes. Mais informações sobre este medicamento estão descritas no Capítulo 25 – Fármacos utilizados no tratamento da isquemia miocárdica.

Os fármacos denominados GS-458967 e F15845 ainda não foram aprovados, pois ainda estão em fase de pesquisa. O GS-458967, também conhecido como GS967 é altamente seletivo, podendo exercer efeitos antiarrítmicos por suprimir precocemente a despolarização tardia. O encurtamento da repolarização em algumas síndromes genética, como síndrome do QT longo (subtipo 3), ou eventualmente na isquemia miocárdica pode reduzir arritmias geradas nessa fase do potencial de ação (extrassístoles de fibras de Purkinje por pós-potenciais de fase 3).

O fármaco F15845 também é seletivo e possui o mesmo mecanismo que o GS-458967. Até o momento, ele foi testado somente em animais, apresentando resultados promissores.

Classe II

A classificação modernizada manteve os beta-adrenérgicos na classe II como foi proposta na classificação de Vaughan Williams, porém acabou sendo estendida, incluindo medicamentos com efeitos em alvos parassimpáticos, proporcionando uma cobertura dos efeitos autônomos como um todo, compreendendo também as ações através dos receptores acoplados à proteína G.

A classificação de Vaughan Williams foi proposta de uma forma mais simples, pois na época não havia conhecimento detalhados sobre os mecanismos de ativação dos receptores beta-adrenérgicos, através do aumento do citosol pelo AMPc (adenosina monofosfato cíclico) após a ativação da proteína G e do adenilato ciclase.

O AMPc ativa a proteína quinase A e fosforila uma ampla gama de canais iônicos, incluindo NaV, IKr/IKs (mediadores das correntes de K+ rápidas e lentas), CaV (mediadores das correntes de Ca^{2+} tipo L) e receptor cardíaco de rianodina (RyR_2). Além disso, o AMPc exerce influência direta na atividade do canal ativado por nucleotídeo cíclico ativados por hiperpolarização (HCN) e, consequentemente, sobre a corrente I*f*. Depois, ocorre a liberação de Ca^{2+} mediada por RyR_2, através da troca de proteínas diretamente ativadas pelo AMPc. Essas ações produzem múltiplos efeitos inotrópicos, cronotrópicos e lusitrópicos cardíacos.

Classe IIa

Nesta classe, ficaram caracterizados os inibidores seletivos dos receptores B1-adrenérgicos (atenolol e metoprolol) e os nãos seletivos (carvedilol e propranolol), que podem ser indicados para o tratamento das taquiarritmias e na insuficiência cardíaca (especificamente bisoprolol, metoprolol e carvedilol). Os fármacos desta classe estão mais bem descritos no Capítulo 24 – Fármacos anti-hipertensivos.

Os efeitos eletrofisiológicos desses medicamentos resultam da inibição competitiva da ação da adrenalina e da noradrenalina sobre os receptores beta do coração e incluem a diminuição da ascensão da fase quatro do potencial de ação das células marca-passo do nó sinusal, marca-passos subsidiários atriais e da junção atrioventricular, e ainda diminui o automatismo celular.

Em altas doses, esses medicamentos reduzem a Vmax da fase zero do potencial de ação sem alteração do potencial de repouso, aumentando o limiar de excitabilidade celular e reduzindo a velocidade de condução do impulso. Estas ações baseiam-se na propriedade estabilizadora de membrana (efeito anestésico local por bloqueio da corrente de sódio), sem qualquer relação com sua atividade betabloqueadora. No nó AV, causa aumento do período refratário funcional e retardo na condução, responsável pela redução da frequência ventricular em taquiarritmias (*flutter* ou fibrilação atrial) ou ainda bloqueio da condução em circuitos de reentrada (reentrada nodal ou atrioventricular). Os efeitos sobre a junção atrioventricular podem ser menos intensos quando se utilizam betabloqueadores com atividade simpaticomimética intrínseca (a exemplo do pindolol).

Classe IIb

A classe IIb inclui na sua classificação os medicamentos betabloqueadores não seletivos, como o isoproterenol. Este ativa de forma contrastante a entrada de Ca^{2+} e a liberação no retículo sarcoplasmático de Ca^{2+} ($SRCa^{2+}$), potencializando o efeito pró-arrítmico. Porém seus efeitos cronotrópicos aceleram as taxas de ritmo de escape ventricular sendo paliativo no tratamento de bradiarritmias antes da implantação do marca-passo. O principal efeito terapêutico é suprimir pós-despolarizações precoces, que ocorrem mais quando o paciente está bradicárdico, exercendo, assim, efeitos antiarrítmicos. Possui apenas a apresentação endovenosa; usado, portanto, em situações de urgência/emergência.

Classe IIc

A classe IIc inclui os inibidores dos receptores M_2, por exemplo, a atropina e a escopolamina. Esta classe de medicamento foi incluída na classificação modernizada, pois as proteínas G medeiam a ativação do receptor muscarínico (M_2) e a adenosina (A1). Assim, a inibição desses receptores leva à excitação da membrana, aumentando o cronotropismo. Os medicamentos desta classe são indicados para aliviar a bradicardia sinusal no nível supra-His.

As características farmacocinéticas desses medicamentos podem ser vistas nos Capítulos 9 e 44 (Fármacos que agem no sistema nervoso parassimpático e Fármacos utilizados no controle da acidez gástrica, nas úlceras pépticas e no refluxo gastresofágico, respectivamente).

Classe IId

Esta classe inclui a digoxina, cujo principal uso é na inibição do nó AV para redução da frequência cardíaca em pacientes com fibrilação atrial e, em casos seletos, para alívio dos sintomas na insuficiência cardíaca.

A sua ativação reduz a excitação da membrana afetando a função cronotrópica e de condução, controlando a resposta ventricular na FA e ainda podendo interromper arritmias supraventriculares paroxísticas reentrantes que passam pelo nó AV. As características farmacocinéticas deste medicamento podem ser vistas no Capítulo 26 – Fármacos utilizados no tratamento da insuficiência cardíaca.

Classe IIe

A classe II ainda inclui os ativadores dos receptores da adenosina, gerando o subgrupo IIe. Dentro desta classe se encontra a adenosina, que é um fármaco indicado para a reversão aguda das taquicardias paroxísticas supraventriculares por interromper a atividade reentrante que passa pelo nó AV. Além disso, causa vasodilatação coronária, podendo ser utilizada para fins diagnósticos (exames provocativos)

A adenosina é administrada por via intravenosa, é rapidamente metabolizada e a meia-vida estimada é inferior a dez segundos. Apresenta reações adversas como rubor facial, dispneia, cefaleia, desconfortos gastrintestinais, atordoamento, tontura, dor de cabeça e na região do pescoço, pressão no peito, náuseas, bloqueio AV de primeiro ou segundo grau, parestesia, hipotensão e nervosismo. Algumas reações adversas incomuns são dor nas costas, fraqueza, arritmia ventricular, bradicardia, palpitação, alterações da onda T no ECG, hipertensão, instabilidade emocional, tremor, tosse, boca seca, gosto metálico, congestão nasal e desconforto na língua.

Classe III

Na classe III também há novidades sobre os subtipos de canais de K+. Após a despolarização da fase 0, componentes complexos da corrente transitória interna (I_{to}) contribuem para a repolarização precoce rápida da fase 1, incluindo as correntes Kv4.3 e Kv4.2 mediadas pela inativação rápida de I_{to} e Kv1.4, mediada pela inativação lenta de I_{to}.

A Kv11.1, responsável pela corrente retificadora rápida de potássio (Ikr), é ativado na fase 0, mas inativa nas fases 0 a 2. O início da repolarização ocorre efetivamente na fase 3, quando se reverte desta inativação, reabrindo o canal e determinando o término do platô do potencial de ação.

Desta forma, os agentes pertencentes a classe III incluem aqueles que atuam nos canais de potássio.

Classe IIIa

Este grupo é o mais extenso da classe III, que inclui os bloqueadores dos canais de K+ não seletivos, como a amiodarona e a dronedarona.

Usos terapêuticos

A amiodarona prolonga a duração do potencial de ação pelo aumento do período refratário tecidual, em razão do bloqueio dos canais de potássio. Esta tem indicação para o tratamento de arritmias supraventriculares e ventriculares com alto índice de eficácia.

Mecanismo de ação e efeitos farmacológicos

A amiodarona tem ação multicanal. É capaz de aumentar a duração do potencial de ação por prolongamento das fases 2 e 3; diminui o automatismo celular através do bloqueio dos canais rápidos de sódio frequência dependente e consequente redução da fase 4; possui efeito betabloqueador discreto; e é ainda um antagonista do canal de cálcio.

Farmacocinética

A biodisponibilidade da amiodarona varia de 22% a 86%, alcançando pico plasmático em média de cinco horas. Mais de 96% do fármaco se ligam às proteínas plasmáticas e sua meia-vida varia de 11 a 20 horas. O fármaco se distribui amplamente no tecido adiposo e em outros órgãos, sendo que seu principal metabólito hepático é a desetilamiodarona. Dessa maneira, após sua administração crônica, a meia-vida varia de 10 a 60 dias, podendo ser encontrado no plasma até seis meses após a interrupção do tratamento. A amiodarona é eliminada por via biliar, sendo seguro em pacientes com insuficiência renal.

Efeitos adversos, contraindicações e toxicidade

A administração crônica da amiodarona causa diminuição da frequência sinusal e aumento do tempo de condução sinoatrial, sem alteração significativa do tempo de recuperação sinusal. Além disso, provoca discreto retardo da condução pelo nódulo atrioventricular e reduz a dispersão da repolarização ventricular entre os ventrículos.

Os principais efeitos colaterais cardíacos são bradicardia sinusal e bloqueio atrioventricular, que são agravados em uso concomitante de digitálicos ou outros agentes que reduzem a atividade do nódulo sinusal ou a condução atrioventricular. Apesar de haver prolongamento do intervalo QT, casos de torsades de pointes ou efeitos pró-arrítmicos com amiodarona são incomuns, exceto em condições com predisposição genética por disfunção dos canais de potássio. Além disso, o paciente pode apresentar efeito vasodilatador e inotrópico negativo, cursando com hipotensão arterial e falência ventricular quando se administra altas doses por via oral ou intravenosa.

A estrutura molecular da amiodarona é semelhante à dos hormônios tireoidianos T4 (3,3',5,5'-tetraiodotironina) e T3 (3,3',5-tri-iodotironina). Desta forma, a função da glândula pode alterar após a administração deste fármaco. Isso ocorre, pois o agente diminui a ação da enzima 5-deiodinase, responsável pela conversão do T4 em T3, causando aumento dos níveis plasmáticos de T4 e T3 reverso.

A amiodarona ainda pode apresentar alguns efeitos colaterais gastrointestinais, como náuseas, obstipação, anorexia, hepatomegalia e hepatite. Desta forma, a elevação dos níveis plasmáticos das transaminases hepáticas pode indicar acometimento hepático.

Uma das complicações extracardíacas mais preocupante é a toxicidade pulmonar, cujas manifestações clínicas são: dispneia, tosse, febre, dor pleurítica, escarro hemoptoico, fadiga, emagrecimento e insuficiência respiratória. Essa toxicidade pulmonar não está diretamente relacionada com a dosagem, mas sim com o efeito cumulativo e a duração do tratamento.

Os microdepósitos corneanos são um achado frequente do uso de amiodarona, porém raramente são sérios e limitam a visão. Eles são causados pela secreção lacrimal da amiodarona e posteriormente captados pelas células da córnea. Seu aparecimento é dependente de dose e duração do tratamento. Os sintomas mais comuns são fotofobia, visão borrada e halo azul-esverdeado.

São considerados efeitos colaterais comuns: tremores da extremidade, prurido cutâneo e a neuropatia periférica com sensação de adormecimento das extremidades, que pode ser ou não acompanhada de fraqueza. Outras manifestações pouco frequentes são: cefaleia, pesadelo e insônia, ataxia (dificuldade em realizar atividades cotidianas), miopatia e fraqueza muscular.

As associações a medicamentos que prolongam o intervalo QT estão contraindicados (como no caso de FAA da classe Ia, sotalol e bepridil) ou devem ser usados com cautela e monitorização (antibióticos que bloqueiam a corrente rápida de K+ (IKr), como eritromicina, azitromicina e claritromicina), pelo risco de induzir torsades de pointes – ou seja, uma arritmia potencialmente fatal. Além disso, possui interação medicamentosa com fármacos que reduzem a frequência cardíaca ou causam distúrbio do automatismo ou da condução, por exemplo, os betabloqueadores e os bloqueadores do canal de cálcio. Os distúrbios eletrolíticos podem acentuar o efeito pró-arrítmico dessas medicações. A perda de potássio, por uso de diuréticos ou laxantes, em pacientes que utilizam fármacos bloqueadores das correntes de potássio pode acentuar seu efeito e causar uma interação medicamentosa maléfica ao paciente.

Foram relatadas complicações potencialmente severas em pacientes submetidos à anestesia geral, como bradicardia, hipotensão arterial, distúrbios da condução e redução do débito cardíaco.

Além da amiodarona, nesta mesma classe é inserido também os bloqueadores dos canais de IKr mediado pelo Kv11.1, o sotalol.

Mecanismo de ação e efeitos farmacológicos

O sotalol é um FAA formado pela mistura racêmica de isômero *d* e *l*. O isômero *l* exibe atividade betabloqueadora não específica. É hidrossolúvel, não seletivo e sem atividade simpaticomimética intrínseca. O isômero *d* é o principal responsável pela atividade antiarrítmica do grupo III, caracterizada por prolongamento da duração do potencial de ação do tecido cardíaco isolado; a mistura racêmica reduz suas propriedades pró-arrítmicas.

Como resultado, há o prolongamento da duração do potencial de ação e do período refratário efetivo. Os efeitos sobre a repolarização e os períodos refratários são independentes de suas propriedades antiadrenérgica. No nódulo sinoatrial, deprime a fase 4 do potencial de ação, causando diminuição do automatismo celular, tendo um potente efeito bradicardizante.

Este ainda exibe efeito frequência-dependente reverso, ou seja, as alterações da duração do potencial de ação são máximas em frequência mais lentas e menores em frequências elevadas. Diferente dos outros betabloqueadores, o sotalol não deprime a contratilidade miocárdica.

Farmacocinética

O sotalol possui biodisponibilidade de 100% quando ingerido com o estômago vazio. É rapidamente absorvido, atingindo um pico plasmático de duas a três horas. Sua meia-vida é de oito horas após administração intravenosa e de 14 a 20 horas após uso oral. O efeito betabloqueador é alcançado com menores níveis plasmáticos, enquanto para o efeito antiarrítmico são necessárias concentrações maiores. A principal via de excreção é renal.

Efeitos adversos, contraindicações e toxicidade

Os seus eventos adversos são bradicardia, hipotensão, fadiga, dispneia, tontura, astenia, náuseas e vômitos, obnubilação, diminuição da libido e impotência, depressão e boca seca.

O efeito adverso mais perigoso, porém, é a pró--arritmia, que é facilitada com o uso de fármacos concomitantes que prolongam o intervalo QT, reduzem a frequência cardíaca e potássio ou magnésio sérico. As mulheres, por já possuírem um tempo de repolarização maior, têm maior potencial de desenvolver torsades de pointes.

Classe IIIb

Esta classe foi inserida na nova classificação e inclui os abridores dos canais de potássio Kir6.2. Estes atuam fazendo a abertura dos canais de K^+ sensíveis ao ATP (IKATP), encurtando a recuperação do potencial de ação, a refratariedade e a repolarização em todos os cardiomiócitos das células do nó sinoatrial, gerando intervalos QT encurtados. Fazem parte desta classe os medicamentos nicorandil e pinacidil.

Classe IIIc

Esta classe inclui os bloqueadores dos IKACh GIRK1 e GIRK4. Estes atuam inibindo diretamente ou pela ativação mediada pelas subunidades By do IKACh, particularmente no nó sino atrial, nó AV e nas células atriais, prolongando a duração do potencial de ação e a efetividade do período refratário, além de reduzir a reserva de repolarização. O medicamento que faz parte desta classe, o BMS914392, ainda está em fase de testes.

Classe IV

Pela classificação de Vaughan Willians, a classe IV incluía os medicamentos que bloqueavam a entrada do íon Ca^{2+} na célula, principalmente as células musculares lisas dos vasos ou estriadas cardíacas, bem como nas células dos nódulos sinoatrial e atrioventricular, sendo chamados de antagonistas dos canais de cálcio.

A classificação modernizada incluiu também nesta classe a propafenona e a flecainida, fazendo parte da classe Ic e da classe IV. Além disso, fármacos como o carvedilol, que fazem parte da classe IIa, também possuem ações que se encaixam na classe IV. Esses fármacos são incluídos por modularem a corrente de Ca^{2+}.

O Ca^{2+} está intimamente ligado à excitação e à contração por meio das proteínas actina e miosina, controlando o armazenamento e o uso de energia. Assim, a corrente ICaL é importante para a função dos cardiomiócitos atriais e ventriculares. Além da sua participação no potencial de ação, a elevação de cálcio intracelular pela corrente ICaL desencadeia a liberação de mais cálcio pelo retículo sarcoplasmático, mediada pelo receptor RyR2, acionando a atividade contrátil.

Subgrupo IVa

Este subgrupo compreende os bloqueadores dos canais de Ca^{2+} não seletivo como o bepridil, além dos bloqueadores de ICaL, não di-hidropiridínicos, como verapamil e diltiazem.

O bepridil não é comercializado no Brasil e nem nos EUA. Apesar do papel principal como antianginoso, poderia ser utilizado para tratamento de taquiarritmias supraventriculares.

O verapamil é bem absorvido pelo trato intestinal e possui uma ligação com proteínas plasmáticas de 90%. O diltiazem, por sua vez, tem 90% de absorção por via oral, porém apenas 30 a 40% permanecem no plasma em razão do metabolismo hepático de primeira passagem, além de alta ligação proteica (80 a 90%). Ambos os medicamentos podem também ser indicado para angina e hipertensão arterial.

A classe não di-hidropiridínica possui efeito bloqueador do nó AV, podendo ser utilizada no tratamento de arritmias supraventriculares e para controle de cronotropismo em pacientes com fibrilação atrial. Existem ainda situações específicas em que o verapamil se sobressai como agente mais eficaz no tratamento de taquicardias fasciculares e variantes de torsades de pointes por extrassístoles de acoplamento ultracurto.

Mais informações sobre esses medicamentos podem ser vistas nos capítulos 24 e 25 (Fármacos anti--hipertensivos e Fármacos utilizados no tratamento da isquemia miocárdica, respectivamente).

Subgrupo IVb

Os agentes da classe IC e da classe IIa foram incluídos nesse subgrupo por reduzirem a liberação de cálcio mediada pelo retículo endoplasmático e pelos receptores de rianodina (RyR2). Assim, são eficazes no tratamento da taquicardia ventricular polimórfica catecolaminérgica, arritmia geneticamente determinada que pode ser altamente letal se não tratadas com os fármacos padronizados, principalmente nadolol e flecainida, ambos indisponíveis no Brasil. Como alternativa, utilizamos propranolol e propafenona.

Classe V

A classe V foi adicionada à classificação para agrupar os bloqueadores dos canais mecanossensíveis. Porém ainda é uma abordagem que está sendo explorada e todos os medicamentos pertencentes a esta classe ainda são experimentais. Esses possíveis medicamentos são o ácido antranílico, GSK2332255B, GSK2833503A, pirazole-3, GsMTx4 e SKF 96365.

Classe VI

A condução do potencial de ação depende da propagação de íons entre os miócitos, o que envolve a junção de gap e suas conexinas (Cx). A modulação dessa comunicação intercelular por meio do bloqueio ou da abertura das Cx é considerada alvo promissor no tratamento das arritmias. Essa classe inclui a carbenoxolona e o peptídeo análogo rotigaptídeo (ZP-123), respectivamente, por reduzir ou aumentar sua condutância. A efetividade e a segurança desses medicamentos ainda estão sendo estudadas; a carbenoxolona é, na verdade, um anti-inflamatório não esteroidal.

Classe VII

Esta classe engloba medicamentos que podem atuar nos processos de remodelação do substrato arritmogênico cardíaco como inibidores da renina-angiotensina-aldosterona, ácidos graxos ômega 3 e estatina. Esses medicamentos são indicados para hipertensão, doença arterial coronariana e insuficiência cardíaca, que são algumas das causas mais frequentes de arritmias supraventriculares e ventriculares. Dessa maneira, são considerados FAA adjuvantes ao tratamento. Os inibidores da enzima conversora da angiotensina ou bloqueadores dos receptores da angiotensina podem ser úteis na modificação do substrato atrial e, portanto, na fibrilação atrial, principalmente na presença de IC e hipertensão. A terapia com estatina pode prevenir a recorrência de fibrilação atrial após cirurgia de revascularização miocárdica. Esses medicamentos podem ser estudados com mais detalhes nos capítulos 24 e 28 (Fármacos anti-hipertensivos e Fármacos utilizados no tratamento das dislipidemias, respectivamente).

Atividade proposta

Caso clínico

Paciente masculino, 56 anos, empresário, com aumento importante da carga de trabalho nos últimos dois anos. Apresentava cansaço e intolerância aos esforços há cerca de um ano. Negava síncope e dor precordial. Era hipertenso e tabagista, sem outras comorbidades e fazia uso de losartana 50 mg ao dia, com bom controle pressórico.

Foi submetido a um teste ergométrico, eficaz e negativo para isquemia. Entretanto, na recuperação, apresentou fibrilação atrial (FA), com frequência cardíaca de 120 bpm, com reprodução dos sintomas de cansaço. Após 10 minutos, houve reversão espontânea. Apresentava coração estruturalmente normal ao ecocardiograma transtorácico, apenas com uma discreta dilatação do átrio esquerdo (AE = 43 mm, septo e parede posterior de 10 mm, fração de ejeção de 66%). A bioquímica sanguínea estava dentro dos parâmetros da normalidade (glicemia, função renal, hepática e perfil de colesterol), exceto por ácido úrico de 9,8 mg/dL. Iniciado metoprolol 50 mg ao dia e o paciente passou a perceber os episódios paroxísticos de fibrilação atrial por detecção de pulso irregular e acelerado, orientado em consulta médica. Não houve melhora com o betabloqueador, portanto optou-se pela introdução de um outro FAA – no caso, a propafenona.

O paciente iniciou o tratamento com a menor dose recomendada (8 e 20 horas) e realizou um Holter 24 horas (Figura 27.3). No exame, apresentou alta densidade de arritmias entre 14 e 8 horas, com episódio de FA sustentada por uma hora, às 15 horas.

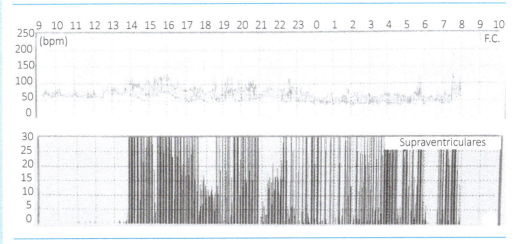

Figura 27.3 – Tendência da frequência cardíaca e da densidade de arritmias atriais em 24 horas.
Fonte: Acervo Instituto do Coração – HCFMUSP.

Seção 4 – Fármacos que Afetam as Funções Renal e Cardiovascular

O paciente não relatou efeitos colaterais, portanto optou-se por aumentar a dose para 450 mg/dia (150 mg 3 vezes ao dia). O Holter de controle não demonstrou outros episódios de FA e o paciente apresentou melhora do cansaço, não notou mais irregularidade de pulso sustentada em seis meses de seguimento. Tratava-se, portanto, de paciente com FA paroxística, assintomático após medicação antiarrítmica.

Em longo prazo, é importante a monitorização clínica e eletrocardiográfica para controle de pró-arritmias. Apesar da segurança comprovada da propafenona, raramente observa-se prolongamento do PR e do QRS e a ocorrência de *flutter* 1:1. A realização de eletrocardiograma em consultas é suficiente para a monitorização do PR e do QRS. A propafenona não está indicada para reversão de FA persistente ou controle de frequência em FA permanente, o que evita a ocorrência de *flutter* 1:1, outra pró-arritmia conhecida. A propafenona, quando usada na reversão, está indicada para FA com início conhecido a menos de 24 horas em pacientes com coração estruturalmente normal, desde que sob monitorização hospitalar (esquema *pill-in-the-pocket*)

Os eventos adversos do fármaco podem ser evitados e sua segurança garantida com um adequado conhecimento do seu perfil eletrofisiológico, farmacocinético e farmacodinâmico. Respeitar as contraindicações, que são principalmente hipertrofia ventricular (septo > 12-15 mm), insuficiência cardíaca e coronariana, é também fundamental.

Principais pontos e objetivos de aprendizagem

- Observar a discussão do caso acima e a conduta frente às respostas farmacológicas e os aspectos clínicos relacionados.
- Checar os mecanismos de ação dos antiarrítmicos usados no caso.
- Checar a farmacocinética da propafenona.
- Levantar os principais efeitos adversos e contraindicações associados à propafenona, citados no caso acima.
- Levantar as principais indicações da propafenona.

■ REFERÊNCIAS

1. Aird, WC. Discovery of the cardiovascular system: from Galen to William Harvey. Journal of Thrombosis and Haemostasis. 2011;9:118-29.
2. Antiarrhythmic Drugs. Circulation. 2018;138:1879-1896.
3. Guyton AC, Hall JE. Tratado de fisiologia médica. 11. ed. Elsevier; 2006.
4. Rang HP, Dale MM, Ritter JM, Flower RJ, Henderson Range G. Dale's Pharmacology. 7. ed. Elsevier; 2012.
5. January CT, Wann S, Alpert JS et al. Guideline for the Management of Patients with Atrial Fibrillation: A Report of the American College of Cardiology/American Heart Association Task Force on Practice Guidelines and the Heart Rhythm Society. Circulation. 2014;130:199-267.
6. Lei M, Wu DL, Terrar DA, Huang CLH. Modernized Classification of Cardiac Antiarrhythmic Drugs. Circulation. 2018;138:1879-1896.
7. Liu T, Korantzopoulos P, Xu G et al. Association between angiotensin-converting enzyme insertion/deletion gene polymorphism and atrial fibrillation: a meta-analysis. Europace. 2011;13(3):346-354.
8. Pavan R, Jesus AMX, Maciel LMZ. A amiodarona e a tireoide. Arq Bras Endocrinol Metab. 2004;48: 176-182.
9. Roden DM, Woosley RL. Class I antiarrhythmic agents: quinidine, procainamide and n-acetylprocainamide, disopyramide. Pharmac. Ther. 1984;23:179-191.

Capítulo 28

Fármacos utilizados no tratamento das dislipidemias

Autores:
- Regina de Sordi
- Daniel Fernandes

■ Introdução

As dislipidemias se referem a qualquer desvio dos níveis lipídicos definidos como normais, sendo as alterações mais comuns a hipercolesterolemia, a hipertrigliceridemia e/ou a combinação destas (hiperlipidemia mista). São a principal causa de aterosclerose e de doenças induzidas por ela, como coronariopatias e doença vascular encefálica isquêmica, sendo responsáveis por cerca de 1/3 de todas as mortes de adultos.

O processo de aterosclerose já começa na infância, e as alterações genéticas e o estilo de vida sedentário, associado a dietas ricas em calorias, gorduras saturadas e colesterol (CE), contribuem para o aumento dos casos de dislipidemias e doenças cardiovasculares (DCV). A redução do risco de DCV é melhor alcançada através de modificações do estilo de vida, com menor custo do que a terapia medicamentosa. Entretanto, quando a farmacoterapia se faz necessária, há vários medicamentos com eficácia comprovada para regularizar as taxas lipídicas.

■ Metabolismo e transporte de lipoproteínas

A fisiologia do CE está resumida na Figura 28.1. O CE e os triglicerídeos (TGs) são insolúveis na linfa e no plasma. Portanto, eles são embalados e transportados em complexos multimoleculares esferoidais denominados lipoproteínas. Estas consistem em um núcleo hidrofóbico contendo CE e TGs e uma superfície de monocamada contendo CE livre, fosfolipídios e apolipoproteínas. As partículas de lipoproteínas são classificadas de acordo com a densidade crescente, sendo as quatro principais para compreensão básica do transporte de lipídeos os quilomícrons (QMs), as lipoproteínas de muito baixa densidade (VLDL), as lipoproteínas de baixa densidade (LDL) e as lipoproteínas de alta densidade (HDL). Quanto maior a densidade, menor é o conteúdo lipídico e maior é o conteúdo proteico.

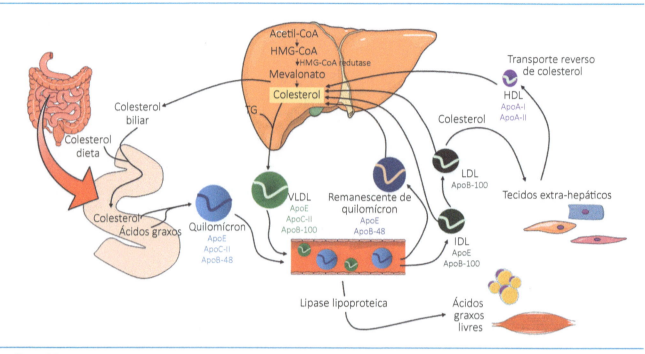

Figura 28.1 – Transporte de colesterol pelo organismo.
Fonte: Desenvolvida pela autoria do capítulo.

Em termos simples, o CE plasmático é derivado de duas fontes principais: síntese (periférica e hepática) e absorção intestinal. No lúmen intestinal, tanto o CE biliar como o dietético sofrem emulsificação pelos ácidos biliares, o que permite a absorção através das membranas de borda em escova pelas células epiteliais do intestino. O CE absorvido pelos enterócitos é esterificado pela enzima acil-CoA:colesterol acil-transferase (ACAT). Tanto o CE livre como o esterificado são incorporados, juntamente com os TGs e a apolipoproteína B48 (apoB48), formando o QM. Este processo de montagem de QM requer a ação da proteína de transferência de triglicerídeos (MTP). Os QMs são então transportados até o sangue e então metabolizados por uma enzima chamada lipase lipoproteica (LPL), expressa na superfície endotelial dos capilares de músculos e do tecido adiposo e que hidrolisa os TGs para produzir ácidos graxos livres (AGL). Este processo resulta na formação de partículas de QMs remanescentes que são captadas pelo fígado. Os QMs, portanto, transferem TGs da dieta ao tecido muscular e adiposo e o CE intestinal para o fígado.

Além da captação intestinal, há também um processo de síntese de CE. Nos tecidos periféricos e no fígado, ele é produzido através de uma série de etapas enzimáticas. O principal precursor para a síntese é a acetil coenzima A (acetil-CoA), que dá origem à hidroximetilglutaril coenzima A (HMG-CoA), que por sua vez é convertida em mevalonato através de reação catalisada pela HMG-CoA redutase, sendo esta a etapa limitante. Uma vez sintetizado a partir do mevalonato por uma série de etapas, o CE hepático, a exemplo do que acontece nos enterócitos, é esterificado pela ação da ACAT e então incorporado juntamente com os TGs em uma lipoproteína agora contendo apolipoproteína B100 (apoB100) e chamada de VLDL. Também aqui este processo é mediado pela MTP. A VLDL é então secretada no plasma para o transporte para tecidos periféricos. No sangue, as partículas de VLDL são ainda metabolizadas através da hidrólise dos TGs pelas LPL da mesma forma descrita para os QMs, porém produzindo partículas de lipoproteínas de densidade intermediária (IDL), algumas das quais são depuradas pelo fígado, com o restante sendo convertido em partículas de LDL, o principal transportador de CE no plasma. A VLDL e os QMs, quando entram na circulação, adquirem apoC-II a partir do HDL. A apoC-II atua como importante ativador da LPL. Por outro lado, a apoC-II incorporada durante a montagem destas lipoproteínas ou transferida a partir do HDL atua como um inibidor endógeno da LPL.

As partículas de LDL podem ser captadas pelo fígado através de receptores de LDL específicos (LDL-R), o que representa uma importante fonte de aporte de CE neste tecido. Através do processo de endocitose hepática mediada pelo LDL-R, as partículas de LDL são removidas do sangue e levadas para os hepatócitos, onde são catabolizadas para liberar o CE.

A síntese de CE nos tecidos periféricos também contribui para o conteúdo de CE hepático através da sua transferência em um processo mediado por partículas de HDL (transporte reverso de CE). As partículas de HDL são formadas principalmente no fígado, em processo que se inicia com a interação da apolipoproteína A1 (ApoA-I) com a proteína cassete de ligação ao ATP AI (ABCA1, *ATP binding cassette protein*), que por sua vez incorpora fosfolipídios e CE da membrana dos hepatócitos para formar partículas de HDL. O CE livre é transferido dos tecidos periféricos para as partículas de HDL. Esta lipoproteína rica em CE retorna ao fígado e o CE liberado pelas partículas de HDL é incorporado ao hepático, podendo ser convertido em ácidos biliares ou excretado na bile e eliminado pelas fezes.

Dislipidemias, aterosclerose e doenças cardiovasculares

As dislipidemias, juntamente a outros fatores associados, podem causar o mal funcionamento do endotélio (disfunção endotelial) e ocasionar processo de aterosclerose, sendo o LDL a principal lipoproteína envolvida. O LDL pode ser transportado para a parede dos vasos e ser oxidado (LDL-ox) pelos radicais livres, podendo ativar o endotélio e causar o aumento da expressão de moléculas de adesão, citocinas e quimiocinas, aumento da permeabilidade vascular e recrutamento de células inflamatórias, principalmente de monócitos/macrófagos, que vão fagocitar as partículas de LDL-ox, formando as células espumosas que, por sua vez, liberam ainda mais mediadores pró-inflamatórios e fatores de crescimento. As células espumosas se depositam nas paredes dos vasos e promovem a proliferação de células de músculo liso, formando placas que podem se romper e causar, por exemplo, trombose, infarto agudo do miocárdio (IAM) ou acidente vascular cerebral (AVC).

Embora o papel pró-aterogênico do LDL esteja bem elucidado, a função de níveis elevados de TGs no desenvolvimento da aterosclerose ainda é alvo de discussão. Entretanto, diversos estudos clínicos recentes sugerem fortemente esta associação, justificando o tratamento também deste desvio lipídico. Além disto, taxas extremamente elevadas de TGs (≥ 500 mg/dL ou 5,6 mmol/L) são fatores de risco bem estabelecidos para pancreatite aguda.

Por outro lado, o HDL desempenha um papel protetor nas doenças cardiovasculares, e é considerado antiaterogênico. Isto se deve a duas funções principais desta lipoproteína: a) transporte reverso do CE, ou seja, o HDL transfere o CE das células periféricas para o fígado (o único órgão capaz de metabolizar e eliminar grandes quantidades de CE); e b) efeitos anti-inflamatórios. Outros efeitos têm sido descritos, como efeito antitrombótico, antifibrótico e antioxidante (Figura 28.2), e todos esses contribuem para o papel antiaterogênico do HDL-C.

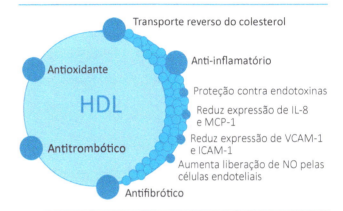

Figura 28.2 – Funções da lipoproteína HDL.
Fonte: Desenvolvida pela autoria do capítulo.

Estratificação de risco cardiovascular e metas terapêuticas

Embora diversos estudos apontem correlações entre aumento de LDL e redução de HDL com desenvolvimento de doença coronariana, muitos pacientes que sofreram algum evento clínico apresentavam níveis normais de colesterol HDL (HDL-C) ou colesterol LDL (LDL-C), sugerindo que apenas a determinação destas lipoproteínas plasmáticas como método para determinar risco cardiovascular não é suficiente.

Em virtude destes fatos, atualmente as Diretrizes Brasileiras de Dislipidemias (DBD) recomendam para avaliação inicial ou mesmo para pacientes em uso de estatinas, a utilização do escore de risco global (ERG), que serve para estimar o risco em 10 anos de IAM, AVC, insuficiência cardíaca ou doença vascular periférica[1]. Desta forma, as metas terapêuticas não têm como base apenas os valores lipídicos, mas todos os fatores de riscos associados, e variam dependendo do ERG (Figura 28.3). Assim, os valores desejáveis (meta) de LDL-C e não-HDL-C (que são a soma do CE no LDL, IDL e VLDL) não são os mesmos para todos os pacientes como era feito anteriormente, embora para as demais determinações lipídicas, como TGs, HDL-C e CE total, isto ainda seja verdadeiro (Figura 28.4).

---

[1] Este escore é calculado através de um aplicativo que pode ser obtido através do site do Departamento de Aterosclerose da Sociedade Brasileira de Cardiologia.

Risco cardiovascular

Baixo	ERG < 5% homem ou mulher + LDL 70 a 189 mg/dL
Intermediário	ERG 5 a 20% homem ou 5 a 10% mulher + LDL 70 a 189 mg/dL Diabetes I ou II que não preenchem critérios de alto risco
Alto	ERG ≥ 20% homem ou 10% mulher + LDL 70 a 189 mg/dL Doença aterosclerótica subclínica (DASC) Aneurisma de aorta abdominal Diabetes I ou II + fatores de risco ou DASC LDL ≥ 190 mg/dL Doença renal crônica (TGF < 60 mL/min)
Muito alto	Doença aterosclerótica (mesmo assintomática) Obstrução ≥ 50% em qualquer território arterial

Figura 28.3 – Estratificação de risco cardiovascular em pacientes sem tratamento hipolipemiante. Doença aterosclerótica subclínica é aquela documentada por metodologia diagnóstica. O paciente geralmente apresenta ultrassonografia de carótidas com presença de placa; índice tornozelo-braquial (ITB) < 0,9; escore de cálcio arterial coronariano > 100; ou a presença de placas ateroscleróticas na angiotomografia de coronárias. DASC: doença aterosclerótica subclínica; TGF: taxa de filtração glomerular; escore de risco no diabetes: idade ≥ 48 anos no homem e ≥ 54 anos na mulher; diabetes há mais de 10 anos; história familiar de parente de primeiro grau com DCV prematura (< 55 anos para homem e < 65 anos para mulher); tabagismo; hipertensão arterial; síndrome metabólica.

Fonte: Adaptada da Atualização da Diretriz Brasileira de Dislipidemias e Prevenção da Aterosclerose – 2017 (Arq. Bras. Cardiol. 2017; 109(2Supl.1):1-76).

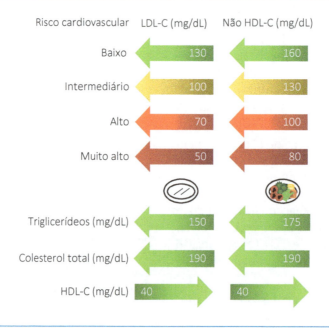

Figura 28.4 – Valores de referência de LDL-C, não HDL-C, triglicerídeos, colesterol total e HDL-C

Fonte: Desenvolvida pela autoria do capítulo com dados da Atualização da Diretriz Brasileira de Dislipidemias e Prevenção da Aterosclerose – 2017 (Arq. Bras. Cardiol. 2017; 109(2Supl.1):1-76).

Fármacos utilizados no tratamento das dislipidemias

Como o termo dislipidemia é bastante inespecífico, foram propostas algumas classificações, como a etiológica, a laboratorial e a fenotípica (classificação de Fredrickson). Entretanto, estas, embora úteis para o estudo das doenças, não foram muito relevantes na prática clínica, e o tratamento é feito de maneira mais simplificada, sendo consideradas apenas três "doenças": hipercolesterolemia, hipertrigliceridemia e hiperlipidemia mista (que seria a junção das duas primeiras). Desta forma, a farmacologia das dislipidemias será dividida, neste capítulo, em fármacos que reduzem predominantemente o LDL-C e aqueles que reduzem predominantemente os TGs[2]. No caso da hiperlipidemia mista, o tratamento geralmente é feito pela associação de fármacos destes dois grupos. Os fármacos abordados nesta seção encontram-se resumidos no Quadro 28.1.

---

[2] Os autores tomaram a liberdade de não adotar nenhuma classificação das dislipidemias em função do fato de isto auxiliar muito pouco no entendimento da farmacologia das dislipidemias. Caso o leitor tenha interesse em se aprofundar no assunto, pode consultar as DBD e outras literaturas.

Fármacos que reduzem predominantemente o LDL-C

Estatinas

Os medicamentos usados para o tratamento das dislipidemias são numerosos, mas nenhuma classe de fármaco é tão amplamente prescrita ou tão fortemente estudada quanto as estatinas. Cerca de 25% da população mundial com mais de 65 anos toma uma estatina em longo prazo tanto para prevenção primária quanto secundária de DCV. As razões para o uso extensivo de estatinas são o perfil favorável de eficácia e segurança e o benefício na redução do risco de eventos cardiovasculares e morte em pacientes com ou sem DCV estabelecida. Estudos clínicos de larga escala forneceram evidências indiscutíveis de que as estatinas oferecem uma espantosa proteção de 30 a 35% contra DCV, além de reduzir a mortalidade total em 10%.

Atualmente, sete estatinas estão aprovadas para uso clínico. A lovastatina, a sinvastatina e a pravastatina são derivadas de fungos, enquanto a fluvastatina, a atorvastatina, a rosuvastatina e a pitavastatina são compostos totalmente sintéticos que compartilham um grupo fluorofenila comum.

A terapia com estatinas gera uma redução nas taxas de LDL-C de 20 a 50%, dependendo da dose e da estatina

---

Quadro 28.1 – Principais fármacos utilizados no tratamento das dislipidemias.

Classe farmacológica	Mecanismo de ação	Ação farmacológica	Principal efeito farmacológico	Efeitos adversos
Estatinas	Inibição da HMG-CoA redutase	↓ síntese de CE e ↑ expressão de LDL-R	↓ LDL-C ↓ TGs	Mialgia Distúrbios do TGI
Resinas	Sequestradoras de ácidos biliares	↓ absorção do CE	↓ LDL-C	Constipação Hipovitaminose
Ezetimiba	Inibição do transportador NPC1L1	↓ absorção do CE e ↑ expressão de LDL-R	↓ LDL-C	Flatulência Fezes gordurosas
Inibidores da PCSK9	Anticorpo anti-PSCK9	↓ degradação de LDL-R	↓ LDL-C	Dor no local da injeção
Fibratos	Ativação de receptores PPAR-α	↑ síntese da LPL ↓ expressão de apoC-III ↑ síntese de apoA-I e A-II ↑ expressão de ABCA1	↓ TGs	Distúrbios do TGI Mialgia Colelitíase
Niacina	Ativação do receptor HCA2 Inibição da DGAT-2	↓ lipólise e AGL ↓ produção de TGs ↓ depuração de apoA-I	↓ TGs ↑ HDL-C	Rubor cutâneo (flushing) Distúrbios do TGI
Ômega-3	Ativação de receptores PPAR-α e/ou da proteína SREBP-1	↓ produção hepática de VLDL-C e TGs ↑ atividade da LPL ↑ oxidação de AGL	↓ TGs	Distúrbios do paladar Eructações Dispepsias

AGL: ácidos graxos livres; CE: colesterol; LDL-R: receptor de LDL; DGAT-2: diacilglicerol aciltransferase-2; SREBP-1: Sterol regulatory element-binding protein-1; HCA2: receptor de ácido hidroxicarboxílico 2; PSCK9: pró-proteína convertase subtilisina/quexina tipo 9; NPC1L1: Niemann-Pick C1-like 1 protein.

Fonte: Desenvolvido pela autoria do capítulo.

usada. Mas, embora o efeito predominante e a principal razão do uso clínico das estatinas seja a redução do LDL-C, elas também causam redução dos TGs (7 a 30%) e aumentam modestamente as taxas de HDL-C entre 5 e 15%.

A intensidade recomendada da terapia com estatinas baseia-se tanto no risco de DCV ateroscleróticas como na redução percentual necessária nos níveis de LDL-C para reduzir este risco. Por exemplo, uma redução de mais de 50% nos níveis plasmáticos de LDL-C é considerada uma terapia de alta intensidade com estatinas. Uma redução de 30 a 50% ou menor que 30% nos níveis de LDL-C são classificadas como terapia com estatina de intensidade moderada e baixa intensidade, respectivamente (Figura 28.5).

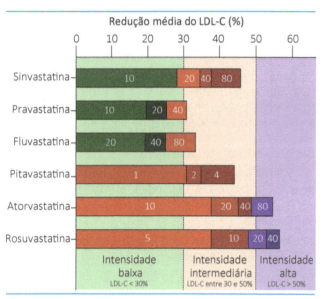

Figura 28.5 – Efeito das estatinas sobre a redução das taxas de LDL-C. As barras verdes, vermelhas e roxas representam as estatinas e doses que atingem redução das taxas de LDL-C menor que 30%, entre 30 e 50% e acima de 50%, respectivamente.

Fonte: Desenvolvida pela autoria do capítulo com dados da Atualização da Diretriz Brasileira de Dislipidemias e Prevenção da Aterosclerose – 2017 (Arq. Bras. Cardiol. 2017; 109(2Supl.1):1-76).

Mecanismo de ação e efeitos farmacológicos

Todas as estatinas são inibidores competitivos da enzima HMG-CoA redutase e ligam-se a esta em concentrações nanomolares. Isso leva ao deslocamento efetivo do substrato natural, a HMG-CoA, que se liga em concentrações micromolares. A produção de mevalonato mediada pela HMG-CoA redutase é um passo determinante da taxa de síntese do CE e, assim, a inibição desta enzima reduz o nível celular do mesmo. Um nível de CE intracelular reduzido leva a uma regulação positiva dos receptores de LDL (LDL-R) por uma regulação transcricional. O aumento da expressão dos LDL-R aumenta a captação de LDL plasmática, reduzindo, dessa forma, as taxas de LDL-C (Figura 28.6). Além disso, a redução dos níveis de CE intracelular reduz a secreção de VLDL, que também contribui para a redução das taxas de LDL-C e é provavelmente responsável pelo efeito das estatinas na redução dos TGs.

A redução do LDL-C varia entre as estatinas (Figura 28.5), sendo as maiores taxas de redução obtidas com a atorvastatina e rosuvastatina. A diferença de eficácia das estatinas pode ser explicada por diferenças farmacocinéticas e farmacodinâmicas. A rosuvastatina e atorvastatina, que geram as maiores taxas de redução de LDL-C, são, por exemplo, as que apresentam maior meia-vida, garantindo presença de níveis plasmáticos detectáveis do fármaco ou de metabólitos durante mais tempo. Por outro lado, estudos de cristalização de proteínas revelaram que as estatinas atuam ligando-se ao sítio ativo da enzima, prevenindo estericamente a ligação do substrato. Interessantemente, a comparação dos complexos estatina-enzima revelou diferenças sutis nos seus modos de ligação. A atorvastatina e rosuvastatina fazem interações químicas adicionais com a HMG-CoA redutase em relação às demais estatinas, o que pode ser responsável, pelo menos em parte, por uma maior eficácia.

Ainda que estudos mostrem diferenças na eficácia das estatinas quanto à sua capacidade de reduzir as taxas de LDL-C, todas foram capazes, em estudos clínicos randomizados, de reduzir eventos cardiovasculares e mortes.

Embora seja inequívoco que o excesso de CE seja um fator de risco para DCV e que a sua redução pelas estatinas apresente claro benefício na redução destas doenças, alguns estudos clínicos mostram um benefício cardiovascular maior do que o esperado e que não se correlaciona totalmente com a magnitude da redução das taxas de CE. Portanto é aceito que além de reduzir os níveis lipídicos, as estatinas apresentam efeitos adicionais, chamados *pleiotrópicos*, provavelmente em razão da inibição de metabólitos intermediários como geranil-pirofosfato e farnesilpirofosfato (Figura 28.6). A ligação destes metabólitos lipídicos a proteínas, conhecida como isoprenilação, é uma etapa fundamental para ativação e transporte celular de diversas proteínas de sinalização, incluindo os membros da família de pequenas GTPases, como Ras, Rac e Rho, que controlam diversas funções celulares, como motilidade, diferenciação e proliferação. Considerando o papel chave destas proteínas preniladas, é de se esperar que os efeitos das estatinas se estendam para além das suas ações relacionadas com a redução de CE. Os efeitos pleiotrópicos das estatinas incluem, entre outros, melhora da função endotelial, redução da inflamação vascular, redução de agregação plaquetária e estabilização da placa aterosclerótica. Todos estes efeitos devem contribuir para a excelente redução de eventos cardiovasculares obtidos com o tratamento com estatinas. Além disso, explica a razão pela qual as estatinas têm sido estudadas para o tratamento de diversas outras doenças, cardiovasculares ou não.

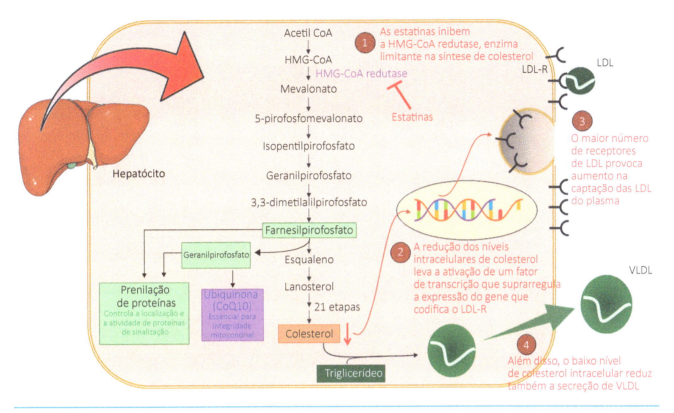

Figura 28.6 – Mecanismo de ação das estatinas
Fonte: Desenvolvida pela autoria do capítulo.

Farmacocinética

As principais características farmacocinéticas das estatinas estão listadas no Quadro 28.2. As vias metabólicas da lovastatina e da sinvastatina são semelhantes em razão da estreita similaridade de suas estruturas químicas. Ambas são administradas como pró-fármacos inativos na forma lactona e são transformadas na forma ativa ácida no organismo. A pravastatina e as demais estatinas sintéticas são administradas como hidroxiácidos ativos.

Todas as estatinas são absorvidas rapidamente após a administração, atingindo o pico de concentração plasmática (T_{max}) em, no máximo, quatro horas. A sinvastatina, a pravastatina, a fluvastatina e a lovastatina possuem meia-vida curta (0,5 a 3 horas) e devem ser administradas a noite para maximizar sua eficácia, uma vez que a maior síntese de CE ocorre neste período. Já as demais podem ser administradas em qualquer horário, em virtude da sua longa meia-vida.

Atorvastatina, fluvastatina, lovastatina, sinvastatina e pitavastatina são compostos relativamente lipofílicos e se difundem facilmente através de membranas biológicas. Por outro lado, a pravastatina e a rosuvastatina são mais hidrofílicas e necessitam de transportadores. Em virtude da alta expressão dos transportadores das estatinas no fígado, estas apresentam maior seletividade hepática e reduzido potencial de captação pelas células periféricas quando comparado às estatinas lipofílicas.

A biodisponibilidade oral das estatinas varia de menos de 5%, para a sinvastatina, até aproximadamente 60%, para a pitavastatina. A baixa biodisponibilidade se deve a vários fatores. Por exemplo, a maioria das estatinas são substratos do transportador de efluxo da glicoproteína P (P-gp), o que reduz a absorção na circulação portal. Além disso, o citocromo P450 (CYP) de enterócito pode metabolizar algumas estatinas antes da eventual absorção na circulação portal. Por fim, uma vez na circulação portal, ocorre uma eficiente captação hepática mediada por vários transportadores de membrana, incluindo o polipeptídio de transporte de ânions orgânicos 1B1 (OATP1B1), onde elas são rapidamente metabolizadas (Figura 28.7). Mas, embora as estatinas apresentem baixa biodisponibilidade, é importante lembrar que a concentração plasmática não é a única determinante do efeito de um fármaco. Neste caso, como o sítio primário de ação das estatinas é o fígado, a rápida captação hepática otimiza o efeito terapêutico, apesar de reduzir a concentração no plasma.

Quadro 28.2 – Principais características farmacocinéticas das estatinas.

	Pravastatina	Lovastatina	Sinvastatina	Fluvastatina	Pitavastatina	Atorvastatina	Rosuvastatina
Absorção oral (%)	35	30	60 a 85	98	80	30	50
Interferência com alimentos	Redução (30%)*	Aumento (50%)**	Não	Redução (25%)*	Não	Redução (13%)*	Não
Biodisponibilidade (%)	18	5	<5	30	60	12	20
Pró-fármaco	Não	Sim	Sim	Não	Não	Não	Não
Lipofilicidade	Não	Sim	Sim	Sim	Sim	Sim	Não
Ligação proteínas plasmáticas (%)	55	>95	94 a 98	>99	99	80 a 90	88
T1/2 em voluntários saudáveis	1 a 3	2 a 3	2 a 3	1 a 3	10 a 13	11 a 30	20
Via metabólica primária	CYP3A4***	CYP3A4	CYP3A4	CYP2C9	CYP2C9***, glicuronidação	CYP3A4	CYP2C9***
Excreção renal (%)	20	10	13	6	15	2	10
Excreção fecal (%)	71	83	60	90	79	70	90

*Este efeito não interfere com a redução nas taxas de CE, podendo ser ingerido com ou sem alimentos; **recomendada a ingestão com refeições para melhorar a biodisponibilidade do fármaco;***minimamente metabolizado.

Fonte: Desenvolvido pela autoria do capítulo com base em New insights into the pharmacodynamic and pharmacokinetic properties of statins. Pharmacol. Ther. 1999 Dec;84(3):413-28. Pharmacological actions of statins: a critical appraisal in the management of cancer. Pharmacol. Rev. 2012 Jan;64(1):102-46. doi: 10.1124/pr.111.004994. Pitavastatin: a different pharmacological profile. Clin. Lipidol. (2012) 7(3 Suppl. 1).

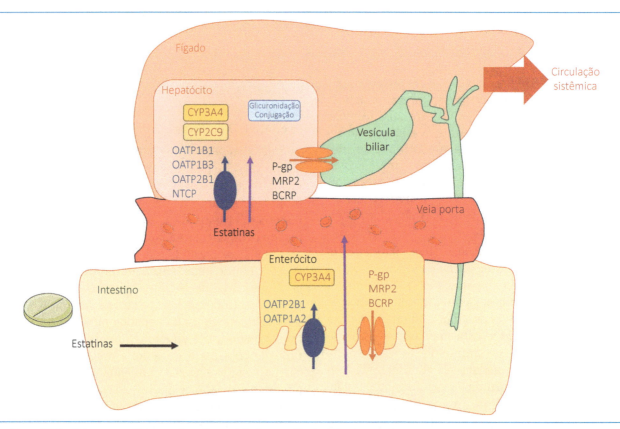

Figura 28.7 – Fatores que afetam a absorção, metabolismo e distribuição das estatinas

BCRP: proteína de resistência do câncer de mama; MRP2: proteína associada à resistência a múltiplos fármacos 2; NTCP: polipeptídio co-transportador de Na+-taurocolato; OATP: polipeptídio transportador de ânions orgânicos; P-gp: transportador de efluxo da glicoproteína P.

Fonte: Desenvolvida pela autoria do capítulo com base em Statin drug interactions and related adverse reactions: an update. Expert Opin. Drug. Saf. 2018 Jan;17(1):25-37. doi: 10.1080/14740338.2018.1394455.

No plasma, mais de 95% das estatinas e seus metabólitos estão ligados às proteínas (o que não reflete em interações fármaco-fármaco), com exceção da pravastatina, cuja ligação é de apenas 50%. Apesar da baixa ligação às proteínas plasmáticas, a distribuição tecidual disseminada da pravastatina é impedida pela natureza hidrofílica do fármaco.

A sinvastatina, a lovastatina e a atorvastatina são metabolizadas predominantemente pela CYP3A4/5, enquanto a fluvastatina é metabolizada principalmente através da CYP2C9. Por outro lado, a pravastatina, a rosuvastatina e a pitavastatina sofrem pouco metabolismo através das CYP e são excretadas principalmente de forma inalterada. Isso se deve à característica hidrofílica das duas primeiras, o que limita o acesso às enzimas CYP que estão imersas na membrana do retículo endoplasmático, e à presença um grupo ciclopropila na pitavastatina, o que a protege do metabolismo pelas CYP.

As estatinas e seus metabólitos são eliminados principalmente pelas fezes, sendo que a P-gp e a proteína associada à resistência a múltiplos fármacos 2 (MRP 2) são as principais bombas de efluxo dependentes de ATP (transportadores) que limitam a excreção das estatinas na bile (Figura 28.7). A quantidade de estatina que é excretada na urina varia de quantidades quase insignificantes para atorvastatina a 20% para pravastatina (Quadro 28.2).

Considerando que a maioria das estatinas são extensamente metabolizadas pelo fígado e que todas são majoritariamente eliminadas através da excreção biliar nas fezes, doenças hepáticas aumentam a concentração plasmática das estatinas, aumentando o risco de efeitos adversos. Como consequência, as estatinas são contraindicadas para pacientes com doença hepática ativa ou com aumentos persistentes das transaminases séricas.

Interações medicamentosas

As estatinas são inibidores muito seletivos da HMG-CoA redutase e não mostram qualquer afinidade relevante para outras enzimas ou receptores, não sendo, portanto, propensas a interações farmacodinâmicas. Já as interações farmacocinéticas relevantes clinicamente são resultantes principalmente da inibição das enzimas CYP e/ou dos transportadores das estatinas nos hepatócitos. Por serem metabolizadas principalmente pela CYP3A4, a sinvastatina e a lovastatina têm o maior potencial para interações, seguidas da atorvastatina. De particular interesse são as interações com a genfibrozila (ver em Fibratos), ciclosporina, eritromicina, antirretrovirais e antifúngicos imidazólicos, potentes inibidores da CYP3A4 e que podem resultar em toxicidade muscular esquelética

grave. A ciclosporina e os antirretrovirais também inibem vários transportadores de membrana responsáveis pela captação das estatinas, como OATP2B1 e OATP1B1, aumentando a concentração plasmática mesmo das estatinas que são minimamente metabolizadas pela CYP3A4.

Cabe ressaltar que todos os fármacos que são metabolizados pelas enzimas do CYP podem sofrer interações com as estatinas e há inúmeros exemplos relatados na literatura. Porém uma descrição mais detalhada destas interações vai além do objetivo deste capítulo.

Efeitos adversos

De acordo com estudos observacionais, em torno de 10-29% dos pacientes que usam estatinas apresentam algum tipo de sintoma muscular. Os sintomas musculares associados às estatinas (SMAE) ocorrem frequentemente na ausência de uma elevação nos níveis plasmáticos de creatina quinase e podem variar de mialgia até rabdomiólise[3]. Mas, apesar da alta incidência de SMAE, a ocorrência de miopatia com elevação da creatina quinase plasmática 10 vezes acima do limite de normalidade é muito rara e ocorre em menos de 0,1% dos pacientes. Sua forma mais grave, a rabdomiólise, é ainda menos frequente, acometendo 1 em cada 10 mil pacientes.

Embora estudos observacionais indiquem que 10 a 29% dos pacientes que recebem estatinas apresentem algum sintoma muscular, estudos randomizados, duplo-cegos e controlados com placebos não suportam estes dados e mostram uma prevalência muito menor, variando de 1 a 2%. Diante desta divergência, alguns pesquisadores têm proposto que os SMAE sejam resultado de um efeito nocebo[4]. Portanto, as queixas musculares foram relatadas somente quando os pacientes sabiam que estavam recebendo estatinas, mas não quando o tratamento foi cego. Exatamente por esta controvérsia que o termo *sintomas musculares associados às estatinas* tornou-se bastante utilizado por especialistas, pois não implica necessariamente causalidade.

O possível mecanismo pelo qual as estatinas geram sintomas musculares não está bem estabelecido, mas a maior parte das evidências tem mostrado uma possível alteração na função mitocondrial e utilização de energia celular relacionada com a depleção de

---

[3] Uma condição rara, com risco de vida, caracterizada pela rápida destruição do músculo esquelético, geralmente com níveis de creatina quinase acima de dez vezes o limite superior do normal e que muitas vezes leva à insuficiência renal aguda.

[4] O efeito nocebo (do latim "fazer o mal") se refere aos eventos adversos que ocorrem como um resultado de expectativas negativas sobre um tratamento ou medicamento, sendo, portanto, o contrário do efeito placebo.

coenzima Q10 (Figura 28.6), o que levaria à depleção de ATP com o aumento de estresse oxidativo pelo aumento da produção de espécies reativas de oxigênio.

Apesar de estudos iniciais considerarem a toxicidade hepática um efeito adverso das estatinas, evidências mais recentes indicam que as estatinas podem ser usadas com segurança em uma ampla variedade de doenças hepáticas. Além disso, a falência hepática grave associada à estatina é extremamente rara (0,001%).

Apesar da terapia com estatina ser associada a um risco ligeiramente aumentado de desenvolvimento de diabetes, a possibilidade é baixa e superada pelos benefícios. Alguns estudos também indicam uma correlação entre o uso de estatinas e AVC hemorrágico, porém somente em pacientes com doença cerebrovascular prévia. De qualquer forma, todo pequeno risco adicional possível de AVC hemorrágico é claramente superado pelas grandes reduções observadas em AVC global e também pela redução de outros eventos cardiovasculares.

■ Ezetimiba

A ezetimiba é, até o momento, a única representante de uma nova classe de hipolipemiantes: os inibidores da absorção de CE. A redução das taxas de LDL-C pelas estatinas é muito mais proeminente, de tal forma que a ezetimiba isolada tem sido reservada apenas para pacientes intolerantes às estatinas. É indicada também em associação com estatinas para o tratamento da hipercolesterolemia primária ou associada a fibratos, principalmente em casos de hiperlipidemia mista.

A ezetimiba (10 mg) em monoterapia reduz os níveis de LDL-C em pacientes hipercolesterolêmicos em aproximadamente 20%, além de promover aumento de HDL-C e redução de TGs de menor magnitude. Em terapia combinada com as estatinas, a ezetimiba reduz os níveis de LDL-C significativamente, além daqueles atingíveis apenas com as estatinas (redução adicional de 6 a 20%, dependendo da dose e da estatina usada). Assim, a ezetimiba associada a doses toleradas de estatina é uma alternativa em pacientes que apresentam efeitos adversos com doses elevadas. Embora o principal efeito seja sobre as taxas de LDL-C, a associação de estatinas e ezetimiba também gera redução adicional nas taxas de CE total, TGs, bem como aumento de HDL-C (Figura 28.8).

Muito embora a adição de ezetimiba ao tratamento com estatina promova uma notória redução nas taxas de LDL-C, o impacto sobre a diminuição de eventos cardiovasculares não é tão evidente. Somente em 2015 um estudo (IMPROVE-IT) demonstrou que a terapia combinada com ezetimiba proporciona redução do risco de eventos cardiovasculares, porém a magnitude do efeito foi pequena e, por isso, sua relevância continua sendo questionada por alguns especialistas. Mas vale ressaltar que, apesar do benefício modesto inicialmente demonstrado, análises posteriores sugeriram uma redução mais substancial no risco de eventos cardiovasculares entre os participantes de alto risco, por exemplo, pacientes diabéticos ou acima de 75 anos.

Mecanismo de ação e efeitos farmacológicos

É muito comum a afirmação de que o CE da dieta não é o principal contribuinte para o CE circulante, exceto em períodos de consumo muito elevado. Embora esta afirmação esteja correta, isso não sugere, no entanto, que a absorção intestinal de CE seja fisiologicamente sem importância. Até três quartos do CE disponível no intestino é derivado da excreção biliar e, assim, a absorção intestinal é um mecanismo clinicamente relevante, que contribui significativamente para o conteúdo do CE hepático. Portanto, embora o fígado seja reconhecido como o principal regulador no metabolismo do CE, o intestino também desempenha um papel importante neste processo.

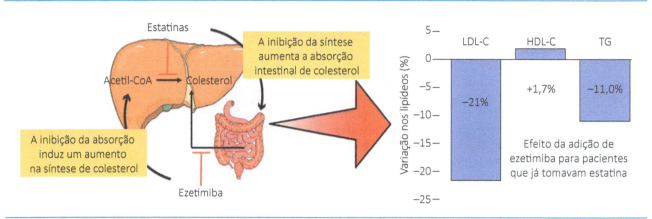

Figura 28.8 – Associação entre estatina e ezetimiba.

Fonte: Desenvolvida pela autoria do capítulo com dados obtidos de Ezetimibe Study Group. Efficacy and safety of ezetimibe added to ongoing statin therapy for treatment of patients with primary hypercholesterolemia. Am J Cardiol. 2002 Nov 15;90(10):1084-91.

A absorção intestinal de CE é dependente de um transportador chamado Niemann-Pick C1-like 1 protein (NPC1L1), localizado na membrana de borda em escova das células epiteliais intestinais. A ezetimiba inibe a absorção intestinal do CE ao bloquear seletivamente a proteína NPC1L1. Isto reduz a formação e a secreção de QMs, assim como o refluxo do CE da bile. Estes efeitos geram redução do CE hepático com consequente aumento na expressão de LDL-R na superfície dos hepatócitos, resultando em reduções dos níveis séricos de LDL-C (Figura 28.9). A redução do conteúdo hepático de CE induz um aumento na síntese do mesmo, compensando a redução na absorção e limitando o efeito da ezetimiba como monoterapia (Figura 28.8).

Farmacocinética

Após administração oral, a ezetimiba é prontamente absorvida e rapidamente metabolizada, em grande parte no intestino, via glicuronidação, formando um metabólito igualmente ativo. A ezetimiba e o seu conjugado glicuronado são, então, transportados através dos vasos portais para o fígado, onde sofrem glicuronidação adicional. Aproximadamente 90% do fármaco total do plasma está na forma do metabólito glicuronado ativo. O glicuronídeo de ezetimiba é excretado através da vesícula biliar de volta ao lúmen intestinal. A secreção biliar no intestino e posterior excreção nas fezes representa, portanto, a principal forma de eliminação da ezetimiba (78%), sendo uma pequena parcela eliminada pela urina (11%). Tanto a ezetimiba quanto o seu glicuronídeo são eliminados lentamente do plasma, com evidência de recirculação êntero-hepática significativa. A meia-vida estimada do ezetimiba e do seu metabólito é de aproximadamente 22 horas.

A concentração plasmática máxima de ezetimiba total (incluindo o seu glicuronídeo) ocorre entre uma e duas horas. A presença de alimentos não afeta de forma clinicamente significante a absorção da ezetimiba.

A ezetimiba e o glicuronídeo de ezetimiba estão altamente ligados às proteínas plasmáticas (> 93%), e esta ligação não é afetada pela presença de doença renal crônica grave ou insuficiência hepática crônica moderada.

Interações medicamentosas

A ezetimiba é um fármaco com poucas interações medicamentosas clinicamente relevantes, inclusive quando coadministrada com estatinas, uma associação comum. Entretanto, foram observadas maiores concentrações plasmáticas de ezetimiba em pacientes tratados concomitantemente com ciclosporina. Além disso, a ezetimiba causou um pequeno aumento nos níveis plasmáticos da ciclosporina. O mecanismo e a importância clínica desta interação não são conhecidos.

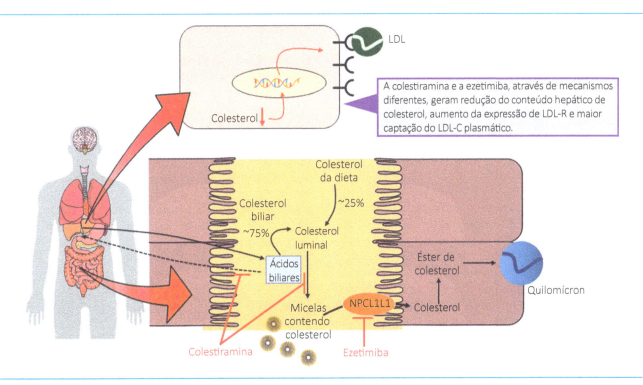

Figura 28.9 – Mecanismo de ação da ezetimiba e colestiramina.

Fonte: Desenvolvida pela autoria do capítulo inspirada em Ezetimibe: cholesterol lowering and beyond. Expert Rev. Cardiovasc. Ther. 2008 Apr;6(4):447-70. doi: 10.1586/14779072.6.4.447.

Efeitos adversos

Embora tenham sido relatados efeitos colaterais com todas as terapias que alteram os lipídeos, como estatinas, niacina e fibratos, efeitos adversos graves com a ezetimiba, em monoterapia ou associação, são raros e o perfil geral de segurança deste fármaco é bastante favorável. Os efeitos mais comuns são dores abdominais, flatulência e diarreia.

■ Colestiramina

A colestiramina é uma resina de troca aniônica de amônio quaternário com forte afinidade por sais biliares. No Brasil, somente ela está disponível. Usada isoladamente, ela é capaz de diminuir o LDL-C em 12 a 25%, dependendo da dose. A posologia inicial diária é de 4 g, podendo-se atingir o máximo de 24 g ao dia. As doses máximas, porém, embora gerem os melhores resultados, são muito mal toleradas por seu sabor desagradável e efeitos adversos.

Além da redução do LDL-C, a colestiramina pode aumentar o HDL-C em 3 a 5%. O efeito sobre os TGs é variável, podendo haver aumento, razão pela qual a colestiramina não é indicada para pacientes com níveis de TGs acima de 400 mg/dL.

Em decorrência da alta eficiência das estatinas como monoterapia, a colestiramina é atualmente pouco utilizada, sendo reservada para crianças, gestantes e lactantes e como segundo agente quando a terapia com estatina não reduz os níveis de LDL-C adequadamente.

Mecanismo de ação e efeitos farmacológicos

O CE, tanto exógeno como endógeno, depende da ação dos ácidos biliares para sua adequada absorção. Interessantemente, os ácidos biliares são sintetizados a partir do CE e correspondem aos maiores produtos finais do seu metabolismo. Os ácidos biliares emulsionam a gordura, gerando a formação de micelas que atuam como veículo para absorção do CE na mucosa intestinal. A maior parte dos ácidos biliares secretados são reabsorvidos no íleo e devolvidos através da veia porta para o fígado, completando, assim, o ciclo entero-hepático. A colestiramina é uma resina não digerível com carga positiva que se liga aos ácidos biliares no intestino para formar um complexo insolúvel, que é excretado nas fezes. Como mais de 95% dos ácidos biliares são normalmente reabsorvidos, a interrupção desse processo causa depleção dos reservatórios de ácidos biliares, com consequente aumento na síntese hepática dos mesmos. Além disso, o sequestro de ácidos biliares pela colestiramina reduz a formação de micelas, reduzindo a absorção de CE.

Em consequência, o conteúdo hepático de CE declina induzindo um aumento na expressão do LDL-R, que por sua vez diminui a concentração plasmática de LDL-C (Figura 28.9). O efeito máximo sobre a redução de LDL-C da colestiramina acontece em aproximadamente duas semanas. Entretanto, a exemplo do que acontece com a ezetimiba, esse efeito é parcialmente compensado por um aumento na síntese de CE através do aumento da expressão da enzima HMG-CoA redutase.

Farmacocinética

Estudos realizados com colestiramina marcada com radioatividade mostram que nenhuma parcela do fármaco é absorvida.

Interações medicamentosas

A colestiramina pode se ligar e impedir a absorção de uma enorme lista de fármacos, como metotrexato, furosemida, ezetimiba, hidroclorotiazida, varfarina, levotiroxina, propranolol, digoxina e anti-inflamatórios não esteroidais. Este problema pode ser contornado pela administração destes fármacos uma hora antes ou quatro horas após a administração da colestiramina.

Efeitos adversos

De forma geral, a colestiramina é segura, uma vez que não é absorvida, porém pode gerar alguns efeitos adversos em consequência de seu trânsito intraluminal. O efeito mais comum é a constipação, mas podem ocorrer também desconforto abdominal, flatulência, náuseas, vômitos, pirose e anorexia. Em doses mais elevadas, pode ocorrer esteatorreia. Como são administradas como sais de cloreto, foram relatados raros casos de acidose hiperclorêmica.

Provavelmente os efeitos prejudiciais mais importantes da terapia de longo prazo com colestiramina são decorrentes da má absorção de vitaminas lipossolúveis, como as vitaminas A, D, K e E. Estas vitaminas são particularmente insolúveis em água, e a formação de micelas gerada pelos ácidos biliares é essencial para sua absorção. A deficiência de vitamina K pode, por exemplo, provocar uma diminuição de fatores de coagulação, aumentando o risco de sangramentos[5].

■ Inibidores da PCSK9

Mutações que geram perda de função de uma proteína chamada pró-proteína convertase subtilisina/

---

[5] Em caso de tratamento com altas doses de colestiramina e por longos períodos de tempo, deverá ser considerada a suplementação diária destas vitaminas.

quexina tipo 9 (PCSK9) reduzem os níveis de LDL-C e diminuem o risco cardiovascular. Desta forma, anticorpos que atuam como os inibidores de PCSK9 surgiram como terapia de redução de LDL-C, sendo particularmente benéficos na hipercolesterolemia familiar em pacientes que são intolerantes às estatinas ou que já estão em doses máximas de estatinas mas ainda necessitam de redução lipídica.

Dois destes anticorpos monoclonais, o alirocumabe e evolocumabe, já foram aprovados para uso clínico e estão disponíveis no Brasil. Ambos são aplicados por meio de injeção subcutânea em regimes quinzenais ou mensais, de acordo com a dose usada.

Os inibidores da PCSK9 em monoterapia ou combinados com outros hipolipemiantes reduzem o LDL-C em torno de 60%, podendo chegar a 80% com o evolocumabe, dependendo da dose.

Embora vários estudos claramente demonstrem que os inibidores de PCSK9 reduzem de forma eficaz o LDL-C, apenas mais recentemente dois importantes estudos mostraram eficácia na redução da mortalidade cardiovascular e geral dos dois anticorpos atualmente disponíveis na clínica.

O estudo FOURIER, que avaliou o evolocumabe, foi o primeiro ensaio que avaliou com sucesso desfechos cardiovasculares de um inibidor da PCSK9. Os pacientes foram avaliados por 2,2 anos e houve redução de 15% no desfecho primário de morte cardiovascular, infarto do miocárdio não fatal ou AVC, angina instável e revascularização coronariana quando o evolocumabe foi adicionado ao tratamento.

Em novembro de 2018, foram publicados os dados de um importante estudo clínico (ODYSSEY Outcomes) que mostraram que, quando o alirocumabe foi adicionado à terapia com estatina de alta intensidade, os participantes tiveram uma redução de 15% no desfecho composto de infarto do miocárdio não fatal, AVC isquêmico, hospitalização por angina instável e morte por doença cardíaca coronária, bem como uma redução de 15% na mortalidade por todas as causas.

Embora os resultados sejam promissores para os inibidores de PCSK9, ainda há uma grande discussão entre os benefícios clínicos em relação ao alto custo destes anticorpos. Muito mais dados são necessários para resolver esse impasse.

Mecanismo de ação e efeitos farmacológicos

O alirocumabe e o evolocumabe são anticorpos totalmente humanizados e funcionam ao ligarem-se à PCSK9, que tem um papel crucial no ciclo de vida do LDL-R. Os LDL-R ficam agrupados em vesículas na superfície dos hepatócitos. Após a ligação

ao LDL, elas se desprendem da superfície da célula, o que cria uma vesícula endocítica. No endossomo, o LDL-R pode sofrer uma alteração conformacional que leva à liberação da partícula de LDL; o LDL-R é, então, reciclado de volta à superfície do hepatócito para captar mais LDL da circulação. Enquanto isso, a partícula de LDL é transportada para o lisossomo, onde é degradada. A PCSK9 é secretada pelos hepatócitos e liga-se ao LDL-R. Quando o complexo PCSK9-LDL-R é internalizado, a presença de PCSK9 previne a alteração conformacional do LDL-R, e o LDL-R vai, então, junto com o LDL para o lisossomo, onde é destruído. A quantidade reduzida de LDL-R na superfície dos hepatócitos resulta em uma menor captação de LDL do plasma. O alirocumabe e o evolocumabe, ao ligarem-se à PCSK9, impedem a sua ligação ao LDL-R. Desta forma, o LDL-R internalizado pode voltar para a superfície celular em vez de ser degradado nos lisossomos, levando a uma maior quantidade de LDL-R na superfície celular. Como consequência, ocorre um aumento da captação de LDL pelos hepatócitos, gerando redução das taxas de LDL plasmático (Figura 28.10).

Farmacocinética

A farmacocinética de inibidores de PCSK9 está relacionada com as características dos anticorpos monoclonais, sendo a biodisponibilidade absoluta, após uma injeção subcutânea, de 72% para o evolocumabe e 85% para alirocumabe. As concentrações séricas máximas são atingidas em três a sete dias. O volume de distribuição estimado após a administração de uma dose única foi de aproximadamente 3,3 L para o evolocumabe e 3 a 3,8 L para o alirocumabe, sugerindo uma distribuição limitada destes fármacos.

Para ambos anticorpos, a eliminação acontece em duas fases. Em baixas concentrações, a eliminação é predominantemente através da ligação saturável ao alvo (PCSK9). Em concentrações mais elevadas, a eliminação acontece em grande parte através de uma via proteolítica não saturável. Estima-se que o evolocumabe tenha uma meia-vida de 11 a 17 dias e o alirocumabe, de 17 a 20 dias.

Concordando com a farmacocinéticas destes anticorpos, não é necessário ajuste de dose em pacientes com insuficiência renal ou hepática. Porém, como os estudos com estes pacientes ainda são escassos, recomenda-se cautela em casos graves.

Interações medicamentosas

Uma vez que os inibidores da PCSK9 são produtos biológicos, não é previsto nenhum efeito farmacocinético destes sobre outros fármacos.

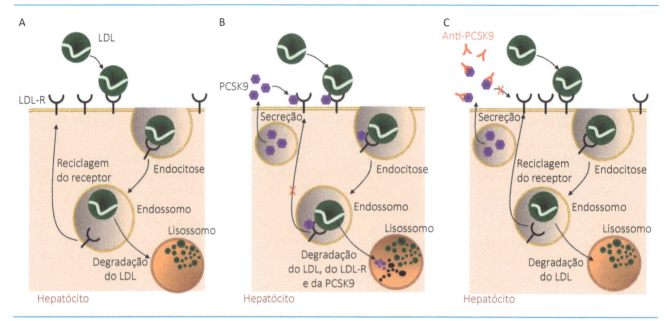

Figura 28.10 – Mecanismo de ação dos anticorpos contra PCSK9.
Fonte: Desenvolvida pela autoria do capítulo.

Efeitos adversos

Os dados atuais de longo prazo sobre o alirocumabe e o evolocumabe sugerem que eles são bem tolerados e geralmente seguros. As reações adversas mais comumente reportadas foram nasofaringite (7,4%), infecção do trato respiratório superior (4,6%), dores nas costas (4,4%), artralgia (3,9%), gripe (3,2%) e reações no local de injeção (2,2%). O uso dos inibidores da PCSK9 em crianças e gestantes ainda requer investigação.

▪ Fármacos que reduzem predominantemente os TGs

Fibratos

Os fármacos desta classe atualmente disponíveis no Brasil são: fenofibrato, bezafibrato, ciprofibrato e genfibrozila. Os efeitos nos lipídeos mais pronunciados são a redução de TGs (30 a 60%) e aumento de HDL-C (7 a 11%). Os fibratos são os fármacos de escolha nos casos de hipertrigliceridemia grave, sendo seu uso indicado quando as taxas de TGs estão acima de 500 mg/dL. Nestes casos, a meta é a redução do risco de pancreatite, podendo-se, para isto, associar niacina ou ômega 3. As estatinas são recomendadas nos casos leves a moderados de hipertrigliceridemia pois a prioridade é a redução do LDL-C ou não HDL-C, mas podem ser combinadas com fibratos, niacina ou ácidos graxos ômega 3 para controlar os níveis de TGs.

Mecanismo de ação e efeitos farmacológicos

O mecanismo melhor descrito é a ativação de receptores PPAR-α (receptores alfa ativados pelo proliferador peroxissômico). Estes receptores pertencem à grande família de receptores nucleares e, quando ativados, formam heterodímeros com os receptores RXR (receptor do retinoide X), modulando genes que regulam o metabolismo. Dentre as alterações já descritas, estão: a) aumento da síntese de apoA-I e apoA-II, as quais são proteínas ancoradoras (*scaffold proteins*) de partículas de HDL; b) aumento da expressão de ABCA1 (transportador que participa ativamente no transporte reverso do CE); c) aumento da síntese da LPL, responsável pela hidrólise de TGs na corrente sanguínea; e d) redução da expressão de apoC-III, que é um inibidor fisiológico da LPL. Os dois primeiros eventos estão associados ao aumento dos níveis de HDL-C e os dois últimos causam um significante aumento na atividade da LPL e redução das taxas de TGs na corrente sanguínea (Figura 28.11). Todos os efeitos supracitados resultam em melhora do perfil lipídico, sendo o fenofibrato mais efetivo em aumentar o HDL-C do que a genfibrozila. A ação dos fibratos sobre o LDL-C é variável, podendo reduzir, aumentar ou não modificá-lo, e isto parece depender das taxas de TGs do paciente.

Embora se desconheça a relevância clínica dos mesmos, a ativação dos receptores PPAR-α também resulta em diversos efeitos pleiotrópicos que são independentes dos efeitos nos lipídeos. Esses efeitos incluem a) redução do processo inflamatório através da inibição da via do NF-κB; b) redução do estresse oxidativo; c) efeito antitrombótico através da redução dos níveis de fibrinogênio plasmático.

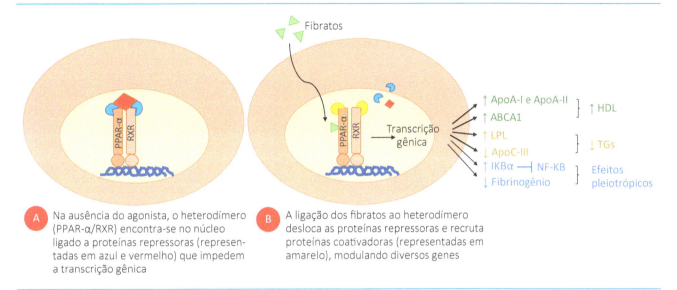

Figura 28.11 – Mecanismo de ação dos fibratos.
Fonte: Desenvolvida pela autoria do capítulo.

Farmacocinética

As principais características farmacocinéticas dos fibratos estão listadas no Quadro 28.3.

A absorção da genfibrozila é reduzida de 14 a 44% quando ingerida após as refeições e recomenda-se, portanto, ser administrada 30 minutos antes. Contrariamente, recomenda-se administrar os demais fibratos juntamente com as refeições, para reduzir os efeitos adversos gastrintestinais.

Interações medicamentosas

O uso de genfibrozila com estatinas é contraindicado devido principalmente a duas interações farmacocinéticas: a) a genfibrozila reduz a glicuronidação hepática das estatinas ao competir pelo mesmo sistema de metabolização, reduzindo a sua depuração renal e b) a genfibrozila inibe o transportador OATP1B1, que promove o transporte das estatinas da circulação portal para os hepatócitos. Ambos os eventos podem elevar a concentração plasmática das estatinas e aumentar em 15 vezes o risco de miopatia. A combinação de fenofibrato e estatina é a que tem menor probabilidade de causar miopatia, pois o metabolismo do fenofibrato é feito por redução enzimática e hidrólise, não competindo com as estatinas pelas enzimas de glicuronidação. Entretanto, recomenda-se cautela ao associar qualquer fibrato com estatinas. O metabolismo de alguns fibratos é feito pelas enzimas do citocromo P450, principalmente a CYP3A4. Des-

Quadro 28.3 – Principais características farmacocinéticas dos fibratos.

	Bezafibrato	*Ciprofibrato*	*Fenofibrato*	*Genfibrozila*
Biodisponibilidade oral (%)	100	ND*	60	100
Interferência com alimentos	Não	Não	Sim (aumenta a absorção)	Sim (reduz a absorção)
C_{max} (h)	1 a 2	1 a 3	4 a 5	1 a 2
Pró-fármaco	Não	Não	Sim	Não
Ligação a proteínas plasmáticas (%)	95	99	> 99	98
t1/2 em voluntários saudáveis (h)	1 a 3	81	19 a 27	1,3 a 1,5
t1/2 em pacientes com insuficiência renal (h)	9,2	172	143	ND*
Ajuste de dose?	Sim	Sim	Sim	
Via de eliminação principal	Renal (inalterado)	Renal	Renal (glicuronídeos)	Renal (glicuronídeos)

ND: Não determinado.

Fonte: Adaptado de Clin. Pharmacokinet. 1998 Feb;34(2):155-62.

ta forma, qualquer outro fármaco ou substância que interfere com a CYP3A4 tem potencial para desenvolver uma interação medicamentosa com um fibrato. Já o metabolismo da genfibrozila envolve as enzimas CYP2C9, CYP2C19 e CYYP1A2 e é um inibidor da CYP2C8, podendo aumentar a exposição de fármacos metabolizados por esta, como a fluvastatina, a loperamida, a montelucaste e a rosiglitazona.

Além destas interações, os fibratos potencializam o efeito dos anticoagulantes orais (como a varfarina) ao deslocá-los dos seus locais de ligação na albumina, aumentando o risco de sangramentos.

Efeitos adversos

Os fibratos são bem tolerados e seus efeitos adversos graves são infrequentes, podendo ocorrer distúrbios do trato gastrintestinal, mialgia, fadiga, exantema, impotência e anemia. Eles aumentam a excreção do CE na bile, aumentando o potencial para formação de cálculos biliares (colelitíase), e não devem ser utilizados por gestantes ou crianças.

Niacina

A niacina (ácido nicotínico ou vitamina B3) é o fármaco mais antigo utilizado no tratamento das dislipidemias. Entretanto, a introdução das estatinas na farmacologia das dislipidemias e os efeitos adversos da niacina (apesar das distintas formulações desenvolvidas para minimizar estes efeitos; ver a seguir) resultaram na redução do interesse deste fármaco como terapia. Entretanto, há pacientes que não toleram as estatinas ou que não conseguem controle adequado apenas com estas e, assim, a niacina continua sendo uma opção.

O uso da niacina é associado a uma redução de 21 a 44% e 6 a 22% nos níveis de TGs e LDL-C, respectivamente. Atualmente, é o fármaco mais efetivo para aumentar HDL-C, promovendo 18 a 35% de aumento. Além disso, a niacina causa a redução da lipoproteína a [Lp(a)] em 25 a 30%, um fator de risco independente para doença cardíaca coronariana.

Pode ser utilizada como monoterapia no tratamento da aterosclerose, hipertrigliceridemia, hipercolesterolemia e em pacientes com HDL-C baixo isolado. Também pode ser associada às estatinas, melhorando o perfil lipídico de maneira geral. Entretanto esta associação não demonstrou benefício cardiovascular quando comparada à monoterapia com estatinas e ainda resultou em aumento de eventos adversos graves.

A niacina regular pode ser adquirida sem prescrição e apresenta-se em várias doses. Para ter efeito nos lipídeos, é utilizada em grandes doses (500 a 2.000 mg/dia) quando comparada com o seu uso como vitamina B3 (15 a 20 mg/dia). Vale chamar atenção que a nicotinamida (a forma amida da niacina disponível comercialmente) não tem efeito sobre os lipídeos e é utilizada apenas como suplemento de vitamina B3.

Mecanismo de ação e efeitos farmacológicos

A niacina atua no receptor acoplado à proteína Gi (inibitória), HCA2 (receptor de ácido hidroxicarboxílico 2), anteriormente denominado GPR109A. Este receptor é expresso no tecido adiposo branco e marrom, células do sistema imune e queratinócitos (ver efeitos adversos). Em adipócitos, a ativação deste receptor inibe a formação de AMPc, reduzindo a atividade da lipase sensível a hormônio (LSH), o que resulta em menor produção de AGL. A redução do fluxo de AGL do adipócito ao fígado reduz a produção de VLDL e TGs. A redução do LDL-C pela niacina é consequência da redução do VLDL. A niacina também inibe a enzima chave para síntese de TGs no fígado, a diacilglicerol aciltransferase-2 (DGAT-2), e aumenta a degradação de ApoB100, componente essencial de VLDL e LDL (Figura 28.12). Além de reduzir LDL-C, VLDL-C, TGs e LpA, a niacina é o agente mais efetivo para elevar o HDL-C circulante. O mecanismo melhor descrito para este efeito é a inibição da cadeia beta da ATP sintase ectópica que funciona como um receptor da apoA-I no fígado e que está diretamente envolvida na depuração hepática do HDL. Assim, diferentemente dos fibratos que aumentam o HDL através da síntese *de novo* (principalmente por aumento da apoA-I e apoA-II), a niacina reduz a depuração hepática desta lipoproteína, o que resulta em grandes partículas de HDL. O mecanismo pelo qual o aumento de HDL ocorre (síntese *de novo* ou redução da depuração) é importante para a qualidade e funcionalidade desta lipoproteína, sendo o melhor cenário quando o aumento é em virtude da síntese *de novo*. Isso, de certa forma, explica porque a niacina e outros fármacos promissores como os inibidores da CETP (ver em "Perspectivas"), apesar de aumentarem expressivamente o HDL, não exibem desfechos cardiovasculares favoráveis.

Farmacocinética

A niacina é administrada por via oral e é absorvida rapidamente. Sua meia-vida é em torno de uma hora. Recomenda-se ingerir a niacina juntamente com alimentos não gordurosos, o que aumenta sua biodisponibilidade e reduz o risco de desconforto gas-

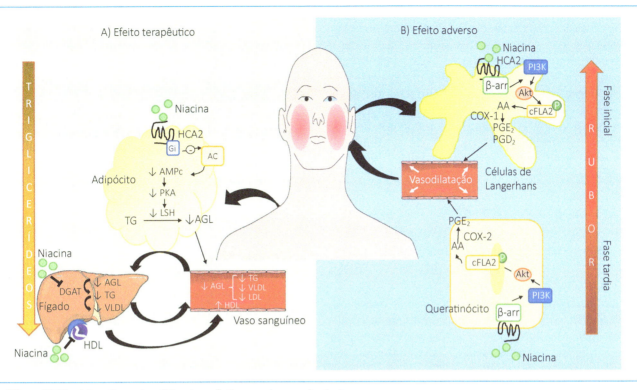

Figura 28.12 – Mecanismo dos efeitos terapêuticos e adversos da niacina.
Fonte: Desenvolvida pela autoria do capítulo.

trointestinal. Sofre intenso metabolismo de primeira passagem, sendo eliminada pela urina.

Interações medicamentosas

O uso concomitante de niacina com estatinas está associado a casos raros de rabdomiólise. A niacina pode potencializar a ação vasodilatadora de alguns anti-hipertensivos. Deve-se evitar a ingestão de bebidas alcóolicas e bebidas quentes em razão da possibilidade de potencializar seus efeitos adversos.

Efeitos adversos

Os principais efeitos adversos da niacina são rubor cutâneo (*flushing*) e hepatotoxicidade, os quais são variáveis, dependendo da formulação.

Embora não seja grave, o rubor cutâneo é uma das principais causas de abandono do tratamento, e o forte rubor é acompanhado por sensação de ardor, prurido e desconforto. Ele ocorre em decorrência da ativação do receptor HCA2 nas células de Langerhans (fase inicial do rubor) e queratinócitos (fase tardia), efeito mediado pelas beta-arrestinas, proteínas envolvidas na internalização de GPCRs, mas que também são capazes de atuar como proteínas sinalizadoras. A beta-arrestina ativa a PI3K, Akt e, finalmente, ocorre ativação da fosfolipase A2 solúvel (cFLA2), que cliva fosfolipídios de membrana liberando o ácido araquidônico (AA), que é processado pela COX (COX-1 nas células de Langerhans e COX-2 nos queratinócitos) em prostaglandinas (PGD2 e PGE2), que dilatam os vasos da face e tronco, causando rubor (Figura 28.12). Este efeito tende a desaparecer em algumas semanas com a continuação do tratamento. A via de sinalização das beta-arrestinas é tecido-específica (agonismo tendencioso) pois ocorre na epiderme mas não em adipócitos, e pode ajudar a explicar porque pacientes que tomam niacina se tornam tolerantes ao rubor, mas não aos efeitos nos lipídeos.

Dentre as estratégias que ajudam a reduzir este efeito adverso estão a ingestão de niacina com alimentos, evitar o consumo de álcool e ingerir niacina 30 minutos após a aspirina (em pacientes que já fazem uso). A ingestão de niacina antes de deitar-se faz com que este efeito ocorra durante o sono e, portanto, pode reduzir o desconforto.

Formulações de liberação prolongada foram desenvolvidas na tentativa de evitar ou minimizar o rubor cutâneo. A associação de laropipranto (antagonista de receptores PGD2) com niacina foi aprovada na Europa e em outros países para reduzir o rubor cutâneo, entretanto, aumentou a ocorrência de efeitos adversos e saiu dos mercados europeu e brasileiro.

Medidas de função hepática devem ser realizadas e monitoradas com frequência. A niacina deve ser evitada em pacientes com insuficiência hepática e úlcera péptica e diabéticos devem utilizá-la com cautela em virtude do risco de hiperglicemia grave (resistência à insulina). Como a niacina aumenta os níveis de ácido úrico, não deve ser utilizada por pacientes com histórico prévio de gota. Também podem ocorrer distúrbios gastrintestinais como náuseas, vômitos e dispepsias, tonturas, palpitações, cefaleia, dispneias e calafrios.

Ácidos graxos ômega 3

Os efeitos dos ácidos graxos ômega 3 (AGOm-3) nos lipídeos são atribuídos aos dois principais componentes que são o ácido eicosapentaenoico (EPA) e o ácido docosa-hexaenoico (DHA).

As principais fontes de AGOm-3 são os derivados dos óleos de peixe. Pode ser encontrado como suplementos (venda livre) ou prescritos para reduzir as concentrações plasmáticas de TGs. Geralmente são adicionados à terapia quando os TGs plasmáticos excedem 500 mg/dL.

Na forma de suplementos, a quantidade de DHA e EPA pode variar bastante. A dose recomendada de AGOm-3 como adjunto à dieta para o tratamento da hipertrigliceridemia é de 2 a 4 g por dia. Alguns suplementos possuem apenas 200 a 400 mg/1.000 a 1.200 mg por cápsula de óleo de peixe, o que levaria o paciente a ter que administrar 12 a 20 cápsulas por dia para alcançar 4 g/dia de EPA e DHA. E ainda se apenas 20 a 40% da cápsula é EPA e DHA, os 60 a 80% restantes são gorduras saturadas, trans e/ou CE. Portanto, deve-se atentar ao uso de suplementos como uma estratégia de redução de TGs. Por outro lado, a formulação prescrita de AGOm-3 deve ter o conteúdo correto de EPA e DHA e apresentar informações sobre eficácia e segurança pela indústria responsável.

Além de reduzir os TGs em aproximadamente 50%, o AGOm-3 promove aumento discreto de HDL-C e seus efeitos no LDL-C são variáveis (não altera e em alguns casos aumenta – o que parece depender dos níveis de TGs do paciente). Este fato nos faz entender porque os ensaios clínicos recentes avaliando os benefícios dos AGOm-3 foram ou estão sendo feitos em associação com as estatinas.

Mecanismo de ação e efeitos farmacológicos

Embora outros já tenham sido descritos, o provável mecanismo que leva à redução plasmática de TGs pelos AGOm-3 é a regulação de fatores de transcrição através da ativação de receptores PPAR-α (semelhante aos fibratos) e/ou da proteína SREBP-1 (sterol regulatory element-binding protein-1) envolvida na síntese *de novo* de lipídeos. Como resultado, ocorre redução da produção hepática de VLDL-C e TGs, aumento da atividade da LPL e aumento da oxidação hepática de AGL. Os AGOm-3 apresentam outras funções protetoras cardíacas, como redução da ocorrência de arritmias, efeitos anti-inflamatório, pró--resolução e ação antiagregante plaquetária, tendo, portanto, efeitos antiaterogênicos independentes de seus efeitos nos lipídeos.

Farmacocinética

Os AGOm-3 são melhor absorvidos quando administrados juntamente com alimentos ricos em gordura, o que estimula a atividade da enzima lipase pancreática necessária para hidrólise dos mesmos. Entretanto, para pacientes com TGs alto, a indicação é uma dieta pobre em gorduras, o que pode comprometer a absorção do AGOm-3. Formulações têm sido estudadas para aumentar a biodisponibilidade destes ácidos graxos visando a administração independente das refeições.

Efeitos adversos

Os AGOm-3 são geralmente seguros e bem tolerados. Os principais efeitos adversos são dispepsias, eructações, infecções e distúrbios do paladar ("gosto de peixe").

Conclusões e perspectivas

As estatinas revolucionaram e atualmente dominam o tratamento das dislipidemias. Entretanto, alguns pacientes, principalmente os que sofrem de hipercolesterolemias familiares (HF), não conseguem controle adequado apenas com as estatinas. Outros, seja por intolerância ou mesmo por contraindicação às estatinas (p.ex., gestantes e crianças), ou por necessidade de redução principalmente de TGs, fazem uso das outras classes de fármacos que, portanto, não devem ser esquecidas ou negligenciadas. Ademais, apenas a redução do LDL-C pelas estatinas não é suficiente para acabar com o risco cardiovascular e, dessa forma, ainda há muito espaço para novas terapias. Embora esteja além do escopo deste capítulo, o Quadro 28.4 ilustra algumas novidades e perspectivas no tratamento das dislipidemias.

Capítulo 28 – Fármacos utilizados no tratamento das dislipidemias

Quadro 28.4 – Novidades e perspectivas no tratamento das dislipidemias.

Classe/Mecanismo de ação	Fármacos	Principal efeito	Observações
Inibidores da MTP	Lomitapida (Juxtapid®)	↓ LDL-C, CT e não HDL-C	Aprovado nos EUA e Europa para o tratamento de HF
Fármaco antissenso (anti-apoB)	Mipomersen (Kynamro®)	↓ LDL-C e não HDL-C	Aprovado nos EUA para o tratamento de HF
Fármaco antissenso (anti-apoC-III)	Volanesorsen (Waylivra®)	↓ TGs através da ↓ da ApoC-III	Ainda não foi aprovado por nenhuma agência regulatória
RNA de interferência (anti-PCSK9)	Inclisiran	↓ LDL-C	Há planos para estudo de fase 3 para o tratamento da HF
Agonista PPAR-α	Pemafibrato (Parmodia®)	↓ TGs, não HDL-C e ↑ HDL-C	Considerado mais seletivo e mais potente do que os demais fibratos; aprovado no Japão
Biofármaco (enzima recombinante)	Sebelipase α (Kanuma®)	↓ LDL-C e TGs, ↑ HDL-C	Aprovado nos EUA, Europa e Japão para pacientes com deficiência na lipase ácida lisossômica
Terapia gênica	Alipogene tiparvovec (Glybera®)	↓ TGs	Tratamento de pacientes com deficiência na LPL; chegou ser comercializado na Europa (fase 4), entretanto, o alto custo do tratamento não mostrou o benefício esperado (foi considerada o fármaco mais caro do mundo), e a indústria não renovou a licença
Inibidores da CETP	Anacetrapibe Torcetrapibe Dalcetrapibe Evacetrapibe	↓ LDL-C e ↑ HDL-C	Os estudos de fase 2 e 3 foram interrompidos em razão do aumento de mortalidade cardiovascular e da falta de eficácia clínica. Há outros da classe em estudos de fase 2 e 3

HF: hipercolesterolemia familiar; MTP: proteína de transferência de triglicerídeos microssomal; DM-II: diabetes tipo II; LPL: lipase lipoproteica.

Fonte: Desenvolvido pela autoria do capítulo.

Atividade proposta

Caso clínico

Paciente feminino, 67 anos, com dislipidemia, hipertensão e doença arterial coronariana, tomando sinvastatina, enalapril e atenolol. A paciente recebeu itraconazol para tratamento de uma infecção fúngica. Duas semanas após o início do tratamento com itraconazol, apresentou ao seu médico queixas de fraqueza nos braços e pernas. Os sintomas foram progressivos, causando incapacidade de andar sem assistência de outra pessoa. Ela foi encaminhada ao departamento de emergência para posterior avaliação. Seu exame foi significativo para fraqueza muscular proximal dos membros superiores e inferiores e incapacidade de levantar da posição sentada. Os testes laboratoriais revelaram creatina quinase total elevada (17.430 U/L) e altos níveis de mioglobina na urina (130 mg/dL). A função hepática revelou uma aspartato transaminase (AST) de 805 U/L e alanina transaminase (ALT) de 421 U/L. A sorologia para hepatite foi negativa. A avaliação reumatológica para miosite também foi negativa. A paciente foi internada com diagnóstico de rabdomiólise e recebeu o tratamento de suporte adequado, ficando hospitalizada por sete dias quando, finalmente, todos os parâmetros clínicos e laboratoriais normalizaram.

Fonte: Adaptado de Am Fam Physician. 2005 Jul 15;72(2).

Principais pontos e objetivos de aprendizagem

a) Qual é o mecanismo de ação da sinvastatina e qual é o seu efeito sobre os níveis de LDL-C?

b) Qual é a provável explicação para o desenvolvimento do quadro de rabdomiólise?

Seção 4 – Fármacos que Afetam as Funções Renal e Cardiovascular

Respostas esperadas

a) Atualmente, sete estatinas estão disponíveis e todas são inibidores competitivos da HMG-CoA redutase, enzima limitante na biossíntese de colesterol. Como consequência do nível de colesterol intracelular reduzido, ocorre um aumento na produção de receptores de LDL (LDL-R), resultando em aumento da captação de LDL plasmático, reduzindo desta forma as taxas de LDL-C.

b) Atorvastatina, lovastatina e sinvastatina são metabolizadas principalmente pela CYP3A4. Vários antifúngicos azóis, como fluconazol, cetoconazol e itraconazol, são potentes inibidores da CYP3A4. A inibição do CYP3A4 resulta em aumento acentuado nos níveis plasmáticos destas estatinas, o que aumenta o risco de miopatia. Lovastatina e sinvastatina têm o maior potencial para essa interação.

REFERÊNCIAS

1. Asztalos BF. High-Density Lipoprotein Particles, Coronary Heart Disease, and Niacin. J Clin Lipidol. 2010;4(5):405-10.
2. Gotto AM Jr, Moon JE. Pharmacotherapies for lipid modification: beyond the statins. Nat Rev Cardiol. 2013;10(10):560-70.
3. Sabatine MS. PCSK9 inhibitors: clinical evidence and implementation. Nat Rev Cardiol. 2019;16(3):155-165.
4. Sirtori CR. The pharmacology of statins. Pharmacol Res. 2014;88:3-11.

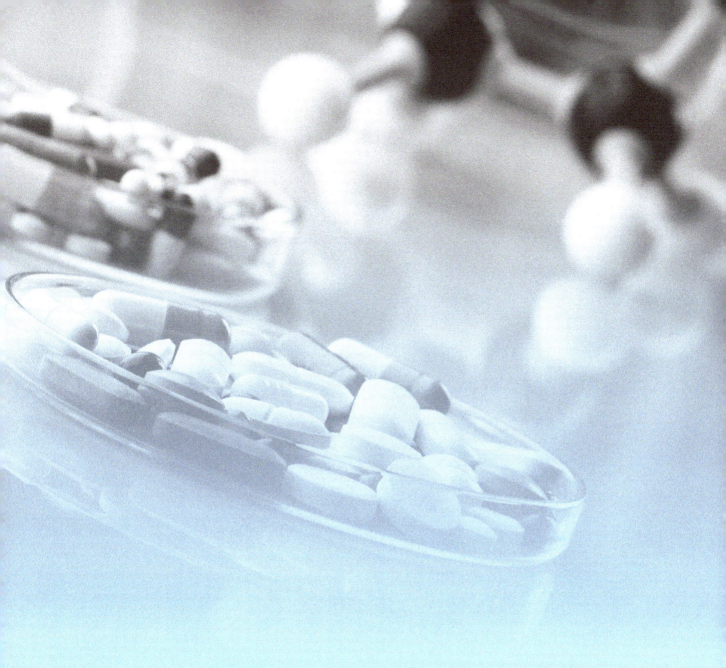

Seção 5
Inflamação, Imunomodulação e Hematopoiese

Coordenadores da seção:
- Adriana Castello Costa Girardi
- Paulo Caleb Júnior de Lima Santos

Capítulo 29

Histamina, receptores de histamina e anti-histamínicos

Autores:
- Cristina da Costa Oliveira
- Andrea de Castro Perez

■ Introdução

A histamina é um composto nitrogenado orgânico, de fórmula molecular $C_5H_9N_3$ e nome IUPAC 2-(3H-imidazol-4-il)-etanamina (Figura 29.1). Sintetizada pela primeira vez em 1907, por Windaus et al., e caracterizada por Dale et al., em 1910, como uma substância estimulante do músculo liso do intestino e do trato respiratório e vasodepressora, a histamina só foi isolada de amostras teciduais em 1927, por Best et al., revelando, assim, ser um constituinte natural do organismo. Ou seja, a histamina foi descrita quimicamente antes que sua importância e origem biológica fossem descobertas.

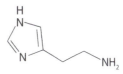

Figura 29.1 – Fórmula estrutural plana da histamina.

Pouco antes da descoberta da histamina como um composto de origem orgânica, em 1924, Lewis e Grant, relataram que, após uma lesão tissular, a então denominada "substância H" (histamina) estaria envolvida no que hoje é conhecida como "tríplice reação de Lewis", a qual consiste em: 1) vermelhidão inicial, alguns milímetros ao redor da lesão tecidual em decorrência do efeito vasodilatador direto da histamina, surgindo segundos após o tecido ser lesionado; 2) vermelhidão secundária, até centímetros ao redor da lesão, resultante do efeito vasodilatador indireto da histamina ao estimular reflexos axônicos, desenvolvendo-se mais lentamente; 3) pápula, no mesmo local da vermelhidão inicial, associada à capacidade da histamina de aumentar a permeabilidade vascular. Com a posterior constatação da presença de histamina no organismo humano, consentiu-se que a "substância H" de Lewis era, de fato, a histamina, e que a tal "tríplice resposta" era facilmente observável após administração intradérmica da histamina. Desde então, diversas outras descobertas associadas aos efeitos biológicos da histamina foram registradas.

Farmacocinética

Síntese, armazenamento e liberação

A histamina não está presente apenas no organismo humano, mas, também, em bactérias, venenos e plantas. Nos seres humanos, a histamina é sintetizada a partir do aminoácido histidina, com o auxílio da enzima L-histidina descarboxilase. Seu principal local de armazenamento nos tecidos são os mastócitos. Desse modo, a histamina encontra-se presente principalmente em tecidos que apresentam quantidades significativas desse tipo de célula, como a pele, os pulmões e o intestino. Já na circulação sanguínea, ela é encontrada predominantemente nos grânulos secretores no interior dos basófilos. Além de mastócitos e basófilos, a histamina também pode ser sintetizada ou armazenada em outros tipos celulares, como nas células da mucosa gástrica, do sistema nervoso (neurônios histaminérgicos) e da epiderme.

Assim como em diversos outros processos secretórios, a liberação da histamina pode ocorrer por meio de um aumento dos níveis de cálcio (Ca^{2+}) no citosol da célula secretora. Em mastócitos e basófilos, a reposição da histamina liberada ocorre de forma mais lenta, podendo levar dias ou semanas. Processo diferente ocorre nas células produtoras de histamina presentes na mucosa gástrica, as quais são capazes de repor o estoque perdido rapidamente.

Com relação ao metabolismo da histamina, mais de um tipo enzimático pode estar envolvido, porém, a via metabólica principal ocorre por meio da ação da N-metiltransferase, a qual catalisa a conversão da histamina em N-metil-histamina. O metabólito N-metil-histamina, por sua vez, se converte em grande parte no ácido N-metilimidazolacético, por intermédio da enzima monoamina oxidase (MAO). Os metabólitos oriundos da histamina são pouco ou nada ativos biologicamente e são eliminados do organismo através da urina. Uma questão interessante a respeito do metabolismo da histamina é o fato de que a dosagem de seus metabólitos presentes na urina pode ser mais confiável do que a dosagem da histamina em si, quando se deseja avaliar os níveis endógenos dela. Tal fato ocorre em decorrência da existência de bactérias no nosso trato urinário, as quais são capazes de sintetizar histamina a partir do aminoácido histidina, podendo gerar valores falsamente elevados nos exames de dosagem da histamina.

Receptores histamínicos

A ação da histamina se dá por meio da sua interação com receptores. Até o momento, quatro subtipos de receptores histamínicos já foram identificados:

1) H_1 (Ash e Schild, 1966); 2) H_2 (Black et al., 1972); 3) H_3 (Arrang et al., 1983); 4) H_4 (Oda et al., 2000). Todos esses receptores histamínicos citados pertencem à família dos receptores acoplados à proteína G (GPCRs; em inglês: G-protein-coupled receptors). A proteína G é um dos mais importantes representante proteico envolvido na transdução de sinais celulares. Uma vez que o receptor acoplado a essa proteína é ativado, ela sofre uma alteração conformacional, resultando em ativação de uma ou mais de suas subunidades (α, β e γ) e, consequentemente, gerando uma série de respostas intracelulares, que ocorrem em cascata.

Quadro 29.1 – Características gerais dos subtipos de receptores histamínicos.

Subtipo de receptor	Expressão do receptor	Proteína G acoplada
H_1	Ampla, incluindo neurônios, músculo liso das vias aéreas e vasos sanguíneos, entre outros.	Gαq/11
H_2	Ampla, incluindo mucosa gástrica parietal, músculo liso, coração, entre outros.	Gαs
H_3	Predominantemente neurônios histaminérgicos centrais.	Gi/o
H_4	Alta expressão na medula óssea e nas células hematopoiéticas periféricas circulantes.	Gi/o

Fonte: Adaptado de Criado et al. (2010).

Receptor H_1

O receptor H_1 é acoplado à proteína Gαq/11 e tem relevância na patofisiologia da reação alérgica. Uma vez ativado pela histamina, o receptor H_1 induz ativação da fosfolipase C, a qual, por sua vez, irá catalisar a hidrólise de fosfatidilinositol 4,5-bifosfato (PIP_2), um fosfolipídio localizado na membrana plasmática, resultando na formação de inositol 1,4,5-trifosfato (IP_3) e 1,2-diacilglicerol (DAG) e culminando em um aumento do Ca^{2+} intracelular. Maiores níveis de Ca^{2+} estão associados a diversos efeitos induzidos pela ativação do receptor H_1, como produção de óxido nítrico (NO), liberação de ácido araquidônico, contração dos músculos lisos, dilatação de arteríolas e capilares, aumento da permeabilidade vascular e estimulação de neurônios aferentes. Receptores H_1 já foram identificados em uma ampla variedade de células, como células musculares lisas (dos vasos sanguíneos e das vias aéreas), células endoteliais e células nervosas.

Receptor H_2

O receptor H_2, por sua vez, é acoplado à proteína Gαs (estimulatória), a qual, uma vez estimulada, ativa a enzima adenilato ciclase, catalisando a formação de 3'-5' adenosina monofosfato cíclico (AMPc) a partir do trifosfato de adenosina (ATP). O aumento na concentração de AMPc intracelular resulta na ativação de uma enzima dependente de AMPc, a proteína quinase A (PKA), gerando fosforilação de diferentes estruturas intracelulares. Já está bem estabelecido o envolvimento do receptor H_2 na regulação de várias funções da histamina, incluindo a contração do coração, a estimulação da secreção ácida gástrica e as respostas imunológicas. E, assim como o receptor H_1, o receptor H_2 possui uma distribuição ampla no organismo humano, podendo ser encontrado em células da mucosa gástrica parietal, células cardíacas, entre outros tipos celulares.

Receptor H_3

A função da histamina como neurotransmissor foi demonstrada com a descoberta do receptor H_3, o qual, diferentemente dos receptores H_1 e H_2, possui localização mais específica, sendo altamente expresso em neurônios histaminérgicos e pouco presente nas demais regiões do organismo humano. Também já foi verificado que o receptor H_3 possui localização pré-sináptica, ou seja, funciona como um autorreceptor, induzindo *feedback* negativo, com consequente redução da atividade histaminérgica neuronal. Há cada vez mais evidências de que o receptor H_3 pertence à família de receptores acoplados à proteína Gi/o (inibitória) e sua ativação causa inibição da enzima adenilato ciclase, reduzindo a formação de AMPc, por meio da subunidade α. Já a subunidade $\beta\gamma$, uma vez ativada, induz estimulação da via da proteína quinase ativada por mitógeno (MAPK; do inglês, *Mitogen-Activated Protein Kinase*).

Receptor H_4

A descoberta do receptor H_4, no início desse milênio, adicionou um novo capítulo à história da histamina. O receptor H_4, assim como o receptor H_3, possui localização mais específica, sendo encontrado principalmente na medula óssea e nas células hematopoiéticas circulantes. Tal expressão, relativamente restrita, sugere importante papel do receptor H_4 na regulação da função imunológica e dos processos inflamatórios. Além disso, evidências indicam que, assim como o receptor H_3, o receptor H_4 seja acoplado à proteína Gi/o. Desse modo, a sua ativação resultaria em inibição da adenilato ciclase (subunidade α) e ativação da MAPK (subunidade $\beta\gamma$).

■ Mecanismo de ação e efeitos farmacológicos

A histamina pode atuar como neurotransmissor no sistema nervoso ou como mediador local no trato gastrointestinal, sistema imunológico e dermatologicamente. Em razão d essas ações locais, a histamina pode ser considerada um autacoide (do grego: *autos*: auto e *akos*: remédio, "autorremédio"). Além da histamina, diversas outras substâncias compõem o grupo dos autacoides presentes no organismo humano, como a serotonina, as prostaglandinas, os peptídeos endógenos, as citocinas e os leucotrienos. As diversas e complexas alterações fisiológicas associadas à histamina, nos diferentes sistemas do organismo humano, estão resumidamente explicitadas a seguir.

Sistema digestório

Tanto a acetilcolina, proveniente de neurônios colinérgicos, como a gastrina, liberada pelas células G do antro estomacal, estimulam a liberação de histamina pelas células enterocromafins (ECL). Uma vez liberada pelas células ECL, a histamina interage com receptores histamínicos do tipo H_2, presentes na membrana das células parietais no estômago, resultando no estímulo da liberação de ácido clorídrico (primordial na digestão gástrica dos alimentos, principalmente das proteínas) e do fator intrínseco (necessário para a absorção de vitamina B12 no íleo terminal). Tal aumento da secreção gástrica está associado ao aumento dos níveis de AMPc por meio da ativação da adenilato ciclase. Antagonicamente ao receptor H_2, já foi demonstrado em cobaias que o receptor H_3, quando estimulado por agonistas de uso experimental, inibe a secreção gástrica.

Ainda com relação ao trato gastrointestinal, a histamina pode induzir contrações no músculo liso do intestino. Dessa maneira, grandes quantidades de histamina, presentes no organismo, podem causar hipermotilidade intestinal, ocasionando um quadro diarreico. Tal ação é mediada pelo receptor de histamina do tipo H_1.

Sistema cardiovascular

A histamina é capaz de induzir vasodilatação por intermédio, tanto do receptor histamínico H_1, quanto do receptor histamínico H_2, porém, de formas diferentes. Enquanto a vasodilatação via H_1 possui uma fase inicial rápida e duração curta, a vasodilatação via H_2, por sua vez, inicia-se mais lentamente, porém, é mais duradoura. Outra função relevante da histamina dentro do sistema cardiovascular é a sua capacidade de estimular o aumento da permeabilidade dos capilares sanguíneos, função claramente associada aos receptores do tipo H_1. Essa ação ocorre por meio da indução de contração das células endoteliais, aumentando o espaço intercelular, o que possibilita a passagem de proteínas, líquido e até células circulantes do interior dos vasos sanguíneos para o tecido perivascular. Todos esses fenômenos, associados aos reflexos axônicos induzidos pela histamina, gerando mais vasodilatação, formam a denominada "tríplice reação de Lewis", já explicada anteriormente.

Com relação ao coração, a histamina aumenta tanto a força contrátil quanto a frequência cardíaca. Ambos os aumentos são relacionados, em grande parte, ao receptor histamínico H_2. Apesar desses estímulos cardíacos, quando administrada em altas doses, a histamina gera uma queda intensa da pressão arterial. Tal efeito é conhecido como "choque histamínico" e está associado à ação vasodilatadora da histamina, seguida pelo aumento da permeabilidade vascular, o que gera redução do volume sanguíneo circulante, ocasionando acentuada queda do débito cardíaco.

Sistema respiratório

A histamina promove contração dos brônquios e dos bronquíolos, por intermédio, predominantemente, dos receptores de histamina do tipo H_1. Tal broncoconstrição, em seres humanos saudáveis, não é pronunciada. Porém, em pacientes com doenças pulmonares debilitantes, como asma brônquica, pequenas quantidades de histamina podem ser capazes de induzir uma broncoconstrição acentuada.

Sistema reprodutor feminino

O trato geniturinário de outras espécies sofre significativas contrações frente à ação da histamina, diferentemente da espécie humana, em que essa resposta é insignificante. Porém, em casos extremos, como em um choque anafilático, em que há liberação muito intensa de histamina, entre outros mediadores, podem existir correlações não desprezíveis entre contrações uterinas e a ação histamínica.

Sistema nervoso

Há uma ampla distribuição de receptores H_1 no sistema nervoso central (SNC), principalmente no hipotálamo. Assim, a histamina está envolvida em diversas funções neurológicas, como manter o estado de alerta, atuar na inibição do apetite, regular a sede, a temperatura corporal, a secreção do hormônio antidiurético (ADH), o controle da pressão sanguínea e a percepção da dor. Os camundongos *knockout* para receptores H_1 são mais agressivos, têm problemas locomotores, dentre outras alterações neurológicas. A liberação de histamina central parece ser controlada pelos receptores H_3, os quais estão presentes quase exclusivamente no cérebro. Agonistas H_3 promovem sono, enquanto os antagonistas H_3 auxiliam na manutenção do estado de alerta.

Perifericamente, a histamina também pode estimular várias terminações nervosas. Quando liberada mais superficialmente (na epiderme) causa sensação de prurido e, se liberada na derme, além do prurido,

pode ocasionar dor. Na periferia, os efeitos da histamina são normalmente via ativação H_1.

■ Usos terapêuticos e efeitos adversos

Antagonistas histamínicos

Na década de 1930, mais de 20 anos após a descoberta da histamina, Bovet et al. iniciaram a história dos antagonistas histamínicos (Bovet; 1950). Porém, os anti-histamínicos, desenvolvidos nessa época, eram voltados para o receptor H_1 e, por isso, não surtiam efeito satisfatório sobre a secreção gástrica. Até que, em 1972, Black et al. auxiliaram a solucionar essa questão, com o desenvolvimento de antagonistas H_2 específicos. Atualmente, antagonistas H_3 e H_4 seletivos ainda têm sido alvos de estudo da comunidade científica. A seguir, será abordada uma síntese das características gerais dessa classe de fármacos tão presente no cotidiano de muitos pacientes.

Antagonistas H_1

Os antagonistas H_1 são largamente utilizados no tratamento sintomático de reações alérgicas, sendo a primeira escolha em casos de rinites alérgicas, em que a histamina tem significativa atuação como mediador inflamatório. Em casos de asma brônquica, outros mediadores, além da histamina, têm funções relevantes no processo patofisiológico, o que torna o antagonista H_1 pouco eficaz nesse tipo de enfermidade.

Além de antialérgicos, antagonistas H_1 também podem ser usados na profilaxia de cinetose ("enjoo de movimento") ou indução de sedação. Com relação ao nível de sedação induzido pelos antagonistas H_1, eles podem ser divididos em dois grupos com níveis sedativos geralmente distintos: 1) antagonistas de primeira geração; 2) antagonistas de segunda geração. Antagonistas H_1 considerados de primeira geração costumam ter efeitos sedativos mais intensos quando comparados aos antagonistas H_1 de segunda geração. Tal diferença está associada ao fato de os antagonistas H_1 de segunda geração penetrarem em menor escala no sistema nervoso central, em comparação aos antagonistas H_1 de primeira geração. Essa diferença de penetração no SNC está relacionada diretamente a lipossolubilidade do fármaco. Porém, vale ressaltar que, em crianças, pode ser observada excitação no lugar da sedação. Além disso, em casos de intoxicação aguda em adultos, também se observam efeitos excitatórios centrais significativos.

A prevenção da cinetose também é um efeito clássico. O dimenidrinato (sal de difenidramina), por exemplo, é um antagonista H_1 de primeira geração, cujo uso é quase exclusivamente como anticinético. Em analogia, outro anti-histamínico, a doxilamina, tem utilidade na prevenção do enjoo matinal de mulheres em período gestacional, porém, com a crescente controvérsia sobre a indução ou não de efeitos teratogênicos associados a esse fármaco, tal indicação terapêutica tem caído em desuso, apesar de estudos científicos não indicarem essa correlação.

Quando administrados por via oral, os antagonistas H_1 costumam atingir concentrações sanguíneas máximas aproximadamente 1 hora após a sua ingestão. Seus efeitos duram normalmente até 6 horas, salvo exceções. O metabolismo dessas substâncias pode ter envolvimento do citocromo P450 (CYP450), o que torna relevante a possibilidade de interação medicamentosa com outros tipos de fármacos que sofrem o mesmo tipo de metabolização. Por exemplo, a eritromicina, um antibiótico macrolídeo, e o cetoconazol, um antifúngico, são inibidores da CYP3A4. Desse modo, se associados aos antagonistas H_1 de segunda geração astemizol ou terfenadina, ambos apresentarão sua eliminação comprometida, alcançando altas concentrações sanguíneas, e arritmias letais podem ocorrer. Uma vez reconhecido esse potencial cardiotóxico e considerando-se a existência de diversos outros fármacos similares, tanto o astemizol quanto a terfenadina foram retirados do mercado. Ainda sobre o processo metabólico dos antagonistas H_1 do organismo, alguns metabólitos formados podem ser ativos, como no caso da loratadina, convertida em desloratadina durante esse processo. Tais metabólitos, oriundos dos antagonistas H_1, são eliminados normalmente pela urina, mas existem exceções, como a fexofenadina, excretada principalmente nas fezes.

O antagonismo do receptor H_1 ocorre por ação competitiva reversível e tal ação bloqueadora culmina, principalmente, nos efeitos antialérgicos almejados. Além dos usos terapêuticos clássicos no tratamento sintomático de crises de hipersensibilidade, prevenção de cinetose ou indução de sedação, os antagonistas H_1 também podem ter usos não convencionais, como a difenidramina, a qual é capaz de suprimir efeitos extrapiramidais associados ao uso de antipsicóticos. Alguns dos principais antagonistas H_1 em uso clínico atualmente estão exemplificados no Quadro 29.2.

Quadro 29.2 – Alguns antagonistas H_1 disponíveis clinicamente e suas respectivas gerações.

Antagonista H_1	Geração
Difenidramina	1ª
Dimenidrinato (sal de difenidramina)	1ª
Dexclorfeniramina	1ª
Fexofenadina	2ª
Loratadina	2ª
Desloratadina	2ª

Fonte: Desenvolvido pela autoria do capítulo.

Antagonistas H_2

Os antagonistas H_2 inibem competitivamente os receptores H_2 das células parietais presentes no estômago. Uma vez que a histamina estimula a célula parietal a liberar ácido clorídrico, por intermédio do receptor H_2, os antagonistas H_2 são capazes de reduzir a secreção ácida, tanto em nível basal (jejum) quanto durante a digestão do alimento. Porém, esse grupo farmacológico tende a ser mais efetivo na inibição da secreção gástrica noturna, uma vez que esta sofre grande atuação histamínica. Já a secreção ácida que ocorre durante a digestão do alimento, possui ação significativa de outros mediadores, como a acetilcolina, a qual também é capaz de estimular as células parietais via receptor muscarínico do tipo M_3. Consequentemente, a eficácia dos antagonistas H_2 durante a ingestão alimentar é reduzida.

Após administração oral, antagonistas H_2 costumam atingir concentrações séricas máximas dentro de 1 hora. Sofrem metabolismo hepático, porém, não tão expressivo (ocorre eliminação do fármaco na sua forma inalterada também). A excreção é renal, o que deve ser considerado em pacientes com alguma patologia nesse sistema.

Os antagonistas H_2 clássicos são a cimetidina, a ranitidina, a nizatidina e a famotidina. Esses quatro fármacos possuem potências variadas, sendo, portanto, importante administrá-los em diferentes dosagens terapêuticas. Porém, quando utilizados nas suas doses usuais, todos são capazes de inibir mais de 50% da secreção gástrica ao longo de 12 horas. Os efeitos adversos associados a esses fármacos são pouco incidentes e normalmente de baixa gravidade, como em mialgias, cefaleia, diarreia ou constipação. Pacientes mais debilitados e suscetíveis podem ter reações mais significativas, como confusão mental. Além disso, esses fármacos atravessam a placenta e são secretados no leite materno, devendo, a princípio, ser evitados por gestantes e lactantes. Usos prolongados de altas doses de cimetidina já foram associados à ginecomastia em homens e galactorreia em mulheres, em razão, em parte, da inibição do citocromo P450, complexo enzimático envolvido na hidroxilação do estradiol.

A inibição do citocromo P450 pela cimetidina pode prejudicar o metabolismo e gerar acúmulo no organismo de outros fármacos também metabolizados por esse conjunto enzimático, como anticoagulantes cumarínicos (varfarina), antidepressivos tricíclicos (amitriptilina), benzodiazepínicos (diazepam), antiarrítmicos classe 1 (lidocaína) e bloqueadores dos canais de cálcio (diltiazem). A lista de substâncias metabolizadas pelo CYP450 é extensa e associações entre fármacos que interferem na ação desse complexo enzimático e fármacos que são metabolizados por esse mesmo complexo devem ser evitadas ou monitoradas.

Antagonistas H_3 e H_4

Os antagonistas H_3 e H_4 ainda se encontram em fase de testes experimentais, porém, existe um grande interesse no seu uso clínico. Antagonistas H_3 poderiam ser úteis em uma variedade de transtornos mentais, enquanto antagonistas H_4 poderiam ter utilidade em diversos distúrbios de caráter imunológico.

Antagonista fisiológico

A adrenalina é considerada um antagonista fisiológico da histamina, uma vez que possui diversas ações opostas à histamina. A administração de adrenalina em casos de anafilaxias sistêmicas, ou em qualquer outra situação em que ocorra uma liberação exacerbada de histamina, pode salvar vidas.

Inibidores da liberação de histamina

Algumas substâncias parecem ser capazes de reduzir a desgranulação dos mastócitos e, consequentemente, diminuir a quantidade de histamina liberada. Como exemplo desse tipo de substância, pode-se citar os agonistas dos receptores β_2-adrenérgicos, classe de fármacos muito utilizada no tratamento da asma.

Atividade proposta

Caso clínico

Paulo Henrique é um motorista e estava queixando-se de estar com a pele vermelha e com coceira em local de picadas de insetos. Em vez de procurar um profissional de saúde habilitado, resolveu tomar um antialérgico qualquer por conta própria. Porém, foi acometido de sono, impossibilitando-o até de trabalhar. Resolveu então procurar o médico para saber o que fazer. O médico lhe receitou um outro anti-histamínico que resolveu a sonolência, relatada pelo paciente.

Principais pontos e objetivos de aprendizagem

1) Quais são as diferenças observadas sobre os efeitos adversos apresentados no Caso clínico? E qual deveria ter sido o procedimento inicial de Paulo?

2) Qual é a diferença nas características do primeiro medicamento que Paulo tomou e do que o médico lhe receitou?

Respostas esperadas

Em primeiro lugar, não se deve tomar medicamentos sem orientação profissional. O primeiro medicamento que Paulo tomou foi um antialérgico de primeira geração que causa sonolência. O medicamento que o médico lhe receitou é também um antialérgico (anti-histamínico ou antagonista do receptor de histamina) de segunda geração com menor potencial de causar sonolência, que é um dos efeitos indesejáveis mais comuns relatados pelos pacientes.

■ REFERÊNCIAS

1. Arrang JM, Garbarg M, Lancelot JC, Lecomte JM, Pollard H, Robba M, Schunack W, Schwartz JC. Highly potent and selective ligands for histamine H3- receptors. Nature. 1987;327:117-123.

2. Ash ASF, Schild HO. Receptors mediating some actions of histamine. Br J Pharmacol. 1966;27:427-439.

3. Best CH, Dale HH, Dudley HW, Thorpe WV. The nature of the vaso-dilator constituents of certain tissue extracts. J Physiol. 1927 Mar 15;62(4):397-417.

4. Black JW, Duncan WAM, Durant GJ, Ganellin CR, Parsons ME. Definition and antagonism of histamine H2-receptors. Nature. 1972;236:385-390.

5. Bovet D. Introduction to antihistamine agents and antergan derivatives. Ann NY Acad. Sci. 1950;50:1089-1126.

6. Dale HH, Laidlaw PP. The physiological action of beta-iminazolylethylamine. J Physiol. 1910;41:318-344.

7. Lewis T, Grant RT. Vascular reactions of the skin to injury. Part 11. The liberation of histamine-like substance in the injured skin, the underlying cause of factitious urticaria and of wheals produced by burning: and observations upon the nervous control of certain skin reactions. Heart. 1924;11:209-265.

8. Oda T, Morikawa N, Saito Y, Masuho Y, Matsumoto S. (2000). Molecular cloning and characterization of a novel type of histamine receptor preferentially expressed in leukocytes. J. Biol. Chem. 200;275(47):36781-36786.

9. Panula P, Chazot PL, Cowart M, Gutzmer R, Leurs R, Liu WL, Stark H, Thurmond RL, Haas HL. International union of basic and clinical pharmacology. XCVIII. Histamine receptors. Pharmacol. Rev. 2015;67:601-655.

10. Rang HP, Dale MM, Ritter JM, Flower RJ, Henderson G. Rang & Dale. Farmacologia. 7. ed. Rio de Janeiro: Elsevier, 2012. 808 p.

11. Windaus A, Vogt W. Synthese des Imidazolyläthylamins. Ber Dtsch Chem Ges. 1907;40:3691-3695.

Capítulo 30

Fármacos anti-inflamatórios, antipiréticos, analgésicos e utilizados na gota

Autores:
- Rangel Leal Silva
- Alexandre Hashimoto Pereira Lopes
- Thiago Mattar Cunha

Introdução

A resposta inflamatória permite ao organismo a possibilidade de erradicar agentes infecciosos ou irritantes, além de proporcionar reparação tecidual. Embora na maioria das vezes a inflamação apresenta efeitos benéficos ao organismo (p.ex., na proteção contra a infecção pela ativação do sistema imune), ela também pode tornar-se prejudicial e desregulada (como na inflamação crônica, no choque séptico ou nas doenças autoimunes), provocando destruição tecidual. As reações vasculares e celulares da inflamação são desencadeadas por moléculas produzidas principalmente pelo sistema imune e derivadas de proteínas do plasma, sendo ativadas em resposta aos estímulos inflamatórios. A função crítica dessas reações é atrair mais leucócitos para o local da infecção ou dano tecidual (quimiotaxia), e ativá-los para que possam eliminar os agentes agressores. Desse modo, a principal função da inflamação é controlar a infecção ou reparar o dano para o retorno do estado de homeostase. Contudo, esses mesmos mediadores que auxiliam o recrutamento de leucócitos, a eliminação de patógenos e outras reações vasculares, também causam dor, degradação tecidual, aumento do risco do desenvolvimento de doenças e em casos mais graves até a morte. Nesses casos, o uso de anti-inflamatórios é indicado, com o objetivo de preservar o tecido e a qualidade de vida do paciente. Entre os anti-inflamatórios disponíveis clinicamente, os anti-inflamatórios não esteroidais (AINE) são os mais utilizados em virtude da menor gravidade de efeitos colaterais, se comparados aos anti-inflamatórios esteroidais. Neste capítulo, vamos apresentar os processos fisiopatológicos e mediadores envolvidos na inflamação, bem como a farmacologia dos principais AINE utilizados no Brasil.

Inflamação, febre e dor

Embora as características clínicas da inflamação tenham sido descritas em papiros egípcios datados em torno de 3000 a.C., Aulus Cornelius Celsus, um escritor romano do primeiro século d.C., foi o primeiro que listou os quatro sinais cardinais da inflamação: *rubor* (vermelhidão), *tumor* (edema), *calor* (aquecimento) e *dolor* (dor). Um quinto sinal clínico, a *functio laesa* (perda de função), foi adicionado por Rudolf Virchow, já no século XIX. Todos esses sinais são derivados da resposta conjunta de diferentes tipos celulares que resulta no aumento do fluxo sanguíneo para a área inflamada (vermelhidão e calor); aumento da permeabilidade vascular, ocasionando acúmulo local de plasma (inchaço); liberação de substâncias que sensibilizam (reduzem o limiar de ativação) ou ativam diretamente as terminações nervosas de percepção da dor; e liberação de mediadores que causam morte celular (perda de função). Esses sinais manifestam-se quando a inflamação aguda ocorre na superfície do corpo, mas nem todos eles serão aparentes na inflamação aguda dos órgãos internos. A dor ocorre apenas quando há terminações nervosas sensitivas apropriadas no local inflamado, por exemplo, a inflamação aguda do pulmão (pneumonia) não causa dor, a menos que a inflamação envolva a pleura parietal, onde há terminações nervosas sensíveis à dor. O aumento do calor na área da pele inflamada ocorre em virtude do aumento do fluxo sanguíneo superficialmente, já que a pele é normalmente mais fria do que a temperatura interna (temperatura sanguínea). Quando a inflamação ocorre internamente, onde o tecido está normalmente à temperatura central do corpo, não há aumento no calor.

Durante o processo inflamatório, além do aumento da temperatura no local da inflamação, comumente, também, ocorre o aumento da temperatura central corpórea, um processo popularmente chamado de febre, o qual tem sua base etimológica em latim, significando simplesmente "calor". Pirexia é outro termo utilizado para designar febre, e vem do grego *pyr*, que significa fogo ou febre. A temperatura humana de 37 °C, mas podendo variar até 1 °C, é considerada normal em indivíduos saudáveis. A Classificação Estatística Internacional de Doenças e Problemas Relacionados com a Saúde (CID) define febre como uma temperatura central de 38,3 °C ou superior, independentemente da causa. A temperatura central elevada afeta até 70% dos pacientes em cuidados intensivos. A febre ocorre em resposta a citocinas produzidas durante o processo inflamatório ou diretamente pela ação de pirogênios exógenos (substâncias liberadas por vírus, bactérias ou fungos) no *organum vasculosum* da lamina terminalis (OVLT). O OVLT é uma das sete estruturas no hipotálamo anterior dentro da lâmina terminal. Sendo um órgão circunventricular é altamente vascularizado e não possui barreira hematoencefálica, permitindo a entrada de citocinas e substâncias pirogênicas. Quando em contato com esses agentes, o OVLT é estimulado a produzir prostanoides, incluindo a prostaglandina E2 (ver detalhes mais adiante), a qual atua no núcleo pré-óptico do hipotálamo, diminuindo a taxa de disparo dos neurô-

nios sensíveis ao calor, o que resulta em aumento da temperatura corporal (Walter et al., 2016).

A dor é outro sintoma comum após lesão tecidual e inflamação, que também ocorre pela ação de mediadores produzidos durante a inflamação, os quais sensibilizam ou ativam os nociceptores (neurônios responsáveis pelo reconhecimento de estímulos danosos ou potencialmente danosos ao tecido). Em humanos, a sensibilização do nociceptor é referida como hiperalgesia (aumento da resposta a um estímulo normalmente doloroso) ou alodinia (dor decorrente de um estímulo que normalmente não provoca dor). Diferentes mediadores inflamatórios, como endotelina, substância P e prostaglandinas (PG), podem sensibilizar diretamente os nociceptores (reduzir o limiar de ativação), enquanto outros como a bradicinina podem ativar diretamente esses neurônios, ocasionando a dor espontânea.

Os AINE podem reduzir tanto a febre (efeito antipirético) quanto a dor (efeito analgésico), quase sempre por meio do mesmo mecanismo de ação: a redução da produção de prostaglandinas. Os detalhes desses mecanismos são discutidos mais adiante.

■ Cascata do ácido araquidônico

Diversos mediadores são rapidamente produzidos e liberados no início do processo inflamatório, incluindo proteínas ou derivados, como as citocinas TNF, IL-1β, IL-8, as proteínas do sistema complemento e os peptídeos como a bradicinina. Como mediadores não proteicos podemos citar a histamina. Muitos desses mediadores ativam a *cascata do ácido araquidônico* (AA), da qual origina diversos eicosanoides, incluindo as prostaglandinas (Figura 30.1). Inicialmente, a ação isolada ou conjunta de alguns desses mediadores inflamatórios induz a ativação da enzima fosfolipase A2 (FLA2). A FLA2-alfa citosólica (cFLA2-alfa) parece ser a principal envolvida no início do metabolismo do AA durante a inflamação. A ativação intracelular da FLA2-alfa é regulada pelas concentrações intracelulares de Ca^{2+} e pela sua fosforilação, induzidas pela ativação de receptores acoplados à proteína G. A FLA2-alfa catalisa a hidrólise dos glicerofosfolipídeos presentes na membrana celular para liberar o AA. Paralelamente, outros mediadores liberados no início da inflamação, principalmente citocinas, induzem a expressão das enzimas que participarão do metabolismo do ácido araquidônico em diversos eicosanoides.

A produção de PG depende da atividade de PGG/H sintases, coloquialmente conhecidas como *ciclo-oxigenase* (COX), enzimas bifuncionais que apresentam atividade de ciclo-oxigenase e peroxidase, e que existem como isoformas distintas referidas como COX-1 e

COX-2. A sua ação bifuncional permite mediar os dois primeiros passos da via. A atividade ciclo-oxigenase ocasiona a formação da prostaglandina G2 (PGG2) a partir do ácido araquidônico. A atividade peroxidase da mesma enzima permite a subsequente conversão da PGG2 em prostaglandina H2 (PGH2), a qual desempenha a função do metabolito fonte de vários outros prostanoides (PG e tromboxano A2 (TXA2)) por meio da ação de enzimas específicas (Figura 30.1).

A COX-1 é constitutivamente expressa na maioria das células. COX-1 é a principal responsável pelo metabolismo do AA em prostanoides que atuam fisiologicamente na regulação da homeostase de tecidos específicos, como rins, trato gastrointestinal e sistema cardiovascular. A COX-2, embora presente constitutivamente em cardiomiócitos, células endoteliais e mácula densa nos rins, é bastante induzida por estímulos inflamatórios, hormônios e fatores de crescimento, sendo a principal fonte da formação de prostanoides na inflamação. No entanto, ambas as enzimas atuam promovendo o metabolismo do AA e podem contribuir para a liberação de prostanoides durante inflamação.

A PGH2, produzida por ambas as isoformas da COX, é o substrato comum para uma série de isomerases específicas e sintases que produzem a PGE2, PGI2, PGD2, PGF2 e TXA2. A COX-1, preferencialmente, mas não exclusivamente, é associada a tromboxano sintase, PGF sintase e PGE sintase (PGES). Em contrapartida, a COX-2 é preferencialmente coinduzida com as isoenzimas da prostaglandina I (prostaciclina) sintase (PGIS) e a PGES microssomal (mPGES1). Os prostanoides derivados da ação dessas isomerases e sintases exercem seus efeitos ativando receptores acoplados à proteína G. A subfamília de receptores de prostanoides é composta de oito membros: receptor prostanoide E (EP)1, EP2, EP3 e EP4, os quais interagem com a PGE; receptor de PGD (DP1); PGF receptor (FP); receptor PGI (IP); e receptor de tromboxano (TP). Os principais efeitos mediados pela ativação desses receptores são descritos na Figura 30.1.

Alternativamente, o AA pode ser fonte de leucotrienos e lipoxinas. A etapa inicial da síntese de leucotrienos ocorre pela ação da enzima 5-lipo-oxigenase (5-LO). O LTA4 pode ser hidrolizado rapidamente em LTB4, ou conjugado com glutationa para produzir os cisteinil LTs (LTC4, LTD4 e LTE4). Originalmente identificados com base em suas propriedades contráteis para o músculo liso brônquico e intestinal, eles são agora reconhecidos como potentes mediadores inflamatórios que iniciam e propagam uma gama diversificada de respostas biológicas. Seus efeitos ocorrem pela ação em dois receptores para os cys-LTs, denominados receptores cys-LT tipo 1 e tipo 2 (CysLT1 e CysLT2, respectivamente). Antagonistas desses re-

ceptores são clinicamente eficazes no tratamento da asma (ver Capítulo 32 – Fármacos utilizados nos tratamentos da asma e da DPOC).

As lipoxinas, lipoxina A4 (LXA4) e lipoxina B4 (LXB4), são isômeros posicionais gerados a partir da ação inicial da 15-lipoxigenase (15-LOX) no metabolismo do ácido araquidônico para geração de 15-(S) HPETE durante as interações célula-célula, seguida pela ação de outras lipo-oxigenases e hidrolases teciduais e leucocitárias. LXA4 liga-se com alta afinidade com um receptor acoplado à proteína G, denominado receptor LXA4 (ALXR), também conhecido como FPRL1 e FPR2. A ativação de ALXR interrompe o recrutamento de neutrófilos e facilita a resolução da inflamação, estimulando monócitos e macrófagos para realizar fagocitose sem liberação de citocinas ou quimiocinas (Figura 30.1).

Anti-inflamatórios não esteroidais (AINE)

Aspectos históricos

Há cerca de 2.400 anos, Hipócrates recomendava o uso de extratos contendo plantas da família *Salicaceae* para o tratamento da dor do parto. Celsus, o mesmo que descreveu os sinais cardinas da inflamação, também descreveu que a ingestão do extrato de folhas do salgueiro cozidas no vinagre poderia aliviar a dor causada por prolapso uterino ou outras condições inflamatórias. Contudo, apenas em 1835 um farmacêutico francês, Leroux, isolou e purificou a partir de extratos de plantas, pela primeira vez, a salicilina (precursor metabólico do ácido salicílico). Em 1874, Kolbe e Lautemann foram os pioneiros a desenvolver um método que possibilitava sintetizar o ácido salicílico em escala comercial, e desenvolveram isso na cozinha de um dos seus estudantes, von Heyden, na cidade de Dresden, Alemanha. A partir desses métodos, von Heyden criou uma fábrica, e a chamou de "Fábrica de ácido salicílico Dr. von Hyden", possibilitando, assim, a disseminação e a utilização do composto na Europa (Gross, Greenberg, 1948).

Visto que von Hyden já tinha atingido o limite da sua capacidade produtiva, e altas doses de ácido salicílico causavam náuseas, vômito e problemas gastrointestinais, o diretor de pesquisas farmacológicas da Freidrich Bayer and Company, na Alemanha, Prof. Heinrich Dreser, identificou uma oportunidade de introduzir um fármaco para competir com o ácido salicílico, e logo ordenou a seus químicos que sintetizassem um composto competitivamente superior ao de Hyden. O pai de um dos químicos da Bayer sofria de artrite reumatoide e também implorou para seu filho, Felix Hoffman, pesquisar um fármaco menos irritante

Seção 5 – Inflamação, Imunomodulação e Hematopoiese

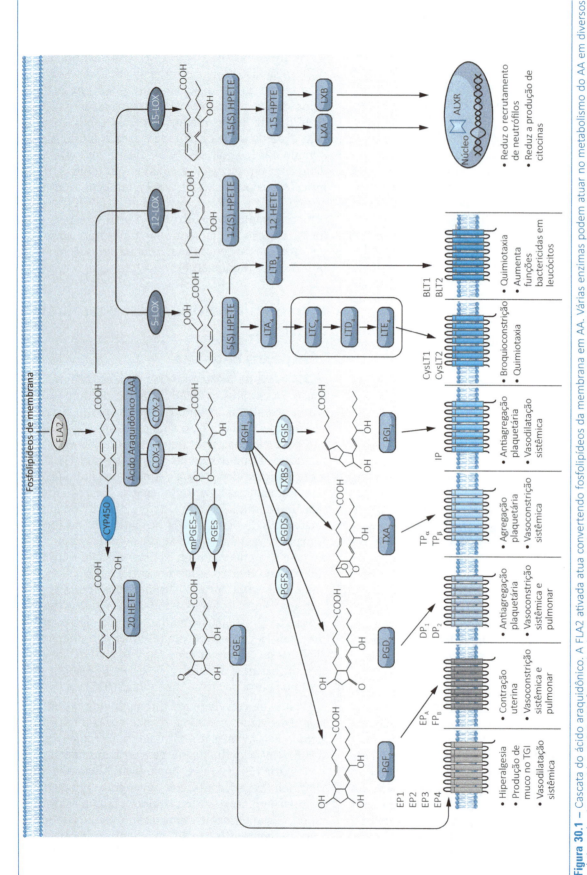

Figura 30.1 – Cascata do ácido araquidônico. A FLA2 ativada atua convertendo fosfolipídeos da membrana em AA. Várias enzimas podem atuar no metabolismo do AA em diversos subtipos de eicosanoides. A CYP450, formando alguns HETEs, principalmente o 20-HETE, que atua na regulação do tônus vascular, no fluxo sanguíneo, no transporte de sódio nos rins. A COX-1 e COX-2 atuam convertendo o AA em PGH2, a qual é substrato para a formação de outros prostanoides, incluindo PGE, PGF, PGD, TXA e PGI. Na figura, são ilustrados alguns dos prostanoides de maior relevância clínica. Contudo, o AA também é substrato para a formação de leucotrienos, como LTA, LTB, LTC, LTD e LTE, bem como lipoxinas, por meio da ação das 5-LOX, 12-LOX e 15-LOX. Esses mediadores finais exercem seus efeitos biológicos por meio da ativação dos seus respectivos receptores acoplados à proteína G ou ao receptor nuclear, como o ALXR. Alguns dos principais efeitos desencadeados pela ativação dos respectivos receptores estão descritos nos quadros, na parte de baixo da figura.
FLA2: fosfolipase A2; CYP450: citocromo P450; LOX: lipo-oxigenase; LT: leucotrinos; HETE: ácidos hidroxieicosatetraenoicos; LX: lipoxina; PGIS: prostaciclina sintase; mPGES1: prostaglandina E sintetase microssomal; PGES: prostaglandina E sintetase; PGFS: prostaglandina F sintetase; TBXS: tromboxano sintetase.
Fonte: Desenvolvida pela autoria do capítulo.

que o ácido salicílico. Hoffman realizou vários testes de modificações químicas desse composto e, sabendo que a acetilação de fenóis já era uma prática comum para reduzir toxicidade de compostos, chegou ao ácido acetilsalicílico como o mais satisfatório. Contudo, o nome ácido acetilsalicílico parecia ser muito longo e talvez difícil de pronunciar, então ele adicionou um novo nome ao composto, utilizando os termos "A" de acetil e "spirin" de *Spiraea*, a família de plantas a qual ele extraiu o ácido salicílico, formando, então, o nome *aspirin* (aspirina, em português). Assim, a aspirina foi introduzida no mercado farmacêutico pela Bayer em 1899 (Rainsford, 1984).

Embora a aspirina já fosse o fármaco mais utilizado no mundo para o tratamento de diversas doenças de origem inflamatória, o seu mecanismo de ação era completamente desconhecido. Em 1971, um farmacologista britânico chamado John Vane descobriu o mecanismo pelo qual a aspirina exerce suas ações anti-inflamatórias, analgésicas e antipiréticas. Seu experimento consistiu em testar o efeito da aspirina, da indometacina e da morfina sobre a produção de prostaglandinas (PG) ao incubar AA com o extrato de células provenientes do pulmão de cobaias (porquinhos-da-índia). Células dos tecidos pulmonares apresentam expressão constitutiva de COX-1. Desse modo, Vane provou que a aspirina e outros anti-inflamatórios não esteroides (AINE) inibiam a produção das prostaglandinas, mas não a morfina. Esse efeito foi atribuído à inibição da atividade enzimática da ciclo-oxigenase (COX), a qual é responsável pela formação de prostaglandinas que potencializam a inflamação, o inchaço, a dor e a febre (Jonh Vane, 1971). A descoberta do mecanismo de ação da aspirina e de outras substâncias associadas às prostaglandinas renderam a John Vane o Prêmio Nobel de Fisiologia ou Medicina de 1982, e um título de cavaleiro "Sir" em 1984, concedido pelo governo britânico em reconhecimento a suas realizações notáveis na Ciência. Trabalhando em conjunto com John Vane na Inglaterra, um médico brasileiro chamado Sergio Henrique Ferreira, também teve papel crucial no entendimento do mecanismo de ação analgésico dos AINE. Sergio Ferreira demonstrou que o efeito analgésico da aspirina se devia à redução da produção de PG, principalmente a prostaglandina tipo E_2, as quais atuam nas fibras nociceptivas durante a inflamação, reduzindo o seu limiar de ativação. Dessa maneira, demonstrou como os AINE atuam na redução da dor inflamatória (hiperalgesia inflamatória).

Mecanismo de ação dos AINE

As ações terapêuticas dos AINE ocorrem basicamente em decorrência da sua capacidade de bloquear a síntese de algumas prostaglandinas (PG) por meio da inibição das enzimas ciclo-oxigenase. Com a descoberta de um segundo gene da COX, 20 anos após a descoberta da primeira, ficou claro que existem pelo menos duas isoformas da enzima COX. A isoforma constitutiva, COX-1, que dá suporte às funções homeostáticas benéficas, enquanto a isoforma induzível, a COX-2, torna-se regulada por mediadores inflamatórios e seus produtos causam muitos dos sintomas de doenças inflamatórias. Embora o limite seja indistinto, há dois grandes grupos de AINE: 1) os AINE mais antigos, tradicionais e não seletivos que inibem tanto a COX-1 quanto a COX-2; e 2) os inibidores mais recentes e seletivos da COX-2 que inibem predominantemente a COX-2. A aspirina, por exemplo, é classificada como um AINE não seletivo, embora tenha mais afinidade pela inibição da COX-1.

A COX-1 é a principal responsável pela produção de prostaglandinas e tromboxanos que controlam a barreira mucosa no trato GI, a homeostase renal, a agregação plaquetária e outras funções fisiológicas, enquanto a COX-2 produz PG relacionados à inflamação, dor e febre. A COX-1 é amplamente expressa constitutivamente, enquanto a COX-2 é induzida em células inflamatórias, embora também seja expressa constitutivamente. Por inibirem a COX-1, os AINE não seletivos também impedem a produção fisiológica de PG em alguns tecidos que impactam na homeostase tecidual. A produção de PG mediada por COX-1 é importante para indução da produção de muco no estômago, manutenção da função renal em certas condições e, ainda, potencializa a agregação plaquetária. O muco estomacal atua impedindo a ação direta do ácido clorídrico no tecido estomacal. Essa conclusão forneceu uma explicação unificadora para as ações terapêuticas e os efeitos colaterais compartilhados dos fármacos semelhantes à aspirina. A inibição da COX-2 representa o efeito mais desejado da resposta anti-inflamatória, antipirética e analgésica dos AINE, embora a inibição da COX-1 possa contribuir em menor grau.

■ Ácido acetilsalicílico (aspirina) e salicilatos

Ácido acetilsalicílico

O ácido acetilsalicílico atua como analgésico, antipirético e anti-inflamatório por meio da inibição das enzimas COX, embora tenha maior afinidade pela COX-1. Diferentemente dos demais AINE, a aspirina possui

501

a capacidade de inibir irreversivelmente as COX-1 e COX-2, por meio da acetilação das serinas homólogas nas posições 529 e 516, respectivamente. Essa característica da aspirina contribui para o longo período de ação na redução da produção de tromboxano A_2 pelas plaquetas. A reativação da atividade das COX só acontece pela síntese de novas enzimas, que no caso das plaquetas ocorre após 8 a 12 dias. Outros salicilatos não apresentam a capacidade de inibir irreversivelmente as COX.

O ácido acetilsalicílico também pode aumentar a formação de LXA e LXB por uma alteração da capacidade catalítica da COX-2. A acetilação irreversível da COX-2 pela aspirina inibe sua capacidade de produzir prostanoides, mas torna essa enzima capaz de metabolizar o ácido araquidônico em 15 (R)-HETE, que pode então ser processada em lipoxinas por uma via alternativa dependente da 5-LOX.

Farmacocinética

- **Absorção:** após a administração oral, o ácido acetilsalicílico é rapidamente absorvido por difusão passiva no trato gastrointestinal, principalmente no intestino delgado. A extensão da absorção pode ser influenciada por fatores como o pH da mucosa e o tempo de esvaziamento gástrico, sendo que pH ácido favorece sua absorção.
- **Distribuição:** de modo geral, os salicilatos são amplamente distribuídos pelos líquidos corporais, e podem se acumular em ambientes com pH básicos. Além disso, salicilatos conseguem atravessar as barreiras hematoencefálica, placentária e ser encontrados no leite materno. Seu volume de distribuição médio é igual a 0,17 L/kg e a taxa de ligação com as proteínas plasmáticas é de 80 a 90%, ligando-se principalmente com a albumina.
- **Metabolismo:** sua biotransformação no fígado gera prioritariamente ácido salicilúrico, glucurinídeos de acila e salicílicos fenólicos, que são excretados pela urina. Uma pequena parte é eliminada na forma inalterada.
- **Eliminação:** as duas principais vias de eliminação de salicilato ficam saturadas em níveis corporais relativamente baixos do fármaco. A depuração renal do ácido salicílico aumenta acentuadamente com o aumento do pH da urina. Antiácidos capazes de aumentar o pH da urina podem, portanto, causar redução acentuada das concentrações de ácido acetilsalicílico plasmáticas em condições clínicas. O tempo de meia-vida plasmática varia de 2 a 3 horas.

Usos terapêuticos

Baixas doses de ácido acetilsalicílico (100 mg/dia) são utilizadas como cardioprotetoras em virtude dos seus efeitos na inibição da agregação plaquetária, prevenindo a formação de trombos. Sua utilização como analgésico e antipirético em adultos exige a posologia de 324 a 1.000 mg a cada 6 horas.

Interações medicamentosas, contraindicações, efeitos colaterais e toxicidade

A utilização dos salicilatos em doses terapêuticas é amplamente associada à redução da produção de muco gastroprotetor e incidência ou exacerbação de úlceras pépticas. Doses terapêuticas dos salicilatos também alteram o equilíbrio ácido-base, a redução aguda da função renal e o acúmulo de líquidos em pacientes com insuficiência cardíaca congestiva ou com função renal reduzida. Os salicilatos são contraindicados para febres associadas a infecções virais em crianças, pois podem intensificar a ação desses vírus, facilitando a instalação da síndrome de Reye.

■ Ácidos propriônicos

Ibuprofeno

Ibuprofeno

É um típico AINE com atividade anti-inflamatória, analgésica e antipirética. Embora possua maior afinidade pela isoforma da COX-1 em relação à COX-2, o ibuprofeno possui fraca atividade antitrombótica quando comparado à aspirina. Isso ocorre porque o ibuprofeno não possui a capacidade de inibir de forma prolongada e irreversível a ciclo-oxigenase plaquetária (COX-1), como observado com a aspirina. O ibuprofeno é comercializado como uma mistura de enantiômeros, 50:50 R(–) e S(+). Esses enantiômeros possuem diferenças nos efeitos inibitórios na produção de prostaglandinas, em que o enantiômero S (+) tem maior potência que o R(–).

Farmacocinética

- **Absorção:** o ibuprofeno é rapidamente absorvido por via oral, com concentrações plasmáticas máximas do fármaco observadas dentro de 2 a 3 horas após sua administração. A ingestão simultânea com comida ou bebidas com alto teor de açúcar pode retardar sua absorção, por alterar a velocidade do esvaziamento gástrico.
- **Distribuição:** o ibuprofeno liga-se extensivamente, de maneira dependente da concentração, com taxa de ligação maior que 98%com as pro-

teínas plasmáticas, principalmente a albumina plasmática. Em doses superiores a 600 mg, existe um aumento na fração não ligada do fármaco, conduzindo, assim, aumento da sua depuração. O seu VD varia de 0,1 a 0,2 L/kg após administração oral em adultos.

- Metabolismo: a maior parte do ibuprofeno é biotransformado inicialmente nos metabólitos 2-hidroxi-ibuprofeno e ibuprofeno carboxila, por sua vez, conjugados com ácido glicurônico para então ser excretados na urina.
- Eliminação: pouco do fármaco é eliminado inalterado. A excreção de conjugados pode estar ligada à função renal e o acúmulo de conjugados ocorre na doença renal terminal. Sua meia-vida de eliminação varia entre 2 e 3 horas. A doença hepática e a fibrose cística podem alterar a cinética de eliminação do ibuprofeno, não sendo ele excretado em concentrações substanciais no leite materno.

Usos terapêuticos

O Ibuprofeno é comercializado em diversas formas farmacêuticas, como soluções de administração oral ou intravenosa, comprimidos, cápsulas gelatinosas e supositórios. Ele pode ser utilizado como analgésico e antipirético. O tratamento com ibuprofeno possui menor risco de incidência de sangramento e ulceração gastrointestinal comparado a aspirina, além de ocasionar menor toxicidade renal comparado a outros AINE.

Interações medicamentosas, contraindicações, efeitos colaterais e toxicidade

O ibuprofeno não é considerado um dos mais seguros AINE, pois seu uso ainda pode causar distúrbios gastrointestinais associados à inibição da COX-1. De acordo com o relato de um caso, sugeriu-se a possibilidade de toxicidade pela sua associação com a fenitoína. O ibuprofeno é pouco excretado pelo leite materno, e pode ser utilizado com cautela por mulheres em estágio de amamentação. Interações medicamentosas significativas foram demonstradas com a aspirina, a colestiramina e o metotrexato.

■ Cetoprofeno

Cetoprofeno

Atualmente, é comercializado em todo o mundo com certa variedade de formas: cápsulas, soluções in-

jetáveis, supositórios e gel tópico. Ele inibe ambas as isoenzimas COX-1 e COX-2, sendo cerca de 20 vezes mais potente que o ibuprofeno.

Farmacocinética

- Absorção: após administração por via oral é rapidamente absorvido, com pico plasmático do fármaco atingido em 1 a 2 horas na maioria dos indivíduos. Mais de 90% é absorvido após administração via oral. Esses recursos contribuem para um rápido início de ação.
- Distribuição: na corrente sanguínea, o cetoprofeno é 99% ligado à proteína (principalmente albumina).
- Metabolismo: o fármaco segue uma via metabólica (principalmente glucuronidação), resultando em formação de um éster glucurônico instável, excretado na urina. O seu VD é aproximadamente 0,14 L/kg após administração oral em adultos.
- Eliminação: a meia-vida plasmática é de aproximadamente 2 horas em jovens saudáveis. Contudo, a excreção é um pouco reduzida em idosos, resultando em um aumento da meia-vida para 3 a 5 horas. Medições da concentração plasmática após múltiplas dosagens mostram que essa meia-vida é curta o suficiente para evitar acúmulo tóxico do fármaco em pacientes idosos com artrite reumatoide. Assim, nenhum ajuste de dosagem de rotina parece ser necessário nessas pessoas ou em doentes com insuficiência renal ou cirrose alcoólica.

Uso terapêutico

Ensaios duplo-cegos estabeleceram sua equivalência terapêutica com a aspirina, a indometacina e o ibuprofeno na artrite reumatoide, e com aspirina, na osteoartrite.

Interações medicamentosas, contraindicações, efeitos colaterais e toxicidade

O cetoprofeno tem metabolismo simples e ampla janela, além de não se acumular com doses múltiplas, possibilitando, assim, dosagem flexível e perfil de tolerância confiável. Apesar de apresentar elevada taxa de ligação com as proteínas plasmáticas, o cetoprofeno parece não alterar a farmacocinética de outros fármacos altamente ligados com as proteínas, como agentes antidiabéticos orais ou anticoagulantes. Embora esses efeitos de compensação resultassem em alteração na concentração plasmática de cetoprofeno livre, a utilização conjunta com a aspirina pode resultar em variações individuais imprevisíveis, portanto

Seção 5 – Inflamação, Imunomodulação e Hematopoiese

a coadministração com aspirina não é recomendada. Probenecida reduz tanto a ligação com as proteínas como a depuração do cetoprofeno.

Derivados do ácido acético

Etodolaco

Etodolaco

É um inibidor seletivo para a COX-2, sendo comercializado como uma mistura racêmica, embora o enantiômero R seja inativo.

Farmacocinética

- Absorção: o etodolaco possui várias características únicas de disposição, principalmente em virtude da sua farmacocinética estereosseletiva. No plasma, as concentrações do enantiômero R "inativo" são cerca de 10 vezes superiores às do enantiômero S ativo. O etodolaco é bem absorvido, com concentrações plasmáticas máximas atingidas em 1 a 2 horas em voluntários saudáveis.
- Distribuição: como outros AINE, o fármaco é altamente ligado às proteínas plasmáticas (> 90%). O volume de distribuição do etodolaco racêmico é superior ao da maioria dos outros AINE, principalmente em decorrência da extensa distribuição do enantiômero S.
- Metabolismo: a biotransformação é virtualmente completa a metabolitos oxidados e acil-glucuronídes. Seu VD é de aproximadamente 0,4 L/kg.
- Eliminação: a meia-vida de eliminação do etodolaco varia de 6 a 8 horas no plasma e é similar para ambos os enantiômeros. Além do fármaco inalterado, concentrações substanciais dos acil-glucuronídeos do etodolaco são encontradas tanto no plasma quanto no líquido sinovial de pacientes com artrite.

Uso terapêutico

Mostrou-se eficaz no tratamento da osteoartrite e da artrite reumatoide. Também é utilizado na dor pós-operatória.

Interações medicamentosas, contraindicações, efeitos colaterais e toxicidade

Uma quantidade limitada de etodolaco conjugado é encontrada na bile dos pacientes após colecis-

tectomia. A cirrose hepática não tem efeito sobre a farmacocinética do etodolaco racémico, embora o efeito da disfunção hepática na farmacocinética dos enantiômeros individuais ainda não tenha sido determinado. Em idosos não artríticos com excelente função renal, o envelhecimento não afeta a farmacocinética do etodolaco.

Diclofenaco

Diclofenaco

É um AINE da classe do ácido fenilacético. Seu principal mecanismo de ação baseia-se, como de outros AINE, na inibição da síntese de prostaglandinas, pela inibição da COX-1 e da COX-2.

Farmacocinética

- Absorção: embora seu uso mais comum seja a via oral, o diclofenaco também pode ser administrado via tópica, intravenosa, intramuscular e retal. Sua absorção por via oral é rápida e completa. A biodisponibilidade absoluta é de cerca de 90% após a administração oral de uma dose única de 50 mg.
- Distribuição: o diclofenaco liga-se extensivamente à albumina plasmática (> 95%) e seu VD aparente calculado é de 0,12 a 0,17 L/kg.
- Metabolismo: o diclofenaco sofre metabolismo hepático de primeira passagem, o que resulta em redução da biodisponibilidade. Ele é eliminado após biotransformação em glucoroconjugados e metabólitos sulfatados.
- Eliminação: a maior parte do fármaco é excretado na forma de metabólitos na urina, e uma quantidade ínfima dele é eliminada de forma inalterada. Seu tempo de meia-vida pode variar de 2 a 4 horas. A excreção de conjugados pode estar relacionada com a função renal. O acúmulo de conjugado ocorre na doença renal terminal; no entanto, nenhuma acumulação é aparente na comparação de jovens e idosos. Ajustes de dose para idosos, crianças ou para pacientes com vários estados de doença (como doença hepática ou artrite reumatoide) pode não ser necessária.

Usos terapêuticos

Seus efeitos anti-inflamatórios no tratamento de doenças como artrite reumatoide, osteoartrite, anqui-

504

losante espondilite e artrite gotosa aguda são equivalentes como na maioria dos outros AINE.

Interações medicamentosas, contraindicações, efeitos colaterais e toxicidade

Interações medicamentosas significativas foram demonstradas para aspirina, lítio, digoxina, metotrexato, ciclosporina, colestiramina e colestipol.

■ Ácidos enólicos (oxicans)

Piroxicam

Piroxicam

Os derivados do oxicam são ácidos enólicos que inibem tanto a COX-1 quanto a COX-2. A principal vantagem que justifica seu uso é o tempo de meia-vida prolongado, pois, com isso, é possível utilizar uma dosagem terapêutica apenas 1 vez ao dia.

O piroxicam pode atuar em várias etapas da resposta imune e da inflamação, como inibição reversível da enzima COX e da síntese de prostaglandinas, redução da migração das células polimorfonucleares e monócitos para a área de inflamação, diminuição na liberação de enzimas lisossomais de leucócitos estimulados, e formação do ânion superóxido pelo neutrófilo.

Farmacocinética

- Absorção: o piroxicam é absorvido completamente após administração oral e sofre ação êntero-hepática. As concentrações máximas no plasma ocorrem dentro de 2 a 4 horas.
- Distribuição: após a absorção, o piroxicam é extensivamente (99%) ligado às proteínas plasmáticas. Concentrações no plasma e no líquido sinovial são semelhantes no estado estacionário (p.ex., após 7 a 12 dias). Seu VD é de aproximadamente 0,15 L/kg.
- Metabolismo: a principal via metabólica e de transformação é a hidroxilação mediada por CYP e o anel piridil (predominantemente por uma isoenzima do CYP2C subfamília). Esse metabólito inativo e seu conjugado glicuronídeo são responsáveis por cerca de 60% do fármaco excretado na urina e nas fezes.
- Eliminação: menos de 5% do fármaco é excretado na urina inalterado. O tempo de meia-vida no plasma é de aproximadamente 50 horas.

Usos terapêuticos

O piroxicam é um AINE indicado para diversas condições patológicas que requeiram atividade anti-inflamatória e/ou analgésica, como artrite reumatoide, osteoartrite (artrose, doença articular degenerativa), espondilite anquilosante, distúrbios musculoesqueléticos agudos, gota aguda e dor pós-operatória. Por possuir um lento início de ação, o piroxicam não é adequado para o tratamento de patologias agudas, embora tenha sido indicado para o tratamento da gota.

Interações medicamentosas, contraindicações, efeitos colaterais e toxicidade

Deve-se evitar o uso concomitante de piroxicam com outros AINE de ação sistêmica, incluindo os inibidores da COX-2. O piroxicam também pode reduzir a eliminação renal do lítio, o que pode ocasionar concentrações tóxicas desse íon. O uso concomitante de dois AINE sistêmicos pode aumentar a frequência de úlceras gastrointestinais e sangramento. O piroxicam não deve ser administrado em pacientes que já desenvolveram reações de hipersensibilidade ao ácido acetilsalicílico. Cerca de um quinto dos pacientes que fazem uso do piroxicam desenvolvem algum efeito adverso e, em decorrência dessa alta incidência, esse medicamento não deve ser a primeira escolha entre os AINE. A anafilaxia ocorre em pacientes asmáticos que desenvolveram rinite, com ou sem pólipos nasais, ou que apresentaram broncoespasmo grave e potencialmente fatal após administração de ácido acetilsalicílico ou outros AINE.

Meloxicam

Meloxicam

É um AINE com seletividade para COX-2. Assim como o piroxicam, o meloxican apresenta tempo de meia-vida prolongado, o que permite utilizar uma dosagem terapêutica de apenas 1 vez ao dia.

Farmacocinética

- Absorção: o meloxicam é bem absorvido pelo trato gastrointestinal, o que é comprovado pela sua alta biodisponibilidade de aproximadamente 90% após administração oral.
- Distribuição: o meloxicam apresenta 99% de ligação com as proteínas plasmáticas. Ele penetra no líquido sinovial onde atinge, aproximadamente, metade da concentração plasmática. O

volume de distribuição após administração de múltiplas doses orais de meloxicam (7,5 mg ou 15 mg) fica em torno de 0,3 L/kg, com coeficientes de variação entre 11 e 32%.

- Metabolismo: a biotransformação hepática gera na urina quatro diferentes metabólitos, todos inativos. O principal metabólito, 5'-carboximeloxicam (60% da dose), é formado pela oxidação de um metabólito intermediário 5'-hidroximetilmeloxicam, que também é excretado em menor quantidade (9% da dose). Estudos *in vitro* sugerem que CYP2C9 exerce importante papel nessa via metabólica, com uma pequena contribuição da isoenzima CYP3A4. A atividade da peroxidase do paciente é provavelmente responsável pelos outros dois metabólitos, estimados em 16% e 4% da dose administrada, respectivamente.

- Eliminação: o meloxicam é excretado, predominantemente, na forma de metabólitos na mesma proporção na urina e nas fezes. Menos de 5% da dose diária é excretada de forma inalterada nas fezes, enquanto apenas traços do composto inalterado são excretados na urina. A meia-vida de eliminação varia entre 13 e 25 horas após administração oral. A depuração plasmática total fica em torno de 7 a 12 mL/min, para doses únicas administradas oralmente.

Usos terapêuticos

O meloxicam é principalmente indicado para o tratamento sintomático da artrite reumatoide e de osteoartrites dolorosas (artroses, doenças degenerativas das articulações).

Interações medicamentosas, contraindicações, efeitos colaterais e toxicidade

Embora não seja determinada uma linearidade nas doses empregadas, esse fármaco produz significativamente menos lesões gástricas em comparação ao piroxicam (20 mg/dia) em indivíduos tratados com 7,5 mg por dia de meloxicam.

Reações semelhantes aos AINE podem ocorrer, como: ulceração, perfuração ou sangramento gastrointestinais. Deve-se ter cautela ao administrar meloxicam em pacientes com antecedentes de afecções do trato gastrointestinal e usuários de anticoagulantes. Eles também podem aumentar o risco de eventos cardiovasculares trombóticos graves, infarto do miocárdio e acidente vascular cerebral (AVC).

Coxibes

Foram desenvolvidos para atuar na inibição da síntese de prostaglandinas mediado pela isoenzima COX-2, sem afetar a ação da COX-1 constitutiva encontrada no trato gastrointestinal (TGI), nos rins e nas plaquetas (Figura 30.2). Os coxibes ligam-se e bloqueiam seletivamente o sítio ativo da enzima COX-2, com pouco ou insignificante efeito sobre a COX-1. Os inibidores de COX-2 possuem efeitos analgésicos, antipiréticos e anti-inflamatórios, semelhantes aos AINE não seletivos, mas com reduzidos efeitos adversos relacionados ao TGI. Os inibidores da COX-2, em doses terapêuticas, não influenciam a agregação de plaquetas, que é mediada pelo tromboxano e produzida pela COX-1 isoenzima. No entanto, eles inibem a prostaciclina mediada pela síntese COX-2 no endotélio vascular. Em contrapartida, os inibidores de COX-2 não oferecem os efeitos cardioprotetores relacionados aos AINE (ver implicações mais adiante no item "Efeitos cardiovasculares dos AINE"). Adicionalmente, a COX-2 é constitutivamente expressa nos rins, e sua inibição está associada ao aparecimento de toxicidades renais semelhantes aos AINE tradicionais. Dados clínicos, ao longo dos anos, demonstraram maior incidência de trombose cardiovascular associada ao uso dos inibidores da COX-2, como o rofecoxib e o valdecoxib, os quais não estão disponíveis no mercado.

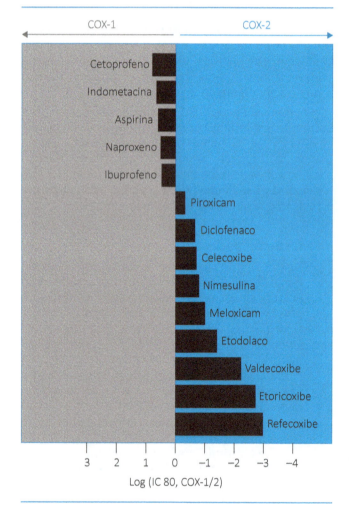

Figura 30.2 – Seletividade dos AINE para COX-1 e COX-2. Seletividade relativa de alguns fármacos em relação à sua concentração necessária para inibir a atividade de COX-1 e COX-2 em 80% (IC_{80}).
Fonte: Adaptada de Schmidt et al. (2016).

Celecoxibe

Foi desenvolvido como inibidor seletivo da COX-2 com maior seletividade (10 a 20 vezes mais) em relação à COX-1. O celecoxibe está indicado para o tratamento de diversos sinais e sintomas de doenças inflamatórias crônicas e agudas. Contudo, há risco de desenvolvimento de doenças cardiovasculares, caso ele seja considerado para tratamento crônico.

Farmacocinética

- Absorção: a biodisponibilidade do celecoxib oral é 99% nas doses de 200 mg 2 vezes ao dia. Em jejum, o celecoxibe é bem absorvido e atinge os níveis plasmáticos máximos em 2 a 4 horas após a administração.
- Distribuição: a taxa de ligação com as proteínas plasmáticas, que é independente da concentração, é de cerca de 97% em concentrações plasmáticas terapêuticas.
- Metabolismo: o celecoxib é metabolizado predominantemente pelo CYP2C9. Embora não seja um substrato, o celecoxib também é um inibidor do CYP2D6. A vigilância clínica é necessária durante a coadministração de medicamentos que são conhecidos por inibir o CYP2C9 e os fármacos que são metabolizados por CYP2D6.
- Eliminação: pouco fármaco é excretado inalterado (menos de 1%), sendo que em grande parte é excretado como ácido carboxílico e glicuronídeo metabólitos na urina e nas fezes. A meia-vida de eliminação é aproximadamente 11 horas e o *clearance* é de aproximadamente 500 mL/min.

Usos terapêuticos

O celecoxibe é indicado para o tratamento de dor aguda (pós-operatório, lombalgia e entorses), osteoartrite, artrite reumatoide, alívio dos sinais e sintomas da espondilite anquilosante, alívio da dor aguda (principalmente no pós-operatório de cirurgia ortopédica ou dental e em afecções musculoesqueléticas), alívio dos sintomas da dismenorreia primária e da lombalgia.

Interações medicamentosas, contraindicações, efeitos colaterais e toxicidade

Os celecoxibes podem causar aumento no risco de eventos cardiovasculares (CV) trombóticos graves, infarto do miocárdio (IM) e acidente vascular encefálico, o que pode ser fatal. Esse risco pode aumentar com a dose, a duração do tratamento e o fator de risco cardiovascular basal. Pacientes com história médica conhecida de doença cardiovascular podem estar sob um risco maior.

Etoricoxibe

É um inibidor seletivo da COX-2. Sua seletividade para COX-2 perde apenas para o lumiracoxib, além de ele demonstrar diminuição de lesões gastrointestinal.

Farmacocinética

- Absorção: o etoricoxib é bem absorvido por via oral. A biodisponibilidade oral média é de aproximadamente 100%. Em adultos, em jejum, o pico de concentração plasmática (média geométrica da C_{max} = 3,6 μg/mL) foi observado aproximadamente 1 hora (T_{max}) após a administração de 120 mg 1 vez ao dia até o estado de equilíbrio.
- Distribuição: a taxa de ligação com as proteínas plasmáticas do etoricoxibe é de aproximadamente 92% na faixa de concentração de 0,05 a 5 μg/mL.
- Metabolismo: o etoricoxibe é amplamente metabolizado e menos de 1% da dose é recuperada na urina de forma inalterada. A principal via metabólica para a formação do metabólito 6'-hidroximetil é catalisada pelas enzimas do citocromo P450 (CIP). Cinco metabólitos foram identificados em humanos; o principal é o 6'-ácido carboxílico derivado do etoricoxibe, formado pela oxidação adicional do metabólito 6'-hidroximetil.
- Eliminação: após administração intravenosa de uma dose de 25 mg de etoricoxibe, marcada radioativamente, 70% da radioatividade foi recuperada na urina e 20%, nas fezes, sendo a maioria como metabólito; menos de 2% foram

507

recuperados como fármaco inalterado. A eliminação do etoricoxibe é feita quase exclusivamente pelo metabolismo, seguida de excreção renal. O tempo de meia-vida de acúmulo corresponde aproximadamente 22 horas e o *clearance* plasmático é estimado em 50 mL/min.

Usos terapêuticos

O etoricoxibe é um inibidor seletivo da COX-2, indicado para o alívio da osteoartrite, da artrite reumatoide e da dor e da inflamação associados à artrite gotosa aguda. Ele pode ser tomado em associação com baixas doses de ácido acetilsalicílico.

Interações medicamentosas, contraindicações, efeitos colaterais e toxicidade

As principais preocupações que envolvem os riscos e as advertências desse grupo de fármacos são as reações cardiovasculares trombóticas, gastrointestinais e cutâneas graves. Efeitos adversos relacionados são falta de ar, dores no peito ou inchaço no tornozelo, dor abdominal ou reações alérgicas, que podem incluir problemas de pele.

■ Outros AINE

Nimesulida

Nimesulida

A nimesulida (4-nitro-2-fenoximetanossulfonanilida) é um fármaco da classe das sulfonanilidas, e apresenta atividade anti-inflamatória mais potente do que o ácido acetilsalicílico, a fenilbutazona e a indometacina. Sua atividade antipirética é tão eficaz quanto a do diclofenaco e da dipirona, e potencialmente superior à do acetaminofeno. A nimesulida possui modo de ação único, inibindo seletivamente a COX-2, por isso, apresenta mínima atividade sobre a COX-1, a qual atua na manutenção da mucosa gástrica. Além disso, foi demonstrado que a nimesulida possui outras propriedades bioquímicas, que incluem inibição da fosfodiesterase tipo IV, redução da formação do ânion superóxido, inibição de proteinases (elastase, colagenase), inibição da liberação de histamina dos basófilos e mastócitos e inibição da atividade da histamina.

Farmacocinética

- Absorção: a nimesulida é bem absorvida quando administrada via oral. Após uma única dose de 100 mg, ocorre um pico de concentração plasmática de 3 a 4 mg/L alcançado após 2 a 3 horas.
- Distribuição: 97,5% da nimesulida liga-se às proteínas plasmáticas com a administração de 100 mg 2 vezes ao dia. Seu VD em adultos pode variar entre 0,18 e 0,39 L/kg.
- Metabolismo: a nimesulida é metabolizada no fígado e o seu metabólito principal, a hidroxinimesulida, também é farmacologicamente ativo. O intervalo para aparecimento desse metabólito na circulação é curto (cerca de 45 min), podendo ser encontrado no plasma de modo quase completamente conjugado.
- Eliminação: a nimesulida é excretada principalmente na urina (aproximadamente 50% da dose administrada). Apenas 1 a 3% é excretado como composto inalterado, e o tempo de meia-vida é de 3,2 a 6 horas. A hidroxinimesulida é encontrada apenas como um derivado glicuronato.

Usos terapêuticos

A nimesulida é utilizada para tratamento de condições que exigem atividades anti-inflamatórias, analgésicas e/ou antipiréticas, apresentando menor risco de efeitos gastrointestinais. O tempo médio estimado para início da ação terapêutica após sua administração é de 15 minutos para alívio da dor, o que pode favorecer sua indicação para o tratamento com essa finalidade.

Interações medicamentosas, contraindicações, efeitos colaterais e toxicidade

A nimesulida não deve ser administrada concomitantemente com AINE potencialmente hepatotóxicos. Os efeitos adversos comuns estão relacionados com sintomas de diarreia, náusea e vômito.

Acetaminofeno

Acetominofeno

O acetaminofeno N-acetil-para-aminofenol (paracetamol) é utilizado principalmente no tratamento da dor e da febre. Seu mecanismo de ação analgésica atua inibindo a síntese de prostaglandinas (via COX-1 e COX-2) no SNC e em menor grau bloqueando a transmissão do impulso doloroso proveniente da periferia. Estudos mais recentes demonstram que os efeitos analgésicos do acetaminofeno ocorrem em decorrência da ação do metabólito eletrofílico N-acetil-p-benzoquinonaimina (NAPQI), considerado um potente agonista de TRPA1, que é formado na medula espinhal, além do fígado e dos rins (Andersson et al., 2011).

Farmacocinética

- **Absorção:** o acetaminofeno tem biodisponibilidade eficiente em torno de 95%, rapidamente absorvida no trato gastrointestinal. As concentrações plasmáticas máximas ocorrem de 30 a 60 minutos.

- **Distribuição:** o acetaminofeno é distribuído de maneira uniforme na maioria dos fluidos corporais. A ligação do fármaco com as proteínas plasmáticas ocorre em 20 a 50%. Cerca de 90 a 100% do fármaco pode ser recuperado na urina no primeiro dia em dosagem terapêutica, principalmente após conjugação hepática com ácido glucurônico (cerca de 60%), ácido sulfúrico (cerca de 35%) ou cisteína (cerca de 3%).

- **Metabolismo:** uma pequena proporção de acetaminofeno sofre N-hidroxilação mediada por CYP para formar N-acetil-p-benzoquinonaimina (NAPQI), um intermediário altamente reativo. Esse metabólito normalmente reage com grupos sulfidrila na glutationa (GSH) e, portanto, torna-se inofensivo.

- **Eliminação:** o paracetamol é eliminado do organismo sob a forma de conjugado glucoronídeo. Após a ingestão de grandes doses de acetaminofeno, o metabolito é formado em quantidades suficientes para eliminar o GSH hepático, e o tempo de meia-vida no plasma é de cerca de 2 horas após doses terapêuticas.

Usos terapêuticos

O acetaminofeno é um substituto alternativo para a aspirina para uso analgésico ou antipirético. É particularmente indicado para pacientes com presença de úlcera péptica, hipersensibilidade à aspirina e crianças com doença febril. Embora seja uma alternativa eficaz como analgésico/antipirético, seus efeitos anti-inflamatórios são limitados.

Interações medicamentosas, contraindicações, efeitos colaterais e toxicidade

Estima-se que milhões de pessoas consumam o paracetamol, por ser um fármaco analgésico seguro.

Entretanto, seu uso excessivo e frequente pode provocar lesões hepáticas, sendo considerado a segunda causa mais comum de insuficiência hepática. O acetaminofeno geralmente é bem tolerado nas doses terapêuticas recomendadas, contudo seu uso tem sido associado anedoticamente com neutropenia, trombocitopenia e pancitopenia. O efeito adverso agudo mais grave ocorre em virtude da sobredosagem de acetaminofeno, o qual causa necrose hepática potencialmente fatal, necrose tubular renal e coma hipoglicêmico. O mecanismo pelo qual a sobredosagem com acetaminofeno resulta em lesão hepatocelular e morte envolve sua conversão ao metabólito tóxico NAPQI. As vias de conjugação glucuronida e sulfato ficam saturadas e quantidades crescentes sofrem N-hidroxilação mediada por CYP para formar NAPQI. Isso é eliminado rapidamente por conjugação com GSH e depois metabolizado para um ácido mercaptúrico e excretado na urina. A superdosagem de acetaminofeno causa esgotamento dos de níveis hepatocelulares de GSH. O metabólito altamente reativo da NAPQI liga-se covalentemente a macromoléculas celulares, provocando disfunção de sistemas enzimáticos e desbalanço estrutural e metabólico. Nos adultos, a hepatotoxicidade pode ocorrer após a ingestão de uma dose única de 10 a 15 g (150 a 250 mg/kg) de paracetamol. As doses de 20 a 25 g ou mais são potencialmente fatais. As condições de indução de citocromo P450 (p.ex., consumo pesado de álcool) ou depleção de GSH (p.ex., jejum ou desnutrição) aumentam a suscetibilidade à lesão hepática, o que tem sido documentado, embora raramente, com doses no intervalo terapêutico. Insuficiência renal ou insuficiência renal fraca podem ocorrer. Nos casos não fatais, as lesões hepáticas são reversíveis ao longo de um período de semanas ou meses.

Metamizol

Metamizol

O metamizol (dipirona) é um derivado da fenilpirazolona, cuja estrutura está intimamente relacionada a da amidopirina. Foi lançado comercialmente como analgésico e antipirético pela Hoechst, em 1922, e é comumente utilizado para tratar dor pós-operatória, cólica, dor oncológica e enxaqueca. O metamizol teve seu uso restrito em alguns países, como Estados Unidos, Reino Unido, Suécia e Austrália, pelos riscos de agranulocitose. Embora seja utilizado há mais de 90 anos, os riscos e os malefícios do metamizol ainda não são bem esclarecidos e comprovados, e as informações sobre seus efeitos adversos são escassas.

A dipirona possui propriedades analgésicas, antipiréticas, espasmolíticas e anti-inflamatórias menores. Ela é um pró-fármaco que apresenta mecanismo de ação ainda não precisamente conhecido. Entretanto, o processo de metabolização gera a formação de vários metabólitos, entre os quais dois possuem propriedades analgésicas: o 4-metil-aminoantipirina (4-MAA) e o 4-amino-antipirina (4-AA). Semelhante ao paracetamol, ocorre interferência da síntese de prostaglandina mediado pelo potencial inibitório da ciclo-oxigenase (COX). Todavia, a inibição das ciclo-oxigenases (COX-1, COX-2 ou ambas) não é suficiente para explicar os efeitos antinociceptivos. Sendo assim, outros mecanismos são explorados e propostos, como inibição de síntese de prostaglandinas preferencialmente no SNC, dessensibilização dos nociceptores periféricos mediado pela regulação da atividade da óxido nítrico sintase. Os efeitos antinociceptivos da dipirona estão relacionados com a redução da frequência de potenciais de ação pelos neurônios nociceptivos talâmicos.

Farmacocinética

- **Absorção**: após a administração da dipirona, ela sofre rapidamente hidrólise no trato gastrointestinal em 4-metilaminoantipirina (4-MAA) e, assim, é absorvida. A biodisponibilidade do metabólito MAA é aproximadamente 90%, sendo maior após administração oral em relação à administração intravenosa.
- **Metabolismo**: o 4-MAA é posteriormente metabolizado em 4-formilaminoantipirina (4-FAA) e em 4-aminoantipirina (4-AA), sendo acetilada em N--acetiltransferase em 4-acetilaminoantipirina (4--AAA). Em geral, a farmacocinética da MAA não se altera quando a dipirona é administrada concomitantemente a alimentos. Os principais metabólitos que produzem efeitos clínicos são a MAA e a 4-aminoantipirina (AA). Contudo, os estudos demonstram que os metabólitos 4-N-acetilaminoantipirina (AAA) e 4-N-formilaminoantipirina (FAA) não demonstram efeitos clínicos.
- **Distribuição**: o grau de ligação com as proteínas plasmáticas é de 58% para MAA, 48% para AA, 18% para FAA e 14% para AAA. Após administração intravenosa, o tempo de meia-vida plasmática é de aproximadamente 14 minutos.
- **Eliminação**: aproximadamente 96 e 6% da dose radiomarcada e administrada por via intravenosa foram excretadas na urina e nas fezes, respectivamente. Foram identificados 85% dos metabólitos excretados na urina, com administração oral de dose única, obtendo-se 3% ± 1% para MAA, 6% ± 3% para AA, 26% ± 8% para

AAA e 23% ± 4% para FAA. Após administração oral de dose única de 1 g de dipirona, o *clearance* renal foi de 5 mL ± 2 mL/min para MAA, 38 mL ± 13 mL/min para AA, 61 mL ± 8 mL/min para AAA, e 49 mL ± 5 mL/min para FAA.

Usos terapêuticos

A dipirona é eficaz para adultos com dor pós-operatória de moderada a severa. Além do potente efeito analgésico, a dipirona é efetiva no tratamento da febre, incluindo as causadas por veneno de escorpião, a qual os outros AINE têm eficácia limitada.

Interações medicamentosas, contraindicações, efeitos colaterais e toxicidade

O metamizol pode produzir efeitos adversos como sonolência, desconforto gástrico e náusea. Em estudo prospectivo de 108 mulheres grávidas com exposição no primeiro trimestre ao metamizol, não houve indicações de aumento do risco de malformações ou abortos espontâneos (Bar-Oz, 2005).

■ Efeitos cardiovasculares dos AINE

A hipótese de que os efeitos colaterais atribuídos aos AINE se devem à inibição de COX-1 (que é constitutivamente expressa em diversos tecidos), ocasionou o desenvolvimento de inibidores altamente seletivos para COX-2. Segundo essa hipótese, esses AINE altamente seletivos poderiam ocasionar menos efeitos colaterais e potencializar sua ação terapêutica, já que a COX-2 é bastante induzida na inflamação. Contudo, os primeiros anos de liberação do uso dos coxibes mostraram que o risco relativo de desenvolver um evento cardiovascular trombótico (infarto do miocárdio, angina instável, trombo cardíaco, parada cardíaca ressuscitada, morte súbita ou inexplicada, acidente vascular cerebral isquêmico e ataques isquêmicos transitórios) é alto com tratamento dos AINE altamente seletivos para COX-2, como o rofecoxib que apresenta risco 2,38 vezes maior comparado com um não seletivo (naproxeno). No entanto, não houve diferença significativa nas taxas de eventos cardiovasculares (infarto do miocárdio, acidente vascular cerebral e morte) entre o celecoxibe, um coxibe menos seletivo para COX-2, e outros agentes anti-inflamatórios não esteroidais (Mukherjee D, Nissen SE, Topol, 2001).

Posteriormente, algumas hipóteses surgiram para tentar explicar o maior risco de acidentes cardiovasculares atribuídos ao uso de fármacos altamente seletivos COX-2. Entre essas hipóteses, a mais aceita é a do balanço entre agregação de antiagregação plaquetária regido pelos eicosanoides TXA2 e PGI2, respectivamente. A inibição da COX-2 está associada à supressão da prostaciclina, que protege as células endoteliais durante o estresse de cisalhamento, produz vasodilatação, inibe a proliferação de células musculares lisas e interage com agregação antagonizante das plaquetas. As plaquetas contêm apenas COX-1, que converte o ácido araquidônico em PGH2 e, logo, em tromboxano A2 pela tromboxano sintase, predominantemente expresso em plaquetas. O TXA2 é um potente agente pró-agregativo e vasoconstritor. Já a COX-2 é responsável pela formação de PGH2, que é prioritariamente convertido em PGI2 no endotélio vascular. Esse balanço entre a formação de tromboxano A2 (agregante) e prostaciclina (antiagregante) é mantido em condições homeostáticas, ou mesmo no uso de AINE não seletivos. Contudo, o uso de AINE altamente seletivos para COX-2 ocasiona um desbalanço, em razão da redução da produção de PGI2, provocando maior risco de trombos e acidentes vasculares.

A inibição da COX-2 está associada à supressão da prostaciclina, que protege células endoteliais durante o estresse de cisalhamento, produz vasodilatação, inibe a proliferação de células musculares e interage com agregação antagonizante das plaquetas. Como plaquetas comerciais estão apenas as COX-1, que convertem o ácido araquidônico em tromboxano A2 (um potente agente pró-agregativo e vasoconstritor).

Os estudos considerados para a aprovação dos coxibs foram muito curtos e com número reduzido de pacientes para excluir o risco de infarto do miocárdio ou acidente vascular cerebral atribuível a essa hipótese.

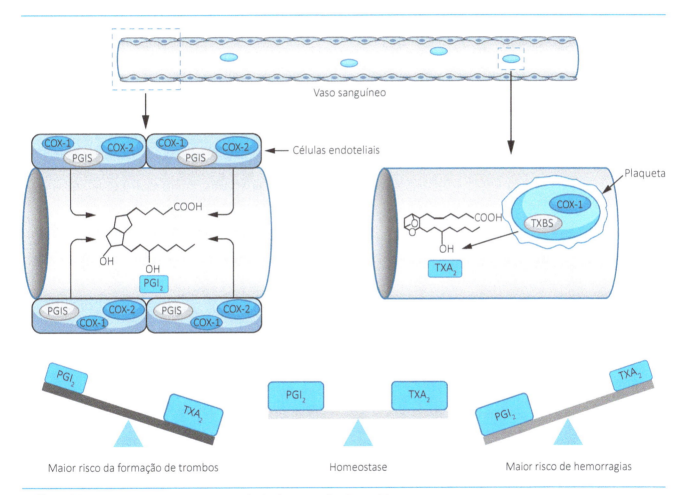

Figura 30.3 – Balanço PGI versus TXA na regulação da agregação plaquetária.
Células endoteliais possuem maior expressão da enzima COX-2 comparado à expressão de COX-1, além de alta expressão de PGIs, responsáveis pela formação de PGI2. Plaquetas expressam exclusivamente COX-1, a qual é associada à alta expressão de TXBS, que sintetiza TXA2. Em condições homeostáticas, ambos os eicosanoides são produzidos e se contrabalanceiam, permitindo o equilíbrio entre as ações anti e pró-agregação plaquetária. Com o uso crônico de inibidores altamente seletivos para a COX-2, a formação de PGI2 fica comprometida, ocasionando redução do efeito antiagregante plaquetária e, consequentemente, aumentando o risco de formação de trombos. Em contrapartida, a utilização crônica de alguns inibidores seletivos COX-1, ou de aspirina, a qual inibe irreversivelmente a COX-1, reduz a formação de TXA2 e dificulta o processo de agregação plaquetária quando necessária, favorecendo o risco de hemorragias.
Fonte: Desenvolvida pela autoria do capítulo.

Farmacoterapia da gota

A gota é uma forma de artrite inflamatória atrelada principalmente aos hábitos alimentares, e que pode afetar qualquer pessoa. Essa condição é causada por hiperuricemia, causando cristalização, agregação e deposição de cristais de urato monossódico nas articulações e nos tecidos moles ao longo do tempo. Contudo, a hiperuricemia nem sempre pode acarretar o quadro clínico de gota. As presenças desses cristais nos tecidos induzem uma reação inflamatória aguda, caracterizada por um recrutamento de leucócitos, liberação local de citocinas, quimiocinas, espécies reativas de oxigênio e enzimas proteolíticas. É descrita por ataques súbitos e severos de dor, inchaço e vermelhidão. Esses ataques súbitos podem iniciar de repente, causando dor extrema, geralmente no dedão do pé, mas, às vezes, em outras grandes articulações também (Punzi et al., 2019). Pelo seu cunho inflamatório, durante um ataque agudo os medicamentos anti-inflamatórios ajudam aliviar a dor e reduzir a duração do ataque. No entanto, pacientes com gota crônica necessitam adotar mudanças comportamentais, relacionadas aos hábitos alimentares, diminuição da ingestão de bebidas alcoólicas e prática de exercícios físicos para ajudar a diminuir a frequência dos ataques.

Colchicina

Colchicina

É um alcaloide tricíclico, lipossolúvel, extraído de plantas da família *Lily*, tal como da *Colchicum autumnale*. A colchicina é uma das terapias-padrão para a gota (profilaxia e crises agudas). Ela exerce suas ações anti-inflamatórias por impedir a polimerização de microtúbulos por meio da sua ligação com a heterodímeros de tubulina não polimerizada. Desse modo, a colchicina interfere no processo de evolução da gota com uma variedade de processos celulares, culminando na redução da produção de citocinas inflamatórias e na diminuição da migração de leucócitos para o sítio inflamatório. Seu mecanismo único de ação, que é bem diferente dos AINE, é bastante seguro para uso em pacientes com doença arterial coronariana ou falha crônica do coração.

Farmacocinética

- Absorção: a colchicina é prontamente absorvida pelo jejuno e pelo íleo. Em indivíduos saudá-veis, a biodisponibilidade oral do fármaco varia entre 24 e 88%. Embora a concentração plasmática máxima seja alcançada após 1 a 2 horas de administração de dose oral única, o efeito anti-inflamatório máximo permanece por 24 a 48 horas, apontado como o tempo necessário para atingir o pico de concentração no interior dos leucócitos.

- Distribuição: dentro da corrente sanguínea a colchicina liga-se à albumina na taxa de 40%. A semivida de dissociação do complexo colchicina-tubulina é de 20 a 40 horas, e isso explica principalmente meia-vida de eliminação longa. A concentração de colchicina nos leucócitos pode ser até 16 vezes superior à concentração plasmática.

- Metabolismo: a colchicina é predominantemente metabolizada no trato gastrointestinal por esterases, após excreção hepatobiliar. Uma parcela em menor extensão sofre metabolização pela CYP450 (subtipo CYP3A4), gerando metabólitos inativos, como 2-, 3- e 10-desmetilcolquicina.

- Eliminação: sua eliminação ocorre predominantemente pelo sistema trato gastrointestinal via excreção hepatobiliar e extrusão de células de revestimento entérico para o lúmen intestinal, mediada pela glicoproteína P (16 a 50%). Essa mesma glicoproteína P, presente nos túbulos renais proximais, também medeia a eliminação da colchicina pela urina (10 a 20%). Um pico secundário na concentração plasmática, aproximadamente 6 horas após a administração, é atribuído à recirculação êntero-hepática.

Interações medicamentosas, contraindicações, efeitos colaterais e toxicidade

A maioria dos efeitos adversos da administração de colchicina está relacionada à dose. Uma dose de 0,5 a 0,8 mg/kg apresenta alta toxicidade (taxa de mortalidade de 10%) e doses superiores a 0,8 mg/kg são tipicamente letais. Fármacos como ciclosporina, macrolídeos (p.ex., eritromicina e claritromicina), estatinas (p.ex., atorvastatina, lovastatina e sinvastatina) podem aumentar o potencial de toxicidade da colquicina por inibirem tanto a glicoproteína P como a CYP3A4.

Alopurinol

Alopurinol   Oxipurinol

Capítulo 30 – Fármacos anti-inflamatórios, antipiréticos, analgésicos e utilizados na gota

É um dos fármacos mais eficazes na redução de uratos frequentemente usado no tratamento da gota crônica. Ele atua como falso substrato para a xantina oxidase (XO), enzima responsável pela conversão de hipoxantina em xantina e xantina em ácido úrico, logo limita a produção de ácido úrico (Wallace 1988). A metabolização do alopurinol pela XO produz o oxipurinol, que também atua como inibidor competitivo da XO. A redução da atividade da XO ajuda a prevenir o acúmulo de cristais de ácido úrico nas articulações e nos tecidos, impedindo ataques de gota e sequelas de hiperuricemia de longa duração, como tosse crônica e pedras de ácido úrico.

Farmacocinética

- Absorção: a biodisponibilidade oral do alopurinol pode variar bastante, estimada entre 99 e 59%, atingindo o pico de concentração plasmática em torno de 1 hora.
- Distribuição: tanto o alopurinol como o oxipurinol não ligam-se às proteínas plasmáticas. Seus volumes de distribuição aparente são 1,3 kg/L e 0,59 kg/L para o fármaco e o metabólito, respectivamente.

- Eliminação: após dose intravenosa, 6 a 18% do fármaco é excretado inalterado na urina, enquanto 56 a 64% são excretados como seu metabólito oxipurinol. O tempo de meia-vida plasmática do alopurinol é de aproximadamente 1 a 2 horas, enquanto seu metabólito ativo, o oxipurinol, possui tempo de meia-vida de 18 a 30 horas. Embora o oxipurinol seja amplamente responsável pelos efeitos farmacológicos do alopurinol, as preparações mais antigas de oxipurinol não desencadeavam efeitos significantes. A razão disso era que o oxipurinol é pouco absorvido por via oral.

Interações medicamentosas, contraindicações, efeitos colaterais e toxicidade

O alopurinol deve ser descontinuado no primeiro aparecimento de erupção cutânea ou qualquer sinal que possa indicar reação alérgica, uma vez que reações graves de hipersensibilidade, que podem ser fatais, foram relatadas após o surgimento de erupção cutânea. A frequência de reações de hipersensibilidade induzida pelo alopurinol pode ser aumentada em pacientes com função renal diminuída e que recebem concomitantemente algum diurético tiazídico.

Atividade proposta	**Caso clínico** Paciente R.S.T., masculino, residente em Salvador (BA), 62 anos, 88 kg, 1,72 m, sedentário, hipertenso (150/100 mmHg) e com histórico de doenças cardiovasculares na família. Por recomendações médicas, começou a fazer uso de ácido acetilsalicílico, 100 mg por dia via oral, desde os 60 anos. Durante o Carnaval, o paciente fez uso excessivo de álcool por 4 dias consecutivos. Na primeira sexta-feira pós-Carnaval, o paciente relatou cefaleias intensas, déficit motor no hemicorpo esquerdo, prejuízo na fala e na compreensão, além de alterações sensoriais. Encaminhado para o centro de emergência, e após exames de tomografia computorizada do crânio, o paciente foi diagnosticado com hemorragia subaracnoidea grau 3 na escala de Hunt-Hess.
Principais pontos e objetivos de aprendizagem	1) Descreva as possíveis alterações causadas pelo uso do ácido acetilsalicílico por esse paciente. 2) Indique os mecanismos pelo qual essas alterações ocorrem.
Respostas esperadas	O uso do ácido acetilsalicílico pelo paciente se deve ao seu efeito antiagregante plaquetário, o qual reduz o risco da formação de trombos por meio da inibição irreversível da COX-1 presente nas plaquetas, assim, reduzindo a formação de tromboxano A2 (pró-agregante plaquetário). Em contrapartida, a redução da formação de tromboxano A2 aumenta o risco de hemorragias. O consumo excessivo de bebidas alcoólicas aumenta o risco de acidentes vasculares, como hemorragia subaracnoidea. A associação do ácido acetilsalicílico com o consumo excessivo de álcool potencializa o risco de acidentes vasculares, bem como o histórico do paciente relacionado à hipertensão e ao sedentarismo.

REFERÊNCIAS

1. Andersson DA et al. TRPA1 mediates spinal antinociception induced by acetaminophen and the cannabinoid Δ(9)-tetrahydrocannabiorcol. Nat Commun. 2011 Nov 22;2:551.
2. Bar-Oz B et al. Metamizol (dipyrone, optalgin) in pregnancy, is it safe? A prospective comparative study. Eur J Obstet Gynecol Reprod Biol. 2005 Apr 1;119(2):176-9.
3. Gross M, Greenberg LA. The salicylates. A critical bibliographic review. New Haven: Hillhouse Press; 1948.
4. Mukherjee D, Nissen SE, Topol EJ. Risk of cardiovascular events associated with selective COX-2 inhibitors. JAMA. 2001 Aug 22-29;286(8):954-9.
5. Punzi L et al. One year in review 2018: gout. Clin Exp Rheumatol. 2019 Jan-Feb;37(1):1-11.
6. Rainsford KD. Aspirin and the Salicylates. Butterworths, 1984. ISBN 0-407-00316-9.
7. Schmidt M et al. Cardiovascular safety of non-aspirin non-steroidal anti-inflammatory drugs: review and position paper by the working group for Cardiovascular Pharmacotherapy of the European Society of Cardiology. Eur Heart J. 2016 Apr 1;37(13):1015-23.
8. Vane J. R. Inhibition of Prostaglandin Synthesis as a Mechanism of Action for Aspirin-like Drugs Nature New Biology; 971, v. 231, p. 232-235.
9. Walter EJ et al. The pathophysiological basis and consequences of fever. Crit Care. 2016 Jul 14;20(1):200.

Capítulo 31

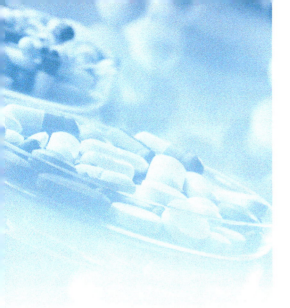

Fármacos imunossupressores

Autores:
- Douglas da Silva Prado
- José Carlos Alves-Filho

■ Introdução

O uso de fármacos imunossupressores é destinado ao tratamento de doenças autoimunes e para evitar a rejeição de transplantes. Nesse contexto, os corticosteroides foram a primeira opção terapêutica para o tratamento dessas desordens, revolucionando o tratamento de transplantes de órgãos. No entanto, a falta de especificidade desses fármacos ocasionou inúmeros efeitos adversos que impossibilitaram o seu uso de forma crônica. Assim, nas últimas décadas tem-se tentado desenvolver fármacos mais seletivos, cujos mecanismos de ação têm como alvo moléculas especficas da resposta imune, objetivando a redução dos efeitos adversos.

■ Fisiopatologia (transplantes e doenças autoimunes)

O transplante é uma técnica amplamente utilizada para troca de órgãos e tecidos que não estão em funcionamento pleno. Contudo, a principal limitação da técnica são as rejeições que ocorrem via moléculas de MHC (HLA em humanos, do inglês *Human leukocyte antigens*), as quais apresentam antígenos proteicos. A rejeição pode ser aguda ou crônica e ocorre por apresentação do antígeno via MHC aos linfócitos T, com participação de outras células do sistema imune ou não imune. Na rejeição aguda, a rejeição do órgão transplantado (enxerto) ocorre em dias ou semanas após o transplante. Já a rejeição crônica, demanda meses a anos para ocorrer, sendo caracterizada por um processo intenso de proliferação da musculatura lisa do vaso, ocasionando sua oclusão e, consequentemente, a lesão e a rejeição do enxerto. Esses processos são dependentes da geração da resposta de linfócitos T reativos e da produção de anticorpos por linfócitos B, e podem depender (rejeição crônica) da migração de outras células do sistema imune que contribuem para o processo de lesão tecidual, como os macrófagos. Além desses dois tipos de rejeição, há ainda a rejeição hiperaguda que ocorre de minutos a horas após o transplante, sendo caracterizada por anticorpos preexistentes, resultando em lesão endotelial e, consequentemente, oclusão vascular.

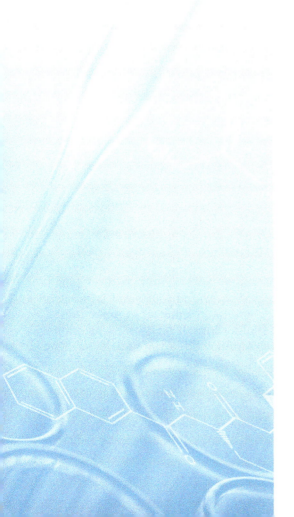

As doenças autoimunes são caracterizadas por uma resposta inflamatória contra os próprios tecidos, sendo que linfócitos T CD4 autorreativos desempenham um papel crítico no desenvolvimento da autoimunidade. Isso ocorre pela quebra de tolerância imunológica, que pode ser central ou periférica. A tolerância central compreende diversos processos, como descritos a seguir. A maturação de linfócitos T (CD4 e CD8) ocorre no timo e inicia-se com células imaturas, as quais podem reconhecer antígenos peptídicos próprios ou não próprios. Assim, no timo ocorre um processo de seleção positiva e negativa, com objetivo de eliminar células que reconheceriam o antígeno próprio como não próprio. Na seleção positiva, os linfócitos T reconhecem o antígeno próprio, apresentado via moléculas de MHC com baixa avidez, sendo essas células preservadas. Além disso, nessa fase, os linfócitos deixam de ser duplo positivos (CD4$^+$CD8$^+$) e passam a ser simples positivos (CD4$^+$CD8$^-$ ou CD4$^-$CD8$^+$). Na seleção negativa, as células T reconhecem com alta avidez o antígeno, sendo elas, então, deletadas, uma vez que essas células possuiriam alta chance de propiciar o desenvolvimento de autoimunidade. Assim, alguns linfócitos T CD4 que ligam-se com avidez ao complexo antígeno-MHC se diferenciam em linfócitos T reguladores, os quais exercem função supressora sob outras células do sistema imune, como os linfócitos T autorreativos que escaparam da seleção negativa. Desse modo, os processos de seleção positiva e negativa, bem como a geração de linfócitos T reguladores, são eventos que ocorrem na tolerância central. Na tolerância periférica, apesar do papel desempenhado pela tolerância central no controle da autoimunidade, algumas células escapam do processo de seleção negativa, o que explica o desenvolvimento de doenças autoimunes através de linfócitos T CD4 autorreativos. Nesse sentido, a tolerância periférica possui papel importante no controle das células que evadiram a tolerância central. Os principais mecanismos pelos quais a tolerância periférica controla a resposta imune são por meio da anergia, da supressão e da morte celular.

A anergia de um linfócito T ocorre quando essa célula não é plenamente ativada com o primeiro sinal (ativação do TCR, receptor da célula T e do completo da cadeia CD3ζ), nem o segundo sinal (moléculas coestimulatórias, como B7-1 e B7-2, que se ligam ao CD28 das células T). Quando há o primeiro sinal (via apresentação de antígeno), mas ausência do segundo sinal (bloqueio do CD28 por moléculas inibitórias), ocorre o processo de anergia. Assim, apesar da apresentação do antígeno via MHC, não há sinalização suficiente para ativação do linfócito T. O mecanismo de supressão possui como principal componente os linfócitos T reguladores, que possuem a função de controle da homeostase imune e de supressão de outras

células, como linfócitos T autorreativos. As células T reguladoras desempenham sua função supressora através de diversos mecanismos, como produção de citocinas anti-inflamatórias (IL-10 e TGF-β), expressão de moléculas inibitórias do CD28 (CTLA-4, PD-L1, LAG-3 etc.), captação da IL-2 produzida por outros linfócitos T e citotoxidade (liberação de granzima B). Desse modo, os linfócitos T reguladores exercem papel central no controle da tolerância periférica em razão dos seus mecanismos de supressão. Além desses dois mecanismos, outro mecanismo de tolerância periférica é a indução de morte celular (apoptose), que ocorre através da via intrínseca (ou mitocondrial) e extrínseca (receptor de morte). A importância da apoptose no controle da autoimunidade é evidenciada pela deleção dos componentes dessas vias, o que resulta no desenvolvimento de autoimunidade em camundongos. Além desses dois sinais (primeiro e segundo) apresentados anteriormente, há o terceiro sinal para ativação de linfócitos T CD4, ou seja, as citocinas produzidas por células apresentadoras de antígenos, o que induzirá as células a diferenciar os subtipos celulares, como Th1, Th2 e Th17, separados na presença de IL-12, IL-4 e TGF-β+IL6, respectivamente.

O processo de ativação de linfócitos T e sua proliferação são alvos farmacológicos importantes para o tratamento de doenças inflamatórias, como as doenças autoimunes, ou no transplante de tecidos e órgãos. Há uma sequência de eventos que desencadeia a proliferação dessas células, a saber: reconhecimento de antígeno, coestimulação, ativação e expansão clonal. O reconhecimento do antígeno pelo linfócito T é o primeiro sinal para a ativação dessas células e compreende a apresentação de um antígeno proteico via moléculas de MHC (MHC-I para linfócitos T CD8 e MHC-II para T CD4). Como mencionado anteriormente, apesar de ser uma etapa crítica no processo de ativação, o primeiro sinal não é capaz de sozinho ocasionar uma ativação completa de células T. Nesse sentido, é necessário um segundo sinal, composto por moléculas coestimulatórias para ativar completamente o linfócito T. Os principais sinais coestimulatórios são o B7-1 (CD80) e o B7-2 (CD86), expressos em células apresentadoras de antígeno (APC, do inglês *antigen presenting cell*), os quais ligam-se ao receptor CD28, expresso na membrana de linfócitos T. Após a ligação de CD80 ou CD86 ao CD28, ocorre a ativação de uma via de sinalização que culmina na ativação da via PI3K/Akt, fazendo com que proteínas pró-apoptóticas aumentem a viabilidade das células. Além disso, a ativação do CD28 induz a ligação de NF-κB, região promotora do gene da IL-2, aumentando a expressão de IL-2 e, consequentemente, a proliferação das células. A ativação dessas células ocorre nos linfonodos através de uma sequência de eventos. Assim, após a ativação do TCR via apresentação de antígeno, o linfócito T passa a expressar algumas moléculas/receptores em sua superfície. Nas primeiras 24 horas, ocorre o pico da expressão de CD69 e CD25 (cadeia α do receptor da IL-2). O aumento da expressão CD69 é importante para redução da expressão do receptor de esfingosina 1-fosfato (S1PR, do inglês *sphingosine-1-phosphate receptor*), o qual medeia a saída de linfócitos T do linfonodo. A retenção dessas células nesse órgão linfoide é crítica para que as células sejam ativadas e proliferem, e, posteriormente, reduzam a expressão de CD69, o que ocasiona aumento da expressão de S1PR e egresso dos linfócitos T dos linfonodos. A interleucina 2 (IL-2) é uma citocina crucial para a proliferação e a sobrevivência das células T, as quais expressam constitutivamente a cadeia β e γ do receptor da IL-2. No entanto, a afinidade dessa citocina com essas cadeias é muito menor do que a afinidade com a cadeia α (CD25). Desse modo, ocorre indução da expressão de CD25, com a ligação da IL-2 com a cadeia α do seu receptor, sendo, portanto, um processo importante para a ativação das células e, consequentemente, para a proliferação delas. Após o reconhecimento do antígeno, coestimulação e ativação, as células iniciam um processo conhecido como expansão clonal. O processo de proliferação de linfócitos T recebe esse nome porque durante a ativação há apenas expansão de clones específicos, ou seja, apenas os clones que reconheceram o antígeno vão ser ativados e proliferar. Como abordado anteriormente, após a ativação, os linfócitos produzem IL-2, que poderia atuar em outras células que não reconheceram o antígeno. No entanto, a IL-2 liga-se preferencialmente na cadeia α do seu receptor (em razão da maior afinidade, expressa apenas pelas células ativadas), fazendo com que a IL-2 produzida não atue em células que não foram ativadas.

O tratamento farmacológico para transplantes ou doenças autoimunes tem por objetivo a indução de supressão do sistema imune. De modo geral, muitos dos medicamentos utilizados induzem redução na proliferação celular, ocasionando diversos efeitos adversos. Nesse sentido, novas abordagens terapêuticas que possuam alvos mais específicos da resposta imune poderiam reduzir os efeitos indesejáveis do tratamento farmacológico. A seguir, serão discutidos os principais fármacos utilizados para o tratamento de transplantes e doenças autoimunes: inibidores de calcineurina; inibidores de mTOR; antimetabólicos; anticorpos monoclonais e agonista do receptor de esfingosina-1-fosfato.

Inibidores de calcineurina

Antes da década de 1980, a principal opção para o tratamento de transplantes era o uso de glicocorticoides; no entanto, o uso crônico desse medicamento evidenciou efeitos adversos que impossibilitaram o seu uso contínuo. Apesar disso, até hoje, alguns medicamentos dessa classe continuam sendo utilizados em conjunto (por um curto período) com outros imunossupressores que serão vistos a seguir.

A ciclosporina (ou ciclosporina A, CsA) foi extraída de um fungo (*Tolypocladium inflatum*) e inicialmente foi demonstrado que ela possuía atividade antibiótica. Após isso, ela foi enviada para dois pesquisadores para que fosse testado uma possível atividade imunossupressora. Em 1976, os Drs. Borel e Stahelin publicaram um trabalho demonstrando o efeito imunossupressor da ciclosporina em linfócitos T. O uso terapêutico da ciclosporina abrange diversos tipos de transplantes (coração, rim, fígado etc.) e doenças autoimunes ou imunomediadas, como artrite reumatoide e psoríase. O seu uso como agente imunossupressor revolucionou o tratamento de pacientes submetidos a transplantes de tecidos e órgãos.

A CsA liga-se a proteínas intracelulares chamadas imunofilinas, sendo que as proteínas que ligam-se à CsA são conhecidas como ciclofilinas. Após a formação do complexo CsA-ciclofilina, ocorre ligação dele com a calcineurina, inibindo a sua atividade. A calcineurina é formada por duas subunidades: A (CnA), a qual possui atividade catalítica (fosfatase), e B (CnB), que é uma subunidade regulatória ativada pelo influxo de cálcio.

Assim, quando um linfócito T é ativado através do primeiro e do segundo sinais, ocorre um aumento do cálcio intracelular, ativando a CnB que, por sua vez, ativa a CnA. Posteriormente, a CnA desfosforila o fator nuclear de linfócitos T (NFAT, do inglês *nuclear factor of activated T cells*). Essa desfosforilação do NFAT causa sua ativação e migração para o núcleo, com posterior ligação do NFAT à região promotora do gene da IL-2 e aumento da expressão dessa citocina, que é crítica na proliferação de linfócitos T (Figura 31.1). Desse modo, a ligação do complexo CsA-ciclofilina com a calcineurina inibe a ativação de NFAT, reduzindo a proliferação de linfócitos T.

A ativação do complexo TCR-CD3 induz o influxo de cálcio, que promove a ativação da fosfatase CnA, provocando a desfosforilação do fator de transcrição NFAT e permitindo a sua migração para o núcleo onde promove a transcrição do gene da IL-2, o qual é crucial para a proliferação de linfócitos T. A ciclosporina (CsA) e o tacrolimo (FK506) ligam-se com as imunofilinas (ciclofilina e FKBP, respectivamente). O complexo CsA-ciclofilina inibe a CnA, impedindo a sua função de fosfatase. Essa inibição da CnA permite que o NFAT não seja desfosforilado, coibindo a sua translocação nuclear e, consequentemente, a ligação na região promotora do gene da IL-2 e a sua transcrição. Assim, inibidores de calcineurina inibem a proliferação de linfócitos T por inibição da desfosforilação do NFAT.

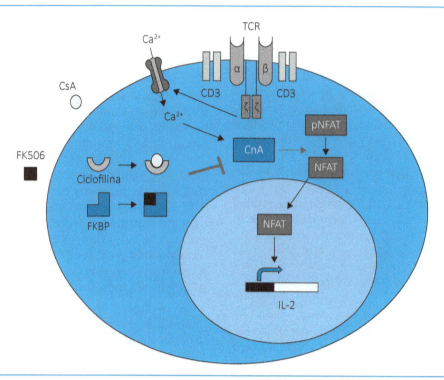

Figura 31.1 – Mecanismo de ação dos inibidores de calcineurina A (CnA).
Fonte: Desenvolvida pela autoria do capítulo.

As vias de administração da CsA podem ser oral ou endovenosa, sendo que no uso oral a absorção é reduzida quando feita com alimentos. A meia-vida da CsA varia de 5 a 18 horas, o que é justificado por características dos pacientes (p.ex., idade e tipo de transplante), sendo maior em transplantes cardíacos. O metabolismo é feito por enzimas do citocromo P450 (3A), assim, a CsA possui interação farmacológica com fármacos que inibem ou ativam as enzimas do citocromo P450. Além dessa interação, pode ocorrer outra com o uso concomitante de bloqueadores dos canais de cálcio, uma vez que o cálcio intracelular é importante na ativação da calcineurina. A excreção é majoritariamente pelas fezes, com uma pequena parte pela urina. Além disso, a excreção também pode ocorrer pela amamentação, evitando-se, desse modo, o seu uso em puérperas. Outra interação é com o sirolimus (fármaco imunossupressor, que será visto no decorrer do capítulo), o qual aumenta os efeitos nefrotóxico e hiperlipidêmico, devendo-se realizar monitoramento quando eles são utilizados em conjunto.

Os principais efeitos adversos da CsA compreendem hipertensão, nefrotoxidade, hiperplasia gengival, hepatoxidade, neurotoxidade e hiperlipedemia. A nefrotoxidade é a principal causa de suspensão de tratamento com CsA, sendo importante observar esse efeito colateral em casos de transplante renal, o que pode ser confundido com a rejeição do órgão. Outro efeito colateral (comum aos outros imunossupressores) são infecções decorrentes do grau de imunossupressão.

O outro fármaco dessa classe é o tacrolimo (ou FK506, código dado no momento da descoberta), que também é extraído de um fungo (*Streptomyces tsukubaensis*). Ele foi descoberto cerca de uma década após a CsA. O mecanismo de ação do tacrolimo também é inibir uma imunofilina, mas no seu caso pela proteína ligadora de FK (FKBP, do inglês FK – *bindig protein*). O tacrolimo também é disponível por via endovenosa e oral, com redução na absorção quando administrado próximo às refeições. Possui meia-vida de 12 horas, mas com grandes variações de acordo com as características do paciente. Assim, como a CsA, o tacrolimo é metabolizado por enzimas do citocromo P450, possuindo as mesmas interações farmacológicas. Os eventos adversos são similares aos da CsA, sendo os principais: nefrotoxidade, hiperglicemia, hipertensão e neurotoxidade. Quando o tacrolimo é utilizado em conjunto com a CsA, ocorre sinergismo dos efeitos adversos (principalmente a nefrotoxidade), devendo-se evitar o uso simultâneo. Esse fármaco também é excretado majoritariamente pelas fezes, com pequena participação dos rins nesse processo.

■ Inibidores de mTOR

A rapamicina (ou sirolimo) foi isolada da bactéria *Streptomyces hygroscopicus*, coletada na Ilha de Páscoa (também conhecida como Rapa Nui, localizada no sul do Oceano Pacífico). Um fato interessante a se destacar é que na ilha há uma placa, em português, de homenagem à descoberta da rapamicina, que diz: "Neste local foram obtidas em janeiro de 1965 as amostras de solo que permitiram obter a rapamicina, substância que inaugurou uma nova era para os pacientes submetidos a transplantes de órgãos. Homenagem dos investigadores brasileiros. Novembro de 2000". Inicialmente, constatou-se que a rapamicina possuía efeitos antifúngicos, sendo descoberto, posteriormente, em 1977, que ela possui efeitos imunossupressores por inibir o desenvolvimento de um modelo animal de esclerose múltipla.

O mecanismo de ação da rapamicina tem similaridades com o tacrolimo, visto que ambos ligam-se à FKBP. No entanto, o complexo rapamicina-FKBP não inibe a calcineurina, como faz o complexo com tacrolimo. Assim, enquanto os inibidores da calcineurina inibem a produção de IL-2, por reprimirem sua transcrição, o tacrolimo inibe a sinalização do receptor da IL-2, por reprimir a molécula mTOR (sigla para alvo mamífero da rapamicina, do inglês *mammalian target of rapamycin*), a qual está abaixo da sinalização do receptor da citocina IL-2 (Figura 31.2).

O complexo rapamicina-FKBP liga-se ao mTOR, agindo como um inibidor alostérico do mTORc1, inibindo, assim, a via de sinalização do receptor da IL-2, o qual constitui uma via de sinalização crítica na proliferação de linfócitos T.

O mTOR é uma quinase crítica nos processos de proliferação e metabolismo celular, sendo composto por dois complexos, o mTORc1 e o mTORc2, controlando a progressão do ciclo celular. O complexo mTORc1 é responsável pela fosforilação de p70 S6 e PHAS-1, enquanto o mTORc2 provoca a fosforilação de Akt, sendo ambas as vias importantes para proliferação celular. Nesse sentido, a rapamicina apresenta maior seletividade para o complexo mTORc1, apesar de também inibir o mTORc2 quando incubada por longos períodos. A rapamicina e seus análogos são indicados para o transplante de órgãos, em conjunto com o uso de glicocorticoides e algum inibidor da calcineurina. No entanto, em casos de nefrotoxidade, deve-se evitar o uso concomitante da rapamicina com a CsA ou o tacrolimo.

A rapamicina é utilizada por via oral, com biodisponibilidade de cerca de 15%, devendo-se evitar alimentação gordurosa por reduzir a biodisponibilidade. Além disso, ela apresenta ligação com proteínas plasmáticas, como a albumina, em cerca de 40%. A sua metabolização ocorre pelo citocromo P450 (CYP3A), sendo importante avaliar interações farmacológicas com outros fármacos metabolizados por essa enzima.

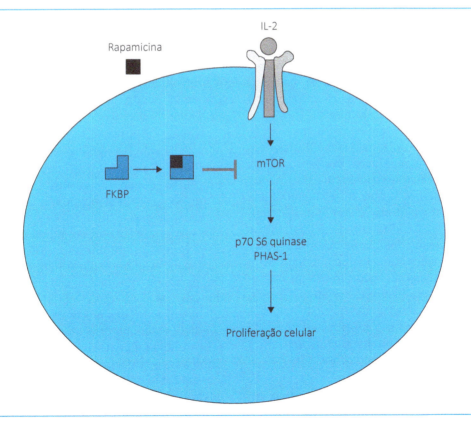

Figura 31.2 – Mecanismo de ação da rapamicina.
Fonte: Desenvolvida pela autoria do capítulo.

Assim como outros imunossupressores, a maior parte da excreção é pelas fezes, com mínima excreção pela urina. A meia-vida é alta, sendo de cerca de 60 horas. Os principais eventos adversos são nefrotoxidade, leucopenia, anemia e febre. É importante destacar que a nefrotoxidade ocorre pela combinação com CsA, sendo necessário substituir um dos dois fármacos. Algumas opções para essas substituições serão apresentadas a seguir.

Antimetabólitos

Durante anos foram as principais alternativas terapêuticas para o tratamento de transplantes, sendo que alguns deles continuam sendo utilizados em conjunto para tratamento após recebimento de enxerto. Os fármacos antimetabólicos também são utilizados no tratamento de câncer (ver Capítulo 61 – Antimetabólitos), mas neste capítulo serão discutidos apenas os seus efeitos imunossupressores, com destaque para a azatioprina, o metotrexato, o ácido micofenólico e a leflunomida.

Azatioprina

Foi sintetizada na década de 1950 e, desde então, tem sido utilizada para o tratamento de doença intestinal inflamatória, transplantes e doenças reumáticas. Inicialmente, foi demonstrado, em 1960, que a azatioprina atrasou a rejeição em transplante de pele em coelhos. Dois anos depois, o seu uso evidenciou uma sobrevida de mais de 1 ano após transplante renal alogênico, tendo sido o primeiro fármaco utilizado para prolongar a vida do enxerto. Ela é uma pró-droga convertida a 6-mercaptopurina (6-MP), a qual ocasiona inibição da síntese de purinas. Após a formação de 6-MP, este ou seus metabólitos podem sofrer conversão de três enzimas: xantina oxidase, tiopurina metiltransferase e hipoxantina phosphoribosiltransferase. Assim, a formação de metabólitos, como nucleotídeos tioguanina, atuam como antagonistas de purinas, resultando em redução da síntese de DNA. Esse mecanismo de ação da azatioprina prevê algumas complicações com o uso em longo prazo, visto que seu mecanismo de ação reduz a proliferação celular por um mecanismo não seletivo, que é a inibição da síntese de purinas. Desse modo, os efeitos colaterais mais comuns são supressão de medula óssea, alopecia, lesão no epitélio gastrointestinal e suscetibilidades a infecções, como ocorre com outros imunossupressores.

A via de administração utilizada é a via oral, com pico de contração sanguínea máxima em cerca de 1 a 2 horas. A meia-vida da azatioprina é curta, já que ela é rapidamente metabolizada a 6-MP; no entanto, isso não implica em curto efeito terapêutico, pois, uma vez que seus efeitos são produzidos pela 6-MP, ela é considerada como uma pró-droga. A ligação com proteínas plasmáticas é de cerca de 20%. O metabolismo ocorre no fígado através da xantina oxidase, sendo este alvo a principal interação farmacológica. Nesse sentido, o uso concomitante de azatiporina com inibidores da xantina oxidase, como o alupirinol, ocasiona redução do metabolismo da 6-MP, sendo necessário reduzir a dose da azatioprina para cerca de 30% da dose normal.

Metotrexato

Em 1949, o pesquisador Sidney Farber levantou uma hipótese de que como o folato é crítico para a proliferação celular, a inibição da sua síntese seria promissora no tratamento de câncer, em virtude da alta taxa proliferativa dessas células. De fato, foi encontrado que a inibição da síntese do folato através do metotrexato (MTX) melhorou os sintomas de pacientes com leucemia linfoblástica aguda. O metotrexato é um análogo do folato, capaz de inibir a di-idrofolato redutase, enzima responsável pela síntese de folato. Nesse período, a mesma ideia de que a inibição da síntese de folato reduz a proliferação celular foi pensada para o tratamento de doenças autoimunes, como a artrite reumatoide, uma vez que linfócitos T são alvo para o tratamento dessa doença. No entanto, apenas a partir de 1980 foram publicados diversos trabalhos com o efeito do metotrexato em pacientes com artrite reumatoide. Mas apenas em 1985 foi introduzido o seu uso para o tratamento desses pacientes, sendo a dose menor do que a utilizada em pacientes com câncer.

Apesar de inibir a di-idrofolato redutase, o mecanismo de ação do metotrexato para o tratamento de pacientes com artrite reumatoide, psoríase, artrite psoriática, doença de Crohn e espondilite anquilosante não está bem elucidado. No entanto, há evidências de que a inibição da di-idrofolato redutase não seja o mecanismo pelo qual o MTX seja utilizado em doenças autoimunes. Isso é evidenciado pela suplementação de ácido fólico, em pequenas doses, em pacientes que fazem uso de MTX. Diversos dados têm associado que o aumento da concentração de adenosina é um dos mecanismos de ação do MTX em condições inflamatórias. Esse fenômeno é justificado pela inibição da AICAR transformilase pelo MTX. A inibição dessa enzima acumula AICAR, que reprime a degradação de adenosina por inibição da adenosina deaminase, que por sua vez, degrada adenosina para inosina. Esse acúmulo de adenosina resulta na formação de ATP, que sai da célula e é convertido através das ectonucleotidases CD39 e CD73 para adenosina, a qual vai atuar em receptores de adenosina na membrana da célula. No caso do MTX, os efeitos são mediados pelo receptor A2a, o qual é acoplado a uma proteína Gαs, elevando as concentrações intracelulares de AMPc.

O MTX entra nas células através dos receptores de folato e, posteriormente, é metabolizado a MTX-glutamato (com longa meia-vida), sendo detectado vários dias após a administração. Ele possui ligação com proteínas plasmáticas em cerca de 50%. É utilizado por via oral, intramuscular ou endovenosa, sendo a dose para doenças autoimunes menor do que para neoplasias. A sua excreção é predominantemente renal, com pequena parte sendo excretada nas fezes. Quando utilizado por via oral, o MTX é absorvido rapidamente, com pico de concentração plasmática em torno de 1 a 2 horas. O MTX costuma ser utilizado em conjunto com anti-inflamatórios não esteroidais (AINE) em pacientes com artrite reumatoide, em quadros de agudização da doença. Os principais eventos adversos pelo uso de MTX são: dor estomacal, náusea, perda de cabelo, fadiga e tontura. Tem sido demonstrado algumas interações farmacológicas entre esses fármacos, com aumento da toxidade produzida pelo MTX, quando utilizados em conjunto, o que pode ser justificado por redução da produção de prostaglandinas e consequente alteração do fluxo sanguíneo renal, sendo um quadro mais pronunciado em pacientes com baixa perfusão renal ou em idosos. Outra possível interação é na disputa pela secreção tubular renal, uma vez que MTX e AINE são ácidos fracos e competem nesse processo. O deslocamento da ligação de proteínas plasmáticas não tem sido demonstrado como aspecto importante na interação farmacológica entre MTX e anti-inflamatórios. De modo interessante, seria esperado uma interação entre MTX e derivados do ácido fólico em virtude da inibição da di-idrofolato redutase pelo MTX. No entanto, em pacientes com artrite reumatoide, essa interação reduz os efeitos colaterais de MTX, não interferindo na sua eficiência, o que pode explicar seus efeitos serem dependentes do aumento da síntese de adenosina nessa condição.

Ácido micofenólico

O mofetil micofenolato ou ácido micofenólico (MPA ou MMF, do inglês *mycophelonic acid ou mycophelonate mofetil*) é um inibidor reversível da enzima desidrogenase do monofosfato de inosina (IMPDH, do inglês *inosine monophosphate dehydrogenase*). Na verdade, o MMF é um pró-fármaco desenvolvido em razão da baixa biodisponibilidade do MPA. O MPA foi isolado na década de 1940, em que havia grande procura por novos antibióticos, e a penicilina, que revolucionou o uso de fármacos dessa categoria, era

referência. Assim, demonstrou-se que um metabólito (MMF) de *Penicillium brevicompactum* reduza a proliferação de *Sthaphylococus aureus*. Como outros fármacos, o MMF foi identificado inicialmente como um antibiótico e, somente depois, foi demonstrada sua capacidade imunossupressora.

O mecanismo de ação desse fármaco é baseado na necessidade da via *de novo* de síntese de purinas por linfócitos. É importante destacar que outros tipos celulares usam outras vias para compensar a inibição da síntese de purinas, o que reduziria os efeitos colaterais. Assim, o MMF apresenta certa seletividade para linfócitos T e B, que são células críticas no processo de rejeição a enxerto ou em doenças autoimunes, conforme visto anteriormente. Já o MPA é indicado principalmente para o tratamento de transplantes renais, mas também para psoríase, lúpus e miastenia *gravis*.

Usualmente, esse fármaco é administrado por via oral ou endovenosa, sendo o MPA utilizado por via oral em virtude da baixa biodisponibilidade do MMF. Após a conversão de MMF para MPA, este é metabolizado a MPAG, que sofre excreção renal de cerca de 90%. O MPA possui meia-vida de 16 horas. Os principais efeitos colaterais são êmese, leucopenia e diarreia, sendo os eventos adversos gastrointestinais mais frequentes que os hematológicos. As principais interações farmacológicas do MPA são com antiácidos, por redução da absorção, e com antivirais (como o aciclovir), por competição da secreção tubular, aumentando as concentrações plasmáticas de ambos os fármacos e podendo ocasionar toxidade.

Leflunomida

Foi desenvolvida para ser utilizada como pesticida na agricultura. Os seus efeitos em doenças autoimunes foram inicialmente descritos em 1985 por Bartlett, em um modelo animal de artrite reumatoide, sendo seu uso aprovado para o tratamento da artrite reumatoide em humanos apenas em 1998. Seu mecanismo de ação consiste na inibição de pirimidas, por inibir a síntese de uridilato pela ação na enzima di-hidro--orotato desidrogenase (DHOD, do inglês *Dihydrootate dehydrogenase*). Esse mecanismo foi descoberto em 1995, demonstrando que a inibição da DHOD reduzia a proliferação de linfócitos T. Além de reduzir a proliferação de linfócitos T, tem sido relatado que a leflunomida pode reduzir também a ativação de NF-κB, que é um fator de transcrição crítico para a produção de citocinas pró-inflamatórias, as quais contribuem com a destruição das articulações ou com o processo inflamatório nos sinoviócitos. Além disso, a leflunomida reduz a produção de anticorpos por linfócitos B, sendo mais um alvo importante no tratamento de doenças autoimunes, como a artrite reumatoide.

A indicação terapêutica da leflunomida é para pacientes com artrite reumatoide, esclerose múltipla, lúpus e em transplantes. A leflunomida é uma pró-droga metabolizada a teriflunomida, que é seu metabólito ativo. O tempo de meia-vida da teriflunomida é de cerca de 18 dias, o que pode ser justificado pela circulação êntero-hepática. Ela possui alta biodisponibilidade quando utilizada por via oral, aproximando-se dos 100%. A teriflunomida possui alta ligação com proteínas plasmáticas, sendo que menos de 1% do fármaco não se encontra ligado a elas. A excreção nas primeiras 96 horas ocorre majoritariamente pela via renal, sendo, posteriormente, excretada nas fezes.

Os principais efeitos colaterais são náusea, perda de cabelo e leucocitopenia. Uma das principais interações farmacológicas ocorre em decorrência da alta ligação com proteínas plasmáticas, resultando na interação com outros fármacos que também se ligam às proteínas, o que ocasiona aumento das concentrações livres dos outros fármacos. Outra interação é com a colestiramina, um sequestrador de ácidos biliares. Assim, como a leflunomida encontra-se na circulação êntero-hepática, a colestiramina é utilizada para induzir a excreção da leflunomida em casos de intoxicação ou na necessidade de interrupção do tratamento.

■ Anticorpos monoclonais

A terapia farmacológica de doenças inflamatórias foi revolucionada com o uso de anticorpos monoclonais contra alvos específicos do processo inflamatório, sendo utilizado para o tratamento de transplantes de órgãos e de doenças autoimunes. O uso de anticorpos monoclonais possui diversas vantagens, como a homogeneidade e a reprodutibilidade dos reagentes. Apesar dos anticorpos monoclonais constituírem a nova era para o tratamento de doenças autoimunes e dos transplantes, a ideia de uma terapia com alvo específico foi idealizada no início do século XX por Paul Ehrlich, vencedor do Prêmio Nobel em medicina de 1908. A hipótese de Ehrlich era tratar infecções bacterianas sem ocasionar dano ao paciente, com o que ele chamou de bala mágica (do inglês, *magic bullet*). Esse conceito de alvos terapêuticos específicos é utilizado na terapia farmacológica com anticorpos monoclonais. Em 1975, Kohler e Milnstein desenvolveram a técnica de hibridização, possibilitando a produção de anticorpos monoclonais, levando-os também ao Prêmio Nobel de medicina de 1984. Assim, foi possível produzir em grande quantidade anticorpos através de células imortalizadas, sendo importante destacar que essa produção era feita por um clone de célula, ocasionando a produção de anticorpos idênticos (por isso chama-se monoclonal, por ser produzido de um único clone).

A nomenclatura dos anticorpos é utilizada para a identificação da porcentagem dele, humana ou murina, definindo, assim, o seu processo de produção. Assim, anticorpos monoclonais recebem um sufixo para caracterizá-los de acordo com a sua produção (Figura 31.3). Desse modo, anticorpos feitos completamente em camundongos (murino) recebem o sufixo "mo" (como muroMOnab). No entanto, em virtude da formação de anticorpos contra os anticorpos murinos, inviabilizando o tratamento, foram desenvolvidos anticorpos com regiões humanas. Nesse sentido, o desenvolvimento de anticorpos quiméricos (murino + humano, sendo cerca de 34% murino) reduziu a neutralização do tratamento por uma resposta do organismo. Esses anticorpos recebem o sufixo "xi", como rituXImab. Contudo, ainda houve neutralização desses anticorpos em razão da sua parte murina, ocasionando o desenvolvimento de anticorpos humanizados (menos de 10% murino, com sufixo "zu"), como o nataliZUmab. Por fim, o desenvolvimento de anticorpos humanos (sufixo "u", como adalimUmab), resolveu o problema da resposta do organismo contra o tratamento farmacológico com anticorpos monoclonais. Entretanto, o alto preço de anticorpos humanos dificulta o seu uso clínico, resultando no uso de anticorpos quiméricos ou humanizados em diversas situações.

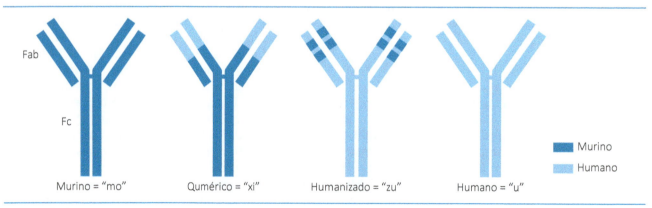

Figura 31.3 – Estrutura dos quatro tipos de anticorpos monoclonais.
Fonte: Desenvolvida pela autoria do capítulo.

Os anticorpos monoclonais são divididos de acordo com a sua porção Fab (fragmento de ligação do antígeno, do inglês *Fragment antigen-binding*), a qual medeia a atividade dos anticorpos, pois é a região do anticorpo responsável pela ligação com o antígeno. Ao passo que a região Fc (região do fragmento cristalizável, do inglês *fragment-crystallizable*) é capaz de interagir com receptores presentes na membrana das células.

Portanto, os anticorpos monoclonais têm alvos específicos, podendo ser citocinas ou moléculas expressas na superfície de células. Entre os principais anticorpos utilizados no tratamento de transplantes e/ou de doenças autoimunes, serão abordados neste capítulo o anti-CD3 e anti-CD25. No entanto, é importante salientar que outros anticorpos monoclonais (ver Capítulo 62 – Anticorpos monoclonais) são utilizados para o tratamento de doenças autoimunes ou estão em fase de desenvolvimento, como anti-TNF (infliximab e adalimumab), anti-IL-1R (anankira), anti-IL-6 (tocilizumab), anti-IL-17 (sekukinumab), anti-IL-23 (ustekinumab), anti-GM-CSF (namilumab e mavrilumumab), antilinfócito B (rituximab e ocrelizumab) e anti-integrinas (natalizumab).

Anti-CD3

Como apresentado na introdução deste capítulo, os linfócitos T CD4 são ativados por meio de três sinais, sendo o primeiro sinal a ativação do receptor da célula T (TCR) e da cadeia zeta da molécula CD3. A sinalização da cadeia CD3ζ resulta em uma via que culmina na ativação de várias proteínas quinases, como Syk e ZAP-70, e na ativação de ITAMs (do inglês *immunoreceptor tyrosine-based activating motifs*), aumentando as concentrações intracelulares de cálcio, e após outros processos (segundo e terceiro sinais), ativando de forma plena os linfócitos T. Dessa maneira, sabendo da importância da sinalização do TCR-CD3ζ foi desenvolvido um anticorpo monoclonal murino anti-CD3, chamado muromonab (OKT-3).

O OKT-3 liga-se com o CD3 de linfócitos T, provocando a remoção de linfócitos T circulantes. Ele é utilizado terapeuticamente em casos de rejeição aguda de transplantes (cardíaco, renal e hepático) em situações de refratariedade ao tratamento com glicocorticoides. A via intravenosa é a de uso comum com dose de 5 mg/kg, em dose única, sendo que a remoção do anticorpo é realizada por fagócitos após sua ligação com os linfócitos T. Após cerca de uma semana do tratamento, ocorre o reaparecimento dos linfócitos T.

Antes do efeito do OKT-3 de remover os linfócitos T, ocorre ativação do CD3ζ com consequente produção de citocinas. Em outras palavras, antes do anti-CD3 provocar a redução do número de linfócitos T, ocorre ativação destes. Isso resulta em produção de citocinas, o que caracteriza a síndrome da liberação de citocinas, comum em pacientes que fazem uso de OKT-3. Os principais sintomas são febre, náusea, êmese, mialgia e dor de cabeça. Como já discutido, o fato de o OKT-3 ser um anticorpo murino pode ocasionar a sua neutralização, tornando o tratamento ineficaz, o que resultaria na rejeição do enxerto transplantado.

Anti-CD25

Outro alvo para inativar os linfócitos T é a cadeia alfa do receptor da IL-2 (CD25). Como discutido, a expressão de CD25 é induzida aproximadamente 24 horas após a apresentação de antígeno, sendo essencial para a proliferação celular, visto que a afinidade da IL-2 pelo CD25 é maior do que pelas outras duas cadeias do receptor, as quais são constitutivas (β e γ). Assim, o tratamento com anticorpos anti-CD25 seria específico para linfócitos T ativados, sem depletar os linfócitos T naïve.

Os anti-CD25 são utilizados na profilaxia da rejeição de órgãos, sendo administrados por via intravenosa 2 horas antes da cirurgia e 4 dias depois dela. Aparentemente, não existem interações medicamentosas entre os anti-CD25 e outros fármacos. Os principais exemplos dessa classe são o basiliximab e o daclizumab, sendo um quimérico e outro humanizado, como visto pelos sufixos "xi" e "zu". Como previsto, os casos de taquifilaxia e neutralização dos fármacos são mais comuns com o basiliximab, pelo fato de ele possuir maior porcentagem murina que o daclizumab, o qual é humanizado.

O principal efeito colateral é uma possível infecção oportunista, como ocorre com os demais imunossupressores. No entanto, como o mecanismo de ação desses fármacos é depletar células ativadas, células naïve não são afetadas. Outro fator que corrobora para a pequena incidência de infecções é o curto período de uso. Contudo, é importante destacar que a alta meia-vida desses fármacos, sendo de cerca de uma semana para o basiliximab e três semanas para o daclizumab, é a possível causa de infecções oportunistas, sendo necessário monitorar os sinais de infecção nos pacientes, não os confundindo com rejeição do órgão.

Além do anti-CD3 ou anti-CD25, foram apresentados outros anticorpos monoclonais que vêm sendo desenvolvidos ou já são utilizados para o tratamento de doenças autoimunes. Eles estão sumarizados no Quadro 31.1, com seu mecanismo de ação e seu uso terapêutico. Alguns desses fármacos ainda estão em fase de desenvolvimento, como demonstrado no quadro.

Quadro 31.1 – Principais anticorpos monoclonais utilizados para o tratamento de doenças autoimunes ou inflamatórias.

Fármaco	Mecanismo	Uso terapêutico
Infliximab/adalimumab	Anti-TNFα	Artrite reumatoide/Artrite psoriática/Psoríase
Anakinra	Antagonista do receptor IL-1R	Artrite reumatoide
Tocilizumab	Anti-IL-6	Artrite reumatoide/Doença de castelman (fase 3)
Sekukinumab	Anti-IL-17	Artrite reumatoide/Esclerose múltipla (fase 2)
Ustekinumab	Anti-IL-23	Psoríase/Artrite psoriática
Namilumab/Mavrilumumab	Anti-GM-CSF	Artrite reumatoide/Esclerose múltipla (fase 2)
Rituximab/Ocrelizumab	Linfócito B	Artrite reumatoide/Esclerose múltipla
Natalizumab	Integrina β1α4	Esclerose múltipla/Doença de Crohn

Fonte: Desenvolvido pela autoria do capítulo.

■ Agonista do receptor de esfingosina-1-fosfato

Outro alvo terapêutico que possui grande importância no tratamento de doenças autoimunes é o receptor de esfingosina-1-fosfato. Como discutido anteriormente, esse receptor é responsável pela saída dos linfócitos dos linfonodos. Com base nas pesquisas evidenciando que a ciclosporina possui atividade imunossupressora, buscava-se outros metabólitos fúngicos com efeitos semelhantes para o tratamento de transplantes e doenças autoimunes. Inicialmente, foi identificado um metabólito fúngico chamado miriocina que possui atividade imunossupressora, por inibir a proliferação de linfócitos T. Após modificações químicas na sua estrutura, foi desenvolvido o fingolimod em 1994, sendo que os primeiros efeitos biológicos encontrados foram sua capacidade em aumentar o tempo de sobrevida em transplantes de órgãos em estudos pré-clínicos. De modo interessan-

te, posteriormente foi demonstrado que o mecanismo de ação do fingolimod não estava relacionado ao mecanismo da miriocina, mas por atuar em um alvo diferente, conhecido como receptor de esfingosina-1-fosfato (S1PR).

O fingolimod liga-se com o receptor de esfingosina-1-fosfato, um receptor acoplado à proteína G, sendo um agonista do S1PR. No entanto, o mecanismo de ação está relacionado com a internalização desse receptor e não com a ativação da sua via de sinalização. Nesse sentido, mutações no receptor S1P que alteram o seu processo de internalização, mas não a sua sinalização, eliminam o efeito do fingolimod no tráfego de linfócitos, o que demonstra ser esse o seu mecanismo de ação. De forma corroborativa, animais deficientes para o receptor S1P apresentam redução do egresso de linfócitos do linfonodo de modo similar ao tratamento com fingolimod.

Um aspecto farmacocinético importante é que sua administração é realizada por via oral (biodisponibilidade de 93%), o que facilita na adesão dos pacientes, sendo o primeiro fármaco aprovado para o tratamento da esclerose múltipla por via oral. O fingolimod é análogo à esfingosina e, assim como ela, é passível de ser fosforilado, formando fingolimod-fosfato. Nesse sentido, há três vias de metabolização do fingolimod: fosforilação (realizada pela esfingosina quinase II), metabolismo por enzimas do citocromo P450 (CYP4F) e a formação de metabólitos inativos (ceramida pela cermida sintase). Ele possui alta ligação com proteínas plasmáticas, sendo que menos de 0,3% encontra-se livre. A sua excreção é realizada através da urina e possui meia-vida de cerca de 7 dias. Por ser metabolizado por uma enzima (CYP4F) que não possui muitos alvos em comum, há pequena probabilidade de interação farmacológica com outros fármacos. O fator com maior potencial de interação é pela sua alta ligação com proteínas plasmáticas, podendo deslocar outros fármacos, elevando as suas concentrações livres. Os principais eventos adversos são dor de cabeça e abdominal, diarreia, tosse e febre. Casos de infecções oportunistas pelo uso de fingolimod estão entre os efeitos colaterais menos frequentes.

Atividade proposta

Caso clínico

Paciente, C.A.O., 35 anos, sexo feminino, deu entrada no hospital apresentando edema nos membros inferiores, fadiga e oligúria (200 mL/dia). Com relação ao histórico da paciente, ela recebeu transplante cardíaco 1 ano atrás em virtude de doença arterial coronariana, passando a utilizar ciclosporina para evitar rejeição do órgão transplantado. No exame laboratorial, a paciente apresentou altas concentrações séricas de creatinina (3,1 mg/dL) e ureia (100 mg/dL), sendo diagnosticado insuficiência renal aguda. A conduta médica foi substituir por sirolimo. Após 1 ano de alteração da estratégia terapêutica, as concentrações séricas de creatinina e ureia voltaram ao normal, bem como os sintomas de edema, fadiga e oligúria.

Principais pontos e objetivos de aprendizagem	Levando em consideração os fármacos utilizados pela paciente, responda às questões. 1) Qual poderia ser a possível causa da insuficiência renal aguda apresentada pela paciente? 2) Qual é o mecanismo de ação do sirolimo e por que ele foi o fármaco de escolha? 3) A substituição da ciclosporina por outro inibidor de calcineurina seria uma conduta viável? Por quê?
Respostas esperadas	1) A insuficiência renal aguda pode ter sido causada em decorrência do uso de ciclosporina, a qual possui como um dos principais efeitos adversos a nefrotoxidade reversível. 2) O sirolimo é um imunossupressor que inibe a enzima mTOR, bloqueando a sinalização intracelular do receptor de IL-2. Diferentemente da ciclosporina, o sirolimo não apresenta nefrotoxidade como efeito colateral. Assim, a substituição da ciclosporina pelo sirolimo é uma opção em casos de desenvolvimento de nefrotoxidade aguda induzida pelo uso de ciclosporina. 3) Não, porque o efeito nefrotóxico não é restrito à ciclosporina, mas está presente na classe de inibidores de calcineurina (ciclosporina e tacrolimo).

◼ REFERÊNCIAS

1. Adachi K, Kohara T, Nakao N, Arita M, Chiba K, Mishina T, et al. Design, synthesis, and structure-activity relationships of 2-substituted-2-amino-1,3-propanediols: Discovery of a novel immunosuppressant, FTY720. Bioorganic Med Chem Lett. 1995;5(8):853-6.

2. Bartlett RR, Schleyerbach R. Immunopharmacological profile of a novel isoxazol derivative, HWA 486, with potential antirheumatic activity – I. Disease modifying action on adjuvant arthritis of the rat. Int J Immunopharmacol. 1985;7(1):7-18.

3. Borel JF, Feurer C, Gubler HU, Stähelin H. Biological effects of cyclosporin A: A new antilymphocytic agent. Agents Actions. 1976;6(4):468-75.

4. Cronstein BN, Naime D, Ostad E. The Antiinflammatory Mechanism of Methotrexate. J Clin Invest. 1993 Dec;92:2675-82.

5. Farber S, Diamond LK, Mercer RD, Sylvester RF, James A. Wolff. Temporary remissions in acute leukemia in children produced by folic acid antagonist, 4-aminopteroyl-glutamic acid (aminopterin). N Engl J Med. 1974;306(13):802-5.

6. Fujita T, Yoneta M, Hirose R, Sasaki S, Inoue K, Kiuchi M, et al. Simple compounds, 2-alkyl-2-amino-1,3-propanediols have potent immunosuppressive activity. Bioorganic Med Chem Lett. 1995;5(8):847-52.

7. Kung PC, Goldstein G, Reinherz EL, Schlossman SF. Monoclonal antibodies defining distinctive human T cell surface antigens. Science. 1979;206(4416):347-9.

8. Martel RR, Klicius J, Galet S. Inhibition of the immune response by rapamycin, a new antifungal antibiotic. Can J Physiol Pharmacol. 1977;55(1):48-51.

9. Queen C, Schneider WP, Selick HE, Payne PW, Landolfi NF, Duncan JF, et al. A humanized antibody that binds to the interleukin 2 receptor. Proc Natl Acad Sci U S A. 1989;86(24):10029-33.

10. Schwartz R, Dameshek W. The effects of 6-mercaptopurine on homograft reactions. J Clin Invest. 1960;39(6):952-8.

11. The I, Of P, Second A. Investigation into the Production of Bacteriostatic Substances by Fungi. Preliminary Examination of a Fourth 100 Species, All Penicillia. Br J Exp Pathol. 1944;25(5):135.

Capítulo 32

Fármacos utilizados nos tratamentos da asma e da DPOC

Autores:
- Carolina Cazarini Oliveira
- Frederico Leon Arrabal Fernandes
- Veridiana Fernandes da Silva Ambrósio

■ Asma

Epidemiologia

Asma é uma doença inflamatória crônica dos brônquios, caracterizada por crises de dispneia, sibilância e tosse paroxísticas com reversão espontânea ou após o uso de medicação. É uma doença que atinge entre 15 e 20% da população. Em geral, ela aparece durante a infância, melhorando após a adolescência; porém, metade dos casos diagnosticados volta a se manifestar na idade adulta. Aproximadamente 30 milhões de brasileiros têm essa doença, sendo 23 milhões crianças e 7 milhões adultos. Assim, o Brasil passa a ser considerado o oitavo país com mais asmáticos no mundo.

A asma é a quarta causa de internações clínicas no Sistema Único de Saúde (SUS) e a terceira causa de morte entre as doenças respiratórias. São aproximadamente 193 mil hospitalizações anuais, com um custo total de mais de 100 milhões de reais.

Apesar de ser uma doença facilmente controlável, ainda mata cerca de sete pessoas por dia no Brasil. Em muitos países, as mortes por asma já são eventos do passado. Isso se deve a mais conscientização de médicos e de pacientes e, também, ao controle dos fatores de risco e acesso às medicações. No Brasil, a dificuldade de acesso ao atendimento especializado e à medicação adequada e a dificuldade de implantação do programa nacional de controle da asma são barreiras para a redução da morbimortalidade.

Fisiopatologia

Os sintomas de asma são falta de ar, tosse e chiado no peito. Muitas vezes, a tosse pode ser o único sintoma. Os sintomas aparecem em crises que são mais frequentes pela manhã e ao deitar, e podem ser desencadeados por fatores ambientais, infecções respiratórias, mudança de temperatura ou contato com algo que cause alergia ou que tenha cheiro forte, como produtos de limpeza e perfumes.

O processo inflamatório relacionado à asma está presente por todo o trato respiratório. A inflamação promove redução do calibre das vias aéreas por edema da mucosa e presença de secreção, além de hiper-reatividade brônquica que ocasiona contração exagerada da musculatura brônquica. Trata-se do resultado da interação de fatores genéticos, ambientais e específicos que estimulam e mantêm a inflamação brônquica, responsável pelos sintomas.

Existem três vias fisiopatológicas principais, ou endótipos, que provocam a asma. Os dois primeiros endótipos são caracterizados por inflamação eosinofílica ou inflamação tipo T2. A asma T2 alta divide-se em eosinofílica alérgica e não alérgica.

O endótipo mais comum no asmático é a asma eosinofílica alérgica caracterizada por uma resposta TH2. A inflamação TH2 é frequentemente associada à alergia ou a parasitoses e tem como mediadores as interleucinas 5 e 13 (IL-5 e IL-13), os leucotrienos e a histamina, e como células efetoras principais os mastócitos, os eosinófilos e os linfócitos T helper 2.

O processo inflamatório alérgico inicia-se a partir da interação entre alérgenos ambientais e células apresentadoras de antígeno que ativam linfócitos Th2 näive. Os linfócitos Th2 sensibilizados produzem citocinas responsáveis pelo início e pela manutenção do processo inflamatório, sendo que a IL-4 aumenta a produção de anticorpos IgE específicos ao alérgeno.

Quando a inflamação eosinofílica ou T2 é mediada pela imunidade inata, com a produção de citocinas pelas células linfoides inatas do grupo 2 em vez dos linfócitos Th2, chamamos o endótipo de asma eosinofílica não alérgica. Nesse caso, a resposta eosinofílica às citocinas IL5 e IL13 não acontece em resposta aos alérgenos, mas, sim, aos estímulos ambientais, como irritantes químicos ou infecções virais e bacterianas.

O terceiro endótipo se caracteriza pela ausência ou pouca expressão de eosinófilos na via aérea. Nesse caso, ele é chamado de asma T2 baixa, que pode ser neutrofílica ou paucicelular. Em geral, tem início mais tardio, na idade adulta. Costuma ter pouca resposta ao corticosteroide inalado e está associada à obesidade e a comorbidades clínicas.

Em todos os endótipos da asma o processo inflamatório promove contração da musculatura lisa dos brônquios, edema da mucosa, hipersecreção de muco e alterações estruturais das vias aéreas, resultando em redução no calibre das vias aéreas, aumentando a resistência e limitando o fluxo.

Inflamação persistente ao longo dos anos pode ocasionar remodelamento da parede brônquica, com alterações irreversíveis, como hipertrofia muscular e de glândulas mucosas, fibrose subepiteilal e perda de sustentação elástica.

Diretrizes para o tratamento farmacológico da asma

O principal objetivo do tratamento da asma é atingir o controle, que pode ser caracterizado de acordo com parâmetros clínicos e funcionais. O tratamento tem como base cinco etapas. Todos os pacientes que apresentam sintomas de asma duas ou mais vezes por semana, despertar noturno por asma mais de uma vez por mês ou passado de exacerbações graves devem utilizar alguma medicação para controle da asma. Já os pacientes com menos sintomas do que esses relatados podem iniciar na etapa 1, ou seja, apenas medicação de resgate nas crises. Pacientes com sintomas diários ou despertares noturnos mais de duas vezes por semana devem começar na etapa 3. Pacientes mais leves podem iniciar o tratamento de controle na etapa 2.

A manutenção do tratamento é baseada no estado de controle da doença. Se a doença estiver descontrolada, deve-se subir o degrau até atingir o controle. Se estiver controlado por mais de 3 meses, pode-se considerar reduzir a etapa.

Corticosteroide inalatório

Os glicocorticoides pertencem ao grupo de anti-inflamatórios esteroidais ou hormonais e são fármacos potentes amplamente utilizados na medicina principalmente nas doenças respiratórias, como a asma. O uso prolongado de corticosteroide sistêmico é associado a uma série de efeitos adversos, limitando, assim, seu tempo de utilização. Por isso, com o objetivo de reduzir os efeitos colaterais e minimizar a biodisponibilidade sistêmica, os corticoides inalatórios foram desenvolvidos para oferecer melhor ação local.

Os corticoides inalatórios (CI), disponíveis atualmente, se apresentam nas formas de nebulizadores de jato, aerossóis dosimetrados (bombinhas) e inaladores de pó. Os dispositivos são dependentes de aplicação manual, portanto, a utilização correta é fator decisivo para a eficácia do tratamento. São representantes dessa classe a budesonida, a fluticasona, a beclometasona e a ciclesonida.

Mecanismo de ação

Quando há um processo inflamatório, as células induzem a transcrição e a tradução de genes pró-inflamatórios, além de produzirem agentes como histamina, bradicinina e prostaglandinas. Os glicocorticoides possuem ação anti-inflamatória, pois ao atingirem o nível sérico, eles se ligam nos receptores alfa de glicocorticoides presentes na maioria do citoplasma das células e, após essa ligação, ocorre a internalização dos receptores, ou seja, o complexo corticosteroide-receptor é transportado para o núcleo da célula e desencadeia efeitos em três principais vias:

- Transativação: ligação direta ao DNA, interagindo com sequências de genes específicos, bloqueando a transcrição de compostos anti-inflamatórios (p.ex., MKP-1).

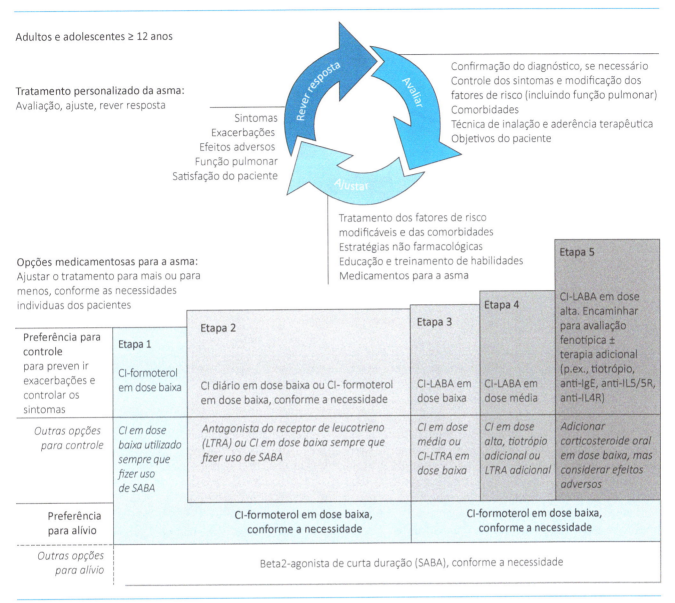

Figura 32.1 – Etapas do tratamento farmacológico da asma GINA 2019 para adultos e adolescentes acima de 12 anos.
Fonte: Desenvolvida pela autoria do capítulo.

- **Ação direta:** consiste na ativação não genômica de proteínas anti-inflamatórias, como a lipocortina-1, que suprime a fosfolipase A2, promovendo a inibição da liberação de ácido araquidônico e a elevação dos produtos da via lipoxigenase e ciclo-oxigenase.
- **Transrepressão:** interferência na produção das citocinas pró-inflamatórias, como as interleucinas, que dependem da ativação de uma enzima chamada histona deacetilase-2, a qual impede a acetilação das histonas, mecanismo fundamental para abertura da cromatina e início da transcrição de genes pró-inflamatórios pelo DNA.

Provavelmente, esses efeitos celulares dos corticoides, tanto os diretos quanto os indiretos, são os responsáveis pela supressão da presença das células inflamatórias na mucosa brônquica e pela redução da hiper-responsividade brônquica.

O pico máximo de concentração varia de 15 a 50 minutos e o efeito anti-inflamatório surge em algumas horas após a administração. Para que os mecanismos de ação dos corticoides inalatórios ocorram é imprescindível a utilização correta dos dispositivos contendo o medicamento. A educação do paciente quanto ao uso dos dispositivos também é fator determinante para a eficácia do tratamento. Com o uso incorreto do dispositivo a distribuição do fármaco no pulmão fica prejudicada.

Uma quantidade significativa do fármaco fica depositada na região da orofaringe, sendo deglutida e

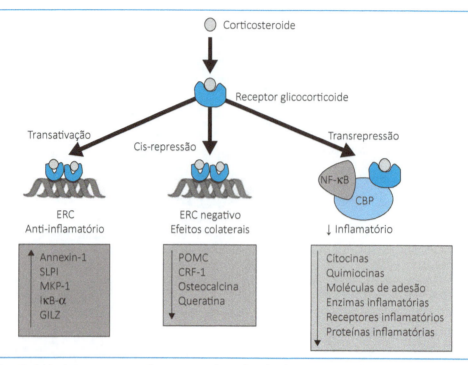

Figura 32.2 – Três principais vias que correspondem ao mecanismo de ação dos corticosteroides inalatórios.
ERC: elementos responsivos a corticoesteroides.
Fonte: Adaptada de Barnes, P. J. (2010). Inhaled Corticosteroids. Pharmaceuticals 3(3), 514-540.

absorvida no trato gastrointestinal, alcançando nível sérico após passar pelo metabolismo hepático de primeira passagem, onde uma parte é desativada. A biodisponibilidade sistêmica desse medicamento é, em geral, baixa, porém depende do fármaco (p.ex., para fluticasona é insignificante, para budesonida, é intermediária, e para beclometasona, mais alta).

Efeitos adversos

O efeito adverso tópico mais comum em pacientes em uso de CI é a candidíase oral, que pode ser evitado com higiene oral após o uso ou com a utilização de espaçadores que diminuem a deposição do CI na orofaringe. Outros eventos mais raros são tosse e irritação na garganta. Podem ocorrer também outros eventos adversos, porém de forma sistêmica, sendo eles: desaceleração do crescimento em crianças, aumento de peso, osteoporose, supressão adrenal, catarata subcapsular posterior, aumento de pressão intraocular, alterações na pele (p.ex., telangiectasias), miopatia dos músculos da laringe, causando rouquidão reversível e alterações psiquiátricas como depressão e ansiedade).

Particularidades na associação corticosteroide e beta2-agonista na asma

Os beta2-agonistas de ação prolongada inalados serão discutidos com detalhe no item sobre DPOC. São medicações broncodilatadoras com efeito direto por estímulo do receptor beta2 da musculatura lisa brônquica. Seu uso na asma está condicionado a associação com CI. Existe evidência de que o uso isolado de beta2-agonista na asma está relacionado a risco de morte e aumento de eventos adversos.

Como o beta2-agonista não tem ação anti-inflamatória significativa, ele não trata a causa de base dos sintomas da asma. Assim, seu uso pode mascarar a deterioração do quadro clínico no asmático e contribuir para um evento fatal.

Quando associado ao corticosteroide inalado, no entanto, ele é uma ferramenta poderosa para atingir o controle da asma, permitindo melhora da função pulmonar, aumento do pico de fluxo expiratório, mais dias livres de sintomas e menos exacerbações em pacientes com asma persistente que não atingiram controle com doses iniciais de CI.

Modificadores de leucotrienos (montelucaste)

O montelucaste sódico é um fármaco pertencente à classe de modificadores de leucotrienos, disponível em comprimidos por via oral ou pó para solução para pacientes pediátricos e adultos com asma e rinite, podendo ser utilizado isoladamente ou associado, principalmente, com corticoides inalatórios. Essa classe de medicamentos não é indicada em crises asmáticas ou de rinite, mas, sim, como um tratamento crônico de controle dessas doenças.

Mecanismo de ação

Os leucotrienos cisteínicos (LTC4, LTD4, LTE4) são eicosanoides inflamatórios, originados do metabolismo do ácido araquidônico e liberados de outras células, incluindo mastócitos e eosinófilos. São mediadores importantes na fisiopatologia da asma e da rinite alérgica. Eles se ligam nos seus receptores presentes nas células (CysLT1) das vias aéreas humanas e em outras células pró-inflamatórias, ocasionando broncoconstrição, secreção de muco, aumento da permeabilidade vascular e recrutamento de eosinófilos. Os receptores também são encontrados na mucosa nasal. Desse modo, os modificadores de leucotrienos têm a função de se ligar com alta afinidade e seletividade a esses receptores, o CysLT1, e inibir as ações dos LTC4, LTD4 e LTE4, sem atividade agonista.

Farmacocinética

A biodisponibilidade do montelucaste sódico oral é de, em média, 70%, e seu pico de ação é atingido cerca de 2 a 3 horas após seu uso, com meia-vida de 2,7 a 5,5 horas. Mesmo na presença de alimentos, esses fármacos não sofrem influência clínica importante na absorção. Sua ligação com as proteínas plasmáticas é de 99%, eles são amplamente metabolizados por isoenzimas do citocromo P450, 3A4, 2C8 E 2C9, e sua eliminação é biliar.

Benefícios

O efeito broncodilatador dos antileucotrienos é modesto e lento, inferior aos efeitos dos broncodilatadores, portanto, seu uso pode ser concomitante a esta classe, potencializando a ação broncodilatadora. Possui efeito prevenindo a broncoconstrição induzida por exercício. Os antileucotrienos podem apresentar melhor aderência ao tratamento por serem administrados por via oral. Além disso, alguns estudos recentes mostram que o uso de antileucotrienos pode permitir a redução do uso de corticoides sistêmicos, sem a perda do controle da doença.

Efeitos adversos

Os modificadores de leucotrienos apresentam baixos efeitos adversos quando comparados ao tratamento com corticoides. Seus eventos adversos foram observados em estudos clínicos, porém pouco apresentados na prática clínica. Assim, o seu uso deve ser monitorado por um profissional. Os sintomas mais comuns são cefaleia, dor abdominal, náusea, vômito, distúrbios do sistema nervoso (p.ex., tontura e sonolência), agitação, ansiedade, aumento da tendência a sangramento, erupções cutâneas e aumento de ALT e AST.

Anticolinérgicos de ação prolongada na asma

Os anticolinérgicos inalatórios de ação prolongada serão discutidos com maior detalhe no item sobre DPOC. Uma medicação com bom perfil de segurança e tantos benefícios comprovados em pacientes com DPOC pode ter aplicação na asma? Diversos estudos foram elaborados para responder a essa questão. A medicação dessa classe mais estudada na asma foi o tiotrópio.

Um dos primeiros estudos a explorar os efeitos do tiotrópio na asma foi de 1996. Nele, 12 pacientes jovens com asma utilizavam doses de tiotrópio antes de se submeter a uma broncoprovocação. Com relação ao placebo, o tiotrópio mostrou maior broncodilatação e redução na hiper-reatividade brônquica à metacolina.

Tentando resolver dilemas práticos do manejo da asma, na primeira década do século XXI, o tiotrópio foi testado com sucesso em asmáticos como forma de reduzir a dose de CI e também como alternativa para asma com predomínio neutrofílico.

O ano de 2010 marcou o início dos estudos clínicos randomizados que avaliaram o uso de tiotrópio na asma. Nesse ano, foi publicado um artigo analisando a adição de tiotrópio ao corticosteroide inalado em comparação com o salmeterol (beta2-agonista) ou aumento de dose de CI por 14 semanas. O tiotrópio se mostrou superior no aumento da dose de corticosteroide e não inferior ao salmeterol quanto à função pulmonar e aos dias livres de sintomas.

O tiotrópio foi amplamente estudado nos últimos anos em pacientes asmáticos moderados, graves e com particularidades como obstrução persistente e inflamação neutrofílica. Todos os estudos colocam o anticolinérgico como tratamento adicional, sempre somado ao corticosteroide inalado nos pacientes com asma. A adição de tiotrópio no tratamento de pacientes em uso de CI parece ser tão eficaz quanto o uso associado de beta2agonistas inalatórios. Em pacientes com asma mais grave e não controlada com a associação CI + beta2-agonistas ele é indicado como tratamento adicional nas etapas 4 e 5.

O uso de tiotrópio foi incorporado aos consensos de asma e faz parte do arsenal de segunda linha para controle da asma. Apesar de ser benéfico nas asmas tipo T2 alta ele raramente é necessário, pois esse endótipo costuma ter ampla resposta ao CI. Nas asmas mais graves tipo T2 baixa (neutrofílica ou paucicelular), ele geralmente tem maior impacto no tratamento.

Imunobiológicos na asma

De acordo com as diretrizes do Global Initiative for Asthma (GINA), a asma é avaliada de acordo com seus sintomas, função pulmonar e comorbidades, sendo que a maioria dos pacientes portadores apresenta um bom controle da doença com uso de corticosteroide inalatório associado ou não a broncodilatador de longa ação; porém, cerca de 5 a 10% dos pacientes não conseguem controlar e reduzir os sintomas, mesmo com o tratamento proposto.

O omalizumab foi o primeiro tratamento anti-IgE disponível no Brasil. Ele é um anticorpo monoclonal que liga-se à IgE humana de maneira seletiva. O tratamento se dá por via subcutânea a cada 2 ou 4 semanas. É indicado para pacientes com asma eosinofílica alérgica grave. O paciente deve ter mais de 6 anos de idade, teste alérgico positivo e IgE sérica total entre 30 e 1.500 UI/mL.

Os diferentes fenótipos da asma requerem um tratamento direcionado, tal como a asma eosinofílica não alérgica que é marcada pela presença de eosinófilos na mucosa brônquica e no sangue periférico, mas com teste alérgico negativo. O estímulo desses eosinófilos é dependente da IL-5, então um antagonista da atividade dessa interleucina tem sido estudado como opção terapêutica. Os anticorpos monoclonais humanizados anti-IL-5 e antirrecerpor IL-5 (mepolizumab e benralizumab) foram adicionados à etapa 5 do tratamento de asma na GINA, podendo ser utilizados em pacientes acima de 12 anos com asma grave eosinofílica, não responsivos à etapa 4.

Mecanismo de ação

O mecanismo de ação do mepolizumabe consiste em ligar-se com a IL-5 e inibir sua ligação com seu receptor expresso em eosinófilos. Sua utilização promove uma redução muito significativa de eosinófilos circulantes. O tratamento com esse anticorpo promove redução de exacerbações e diminuição do uso de corticoides orais. O mepolizumabe possui meia-vida de 2 a 20 dias e pode ser encontrado no plasma até 16 semanas após a administração.

Outro anticorpo que age na ação da IL-5 é o benralizumabe, porém este pertence à classe do antirreceptor de IL-5, ou seja, seu mecanismo consiste em ligar-se aos receptores de IL-5 presentes nos eosinófilos, promovendo a apoptose dessa célula.

O omalizumabe é um anticorpo monoclonal humanizado recombinante anti-IgE e pode ser utilizado como terapia aditiva na asma alérgica moderada e grave, que não tem resposta ao uso de CI + LABA. Este anticorpo liga-se à cadeia pesada de IgE livre circulante, impedindo sua ligação com receptores de alta afinidade na membrana de mastócitos e basófilos, diminuindo-os e interrompendo, assim, a cascata inflamatória envolvida na patogênese da asma alérgica. Esse medicamento é utilizado quando o paciente não é responsivo à etapa 4 definida no tratamento de asma na GINA.

Embora o tratamento da asma com imunobiológicos seja uma descoberta recente e de custo elevado, muitos estudos mostram que um tratamento direcionado pode proporcionar melhora mais significativa, reduzindo os riscos de efeitos adversos e a não aderência ao tratamento, que são alguns dos principais problemas identificados em pacientes asmáticos.

■ DPOC

Epidemiologia

A doença pulmonar obstrutiva crônica (DPOC) é uma doença prevenível e tratável, caracterizada por sintomas respiratórios persistentes (tosse, expetoração, dispneia) e obstrução não reversível das vias aéreas. Estas alterações são progressivas e resultam de danos das vias aéreas e alvéolos, os quais, por sua vez, surgem por processos inflamatórios crônicos, despoletados pela exposição continuada a partículas e/ou gases nocivos. É causa importante de morbidade e mortalidade no mundo, afetando cerca de 10% da população adulta. Atualmente, as doenças respiratórias fazem parte da terceira causa de mortalidade no mundo todo, entre elas a DPOC, que contribui significativamente para o aumento desses números.

Existem estudos mostrando prevalência de 15,8% de DPOC na região metropolitana de São Paulo em indivíduos maiores de 40 anos, sendo 18% homens e 14% mulheres. Até poucos anos considerada uma doença masculina, a incidência e a mortalidade por DPOC têm aumentado no sexo feminino, provavelmente pelo aumento da porcentagem de mulheres fumantes a partir da década de 1950.

Os fatores de risco ambientais são considerados de importância fundamental para o desenvolvimento da DPOC. Aproximadamente 85% dos portadores dessa doença apresentam história de tabagismo, e a porcentagem restante tem influência de exposição ocupacional e ambiental.

Fisiopatologia

A DPOC tem sua origem como uma doença inflamatória de vias aéreas. Para explicar a lesão ao pulmão existem duas teorias: o desequilíbrio protease-antiprotease – que ocorre no aumento de proteases no pulmão associado à diminuição da concentração ou na atividade das antiproteases (principalmente na deficiência de α1-antitripsina); ou o desequilíbrio oxidante-antioxidante – instalando-se no pulmão excesso de espécies reativas de oxigênio. Essa doença é resultado de um processo inflamatório insidioso estimulado por exposição crônica a algum irritante inalado, sendo o tabagismo o principal agente relatado. Sabe-se que uma tragada de cigarro contém mais de 4.700 compostos xenobióticos e 10^{16} radicais livres que podem lesionar as células do epitélio pulmonar.

Com a lesão celular, os produtos resultantes tornam-se ligantes dos receptores TLR-2 e TLR-4, ativando vias intracelulares de células apresentadoras de antígenos. Ocorre então a liberação de quimiocinas, atraindo e ativando as células inflamatórias, inicialmente macrófagos, células dendríticas e neutrófilos. Persistindo o processo inflamatório, as células dendríticas estimuladas entram em forma ativa, expressando MHC de classe II e moléculas coestimulatórias, que, ao atingirem os linfonodos regionais, estimulam os linfócitos T CD4+ na diferenciação para Th1 através da apresentação de antígenos pulmonares. Pode ocorrer também a expressão de MHC I, com consequente estimulação de linfócitos T CD8+ no linfonodo. Os ligantes dos receptores de T CD4+ e T CD8+ são fortemente expressos por células das vias aéreas e artérias pulmonares; no entanto, tal expressão pulmonar não ocorre em fumantes sem DPOC nem em não fumantes. Os linfócitos Th1 secretam um padrão de citocinas quimioatrativas, estimulando a migração de monócitos circulantes, macrófagos alveolares, neutrófilos, eosinófilos, linfócitos T CD4+, linfócitos T CD8+ e linfócitos B, o que aumenta a resposta inflamatória no local. As células T CD8+ provocam a destruição direta de células do parênquima pulmonar por indução de apoptose, aumentando, assim, o material antigênico disponível.

A resposta inflamatória Th1 instalada no pulmão libera enzimas proteolíticas como a elastase e a metaloproteinase. A primeira causa uma destruição de fibras elásticas no parênquima pulmonar e estimula a hipersecreção de muco nas vias aéreas. As metaloproteinases destroem as fibras na matriz extracelular. Além disso, ocorre liberação de espécies reativas de oxigênio, que aumentam o processo de lesão celular tanto pelo desequilíbrio oxidante-antioxidante como pela inibição da atividade da antiprotease α1-antitripsina.

A consequência da inflamação é, portanto, destruição da camada elástica pulmonar e perda do suporte bronquiolar. Esse processo associado à hipertrofia da camada muscular, aumento do muco e fibrose peribrônquica resultam em um pulmão com alta resistência nas vias aéreas e baixa elastância. A consequência mecânica desses dois fatores é a dificuldade para esvaziamento, hiperinsuflação, aprisionamento aéreo e aumento significativo no gasto energético da respiração.

Excesso de muco, perda da capacidade de clareamento ciliar e alteração da arquitetura brônquica podem predispor à colonização e, portanto, aumentam a vulnerabilidade das vias aéreas a micro-organismos que causam exacerbações infecciosas da doença pulmonar.

Diretrizes para o tratamento farmacológico da DPOC

Diversos medicamentos são utilizados para controlar sintomas, reduzir a frequência e a gravidade de exacerbações e aumentar a tolerância aos exercícios. Entretanto, cada paciente se comporta de modo diferente quanto à resposta ao tratamento e à presença de efeitos colaterais. A introdução dos medicamentos deve ser individualizada para cada paciente, seguindo uma sequência progressiva com base no estágio da doença.

Broncodilatadores de curta duração

Os broncodilatadores de ação rápida contemplam os beta-agonistas de curta duração (SABA, do inglês *short-acting beta-2-adrenergic receptor agonist*), que estão disponíveis no Brasil por via inalatória, sendo eles o fenoterol e o salbutamol, e o anticolinérgico de curta duração (SAMA, do inglês *short-acting muscarinic acetylcholine receptor antagonista*) representado pelo brometo de ipratrópio. Estes medicamentos são utilizados nas crises de DPOC e asma e estão disponíveis em solução para nebulização e aerossol dosimetrado.

As figuras a seguir representam as estruturas moleculares dos principais representantes dos SABA e do SAMA.

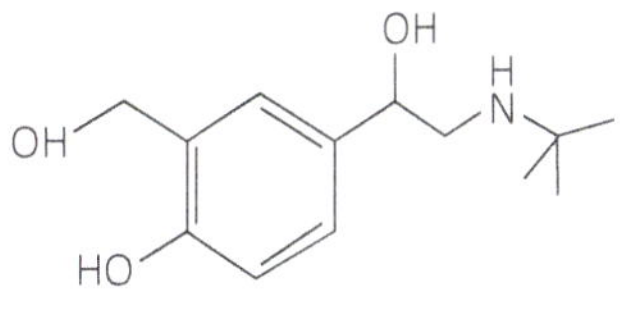

Figura 32.3 – Molécula de sulfato de salbutamol.

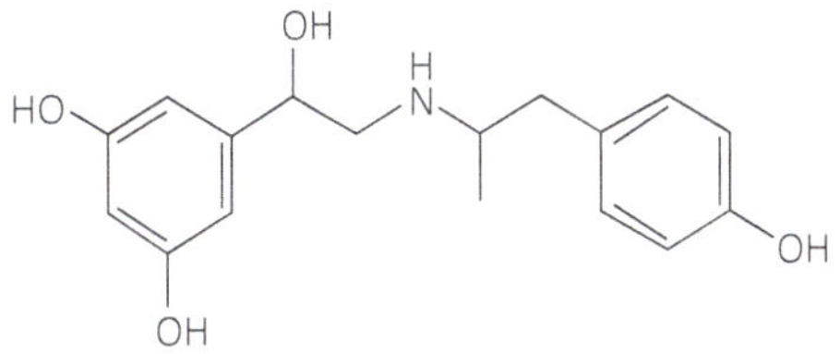

Figura 32.4 – Molécula de bromidrato de fenoterol.

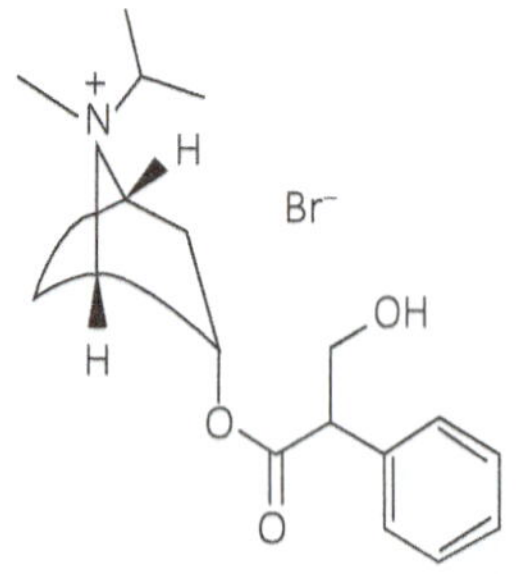

Figura 32.5 – Molécula de brometo de ipratrópio.

Mecanismo de ação

O mecanismo de ação dos SABA consiste na ligação do fármaco aos receptores beta2-adrenérgicos que se encontram na musculatura lisa da via aérea e provocam o relaxamento brônquico. Estes receptores são acoplados à proteína G que estimula a adenilciclase e a produção intracelular de AMP cíclico (cAMP), ativando a proteína cinase A (PKA) para o efeito final da broncodilatação com efeito entre 3 e 6 horas. Os receptores beta2-adrenérgicos são constituídos de sete domínios inseridos na membrana celular, dispostos em círculos. Os broncodilatadores de curta ação alcançam somente os domínios externos, por isso possuem efeito rápido de ação, conforme pode ser observado na Figura 32.6.

Os SAMA ligam-se a receptores muscarínicos M1, M2 e M3, inibindo a ligação da acetilcolina sobre os receptores M3 presentes nas vias aéreas. Após esse evento, há a redução do tônus colinérgico sobre a

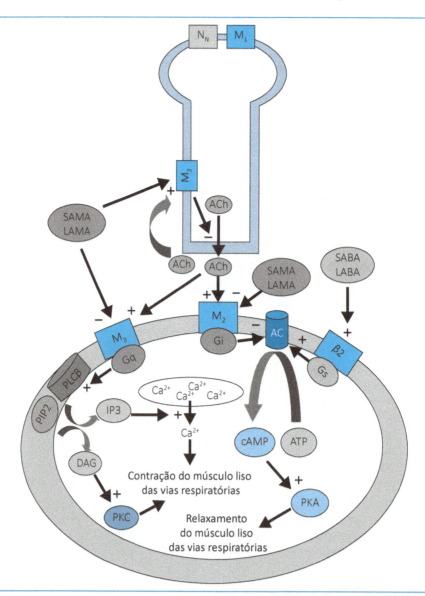

Figura 32.6 – Mecanismo de ação dos broncodilatadores beta-agonistas de curta ação.

Fonte: Adaptada de Montuschi, P., Ciabattoni, G. Bronchodilating drugs for chronic obstructive pulmonary disease: Current status and future trends. *Journal of Medicinal Chemistry.* May 28, 2015.

musculatura lisa de vias aéreas que aumenta a via cAMP-PKA e produz broncodilatação, com início lento de ação, agindo de 30 minutos a 1 hora.

Benefícios

Os broncodilatadores de curta ação são indicados para pacientes portadores de DPOC como uso adjuvante ao tratamento convencional, sendo utilizados somente como um resgate de broncodilatação no momento da exacerbação em decorrência da sua ação rápida, sendo que seus efeitos duram de 3 a 6 horas. Essa classe de medicamentos pode ser usada também auxiliando no diagnóstico diferencial de asma e de DPOC no exame de função pulmonar, mensurando a resposta ao broncodilatador.

Efeitos adversos

Os SABA apresentam importantes efeitos cardiovasculares, sendo os mais comuns a taquicardia e a palpitação, principalmente quando são utilizados por nebulização. Riscos de taquiarritmia também estão relacionados a esse medicamento, porém, esse risco aumenta quando é associado a xantinas, especialmente quando o paciente já apresenta doença cardiovascular prévia. Quando há utilização dos SABA em doses maiores que as recomendadas, pode ocorrer o aumento do intervalo QT. Pode também causar tremores, apesar de eles diminuírem com o uso crônico dos beta-agonistas.

Os SABA podem desencadear efeitos metabólicos também, como a hipocalemia, através do aumento da atividade Na^+-K^+-ATPase em células musculares esqueléticas. O uso de fenoterol oferece mais risco de queda de potássio do que o salbutamol. Em pacientes diabéticos, há risco de cetoacidose diabética em função do aumento da glicogenólise hepática.

Os SAMA apresentam efeitos colaterais locais, ou seja, em virtude da sua atividade anticolinérgica na mucosa oral e no trato respiratório pode causar redução da produção de secreções, dando a sensação de boca seca.

Efeitos adversos sistêmicos também são um risco, como retenção urinária, por isso, deve-se evitar o uso desse medicamento em pacientes com hiperplasia benigna da próstata, aumento de crises miastênicas em pacientes portadores de miastenia *gravis* e aumento de pressão intraocular em pacientes com glaucoma de ângulo fechado.

Beta-agonistas de ação prolongada

Os beta-agonistas de longa duração (LABA, do inglês *long-acting beta-2-adrenergic receptor agonist*),

que tem como representantes o salmeterol e o formoterol, foram desenvolvidos nos anos 1980 e são os medicamentos de uso contínuo mais usados no tratamento de DPOC. Esses medicamentos estão disponíveis nas formas de aerossol dosimetrado e inalador em pó, sendo indicado de acordo com a *performance* do paciente, podendo ser adaptado com uso de espaçadores para melhor utilização, dependendo do caso. Esses dois tipos de apresentação são de aplicação manual, portanto, considera-se imprescindível a educação do paciente quanto ao uso correto do dispositivo.

Além desses, existem também os ultra-LABAs, uma nova geração de fármacos que tem como representantes o vilanterol, o olodaterol e o indacaterol. Podem ser comercializados sozinhos ou em associações, como inaladores em pó ou inaladores de névoa lenta.

Nas Figuras 32.7 a 32.11 são apresentadas as estruturas moleculares dos principais representantes de LABAs e ultra-LABAs.

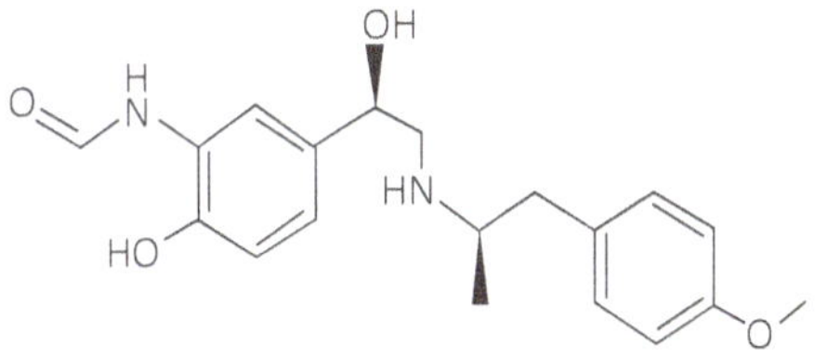

Figura 32.7 – Fumarato de formoterol.

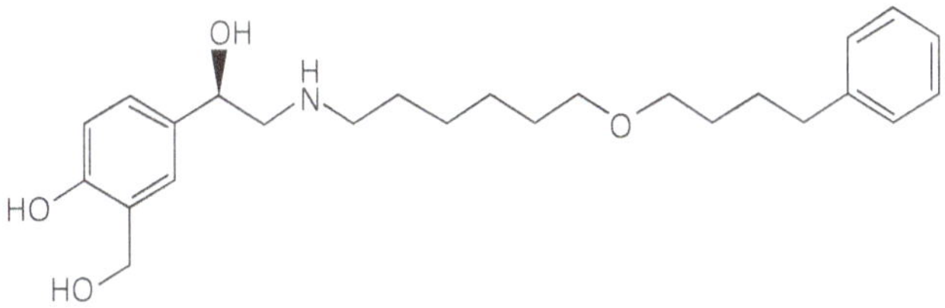

Figura 32.8 – Xinafoato de salmeterol.

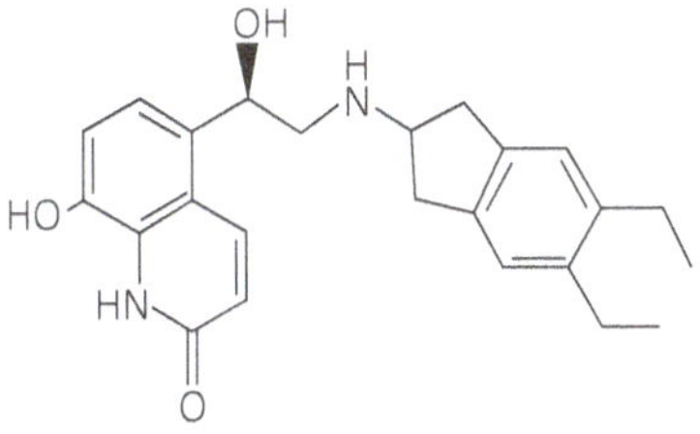

Figura 32.9 – Maleato de indacaterol.

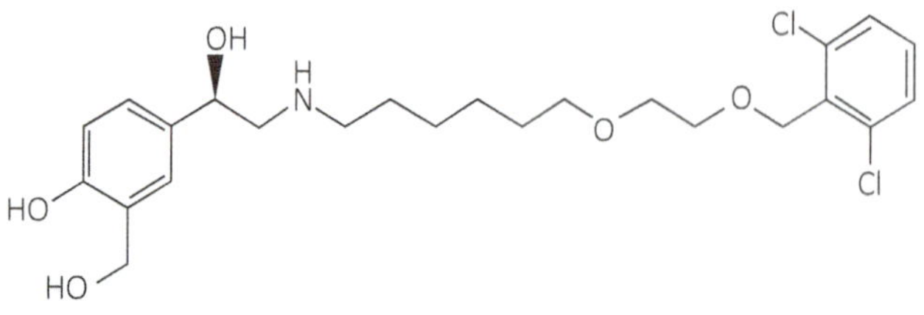

Figura 32.10 – Trifenatato de vilanterol.

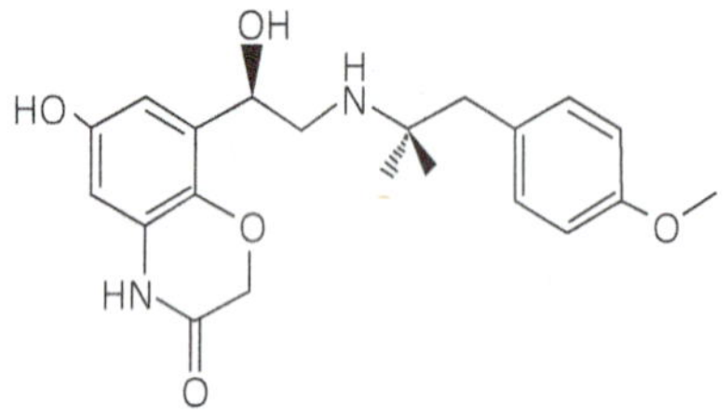

Figura 32.11 – Olodaterol.

Mecanismo de ação

O mecanismo de ação dos LABAs é semelhante ao mecanismo do broncodilatador de curta ação, ou seja, atuam através da ativação dos receptores beta2-adrenérgicos, causando broncodilatação; porém, eles desenvolvem uma ação longa por penetrar na membrana para estimular lateralmente o receptor, sendo que os SABA alcançam só os domínios externos do receptor.

O formoterol e o salmeterol apresentam estruturas moleculares diferentes, ambos têm maior lipossolubilidade, por isso, penetram na membrana celular desencadeando o efeito prolongado, cerca de 12 horas com pico de efeito entre 2 e 3 horas; porém, o salmeterol é considerado agonista parcial e possui efeito broncodilatador e sistêmico menores, tendo seu início de ação cerca de 20 minutos após o uso. O formoterol possui início de ação rápido e semelhante a do salbutamol.

Assim como o fenoterol, os ultra-LABA têm início de ação em cerca de 5 minutos após a administração, e possuem também seletividade maior na sua atividade agonista nos receptores beta2-adrenérgicos, desenvolvendo um mecanismo de ação semelhante, porém apresenta um tempo de ação maior, cerca de 24 horas, com a facilidade de serem administrados apenas uma vez durante o dia.

Benefícios

Os LABA têm efeito broncodilatador em decorrência da sua diminuição da hiperinsuflação dinâmica, aumento da capacidade inspiratória e da capacidade de exercício em estudos fisiológicos. O uso de LABA pode reduzir o risco de exacerbações respiratórias, melhorar VEF1 e a qualidade de vida, porém seu uso isolado não mostra benefício na mortalidade.

Os broncodilatadores beta2-agonistas são parcialmente seletivos para receptores beta2, tendo seu efeito concentrado na musculatura brônquica, poupando, assim, o sistema cardiovascular.

Os ultra-LABAs foram beta-agonistas desenvolvidos nos últimos anos com a proposta de facilitar o manejo de pacientes com DPOC, pois sua ação é ultralonga, durando cerca de 24 horas, ou seja, apresentando o benefício de ser utilizado somente 1 vez ao dia. Outras propostas em desenvolvimento também são as combinações de LABA e LAMA, LABA e corticosteroide inalatório e LABA, LAMA e CI, permitindo maior facilidade de uso e maior adesão, pois apresentam medicamentos em um único dispositivo e em dose única diária.

Efeitos adversos

Quando utilizados de forma prolongada, os LABA oferecem risco de taquiarritmias, em especial em pacientes com arritmia prévia ou insuficiência cardíaca. Podem induzir também tolerância a SABA e reduzir o efeito broncoprotetor. O aumento da mortalidade em decorrência do uso de LABA, por causa do efeito cardiovascular, é controversa e não foi encontrado em metanálise, portanto, pode-se dizer que são medicações seguras no manejo do paciente portador de DPOC.

Anticolinérgicos de ação prolongada

As doenças pulmonares obstrutivas contam com o uso de anticolinérgicos desde o século XIX, em virtude do seu efeito broncodilatador com o uso de extratos do alcaloide atropina. Os anticolinérgicos de longa ação (LAMA, do inglês *long acting muscarinic antagonists*) são representados atualmente pelo tiotrópio, o glicopirrônio e o umeclidínio, e são utilizados 1 vez ao dia. São oferecidos na forma de dispositivo inalatório, sendo que os pacientes devem ser orientados quanto ao seu uso correto.

Nas Figuras 32.12 e 32.13 estão a representação molecular de dois principais representantes da classe de anticolinérgicos utilizados em DPOC.

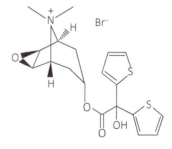

Figura 32.12 – Molécula de brometo de tiotrópio.

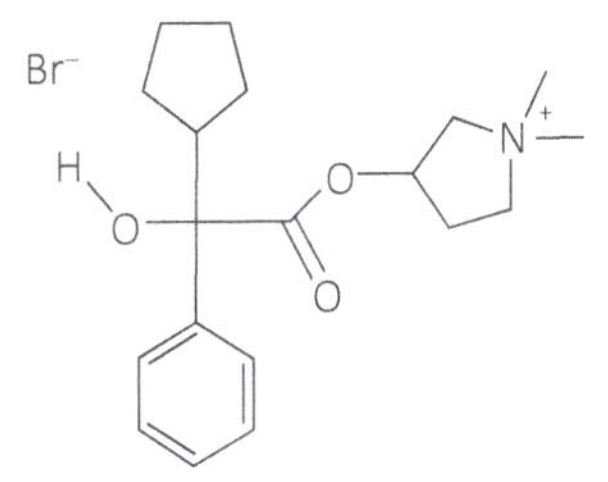

Figura 32.13 – Molécula de brometo de glicopirrônio.

Mecanismo de ação

Os LAMAs têm efeito antagonista, ligando-se de forma reversível aos receptores muscarínicos (M1, M2 e M3) presentes no tecido pulmonar. Esses receptores têm ação broncoconstritora e provocam secreção mucoide do sistema parassimpático colinérgico através do nervo vago. O bloqueio desses receptores causa broncodilatação. A ação dos LAMAs parece ser predominante sobre receptores M1 e M3 em razão da rápida dissociação de receptores M2, conferindo vantagem ao SAMA, pois o receptor M2 está relacionado à ação inibitória sobre a liberação de acetilcolina, funcionando como broncodilatador.

O tiotrópio é o primeiro representante dessa classe e o mais bem estudado, seu início de ação ocorre cerca de 30 a 60 minutos após a primeira dose, tem seu pico de ação em cerca de 2 horas e parece se manter no organismo pelo menos 24 horas.

Benefícios

A terapia com os LAMAs tem inúmeros benefícios, incluindo: redução na taxa de exacerbações e hospitalizações secundárias; melhora de sintomas, em especial dispneia e sibilância; melhora na qualidade de vida global e relacionada a domínios de saúde; e redução no uso de medicações de resgate.

Outros efeitos benéficos podem ocorrer, como ganhos funcionais espirométricos, incluindo aumento de VEF1 e CVF, além do aumento da capacidade residual funcional (CRF) e a redução da hiperinsuflação pulmonar. Algumas evidências apontam que há aumento de saturação periférica de oxigênio durante o sono.

Efeitos adversos

Tal como ocorre no uso de SAMA, os LAMAs também apresentam efeito adverso local, como boca seca e tosse, em razão do seu efeito anticolinérgico. Podem ocorrer sintomas urinários, principalmente em pacientes com condições preexistentes, como hiperplasia prostática benigna.

Sabe-se que o tiotrópio possui inúmeros benefícios clínicos amplamente comprovados e é um medicamento que apresenta um perfil de segurança bem

documentado, portanto seu uso não deve ser abandonado; porém, requer cautela no seu uso, tanto no perfil de pacientes que vão utilizar quanto na atenção especial àqueles com alto risco de efeitos cardiovasculares e com doença cardíaca recente ou instável.

Inibidores da fosfodiesterase-4

Pertencem a um grupo de anti-inflamatórios não esteroidais utilizados na DPOC grave. O roflumilaste 500 mcg é o representante desse grupo, e sua forma farmacêutica é em comprimido a ser utilizado por via oral. Recomenda-se que seu uso seja associado a um broncodilatador de longa ação.

Mecanismo de ação

Existem onze isoenzimas da família das fosfodiesterases, responsáveis pela degradação intracelular do AMP e do GPM cíclicos, portanto há um interesse nas fosfodiesterases como alvo terapêutico. Um dos fármacos mais antigos no tratamento de doenças pulmonares, a teofilina da classe das metilxantinas, provoca a inibição dessas enzimas, mas de maneira não seletiva.

Os inibidores da fosfodiesterase-4 agem inibindo seletivamente essa enzima, impedindo a quebra do AMP cíclico da célula, um segundo mensageiro que implica na regulação celular, suprimindo a atividade de células imunológicas e inflamatórias. A fosfodiesterase-4 possui quatro subtipos que podem ser encontrados nos neurônios, nas células inflamatórias, no coração, no músculo esquelético e no pulmão.

Essa ação anti-inflamatória pode resultar em ações farmacológicas potencialmente relevantes a fisiopatologia da DPOC, incluindo a redução de ativação de neutrófilos e linfócitos; influência sobre as células epiteliais, melhorando o *clearance* mucociliar; redução do estresse oxidativo; redução do remodelamento vascular; e inibição de fibroblastos.

A biodisponibilidade do roflumilaste é cerca de 80% e seu pico de ação acontece aproximadamente após 1 hora da administração, variando de 0,5 a 2 horas. O roflumilaste é extensamente metabolizado em humanos, gerando um principal metabólito farmacodinamicamente ativo, o N-óxido de roflumilaste, que atinge seu pico em 8 horas, variando de 4 a 13 horas. Quando administrado na presença de alimentos, o roflumilaste sofre retardo do tempo de concentração máxima.

Benefícios

O roflumilaste possui um efeito principal que é a redução de exacerbações moderadas ou graves, embora modesta, requerendo associação com uso de corticosteroide oral. Esse medicamento não é um broncodilatador, porém mostra boa atividade na melhora da função pulmonar, com aumento significativo de VEF1 pré e pós-broncodilatador, apesar de não apresentar melhora na qualidade de vida e nos sintomas e também nas evidências de redução de mortalidade.

Outro efeito potencial demonstrado do seu metabólito ativo (N-óxido roflumilaste) foi a reversão da resistência a corticosteroides.

Alguns estudos retrospectivos mostram que esse medicamento pode ter efeito protetor sobre eventos cardiovasculares e redução dos níveis de hemoglobina glicosilada.

O doente obeso com DPOC grave e bronquite crônica, com comorbidades que conferem aumento do risco cardiovascular, incluindo diabetes, apresenta exacerbações, mesmo com o tratamento com broncodilatadores otimizado.

O roflumilaste demonstra eficácia em pacientes obesos com DPOC grave e bronquite crônica, que mesmo otimizando o tratamento com broncodilatadores, ainda apresenta exacerbações.

Efeitos adversos

Os efeitos colaterais mais comuns dos inibidores da fosfodiesterase-4 são os de trato gastrointestinal, como dor abdominal, diarreia, náusea e vômito, perda de peso; por isso, recomenda-se o seu uso com cautela em paciente com baixo índice de massa corpórea, cefaleia.

Além disso, dados enviados ao sistema de vigilância da FDA (Food and Drug Administration) levantaram preocupações sobre eventuais efeitos psiquiátricos, como insônia, humor depressivo e até risco de suicídio. Mesmo tendo sua eliminação renal, não há dados que apontem necessidade de ajuste posológico em pacientes com insuficiência renal aguda ou crônica.

Particularidades do corticosteroide inalatório na DPOC

O tratamento regular com essa classe de medicamento não modifica em longo prazo o declínio de FEV1 em pacientes com DPOC; entretanto, diminui a frequência de exacerbações e melhora o *status* de saúde de pacientes sintomáticos com DPOC. Esses medicamentos estão indicados para o paciente grave que apresenta exacerbações frequentes, ou seja, duas ocorrências ou mais no período de 1 ano, sempre em associação com beta2-agonista de longa ação.

A presença de eosinófilos aumentados no escarro ou no sangue periférico é um marcador de resposta ao CI nos pacientes com DPOC. Já foi comprovado que em pacientes sem evidência de eosinofilia e sem exacerbações nos últimos 12 meses essa medicação pode ser retirada sem prejuízo clínico. No entanto, nos pacientes com aumento de eosinófilos a retirada do CI está associada à queda da função pulmonar e ao aumento na taxa de exacerbações.

| Atividade proposta | **Caso clínico** |

Caso clínico

Identificação: S.C., 63 anos de idade, sexo masculino, natural e procedente de São Paulo, casado, dois filhos, pardo, motorista há 40 anos. *Queixa e duração:* Cansaço aos esforços há 3 anos. *História pregressa da moléstia atual:* Queixa-se de cansaço e intolerância aos esforços iniciados há aproximadamente 3 anos. Começou a sentir falta de ar ao executar grandes esforços, como subir a ladeira da rua de sua casa, progredindo para, atualmente, falta de ar nos mínimos esforços, como se vestir ou ir ao banheiro. Há cerca de 2 meses, passou a apresentar chiado no peito e tosse com expectoração esbranquiçada, diária com piora pela manhã. Nega ortopneia ou dispneia paroxística noturna. Referia várias procuras ao pronto-socorro no último ano, com o uso de antibióticos e inalações. *Antecedentes pessoais:* Hipertensão arterial sistêmica, nega diabetes *mellitus* ou infarto agudo do miocárdio prévio. *Antecedentes familiares:* mãe com dislipidemia e hipertensão arterial sistêmica; irmão saudável; pai falecido por câncer de pulmão. *Hábitos e vícios:* estilo de vida sedentário; nega etilismo; tabagista de um maço de cigarro por dia há 50 anos (carga tabágica = 50 anos.maço).

Exame físico: Geral corado, hidratado, anictérico, acianótico, afebril, extremidades bem perfundidas, FC (frequência cardíaca) = 82 bpm, FR (frequência respiratória) = 16 ipm, SatO$_2$ aa (saturação minimamente invasiva de oxigênio) = 92%, PA (pressão arterial) = 140 × 80 mmHg, peso = 64 kg, altura = 1,70 m. *Cardiovascular:* Bulhas rítmicas normofonéticas; ausência de estase jugular a 45°; ausência de B3 (terceira bulha). *Respiratório:* murmúrios vesiculares diminuídos globalmente, com roncos e sibilos difusos. *Abdome:* Globoso, flácido, sem visceromegalias, indolor à palpação profunda. *Membros inferiores:* sem edema e sinais de trombose venosa profunda.

Exames complementares:

Hemograma

SÉRIE ERITROCITÁRIA	Valores Encontrados	Valores de Referência
Hemácias em Milhões	5,04 /mm³	3,9 - 5,0
Hemoglobina	13,8 g/dl	12,0 - 15,5
Hematócrito	41,0 %	35 - 45
V.C.M	81,3 fL	82 - 98
H.C.M	27,4 pg	26 - 34
C.H.C.M	33,7 g/dl	31 - 36
RDW	13,7	11,9 - 15,5

SÉRIE LEUCOCITÁRIA	%	por mm³	% Referência	por mm³ Referência
Leucócitos por mm³	---------	7.890	---------	3.500 - 10.500
Neutrófilos	55	4347	50,0 - 70,0	1.750 - 7.350
Mielócitos	0	0	0,0 - 0,0	0 - 0
Metamielócitos	0	0	0,0 - 0,0	0 - 0
Bastonetes	0	0	0,0 - 8,0	0 - 840
Segmentados	55,1	4347	40 - 70	1.700 - 8.000
Eosinófilos	6,3	497	1,0 - 4,0	50 - 500
Basófilos	0,9	71	0,0 - 1,0	0 - 100
Linfócitos Típicos	30,2	2383	20,0 - 40,0	900 - 2.900
Linfócitos Atípicos	0	0	0,0 - 0,0	0 - 0
Monócitos	7,5	592	4,0 - 8,0	300 - 900

SÉRIE PLAQUETÁRIA	Valores Encontrados	Valores de Referência
Plaquetas	344.000 /MM³	150.000 - 450.000 /MM³

Raio X de tórax posteroanterior e perfil

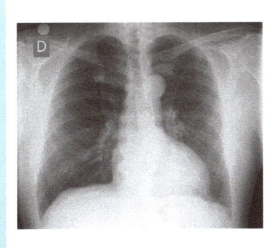
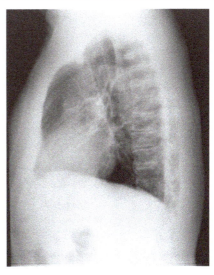

Figura 32.14 – Raio X de tórax mostra sinais de hiperinsuflação, como retificação do diafragma, aumento do diâmetro anteroposterior, aumento dos espaços intercostais e hipertransparência.
Fonte: Arquivo pessoal – Frederico Leon Arrabal Fernandes.

Espirometria

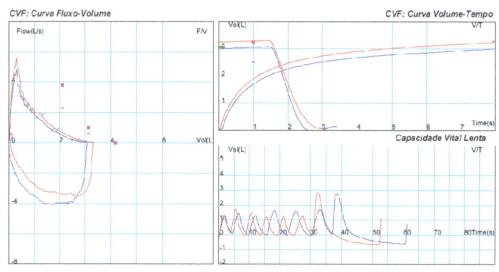

Figura 32.15 – Espirometria mostra distúrbio ventilatório obstrutivo moderado sem resposta ao broncodilatador. Obstrução fixa é a principal característica espirométrica da DPOC.
Fonte: Arquivo pessoal – Frederico Leon Arrabal Fernandes.

Pontos principais e objetivos de aprendizagem

Observe a discussão do Caso clínico e relembre os mecanismos de ação e os principais efeitos adversos possíveis de cada um dos fármacos citados a seguir.

A história clínica desse paciente, com os sinais e os sintomas de dispneia progressiva aos esforços, tosse com expectoração esbranquiçada e chiado no peito, faz-nos pensar no diagnóstico de DPOC.

A ausência de ortopneia, dispneia paroxística noturna, estase jugular a 45° e B3 permitem diferenciar DPOC da insuficiência cardíaca congestiva, um dos diagnósticos diferenciais.

O antecedente de tabagismo é fundamental para estabelecermos o diagnóstico de DPOC. Lembre-se de que sempre devemos pensar no diagnóstico de DPOC em um indivíduo que apresenta os seguintes indicadores: presença de história tabágica, dispneia progressiva, produção crônica de expectoração e tosse crônica.

Além disso, ao exame físico, percebemos algumas características marcantes da doença, como aumento do diâmetro craniocaudal e anteroposterior do tórax, indicando represamento de ar; murmúrios vesiculares diminuídos globalmente; e presença de ruídos adventícios.

O raio X de tórax, embora não diagnóstica, mostra rebaixamento e retificação das cúpulas frênicas, aumento do espaço retroesternal, aumento do diâmetro anteroposterior, retificação de arcos costais, que sugerem o diagnóstico.

A prova de função pulmonar, além de diagnosticar a doença, permite-nos classificá-la. Uma relação VEF1/CVF < 70% confirma um distúrbio obstrutivo. A ausência de resposta ao broncodilatador (VEF1 variou menos de 200 mL e 12% após a administração do broncodilatador), reforça a hipótese de doença pulmonar obstrutiva crônica.

Com relação ao tratamento, um paciente com DPOC e exacerbações frequentes, muito sintomático e com eosinófilos > 300 cel/mm³, deve iniciar o tratamento com associação de beta2-agonista de longa ação e corticosteroide inalatório. Outras medidas devem ser instituídas, como orientações quanto à cessação do tabagismo; vacinação contra influenza e pneumococo; reabilitação e condicionamento físico; e beta2-agonista de curta ação + brometo de ipatrópio nas crises de dispneia.

REFERÊNCIAS

1. Brom L, Mendonça TN, Oliveira FR et al. Novos biológicos para asma: terapia anti-interleucina-5. Brazilian Journal of Allergy and Immunology. 2015;3(5):197-204.
2. Cazzola M, Page CP, Calzetta L, Matera MG (2012). Pharmacology and Therapeutics of Bronchodilators. Pharmacological Reviews. 2012;64(3):450-504.
3. Celli B, Decramer M, Kesten S, Liu D, Mehra S, Tashkin DP. Mortality in the 4-year trial of tiotropium (UPLIFT) in patients with chronic obstructive pulmonary disease. Am J Respir Crit Care Med. 2009 Nov 15;180(10):948-55.
4. Montuschi P, Ciabattoni G. Bronchodilating drugs for chronic obstructive pulmonary disease: Current status and future trends. Journal of Medicinal Chemistry. 2015 May 28.
5. Quirce S, Phillips-Angles E, Domínguez-Ortega J, Barranco P. Biologics in the treatment of severe asthma. Allergologia et Immunopathologia. Elsevier Doyma. 2017 Dec 1.
6. Wise RA, Anzueto A, Cotton D, Dahl R, Devins T, Disse B et al. Tiotropium Respimat inhaler and the risk of death in COPD. N Engl J Med. 2013 Oct 17;369(16):1491-501.
7. Wolff PG, Geller M. Avanços recentes no emprego de imunobiológicos nas doenças alérgicas. Brazilian Journal of Allergy and Immunology. 2014;2(4):132-138.

Capítulo 33

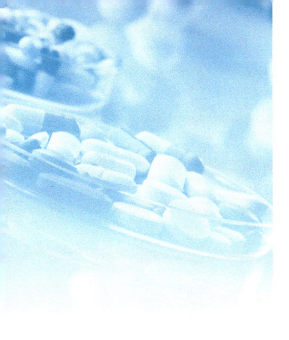

Fármacos anticoagulantes

Autores:
- Leiliane Rodrigues Marcatto
- Letícia Camargo Tavares
- Luciana Sacilotto
- Paulo Caleb Júnior de Lima Santos

■ Introdução

Hemostasia

Definida como a resposta fisiológica do organismo com a finalidade de prevenir ou cessar um evento hemorrágico. Em circunstâncias normais, em resposta à lesão de um vaso sanguíneo, o processo hemostático induz a coagulação para que ocorra a recuperação do vaso sanguíneo lesionado, de modo que, após a melhora, o coágulo formado seja removido pelo processo chamado fibrinólise. Assim, o processo hemostático pode ser dividido, didaticamente, em três etapas principais: primária (vasoconstrição), secundária (coagulação) e terciária (fibrinólise).

Vasoconstrição e agregação plaquetária

A hemostasia primária caracteriza-se pela ação de fatores vasculares que ocasionam vasoconstrição, de modo a reduzir o fluxo sanguíneo no local de injúria, ocorrendo produção de edema e vasodilatação dos vasos periféricos. A diferença de pressão do fluxo sanguíneo entre o vaso constringido e os vasos circundantes auxilia o processo de hemostasia.

Além disso, quando rompido, em decorrência do trauma ou dos processos inflamatórios, o tecido endotelial vascular cessa a produção de mediadores antitrombóticos como antiagregantes plaquetários (p.ex., prostaciclina – PGI2, óxido nítrico – NO e adenosina difosfatase – ADPase), inibidores de coagulação (p.ex., trombomodulina – TM, sulfato de heparina e inibidor da via do fator tecidual – TFPI) e moduladores da fibrinólise (p.ex., ativador do plasminogênio tecidual – t-PA), e desencadeia quatro principais processos plaquetários: adesão, secreção, ativação e agregação. Nessas circunstâncias, o sangue entra em contato com fibras de colágeno da região subendotelial, e a adesão inicial das plaquetas ao subendotélio ocorre via fator de von Willebrand (FvW), que interage com receptores de glicoproteínas presentes na superfície da membrana da plaqueta, sendo os complexos glicoproteicos (GP: GPIb/V/IX e GPVI) os mais importantes.

Em seguida, diversos mediadores, como o difosfato de adenosina (ADP), o tromboxano A2 (TXA2) e a serotonina, contidos

nos grânulos citoplasmáticos secretados pelas plaquetas, ocasionam a ativação das plaquetas ancoradas na parede do vaso, através da ativação de receptores de proteína G, da inibição da adenilato ciclase, da mobilização do cálcio intracelular, da fosforilação de proteínas intracelulares, entre outras vias bioquímicas. O ADP, o TXA2 e outras substâncias são responsáveis por atrair e ativar mais plaquetas ao tecido endotelial lesado, além de modificar suas morfologias de discoide para esféricas, contribuindo significativamente para as interações interplaquetárias. Outros mediadores, como o fibrinogênio, ligam-se ao complexo GP IIb/IIIa de plaquetas vizinhas, favorecendo também a agregação e a formação de um tampão plaquetário. Caso a área lesionada seja pequena, o tampão plaquetário por si só é capaz de deter a hemorragia. No entanto, se a ruptura for extensa, um coágulo sanguíneo deve ser formado.

Coagulação sanguínea: cascata de coagulação

A hemostasia secundária é a etapa na qual ocorre a formação do coágulo sanguíneo, que se dá através da conversão do fibrinogênio solúvel (fator I) em filamentos de fibrina insolúveis, responsáveis por fortalecer os tampões plaquetários por meio da interação fibrina-plaqueta.

A conversão do fibrinogênio em fibrina é mediada pela ação da enzima trombina, através da remoção de quatro peptídeos de cada molécula de fibrinogênio, dando origem a monômeros de fibrina que, quando polimerizados, formam uma fibra de fibrina. O coágulo é formado por uma rede de fibras de fibrina capazes de reter plaquetas, plasma e outras células sanguíneas.

A formação do coágulo se dá após uma série de reações de uma complexa cascata enzimática e que funciona através de um mecanismo de amplificação. Nessa cascata, fatores de coagulação inativos, chamados zimogênios (pró-enzimas), quando ativados dão origem à proteólise, de forma que a ativação de um fator precedente catalisa a ativação e a formação do próximo fator da cascata em maiores quantidades, formando o coágulo. Os fatores são numerados a partir do sistema numérico romano e o sufixo "a" indica fator ativado. No Quadro 33.1, são apresentados os principais componentes das reações de coagulação sanguínea.

Classicamente, a formação de fibrina é descrita através de duas principais vias: intrínseca e extrínseca (Figura 33.1). Todos os mediadores presentes na via intrínseca estão naturalmente presentes no sangue, de modo que essa via é desencadeada através do contato do sangue extravasado com uma superfície exógena. Em contrapartida, na via extrínseca, o fator que desencadeia a cascata é externo ao sangue, chamado fator tecidual (FT). *In vivo* a cascata de coagulação se inicia através da exposição ao FT. Ambas as vias ativam a via comum que tem como etapa final a conversão de fibrinogênio (fator I) para fibrina (fator Ia).

Quadro 33.1 – Principais componentes das reações de coagulação sanguínea.

Fatores	Sinônimos
I	Fibrinogênio
II	Protrombina
III	Fator tecidual ou tissular (FT) ou tromboplastina
IV	Ca^{2+}
V	Pró-acelerina ou fator lábil
VII	Pró-convertina, fator estável ou autoprotrombina I
VIII	Fator anti-hemofílico A ou globulina anti-hemofílica
IX	Fator anti-hemofílico B, fator de Christmas ou componente tromboplástico do plasma
X	Fator de Stuart-Prower ou autoprotrombina III
XI	Fator anti-hemofílico C ou antecedente tromboplástico do plasma
XII	Fator Hageman
XIII	Fator estabilizador da fibrina
Proteína C	Fator XIV, autoprotrombina II
Proteína S	Não há sinônimo

Fonte: Desenvolvido pela autoria do capítulo.

A fim de amplificar a produção de trombina, a cascata de coagulação conta com mecanismos de retroalimentação positiva das vias sobre os fatores Va e VIIIa e através da exposição de fosfolipídios ácidos (FL) pelas plaquetas, que atuam como catalisadores de superfície, favorecendo a interação com o fator X e o fator II (protrombina).

Fibrinólise

A hemostasia terciária é a etapa na qual ocorre a retração do coágulo de fibrina formado na hemostasia secundária, proporcionando um equilíbrio dinâmico, de tal modo que, enquanto a coagulação interrompe o sangramento no vaso lesionado, a fibrinólise remove o coágulo formado em excesso, fazendo com que o sangue volte a fluir normalmente no interior do vaso restaurado.

Diversas proteínas participam do sistema fibrinolítico e elas regulam a geração de plasmina, uma enzima que é ativada e produzida a partir da pró-enzima inativa chamada plasminogênio. A plasmina tem a função de lisar a rede de fibrina e ativar metaloproteinases de matriz celular. Os dois ativadores fisiológicos do plasminogênio são: o ativador do plasminogênio tecidual (t-PA) e o ativador do plasminogênio do tipo uroquinase (U-PA). Ambos têm alta especificidade de ligação com o plasminogênio.

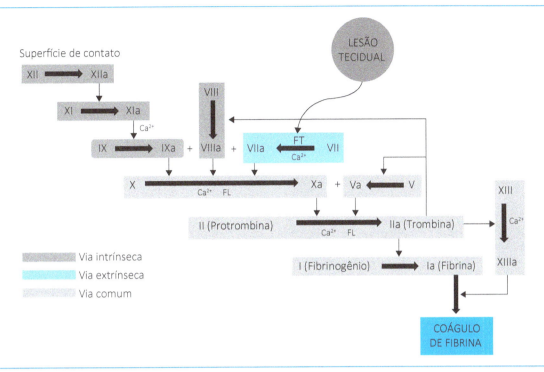

Figura 33.1 – Modelo clássico da cascata de coagulação.
FT: fator decidual; FL: fosfolipídeo plaquetário.
Fonte: Desenvolvida pela autoria do capítulo.

O t-PA é liberado pelo endotélio que está presente na área da lesão e é o principal fator responsável pelo desencadeamento da fibrinólise. Este é o principal ativador de plasminogênio na vasculatura e, ainda, é secretado pelas células epiteliais em resposta à bradicinina, à histamina, à acetilcolina, aos agentes alfa-adrenérgicos e ao fator ativador de plaquetas. O U-PA é o principal ativador em tecido extravascular e é sintetizado por células semelhantes a fibroblastos, células epiteliais, monócitos e células endoteliais. Ao contrário do t-PA, o U-PA apresenta atividade normal na ausência da fibrina, ativando, assim, o plasminogênio.

Apesar de a plasmina não degradar somente a fibrina, mas, também, o fibrinogênio, o fator V e o fator VIII, a fibrinólise acaba sendo um processo altamente específico para a fibrina, não sendo uma ativação sistêmica, capaz de remover o excesso de fibrina de modo equilibrado. Os PDF (produtos de degradação da fibrina), como a degradação do fibrinogênio, são removidos da corrente sanguínea pelo fígado e pelo sistema retículo endotelial. Além disso, o plasma possui uma glicoproteína chamada antiplasmina que se combina com o excesso de plasmina liberada, inativando-a e, assim, impedindo o aparecimento de fibrinólise generalizada. A antiplasmina apresenta concentração plasmática 10 vezes maior do que a plasmina. A retração do coágulo de fibrina também é regulada por proteínas inibidoras, de modo equilibrado, que atuam diretamente nos ativadores de plasminogênio (*plasminogen activator inhibitors* – inibidor do ativador de plasminogênio 1 [PAI-1] e inibidor do ativador de plasminogênio 2 [PAI-2]).

Além dos ativadores da fibrinólise, o sistema também possui um inibidor da fibrinólise: o TAFI (thrombin-activatable fibrinolysis inhibitor, também denominado carboxipeptidase B plasmática, procarboxipeptidase U ou procarboxipeptidase R). O TAFI é um zimogênio plasmático ativado pela trombina, tripsina e plasmina, é sintetizado pelo fígado e inibe a fibrinólise por meio da remoção de resíduos de lisina da molécula de fibrina durante o processo de lise do coágulo. A principal via de ativação do TAFI é dependente da ligação da trombina (fator IIa) com a TM (trombomodulina), complexo que também ativa o sistema da proteína C. O processo de fibrinólise pode ser visto na Figura 33.2.

Distúrbios da hemostasia

Consistem em respostas inadequadas do sistema hemostático. Esses distúrbios podem ocasionar tanto coagulabilidade excessiva, como a trombose, quanto coagulação insuficiente, desencadeando hemorragia. O sangramento excessivo pode resultar de deficiências de fatores de coagulação ou de outras alterações relacionadas, como deficiência de vitamina K, hemofilia e trombocitopenia. Já a hipercoagulabilidade pode ocorrer de maneira adquirida ou hereditária.

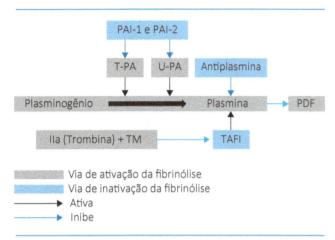

Figura 33.2 – Fibrinólise.
A conversão do plasminogênio em plasmina é ativada pelo tPA e pelo uPA. Consequentemente, há degradação da rede de fibrina e geração dos PDF. Este processo pode ser inativado pelos inibidores dos ativadores do plasminogênio 1 e 2 (PAI-1 e PAI-2), antiplasmina e sistema TAFI, que é ativado pela combinação de trombina e trombomodulina.
Fonte: Desenvolvida pela autoria do capítulo.

Fármacos anticoagulantes

Os fármacos que atuam, direta ou indiretamente, sob a cascata de coagulação, de modo a inibi-la, são chamados fármacos anticoagulantes. Eles são indicados para regular a cascata de coagulação, caso o paciente apresente um distúrbio hemostático que desencadeia formação de trombos ou êmbolos (chamadas condições tromboembólicas) ou para a terapêutica profilática. Para fins didáticos, neste tópico, dividiremos os fármacos anticoagulantes em duas categorias, de acordo com a via de administração (oral e parenteral).

Anticoagulantes orais

Atualmente, existem duas classes principais de anticoagulantes orais aprovados para uso terapêutico: os cumarínicos e os novos anticoagulantes orais (NOAC), designados anticoagulantes orais diretos (DOAC).

Cumarínicos

São fármacos anticoagulantes que apresentam como principal mecanismo de ação a inibição do ciclo da vitamina K.

A partir da inibição da enzima vitamina K epóxi-redutase (VKOR), os cumarínicos inibem a formação da hidroquinona (forma reduzida da vitamina K, também conhecida por KH_2) que atua como cofator da enzima γ-glutamil carboxilase (GGCX), responsável pela carboxilação de resíduos de ácido glutâmico e consequente ativação de fatores de coagulação (especificamente II, VII, IX e X), bem como de proteínas que auxiliam na regulação anticoagulante (C, S e Z). A presença de resíduos ácido γ-carboxiglutâmicos é essencial para a interação dos fatores inativos com o Ca^{2+} e também com a superfície dos fosfolipídeos carregados negativamente das plaquetas. O mecanismo de ação dos cumarínicos está ilustrado na Figura 33.3.

Varfarina

Usos terapêuticos

Indicada primariamente para a profilaxia e o tratamento de pacientes em risco de ocorrência de tromboembolismo venoso, embolismo pulmonar e sistêmico, acidente vascular cerebral (AVC), infarto agudo do miocárdio e recorrência de infarto, a varfarina foi por muito tempo a única opção de anticoagulante oral disponível para uso terapêutico.

Mecanismo de ação e efeitos farmacológicos

A varfarina compete pela enzima VKOR e exerce seu mecanismo de ação anticoagulante de acordo com o descrito no tópico anterior. Ela possui um centro quiral em sua estrutura química, de modo a apresentar dois isômeros opticamente ativos (formas R e S). O fármaco consiste em uma mistura racêmica dessas duas formas, sendo a forma S de três a seis vezes farmacologicamente mais potente do que a forma R.

Farmacocinética

A varfarina é altamente solúvel, apresenta rápida absorção pelo trato gastrointestinal e alta biodisponibilidade, atingindo a concentração máxima no sangue dentro de 4 horas após administração oral, havendo consideráveis variações interindividuais. Ela também pode ser absorvida percutaneamente. Sua meia-vida efetiva dura em torno de 20 a 60 horas, com uma média de 40 horas (varfarina-R: 37 a 89 horas; varfarina-S: 21 a 43 horas) e apresenta ampla ligação com proteínas plasmáticas circulantes (99% de ligação com albumina, principalmente). A metabolização ocorre principalmente no fígado, onde as duas formas enantioméricas são transformadas por vias e enzimas distintas. O isômero S, por exemplo, é primariamente metabolizado pela enzima CYP2C9, enquanto o isômero R possui como enzimas metabolizadoras principais a CYP1A2 e a CYP3A4. A eliminação da varfarina ocorre principalmente via metabolização, de modo que pouca quantidade do fármaco é excretada de forma intacta na urina. Seus metabólitos são excretados majoritariamente na urina e em pouca quantidade na bile.

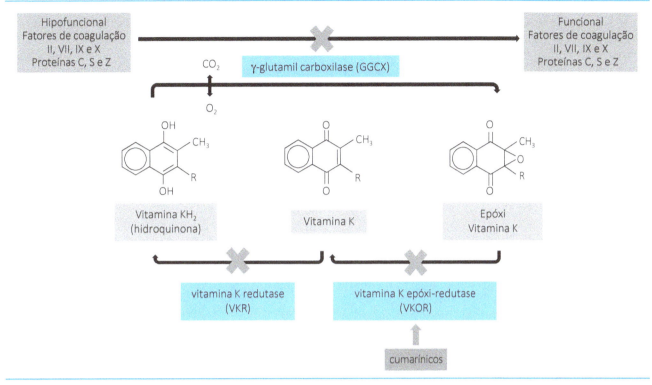

Figura 33.3 – Mecanismo de ação dos inibidores do ciclo da vitamina K.
Em resumo, os cumarínicos inibem a enzima vitamina K epóxi-redutase (VKOR) e, assim, bloqueiam indiretamente o sistema de carboxilação dos fatores de coagulação II, VII, IX e X e proteínas reguladoras, inibindo a cascata de coagulação.
Fonte: Adaptada de Tavares, Marcatto e Santos, 2018, *Pharmacogenomics*, 10.2217. 2017-0207.

Efeitos adversos, contraindicações e toxicidade

A varfarina, por sua vez, é contraindicada em grávidas e em pacientes que possuem alto risco de hemorragia. Em consequência à sua estreita faixa terapêutica, as reações adversas mais comuns ocasionadas em decorrência do seu uso são hemorragias provindas de tecidos ou órgãos, como resultado da administração de dose supraterapêutica, ou eventos tromboembólicos, como resultado de administração de dose subterapêutica. Em especial, o risco de hemorragia ou tromboembolismo varia entre 16 e 25% no início do tratamento (6 primeiros meses). Tais eventos podem ou não ser fatais.

A varfarina possui várias interações medicamentosas. Os medicamentos que aumentam sua resposta terapêutica, podendo ocasionar toxicidade, são a amiodarona, os anti-inflamatórios não esteroidais, a sinvastatina, o omeprazol, a propafenona, a amoxicilina, entre outros. Na lista de medicamentos que diminui sua resposta terapêutica, aumentando o risco de eventos tromboembólicos, constam fenobarbital, carbamazepina, fenitoína, colestiramina, azatioprina, entre outros. Há uma lista extensa de medicamentos que apresentam interação com a varfarina, e podem ser conferidos em: <https://www.drugs.com/drug-interactions/warfarin.html>.

Femprocumona

Mecanismo de ação

Outro cumarínico comercializado no Brasil é a femprocumona, um inibidor do ciclo da vitamina K, possuindo o mesmo mecanismo de ação da varfarina, porém, apresenta dados farmacocinéticos diferentes.

Farmacocinética

O fármaco consiste em uma mistura racêmica das duas formas enantioméricas (isômeros R e S) e apresenta bastante similaridade estrutural com a varfarina, já que ambas são derivadas da 4-hidroxicumarina. No entanto, a femprocumona possui tempo de ação mais longo do que a varfarina, sendo que tanto o isômero R quanto o S possuem tempo de meia-vida de 5 a 6 dias. Ambos são metabolizados pela CYP2C9 e a forma S é de 1,5 a 2,5 vezes mais potente do que a forma R.

Usos terapêuticos

Assim como a varfarina, o uso da femprocumona é indicado para tratamento e prevenção de tromboses, tratamento de embolias e infarto do miocárdio.

Efeitos adversos, contraindicações e toxicidade

Em caso de gravidez e condições que apresentem tendência à sangramento exagerado, seu uso é con-

Seção 5 – Inflamação, Imunomodulação e Hematopoiese

traindicado. O ajuste da dosagem terapêutica deve ter como base os resultados do RNI (Razão Normalizada Internacional) apresentado pelo paciente, já que a faixa terapêutica desse medicamento é estreita e há grande variabilidade interindividual de resposta. A femprocumona também apresenta vasta gama de interações alimentares e medicamentosas, muito similares com as que ocorrem com a varfarina.

No Brasil, o uso de femprocumona vem se reduzindo ao longo dos anos, em virtude do uso majoritário da varfarina. Porém, em alguns países europeus, como Alemanha e Holanda, a femprocumona é o cumarínico mais utilizado.

Anticoagulantes orais diretos (DOAC)

Com o objetivo de superar as limitações farmacodinâmicas e farmacocinéticas apresentadas pelos cumarínicos, estão sendo desenvolvidos e incorporados como alternativa para a terapia anticoagulante os chamados novos anticoagulantes orais (NOAC), designados atualmente de anticoagulantes orais diretos (DOAC).

O mecanismo de ação de tais fármacos difere dos cumarínicos, de modo que os DOAC atuam diretamente na inibição de fatores de coagulação (em específico o fator Xa ou o fator IIa), competindo por seus sítios de ativação. Não há, contudo, descrito na literatura vigente um teste laboratorial relevante para monitoração do efeito anticoagulante promovido pelos DOAC. Além disso, o seu uso é contraindicado para pacientes que possuem prótese cardíaca mecânica ou fibrilação atrial de etiologia valvar e alguns deles ainda não possuem reversor (antídoto) do efeito anticoagulante aprovado para uso terapêutico.

Os DOAC são indicados para prevenção e tratamento de eventos tromboembólicos venosos (TEV) recorrentes ou não.

No Brasil, os DOAC aprovados e disponíveis para uso clínico são: etexilato de dabigatrana, rivaroxabana, apixabana e edoxabana. No entanto, até o momento não foram incorporados à lista de medicamentos distribuídos gratuitamente pelo Sistema Único de Saúde (SUS).

Inibidores do fator IIa (trombina ativada)

1) Dabigatrana

Mecanismo de ação e efeitos farmacológicos

O etexilato de dabigatrana é um inibidor do fator IIa (trombina ativada). Ele consiste em um pró-fármaco que quando administrado via oral é rapidamente convertido em dabigatrana no plasma e no fígado, molécula que inibe direta e reversivelmente a trombina ativada (fator IIa), impedindo a conversão do fibrinogênio (fator I) em fibrina (fator Ia). A conversão ocorre, predominantemente, a partir de hidrólise catalisada por esterase. A dabigatrana é capaz de inibir a trombina livre ou ligada à fibrina e também a agregação plaquetária induzida por trombina.

Farmacocinética

Sua solubilidade é baixa em água e sua absorção se caracteriza por um rápido aumento das concentrações plasmáticas, com pico de concentração (C_{max}) obtido entre 0,5 e 2 horas após a administração. Estudos de interação *in vitro* não demonstraram indução ou inibição do citocromo P450. Portanto, as interações medicamentosas com fármacos que são substratos de CYP não são esperadas. No entanto, o uso concomitante com inibidores da glicoproteína-P (gp-P), bomba de efluxo de fármacos que dificulta a absorção, pode aumentar a concentração plasmática de dabigatrana.

Efeitos adversos, contraindicações e toxicidade

Caso o paciente apresente risco potencial aumentado de sangramento, idosos com 80 anos ou mais ou alteração renal significativa, é recomendado reduzir a dose diária. Assim como os cumarínicos, a reação adversa mais relevante é o sangramento.

O reversor aprovado especificamente para a dabigatrna foi o idarucizumabe (Praxbind®), caso seja necessária intervenção cirúrgica ou com risco de hemorragia antes do término da ação farmacológica anticoagulante.

Inibidores do fator Xa

1) Rivaroxabana

Mecanismo de ação e efeitos farmacológicos

A rivaroxabana é um DOAC que promove ação anticoagulante a partir da inibição direta e seletiva do fator Xa. A redução da atividade de trombina é cerca de cem vezes maior quando o fator Xa é inibido em comparação à inibição do fator IIa.

Farmacocinética

A rivaroxabana apresenta rápido início de ação (de 2 a 3 horas após administração), alta biodisponibilidade (66%, sendo 100% quando ingerida com alimentação) e uma dose-resposta previsível, não necessitando de monitoração da coagulação. Também apresenta pouco potencial de interação alimentar e medicamentosa, apresentando interação com fármacos metabolizados pela isoenzima CYP3A4 (p.ex., cetoconazol, ritonavir, claritromicina e eritromicina). Aproximadamente 65% da quantidade ingerida de rivaroxabana é metabolizada pelas isoenzimas CYP3A4, CYP3A5, CYP2J2 e outras enzimas da fa-

548

mília do citocromo P450. Outros parâmetros de sua farmacocinética estão evidenciados no Quadro 33.2.

Efeitos adversos, contraindicações e toxicidade

A rivaroxabana é contraindicada em pacientes com insuficiência hepática associada à coagulopatia, com alto risco de sangramento. Em pacientes com insuficiência renal grave, a biodisponibilidade da rivaroxabana é aumentada, de modo que é necessária cautela no seu uso ou até mesmo ela não está indicada. Em um período de 1 ano, foi relatado que 28% dos pacientes apresentaram sangramento de qualquer tipo ou gravidade e 2,5% tiveram anemia.

2) Apixabana
Mecanismo de ação e efeitos farmacológicos

A apixabana também é um DOAC que age através da inibição do fator Xa.

Farmacocinética

Com relação aos parâmetros farmacocinéticos, a apixabana apresenta início de ação rápido (3 horas após ingestão), biodisponibilidade de 50% (independente de alimentação), sua meia-vida é de 10 a 14 horas e 27% da sua excreção é por via renal. Assim como ocorre com a rivaroxabana, a apixabana apresenta interação medicamentosa com alguns fármacos metabolizados via CYP3A4 (Tabela 33.1).

Efeitos adversos, contraindicações e toxicidade

Eventos adversos comuns (≥ 1 a $< 10\%$), em decorrência do uso de apixabana, englobam: hemorragia ocular (incluindo hemorragia conjuntival), outras hemorragias vasculares e hematomas, epistaxe, hemorragia gastrointestinal (incluindo hematêmese e melena), hemorragia retal, sangramento gengival e hematúria.

3) Edoxabana
Mecanismo de ação e efeitos farmacológicos

A edoxabana é outro DOAC inibidor do fator Xa. Sua aprovação para uso terapêutico, no Brasil, é recente, tendo ocorrido em março de 2018.

Farmacocinética

A ingestão com alimentos aumenta a biodisponibilidade desse fármaco (de 61% para 68 a 84%). Reações adversas comuns (≥ 1 a $< 10\%$), decorrentes do uso de edoxabana, incluem: tontura, dor de cabeça e dor abdominal. Outros fatores farmacocinéticos da edoxabana estão descritos no Quadro 33.2, que traz também uma comparação das propriedades farmacodinâmicas e farmacocinéticas dos anticoagulantes orais abordados.

Efeitos adversos, contraindicações e toxicidade

Pacientes que apresentam pelo menos um dos critérios: insuficiência renal moderada ou grave, peso ≤ 60 kg, uso concomitante com ciclosporina, dronedarona, eritromicina, cetoconazol, quinidina ou verapamil devem administrar dose reduzida do anticoagulante. O uso é contraindicado para pacientes com ClCr < 15 mg/dL ou > 95 mg/dL e deve ser evitado em concomitância com rifampicina. Além disso, o uso em crianças não é recomendado, em razão da falta de estudos que tenham estabelecido a segurança e a eficácia desse medicamento em pacientes menores de 18 anos.

Tabela 33.1 – Propriedades comparativas dos anticoagulantes orais abordados.

Parâmetro	Varfarina	Femprocumona	Dabigatrana	Rivaroxabana	Apixabana	Edoxabana
Alvo	Vitamina K	Vitamina K	Fator IIa	Fator Xa	Fator Xa	Fator Xa
Biodisponibilidade	> 95%	> 95%	6,5%	66% 100% (com alimentação)	> 50%	62% 68 a 84% (com alimentação)
Ligação com proteínas plasmáticas	97%	99%	34 a 35%	92 a 95%	87%	55%
Meia-vida (h)	40	120 a 144	12 a 17	5 a 9 11 a 13 (idosos)	10 a 14	9 a 11
Eliminação	92% renal	via renal	20% hepática 80% renal	66% hepática 33% renal	63% hepática 27% renal	65% hepática 35% renal
Monitorização	Sim – RNI	Sim – RNI	Não	Não	Não	Não
Efeito pico (h)	72 a 96	1 a 2	0,5 a 2	2 a 4	3 a 4	1 a 2
Reversor	Vitamina K	Vitamina K	Idarucizumabe (Praxbind®)	Andexanet alfa (Andexxa)	Andexanet alfa (Andexxa)	Em estudo

Fonte: Desenvolvida pela autoria do capítulo.

Anticoagulantes parenterais

São amplamente utilizados no âmbito hospitalar, indicados para profilaxia e tratamento de eventos tromboembólicos, como tromboembolismo venoso profundo (TVP), tromboembolismo pulmonar (TEP), acidente vascular cerebral isquêmico (AVCi), dentre outros.

A profilaxia do tromboembolismo venoso (TEV) no âmbito hospitalar é essencial, pois engloba duas outras condições que são as causas de morte evitáveis mais comuns no paciente hospitalizado: o TVP e o TEP. O TEP muitas vezes é fatal. Por esse motivo, é inapropriado aguardar as manifestações clínicas para começar o tratamento profilático. Além disso, o diagnóstico do TVP é extremamente difícil, pois apenas cerca de metade dos pacientes são sintomáticos.

No Brasil, os anticoagulantes parenterais disponíveis são as heparinas de baixo peso molecular (HBPM), heparina não fracionada (HNF) e o fondaparinux sódico. Assim como os anticoagulantes orais, o principal evento adverso dos anticoagulantes parenterais é a hemorragia. Por esse motivo, o seu risco/benefício deve ser avaliado pela equipe multidisciplinar para a escolha da melhor terapia.

A HNF foi muito utilizada durante décadas, porém, em decorrência das suas limitações farmacocinéticas e biológicas, as HBPM e o inibidor indireto do fator Xa (FXa), fondaparinux, foram desenvolvidos para aprimorar o tratamento dos eventos tromboembólicos. Infelizmente, mesmo com o desenvolvimento de novos fármacos, ainda não foi possível encontrar o anticoagulante perfeito.

Heparina não fracionada

Mecanismo de ação e efeitos farmacológicos

A HNF é uma mistura heterogênea de moléculas compostas por cadeias de polissacarídeos com peso molecular variando de 12.000 a 30.000 dáltons. A heparina exerce sua ação anticoagulante através da ativação da antitrombina III (ATIII), de modo que sua atividade é acelerada em até mil vezes, inibindo os fatores de coagulação IIa e Xa e, em menor proporção, IXa, XIa e XIIa. Essa ativação depende da presença de uma única sequência pentassacarídica contida em cerca de um terço das moléculas de heparina, conferindo alta afinidade da HNF e da HBPM pela ATIII e por serina-proteases (p.ex., trombina). Dessa maneira, essa sequência inibe a trombina e outras serina-proteases por ligação ao sítio ativo de serina.

Somente um terço da dose administrada de heparina liga-se à ATIII. Os outros dois terços restantes possuem uma atividade mínima em concentrações terapêuticas, porém em maiores concentrações também podem catalisar o efeito ATIII de uma segunda proteína plasmática, o cofator de heparina II.

Para inativar a trombina é necessário que a heparina se ligue à ATIII e ao fator IIa simultaneamente, formando um complexo ternário. Porém, isso só ocorre com cadeias com pelo menos 18 sacarídeos, ou seja, uma cadeia mais longa.

Estudos demonstraram que a heparina pode atuar inibindo ou ativando a agregação plaquetária *in vitro*, dependendo da condição experimental, o que pode corroborar no prolongamento de sangramentos em humanos em um mecanismo independente da atividade anticoagulante da heparina.

Além dos efeitos anticoagulantes, a heparina aumenta a permeabilidade da parede do vaso, suprime a proliferação de células vasculares musculares lisas e suprime a formação de osteoblastos e ativa os osteoclastos, efeitos que promovem perda óssea. Destes três efeitos, o único que possui relevância clínica é o efeito osteopênico.

Farmacocinética

A heparina não é absorvida no intestino por possuir alto peso molecular. Desse modo, sua administração é por via intravenosa. Geralmente, é administrada primeiramente a dose por bolus intravenoso, seguida de infusão à velocidade constante.

O exame laboratorial tempo de tromboplastina parcial ativada (TTPA) é utilizado para ajustar a dose de heparina para se atingir um valor dentro de uma faixa-alvo (1,5 a 2,5 vezes o controle). Esse teste é sensível aos efeitos inibitórios da heparina em trombina, fator Xa e fator IXa. O TTPA deve ser medido 6 horas após a dose em bolus de heparina, e dose IV contínua deve ser ajustada de acordo com resultado. O ajuste de dose de heparina deve ser adaptado para a capacidade de resposta do reagente utilizado no laboratório clínico. Além disso, a dose deve ser alterada quando a heparina é combinada com terapia trombolítica ou antagonista de GP IIb/IIIa.

Usos terapêuticos

Para a quimioprofilaxia de eventos tromboembólicos, é recomendado escolher o esquema de dose de acordo com o risco que o paciente possui. É recomendado que a profilaxia com heparina deve ser mantida por 7 a 10 dias, sendo que os pacientes com alto risco ainda podem utilizar profilaxia mecânica, como meia elástica de compressão gradual, dispositivos mecânicos de compressão pneumática intermitente e bombas plantares.

O início da profilaxia com heparina depende do tipo de anestesia utilizada no procedimento cirúrgico.

Quando é utilizada anestesia por bloqueio, que atua somente na região determinada para cirurgia, é iniciado a terapia profilática após 2 horas do procedimento. Já quando a anestesia geral é utilizada, a terapia profilática é iniciada 2 horas antes do procedimento.

Efeitos adversos, contraindicações e toxicidade

O principal evento adverso visto com essa terapia é a hemorragia, que pode ser tratada interrompendo o tratamento e, se necessário, pode ser administrado sulfato de protamina. Outros eventos adversos são a trombose, a osteoporose com fraturas espontâneas no tratamento prolongado (6 meses ou mais) e o hipoaldosteronismo com consequente hipercalemia, sendo que com o prolongamento do tratamento o risco passa a ser maior. Por esse motivo, é recomendada a avaliação da concentração plasmática de K^+ se o tratamento for superior a 7 dias.

Há ainda algumas contraindicações para a utilização da heparina. As contraindicações absolutas são: hipersensibilidade às heparinas, plaquetopenia induzida por heparina e sangramento ativo. As contraindicações relativas são: cirurgia intracraniana ou ocular recente, coleta de líquido cefalorraquidiano nas últimas 24 horas, diátese hemorrágica, hipertensão arterial não controlada (> 180 × 110 mmHg) e insuficiência renal (*clearance* < 30 mL/min). Apesar de ser uma contraindicação relativa para profilaxia com heparina para pacientes com insuficiência renal, a HNF é mais indicada nesse caso do que a HBPM, pois a HNF depende menos de eliminação renal do que a HBPM.

A trombocitopenia também é uma complicação do tratamento com as heparinas. A trombocitopenia induzida por heparinas (TIH) é uma síndrome imuno-hematológica que causa ativação plaquetária na presença de heparina, tendo como consequências complicações trombóticas que podem ser fatais. A frequência de TIH é de 1 a 6% em pacientes que recebem heparina por mais de 5 dias. A TIH é classificada em tipo I e tipo II. O tipo I, geralmente, desenvolve-se no início do uso de heparina e possui gravidade menor, obtendo uma diminuição transitória e moderada de plaquetas, sendo que, normalmente, a contagem plaquetária não é inferior a 100.000/mm³. A contagem plaquetária usualmente se estabiliza em 5 dias, não havendo necessidade de tratamento.

A TIH do tipo II é menos frequente e se desenvolve, normalmente, entre o 5º e o 15º dia de terapia com heparina. O tipo II é caracterizado pela redução maior de contagem plaquetária, que chega a ser maior ou igual a 50% dos valores antes da administração, obtendo, geralmente, valores abaixo de 100.000/mm³ e, raramente, abaixo de 20.000/mm³. Para este tipo, é ne-

cessário tratamento, que consiste na administração de protamina e na substituição do anticoagulante, sendo que no Brasil é recomendada a substituição por fondaparinux. A normalização da contagem plaquetária ocorre em até 3 semanas após a retirada da heparina.

Heparina de baixo peso molecular

As HBPMs disponíveis no mercado são a enoxaparina, a dalteparina e a nadroparina, sendo todas elas administradas pela via subcutânea.

Mecanismo de ação e efeitos farmacológicos

As HBPMs são fragmentos de HNF obtidos por despolimerização química ou enzimática com peso molecular variando de 1.000 a 10.000 dáltons. Elas possuem o mesmo mecanismo de ação das HNF, porém não atuam sobre a trombina. Isso ocorre porque suas moléculas são pequenas demais para se ligarem à enzima e ao inibidor simultaneamente, o que acaba sendo essencial para a inibição da trombina, mas não para a inibição do fator Xa. Diferentemente da HNF, a HBPM possui alta afinidade em catalisar a inibição do fator Xa.

A HBPM possui algumas vantagens em relação ao HNF: 1) menor ligação às proteínas plasmáticas e proteínas de fase aguda; 2) menor ligação aos macrófagos e células endoteliais; 3) menor ligação às plaquetas e fator plaquetário IV; e 4) menor ligação aos osteoblastos. Essas vantagens proporcionam uma resposta anticoagulante mais previsível, meia-vida plasmática mais longa, maior biodisponibilidade, redução do risco de TIH e menor risco de osteopenia, possibilitando que a HBPM seja utilizada 1 ou 2 vezes ao dia por via subcutânea, sem necessidade de ser por via intravenosa ou bomba de infusão.

A enoxaparina sódica apresenta alta atividade anti-Xa da cascata de anticoagulação e baixa atividade anti-IIa e antitrombina. Estas atividades anticoagulantes são mediadas pela antitrombina III (ATIII), resultando em atividade antitrombótica em humanos.

A dalteparina tem a capacidade de potencializar a atividade anti-Xa e antitrombina. Com capacidade maior de potencializar a inibição do fator-Xa do que de prolongar o TTPA, também possui menor efeito na adesão plaquetária e exerce menor efeito na hemostasia primária.

A nadroparina tem alta proporção de atividade anti-Xa e anti-IIa, com ação antitrombótica imediata e prolongada. Comparada com a HNF, a nadroparina tem menos efeito na função e na agregação e apenas um leve efeito na hemostasia primária.

Farmacocinética

A taxa de absorção das HBPM após a administração subcutânea é determinada usando a taxa de atividade do anti-Xa e do anti-IIa no plasma. Todas as HBPM são prontamente absorvidas do tecido subcutâneo, e quando comparado com a HNF, a sua biodisponibilidade é aumentada. Com base na medição da atividade plasmática anti-Xa, a sua biodisponibilidade absoluta (na dose recomendada para a prevenção do tromboembolismo venoso) é próxima ou superior a 90%.

A HBPM é eliminada principalmente por via renal, e em pacientes com insuficiência renal a sua meia-vida é prolongada. Porém, a HBPM acaba sendo mais segura e eficaz do que a HNF, e, além disso, é mais fácil de ser utilizada.

Usos terapêuticos

As HBPM são indicadas principalmente para a prevenção e o tratamento de TEV e TEP.

Efeitos adversos, contraindicações e toxicidade

Apesar de demonstrar esses efeitos benéficos em relação à HNF, as HBPM demonstraram as mesmas taxas de risco de sangramento do que a HNF. Nesse caso, também pode ser utilizado o sulfato de protamina. Também foi demonstrado que os riscos de TIH, hipoaldosteronismo e osteoporose são menores com uso da HBPM do que com HNF.

Fondaparinux

Mecanismo de ação e efeitos farmacológicos

O fondaparinux inibe seletivamente o fator Xa, potencializando (em cerca de 300 vezes) a neutralização fisiológica do fator Xa pela ATIII, que interrompe a cascata da coagulação sanguínea e como consequência inibe a formação de trombina. O fondaparinux não inativa diretamente a trombina (fator II ativado) e não possui nenhum efeito conhecido sobre a função plaquetária. Este medicamento é administrado por via subcutânea e não requer monitoramento intensivo de coagulação laboratorial.

Farmacocinética

O fondaparinux é completamente e rapidamente absorvido, obtendo biodisponibilidade absoluta de 100%. O pico de concentração plasmática (C_{max}) é de 0,34 mg/L, após a aplicação subcutânea em indivíduos jovens saudáveis, sendo alcançada em aproximadamente 2 horas. A meia-vida de eliminação é cerca de 17 horas em indivíduos jovens saudáveis e cerca de 21 horas em indivíduos idosos saudáveis. Em pacientes com função renal normal, o *clearance* médio de fondaparinux é de 7,82 mL/min e não possui antídotos.

Usos terapêuticos

O fondaparinux é indicado para prevenção e tratamento de eventos tromboembólicos.

Efeitos adversos, contraindicações e toxicidade

Assim como as heparinas, o principal evento adverso do fondaparinux é a hemorragia. Na literatura, há relatos raros sobre trombocitopenia induzida pela heparina com o uso de fondaparinux, porém deve ser utilizado com cautela em pacientes que já apresentaram TIH. O fondaparinux é contraindicado para pacientes que tenham hipersensibilidade conhecida ao fármaco, sangramento ativo clinicamente significativo, endocardite bacteriana aguda e pacientes com insuficiência renal.

Atividade proposta

Caso clínico 1

Paciente do sexo masculino, 57 anos, hipertenso e diabético. Iniciou quadro de palpitações taquicárdica irregulares em 2012, com duração de 10 a 15 minutos, com documentação de densidade elevada de arritmias atriais em Holter de 24 horas. O ecocardiograma mostrava câmeras de dimensões normais, fração de ejeção preservada e leve aumento do átrio esquerdo. Iniciada varfarina para prevenção de fenômenos tromboembólicos e amiodarona para controle dos sintomas. O risco anual de tromboembolismo de 2,2% foi calculado pelo escore de CHA_2DS_2-VASc = 2 (HAS e DM) e não havia contraindicação para anticoagulação (HASBLED = 0). Houve rápido controle do tempo de protrombina, e tempo na faixa terapêutica era superior a 90%.

O paciente não apresentou melhoras das palpitações e usou amiodarona até 400 mg/dia. Diante disso, optou-se por ablação por radiofrequência da fibrilação atrial (FA).

Em 7 anos de acompanhamento não houve recorrência da FA; no entanto, as arritmias supraventriculares permaneceram em alta densidade. O controle dos sintomas de extrassístoles foi obtido com propafenona 600 mg/dia.

Em 2018, queixou-se de cansaço aos mínimos esforços em vigência de anemia microcítica, sendo necessária a interrupção da anticoagulação. A endoscopia digestiva alta e a colonoscopia não evidenciaram o local do sangramento. Após realizar enterotomografia e dosagem de calprotectina, iniciado tratamento da doença de Crohn ileal com sulfassalazina. O uso da varfarina nesse contexto era complexo pela labilidade inflamatória (natureza da doença), pelas possíveis interações farmacológicas e pela necessidade de suspender a varfarina para colonoscopia, que, em princípio, seria um exame de repetição. O uso dos anticoagulantes de ação direta (DOAC), nesse caso, favoreceria o manejo.

Não havia contraindicação ou recomendações específicas para a escolha do DOAC. O paciente apresentava FA não valvar, *clearance* de creatinina > 60 mL/min, função hepática normal e foi orientado ao uso correto da medicação, pois, nesse caso, não há correlação linear dos exames e a concentração do fármaco. Nos últimos 6 meses, houve estabilização do hemograma, boa tolerabilidade ao fármaco, a função renal permaneceu estável. Para realizar a colonoscopia, o paciente suspendeu a medicação apenas no dia anterior, evitando descontinuações do anticoagulante por períodos prolongados, como ocorria com a varfarina. Além do mais, outras vantagens dos DOAC foram a facilidade posológica, a janela terapêutica menos estreita e a redução do risco de sangramento intracraniano.

Caso clínico 2

MDD, gênero feminino, 73 anos, em tratamento profilático anticoagulante com varfarina, em decorrência da fibrilação atrial. Paciente com funções renal e hepática normais, em uso de amiodarona, metformina e losartana. Há 1 ano, com quatro mensurações de RNI, a paciente apresenta valores dentro do alvo terapêutico proposto (de 2 a 3), usando dose de varfarina de 12,5 mg/semana (5 dias alternados, usando 2,5 mg, marcados em uma tabela para facilitar o uso diário da paciente). Procurou o hospital por observar hematúria e pequeno sangramento na gengiva. Quando questionada e avaliada, com mensuração de RNI de 4,3, ela relatou que está em uso de naproxeno por 12 dias para alívio de dores articulares.

Principais pontos e objetivos de aprendizagem

Caso clínico 1

1) Avaliar as principais indicações dos DOAC.
2) Indicar as principais vantagens e desvantagens dos DOAC.
3) Indicar as principais contraindicações dos DOAC.
4) Indicar os principais efeitos adversos dos DOAC.

Caso clínico 2

1) Avaliar a possível associação de baixa dose estável semanal da varfarina com dois fatores: uso concomitante de amiodarona e variantes genéticas.
2) Avaliar exame laboratorial que avalia a efetividade e a segurança da varfarina.
3) Avaliar escore de risco.
4) Estudar as possíveis alterações na farmacoterapêutica com varfarina advindas de usos concomitantes de inibidores ou indutores enzimáticos.

REFERÊNCIAS

1. Ageno W, Gallus AS, Wittkowsky A, Crowther M, Hylek EM, Palareti G. Oral anticoagulant therapy: antithrombotic therapy and prevention of thrombosis, 9th ed: American college of chest physicians evidence-based clinical practice guidelines. Chest. 2012;141(Suppl. 2), e44S-e88S10.1378/chest.11-2292.

2. Amplify. Agnelli G, Buller HR, Cohen A, Curto M, Gallus AS, Johnson M et al. Oral apixaban for the treatment of acute venous thromboembolism. N Engl J Med. 2013;369(9):799-808.

3. Ansell J, Hirsh J, Hylek E, Jacobson A, Crowther M, Palareti G. Pharmacology and management of the vitamin K antagonists: American College of Chest Physicians Evidence-Based Clinical Practice Guidelines (8th Edition). Chest. 2008:133(6 Suppl):160S-198S, 10.1378/chest.08-0670.

4. Aristotle Committees and Investigators. Granger CB, Alexander JH, McMurray JJ et al. Apixaban versus warfarin in patients with atrial fibrillation. N Engl J Med. 2011 Sep 15;365(11):981-92.

5. Barbar S, Noventa F, Rossetto V et al. A risk assessment model for the identification of hospitalized medical patients at risk for venous thromboembolism: the Padua Prediction Score. J Thromb Haemost. 2010;8(11):2450-7. PMid:20738765. http://dx.doi. org/10.1111/j.1538-7836.2010.04044.x.

6. Blommel ML, Blommel AL. Dabigatran Etexilate: A Novel Oral Direct Thrombin Inhibitor. Am J Health-Syst Pharm. 2011;68(16):1506-1519.

7. Marcatto LR, Sacilotto L, Santos PCJL. Farmácia clínica e atenção farmacêutica: contexto atual, exames laboratoriais e acompanhamento farmacoterapêutico. Atenção farmacêutica na anticoagulação oral. 2. ed. Rio de Janeiro: Atheneu; 2018. p. 199-210.

8. Silva P. Farmacologia. 8. ed. Rio de Janeiro: Guanabara Koogan; 2010.

Capítulo 34

Fármacos antiagregantes plaquetários e fibrinolíticos

Autores:
- Leiliane Rodrigues Marcatto
- Letícia Camargo Tavares
- André Franci
- Paulo Caleb Júnior de Lima Santos

◼ Introdução

As etapas da hemostasia, importantes para a compreensão dos mecanismos de ação dos fármacos deste capítulo, estão descritas no Capítulo 33 – Fármacos anticoagulantes.

Assim como os fármacos anticoagulantes, os fármacos antiagregantes plaquetários também são indicados para a prevenção primária ou secundária de eventos tromboembólicos, como trombose arterial, infarto agudo do miocárdio e acidente vascular cerebral isquêmico (AVCi). Como abordado anteriormente, os processos de ativação e de agregação plaquetária têm papel fundamental na formação de trombos, podendo ocasionar, por exemplo, manifestação de doenças vasculares aterotrombóticas, como a síndrome coronariana aguda (SCA).

Após a ruptura de placas ateroscleróticas nas artérias coronárias, as plaquetas se aderem a uma superfície trombogênica e o processo de ativação plaquetária é iniciado para promover cicatrização tecidual. As plaquetas quando ativadas secretam o conteúdo de seus grânulos, como ADP, ATP, citocinas, serotonina, cálcio, fibrinogênio, fator de von Willebrand, entre outros fatores pró-trombóticos. A agregação plaquetária na parede do vaso, o recrutamento de leucócitos e a migração de células musculares lisas provocam um remodelamento vascular, caracterizado por uma alteração na estrutura arterial que em conjunto com o processo inflamatório desencadeado podem resultar em formação de placa aterosclerótica, a qual pode predispor a formação de trombos e bloquear o fluxo sanguíneo. Os fármacos antiplaquetários são classificados de acordo com seus mecanismos de ação, que envolvem inibições enzimáticas ou de receptores plaquetários implicados nesse processo (Quadro 34.1).

Quadro 34.1 – Classificação de fármacos antiagregantes plaquetários de acordo com o mecanismo de ação.

Inibidores enzimáticos	Inibidores da COX
	Ácido acetilsalicílico
	Inibidores da fosfodiesterase
	Dipiridamol
Inibidores de receptores	Antagonistas do ADP
	Ticlopidina Clopidogrel Prasugrel Ticagrelor
	Inibidores das GP IIb/IIIa
	Abciximabe Tirofibana Eptifibatida
	Inibidores da PAR-1
	Vorapaxar Atopaxar

Fonte: Desenvolvido pela autoria do capítulo.

Para fins didáticos, as seções serão divididas de acordo com as vias de administração dos fármacos (oral ou parenteral).

Antiagregantes plaquetários orais

Ácido acetilsalicílico (AAS)

Inibidor da ciclo-oxigenase

O AAS é o fármaco antiplaquetário mais comumente utilizado para prevenção de eventos cardiovasculares decorrentes da aterotrombose, apresentando baixo custo e boa efetividade terapêutica. O mecanismo de ação e os efeitos farmacológicos, a farmacocinética, os usos terapêuticos, as interações medicamentosas, as contraindicações, os efeitos colaterais e a toxicidade podem ser estudados no Capítulo 30 – Fármacos anti-inflamatórios, antipiréticos, analgésicos e utilizados na gota.

Tienopiridínicos (ticlopidina, clopidogrel e prasugrel) e ticagrelor

Inibidores da atividade plaquetária mediada por ADP – via inibição dos receptores P2Y$_{12}$

Mecanismo de ação e efeitos farmacológicos

Os antiplaquetários orais derivados de tienopiridinas (como ticlopidina, clopidogrel e prasugrel) são pró-fármacos que após metabolizados no fígado se tornam ativos e inibem a atividade plaquetária mediada por adenosina difosfato (ADP).

Secretada por eritrócitos, células endoteliais e grânulos plaquetários, a ADP interage com a superfície plaquetária através de receptores do tipo P2: P2X, ligados a canais iônicos, e P2Y (P2Y$_1$ e P2Y$_{12}$) acoplados à proteína G, que são capazes de amplificar e manter a ativação plaquetária. Especificamente a ativação do receptor P2Y$_1$, em resposta à agonista primária ADP, ocasiona mobilização de cálcio das plaquetas, acarretando alteração conformacional e promovendo agregação plaquetária. Já a ativação do receptor P2Y$_{12}$ gera a inibição da produção do AMPc (adenosina monofosfato cíclico), a desfosforilação da fosfoproteína vasodilatadora (VASP) e a ativação da GTPase Rap 1B e da 3-quinase fosfoinositol (PI 3-K), que resultam em ativação do receptor GP IIb/IIIa.

Os fármacos antiplaquetários tienopiridínicos mais utilizados no Brasil são o clopidogrel e o prasugrel. Assim, a farmacologia de cada um deles será abordada separadamente.

1) Ticlopidina

Farmacocinética

A ticlopidina, quando biotransformada em fármaco ativo no fígado, atinge o nível plasmático máximo em 2 horas, porém seu efeito plaquetário máximo ocorre somente após 5 a 7 dias da administração. Desse modo, atualmente, a ticlopidina tem sido pouco prescrita, sendo o clopidogrel ou o prasugrel preferíveis ante a ticlopidina, pois apresentam início de ação mais rápido.

Usos terapêuticos

A ticlopidina é indicada para o tratamento e a prevenção de evento tromboembólico em SCA, incluindo tanto aqueles pacientes com doença arterial coronariana (DAC) estável quanto os submetidos à intervenção coronária percutânea, com ou sem colocação de *stent*.

Efeitos adversos, contraindicações e toxicidade

Além disso, a ticlopidina apresenta alta incidência (20%) de eventos adversos, como distúrbios gastrointestinais (dores abdominais, náuseas, vômitos), bem como *rash* cutâneo. Ainda, o uso de ticlopidina pode ocasionar alterações hematológicas, como neutropenia grave (em 0,1 a 3% dos casos) e trombocitopenia (em 0,03% dos casos), sendo que, geralmente, essas manifestações ocorrem nos primeiros meses de administração, sendo recomendada a realização de hemograma antes da prescrição para tratamento com esse fármaco.

2) Clopidogrel

Faz parte da segunda geração das tienopiridinas, substituindo o uso da ticlopidina por apresentar eficácia equivalente, menor tempo de início de ação e menor incidência de reações adversas hematológicas.

Farmacocinética

A metabolização do clopidogrel é realizada extensivamente no fígado através de duas vias metabólicas principais: uma via mediada por esterases que hidrolisam o clopidogrel, gerando derivados de ácido carboxílico inativos (correspondendo a 85% do metabólito circulante), e outra via mediada por enzimas da família CYP450 (CYP2C19, CYP1A2, CYP2B6 e CYP3A4), que formam o metabólito ativo do clopidogrel (um tiol, após ser convertido para o intermediário 2-oxo-clopidogrel). Após biotransformação hepática, seus metabólitos ativos atingem pico plasmático em 1 hora e levam cerca de 5 horas para apresentar início de ação, podendo ser mais rápido caso uma dose inicial maior de ataque seja prescrita. A absorção do clopidogrel ocorre em nível intestinal, limitando-se pela ação da glicoproteína-P (bomba de efluxo de fármacos).

Usos terapêuticos

Assim como para a ticlopidina, o uso de clopidogrel é indicado para tratamento e prevenção de eventos tromboembólicos de síndromes coronarianas agudas.

Efeitos adversos, contraindicações e toxicidade

Ocorre interação medicamentosa e, em especial, aumento do efeito antiplaquetário quando o clopidogrel é administrado em concomitância com anticoagulantes, corticosteroides e anti-inflamatórios não esteroidais (AINE). Portanto, o uso de AINE e clopidogrel em associação, por exemplo, deve ser feito com cautela. Fármacos inibidores fortes ou moderados da CYP2C19, como o omeprazol e o esomeprazol, não são recomendados para uso concomitante com o clopidogrel.

3) Prasugrel

Farmacocinética

Assim como o clopidogrel, o prasugrel (pró-fármaco) é primeiro metabolizado através de uma rápida desesterificação, obtendo-se o intermediário tiolactona, que, na sequência, é convertido no fígado para o metabólito ativo principalmente pelas enzimas CYP3A4 e CYP2B6 e em menor extensão pelas isoenzimas CYP2C9 e CYP2C19. O metabólito ativo do prasugrel pode ser detectado na circulação sanguínea após 15 minutos da administração e atinge concentração plasmática máxima em 30 minutos. A resposta antiplaquetária do prasugrel não apresenta larga variabilidade interindividual, como é observado para o clopidogrel.

Usos terapêuticos

O prasugrel possui as mesmas indicações que a ticlopidina e o clopidogrel.

Efeitos adversos, contraindicações e toxicidade

A hemorragia é o principal evento adverso, porém, foi observada maior incidência de eventos hemorrágicos graves associados ao uso de clopidogrel. O uso do prasugrel é contraindicado para pacientes com histórico de AVC ou ataque isquêmico transitório (AIT). Deve ser evitado em pacientes com idade ≥ 75 anos, peso corporal < 60 kg e uso concomitante com anticoagulantes orais, AINE e fibrinolíticos, em decorrência do alto risco de sangramento.

4) Ticagrelor

Mecanismo de ação e efeitos farmacológicos

O ticagrelor, apesar de não ser um derivado da tienopiridina, também apresenta ação antiagregante plaquetária através do mecanismo de ação antagonista do receptor $P2Y_{12}$. O ticagrelor liga-se, no entanto, reversivelmente ao receptor $P2Y_{12}$ através de um mecanismo não competitivo com o ADP, agindo de forma alostérica para inibir a transdução de sinal mediada pela proteína G acoplada ao $P2Y_{12}$. Tal fármaco consiste em um ciclopentil-triazolo-pirimidina com propriedade farmacológica ativa, não sendo necessária a ativação metabólica requerida pelos tienopiridínicos.

Farmacocinética

O ticagrelor é rapidamente absorvido no intestino, apresentando início de efeito em 30 minutos. A metabolização do ticagrelor ocorre principalmente através das isoenzimas CYP3A4/5, de modo que alguns metabólitos ainda apresentam propriedade farmacológica ativa. Outras informações farmacocinéticas podem ser vistas no Quadro 34.2.

A utilização do ticagrelor em concomitância com inibidores ou substratos do CYP3A4, como cetoconazol, diltiazem e sinvastatina, não é recomendada, pois pode acarretar ação prolongada do efeito antiplaquetário (maior tempo de meia-vida do ticagrelor).

Antiagregantes plaquetários parenterais

Antagonista dos receptores GP IIb/IIIa

Mecanismo de ação e efeitos farmacológicos

Outra classe de antiagregantes plaquetários é aquela que age através da inibição direta do complexo de receptores GP IIb/IIIa. Como abordado anteriormente, esses receptores são de extrema importância para o processo de agregação plaquetária, pois promovem a interação entre as plaquetas e os diversos ligantes, especialmente com o fibrinogênio.

No Brasil, dois antagonistas de receptores glicoproteicos GP IIb/IIIa estão disponíveis para uso clínico: abciximabe e tirofibana, que são administrados via endovenosa.

1) Abciximabe

Mecanismo de ação e efeitos farmacológicos

O abciximabe consiste em um anticorpo monoclonal (c7E3 Fab), híbrido humano-murino, que atua como inibidor não competitivo e irreversível do complexo GP IIb/IIIa.

Usos terapêuticos

Seu uso é indicado como medicação auxiliar à heparina e ao AAS para pacientes com alto risco de complicações cardíacas em decorrência de doenças coronárias (submetidos à angioplastia ou com angina instável).

Farmacocinética

Seu início de ação é rápido e leva cerca de 10 minutos para estabilização (a depender da dose). Os principais parâmetros farmacocinéticos do abciximabe estão descritos no Quadro 34.2.

Efeitos adversos, contraindicações e toxicidade

As reações adversas mais comuns (ocorrência entre 1 e 10%) são sangramentos, trombocitopenia, bradicardia, náusea, vômito, angina, febre, dores abdominais, dores nas costas, dores de cabeça, hipotensão e edema, sendo o uso do abciximabe contraindicado para pacientes com alto risco de sangramento. Além disso, ele não é indicado para pacientes com doença renal grave que necessitam de hemodiálise, em razão da falta de informação suficiente sobre a ação farmacológica nesses pacientes.

2) Tirofibana

Mecanismo de ação e efeitos farmacológicos

A tirofibana consiste em um antagonista não peptídico do receptor GP IIb/IIIa.

Farmacocinética

No Quadro 34.2 estão sumarizados os farmacocinéticos da tirofibana.

Usos terapêuticos

A tirofibana, quando combinada com heparina, é indicada para pacientes com angina instável ou infarto do miocárdio sem elevação do segmento ST para prevenir a ocorrência de eventos cardíacos isquêmicos.

Efeitos adversos, contraindicações e toxicidade

Em uso concomitante com aspirina e heparina, o evento adverso mais comum (> 10%) é a ocorrência de sangramentos (gravidade leve), podendo ocorrer hematúria, hematêmese e hemoptise.

Perspectivas – Antagonistas da PAR-1 (vorapaxar e atopaxar)

Recentemente, em razão dos fármacos antiplaquetários citados anteriormente apresentarem risco para complicações hemorrágicas, outra via envolvida no processo de agregação plaquetária tem sido investigada e explorada para o desenvolvimento de novos fármacos antiplaquetários: a via do receptor ativado por protease do tipo 1 (PAR-1), a qual é estimulada pela trombina. Nesse contexto, alguns inibidores da PAR-1, especificamente, foram desenvolvidos ou investigados em estudos clínicos, como o vorapaxar e o atopaxar, respectivamente.

O processo consiste na ativação de receptores acoplados à proteína G ativados por proteases (PAR), mais especificamente PAR-1 que ativa a trombina, induzindo, assim, a ativação plaquetária. A trombina cliva o exodomínio amino-terminal (NH_2) da PAR, expondo um novo NH_2-terminal. Esse novo domínio serve como ponte de ligação intramolecular com o receptor, de modo que a partir daí a cascata de sinalização intracelular é iniciada, incluindo a produção de TXA_2, a liberação de ADP, serotonina e adrenalina, bem como a ativação de P-selectinas e CD40, e, por fim, a agregação plaquetária. O bloqueio da via das PAR apresenta como vantagem, nesse caso, a inibição da agregação plaquetária, que não interfere na habilidade de a trombina clivar o fibrinogênio, sendo que, teoricamente, o risco de sangramento seria reduzido.

No Quadro 34.2, estão sumarizados alguns dados farmacocinéticos dos antiagregantes plaquetários citados no texto.

Capítulo 34 – Fármacos antiagregantes plaquetários e fibrinolíticos

Quadro 34.2 – Principais características farmacocinéticas dos antiagregantes plaquetários abordados.

Antiagregante plaquetário	Via de administração	Bd	Ligação com proteínas plasmáticas	Meia-vida (h)	Eliminação
AAS	Oral	68%	99,5%	0,25 a 0,33	Hepática
Ticlopidina	Oral	> 80%	98%	24 a 36	Hepática
Clopidogrel	Oral	> 50%	94 a 98%	7 a 8	Hepática
Prasugrel	Oral	≥ 79%	98%	2 a 15	Hepática
Ticagrelor	Oral	36%	> 99,7	6 a 13	Hepática
Abciximabe	Endovenosa	100%	NA	0,5	Catabolismo ou degradação proteolítica; excreção renal mínima
Tirofibana	Endovenosa	100%	65%	1,4 a 1,8	Renal e gastrointestinal
Vorapaxar	Oral	~ 100%	≥ 99%	115 a 317	Hepática e gastrointestinal; eliminação renal é mínima
Atopaxar	Oral	> 90%	NA	23	Gastrointestinal; eliminação renal e metabolização hepática mínimas

Fonte: Desenvolvido pela autoria do capítulo.

■ Fármacos fibrinolíticos

Esses fármacos, ou fármacos trombolíticos, estimulam a fibrinólise intrínseca que controla o evento tromboembólico. O fibrinolítico ideal induziria a dissolução do trombo patológico e não produziria fibrinólise sistêmica, porém os trombolíticos disponíveis ainda não possuem a seletividade desejada, e os riscos de hemorragia, especialmente AVC hemorrágico, ainda são significativos.

Os agentes trombolíticos mais comuns são a estreptoquinase (primeira geração) e o ativador do plasminogênio tecidual (tPA), ambos disponíveis no Brasil.

Estreptoquinase

Mecanismo de ação e efeitos farmacológicos

Esse fármaco é uma proteína extracelular não enzimática produzida por várias cepas de bactérias estreptocócicas β-hemolíticas que facilita a lise de coágulos sanguíneos através da ativação do plasminogênio. A SK possui atividade máxima em pH 7,5 e é composta por 414 aminoácidos com peso molecular de aproximadamente 45 a 50 kDa.

A ativação do plasminogênio pela SK é espécie-específico, ou seja, é dependente dos seus domínios estruturais (α, β e γ), que possuem diferentes propriedades. Apesar de cada domínio ativar o plasminogênio, nenhum deles consegue ativá-lo independentemente. O domínio γ é considerado essencial para a ativação do plasminogênio e induz a formação do sítio ativo do plasminogênio com modificação do resíduo 561 de uma arginina para uma alanina (PGR561A), o qual resiste à ativação proteolítica. O domínio α tem mais de uma função no processo de formação do complexo

e sua ativação. Apesar de ele ser o mais ativo, sua atividade depende da presença de plasmina. Os domínios γ e α, em conjunto, ativam o plasminogênio e formam o sítio ativo PGR561A. Já o β está envolvido na formação do complexo SK-plasminogênio. Todos os três domínios do SK interagem com o domínio catalítico do plasminogênio, porém o β é o único que também interage com a região *kringle* 5 do plasminogênio. O domínio *kringle* é uma estrutura em alça que tem como função formar complexos de proteína e fixar a protease no seu alvo.

A SK é um fibrinolítico não específico, pois não somente ativa o plasminogênio com lisina, mas, também, ativa o plasminogênio plasmático, o que pode induzir hiperplasminemia, depleção da circulação de fibrinogênio e dos fatores de coagulação V e VIII e o aumento concomitante de produtos de degradação de plasminogênio no plasma.

O mecanismo de ativação do plasmonigênio por SK possui duas vias. Na primeira via, a SK e o plasminogênio ligam-se através de um complexo equimolar, produzindo SK-PG (estreptoquinase + plasminogênio) através de alteração conformacional e, assim, formando um sítio ativo. Esse sítio ativo está presente na porção do plasminogênio do complexo. Porém, esse complexo não é estável e é rapidamente alterado para um complexo SK*-PN (estreptoquinase + plasmina ativa), que, por sua vez, é formado através de uma clivagem intramolecular da ligação peptídica Arg[561]-Val[562] no complexo SK-PG na proporção de 1:1, catalisado pelo sítio ativo na porção do plasminogênio no complexo. Após a formação de plasmina ativa no complexo, a SK é proteoliticamente modificada para uma forma alterada (SK*). A segunda via apresentada mostra que o SK pode complexar diretamen-

559

Seção 5 – Inflamação, Imunomodulação e Hematopoiese

te com a plasmina ativa. O complexo ativador atua cataliticamente no substrato do plasminogênio e as converte em plasmina.

Farmacocinética

A farmacocinética da SK não é totalmente elucidada, pois sua concentração no plasma e sua meia-vida dependem da afinidade ao substrato e das concentrações plasmáticas dos anticorpos anti-SK do indivíduo. A SK é removida da circulação sanguínea de forma bifásica: 1) inativação da SK pelos anticorpos específicos (4 minutos aproximadamente); e 2) após o complexo formado, a SK é removida com uma meia-vida de 30 minutos. Na ausência dos anticorpos, a meia-vida pode chegar até 83 minutos.

Usos terapêuticos

A SK acabou sendo menos utilizada e é similar em efetividade e segurança ao t-PA no tratamento de síndromes coronarianas agudas. Em razão da sua atividade fibrinolítica, a única indicação de SK é para IAM (infarto agudo do miocárdio) com supra ST.

Efeitos adversos, contraindicações e toxicidade

Como a SK é um fármaco derivado de estreptococos, anticorpos contra a SK podem ser detectados naqueles pacientes que são expostos frequentemente às infecções por estreptococos. Esses anticorpos neutralizam a SK na administração ou ainda podem causar uma série de reações alérgicas, impedindo terapia futura com SK.

A principal complicação do tratamento é a hemorragia, que está diretamente relacionada com a dose e a duração da administração endovenosa por infusão. Esses sangramentos ocorrem com mais frequência em idosos, quando o nível de fibrinogênio plasmático cai para menos de 100 mg/dL e as doses de SK se elevam acima de 200.000 UI. As reações alérgicas podem apresentar quadros de febre, arrepios, urticária ou erupção cutânea. O choque anafilático é muito raro (0,1 a 0,5%). A hipotensão arterial também está associada ao uso de SK, pois esse fármaco possui efeito vasodilatador.

Ativador do plasminogênio tecidual (t-PA)

É uma serino-protease (enzimas que clivam ligações peptídicas em proteínas) e é um dos componentes essenciais pertencentes ao sistema fibrinolítico.

Mecanismo de ação e efeitos farmacológicos

O t-PA possui cincos domínios: um domínio *finger* (semelhante à fibronectina), um domínio de fator de crescimento epidermal (EFG), dois domínios *kringle* e um domínio de protease. Os domínios *kringle* são estruturas como laços, que ligam-se aos resíduos Lys na fibrina. O t-PA liga-se à fibrina via seus domínios *finger* e seu segundo domínio *kringle*, enquanto o plasminogênio liga-se à fibrina via seus domínios *kringle*.

A plasmina converte facilmente o t-PA em uma forma de cadeia dupla. Essas duas formas de cadeias convertem plasminogênio em plasmina. O plasminogênio-Glu nativo é uma cadeia única polipeptídica com o resíduo Glu como seu aminoácido terminal. A clivagem da plasmina no aminoácido terminal gera plasminogênio-Lys, uma forma incompleta com o resíduo Lys como um novo aminoácido terminal. O t-PA cliva um peptídeo ligado para converter uma cadeia única de plasminogênio Glu ou Lys em cadeias de plasmina compostas de cadeias pesadas que contêm cinco domínios *kringle*, e uma cadeia leve que contém um domínio catalítico. A sua configuração aberta expõe o sítio de clivagem do t-PA, no qual assume uma conformação circular, tornando a ligação menos acessível. Desse modo, o t-PA tem menos atividade enzimática na ausência de fibrina, mas sua atividade aumenta em três vezes quando a fibrina está presente. Como a fibrina é degradada, mais resíduos Lys são expostos, o que proporciona sítios de ligação adicionais para t-PA e plasminogênio. Consequentemente, a fibrina degradada estimula a ativação pelo t-PA do plasminogênio, mais do que a fibrina intacta.

Usos terapêuticos

São exemplos de indicações do uso de t-PA: AVC isquêmico, IAM e embolia pulmonar. A monitoração da terapia com derivados da t-PA é importante para que não ocorram efeitos indesejáveis.

Efeitos adversos, contraindicações e toxicidade

Durante a terapia, é necessário avaliar a condição neurológica do paciente regularmente, verificar possíveis sangramentos, monitorar a pressão arterial continuamente e avaliar o risco de apresentar angioedema orolingual. Se caso for identificada alguma reação alérgica, o medicamento deve ser descontinuado e, então, é iniciada a terapia com anti-histamínicos e corticosteroides. Após a terapia com t-PA, é necessário monitorar qualquer deterioração neurológica, verificar possíveis sangramentos, monitorar e controlar rigorosamente a pressão arterial.

As principais interações medicamentosas dos derivados do t-PA são com fármacos que aumentam o risco de sangramentos. A defibrotida, um fibrinolítico, aumenta o efeito dos fármacos t-PA através do sinergismo farmacodinâmico. O concentrado de complexo protrombínico, um concentrado preparado a partir do plasma humano na forma de pó liofilizado para solução injetável, causa antagonismo farmaco-

Capítulo 34 – Fármacos antiagregantes plaquetários e fibrinolíticos

dinâmico dos fármacos t-PA. A apixabana aumenta a anticoagulação e, consequentemente, aumenta o risco de sangramento. Já a nitroglicerina diminui a concentração sérica de fármacos t-PA. e os salicilatos aumentam os efeitos tóxicos dos trombolíticos, ampliando, assim, o risco de sangramentos.

Alteplase (rt-PA)

Mecanismo de ação e efeitos farmacológicos

O rt-PA é um ativador do plasminogênio tecidual recombinante. Como o rt-PA se assemelha ao t-PA, que é produzido pelo ser humano, ele não causa a formação de anticorpos, podendo ser administrado por mais de uma ocasião, diferentemente da SK.

O rt-PA estimula a fibrinólise de coágulos sanguíneos através da conversão do plasminogênio à plasmina. Quando administrado por via intravenosa, o rt-PA permanece relativamente inativo no sistema circulatório. Uma vez ligada à fibrina, a substância é ativada, induzindo a conversão de plasminogênio em plasmina e dissolvendo, assim, o coágulo.

Farmacocinética

Esse fibrinolítico é eliminado rapidamente na corrente sanguínea e metabolizado principalmente pelo fígado (depuração plasmática 550 a 680 mL/min). A sua meia-vida é de 3 a 5 minutos, ou seja, após 20 minutos menos de 10% da dose inicial está presente no plasma.

Estudos sugerem que administração de forma acelerada é efetiva em decorrência da sua taxa de meia-vida estreita, sendo recomendada a administração de uma dose em bolus, seguida de infusão por 90 minutos. Desse modo, o rt-PA dissolve os coágulos rapidamente em artérias coronárias obstruídas e reduz significativamente a morbidade e a mortalidade, sendo mais efetivo que o tratamento-padrão com SK.

Usos terapêuticos

O rt-PA é indicada para IAM, embolia pulmonar aguda com instabilidade hemodinâmica e para aqueles pacientes com dispositivo de acesso venoso central. Além disso, esse fármaco é o único fibrinolítico aprovado pela FDA (Food and Drug Administration) para AVC isquêmico agudo.

Efeitos adversos, contraindicações e toxicidade

O efeito adverso mais comum é o sangramento e o mais grave é o quadro de AVC. Outros eventos adversos são edema pulmonar, embolismo arterial, tromboembolismo, hemorragia intracraniana, náusea, vômito e angioedema. Para este último, há evidências de aumento do risco em paciente que utilizaram alteplase concomitante com inibidores da enzima conversora da angiotensina (IECA).

Outra classe de medicamento que possui interação medicamentosa com a alteplase é a de antagonistas da glicoproteína IIb/IIIa, que acabam aumentando o risco de hemorragia. O uso concomitante com a heparina também aumenta o risco de sangramentos.

É contraindicado a utilização de rt-PA em pacientes com hipersensibilidade conhecida ao fármaco, em casos graves de hemorragias, glicemia acima de 400 mg/dL, combinação de acidente vascular cerebral anterior e diabetes *mellitus*, administração de heparina dentro de 48 horas antes do acidente vascular cerebral, com aumento do TTPA, contagem de plaquetas menor que 100.000/mm^3.

Tenecteplase (TNK-tPA)

Mecanismo de ação e efeitos farmacológicos

O TNK-tPA é um ativador recombinante do plasminogênio, um variante do t-PA.

Apesar de o TNK-tPA ligar-se à fibrina com afinidade semelhante ao tPA, a afinidade do TNK-tPA pelo DD (complexo de D-dímero não covalente ligada ao fragmento E), um produto importante da degradação de fibrina, é menor que a do t-PA. Com isso, o DD não estimula tanto a ativação do plasminogênio sistêmico pelo TNK-tPA, produzindo, assim, menos fibrinogenólise do que o t-PA.

Todos os agentes trombolíticos fazem a conversão do plasminogênio em plasmina, dissolvendo o coágulo e restaurando a perfusão coronária, porém, de todos os agentes, a tenecteplase é o mais específico, pois possui maior afinidade pelo coágulo rico em fibrina e baixa afinidade com o plasminogênio circulante.

Farmacocinética

Esse fármaco apresenta meia-vida prolongada, especificidade para a fibrina aumentada e resistência ao PAI-1. A meia-vida mais longa permite que a administração seja feita em um único bolus endovenoso, podendo, assim, diminuir o risco de erro de medicação e a complicação de ter dois acessos medicamentosos, um para o agente fibrinolítico e outro para a heparina, reduzindo o risco de sangramento intracraniano. A alta especificidade pela fibrina aumenta a potência e diminui os eventos hemorrágicos. Aumentando-se a resistência ao PAI-1, aumenta-se o potencial do fármaco.

Comparando com a alteplase, a tenecteplase possui maior meia-vida (4 minutos *versus* 18 minutos, respectivamente), maior especificidade à fibrina (14 vezes) e aumento à resistência ao PAI-1 (80 vezes). A taxa de depuração do TNK-tPA é 1,9 mL/min, sendo mais lenta que a alteplase.

561

Usos terapêuticos

Atualmente, a tenecteplase é indicada para o tratamento de IAM, com recomendação para inseri-la até 12 horas após o início dos sintomas. A segurança e a eficácia desse fármaco em pacientes pediátricos não são estabelecidas.

Efeitos adversos, contraindicações e toxicidade

Os principais eventos adversos estão relacionados a sangramentos, podendo ocorrer hemorragias no trato gastrointestinal, úlceras gástricas, hematêmese, melena, sangramento bucal, epistaxes, equimose e hemorragia urogenital. Como reações incomuns, são apresentadas: hemorragias intracranianas, acidente vascular cerebral hemorrágico, hematoma intracraniano e hemorragia ocular. Algumas reações raras são: hemorragia pericárdica e pulmonar, reação anafilactoide, embolismo e hipotensão.

Não foram observadas potenciais interações medicamentosas em estudos clínicos com o TNK-tPA. Porém, é recomendada precaução quanto ao uso de medicamentos que podem causar sangramento em conjunto com esse fármaco, como o AAS e a heparina, pois é possível que efeitos aditivos sejam desencadeados.

Reteplase

Mecanismo de ação e efeitos farmacológicos

Também é um ativador de plasminogênio recombinante que consiste em um peptídeo não glicosilado de cadeia única de 355 aminoácidos, sendo semelhante ao t-PA e ao rt-PA.

Farmacocinética

Em comparação com a alteplase, a reteplase tem meia-vida mais longa, sendo possível administrá-la com bolus intravenoso em vez de infusão. A sua meia-vida é de 13 a 16 minutos. A reteplase é eliminada principalmente pelo fígado e pelo rim e é parcialmente inativada pelos componentes do plasma.

Usos terapêuticos

A reteplase é indicada para a melhoria da função ventricular esquerda após o IAM, redução da incidência de insuficiência cardíaca congestiva e redução da mortalidade associada ao IAM. Porém, não é indicada para uso em pacientes com AVC isquêmico agudo ou embolia.

Efeitos adversos, contraindicações e toxicidade

Assim como os demais trombolíticos, o evento adverso mais comum é o sangramento. Além disso, o paciente em uso de reteplase também pode apresentar outras reações adversas, como: arritmia de reperfusão, hipotensão, náusea, vômito, choque cardiogênico, dor muscular, reação alérgica e anemia.

Ao contrário da SK, a reteplase não possui propriedades antigênicas, apresentando, portanto, menor potencial de induzir reações alérgicas, aproximadamente 0,1%. Semelhante à alteplase, a reteplase está associada à diminuição de incidência de hipotensão em comparação com a SK. Porém, os dados de segurança disponíveis da reteplase são baseados em estudos clínicos com um pequeno número de pacientes.

Novos agentes fibrinolíticos

A desmoteplase e a alfimeprase são possíveis novos fibrinolíticos. A desmoteplase é uma forma recombinante do ativador do plasminogênio de comprimento completo isolado a partir da saliva do morcego. Já a alfimeprase, que é um análogo recombinante da fibrolase, é uma enzima isolada do veneno da cobra cabeça-de-cobre.

Atividade proposta

Caso clínico

Paciente do sexo masculino, 67 anos, 80 kg, com antecedentes de hipertensão arterial, diabetes *mellitus*, dislipidemia, obesidade grau I e sedentarismo, em uso regular de ácido acetilsalicílico 100 mg 1 vez ao dia, enalapril 10 mg de 12 em 12 horas, hidroclorotiazida 25 mg 1 vez ao dia, metformina 850 mg 3 vezes ao dia e atorvastatina 20 mg 1 vez ao dia. Procurou atendimento médico no pronto-socorro de sua cidade por volta das 8 horas com queixa de dor opressiva de forte intensidade em região precordial, com irradiação para o pescoço e membro superior esquerdo associada à sudorese fria e náuseas. O quadro tinha se iniciado há cerca de 1 hora enquanto tomava o café da manhã, e a dor precordial era semelhante a episódios prévios percebidos na última semana, porém de maior intensidade e duração mais prolongada. Foi realizado eletrocardiograma (ECG), que mostrou infradesnivelamento de 2 mm do segmento ST nas derivações V2 a V4 e 1 mm em V5 e V6. Nesse momento, estabeleceu-se o diagnóstico de Síndrome Coronária Aguda (SCA) sem supradesnivelamento do segmento ST e com alto risco para complicações isquêmicas, conforme o escore TIMI (Thrombolysis

Capítulo 34 – Fármacos antiagregantes plaquetários e fibrinolíticos

in Myocardial Infarction), o qual estratifica o risco do infarto agudo do miocárdio com supradesnível ST. Na sala de emergência, o paciente recebeu ácido acetilsalicílico 200 mg, ticagrelor 180 mg, enoxaparina 80 mg SC e isossorbida 5 mg SL com melhora parcial dos sintomas.

Com base nas evidências científicas atuais, o atendimento de urgência a pacientes com SCA sem supradesnivelamento de ST de risco intermediário ou alto deve incluir: 1) dupla antiagregação plaquetária com ácido acetilsalicílico e um inibidor dos receptores P2Y12; 2) anticoagulação plena, preferencialmente com enoxaparina ou fondaparinux; 3) internação em leito com monitoração cardíaca contínua e cuidados intensivos; e 4) realização de cateterismo cardíaco em até 24 horas do início dos sintomas.

O ácido acetilsalicílico, na dose de ataque de 200 a 300 mg, deve ser prescrito a todos os pacientes, com exceção daqueles com história prévia de intolerância ou reação anafilática grave. A dose de manutenção é de 75 a 100 mg 1 vez ao dia, preferencialmente após o almoço, devendo ser mantida por tempo indefinido.

O clopidogrel ainda é o inibidor dos receptores P2Y12 mais prescrito no tratamento das SCA. A dose de ataque é de 300 a 600 mg e a manutenção é de 75 mg 1 vez ao dia. No entanto, a escolha foi pelo ticagrelor, um inibidor reversível dos receptores P2Y12, da classe das ciclopentil-triazolo-pirimidinas. No estudo PLATO, o ticagrelor foi superior em relação ao clopidogrel na redução de eventos cardiovasculares, incluindo mortalidade. A dose de ataque de ticagrelor é de 180 mg e a manutenção de 90 mg é de 12 em 12 horas. Outra opção seria o prasugrel, que também foi superior ao clopidogrel no estudo TRITON, mas que foi administrado apenas em pacientes submetidos à angioplastia coronária com implante de *stent*. A dose de ataque de prasugrel é de 60 mg, com manutenção de 10 mg 1 vez dia, e a principal contraindicação é em pacientes com AVC ou AIT prévio. O uso em pacientes com mais de 75 anos ou menos de 60 kg deve ser evitado, porém, sugere-se que a dose de 5 mg 1 vez ao dia, nesses pacientes, possa reduzir o risco de sangramento. Tanto o ticagrelor quanto o prasugrel são associados a maior incidência de sangramentos quando comparados ao clopidogrel.

Após estabilização clínica, o paciente foi transferido, ainda no mesmo dia, para a cidade mais próxima, com hospital capacitado para a realização de cateterismo cardíaco, que foi feito logo pela manhã do dia seguinte. O exame identificou uma lesão aterosclerótica grave, com obstrução de 90% da luz da artéria descendente anterior (ADA), sendo optado pela realização de angioplastia com implante de *stent*, transcorrido com sucesso. Após o procedimento, o paciente foi reencaminhado à sua cidade de origem, onde permaneceu internado por mais 3 dias, recebendo alta para seguimento ambulatorial.

O tempo preconizado para a administração de inibidores de receptores P2Y12 após uma SCA é de 12 meses, independentemente do tratamento realizado em relação às lesões coronarianas (angioplastia, cirurgia de revascularização miocárdica ou apenas tratamento clínico-medicamentoso). Nos pacientes com indicação de revascularização miocárdica cirúrgica, o clopidogrel e o ticagrelor devem ser suspensos 5 dias antes do procedimento e o prasugrel 7 dias antes, sendo reiniciados no período pós--operatório assim que o risco de sangramento for considerado baixo.

Em retorno ambulatorial após 15 dias do evento, o paciente queixou-se de sensação de cansaço e falta de ar, que se iniciavam 30 minutos após a ingestão do ticagrelor e duravam cerca de 3 horas. Queixou-se de má qualidade do sono decorrente dos sintomas e com impacto significativo em suas atividades diárias, o que motivou o médico a substituir o ticagrelor pelo clopidogrel.

Os sintomas de "cansaço" e dispneia podem ocorrer em cerca de 15% dos pacientes em uso de ticagrelor. Na maioria das vezes, os sintomas são leves a moderados e tendem a melhorar com o passar do tempo, porém alguns pacientes referem sintomas limitantes, ocasionando a suspensão da medicação.

Seção 5 – Inflamação, Imunomodulação e Hematopoiese

Dois dias após a troca do ticagrelor pelo clopidogrel, o paciente apresentou melhora completa da dispneia. No entanto, após 1 semana o paciente deu entrada novamente no pronto-socorro com queixa de dor precordial iniciada há 30 minutos e o ECG mostrava supradesnivelamento de 3 mm do segmento ST nas derivações V2 a V6. Nesse momento, estabeleceu-se o diagnóstico de Infarto Agudo do Miocárdio (IAM) com supra ST, sugerindo quadro de trombose aguda de *stent*. Nessa situação, o paciente deve ser submetido a alguma estratégia de reperfusão miocárdica no menor tempo possível. Como não existia a disponibilidade do cateterismo em sua cidade, foi considerada a terapia fibrinolítica, iniciada após a verificação dos critérios que contraindicariam o procedimento, conforme descrito anteriormente neste capítulo. O fibrinolítico disponível era a alteplase, administrada por via endovenosa na dose de 15 mg em bolus, seguida por 50 mg em 30 minutos e, depois, 35 mg nos 60 minutos seguintes. Antes mesmo do término da infusão, o paciente referiu melhora importante da dor precordial e o ECG mostrou resolução completa do supradesnivelamento do segmento ST, critérios importantes que sugeriam a recanalização do vaso ocluído e reperfusão do miocárdio. O paciente foi transferido para a realização de novo cateterismo cardíaco que mostrou um padrão normal da circulação coronária, com *stent* prévio em ADA e sem evidências de problemas técnicos relacionados ao implante prévio do *stent*.

A administração de terapia fibrinolítica deve ser considerada em pacientes com quadro sugestivo de isquemia miocárdica, com até 12 horas do início dos sintomas e ECG mostrando supradesnivelamento do segmento ST em pelo menos duas derivações contíguas, desde que não exista a possibilidade de realização de cateterismo cardíaco em até 2 horas. Nessa situação, deve-se avaliar rapidamente as possíveis contraindicações, e a administração do fibrinolítico deve ser realizada em até 10 minutos após o diagnóstico estabelecido.

Nesse paciente, a troca do ticagrelor pelo clopidogrel foi, muito provavelmente, a causa desse novo IAM. Importante lembrar que estudos que avaliaram a agregabilidade plaquetária em pacientes em uso de clopidogrel mostram que a prevalência de pacientes resistentes ou não responsivos pode ultrapassar os 30%. Conforme descrito previamente, isso decorre tanto da interação de outros fármacos com o complexo de enzimas do citocromo P450 quanto de variantes genéticas no gene CYP2C19, que diminuem a metabolização do clopidogrel em sua forma ativa, resultando em maior risco trombótico. O clopidogrel é, ainda, o único inibidor do receptor P2Y12 aprovado para uso em associação com os fibrinolíticos, porém estudo recente mostrou que o ticagrelor também pode ser utilizado de maneira segura. A prevalência de hiper--reatividade plaquetária com ticagrelor e com prasugrel é muito baixa.

Principais pontos e objetivos de aprendizagem

Revisite o capítulo, relembre o conteúdo e responda sobre os temas perguntados nas três questões a seguir.

1) Checar os mecanismos de ação dos antiagregantes plaquetários e fibrinolíticos usados no Caso clínico.
2) Levantar os principais efeitos adversos e contraindicações associados aos antiagregantes plaquetários citados no Caso clínico.
3) Levantar as principais contraindicações dos fibrinolíticos.

■ REFERÊNCIAS

1. Antithrombotic Trialists' Collaboration. Collaborative meta-analysis of randomised trials of antiplatelet therapy for prevention of death, myocardial infarction, and stroke in high risk patients. BMJ. 2002;324:71-86.
2. Campbell BCV. et al. Tenecteplase versus Alteplase before thrombectomy for ischemic stroke. NEJM. 2018;378(1):1573-1582.
3. Nepal G, Kharel G, Ahamad ST, Basnet B. Tenecteplase versus Alteplase for the management of acute ischemic stroke in a low-income country-Nepal: cost efficacy and safety. Cureus. 2018;10(2):e2187.
4. Rollini F, Tello-Montoliu A, Angiolillo DJ. Atopaxar: a review of its mechanism of action and role in patients with coronary artery disease. Future Cardiol. 2012

Jul;8(4):503-11. doi: 10.2217/fca.12.35. PubMed PMID: 22871190.

5. Salem DN, O'Gara PT, C, Pauker SG (2008). Valvular and structural heart disease: American College of Chest Physicians Evidence-Based Clinical Practice Guidelines (8th Edition). Chest. 133(6 Suppl):593S-629S.

6. Sinnaeve P, Alexandre j, Belmans A et al. One-year follow-up of the ASSENT-2 trial: a double-blind, randomized comparison of single-bolus tenecteplase and front-loaded alteplase in 16,949 patients with ST-elevation acute myocardial infarction. Am Heart J. 2003;146(1):27-32.

7. Sociedade Brasileira de Cardiologia (SBC) (2015). V Diretriz da Sociedade Brasileira de Cardiologia Sobre Tratamento do Infarto Agudo do Miocárdio com Supradesnível do Segmento ST. Arquivos Brasileiros de Cardiologia. 2015 Ago;105(2):Supl. 1. ISSN-0066-782X.

8. Tanswell P, Modi N, Combs D, Danays T. Pharmacokinetics and pharmacodynamics of tenecteplase in fibrinolytic therapy of acute myocardial infarction. Clin Pharmacokinet. 2002;41(15):1229-1245.

9. TRACER Investigators. Thrombin-receptor antagonist vorapaxar in acute coronary syndromes. N Engl J Med. 2012 Jan 5;366(1):20-33. doi: 10.1056/NEJMoa1109719. Epub 2011 Nov 13. PubMed PMID: 22077816.

10. Wiviott, SD, Braunwald, E, McCabe, CH, Montalescot, G, Ruzyllo, W, Gottlieb, S, Neumann, FJ, Ardissino, D, De Servi, S, Murphy, SA, Riesmeyer, J, Weerakkody, G, Gibson, CM & Antman (2007). Prasugrel versus clopidogrel in patients with acute coronary syndromes. New England Journal of Medicine. 2007;357(20):2001-2015.

Capítulo 35

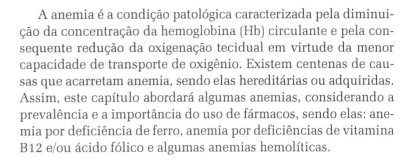

Fármacos utilizados em tratamentos de anemias

Autores:
- Aline Morgan Alvarenga
- Carla Luana Dinardo
- Paulo Caleb Júnior de Lima Santos

A anemia é a condição patológica caracterizada pela diminuição da concentração da hemoglobina (Hb) circulante e pela consequente redução da oxigenação tecidual em virtude da menor capacidade de transporte de oxigênio. Existem centenas de causas que acarretam anemia, sendo elas hereditárias ou adquiridas. Assim, este capítulo abordará algumas anemias, considerando a prevalência e a importância do uso de fármacos, sendo elas: anemia por deficiência de ferro, anemia por deficiências de vitamina B12 e/ou ácido fólico e algumas anemias hemolíticas.

Anemia por deficiência de ferro

Epidemiologia

Segundo dados da Organização Mundial de Saúde (OMS), a deficiência de ferro (DF) está entre as dez principais causas de agravo à saúde da população geral, e estima-se que de 20 a 30% da população mundial tenha essa deficiência.

A anemia por deficiência de ferro (ADF) é a condição na qual a concentração de hemoglobina sanguínea encontra-se abaixo dos valores esperados, assim, torna-se insuficiente para suprir as necessidades fisiológicas. A ADF é a mais frequente das anemias e é ocasionada por carências nutricionais, possui maior prevalência em mulheres e crianças, principalmente nos países em desenvolvimento. Crianças entre 6 e 24 meses apresentam risco duas vezes maior de desenvolver a doença do que aquelas entre 25 e 60 meses.

Globalmente, a DF tem impactos clínicos e sociais relevantes, entre eles consideram-se: prejuízos na *performance* cognitiva em crianças, efeitos adversos na gravidez, tanto para a mãe quanto para o recém-nascido, diminuição da capacidade física em adultos, declínio cognitivo em idosos.

No Brasil, não há levantamentos nacionais da prevalência de anemia, somente estudos em diferentes regiões que mostram alta prevalência da doença, estimando-se que cerca de 4,8 milhões de pré-escolares sejam atingidos por essa deficiência.

Fisiopatologia

A DF é ocasionada pelo desequilíbrio entre a quantidade absorvida e o consumo e/ou perdas que ocorrem por diversas vias, resultando na redução do ferro corpóreo total, com exaustão dos estoques. Este fator precede a ADF, caracterizada por baixa concentração de hemoglobina (Hb) e com hemácias microcíticas e hipocrômicas.

Em condições fisiológicas, o hormônio hepcidina modula a exportação de ferro por uma proteína chamada ferroportina. Assim, concentrações adequadas de hepcidina evitam a deficiência ou o acúmulo de ferro no organismo. Em resposta ao aumento tecidual de ferro, a concentração de hepcidina aumenta e, consequentemente, aumenta a degradação de ferroportina, diminuindo, assim, a exportação do ferro nas células intestinais. Ao contrário, quando ocorre a DF, a concentração de hepcidina é reduzida, facilitando a absorção de ferro.

Fármacos utilizados no tratamento da ADF

A escolha do composto de ferro e da via de administração são amplamente dependentes do grau da anemia, do *status* clínico (idade, sexo, longevidade) e da preferência do paciente.

Para o tratamento da ADF, existem a via oral e a via parenteral. Na maioria dos casos, a administração de ferro por via oral corrige a anemia tão rápido e completamente quanto o ferro parenteral, se a absorção de ferro pelo trato gastrointestinal estiver adequada.

Em indivíduos incapazes de absorver o ferro oral por causa de síndromes de má absorção, condições inflamatórias que acometem o trato gastrointestinal, insuficiência renal crônica ou anemia induzida por quimioterapia, pode ser necessário usar preparações para a administração parenteral.

Terapia com ferro oral

As preparações de ferro para administração por via oral são: sulfato ferroso, gliconato ferroso e fumarato ferroso. Todas essas preparações são efetivas, de baixo custo e fornecem diferentes quantidades de ferro elementar, como mostra o Quadro 35.1.

Quadro 35.1 – Preparações de ferro oral e algumas características.

Preparação	Dose por comprimido (mg)	Ferro elementar por comprimido (mg)
Sulfato ferroso	300	40 a 60
Gluconato ferroso	300	36
Fumarato ferroso	200	30 a 60

Fonte: Desenvolvido pela autoria do capítulo.

No indivíduo com deficiência de ferro, cerca de 50 a 100 mg podem ser incorporados diariamente na hemoglobina, e pode ocorrer absorção de cerca de 25% do ferro oral administrado na forma de sal ferroso. Consequentemente, deve ser administrado em torno de 200 a 400 mg de ferro elementar ao dia para se corrigir com mais rapidez a DF e a ADF. Os pacientes incapazes de tolerar essas grandes doses de ferro podem receber doses menores, que resultam em correção mais lenta.

Características farmacológicas

Com relação à absorção da administração via oral, o ferro passa em estado ferroso através das células da mucosa e se une à transferrina. Desse modo, o ferro é transportado para a medula óssea, estimulada pela eritropoietina, para a produção de glóbulos vermelhos.

O ferro é geralmente absorvido na parte superior do intestino delgado e esse processo é acelerado quando os depósitos de ferro estão baixos ou quando a produção de glóbulos vermelhos está aumentada. O tempo para atingir a concentração máxima de ferro é de 2 a 3 horas após a administração de sulfato ferroso.

Com relação à excreção, não existe um mecanismo fisiológico de eliminação do ferro, sendo que pode se acumular no organismo em quantidades tóxicas. Entretanto, quantidades pequenas são perdidas diariamente através de pelos, cabelos, unhas, fezes, transpiração, leite materno, urina e menstruação, totalizando cerca de 0,5 a 1,5 mg por dia.

Sobre as interações medicamentosas, compostos de alumínio ou magnésio, citrato de bismuto, cimetidina, omeprazol, metildopa, cafeína e chá-mate diminuem a absorção de ferro. O cloranfenicol retarda a absorção do ferro, enquanto o etanol favorece sua absorção. O ferro reduz a absorção das tetraciclinas orais e a absorção das quinolonas em razão de quelação e, ainda, a eficácia da penicilamina. A levodopa interfere no efeito terapêutico do ferro.

A presença da vitamina C nas refeições aumenta a absorção do ferro mesmo em presença de alimentos que contenham fatores inibidores, como fitatos, polifenois, fosfatos, carbonatos e taninos, pela formação do quelato ferro-ascorbato.

As reações adversas mais comuns são as digestivas e incluem: náuseas, distensão abdominal, anorexia, pirose, vômito, diarreia ou obstipação. Como ocorre com os demais sais de ferro, o sulfato ferroso pode agravar problemas gastrointestinais prévios, como úlcera péptica, colite ulcerativa e enterite regional.

Terapia com ferro endovenoso (EV)

A terapia com ferro parenteral, particularmente EV, possui certas vantagens em relação à terapia com

Capítulo 35 – Fármacos utilizados em tratamentos de anemias

ferro via oral, entre elas: efeito mais rápido e menor toxicidade gastrointestinal. Não são poucas as situações nas quais a terapia com ferro oral não é tolerada, em razão dos efeitos adversos gastrointestinais dos compostos utilizados. Nesses casos, a administração de ferro EV é uma alternativa eficaz e segura e que deve ser sempre considerada.

O ferro EV é mais eficaz do que o ferro oral em pacientes com doença renal crônica tratados com agente estimulante de eritropoiese, e evita o dano oxidativo da mucosa intestinal em doenças intestinais inflamatórias ativas. Essa escolha deve ser usada apenas quando for claramente indicada, pois pode ocorrer hipersensibilidade aguda, incluindo reações anafiláticas e anafilactoides. As desvantagens são o maior custo e o possível desconforto da administração EV.

Os produtos disponíveis no Brasil são o sacarato férrico e a carboximaltose férrica. O sacarato férrico é um composto de alto peso molecular (43 Kda), com baixa imunogenicidade, pois não contém dextran em sua formulação. Com relação à incidência de efeitos adversos graves, ela é baixa. A principal desvantagem do sacarato férrico é a necessidade de várias infusões EV, o que acarreta a necessidade de várias visitas à unidade de infusão. Além disso, existem circunstâncias associadas, como: acesso venoso, custo do procedimento, recurso humano, custo das aplicações.

A carboximaltose férrica é um complexo de ferro composto de um núcleo de hidróxido férrico envolto por uma camada de carboidrato (maltose). A carboximaltose associa as vantagens do ferro dextran (alta estabilidade) com as do sacarato férrico (baixa imunogenicidade). Essa macromolécula possui alto peso molecular (150 KDa), acarretando mínima liberação de ferro em condições fisiológicas desse composto, enquanto circula pela corrente sanguínea. Além disso, a carboximaltose não apresenta dextran em sua composição, o que gera risco mínimo de efeitos adversos graves.

Anemia por deficiências de vitamina B12 e/ou ácido fólico

Epidemiologia

Existem diversas causas conhecidas para a deficiência de vitamina B12 e folato. A causa mais comum para a deficiência de folato é a baixa ingestão de alimentos que sejam fonte rica dessa vitamina, como legumes e vegetais de folhas verdes. Outra causa pode ser decorrente do alcoolismo e da lactação. Já a deficiência de vitamina B12 pode ser pelo fato da baixa ingestão de alimento que contenham essa vitamina, como alimentos de origem animal, e, também, absorção deficitária e infecção parasitária.

Para evitar defeitos no tubo neural sensíveis ao ácido fólico, vários países promoveram intervenção na saúde pública e adotaram a fortificação obrigatória de farinha de trigo e farinha de milho com ácido fólico, uma forma de folato, para melhorar o *status* de folato em mulheres com idade reprodutiva.

Estudos demonstram uma baixa prevalência de deficiência de folato em países onde a fortificação está em vigor. Entretanto, o mesmo não pode ser verificado para vitamina B12, que está relacionada com a idade da criança e as práticas alimentares. A fortificação obrigatória com ácido fólico no Brasil provou ser eficaz no aumento das concentrações do folato sérico em crianças, adolescentes e adultos saudáveis.

A carência de vitamina B12 é mais frequente do que a de ácido fólico, sendo pouco evidente na infância e na adolescência e mais incidente na meia idade. Estudos indicam que em torno de 47% de adultos não anêmicos apresentam níveis de vitamina B12 e ácido fólico abaixo dos valores de referência. A incidência da deficiência de ácido fólico é baixa em todas as faixas etárias.

Fisiopatologia

A anemia megaloblástica (AM) faz parte do grupo das anemias macrocíticas, ou seja, aquelas que apresentam hemácias maiores do que o parâmetro normal. A hematopoese megaloblástica caracteriza-se por um conjunto de alterações que comprometem a síntese de ácidos nucleicos, ocasionando imaturidade nuclear enquanto o citoplasma se desenvolve normalmente.

Com relação à etiologia, os quadros são atribuídos à deficiência de fatores envolvidos na síntese de ácidos nucleicos, como a vitamina B12 (cobalamina) e/ou o ácido fólico (folato). Eles são necessários para a síntese de DNA e, consequentemente, a proliferação celular.

Fármacos utilizados no tratamento da anemia por deficiências de vitamina B12 e/ou ácido fólico

Farmacocinética da vitamina B12

A vitamina B12, também chamada cobalamina, é uma substância complexa formada por um átomo de cobalto situado dentro de um anel de corrina, formando um anel tetrapirrólico, de fórmula molecular $C_{63}H_{88}CoN_{14}O_{14}P$. A ligação variável do íon cobalto a grupamentos metila, 5′desoxiadenosil, hidróxi ou ciano, gera diferentes formas da vitamina: metilcobalamina, desoxiadenosilcobalamina, hidroxi-cobalamina e ciano-cobalamina, respectivamente, sendo as duas primeiras suas formas coenzimáticas.

569

A absorção começa quando a vitamina B12 é liberada do alimento e liga-se à proteína R e à haptocorrina, procedentes da saliva e do suco gástrico. Simultaneamente, as células parietais gástricas secretam uma glicoproteína indispensável à absorção da vitamina B12, que é o fator intrínseco (FI). No estômago, a haptocorrina protege a vitamina B12 da degradação ácida, mas, uma vez no duodeno, a proteína é parcialmente degradada pela tripsina pancreática, favorecendo a liberação da cobalamina da proteína salivar e a ligação ao FI.

O íleo distal é o principal local de absorção do complexo B12-FI, que é retido via transporte ativo dependente de cálcio mediado pelo receptor cubam. Após a sua internalização, o FI é degradado nos lisossomos, deixando a vitamina B12 livre.

Após absorvida pela mucosa do íleo, a vitamina B12 é captada pela transcobalamina II (TCII), uma beta-globulina que transporta a vitamina até os tecidos. A vitamina transportada pela transcobalamina II é rapidamente depurada do plasma pelos tecidos, principalmente pelo fígado via sistema porta. O complexo vitamina-TCII interage com receptores celulares e pode converter-se em duas coenzimas, uma citosólica e outra mitocondrial. Uma vez no espaço intracelular, a cobalamina é submetida à ação de redutases e, na sua forma reduzida, pode seguir duas vias: na mitocôndria, onde origina a desoxiadenosil-cobalamina, a qual se une à metilmalonil-CoA mutase, ou no citoplasma, onde forma a metilcobalamina, que atua em conjunto à metionina sintetase. A transcobalamina I é a responsável pelo transporte da cobalamina metilada. Ambas as formas constituem 95% do total de vitamina corporal. O conteúdo corporal de cobalamina é estimado em 2,5 a 3,9 mg, e o fígado, principal sítio de armazenamento, detém cerca de 50 a 90% desse conteúdo total no organismo. A vitamina é armazenada após degradação por proteases e transformação em suas coenzimas ativas adenosil-cobalamina e metil-cobalamina. A excreção é feita pelo trato gastrointestinal, rins e pele. Aproximadamente 3 mcg de cobalamina são secretados diariamente na bile, havendo reabsorção de cerca de metade da quantidade secretada. A excreção da cobalamina é feita via apoptose celular para o interior do trato gastrointestinal, nos rins e na pele, sendo, portanto, excessivamente lenta.

Farmacodinâmica da vitamina B12

A vitamina B12 atua como cofator em diversas reações bioquímicas essenciais para os seres humanos. Ela participa de duas reações enzimáticas. A primeira reação envolve a metilcobalamina atuando como intermediário na transferência de um grupo metila do N-metiltetraidrofolato para a homocisteína; sendo assim, ocorre a formação da metionina. Sem a vitamina B12 não ocorre a conversão do N-metiltetraidrofolato em tetra-hidrofolato, precursor dos cofatores de folato. Nota-se que a vitamina B12 possui papel fundamental nessa reação, portanto, se ocorre deficiência dessa vitamina, ocorre também uma redução dos cofatores de folato necessários para diversas reações que envolvem a transferência de grupos de um carbono. Um destaque se dá à depleção de tetra-hidrofolato que impede a síntese de suprimentos adequados de desoxitimidilato (dTMP) e purinas necessárias à síntese de DNA nas células que possuem rápida divisão.

A outra reação que exige a presença de vitamina B12 é a isomerização da metilmalonil-CoA em succinil-CoA pela enzima metilmalonil-CoA mutase. Quando ocorre a deficiência de vitamina B12, a conversão de metilmalonil-CoA em succinil-CoA não ocorre, gerando, então, um acúmulo do substrato metilmalonil-CoA, bem como de ácido metilmalônico.

Terapia com vitamina B12

A vitamina B12 possui administração por via parenteral ou via oral. A escolha da preparação depende da causa da deficiência. Embora possam ser usadas preparações orais para suplementar dietas deficientes, sua importância para o tratamento dos pacientes com deficiência de fator intrínseco ou com alguma doença no íleo é limitada.

A deficiência de vitamina B12 costuma ser resultado de má absorção, ou seja, por mais que possa ocorrer absorção de pequenas quantidades de vitamina B12 por difusão simples, não está indicada a via oral de administração para a terapia efetiva do paciente com deficiência acentuada dessa vitamina e para hematopoese anormal ou déficits neurológicos.

A cianocobalamina e a hidroxocobalamina são as formas parenterais disponíveis de vitamina B12 para a via parenteral. A hidroxocobalamina liga-se com mais força às proteínas e, desse modo, permanece por mais tempo na circulação.

Sobre as fases da terapia com vitamina B12, o início consiste na administração por via intramuscular diariamente ou em dias alternados, durante 1 a 2 semanas, com o objetivo de restaurar as reservas corporais. Na fase de manutenção, a administração pode ser feita 1 vez ao mês, podendo se estender pelo resto da vida. Se houver anormalidades neurológicas, o esquema posológico deve ser diferenciado.

O uso de vitamina B12 é contraindicado para pessoas diagnosticadas com a doença de Leber, pois as concentrações de vitamina B12 já são bastante elevadas nesta doença e há risco do aparecimento de atrofia do nervo ótico após a administração.

Com relação às interações medicamentosas envolvendo a vitamina B12, as formulações contendo potássio de liberação lenta, bem como os aminosalicilatos, a colestiramina, a colchicina e a neomicina, podem reduzir a absorção da vitamina B12 no trato gastrointestinal. O ácido ascórbico pode degradar a vitamina B12, reduzindo a sua ação. A administração simultânea com cloranfenicol pode antagonizar a resposta hematopoiética à vitamina B12.

Farmacocinética do ácido fólico

O ácido fólico é o ácido N-4 (2-amino-4-hidroxi-pteridil) metil-amino-benzoil-glutâmico, com fórmula molecular $C_{19}H_{19}N_7O_6$. Essa molécula é composta de uma pteridina, um ácido p-aminobenzoico e um ácido glutâmico. Os folatos se encontram como mono, oligo e poliglutamatos e, todos juntos, são conhecidos como folatos totais. Mais recentemente, passou-se a utilizar o termo ácido fólico apenas para designar os monoglutamatos sintéticos, somente encontrados em cápsulas e alimentos fortificados, e/ou ácido pteroilmonoglutâmico. Já o termo folato é utilizado para designar os poliglutamatos. O ácido fólico sintético é utilizado também nos alimentos enriquecidos, que, segundo a legislação brasileira, deve ser obrigatório nas farinhas em razão de maior estabilidade. As reservas corporais de folato são pequenas em relação à necessidade diária, então a deficiência de folato pode ocorrer mais frequentemente pela ausência da ingestão.

O folato está presente nas células como di-idrofolato ou tetraidrofolato, seja na forma reduzida, seja nos derivados, com uma única unidade de carbono. O papel do tetraidrofolato reduzido, que é a forma ativa do folato, é transportar unidades de um carbono obtidas de moléculas doadoras, como o aminoácido serina, a intermediários na biossíntese de compostos, incluindo o DNA. Esses intermediários também transferem grupos metil (CH_3) para ligação ao DNA, um dos processos epigenéticos que regulam a expressão gênica, chamado metilação.

A deficiência de folato prejudica a divisão de todas as células, mas inibe desproporcionalmente o desenvolvimento e a propagação de células de proliferação rápida, como os precursores dos eritrócitos. À medida que a depleção de folato progride mais, ela reduz a proliferação de células de outras linhagens hematopoiéticas.

Manifestações da deficiência de folato incluem: defeitos do tubo neural, anormalidades hematológicas e imunidade prejudicada. Na deficiência de folato, os eritroblastos são submetidos a taxas aumentadas de morte prematura (eritropoiese ineficaz), como demonstrado pelas elevadas concentrações séricas de bilirrubina e lactato desidrogenase.

Os folatos da dieta são em grande parte conjugados a uma cadeia de poliglutamato. Após a ingestão, todos são convertidos em monoglutamato de 5-metiltetrahidrofolato (5-metil-THF), principalmente na mucosa do intestino delgado, e até certo ponto no fígado, antes de entrar na circulação periférica. Os monoglutamatos são absorvidos com mais eficiência do que os folatos da dieta. Aproximadamente 90% de uma dose única de monoglutamatos de folato são absorvidos, independentemente de a dose ser pequena (100 µg) ou grande (15 mg). Tal como acontece com os folatos da dieta, a maior parte do ácido fólico é convertida no intestino delgado em 5-metil-THF. Com altas doses orais de ácido fólico, no entanto, essa conversão é ineficiente, ocasionando difusão passiva e níveis transitórios de ácido fólico não modificado no plasma. A magnitude desse efeito é dependente da dose e da frequência de ingestão, e o ácido fólico inalterado persiste no plasma por 6 horas após a ingestão de uma dose única.

Embora o ácido fólico seja a primeira escolha para suplementação ou fortificação em decorrência da sua estabilidade e seu baixo custo, vários derivados comercialmente disponíveis de folatos naturais têm sido propostos também como possíveis alternativas para suplementação. O 5-metil-THF está disponível como o seu sal de cálcio e tem biodisponibilidade comparável, atividade fisiológica e capacidade de melhorar o *status* de folato em doses equimolares como o ácido fólico. O ácido folínico (5-formil-THF; leucovorina), que apresenta atividade vitamínica similar, é administrado em conjunto com o metotrexato, um antifolato usado na terapia de câncer e artrite reumatoide. Quando usado contra o câncer, o metotrexato é administrado por infusão em altas doses. A terapia com ácido folínico é iniciada algum tempo após o início da terapia com metotrexato para interromper os efeitos tóxicos do metotrexato ("terapia de resgate"). Assim como o ácido fólico, o ácido folínico é metabolizado na mucosa intestinal e no fígado para 5-metil-THF, mesmo em altas doses orais.

Assim, independentemente da forma ou da dose do derivado de folato administrado, o monoglutamato de 5-metil-THF é de longe a forma predominante em circulação de folato exógeno disponível para a absorção celular. Ele passa pelas membranas celulares através do transportador de folato reduzido ou por um processo endocitótico mediado por receptores de folato e age intracelularmente como doador de metila no ciclo da metionina, que produz tetraidrofolato e metionina. O 5-metil-THF intracelular e muitas outras coenzimas de folato são conjugados a uma cadeia poliglutamatosa, responsável pela sua retenção intracelular. Além disso, as enzimas envolvidas no metabolismo do folato têm maior afinidade pelos poliglutamatos de folato.

Farmacodinâmica do ácido fólico

O folato tem função importante como coenzima em determinadas reações que se baseiam na transferência de carbonos (radicais metílicos). Entre estas, são descritas a síntese de purina e timidilato, o metabolismo de serina e homocisteína, a metilação de aminas biogênicas e a síntese proteica da metionina. O 5-metil-THF tem função de doador do grupo metil na conversão da homocisteína em metionina, em reação catalisada pela metionina sintase, enzima que também necessita da cobalamina para sua atividade.

O folato é um elemento fundamental para a eritropoiese, importante na síntese de purinas e timidilato, indispensável na regulação de células nervosas, na prevenção de defeitos congênitos no tubo neural e na promoção do crescimento e do desenvolvimento normais humano.

Existe um potente doador de grupo metil necessário nas reações de metilação, chamado S-adenosilmetionina (SAM). O ácido fólico é um nutriente essencial para a síntese deste doador, assim como na síntese de creatina, fosfatidilcolina, mielina, metilação do DNA e neurotransmissores. O 5-metil-THF auxilia na conversão de homocisteína em metionina, que, por sua vez, é metabolizada em SAM, o principal doador de grupo metil na maioria das reações bioquímicas.

O ácido fólico é utilizado como elemento preventivo e de tratamento das deficiências da vitamina. O diagnóstico correto é fundamental para a eficácia do tratamento.

Alguns fármacos podem ocasionar a deficiência de ácido fólico. Um deles é o metotrexato e, em menor grau, a trimetoprima e a pirimetamina, pois eles inibem a di-hidrofolato redutase e podem causar deficiência de cofatores de folato e, em última análise, desenvolvimento de anemia megaloblástica. Outro fármaco que também pode ocasionar a deficiência de ácido fólico é a fenitoína que, quando utilizada em longo prazo, pode reduzir a absorção de folato.

Em pacientes com anemia megaloblástica, a condição do folato é avaliada pelas determinações dos níveis sérico ou eritrocitário. Os níveis eritrocitários de folato têm maior valor diagnóstico do que os séricos, visto que estes últimos tendem a ser lábeis e não refletem necessariamente os níveis teciduais.

Outros fatores que podem desenvolver a deficiência de ácido fólico são a dependência de álcool em pacientes com doença hepática, em razão da dieta inadequada e da diminuição das reservas hepáticas de folato. Um cuidado especial deve ser direcionado às mulheres grávidas e aos pacientes com anemia hemolítica, pois estes apresentam necessidades aumentadas de folato e podem se tornar deficientes em ácido fólico.

Não ocorrem efeitos indesejados mesmo com altas doses de ácido fólico – exceto, possivelmente, na presença de deficiência de vitamina B12, quando é possível que a administração de ácido fólico possa melhorar a anemia e ao mesmo tempo exacerbar a lesão neurológica. Por isso, é importante determinar se a anemia megaloblástica é causada por deficiência de folato ou por deficiência de vitamina B12, ou de ambas, e deve ser tratada apropriadamente.

■ Anemias hemolíticas

Epidemiologia

As anemias hemolíticas são caracterizadas pela hemólise antes do tempo normal de aproximadamente 120 dias.

Segundo dados da OMS, cerca de 5% da população mundial possuem genes alterados responsáveis por hemoglobinopatias, um tipo hereditário de anemia hemolítica. A cada ano, cerca de 300 mil bebês nascem com distúrbios relacionados à hemoglobina, sendo que na África são mais de 200 mil casos de anemia falciforme, outra anemia hemolítica relativamente frequente. Globalmente, há mais portadores (ou seja, pessoas saudáveis que herdaram apenas um gene mutante de um dos pais) da talassemia do que da anemia falciforme, mas a alta frequência de portadores do gene mutante falciforme em certos países de origem africana gera alta taxa de recém-nascidos afetados com a doença.

A beta-talassemia é prevalente em países mediterrâneos, Oriente Médio, Ásia Central, Índia, sul da China, Extremo Oriente, países ao longo da costa da África e na América do Sul. As mais altas frequências estão no Chipre, na Sardenha e no sudoeste da Ásia, e esses dados estão associados à pressão seletiva do *Plasmodium falciparum*. A incidência anual mundial de indivíduos sintomáticos com beta-talassemia é estimada em 1 a 100.000, sendo aproximadamente 270 milhões de portadores do gene, dos quais 80 milhões de fato possuem mutações para a doença.

No Brasil, conforme dados da Associação Brasileira de Talassemia (Abrasta), existem 543 pessoas cadastradas com beta-talassemia (310 com a forma maior e 243 com a forma intermediária), com destaque para a região Sudeste, especialmente o estado de São Paulo, que lidera o número de casos. Na região Nordeste, o estado de Pernambuco possui o maior número de pessoas com talassemia intermediária. Estima-se que existam no Brasil cerca de mil pessoas com as formas graves de talassemias.

Segundo o Programa Nacional de Triagem Neonatal (PNTN), do Ministério da Saúde, nascem no Brasil 3.500 crianças por ano com doença falciforme e 200 mil com traço falciforme, e estima-se que 7.200.000 pessoas

Capítulo 35 – Fármacos utilizados em tratamentos de anemias

sejam portadoras do traço falcêmico (HbAS) e entre 25 mil e 30 mil com doença falciforme.

Fisiopatologia

O termo hemólise refere-se à destruição dos eritrócitos e é responsável por condições clínicas e laboratoriais tanto fisiológicas como patológicas. Nas anemias hemolíticas, o excesso de ferro decorrente da destruição dos eritrócitos e das transfusões sanguíneas periódicas pode acarretar produção de radiais livres, o que resulta em danos de órgãos e tecidos por catalisar reações de oxidação de biomoléculas. Assim, fármacos quelantes de ferro e outros específicos para cada tipo de anemia hemolítica são necessários para o tratamento adequado.

As anemias hemolíticas compõem um amplo grupo de causas que podem ser divididas em: adquiridas, como autoimune, hemoglobinúria paroxística noturna e reação transfusional; ou congênitas, como doença falciforme, talassemias, deficiência de G-6-PD (glicose-6-fosfato desidrogenase) e esferocitose hereditária.

Fármacos utilizados no tratamento de anemias hemolíticas

Hidroxiureia (HU)

Age como inibidor da ribonucleotídeo redutase, interferindo, assim, na conversão de ribonucleotídeo em desoxirribonucleotídeos e impedindo a síntese do ácido desoxirribonucleico (DNA) e a divisão celular. É relativamente seletiva para a população de precursores de eritrócitos, que se dividem rapidamente e produzem HbF, enquanto é reduzida para os que produzem hemoglobina S (HbS). A ação desse fármaco acarreta aumento da produção de hemoglobina fetal (HbF), elevações da taxa de hemoglobina e do volume corpuscular médio (VCM), maior produção de óxido nítrico, desencadeia diminuição da expressão de moléculas de adesão e reduz a hemólise e o número de reticulócitos.

São alcançados picos plasmáticos em 1 a 4 horas após administração oral desse fármaco. Ocorre rápida e extensa distribuição pelo organismo, além de a HU atravessar a barreira hematoencefálica. Em torno de 50% da dose oral sofre conversão através de vias metabólicas que não estão totalmente caracterizadas, sendo uma delas o metabolismo hepático saturável. A excreção desse fármaco é um processo linear renal de primeira ordem.

Um dos métodos farmacológicos mais promissores para o tratamento da anemia falciforme é a indução terapêutica de níveis elevados de Hb, sendo que a HU traz benefícios clínicos significativos para muitos pacientes.

Quelantes de ferro

As anemias hemolíticas cursam com o acúmulo de ferro e, consequentemente, sobrecarga de ferro, que devem ser evitados pelos quelantes de ferro. Os principais fármacos disponíveis são: desferoxamina, deferiprona e deferasirox.

Desferoxamina

Foi o primeiro quelante introduzido para o tratamento de sobrecarga de ferro transfusional desde meados da década de 1960. Foi estabelecido que o uso desse fármaco quelante aumentava a sobrevida em pacientes com anemias hemolíticas, como beta-talassemia maior. A desferoxamina é administrada por via intravenosa ou mais comumente por via subcutânea com o auxílio de uma bomba eletrônica ou por um infusor. Estudos farmacocinéticos indicam que a desferoxamina tem meia-vida de 5 a 10 minutos, forma metabólitos que possuem propriedades quelantes de ferro e podem participar na mobilização e no aumento da excreção deste íon, principalmente na urina e, em menor grau, nas fezes.

Altas doses de desferoxamina intravenosa são usadas para remoção rápida de ferro cardíaco de pacientes com alta sobrecarga de ferro. Se esse fármaco for administrado regularmente por infusão subcutânea em doses apropriadas, mostra-se seguro e eficaz para o tratamento de sobrecarga de ferro transfusional. As principais desvantagens de seu uso são o alto custo, a inatividade oral e os efeitos colaterais, que podem ser leves, como inchaço e dor no local da injeção, ou efeitos colaterais graves, como anormalidades oculares, auditivas e ósseas. Foram relatados casos de complicações pulmonares, mucormicose, yersiniose e pancitopenia.

No Reino Unido, há baixa adesão à desferoxamina, pois ela causa cardiomiopatia, que é considerada a principal causa de morte em pacientes com talassemia tratados com esse fármaco. Já nos países em desenvolvimento, a causa do aumento da mortalidade em pacientes com talassemia é decorrente do alto custo e da indisponibilidade da desferoxamina.

Deferiprona

Utilizada para o tratamento da sobrecarga de ferro nos casos em que a terapia com deferoxamina é contraindicada ou inadequada. A deferriprona é rapidamente absorvida em cerca de 45 minutos após a ingestão. O fármaco é removido do sangue com 85% de conversão em um glicuronídeo, que é incapaz de ligar-se ao ferro. A quantidade de ferro quelada está relacionada à área sob a curva do fármaco livre, que depende principalmente da velocidade de glucuronidação. O

Seção 5 – Inflamação, Imunomodulação e Hematopoiese

complexo de ferro deferiprona é excretado na urina. Aproximadamente 4% de uma dose única são excretadas em pacientes com uma carga pesada de ferro.

Os efeitos colaterais associados ao fármaco são gastrointestinais (náusea, dor abdominal e vômitos), aumento transitório nos níveis de enzimas hepáticas, artropatia, neutropenia e agranulocitose.

Deferasirox

O uso deste fármaco consiste em uma terapia oral conveniente, sendo indicado para o tratamento de sobrecarga crônica de ferro em virtude de transfusões de sangue (em pacientes adultos e pediátricos com 2 anos de idade ou mais). É administrado 1 vez ao dia e possui eficácia e segurança aceitáveis. Seu diferencial em relação aos outros quelantes é o tempo de meia-vida longo de 8 a 16 horas, proporcionando, assim, uma cobertura sustentada de quelação de 24 horas.

Esse fármaco é um quelante altamente seletivo para ferro (III) e promove excreção de ferro, principalmente nas fezes. O deferasirox tem baixa afinidade por zinco e cobre, não alterando os níveis séricos destes metais. É contraindicado quando o *clearance* (depuração) de creatinina é < 40 mL/min ou a creatinina sérica é duas vezes maior que o limite superior da normalidade na idade apropriada.

Eculizumabe

É um inibidor do complemento terminal que liga-se de forma específica à proteína C5 do complemento, com alta afinidade, inibindo, desse modo, a sua clivagem em C5a e C5b e impedindo a geração do complexo do complemento terminal C5b-9. O eculizumab preserva os componentes iniciais da ativação do complemento, essenciais para a opsonização dos micro-organismos e para a remoção dos complexos imunitários.

Esse fármaco é indicado para hemoglobinúria paroxística noturna e síndrome hemolítico-urêmico e é administrado por infusão intravenosa.

No eculizumab contém apenas aminoácidos de ocorrência natural e ele não possui metabolitos ativos conhecidos, pois os anticorpos humanos são predominantemente catabolizados por enzimas lisossômicas em aminoácidos e peptídeos pequenos. Com relação à eliminação, não foram realizados estudos específicos para avaliar as vias de excreção/eliminação hepática, renal, pulmonar ou gastrointestinal desse fármaco.

Os efeitos adversos mais comuns são as cefaleias e as lombalgias. Pode ocorrer infecção, principalmente infecção meningocócica, mas é incomum. Por esse fato, é indicado que os pacientes sejam vacinados antes de iniciar o tratamento.

Perspectivas

A doença falciforme é caracterizada pela presença de (HbS), hemólise crônica, episódios recorrentes de dor (denominados crises de dor relacionada à doença falciforme ou crises vaso-oclusivas), disfunção de múltiplos órgãos e morte precoce. As crises de dor relacionadas à célula falciforme são a principal causa de problemas de saúde em pacientes com doença falciforme, pois essas crises resultam em diminuição na qualidade de vida. A prevenção de crises pode minimizar as lesões e diminuir o risco de morte entre pacientes com anemia falciforme.

O crizanlizumab é um anticorpo monoclonal humanizado que bloqueia a interação de P-selectina com o ligante da glicoproteina 1, com potencial para ser uma terapia inovadora, reduzindo as crises vaso-oclusivas agudas na doença falciforme. Pesquisadores estão trabalhando a têm apresentado grande avanço, considerando a FDA, para que o crizanlizumab esteja disponível nos EUA o mais rápido possível.

Atividade proposta

Casos clínicos

1) Paciente de 65 anos, sexo feminino, branca, apresenta-se com queixa de dispneia aos moderados esforços de início há 3 meses. No interrogatório, refere, ainda, formigamento de pés e mãos, dificuldade para se concentrar e fraqueza para caminhar há 6 meses. O apetite está preservado e a paciente não apresenta restrições alimentares. Nega casos de anemia na família e refere colecistectomia realizada há 5 anos.

Ao exame físico, a paciente encontra-se bastante descorada (2+/4+) e taquicárdica (FC = 110 bpm). Nota-se que a língua está hiperemiada e inchada. Os reflexos patelares estão reduzidos bilateralmente. As auscultas pulmonar e cardíaca estão normais.

Foi considerada a hipótese de anemia e foram solicitados exames para investigação inicial, cujos resultados foram os seguintes:

574

- *Hemograma:* Hb 4 g/dL, Ht 12%, VCM 115 fL, RDW 20%; leucócitos 2 × 10^3/mm³; plaquetas 130.000/μL; presença de neutrófilos hipersegmentados.
- *Desidrogenase láctica:* 700 U/L.
- *Bilirrubina indireta:* 1,1 mg/dL.

Diante dos exames e do quadro clínico da paciente, foi considerada a hipótese de anemia perniciosa e solicitada a dosagem de vitamina B12, bem como a pesquisa de anticorpos anticélulas parietais. A vitamina B12 mostrou-se intensamente deficiente: 90 pg/mL (níveis normais de 300 a 900 pg/mL) e a pesquisa de anticorpos anticélulas parietais foi positiva. Foi iniciada a reposição intramuscular de vitamina B12 na dose de 1.000 μg 1 vez por semana por 4 semanas e, após esta reposição inicial, foi iniciada manutenção com dose de 1.000 μg 1 vez por mês. A paciente evoluiu de modo muito satisfatório e a efetividade farmacológica foi observada pela reversão total do quadro neurológico e das normalizações dos exames hematológicos e bioquímicos.

A anemia perniciosa é uma das principais causas de deficiência de vitamina B12. A doença é causada por uma destruição imunomediada das células parietais estomacais, ocasionando deficiência de fator intrínseco e, como consequência, deficiência na absorção de vitamina B12. Clinicamente, os pacientes podem apresentar anemia, glossite e sintomas neurológicos diversos, principalmente neuropatia periférica e distúrbio da marcha, como apresentados pela paciente deste caso clínico. O hemograma mostra anemia macrocítica e neutrófilos hipersegmentados. Em alguns casos graves, pode haver pancitopenia. Tipicamente, as dosagens de desidrogenase lática são muito elevadas. O diagnóstico é confirmado pela quantificação de vitamina B12 e pela pesquisa de anticorpos anticélulas parietais. O tratamento consiste na administração de vitamina B12 por via parenteral, visto que a absorção por trato gastrointestinal se apresenta prejudicada.

Principais pontos e objetivos de aprendizagem

- Observar e entender a interpretação dos valores dos exames laboratoriais, especialmente: Hb, VCM, hipersegmentação de neutrófilos e DHL.
- Entender a relação do quadro neurológico com a anemia perniciosa.
- Revisitar a farmacocinética e a farmacodinâmica da vitamina B12 e correlacioná-las com o Caso clínico.

2) Paciente de 45 anos, sexo feminino, refere adinamia e dispneia aos moderados esforços há 6 meses. Apresenta como comorbidades hipertensão arterial e diabetes *mellitus*, ambos em tratamento. Atualmente, encontra-se em uso de insulina NPH e α-metildopa. Nega histórico familiar de doenças hematológicas.

Ao exame físico, a paciente encontra-se intensamente descorada 3+/4+. O restante do exame é normal.

Foi considerada a hipótese de anemia para paciente e foram solicitados exames laboratoriais, com os seguintes resultados:

- *Hemograma:* Hb 5 g/dL, Ht 15%, VCM 111 fL, RDW 20%; leucócitos 7,4 × 10^3/mm³; plaquetas 300.000/μL; reticulócitos 111.000/mm³; presença de microesferócitos.
- *Desidrogenase lática (DHL):* 600 U/L.
- *Bilirrubina indireta:* 1,3 mg/dL.

A partir da análise dos resultados, a hipótese diagnóstica era de anemia hemolítica autoimune. Isso se comprovou em virtude dos seguintes achados: anemia macrocítica com alta contagem de reticulócitos; aumentos de DHL e de bilirrubina indireta; e presença de microesferócitos no sangue periférico, sugerindo a presença de anticorpos antieritrocitários mediando a destruição dos eritrócitos por macrófagos do sistema retículo-endotelial.

Foi solicitado o teste de antiglobulina direta (TAD), anteriormente referido como Coombs direto, para prosseguir a investigação. Este teste tem a capacidade de detectar anticorpos IgG e frações do complemento fixados à membrana eritrocitária. O resultado do TAD foi positivo (3+/4+), confirmando a hipótese do diagnóstico de anemia hemolítica autoimune (AHAI).

A AHAI é uma doença caracterizada por hemólise mediada pela presença de anticorpos antieritrocitários, que podem ser de classe IgG (anemias hemolíticas a quente), IgM (anemias hemolíticas a frio ou doença de crioaglutininas) e, mais raramente, IgA. A doença pode se manifestar isoladamente ou estar associada a doenças autoimunes ou neoplásicas ou, ainda, ao uso de medicações.

A α-metildopa é medicação anti-hipertensiva, associada à formação de anticorpos antieritrocitários e AHAI. No caso apresentado, os sintomas da paciente coincidiam com o início da medicação, que foi imediatamente suspensa. Após suspensão do fármaco e breve uso de prednisona, a paciente apresentou melhora e normalização de níveis dos exames laboratoriais; entretanto, persistiu com anemia, com o seguinte perfil no hemograma:

- Hb 10 g/dL, Ht 30%, VCM 65 fL, RDW 20%; leucócitos $7,4 \times 10^3/mm^3$; plaquetas 200.000/μL; reticulócitos 15.000/mm³.

Considerando-se que se tratava de anemia microcítica com reticulocitopenia, foi solicitado perfil de ferro para avaliação de possível ferropenia. A concentração de ferritina sérica foi de 5 ng/mL (referência de 11 a 306 ng/mL em mulheres), confirmando, portanto, a hipótese diagnóstica.

Foi iniciada reposição de ferro com sulfato ferroso 600 mg/dia, em 3 doses diárias. Após início da medicação, a paciente referiu dor epigástrica intensa. Foi orientado, então, a suspensão da medicação e o início de ferripolimaltose na dose de 30 gotas ao dia, após as refeições. A paciente teve ótima aceitação do fármaco e, em 2 meses, tinha normalizado a concentração da hemoglobina.

Principais pontos e objetivos de aprendizagem

Pesquise e revisite o capítulo para responder as três questões a seguir.

1) Observar e entender a interpretação dos valores dos exames laboratoriais que indicam hemólise.
2) Identificar os fatores extrínsecos mais frequentes na capacidade de acarretar hemólise.
3) Entender o uso terapêutico, os aspectos farmacodinâmicos e farmacocinéticos dos dois suplementos de ferro utilizados.

■ REFERÊNCIAS

1. Bird, Steven T et al. Effects of deferasirox dose and decreasing serum ferritin concentrations on kidney function in paediatric patients: an analysis of clinical laboratory data from pooled clinical studies."The Lancet Child & Adolescent Health. 2019;3(1):15-22.
2. Santos, P. Farmácia clínica e atenção farmacêutica: contexto atual, exames laboratoriais e acompanhamento farmacoterapêutico. 2. ed. São Paulo: Atheneu; 2017.
3. Santos, P. Hematologia métodos e interpretação. São Paulo: Roca; 2012.
4. Camaschella C. Iron-Defi ciency Anemia.N Engl J Med. 2015;372:19.
5. Cappellini MD. Guidelines for the management of transfusion dependent thalassaemia (TDT). Eds. Alan Cohen, et al. Nicosia, Cyprus: Thalassaemia International Federation; 2014.
6. Green R, Miller JW. in Handbook of Vitamins 5th edn (eds Zempleni, J. et al.) 447-489 (Taylor & Francis, 2014). A comprehensive review of B12 biochemistry, nutrition and metabolism.
7. Green R. Vitamin B12 deficiency from the perspective of a practicing hematologist. Blood. 2017;29:2603-2611.
8. Jordão RE, Bernardi JLD, Azevedo BF. A prevalência de anemia ferropriva no Brasil: uma revisão sistemática. Revista Paulista de Pediatria. 2009;27(1):90-98.
9. Kassebaum NJ, GBD 2013 Anemia Collaborators. Hematol Oncol Clin North Am. 2016;30(2):247-308.
10. Platt OS. Hydroxyurea for the treatment of sickle cell anemia. N Engl J Med. 2008;358(13):1362-9.
11. Stabler SP. Clinical practice. Vitamin B12 deficiency. N. Engl. J. Med. 2013;368:149-160.
12. Wahidiyat PA, Mikhael Y, Teny TS. Comparison of deferiprone to deferasirox and deferoxamine to cardiac and hepatic T2* MRI in thalassemia patients: evidence-based case report. Acta Medica Indonesiana. 2018;50(2):168-176.
13. World Health Organization. The global prevalence of anaemia in 2011. Geneva: World Health Organization; 2015. p. 43.
14. World Health Organization. Nutritional anaemias: tools for effective prevention and control. Geneva: World Health Organization; 2017. p. 83.

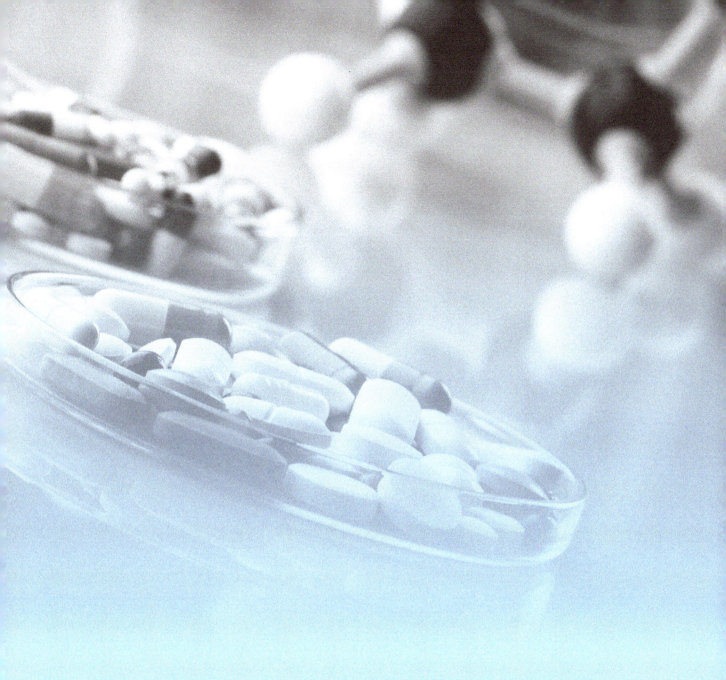

Seção 6
Fármacos que Afetam o Sistema Endócrino

Coordenador da seção:
- Paulo Caleb Júnior de Lima Santos

Capítulo 36

Farmacologia dos hormônios hipotalâmicos e hipofisários

Autores:
- Gleisy Kelly Neves Gonçalves
- Ana Lúcia Cândido
- Adelina Martha dos Reis

Os sistemas nervoso e endócrino regulam e integram todas as funções corporais. No hipotálamo e hipófise, esses dois sistemas encontram-se intimamente associados e juntos atuam para fazer o controle de funções essenciais do organismo, como crescimento, metabolismo e reprodução. A conexão entre o hipotálamo e a hipófise anterior é feita pelo sistema porta-hipofisário, o sistema vascular que recebe e transporta os hormônios liberadores ou inibidores, provenientes de diversas regiões hipotalâmicas. Já a conexão entre o hipotálamo e a hipófise posterior é direta: neurônios neurossecretores do hipotálamo anterior têm axônios que passam pela eminência mediana, formam o pedículo hipofisário e terminam no lobo posterior da hipófise. Assim, a neuro-hipófise pode ser considerada uma extensão do hipotálamo.

A hipófise anterior é composta por diferentes tipos celulares, responsáveis pela liberação dos vários hormônios. As siglas dos hormônios hipotalâmicos e hipofisários são apresentadas no Quadro 36.1 e os hormônios do eixo hipotálamo-adeno-hipofisário, bem como sua relação com as "glândulas-alvo", são apresentados na Figura 36.1 e no Quadro 36.2 A neuro-hipófise secreta dois hormônios peptídicos, com estruturas parecidas, mas ações distintas: a ocitocina e o hormônio antidiurético (ADH).

A secreção dos hormônios adeno-hipofisários é regulada pelos hormônios hipotalâmicos e pelo sistema de retroalimentação negativa dos hormônios das glândulas-alvo. No sistema de retroalimentação negativa, o produto final de cada eixo controla a liberação de hormônios pelo hipotálamo e pela adeno-hipófise. Além deste tipo de retroalimentação negativa de "alça longa", entre os hormônios da glândula periférica e a hipófise e o hipotálamo, existe a retroalimentação negativa de "alça curta", pela qual o hormônio hipofisário inibe a secreção de seu hormônio regulador hipotalâmico. Embora raros, também existem mecanismos de controle por retroalimentação positiva. A regulação de cada eixo será discutida detalhadamente em seu respectivo tópico.

A secreção neuro-hipofisária depende dos sinais neuro-hipotalâmicos. O potencial de ação iniciado em neurônios de regiões hipotalâmicas ativa a entrada de cálcio, que promove a translocação de vesículas contendo ocitocina ou ADH, sua exocitose nos terminais axonais da neuro-hipófise, e sua liberação para a corrente sanguínea.

Quadro 36.1 – Siglas dos hormônios hipofisários e hipotalâmicos.

Sigla	Inglês	Português
ACTH	*Adrenocorticotrophic hormone*	Hormônio adrenocorticotrófico
ADH	*Antidiuretic hormone*	Hormônio antidiurético
CRH	*Corticotropin releasing hormone*	Hormônio liberador de corticotrofina
FSH	*Follicle stimulating hormone*	Hormônio folículo estimulante
GH	*Growth hormone*	Hormônio do crescimento
GHRH	*Gh releasing hormone*	Hormônio liberador de GH
GnRH	*Gonadotropin releasing hormone*	Hormônio liberador de gonadotrofinas
LH	*Luteinizing hormone*	Hormônio luteinizante
PRL	*Prolactin*	Prolactina
SST	*Somatostatin*	Somatostatina
TRH	*Thyrotropin-releasing hormone*	Hormônio liberador de tirotrofina
TSH	*Thyroid stimulating hormone*	Hormônio estimulador da tireoide
hCG	*Human chorionic gonadotropin*	Gonadotrofina coriônica humana

Fonte: Desenvolvido pela autoria do capítulo.

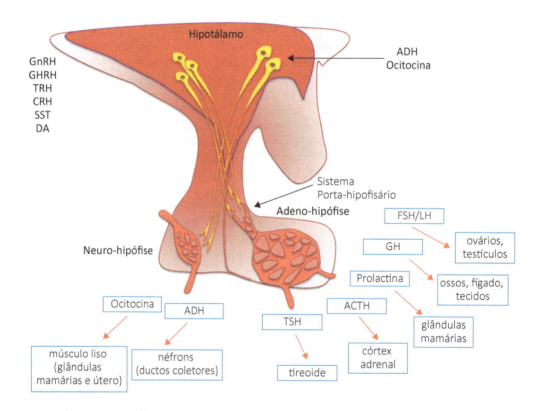

Figura 36.1 – Hormônios do eixo hipotálamo-adeno-hipofisário.
GnRH: hormônio liberador de gonadotrofinas; FSH: hormônio folículo estimulante; LH: hormônio luteinizante; GH: hormônio do crescimento; TRH: hormônio liberador de tirotrofina; CRH: hormônio liberador de corticotrofina; ACTH: hormônio adrenocorticotrófico; ADH: hormônio antidiurético.
Fonte: Desenvolvida pela autoria do capítulo.

Quadro 36.2 – Relação entre hormônios do eixo hipotálamo-adeno-hipofisário com as "glândulas-alvo".

Estímulo hipotalâmico	Hormônio hipofisário	Órgãos-alvos	Principal resposta fisiológica
GnRH (+)	FSH/LH	Ovários	Produção de estrogênio e progesterona em mulheres
		Testículos	Produção de testosterona em homens
GnRH (+) Somatostatina (-)	GH	Fígado	Liberação de fatores de crescimento e ação de crescimento em ossos e músculo
TRH (+) Dopamina (-) Somatostatina (-)	Prolactina	Mamas	Lactogênese
TRH (+) Somatostatina (-)	TSH	Tireoide	Liberação de tiroxina (T4) e triiodotironina (T3)
CRH (+)	ACTH	Córtex da suprarrenal	Produção de cortisol e androgênios

GnRH: hormônio liberador de gonadotrofinas; FSH: hormônio folículo estimulante; LH: hormônio luteinizante; GH: hormônio do crescimento; TRH: hormônio liberador de tirotrofina; CRH; hormônio liberador de corticotrofina.

Fonte: Desenvolvido pela autoria do capítulo.

■ Eixo hipotálamo-hipófise-gonadal

A função reprodutiva de mamíferos é regulada pelo eixo hipotálamo-hipófise-gonadal. O GnRH, um neuropeptídio hipotalâmico liberado de maneira pulsátil no sistema porta-hipofisário, age nos gonadotrofos hipofisários regulando a síntese e liberação das gonadotrofinas, FSH e LH. Nas mulheres, FSH e LH atuam nos folículos ovarianos controlando o seu crescimento, a síntese de estrogênios e o processo ovulatório. O LH estimula a produção de androgênios pelas células da teca, enquanto o FSH estimula a conversão de androgênios em estrogênios pelas células da granulosa. Após a ovulação, o LH atua sobre o corpo lúteo induzindo a produção de estrogênios e progesterona. A hCG (gonadotrofina coriônica humana), com estrutura semelhante ao LH, controla a secreção de estrogênios e progesterona pelo corpo lúteo durante o 1º trimestre de gravidez da mulher. Nos homens, as gonadotrofinas atuam no testículo, o FSH controlando a espermatogênese por meio de suas ações nas células de *Sertoli* e o LH controlando a produção de testosterona pelas células de *Leydig*.

Estruturas químicas

O GnRH humano é codificado pelo gene *GNRH1*, localizado no cromossomo 8. Uma molécula precursora com 92 resíduos de aminoácidos sofre após clivagens sequenciais, dando origem ao GnRH, com apenas 10 aminoácidos. O receptor do GnRH pertence à família de receptores de membrana acoplados à proteína G (GPCR, de *G-protein coupled receptor*).

Os gonadotrofos, ao serem estimulados pelo GnRH, liberam FSH e LH, hormônios heterodiméricos que apresentem subunidade alfa idêntica, com 96 aminoácidos codificados pelo cromossomo 6q12.21. O que diferencia as duas gonadotrofinas e confere es-

pecificidade de ligação aos seus respectivos receptores é a subunidade beta. A do FSH é formada por 111 aminoácidos e codificada pelo cromossomo 11p13. O heterodímero final, com as duas subunidades, tem peso molecular de 35,5 kDa. A subunidade beta do LH é formada por 120 aminoácidos codificados pelo cromossomo 19q13.32. A placenta produz a gonadotropina coriônica humana (hCG), hormônio com estrutura semelhante ao LH e vida-média mais prolongada, que atua nos receptores de LH.

Regulação da secreção

GnRH é liberado de forma pulsátil pelos neurônios hipotalâmicos e promove a secreção pulsátil de LH e FSH. A pulsatilidade é essencial para a secreção das gonadotrofinas, que pode ser inibida pela administração contínua não pulsátil de GnRH. Os pulsos de GnRH duram poucos minutos e repetem-se a cada 30 a 120 minutos, de acordo com a espécie. Na mulher, durante o ciclo menstrual, a frequência pode variar de pulsos a cada 90 minutos, durante a fase folicular e luteínica inicial, e pulsos a cada 6 horas, na fase luteínica média e tardia.

Variações na frequência pulsátil da liberação de GnRH tem efeitos diferentes na síntese e liberação das gonadotrofinas hipofisárias. Enquanto a baixa frequência de pulsatilidade de GnRH favorece a secreção de FSH, a alta frequência favorece a secreção de LH. A geração do padrão pulsátil de GnRH no núcleo arqueado hipotalâmico é modulada pela kisspeptina.

Os hormônios gonadais, além de exercer efeitos fisiológicos periféricos, regulam a secreção das gonadotrofinas (Figura 36.2). O estrogênio inibe a produção e liberação do GnRH pelo hipotálamo e a secreção de LH pela hipófise. Nos homens, a testosterona é a principal responsável pela retroalimentação negativa.

A inibina, produzida pelas células de Sertoli testiculares ou pelo folículo ovariano, age diretamente no gonadotrofo, inibindo, assim, a secreção hipofisária de FSH.

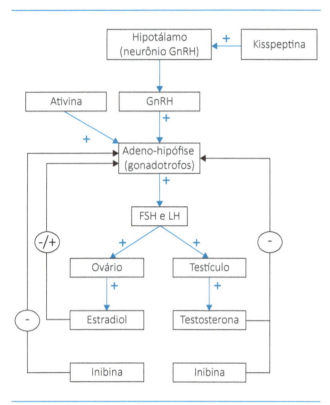

Figura 36.2 – Regulação da secreção do eixo hipotálamo-hipófise-gonadal.
Fonte: Desenvolvida pela autoria do capítulo.

A alça de retroalimentação é alterada ao longo do ciclo menstrual, de acordo com o crescimento folicular estimulado pelo FSH. A produção folicular de estradiol aumenta progressivamente, atingindo o pico máximo poucas horas antes da ovulação. Esse aumento do estradiol age no hipotálamo fazendo retroalimentação positiva, aumentando, assim, a liberação de GnRH, que resulta em um pico de secreção de LH, essencial para induzir a ovulação.

Mecanismos de ação

O GnRH ativa diferentes vias de sinalização, que resultam no aumento da concentração intracelular de cálcio. Este pode ocorrer pelo influxo de cálcio através de canais do tipo L voltagem-dependente. O GnRH também ativa a fosfolipase C, que resulta na geração de trifosfato de inositol (IP3) e diacilglicerol (DAG). O IP3 mobiliza Ca^{2+} do retículo endoplasmático e o DAG ativa a via da proteína quinase C. Essas vias, em conjunto, promovem a síntese e a liberação das gonadotrofinas.

Os receptores de FSH e LH pertencem à família GPCR, mais especificamente receptores acoplados a proteína G estimulatória (G_s). A sua ativação gera AMPc, com a consequente ativação da proteína quinase A (PKA). A PKA fosforila fatores ativadores da transcrição (CREB) de genes responsáveis pela esteroidogênese e ativa as enzimas responsáveis pela síntese dos estrogênios e androgênios.

Efeitos fisiológicos

Nas mulheres, as ações sincronizadas do GnRH e gonadotrofinas promovem o crescimento dos folículos ovarianos, a esteroidogênese e a ovulação. O estradiol, produzido pelos folículos ovarianos, induz alterações fisiológicas e comportamentais importantes para a fecundação do ovócito. A progesterona, produzida pelo corpo lúteo, induz alterações endometriais, preparando o útero para a nidação. Na puberdade, o estradiol também atua determinando o aparecimento das características sexuais secundárias femininas e o estirão pré-puberal. Nos homens, o FSH estimula as células de *Sertoli* dos túbulos seminíferos a produzirem fatores de crescimento e nutrientes essenciais para a espermatogênese. O LH age nas células intersticiais de *Leydig*, promovendo a síntese de testosterona. A testosterona é essencial para o desenvolvimento das características sexuais masculinas e crescimento longitudinal ósseo durante a puberdade. Na vida adulta, a testosterona induz alterações fisiológicas e comportamentais, essenciais para a produção de espermatozoide e para o encontro dos gametas.

Fisiopatologia do eixo GnRH/gonadotrofinas (LH e FSH)

Deficiência e produção excessiva

O hipogonadismo é a principal condição clínica associada à redução da atividade no eixo hipotálamo-hipófise-gônadas. O hipogonadismo masculino pode ter origem central (hipogonadotrófico) ou periférica (hipergonadotrófico). A redução síntese hormonal ovariana ou testicular resulta em hipoestrogenismo ou hipoandrogenismo, com suas consequentes manifestações clínicas e redução ou impedimento da sexualidade e da reprodução.

A atividade excessiva do eixo hipotálamo-hipofisário pode ensejar a hiperativação gonadal e distúrbios no sistema reprodutor. Crianças com esse tipo de distúrbio podem desenvolver puberdade precoce e problemas reprodutivos na vida adulta.

Manifestações clínicas e diagnóstico

A deficiência de produção hormonal antes da puberdade inibe o desenvolvimento de caracteres sexuais secundários e reduz a taxa de crescimento longitudinal. Mulheres adultas com deficiência do eixo hipotálamo-hipófise-gonadal apresentam amenorreia, infertilidade, perda de libido e "ondas de calor" (*hot flashes*). Os homens também apresentam sintomas como a perda de libido, infertilidade, além de fraqueza, redução da massa muscular e dos caracteres sexuais secundários. A avaliação da porção do eixo envolvida no distúrbio. Dosagens de LH e dos hormônios gonadais servem para avaliar a porção do eixo envolvida no distúrbio.

A puberdade precoce se manifesta pelo crescimento acelerado e aparecimento de pelos pubianos, desenvolvimento mamário nas meninas e do aumento do volume testicular nos meninos. A avaliação clínica, pelo exame físico para observação dos caracteres sexuais secundários, será comprovada por exames, como radiografia para determinação da idade óssea, dosagens hormonais e ultrassonografia da pelve e, em caso de suspeita de tumor, exames de imagem da região hipotalâmico-hipofisária.

Farmacologia do eixo hipotálamo-hipófise-gonadal

Os fármacos utilizados para o tratamento de distúrbios do eixo hipotálamo-hipófise-gonadal são os agonistas e antagonistas dos receptores de GnRH, que inibem a secreção de gonadotrofinas, e os análogos das gonadotrofinas.

Quadro 36.3 – Farmacologia do eixo GnRH e FSH/LH.

Antagonistas dos receptores de GnRH					
	Química	*Farmacocinética*	*Usos terapêuticos*	*Reações adversas/ contraindicações*	*Interações medicamentosas*
Cetrorrelix	Antagonista do receptor de GnRH	Disponível em frasco-ampola 0,25 mg e 1 mL de diluente. Administração por via subcutânea. O volume de distribuição é de 1,1 L/kg-1 e a meia-vida de 30 horas. A biodisponibilidade após administração subcutânea é de aproximadamente 85%. A depuração plasmática total é 1,2 mL × min-1 × kg-1 e a depuração renal 0,1 mL × min-1 × kg-1.	Utilizado na estimulação ovariana controlada para prevenir a ovulação prematura. Inibe a secreção hipofisária de LH e FSH de forma dose-dependente. Início da supressão imediato, sem efeito estimulante na fase inicial. Tratamento seguido por coleta do ovócito e outras técnicas de reprodução assistida.	Irritação leve da pele com eritema, prurido e edema. Risco de desenvolver síndrome da hiperestimulação ovariana, complicação grave das técnicas de indução de ovulação com gonadotrofinas. Contraindicado na gestação/lactação, em mulheres na pós-menopausa e em pacientes com insuficiência renal e hepática moderada a grave.	Não existem evidências de interações medicamentosas.
Ganirrelix	Antagonista do receptor de GnRH	Disponível a 0,25 mg/0,5 mL, via subcutânea. A concentração máxima (15 ng/mL) é obtida em 1 a 2 horas após administração e biodisponibilidade de 91%. $T_{1/2}$ eliminação de 13 horas e depuração de 2,5 L/h com excreção principalmente pelas fezes.	Indicado para evitar o aumento precoce do LH prevenindo a ovulação prematura e permitindo a estimulação ovariana de forma controlada.	Mais comuns: cefaleia, náusea e mal-estar. Contraindicado na gestação/lactação e em pacientes com insuficiência renal e hepática moderada e grave.	Interações de Orgalutran® com outros medicamentos não podem ser excluídas por não terem sido investigadas.

(Continua)

Seção 6 – Fármacos que Afetam o Sistema Endócrino

(Continuação)
Quadro 36.3 – Farmacologia do eixo GnRH e FSH/LH.

Agonistas dos receptores de Gnrh					
	Química	*Farmacocinética*	*Usos terapêuticos*	*Reações adversas/ contraindicações*	*Interações medicamentosas*
Leuprolida	Nonapeptídeo sintético análogo ao GnRH	Disponível em frascos-ampola de 5 mg/mL, para administração por via subcutânea diária na dose 0,2 mL (1 mg). A formulação de depósito é utilizada por via intramuscular e está disponível em ampolas com diluente de 3,75 mg (uso mensal) e 11,25 mg (uso trimestral). A ligação a proteínas plasmáticas varia de 43 a 49%. A depuração sistêmica após injeção de 1 mg via intravenosa é de 7,6 L/h, com eliminação por via urinária.	Utilizada no tratamento paliativo de câncer de próstata em estágio avançado, mioma uterino, endometriose, puberdade precoce e câncer de mama avançado, em associação ao tamoxifeno, em mulheres na pré e perimenopausa.	Alterações de peso, redução ou aumento da libido e cefaleia. Nos homens pode inicialmente causar aumento do tamanho do tumor da próstata com redução após uso prolongado.	Não foram realizados estudos específicos sobre interação do acetato de leuprorrelina com outras substâncias, mas não são esperadas por ser um peptídeo metabolizado principalmente pela peptidase e não pelas enzimas do citocromo P450.
Gosserrelina	Análogo sintético do GnRH	Disponível para uso por via subcutânea abdominal em ampolas 3,6 mg (mensal) e a deliberação prolongada com 10,8 mg (trimestral). A biodisponibilidade é quase completa sem acúmulo significativo nos tecidos e meia-vida de eliminação ocorre entre 2 a 4 horas após administração.	Tratamento do câncer de próstata/ mama, endometriose, proteção da falência ovariana durante quimioterapia no câncer de mama. (NEJM 2015; 372: 923-932)	Efeitos colaterais relacionados ao hipogonadismo: diminuição da libido, sintomas vasomotores (fogachos), insônia, atrofia urogenital. Outros: cefaleia, depressão, mialgia, fadiga. É contraindicado para gestantes e lactantes.	O uso concomitante com medicamentos que aumentam o intervalo QT deve ser evitado.
Nafarrelina	Análogo sintético do GnRH	Apresentação: solução de 200 mcg/mL, em frasco pulverizador com válvula de 8 mL a ser usado por via nasal. Dose: 200 mcg (1 aplicação) 2 vezes ao dia. Biodisponibilidade: varia de 1,2 a 5,6%. A concentração plasmática máxima é obtida 20 min após a administração de uma dose de 400 mcg. Meia-vida plasmática: entre 2 e 4 horas, sem acúmulo significativo do fármaco. Ligação às proteínas plasmáticas (albumina): 78 a 84%. A eliminação ocorre por via urinária (44 a 56%) e fecal (19 a 44%).	Tratamento da endometriose, tratamento do leiomioma uterino e indução de ovulação para fertilização *in vitro*.	Pode ocorrer aumento transitório da endometriose e sintomas relacionados ao distúrbio estrogênico, alterações da libido, labilidade emocional, fogachos, cefaleia e insônia.	O uso concomitante com descongestionantes nasais reduz a eficácia da nafarrelina. O tabagismo ou alcoolismo associado ao uso do fármaco exacerba a ação da nafarrelina na redução da densidade mineral óssea.

(Continua)

584

(Continuação)

Quadro 36.3 – Farmacologia do eixo GnRH e FSH/LH.

		Agonistas dos receptores de Gnrh			
	Química	*Farmacocinética*	*Usos terapêuticos*	*Reações adversas/ contraindicações*	*Interações medicamentosas*
Triptorrelina	Agonista sintético do GnRH	Disponível em frasco--ampola liofilizado e frasco diluente (2 mL) para administração por via intramuscular ou subcutânea, na dose de 3,75 mcg (mensal) ou 11,25 mcg (trimestral – liberação prolongada). Concentração plasmática máxima em torno de 7 dias, com biodisponibilidade de quase 100%. Meia--vida de eliminação: 30 min a 3 horas. Eliminação: por via urinária, com *clearance* de 83,5 mL/min.	Tratamento do câncer de próstata, endometriose, puberdade precoce, leiomioma uterino e nas técnicas de reprodução assistida prevenindo picos prematuros de LH (uso subcutâneo diário).	As reações adversas mais comuns incluem hipertensão, fogachos, aumento da ureia, dor óssea e queda da hemoglobina. Uso cauteloso quando a contagem de folículos ovarianos for igual ou superior a 10 (risco de síndrome de hiperestimulação ovariana).	Deve ser evitado o uso concomitante com medicamentos hiperprolactinemiantes [p.ex., metoclopramida, fenotiazídicos, butiferonas, alfametildopa, antidepressivos tricíclicos, inibidores da monoamina oxidase (iMAO), opiláceos e medicamentos à base de estrogênio].
		Análogos das gonadotrofinas			
	Química	*Farmacocinética*	*Usos terapêuticos*	*Reações adversas/ contraindicações*	*Interações medicamentosas*
Alfacorifolitropina	Glicoproteína análoga ao FSH produzida a partir da tecnologia recombinante de DNA com adição de um peptídeo carboxiterminal da subunidade beta da hCG à cadeia beta do FSH humano. Não apresenta nenhuma atividade intrínseca do LH/hCG.	Estimulante folicular sustentado, com o perfil farmacodinâmico do FSH recombinante, mas com duração da atividade mais prolongada. Em razão da capacidade de iniciar e manter o crescimento folicular múltiplo por uma semana, uma única injeção subcutânea da dose recomendada pode substituir as primeiras sete injeções de preparação de uso diário de r-hFSH em um ciclo de tratamento de estimulação ovariana. Apresentação: seringas preenchidas com 100 mcg/0,5 mL ou 150 mcg/0,5 mL, sendo a dose dependente do peso corporal (menor ou maior que 60 kg, respectivamente). Uma injeção subcutânea resulta em concentrações séricas máximas em 34 a 57 horas, com biodisponibilidade de 48 a 70%. Meia-vida de eliminação: 59 a 79 horas; volume de distribuição: 6,5 a 13,1 L; depuração: 0,10 a 0,18 L/h. A eliminação ocorre principalmente pelos rins.	Indicada para a estimulação ovariana e gravidez em mulheres durante a terapia de reprodução assistida.	As reações adversas mais frequentes são a síndrome da hiperestimulação ovariana, dor pélvica, cefaleia, náuseas e mastalgia. O uso é contraindicado nas seguintes condições: tumores (ovarianos, mamários, uterinos, hipotalâmicos e hipofisários), sangramento vaginal atípico, cistos ovarianos e contagem de folículos antrais maior que 20.	Não previstas.

(Continua)

(Continuação)

Quadro 36.3 – Farmacologia do eixo GnRH e FSH/LH.

			Análogos das gonadotrofinas		
	Química	Farmacocinética	Usos terapêuticos	Reações adversas/ contraindicações	Interações medicamentosas
Urofolitropina	FSH purificado obtido da urina de mulheres na pós-menopausa.	Disponível em frasco/ampola de pó liofilizado (75 UI de urofolitropina) e ampola com 1 mL de diluente. A solução é administrada por via subcutânea e a concentração máxima é atingida em 21 horas, com período estável após 4 a 5 dias. Uma única dose tem meia-vida de eliminação de 41 horas – uso em dias alternados (4º, 6º e 8º dias do ciclo menstrual).	Utilizada para estimular o crescimento e o desenvolvimento de folículos ovarianos e de esteroides gonadais. Normalmente, o tratamento é seguido pela administração da hCG, para induzir a maturação final do folículo e a ovulação.	Cefaleia e dor abdominal são as reações adversas mais comuns. É contraindicada na gestação e na lactação.	O uso concomitante com citrato de clomifeno (agente não esteroide) pode aumentar a resposta folicular, resultando na síndrome de hiperestimulação ovariana. O uso deve ser cuidadoso, sempre em baixas doses, com a resposta ovariana monitorada individualmente.

VC: velocidade de crescimento; IO: idade óssea; min: minuto(s); h: hora(s); LH: hormônio luteinizante; FSH: hormônio folículo estimulante; GnRH: hormônio liberador de GH; hCG: gonadotropina coriônica humana.

Fonte: Desenvolvido pela autoria do capítulo.

Os antagonistas competitivos dos receptores de GnRH inibem a secreção de LH e de FSH de modo dose-dependente com início de ação imediato. O ganirrelix e o cetrorrelix evitam o aumento precoce do LH, prevenindo a ovulação prematura em reprodução assistida e o degarrelix é usado para tratamento de câncer de próstata.

Também os agonistas sintéticos de GnRH, após uma estimulação transitória da secreção de gonadotrofinas, inibem o receptor de GnRH e resultam na redução da secreção de gonadotrofinas. Os análogos sintéticos do GnRH apresentam alterações estruturais que os tornam mais potentes e com ação mais duradoura. A leuprolida é utilizada no tratamento paliativo de câncer de próstata em estágio avançado, mioma uterino, endometriose, puberdade precoce e câncer de mama avançado, em associação ao tamoxifeno, em mulheres na pré e perimenopausa. A gosserrelina é usada no tratamento do câncer de próstata/mama, da endometriose, na proteção da falência ovariana durante quimioterapia no câncer de mama. A nafarrelina é usada no tratamento da endometriose, tratamento do leiomioma uterino e na indução de ovulação para fertilização *in vitro*. A triptorrelina é usada no tratamento do câncer de próstata, na endometriose, na puberdade precoce, no leiomioma uterino e nas técnicas de reprodução assistida, prevenindo picos prematuros de LH.

Análogos das gonadotrofinas

A alfacorifolitropina é uma glicoproteína análoga ao FSH, produzida a partir da tecnologia recombinante de DNA, com adição de um peptídeo carboxiterminal da subunidade beta da hCG à cadeia beta do FSH. Não apresenta atividade intrínseca do LH/hCG e é indicada para a estimulação ovariana na terapia de reprodução assistida. A urofolitropina, FSH purificado obtido da urina de mulheres na pós-menopausa, é utilizada para estimular o desenvolvimento de folículos ovarianos.

■ Eixo hipotálamo-hipófise-GH

O GH é um importante mediador do crescimento, especialmente do ósseo longitudinal, em crianças e adolescentes. O GH também modula a utilização de lipídeos e proteínas. As ações do GH no crescimento dependem principalmente de efeito indireto, estimulando a secreção hepática do fator de crescimento semelhante insulina (IGF-1, de *insulin-like growth factor 1*). A secreção do GH pelos somatotrofos é estimulada pelo GHRH e inibida pela somatostatina (SST). Embora o GH seja determinante no desenvolvimento e desempenhe papel importante no controle do metabolismo e da composição corporal, o seu excesso patológico reduz a expectativa de vida em homens e animais.

Estruturas químicas

O GH é uma proteína com 191 aminoácidos, quatro hélices e duas pontes sulfidrilas. No somatotrofo existem diversas isoformas variantes do GH, derivadas do processo de *splicing* alternativo, mas seus efeitos fisiológicos são pouco conhecidos.

O GHRH tem uma sequência de 44 resíduos de aminoácidos, produzidos após clivagem de uma molécula precursora contendo de 103 a 108 aminoácidos. A síntese do GHRH ocorre na região médio-basal do hipotálamo e no núcleo arqueado. O GHRH pode também ser produzido, em pequena quantidade, na placenta e nas gônadas.

A somatostatina é formada a partir de molécula precursora de 116 aminoácidos, que sofre clivagens sequenciais formando as moléculas ativas, somatostatina-14 (SST-14) e somatostatina-28 (SST-28).

Regulação da secreção

A regulação da secreção de GH é realizada principalmente pelos hormônios hipotalâmicos, estimulada pelo GHRH e inibida pela SST (Figura 36.3). A inter-relação das ações de GHRH e SST com outros fatores endógenos resulta em um padrão pulsátil de liberação de GH. O padrão de pulsatilidade é considerado mais importante do que a quantidade total secretada para as ações do GH nos diferentes tecidos-alvo. Influências neurais e periféricas complexas regulam a quantidade de secreção do GH em cada evento secretório (pulso). Condições como sono profundo, redução da glicemia e prática de atividade física estimulam a secreção do GH. A grelina, secretada principalmente por células do fundo gástrico durante o jejum, atua como um dos principais fatores endógenos para a secreção do GH.

O GHRH se liga ao receptor acoplado à proteína Gs e provoca ativação da adenilil ciclase e geração do AMPc. Ocorre, também, aumento das concentrações intracelulares do Ca^{2+}. Já as ações da SST se opõem às do GHRH, por ativar um receptor acoplado à proteína G inibitória da adenilil ciclase, reduzindo, assim, os níveis de AMPc e a secreção do GH. A grelina se liga a receptor diferente daquele do GHRH, o receptor secretagogo do GH tipo 1, que atua intensificando a secreção do GH.

O GH se liga a receptores principalmente hepáticos, mas também de células ósseas e musculares, induzindo a secreção do IGF-1, que medeia a maior parte das suas ações no crescimento. O GH também inibe a sua própria secreção, seja por ação direta nos somatotrofos, ou por agir no hipotálamo estimulando a secreção da SST.

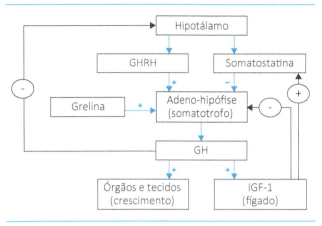

FIGURA 36.3 – Regulação da secreção de GH.
Fonte: Desenvolvida pela autoria do capítulo.

Mecanismos de ação

Ao se ligar ao seu receptor, o GH induz sua dimerização, e a rotação promove a associação da tirosina quinase JAK2. A JAK2 fosforila proteínas STAT (1, 3 e 5), que se deslocam para o núcleo e interagem com o DNA, agindo como transdutor de sinal e ativador da transcrição. Ela também fosforila o substrato do receptor de insulina 1 (IRS-1), envolvido nas ações metabólicas do GH e fosforila proteínas Shc, um mediador-chave para ativar as vias Ras e das MAP-quinases (*mitogen-activated protein kinases*), responsáveis pelos efeitos de diferenciação e crescimento celular.

O IGF-1 se liga ao receptor IGF1R, um receptor de membrana do tipo tirosina quinase. Após a ligação, o domínio tirosina quinase se torna ativado e inicia a sinalização intracelular que regula proliferação e sobrevivência celular. A tirosina quinase fosforila e ativa a enzima PI3K que converte o PIP2 em IP3, que ativa a AKT. A via seguinte envolve ativação da pAKT-mTOR-S6K, interferindo nos processos de tradução proteica celular. O IGF1R pode ainda ativar a via RAF-ERK-ELK1 que transloca para o núcleo e interage com sequências específicas do DNA. Estas vias são as principais responsáveis por estimular o crescimento e inibir a apoptose celular.

Efeitos fisiológicos

O GH é importante para o anabolismo corporal e fundamental para o crescimento e o desenvolvimento de todos os tecidos. Na infância, o GH age juntamente com os hormônios tireoidianos. As ações do GH no crescimento são altamente dependentes do IGF-1, promovendo o desenvolvimento esquelético e o aumento da densidade mineral óssea. Na puberdade, as ações do GH no crescimento são potencializadas pelos esteroides gonadais, estrogênio e testosterona. Este período de alta velocidade de crescimento, ou "estirão pré-puberal", é interrompido pelo fechamento das epífises ósseas promovido pelos hormônios gonadais.

Além de promover o crescimento, o GH regula o metabolismo e a utilização de substratos energéticos. O GH exerce potente efeito lipolítico e aumenta o processo de gliconeogênese hepática. No músculo esquelético, GH/IGF-1 promove hipertrofia celular e melhora da resistência muscular durante atividade física. A deficiência do GH, além de causar sarcopenia, pode comprometer a morfologia celular por diminuir o desenvolvimento das miofibrilas. No coração, GH e IGF-1 medeiam ações tróficas nos cardiomiócitos por intermédio do aumento na síntese de proteínas envolvidas no processo contrátil, o que resulta em aumento da frequência e do débito cardíaco. Além disso, o IGF-1 estimula a síntese de óxido nítrico (NO) vascular, relaxando o músculo liso e proporcionando efeito de redução da resistência vascular periférica. Outras funções exercidas pelo GH incluem o aumento da taxa de filtração glomerular, o aumento de proliferação celular pelo sistema hematopoiético e a neurogênese.

Fisiopatologia

Investigações em modelos animais, estudos *in vitro* e observações clínicas têm evidenciado a importância das ações sistêmicas e locais do GH/IGF1 para o crescimento e homeostase corporal. O excesso ou deficiência do GH e as respostas inapropriadas a ele podem impedir o controle adequado dessas funções.

Produção excessiva – Manifestações clínicas e diagnóstico

A hipersecreção do GH está associada a aumento da morbimortalidade. Efeitos somáticos e metabólicos são manifestações clínicas da exposição crônica a concentrações elevadas de GH. A hipersecreção de GH pode resultar em casos de gigantismo ou acromegalia. O gigantismo é observado quando a hipersecreção de GH ocorre antes da fusão das epífises e resulta em crescimento ósseo linear excessivo. No gigantismo, as complicações cardiovasculares e o desenvolvimento de hipertensão arterial são os principais fatores contribuintes para a morbimortalidade. A acromegalia é observada quando o distúrbio se instala na vida adulta. Neste caso, os sintomas progridem lentamente por anos, dificultando o diagnóstico. Na acromegalia, os sinais clínicos mais comuns são as características faciais grosseiras, mãos grandes em forma de pá e pés aumentados, em virtude do crescimento das proeminências ósseas e desenvolvimento dos tecidos moles. As características faciais incluem sulcos nasolabiais profundos, cristas supraorbitais proeminentes e aumento dos lábios e do nariz. O crescimento da mandíbula resulta em prognatismo,

má-oclusão e ampliação dos espaços interdentários. Outras características comuns incluem a macroglossia, edema do tecido nasofaríngeo, apneia do sono e letargia. A massa hipofisária em expansão pode causar sintomas visuais e neurológicos.

A acromegalia também é caracterizada por complicações cardiovasculares, metabólicas e musculoesqueléticas. A produção excessiva de IGF-1 na cartilagem das articulações, e o espessamento desta altera a mobilidade e causa dor local (artropatia). A hiperestimulação do coração pelo GH provoca hipertrofia cardíaca concêntrica. O GH pode exercer ações antidiuréticas, o que aumenta o volume circulante e, consequentemente, a pressão arterial. Em conjunto, esses fatores podem, ao longo de anos, causar insuficiência cardíaca. A prevalência tanto do pré-diabetes como de diabetes *mellitus* tipo 2 é elevada na acromegalia, pois o GH exerce ações anti-insulínicas e aumenta a resistência dos tecidos às ações da insulina.

O diagnóstico da hipersecreção do GH é feito por dosagens bioquímicas do próprio GH e/ou do IGF1. Concentração de GH menor que 0,4 µg/L exclui o diagnóstico desta patologia, mas, como a secreção do GH é pulsátil, uma única dosagem não é suficiente para fornecer uma informação adequada. Frequentemente é necessário um teste oral de tolerância à glicose (TOTG), e concentração maior que 1 µg/L sugere diagnóstico de acromegalia.

De forma geral, o aumento patológico da concentração circulante de GH é causado por adenoma hipofisário, sendo raramente associado a tumores hipotalâmicos secretores de GHRH.

Deficiência – Manifestações clínicas e diagnóstico

A deficiência do GH resulta no retardo do crescimento em crianças e na síndrome da deficiência do GH em adultos. As causas são ainda pouco conhecidas, sendo, na maioria dos casos, idiopáticas. Na infância é caracterizada por baixa estatura e lenta velocidade de crescimento para a idade. Na idade adulta, a deficiência do GH está relacionada, na maioria dos casos, ao hipopituitarismo secundário a tratamento cirúrgico ou radioterápico.

Indivíduos com deficiência do GH apresentam perda de massa muscular e aumento na deposição de gordura na região abdominal e torácica. A densidade mineral óssea diminuída aumenta o risco de osteoporose e fraturas. A diminuição da massa ventricular cardíaca e, consequentemente, do débito sistólico, juntamente com a força muscular esquelética reduzida, contribui para a menor resistência física. Além dos sintomas físicos, a presença de transtornos mentais como depressão e ansiedade é reportada em diversos estudos. A mortalidade é principalmente atribuída a doenças cardiovasculares, respiratórias e cerebrovasculares.

O diagnóstico da deficiência de GH em crianças é associado ao retardo do crescimento. Para investigação da possibilidade de deficiência do GH no adulto, testes farmacológicos utilizando clonidina (agonista α2-adrenérgico), arginina, glucagon e GHRH podem ser úteis, pois testam tanto o funcionamento das respostas hipofisárias aos estímulos periféricos como o funcionamento do eixo hipotálamo-hipófise na secreção do GH. Outro teste importante é o de tolerância à insulina, sendo a deficiência confirmada por um pico do GH de menos que 3 µg/L.

Farmacologia do eixo GH

Farmacoterapia do excesso do GH

A escolha da estratégia terapêutica visa a redução ou o desaparecimento dos sintomas, com melhora na expectativa de vida do paciente e menor chance de recidiva da doença. Na acromegalia, a cirurgia transfenoidal é a 1ª linha de escolha de tratamento, reduzindo as chances de recidiva da doença para até 55%. Porém, nem todos os pacientes são elegíveis para esse procedimento, devendo ser considerados o tamanho do tumor e a sua invasibilidade. A radioterapia estereotáxica é outra estratégia para o controle do crescimento tumoral, apesar de ser menos eficiente em reduzir rapidamente as concentrações do IGF1. A taxa de controle utilizando estas estratégias é de aproximadamente 60%, com recidivas, mesmo que tardias. Por isso, os tratamentos farmacológicos são necessários. As opções atualmente disponíveis são os análogos da somatostatina (octreotida e seglitida), os agonistas do receptor D2 de dopamina (cabergolina) e o antagonista do receptor de GH (pegvisomanto).

O sucesso da terapia para controle da hipersecreção do GH é avaliado pela sua concentração plasmática, idealmente, de 1,5 µg/L e IGF-1 até 1,2 vezes o limite superior do método para a faixa etária do paciente. No entanto, como estes valores representam apenas uma média da secreção diária do GH, há um consenso clínico que defende que os níveis do GH devem ser menores que 1 µg/L no teste oral de tolerância à glicose (TOTG) para se considerar a cura desta patologia.

Agonistas dopaminérgicos

A cabergolina é um agonista do receptor D2 de dopamina que tem baixa afinidade de ligação a receptores de serotonina (5-HT1A, 5-HT2A, 5-HT2B, 5-HT2C, α2B). Apresenta um elemento acilureia, no qual o hidrogênio ligado ao nitrogênio (posição 6)

da piperidina é substituído por um grupamento alil. Sua maior afinidade pelo receptor D2 faz dele o fármaco de escolha nos casos de adenomas hipofisários produtores de prolactina, mas também é utilizada no tratamento da acromegalia, de adenomas hipofisários não funcionantes, da supressão da lactação e da doença de Parkinson. Sua meia-vida de eliminação é longa, sendo o rim a principal via excretória.

A bromocriptina é um agonista dos receptores D2 de dopamina semissintético derivado do alcaloide *Ergot fungi*. Era muito utilizada para o tratamento de hiperprolactinemia e, em doses mais altas, no tratamento da acromegalia. Também era utilizada no tratamento da galactorreia e nos transtornos da ovulação. Encontra-se em desuso em razão dos efeitos colaterais e da frequência necessária de administração, já que sua meia-vida é curta (2 a 8 horas).

Análogos da somatostatina

- A octreotida (lanreotida, vapreotida) – análogos de 1ª geração: utilizados para reduzir a concentração plasmática de GH e IGF-1 em pacientes com acromegalia que não obtiveram cura ou controle com os procedimentos de cirurgia ou radioterapia. Apresenta resíduos de aminoácidos Fen-Trp-Lis-Tre na posição 7 a 10 da SST e mantém esta sequência de aminoácidos em estruturas cíclicas ligadas à ponte dissulfeto.

- A seglitida (pasireotida) – análogos da somatostatina de 2ª geração: apresentam alta afinidade de ligação para múltiplos receptores. Estudos *in vivo* sugerem melhor resposta bioquímica em pacientes cujos tumores apresentam alta expressão de sst5. É um medicamento de 2ª/3ª linha, indicado para um grupo seleto de pacientes com distúrbios de hipersecreção do GH: tumores resistentes aos análogos de 1ª geração e sem resposta à adição de cabergolina, quando há preocupação com o volume tumoral, e em indivíduos normoglicêmicos. Pode ser avaliada em pacientes sem resposta adequada ou intolerantes ao pegvisomanto. Sua principal indicação é para o tratamento dos pacientes adultos com doença de Cushing sem opção ou eficácia de cirurgia hipofisária. É mantida a sequência de aminoácidos Fen-Trp-Lis-Tre (posição 7 a 10 da SST) em estruturas cíclicas por meio de ligação amida.

Antagonista do receptor de GH

O pegvisomanto é formado por uma estrutura proteica de 191 aminoácidos, aos quais se ligam covalentemente polímeros polietilenoglicol. Esta estrutura bloqueia o receptor do GH, reduzindo a produção de IGF-1. É indicado para pacientes com acromegalia

Seção 6 – Fármacos que Afetam o Sistema Endócrino

que não respondem adequadamente à cirurgia ou à radioterapia e nem ao uso de análogos da somatostatina. Sua ação é exclusivamente periférica, com alta eficácia (64 a 100%), não atuando no crescimento ou secreção tumoral.

Farmacoterapia da deficiência do GH

Muitos benefícios são observados com a terapia de reposição do GH, tais como os efeitos no crescimento em crianças e mineralização óssea, redução dos riscos cardiovasculares, aumento do percentual da massa magra e redução do índice de adiposidade. Além disso, também são descritas alterações de características psicológicas, como melhora do humor e da atividade mental.

A estratégia terapêutica de reposição do GH deve levar em consideração a resposta a tratamentos anteriores e a causa da deficiência hormonal, além do custo, sobretudo em adultos. O GH humano recombinante, ou somatropina, é a escolha inicial para esses pacientes. O GH recombinante tem estrutura idêntica à forma nativa predominante. A utilização de GH nativo, que era isolado de hipófises de cadáveres humanos, foi descontinuada em virtude da possibilidade de contaminação por príons, que podia causar a doença de Creutzfeldt-Jakob em alguns pacientes.

Em casos mais raros, a deficiência de crescimento não resulta da deficiência de GH, mas da de IGF-1. As causas podem ser mutações no receptor do GH ou na sua via de sinalização, deficiência no gene do IGF-1, ou formação de anticorpos neutralizantes contra o GH. Nestas condições, o tratamento é realizado com IGF-1 humano recombinante.

As características químicas e farmacocinéticas, as indicações terapêuticas, reações adversas e interações medicamentosas dos fármacos citados são apresentadas no Quadro 36.4.

Quadro 36.4 – Farmacologia do eixo GH.

	Agonistas dopaminérgicos (AD)				
	Química	*Farmacocinética*	*Usos terapêuticos*	*Reações adversas/ contraindicações*	*Interações medicamentosas*
Bromocriptina	Agonista dos receptores D2, semissintético, derivado do alcaloide *Ergot fungi*. É um ergopeptídeo ciclol, o qual apresenta dois peptídeos intramoleculares ligados formando uma junção N-C(OH) entre dois anéis amida.	Comprimidos de 2,5 mg, dose usual 1 comprimido 3 vezes/ dia, por via oral, com as refeições. Ajuste gradual para minimizar náuseas, vômitos e mal-estar. Meia-vida de absorção: 0,2 a 0,5 horas; pico plasmático entre 1 e 3 horas. Extraída e metabolizada na primeira passagem; taxa de circulação sistêmica de apenas 7% da dose oral ingerida. Apresenta alta afinidade pelo CYP3A e as hidroxilações no anel de prolina da porção média do ciclopeptídeo constituem a principal via metabólica. Circulam ligadas a proteínas plasmáticas (96%). Meia-vida: 2 a 8 horas. Excreção hepática e renal.	Utilizada no passado para o tratamento de hiperprolactinemia e, em doses mais altas, no tratamento da acromegalia. Também era utilizada no tratamento da galactorreia e nos transtornos da ovulação. Em desuso consequentemente aos efeitos colaterais e à necessidade de alta frequência de administração.	Náuseas, vômitos, dores de cabeça e hipotensão ortostática. Os distúrbios psiquiátricos como psicose, alucinações e insônia aparecem com menor frequência.	Deve-se ter cuidado quando são administrados com antimicóticos azóis e inibidores da HIV protease. O uso concomitante de antibióticos tais como eritromicina ou josamicina resultaram em aumento dos níveis plasmáticos de bromocriptina. O tratamento concomitante de pacientes portadores de acromegalia com bromocriptina e octreotida elevou significativamente os níveis plasmáticos de bromocriptina.

(Continua)

590

(Continuação)
Quadro 36.4 – Farmacologia do eixo GH.

Agonistas dopaminérgicos (AD)					
	Química	*Farmacocinética*	*Usos terapêuticos*	*Reações adversas/ contraindicações*	*Interações medicamentosas*
Cabergolina	Agonista do receptor D2 e com baixa afinidade de ligação a receptores 5-HT (5-HT1A, 5-HT2A, 5-HT2B, 5-HT2C, α2B). Apresenta um elemento acilureia no qual o hidrogênio ligado ao nitrogênio (posição 6) da piperidina é substituído por um grupamento alil.	Disponível em comprimidos de 0,5 mg e a posologia é de 1 a 2 comprimidos, por via oral, 1 a 2 vezes/semana. Após administração, o pico da dose circulante ocorre entre 30 min e 4 horas. Cerca de 40% do fármaco circula ligado a proteínas plasmáticas. Sua meia--vida de eliminação é longa (68 horas), sendo o rim a principal via excretória.	Sua maior afinidade pelo receptor D2 faz com que seja a droga de escolha nos casos adenomas hipofisários produtores de prolactina. Utilizada também no tratamento da acromegalia, adenomas hipofisários não funcionantes, supressão da lactação e doença de Parkinson.	Constipação, tontura, aumento de gases no estômago ou intestino, cefaleia e redução da força. Pode também ocorrer, embora com menor frequência, dor abdominal ou estomacal, azia, ansiedade, depressão e letargia.	Não deve ser administrada com antagonistas da dopamina. Também deve ser evitado o uso de antibióticos macrolídeos, que aumentam a biodisponibilidade da cabergolina. Deve ser evitada em pacientes com doenças cardiovasculares severas, histórico de transtorno mental e lesões gástricas.
Análogos da somatostatina					
	Química	*Farmacocinética*	*Usos terapêuticos*	*Reações adversas/ contraindicações*	*Interações medicamentosas*
Octreotida, Lanreotida, Vapreotida	Análogos sintéticos de SST que apresentem resíduos de aminoácidos Fen-Trp--Lis-Tre (posição 7 a 10 da SST). Mantêm esta sequência de aminoácidos em estruturas cíclicas ligadas à ponte dissulfeto.	Administração subcutânea: absorção rápida e completa com pico de concentração plasmática de 30 min e meia-vida de eliminação de cerca de 90 min. Administração intravenosa: a eliminação é realizada em duas fases, com meias-vidas de 10 e de 90 min. Cerca de 65% do fármaco circula ligado a proteínas plasmáticas.	Redução da concentração plasmática do GH e IGF-1 em pacientes com acromegalia, geralmente os que não obtiveram cura com os procedimentos de cirurgia ou radioterapia.	Dores abdominais, diarreia, constipação, náusea, cefaleia e hiperglicemia. Além disso, no local da injeção subcutânea pode haver por poucos minutos a sensação de picada, queimação e presença de edema e manchas avermelhadas.	Ajustes de doses de betabloqueadores ou bloqueadores de canais de cálcio para evitar bradicardia e hipotensão. Ajustes de doses de hipoglicemiantes, como a insulina, para evitar distúrbios da regulação da glicose. Toxicidade pode ocorrer em doses elevadas.
Seglitida, Pasireotida	Análogos sintéticos de SST que mantêm a sequência de aminoácidos Fen-Trp--Lis-Tre (posição 7 a 10 da SST) em estruturas cíclicas por meio de ligação amida.	São rapidamente absorvidas, com pico de concentração plasmática de aproximadamente 30 min. Apresentam ligação moderada a proteínas plasmáticas (88%) e são eliminados via depuração hepática e urinária. A via subcutânea é a atualmente utilizada para administração destes fármacos. A resposta ao tratamento é rápida, 2 a 3 meses.	Sua principal indicação é para o tratamento dos pacientes adultos com a doença de Cushing para os quais a cirurgia hipofisária não é opção ou não foi eficaz, além dos distúrbios de hipersecreção do GH.	Náuseas, diarreia, dor abdominal, hiperglicemia e fraqueza muscular. O principal efeito colateral é a hiperglicemia (mais de 70%) – limitando sua utilização. Manifestações locais, como dor no local da injeção. Apesar de não caracterizar uma contraindicação absoluta, pacientes com doenças hepáticas e cardíacas graves devem ser acompanhados constantemente durante o tratamento.	Fármacos como o cetoconazol, ciclosporina, claritromicina e verapamil aumentam as concentrações plasmáticas da pasireotida, e a pasireotida diminui a biodisponibilidade da ciclosporina. O uso com betabloqueadores e hipoglicemiantes exige monitorização clínica mais frequente para evitar problemas cardíacos e distúrbios do metabolismo da glicose.

(Continua)

Seção 6 – Fármacos que Afetam o Sistema Endócrino

(Continuação)

Quadro 36.4 – Farmacologia do eixo GH.

Antagonista do receptor de GH					
	Química	Farmacocinética	Usos terapêuticos	Reações adversas/ contraindicações	Interações medicamentosas
Pegvisomanto	É formado por uma estrutura proteica de 191 resíduos de aminoácidos aos quais se ligam covalentemente polímeros polietileno glicol. Esta estrutura bloqueia o receptor do GH na membrana celular e, consequentemente, a produção de IGF-1.	Disponível em frascos-ampola de 10 e 15 mg. Após administração subcutânea, a absorção é lenta e prolongada com pico ocorrendo em média 33-77 horas após injeção. O tempo de meia-vida de eliminação do pegvisomanto é lento, podendo ser de até 172 horas após a administração. O *clearance* corporal é reduzido, em virtude da presença de ligações covalentes a polímeros de polietilenoglicol.	Indicado para pacientes com acromegalia que não respondem adequadamente à cirurgia ou à radioterapia e para aqueles para os quais o tratamento farmacológico com análogos da somatostatina seja incapaz de normalizar concentrações séricas de IGF-1. Ação exclusivamente periférica, com alta eficácia (64-100%). Não atua no crescimento ou na secreção tumoral.	Reações no local da injeção, edema de membros, dor torácica, hipoglicemia, náusea e alterações hepáticas. O bloqueio do receptor do GH reduz o controle por *feedback* da alça de regulação, podendo elevar para o dobro dos níveis de GH.	O uso concomitante com hipoglicemiantes orais ou insulina requer redução na dose destas substâncias para evitar efeito hipoglicemiante exacerbado.
GH humano recombinante					
	Química	Farmacocinética	Usos terapêuticos	Reações adversas/ contraindicações	Interações medicamentosas
Somatropina	Contém sequência de 191 aa., com peso molecular de 21-23 K Daltons. Produzido por técnica do DNA utilizando *Sacaromyces cerevisiae* modificado por engenharia genética. Deve ser conservada sob refrigeração (entre 2 e 8 ºC), protegida da luz. Não congelar. Após preparada, a solução deve ser mantida sob refrigeração, protegida da luz, podendo ser utilizada por até 4 semanas.	Via de administração subcutânea com biodisponibilidade de 70%. Meia-vida circulante de apenas 20 min, mas meia-vida biológica mais longa, o que permite ser aplicada apenas uma vez/dia. Para mimetizar o padrão de secreção fisiológico do GH, é recomendado que a aplicação seja feita ao se deitar. Em crianças, a manutenção do tratamento é feita geralmente até o fechamento das epífises ósseas. Dose: 0,16-0,24 mg/kg/sem (0,48-0,72 UI/kg/sem) por via subcutânea, idealmente 6 ou 7 vezes/semana, à noite. Dieta, atividade física e sono adequados são essenciais para os bons resultados.	Casos de deficiência do GH (crianças com nanismo), síndrome de Turner, síndrome de Noonan e Síndrome de Prader Willi. O ajuste da dose é baseado na VC, e o uso deve ser interrompido se VC < 2-2,5 cm/ano OU epífises fundidas OU idade óssea (IO) ≥ 14 anos no sexo feminino e ≥ 16 anos no sexo masculino OU quando a altura média parental for atingida	Em crianças, ocorrem sintomas relacionados a hipertensão intracraniana, como alterações na visão. Em adultos, podem apresentar edema periférico, síndrome do túnel do carpo e dores articulares. O uso do GH é contraindicado em pacientes com diabetes *mellitus*, complicações secundárias à cirurgia abdominal ou cardíaca de grande porte (aberta), portadores de insuficiência respiratória, neoplasias e retinopatias.	Por reduzir o efeito da insulina, pode induzir quadros de hiperglicemia em pacientes com diabetes *mellitus*. Pelo fato de os estrogênios inibirem o GH, há necessidade de reajustar a dose da somatropina em mulheres que fazem uso de anticoncepcional hormonal oral. Além disso, o GH aumenta a inativação metabólica hepática de glicocorticoides, o que foi relacionado à maior prevalência de insuficiência suprarrenal.

(Continua)

592

Capítulo 36 – Farmacologia dos hormônios hipotalâmicos e hipofisários

(Continuação)

Quadro 36.4 – Farmacologia do eixo GH.

IGF-1 humano recombinante					
	Química	**Farmacocinética**	**Usos terapêuticos**	**Reações adversas/ contraindicações**	**Interações medicamentosas**
Mecasermina	O IGF-1 sintético apresenta duas formulações: a mecasermina; e o IGF-1 ligado à proteína transportadora de IGF (IGF-1+IGFBP-3, rinfabato de mecasermina). A porção do IGF-1 contém 70 aminoácidos em uma única cadeia com três pontes dissulfídricas intramoleculares e peso molecular de 7649 daltons sintetizado na bactéria *Escherichia coli* pela técnica de DNA recombinante com o gene do IGF-1 humano.	É administrada por via subcutânea e apresenta absorção de quase 100%. A dose inicial é geralmente de 40-80 µg/kg/dose aplicada 2 vezes ao dia antes das refeições (para evitar hipoglicemia). Circula ligada (80%) a proteínas transportadoras e a meia-vida circulante é de 2 h, enquanto a meia-vida biológica é de aproximadamente 6 horas. A metabolização do IGF-1 ocorre no fígado e rins.	Indicado para pacientes com comprometimento do crescimento que tem como causa mutações no receptor do GH, defeitos no gene do IGF-1 ou produção de anticorpos contra o GH, tornando o uso da somatropina ineficaz. São situações muito raras na prática clínica.	Distúrbios do metabolismo da glicose com hipoglicemia frequente e lipodistrofia relacionada ao local de aplicação. Secundariamente podem ocorrer cefaleia, vômitos e otite. Podem ocorrer, com menor frequência, a hipertensão intracraniana e escoliose. Não deve ser utilizada em pacientes já em fase de desenvolvimento e, pelo fato de poder aumentar a proliferação tecidual, não deve ser utilizada por pacientes com neoplasia ativa ou em tratamento de neoplasia.	Não foram reportadas.

Fonte: Desenvolvido pela autoria do capítulo.

■ GH humano recombinante

O GH humano recombinante, ou somatropina, é utilizado para tratamento de deficiência do GH em crianças. Também é utilizado para tratamento de outras doenças que podem interferir no crescimento, como a síndrome de Turner, Síndrome de Noonan e síndrome de Prader Willi. Na síndrome do intestino curto, o tratamento com GH melhora o processo de absorção de nutrientes. A somatropina é produzida em *Sacaromyces cerevisiae* por técnica do DNA recombinante e contém uma sequência de 191 resíduos de aminoácidos e peso molecular de 21-23 KDa.

IGF-1 humano recombinante

O IGF-1 recombinante é indicado para pacientes com comprometimento do crescimento que tem como causa mutações no receptor do GH, defeitos no gene do IGF-1 ou produção de anticorpos contra o GH, que tornam o uso da somatropina ineficaz. São situações muito raras na prática clínica. Duas formas diferentes de IGF-1 recombinante humano (rhIGF-1, de *recombinant human* IGF-1) foram aprovadas pela agência americana Federal Drug and Administration (FDA) em 2005: o IGF-1 ou mecasermina; e o IGF-1 ligado à proteína transportadora (IGF-1+IGFBP-3, rinfabato de mecasermina).

■ Eixo hipotálamo-hipófise-prolactina

A prolactina (PRL) é indispensável para o desenvolvimento mamário e para a lactogênese (produção de leite). Inúmeras outras funções fisiológicas da PRL têm sido descritas: participação no comportamento materno; na reprodução; na modulação do sistema imune; no crescimento e desenvolvimento; no metabolismo energético; no balanço hidroeletrolítico; e nas adaptações maternas durante a gravidez. O principal estímulo para a sua secreção é a sucção do mamilo.

Estrutura química

A prolactina é classificada como hormônio somatomamotrópico e tem características estruturais semelhantes ao GH. A molécula tem estrutura com três ligações dissulfeto e diferentes moléculas são for-

593

madas a partir de processos de glicosilação, fosforilação e sulfatação. A prolactina humana apresenta três principais formas circulantes, sendo a forma predominante um monômero com peso molecular em torno de 23 kDa e 198 resíduos de aminoácidos.

Regulação da secreção

A liberação de prolactina pelos lactotrofos está continuamente sob controle de inibição tônica exercido pela dopamina, proveniente do hipotálamo. Os neurônios dopaminérgicos que participam desse controle são divididos em três subpopulações: tuberoinfundibular (TIDA, proveniente do núcleo arqueado dorsomedial), túbero-hipofiseal (THDA, do núcleo arqueado rostral) e periventricular hipofiseal (PHDA, origem no núcleo periventricular). A dopamina liberada por estes terminais no sistema porta-hipofisário atinge os lactotrofos, onde se liga aos receptores D2 e provoca inibição da adenilil ciclase com a consequente redução do AMPc, o que impede a transcrição e a síntese da prolactina. A inibição do influxo de cálcio e hiperpolarização da membrana dos lactotrofos também impede a liberação da prolactina.

Apesar de inúmeros estudos, ainda não foi desvendada a existência de um fator liberador da prolactina específico. O TRH, a ocitocina e o peptídeo intestinal vasoativo (VIP) podem intensificar a secreção da prolactina, sendo considerados fatores secretagogos. Os estrogênios também estimulam a produção da prolactina, e isso fica mais evidente durante a gestação. Entretanto, os estrogênios inibem o efeito lactogênico da prolactina na glândula mamária.

A prolactina não atua sobre uma glândula endócrina-alvo, não existindo, portanto, alça de retroalimentação negativa por hormônio periférico. A própria prolactina, por meio de uma retroalimentação de alça curta, controla a sua secreção por estimular a liberação hipotalâmica de dopamina. A concentração elevada de prolactina atua no hipotálamo, inibindo a secreção do GnRH e causando redução da secreção de LH e de FSH. Assim, a hiperprolactinemia pode resultar em anovulação, amenorreia, oligomenorreia e infertilidade.

Mecanismo de ação

O receptor de prolactina é codificado por gene no cromossomo 5p13-14. Além da PRL, o receptor também pode ligar, porém com menor afinidade, o GH e o lactogênio placentário humano. A sinalização da PRL é mediada por uma tirosina quinase associada ao seu receptor, a Janus quinase 2 (JAK2).

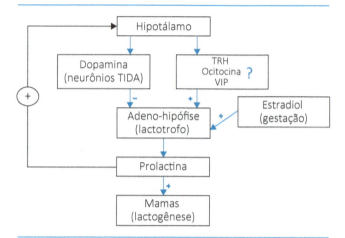

Figura 36.4 – Regulação da secreção da prolactina.
TIDA: neurônios tuberoinfundibulares de origem no núcleo arqueado dorsomedial; TRH: hormônio liberador de tireotrofina; VIP: peptídeo intestinal vasoativo.
Fonte: Desenvolvida pela autoria do capítulo.

Efeitos fisiológicos

A ação primordial da prolactina contempla o crescimento e a diferenciação da glândula mamária e a lactogênese. O desenvolvimento das glândulas mamárias é iniciado pelos hormônios ovarianos, que estimulam o crescimento da árvore ductal primária e as ramificações laterais secundárias. Durante a gestação, a concentração elevada de prolactina induz crescimento e diferenciação dos sacos alveolares responsáveis pela produção de leite.

A prolactina exerce outras funções fisiológicas, entre elas o aumento da liberação do paratormônio, que resulta em aumento da concentração de Ca^{2+} no leite materno. Ações da PRL também já foram descritas nas gônadas masculinas e femininas. Outras ações secundárias da prolactina incluem a mielinização de axônios no sistema nervoso central (SNC) e a produção de surfactante fetal.

Fisiopatologia da prolactina

Produção excessiva

A hiperprolactinemia está associada, com frequência, a doenças hipotalâmicas ou hipofisárias, ao uso de medicamentos e a algumas condições fisiopatológicas. Nos adenomas hipofisários ocorre aumento da atividade dos lactotrofos. Doenças hipotalâmicas nas quais ocorre perda do efeito inibitório da dopamina também causam hiperprolactinemia. Também distúrbios em órgãos periféricos, como a tireoide, podem causar hiperprolactinemia. No hipotireoidismo, o aumento do TRH circulante pode resultar em hipersecreção de prolactina.

Manifestações clínicas e diagnóstico

As manifestações clínicas da hiperprolactinemia são sexo-dependentes. Homens apresentam redução dos níveis de LH e frequentemente infertilidade, disfunção erétil, perda da libido e ginecomastia. As mulheres podem apresentar infertilidade, galactorreia, dores nas mamas, dispaurenia, amenorreia e irregularidade menstrual. Em virtude do hipogonadismo, a hiperprolactinemia prolongada pode enejar a osteoporose em ambos os sexos. O diagnóstico da hiperprolactinemia necessita de uma avaliação clínica que descarte o uso de medicamentos que interfiram na secreção da prolactina (como os antagonistas dopaminérgicos), a presença de distúrbios da tireoide e de adenomas produtores de prolactina. Estes parâmetros podem ser avaliados por dosagens séricas da prolactina e de hormônios tireoidianos, enquanto exames de imagem, como ressonância magnética da sela túrcica, servem para avaliar a presença e o tamanho de tumores.

Hipoprolactinemia

A única manifestação clínica conhecida da deficiência de PRL é a inabilidade de amamentar no pós-parto. A deficiência isolada de PRL é rara e geralmente reportada em associação com autoanticorpos contra os lactotrofos. A deficiência adquirida de PRL está geralmente associada a outras deficiências hormonais da adeno-hipófise e suas repercussões clínicas.

Farmacologia da prolactina

Os fármacos utilizados no controle da hiperprolactinemia são os agonistas dopaminérgicos D2. A cabergolina é o fármaco de escolha para a inibição de lactação por apresentar boa eficácia, posologia cômoda e menor índice de lactação de rebote. É utilizada para o bloqueio de lactação em mulheres afetadas pelo vírus da imunodeficiência humana (HIV) e, também, em casos de hiperprolactinemia relacionados à acromegalia ou induzida por antipsicóticos. A cabergolina e a bromocriptina já foram discutidas na sessão de farmacoterapia da hipersecreção do GH (Quadro 36.4).

■ Ocitocina

A ocitocina participa fisiologicamente nos processos de lactação e na contração uterina. Além destas ações, a ocitocina está envolvida na neuromodulação de comportamentos maternais e afetivos. A principal aplicação terapêutica da ocitocina sintética é para a indução ou o encurtamento do período de trabalho de parto.

Estrutura química

A ocitocina é um peptídeo de nove resíduos de aminoácidos e massa molecular de 1.007 Daltons, codificada pelo gene *OXT*. É sintetizada como pró-hormônio associada à neurofisina I, no corpo celular dos neurônios magnocelulares do núcleo supraótico e paraventricular. A associação ocitocina-neurofisina I é transportada em vesículas e estocada nos corpos de Herring nos terminais axonais da neuro-hipófise.

Regulação da secreção

A regulação da secreção de ocitocina depende de vias neurais, mas pode ser influenciada por fatores hormonais e estímulos emocionais (Figura 36.5). A sucção do mamilo e a estimulação do cérvix uterino ou da área genital geram estímulos aferentes para os núcleos hipotalâmicos responsáveis pela secreção da ocitocina. Na fenda sináptica, o complexo ocitocina-neurofisina I é dissociado e ambas são lançadas na circulação. A ocitocina circulante é metabolizada pela enzima ocitocinase.

O estradiol modula a secreção de ocitocina e, também, estimula a expressão dos seus receptores nos órgãos-alvo. Fatores que influenciam a secreção do ADH também podem modificar a secreção de ocitocina. A secreção de ambos é inibida pelo etanol e estimulada em situações de hemorragia, hipovolemia, dor e desidratação.

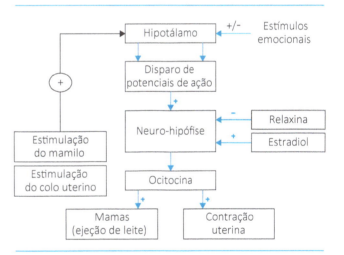

FIGURA 36.5 – Regulação da secreção da ocitocina.
IV: intravenoso(a); IM: intramuscular; h: hora; min: minuto.
Fonte: Desenvolvida pela autoria do capítulo.

Mecanismo de ação da ocitocina

O receptor de ocitocina faz parte da família dos GPCR ligado à subunidade Gαq, que ativa a fosfolipase C. O Ca^{2+} liberado ativa a calmodulina dependente do Ca^{2+}. O complexo Ca^{2+}-calmodulina participa na ativação das pontes cruzadas entre os filamentos de actina e miosina, gerando a contração (Figura 36.6). Este mecanismo intracelular contribui para a contração de células mioepiteliais necessária para a ejeção do leite, bem como a contração da musculatura uterina (miométrio), especialmente durante o trabalho de parto.

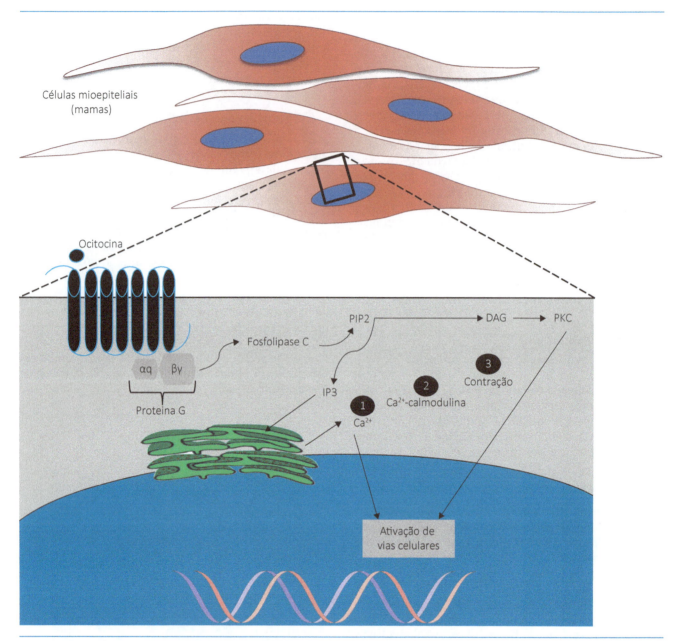

Figura 36.6 – Mecanismo de ação da ocitocina.
Fonte: Desenvolvida pela autoria do capítulo.

Efeitos fisiológicos

Os efeitos clássicos da ocitocina são observados durante a lactação e a parturição. No entanto, além da contração muscular, o Ca^{2+} liberado medeia outras funções intracelulares que incluem ativação de vias intracelulares em neurônios e aumento na produção de prostaglandinas, inflamação e dor no músculo uterino.

Apesar de a neuro-hipófise ser a principal fonte de ocitocina, outros locais de síntese do hormônio incluem ovário, endométrio e coração. Nos cardiomiócitos, a ocitocina aumenta a produção e liberação de peptídeos natriuréticos atrial e do tipo B (ANP e BNP, respectivamente), hormônios que contribuem para a homeostase cardiovascular. A ocitocina também atua no comportamento materno, reduzindo a resposta ao estresse, melhorando o humor e exercendo ação ansiolítica. De maneira geral, a ocitocina favorece comportamentos associados à maior interação social.

Fisiopatologia da ocitocina

A ocitocina atua respectivamente em situações nas quais se busca prevenir o trabalho de parto prematuro ou induzir o trabalho de parto, encurtando o período de parturição. A ocitocina é o único fármaco liberado pela FDA para a indução, quando a espera pelo parto espon-

Capítulo 36 – Farmacologia dos hormônios hipotalâmicos e hipofisários

tâneo pode trazer riscos para a parturiente ou para o bebê. As principais preocupações na indução são a estimulação excessiva da contração uterina, acarretando sofrimento fetal, descolamento da placenta e ruptura uterina com hemorragia materna. Estas complicações podem favorecer retenção de líquido corporal, hiponatremia e convulsões. Por isso, a indução do parto com ocitocina é contraindicada nos casos de detecção de sofrimento fetal, idade gestacional prematura, posição fetal atípica e razão cefalopélvica desproporcional. Contudo, em protocolos de doses diferenciadas, a ocitocina é utilizada na prevenção de hemorragia pós-parto e tratamento de atonia uterina. O bloqueio das ações da ocitocina por antagonista é indicado para inibição da contração uterina nos casos de trabalho de parto iniciado em idade gestacional prematura.

Farmacologia do hormônio ocitocina

Os fármacos utilizados são o agonista sintético do receptor de ocitocina e o antagonista do receptor de ocitocina, a atosibana.

O agonista sintético do receptor de ocitocina é um nonapeptídeo idêntico à ocitocina humana natural. Sua absorção por administração parenteral é rápida, circula sem ligação a proteínas transportadoras e atravessa livremente a barreira placentária em ambos sentidos, e pode ser encontrado em pequenas concentrações no leite materno. A meia-vida plasmática é de 3 a 20 minutos e seus metabólitos são eliminados por via urinária.

A atosibana é um composto químico modificado que funciona como antagonista competitivo dos receptores de ocitocina. É usada para prevenção do parto prematuro (24 a 33 semanas), que tenha contrações uterinas regulares (4 a 30 segundos de duração, a cada 30 minutos) ou dilatação cervical de 1 a 3 cm e apagamento do colo uterino igual ou superior a 50%. O custo do fármaco representa o principal fator de restrição ao seu uso em países em desenvolvimento.

O Quadro 36.5 apresenta informações detalhadas sobre esses fármacos.

Quadro 36.5 – Farmacologia da ocitocina.

Agonistas sintético do receptor de ocitocina					
	Química	*Farmacocinética*	*Usos terapêuticos*	*Reações adversas/ contraindicações*	*Interações medicamentosas*
Ocitocina	Nonapeptídeo sintético idêntico à ocitocina humana natural.	Administração parenteral: absorção rápida; quase 100% circula livremente, sem ligação a proteínas transportadoras. Atravessa livremente a barreira placentária, podendo ser encontrada em pequenas concentrações no leite materno. Biotransformação no fígado, rins e circulação sistêmica. Metabolização pela ocitocinase, que tem concentração circulante aumentada na gravidez, e é produzida tanto pela mãe como pelo feto. Meia-vida plasmática: 3-20 min. Metabólitos eliminados por via urinária. Formulação para administração intranasal (solução 40 UI/mL – 4UI/ jato) – vantagens: fácil administração, efeito rápido (em até 5 min) para estimulação da ejeção do leite para amamentação ou extração.	Prevenção de hemorragia pós-parto e tratamento de hemorragia e atonia uterina. A pré-indução do trabalho de parto ocorre por infusão contínua em bomba de infusão (10 UI de ocitocina em 1.000 mL de soro fisiológico 0,9%). Após a pré-indução, o aumento das doses se dá de forma gradual a cada 30 min e não deve ultrapassar 4 mUI/min. Na hemorragia uterina e atonia uterina pós--parto, 5 UI de ocitocina são administradas em solução fisiológica, via IV, com gotejador ou por bomba de infusão. Pode ser administrada por via IM de 5-10 UI da ocitocina, seguidas de infusão IV com 5-20 UI em solução fisiológica 0,9%.	Doses excessivas podem causar superestimulação uterina, ruptura uterina, sofrimento fetal e risco de morte. A administração IV de altas doses pode provocar hipotensão seguida de episódios arrítmicos na mãe. Outras reações adversas: dor de cabeça, taquicardia, bradicardia, náusea, vômito.	Não é recomendada a administração concomitante com análogos de prostaglandinas em virtude do risco de potencialização dos efeitos das prostaglandinas no útero. Por sua ação arritmogênica, a ocitocina não deve ser administrada com fármacos que prolongam o intervalo Q-T. Outras possíveis interações a serem consideradas são a potencialização dos efeitos de fármacos simpatomiméticos e a redução de seu efeito no tônus uterino quando administrada com anestésicos inalatórios.

(Continua)

Seção 6 – Fármacos que Afetam o Sistema Endócrino

(Continuação)
Quadro 36.5 – Farmacologia da ocitocina.

Antagonista do receptor de ocitocina					
	Química	*Farmacocinética*	*Usos terapêuticos*	*Reações adversas/ contraindicações*	*Interações medicamentosas*
Atosibana	É um composto químico modificado que funciona como antagonista competitivo dos receptores de ocitocina.	Disponível para uso IV em solução injetável de 7,5 mg/mL. Seu *clearance*, volume de distribuição e tempo de meia-vida são dose-independentes. A ligação às proteínas plasmáticas varia entre 46 e 48%. Excreção pela urina e fezes. A forma secundária de excreção do metabólito é pelo leite materno. O tempo de meia-vida circulante é de 1 hora após início da administração. O início de ação é de 10 min.	Prevenção do parto prematuro (24 a 33 semanas) com contrações uterinas regulares (4 a 30 segundos de duração, a cada 30 min) ou dilatação cervical de 1 a 3 cm e apagamento do colo uterino igual ou superior a 50%. Deve ser administrada em três fases: bólus (6,75 mg em 0,9 mL de SF 0,9%), seguida de infusão contínua (0,3 mg/min durante 3 horas) e infusão de dose menor (0,1mg/ min) por, no máximo, 45 horas.	As mais frequentes são náuseas, cefaleia, tonturas. Contraindicações: idade gestacional inferior a 24 semanas ou superior a 33 semanas completas; batimentos cardíacos fetais anormais; outras condições da mãe ou do feto que tornem arriscada a continuação da gravidez. O custo da droga representa o principal fator de restrição ao uso da terapêutica em países em desenvolvimento.	Nenhuma interação clínica relevante foi observada nos estudos de interação fármaco--fármaco.

IV: intravenoso(a); IM: intramuscular; h: hora (s); min: minuto(s)

Fonte: Desenvolvido pela autoria do capítulo.

■ Hormônio antidiurético (ADH, de *Antidiuretic Hormone*)

O ADH, também conhecido como vasopressina, tem grande importância fisiológica no controle da osmolaridade dos líquidos corporais. Atua aumentando a reabsorção de água nos túbulos renais, o que resulta em concentração da urina e consequente redução do seu volume. Em situações de hipovolemia grave, o ADH é secretado em altas concentrações e atua diretamente nos vasos, causando vasoconstrição e regulando, desta forma, a pressão arterial.

Estrutura química

O ADH é um peptídeo composto por nove resíduos de aminoácidos, com peso molecular de 1.084 Daltons. A sequência de aminoácidos tem grande semelhança com a da molécula de ocitocina, diferindo apenas nos aminoácidos 3 e 8.

O ADH é sintetizado como pró-hormônio, em associação com a neurofisina II, no corpo celular dos neurônios magnocelulares dos núcleos supraótico e paraventricular do hipotálamo. A associação ADH--neurofisina II é transportada em vesículas e estocada nos corpos de Herring dos terminais axonais da neuro-hipófise. A neurofisina II é separada do ADH por clivagem enzimática e liberada na corrente sanguínea juntamente com o ADH, mas sua ação biológica não é conhecida.

Regulação da secreção

Os dois principais fatores reguladores da secreção do ADH são o aumento da osmolaridade plasmática e a grande redução do volume de sangue circulante. A hiperosmolaridade sistêmica estimula osmorreceptores presentes em neurônios do órgão vascular da lâmina terminalis (OVLT) e estes ativam os neurônios secretores de ADH. Outros fatores como ativação simpática, dor e angiotensina II estimulam a liberação de ADH, que é inibida pelo etanol.

Mecanismo de ação do ADH

O ADH age principalmente via receptores V2, acoplados à proteína G e localizados na membrana basolateral dos túbulos coletores. A ligação do ADH ao receptor V2 ativa a adenilil ciclase, que gera o segundo mensageiro AMPc. Este ativa a PKA, que induz a síntese de aquaporina 2 (AQP2) no núcleo e a sua translocação para a membrana luminal. A translocação de vesículas contendo a AQP2 para a membrana se dá via citoesqueleto. A exposição dos canais na membrana permite a entrada de água para o meio intracelular. A saída da água da célula para o espaço intersticial ocorre via aquaporinas 3 e 4, constitutivamente expressas na membrana basolateral. Desse modo, cria-se um fluxo de água para o meio intersticial, que é reabsorvida pelos capilares peritubulares por influência da diferença na osmolaridade entre os dois compartimentos.

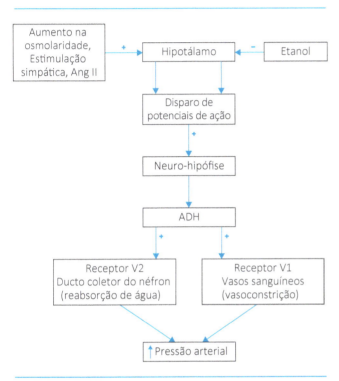

Figura 36.7 – Regulação da secreção do ADH.
Fonte: Desenvolvida pela autoria do capítulo.

Efeitos fisiológicos

O ADH atua nos néfrons, aumentando a reabsorção de água, o retorno venoso e o volume circulante. O ADH age nos receptores do tipo V2 nas células do ducto coletor estimulando a expressão luminal de canais de água (aquaporinas), responsáveis pela absorção de água do lúmen para o espaço intersticial. Esta reabsorção, associada à ingestão de água induzida pela sede, repara a osmolaridade plasmática.

Outro mecanismo, ativado especialmente em casos de redução intensa do volume sanguíneo (15 a 20%), envolve a liberação de grande quantidade de ADH. Altas concentrações de ADH ativam os receptores V1 nos vasos sanguíneos, causando vasoconstrição (daí o nome de vasopressina), contribuído assim para a manutenção da pressão arterial. Em conjunto, os efeitos do ADH contribuem para o controle do balanço hemodinâmico corporal.

Fisiopatologia do ADH

Os dois principais distúrbios da secreção do ADH são a síndrome da secreção inapropriada do hormônio antidiurético (SIADH) e o diabetes insípido.

Síndrome da secreção inapropriada do hormônio antidiurético (SIADH)

Nesta síndrome, a secreção patológica de ADH é elevada, mesmo na ausência de hipotensão e na desidratação. As causas relacionadas à secreção inapropriada do ADH são as neoplasias no SNC, doenças pulmonares e medicações que interferem na ativação neuro-hipofisária. O aumento do volume circulante inibe o sistema renina-angiotensina-aldosterona, o que aumenta a natriurese e contribui para a hiponatremia.

Manifestações clínicas e diagnóstico

A hiposmolaridade do compartimento vascular causado pelo excesso de ADH promove um desequilíbrio nas concentrações de solutos entre os compartimentos intra e extracelular. O resultado é o edema tecidual que, no SNC, é o principal responsável pelos agravos neurológicos como convulsões e coma. O diagnóstico é clínico e laboratorial, sendo investigadas a concentração do ADH, a osmolaridade e a concentração plasmática e urinária de sódio.

Diabetes *insípido*

O diabetes insípido é caracterizado por produção de grande volume urinário com concentração hipotônica. Pode ser causado por: i) distúrbio hipotalâmico ou hipofisário que impossibilita a produção ou liberação do ADH (tipo central); ii) alterações no receptor do ADH, que impede as ações nas células renais (tipo nefrogênico); iii) alterações hormonais que ocasionam maior metabolização do ADH, como ocorre na gestação, em virtude da produção placentária de vasopressinase (ocitocinase).

Manifestações clínicas e diagnóstico

As principais complicações do diabetes insípido são a desidratação e a hipernatremia, que ocasionam desidratação celular. Assim como na hipersecreção do ADH, o diagnóstico do diabetes insípido inclui a determinação das concentrações de ADH e de sódio. Os valores de referência para avaliar a concentração do ADH são 0,4 a 2,4 pg/mL (osmolaridade plasmática < 285 mOsm) e 2 a 12 pg/mL (osmolaridade plasmática > 25 0 mOsm).

Farmacologia do hormônio ADH

O tratamento nos casos de distúrbios transitórios da secreção do ADH envolve reverter a causa base e manter a concentração de fluidos e eletrólitos adequada. O tratamento do diabetes insípido central é realizado com acetato de desmopressina, um análogo da vasopressina com efeito mínimo na pressão arterial, maior atividade antidiurética e meia-vida prolongada de 6 a 24 horas. A via intranasal é a mais utilizada, sendo a dose e a frequência ajustadas de acordo com a resposta clínica do paciente, tendo por meta o controle da noctúria, o controle parcial da poliúria durante o dia e a manutenção da concentração normal de sódio sérico.

Na SIADH, a hiponatremia é considerada um quadro grave, podendo culminar em crises convulsivas e coma. Assim, o tratamento deve ser imediato, com restrição hídrica e, em casos mais graves, pela infusão de solução hipertônica de NaCl a 3%. O tratamento farmacológico é realizado com a administração dos antagonistas dos receptores do ADH.

As características químicas e farmacocinéticas, as indicações terapêuticas, reações adversas e interações medicamentosas destes fármacos são apresentadas no Quadro 36.6.

Quadro 36.6 – Farmacologia do ADH.

	Análogos do ADH				
	Química	*Farmacocinética*	*Usos terapêuticos*	*Reações adversas/ contraindicações*	*Interações medicamentosas*
Desmopressina	Análogo sintético do ADH natural. A diferença é a desaminação da cisteína e na substituição da L-arginina por D-arginina, o que resulta em aumento do tempo de duração de ação e falta de efeito vasopressor. A denominação química é monoacetato triidratado de 1-(ácido 3-mercaptopropiônico)-8-D-arginina vasopressina.	DDAVP® comprimido: 0,1 mg ou 0,2 mg de acetato de desmopressina. *Spray* nasal: solução de 0,1 mg/mL de acetato de desmopressina. Solução nasal: 0,1 mg/mL de acetato de desmopressina. Todas as formas para uso adulto e pediátrico. A biodisponibilidade absoluta de DDAVP® comprimido é 0,16% com desvio padrão de 0,17%. A concentração plasmática máxima média é alcançada em 2 horas. A biodisponibilidade após a administração intranasal é de aproximadamente 3 a 5%. A concentração plasmática máxima é alcançada após 1 horas. Uma dose intranasal de 10 a 20 mcg apresenta efeito antidiurético durante 8 a 12 horas. Excreção: O *clearance* total foi calculado como 7,6 L/h. A Meia-vida terminal é estimada em 2,8 horas. Em pacientes saudáveis, a fração excretada inalterada foi 52% (44-60%).	DDAVP® comprimido é destinado ao tratamento de diabetes insípido central, de enurese noturna primária (em pacientes com mais de cinco anos e com capacidade normal de concentrar a urina) e de noctúria em adultos. O *spray* nasal é destinado ao tratamento de diabetes insípido central e para teste de capacidade de concentração renal. A solução nasal é destinada ao tratamento de diabetes insípido central, tratamento de poliúria/polidipsia pós-hipofisectomia, para o diagnóstico de diabetes insípido central e teste de capacidade de concentração renal.	DDAVP® comprimido, *spray* nasal e solução nasal não podem ser usados nos casos de: polidipsia habitual e psicogênica (resultando em produção de urina superior a 40 mL/kg/24 horas); insuficiência cardíaca, angina instável e outras condições que requerem tratamento com agentes diuréticos; insuficiência renal moderada a severa (*clearance* de creatinina inferior a 50 mL/min); hiponatremia; SIADH.	Substâncias indutoras da SIHAD, como antidepressivos tricíclicos, inibidores seletivos de recaptura de serotonina, clorpromazina e carbamazepina, bem como medicamentos antidiabéticos do grupo das sulfonilureias podem causar efeito antidiurético aditivo, com aumento do risco de retenção de fluidos. Anti-inflamatórios não esteroidais podem induzir a retenção de água/hiponatremia. O uso concomitante com cloridrato de loperamida pode resultar em aumento (três vezes) na concentração plasmática de desmopressina.

(Continua)

(Continuação)
Quadro 36.6 – Farmacologia do ADH.

Antagonistas dos receptores do ADH					
	Química	*Farmacocinética*	*Usos terapêuticos*	*Reações adversas/ contraindicações*	*Interações medicamentosas*
Conivaptan	Antagonista dos receptores V1 e V2 do ADH, com peso molecular de 535.04 kDa.	Disponibilizado em ampola contendo 20 mg do princípio ativo para injeção intravenosa. A ligação às proteínas plasmáticas é de 99%. A concentração máxima atingida foi de 619 ng/mL em 30 minutos, com concentração mínima ocorrendo 12 h após a administração e taxa de depuração de 15,2 L/h. A excreção é principalmente por via fecal.	Tratamento da hiponatremia euvolêmica ou hipervolêmica em pacientes internados. A infusão de 1 ampola em 30 min deve ser seguida por infusão contínua de 20 mg em 24 horas. Máximo de 4 dias de tratamento. A concentração de sódio e estado volêmico devem ser monitorados.	Podem ocorrer reações adversas no local da injeção como eritema e prurido. Contraindicado para pacientes em uso de fármacos que são potentes inibidores do CYP3A4 (cetoconazol, itraconazol, claritromicina, ritonavir e indinavir).	Deve-se evitar uso concomitante com cetoconazol, midazolam, sinvastatinas e digoxina.
Tolvaptan	Antagonista seletivo do receptor V2 do ADH.	Disponibilizado em comprimidos com 15, 30, 45, 60 e 90 mg para administração por VO. A dose inicial recomendada é de 15 mg/dia por VO com ajustes posteriores. A concentração máxima ocorre entre 2 e 4 h após a administração de 60 mg por via oral. A biodisponibilidade varia entre 42 e 80% e a ligação a proteínas plasmáticas é de 98%. A excreção é principalmente por via fecal.	Tratamento da SIADH, funciona como indutor de diurese sem perda de eletrólitos.	As mais comuns são a sede, poliúria, noctúria e polaciúria. É contraindicado em pacientes com função hepática prejudicada.	Deve-se evitar uso concomitante com cetoconazol, rifampicina e digoxina.

SIADH; síndrome de secreção inapropriada de ADH; IV: intravenoso(a); IM: intramuscular; VO: via oral; h: hora; ADH: hormônio antidiurético.

Fonte: Desenvolvido pela autoria do capítulo.

Atividade proposta

Caso clínico

Paciente feminino, 22 anos, previamente hígida, estudante universitária, encaminhada por neurocirurgião ao endocrinologista em razão de prolactinoma cístico. Apresentava histórico de cefaleia há 2 anos, amenorreia e galactorreia há 1 ano e cerca de 3 meses apresentou rápido e progressivo déficit visual, resultando na interrupção de suas atividades acadêmicas. Em exames laboratoriais, apresentava prolactina de 873 ng/mL (VR 2,8 a 29,2) e restante da função hipofisária normal (estradiol não dosado). A ressonância nuclear magnética (RNM) evidenciou tumor volumoso, de aspecto cístico, com nível líquido-líquido inferindo componente de sangue, medindo 18 × 26 × 23 mm (macroadenoma), comprimindo quiasma óptico e envolvendo seio cavernoso esquerdo. Em discussão clínica e com a paciente, decidiu-se por tratamento inicial com cabergolina (CBG) e seguimento próximo. Iniciada CBG 0,5 mg/semana (um comprimido), tendo sido aumentada a dose para 1 mg/semana em 7 dias e, posteriormente, escalonada até 4 mg/semana. A paciente apresentou melhora visual rápida e significativa, retornando às suas atividades de vida diárias em aproximadamente 10 dias. Nos primeiros dias, houve redução da prolactina para 239 ng/mL, alcançando posteriormente 43 ng/mL. Houve involução importante do tumor em RNM posteriores (aos 3 meses de tratamento, 16 × 20 × 20 mm e aos 9 meses de tratamento, 8 × 6 × 5 mm, com descompressão total das vias ópticas). Após 8 meses de tratamento, os ciclos menstruais encontravam-se regulares e, aos 16 meses de evolução, a paciente apresenta-se bem e sem queixas.

Principais pontos e objetivos de aprendizagem

Revisite o capítulo e identifique as respostas esperadas para os três pontos a seguir.

1) Relacione os sintomas apresentados pela paciente com a fisiopatologia diagnosticada de prolactinoma.

2) Qual é a relação da hiperprolactinemia com a amenorreia?

3) Explique a escolha farmacológica prescrita, justificando com base no mecanismo de regulação de secreção da prolactina.

■ REFERÊNCIAS

1. Arrowsmith S, Wray S. Oxytocin: Its Mechanism of Action and Receptor Signalling in the Myometrium. Journal of Neuroendocrinology. 2014;26(6):356-369.

2. Dehkhoda F. et al. The Growth Hormone Receptor: Mechanism of Receptor Activation, Cell Signaling, and Physiological Aspects. Frontiers in Endocrinology. 2018 Fev 13;9.

3. Florea V. et al. Agonists of growth hormone-releasing hormone stimulate self-renewal of cardiac stem cells and promote their survival. Proceedings of the National Academy of Sciences. 2014 Dez;111(48):17260-17265.

4. Grattan DR. 60 Years of neuroendocrinology: the hypothalamo-prolactin axis. Journal of Endocrinology. 2015 ago;226(2):T101–T122.

5. Jankowski M, Broderick TL, Gutkowska J. Oxytocin and cardioprotection in diabetes and obesity. BMC Endocrine Disorders. 2016 dez;16:1.

6. Rai U. et al. Therapeutic uses of somatostatin and its analogues: Current view and potential applications. Pharmacology & Therapeutics. 2015 ago;152:98-110.

7. Rastrelli G, Corona G, Maggi M. The role of prolactin in andrology: what is new? Reviews in Endocrine and Metabolic Disorders. 2015 set;16(3):233-248.

8. Reynolds CM, Perry JK, Vickers MH. Manipulation of the Growth Hormone-Insulin-Like Growth Factor (GH-IGF) Axis: A Treatment Strategy to Reverse the Effects of Early Life Developmental Programming. International Journal of Molecular Sciences. 2017 ago 8;18(8):1729.

9. Skorupskaite K, George JT, Anderson RA. The kisspeptin-GnRH pathway in human reproductive health and disease. Human Reproduction Update. 2014 ago;20(4):485-500.

10. Steyn FJ et al. Neuroendocrine Regulation of Growth Hormone Secretion. In: Terjung R. (ed.). Comprehensive Physiology. Hoboken, NJ, USA: John Wiley & Sons; 2016. p. 687-735.

Capítulo 37

Adrenocorticosteroides e antagonistas adrenocorticais

Autores:
- Jorge Willian Leandro Nascimento
- Rafael de Oliveira Alvim
- Carlos Alberto Mourão Júnior

■ Aspectos fisiológicos da glândula adrenal

As glândulas adrenais estão localizadas na cavidade peritoneal, acima dos rins, e apresentam grande fluxo sanguíneo em virtude de seu impacto fisiológico na manutenção de condições essenciais à vida. A glândula adrenal é subdividida em duas regiões embriologicamente distintas: uma região interna denominada "medula" e outra externa conhecida como "córtex". A região medular tem origem neuroectodérmica, corresponde a cerca de 10 a 20% do tecido glandular e apresenta células cromafins produtoras de catecolaminas – adrenalina e noradrenalina. Já a região cortical tem origem mesodérmica, corresponde a cerca de 80 a 90% do tecido glandular e apresenta três camadas de células (glomerular, fasciculada e reticular) produtoras de hormônios esteroides – aldosterona, cortisol e androgênios adrenais.

O objetivo principal deste capítulo é descrever os fármacos que afetam, direta ou indiretamente, os mecanismos fisiológicos inerentes aos hormônios adrenocorticais. Para fins didáticos, na primeira parte deste capítulo, abordaremos os principais aspectos fisiológicos referentes às três diferentes camadas de tecidos que compõem o córtex adrenal. Em seguida entraremos na farmacologia relacionada às disfunções adrenais (hiperfunção e hipofunção) e também abordaremos os fármacos que mimetizam ou modulam ações dos hormônios adrenocorticais. Finalmente apresentaremos e discutiremos um caso clínico para ilustração do que foi explanado. Para a farmacologia dos hormônios relacionados à medula adrenal, ver Capítulo 7 – Introdução à Farmacologia do sistema nervoso autônomo.

Córtex adrenal

Zona glomerular

A zona glomerular é a camada mais externa da região cortical e apresenta cerca de 15% do conteúdo total de células presentes no córtex adrenal. Suas células são responsáveis pela síntese de aldosterona, classificada como um mineralocorticosteroide em razão do seu importante papel na regulação das concentrações de sódio e potássio no meio interno.

A produção de aldosterona praticamente independe da secreção do hormônio adrenocorticotrófico (ACTH). De fato, os principais fatores estimulantes para produção de aldosterona são a angiotensina II e as concentrações de potássio. Portanto, quando houver aumento nos níveis de angiotensina II e/ou hiperpotassemia, as células da zona glomerular serão estimuladas a produzir e liberar aldosterona na corrente sanguínea. Esse hormônio apresenta grande relevância fisiológica, já que alterações nos níveis de potássio são fatais, e suas ações são estendidas a diversos tecidos, tais como rim, coração, vasos sanguíneos, sistema nervoso central (SNC) e pele. A Figura 37.1 demonstra algumas das principais ações fisiológicas da aldosterona nos tecidos.

Tendo em vista a importância fisiológica da aldosterona na homeostase, torna-se claro que qualquer distúrbio que afete, ainda que discretamente, seus níveis circulantes, pode ter relevante impacto nas concentrações de potássio, sódio e hidrogênio, e, consequentemente, no volume plasmático (volemia), nos potenciais elétricos das membranas celulares e no equilíbrio acidobásico.

Zona fasciculada

A zona fasciculada é a camada de células intermediária, localizada entre as zonas glomerular e reticular e compreende cerca de 75% do conteúdo total de células presentes no córtex adrenal. Suas células são responsáveis pela síntese de cortisol, classificado como um glicocorticosteroide em virtude do seu importante papel na regulação do metabolismo dos glicídeos, principalmente em condições de estresse.

O cortisol é um hormônio essencial para manutenção da vida. Uma de suas ações fisiológicas mais relevantes é o seu efeito permissivo à reatividade vascular de fatores vasoativos como angiotensina II e adrenalina que, sabidamente, permitem que o organismo mantenha perfusão tecidual adequada em condições extremas, como uma hipotensão causada por algum evento hemorrágico. Além disso, o cortisol auxilia os outros hormônios contrarreguladores na manutenção do fornecimento energético durante condições variadas de estresse, tais como exercício físico, hipoglicemia, traumatismos, hipotensão, infecções, entre outras.

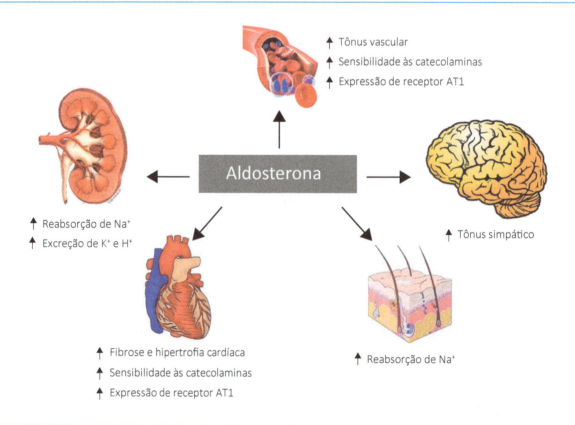

Figura 37.1 – Ações fisiológicas da aldosterona.
Fonte: Desenvolvida pela autoria do capítulo.

Os níveis de cortisol são influenciados pelo ciclo circadiano. Geralmente, ocorre um pico de secreção nas primeiras horas da manhã e um posterior declínio com o passar do dia. A síntese e a liberação de cortisol pelas células da zona fasciculada são reguladas pelo ACTH. Este encontra-se elevado sempre que o organismo é submetido a algum tipo de estresse, como já citado. Além disso, baixos níveis de cortisol podem estimular a sua liberação, pela hipófise, via *feedback* negativo.

Além das conhecidas ações vasculares, o cortisol também auxilia na manutenção do suprimento energético durante condições de estresse. A lipólise e a proteólise, desencadeadas pelo cortisol, geram substratos que serão convertidos em glicose no fígado por meio de um processo chamado gliconeogênese. Além disso, o cortisol apresenta um discreto papel anti-inflamatório, antialérgico e imunossupressor e, por isso, seus análogos, quando usados em doses suprafisiológicas, são amplamente utilizados na clínica médica.

Zona reticular

A zona reticular é a camada mais interna da região cortical e apresenta cerca de 10% do conteúdo total de células presentes no córtex adrenal. Suas células são responsáveis pela síntese dos androgênios de-hidropiandrosterona (DHEA) e androstenediona.

Os androgênios produzidos pelas adrenais correspondem a cerca de 50% de todo o conteúdo androgênico nas mulheres. Contudo, nos homens o percentual é irrelevante, visto que quase toda carga androgênica é oriunda da produção testicular. A produção de androgênios adrenais é estimulada pelo ACTH e especula-se que alguns outros hormônios, tais como a prolactina e o fator de crescimento semelhante à insulina (IGF-1), também possam ter papel estimulante na síntese de androgênios.

O papel fisiológico dos androgênios adrenais ainda não é bem estabelecido. Contudo, sugere-se que haja uma associação entre adrenarca – elevação dos níveis de androgênios adrenais – e a pubarca – aparecimento de pelos pubianos e axilares – em crianças de 6 a 10 anos. Além disso, estudos têm sugerido que a DHEA possa ter um papel relevante na competência imunológica, na integridade musculoesquelética e no processo aterosclerótico. Contudo, é importante ressaltar que, embora atualmente esteja em moda atribuir uma miríade de funções à DHEA e à androstenediona, a fisiologia desses androgênios ainda é quase totalmente desconhecida pela ciência moderna.

Finalmente, após esse breve relato sobre os aspectos gerais da fisiologia do córtex adrenal, estaremos aptos a compreender os mecanismos de ação dos fármacos utilizados no tratamento de doenças endócrinas relacionadas aos hormônios adrenocorticais.

■ Farmacologia dos adrenocorticosteroides e seus antagonistas

Os análogos de hormônios adrenocorticosteroides são compostos utilizados para uma variedade de aplicações clínicas, podendo ser utilizados na terapia de reposição hormonal, como imunossupressores e anti-inflamatórios ou consequentemente, ainda, à sua atividade mineralocorticosteroide. Além disso, apresentam características agonistas ou antagonistas dos receptores e podem interferir de forma indireta na regulação hormonal endógena.

Entretanto, como é de se esperar, seu uso remete a uma ampla possibilidade de efeitos adversos relacionados às suas ações metabólicas, imunológicas ou hidroeletrolíticas.

Glicocorticosteroides (GC)

Existem no mercado um grande número de análogos do glicocorticosteroide cortisol (hidrocortisona) que estão apresentados no Quadro 37.1. Apesar de compartilharem mecanismos de ação semelhantes, suas características farmacocinéticas e afinidade por receptores podem determinar efeitos de intensidades distintas, principalmente em relação à atividade anti-inflamatória e/ou mineralocorticosteroide intrínseca destes fármacos.

São fármacos muito utilizados no tratamento de uma série de doenças inflamatórias e autoimunes, na prevenção de rejeição de transplantes de órgãos e na quimioterapia. São ativos sobre praticamente todos os tipos de inflamação, independentemente se causada por estímulos químicos, físicos, patógenos, doenças autoimunes ou hipersensibilidade. Estes fármacos são capazes de interferir tanto na fase aguda do processo inflamatório, reduzindo os sinais cardinais de rubor, calor, edema e dor, quanto na fase crônica, inibindo reações proliferativas e de troca tecidual.

Mecanismo de ação e efeitos farmacológicos

O mecanismo geral de ação dos GC naturais e sintéticos é semelhante e ocorre principalmente no nível intracelular, diretamente no genoma (Figura 37.2) apesar de já terem sido observados efeitos não genômicos, ainda com sua importância a ser estabelecida. Desta forma, seus efeitos não são imediatos, uma vez que a modulação da expressão gênica que enseja a síntese proteica, ou sua inibição, pode precisar de várias horas ou dias para obter uma resposta farmacológica adequada. Estima-se que de cem a mil genes são *up* ou *down* regulados em um tipo específico de célula pelos GC.

Quadro 37.1 – Características farmacológicas dos principais glicocorticosteroides utilizados na clínica.

	Potência relativa[1]		Dose equivalente[2] (mg)	Uso	Meia-vida plasmática (t ½)	Duração de ação	Rename[3]
	Anti-inflamatória	Retenção de Na⁺					
Hidrocortisona (cortisol)	1	1	20	Tópico, retal, injetável	1 a 2 horas	8 a 12 horas	Sim
Cortisona	0,8	0,8	25	Oral, injetável	0,5 a 1,5 horas	8 a 12 horas	–
Fludrocortisona[4]	10	125	0,05	Tópico, oral	2 a 3 horas	18 a 36 horas	Sim
Prednisona	4	0,8	5	Oral	1 a 4 horas	18 a 36 horas	Sim
Prednisolona	4	0,8	5	Oral (solução)	2 a 5 horas	18 a 36 horas	Sim
Metilprednisolona	5	0,5	4	Tópico, injetável	2 a 5 horas	18 a 36 horas	Sim
Triancinolona	5	0	4	Tópico, intra-articular	1,5 a 3,0 horas	18 a 36 horas	–
Betametasona	25	0	0,75	Tópico, oral, injetável	1,6 a 5 horas	36 a 72 horas	Sim
Dexametasona	25	0	0,75	Tópico, oral, injetável	1,6 a 5 horas	36 a 54 horas	Sim
Deflazacort	4	0,25	6	Oral	1,5 a 2 horas	24 a 36 horas	–
Budesonida	250	0	ND	Oral, tópico (inalação)	1 a 3,5 horas	ND	Sim
Beclometasona	20	0	ND	Tópico (inalação)	0,5 a 2,8 horas	ND	Sim
Fluticasona	10	250	ND	Tópico (inalação)	7 a 8 horas	ND	–

[1]Potência relacionada à hidrocortisona; [2]Referente à administração oral ou intravascular em adultos; [3] Relação Nacional de Medicamentos Essenciais (2017) – Ministério da Saúde, Brasil; [4] Fludrocortisona é utilizada pela sua ação mineralocorticosteroide; ND: não demonstrado.

Fonte: Desenvolvido pela autoria do capítulo.

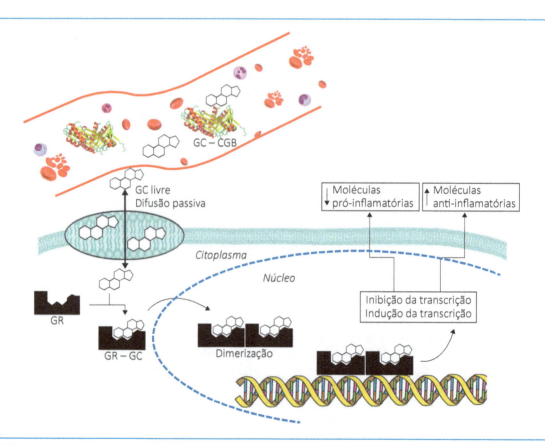

Figura 37.2 – Mecanismo geral de ação dos glicocorticosteroides.
Fonte: Desenvolvida pela autoria do capítulo.

O glicocorticosteroide encontra-se na corrente sanguínea ligado (~ 90%) à globulina de ligação dos corticosteroides (CGB). Na sua forma livre, o GC penetra na célula por difusão passiva onde interage com o receptor de glicocorticosteroide (GR) no citoplasma e se dimeriza entrando no núcleo. A ação final do GC se dá por ligação ao elemento responsivo aos glicocorticosteroides (GRE), presentes na região reguladora do gene-alvo, induzindo ou inibindo a transcrição de uma série de proteínas mediadoras do processo inflamatório e do metabolismo sistêmico.

A maioria dos efeitos dos GC decorre de sua interferência na resposta de defesa do hospedeiro que inclui inflamação, resposta imune, coagulação, reparo tecidual e ativação do eixo hipotálamo-hipófise-adrenal. No nível molecular, a inflamação e a resposta imune são mediadas por inúmeras citocinas, quimiocinas, cininas, moléculas de adesão e enzimas inflamatórias como a óxido-nitricossintase induzível (iNOS) e a ciclo-oxigenase-2 (COX-2). Os GC agem suprimindo a expressão de citocinas pró-inflamatórias (p.ex., IL-1β, IFNα) ou induzindo a expressão de citocinas anti-inflamatórias, além de interferir na sinalização de quimiocinas e proteínas que afetam a migração celular.

As prostaglandinas inflamatórias derivadas do ácido araquidônico (AA), tem sua síntese reduzida em razão de uma dupla interferência dos GC. Eles suprimem a expressão da enzima fosfolipase A2 (PLA2), que produz o AA a partir do fosfolípide de membrana e suprimem a expressão da enzima COX-2, isoforma induzida pelo processo inflamatório que metaboliza o AA em diversas prostaglandinas. Adicionalmente, a iNOS, isoforma induzível que gera óxido nítrico, envolvido na vasodilatação no local da inflamação, tem sua expressão suprimida. Os GC podem ainda reduzir o recrutamento de células imunes para o local da inflamação por meio da repressão de moléculas de adesão ou por meio da supressão de citocinas pró-inflamatórias e fatores de transcrição. A diferenciação de linfócitos também é modificada por sua ação.

Os GC têm efeitos apoptóticos ou antiapoptóticos, dependendo do tipo celular. A apoptose de células imunes (p.ex., linfócitos) resulta em atenuação da resposta inflamatória e imune, enquanto os efeitos antiapoptóticos podem proteger células residentes (p.ex., células epiteliais) do tecido inflamado. A apoptose das células T pode ser um importante mecanismo para se justificar a pulsoterapia com GC endovenosos, como a administração de metilprednisolona, que induza apoptose de células T auxiliares em pacientes com doenças autoimunes. Os GC aumentam a taxa de apoptose em granulócitos eosinofílicos, importante no tratamento da asma, onde prevalece a inflamação eosinofílica. Em contrapartida, eles reduzem a apoptose nos granulócitos neutrofílicos,

o que poderia explicar a limitada eficácia clínica em longo prazo na doença pulmonar obstrutiva crônica, onde a inflamação neutrofílica prevalece.

Farmacocinética

Os GC de ocorrência natural e seus fármacos análogos apresentam boa absorção e podem ser administrados por diferentes vias de administração, incluindo intravenosa (IV), inalatória, intramuscular (IM), intra-articular e oral (VO). As características físico-químicas, como a lipossolubilidade da molécula, podem determinar a via de administração, seu perfil farmacocinético e o esquema terapêutico escolhido, como pulsoterapia em altas doses ou fracionamento de doses diárias em tratamentos em longo prazo. Pequenas alterações em suas estruturas químicas interferem na velocidade de absorção, resultando, a princípio, em um início de efeito mais rápido. Alguns dos principais parâmetros farmacocinéticos dos GC estão descritos no Quadro 37.1.

Absorção e distribuição

De forma geral, estes fármacos apresentam boa biodisponibilidade oral (60 a 100%), ligam-se cerca de 90% às proteínas plasmáticas e apresentam moderado volume de distribuição, atingindo a maior parte dos tecidos do corpo. A albumina e a CBG são as principais proteínas plasmáticas de ligação dos GC. Altas doses do fármaco ou deficiência nas concentrações destas proteínas (como na gravidez e doenças hepáticas) podem aumentar a fração livre dos GC. Clinicamente, baixas concentrações plasmáticas de albumina podem estar correlacionadas com o aumento de efeitos adversos na terapia com GC.

Metabolismo e eliminação

Alguns GC são administrados na forma de pró-fármacos que se convertem rapidamente na sua forma ativa no organismo (p.ex., prednisona que é convertida no fígado à prednisolona e cortisona convertida em cortisol). Os GC apresentam extensa biotransformação hepática, a qual ocorre em duas etapas, inicialmente com adição sequencial de átomos de oxigênio ou hidrogênio à molécula, e finalmente conjugado por glucuronidação ou sulfatação. Seus metabólitos são majoritariamente inativos, apenas cerca de 1 a 20% do fármaco é eliminado na forma inalterada pela urina. A eliminação biliar ou fecal tem pouca relevância clínica.

Efeitos adversos, contraindicações e toxicidade

Os efeitos adversos mais comuns relacionados ao tratamento com GC são aqueles relacionados aos sintomas da síndrome de Cushing (SC) iatrogênica ou à insuficiência adrenal decorrente da interrupção do tratamento. Entretanto, tratamentos com dose única ou de até 2 semanas, mesmo com doses relativamente altas, geralmente não ensejam efeitos adversos graves, apesar de terem sido relatados casos de lesão gástrica, insônia e hipomania.

É comum a utilização de doses suprafisiológicas de GC por longo período de tempo no tratamento de uma série de doenças inflamatórias e autoimunes; entretanto, a avaliação dos efeitos adversos e do benefício promovido pela utilização dos GC deve sempre ser considerada de forma individualizada. Apesar de, até o momento, não existirem estudos abrangentes e sistemáticos que avaliem e quantifiquem o risco de efeitos adversos dos GC, uma série de efeitos metabólicos relacionados à SC é observada com grande frequência nos pacientes com uso crônico.

Os principais efeitos adversos do uso dos GC estão relacionados no Quadro 37.2.

Quadro 37.2 – Efeitos adversos mais comuns com o uso de glicocorticosteroides.

Órgão/Sistema	Efeitos
Musculoesquelético	Osteoporose, osteonecrose, miopatia
Endócrino e metabólico	Intolerância à glicose e ao diabetes, redistribuição da gordura e do peso corporal, supressão da secreção de hormônio sexual.
Cardiovascular	Dislipidemia, aterosclerose, doença cardiovascular, desequilíbrio hídrico e eletrolítico, edema, hipertensão
Dermatológico	Atrofia cutânea, acne, hirsutismo, alopecia, estrias, equimoses, dificuldade de cicatrização
Oftalmológico	Catarata, glaucoma
Gastrointestinal	Úlcera péptica, pancreatite
Imunológico	Infecções virais, fúngicas, bacterianas e parasitárias
Sistema nervoso central	Psicose esteroide (mania, alucinações e delírios), distúrbios do humor, insônia.

Fonte: Adaptado e complementada de Ann Rheum Dis 2009;68:1833-1838.

A osteoporose é uma complicação grave que pode ser observada em todas as idades, mas que apresenta uma relevância maior em pacientes idosos em virtude da predisposição inerente à idade e ao maior uso de GC. Os mecanismos pelos quais os GC diminuem a densidade óssea são múltiplos e estão relacionados à redução da absorção intestinal de Ca^{2+}, supressão de osteoblastos e aumento da reabsorção óssea. Como a perda óssea ocorre principalmente durante os pri-

meiros 6 meses da terapia, são importantes, desde o início do tratamento, a avaliação por exames de densitometria óssea e a instituição de medidas farmacológicas profiláticas (p.ex., bifosfonatos, suplementação de Ca^{2+} ou vitamina D) nestes pacientes.

A suscetibilidade a infecções é uma preocupação durante a terapia uma vez que os GC alteram a resposta do hospedeiro a agentes infecciosos comuns e incomuns por intermédio de efeitos generalizados sobre a imunidade e o processo inflamatório. Pacientes expostos a altas doses de GC exógenos estão expostos a maior risco de infecção por vírus, bactérias, fungos e parasitas. Este risco é proporcional ao tamanho da dose e à duração do tratamento, e tende a ser menor em pacientes que utilizam baixas doses, mesmo com doses cumulativas.

O cuidado nesses pacientes envolve o uso, sempre que possível, da menor dose eficaz do glicocorticosteroide; o menor tempo possível de tratamento; a prevenção da exposição a agentes infecciosos; e a avaliação crítica dos pacientes com suspeita de infecção uma vez que o glicocorticosteroide pode mascarar as características clínicas clássicas da infecção e atrasar o diagnóstico. Em pacientes gravemente imunocomprometidos, é aconselhável investigar infecções latentes, como a tuberculose, ou instituir quimioterapia profilática. A imunização com vacinas-padrão, como a contra a gripe, deve ser realizada em pacientes tratados, embora o efeito possa ser reduzido. Vacinas vivas, incluindo BCG, sarampo, rubéola e catapora, são contraindicadas.

A interrupção abrupta do tratamento com glicocorticosteroide sistêmico ou de uso tópico em altas doses pode ensejar a exacerbação da doença para a qual ele foi prescrito e a insuficiência adrenal aguda, em virtude da não secreção do corticosteroide endógeno. Este efeito, fisiologicamente exercido pelo cortisol, é mediado pelo *feedback* negativo no eixo hipotálamo-hipófise-adrenal, envolvendo principalmente o hormônio liberador de corticotropina (CRH), que representa o mais importante direcionador da liberação do ACTH pela hipófise, para secreção do hormônio pelo córtex da adrenal.

Desta forma, após a utilização de doses suprafisiológicas de GC por períodos maiores que 2 semanas, é importante realizar um período de retirada gradual do fármaco, com redução da dose administrada, para evitar a possível deficiência de cortisol resultante da supressão do eixo hipotálamo-hipófise-adrenal.

O tempo de supressão da adrenal pode variar desde semanas a mais de 1 ano, pois há uma considerável variação na fisiologia individual, provavelmente relacionada a diferentes perfis genéticos que regulam a atividade do receptor de glicocorticosteroide. Não há protocolo definido para este "desmame" e a verdadeira prevalência de insuficiência adrenal induzida por GC é desconhecida – estima-se de 50 a 100% inicialmente, 25 a 50% após algumas semanas e cerca de 2 a 3% após vários meses do término do tratamento. Além disso, nem o tamanho da dose nem a duração do tratamento podem predizer o período de recuperação do eixo hipotálamo-hipófise-adrenal de forma confiável.

A identificação de pacientes com insuficiência adrenal induzida por GC é crucial; entretanto, os sintomas mais comuns como febre, mialgias, artralgias, fraqueza, náuseas e mal-estar são muito inespecíficos e pode confundir o diagnóstico. Deve-se atentar para a ocorrência de hipotensão e de hipoglicemia, pois se o diagnóstico for omitido, estas complicações podem culminar na morte do paciente a morte.

A estratégia mais racional de retirada gradual consiste na troca do glicocorticosteroide previamente utilizado pela hidrocortisona, por sua semelhança fisiológica. Caso o paciente apresente sintomatologia que remeta à insuficiência adrenal durante ou após o desmame, ou passe por episódios de estresse físico ou mental, ele deve entrar em contato com o médico responsável para reajustar a terapia e, em alguns casos, instruí-lo na autoadministração da hidrocortisona. Os pacientes devem sempre levar consigo um cartão indicando esta situação clínica e a necessidade de reposição de GC, em caso de emergência.

Usos terapêuticos

O uso clínico dos GC deve ser cuidadoso, considerando o número e a gravidade de seus efeitos adversos potenciais. Com exceção das terapias em que se busca a reposição hormonal, sua utilização é muitas vezes empírica e paliativa. Apesar do grande benefício inerente a esta classe farmacológica, os GC não são curativos. Deve-se ainda levar em conta a estratégia de interrupção do tratamento, que deve ser gradual e monitorada. As principais características dos fármacos mais utilizados no Brasil estão resumidas no Quadro 37.1.

Insuficiência adrenal crônica

A insuficiência adrenal crônica é um distúrbio que representa alto risco de vida. É decorrente de uma deficiência na ação ou na produção de GC, com ou sem a deficiência mineralocorticosteroide ou de androgênios adrenais. A insuficiência adrenal pode ser classificada como primária, que é intrínseca ao córtex da adrenal; secundária, ligada à glândula hipófise com redução na liberação de corticotropina; ou terciária, ligada à reduzida síntese ou ação do hormônio de liberação de corticotropina do hipotálamo, o que reduz a secreção de corticotropina e consequentemente de cortisol.

Os principais sintomas clínicos, descritos inicialmente por Thomas Addison em 1855, incluem fraqueza, fadiga, anorexia, dor abdominal, perda de peso, hipotensão ortostática e desejo de sal. Todavia, tais manifestações podem ser inespecíficas, ocasionando retardo do diagnóstico. O tratamento deve ser iniciado logo que o diagnóstico seja confirmado, ou antes, caso o paciente apresente sintomas de crise adrenal aguda como hipotensão refratária à fluidoterapia e a vasopressores, choque, inconsciência ou coma[3].

Na insuficiência adrenal primária (doença de Addison), há acometimento de todo o córtex adrenal e deficiência na produção de todos os hormônios adrenocorticais (aldosterona, cortisol, androgênios). É considerada uma doença rara, com prevalência entre 0,45 e 11,7 casos por 100 mil habitantes. No Brasil, estudo realizado em São Paulo demonstrou que a etiologia autoimune é a mais prevalente (39%), quando ocorre destruição lenta do córtex adrenal por linfócitos citotóxicos, seguida de paracoccidioidomicose (28%), tuberculose (11%) e adrenoleucodistrofia (7,3%)[7]. Pode ocorrer hipoglicemia em diabéticos tipo 1, alterando o controle glicêmico e necessitando de redução de doses totais de insulina. Um sinal específico da insuficiência adrenal primária crônica é a hiperpigmentação da pele (cotovelos, juntas, vincos palmares, lábios, mucosa bucal), que é causada pela ligação dos altos níveis de corticotropina ao receptor de melanocortina-1.

As manifestações clínicas da insuficiência adrenal secundária ou terciária resultam de deficiência apenas de GC (a secreção de aldosterona e androgênios adrenais é preservada); entretanto, podem apresentar alguns sintomas da insuficiência adrenal primária. A hiperpigmentação não está presente porque a secreção de corticotropina não é aumentada.

Tratamento

Em razão da falta de ensaios clínicos randomizados com desfechos clínicos seguros, o uso do glicocorticosteroide e o esquema terapêutico mais adequado são muitas vezes instituídos a critério do médico, de forma empírica e após apenas uma avaliação clínica. Todavia, a posologia deve estar de acordo com a individualidade do paciente e com as concentrações plasmáticas de cortisol. Além disso, a administração deve mimetizar o ritmo circadiano de secreção do cortisol, minimizando, assim, os efeitos adversos. Pacientes com insuficiência adrenal crônica devem ser tratados com hidrocortisona (ou acetato de cortisona se não estiver disponível), pois representa a opção mais fisiológica para reposição glicocorticosteroide.

A dose diária recomendada de hidrocortisona é em torno de 10 a 18 mg/m²/dia (15 a 30 mg/dia), dividida em duas a três tomadas, com administração pela manhã de metade a dois terços da dose diária total.

Para evitar perda de sódio, depleção do volume intravascular e hipercalemia, utiliza-se ainda a fludrocortisona por sua atividade mineralocorticosteroide, em uma dose de 0,05 a 0,20 mg/dia, pela manhã. A dose deve ser aumentada no verão, especialmente se os pacientes estiverem expostos a temperaturas superiores a 29 °C.

Preparações diferenciadas de hidrocortisona com liberação modificada vêm sendo desenvolvidas. Estas formulações permitem a utilização de uma única dose, com alta liberação do fármaco pela manhã e menores no decorrer do dia, mimetizando o ritmo circadiano fisiológico, reduzindo os efeitos adversos e melhorando a qualidade de vida nestes pacientes. Glicocorticosteroides sintéticos, como a prednisolona, prednisona e dexametasona eventualmente são utilizados, mas são evitados por sua ação mais duradoura, criando sinais de excesso de GC.

É muito importante a educação do paciente e de familiares na compreensão da terapia de reposição hormonal vitalícia com estes fármacos, no fornecimento e administração das injeções, na necessidade de aumentar a dose usual durante o estresse e na necessidade de notificar a equipe médica caso o paciente seja submetido a procedimento cirúrgico.

Na insuficiência adrenal secundária ou terciária, a reposição mineralocorticosteroide não é necessária, entretanto pode ser necessária a reposição androgênica como forma de melhorar o humor e bem-estar geral, especialmente em mulheres, já que, nelas, o córtex da adrenal é a principal fonte de produção de androgênios na forma de DHEA. Uma única dose oral matinal de 25-50 mg de DHEA é suficiente para manter as concentrações séricas dentro da faixa normal, sendo recomendado sua monitorização clínica e laboratorial.

Pacientes diagnosticados com insuficiência adrenal crônica em terapia de reposição padrão devem estar atentos ao desenvolvimento de uma crise adrenal aguda, uma emergência com risco de vida que requer gestão imediata. Estes pacientes devem receber tratamento intra-hospitalar objetivando corrigir os distúrbios hidroeletrolíticos, metabólicos e hormonais, iniciando a reposição hormonal com hidrocortisona IV com doses de ataque de até 100 mg (adultos) e mantida com doses de 50-100 mg/dia IV, até 4 vezes ao dia ou em infusão contínua até melhora clínica. Posteriormente, com adequada hidratação e boa perfusão periférica, a reposição deve ser por VO e deve-se iniciar a reposição de mineralocorticosteroide. Como a hidrocortisona apresenta atividade glico e mineralocorticosteroide na dose preconizada para situações de crise adrenal, não é necessária a manutenção do uso de fludrocortisona concomitante à hidrocortisona IV/IM.

Síndrome de Cushing (SC)

A SC descreve as consequências clínicas da exposição crônica ao excesso de GC, independentemente da causa subjacente. As causas endógenas da SC são raras e podem ser categorizadas em: SC dependente de corticotropina, em que tumores hipofisários corticotróficos elevam as concentrações plasmáticas de corticotropina que estimulam a produção excessivas de cortisol pelo córtex da adrenal (doença de Cushing); e a SC independente de corticotropina, em que a produção excessiva de cortisol por anormalidades no tecido adrenocortical causa a síndrome e suprime a secreção do hormônio liberador de corticotrofina (CRH) e de corticotropina.

As características clínicas mais notáveis da SC incluem obesidade central, face pletórica e arredondada, aumento de gordura supraclavicular, fraqueza muscular, adelgamento da pele, cicatrização deficiente, depressão e osteoporose. No entanto, os sinais fenotípicos da SC são altamente variáveis, o que dificulta a suspeita clínica e o diagnóstico, devendo ser confirmados com uma boa anamnese e exames laboratoriais. Distúrbios graves como hiperglicemia e hipertensão também podem estar presentes e devem ser tratados.

Nos casos de doença de Cushing, a remoção cirúrgica do tumor é o tratamento fundamental, entretanto, para pacientes com tumor pituitário que não possa ser removido inteiramente, a radioterapia pode ser exigida. Existe uma série de situações em que o tratamento farmacológico pode ser indicado: i) para melhorar a condição clínica e metabólica dos pacientes que aguardam cirurgia; ii) em pacientes com complicações agudas de hipercortisolismo grave; iii) como terapia de ponte em pacientes tratados com radioterapia; iv) em pacientes para os quais a cirurgia é inviável (doença metastática, baixa chance de cura cirúrgica, alto risco de operação); e v) após cirurgia sem sucesso. Os alvos farmacológicos incluem inibição da secreção de ACTH (p.ex., cabergolina, pasireotida), a supressão da esteroidogênese (p.ex., cetoconazol, metirapona) e o bloqueio de receptor de glicocorticosteroide (p.ex., mifepristona). A literatura não fornece muitos estudos clínicos ou metanálises comparativas que demonstrem a abordagem farmacológica ideal de tratamento da doença de Cushing.

Pasireotide e cabergoline compartilham a vantagem de um efeito antitumoral direto em pacientes com doença de Cushing, mas eventos adversos da pasireotida relacionados à hiperglicemia devem ser considerados. Mifepristona ou cabergolina pode ser uma opção de tratamento mais segura para pacientes já intolerantes à glicose. As associações de pasireotida com cabergolina, ou cabergolina com cetoconazol apresentam efeitos sinérgicos importantes, que podem favorecer a redução de efeitos colaterais, em virtude da utilização de menores doses individuais. A escolha da melhor opção terapêutica requer uma abordagem sob medida no tratamento de pacientes com doença de Cushing, levando em conta as características do paciente e da doença, as propriedades do medicamento, sua disponibilidade e o custo.

Hiperplasia adrenal congênita (HAC)

A HAC compreende um grupo de sete doenças autossômicas recessivas causadas por mutações em genes que codificam enzimas envolvidas na esteroidogênese adrenal, reduzindo síntese de cortisol. Cerca de 95% dos casos decorrem de mutações no gene *CYP21A2* ensejando a deficiência da enzima 21β-hidroxilase e consequente deficiência na produção de cortisol e aldosterona. Com a reduzida concentração plasmática de cortisol, há uma inibição da retroalimentação negativa sobre a ACTH, que consequentemente estimula a produção de outros esteroides como os androgênicos adrenais (p.ex., hidroxiprogesterona).

A HAC pode se apresentar como forma clássica (virilizante simples ou perdedora de sal) e não clássica (sintomática ou assintomática). As crianças com a forma clássica perdedora de sal (mais severa) apresentam uma deficiente ação mineralocorticosteroide, ensejando desidratação com hiponatremia e hiperpotassemia, hipotensão, taquicardia, vômitos, perda de peso e letargia, já nas primeiras semanas de vida e, se não tratada, resulta em choque e óbito. No sexo feminino, há virilização pré-natal da genitália externa, enquanto, em meninos, esta virilização se apresenta pós-natal. Em ambos os sexos o crescimento é acelerado na infância, porém tornam-se adultos de baixa estatura em razão do fechamento precoce das epífises. O diagnóstico precoce é essencial para redução da morbimortalidade.

Na forma não clássica sintomática não há virilização pré-natal e os sintomas são tardios, resultando em pubarca precoce, amenorreia, hirsutismo, acne e infertilidade. A forma assintomática apresenta o mesmo perfil hormonal da forma sintomática, porém sem manifestações clínicas, sendo geralmente diagnosticada na investigação dos familiares do paciente.

O tratamento farmacológico tem por objetivo terapêutico a normalização dos níveis hormônios esteroides fisiológicos e suprimir a ACTH, anulando os efeitos androgênicos. A base terapêutica é o uso de GC nas formas clássicas da HAC e, em alguns casos, na forma não clássica, de acordo com os sintomas. O tratamento com fármacos de ação mineralocorticosteroide (fludrocortisona) deve ser feito nos pacientes com HAC forma clássica perdedora de sal, com o objetivo de normalizar a volemia e corrigir os distúrbios de sódio e potássio. Crianças com menos de 6 meses, em virtude de menor sensibilidade renal aos mineralocorticosteroides, podem necessitar de doses altas de fludrocortisona e da administração de 1 a 3 g/dia de sal suplementar. Após 6 a 12 meses de vida, a dose pode ser gradualmente reduzida até se atingir a de manutenção, que normalmente é de 0,1 mg/dia, administrada por VO, em dose única diária.

A HAC continua sendo um dos transtornos endócrinos mais desafiadores para se diagnosticar, gerenciar e tratar por conta dos efeitos diretos e indiretos sobre as vias esteroidogênicas e a raridade destas condições. A identificação de biomarcadores adrenais alternativos pode fornecer informações sobre a origem e a síntese da produção de esteroides e tem potencial para alterar o manejo da doença. Avanços na genética, metabolômica e o advento de novos tratamentos que visam reduzir a exposição a GC, melhorando o controle hormonal e simulando padrões hormonais fisiológicos, podem melhorar a qualidade de vida dos pacientes evitando complicações em longo prazo, como crescimento e desenvolvimento anormais, efeitos adversos nos ossos e no sistema cardiovascular e infertilidade.

Antagonistas e inibidores da biossíntese dos glicocorticosteroides

Desde os estudos iniciais com a amfenona B na década de 1950, os inibidores da secreção adrenocortical e bloqueadores de receptores teciduais de GC têm sido utilizados no tratamento da SC.

Na doença de Cushing, são empregados especialmente após falha da cirurgia hipofisária, como ponte até a eficácia da radioterapia ou como terapia primária em alguns pacientes que têm contraindicações à cirurgia. Até o momento, não há dados prospectivos que detalhem eficácia em longo prazo ou a segurança destes fármacos e todos estão associados ao risco de desenvolvimento de insuficiência adrenal aguda, devendo ser utilizados em doses adequadas e com monitoramento da função do eixo hipotálamo-hipófise-adrenal. Abordaremos a seguir os fármacos mais utilizados até o momento.

- **Cetoconazol:** antifúngico sintético ainda utilizado no Brasil para este fim. Em 2013, o uso de cetoconazol foi restrito em muitos países por sua potencial toxicidade hepática e riscos e insuficiência adrenal. No entanto, continua como o inibidor de esteroidogênese mais amplamente utilizado para tratar SC, tendo sido utilizado *off-label* por mais de 30 anos até 2014, quando teve seu uso recomendado pela Agência Europeia de Medicamentos.

Em doses baixas, o cetoconazol bloqueia a 17-alfa-hidroxilase e 17,20-liase, inibindo a produção androgênica. Com o aumento da dose, ocorre bloqueio da enzima de clivagem da cadeia lateral do colesterol e a 11-beta-hidroxilase, reduzindo a síntese de cortisol.

A maioria dos estudos relata sua efetividade e a melhora nos sintomas da SC, com reversão do diabetes *mellitus*, hipocalemia, hipertensão, hirsutismo e da depressão. As doses para este fim são maiores do que seu uso como antifúngico. Os efeitos colaterais são, em geral, dependentes da dose e incluem ginecomastia, sintomas gastrointestinais, hepatite, edema e erupção cutânea. Observou-se redução dos níveis de vitamina D e de testosterona, o que estabeleceu sua utilização como 2ª linha tratamento em homens, em razão do possível desenvolvimento de hipogonadismo. Este fármaco não deve ser utilizado em gestantes pelo risco de teratogenicidade.

Recomenda-se a monitorização hepática dos pacientes, porém elevações transitórias nas enzimas hepáticas de até três vezes não é considerada por muitos autores uma contraindicação para o tratamento. O início da hepatite induzida pelo cetoconazol pode ocorrer em até 60 dias de tratamento e resolve em até 3 meses de descontinuação. Felizmente, a lesão hepática grave é rara (1 de 15 mil casos); no entanto, requer descontinuação imediata do cetoconazol. Como este inibe a atividade de isoformas da CYP, seu uso concomitante com outros fármacos metabolizados por enzimas desta família deve ser observado, sob risco de interações farmacocinéticas importantes.

- Metirapona: agente farmacológico utilizado no diagnóstico da insuficiência adrenal e, ocasionalmente, no tratamento da SC. Inibe a 11-b-hidroxilase e, em menor grau, a 17-a-, 18- e 19-hidroxilase, enzimas envolvidas na síntese de cortisol e corticosterona. A disponibilidade comercial de metirapona varia de acordo com o país, tendo sido retirada do mercado nos Estados Unidos.

Seu uso resulta na melhora dos sintomas clínicos da SC em curto e longo prazo. O forte efeito da metirapona na redução do cortisol resulta na perda de seu *feedback* negativo sobre os níveis de ACTH e, consequentemente, em aumento de ACTH. Isso não é relevante em situação de emergência; no entanto, o aumento de precursores androgênicos após uso prolongado pode favorecer acne e hirsutismo.

Entre os efeitos colaterais mais comuns, foram relatados transtornos gastrointestinais, hipertensão e hipocalemia. Raramente, foram relatadas erupção cutânea, letargia e tontura. Em virtude do hiperandrogenismo, a ametirapona representa uma opção de 2ª escolha para tratamem em mulheres.

- Mitotano: agente antineoplásico, relacionado ao inseticida DDT, utilizado no tratamento de carcinoma adrenocortical e, eventualmente, no tratamento da DC. O mitotano foi licenciado na Europa, em 2004, para tratar o hipercortisolismo relacionado ao desenvolvimento avançado (forma não recuperável, carcinoma adrenal metastático ou recorrente). Seu mecanismo de ação está relacionado à inibição do primeiro passo de conversão da esteroidogênese (colesterol a pregnenolona) com inibição da 11β- e 18-hidroxilase e 3-β-hidroxiesteroide-desidrogenase em menor grau. Sua ação é lenta, de 2 a 3 meses após o início da terapia. Os efeitos adversos mais frequentes são gastrointestinais (em quase metade dos pacientes), neurológicos, depressão, sonolência e tontura. Foram relatados ginecomastia, erupção cutânea, aumento das enzimas hepáticas, hipercolesterolemia e intolerância ensejando a descontinuidade do tratamento. O tratamento com mitotano requer monitorização cuidadosa de seu nível sérico, especialmente durante os primeiros meses de tratamento.

Outros fármacos como a aminoglutetimida e o trilostano, que atuam como inibidores da síntese de esteroides, ou a mifepristona, antagonista de receptor de esteroides, não apresentam, até o momento, uso clínico regulamentado para tratamento da SC no Brasil.

Mineralocorticosteroides

Os mineralocorticoides são hormônios produzidos na zona glomerular do córtex das glândulas adrenais, estruturalmente semelhantes aos GC e que têm o colesterol como precursor. Entretanto, desempenham funções fisiológicas distintas dos GC, sendo responsáveis pela regulação da pressão sanguínea e do equilíbrio eletrolítico do corpo, com pouca ou nenhuma atividade anti-inflamatória ou imunossupressora.

Quando liberados na corrente sanguínea, sua ação ocorre nos túbulos distais e ductos coletores dos rins, promovendo a reabsorção de íons sódio e aumentando a eliminação de potássio e H$^+$.

O principal mineralocorticosteroide nos seres humanos é a aldosterona, responsável por cerca de 90% da atividade mineralocorticosteroide, embora GC e outros hormônios endógenos como a desoxicorticosterona e a progesterona também apresentem algum efeito mineralocorticosteroide.

- Aldosterona: foi descoberta na glândula adrenal há mais de 60 anos, sendo reconhecida posteriormente como um potente hormônio envolvido no equilíbrio hidroeletrolítico. A secreção de aldosterona é regulada sobretudo pelo íon potássio, enquanto o ACTH e outros peptídeos são moduladores menores. Seus efeitos são mediados pelos receptores de mineralocorticosteroide (MR), que são expressos em vários tecidos como rim, cérebro, pulmão, cólon, saliva e glândulas sudoríparas. O MR é membro da superfamília de receptores nucleares que ativam uma série de eventos, semelhante aos GC.

O receptor, ao se ligar à aldosterona, é transferido para o núcleo da célula onde o complexo ligante-receptor interage com elementos responsivos a hormônios, modulando a transcrição gênica. A aldosterona, no entanto, medeia suas ações não apenas por mecanismos clássicos de transcrição, mas também por mecanismos "rápidos" (15 minutos), descritos como sinalização não genômica de mineralocorticosteroide. Portanto, esses efeitos parecem ser independentes dos MR e são mediados por receptores de estrogênio acoplados à proteína G (GPER), expressos em vários tecidos. Nos vasos, está presente tanto nas células endoteliais como na musculatura lisa. A ativação do GPER media a vasodilatação dependente do endotélio, enquanto a ativação de MR produz vasoconstrição. Desta forma, o efeito da aldosterona na função endotelial pode variar dependendo do equilíbrio entre a expressão MR e GPER. A aldosterona também está envolvida na regulação do remodelamento cardíaco, rigidez arterial e no processo inflamatório após lesão tecidual.

- Fludrocortisona: esteroide adrenocortical sintético com atividades glicocorticosteroide e mineralocorticosteroide, sendo utilizada principalmente em razão desta última. Sua molécula apresenta um átomo de flúor ligado à posição do carbono 9 que a protege da conversão rápida pela enzima 11β-hidroxiesteroide-desidrogenase tipo 2, o que dá à fludrocortisona uma ação mineralocorticosteroide até 10 vezes maior que a aldosterona.

Ela é utilizada como terapia de substituição parcial nos casos de insuficiência adrenocortical primária ou secundária, no tratamento da síndrome adrenogenital de perda de sal, na HAC e em alguns casos de hipercalemia e hiponatremia. A fludrocortisona é eficaz no controle da hipotensão ortostática idiopática; no entanto, os efeitos colaterais e o controle inadequado da hipotensão limitam seu uso. Como a fludrocortisona tem atividade glicocorticosteroide moderada, quando se necessita desta na sua forma mais ampla, como na insuficiência adrenocortical primária, ela geralmente é administrada em combinação com hidrocortisona.

A fludrocortisona é o único mineralocorticosteroide disponível para VO. Em pequenas doses (0,1 a 0,2 mg/dia), produz retenção de sódio e excreção urinária de potássio, enquanto em grandes doses pode inibir a secreção endógena de corticosteroide, a atividade tímica e a excreção da corticotropina hipofisária. A fludrocortisona não é indicada para uso como anti-inflamatório.

Para um tratamento eficaz na reposição de mineralocorticosteroides, a dose deve ser personalizada e o paciente precisa ser instruído sobre como ajustar a terapia de reposição caso necessário.

Antagonistas mineralocorticosteroides

Os antagonistas dos receptores mineralocorticosteroides (ARM) são mais conhecidos pelos seus efeitos como diuréticos poupadores de potássio ao bloquear a ação da aldosterona em tecidos renais (ver Capítulo 22 – Fármacos diuréticos). Entretanto, eles também são úteis no tratamento da insuficiência cardíaca.

Atualmente existem apenas dois ARM esteroides aprovados para uso clínico, a espironolactona e a eplerenona. No entanto, novas gerações de ARM com características não esteroidais, com maior potência e seletividade tecidual, vêm sendo estudadas.

O primeiro antagonista da aldosterona, desenvolvido em 1959, foi a espironolactona, utilizada inicialmente para tratar o aldosteronismo primário e edema. A espironolactona tem alta afinidade pelo MR e liga-se ao mesmo local que a aldosterona, mas dissocia-se mais rapidamente, desestabiliza o receptor e prejudica recrutamento de coativadores. Além disso, a espironolactona também se liga a receptores de progesterona e androgênio, o que traz efeitos colaterais endócrinos como perda de libido, ginecomastia, impotência e dismenorreia. Em decorrência deste antagonismo androgênico, ela pode ser utilizada no tratamento de hirsutismo em mulheres. A eplerenona também se liga ao MR e desestabiliza a conformação ativa do receptor. Ela é menos potente quando comparada à espironolactona, porém apresenta maior seletividade para o RM, com menor efeito antiandrogênico e hipercalemia mais leve.

Seção 6 – Fármacos que Afetam o Sistema Endócrino

Atividade proposta

Caso clínico

Paciente feminino, 36 anos, após uma exacerbação de asma brônquica de longa data, começou a apresentar irregularidade menstrual, ganho de peso com deposição de gordura no abdome e na região da nuca, equimoses espontâneas, estrias violáceas, fraqueza muscular proximal (dificuldade para se levantar do chão), hirsutismo (aumento de pelos na face), alopecia (queda de cabelos), acne e alterações de humor. Procurou um clínico geral no posto de saúde perto de sua residência. Ao exame físico, foi constatada elevação da pressão arterial (embora a paciente nunca tenha sido hipertensa). Foram solicitados exames de sangue que revelaram somente leve redução de linfócitos e eosinófilos, além de discreta hiperglicemia (que a paciente relata nunca ter tido antes). Em função do seu aspecto e dos achados do exame laboratorial, o clínico encaminhou a paciente ao endocrinologista a fim de que ela passe por uma investigação mais rigorosa.

Principais pontos e objetivos de aprendizagem

1) Em que o clínico estava pensando ao encaminhar a paciente para um endocrinologista?

2) O que é a SC?

3) Qual é a principal causa dessa síndrome?

4) Qual é a causa mais provável da síndrome nessa paciente?

5) Como explicar a hiperglicemia, as estrias violáceas e as equimoses?

6) Como explicar a hipertensão arterial e a fraqueza muscular?

7) Como explicar a irregularidade menstrual, o hirsutismo, a alopecia e a acne?

8) Por que a paciente apresenta alterações de humor?

9) Qual é a explicação para a deposição de gordura na nuca (gibosidade) e no abdome? E para a queda de linfócitos e eosinófilos no sangue?

10) Qual seria uma possível abordagem terapêutica que poderia ser utilizada para reduzir a possibilidade de pacientes usuários de corticosteroides apresentarem SC iatrogênica?

11) Por que um paciente usuário de corticosteroides deve sempre andar com um cartão dentro de sua carteira informando esta sua condição?

Respostas esperadas

1) A hipótese diagnóstica do clínico foi SC.

2) É o conjunto de sinais e sintomas que surge em virtude de um excesso de cortisol (hipercortisolismo).

3) A principal causa é iatrogênica, ou seja, a administração exógena de corticosteroides. Outras causas são neoplasias hipofisárias secretoras de ACTH (doença de Cushing) ou neoplasias adrenais secretoras de cortisol.

4) Os corticosteroides são utilizados cronicamente em doenças que apresentam alterações inflamatórias e/ou imunológicas crônicas, tais como doenças reumatológicas, colagenoses, vasculites, asma brônquica etc. Como a paciente teve uma exacerbação de uma crise asmática, é possível que tenham sido prescritos para ela corticosteroides orais por um período relativamente longo, e é provável que isso tenha causado a SC que ela apresenta. Antes de encaminhá-la para um endocrinologista, o clínico deveria perguntar à paciente se ela estava fazendo uso de algum medicamento (aliás, essa é uma das perguntas essenciais que se deve fazer a qualquer paciente em uma entrevista médica). Provavelmente relataria estar fazendo uso de corticosteroides em virtude da asma.

614

Capítulo 37 – Adrenocorticosteroides e antagonistas adrenocorticais

5) O cortisol aumenta a gliconeogênese às custas de substratos não glicídicos (aminoácidos, lactato e glicerol), causando, portanto, proteólise e lipólise. A hiperglicemia é explicada pelo aumento da gliconeogênese. A proteólise produz enfraquecimento de fibras conjuntivas da pele e da parede dos vasos, causando estrias e equimoses. As equimoses (sangue extravasado) são responsáveis pela coloração avermelhada das estrias (violáceas).

6) Esses achados não se explicam pela ação fisiológica do cortisol (produzido na zona fasciculada). Porém, os fármacos corticosteroides, para atingirem sua ação anti-inflamatória, antialérgica ou imunossupressora, são dados em doses várias vezes acima da dose fisiológica (isto é, várias vezes mais do que o córtex adrenal produz de cortisol). Acontece que, em doses suprafisiológicas, os corticosteroides acabam por ocupar também receptores da aldosterona (produzida na zona glomerular) porque as moléculas de cortisol e de aldosterona são quimicamente muito semelhantes (afinal todos os hormônios esteroides, em última análise, são derivados do colesterol). Assim, o corticosteroide (glicocorticosteroide) em doses altas acaba por exercer ação mineralocorticosteroide, aumentando a retenção de sódio (que aumenta a volemia e consequentemente a pressão arterial) e a excreção renal de potássio (resultando em uma hipopotassemia, que explica a fraqueza muscular por alterar os potenciais de membrana).

7) Esses são sinais de hiperandrogenismo. Pela mesma razão citada na pergunta anterior, em doses suprafisiológicas, os corticosteroides acabam por ocupar receptores dos androgênios (produzidos na zona reticular do córtex adrenal). Os androgênios (DHEA, DHEA-S e androstenediona) têm ação masculinizante, produzindo os sinais de virilização (acne, irregularidade menstrual, hirsutismo e alopecia).

8) Quase toda doença endócrina, em virtude da complexidade que envolve os eixos de retroalimentação, acaba por apresentar alterações em hormônios hipotalâmicos (que regulam a hipófise). Esses neuro-hormônios (no caso em questão, o CRH) atuam também como neurotransmissores. Em virtude da complexidade da ação dos neurotransmissores nos circuitos límbicos cerebrais relacionados às emoções, é muito comum as doenças endócrinas produzirem sintomas psiquiátricos (desde alterações de humor, depressão e euforia, até surtos psicóticos).

9) Esses achados, embora extremamente comuns e até característicos da SC, não podem ser explicados pelas ações glicocorticosteroide, mineralocorticosteroide e androgênica dos corticosteroides. Portanto, não sabemos explicar por que esses sinais surgem na SC, embora eles, quase sempre, apareçam.

10) Uma estratégia seria dar a dose de corticosteroide em dobro, porém em dias alternados (p.ex., em vez de prednisona 40 mg ao dia, daríamos 80 mg dia sim, dia não). A terapia em dias alternados permite que o eixo hipotálamo-hipófise-adrenal "descanse" no dia que o fármaco não é administrado, já que nesse dia o corticosteroide não estará em níveis circulantes suficientes para suprimir – por *feedback* negativo – a secreção de CRH e de ACTH. Além disso, a exposição dos receptores celulares periféricos ao corticosteroide não seria contínua, e sim intermitente. Isso tende a produzir menos efeitos colaterais. Entretanto, infelizmente, nem todas as doenças inflamatórias crônicas respondem bem à terapia em dias alternados. Por exemplo, a asma brônquica costuma responder bem, já algumas colagenoses e doenças reumáticas tendem a não responder tão bem. Mas como a resposta farmacológica é susceptível à individualidade, a terapia em dias alternados merece ser tentada em alguns dos pacientes candidatos a usuários de corticosteroides por períodos mais longos e que cursam com eventos adversos.

11) O uso crônico de corticosteroides provoca, por *feedback* negativo, a supressão da produção e da secreção de ACTH pelas células hipofisárias. Se essas células ficarem muito tempo sem secretar ACTH elas acabam por atrofiar por conta do desuso. O tempo que demora para que essa atrofia aconteça, como tudo em fisiologia

e farmacologia, é muito individual (há pacientes que usam corticosteroides por meses e as células hipofisárias continuam potencialmente capazes de produzir ACTH, e há pacientes em que surge atrofia hipofisária após somente 1 semana de uso de corticosteroides). Caso um paciente que tenha usado (ou esteja usando) corticosteroide e que tenha atrofia nas células produtoras de ACTH venha a sofrer uma situação de estresse agudo (trauma, cirurgia, infarto, infecção seguida de sepse etc.), ele precisará de altos níveis de cortisol circulante para combater o estresse (isso porque para a adrenalina produzida na medula adrenal agir, é necessário que seus receptores sejam antes ativados pelo cortisol). Acontece que o paciente não conseguirá produzir o cortisol necessário porque, para tanto, ele precisa do ACTH, mas suas células produtoras de ACTH estão atróficas. Nessa situação, ele poderá desenvolver o quadro grave de crise adrenal. Nesse quadro, ocorre hipotensão grave que resulta em choque circulatório refratário ao uso de aminas vasoativas (dopamina, dobutamina, noradrenalina). A única maneira de salvar a vida desse paciente é fazer uma administração venosa de corticosteroides em altas doses. Porém, frente a um quadro de choque circulatório, ninguém pensa em crise adrenal, pois fica-se tentando reverter a hipotensão com drogas vasoativas (que nesse caso, como dissemos, são inúteis). Só se pensará na possibilidade de crise adrenal (insuficiência adrenal aguda) se algum parente do paciente informar que ele usa ou usou corticosteroide, ou se ele andar com algum cartão ou lembrete em seus pertences que permitam à equipe socorrista saber de sua situação. Um simples cartão desses pode salvar vidas, assim como todo diabético deve andar com uma identificação de que usa insulina para que possa ter sua vida salva em uma crise hipoglicêmica.

REFERÊNCIAS

1. Czock D, Keller F, Rasche FM, Häussler U. Pharmacokinetics and pharmacodynamics of systemically administered glucocorticoids. Clin Pharmacokinet. 2005;44(1):61-98.
2. Yang J, Young MJ. Mineralocorticoid receptor antagonists-pharmacodynamics and pharmacokinetic differences. Curr Opin Pharmacol. 2016 Apr;27:78-85.
3. Hoes JN, Jacobs JW, Verstappen SM, Bijlsma JW, Van der Heijden GJ. Adverse events of low- to medium-dose oral glucocorticoids in inflammatory diseases: a meta-analysis. Ann Rheum Dis. 2009 Dec;68(12):1833-8.
4. Charmandari E, Nicolaides NC, Chrousos GP. Adrenal insufficiency. Lancet. 2014 Jun21;383(9935):2152-67.
5. Protocolo Clínico e Diretrizes Terapêuticas-Insuficiência Adrenal Primária – Doença de Addison – Portaria SAS/MS nº 1170, de 19 de novembro de 2015.
6. Creemers SG, Hofland LJ, Lamberts SW, Feelders RA. Cushing's syndrome: an update on current pharmacotherapy and future directions Expert Opin Pharmacother. 2015;16(12):1829-44.
7. El-Maouche D, Arlt W, Merke DP. Congenital adrenal hyperplasia. Lancet. 2017 Nov11;390(10108):2194-2210.
8. Protocolo Clínico e Diretrizes Terapêuticas Portaria SAS/MS – Hiperplasia Adrenal Congênita – Portaria SAS/MS no 16, de 15 de janeiro de 2010.
9. Alexandraki KI, Grossman AB. Therapeutic Strategies for the Treatment of Severe Cushing's Syndrome. Drugs. 2016 Mar;76(4):447-58.
10. Esposito D, Pasquali D, Johannsson G. Primary Adrenal Insufficiency: Managing Mineralocorticoid Replacement Therapy. J Clin Endocrinol Metab. 2018 Feb 1;103(2):376-387.

Capítulo 38

Estrógenos, progestinas e moduladores seletivos dos receptores estrogênicos e progestagênicos

Autores:
- Carla Macheroni Lima
- Carolina Meloni Vicente
- Deborah Simão de Souza
- Catarina Segreti Porto

Os estrógenos e as progestinas são hormônios esteroides endógenos que têm várias ações fisiológicas tanto no sexo feminino como no masculino. Estes hormônios são principalmente usados na terapia hormonal da menopausa (MHT, *menopausal hormone therapy*) e na contracepção. As doses e os fármacos usados diferem nos dois usos terapêuticos.

■ Estrógenos

Os estrógenos regulam vários processos fisiológicos envolvidos no desenvolvimento, na função e na homeostase tecidual nos sistemas: reprodutor feminino e masculino; urológico; cardiovascular; nervoso central; ósseo; dentre outros. Esses hormônios também estão envolvidos em vários processos patológicos, incluindo o câncer, as doenças metabólicas e as cardiovasculares, a neurodegeneração, a inflamação e a osteoporose.

Síntese e secreção

Em mulheres na pré-menopausa, os ovários são o principal local de síntese de estrógenos produzindo predominante o 17β-estradiol (E2), formado pela aromatização do anel A da testosterona pela enzima aromatase (citocromo P450 aromatase) (Figura 38.1). Além do E2, é formada, em concentração menor, a estrona (E1) pela aromatização da androstenodiona. No fígado, a 17β-hidroxiesteroide-desidrogenase (tipo II) favorece a oxidação do E2 circulante em E1, e os dois esteroides são convertidos em estriol (E3). Nas mulheres na pós-menopausa e nos homens (além do E2 produzido pelo testículo), a fonte de estrógenos é a conversão local de androstenodiona e testosterona em locais extragonadais, como os tecidos mamário, cerebral e adiposo. A concentração total de estrógenos (E1 + E2) no soro em mulheres na pré-menopausa está ao redor de 0,1 a 1,3 nM, enquanto na pós-menopausa é de 0,02 a 0,2 nM e no homem de 0,07 a 0,25 nM; porém, a concentração tecidual de E2 é alta, cerca de oito vezes a plasmática.

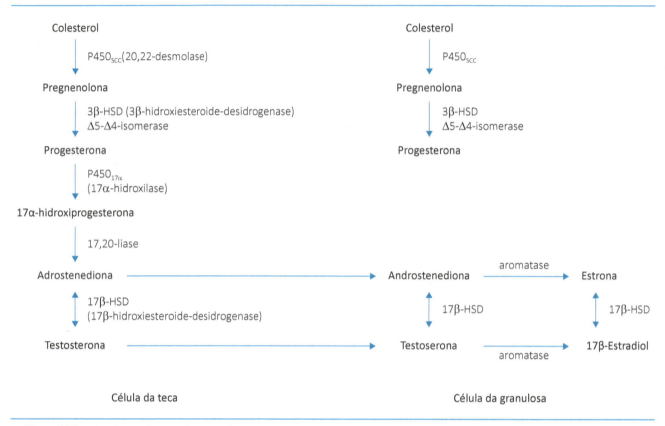

Figura 38.1 – Biossíntese dos estrógenos e da progesterona.
Fonte: Desenvolvida pela autoria do capítulo.

O E2 é transportado pelas proteínas plasmáticas, principalmente a SHBG (*sex hormone-binding globulin*) e a albumina e atua local e sistemicamente em células dos órgãos-alvos.

Fármacos

O E2 é o estrógeno endógeno mais potente seguido da estrona e do estriol. Muitos compostos esteroides sintéticos (*estradiol, valerato de estradiol, cipionato de estradiol, etinilestradiol, mestranol, sulfato de estrona, estrógenos de equino conjugados*) e não esteroides (*dietilestilbestrol, bisfenol A, genisteína*) apresentam atividade estrogênica. Os compostos esteroides contêm um anel fenólico A, importante para a ligação seletiva com os seus receptores, um grupo hidroxila no carbono 3 desse anel e uma β-OH ou cetona na posição 17 do anel D.

Receptores estrogênicos

Três receptores estão envolvidos nos efeitos celulares dos estrógenos, os receptores estrogênicos clássicos (ER, *estrogen receptors*), ERα (ESR1) (NR3A1) e ERβ (ESR2) (NR3A2), e o receptor de estrógeno acoplado à proteína G (GPR30, denominado em 2007 pela International Union of Basic and Clinical Pharmacology como "GPER"). A constante de afinidade do E2 para o ERα e ERβ é similar, aproximadamente 0,1 a 0,4 nM. Fármacos naturais e sintéticos têm afinidades diferentes para estes receptores. A afinidade do E2 para o GPER é de aproximadamente 3 a 6 nM.

ERα e ERβ: expressão, estrutura e isoformas

Os ER são membros da superfamília de receptores nucleares, presentes principalmente no núcleo da célula, mas também com pequena expressão (5 a 10%) em membrana plasmática (cavéolas) e citoplasma (em organelas: retículo endoplasmático e Golgi). A existência de um ER (ERα) foi demonstrada por Elwood Jensen em 1958 e o gene que codifica este receptor foi clonado em 1985. Por muitos anos, acreditou-se que havia apenas um único receptor estrogênico (ERα), mas um segundo receptor estrogênico (ERβ) foi descoberto em 1996. Os genes *ESR1* e *ESR2* que codificam, respectivamente, o ERα e o ERβ estão localizados em cromossomos diferentes (6q25.1 e 14q23.2, respectivamente). O perfil de expressão destes dois receptores difere nas células-alvos presentes nos sistemas reprodutor feminino e masculino, nervoso central, cardiovascular, digestório, imunológico; e nos tecidos mamário, renal, ósseo, adiposo branco, entre outros.

Os ER são fatores de transcrição ativados por ligantes, que aumentam ou diminuem a transcrição de genes-alvos. Estes receptores são proteínas com estrutura modular compostas de seis domínios funcionais com diferentes graus de homologia (Figura 38.2). O domínio aminoterminal (A/B), o domínio de ligação ao DNA (C), a região de dobradiça (D), o domínio de ligação ao ligante (E) e o domínio F, na região carboxiterminal do receptor. O domínio aminoterminal (A/B) do ERβ é menor em número de aminoácidos do que o do ERα, tem somente 15% de identidade de aminoácidos. Este domínio contém a região de função de ativação de transcrição (AF-1), que é capaz de regular a transcrição gênica independente do ligante, mas dependente da célula e do promotor do gene-alvo. A comparação desta região em ambos os receptores tem mostrado ser muito ativa no ERα em vários promotores responsivos aos estrógenos, mas nas mesmas condições, sua atividade é mínima no ERβ ou não funcional. O domínio de ligação ao DNA (C) contempla 66 aminoácidos formando os dois dedos de zinco ligados a cisteínas. Este domínio é altamente conservado entre ERα e ERβ com 96% de identidade de aminoácidos, direciona a dimerização do receptor e a ligação dos ER à sequência específica na região proximal do promotor no gene-alvo, denominada "elemento de resposta ao estrógeno" (ERE), composta de sequências invertidas separadas por três nucleotídeos (GGTCAnnnTGACC). A região de dobradiça (D), importante para a alteração conformacional do receptor, é a região de ligação das proteínas do choque térmico (HSP, *heat shock protein*), contém o sinal para localização nuclear do receptor e também contribui na dimerização do receptor. O domínio de ligação ao ligante (E) mostra em sua estrutura cristalográfica 12 hélices. Os aminoácidos Glu353 da hélice H3 do ERα ou Glu305 do ERβ, Arg394 da hélice H5 do ERα ou Arg346 do ERβ, His524 da hélice H11 do ERα ou His475 do ERβ, juntamente com outros aminoácidos (22 no total) formam a cavidade (*pocket*), onde o E2 via o grupo hidroxila do anel A interage com os aminoácidos Glu e Arg das hélices H3 e H5, respectivamente, e via grupo hidroxila do anel D interage com o aminoácido His da hélice 11, por pontes de hidrogênio. A ligação do E2 com os ER também altera a conformação estrutural da hélice 12 em relação à H3 e H11 e aminoácidos destas hélices formam a região da função de ativação de transcrição (AF-2), dependente do ligante. É importante ressaltar que esta conformação estrutural da hélice 12 em relação a outras hélices é dependente do ligante, resultando em uma forma ativa (ligação ao agonista) ou inativa (ao SERD, *selective estrogen receptor degrader*) na regulação da transcrição gênica. O domínio de ligação ao ligante do ERα e do ERβ mostra 55% de identidade de aminoácidos. No entanto, há uma grande homologia, diferença apenas em dois aminoácidos entre os dois receptores na cavidade onde o ligante interage com o receptor. É importante ressaltar que essa diferença estrutural permitiu o desenvolvimento de fármacos seletivos, agonistas e antagonistas, para cada receptor. O domínio F modula também a atividade transcricional dos ER.

Múltiplas variantes do ERα, como ERα-Δ3, ERα-36 e ERα-46, e do ERβ (também denominado ERβ1), como ERβ2, ERβ3, ERβ4 e ERβ5, podem ser geradas por *splicing* alternativo de RNA mensageiros para os ERs (Figura 38.2). No ERα-Δ3 falta o exon 3, que codifica parte do domínio de ligação ao DNA. No ERα-36, AF-1 e AF-2 estão ausentes, e os últimos 138 aminoácidos são substituídos por uma sequência de 22 aminoácidos. No ERα-46 faltam os aminoácidos 1-173, incluindo a região AF-1. Todas as variantes do ERβ (ERβ1) têm modificações no domínio carboxiterminal, isto dificulta a ligação dos estrógenos e de outros agonistas. ERβ (ERβ1) é a isoforma funcional, com uma constante de dissociação para o E2 de 0,5 nM, forma dímero com as outras isoformas. O E2 não liga ao ERβ2, enquanto têm afinidade moderada ao ERβ4 e ERβ5 (10 nM e 23 nM, respectivamente). Estas isoformas alteram a sinalização do estrógeno pela heterodimerização com ERβ (ERβ1) e ERα.

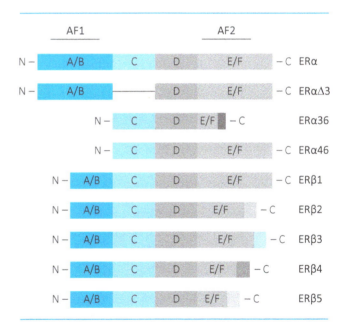

Figura 38.2 – Estruturas dos receptores estrogênicos (ERα e ERβ) e suas isoformas.
Estes receptores são proteínas com estrutura modular compostas de seis domínios funcionais. A região aminoterminal (N) do receptor com o domínio (A/B), o domínio de ligação ao DNA (C), a região de dobradiça (D), o domínio de ligação ao ligante (E) e o domínio F, na região carboxiterminal (C) do receptor. O domínio A/B contém a região de função de ativação de transcrição (AF-1), independente do ligante, e a função de ativação de transcrição (AF-2) é formada no domínio de ligação ao ligante (E).
Fonte: Adaptada de Jia et al. (2015).

Mecanismos de sinalização dos estrógenos-receptores estrogênicos ERα e ERβ

Várias vias de sinalização intracelular estão envolvidas nas respostas biológicas dos estrógenos, como as genômicas e as rápidas (extranucleares ou não genômicas). Três mecanismos genômicos, mediados por ER, foram caracterizados: i) ligação direta dos ER ao elemento de resposta ao estrógeno (ERE) (mecanismo clássico); ii) ligação dos ER a fatores de transcrição, que interagem com seus respectivos elementos de resposta no DNA do gene-alvo; e iii) ativação dos ER independente do ligante via fatores de crescimento e outras moléculas sinalizadoras que culminam na fosforilação dos ER (Figura 38.3).

O mecanismo genômico clássico dos estrógenos envolve várias etapas: a entrada do hormônio através da membrana plasmática e a ligação a um ER (ERα e ERβ) no núcleo. Este ER está presente como monômero inativo ligado à HSP90. A ligação do hormônio ao ER provoca mudança conformacional deste receptor com dissociação da HSP90, dimerização do ER, formação de uma nova superfície hidrofóbica (AF-2) no domínio de ligação ao ligante e a ligação do complexo ligante-ER (homo ou heterodímero) ao ERE na região proximal do promotor do gene-alvo. O complexo ligante-ER-ERE interage com a maquinaria transcricional por meio de proteínas coativadoras, que se ligam ao AF-1 e AF-2, as quais têm a capacidade de remodelagem da cromatina (Figura 38.3). Destas proteínas ativadoras, somente 50% estão envolvidas na ativação de ambos os ER, sugerindo que outras proteínas coativadoras contribuam nas funções distintas dos dois receptores. As proteínas coativadoras (p.ex., SRC-1, *steroid receptor coactivator*) interagem com os ER por meio de sua região rica em leucina. Estas proteínas facilitam a atividade transcricional dos ER, atuando no remodelamento da cromatina. Outras proteínas nucleares, como histonas acetiltransferase (HAT, *histone acetyltransferase*) e metiltransferases (CARM1, *coactivator associated arginine methyltransferase 1* e PRMT1, *protein arginine methyltransferase 1*) interagem com os ER. Após a montagem do complexo de transcrição mediado pelo ER, composto por uma infinidade de componentes, a transcrição gênica é iniciada pelo recrutamento da polimerase II. Além disso, é importante mencionar que os ER ligam-se preferencialmente aos ERE que não estão protegidos pelos nucleossomos. A ligação aos ERE protegidos requer a atividade de fatores de transcrição como FOXA1 (*forkhead box protein A1*) (Figura 38.3). Este fator interage com o DNA nucleossomal e ocasiona rearranjo da cromatina, facilitando a ligação dos ER ativados pelos estrógenos a estes ERE, cooperando com a transcrição gênica.

Proteínas correpressoras (SMRT, *silencing mediator of retinoic acid and thyroid hormone receptor* e NcoR, *nuclear receptor corepressor*, entre outras) podem se ligar nas regiões AF-1 e AF-2 e o recrutamento de histonas-desacetilases (HDACs, *histone deacetylases*) impedem a transcrição do gene-alvo.

O segundo mecanismo genômico é indireto (Figura 38.3). Os ER ativados pelos estrógenos podem regular a expressão gênica na célula-alvo pela interação proteína-proteína com outros fatores de transcrição, como AP-1 (*activator protein-1*) (FOS-JUN), SP-1 (*stimulating protein-1*), CREB (cyclicAMP-responsive-element binding protein), NFkB (*nuclear fator kappa B*), os quais se ligam aos seus respectivos elementos de resposta e regulam a transcrição gênica. As respostas aos agonistas e aos moduladores seletivos de ER, mediadas por essas interações proteína-proteína são específicas para cada ER e para o promotor no gene-alvo. Cerca de um terço dos genes regulados pelos estrógenos em humanos não contém a sequência específica (ERE) na região promotora.

No terceiro mecanismo genômico, os ER podem causar respostas hormonais na ausência de estrógenos via fatores de crescimento ou outras moléculas sinalizadoras, que provocam fosforilação de resíduos de serina (Ser) presentes nos ER (Figura 38.3). A ligação de fatores de crescimento aos seus receptores, como o EGF (*epidermal growth factor*) ao EGFR, resulta na fosforilação de Ser118 do ER pela ativação da via da MAPK/ERK (*mitogen activated protein kinases*)/(*extracellular regulated MAP kinase*). Além da Ser118, a Ser167 é outro importante sítio de fosforilação na região aminoterminal dos ER pela via da PI3K/AKT/mTOR (*phosphatidylinositol 3-kinase/serine/threonine* kinase/*mechanistic target of rapamycin kinase*) e da MAPK/ERK em resposta a hormônios como a insulina, IGF1 (*insulin like growth factor 1*) e EGF. Além das serinas da região aminoterminal, a Ser305 da região de dobradiça do ER também é fosforilada por PKA (*cAMP dependent protein kinase*) e Pak1 [*p21 (RAC1) activated kinase 1*]. As citocinas, como o fator de necrose tumoral alfa (TNFα, *tumor necrosis factor-alpha*) e a IL-1β (*interleukin-1β*), presentes em vários tipos celulares, incluindo células imunes como os macrófagos, podem induzir a fosforilação da Ser305.

Alguns ER, como mencionado anteriormente, estão localizados na membrana plasmática das células-alvos (Figura 38.3). Estes ER são transportados até a membrana plasmática, residem principalmente em cavéolas e medeiam as ações rápidas (extranucleares, não genômicas) do complexo estrógenos-ER, respostas que ocorrem dentro de segundos a minutos. Estas respostas envolvem uma série de eventos intracelulares:

i) palmitoilação das cisteínas 447 e 399, respectivamente, no domínio de ligação ao ligante do ERα e do ERβ e em cooperação com a proteína de choque térmico HSP27, resulta na interação de ER com a caveolina-1 e transporte de ER como monômeros para as cavéolas ou outras estruturas não cavéolas (*rafts*) na membrana plasmática. Após a exposição aos estrógenos, os ER se dissociam da caveolina-1, dimerizam e, em segundos, ativam a proteína G (subunidades α e βγ, dependendo do tipo celular), SRC (*non-receptor tyrosine kinase*) e receptores para fatores de crescimento (EGFR e IGF-1R) (Figura 38.3). Estas proteínas ativam vias de sinalização específicas em cada tipo celular, PLC/PKC (*phospholipase C/protein kinase C*), SRC/ERK, PI3K/AKT, p38/MAPK, JAK/STAT (*Janus kinase/signal transducers and activators of transcription*) e PAK1, entre outras; causando proliferação, migração e muitos outros processos celulares. Além disso, a localização dos ER na membrana via palmitoilação é importante para a diminuição da degradação de ER e, consequentemente, mais formação do complexo estrógenos-ER-ERE, sugerindo que a localização de ER na membrana e a sinalização extranuclear podem ser um pré-requisito para a atividade transcricional de ER.

ii) E2 pode se ligar com o ERα-36 e ERα-46, variantes do ERα (66 kD), e ativar vias de sinalização como a da MAPK/ERK e da PI3K/AKT.

iii) E2 pode também se ligar ao GPER, membro da superfamília dos receptores acoplados à proteína G (classe A). É importante mencionar que os efeitos combinados rápidos e genômicos são críticos para a função global do estrógeno e, mesmo na ausência dos estrógenos, os receptores clássicos ERα e ERβ e o GPER exercem funções constitutivas (isto é, independentes de ligantes) em processos fisiológicos normais e patológicos.

GPER: estrutura, expressão, fármacos agonistas e antagonistas e mecanismo de ação

O gene *GPER* que codifica o receptor está localizado no cromossomo 7p22. O receptor contempla 375 aminoácidos distribuídos nos sete domínios transmembranares, três alças extracelulares e três intracelulares. A estrutura tridimensional do GPER ainda não foi determinada experimentalmente, mas informações estruturais foram mostradas por abordagens computacionais. A região carboxiterminal do receptor (intracelular) é responsável pelo recrutamento de proteína G e arrestina, enquanto a segunda alça extracelular é essencial para a interação com os ligantes.

A expressão do GPER foi detectada em vários tecidos, como mama, ovário, endométrio, testículo, próstata, entre outros, e em células do câncer mamário, endometrial, ovariano, testicular, prostático e tireoidiano. Este receptor está localizado, predominantemente, na membrana plasmática das células, mas também em organelas intracelulares, como em membrana do retículo endoplasmático.

Fármacos como estrógenos, fitoestrógenos (p.ex., *genisteína*, *coumestrol*), estrógenos ambientais (p.ex., *bisfenol A*, *diclorodifeniltricloroetano*) e moduladores dos receptores estrogênicos (*tamoxifeno*, *raloxifeno* e *fulvestranto*) interagem com o GPER e ocasionam efeitos estimulatórios (agonistas). Agonista seletivo do GPER (G-1) e os antagonistas seletivos (G-15 e G-36) foram sintetizados e têm sido usados em diferentes estudos, comono câncer de mama.

Mecanismo de ação. A interação do E2 ou do agonista seletivo G-1 com o GPER culmina na alteração conformacional da proteína Gs acoplada ao GPER, diminuição da afinidade da subunidade αs pelo GDP que é, então, substituído pelo GTP. A subunidade αs da proteína Gs dissocia-se da subunidade βγ e ativa a adenilil ciclase, que resulta na formação de AMP cíclico (3',5'-monofosfato cíclico de adenosina), ativação de PKA e do fator de transcrição CREB. A subunidade βγ da proteína Gs causa a ativação da proteína adaptadora Shc e sua ligação com integrina α5β1, um receptor de fibronectina, aumentando o complexo fibronectina-integrina α5β1 em adesões focais e fibrilares. A subunidade βγ também provoca liberação de Ca^{++} do retículo endoplasmático, resultando na ativação da SRC e metaloproteinases de matriz (MMP). Fibronectina-integrina α5β1 e MMP liberam o pro-HB-EGF (*heparan-bound epidermal growth fator*) da membrana. HB-EGF causa a transativação do EGFR (*epidermal growth fator receptor*), autofosforilação, recrutamento de proteínas adaptadoras e ativação da via MAPK/ERK e PI3K/AKT (Figura 38.3). Além da subunidade βγ da proteína Gs, a subunidade βγ da proteína Gi/o também tem função similar. GPER também ativa eNOS (*endothelial nitric oxide synthase*) e produção de óxido nítrico (NO). SRC, EGFR, PI3K e ERK também estão envolvidos na formação de NO ativado. GPER pode ter efeitos rápidos e genômicos regulando a transcrição gênica.

Seção 6 – Fármacos que Afetam o Sistema Endócrino

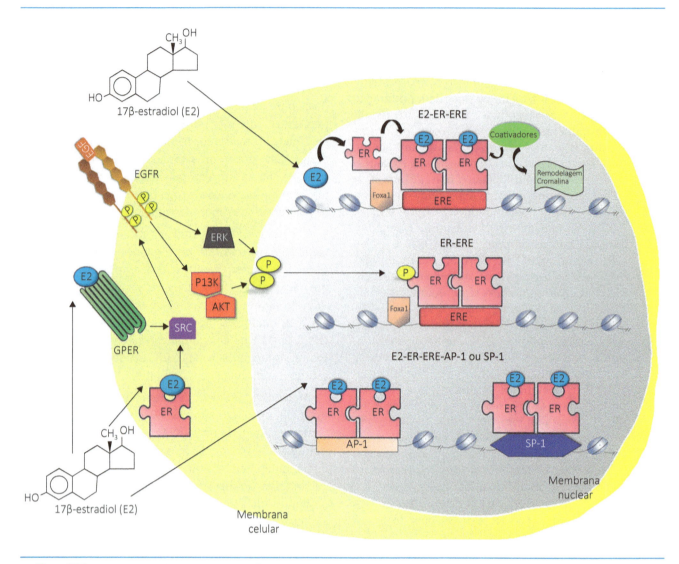

Figura 38.3 – Mecanismo celular da ação do 17β-estradiol (E2).
Mecanismo genômico. 17β-estradiol (E2) interage com o receptor estrogênico (ER) e o complexo E2-ER liga diretamente no elemento de resposta ao estrógeno (ERE), recruta proteínas coativadoras e outras proteínas adicionais envolvidas com a regulação da transcrição. E2--ER pode se ligar com fatores de transcrição, como AP-1 (FOS-JUN) e SP-1 e estes se ligam aos seus respectivos elementos de resposta e regulam a transcrição gênica. Fatores de crescimento, como EGF, podem interagir com seus receptores (EGFR), ativar vias de sinalização intracelular que fosforilam os ER e regulam a expressão gênica na ausência do ligante. *Mecanismo rápido (extranuclear, não genômico).* E2 se liga também com ER na membrana ou com o GPER e cauda a ativação de vias de sinalização intracelular.
Fonte: Desenvolvida pela autoria do capítulo.

■ Ações fisiológicas e farmacológicas

Ações sobre a maturação sexual feminina e masculina

Os estrógenos são responsáveis, em grande parte, por alterações que surgem na época da puberdade e pelos caracteres sexuais secundários femininos. Estimulam o crescimento e o desenvolvimento da vagina, do útero e das tubas uterinas e, em conjunto com outros hormônios, ocasionam desenvolvimento das mamas (crescimento dos ductos e estroma), modelagem do corpo e fechamento da epífise. Os andrógenos podem ter um papel secundário no desenvolvimento sexual feminino.

No sexo masculino, os estrógenos têm também uma função no desenvolvimento. A deficiência de estrógeno diminui o estímulo do crescimento na puberdade e retarda a maturação esquelética, bem como o fechamento das epífises, continuando o crescimento linear na idade adulta. A deficiência de estrógeno no homem causa a elevação das gonadotrofinas, o macrorquidismo, ao aumento dos níveis de testosterona e, em alguns indivíduos, também pode afetar o metabolismo de carboidratos e lipídeos, bem como a fertilidade.

Controle neuroendócrino do ciclo menstrual

O ciclo menstrual começa na puberdade, variando de 10 a 16 anos e termina na menopausa com idade média de 51 anos. Pode durar de 25 a 35 dias, com duração média de 28. O ciclo menstrual é controlado por uma cascata de eventos envolvendo hipotálamo--adeno-hipófise-ovários. Na época da puberdade, o hipotálamo começa a secretar de forma pulsátil o hormônio liberador de gonadotrofinas (GnRH, *gonadotropin-releasing hormone*) (a frequência e a amplitude dos pulsos são controladas diferentemente durante o ciclo ovulatório). Esta secreção pulsátil é controlada por neuropeptídeos e neurotransmissores liberados por neurônios hipotalâmicos e pelos esteroides ovarianos. O GnRH interage com receptores específicos nos gonadotrofos da adeno-hipófise e causa a liberação, também pulsátil das gonadotrofinas: hormônio folículo estimulante (FSH, *follicle-stimulating hormone*); e hormônio luteinizante (LH, *luteinizing hormone*).

Na fase folicular (ou proliferativa) inicial do ciclo, o FSH provoca o desenvolvimento e o amadurecimento do folículo e a secreção de estrógenos, principalmente o E2, pelas células da granulosa, contribuindo também no desenvolvimento do folículo. O LH estimula as células da teca a produzirem progesterona, androstenediona e testosterona (Figura 38.1). A androstenediona e a testosterona são secretadas, difundem-se para as células da granulosa, e o FSH via aromatase estimula a conversão da androstenediona e da testosterona em estrona e E2, respectivamente. Os efeitos do E2 sobre a hipófise e o hipotálamo, neste momento, são inibitórios e fazem declinar a quantidade de LH e FSH liberados pela adeno-hipófise (a amplitude do pulso de LH diminui).

Na metade do ciclo, o nível sérico de E2 ultrapassa o limiar de 150 a 200 pg/mL durante 36 horas. Essa elevação do E2 não inibe mais a liberação de gonadotrofinas, mas exerce um efeito de retroalimentação positiva sobre a hipófise, de modo a desencadear o pico (surto) pré-ovulatório de LH e FSH. Esse efeito envolve, principalmente, alteração da resposta da hipófise ao GnRH. A progesterona pode também contribuir para o pico de LH na metade do ciclo. O pico de gonadotrofinas na metade do ciclo estimula a ruptura do folículo e a ovulação em 1 a 2 dias. O folículo rompido transforma-se no corpo lúteo, que produz, sob a influência do LH na segunda metade do ciclo (fase lútea ou secretora), grandes quantidades de progesterona e quantidades menores de estrógenos. Na ausência de gestação, o corpo lúteo interrompe o funcionamento, o nível de esteroides diminui, e o endométrio é eliminado sob a forma de fluxo menstrual. Quando o nível de esteroides diminui, o gerador de pulsos de GnRH hipotalâmico retorna ao padrão de liberação pulsátil, característico da fase folicular, todo o sistema se reinicia, e um novo ciclo ovariano ocorre.

Com relação à expressão dos receptores estrogênicos, o ERβ é altamente expresso, mas limitado às células da granulosa dos folículos em crescimento, enquanto o ERα está geralmente localizado nas células do interstício e da teca. ERβ é necessário para a diferenciação adequada das células da granulosa em resposta às gonadotrofinas durante a foliculogênese.

Efeitos dos esteroides gonadais sobre o sistema reprodutor feminino

As alterações cíclicas na produção de estrógenos e progesterona pelos ovários regulam as ações destes hormônios no útero, nas tubas uterinas e na vagina. Durante a fase folicular do ciclo, o estrógeno inicia a reconstrução do endométrio uterino, estimulando a proliferação e a diferenciação celular. Além disso, resulta no aumento da expressão de receptores progestagênicos (PR, *progesterone receptor*), o que permite às células responderem a esse hormônio durante a segunda metade do ciclo. Na fase lútea ou secretora do ciclo, a elevação de progesterona limita o efeito proliferativo dos estrógenos no endométrio uterino, estimulando a diferenciação celular. Há um estímulo das secreções pelo epitélio importante para a implantação do blastocisto e crescimento dos vasos sanguíneos endometriais.

Os estrógenos aumentam a quantidade de muco cervical e o seu teor de água, de modo a facilitar a penetração dos espermatozoides no colo do útero, enquanto a progesterona apresenta efeitos opostos. Os estrógenos favorecem as contrações rítmicas do miométrio uterino, enquanto a progesterona as diminui.

Nas tubas uterinas, os estrógenos estimulam a proliferação e a diferenciação, enquanto a progesterona inibe estes processos. Na vagina, os estrógenos provocam estratificação e cornificação do epitélio.

Se ocorrer a implantação do blastocisto, a gonadotrofina coriônica humana (hCG, *human chorionic gonadotropin*) produzida inicialmente pelo trofoblasto e, mais tarde, pela placenta interage com o receptor de LH no corpo lúteo para manter a síntese dos esteroides durante os estágios iniciais da gestação. Posteriormente, a placenta torna-se o principal local de síntese de estrógenos e progesterona.

ERα é expresso em todas as células uterinas (epitélio luminal e glandular, estroma e células miometriais). A mutação do ERα causa infertilidade feminina por alterações nas funções ovarianas e uterina, enquanto a mutação do ERβ provoca alterações na fertilidade por defeitos ovarianos.

Efeitos sobre o sistema reprodutor masculino

Os estrógenos, historicamente, têm sido associados com a reprodução feminina, mas estudos das últimas duas décadas têm mostrado a importância dos estrógenos e seus receptores, ERα, ERβ e GPER, na regulação do sistema reprodutor masculino e em outros tecidos não reprodutivos. No homem, E2 é detectável em concentrações baixas no sangue, mas no fluido da *rete testis* e no sêmen são observadas elevadas concentrações de E2. Esta concentração varia com a idade, sendo alta na pré-puberdade. No testículo, a aromatase é expressa nas células de Sertoli, Leydig e germinativas. Esta enzima também é detectada no epitélio do epidídimo. Os receptores ERα e ERβ estão presentes no testículo, nos dúctulos eferentes, no epidídimo, nos ductos deferentes e na próstata. GPER está presente no testículo, no epidídimo e na próstata.

Os dúctulos eferentes e o epidídimo são importantes para a manutenção do microambiente adequado para a maturação do espermatozoide. Os dúctulos eferentes reabsorvem 96% do fluido luminal, concentrando o espermatozoide antes da sua entrada na cabeça do epidídimo. Os estrógenos via ERα têm uma função no controle de várias proteínas envolvidas com os transportes de íons e água e, consequentemente, na reabsorção do fluido pelo epitélio dos dúctulos eferentes e na manutenção da morfologia e da motilidade do espermatozoide.

Efeitos dos estrógenos no desenvolvimento e na homeostase do tecido prostático e na etiologia das doenças prostáticas têm sido mostrados, além dos efeitos dos andrógenos e seus receptores. Os efeitos dos estrógenos são mediados pelos ERα e ERβ na próstata. O E2, interagindo com ERα, ocasiona proliferação aberrante, inflamação e lesões pré-malignas e, portanto, poderia estar envolvido com o desenvolvimento do câncer prostático. Em contrapartida, os efeitos do E2, mediados pelo ERβ, pareciam ser antiproliferativos, anti-inflamatórios e indutores de genes antioxidantes. No entanto, mudanças dinâmicas na expressão dos receptores estrogênicos têm sido mostradas com a progressão do câncer prostático. Estudos têm mostrado que, nos estágios iniciais do carcinoma prostático, os genes que codificam o ERα e ERβ são silenciados por metilação, ocorrendo baixa expressão destes receptores nos tumores confinados à próstata. No entanto, ocorre uma reemergência do ERα com a progressão do câncer e, em sítios de metástase, bem como do ERβ. Assim, as funções de indutor (atribuído ao ERα) e supressor (atribuído ao ERβ) tumorais ainda precisam ser mais bem investigadas.

A identificação e a caracterização de mutações na aromatase e no ERα em pacientes do sexo masculino foram reportadas. A deficiência de estrógenos nestes pacientes, em virtude da mutação na *CYP19A1* (também conhecida como deficiência da aromatase), é caracterizada por diferenciação sexual normal e desenvolvimento da puberdade. A função testicular, a espermatogênese e a fertilidade não foram determinadas. No entanto, hipospadia e criptorquidismo foram relatados. Estes pacientes apresentaram na pós--puberdade dor óssea e crescimento linear contínuo. O tratamento com E2 levou ao fechamento da epífise, à melhora na deposição óssea e ao alívio da dor óssea. Hiperinsulinemia e intolerância à glicose ocorreram na maioria dos pacientes com deficiência de aromatase. Além disso, estes pacientes apresentaram aumento do índice de massa corporal e dislipidemia e aumento da concentração de hormônio de crescimento (GH, *growth hormone*).

O fenótipo reprodutivo de homens com mutações no ERα, pois esta mutação torna o receptor não funcional, é similar ao dos homens com deficiência da aromatase, com tamanho dos testículos e contagem de espermatozoides normais, mas com redução da viabilidade espermática. A mutação é acompanhada por altas concentrações de gonadotrofinas e grandes aumentos de E2 no soro dos pacientes. Este aumento de E2 não compensa os sintomas clínicos, sugerindo uma função para o ERα que não é compensada por outros ER. Além disso, foi mostrado que polimorfismos no exon 4 (domínio de ligação com o ligante) do ERα está associado à azoospermia idiopática e infertilidade masculina. Contudo, mutações e polimorfismos no ERβ não estão associados à infertilidade.

Efeitos extragonadais dos estrógenos

Além das gônadas, os estrógenos são produzidos em menor quantidade por diferentes tecidos dos sistemas cardiovascular, nervoso central, ósseo, entre outros, e os efeitos estrogênicos destes hormônios produzidos localmente e/ou sistemicamente estão resumidos na Figura 38.4.

Farmacocinética

Os estrógenos são compostos lipofílicos com boa absorção quando administrados pelas vias oral, parenteral, transdérmica e tópica. Os fármacos estradiol, estrógenos conjugados, ésteres de estrona e etinilestradiol são usados pela administração oral. O estradiol está disponível em preparações micronizadas e não micronizadas. A potência das preparações orais difere em virtude, em grade parte, de diferenças no metabolismo. O etinilestradiol, por exemplo, é muito mais potente do que os estrógenos conjugados.

Os ésteres de estradiol aquosos ou em base oleosa são administrados pela via intramuscular uma vez por semana ou uma vez por mês. Fármacos, como o valerato de estradiol ou cipionato de estradiol podem ser absorvidos durante várias semanas após uma única injeção intramuscular. Estrógenos conjugados podem ser administrados por via endovenosa ou intramuscular.

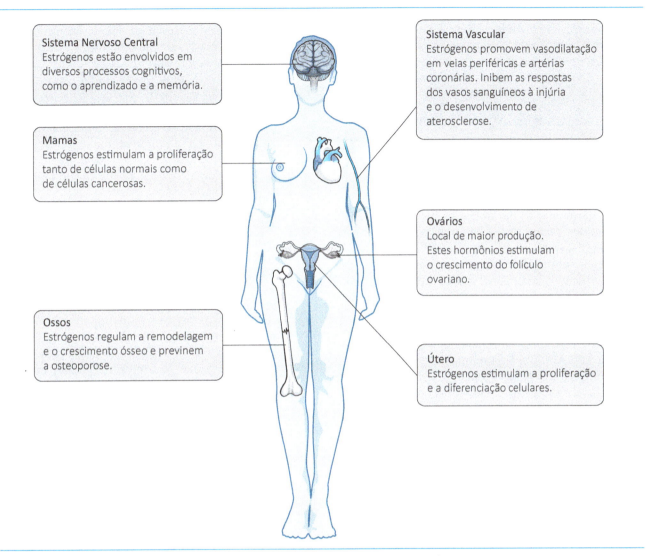

Figura 38.4 – Resumo das ações fisiológicas e farmacológicas dos estrógenos em tecidos-alvo.
Fonte: Adaptada de Morselli et al. (2017).

Os adesivos transdérmicos são trocados 1 ou 2 vezes por semana e proporcionam a liberação de E2 lenta e duradoura, bem como distribuição sistêmica e níveis sanguíneos mais constantes do que a administração oral.

Há preparações para uso tópico vaginal ou para aplicação na pele. São eficazes localmente, mas podem ter também absorção sistêmica.

O E2 e outros estrógenos naturais ligam-se à SHBG e, em menor grau, à albumina sérica. O etinilestradiol liga à albumina, mas não à SHBG.

Variações no metabolismo do E2 são observadas e dependem do ciclo menstrual, da situação em relação à menopausa e de vários polimorfismos genéticos. O hormônio sofre rápida biotransformação hepática, com meia vida plasmática de minutos. O E2 é convertido principalmente pela 17β-hidroxiesteroide-desidrogenase em estrona, que sofre conversão por 16α-hidroxilação e 17-cetorredução em estriol, o principal metabólito urinário. São também conjugados com sulfatos e glicuronídeos e excretados. Estrona e E2 em quantidades menores são oxidados a 2-hidroxicatecóis pela CYPA4 no fígado e CYP1A em tecidos extra-hepáticos, ou a 4-hidroxicatecóis pela CYP1B1 em locais extra-hepáticos, sendo o 2-hidroxicatecol formado em maior quantidade. Os 2 e 4-hidroxicatecóis são inativados pela COMT. Quantidades menores podem ser convertidas por reações catalisadas por CYP ou peroxidase, originando semiquinonas ou quinonas capazes de formar complexos de adição com o DNA ou de gerar ROS que poderiam oxidar as bases de DNA.

Os estrógenos também sofrem recirculação êntero-hepática por meio de conjugação a sulfato e gliconato no fígado; secreção biliar desses conjugados no intestino; e hidrólise no intestino, seguida de reabsorção.

Seção 6 – Fármacos que Afetam o Sistema Endócrino

O etinilestradiol é depurado muito mais lentamente do que o E2, em virtude de redução do metabolismo hepático. Diferente do E2, a principal via de biotransformação do etinilestradiol envolve a 2-hidroxilação e formação dos 2 e 3-metil ésteres correspondentes.

Fármacos inibidores da síntese de estrógenos e moduladores seletivos dos receptores estrogênicos

Aproximadamente 70% de todos os cânceres de mama expressam receptores estrogênicos (ER) ou progestagênicos (PR) ou ambos os receptores, sendo considerados receptores hormonais positivos. A ativação do ERα tem efeitos proliferativos e a do ERβ tem efeitos antiproliferativos e pró-apoptóticos em células do câncer de mama que coexpressam ambos os receptores. No entanto, o ERβ pode promover proliferação e bloquear apoptose em células do câncer de mama que não expressam ERα. Além do teste para a detecção do ER e PR, testes para detecção do gene que codifica ERBB2 (também denominado HER2, *human epidermal growth fator receptor*) e da proteína têm sido feitos no momento do diagnóstico e contribuem nas decisões do tratamento hormonal. Os fármacos usados no tratamento adjuvante são classificados de acordo com seu mecanismo de ação: i. fármacos que diminuem a produção de estrógenos endógenos (inibidores da aromatase e agonistas do GnRH); ii. fármacos que modulam diretamente os ER (SERM, *selective estrogen receptor modulators*) ou iii. fármaco que degrada os ER (SERD, *selective estrogen receptor degrader*).

O uso clínico de cada um destes fármacos no câncer de mama inicial, avançado ou metastático segue diretrizes específicas de tratamento. Vários fatores são levados em consideração incluindo o estadiamento da neoplasia, a idade reprodutiva da paciente, o histórico do tratamento anterior, entre outros. Apesar da reconhecida eficácia desta abordagem, é evidente que quase metade do câncer de mama ER positivo não responde à terapia endócrina (resistência *de novo*) ou desenvolve a falta de responsividade ao fármaco (resistência adquirida ao fármaco). A estratégia fundamental para o tratamento do câncer de mama avançado ER positivo e ERBB2 negativo é o uso da terapia endócrina sozinha ou em combinação.

Fármacos que diminuem a produção endógena de estrógenos

Inibidores de aromatase

- Mecanismo de ação: inibidores de aromatase são fármacos que causam redução da síntese de estrógenos pela inibição da enzima aromatase, a qual converte andrógenos em estrógenos (Figura 38.1). De acordo com sua estrutura química, são classificados em esteroidal (tipo I) e não esteroidal (tipo II). O inibidor esteroidal da aromatase (*exemestano*) compete com o substrato natural da enzima, ligando-se covalentemente ao sítio ativo da enzima, resultando em uma inibição irreversível. Os inibidores não esteroidais da aromatase (*anastrozole* e *letrozole*) ligam-se não covalentemente à enzima, saturam seu sítio ativo e são reversíveis.

- Usos terapêuticos e efeitos adversos: esses fármacos são administrados por via oral, anastrozole (1 mg/dia produziu diminuição dos níveis de E2 superior a 80%), letrozol (2,5 mg/dia) e exemestano (25 mg/dia). Estes inibidores da aromatase são indicados como 1ª escolha para o tratamento do câncer de mama com receptor hormonal positivo em mulheres na pós-menopausa natural ou induzida ou como 2ª escolha após o tamoxifeno. Há redução da incidência de câncer de mama contralateral em pacientes recebendo anastrozol como tratamento adjuvante para o câncer de mama inicial. Estudos clínicos, comparando estes fármacos com o tamoxifeno, associaram os inibidores da aromatase com diminuição da incidência de ondas de calor e dos efeitos colaterais ginecológicos e tromboembolismo venoso, mas com aumento de dores musculares e ósseas, artralgia, eventos cardiovasculares e disfunção sexual. Os riscos de fraturas e de osteoporose estão também aumentados.

Agonistas de GnRH

- Mecanismo de ação: a administração contínua de agonistas do GnRH (p.ex., *leuprorrelina* (*leuprolida*), *triptorrelina*, gosserrelina) diminui os receptores de GnRH na hipófise, inibe a liberação das gonadotrofinas FSH e LH pela adeno-hipófise e impede a maturação do folículo ovariano. Os níveis séricos de estrógenos são reduzidos a níveis observados em mulheres na pós-menopausa ou em mulheres após ooforectomia.

- Usos terapêuticos e efeitos adversos: os agonistas de GnRH são administrados por via intramuscular na forma de injeção, uma vez por mês, a cada 3 ou 6 meses. É observada elevação inicial nos níveis de LH e FSH; entretanto após 14 a 21 dias de tratamento, ocorre uma redução sustentada de gonadotrofinas e estrógenos. Estudos recentes mostraram benefícios na associação dos agonistas de GnRH com inibidores da aromatase ou tamoxifeno em mulheres muito jovens ou na pré-menopausa com risco mais elevado de desenvolver o câncer mamário. Além disso, esses fármacos podem ser administrados com inibidores de aromatase, tamoxifeno ou fulvestranto em mulheres na pré-menopausa que apresenta câncer de mama metastático. Seus efeitos colaterais estão relacionados com o hipoestrogenismo, isto é, ondas de calor, ressecamento vaginal, diminuição da libido, osteoporose, amenorreia e dispareunia.

Moduladores seletivos dos receptores estrogênicos (SERMs)

Os SERM são fármacos com ações seletivas nos tecidos, ou seja, produzem ações estrogênicas em certos tecidos e atividades antagonistas em outros tecidos. São classificados, baseados nas suas estruturas químicas, em: 1) trifeniletileno (*tamoxifeno* e fármacos similares ao tamoxifeno); 2) benzotiofeno (*raloxifeno*, *arzoxifeno*); 3) fenilindol (*bazedoxifeno*); e 4) tetraidronaftaleno (*lasofoxifeno*).

- Mecanismo de ação dos SERM: a ligação dos SERM com os receptores estrogênicos resulta na mudança conformacional do receptor diferente dos estrógenos (agonistas). A posição principalmente da hélice 12 no domínio de ligação ao ligante do ER não permite a formação da região da função de ativação da transcrição AF-2 e, consequentemente, a ligação de proteínas coativadoras nesta região. Proteínas correpressoras podem interagir com o receptor e um complexo transcricional silenciado é formado no ERE. No entanto, a resposta celular aos SERM não é determinada somente pela mudança conformacional do ER, mas depende da função e das quantidades relativas das diferentes proteínas correguladoras (coativadoras e correpressoras), das diferenças na distribuição tecidual dos ER (ERα e ERβ) e dos ERE nos promotores de genes-alvo. Além disso, dependendo do tipo celular, as duas regiões AF-1 e AF-2 ou somente uma delas (AF-1 ou AF-2) são necessárias para a resposta celular e ligação das proteínas coativadoras. Todos estes fatores explicam a resposta antagonista do tamoxifeno no tecido mamário (efeito antiproliferativo) e as atividades agonistas parciais em tecidos não cancerosos, como no útero, no osso e no coração.

SERM trifeniletileno: tamoxifeno

A eficácia do tamoxifeno é atribuída a seus metabólitos ativos, 4-hidroxitamoxifeno e endoxifeno, pelas enzimas citocromo P450 (CYP2D6, CYP3A e CYP2C). A ligação do 4-hidroxitamoxifeno ao ERα e ERβ resulta em mudança conformacional do ER,

ligação ao ERE, recrutamento de proteínas correpressoras, NCOR1 (*nuclear receptor corepressor 1*) e NCOR2, e repressão de sinalização de ERα em células do câncer de mama ER positivo. Expressão diferencial das proteínas correguladoras, dependente do tecido-alvo, é uma das razões pelas quais o 4-hidroxitamoxifeno é um potente antagonista nas células do câncer de mama, enquanto exibe atividade agonista parcial no endométrio uterino. Por exemplo, foi descrito que o recrutamento de NCOA1 (*nuclear receptor coactivator 1*), um coativador altamente expresso no útero, é responsável pelo perfil de agonista da ligação tamoxifeno-ERα em promotores dos genes sensíveis ao tamoxifeno nas células endometriais. Além disso, a ativação da região AF-1 do receptor, independente do ligante, e a ligação de proteínas coativadoras desempenham um papel nas ações agonistas do tamoxifeno, particularmente, nos tecidos endometriais.

O tamoxifeno causa redução, na ordem de 10 a 20%, dos níveis de colesterol total no sangue e de lipoproteínas de baixa densidade em mulheres na pós-menopausa, mas não aumenta o HDL e os triglicerídeos. Adicionalmente, tem sido relatado que o tamoxifeno pode manter a densidade mineral óssea em pacientes na pós-menopausa.

Usos terapêuticos e efeitos adversos

Tamoxifeno é um fármaco não esteroidal, administrado por via oral (geralmente 20 mg/dia em duas doses). Os níveis plasmáticos máximos são alcançados em 4 a 7 horas. O tamoxifeno tem meia-vida inicial de 7 a 14 horas e de 4 a 11 dias. Por sua prolongada meia-vida, são necessárias 3 a 4 semanas de tratamento para alcançar os níveis plasmáticos em estado de equilíbrio. O fármaco sofre circulação êntero-hepática e a excreção ocorre principalmente pelas fezes, na forma de conjugado do metabólito desaminado. O uso do tamoxifeno na terapia adjuvante no câncer de mama ER positivo por 5 anos mostra que seu uso pós-operatório reduz a recorrência do câncer e a mortalidade naquelas pacientes diagnosticadas no início da patologia tanto na pré- como na pós-menopausa. Benefícios do tratamento com tamoxifeno no câncer de mama avançado foram também mostrados. O tamoxifeno e outros SERM, como o raloxifeno, são também usados para a prevenção do câncer de mama em pacientes de alto risco, como mulheres com forte história familiar ou patologia não maligna prévia da mama. O uso de inibidores de aromatase, juntamente ou em sequência ao tamoxifeno, tem mostrado benefício clínico comparado ao tamoxifeno tanto em mulheres na pós como na pré-menopausa com ooforectomia. A eficiência destes fármacos tem sido mostrada até 10 anos de terapia endócrina. O tamoxifeno é usado na prevenção do câncer de mama em mulheres com histerectomia, uma vez que o efeito adverso deste fármaco é o aumento (duas a sete vezes) do risco de desenvolvimento de câncer endometrial, em muitos casos, observados em mulheres acima de 50 anos de idade. Além do câncer endometrial, em 25% das pacientes ocorrem ondas de calor, atrofia do revestimento da vagina e outros efeitos adversos, incluindo catarata, náuseas e vômitos. O tratamento com tamoxifeno também causa um aumento no risco relativo de trombose venosa profunda e de embolia pulmonar. Outros fármacos similares ao tamoxifeno foram desenvolvidos com o objetivo de reduzir o efeito adverso observado com o tamoxifeno sem alterar a eficácia, como o toremifeno e outros, mas todos mostraram efeitos similares ao tamoxifeno.

SERM benzotiofeno: raloxifeno

O raloxifeno se liga no ER e altera a conformação do receptor distinta dos estrógenos e do tamoxifeno, assim, um conjunto diferente de coativadores e correpressores pode interagir com o ER-raloxifeno. O tratamento com o raloxifeno não mostra um aumento do aparecimento do câncer endometrial, mas mostra resistência cruzada no câncer de mama tratado com tamoxifeno.

Usos terapêuticos e efeitos adversos

O raloxifeno é administrado por via oral (60 mg/dia) e tem um elevado efeito de primeira passagem, mas apresenta um volume de distribuição muito grande e meia-vida longa, mais de 24 horas, assim, pode ser administrado uma vez ao dia. É eliminado principalmente nas fezes após glicuronidação hepática. O raloxifeno é usado na prevenção do câncer de mama em mulheres com fatores de alto risco e na prevenção da osteoporose. O raloxifeno é um agonista estrogênico no osso, onde exerce um efeito antirreabsortivo. O raloxifeno é contraindicado em pacientes com história atual ou passada de episódios tromboembólicos venosos, incluindo trombose venosa profunda, embolia pulmonar e trombose de veia retineana.

SERM fenilindol: bazedoxifeno

O bazedoxifeno é um SERM de 3ª geração e apresenta atividade no câncer de mama resistente ao tamoxifeno. A incidência de hiperplasia endometrial e de pólipos em mulheres tratadas com bazedoxifeno é similar ao placebo. Estudos pré-clínicos realizados com o bazedoxifeno e o inibidor seletivo de CDK 4 e 6 (*cyclin dependent kinases 4/6*), palbociclibe, no estadiamento IV do câncer de mama ER positivo, sugerem que os dois fármacos funcionam sinergicamente no câncer resistente à terapia endócrina; bem como,

em tecido que expressa mutação de ERα. O uso deste fármaco foi aprovado também na prevenção da osteoporose como monoterapia e em combinação com estrógenos conjugados.

SERM tetraidronaftaleno: lasofoxifeno

O lasofoxifeno exibe boa disponibilidade pela administração oral. Reduz o risco do câncer de mama e tem alta eficácia no tratamento da osteoporose. No entanto, o tratamento com este fármaco acima de 5 anos tem sido associado com hipertrofia endometrial.

Fármaco que degrada os ER (SERD): fulvestranto

Uma grande porcentagem de cânceres resistentes ao tamoxifeno desenvolve resistência cruzada a outros SERM, indicando o envolvimento do ER e suas vias de sinalização intracelular neste processo. Estas observações levaram ao desenvolvimento de novo fármaco que interage com o ER, como o SERD (fulvestranto).

- **Mecanismo de ação:** o fulvestranto é um composto esteroídico com uma cadeia lateral de átomos de carbono, que impede a associação da hélice 12 com o restante das hélices no domínio de ligação ao ligante, alterando a conformação do receptor de forma diferente do agonista (p.ex., do E2) ou dos SERM. Interage com o ER na forma monomérica, impede a dimerização do receptor, inativa a região de transativação do receptor AF-1 e impede a formação da AF-2. Além disso, o fulvestranto enseja a degradação do ER e acelera seu *turnover* via ubiquitina-proteassomo. Tem alta afinidade pelos ER no tecido mamário com uma constante de inibição (IC50) de 0,89 nM, maior do que a do tamoxifeno (IC50, 0,19 – 0,25 nM).

Usos terapêuticos

O fulvestranto é administrado mensalmente por meio de injeções intramusculares de depósito. As concentrações plasmáticas alcançam níveis máximos em 7 dias e mantêm-se por 1 mês e é 90% eliminado pelas fezes. A dose de 250 mg intramuscular a cada 28 dias foi a inicialmente usada; mas, após diferentes estudos clínicos foi substituída para 500 mg intramuscular a cada 28 dias. Este fármaco é usado no câncer de mama avançado metastático ER positivo e ERBB2 negativo na mulher na pós-menopausa não previamente tratada com terapia endócrina. O fulvestrado também é usado para inibir o crescimento do tumor resistente ao tamoxifeno. Os efeitos adversos do fulvestranto incluem ondas de calor, sintomas gastrointestinais, dores de cabeça e nas costas e faringite.

Resistência ao tratamento com SERM e SERD

Muitos pacientes com câncer de mama ER positivo não respondem à terapia endócrina. Os mecanismos de resistência a terapias hormonais são complexos e incluem a regulação epigenética da expressão do ERα, mutações e *splice* alternativo do ERα, modificações pós-traducionais, alterações no domínio de ligação ao ligante, alterações da expressão e recrutamento diferencial de correguladores, alterações nas vias de sinalização intracelular do ER, influências do microambiente tumoral, entre muitos outros. Os mecanismos de resistência aos fármacos são detalhados na literatura. Neste capítulo, serão abordados alguns mecanismos que surgiram como importantes oportunidades para intervenção terapêutica:

- **Resistência metabólica:** importante mecanismo na resistência ao tamoxifeno é referente ao seu metabolismo. O tamoxifeno deve ser metabolizado em 4-hidroxitamoxifeno e endoxifeno pela CPY. Sete por cento dos pacientes apresentam alterações na metabolização do fármaco, com alteração ou perda da função do gene que codifica CYP 2D6.
- **Alterações dos ER e de suas vias de sinalização têm levado à resistência ao tamoxifeno e ao fulvestranto:** a perda dos ER por silenciamento epigenético, via metilação do DNA ou desacetilação de histonas, tem sido descrita como mecanismo de resistência a ambos os fármacos. Mutações no domínio de ligação ao ligante dos ER resultam na diminuição de resposta ao tamoxifeno e ao fulvestranto.
- **Ativação da via PI3K/AKT/mTOR:** além de alterações no ER, a ativação da via de sinalização intracelular, como PI3K/AKT/mTOR, que desempenha um papel fundamental na proliferação e na sobrevivência celular, é um mecanismo adaptativo de resistência ao tratamento do câncer de mama ER positivo. É importante mencionar que PI3K, AKT e mTOR podem fosforilar e ativar ER na ausência de estrógenos, conferindo resistência a terapias endócrinas. Vários mecanismos estão envolvidos na ativação desta via e estes culminarão na resistência, como mutação ativadora da PI3K e AKT, perda da função da PTEN, um supressor tumoral que regula a ativação de PI3/AKT, ou ativação do IGFR (*insulin growth factor receptor*). Além disso, tamoxifeno e fulvestranto atuam como agonista no ERα-36 e GPER e ativam duas vias de sinalização intracelular, SRC, MMP, EGFR e PI3K/AKT. Vários estudos clínicos estão em desenvolvimento associando inibidores da via PI3K/AKT/mTOR e tamoxifeno ou fulvestranto.

- **Ativação de receptores para fatores de crescimento:** está bem documentado o envolvimento de EGFR, ERBB2 e ERBB3 na resistência ao fulvestranto. Além destes, outros receptores para fatores de crescimento podem estar envolvidos como, FGFR (*fibroblast growth factor receptor*), IGFR, VEGFR (*vascular endothelial growth factor receptor*).
- **Alteração de proteínas reguladoras do ciclo celular:** alterações de várias proteínas reguladoras do ciclo celular, incluindo ciclinas, quinases dependentes de ciclinas (CDKs) e os produtos do gene retinoblastoma, estão relacionadas com a resistência ao fulvestranto. Estudos pré-clínicos indicam que o complexo Cyclin D1/CDK4/6 desempenha um papel fundamental no desenvolvimento do câncer de mama. Estudos clínicos com inibidores de CDK4/6 (palbociclibe, ribociclibe e abemaciclibe) e fulvestranto estão em desenvolvimento.

Outros mecanismos têm sido descritos na resistência aos fármacos como o envolvimento de microRNAs e alterações na via ubiquitina-proteassomo. Portanto, o melhor entendimento destas vias poderá ser um caminho promissor para reverter à resistência ao fulvestranto e melhorar sua eficácia.

Altas doses de estrógeno (etinilestrodiol), progesterona (acetato de megestrol) e andrógeno (fluoximesterona) são recomendadas como 3ª e última escolha de tratamento no câncer de mama.

SERM e SERD podem ser usados em outros tipos de câncer, como o ovariano e o endometrial. Aproximadamente 90% do câncer de ovário são de origem epitelial e a maioria expressa ER. Similar ao câncer de mama ER positivo, existem relatos demonstrando correlação positiva entre o aumento da exposição a estrógenos e a incidência de câncer ovariano. O tratamento primário em pacientes com câncer ovariano consiste em cirurgia e quimioterapia adjuvante. Estudos clínicos usando o tamoxifeno ou o fulvestranto não mostraram um resultado significativo. Atualmente, o tratamento hormonal é reservado como uma opção para pacientes com recidiva que não responderam ou são incapazes de tolerar a quimioterapia. Há dois tipos de câncer endometrial, tipo I, ER positivo com prognostico mais favorável comparado ao tipo II que é ER negativo. Dois estudos clínicos em pacientes com câncer avançado e recorrente foram realizados com o fulvestranto. Outros estudos serão necessários para uma melhor avaliação.

■ Progestinas

Fármacos

Os compostos com atividades biológicas similares às da progesterona são designados "progestinas". As progestinas incluem a *progesterona*, hormônio endógeno, e os derivados da 17α-acetoxiprogesterona da série dos pregnanos (*acetato de medroxiprogesterona*, *acetato de megestrol*), da 19-nortestosterona da série estranos (*19-nortestosterona*, *noretindrona*) e o *norgestrel* e outros compostos relacionados da série dos gonanos (*desogestrel*, *gestodeno*, *norgestimato*).

Biossíntese e secreção

Conforme mencionado anteriormente, a progesterona é secretada pelo ovário, principalmente pelo corpo lúteo, pela ligação do LH ao seu receptor, durante a segunda metade do ciclo menstrual. Após a fertilização, a produção de progesterona pelo corpo lúteo é também mantida pelo hCG secretado pelo trofoblasto. Durante o 2º ou 3º mês de gravidez, a placenta em desenvolvimento começa a secretar estrógeno e progesterona, em colaboração com as glândulas suprarrenais fetais, não sendo o corpo lúteo essencial para a continuação da gravidez. O estrógeno e a progesterona continuam a ser secretados em grandes quantidades pela placenta até a hora do parto.

Receptores progestagênicos

Em comum com outros receptores para hormônios esteroidais, o receptor progestagênico PR é uma proteína modular composto por domínio aminoterminal (A/B), o domínio de ligação ao DNA (C), a região de dobradiça (D), o domínio de ligação ao ligante (E) na região carboxiterminal do receptor. Há duas isoformas do PR (PR-A e PR-B), codificadas por um único gene, com a utilização de dois promotores distintos. O PR-A apresenta um domínio aminoterminal truncado (os primeiros 164 aminoácidos do domínio aminoterminal do PR-B estão ausentes no PR-A) e o PR-B é a isoforma completa. O PR-A e o PR-B contêm as duas funções de ativação da transcrição (AF-1 e AF-2). O PR-B é mais longo e contém uma função de ativação da transcrição adicional (AF-3). A interação dos correguladores é observada nas três funções de ativação da transcrição. AF-1 está localizado dentro do domínio aminoterminal e AF-2 está no domínio de ligação ao ligante. Como já mencionado com relação ao ER, a ligação das progestinas com o PR induz alteração conformacional nas hélices do domínio de ligação ao ligante (mais notavelmente a hélice 12) formando o AF-2. As atividades biológicas do PR-A e do PR-B são distintas e dependentes do gene-alvo.

Modificações pós-translacionais são observadas nos PR, incluindo fosforilação, acetilação, ubiquitinação, sumoilação e metilação. Há pelo menos 10 sítios de fosforilação (Ser/Thr) no PR, todos localizados no domínio aminoterminal, exceto um na região de dobradiça (Ser676). Cinco destes sítios estão na região

do domínio aminoterminal presente somente no PR-B. O PR é fosforilado na ausência de hormônio, e o tratamento com progesterona aumenta a fosforilação. Em diferentes células, estes receptores estão constitutivamente fosforilados (Ser81, 190 e 400) e são minimamente afetados pelo hormônio, enquanto em outras células são fosforilados pela progestina (Ser102, 162, 294 e 345). Várias proteínas quinases, que fosforilam o PR, foram identificadas, incluindo CDK1/2, MAPK, PKA, DNA-PK (*protein kinase, DNA-activated*) e CK2 (*casein kinase 2*). Estas fosforilações modulam várias funções, incluindo a translocação nuclear, a dimerização do receptor, a ligação ao DNA, a interação com os correguladores, a atividade transcricional, a estabilidade da proteína e a progressão do ciclo celular. O PR é ubiquitinado em resposta à ligação do hormônio e é rapidamente degradado por proteossomas.

Sumoilação da lisina 388 é observada no PR, dependente da ligação ao hormônio, e inibe a atividade transcricional de vários genes-alvo, principalmente aqueles envolvidos com proliferação celular e sobrevivência, mas também aumenta a transcrição de outros genes-alvo por mecanismos que não são bem definidos.

A acetilação em um aminoácido presente na região de dobradiça, dependente da ligação do hormônio, regula a captação do PR para o núcleo e a ativação genes-alvo selecionados, como *c-MYC*. O coativador p300 medeia a acetilação da Lys183 e potencializa a atividade transcricional do PR por acelerar sua cinética de ligação com o DNA dos genes-alvo contendo elementos de resposta à progesterona (PRE).

A metilação do PR foi vista recentemente e mais estudos são necessários. As modificações pós-translacionais destes receptores são mecanismos importantes envolvidos nas diferentes funções da progestina e são dependentes do contexto celular.

- Mecanismo de ação: A ligação das progestinas com seu receptor resulta na localização nuclear, fosforilação do receptor, na interação do complexo com uma sequência específica no DNA (PRE) e no recrutamento de proteínas correguladoras, via interação proteína-proteína, as quais, subsequentemente, modificam a cromatina para ativar ou reprimir os genes-alvo. O complexo progestina-PR pode ligar no PRE na região promotora e em sítios distantes, tendo o próprio PR a função de remodelagem da cromatina. O complexo formado por receptor e coativador favorece interações com proteínas adicionais, como CBP (*CREB binding protein*) e p300, causando a remodelagem de cromatina e o aumento da acessibilidade de proteínas transcricionais, como a RNA-polimerase II, ao promotor do gene-alvo. Receptores de andrógeno (AR), mineralocorticosteroide (MR) e glicocorticosteroide (GR) e PR se ligam em uma mesma sequência consenso, elemento de resposta aos hormônios, GGT/AA-CAnnnTGTTCT.

Ações fisiológicas e farmacológicas

Ações sobre o eixo hipotálamo-hipófise--gônada

A progesterona produzida na fase lútea do ciclo menstrual diminui a frequência dos pulsos de GnRH e a liberação de gonadotrofinas ocasionando o reajuste do eixo hipotálamo-hipófise-gônada de volta para a fase folicular.

Sistema reprodutor feminino

A progesterona diminui a proliferação do endométrio estimulada pelo estrógeno e estimula o desenvolvimento de um endométrio secretor e inibe a contratilidade uterina. A queda da progesterona no final do ciclo é o fator determinante para o início da menstruação. A progesterona influencia as glândulas endocervicais, de modo que, a secreção aquosa estimulada pelo estrógeno na fase folicular do ciclo é alterada para uma secreção viscosa e escassa pela progesterona, diminuindo a penetração do espermatozoide no colo do útero.

O epitélio vaginal humano é alterado para uma situação de gestação pela progesterona. A progesterona é importante para a manutenção da gestação, se a fertilização do óvulo ocorrer.

Glândula mamária

A proliferação do tecido epitelial mamário pela progestina ocorre por via parácrina. Na glândula mamária, somente uma fração das células epiteliais luminais expressam PR, os outros tipos celulares do epitélio mamário são PR negativas, incluindo as células mioepiteliais e as células-tronco mamárias (*mammary stem cells*, MaSC). Em resposta à progesterona aguda, as células PR positivas exibem uma pequena explosão de proliferação via um mecanismo autócrino, mediado por ciclina D1. A exposição das células à progesterona por um longo período estimula uma proliferação sustentada de células epiteliais luminais por um mecanismo parácrino, envolvendo o aumento de expressão e secreção de RANKL em células positivas para o PR. RANKL interagem com seu receptor nas células adjacentes PR negativas e estimula a via de sinalização envolvida com a proliferação. Além disso, fatores parácrinos regulados pela progestina nas células PR positivas, incluindo RANKL, Wnt4, GH e quimiocinas ativam e estimulam a expansão das MaSCs.

A proliferação e o desenvolvimento das glândulas mamárias são mediados principalmente pelo PR-B, enquanto o PR-A é mais importante para a ação da progesterona no útero. Estudos clínicos relacionados à terapia de reposição hormonal na mulher na pós--menopausa e estudos epidemiológicos indicam que a progestina é um fator de risco para o câncer mamário.

Efeitos metabólicos

A progesterona aumenta os níveis basais de insulina e eleva os níveis de insulina que ocorrem após a ingestão de carboidratos, mas não altera a tolerância à glicose. A administração por um longo período de progestinas mais potentes, como norgestrel, pode diminuir a tolerância à glicose. A progesterona e o acetato de medroxiprogesterona aumentam a LDL sem alterar o HDL. A 19-norprogesterona, por ter atividade androgênica, pode ter efeitos mais pronunciados sobre os lipídeos plasmáticos.

O acetato de medroxiprogesterona diminui a elevação da HDL causado pelos estrógenos conjugados durante a reposição hormonal na pós-menopausa. Porém, não afeta significativamente o efeito benéfico dos estrógenos na redução da LDL. A progesterona pode competir com a aldosterona pelo receptor de mineralocorticosteroides do túbulo renal, causando diminuição na reabsorção de sódio. Isto resulta em secreção aumentada de aldosterona pelo córtex da suprarrenal, por exemplo, durante a gravidez.

Farmacocinética

A progesterona sofre rápido metabolismo de primeira passagem, sendo ineficaz quando administrada por via oral. Preparações com altas doses de progesterona micronizada são usadas por via oral. A progesterona também está disponível em solução oleosa para injeção, como gel vaginal, como dispositivo intrauterino de liberação lenta para contracepção. O acetato de medroxiprogesterona e o acetato de megestrol podem ser usados por via oral e o acetato de medroxiprogesterona, por via intramuscular. Os compostos similares a 19-nortestosterona têm boa atividade quando administrados pela via oral. Os implantes e preparações de depósito de progestinas sintéticas são usados para liberação durante longos períodos.

A progesterona plasmática liga-se à albumina e à CBG, mas não se liga à SHBG. A noretindrona, norgestrel e desogestrel ligam-se à SHBG e à albumina e o acetato de medroxiprogesterona liga-se principalmente à albumina.

A meia-vida no plasma é de 5 minutos. O hormônio é metabolizado no fígado a metabólitos hidroxilados, conjugados com ácido glicurônico e eliminados na urina. As progestinas sintéticas têm meias-vidas muito mais longas (7 horas para noretindrona, 16 para o norgestrel, 12 para o gestodeno e 24 para o acetato de medroxiprogesterona).

Moduladores seletivos dos receptores progestagênicos

Os moduladores seletivos dos receptores progestagênicos são a mifespristona e o ulipristal. São usados para o término da gestação (abortivo terapêutico), contraceptivos, indução do trabalho de parto após a morte fetal, tratamento de leiomiomas uterinos, endometriose, meningiomas e câncer de mama.

Mifepristona

Efeitos farmacológicos

A mifepristona é um derivado da 19-norprogestina, noretindrona. Este fármaco compete com a progesterona e com os glicocorticosteroides pela ligação aos seus respectivos receptores e apresenta sua atividade dependente do contexto celular.

Quando administrada no início da gestação, a mifepristona causa degradação da decídua por bloqueio de ambos os PR uterinos. Isto resulta no deslocamento do blastocisto e na diminuição da produção de hCG. A diminuição de hCG provoca também diminuição da secreção de progesterona pelo corpo lúteo, o que aumenta ainda mais a degradação da decídua. A diminuição da progesterona endógena e o bloqueio dos PR no útero aumentam os níveis uterinos de prostaglandinas e a contração do miométrio. A mifepristona também causa amolecimento do cérvix, o que facilita a expulsão do blastocisto.

A mifepristona pode retardar ou evitar a ovulação, dependendo do período do ciclo menstrual e do modo como é administrada. Os mecanismos ainda não são conhecidos, provavelmente são ações sobre o hipotálamo e hipófise.

Se for administrada durante um ou mais dias na metade ou no final da fase lútea, a mifepristona altera o desenvolvimento do endométrio secretor e produz a menstruação. A mifepristona liga-se também aos receptores de glicocorticosteroides e de andrógenos, exercendo ações antiglicocorticosteroides e antiandrogênicas.

A mifepristona é ativa por via oral. A meia-vida plasmática é de 20 a 40 horas, liga-se à glicoprotepina α1-ácida. O fármaco sofre metabolismo hepático e circulação êntero-hepática e os produtos do metabolismo são encontrados predominantemente nas fezes.

Usos terapêuticos

A mifepristona, em combinação com o misoprostol ou outras prostaglandinas, está disponível para o término da gestação em estágio inicial. Quando é usada para produzir o abortamento medicamentoso, administra-se prostaglandina 48 horas após a mifepristona para aumentar ainda mais as contrações do miométrio e assegurar a expulsão do blastocisto descolado. O efeito adverso mais grave é o sangramento vaginal, que dura com frequência entre 8 e 17 dias. São observados dores abdominais e cólicas uterinas, náuseas, vômitos e diarreia decorrentes da prostaglandina.

Ulipristal

Efeitos farmacológicos

O ulipristal é um derivado da 19-norprogesterona, atua como modulador seletivo dos receptores progestagênicos. O ulipristal inibe a ovulação provavelmente em virtude da regulação da progesterona em muitos níveis, incluindo a inibição da liberação de LH por meio do hipotálamo e da hipófise e a inibição da ruptura folicular induzida pelo LH no ovário.

A dose de 30 mg de ulipristal pode inibir a ovulação quando administrada em até 5 dias após a relação sexual, bloqueando a ruptura folicular ovariana no mesmo momento ou logo após o pico de LH. O ulipristal pode também bloquear a implantação endometrial do óvulo fertilizado, embora não esteja claro se isso contribui para seus efeitos como contraceptivo de emergência. Em altas doses, o ulipristal tem efeitos antiproliferativos no útero.

Usos terapêuticos

Em alguns países, foi licenciado como contraceptivo de emergência e é efetivo tanto quanto o levonorgestrel quando administrado até 72 horas após a relação sexual sem proteção. Além disso, o fármaco é eficaz até 120 horas (5 dias) após a relação sexual. Os efeitos adversos observados nos ensaios clínicos têm sido cefaleia e dor abdominal.

Usos terapêuticos dos estrógenos e das progestinas

Os dois principais usos terapêuticos dos estrógenos são no tratamento hormonal da menopausa e da contracepção. Os estrógenos também são usados no tratamento da insuficiência ovariana primária (síndrome de Turner), em que os ovários não se desenvolvem e a puberdade não ocorre. O tratamento reproduz os eventos da puberdade, e o andrógeno e/ou o hormônio de crescimento podem ser empregados concomitantemente para promover o crescimento normal. Embora os estrógenos e os andrógenos promovam o crescimento ósseo, também aceleram o fechamento das epífises, e seu uso prematuro pode resultar em estatura mais baixa.

Terapia hormonal da menopausa

Na menopausa, há o término dos períodos menstruais (maior que 12 meses) em consequência da perda da atividade do folículo ovariano. Em geral, ocorre entre 45 e 60 anos de idade da mulher. O estado hipoestrogênico da mulher na menopausa apresenta vários sintomas, incluindo distúrbios vasomotores (ondas de calor ou rubores), sudorese, irritabilidade, distúrbios do sono e atrofia dos tecidos-alvo dos estrógenos. Além disso, nas mulheres na pós-menopausa ocorrem o risco aumentado de osteoporose, fraturas ósseas e doença arterial coronariana e aumento da perda de memória e outras dificuldades cognitivas. Os benefícios da terapia hormonal da menopausa consistem na melhora desses sintomas.

No entanto, independentemente dos fármacos específicos selecionados ou do esquema de tratamento, a terapia hormonal da menopausa com estrógenos deve utilizar a menor dose e a duração mínima necessária para alcançar a meta terapêutica desejada. A terapia hormonal da menopausa, quando indicada, deve incluir ambos, um estrógeno e uma progestina para mulheres com útero intacto. Para as mulheres submetidas à histerectomia, os estrógenos isolados evitam os possíveis efeitos adversos das progestinas. As formulações em combinação amplamente usadas consistem em estrógenos conjugados em associação com a medroxiprogesterona, ou etinilestradiol mais acetato de noretindrona, ou estradiol mais noretindrona, ou estradiol mais norgestimato. As doses e os esquemas são ajustados empiricamente com base no controle dos sintomas e dos efeitos adversos.

O tratamento com estrógenos é usado para os sintomas vasomotores. As características ondas de calor podem alternar-se com calafrios, suores inapropriados e menos comuns as parestesias. Os sintomas vasomotores na menopausa estão associados com distúrbios do sono, distúrbios de concentração e influenciam na qualidade de vida. A terapia hormonal da menopausa melhora a insônia crônica em mulheres na menopausa. Algumas progestinas (especialmente progesterona micronizada oral) têm ligeiro efeito sedativo, provavelmente decorrente de sua ação agonista nos receptores de ácido gama-aminobutírico (GABA).

O efeito positivo dos estrógenos na sexualidade é causado pela diminuição das atrofias da vagina e da vulva. A perda do tecido que reveste a vagina ou a bexiga na pós-menopausa causa ressecamento e prurido vaginal, dispareunia, tumefação dos tecidos na região genital, dor durante a micção, necessidade de urinar urgente ou frequente, e incontinência súbita e inesperada. Os estrógenos são usados sob a forma de creme vaginal, dispositivo de anel ou comprimido vaginal.

Os estrógenos previnem a perda óssea por inibição da atividade osteoclástica e redução do *turnover* ósseo e reduzem o número de fraturas por osteoporose em todos os locais, mesmo em mulheres sem osteoporose. No entanto, a terapia hormonal da menopausa não é de 1ª escolha do tratamento da osteoporose em virtude de riscos associados aos estrógenos. O efeito do tratamento na síndrome da fragilidade e sarcopenia são positivos, especialmente em combinação com o exercício.

A terapia hormonal da menopausa melhora o humor e tem um efeito positivo na menopausa associada à depressão. Há uma melhora das funções cognitivas com o tratamento no início da menopausa, mas a associação estrógeno-progestina aumentou o risco de demência com o tratamento após 65 anos e nenhum benefício foi observado sobre a função cognitiva global. O mesmo foi observado em relação à doença de Alzheimer.

É contraditório na literatura se a suplementação de estrógenos em mulheres com baixos níveis do hormônio teria efeitos benéficos para o sistema cardiovascular. Ensaios clínicos randomizados com estrógenos e progestina não mostraram proteção de doenças cardiovasculares, conforme alguns estudos haviam previamente mostrados.

Efeitos adversos

O uso de estrógeno sem a progestina na terapia hormonal da mulher na pós-menopausa aumenta em cinco a quinze vezes o risco de carcinoma do endométrio. Este risco maior pode ser prevenido com a administração dos dois hormônios, sendo esta a prática usada atualmente.

A associação entre o uso somente de estrógeno (estrógeno de equino conjugado) e/ou estrógeno (estrógeno de equino conjugado) mais a progestina (acetato de medroxiprogesterona) e o câncer de mama continua sendo preocupante para pacientes e médicos. Os resultados de dois ensaios clínicos randomizados da WHI (*Women`s Health Initiative*) sobre o uso de estrógeno-progestina ou de estrógeno isolado em mulheres na pós-menopausa estabeleceram claramente um aumento pequeno, porém significativo, no risco de câncer de mama. Resultados similares foram observados em um estudo de coorte e de um ensaio clínico da MWS (*Million Women Study*). É importante mencionar que a incidência de câncer colorretal foi reduzida no estudo da WHI.

A função da terapia hormonal da menopausa em mulheres que tiveram câncer de mama ou ovário, bem como em mulheres com alto risco (hereditário) para o desenvolvimento de câncer de mama e ovário, permanece controversa apesar das evidências de que este tratamento pode melhorar a qualidade de vida e sobrevivência.

A terapia hormonal da menopausa sobre os efeitos metabólicos tem mostrado que os estrógenos apresentam efeitos favoráveis sobre os perfis das lipoproteínas plasmáticas, embora possam elevar ligeiramente os triglicerídeos plasmáticos. A administração de progestinas pode reduzir as ações favoráveis dos estrógenos.

É importante mencionar que os estrógenos orais aumentam o risco de doença tromboembólica em mulheres saudáveis e em mulheres com doença cardiovascular preexistente.

Estudos recentes têm mostrado o uso de complexo estrogênico tecido seletivo (TSEC, *Tissue-Selective Estrogen Complex*), ou seja, bazedoxifeno (20 mg) mais estrógeno conjugado (0,45 mg) no tratamento hormonal na fase inicial da menopausa. Este complexo reduz significativamente os sintomas vasomotores, aumenta a qualidade do sono (melhorando a qualidade de vida), protege o tecido ósseo, melhora a atrofia vaginal. Os estudos recentes não mostraram estímulo do tecido mamário e endometrial e aumento do risco cardiovascular. No entanto, mais estudos ainda são necessários.

Contracepção hormonal

Os contraceptivos hormonais contendo estrógenos e/ou progestinas estão entre os fármacos mais usados, são extremamente eficazes e têm, na maior parte das mulheres, baixa incidência de efeitos adversos.

Contraceptivos orais combinados

Os contraceptivos orais combinados, contendo um estrógeno e uma progestina, são usados em vários países e estão disponíveis em uma variedade de formulações e concentrações. Esses contraceptivos contêm o composto estrogênico etinilestradiol (a maioria com 30 a 35 µg) em combinação com diferentes progestinas, como noretindrona, norgestimato, norgestrel, levonorgestrel, desogestrel e drosperenona (0,1 a 3 mg dependendo do composto usado). Nas pílulas monofásicas, bifásicas ou trifásicas, as preparações contendo hormônios são de 21 dias e mais 7 dias contendo ingredientes inertes. As monofásicas apresentam quantidades fixas de estrógeno e progestina em todas as pílulas tomadas diariamente durante 21 dias, seguida por 7 dias com pílulas de ingrediente inertes. As preparações bifásicas e trifásicas contêm duas ou três pílulas diferentes, contendo quantidade variáveis de hormônios, reproduzindo as razões entre estrógeno e progestina presente durante o ciclo menstrual. O sangramento menstrual ocorre durante o período de 7 dias de cada mês. Outras opções incluem a preparação transdérmica de etinilestradiol e norelgestromina (metabólito ativo do norgestimato) para aplicação semanal na nádega, no abdômen, na parte superior do braço ou no tronco nas primeiras

3 semanas consecutivas, seguida por 1 semana sem adesivo. Esquema similar é feito com o anel vaginal contendo etinilestradiol e etonogestrel (metabólito ativo do desogestrel). A eficácia dos contraceptivos orais combinados é de 99,9%.

- **Contraceptivos de progestina:** a minipílula contendo baixas doses de progestina (350 µg de noretindrona ou 75 µg de norgestrel) tomada diariamente sem interrupção. Implantes subdérmicos de norgestrel (216 mg) para ação como contraceptivo de longo prazo, até 5 anos, ou 68 mg de etonogestrel por 3 anos. Medroxiprogesterona (104 ou 150 mg) intramuscular, concentração efetiva por 3 meses. A eficácia teórica destes compostos é de 99%.
- **Dispositivos intauterinos:** dispositivos uterinos com duas doses de levonogestrel (46 a 60 mg), que inicialmente é liberado a uma velocidade de 20 µg/dia, diminuindo para 10 a 14 µg/dia após 5 anos. A eficácia teórica destes compostos é de 97 a 98%.
- **Contraceptivos emergenciais ou pós-coito:** duas preparações têm sido usadas; uma delas é composta de 2 doses da minipílula (0,75 mg de levonorgestrel por pílula), a outra contém dias pílulas de 0,25 mg de levonorgestrel e 0,05 mg de etinilestradiol por pílula, ambas administradas com intervalo de 12 horas.

A primeira dose dessas preparações deve ser tomada a qualquer momento nas primeiras 72 horas após a relação sexual, e deve ser seguida de 12 horas mais tarde por uma segunda dose. A eficácia está em torno de 60 a 80%.

Mecanismo de ação dos contraceptivos

Os contraceptivos combinados diminuem os níveis plasmáticos de hormônio luteinizante (LH) e de hormônio folículo estimulante (FSH) e o pico de LH encontra-se ausente na metade do ciclo. Os níveis de esteroides endógenos encontram-se diminuídos e a ovulação não ocorre. Embora qualquer um dos componentes hormonais isolados possa, em certas situações, exercer esses efeitos, a combinação reduz de forma sinérgica os níveis plasmáticos de gonadotrofinas e inibe a ovulação de modo mais consistente.

As pílulas de progestina isoladas e os implantes de levonorgestrel são eficazes, mas bloqueiam a ovulação em apenas 60 a 80% dos ciclos. Esses fármacos causam o espessamento do muco cervical, que diminui a penetração dos espermatozoides, e as alterações endometriais, que comprometem a implantação. Esses efeitos locais também são importantes para a eficácia dos dispositivos intrauterinos que liberam progestinas. Acredita-se que as injeções de depósito de medroxiprogesterona exerçam efeitos similares, mas

Efeitos adversos dos contraceptivos

Em mulheres sem predisposição a fatores de risco, o consenso atual é o de que as preparações de doses baixas acarretam riscos mínimos para a saúde, podendo ter até algum efeito benéfico.

Com relação aos efeitos cardiovasculares, para as mulheres não fumantes e sem outros fatores de risco, como hipertensão e diabetes, não há aumento significativo de infarto do miocárdio ou de acidente vascular cerebral (AVC). Há aumento de tromboembolismo venoso, principalmente em mulheres fumantes ou com outros fatores de risco. Os contraceptivos transdérmicos apresentam uma exposição ao estrógeno mais alta e correm risco maior de desenvolvimento de tromboembolismo venoso.

O uso dos contraceptivos orais combinados pode aumentar em cerca de duas vezes o risco de câncer cervical, mas em pacientes com o uso em longo prazo, mais de 5 anos, com infecção persistente pelo papiloma vírus humano.

As estimativas atuais indicam aproximadamente uma duplicação do risco de câncer hepático após 4 a 8 anos de uso.

As principais preocupações estão relacionadas com o câncer de mama. O risco do câncer de mama em mulheres em idade fértil é muito baixo, tem um aumento de risco relativo de 1,1 a 1,2, dependendo de outras variáveis.

Outros efeitos como náuseas, edema, cefaleia e enxaquecas ocorrem em algumas mulheres.

- Contraindicações: os contraceptivos orais combinados são contraindicados quando há presença ou história de doença tromboembólica, doença vascular encefálica, infarto do miocárdio, doença arterial coronariana ou hiperlipidemia congênita; carcinoma de mama diagnosticado ou suspeito, carcinoma do sistema reprodutor feminino; gravidez conhecida ou suspeita, tumores hepáticos; presença de sangramento vaginal sem diagnóstico. O risco de efeitos cardiovasculares graves é marcante em mulheres com mais de 35 anos de idade e fumantes. Outras contraindicações relativas incluem enxaqueca, hipertensão, diabetes *mellitus*, doença da vesícula biliar, diabetes gestacional e miomas uterinos.

Atividade proposta	**Caso clínico** Uma mulher adulta foi diagnosticada com câncer de mama. Após a cirurgia, além da quimioterapia, foi prescrito o tratamento farmacológico com tamoxifeno. Após 2 anos de tratamento, a paciente apresentou sangramento vaginal.
Principais pontos e objetivos de aprendizagem	1) Quais são os possíveis exames que deverão ser realizados nesta paciente? 2) O médico deve dar continuidade à terapia com o tamoxifeno ou o fármaco deverá ser substituído?
Respostas esperadas	1) Deverá ser realizada a ultrassonografia intravaginal para verificação do espessamento uterino e o uso de progestinas, como diagnóstico, para avaliar a responsividade do endométrio ao tamoxifeno. No útero, o tamoxifeno pode apresentar efeitos similares aos estrógenos (efeito agonista dos receptores estrogênicos, resultando, por exemplo, na proliferação uterina) após longo período de administração. A administração de progestinas em mulheres amenorreicas por 5 a 7 dias resultará no sangramento de escape, se o tamoxifeno causou a proliferação do endométrio uterino. 2) Se ocorrer o sangramento uterino após a administração de progestinas, o tamoxifeno deverá ser substituído por outro fármaco, como inibidores de aromatase ou SERD.

REFERÊNCIAS

1. Brufsky AM, Dickler MN. Estrogen receptor-positive breast cancer: exploiting signaling pathways implicated in endocrine resistance. Oncologist. 2018;23:528-539. doi: 10.1634/theoncologist.2017-0423.
2. Cooke PS, Nanjappa MK, Ko C, Prins GS, Hess RA. Estrogens in male physiology. Physiol Rev. 2017;97:995-1043. doi:10.1152/physrev.00018.2016.
3. Filardo EJ. A role for G-protein coupled estrogen receptor (GPER) in estrogen-induced carcinogenesis: Dysregulated glandular homeostasis, survival and metastasis. J Steroid Biochem Mol Biol. 2018;176:38-48. doi: 10.1016/j.jsbmb.2017.05.005.
4. Grimm SL, Hartig SM, Edwards DP. Progesterone receptor signaling mechanisms. J Mol Biol. 2016;428:3831-3849. doi: 10.1016/j.jmb.2016.06.020.
5. Hamilton KJ, Hewitt SC, Arao Y, Korach KS. Estrogen hormone biology. Curr Top Dev Biol. 2017;125:109-146. doi: 10.1016/bs.ctdb.2016.12.005.
6. Huang D, Yang F, Wang Y, Guan X. Mechanisms of resistance to selective estrogen receptor down-regulator in metastatic breast cancer Biochim Biophys Acta Rev Cancer. 2017;1868:148-156. doi: 10.1016/j.bbcan.2017.03.008.
7. Jia M, Dahlman-Wright K, Gustafsson JÅ, Estrogen receptor alpha and beta in health and disease Best Prac Res Clin Endocrinol Metab. 2015;29:557-568. doi: 10.1016/j.beem.2015.04.008.

8. Leung YK, Mak P, Hassan S, Ho SM. Estrogen receptor (ER)-beta isoforms: a key to understanding ER-beta signaling. Proc Natl Acad Sci USA. 2006;103:13162-13167. https://doi.org/10.1073/pnas.0605676103.
9. Morselli E, Santos RS, Criollo A, Nelson MD, Palmer BF, Clegg DJ. The effects of oestrogens and their receptors on cardiometabolic health. Nat Rev Endocrinol. 2017;13:352-364. doi: 10.1038/nrendo.2017.
10. Patel HK, Bihani T. Selective estrogen receptor modulators (SERMs) and selective estrogen receptor degraders (SERDs) in cancer treatment. Pharmacol Ther. 2018;186:1-24. doi: 10.1016/j.pharmthera.2017.12.012.
11. Regidor PA. The clinical relevance of progestogens in hormonal contraception: Present status and future developments. Oncotarget. 2018;9:34628-34638. doi: 10.18632/oncotarget.26015.
12. Saul SR, Kase N. Aging, the menopausal transition, and hormone replenishment therapy: retrieval of confidence and compliance. Ann N Y Acad Sci. 2019;1440:5-22. doi: 10.1111/nyas.13952.
13. Siersbæk R, Kumar S, Carroll JS. Signaling pathways and steroid receptors modulating estrogen receptor α function in breast cancer. Genes Dev. 2018;32:1141-1154. doi: 10.1101/gad.316646.118.
14. Zhao L, Zhou S, Gustafsson JÅ. Nuclear receptors: recent drug discovery for cancer therapies. Endocr Rev. 2019; pii:er.2018-00222. doi: 10.1210/er.2018-00222.

Capítulo 39

Androgênios e antiandrogênicos

Autores:
- Maria Christina W. Avellar
- Erick José Ramo da Silva

■ Introdução

Os androgênios, primariamente a testosterona e a di-hidrotestosterona (DHT) (Figura 39.1), são hormônios conhecidos pela função primária na diferenciação e no desenvolvimento do trato reprodutor, no desenvolvimento e manutenção das características sexuais secundárias masculinas, incluindo ações anabólicas. Apesar de chamados de "hormônios masculinos", são naturalmente produzidos em quantidades e proporções relativas diferentes em indivíduos do sexo masculino e feminino. Em ambos os sexos, além das ações fisiológicas diretas, a testosterona é também precursora do 17β-estradiol, um dos principais hormônios femininos. Em média, na idade adulta, a concentração plasmática de testosterona é cerca de sete a oito vezes maior em homens do que em mulheres, declinando em ambos os sexos com o avanço da idade.

Tanto em homens como em mulheres, a testosterona e outros derivados androgênicos endógenos são cruciais para a saúde mental e física em geral, no controle glicêmico, imunológico e inflamatório, assim como para a regulação da massa muscular, anabolismo ósseo, lipólise, entre outros efeitos. Clinicamente, tanto a deficiência como o excesso de androgênios causam patologias, muitas das quais passíveis de controle por terapias farmacológicas que, respectivamente, mimetizam ou previnem as ações androgênicas e anabólicas desses hormônios. Assim, a testosterona e fármacos sintéticos esteroidais e não esteroidais, com diferentes graus de atividade androgênica e anabolizante, têm sido usados no tratamento de condições de privação androgênica (como hipogonadismo masculino), enquanto fármacos antiandrogênicos são aplicados para quadros de ação excessiva de hormônios androgênicos, como a puberdade precoce, hirsurtismo, hiperplasia e câncer prostático. Os pontos até aqui levantados são explorados neste capítulo, com ênfase nas ações fisiofarmacológicas dos androgênios e nos fármacos atualmente disponíveis para fins terapêuticos do controle da síntese e ação dos hormônios androgênicos.

Breve histórico da evolução do conhecimento sobre androgênios

O papel fisiológico dos androgênios no trato reprodutor masculino e órgãos extragenitais já era conhecido desde a Antiguidade, uma vez que a orquiectomia (remoção dos testículos por castração cirúrgica) era praticada para promover a deficiência androgênica e consequente redução da virilidade e fertilidade em humanos e animais domésticos. Foi apenas na metade do século XIX que Arnold Berthold descobriu que o transplante do testículo em galos orquiectomizados revertia nesses animais os efeitos causados pela castração, entre eles a atrofia da crista e a perda do comportamento agressivo e do interesse por fêmeas. Essa é considerada a primeira evidência experimental de um efeito endócrino testicular que, mais no início do século XX, foi identificado como consequência da testosterona, o principal hormônio androgênico testicular. Outro marco histórico de destaque é atribuído a Adolf Butenandt e Leopold Ruzicka (Prêmio Nobel em Química, 1939) que, de forma independente, contribuíram para a descoberta do colesterol como molécula precursora da testosterona e de outros androgênios (como androsterona) e para o desenvolvimento de estratégias para a síntese da testosterona em laboratório. Pouco tempo depois, a testosterona e outros androgênios se tornaram disponíveis comercialmente. Em 1956, 256 esteroides androgênico-anabólicos já estavam descritos na literatura, atingindo mais de mil na década de 1970.

No final da década de 1960, houve a identificação da DHT como um metabólito ativo endógeno ainda mais potente do que a própria testosterona e produto da α-redução desse hormônio em tecidos-alvo com expressão da enzima 5α-redutase. A relevância fisiológica da DHT, uma delas como o hormônio responsável pelo desenvolvimento da genitália externa masculina, foi confirmada em 1974 com os relatos clínicos de que a deficiência da enzima 5α-redutase em indivíduos do sexo masculino. Nesses pacientes, a ausência de conversão de testosterona em DHT previne a ativação da virilização do feto durante o desenvolvimento fetal; desse modo o indivíduo de genótipo XY apresenta como fenótipo uma genitália externa feminina.

Com as evidências de que a testosterona *per se* era inativa quando administrada por via oral (VO), o avanço científico-tecnológico permitiu o desenvolvimento de diferentes análogos sintéticos desse hormônio com perfis androgênico e anabólico diferenciais, com relevância terapêutica em diversas condições clínicas, como na deficiência androgênica. Em 1941, Charles Huggins e Clarence Hodges identificaram a privação androgênica por orquiectomia ou, ainda, castração química com estrogênios, como base para o tratamento de pacientes com câncer prostático. Esses achados levaram Huggins ao prêmio Nobel em Fisiologia de 1966 pela descoberta pioneira da correlação entre hormônios e cânceres, além das contribuições seminais para o tratamento do câncer prostático.

Um passo importante no cenário da fisiofarmacologia dos androgênios foi a descoberta da estrutura gênica e proteica do receptor de androgênio (AR, do inglês *androgen receptor*) que ocorreu em meados dos anos de 1980. O advento de novas tecnologias de biologia molecular nas últimas três décadas permitiu a realização de estudos em modelos genéticos *in vivo* e *in vitro* de deleção do AR (animais nocautes gênicos globais ou de células específicas), alavancando ainda mais o avanço do conhecimento sobre o mecanismo de ação e função dos androgênios na fisiopatologia de tecidos reprodutivos e extragenitais de homens e mulheres. No homem, as disfunções da sinalização dos androgênios/AR são hoje associadas a diferentes patologias que vão desde distúrbios do desenvolvimento sexual, até tumor prostático, anabolismo ósseo e infertilidade masculina.

Estrutura química e biossíntese de androgênios

A testosterona (17β-hidroxi-4-androsteno-3-ona) é um esteroide com 19 átomos de carbonos contendo uma ligação insaturada entre C4 e C5, um grupo cetona no C3 e uma hidroxila no C17 do núcleo ciclopentanoperidrofenantreno (anéis A, B, C e D). A sua síntese ocorre a partir do colesterol por vias representadas na Figura 39.1.

Capítulo 39 – Androgênios e antiandrogênicos

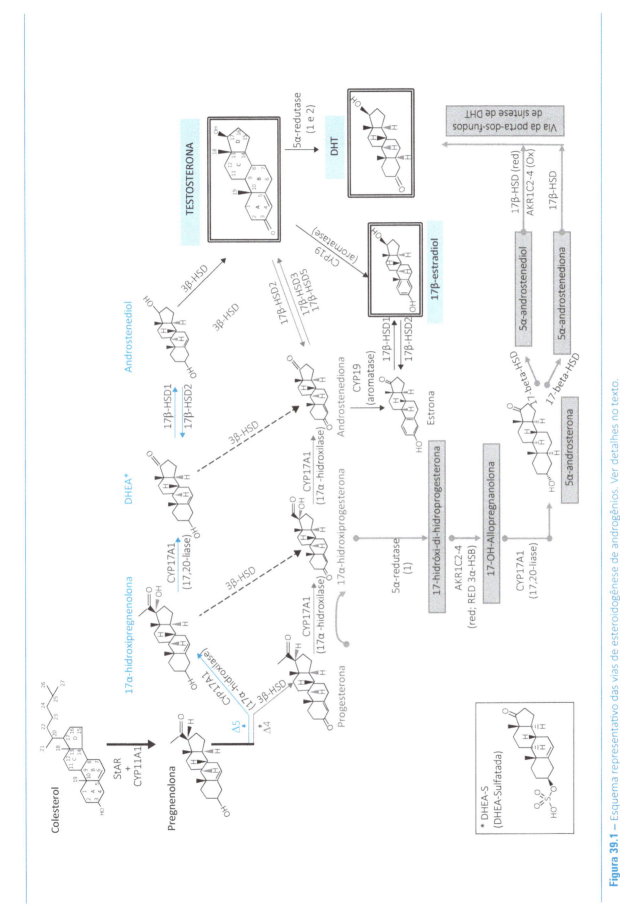

Figura 39.1 – Esquema representativo das vias de esteroidogênese de androgênios. Ver detalhes no texto.
DHEA: de-hidroepiandrosterona; DHEA-S: DHEA-sulfatada (destacada no inserto); DHT: 5α-di-hidrotestosterona. As enzimas CYP fazem parte do citocromo P450 (CYP450). A CYP17A1 apresenta atividade 17α-hidroxilase e 17,20-liase. CYP19: aromatase. 3β-HSD: 3β-hidroxiesteroide-desidrogenase. 17β-HSD: 17β-hidroxiesteroide-desidrogenase.
Fonte: Desenvolvida pela autoria do capítulo.

639

Em homens, a biossíntese dos androgênios ocorre primariamente a partir das células de Leydig localizadas no interstício testicular; a testosterona é o principal androgênio produzido nessas células. No sexo feminino, os folículos ovarianos (células da teca) são responsáveis pela síntese de androgênios. Em ambos os sexos, o córtex adrenal é a principal fonte extra-gonadal de androgênios, além de outros esteroides; no homem menos de 10% dos androgênios circulantes são de origem da adrenal, enquanto na mulher cerca de 60 a 70% são desta origem. O tecido adiposo e ósseo são também fontes de pequenas quantidades de androgênios.

As vias biossintéticas de testosterona e outros androgênios nos órgãos endócrinos e demais tecidos que os sintetizam são semelhantes, diferindo apenas nas rotas enzimáticas que ocorrem de acordo com o perfil enzimático presente na célula. A biossíntese é iniciada na mitocôndria pela enzima CY11A1 (P450$_{SCC}$) que catalisa a clivagem da cadeia lateral alifática do colesterol (27 carbonos) para gerar a pregnenolona (21 carbonos; etapa limitante da esteroidogênese). Esta, após transporte para o retículo endoplasmático, torna-se substrato comum para uma das seguintes vias clássicas (ou convencionais) que culminam na produção de androgênios (19 carbonos):

a) Via Δ5: retém a dupla ligação entre C5 e C6 no anel B do colesterol. As enzimas e derivados intermediários desta via (17α-hidroxipregnenolona → de-hidroepiandrosterona → testosterona) são predominantes nas células de Leydig, nas células da teca do folículo ovariano e também presentes (porém em menor concentração) nas células da adrenal de homens e mulheres (Figura 39.1).

b) Via Δ4: retém a dupla ligação entre C4 e C5 no anel A do colesterol. Nessa via, a enzima CYP17A1 atua como hidroxilase em duas etapas sequenciais que resultam na síntese da androstenediona (progesterona → 17α-hidroxiprogesterona → androstenediona). É uma via de síntese gonadal de testosterona que corresponde a apenas 2 a 3% da atividade da via Δ5. Entretanto, no corpo lúteo (glândula ovariana transitória formada após a ovulação) é a via primária e responsável pela síntese de altas taxas de progesterona (Figura 39.1).

Em um homem adulto saudável, a testosterona é o principal androgênio plasmático circulante. Nem todas as moléculas de pregnenolona têm como destino celular a conversão final em testosterona. Parte delas gera derivados androgênicos intermediários das vias Δ4 e Δ5 que são também encontrados na circu-lação sanguínea. Na mulher, em idade reprodutiva, o androgênio plasmático mais abundante é a DHEA (~ 500 ng/dL), seguida da androstenediona, testosterona e DHT (~ 166, ~ 40 e ~ 30 ng/dL, respectivamente). A DHEA formada durante a esteroidogênese na adrenal é transformada por sulfatação em DHEA-S (Figura 39.1) por enzimas sulfotransferases expressas nesse tecido. No caso da DHEA de origem exógena, administrada por VO, a sua conversão em DHEA-S ocorre por metabolismo de primeira passagem no fígado e intestino. Em tecidos periféricos, a DHEA-S pode ser convertida novamente em DHEA por sulfatases. Na circulação sanguínea de homens e mulheres, a concentração de DHEA-S é maior do que a de DHEA. Considerando a maior meia-vida plasmática da DHEA-S (algumas horas) do que a da DHEA (~ 30 minutos), a primeira serve como reservatório da segunda. Nos tecidos periféricos, a DHEA é substrato para a rota intrácrina de esteroidogênese na formação de testosterona.

■ Testosterona e seus metabólitos biológicos ativos DHT e 17β-estradiol

A testosterona circulante se difunde pelo organismo e, dependendo da célula-alvo, induz seus efeitos por ação direta (como hormônio) ou indireta (como pró-hormônio) pela sua conversão enzimática periférica em metabólitos ativos androgênicos (DHT) ou estrogênico (estradiol) (Figura 39.1). No homem adulto, a maior parte destes metabólitos ativos no plasma tem origem em tecidos extragonadais, embora também possam ser produzidos e secretados pelos testículos.

A DHT é um androgênio com cerca de seis a dez vezes maior afinidade pelo AR e mais potente do que a testosterona. Classicamente, sua produção é resultante da redução irreversível da dupla ligação entre os carbonos C4 e C5 da molécula de testosterona pela enzima 5α-redutase, presente no citoplasma de células-alvo (Figura 39.1). Em humanos, há duas isoformas dessa enzima codificadas por genes diferentes: a) 5α-redutase do tipo 1 (SRD5A1), que é mais abundante em tecidos extragenitais como fígado, tecido cutâneo e algumas regiões encefálicas e, em menor concentração, em tecidos do trato reprodutor masculino (incluindo a próstata), tecido cutâneo genital, suprarrenal e rins; e b) 5α-redutase do tipo 2 (SRD5A2), que é mais abundante em tecidos reprodutivos classicamente dependentes de androgênios (testículo, epidídimo, vesícula seminal, próstata), nos folículos pilossebáceos e em células hepáticas.

Capítulo 39 – Androgênios e antiandrogênicos

O 17β-estradiol, no entanto, é formado a partir da ação da enzima aromatase (CYP19) que catalisa a aromatização do anel A do núcleo esteroide da testosterona (Figura 39.1). No homem, essa enzima é encontrada no citoplasma de células de tecidos do trato reprodutor masculino, no fígado, adrenal, adipócitos, em células mamárias, células ósseas e, ainda, em regiões do sistema nervoso central (SNC), incluindo as envolvidas com o desenvolvimento da diferenciação e desenvolvimento sexual. O tecido adiposo é a principal fonte de estrogênios no homem. Na mulher, a aromatase desempenha atividade significante nos ovários (células da granulosa) e na placenta e está presente também em tecidos não reprodutivos como o adiposo e neurônios hipotalâmicos. A ação da aromatase é fundamental para a síntese do 17β-estradiol e estrona a partir da testosterona e androstenediona, respectivamente. Após a menopausa, a maioria dos efeitos do estrogênio circulante é derivada do tecido adiposo.

Biossíntese de DHT por via independente de testosterona (via da porta dos fundos)

Na última década, avanços na pesquisa evidenciaram outra via de biossíntese da DHT iniciada pela conversão da 17α-hidróxi-progesterona, um intermediário da via esteroidogênica Δ4, a 17α-hidróxi-di-hidroprogesterona pela 5α-redutase (Figura 39.1). Essa via é conhecida como *via da porta-dos-fundos* (*back-door pathway*) *da biossíntese de DHT*, tendo papel em condições fisiológicas como a minipuberdade na infância, ou em patologias como a intensa masculinização que ocorre no período puberal em indivíduos 46,XY portadores de deficiência da 5α-redutase em consequência da atividade aumentada da enzima 3α-HSD. Mutações nos genes que codificam as enzimas 17α-HSD, que atuam unicamente nessa via da porta-dos-fundos, resultam em fenótipos de desordens do desenvolvimento sexual. Adicionalmente, evidências apontam essa via como responsável pelos androgênios que atuam na virilização do feto macho; neste caso, a progesterona placentária seria o substrato para a rota intrácrina de esteroidogênese nos tecidos fetais. Há formação de androsterona que, de acordo com dados recentes, é o principal androgênio circulante em fetos humanos masculinos ao redor da metade do período gestacional; esses conceitos quebram o atual paradigma do testículo como fonte primária dos androgênios. A hipótese atual é de que ambas as vias de formação de DHT (clássica e via da porta-dos-fundos) sejam mecanismos fisiológicos presentes no desenvolvimento urogenital masculino humano.

Papel da regulação intrácrina na síntese de testosterona e seus derivados DHT e estradiol

O papel de androgênios extra-testiculares na fisiopatologia humana é reconhecido desde meados da década de 1980; porém, é recente o reconhecimento da significância do papel intrácrino (ou seja, ações a partir de androgênios originados em tecidos extratesticulares) para os efeitos fisiopatológicos dos androgênios. Muitos tecidos têm enzimas que podem catalisar a conversão periférica de diferentes androgênios circulantes. Por exemplo, a DHEA (ou seu derivado sulfatado DHEA-S) captada pela célula-alvo pode ser convertida em androstenediona que, posteriormente, é substrato para a produção de testosterona. Dependendo da célula-alvo, a testosterona pode ser ainda convertida a DHT ou estradiol, os quais exercem efeito nessas mesmas células onde são produzidos, sendo posteriormente inativados.

■ Metabolismo da testosterona em metabólitos inativos

Os androgênios são metabolizados primariamente no fígado (50 a 70%) a 17-cetoesteroides, dióis e trióis livres ou conjugados com sulfato e glicuronato. Esses metabólitos são mais polares (hidrossolúveis) e com pouca ou nenhuma ação androgênica. São, depois, excretados primariamente pelos rins (na urina) e em menor extensão pelo intestino (por meio da bile). Os metabólitos urinários predominantes da testosterona são androsterona e etiocolanolona livres e conjugados; os da DHT são 5α-androstano-3α,17β-diol (3α-diol) e 5α-androstano-3β,17β-diol (3β-diol) conjugados com glicuronato. A dosagem desses metabólitos na urina e no sangue é usada para quantificar e qualificar a presença de esteroides androgênicos em um indivíduo. Além do valor clínico, esses testes são usados para detecção de *doping* por atletas em competições esportivas.

■ Regulação da síntese e transporte de androgênios no sangue

A biossíntese da testosterona no testículo e ovário está sob a regulação da ação do hormônio luteinizante (LH). Este é produzido e secretado pela adeno-hipófise em resposta ao hormônio liberador de gonadotrofinas (GnRH) hipotalâmico. O GnRH também controla a síntese e secreção de FSH. Tanto no homem como na mulher, a secreção do GnRH é pulsátil e crítica para o funcionamento do eixo hipotálamo-hipófise-gônadas; há, porém, dimorfismo sexual na regulação de sua secreção (ver Capítulo 36 – Hormônios hipotalâmicos e hipofisários).

No homem, a testosterona inibe por retroalimentação negativa a liberação de GnRH e de gonadotrofinas, resultando no controle da sua própria síntese testicular (Figura 39.2). Nesses indivíduos, a testosterona atinge níveis plasmáticos mais altos pela manhã (às 8 horas) e menores ao final do dia (16 às 20 horas); esse perfil circadiano é perdido com o envelhecimento. Apesar disso, a coleta de sangue para exame laboratorial é realizada antes das 10 horas, independentemente da idade do paciente. Na mulher, a regulação do eixo hipotálamo-hipófise-gônadas pelos androgênios e estrogênios é mais complexa, variando de acordo com o ciclo menstrual (ver Capítulo 38 – Estrógenos, progestinas e moduladores seletivos dos receptores estrogênicos e progestagênicos). Na adrenal (homens e mulheres), a biossíntese de testosterona é modulada pelo hormônio adrenocorticotrófico (ACTH), que é sintetizado e secretado pela adeno-hipófise sob estimulação do hormônio liberador de corticotrofina (CRH), de origem hipotalâmica.

No homem, o FSH estimula a célula de Sertoli testicular a sintetizar a proteína ligadora de androgênios (ABP, do inglês *androgen binding protein*). A ABP se liga à testosterona no ambiente testicular, assegurando altas concentrações teciduais testosterona, o que é crucial para a espermatogênese. Na mulher, o LH estimula as células da teca a sintetizar a androstenediona e testosterona que se difundem para as células da granulosa, onde são convertidos pela aromatase em 17β-estradiol e estrona, respectivamente. A aromatase, por sua vez, tem sua expressão estimulada nas células da granulosa pelo FSH. Tanto a célula de Sertoli como as da granulosa sintetizam e secretam as proteínas inibina (A e B) e ativina. A inibina, por sua vez, inibe a produção e secreção de FSH pela adeno-hipófise, enquanto a ativina estimula essa ação (Figura 39.2).

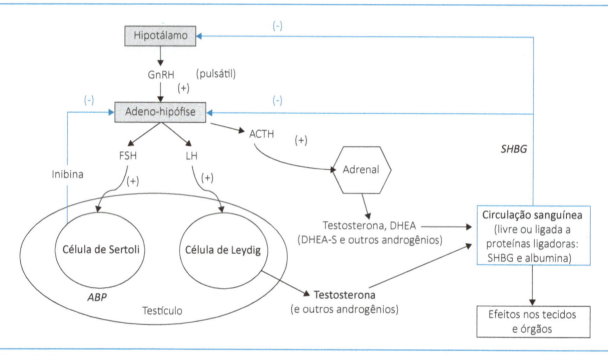

Figura 39.2 – Regulação hormonal da concentração plasmática de testosterona.
A esteroidogênese testicular, que ocorre nas células de Leydig e resulta na síntese de testosterona, é estimulada pelo hormônio adeno-hipofisário LH, cuja liberação é aumentada pelo hormônio hipotalâmico GnRH. Parte da testosterona produzida permanece no testículo via interação com a proteína ABP, produzida pelas células de Sertoli, o que garante a altas concentrações testiculares desse hormônio cruciais para a espermatogênese. Na zona reticulada do córtex adrenal, a síntese de androgênios (principalmente DHEA) é estimulada pelo hormônio adeno-hipofisário ACTH. A DHEA e outros androgênios pode ser convertida perifericamente em testosterona. Na circulação sanguínea, a maior parte da testosterona é transportada ligada a proteínas plasmáticas, como a SHBG e a albumina. A testosterona livre (< 2%) é distribuída para os tecidos, incluindo para o sistema nervoso central, onde regula a liberação de GnRH e gonadotrofinas pela adeno-hipófise. Além disso, as células de Sertoli produzem o hormônio inibina, que também pode inibir a liberação de gonadotrofinas.
GnRH: hormônio liberador de gonadotrofinas, LH: hormônio luteinizante, FSH: hormônio folículo-estimulante; ABP: proteína ligadora de androgênios, DHEA: de-hidroepiandrosterona, SHBG: globulina ligadora de hormônios esteroides sexuais, ACTH: hormônio adrenocorticotrófico.
Fonte: Desenvolvida pela autoria do capítulo.

Cerca de 2% da testosterona circulante está na forma livre e, portanto, disponível para a ação celular. O restante está associado (por ligação reversível) a proteínas carreadoras como a globulina ligadora de hormônios sexuais (SHBG, do inglês *sex hormone binding globulin*) e albumina plasmática. A SHBG é um regulador primário que determina a quantidade circulante de testosterona ligada ou livre para ação nos tecidos. Fatores como envelhecimento, hipertireoidismo, estrogênios, gravidez e infecção por HIV, entre outros exemplos, induzem aumento da concentração plasmática de SHBG, com consequente redução da concentração circulante de androgênios livres e redução da sua sinalização celular. Em contrapartida, os próprios androgênios, glicocorticosteroides, hipotireoidismo e síndrome nefrótica são exemplos de fatores que reduzem a concentração plasmática de SHBG, aumentando a fração de androgênios livres no plasma sanguíneo e, consequentemente, propiciando maior ação hormonal.

■ Mecanismo de ação dos androgênios

Com base no mecanismo de ação, as ações induzidas pela testosterona podem ser classificados como: a) *ação direta*, pela qual a própria testosterona interage e ativa o AR induzindo a sinalização celular androgênica; e b) *ações indiretas*, nas quais a testosterona se comporta como pró-hormônio, sendo convertida em metabólitos ativos DHT (via 5α-redutase) e estrogênios (via aromatase). Estes metabólitos ativos, por sua vez, induzirão seus efeitos via o AR (no caso do DHT) ou receptor de estrogênio (no caso do estradiol) (Figura 39.3).

O AR pertence à superfamília de receptores acoplados a fatores de transcrição responsivos a esteroides (oficialmente designado NR3C4, do inglês *nuclear receptor subfamily 3, group C, member 4*), cujo gene está localizado no cromossomo X. No estado de repouso, isto é, na ausência de ligante, o AR se encontra no citoplasma ligado a proteínas chaperonas (p.ex., proteínas de choque térmico HSP70 e HSP90). Na sequência da sua ligação ao androgênio, o receptor é ativado e sofre alterações conformacionais que geram desligamento das chaperonas e, a seguir, etapas da sinalização celular que fazem parte da via de mecanismo de ação genômica (também denominado de clássico ou nuclear; Figura 39.3). Neste caso, o complexo hormônio-receptor formado

sofre dimerização (homodimerização), fosforilação e translocação para o núcleo celular, onde interage com elementos de resposta a androgênios (ERA), ou seja, sequências de nucleotídeos presentes nas regiões regulatórias (promotores) do DNA por onde, juntamente com o recrutamento de proteínas correguladoras (correpressores ou coativadores) modulam a transcrição de RNA mensageiro e, com isso, a síntese de proteínas efetoras das respostas celulares aos androgênios. Essas proteínas correguladoras pertencem a um grupo grande de proteínas nucleares com papéis auxiliares na regulação da expressão gênica. Apresentem padrão de expressão de acordo com a célula e tecido-alvo da ação androgênica e podem, ainda, ser diferencialmente expressas e recrutadas de acordo com o tipo de ligante responsável pela ativação do receptor. Esses são parâmetros que explicam a seletividade e/ou especificidade dos efeitos androgênios em determinado tipo celular/tecido. Essas descobertas sobre o mecanismo de ação dos androgênios têm sido úteis para o desenho racional de novos agonistas e antagonistas do AR, com ações androgênicas e anabólicas mais seletivas em determinados tecidos.

O receptor ativado (geralmente na forma de monômeros) também pode controlar a expressão gênica de genes-alvo por ligar e atuar diretamente via outros fatores de transcrição, como a proteína 1 ativadora (AP1) e o fator nuclear kappa B (NFKB). Como efeito final, as ações androgênicas estão ligadas ao controle e balanço de proliferação, diferenciação e morte celular. Os androgênios também podem atuar ainda via receptores de androgênios ancorados em compartimentos extranucleares, como a membrana plasmática e de outras organelas intracelulares (Figura 39.3*)*, e cuja ativação culmina nas chamadas vias de sinalização rápida dos androgênios (com duração de segundos a minutos; também chamada de via não genômica). São efeitos associados a essas vias a indução do influxo de íons cálcio e mudanças na concentração de mensageiros intracelulares (como do AMPc) ou, ainda, ativação de enzimas quinases (p.ex., MAPK e PKA). Potencialmente esses efeitos induzidos pelo AR podem também culminar na modulação da expressão gênica no nível nuclear. Experimentalmente, esta via rápida de ação dos androgênios foi demonstrada na função da célula de Sertoli testicular e eventos da espermatogênese; o seu envolvimento em condições fisiopatológicas e relevância terapêutica, no entanto, ainda é alvo de investigação.

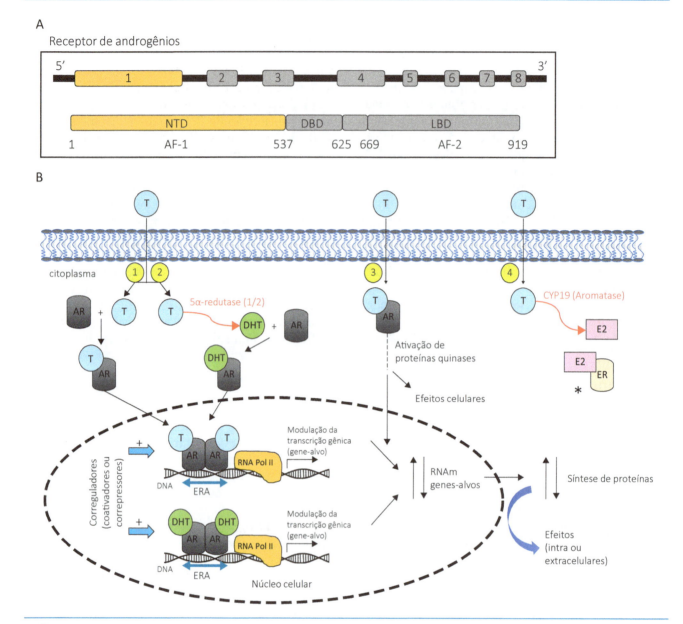

Figura 39.3 – Receptor de androgênios e mecanismo de ação dos androgênios.
(A) Estrutura molecular do gene e da proteína do receptor de androgênio (AR) humano e seus domínios funcionais. O gene *AR* está localizado no braço longo do cromossomo X (q11-12), temi 90 kb e é composto por oito éxons. A proteína apresenta 919 aminoácidos. O domínio N-terminal (*N-terminal domain*; NTD) contém a função de ativação 1 (AF-1), que é seguida pelo domínio de ligação ao DNA (*DNA-binding domain*; DBD), a região dobradiça e o domínio de ligação ao esteroide (*ligand-binding domain*; LBD) que abriga a função de ativação 2 (AF-2). (B) Além do seu efeito próprio, a testosterona (T) pode ser convertida nas células-alvo em metabólitos ativos 5α-di-hidrotestosterona (DHT) pela ação das enzimas 5α-redutase (do tipo 1 ou 2) e estradiol (E2; pela ação da aromatase). A T e a DHT exercem seus efeitos ao interagir com o receptor de androgênio (AR), enquanto o E2 atua pela interação com o receptor de estrogênio (ER) (*mais detalhes sobre a sinalização estrogênios/ER (Capítulo 38 – Estrógenos, progestinas e moduladores seletivos dos receptores estrogênicos e progestagênicos). Mecanismo clássico do AR: na ausência do ligante, o AR está inativo no citoplasma ancorado por proteínas chaperonas. Após a ligação do hormônio, o complexo hormônio-receptor sofre alteração conformacional, desliga-se dessas proteínas de ancoragem e transloca-se para o núcleo. Eventos pós-traducionais, como fosforilação (P), modulam sua atividade durante esse processo. No núcleo, o complexo androgênio–AR interage na forma de homodímero com sequências do DNA conhecidas como elementos de resposta aos androgênios (ERA), localizadas em regiões regulatórias de genes responsivos a androgênios. Durante esse processo, há recrutamento de proteínas correguladoras (coativadoras ou correpressoras) e componentes da maquinaria transcricional basal para auxiliar na regulação da transcrição de genes-alvo e consequente regulação da síntese de proteínas que são responsáveis pelos efeitos androgênios na célula-alvo. Mecanismo de ação rápido do AR: (ou não clássico) do AR envolve a ativação de cascatas com diferentes quinases, como da via de sinalização MAPK/ERK ½ que podem diretamente já induzir efeitos celulares e, também, convergir para efeitos de regulação da expressão gênica no nível nuclear.
Fonte: Desenvolvida pela autoria do capítulo.

Relação estrutura atividade do AR

Alguns aspectos da farmacodinâmica da interação dos androgênios endógenos com o AR são: a) a concentração plasmática de testosterona no homem adulto é cerca de dez vezes acima da sua afinidade pelo AR; b) há, no entanto, maior potência de ação androgênica da DHT em relação à testosterona, por sua maior afinidade (cinco a dez vezes) e melhor ajuste molecular na interação com o receptor, além de taxa de dissociação mais lenta; e c) comparados com a testosterona, os androgênios adrenais (androstenediona, DHEA e DHEA-S) são ligantes de menor eficácia e potência do AR. Funcionam primariamente como precursores para a conversão periférica em hormônios ativos testosterona e DHT.

A ocorrência de mutações no gene do AR está associada a diferentes patologias, como síndrome de insensibilidade aos androgênios, atrofia muscular bulbar e espinhal associada ao cromossomo X (doença de Kennedy) e câncer prostático resistente à castração (CRPC). Entre algumas centenas de mutações já descritas para esse receptor, parte delas envolve a alteração de apenas um aminoácido gerando alterações estruturais e funcionais responsáveis por causar hipersensibilidade ou resistência às ações da testosterona. As mais significantes do ponto de vista funcional são as que ocorrem na região LBD (do inglês, *ligand binding domain*), que podem resultar em ativação constitutiva do receptor ou em amplificação da sinalização celular androgênica induzida por agonistas parciais. Este mecanismo tem relevância na progressão do CPRC, no qual os tratamentos antiandrogênicos de 1ª e 2ª geração apresentam pouca ou nenhuma resposta terapêutica. Destaca-se também que o recente conceito de que mecanismos de *splicing* alternativo do gene do AR no homem, que produzem variantes do receptor com variações estruturais em relação ao receptor clássico, pode representar receptores com atividade constitutiva elevada ou ainda passíveis de ativação por concentrações de androgênios mais baixas do que a normalmente necessária para o AR clássico em tecidos normais e em diferentes patologias. Por exemplo, tem sido mostrado uma correlação positiva do aumento da expressão das variantes ARv567 e AR-V7 do AR com a piora nas taxas de sobrevivência de pacientes portadores de CPRC, havendo fármacos antiandrogênicos já disponíveis para uso clínico focando nessas proteínas (ver adiante neste capítulo).

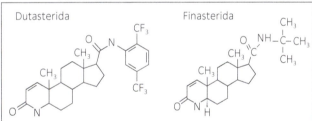

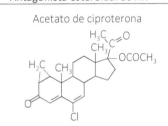

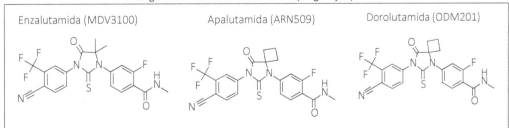

Figura 39.4 – Estrutura química dos fármacos antiandrogênicos disponíveis.
Fonte: Desenvolvida pela autoria do capítulo.

Seção 6 – Fármacos que Afetam o Sistema Endócrino

▪ Efeitos fisiofarmacológicos dos androgênios e seus derivados ativos

Os efeitos induzidos pelos androgênios podem ser classificados em: a) *efeitos androgênicos*: responsáveis pela diferenciação e manutenção do fenótipo e fertilidade masculina, incluindo diferenciação e desenvolvimento do sistema reprodutor masculino, desenvolvimento das características sexuais secundárias, comportamento sexual masculino, função erétil espermatogênese e maturação espermática; e *b) efeitos anabólicos*: responsáveis pela promoção do anabolismo tecidual e inibição do catabolismo, que inclui aumento da massa e força muscular, retenção de nitrogênio proteico e não proteico proveniente da dieta, estímulo da eritropoiese, aumento da matriz e retenção de cálcio em ossos, além de reversão de processos catabólicos (Quadro 39.1).

Durante o desenvolvimento pré-natal, a identificação sexual e diferenciação da gônada bipotencial de fetos XY em testículo fetal depende das ações de um conjunto de genes do cromossomo Y expressos nesse tecido entre as 7ª e 8ª semanas da gestação, período no qual ocorre a determinação sexual masculina. Entre estes, há o gene *SRY*, que codifica uma proteína que atua como um fator de transcrição. A partir da 8ª semana da gestação, a gonadotrofina coriônica (hCG) oriunda da placenta atua em receptores de LH, que já estão expressos nas células de Leydig do testículo fetal, o que inicia a síntese e secreção de testosterona testicular. A partir da 10ª semana de gestação, a pro-

Quadro 39.1 – Ações fisiológicas da testosterona e de seus metabólitos ativos 5α-di-hidrotestosterona (DHT) e estradiol no neonato e ao longo da vida de um indivíduo do sexo masculino.

Ações fisiológicas	*Principais esteroides ativos*
Espermatogênese e maturação espermática	Testosterona e estradiol
Amadurecimento testicular e início da espermatogênese. A ação combinada de testosterona e FSH sobre as células de Sertoli é essencial para o desenvolvimento e a manutenção da função gametogênica das gônadas masculinas. As células testiculares convertem androgênios em estrogênios, que têm papel na espermiogênese e na reabsorção de líquido e concentração dos espermatozoides no fluido tubular do epidídimo.	
Crescimento do pênis, testículo e escroto e atividade da vesícula seminal e gl. bulbouretral.	Testosterona e DHT
Efeitos tróficos sobre os órgãos sexuais: crescimento do pênis, testículo e saco escrotal, o qual se torna mais pigmentado e rugoso. A próstata, vesículas seminais e as glândulas bulbouretrais crescem e começam a produzir produtos de secreção que conjuntamente com os espermatozoides e componentes do fluido epididimário e testicular farão parte do sêmen a ser ejaculado. Manutenção das funções dos tecidos do trato urogenital.	Testosterona, DHT e estradiol
Masculinização dos tecidos subcutâneo e cutâneo (indução do crescimento e maior distribuição de pelos corporais, aumento da rigidez dos tecidos subcutâneos, da espessura da pele e da secreção de glândulas sebáceas com predisposição aumentada à acne).	Testosterona e DHT
Reentrâncias na região anterolateral do couro cabeludo e calvície (formação do padrão do contorno do couro cabeludo comum no indivíduo do sexo masculino adulto para *alteração do padrão capilar no couro cabeludo*). A redução do crescimento de cabelos no topo da cabeça, somada à herança genética, pode manifestar-se como calvície.	DHT
Hipertrofia da laringe, alongamento das cordas vocais e engrossamento da voz.	Testosterona
Eritropoiese (aumento da síntese e secreção de eritropoietina resulta em maior hematócrito e concentração de hemoglobina em homens, quando comparado com meninos ou, ainda, mulheres).	Testosterona
Anabolismo no tecido muscular esquelético e cardíaco (aumento e manutenção da massa e da força muscular; atua pelo incremento da síntese proteica e, em paralelo, antagonismo dos efeitos catabólicos exercidos pelos glicocorticosteroides).	Testosterona
Anabolismo do tecido ósseo e crescimento (redução da reabsorção óssea, aumento da massa óssea; incremento da deposição e retenção de sais de cálcio; atuação no fechamento das epífises).	Testosterona e estradiol
Balanço hídrico e eletrolítico (diminuição da excreção urinária de nitrogênio – efeito positivo no balanço de nitrogênio, o que contribui para o incremento da síntese proteica na musculatura esquelética). Há maior reabsorção de sódio nos túbulos distais renais, o que provoca retenção moderada de água, expansão do volume sanguíneo e extracelular e elevação da pressão arterial.	Testosterona
Diferenciação sexual: masculinização cerebral.	Estradiol
Comportamento (desenvolvimento do impulso sexual e libido após a puberdade), manutenção das funções cognitivas e neuroproteção.	Testosterona, DHT e estradiol

dução de testosterona testicular é mantida pelo LH, produzido pela hipófise fetal, o qual passa a atuar com a hCG placentária na estimulação da esteroidogênese gonadal. Durante esse período, a adrenal fetal também contribui com a síntese de androgênios, como o DHEA-S, usado pela placenta como substrato para conversão em estrogênio.

A sinalização androgênica na vida fetal é crucial para a virilização da genitália interna e externa masculina, com as ações críticas de masculinização ocorrendo entre as 8ª e 12ª semanas de gestação. É nesse intervalo que a concentração plasmática de testosterona no feto macho aumenta progressivamente e atinge um pico pré-natal (Figura 39.5). A formação das genitálias interna e externa masculina (caracteres sexuais masculinos primários) depende da sinalização hormonal mediada pela testosterona e DHT, respectivamente. A testosterona é responsável direta pelo desenvolvimento e maturação das estruturas da genitália interna, derivadas do ducto mesonéfrico (ou ducto de Wolff), ou seja, o epidídimo, ducto deferente, vesícula seminal e ducto ejaculatório. A DHT, por sua vez, é produzida nas células-alvo que expressam e têm atividade da enzima SRD5A2 e responsável pelo desenvolvimento das estruturas da genitália externa (tubérculo genital se alonga para formar o corpo cavernoso e pênis; próstata e glândulas bulbouretrais, e do saco escrotal). A DHT também inibe o crescimento do septo vesicovaginal, o que previne o desenvolvimento da vagina; essa ação é convergente com a regressão dos ductos paramesonéfricos (ou ducto de Müller) promovida pelo hormônio antimülleriano (AMH), produzido pelas células de Sertoli fetais. Em torno da 14ª semana de gestação, a produção testicular de androgênios é reduzida. Ao final do último trimestre de gestação, os testículos, sob controle do LH, secretam testosterona suficiente para induzir a descida das gônadas do abdômen para o saco escrotal. Ao final da gestação, a testosterona é convertida em estradiol pela ação da aromatase no sistema nervoso central (SNC) do feto; isso é determinante para que, no homem adulto, o hipotálamo apresente padrão não cíclico de secreção de GnRH, ao contrário do que ocorre na mulher.

Falhas na modulação androgênica (insuficiência de síntese e secreção de testosterona testicular ou da função do AR) em diferentes períodos da janela de ação androgênica durante a vida fetal resultam, por exemplo, em falhas na virilização do sistema reprodutor masculino, anormalidades nos órgãos sexuais acessórios, micropênis e outras alterações na genitália externa, criptorquidia, e alterações espermatogênese durante a vida adulta.

Nos primeiros meses de vida do neonato, há um novo pico na concentração plasmática de testosterona (Figura 39.5) que, juntamente com ações anteriores da testosterona fetal, tem papel importante no controle na masculinização do cérebro. A masculinização de regiões específicas do SNC ocorre principalmente por ações indiretas da testosterona, via conversão em estradiol pela aromatase; apesar de ser um evento contínuo ao longo da vida, as alterações permanentes e irreversíveis ocorrem no período perinatal. Ao redor

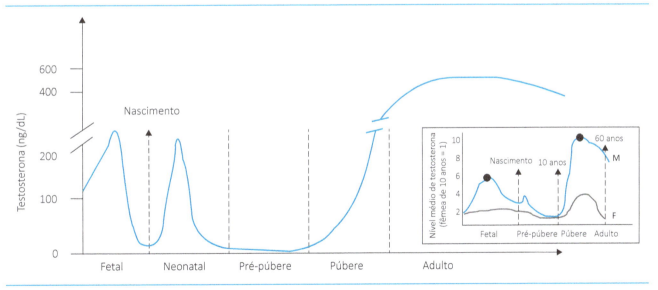

Figura 39.5 – Concentração plasmática de testosterona ao longo da vida pré e pós-natal.
Representação esquemática da concentração plasmática de testosterona (linha azul) em indivíduos do sexo masculino durante os períodos fetal, neonatal, pré-púbere, púbere e vida adulta. *Inserto*: comparação relativa dos níveis plasmáticos de testosterona em indivíduos do sexo masculino (M, linha azul) e feminino (F, linha cinza) durante a vida pré- e pós-natal. Para efeito comparativo, o perfil de testosterona sérica foi considerado em relação à concentração tipicamente encontrada em meninas de 10 anos. Os círculos fechados correspondem aos picos pré e pós-natal correspondentes na curva hormonal do indivíduo do sexo masculino.

Fonte: Desenvolvida pela autoria do capítulo.

dos 6 meses de idade, os testículos se tornam quiescentes e a concentração de testosterona plasmática do neonato masculino assemelha-se à do sexo feminino. Os androgênios começam a aumentar pouco antes da puberdade (de 7 a 10 anos de idade) quando as adrenais passam a secretar baixas quantidades de androstenediona e DHEA, resultando no aparecimento dos primeiros pelos axilares e pubianos (adrenarca). Entre 10 e 13 anos, as gonadotrofinas adeno-hipofisárias, sob estimulação do GnRH, passam a ativar a esteroidogênese testicular, marcando o início da puberdade. A ativação da função testicular e aumento progressivo de testosterona plasmática ocorrem em paralelo à expansão do número de células de Leydig até os 18 a 21 anos de idade, quando há maturidade sexual e valores máximos circulantes da testosterona (3 a 10 ng/mL, Figura 39.5). Nesse período, há desenvolvimento e manutenção dos caracteres sexuais masculinos secundários. Além dos efeitos androgênicos, a testosterona e seus metabólitos ativos exercem efeitos positivos sobre o anabolismo de células da musculatura esquelética e tecido ósseo.

Após os 25 a 30 anos e, com o avanço da idade, já são detectadas mudanças na concentração sérica de testosterona que começa a declinar gradativamente, com quedas mais significativas com o envelhecimento, a partir dos 55 aos 60 anos de idade. Frequentemente, há aumento da concentração plasmática de SHBG, que gera diminuição da concentração de testosterona circulante livre. Paralelamente, com o avanço da idade, ocorre um quadro hipergonadotrófico compensatório, ou seja, um aumento na concentração plasmática dos hormônios LH e FSH. Nos homens idosos, nos quais esta compensação é insuficiente para manter os níveis plasmáticos de testosterona, observa-se um quadro conhecido como deficiência androgênica do envelhecimento masculino (DAEM), cujos sinais e sintomas são fadiga, alterações de humor (mau humor, desânimo etc.), diminuição da massa e força muscular e do desejo e da função sexual, aumento da gordura corporal, problemas de memória, sudorese e ondas de calor intenso, além de aumento dos riscos de ocorrência de doenças cardiovasculares, dislipidemia, obesidade e resistência à insulina, condições relacionadas à síndrome metabólica. Nesses casos, a reposição androgênica (ver a seguir neste capítulo) promove aumento da libido, melhora no desempenho sexual, do humor e qualidade de vida, das funções cognitivas, da metabolização de carboidratos e lipídeos, aumento da densidade óssea e ganho de massa muscular em estados de caquexia, entre outros efeitos.

Destaca-se neste ponto que todos os androgênios, endógenos ou sintéticos (descritos a seguir), desempenham ações androgênicas e ações anabólicas em algum grau. Em geral, as ações androgênicas são mais proeminentes do que as anabólicas em tecidos do trato reprodutor masculino e em locais de manifestação das características sexuais secundárias (p.ex., folículo piloso). Entretanto, no músculo esquelético, rins, tecidos ósseo e adiposo, as ações anabólicas são evidentes. No músculo esquelético, onde a expressão de 5α-redutase é baixa ou inexistente, a testosterona é o principal responsável pela retenção de nitrogênio e aumento da síntese proteica, promovendo hipertrofia muscular. Nos ossos, a testosterona aumenta a atividade dos osteoblastos e inibe a formação e atividade dos osteoblastos, estimulando a formação de matriz óssea. Além disso, ela estimula o crescimento longitudinal dos ossos longos na puberdade. Os efeitos da testosterona no fechamento das placas epifisárias dos ossos longos ocorrem via indireta pela sua conversão em 17β-estradiol pela aromatase.

Androgênios em indivíduos do sexo feminino ao longo da vida

Na mulher, a ação primária dos androgênios é servir como hormônio precursor do estradiol após a aromatização da testosterona. No período fetal, a exposição do feto feminino a excesso de androgênios tanto endógenos como por via exógena, especialmente antes da 12ª semana de gestação, pode resultar em virilização da genitália externa com desfechos que podem variar desde hipertrofia do clitóris até formação de uma estrutura peniana de fenótipo normal.

Em mulheres saudáveis e em idade reprodutiva, a produção diária de testosterona é de 0,2 a 0,25 mg/dia, atingindo uma concentração plasmática de 15 a 70 ng/dL que é, em média, cerca de dez vezes maior do que a do estradiol. Observa-se variação nas concentrações plasmáticas de testosterona conforme o ciclo menstrual, atingindo-se valores mais altos por volta da metade do clico. Nesse período da vida, aproximadamente metade da testosterona plasmática é originária dos ovários; o restante é derivado da conversão periférica de precursores androgênicos produzidos nos ovários e glândula adrenal, sobretudo a androstenediona, DHEA e DHEA-S. Pelo fato de cerca de 50% da testosterona plasmática ser originária dos ovários, a oforectomia bilateral reduz significativamente seus níveis plasmáticos. Na menopausa espontânea, os ovários continuam produzindo androgênios.

Na mulher, a expressão do AR ocorre em tecidos reprodutivos e não reprodutivos, incluindo ossos, músculos, tecido adiposo, medula óssea e SNC. Sua atividade está ligada com funções que podem ser complementares ou antagonistas às dos hormônios de estrogênio ou progesterona. Efeitos relevantes dos androgênios na mulher são: a) no SNC (libido e comportamento sexual); b) glândula mamária (inibição do crescimento induzido por estrogênios); c) útero (regulação da fisiologia uterina); e d) tecido ósseo (manutenção e formação dos ossos). No caso do útero, o AR está presente nas células do estroma endometrial e tem expressão diferencial ao longo do ciclo menstrual, apresentando expressão mais alta durante a fase proliferativa, mais baixa na fase secretória e pouca/ou ausente na fase secretória mais tardia. Na síndrome do ovário policístico, há um quadro de excesso androgênico. O papel da testosterona e do AR na fisiologia reprodutiva e saúde da mulher é uma área de interesse na pesquisa atual, com relevância para o melhor entendimento de aspectos desses eventos na fisiologia normal e, também, nos processos tumorais dependentes da ação hormonal. O quadro de insuficiência androgênica na mulher pode ser causado por condições como falência ovariana precoce e que é geralmente acompanhado por redução da libido, alterações de humor, fadiga, ganho de peso e disfunção de ganho de massa muscular.

■ Tratamento da insuficiência androgênica

A terapia de reposição androgênica (TRA) utiliza fármacos que mimetizam os efeitos fisiológicos da testosterona e seus metabólitos em quadros de deficiência ou ausência de testosterona endógena. Fatores que contribuem para a indução de insuficiência androgênica no homem e na mulher são descritos no Quadro 39.2.

Quadro 39.2 – Fatores que diminuem a concentração plasmática de androgênios no homem e na mulher.

No homem	• Hipogonadismo primário (deficiência androgênica por falência testicular)
	Possíveis causas: anormalidades cromossômicas, síndrome de Klinefelter, criptorquidismo, distúrbios da biossíntese de androgênios, orquite, radiação, traumatismo, torção testicular, orquiectomia etc.
	• Hipogonadismo secundário (produção deficiente de androgênios por causas hipotalâmicas ou hipofisárias)
	Possíveis causas: deficiências de gonadotrofinas, deficiências múltiplas de hormônios hipotalâmicos e hipofisários, tumores, traumatismos, cirurgias, radiação, hiperprolactinemia
Na mulher	• Ooforectomia bilateral
	• Avanço da idade e envelhecimento
	• Insuficiência de atividade do eixo hipotálamo-hipófise-adrenal (p.ex., hipopituitarismo)
	• Supressão dos níveis plasmáticos de ACTH em consequência do uso de glicocorticosteroides sistêmicos ou por redução da liberação de LH hipofisário por terapia oral com estrogênios
	• Aumento da concentração de SHBG plasmática, culminando na redução da testosterona livre, por exemplo com hipertireoidismo
	• Doenças crônicas como depressão, câncer, anorexia nervosa etc.

Fonte: Desenvolvido pela autoria do capítulo.

No indivíduo do sexo masculino, a TRA tem por meta: a) *em pacientes com diagnóstico de insuficiência androgênica em idade pré-puberal:* induzir a puberdade e, então, permitir a manutenção dos caracteres sexuais secundários e função reprodutiva; e b) *em pacientes cuja deficiência androgênica ocorreu após a puberdade:* melhorar a libido, função sexual, cognição e bem-estar em geral do paciente; manter massa e força muscular e prevenir osteoporose. Nestes casos, o diagnóstico laboratorial de deficiência androgênica em pacientes tem como critério a concentração plasmática de testosterona < 300 ng/dL (ou seja, < 10,4 nmol/L). Em mulheres, não há ainda um consenso dos valores de testosterona a serem usados como referência laboratorial para o diagnóstico de insuficiência androgênica. A faixa normal de testosterona em mulheres em idade reprodutiva, varia de 15 a 70 ng/dL; assim, valores iguais ou menores ao percentil 25 (<30 ng/dL) são considerados para a elaboração do diagnóstico.

■ Fármacos androgênicos

A baixa eficácia da testosterona por VO (em razão do intenso efeito de primeira passagem hepática) e por via intramuscular (IM) (em virtude da rápida absorção e da curta meia-vida plasmática; 10 a 20 minutos) impulsionou o desenvolvimento dos fármacos androgênicos para a TRA. Em sua maioria, esses compostos são derivados semissintéticos ou sintéticos da testosterona, com parâmetros farmacodinâmicos e farmacocinéticos mais compatíveis com as necessidades dos pacientes que, geralmente, necessitam de tratamento crônico. As principais modificações químicas dos derivados sintéticos da testosterona são: a) esterificação do radical 17α-hidroxila da testosterona; b) alquilação na posição 17α da testosterona; ou c) outras modificações no núcleo esteroide (Figura 39.6). Há ainda compostos sintéticos não esteroidais, com relevância terapêutica mais recente.

Dependendo do paciente e objetivo da TRA, a prescrição médica leva em consideração o perfil androgênico do fármaco, ou seja, se mais virilizante (efeito androgênico > efeito anabólico) ou mais anabólico (efeito androgênico < efeito anabólico) em comparação com a própria testosterona, utilizada como androgênio de referência (relação 1:1, efeito androgênico:anabólico). As ações diferenciais (mais virilizantes ou anabólicas) desses fármacos variam de acordo com critérios: a) farmacocinéticos, como via de administração, velocidade de absorção, biotransformação (se é ou não alvo das enzimas 5α-redutase e aromatase); e b) farmacodinâmicos, como afinidade e potência de ação no AR. Em razão de efeitos androgênicos e anabólicos concomitantes, os androgênios com estrutura esteroide também são conhecidos como esteroides androgênico-anabólicos.

Seção 6 – Fármacos que Afetam o Sistema Endócrino

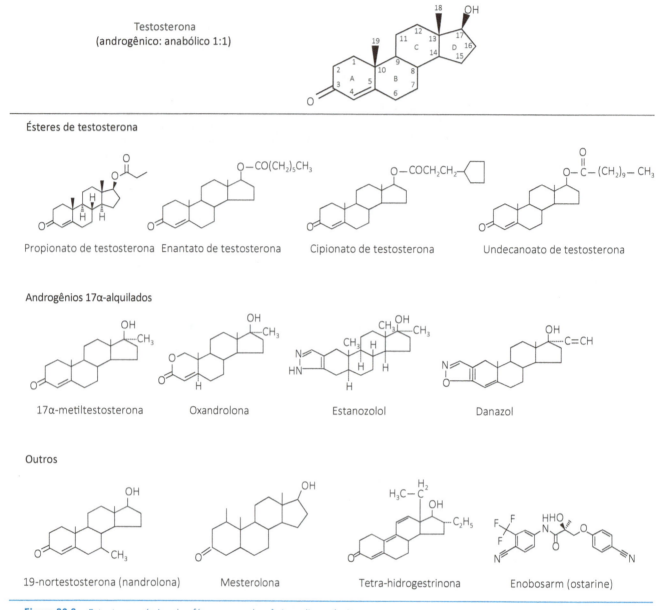

Figura 39.6 – Estrutura química dos fármacos androgênicos disponíveis.
Fonte: Desenvolvida pela autoria do capítulo.

Há uma variedade de opções terapêuticas que incluem formas farmacêuticas para uso injetável (geralmente IM e subcutânea), oral, sublingual, transdérmico (gel, adesivos dérmicos, adesivos bucais) e nasal. Atualmente as formulações disponíveis contêm a própria testosterona ou análogos sintéticos esteroidais ou não esteroidais. A escolha do tipo de formulação deve ser norteada pelo médico, considerando as necessidades terapêuticas, segurança, tolerabilidade, assim como as vantagens e desvantagens das preparações quanto à conveniência, custo, perfil de efeitos adversos locais (p.ex., irritação cutânea) ou sistêmicos (p.ex., alterações cardiovasculares e hepáticas).

Derivados sintéticos da testosterona

Ésteres da testosterona

A esterificação da molécula da testosterona no radical 17α-hidroxila com ácidos graxos resulta na produção de ésteres como propionato, cipionato, enantato e undecanoato de testosterona (Figura 39.6). Atualmente estes fármacos são os de menor custo ao paciente, com amplo uso clínico na forma injetável (comumente IM). Uma exceção relevante é o undecanoato de testosterona, que também é ativo por VO. Neste caso, a absorção do fármaco após administração oral ocorre via sistema linfático, o que evita o metabolismo hepático de primeira passagem desse composto.

Quanto maior o radical (R) introduzido na posição 17α-hidroxil da estrutura original da testosterona, maior é o grau de lipossolubilidade do análogo sintético, o que retarda a liberação do composto do local de administração para a circulação sanguínea, prolongando seu efeito farmacológico. Por exemplo, o enantato e o cipionato (ambos com maior cadeia lateral no C17) são clinicamente mais efetivos e com tempo de ação maior quando comparados ao propionato de testosterona (Figura 39.6). De forma geral, os ésteres de testosterona utilizados na forma injetável podem ser administrados em intervalos que variam de alguns dias ou semanas (como o enantato e cipionato de testosterona) e, ainda, meses (undecanoato de testosterona).

Todos os ésteres de testosterona são pró-fármacos, devendo ser metabolizados em testosterona por esterases plasmáticas. A testosterona plasmática resultante desse metabolismo pode atuar por ação direta ou, ainda, pela conversão em seus metabólitos ativos de DHT e estradiol. A eficácia do tratamento pode ser monitorada pela determinação da concentração sérica de testosterona, facilitando, assim, o acompanhamento clínico do paciente e, se necessário, ajustes da dose.

Esteroides androgênico-anabólicos 17α-alquilados

Esses fármacos foram desenvolvidos para resistirem ao efeito de primeira passagem hepática, suplantando a limitação associada à baixíssima biodisponibilidade oral da testosterona. Na década de 1930, descobriu-se que a alquilação na posição 17α da testosterona retarda a metabolização hepática, aumentando a efetividade do composto por VO. Isso gerou uma série de esteroides androgênico-anabólicos 17α-alquilados ativos por VO. São exemplos desse grupo a 17α-metiltestosterona, fluoximesterona, danazol, oxandrolona e estanozol (Figura 39.6). Em geral, são fármacos com boa biodisponibilidade oral e ação anabólica mais potente do que a ação androgênica; por esta razão, são fármacos passíveis de abuso e uso ilícito por atletas e indivíduos que buscam melhor desempenho físico e, ainda, aumento rápido de massa muscular por motivos estéticos. O uso crônico dos androgênios 17α-alquilados, no entanto, está associado a alto risco de hepatoxicidade, que é um fator limitante do uso terapêutico desses compostos. Esse efeito adverso pode variar desde alterações de enzimas hepáticas até quadros mais graves, que incluem colestase intra-hepática (com icterícia) até adenoma hepatocelular com potencial de transformação maligna, dependendo do fármaco usado e tempo de trata-

mento. Por essa razão, o uso desses fármacos para o tratamento do hipogonadismo foi proibido em diversos países. Os efeitos, porém, podem ser potencialmente revertidos com a retirada do tratamento.

Ésteres da nandrolona e outros esteroides androgênico-anabólicos

Assim como os ésteres de testosterona, os ésteres da nandrolona (19-nortestosterona) também têm um ácido graxo (como decanoato e fenilpropionato) ligado ao radical 17α-hidroxila, o que confere ao composto maior solubilidade e liberação mais prolongada do local de administração (por via IM) para a circulação sistêmica. Uma vez na circulação, os ésteres de nandrolona são substratos para esterases que clivam a ligação éster e liberam a nandrolona (metabólito ativo).

A nandrolona tem potente ação anabólica, atuando diretamente no AR de células da musculatura esquelética que não apresentam expressão e atividade da enzima 5α-redutase. Em contrapartida, em órgãos que expressam a 5α-redutase (p.ex., a próstata), a nandrolona é metabolizada a 5α-diidro-19-nortestosterona, um ligante do AR de menor eficácia e potência do que a testosterona. A biotransformação da nandrolona pela 5α-redutase explica a ação androgênica menos potente do que a testosterona no tecido prostático. Além disso, os ésteres da nandrolona não são substratos da aromatase.

Outros representantes dessa classe são os esteroides androgênico-anabólicos com modificações estruturais nos anéis A–C do núcleo esteroide, como a mesterolona, tetra-hidrogestrinona e metenolona (Figura 39.6). Esses fármacos apresentam uma metabolização hepática lenta e são agonistas de alta afinidade pelo AR. A mesterolona é um derivado da DHT resistente ao metabolismo de primeira passagem hepática pela presença de uma alquilação no carbono 1 do núcleo esteroide (Figura 39.6), o que a torna ativa por VO. Esse fármaco é isento de efeito hepatotóxico significativo devido à ausência de 17α-alquilação em sua estrutura. A mesterolona também é resistente à aromatização, não sendo assim convertido em um derivado estrogênico. A tetra-hidrogestrinona, um derivado do progestágeno sintético gestrinona, apresenta alta afinidade pelo AR, sendo um androgênio mais potente do que a nandrolona e a testosterona.

Testosterona de liberação transdérmica e bucal

As formulações transdérmicas de testosterona, na forma de gel ou adesivos (*patch*), têm a vantagem de evitar os efeitos de primeira passagem hepática da sua administração oral. Em comparação com a via parenteral, estas formas farmacêuticas têm como vantagens a fácil aplicação (geralmente na região abdominal, ombro ou parte superior do braço), maior flexibilidade do ajuste de dose (de acordo com a reposta clínica e laboratorial do paciente) e, ao longo do tratamento, melhor controle e manutenção de testosterona plasmática (e seu metabólito ativo DHT) em concentração mais próxima do patamar fisiológico. As formulações mais recentes de adesivos foram elaboradas para a troca diária (a cada 24 horas) e, em relação ao gel, apresentam boa eficiência para manter a concentração testosterona plasmática dentro do patamar fisiológico esperado. A tolerabilidade na pele é boa, com baixa incidência de irritabilidade local. O uso na forma de gel tem como risco a transferência do hormônio, pelo contato físico, do paciente para parceiros sexuais ou crianças; por isso a recomendação de cuidado durante o tratamento para evitar a exposição desses indivíduos do círculo de convívio do paciente a potenciais efeitos colaterais do hormônio. Este risco está ausente na formulação de adesivo.

Os derivados sintéticos da testosterona estão disponíveis também na forma de bioadesivo para aplicação bucal (trocado geralmente a cada 12 horas) ou, ainda, como comprimidos para uso por via sublingual (p.ex., a ciclodextrina-testosterona) e que determinam uma absorção rápida e início de ação desses androgênios no paciente.

Moduladores seletivos do receptor de androgênio (SARM)

Os SARM são uma classe mais recente de compostos, com estrutura não esteroidal, ligantes do AR, capazes de ativar este receptor e produzir sinalização celular seletiva e diferencial conforme o tecido-alvo da ação. Ou seja, podem induzir um efeito anabólico muscular/ósseo evitando ou minimizando os efeitos virilizantes em tecidos como a próstata (efeito androgênico). Do ponto de vista farmacodinâmico, a ação androgênico-anabólica tecidual seletiva dos SARM é explicada pela capacidade desses compostos induzir o recrutamento diferencial de correguladores após a interação e ativação do AR e que é diferente do induzido pela testosterona e DHT. Dessa forma, a ação dos SARM determina um perfil de expressão gênica dependente do AR que difere do induzido pelos hormônios endógenos (testosterona e DHT) nas células-alvo.

São alguns exemplos de SARM o andarine (S4), LGD-4033, enobosarm (ostarine; Figura 39.6) e o RAD140. Muitos desses compostos estão em fase 1 e 2 de desenvolvimento clínico. Esses estudos clínicos têm investigado a eficácia terapêutica e segurança dos SARM, em preparações orais ou parenterais (injetáveis) com objetivo de efeito anabólico para o

tratamento de quadros como osteoporose e desordens relacionadas com a perda de massa muscular (p.ex., sarcopenia e caquexia), no controle da ação androgênica em doenças tumorais (próstata e mamas) e, até, para uso como contraceptivo masculino. Esses fármacos também apresentam o potencial de maior segurança na terapêutica androgênica em mulheres, sendo alternativa promissora para o controle de osteoporose e melhora de funções sexuais na reposição hormonal em pacientes pós-menopausadas, estando ligados à menor probabilidade de efeitos adversos virilizantes.

Precursores androgênicos

Estão incluídos neste grupo a androstenediona e a DHEA. Embora ambas sejam comercializadas como suplementos alimentares, são compostas com atividade androgênico-anabólica cujo consumo pode provocar efeitos indesejados. O apelo comercial de produtos contendo esses androgênios, como anabólicos e antienvelhecimento, tem contribuído para o aumento do seu consumo pela população em geral, inclusive sem acompanhamento médico. Em razão de efeitos adversos e da ausência de estudos de longo prazo que comprovem os benefícios terapêuticos anunciados, seu consumo não é recomentado, sobretudo em adolescentes e mulheres.

Usos terapêuticos dos fármacos androgênicos

Hipogonadismo masculino

O hipogonadismo pode ser causado por desordens do testículo (hipogonadismo primário) ou hipotalâmico-hipofisárias (hipogonadismo secundário). Várias são as causas que podem culminar nesta condição patológica (Quadro 39.2). Testes laboratoriais, associados a diagnóstico clínico, permitem que a terapia de reposição hormonal seja iniciada. Os aspectos clínicos do hipogonadismo masculino dependem do estágio do desenvolvimento sexual do paciente. No desenvolvimento fetal, defeitos na síntese, metabolismo ou na resposta da sinalização androgênica são potenciais fatores etiológicos que afetam a diferenciação sexual e que incluem desenvolvimento inadequado de tecidos da genitália interna e/ou externa. Em meninos com hipogonadismo pré-puberdade, a deficiência de androgênios resulta na ausência ou retardo do desenvolvimento de caracteres sexuais secundários masculinos, da espermatogênese, entre outros efeitos. A deficiência de testosterona no período pós-puberdade pode resultar em infertilidade, disforia, alterações da massa corporal, ganho de peso, disfunção erétil, perda de libido, anemia etc. Esses sinais e sintomas são revertidos pela TRA.

Quando a TRA é indicada, um princípio geral é mimetizar as concentrações normais de testosterona e seus metabólitos ativos evitando, assim, efeitos adversos decorrentes de concentrações suprafisiológicas de testosterona ou, ainda, prevenindo a deficiência androgênica pela baixa concentração plasmática de testosterona. Para tal, formas farmacêuticas contendo a testosterona (adesivos transdérmicos, géis etc.) e ésteres de testosterona constituem as preparações terapêuticas de 1ª escolha. As respostas fisiológicas da reposição androgênica permitem a indução de virilização de pacientes pré-púberes e a restauração ou preservação da virilização em pacientes pós-púberes. Vale ressaltar que a ação do LH assegura alta concentração intratesticular de testosterona, efeito não substituído pela administração exógena de testosterona.

O tratamento ideal deve permitir autoadministração, ser conveniente, com mínimo desconforto, de baixo custo e de fácil disponibilidade. Além disso, o tratamento deve evitar os efeitos adversos na próstata, lipídeo sérico e nas funções cardiovascular, hepática e pulmonar. Nenhuma das terapias disponíveis atualmente atinge esse perfil ideal. Portanto, a escolha do medicamento deve sempre levar em consideração a melhor seleção para cada paciente. Os casos de hipogonadismo secundário também podem ser tratados com gonadotrofinas e análogos do GnRH (p.ex., gosserrelina) em esquemas de administração pulsátil; especialmente quando se deseja reestabelecer a espermatogênese.

A TRA é contraindicada ou deve ser feita com cautela em homens com histórico pessoal ou familiar de carcinoma prostático ou mamário e em pacientes com hepatopatias e nefropatias graves.

Osteoporose

Há associação da TRA com o aumento da massa óssea dos pacientes tratados. Este efeito ocorre pela ação anabólica dos androgênios no tecido ósseo, especificamente por estimulação de osteoblastos. Em mulheres esse tratamento é mais restrito em virtude dos efeitos adversos virilizantes.

Retardos na estatura

Os androgênios podem ser uma terapêutica recomendada, geralmente em associação com o hormônio do crescimento (GH), em certas formas de retardo estatural, em que a maturação óssea (acompanhada clinicamente pela idade óssea) encontra-se claramente retardada. Não raramente, o desejado efeito anabólico é acompanhado por androgenização e avanço inade-

quado da idade óssea. Este desfecho deve ser acompanhado pelo médico ao longo do tratamento, a fim de evitar o fechamento precoce das epífises dos ossos longos, o que ensejaria uma estatura final menor na idade adulta. O tratamento deve ser imediatamente suspenso, no entanto, caso haja um avanço excessivo da maturação óssea.

Promoção do anabolismo

Os derivados sintéticos da testosterona, pelos efeitos anabólicos, têm indicação terapêutica em pacientes com quadros agudos tais como queimaduras, politraumatismos e em pós-operatórios, nos quais haja deficiência no metabolismo proteico. São também recomendados como adjuvantes na promoção do anabolismo e melhora do bem-estar e do apetite em pacientes com doenças graves e debilitantes. Em pacientes com caquexia e sarcopenia, associadas à síndrome da imunodeficiência adquirida (AIDS) e a neoplasias terminais (como câncer colorretal), são usados (VO ou via parenteral) para melhora do balanço de nitrogênio, ganho de massa muscular e aumento do peso corporal nesses indivíduos. Os ésteres da testosterona de ação prolongada são fármacos de escolha para esses fins, com desfechos variáveis de acordo com o paciente.

Em indivíduos do sexo masculino pré-púberes ou adultos jovens, tanto os androgênios aromatizáveis quanto os não aromatizáveis aumentam significativamente a síntese proteica total e de proteínas musculares. A ativação da produção de GH na hipófise ocorre, predominantemente, após a aromatização dos androgênios em nível central.

Estimulação de eritropoiese

Os androgênios estimulam a síntese de eritropoietina (EPO) pelas células renais. A EPO é uma glicoproteína que estimula a eritropoiese, ou seja, a produção e maturação de células vermelhas (hemácias) na medula óssea (em adultos normais) e no baço ou fígado em fetos ou pacientes com anemias graves. Por isso, os derivados sintéticos da testosterona são indicados para o tratamento de alguns tipos de anemias como a aplástica/hipoplástica, hemolítica, as associadas à insuficiência renal crônica, em consequência de falência da medula óssea e no tratamento de câncer por quimioterapia ou radioterapia. O decanoato de nandrolona e o danazol são exemplos para esses fins terapêuticos, gerando aumento do hematócrito e hemoglobina, com melhoria do desempenho físico do paciente. Têm se tornado fármacos de 2ª linha em virtude da disponibilidade terapêutica mais recente da EPO humana recombinante.

Edema angioneurótico hereditário

O angioedema hereditário é uma doença de herança autossômica dominante, cujos portadores apresentam deficiência do inibidor da enzima C1-esterase (C1-INB). Essa deficiência causa uma perda da inativação de proteases (C1r e C1s), o que gera uma exacerbação da ativação do sistema do complemento e produção de substâncias vasoativas que causam episódios recorrentes de angioedema na pele, mucosas, face, trato respiratório e gastrointestinal superior. Com a idade, o angioedema hereditário pode precipitar situações de coagulação intravascular disseminada ou falência de múltiplos órgãos.

A terapia androgênica é eficiente para a profilaxia em longo prazo dessa condição, pois aumenta a expressão e a concentração sérica da C1-INH e a fração C4 do complemento, reduzindo as crises de angioedema. Os androgênios 17α-alquilados, como danazol, estanozolol e oxandrolona, são os mais comumente usados nessas condições por serem fármacos com ações menos virilizantes do que os ésteres da testosterona. Conforme a necessidade do paciente, o protocolo clínico pode variar pelo uso de altas doses do androgênio no início do tratamento com subsequente redução ou, alternativamente, com uma dose mais baixa que é aumentada ao longo do tratamento. A hepatotoxicidade dos androgênios 17α-alquilados é um fator limitante para a terapia em longo prazo do angioedema hereditário.

Usos terapêuticos em indivíduos do sexo feminino

Os usos terapêuticos da testosterona e análogos e em mulheres é ainda tópico de debate e controvérsias. Há recomendações de TRA, por exemplo, para mulheres em idade reprodutiva que foram submetidas à histerectomia-ooforectomia bilateral; nessas pacientes, a testosterona e análogos (orais e parenterais) geralmente ensejam uma melhora da libido e da vida sexual. Em mulheres pós-menopausadas, a TRA tem recomendação no controle dos efeitos colaterais em consequência da terapia de reposição estrogênica, como a redução de libido, diminuição de bem-estar, incluindo dores de cabeça e fadiga. Vale ressaltar que os efeitos adversos virilizantes, incluindo acne, hirsutismo, engrossamento da voz e alopecia androgênica, alterações da concentração plasmática de lipoproteínas (redução dos níveis de HDL-colesterol), aumento da resistência à insulina e risco de câncer mamário, constituem limitações da TRA em mulheres.

Atualmente sabe-se que o AR está expresso em cerca de 60 a 80% dos tumores de mama, com mais alta prevalência entre os tumores que são positivos a receptores de estrogênios. Experimentalmente, os androgênios apresentam efeitos antiproliferativos e proapotóticos em algumas linhagens de células de câncer mamário, antagonizando a ação desempenhada pelo estradiol em receptores de estrogênios. Estudos epidemiológicos indicam maiores taxas de sobrevivência em tumores que são positivos para a expressão do AR e de receptores de estrogênios. Por isso, do ponto de vista terapêutico, os análogos da testosterona têm sido considerados útil na inibição do crescimento de tumores mamários em estágio avançado e positivos a receptor de estrogênio que desenvolveram resistência ao tratamento de 1ª linha com fármacos antiestrogênicos. Mais recentemente, esses casos têm mostrado controle tumoral favorável com o uso de SARM (como o enonosarm Gtx-024; atualmente em fase 2 de triagem clínica em pacientes com tumor positivo a receptor de estrogênio) que têm apresentado menos efeitos colaterais quando comparados aos androgênios sintéticos.

Hormonoterapia nos distúrbios do desenvolvimento sexual (DDS) e para indivíduos transgênero

Os fármacos androgênicos podem ser aplicados nas condições clínicas conhecidas como "distúrbios do desenvolvimento sexual" (DDS) que, a partir de abordagem clínica por equipes multiprofissionais especializadas, pode envolver terapia hormonal e/ou procedimentos cirúrgicos devidamente assistidos por psicólogos para que haja maior congruência entre o gênero do indivíduo e o tratamento indicado. Por exemplo, indivíduos XY com insensibilidade a androgênios e identificação de gênero masculino podem receber altas doses de ésteres de testosterona para aumento do tamanho do pênis e desenvolvimento de caracteres sexuais masculinos secundários; alternativamente, pode também ser associada à terapia adjuvante com inibidores da aromatase. Nesses casos, o uso de DHT pode ser vantajoso pela atividade androgênica mais potente por não ser substrato para aromatase como os derivados da testosterona.

A terapia com derivados sintéticos de testosterona é também aplicada visando a masculinização de indivíduos transgênero masculino (homem trans), ou seja, aquele que nasceu biologicamente com sexo feminino (XX), mas se identifica como homem e/ou com a expressão de gênero masculino. Nem todos buscam alguma intervenção hormonal ou cirúrgica, ressaltando que os procedimentos clínicos não são um critério para a afirmação de gênero. A terapia requer acompanhamento rigoroso por corpo clínico especializado para monitoramento dos efeitos e atenção ao aparecimento de efeitos adversos cardiovasculares, tromboembólico e de neoplasias hormônio-dependentes.

A terapia antiandrogênica baseada em fármacos antiandrogênicos e análogos de estradiol é indicada, no entanto, para a feminização de transgênero feminino (mulher trans; ou seja, indivíduos XY mas que se identificam como mulheres e/ou com a expressão de gênero feminino) e travestis. Análogos de GnRH administrados de forma crônica também podem ser utilizados e têm relevância de uso em pacientes adolescentes, contribuindo para o retardo da puberdade (efeito reversível). A terapia desses indivíduos também requer acompanhamento rígido por corpo clínico especializado para monitoramento dos diversos efeitos colaterais que podem estar associados.

Abuso de esteroides androgênico- -anabólicos e SARM

Os esteroides androgênico-anabólicos e SARM são fármacos sujeitos a consumo abusivo por homens e mulheres que buscam melhora do desempenho atlético e por motivos estéticos. Em atletas, seu consumo representa *dopping*, podendo resultar em suspensão ou até mesmo banimento de competições oficiais. A utilização desses fármacos para fins estéticos, sobretudo em indivíduos adolescentes e adultos jovens, representa um grave problema de saúde pública. Alguns usuários fazem inclusive uso de produtos veterinários à base de esteroides androgênio-anabólicos, sobre os quais não há informação acerca dos riscos do uso em humanos. É importante destacar que, em indivíduos sedentários, o uso da testosterona e análogos induz efeitos ínfimos sobre a força e massa muscular quando comparados com os obtidos em indivíduos em programa de treinamento muscular intenso. De fato, há ganhos significativos na massa e na força muscular concomitante com a perda de gordura corporal quando esses esteroides são utilizados por indivíduos levantadores de peso que já atingiram uma estabilização do tamanho e da força muscular.

O abuso dessas substâncias por indivíduos normais e atletas pode acarretar diversos efeitos adversos, incluindo oligospermia, hipotrofia testicular, alterações de humor, agressividade, acne severa, ginecomastia e doenças hepáticas graves (no caso dos androgênios 17α-alquilados), entre outros efeitos. Em mulheres, além dos efeitos adversos sistêmicos, também se observa síndrome virilizante, redução das mamas e alterações do ciclo menstrual.

Efeitos adversos e contraindicações dos fármacos androgênicos

Os efeitos adversos mais comuns dos esteroides androgênico-anabólicos em homens incluem oligospermia ou azoospermia, ginecomastia, eritrocitose, apneia noturna, retenção hidrossalina (que resulta em sintomas que pioram os presentes em falência cardíaca congestiva ou cirrose hepática). Além disso, esses fármacos podem provocar policitemia, maturação óssea acelerada, hiperlipidemia, acne severa, disfunção erétil, atrofia testicular, e hiperplasia e/ou hipertrofia prostáticas. Em mulheres, os efeitos virilizantes mais frequentes são hirsutismo, irregularidades menstruais, engrossamento da voz, calvície, acne aumento de clitóris e aumento da massa osteomuscular.

Em homens e mulheres há desfechos de alterações comportamentais que incluem agressividade, com episódios de raiva incontrolável, ilusões, entre outros efeitos. Essas reações são mais prevalentes em casos de abuso dos esteroides anabolizantes, caracterizado pelo uso de doses elevadas desses fármacos. O uso oral de altas doses dos análogos 17α-alquilados tem sido associado a quadros de hepatotoxicidade, icterícia colestática e, ainda, carcinomas hepáticos.

As contraindicações ao uso de análogos da testosterona são históricas pessoal e familiar de câncer da próstata e da mama no homem; porém, há dados inconsistentes dessa relação, principalmente para a reposição hormonal durante a senescência. Seu uso também é contraindicado em pacientes com hiperplasia prostática, policitemia, apneia obstrutiva severa do sono não tratada, insuficiência cardíaca severa, assim como doenças hepáticas e renais crônicas. Os androgênios são também contraindicados em crianças (exceto por recomendação médica) pelas consequências no crescimento (indução da fusão prematura das epífises e redução na taxa de crescimento) e induzir a masculinização se aplicados em meninas.

■ Fármacos antiandrogênicos

Os fármacos antiandrogênicos são aqueles que inibem ou bloqueiam as ações dos androgênios nos seus órgãos-alvo. Classicamente podem ser agrupados em duas categorias principais com base no mecanismo de ação: a) os que interferem com a biossíntese ou metabolismo dos androgênios e, assim, indiretamente modulam a função desses hormônios; e b) os que interagem diretamente com o AR interferindo na sinalização hormônio-receptor nas células-alvos. O uso clínico desses fármacos tem por objetivo o tratamento de quadros de: a) puberdade precoce, b) síndromes adrenogenitais; c) tumores prostático, suprarrenal, ovariano ou testicular; d) hiperplasia prostática benigna; e) hirsutismo; f) síndrome pré-menstrual; g) acne, entre outros. Nas Figuras 39.4 e 39.7 estão representadas as classes e exemplos de fármacos antiandrogênicos comumente utilizados na prática clínica e seus mecanismos de ação, respectivamente.

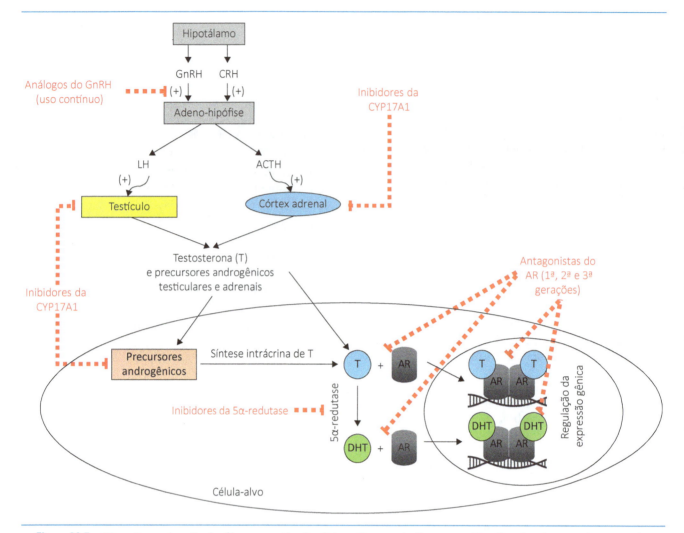

Figura 39.7 – Mecanismos de ação dos fármacos antiandrogênicos. Representação esquemática dos eixos hormonais que regulam a síntese e concentração plasmática da testosterona, bem como de seu metabolismo a DHT e sinalização celular mediada pelo receptor de androgênios. Os alvos moleculares ou locais de ação dos fármacos antiandrogênicos estão indicados. Os locais de ação das classes de fármacos antiandrogênicos estão indicados.

Testosterona: T, DHT: 5α-di-hidrotestosterona, PA: precursores androgênios testiculares e adrenais, GnRH: hormônio liberador de gonadotrofinas, LH: hormônio luteinizante, ACTH: hormônio adrenocorticotrófico, CRH: hormônio liberador de adrenocorticotrofina, AR: receptor de androgênios.

Fonte: Desenvolvida pela autoria do capítulo.

Inibidores de síntese de androgênios

O hormônio liberador de gonadotrofinas (GnRH) ou agonistas sintéticos do receptor de GnRH (p.ex., leuprolida e gosserrelina) são exemplos desta classe de fármacos antiandrogênicos. A administração, por via subcutânea ou inalação nasal (formulação em *spray*), de forma contínua desses fármacos promove um quadro conhecido como castração farmacológica (reversível com a suspensão do tratamento) em virtude da supressão da liberação de gonadotrofinas hipofisárias e consequente redução da síntese de testosterona testicular. São indicados para o tratamento da puberdade precoce em meninos, carcinoma prostático, e na inibição da virilização e acne severa em mulheres. Seus efeitos adversos no homem são decorrentes da redução da concentração plasmática de testosterona, incluindo disfunção erétil, infertilidade e alterações da libido.

A abiraterona e o seviteronel são também exemplos desta classe de fármacos antiandrogênicos com uso terapêutico por VO. Ambos apresentam como mecanismo de ação a inibição da enzima esteroidogênica CYP17A1, o que resulta na redução da biossíntese de androgênios no testículo, glândula adrenal e outros tecidos periféricos, incluindo células do câncer prostático. A consequente diminuição da concentração plasmática e tecidual de androgênios reduz a ativação do AR, justificando, assim, a ação antiandrogênica desses compostos.

A abiraterona inibe tanto a atividade C-17,20-liase como a 17α-hidroxilase da CYP17A1. Por isso, há, durante o tratamento, o efeito adverso de insuficiência adrenocortical pela inibição da síntese de corticosteroides. Como consequência há desregulação da função do eixo hipotálamo-hipófise-adrenal que é observada pelo aumento dos níveis de ACTH e de mineralocorticosteroides circulantes, que pode causar hipertensão, hipocalemia e edema no paciente em tratamento. Esses efeitos adversos são prevenidos pela coadministração da abiraterona com um corticosteroide (geralmente prednisona). O seviteronel, por ser um inibidor mais seletivo da atividade C-17,20-liase da CYP17A1, não induz de forma significativa esse tipo de efeito colateral no paciente. No caso da abiraterona, outros efeitos adversos incluem quadros de hepatotoxicidade, dispepsia e alterações vasomotoras. A abiraterona e o seviteronel são indicados para o tratamento de tumores de próstata, incluindo o CRPC metastático, além de puberdade precoce.

O antifúngico cetoconazol é também um antiandrogênico que tem por mecanismo de ação a inibição da síntese de androgênios adrenais e testiculares, atuando como inibidor da CYP17A1 e CYP11A1 (enzimas dependentes do sistema hepático P450). Em doses elevadas, promove redução da concentração plasmática de testosterona e DHEA. Também inibe a produção de corticosteroides adrenocorticais, efeito adverso controlado pela sua coadministração com glicocorticosteroides sintéticos (prednisona ou hidrocortisona). Em razão da falta de especificidade enzimática e da presença de toxicidade e de efeitos adversos (como náuseas, vômitos e hepatotoxicidade), o cetoconazol é um fármaco antiandrogênico de 2ª linha para o tratamento do câncer prostático.

Inibidores da conversão periférica de testosterona em DHT

Os inibidores competitivos da enzima 5α-redutase, como a finasterida (inibidor seletivo SRD5A2) e dutasterida (inibidor não seletivo SRD5A1 e SRD5A2), bloqueiam seletivamente a ação dos androgênios em tecidos onde a produção contínua de DHT é essencial para os efeitos androgênicos da testosterona (principalmente próstata e folículos capilares). A ação androgênica mais potente da DHT em comparação à testosterona justifica o efeito benéfico do bloqueio da produção local desse hormônio em pacientes com hiperplasia prostática benigna, principal uso terapêutico desses fármacos. De fato, a finasterida e a dutasterida (utilizados por VO) reduzem o tamanho prostático e melhoram a micção e no fluxo urinário, revertendo os sintomas associados à hiperplasia prostática benigna. Os efeitos na retenção urinária aguda podem ser mais bem controlados pela coadministração com

doxazosina e tansulosina (antagonistas de adrenoceptores α1). A finasterida também é indicada para o tratamento de calvície androgenética. Seus efeitos adversos incluem diminuição de libido, disfunção erétil e diminuição do volume ejaculado (dutasterida).

Antagonistas esteroidais do AR

O acetato de ciproterona foi o primeiro antiandrogênico de uso terapêutico e o único representante dessa classe de fármacos com relevância clínica. É um análogo estrutural da hidróxi-progesterona e com ação antagonista do AR. Também suprime a síntese e a secreção de gonadotrofinas na hipófise, pela ação progestacional, inibindo, assim, a produção de testosterona testicular.

O uso terapêutico do acetato de ciproterona inclui o tratamento da puberdade precoce em meninos, no controle de sintomas de fogachos (ondas de calor), nos controle dos efeitos agudos de aumento de liberação de testosterona com o uso continuo de GnRH e seus análogos sintéticos em síndromes virilizantes, no tratamento antiandrogênico de 2ª linha de carcinoma de próstata inoperável, na redução de agressividade e impulso em desvios sexuais e como um componente na terapia hormonal de feminização na mulher trans, entre outras aplicações. Na mulher, é útil no tratamento de hirsutismo, alopecia androgênica e no controle de excesso de atividade de glândula sebácea que gera acnes e seborreia. É o fármaco presente em pílulas anticoncepcionais, neste caso usado em monoterapia ou em associação com um derivado estrogênico.

Os efeitos adversos do acetato de ciproterona incluem infertilidade e intumescência mamária no homem e anovulação na mulher, que são reversíveis após a suspensão do tratamento. No início do tratamento, é frequente ocorrer sonolência e adinamia. É frequente haver ganho de peso e sintomas de depressão durante a terapia, com o aparecimento de sintomas como alterações hepáticas e perda de cabelos. Malformação fetal pode ocorrer se administrada principalmente durante os 4 primeiros meses da gravidez, resultando na feminização da genitália do feto masculino. As contraindicações incluem hepatopatias, depressões graves, doenças debilitantes, anemia falciforme e fenômenos tromboembólicos. O acetato de ciproterona também não deve ser utilizado em pacientes pré-púberes, gestantes ou lactentes pelas alterações que podem ser causadas no desenvolvimento da genitália masculina.

Antagonistas não esteroidais do AR de 1ª e 2ª gerações

A flutamida e a nilutamida (antagonistas de 1ª geração) e a bicalutamida (antagonista de 2ª geração) são compostos sintéticos, com estrutura química não esteroidal. São antagonistas competitivos, reversíveis, potentes e altamente seletivos do AR. No caso particular da flutamida, há a conversão *in vivo* ao metabólito ativo 2-hidróxi-flutamida, responsável por sua ação antiandrogênica.

Esses fármacos são administrados pela VO, com farmacocinética envolvendo a passagem pela barreira hematoencefálica e penetração no SNC. Por isso a monoterapia com esses compostos, pelo bloqueio do AR presente no eixo hipotálamo-hipófise, promove o aumento na liberação de gonadotrofinas hipofisárias e, consequentemente, da síntese e secreção de testosterona pelos testículos. Por essa razão, são comumente usados em coadministração com o próprio GnRH ou seus análogos sintéticos (p.ex., leuprolida) que especificamente atuam na inibição da liberação de gonadotrofinas e, consequentemente, redução da síntese e secreção testicular de testosterona. Esta combinação é conhecida como bloqueio androgênico combinado. A monoterapia se mostra efetiva, no entanto, em pacientes orquiectomizados; pela ausência dos testículos nesses pacientes, não há o efeito colateral de aumento da concentração plasmática de testosterona em resposta ao aumento de LH associado ao tratamento.

O principal uso terapêutico da flutamida e da bicalutamida é no tratamento do câncer prostático, associados geralmente com GnRH ou seus análogos sintéticos, derivados estrogênicos ou, ainda, na presença de orquiectomia bilateral para bloqueio da síntese de androgênios gonadais. Outras indicações terapêuticas incluem o tratamento da puberdade precoce idiopática, libido e/ou agressividade patológica, hirsutismo feminino idiopático e alopecia feminina causada por hiperandrogenismo.

Antagonistas não esteroidais do AR de 3ª geração

O desenvolvimento da 3ª geração dos antagonistas do AR representou um avanço importante para o controle terapêutico do CRPC, especialmente em pacientes em fase de metástase e diagnosticados com resistência de resposta à terapia de privação androgênica com antagonistas do AR de 1ª e 2ª gerações, análogos do GnRH ou orquiectomia bilateral.

A enzalutamida (MDV3100) foi o primeiro representante dessa classe a ser introduzido na prática clínica. É um antagonista competitivo, reversível, com afinidade maior (cinco a oito vezes) de ligação como antagonista do AR do que a bicalutamida. O mecanismo de ação envolve bloqueio do AR (ambos, localizados no citoplasma e no núcleo celular) e inibição da translocação do receptor para o núcleo; desse modo, apresenta um efeito robusto no bloqueio das ações androgênicas. Adicionalmente, tem afinidade de ligação e atua como antagonista na variante V7 do AR (AR-V7) que, recentemente, vem demonstrando estar expressa e envolvida no desenvolvimento do câncer prostático de uma parcela de pacientes. Após a administração oral, atravessa a barreira hematoencefálica e penetra no SNC onde atua como inibidor de receptores GABA-A e, por esse mecanismo, pode gerar em uma parcela dos pacientes em tratamento efeitos colaterais como convulsões, insônia e ansiedade.

Apalutamida é outro exemplo de composto desta classe de antiandrogênicos; desenvolvido à semelhança da enzalutamida, apresenta uma afinidade maior (cinco a dez vezes) de ligação pelo AR do que a bicalutamida. Foi desenvolvido para uso específico no controle do CPRC, sendo efetivo para postergar o aparecimento de metástases, contribuindo para melhor qualidade de vida do paciente em tratamento. Diferente da enzalutamida, no entanto, a apalutamida não atravessa a barreira hematoencefálica e, por isso, seu uso não está ligado a efeitos adversos significantes no SNC.

A darolutamida, e seu metabólito ativo cetodarolutamida, é um outro exemplo de antagonista não esteroidal do AR de 3ª geração de uso mais recente. Ambos são antagonistas competitivos, reversíveis do AR e com alta capacidade de inibir a translocação do receptor para o núcleo, diminuindo, assim, a ativação gênica requerida para a ação androgênica nas células-alvo. A sua passagem pela barreira hematoencefálica é também limitada, o que previne efeitos adversos no SNC. Tem uso clínico no tratamento de pacientes com CPRC, especialmente nos casos de resistência de resposta à terapia com outros antagonistas não esteroidais do AR, decorrente, por exemplo, da expressão aumentada de isoformas mutantes do AR, como mutações F876L, W742L e T878A, nos quais fármacos como a enzalutamida e apalutamida passam a atuar como agonistas e, portanto, não mais recomendados para esses pacientes.

Nos casos de câncer mamário avançado em mulheres que apresentam tumores positivos para o AR, porém são resistentes a tratamento com antiestrogênicos (como o tamoxifeno), a terapia também pode ser baseada em fármacos antiandrogênicos como os antagonistas do AR de 2ª (bicalutamida) e 3ª geração (enzalutamida) em monoterapia ou em coadministração com abiraterona ou seviteronel que, como inibidores da produção de androgênios, auxiliam no tratamento pela redução dos níveis circulantes de androgênios. Estas terapias estão no momento em fase de testes clínicos (fase 2).

Androgênios e antiandrogênicos ambientais: visão farmacológica e toxicológica

Há hoje uma extensa lista de compostos químicos de exposição ambiental com a capacidade de interferir com as vias de sinalização androgênica com mecanismos de ação que envolvem: a) efeito direto no AR e que ativam (como agonistas) ou reprimem (como antagonistas) a expressão de genes específicos, especialmente os envolvidos no desenvolvimento das características sexuais primárias e secundárias do macho; e b) efeito não mediado por receptor, mas sim pela indução de supressão da síntese de testosterona pelas células de Leydig fetais. São exemplos desta classe os ésteres de fitalatos usados como aditivos (plastificantes) e comercialmente encontrados em produtos cosméticos, plásticos diversos (p.ex., ftalato de metila, DMP, ftalato de dietila, DEP, entre outros), os derivados da dicarboximida (p.ex., o vin-clozolin e procimidon), o inseticida organoclorinos DTT (*dichlorodiphenyltrichloroethane*) e seu metabólito principal DDE (*p,p'*-diclorodifenildicloroetileno), e os ésteres difenil polibrominatados (PBDE). Há ainda o fungicida imidazolinico procloraz, o herbicida linuron que apresentam atividade antagonista do AR e inibição da síntese de androgênios. Do ponto de vista farmacológico e toxicológico, esses compostos apresentam relevância clínica uma vez que há evidências de que a exposição *in útero*, por exemplo, impacta o desenvolvimento dos fetos (machos e fêmeas), causando desregulações androgênicas com consequências variadas que vão desde quadros de masculinização irreversíveis até anormalidades da formação dos órgãos reprodutivos internos e externos de um feto macho ou fêmea. Adicionalmente, a exposição ao longo da vida pós-natal e adulta tem sido apontada também com papel potencial de desregulador endócrino para a fertilidade e saúde do homem e da mulher.

Atividade proposta

Revisitando seções deste capítulo, indique Verdadeiro ou Falso para as sentenças abaixo, e discuta suas indicações.

1) A DHEA e androstenediona são substratos para produção intrácrina de testosterona.

2) A aromatase inativa a testosterona, diminuindo a meia vida desse hormônio.

3) A deficiência androgênica em um homem adulto, com falência testicular primária, pode ser tratada com o GnRH ou seus análogos sintéticos.

4) A testosterona tem eficácia clínica quando administrada por via oral para a indução de puberdade em indivíduos do sexo masculino com diagnóstico de deficiência androgênica.

5) A monoterapia com testosterona pode ser usada para estimular a espermatogênese.

6) A monoterapia com nandrolona induz efeito de virilização menos potente em comparação a testosterona quando aplicada a mulheres adultas.

7) O acetato de ciproterona administrado por via oral é uma das estratégias de controle farmacológico do câncer prostático.

8) A finasterida é um antiandrogênico com efeito benéfico em hiperplasia prostática benigna.

9) A monoterapia com bicalutamida, um antagonista seletivo do receptor de androgênio, não esteroidal, é efetiva no controle do câncer prostático.

Respostas esperadas

1) Verdadeiro. A produção intrácrina de androgênios na célula prostática, a partir da DHEA e andostenediona de origem da adrenal, é um dos mecanismos que explica, por exemplo, o quadro clínico de resistência a terapia antiandrogênica que alguns pacientes com câncer prostático passam a apresentar durante o tratamento com antiandrogênicos de primeira geração.

2) Falso. A aromatase é uma enzima citoplasmática, presente em células de vários tecidos reprodutivos e não reprodutivos no homem e na mulher. Sua ação é produzir o metabólito ativo estrogênico (17β-estradiol) a partir da aromatização da testosterona.

3) Falso. Os efeitos do tratamento com GnRH ou seus análogos sintéticos dependem da ação do LH nas células de Leydig para produção de androgênios, o que nesse

caso não se aplica pela ausência de funcionalidade testicular. A conduta clínica é o tratamento da com a própria testosterona ou derivados sintéticos androgênicos.

4) Falso. A testosterona administrada por via oral, após a absorção, é alvo de metabolismo de primeira passagem no fígado. É efetiva quando usada em formulações parenterais ou transdérmicas.

5) Falso. Pelos efeitos no eixo hipotálamo-hipófise-testicular, a testosterona levará a inibição da liberação das gonadotrofinas FSH e LH e, por consequência, inibição da função testicular. Outros fármacos, como o GnRH e seus análogos sintéticos ou ou a gonadotrofina coriônica (HCG), são necessários para induzir esse efeito.

6) Verdadeiro. A nandrolona é um androgênio sintético com atividade anabólica mais potente que a atividade androgênica, quando comparado com a testosterona. Lembrar que, apesar de prevalecer os efeitos anabólicos, há efeitos colaterais significantes que se seguem com a sua administração.

7) Verdadeiro. O acetato de ciproterona é um antiandrogênico esteroidal, com uso terapêutico em câncer prostático e em outras condições de excesso de ação androgênica, como por exemplo, o hirsurtismo na mulher. Pela atividade progestacional também induz redução da síntese e secreção de androgênios testiculares, contribuindo para sua eficácia clínica nesses tratamentos.

8) Verdadeiro. A finasterida tem por mecanismo de ação a inibição da atividade da enzima 5α-redutase, reduzindo assim a conversão de testosterona em DHT no tecido prostático. Pelo fato da DHT ser um androgênio mais potente que a testosterona, a redução na sua formação na próstata de um indivíduo com hiperplasia benigna tem eficácia terapêutica.

9) Falso. Por apresentar como mecanismo de ação o bloqueio seletivo do receptor de androgênio, a monoterapia com bicalutamida induz como efeito colateral um aumento da liberação de LH e redução da síntese de testosterona pelos efeitos centrais. Para evitar esse efeito, pode ser usada com uso combinado com o GnRH ou um dos seus derivados sintéticos (p.ex., gosserrelina em administração contínua).

■ REFERÊNCIAS

1. Cartilha do Câncer de Próstata: Vamos falar sobre isso? Ministério da Saúde, INCA, 2019. Disponível em: https://www.inca.gov.br/sites/ufu.sti.inca.local/files//media/document//cartilha_cancer_prostata_2017.pdf.
2. Faria CS, Leão R, Pereira BJ. The Changing Landscape in the Treatment of Metastatic Castration-Resistant Prostate Cancer: Where are we in 2017?. Urol Nephrol Open Access. 3(3):1-7.
3. Florencio Silva R, Sasso GR, Girão JH, Baracat MC, Simões RS. Androgênios e mama. Reprodução e Climatério. 2017;32:127-131.
4. Hohl A, Ronsoni, Oliveira MF. Hirsutism: Diagnosis and Treatment (Hirsutismo: Diagnóstico e Tratamento). Arq Bras Endocrinol Metab. 2014;58:97-107. http://dx.doi.org/10.1590/0004-2730000002923.
5. Hohl A. Testosterone: From Basic to Clinical Aspects. Switzerland: Springer International Publishing; 2017.
6. Narayanan R, Coss CC, Dalton JT. Development of Selective Androgen Receptor Modulators (SARM). Mol Cell Endocrinol. 2018; 465:134-142. doi:10.1016/j.mce.2017.06.013.
7. Nieschlag E, Nieschlag H. Testosterone: action, deficiency, substitution. New York: Cambridge University Press; 2012.
8. Penning TM, Detlefsen AJ. Intracrinology-revisited and prostate cancer. J Steroid Biochem Mol Biol. 2020;196:105499.
9. Skakkebaek NE, Rajpert-De Meyts E, Buck Louis GM, Toppari J, Andersson AM, Eisenberg ML, Jensen TK, Jørgensen N, Swan SH, Sapra KJ, Ziebe S, Priskorn L, Juul A. Male Reproductive Disorders and Fertility Trends: Influences of Environment and Genetic Susceptibility. Physiol Rev. 2016;96(1):55-97.
10. Smith LB, Mitchell RT, McEwan IJ. Testosterone: From Basic Research to Clinical Applications. New York: Springer-Verlag Berlin Heidelberg; 2013.
11. Unger CA. Hormone therapy for transgender patients. Transl Androl Urol. 2016,5(6):877-884.
12. Wynia B, Kaminetsky JC. Current and emerging testosterone therapies for male hypogonadism. Res Rep Endocrine Dis. 2015;5:59-69.

Capítulo 40

Insulinas

Autores:
- Luana Aparecida de Lima Ramaldes de Oliveira
- Celso Ferreira de Camargo Sallum Filho
- Mônica Andrade Lima Gabbay
- Sérgio Atala Dib

■ Introdução

A identificação do pâncreas como a origem do diabetes *mellitus* (DM) por Von Mehring e Minkowski, em 1889, o isolamento da insulina do pâncreas de cachorros e a demonstração dos seus efeitos biológicos por Banting, Best, Collip e McLeod, em 1921, na Universidade de Toronto, representam uma das maiores descobertas da medicina. Essas descobertas revolucionaram o prognóstico do diabetes *mellitus* do tipo 1 (DM1), antes uma doença com prognóstico fechado, tornando-a uma doença crônica.

No início dos anos de 1980, o desenvolvimento da insulina porcina purificada e, posteriormente, da insulina humana recombinante reduziu acentuadamente o risco de alergia e de lipoatrofia imunomediada.

Na década de 1990, os análogos de insulina com características farmacocinéticas e farmacodinâmicas mais adequadas à reposição nas refeições e, posteriormente, também do basal aproximaram os objetivos de um bom controle glicêmico às condições fisiológicas.

Nessa década, também vários estudos de intervenção no DM, entre os quais dois de grande impacto, o *Diabetes Control and Complications Trial* (DCCT), no DM1, e o *United Kingdom Prospective Diabetes Study* (UKPDS), no diabetes *mellitus* do tipo 2 (DM2), mostraram que o controle glicêmico intensivo reduz a incidência e a progressão das complicações crônicas, principalmente as microangiopáticas, da doença.

No Brasil, no final da década de 1980, estimou-se em 7,6% a prevalência de diabetes na população adulta. Dados mais recentes apontam para prevalências mais elevadas, como 15% em Ribeirão Preto (SP).

O DM destaca-se, atualmente, como uma importante causa de morbidade e mortalidade. Estimativas globais indicam que 425 milhões de pessoas vivem com DM no mundo, e esse número poderá chegar a 592 milhões em 2035. Acredita-se, ainda, que aproximadamente 50% dos indivíduos com DM desconhecem que têm a doença. Quanto à mortalidade, estima-se que 5,1 milhões de pessoas com idade entre 20 e 79 anos morreram em decorrência de diabetes *mellitus* em 2013. De modo que DM é epidemia do século e, até 2030, pode passar da 9ª para a 7ª causa mais importante de óbito em todo o mundo.

Fisiologia

No pâncreas, as células β das ilhotas de Langerhans, a pré-proinsulina é convertida em proinsulina, um polipeptídeo de 86 aminoácidos. As cadeias α e β da pró-insulina estão interligadas por pontes dissulfídicas e unidas pelo peptídeo C (Figura 40.1). Na fisiologia normal, as moléculas de insulina se autoagregam para facilitar seu armazenamento nas vesículas das células β, mas logo após a exocitose se dissociam em monômeros para sua circulação e ação celular. Desse modo, a insulina vai até o fígado, onde ocorre grande parte da sua ação e metabolização (cerca de 50%), diminuindo a exposição dos tecidos periféricos à insulina, onde esta atua na captação da glicose e inibição da lipólise.

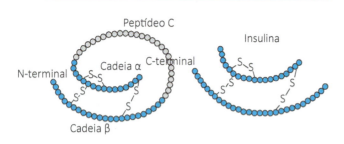

Figura 40.1 – Pró-insulina e insulina.
Fonte: Adaptada de Molina, Patricia E. Fisiologia endócrina [tradução: Patricia Lydie Voeux; revisão técnica: Rubens Antunes da Cruz Filho]. 4. ed. Capítulo 7, p. 165.

Os estímulos para secreção de insulina são, além da glicose, aminoácidos e proteínas. A Figura 40.2 mostra a secreção da insulina e as modificações celulares desencadeadas pelo metabolismo da glicose internalizada. A complexa resposta endógena à ingestão de um determinado substrato é mais bem descrita após uma sobrecarga oral de glicose que estimula a produção de insulina, peptídeo-C e, transitoriamente, do polipeptídeo pancreático, enquanto suprime a produção de glucagon e hormônio de crescimento. Essas mudanças são acompanhadas por aumento de norepinefrina e epinefrina. Em paralelo, secreção de insulina pode ser modulada por vários fatores estimulantes e inibitórios. Os fatores estimulantes da secreção de insulina incluem a ativação vagal, assim como os hormônios gastrointestinais, determinados hormônios pancreáticos, adrenais e hipofisários, enquanto a proinsulina, a própria insulina, em concentrações farmacológicas, a somatostatina e os agonistas alfadrenérgicos agem como inibitórios.

A insulina age por intermédio de receptores específicos ligados à membrana nos tecidos-alvo para regular o metabolismo de carboidratos, proteínas e gorduras (Figura 40.3). Órgãos-alvo para insulina incluem o fígado, músculo esquelético e tecido adiposo.

Fisiologicamente, a insulina, o peptídeo-C e o glucagon são liberados de modo pulsátil, com periodicidade variando de 3 a 30 minutos, com a frequência dos pulsos e a somatória das amplitudes da concentração da insulina determinando a disponibilidade da mesma. A concentração da insulina normal no sangue periférico venoso ou arterial no período de jejum varia de 73 a 146 pmol/L (10 a 20 mU/L), enquanto a concentração portal é três vezes maior. A meia-vida da insulina livre é em torno de 5,2 ± 0,7 minutos e pode estar aumentada em indivíduos com diabetes *mellitus* e alta concentração de anticorpos contra a insulina. A insulina liberada pelas células beta é drenada através da veia porta, sendo essa via responsável por 50% do *clearance* da insulina e o restante realizado pelos rins e pouco pelos tecidos periféricos.

A glicemia é mantida no estado pós-absortivo (jejum) por meio da produção hepática de glicose (glicogenólise e gliconeogênese) em torno de 2 mg/kg/min. Durante o exercício moderado, a glicose hepática é produzida paralelamente ao aumento da utilização da glicose pelo músculo, de modo a manter a concentração da glicose constante no sangue. Assim, apesar da grande flutuação na ingesta alimentar, na atividade física e em outros determinantes fisiológicos e psicológicos, a concentração da glicemia no homem normal mantém-se em uma faixa estreita de normalidade, 63 a 126 mg/dL. Após a ingestão alimentar, a concentração máxima de glicose ocorre por volta de 30 a 60 minutos e retoma ao basal em 2 a 3 horas. Secreção de insulina basal gira em torno de 1 U/hora, e a prandial, de 1 U a cada 12 g de carboidrato e 0,3 a 0,5 U a cada 100 kcal de proteína e gordura ingerida, o que significa que a liberação da insulina responde à ingestão de glicose de modo dose-dependente. No indivíduo normal, as células betapancreáticas são capazes de avaliar os valores de glicemia rapidamente e, dentro de segundos, com uma acurácia de 2 mg/dL, são capazes de determinar a quantidade de insulina necessária. Estes indivíduos podem produzir e liberar insulina até 0,5 a 0,7 U/kg de peso por dia. Esses valores são adaptados empiricamente aos pacientes diabéticos, dependendo da sua sensibilidade insulínica e da sua capacidade residual de produção de insulina endógena.

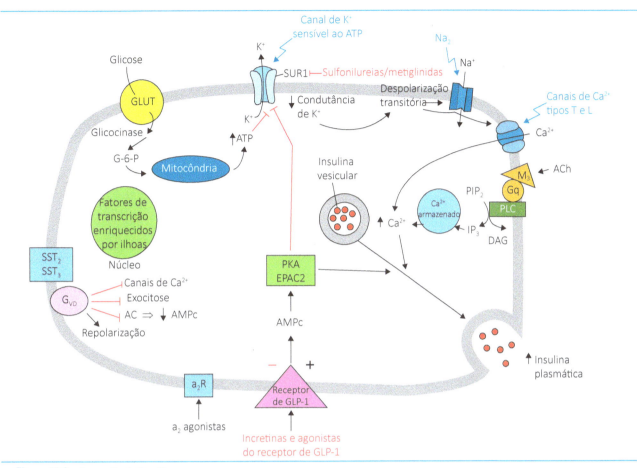

Figura 40.2 – Secreção de insulina.
Fonte: Desenvolvida pela autoria do capítulo.

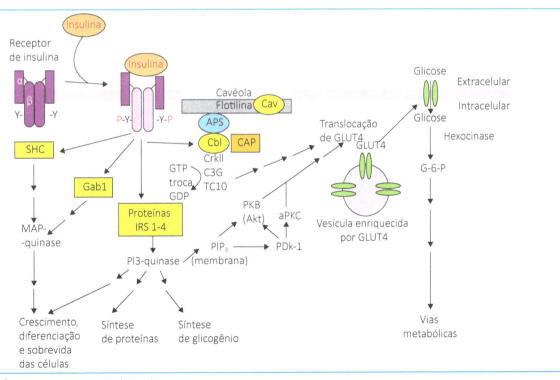

Figura 40.3 – Mecanismo de ação da insulina.
Fonte: Desenvolvida pela autoria do capítulo.

Do ponto de vista clínico, a reposição de insulina consiste em insulina basal, insulina prandial (bólus) e insulina suplementar (correção). A insulina prandial procura imitar a resposta da insulina endógena na circulação portal frente à ingestão alimentar. Normalmente, essa resposta ocorre em duas fases: a primeira, rápida e intensa; e a segunda fase, prolongada e de menor amplitude. A injeção subcutânea de insulina jamais reproduzirá com fidelidade a insulina endógena, pois após a aplicação subcutânea, esta tem um longo percurso antes de chegar ao fígado, local onde ela tem uma das suas principais ações. O componente basal da insulina deve simular a liberação relativamente baixa e constante da insulina endógena responsável pela regulação da lipólise e da produção hepática de glicose. Finalmente, a insulina suplementar corrige as hiperglicemias, sejam pré-prandiais, pós-prandiais ou entre as refeições, de modo independente da insulina prandial.

Tipos de insulina

Insulina humana de ação curta: regular

A insulina de ação curta, simples ou regular, foi a primeira a ser utilizada clinicamente. Apesar de considerada uma insulina de refeição, com um pico de ação entre 1 e 2 horas (Figura 40.4) e retorno ao basal em 6 a 8 horas. A razão da sua absorção retardada advém do fato de as moléculas de insulina, na presença de zinco, se autoagregarem formando hexâmeros logo após sua injeção subcutânea (Figura 40.4). Somente na forma de dímeros ou monômeros é que a insulina pode ser absorvida de maneira rápida. Os fatores que afetam a absorção e outros parâmetros farmacocinéticos da insulina regular são a dose da insulina regular aplicada, o local da aplicação e a temperatura do local.

Análogos de insulina humana de ação ultrarrápida: lispro, aspart, glulisina

A farmacodinâmica dos análogos de insulinas de ação rápida é mais similar ao efeito fisiológico da insulina endógena do que ao efeito da insulina humana subcutânea, com menor excursão pós-prandial e menor variabilidade intrapaciente. A estrutura molecular dessas três insulinas, que permite que elas sejam absorvidas mais rapidamente do que a insulina humana regular, difere levemente com mudança de dois aminoácidos na insulina lispro e glulisina e um aminoácido na insulina aspart (Figura 40.5). A principal mudança ocorre na cadeia β da insulina, o que desestabiliza os hexâmeros permitindo que a dissociação em dímeros e monômeros ocorra mais rapidamente comparada à insulina humana, o que acelera a absorção da insulina.

A insulina lispro (Humalog®) foi o primeiro análogo da insulina humana de ação rápida desenvolvido. Neste análogo, o aminoácido prolina, na posição 28, troca de posição com o aminoácido lisina, na posição 29 da cadeia beta, modificando a estrutura espacial da cadeia de insulina, o que diminui a autoagregação das moléculas (Figura 40.5).

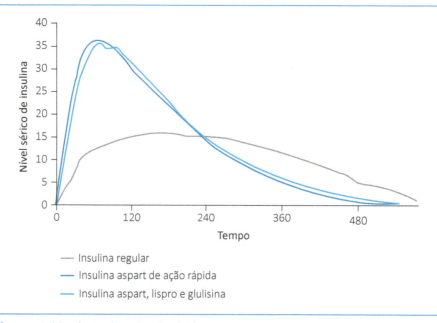

Figura 40.4 – Perfil farmacocinético das insulinas de ação rápida.

Fonte: Adaptada de Chantal Mathieu-Insulin analogues in type 1 diabetes *mellitus*: getting better all the time a Nature Reviews Endocrinology, v. 13, p. 385-399 (2017).

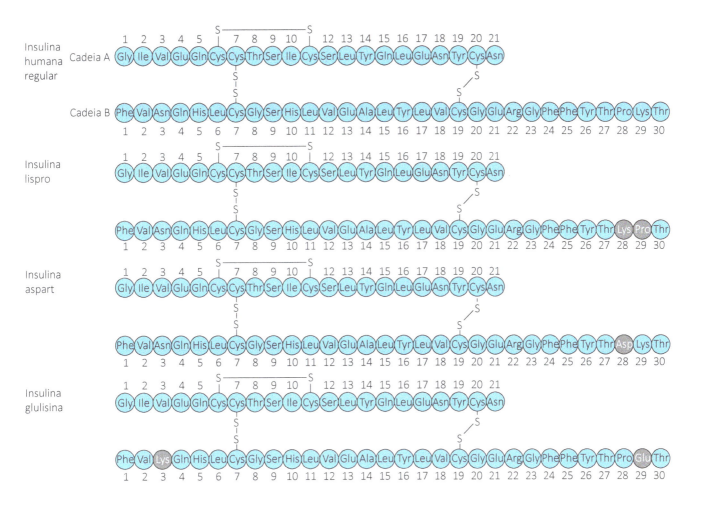

Figura 40.5 – Estrutura dos aminoácidos das insulinas de ação curta e ação prolongada.
Fonte: Adaptada de Chantal Mathieu-Insulin analogues in type 1 diabetes *mellitus*: getting better all the time a Nature Reviews Endocrinology, v. 13, p. 385-399 (2017).

Após a injeção subcutânea, a insulina lispro é absorvida mais rapidamente do que a humana regular e apresenta duração da ação mais curta. Quando injetada imediatamente antes das refeições, a lispro restringe as flutuações da glicemia pós-prandial de maneira mais intensa do que a insulina regular aplicada 30 minutos antes da alimentação. Em comparação com a regular, os análogos de ação rápida mostram menor variabilidade de absorção no local da injeção e menor variação entre ou intrapacientes.

A insulina aspart foi o segundo análogo da insulina humana de ação rápida disponível no mercado. Nesse análogo, o aminoácido aspartato substitui a prolina na posição 28 da cadeia β. Essa mudança introduz uma carga negativa que diminui a autoagregação. A afinidade com o receptor da insulina e a potência metabólica são muito similares às da insulina humana, com a afinidade com o receptor de IGF-1 e a potência mitogênica reduzidas. No referente à absorção, semelhante à lispro, a aspart é absorvida duas vezes mais rapidamente e eliminada na metade do tempo em comparação com a insulina regular.

A glulisina (Apidra®) foi o último análogo de insulina de ação rápida lançado (2008) e resulta da troca da asparagina pela lisina na posição B3 e da lisina pelo ácido glutâmico na posição B29. Apesar da farmacodinâmica semelhante entre as três insulinas rápidas, a glulisina, por sua vez, tem o início de ação mais rápido do que a lispro ao longo de todos IMC (provavelmente em decorrência do zinco adicionado à lispro para melhorar a estabilidade), o que seria uma vantagem no uso da glulisina em pacientes obesos.

Quando analisado qual a insulina que melhor se apresenta para uso em bomba de infusão quanto à precipitação e à oclusão, a aspart foi a que demonstrou a melhor estabilidade química com menor taxa de oclusão em comparação às demais insulinas (aspart 9,2% × lispro 15,7% × glulisina 40,9%).

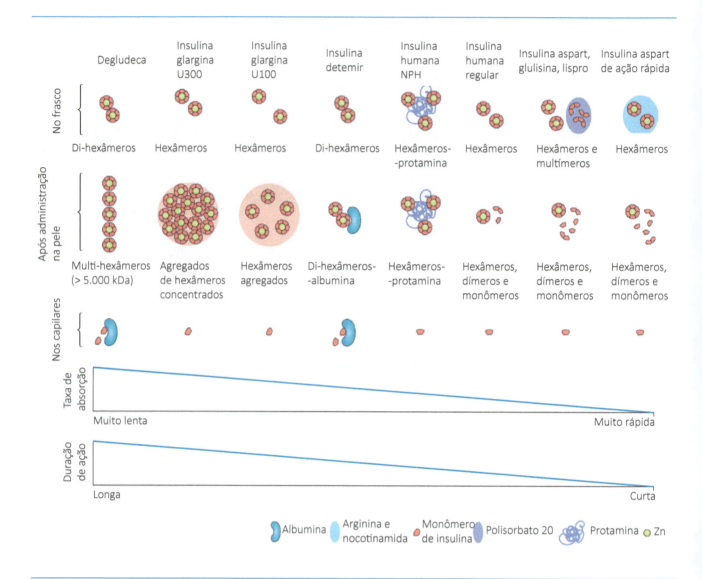

Figura 40.6 – Determinantes da diferença da absorção e duração da ação de insulinas humanas e análogas.
Fonte: Adaptada de Chantal Mathieu-Insulin analogues in type 1 diabetes *mellitus*: getting better all the time a Nature Reviews Endocrinology, v. 13, p. 385-399 (2017).

Insulinas de ação intermediária: NPH e lenta

A insulina NPH, ou isofana, foi desenvolvida em 1946. A insulina humana NPH tem início de ação (1 a 3 horas) e pico de ação (5 a 7 horas) após a injeção e duração de ação entre 13 e 16 horas, o que é mais rápido do que a insulina animal (Figura 40.7). Em razão de seu perfil farmacocinético, os modelos terapêuticos convencionais (NPH 1 a 2 vezes ao dia) não conseguem simular um padrão adequado de insulina basal, com risco de hipoglicemia no pico de ação da insulina e escapes de hiperglicemia após 10 a 14 horas. Além disso, no regime terapêutico insulínico usando-se NPH associada à regular antes do jantar, há aumento do risco de hipoglicemia noturna e hiperglicemia de jejum.

Insulinas de ação longa: glargina e detemir

As insulinas intermediárias não conseguem fornecer o perfil basal adequado quando aplicadas em dose única ou mesmo 2 vezes ao dia no regime de múltiplas doses com insulina de ação rápida.

A necessidade de uma insulina basal de perfil menos variável e mais consistente, com prolongado período de ação, resultou no desenvolvimento da insulina glargina. Esse foi o primeiro análogo da insulina humana de longa ação desenvolvido.

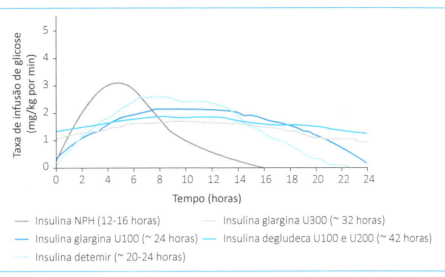

Figura 40.7 – Perfil farmacodinâmico de insulinas de ação prolongada.
Fonte: Adaptada de Chantal Mathieu-Insulin analogues in type 1 diabetes *mellitus*: getting better all the time a Nature Reviews Endocrinology, v. 13, p. 385-399 (2017).

Neste análogo, a molécula de insulina sofreu uma modificação pela substituição do aminoácido glicina na posição 21 da cadeia α pela asparagina e a adição de duas moléculas de arginina na posição 30 da cadeia β (Figura 40.8). Essas alterações provocaram uma mudança no ponto isoelétrico da insulina e no seu pH, que se tornou ácido. Em virtude de seu elevado ponto isoelétrico e do pH ácido, este análogo se precipita quando entra em contato com o meio neutro do tecido celular subcutâneo, sendo liberado lentamente, razão do seu longo tempo de ação. É uma insulina em solução clara, em meio ácido, e não pode ser misturada com outras insulinas, mas tem a vantagem de não exigir a ressuspensão, o que elimina um importante fator de variabilidade. Por ser uma formulação ácida, alguns pacientes relatam dor no local da aplicação.

Comparada com a NPH, a insulina glargina resulta em uma prolongada absorção e mostra discreto pico de início da ação. Estudos farmacodinâmicos mostram que a insulina glargina dura em média de 22 a 24 horas. Apesar de os estudos não terem encontrado diferenças significativas no controle glicêmico, quando a glargina foi comparada em pacientes utilizando quatro injeções de NPH ao dia como reposição de insulina basal, houve queda expressiva no risco de hipoglicemia no horário noturno. Os análogos de ação lenta, usados como insulina basal, combinados com os análogos de rápida ação (lispro e aspart) às refeições, são provavelmente o modelo terapêutico mais fisiológico de reposição de insulina disponível para pacientes que não utilizam a bomba subcutânea de infusão contínua de insulina.

A insulina detemir foi outro análogo de insulina de ação longa desenvolvido, mas utilizando uma técnica diferente, a ligação à albumina. Um ácido graxo alifático foi acilado ao aminoácido B29 (lisina) e o aminoácido B30 (treonina), removido. Essas alterações resultaram em uma ligação reversível entre a albumina e o ácido graxo acilado da insulina. Após a injeção, 98% da detemir se liga à albumina, circula ligada a essa proteína e somente a fração livre está disponível para interagir com receptor da insulina. A liberação gradual da fração ligada da albumina permite a manutenção e o prolongamento da ação da detemir. O perfil de ação da insulina detemir é caracterizado por um pico de atividade entre 6 e 8 horas após a aplicação e duração de ação em torno de 24 horas.

A insulina detemir é solúvel em pH neutro, sendo por isso que os seus depósitos no subcutâneo permanecem líquidos, em contraste com os depósitos cristalinos da NPH e da glargina. Comparada com a NPH, a insulina detemir é absorvida mais lentamente e não apresenta pico de ação pronunciado. Além disso, demonstra menor variabilidade intrapaciente e menor risco de hipoglicemia.

Insulinas de ação ultralonga: degludeca e glargina U300

- Insulina degludeca: insulina de longa duração, em virtude do novo método de formação de cadeias multi-hexâmeros após a injeção no tecido subcutâneo. Essa formação foi conseguida após a alteração na molécula de insulina regular ao remover o resíduo de treonina na posição 30 da cadeia beta e adição de um ácido graxo de 16 carbonos no resíduo 29 na cadeia beta, por meio de um espaçador do ácido glutâmico. Essa mudança permite a ligação da albumina à molécula de insulina, o que contribui para o seu efeito ultralongo (Figura 40.7). A meia-vida foi de 25,4 e duração de 42 horas quando atingido o *steady state* com uma aplicação diária de 0,4 U/kg.

Seção 6 – Fármacos que Afetam o Sistema Endócrino

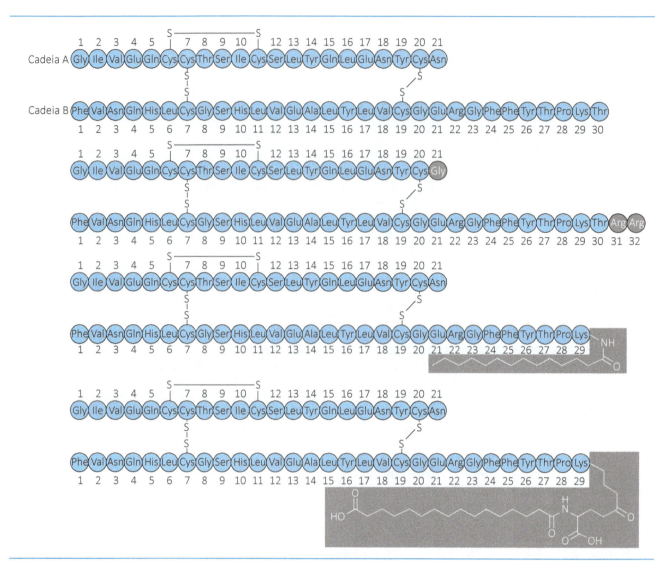

Figura 40.8 – Estrutura dos aminoácidos das insulinas de ação prolongada.

Fonte: Adaptada de Chantal Mathieu-Insulin analogues in type 1 diabetes *mellitus*: getting better all the time a Nature Reviews Endocrinology, v. 13, p. 385-399 (2017).

- **Insulina glargina U300:** difere estruturalmente da insulina humana pela adição de duas argininas após a posição B30 e pela substituição de asparagina pela glicina na posição A21. A insulina glargina é solúvel em pH ácido e precipita quando injetada no tecido subcutâneo em virtude do pH neutro do tecido; a droga precipitada é, então, gradualmente liberada na circulação.

Comparada com a forma não concentrada, apresenta tempo de início de ação similar, mas efeito de redução da glicose mais longo, resultado da liberação prolongada no sítio de injeção. Após uma semana de *steady state* (0,4 U/kg/dia), a meia-vida foi de 19 horas, comparada com a insulina glargina U100 que foi de 13,5 horas. A duração de ação se estendeu a aproximadamente 32 horas. Após injeção subcutânea, a insulina glargina é metabolizada rapidamente no terminal carbóxilo da cadeia β para formar os metabólitos ativos M1 (insulina 21A-Gly) e M2 (insulina de 21A-Gly-des-30B-Thr).

Insulinas pré-misturas

Inicialmente disponíveis em várias apresentações, atualmente no Brasil é disponível a pré-mistura de insulina na proporção 70 NPH/30R. A Humalog Mix 75/25® é constituída de 75% de *neutral protamine lispro* (NPL) e 25% de insulina lispro; Humalog MIX 50/50 e a NovoLog Mix 70/30, de 70% de *protaminated insulin aspart* (PIA) e 30% de aspart e Novolog Mix 50/50. Ao comparar essas novas pré-misturas com a antiga 70/30 da NPH/regular, constata-se redução da hiperglicemia pós-prandial e queda dos níveis de hipoglicemia noturna, sem haver diferenças na HbA1c. O uso de pré-misturas não permite um fácil ajuste entre as necessidades nas refeições e nos basais, sendo por isso inapropriado para os pacientes com DM1. Entretanto, podem evitar vários potenciais problemas como automistura, dificuldades visuais no acerto das doses e motoras nos pacientes idosos. Os pacientes DM2 são bons candidatos ao tratamento com duas a três doses ao dia de pré-misturas, de preferência as com análogos.

Associações: análogo de insulina lenta com agonista do receptor de GLP-1

A liraglutida é um agonista do receptor de GLP-1 que estimula a liberação de insulina dependente de glicose, diminui a secreção de glucagon e retarda o esvaziamento gástrico, além de ter um efeito anorético no sistema nervoso central (SNC).

Essa mistura está disponível em um sistema injetável de aplicação (3 mL) de insulina degludeca 100 U/mL +

liraglutida 3,6 mg/mL. Uma unidade da mistura contém 1 U da insulina degludeca e 0,036 mg de liraglutida. A dose máxima diária é de 50 U de (50 U de insulina degludeca e 1,8 mg de liraglutida).

A outra mistura de insulina de longa ação com análogo de GLP-1 que está disponível é da insulina glargina (U-100) com a lixisenatida. Essa mistura pode ser encontrada em duas formulações: a) solução injetável (glargina 100 U/mL e lixenatida 50 µg/mL) denominada de 10-40, sendo que 1 U corresponde a 1 U de glargina e 0,5 µg de lixisenatida; e b) solução injetável (glargina 100 U/mL e lixenatida 33 µg/mL) denominada 30-60, onde 1 U corresponde a 1 U de glargina e 0,33 µg de lixenatida.

As preparações insulínicas e farmacocinéticas, bem como as insulinas humanas e animais disponíveis no Brasil são apresentadas nos Quadros 40.1 e 40.2.

Quadro 40.1 – Características farmacocinéticas das insulinas.

Insulina	Início da ação (h)	Pico da ação (h)	Duração da ação (h)	Efeito máximo (h)	Biodisponibilidade (%)	Meia-vida (h)
Lispro*	0,1 a 0,25	0,5 a 1,5	3 a 5	0,5 a 2,5	55 a 77	1
Aspart*	0,1 a 0,25	1 a 2	4 a 6	1 a 3	70	1,4
Glulisina*	0,1 a 0,25	1 a 1,5	4 a 6	1,6 a 2,8	70	0,7
Regular#	0,5 a 1	0,8 a 2	4 a 12	2,5 a 5	55 a 77	3
NPH#	1 a 2	6 a 10	12 a 16	4 a 12	50 a 60	6 a 8
Determir*	1 a 2	**	18	3 a 9	60	5 a 7
Glargina U a 100*	1 a 2	**	~24	4 a 5	nd	13 a 14
Degludeca U a 100*	1 a 2	**	~42	nd	nd	25
Glargina U a 300*	6	**	~32	nd	nd	18 a 19

* insulina análoga; # insulina humana; ** pico discreto não significativo.

Fonte: Desenvolvido pela autoria do capítulo.

Quadro 40.2 – Insulinas humanas e análogas disponíveis no Brasil (2019).

Fabricante da insulina	Sanof a i Aventis	Eli Lilly Brasil	Novo Nordisk
Análogo de insulina (ação rápida)	Apidra® (glulisina)	Humalog® (lispro)	Novorapid® (aspart)
Insulina humana (ação curta)		Humulin R® (regular)	Novolin R® (regular)
Insulina humana NPH (ação intermediaria)		Humulin N® (insulina NPH)	Novolin N® (insulina NPH)
Análogo de insulina (ação lenta)	Lantus® (glargina U a 100)	Basaglar® (glargina U a 100 biossimilar)	Levemir® (determir)
Análogo de insulina (ação ultra lenta)	Toujeo® (glargina U a 300)		Tresiba® (degludeca)
Pré-mistura Insulina humana de ação intermediaria e curta		Humulin70N/30R® (70%NPH e 30% regular)	Novolin 70N/30R® (70%NPH e 30%regular)
Pré-misturas de análogos de insulinas intermediaria e rápida		Humalog Mix 25® (75% lispro protamina e 25% lispro) Humalog Mix 50® (50% lisproprotamina e 50% lispro)	Novomix 30® (70% aspart protamina e 30% aspart)

Fonte: Desenvolvido pela autoria do capítulo.

Terapia insulínica para o paciente portador de DM1

O esquema terapêutico com insulina deve ser individualizado para cada paciente, levando-se em consideração seu estilo de vida, idade, motivação, condições gerais de saúde, nível socioeconômico e/ou intelectual e os objetivos do tratamento. Atualmente o esquema terapêutico para reposição de insulina no DM1 é o basal/bólus, em que o basal corresponde às insulinas de ação intermediária, longa ou ultralonga e representa 30 a 50% da dose total diária de insulina e os bólus com as insulinas de ação rápida ou ultrarrápida e representam de 70 a 50% da dose total diária de insulina.

Bomba de infusão de insulina subcutânea contínua (BIISC)

Com início de desenvolvimento na década de 1960 (na época, um aparelho pesado atado a uma mochila nas costas), uso clinico nos anos de 1980 e redução acentuada no tamanho a partir de 1990 junto com o aprimoramento dos dispositivos de segurança, os programas de memória, a possibilidade de múltiplos basais, os vários tipos de bólus e até o controle remoto, a bomba de infusão de insulina subcutânea (BIISC) tornou-se uma opção bastante atrativa. Atualmente, estima-se que mais de 200 mil pacientes com DM1 utilizem a BIISC no mundo.

As insulinas lispro, aspart, glulisina ou regular são armazenadas em um reservatório da bomba e infundidas através de um cateter conectado a um microcateter no subcutâneo. O paciente pode programar a bomba para fornecer mais de um basal de acordo com as suas necessidades diárias. Embora lispro, aspart, glulisina ou regular possam ser utilizadas na BIISC.

Um dos pontos importantes que devem ser ressaltados nos usuários da BIISC é que, como apenas insulinas de ação rápida são utilizadas, qualquer interrupção da infusão, por mau funcionamento da bomba, bloqueio do cateter ou deslocamento de sua posição no subcutâneo, diminuição da ação da insulina por exposição às condições inadequadas podem resultar em rápida deterioração do controle da glicemia e provocar cetoacidose diabética. Entretanto as novas BIISC, com os seus alarmes de segurança, diminuíram significativamente essa complicação. O microcateter do subcutâneo é trocado pelo próprio paciente em um intervalo de 2 a 3 dias.

Atualmente, temos dois modelos disponíveis no Brasil – Accu Chek Performa Combo® (Roche), no qual o sistema de infusão pode ser controlado via remota por sistema de *bluetooth*, com sistema inteligente para cálculo de bólus de acordo com os alimentos ingeridos e valor de glicemia capilar, o outro modelo, o Pardigm®VEO™, no qual os parâmetros para bólus são lançados diretamente na bomba e já realizados os cálculos pelo sistema da bomba, e ainda há possibilidade de comunicação com sensor colocado no paciente para monitorização da glicose subcutânea.

Candidatos à BIISC:

- Hipoglicemia grave recorrente ou assintomática.
- Grandes instabilidades glicêmicas, especialmente nos lactentes.
- Fenômeno do alvorecer exacerbado.
- Gestação.
- Complicações crônicas precoces e em evolução do diabetes *mellitus*.
- Controle glicêmico inadequado no pós-transplante.
- Paciente motivado que deseja melhor controle glicêmico e mais flexibilidade no estilo de vida.
- Falência dos esquemas de múltiplas doses de insulina em atingir os objetivos propostos.

Perfil do candidato

- Automotivado.
- Maturidade ou responsáveis capacitados.
- Boa aceitação do diabetes.
- Habilidade para resolver problemas.
- Conhecimento da contagem de carboidratos.
- Automonitorização regular da glicemia.

■ Terapia insulínica para o paciente portador de diabetes *mellitus* tipo 2

Os portadores de DM2 formam um grupo heterogêneo de pacientes para os quais os esquemas de tratamento e as metas terapêuticas devem ser individualizados. O DM2 é caracterizado pela resistência à insulina e o declínio contínuo na função das células β e, ao longo do tempo, os níveis de glicemia tendem a piorar exigindo um tratamento dinâmico e com maior necessidade de intervenção terapêutica. O número de hipoglicemiantes orais disponíveis é cada vez maior, exigindo que o clínico considere vários fatores na escolha de medicamentos: grau de hiperglicemia, o risco de hipoglicemia, a eficácia do medicamento na prevenção de complicações do diabetes (microvascular e/ou macrovascular), efeitos da droga no peso, os efeitos colaterais, condições médicas concomitantes e a facilidade de aderência ao uso. Porém, há situações em que o uso dos hipoglicemiantes orais não proporciona o controle adequado da glicemia.

O uso de insulina objetivando o bom controle metabólico do paciente portador de DM2 pode ser necessário desde o diagnóstico em pacientes com hiperglicemia acentuada, em estágio mais avançado da doença ou em situações temporárias como estresse farmacológico ou cirúrgico.

Objetivos do tratamento

Nos pacientes com DM2 é bem definido que o tratamento glicêmico intensivo reduz o aparecimento de complicações microvasculares, conforme demonstrado pelo UKPDS – *United Kingdom Prospective Diabetes Study*. Com relação às complicações macrovasculares, há resultados conflitantes com respeito ao tratamento intensivo. O UKPDS, em que foram recrutados pacientes com diagnóstico recente de DM2, mostrou redução de eventos cardiovasculares, porém não houve diferença no ADVANCE *(Action in Diabetes and Vascular Disease: Preterax and Diamicron MR Controlled Evaluation)* e VADT *(Veterans Affairs Diabetes Trial)*. Esses dois últimos estudos e no ACCORD foram randomizados pacientes com história de DM2 de longa data, entre 8 e 11 anos de diagnóstico. No entanto, no ACCORD *(Action to Control Cardiovascular Risk in Diabetes)* houve aumento de mortalidade geral no tratamento intensivo.

A Associação Americana de Diabetes (ADA) e a Associação Europeia para Estudo do Diabetes (EASD) propõem que a hemoglobina glicada (HbA1c) maior ou igual a 7% deve servir de alerta para iniciar ou mudar o tratamento com o objetivo de alcançar concentrações adequadas de HbA1c de 6,5 a 7,0%. O médico deve estar atento para que o tratamento do diabetes *mellitus* seja individualizado e levar em consideração a flexibilidade na meta de HbA1c de acordo com as características de cada indivíduo, como a presença de doença cardiovascular ou idade avançada do paciente. Sabe-se que em média quando se inicia a insulina no DM2, este se encontra há aproximadamente 5 anos com HbA1c > 8,0% e há 10 anos com HbA1c > 7%.

Em virtude do rápido aumento da prevalência do diabetes, espera-se que a terapia com insulina seja cada vez mais iniciada nos centros de atendimento primário, por isso a importância do conhecimento das opções disponíveis para permitir a seleção do regime ideal para cada indivíduo portador de diabetes tipo 2.

As diretrizes atuais recomendam que os portadores de DM2 com diagnóstico recente devem ser orientados a modificar o estilo de vida e, quando essa abordagem não atingir o nível de HbA1c menor que 7%, deve ser acrescentada ao tratamento a monoterapia com metformina. Se houver intolerância à metformina, outra opção para a monoterapia inicial são as gliptinas, os inibidores do SGLT2 ou um mimético do GLP a 1. Se após 3 meses com monoterapia o alvo de HbA1c não foi atingido, deve-se usar a combinação de duas drogas – a metformina com sulfonilureia, tia-

zolinediona, inibidor da *dipeptidil-peptidase* IV (IDD-PIV), análogo de GLP1, inibidor de SGLT2 ou insulina basal. Se após 3 meses a HbA1c permanecer acima do alvo, pode ser adicionada uma terceira droga já citada. Quando a combinação de três drogas hipoglicemiantes com insulina basal mantém hiperglicemia persistente, uma estratégia mais complexa de insulinização é recomendada. As duas estratégias possíveis são: 1) acrescentar insulina de ação rápida ou ultrarrápida na principal refeição (basal/bólus) à insulina basal; ou 2) trocar a insulina basal para pré-mistura 2 vezes ao dia nas principais refeições. O esquema de insulinização que permite maior flexibilidade das doses prandiais e basais são preferíveis, porém o uso de pré-mistura é uma opção naqueles indivíduos em que o controle intensivo pode ser deletério.

O passo seguinte quando não se consegue atingir os alvos do bom controle glicêmico é passar para o esquema de basal a bólus de insulinoterapia semelhante ao aplicado para os pacientes com diabetes *mellitus* do tipo 1.

Devemos ressaltar também que a insulinização desde o início do tratamento deve ser considerada naqueles com HbA1c entre 8,5 e 10% e sempre deve ser a primeira opção nos indivíduos que ao diagnóstico apresentam HbA1c maior que 10%, associados à metformina.

É importante ressaltar que as metas glicêmicas e os esquemas de tratamento devem ser individualizados e menos intensivos, nos pacientes idosos, com doença de longa duração, complicações micro e macrovasculares avançadas, expectativa de vida limitada e doença aterosclerótica avançada.

■ Efeitos adversos e complicações da terapêutica com insulina

Hipoglicemia

A maioria dos pacientes com diabetes *mellitus* apresenta sintomas ou sinais de hipoglicemia quando valores da glicose plasmática estão iguais ou inferiores a 70 mg/dL. Entretanto, episódios repetidos de hipoglicemia grave, longo tempo de diagnóstico do diabetes, endocrinopatias associadas de hipofunção e neuropatia autonômica são fatores de risco para hipoglicemias graves assintomáticas.

Um período de controle rigoroso das hipoglicemias pode reverter um quadro de hipoglicemia assintomática.

Nos pacientes que apresentam episódios frequentes de hipoglicemia grave ou moderada, deve-se fazer uma revisão cuidadosa da relação entre o esquema de insulina e o seu plano de alimentação e de exercício, da sua técnica de preparo e de aplicação de insulina,

Seção 6 – Fármacos que Afetam o Sistema Endócrino

dos locais de aplicação, das suas funções tireoidiana, adrenal e renal e pesquisar doença celíaca. Devemos lembrar que os pacientes com DM1 autoimune apresentam risco maior de desenvolver outras doenças autoimunes como tireoidite de Hashimoto, insuficiência adrenal autoimune e doença celíaca.

Lipoatrofia e lipo-hipertrofia

A utilização atual de preparações insulínicas com elevado grau de pureza diminuiu acentuadamente os casos de lipoatrofia nos locais de aplicação. Atualmente, os casos mais frequentes são de lipo-hipertrofia, ou seja, o oposto, em virtude da aplicação repetida de insulina no mesmo local. Esses locais, com as aplicações repetidas, vão se tornando menos dolorosos, pelo desenvolvimento de tecido fibroso, e ganham a preferência dos pacientes. No entanto, a absorção da insulina nos locais com lipo-hipertrofia pode se tornar errática e imprevisível. A rotatividade do local de aplicação pode impedir esse fenômeno ao permitir que o excesso de tecido possa regredir com o tempo.

Aumento do peso

Sabemos que com os métodos atuais de aplicação de insulina, na busca de um bom controle da glicemia, os pacientes devem ter, invariavelmente, períodos de hiperinsulinemia, de modo que os efeitos lipogênicos da insulina no tecido adiposo associados à diminuição da glicosúria (perda de calorias na urina) e ao aumento da fome agregado a períodos de hipoglicemia podem explicar o ganho de peso associado ao uso da insulina. No DCCT, a incidência de sobrepeso, após um período médio de 6,5 anos, foi de 41,5% no grupo de tratamento intensivo contra 26,9% no grupo com tratamento convencional *(p < 0,001)*.

Alergia e hipersensibilidade à insulina

A hipersensibilidade retardada e as reações alérgicas à insulina são incomuns com as insulinas animais e mais ainda com as insulinas humanas. Embora a lispro represente uma insulina modificada, não parece ser mais imunogênica do que a insulina humana regular. Entretanto, têm sido referidos casos de reações alérgicas (mediada por imunoglobulina E [IgE]) com a lispro.

A alergia à insulina mediada por IgE, quando moderada, geralmente é tratada com anti-histamínicos, e, quando severa, com corticosteroides e posterior dessensibilização à insulina.

Anticorpos anti-insulina e resistência imunológica à insulina

Duas a três semanas após o início da insulinoterapia, os pacientes com diabetes *mellitus* começam a produzir anticorpos anti-insulina. Entretanto, o desenvolvimento de títulos elevados de anticorpos anti-insulina é uma causa rara de resistência à insulina nesses pacientes e ocorre em menos de 0,01% dos pacientes tratados com insulina bovina; no momento, com o uso indiscriminado da insulina humana essa porcentagem deve diminuir ainda mais.

A resistência imunológica à insulina adquirida após o uso da insulina é mais frequente em pacientes com história prévia de alergia à insulina ou em pacientes com o uso intermitente de insulina. A resistência à insulina clinicamente significante é identificada, em geral, quando um paciente adulto necessita de mais de 200 U de insulina por dia ou quando uma criança necessita de mais de 2 U/kg de peso corpóreo e mantém valores de glicemia elevados. Para o diagnóstico da resistência imunológica à insulina, é importante que descartemos outras causas, como infecções, drogas (corticosteroides), doenças endócrinas (hipertireoidismo, hipercortisolismo e hipersomatotropismo), tumores (linfoma oculto) e uma variedade de síndromes raras com resistência à insulina. A confirmação do diagnóstico é realizada pela detecção de títulos elevados de anticorpos anti-insulina.

O primeiro passo no tratamento é a troca da preparação de insulina. Os títulos de anticorpos normalmente começam a cair em torno de 4 a 6 semanas. Para os pacientes que não respondem à troca de insulina, é necessário o uso de corticosteroide, que se inicia com dose igual ou superior a 20 mg/dia de prednisona, podendo ser necessário até 1 mg/kg/dia de predinisona. As doses necessárias de insulina podem diminuir rapidamente já dentro dos primeiros 3 a 5 dias.

Edema insulínico

Essa complicação pode ocorrer em pacientes com diagnóstico recente de diabetes e valores elevados de glicemia, quando iniciam a insulinoterapia, ou em pacientes cronicamente descompensados que iniciam um tratamento intensivo com insulina. O edema pode ser restrito aos pés e à área pré-tibial, mas pode ser generalizado, incluindo a face, e chegar à anasarca. O edema e a retenção de líquido geralmente são autolimitados e podem se resolver em alguns dias, a não ser que se acompanhem de insuficiência cardíaca ou insuficiência renal. Em determinadas situações, o uso de diuréticos pode ser indicado para alívio de sinais e de sintomas.

■ Perspectivas

Algumas vias de aplicação de insulina alternativas à injetável encontram-se em estudo atualmente, entre elas as vias inalatória, oral, sublingual, retal, nasal e transdérmica, todas já em fase clínica de estudo. A via inalatória (pulmonar) é a mais estudada até o momento. Atualmente, usando a técnica de Tecnosfera, temos a insulina affreza, que utiliza um sistema de inalação com cartuchos de uso único.

Entre outras insulinas, temos novos análogos de ação rápida: mudanças dos excipientes da insulina para permitir um início de ação mais rápido, tais como nicotinamida e arginina. A adição desses excipientes resulta em uma formulação estável com absorção inicial após injeção subcutânea mais rápida do que a da insulina aspart padrão. Em um estudo farmacocinético, a insulina aspart de ação rápida teve um início de ação mais rápido do que a insulina aspart.

Insulinas em desenvolvimento muito esperadas para uso clinico são as denominadas *smart insulin* (atividade regulada pelos níveis de glicemia), isto é, aumento da atividade quando os valores de glicemia estão altos e redução de atividade no receptor de insulina quando os valores de glicemia estão baixos.

Atividade proposta

Caso clínico

R.F., 30 anos, portador de diabetes *mellitus* tipo 1 há 26 anos, realizando tratamento com esquema basal/bólus com insulina NPH/regular, 3 a 4 vezes ao dia, 36 U/kg/dia; HbA1c:7,6% e evoluindo sem complicações crônicas do diabetes. Entretanto, refere que há 1 mês, após exercícios regulares em sessões de 45 minutos, 3 a 4 vezes por semana, tem acordado durante à noite apresentando episódios de sudorese, palpitações e, ao medir a glicemia, apresentava valores inferiores à 70 mg/dL, além de ter os mesmos sintomas antes do almoço e ter tido um episódio de hipoglicemia grave (glicemia < 40 mg/dL e perda de consciência). Nessa ocasião, os exames mostravam: HbA1c: 6,2%; creatinina: 1 mg/dL; T4livre: 1,09 ng/dL; TSH: 2,3 µU/mL; sódio e potássio normais; cortisol plasmático: 20,8 µU/dL e anticorpos antiendomisio e antitransglutaminase negativos. Com esses dados, foi discutido com o paciente a troca das insulinas humanas (NPH e regular) por análogos de insulina (lenta e rápida). Após 5 meses com o uso de insulina glargina (basal) e lispro (nas refeições), o paciente não teve nenhum episódio de hipoglicemia grave e apenas um de hipoglicemia leve e manteve HbA1c: 6,5%.

Principais pontos e objetivos de aprendizagem

Revisite o capítulo e, considerando os comentários, relembre os mecanismos de ação, os efeitos farmacológicos e os principais aspectos farmacocinéticos das insulinas relatadas no caso.

Comentários

Episódio de hipoglicemia grave é a principal indicação para troca da insulina humana NPH e regular pelos análogos de insulina lenta e rápida. Atualmente, após 13 anos da troca das insulinas, o paciente vem apresentando o mesmo padrão de evolução com esquema basal/bólus de glargina e lispro (0,63 U/kg/dia), dose total diária de insulina 64% inferior à dose anterior de insulinas humanas, mantendo um bom controle glicêmico (HbA1c: 7,4%) na ausência de hipoglicemia grave.

■ REFERÊNCIAS

1. The Diabetes Control and Complications Trial Research Group The effect of intensive treatment of diabetes on the development and progression of long a term complications in insulin a dependent diabetes *mellitus*. N Engl J Med. 1993;329(14):977-986.
2. UK Prospective Diabetes Study (UKPDS) Group Intensive blood a glucose control with sulphonylureas or insulin compared with conventional treatment and risk of complications in patients with type 2 diabetes (UKPDS 33). Lancet. 1998;352(9131):837-853.
3. Waldhausl W0K. The physiological basis of insulin treatment a clinical aspects. Diabetologia. 1986;29(12): 837-849.

4. Chantal Mathieu, Pieter Gillard, Katrien Benhalima a Insulin analogues in type 1 diabetes *mellitus*: getting better all the time a Nature Reviews Endocrinology. 2017;13:385-399.
5. Weintrob N. et al. Comparison of continuous subcutaneous insulin infusion and multiple daily injection regimens in children with type 1 diabetes: a randomized open crossover trial. Pediatrics. 2003;112(3 Pt 1): 559-564.
6. Rodbard HW et al. Statement by an American Association of Clinical Endocrinologists/American College of Endocrinology consensus panel on type 2 diabetes *mellitus*: an algorithm for glycemic control. Endocr Pract. 2009;15(6):540-559.
7. Meneghini LF, Intensifying insulin therapy: what options are available to patients with type 2 diabetes? Am J Med. 2013;126(9 Suppl 1):S28-37.
8. Akinci B. et al. Allergic reactions to human insulin: a review of current knowledge and treatment options. Endocrine. 2010;37(1):33-39.
9. Goldman a Levine JD, Patel DK, Schnee DM. Insulin degludec: a novel basal insulin analogue. Ann Pharmacother. 2013;47(2):269-277.
10. Home PD, Bergenstal RM, Bolli GB, et al. New insulin glargine 300 Units/mL versus glargine 100 units/mL in people with type 1 diabetes: a randomized, phase 3a, open a label clinical trial (EDITION 4). Diabetes Care. 2015;38(12):2217-25.

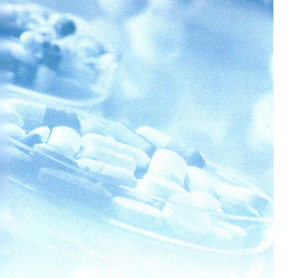

Capítulo 41

Fármacos antidiabéticos não insulínicos: orais e injetáveis

Autores:
- Sarah Simaan dos Santos
- João Roberto Sá
- Regina Celia Santiago Moises
- Sérgio Atala Dib

■ Introdução

O diabetes *mellitus* é o resultado de uma secreção inapropriada de insulina pelas células betapancreáticas, de defeitos na ação da insulina ou a associação desses dois distúrbios. Não é uma única doença, mas um grupo heterogêneo de distúrbios metabólicos, com etiologias diversas, que apresentam em comum a hiperglicemia acompanhada de alterações no metabolismo dos carboidratos, lipídeos e proteínas. A hiperglicemia em longo prazo está associada a alterações teciduais, com aumento do estresse oxidativo e acúmulo de produtos da glicação avançada, promovendo as complicações crônicas do diabetes.

O diabetes *mellitus* do tipo 2 (DM2) é a forma mais comum de diabetes e corresponde a cerca de 90% dos casos. Resulta da interação entre fatores de risco genéticos, ambientais e comportamentais. Pacientes com DM2 geralmente apresentam obesidade ou sobrepeso ao diagnóstico.

Caracteristicamente, no DM2 ocorrem distúrbios na ação e secreção da insulina. Em geral, ambos os distúrbios estão presentes quando a hiperglicemia se manifesta, porém pode haver predomínio de um deles. Esse dado é fundamental para decisão terapêutica porque, a depender da secreção residual da célula betapancreática, pode-se utilizar medicamentos que aumentem a secreção de insulina endógena. A maioria dos casos de DM2 não requer insulina exógena para sua sobrevivência, nos primeiros anos de doença, embora muitas vezes o seu uso se faça necessário para melhor controle glicêmico.

■ Epidemiologia

O DM2 é mais frequentemente diagnosticado na idade adulta, em geral após os 40 anos, mas pode ocorrer em qualquer faixa etária. O diabetes *mellitus* é uma epidemia global com a prevalência estimada de 451 milhões de pessoas (entre 18 e 99 anos) portadores de diabetes em todo o mundo no ano de 2017. Espera-se que esses números aumentem para 693 milhões de pessoas até 2045. Ademais, estima-se que quase metade de todas as

pessoas (49,7%) que vivem com diabetes não é diagnosticada. Em 2017, aproximadamente 5 milhões de mortes no mundo foram atribuídas às complicações do diabetes.

A incidência de DM2 aumenta progressivamente com a idade, sendo o risco cumulativo de um indivíduo vir a ter diabetes aos 70 anos de idade é 11% para DM2. No Brasil, em 2010, a prevalência de diabetes *mellitus* na população adulta foi de 9,9%, havendo um predomínio nas regiões Sul e Sudeste, com taxas de 10,5 e 10,7% respectivamente (www.tabnet.datasus.gov.br).

■ Etiopatogenia e fisiopatologia

Predisposição genética

O DM2 é uma doença genética heterogênea com mais de 40 lócus descritos associados à doença. A hereditariedade genética do DM2 é alta (estimada em mais de 50%), conforme indicado pelas altas taxas de concordância em gêmeos monozigóticos e pelo risco especialmente elevado em indivíduos com parentes de 1º grau afetados.

Atualmente, o DM2 é reconhecido como uma doença poligênica, significando que, em um único indivíduo, a presença simultânea de vários genes alterados é necessária para o desenvolvimento da doença. Apesar de a contribuição genética ser bem reconhecida, a influência de fatores ambientais e de estilo de vida e sedentarismo causam grande impacto no desenvolvimento do DM2.

Fisiopatologia

Conforme já referido anteriormente, o DM2 é uma doença complexa, caracterizada por resistência à insulina e disfunção da célula betapancreática. A resistência insulínica precede e é o melhor preditor para o desenvolvimento do DM2. A resistência à insulina é definida como uma resposta biológica subnormal à insulina e manifesta-se por diminuição do transporte de glicose estimulado pela insulina em tecido adiposo e músculos esqueléticos e pela supressão inadequada da produção hepática de glicose e da gliconeogênese nos estados de jejum e pós-prandial. A sensibilidade insulínica é influenciada por vários fatores, tais como idade, peso, raça, obesidade visceral, atividade física e por alguns medicamentos.

A insulina exerce seus efeitos metabólicos mediante ligação e ativação de um receptor específico de membrana com atividade de tirosina quinase. Após a ativação do receptor, os substratos intracelulares do receptor de insulina (IRS, *insulin receptor substrate*, principalmente dos subtipos 1 e 2) são fosforilados em resíduos de tirosina, induzindo a cascata de transmissão do sinal insulínico, como transporte da glicose pelas células através do transportador GLUT-4. O principal determinante para as alterações que ocorrem na sinalização de insulina decorre dos produtos gerados pelo tecido adiposo visceral, que produzem citocinas inflamatórias (principalmente IL-6, IL-1, TNF-alfa e INF-gama), que se ligam a serinoquinases (JNK, PKC e IKK-beta), que, por sua vez, promovem a fosforilação de resíduos serina e treonina no receptor de insulina (em vez de tirosina) e prejudicam a cascata de reações enzimáticas. Após determinado período ativo, o receptor de insulina deve ser internalizado e submetido a um processo de defosforilação por meio de tirosinofosfatases. As citocinas produzidas pelo tecido adiposo visceral culminam em uma hiperativação dessas enzimas, o que provoca uma degradação precoce do receptor insulínico. No DM2, ocorre também a degradação acelerada de IRS-1, contribuindo adicionalmente para a redução das ações insulínicas.

O tecido adiposo visceral também apresenta intensa atividade lipolítica em consequência da grande expressão de 11-beta-hidroxiesteroide-desidrogenase (que ativa cortisona em cortisol), resultando em aumento de ácido graxos livres (AGL) para circulação portal. Os AGL atingem o fígado, que ativam as serinoquinases (principalmente PKC), prejudicando também a sinalização insulínica.

Outro aspecto muito estudado é o papel da disfunção da mitocôndria na resistência muscular à insulina, provocando uma β-oxidação incompleta. Em associação a essas alterações, dados recentes demonstram que existe um estado de hiperglucagonemia e de resposta incretínica reduzida em indivíduos obesos, contribuindo para piora da resistência insulínica.

■ Tratamento

A base do tratamento do DM2 é a mudança de estilo de vida (dieta e atividade física) associada à terapia farmacológica. A American Diabetes Association (ADA) sugere, em seu último posicionamento de 2018, um fluxograma para a individualização do tratamento baseada nas características clínicas e magnitude da hiperglicemia, conforme a Figura 41.1.

É importante ressaltar que, em monoterapia, a metformina continua sendo a 1ª linha de tratamento farmacológico. Recomenda-se o início do tratamento combinado se o valor de HbA1c for superior a 9%. Em pacientes com DM2 e doença aterosclerótica estabelecida, sugere-se que, em combinação com a metformina, sejam utilizados fármacos que reduzem o risco cardiovascular (p.ex., liraglutida e empaglifozina).

Quando o paciente não apresentar doença aterosclerótica e não obtiver os controles dentro das metas após três meses de monoterapia, pode-se optar por um segundo medicamento baseado em fatores específicos do paciente (efeitos colaterais, custo, potência).

TERAPIA ANTI-HIPERGLICÊMICA PARA DIABETES *MELLITUS* DO TIPO 2	
HbA1c inferior a 9% considere monoterapia	Mudanças de estilo de vida (MEV) + METFORMINA
	Monitorizar HbA1c 3-6 meses, se fora do alvo → tratamento duplo
HbA1c maior ou igual a 9% considere terapia combinada	MEV + Tratamento combinado (metformina + 2ª droga): Se teve doença aterosclerótica estabelecida (DAE): inibidores de SGLT2 ou liraglutida Sem DAE: 2ª escolha baseada no contexto clínico do paciente
	Monitorizar HbA1c 3-6 meses, se fora do alvo → tratamento triplo
HbA1c maior ou igual a 10% , glicemia maior ou igual a 300 mg/dL se marcadamente sintomático	Insulina até melhora da glicotoxicidade + metformina * Associados ou não a um terceiro medicamento

Figura 41.1 – Algoritmo para decisão terapêutica após o diagnóstico de diabetes.

Fonte: Adaptada de Pharmacologic Approaches to Glycemic Treatment. Standards of Medical Care in Diabetes, Diabetes Care. Jan 2018; 41(Suppl. 1):S73-S85.

■ Antidiabéticos orais

Biguanidas: metformina

As biguanidas são derivadas da planta conhecida como lírio francês (*Galega officinalis)*. A metformina atua na resistência à insulina, principalmente nos contextos hepático, intestinal e muscular.

- Mecanismo de ação: complexo e ainda não totalmente elucidado. Em altas concentrações na luz intestinal, a metformina entra na célula via um transportador específico, o hOCT1, aumentando a utilização de glicose, estimulando a glicólise anaeróbia e a produção de lactato. No fígado, aumenta a sensibilidade à insulina, reduz a ação do glucagon e a gliconeogênese e ativa AMPK. No músculo, a metformina promove a captação de glicose via carreador solúvel da família 2 e facilita o transporte de glicose via GLUT-4, conforme a Figura 41.2. Estudos recentes demons-

tram que a metformina também atua alterando a qualidade dos sais biliares, que, por intermédio da ativação de receptores na célula L intestinal, estimulam a secreção incretínica. Quando comparada ao placebo, a metformina também reduz a atividade da enzima DPP-4, que degrada o GLP-1. A Figura 41.2 ilustra todos esses mecanismos.

- Farmacocinética: apresenta uma meia-vida entre 4 e 9 horas, com biodisponibilidade oral de 40 a 60%, sendo eliminada intacta na urina principalmente via secreção tubular.

- Uso terapêutico: o tratamento com a metformina cursa com redução entre 1 e 2% na HbA1c e independe da presença de secreção residual da célula betapancreática. A metformina é indicada no DM2, sendo geralmente a 1ª escolha para monoterapia. A MTF inibe a produção hepática de glicose, aumenta a captação periférica de glicose e apresenta certa ação anorexígena. A metformina reduz a hiperglicemia sem aumentar a secreção insulínica, por isso é considerada a droga anti-hiperglicemiante com menor risco de provocar hipoglicemia. O Estudo Prospectivo de Diabetes do Reino Unido (UKPDS) mostrou que a metformina melhora as taxas de mortalidade em pacientes com diabetes, e estudos recentes sugerem que a metformina tem efeitos adicionais no tratamento de câncer, obesidade, doença hepática gordurosa não alcoólica, síndrome dos ovários policísticos (SOP) e síndrome metabólica.

- Efeitos colaterais e contraindicações: o principal efeito colateral do medicamento é o desconforto abdominal e efeitos gastrointestinais incluindo diarreia. Cerca de 10% dos pacientes não toleram o medicamento. A principal justificativa para essa intolerância é a variabilidade interindividual do receptor hOCT1 ou o uso de medicamentos que possam inibir a atividade desse receptor (antidepressivos tricíclicos, citalopram, verapamil, inibidores de bomba de prótons, doxazozina, tramadol e codeína). O uso crônico da metformina está associado à deficiência de vitamina B12 e requer monitoração nesse quesito.

Existem formulações de liberação prolongada disponíveis no mercado, que comumente trazem menores efeitos gastrointestinais. O evento adverso mais grave e raro é a acidose láctica, comumente associada quando já existe algum grau de disfunção renal.

A metformina é contraindicada na insuficiência renal avançada. Existe contraindicação relativa para uma taxa de filtração glomerular menor que 45 mL/min/1,73 m² (sendo indicada redução da dose para 1 g/dia) e absoluta quando o *clearance* é menor que 30 mL/min. Nos casos de doença hepática, não deve ser utilizada se as transaminases estiverem acima de

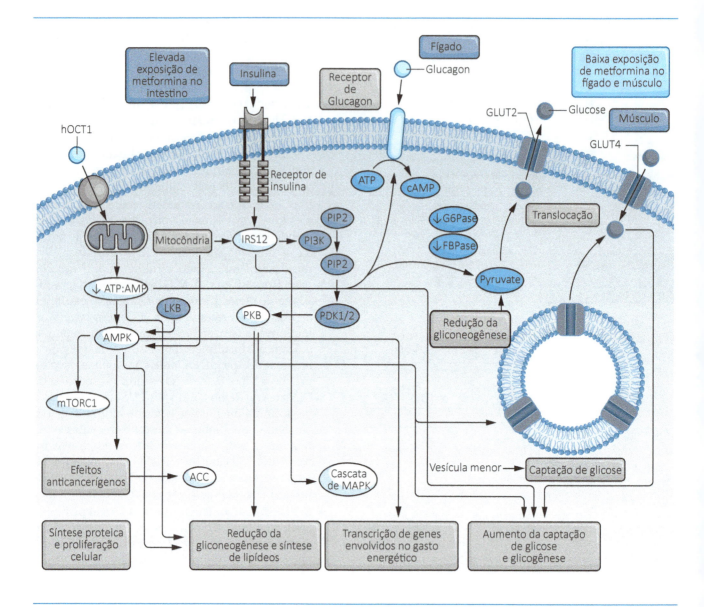

Figura 41.2 – Ações intracelulares de metformina.
Fonte: Adaptada de Tahrani A. et al. Pharmacology and therapeutic implications of current drugs for type 2 diabetes *mellitus*. Nature Reviews Endocrinology, 2016; (12):566-592.

três vezes o valor superior da normalidade. O uso da metformina está contraindicado na história pregressa de acidose láctica, em concomitância com a ingestão abusiva de álcool, em emergências clínicas, infarto do miocárdio, sepse, desidratação, em qualquer condição associada à hipoxia ou em qualquer outra condição que predisponha à acidose láctica. A metformina deve ser suspensa 48 horas antes de qualquer procedimento que utilize contraste intravenoso (tomografia, arteriografia, cinecoronariografia).

Sulfonilureias

As sulfonilureias (SU) foram desenvolvidas como variantes das sulfonamidas após notificação de hipoglicemia nesta classe. As SU são secretagogas de insulina, ou seja, estimulam a secreção pancreática de insulina mediante ligação a canais de potássio na membrana celular da célula beta. Isso causa despolarização da membrana e secreção dos grânulos de insulina armazenados. A ação dessa classe de drogas exige que esteja presente certo grau de reserva pancreática para sua atuação.

Esses fármacos apresentem uma estrutura molecular comum e diferem entre si em determinados radicais. Isso acarreta diferentes propriedades farmacocinéticas e farmacodinâmicas para cada uma das sulfonilureias. É importante notar que o poder hipoglicemiante das diferentes drogas não difere significativamente nas suas respectivas doses máximas. Se não há resposta ao tratamento com uma delas, não está indicada na prática clínica sua substituição por droga da mesma classe (a não ser que motivada por contraindicação ou efeito colateral específicos).

- **Mecanismo de ação:** atuam ligando-se ao receptor SUR1 pancreático, que é parte do canal de K ATP-dependente, fechando esse canal, impedindo o efluxo de potássio e promovendo a despolarização da membrana, com subsequente abertura de canais de Ca^{+2} e exocitose de insulina (ver Figura 40.1 do Capítulo 40 – Insulinas).
- **Farmacocinética:** variam de acordo com o tipo de sulfonilureias. Atingem uma média de pico de ação em 2 a 4 horas, sendo metabolizadas no fígado (com metabólitos ativos e inativos excretados pelo fígado e bile). A meia-vida é variável e pode chegar a até 24 horas.

Os tipos mais utilizados são: clorpropamida (1ª geração); glibenclamida; glipizida; gliclazida; e glimepirida (2ª geração). A clorpropamida é pouco seletiva na sua ligação aos canais de potássio, tendo ação tanto na célula beta como no músculo cardíaco. É contraindicada em pacientes cardiopatas, por essa razão e também por contribuir para retenção hídrica, já que estimula a liberação de hormônio antidiurético. Sua meia-vida longa aumenta a chance de hipoglicemia, dificultando seu uso em pacientes idosos ou com insuficiência renal. Apesar de ser de 1ª geração, pode ainda ser utilizada em casos selecionados graças ao seu baixo custo e à ampla disponibilidade. A glibenclamida pode ser utilizada como 1ª escolha dentro dessa classe em pacientes sem cardiopatia (também não é seletiva para células beta). As últimas sulfonilureias de 2ª geração desenvolvidas são mais seletivas (principalmente a gliclazida), sendo a 1ª escolha em pacientes com cardiopatia ou mesmo nos demais pacientes quando disponíveis. Têm meia-vida maior, propiciando uma posologia mais cômoda, sem, no entanto, aumentar a incidência de hipoglicemia.

- **Uso terapêutico:** em monoterapia, podem causar redução entre 1 e 2% de HbA1c. Pode ser utilizada como 1ª linha naqueles indivíduos que não toleram a metformina e também pode ser utilizada em combinação com outras drogas (excetuando-se as metilglinidas, que apresentam o mesmo mecanismo de ação). A magnitude da resposta se dá em função da capacidade secretória residual da célula beta.
- **Efeitos colaterais:** hipoglicemia e ganho de peso são os principais efeitos indesejáveis do tratamento. O ganho de peso de 1 a 4 kg costuma se estabilizar após 6 meses do início do tratamento. A hipoglicemia é descrita em cerca de 20 a 40% dos pacientes, sendo mais comuns com aquelas

de ação prolongada como clopropramina e glibenclamida. A segurança cardiovascular ainda é um tema controverso nos dias atuais. Alguns outros dados retrospectivos sugerem que principalmente a glibenclamida possa ser inferior à metformina no benefício cardiovascular e ter uma possível ação isquêmica no miocárdio (que também apresenta receptores do subtipo SUR).

Inibidores da alfaglicosidase

Os inibidores da alfaglicosidase (acarbose) são indicados no tratamento do DM2 obeso e não obeso. A acarbose é um oligossacarídeo complexo, administrado por via oral imediatamente antes das refeições, que retarda a absorção da sacarose, reduzindo o aumento da glicemia após as refeições.

- **Mecanismo de ação:** atua competitivamente inibindo a alfaglicosidase intestinal, impedindo a quebra dos dissacarídeos e oligossacarídeos em monossacarídeos. Isso gera atraso e impedimento da absorção de carboidratos. Ao contrário das sulfonilureias, a acarbose não aumenta a secreção de insulina.
- **Farmacocinética:** a acarbose é degradada por amilases e bactérias no intestino e menos que 2% da droga é absorvida. Essa pequena parte absorvida é eliminada na urina em até 24 horas.
- **Uso terapêutico:** a redução de HbA1c com a acarbose é em média de 0,5 a 0,8%, com maiores reduções na glicemia pós-prandial. A acarbose pode ser utilizada com as sulfonilureias, fazendo diminuir seus efeitos insulinotrópicos e de ganho ponderal. Como a acarbose inibe a absorção da sacarose (açúcar comum), deve-se ter cautela em caso de pacientes DM2, que estejam com insulina ou sulfonilureias, dado que a ocorrência de hipoglicemia não poderá ser tratada com sacarose. Deve-se, nessas circunstâncias, administrar glicose oral.
- **Efeitos adversos:** dor abdominal, diarreia e flatulência são os principais. Deve-se iniciar com doses pequenas (25 mg imediatamente antes das refeições) e aumentá-las progressivamente. Hipoglicemia é incomum.

■ Metiglinidas (glinidas): repaglinida e nateglinida

Repaglinida

- **Mecanismo de ação:** do grupo do ácido carbamoilmetil-benzoico, a repaglinida estimula a secreção de insulina pelas células betapancreáticas, fechando os canais de K^+ sensíveis ao ATP na membrana dessas células. Isso inibe o efluxo de íons potássio e despolariza a membrana celular, causando influxo dos íons cálcio extracelular para o meio intracelular. O aumento no cálcio intracelular estimula a secreção de insulina (ver Figura 40.1 do Capítulo 40 – Insulinas). A ação insulinotrópica da repaglinida não é glicose-dependente.

- Farmacocinética: após a ingestão via oral da repaglinida, ela atinge a concentração máxima após 30 minutos e tem meia-vida plasmática de 60 a 90 minutos. A repaglinida é metabolizada no fígado e assim excretada: 90% pelas vias biliares, nas fezes; e 8% pelos rins, na urina. Apenas traços da repaglinida podem ser detectados em circulação 5 horas após a administração via oral em indivíduos normais.

- Uso terapêutico: a repaglinida está indicada no tratamento inicial do DM2, quando a hiperglicemia pós-prandial pode ser a alteração principal e não está mais sendo controlada satisfatoriamente com dieta, redução do peso e exercício. Pode ser usada como monoterapia ou associada às biguanidas e às glitazonas. A dose inicial recomendada é de 0,5 a 1 mg antes das principais refeições. A dose máxima preconizada é de 4 mg antes de cada refeição e a dose máxima diária não deve exceder 16 mg.

A repaglinida tem perfil de segurança semelhante ao das sulfonilureias, mas com menor incidência de hipoglicemias, pois seu uso deve ser ligado à refeição. Quando esta é retardada ou eliminada, deve-se fazer o mesmo com a medicação. Os efeitos adversos mais frequentemente relatados em estudos controlados são: hipoglicemias leves; distúrbios visuais transitórios; e alterações gastrointestinais leves (diarreia ou náuseas).

Uma das vantagens preconizadas para o uso da repaglinida é a sua flexibilidade na relação dose-refeição.

Nateglinida

- Mecanismo de ação: a nateglinida é um composto derivado da fenilalanina e tem como ação principal o restabelecimento da primeira fase de secreção de insulina. A ação, mediada por interação rápida e transitória com os canais de K^+ das células betapancreáticas, provoca aumento significativo na secreção de insulina durante os primeiros 15 minutos após uma refeição. O resultado final é a redução nos picos de glicemia pós-prandiais.

Duas propriedades importantes da nateglinida são a seletividade, 300 vezes superior para as células betapancreáticas em relação aos canais de K^+ cardiovasculares, e o potencial reduzido em estimular a secreção de insulina em meios com baixas concentrações de glicose. Aquela pode resultar em menor interação com mecanismos de proteção à isquemia do miocárdio e está em menor risco de hipoglicemia interprandial ou noturna.

- Farmacocinética: a nateglinida atinge sua concentração máxima na circulação em 30 a 60 minutos após a ingestão oral. A administração pode ser feita 30 minutos ou imediatamente antes das refeições. Os principais metabólitos são três a seis vezes menos potentes do que o composto principal. A maior parte da nateglinida e de seus metabólitos é excretada pela urina (83%) e pelas fezes (10%). A meia-vida da nateglinida é em média de 1,5 horas, e não há acúmulo do composto após doses múltiplas diárias.

- Uso terapêutico: a nateglinida pode ser utilizada, à semelhança da repaglinida, como monoterapia ou em terapia combinada com metformina e glitazonas. Do ponto de vista fisiológico, não há sentido na associação glinida/sulfonilureia. A dose habitual é de 120 mg antes das principais refeições. A monitoração da dose é realizada por meio da medida da glicemia 2 horas após as refeições, e também da HbAlc. Em contrapartida, em alguns pacientes com menor grau de descompensação metabólica, podem ser suficientes 60 mg de nateglinida antes das refeições. O perfil de segurança da droga é o mesmo entre a população geral e em idosos.

Tiazolidinedionas

- Mecanismo de ação: as tiazolidinedionas (também chamadas de glitazonas) são agonistas do receptor ativador-proliferador de peroxissomos gama (PPAR-gama, *peroxissomeproliferator-activator receptor gama)*, da família dos receptores nucleares. Aumentam a sensibilidade à insulina em diversos tecidos, principalmente muscular e adiposo. Ligando-se aos receptores anteriormente mencionados, formam complexo que regula a expressão de vários genes envolvidos no metabolismo de glicose, nesses tecidos, o que promove redução da glicemia e da hiperinsulinemia no DM2. Outros fatores, como hiperproinsulinemia e triglicérides, também são reduzidos com o uso das glitazonas.

Atualmente, a única glitazona disponível comercialmente é o cloridrato de pioglitazona. A pioglitazona, além de ativar o receptor PPAR-gama, tem mostrado alguma ativação secundária do receptor PPAR-alfa. A ativação PPAR-alfa tem sido relacionada a alguns aspectos do metabolismo lipídico. Em monoterapia, ou quando adicionada à sulfonilureia ou metformina, a pioglitazona pode diminuir também os níveis de triglicérides e promover aumento do colesterol da lipoproteína de alta densidade (HDL-colesterol, *high density lipoprotein cholesterol*).

- Farmacocinética: atingem um pico plasmático em 1 a 2 horas. São metabolizadas no citocromo P450 pelos (CYP2C8) e CYP3A4 em metabólitos ativos eliminados por via biliar (excetuando-se a rosiglitazona que elimina através da urina).
- Uso terapêutico: as doses máximas de glitazonas conseguem atingir entre 0,7 e 1,6% de redução na HbA1c. A eficácia é gradual nas primeiras semanas e não existem fatores definidos que possam sugerir os indivíduos que serão os melhores respondedores.

A pioglitazona é indicada como adjuvante de dieta e de exercício no tratamento da hiperglicemia do DM2. Pode ser usada como monoterapia ou em combinação com sulfonilureia, metformina ou insulina, quando necessário, para o controle glicêmico. A pioglitazona deve ser administrada uma vez ao dia e independentemente das refeições, na dose de 15 a 45 mg/dia. específicas.

- Efeitos colaterais: ganho de peso e edema em razão de retenção hídrica. Por isso não devem ser utilizadas em pacientes com insuficiência cardíaca. Seu perfil de segurança para hepatotoxicidade é bom, mas a monitoração das transaminases é necessária. Há evidências de que podem reduzir a densidade mineral óssea e aumentar o risco de fraturas, principalmente em mulheres, devendo ser evitadas em pacientes com fatores de risco para essas condições. Há, ainda, estudos demonstrando associação do uso de pioglitazona com o desenvolvimento de tumores de bexiga, o que levou recentemente à restrição ou mesmo suspensão de seu uso em alguns países.

Medicamentos incretínicos: agonistas do receptor do GLP1 e inibidores da dipeptidil-peptidase-4 (DPP-4)

As incretinas são hormônios gastrointestinais que regulam a resposta metabólica do trato digestivo ao alimento. Têm especial importância na secreção endócrina do pâncreas, daí sua importância no DM2. Quando a glicose entra em contato com a mucosa digestiva, desencadeia uma resposta metabólica (principalmente na forma de secreção de insulina) maior do que aquela estimulada pela mesma quantidade de glicose oferecida por via endovenosa. A este fenómeno dá-se o nome de "efeito incretínico".

Uma das principais incretinas envolvidas no metabolismo glicêmico é o peptídeo semelhante ao glucagon 1 (GLP-1, *glucagon-like peptide 1)*. É oriundo do processamento pós-transcrição do pró-glucagon nas células enteroendócrinas L do íleo distal (o processamento do pró-glucagon nas ilhotas pancreáticas dá origem ao próprio glucagon). Tem como principais efeitos estimular a biossíntese e a secreção de insulina, reduzir o apetite, diminuir a motilidade gastrointestinal e inibir a secreção de glucagon. Apresenta meia-vida plasmática de 1 a 2 minutos, sendo degradado pela enzima dipeptidil-peptidase 4(DPP-4), largamente expressa no organismo. A meia-vida muito curta do peptídeo dificulta seu uso clínico, o que levou ao desenvolvimento de análogos resistentes à degradação enzimática pela DPP-4, assim como inibidores desta enzima. Serão detalhados a seguir os medicamentos já disponíveis para uso clínico em nosso meio.

Agonistas para o receptor do GLP-1 (A-GLP1): exenatide, liraglutide, dulaglutide e semaglutide

(ver Figura 40.1 do Capítulo 40 – Insulinas)

- Exenatide: análogo do GLP-1 resistente à degradação pela DPP-4. É uma versão sintética da exendina-4, peptídeo isolado da saliva do lagarto *Heloderma suspectum*, que apresenta homologia de 53% de seus aminoácidos com o GLP-1 humano. É utilizado em preparação injetável subcutânea, na dose de 5 ou 10 mcg, 2 vezes ao dia. Reduz significativamente a hemoglobina A1c (em torno de 1%) e promove perda de peso média de aproximadamente 1,5 kg em comparação ao placebo e de 5 kg em comparação à insulina, quando utilizada por um período superior a 12 semanas. Por seu mecanismo glicose-dependente de funcionamento, não aumenta a incidência de hipoglicemias graves. Seus principais efeitos colaterais são náuseas e vômitos.
- Farmacocinética: apresenta meia-vida de 3 a 4 horas, com eliminação renal. Atinge doses terapêuticas séricas em duas semanas e concentrações máximas em 6 semanas.
- Liraglutida: análogo do GLP-1 para administração subcutânea, uma vez ao dia. Pode ser usada em monoterapia ou associada a antidiabéticos orais em adultos com DM2. A dose inicial é de 0,6 mg/dia por 1 semana, para reduzir efeitos colaterais gastrointestinais. A seguir, a dose é elevada para 1,2 mg/dia, podendo-se chegar ao máximo de 1,8 mg/dia naqueles pacientes que ainda não atingiram um bom controle glicêmico.
- Farmacocinética: apresenta meia-vida de 9 a 12 horas, sendo degradada por endopeptidases endógenas (incluindo a DPP-4), não tem elimi-

nação renal, podendo ser utilizada em todos os estágios da doença renal sem ajustes de dose.

- Uso terapêutico: como os demais A-GLP1, trazem uma redução da HbA1c de até 1,5%. Seu uso está relacionado à significante redução do peso quando comparada ao placebo, à sitagliptina, à glimepirida ou à insulina. A liraglutida também promove redução dos níveis pressóricos (sendo provável que esteja relacionada à perda de peso), com pequena elevação da frequência cardíaca. Recentemente, demonstrou resultados favoráveis no tocante à redução do risco cardiovascular e redução de eventos renais (prevenção do aparecimento de macroalbuminúria).

- Efeitos adversos: os mais comuns são náuseas, vômitos e diarreia, os quais tendem a ser mais acentuados no início do tratamento e podem ser reduzidos com a titulação progressiva de dose. Até o momento, não foi possível estabelecer uma relação causal, porém os análogos de GLP-1 têm sido associados à pancretite e, portanto, esse diagnóstico deve ser considerado, e a droga descontinuada em casos de dor abdominal grave e persistente. É comum ocorrer aumento de amilase e lipase, porém sem existir pancreatite. Em roedores, a administração de liraglutida esteve associada à ocorrência de tumores de células C tiroidianas, porém ainda não está clara a sua associação com câncer medular de tiroide em seres humanos, já que nestes as células C não apresentam o receptor para GLP1.

- Dulaglutide: medicamento de posologia semanal, duas cópias do análogo de GLP-1 covalentemente ligadas a um fragmento de IgG4 humana. A dose utilizada é de 0,75 a 1,5 mg uma vez por semana. Sua vantagem é a facilidade posológica, com meia-vida de 4 dias.

- Semaglutide: novo medicamento desta classe, é utilizada na dose de 0,25 a 1 mg por via subcutânea por semana. Preconiza-se o uso de 0,25 mg/semana durante 4 semanas, posteriormente 0,5 mg/semana também durante 4 semanas e, em seguida, mantém-se 1 mg/semana.

Inibidores da DPP-4: sitagliptina, vildagliptina, saxagliptina, linagliptina e alogliptina

- Mecanismo de ação: atuam promovendo aumento dos níveis endógenos de GLP-1. Ao contrário dos fármacos exenatide e liraglutide, são medicamentos de uso oral. Podem ser utilizados como monoterapia ou em associação com outros antidiabéticos orais (sulfonilureias, metformina e tiazolidinedionas) e promovem redução na

HbA1c da ordem de 0,7 a 1%. A sitagliptina é utilizada na dose de 100 mg, uma vez ao dia, devendo ser ajustada de acordo com o *clearance* renal (se < 30 mL/min/1,73 m², utilizar 25 mg/d). A dose da vildagliptina é de 100 mg por dia, em duas tomadas, pelo risco de hepatotoxidade (sendo contraindicada se transaminases duas vezes acima do limite superior da normalidade). Já a saxagliptina e a linagliptina são administradas em doses únicas de 5 mg/dia. A linagliptina é a única do grupo que não necessita de ajuste de dose na doença renal crônica (DRC). A alogliptina deve ser utilizada em uma tomada, na dose de 25 mg/dia.

- Farmacocinética: atuam inibindo em cerca de 70 a 90% a atividade da DPP-4. São excretados pela urina (exceto para linagliptina) e necessitam de ajustes na DRC.

- Efeitos adversos: os inibidores da DPP-4 foram bem tolerados em estudos de curto prazo. São neutros em relação ao peso e têm baixo potencial para causar hipoglicemia. Há, no entanto, relatos de pancreatite e hepatoxicidade associadas a essas drogas. Cefaleia e sintomas de infecção de vias aéreas superiores podem ocorrer e geralmente são leves, em virtude do aumento de bradicinina.

Inibidores da SGLT2: dapaglifozina, empaglifozina e canaglifozina

- Mecanismo de ação: o SGLT2 é um importador de sódio e glicose presente no segmento S1 do túbulo contornado proximal renal. Seu bloqueio inibe a reabsorção de glicose nesse segmento, gerando glicosúria. Inibindo competitivamente esse receptor, é possível eliminar cerca de 60 a 90 g de glicose por dia. Esse medicamento conta também com um efeito natriurético, promovendo melhora nos níveis pressóricos (até 4 mmHg na PAS), leve aumento de LDL e aumento de HDL.

- Farmacocinética: os inibidores apresentam meia-vida de 11 a 13 horas. A empaglifozina é a mais específica para o SGLT2, ao passo que a canaglifozina também atua no SGLT1. O SGLT1 também é um importador de glicose e sódio e está presente na célula intestinal. Essa classe é metabolizada pela uridina difosfato glicorosonil transferase (UDG). Essa classe tem ação dependente da filtração glomerular, sendo contraindicada quando o *clearance* renal é inferior a 45 mL/min/1,73 m².

- Uso terapêutico: apresentam discreta redução na HbA1c, variando entre 0,5 e 0,8%. Essa classe tem ganhado destaque nos estudos atuais pelos resul-

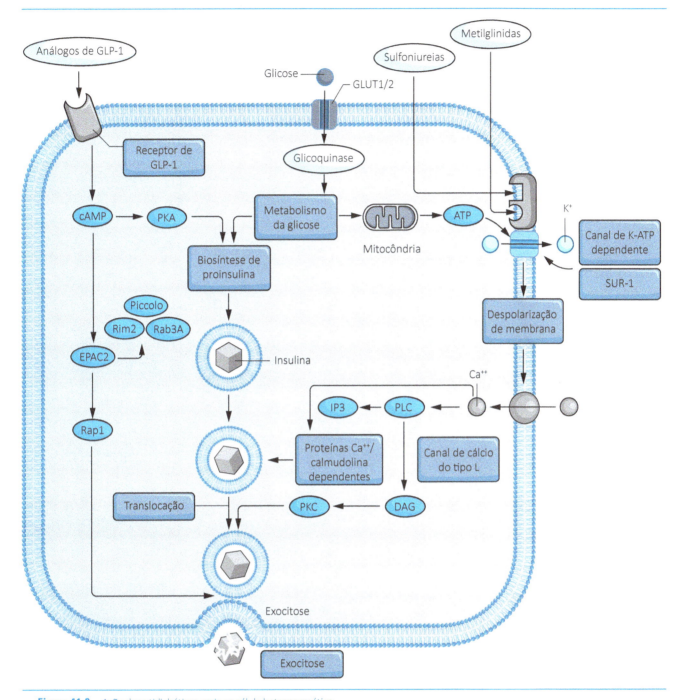

Figura 41.3 – Ação de antidiabéticos orais na célula betapancreática.
Fonte: Adaptada de Tahrani A. et al. Pharmacology and therapeutic implications of current drugs for type 2 diabetes *mellitus*. Nature Reviews Endocrinology, 2016;(12):566-592

tados de redução de eventos cardiovasculares e internações por insuficiência cardíaca congestiva (ICC) após estudos randomizados naqueles indivíduos que já tiveram evento macrovascular ou alto risco para doença cardiovascular. Por isso, existe uma tendência para se priorizar essa classe naqueles pacientes que já apresentam doença cardiovascular estabelecida. No Brasil, são disponíveis a dapaglifozina (5 e 10 mg, dose única), a empaglifozina (10 e 25 mg, dose única) e a canaglifozina (100 e 300 mg, dose única) sendo que essa última na dose de 300 mg apresenta bloqueio do SGLT1 intestinal. Os estudos EMPA-REG *outcome* (empaglifozina) e CANVAS (canaglifozina) demonstraram os benefícios cardiovasculares dessa classe e trouxeram novas perspectivas para a necessidade de incluir esse benefício no momento da decisão da terapia.

Seção 6 – Fármacos que Afetam o Sistema Endócrino

- **Efeitos adversos:** apresentam baixo risco de hipoglicemia e seus principais efeitos colaterais são infeções genitais, como candidíase genital (em aproximadamente 11% dos usuários, principalmente em mulheres). Outro possível evento adverso que tem sido relatado e que ainda não está totalmente elucidado é a cetoacidose euglicêmica, provavelmente em consequência a um aumento de glucagon. O estudo CANVAS (que contemplou a canaglifozina) apresentou um aumento de risco para amputação de membros inferiores e fraturas ósseas, sugerindo cautela no seu uso, principalmente em pacientes com neuropatia diabética.

Quadro 41.1 – Medicamentos injetáveis e orais disponíveis para tratamento do DM2.

Classe farmacológica	Dose (mg)	Mecanismo de ação	Efeitos fisiológicos	Efeitos colaterais	Segurança cardiovascular	Redução HbA1c (%)
Sulfonilureias Gliclazida Glipizida Glimeperida Glibenclamida	40 a 320 mg 2,5 a 20 mg 1 a 8 mg 2,5 a 20 mg 1 a 2 tomadas/dia	Ligação no SUR1, fechamento de canal de K$^+$, influxo de cálcio e secreção de insulina	Secreção de insulina pela célula beta	Hipoglicemia Ganho de peso	Resultados conflitantes Sem risco definido em estudos de intervenção	1 a 2%
Biguanidas Metformina Metformina XR	1.000 a 2.550 mg/d 2 a 3 tomadas/dia 1.000 a 2.550 1 a 2 tomadas/dia	Ativa AMPK, melhora sinalização intracelular de insulina, altera metabolismo intestinal	Reduz captação hepática de glicose Melhora sensibilidade de insulina Aumenta níveis de GLP a 1 sérico	Acidose láctica (associada à disfunção renal) Efeitos gastrointestinais múltiplos	Redução de doença cardiovascular após 10 anos de seguimento do estudo UKPDS	1 a 2%
Inibidores de alfaglicosidase Acarbose	50 a 300 mg 3 tomadas/dia	Inibe a alfaglicosidase intestinal	Diminui a absorção e digestão de carboidratos	Efeitos gastrointestinais	Benefício? Estudos preliminares com tendência à redução do risco (ACE)	0,5 a 0,8%
Metiglinidas Nateglinida Repaglinida	120 a 360 mg 0,5 a 16 mg 3 tomadas/dia	Ligação ao SUR-1 na célula betapancreática	Aumento da secreção de insulina endógena	Ganho de peso Hipoglicemia	Neutro	1 a 1,5%
Tiazolidinedionas Pioglitazona	15 a 45 mg 1 tomada/dia	Agonista PPAR-gama	Aumenta a sensibilidade à insulina Reduz secreção de ácidos graxos livres	Fraturas de quadril Ganho de peso Retenção hídrica	Pioglitazona demonstrou redução no desfecho composto	0,7 a 1,6%
Inibidores da DDP-4 Sitagliptina Vildagliptina Saxagliptina Linagliptina Alogliptina	50 mg 2 vezes ao dia 50 a 100 mg/dia 2,5 a 5 mg/dia 5 mg/dia 6,25 a 25 mg/dia	Inibem a atividade da DDP-4, aumentando níveis incretínicos endógenos	Aumento de insulina glicose-dependente e inibição da secreção de glucagon	Segurança em longo prazo desconhecida Aumento do risco de pancreatite Disfunção hepática com a vildagliptina	Sem risco descrito, exceto por aumento de hospitalização por ICC com a saxagliptina	0,7 a 1,0%

(Continua)

684

(Continuação)
Quadro 41.1 – Medicamentos injetáveis e orais disponíveis para tratamento do DM2.

Classe farmacológica	Dose (mg)	Mecanismo de ação	Efeitos fisiológicos	Efeitos colaterais	Segurança cardiovascular	Redução HbA1c (%)
Inibidores de SGLT2 Canaglifozina Dapaglifozina Empaglifozina	100 a 300 mg/dia 5 a 10 mg/dia 10 a 25 mg/dia	Inibe o cotransporte de Na/Glicose no túbulo renal proximal	Aumento da excreção urinária de glicose Efeito natriurético	Infecções genitais Diurese osmótica com possível hipotensão Aumento do risco de cetoacidose diabética Possível aumento do risco de fratura (canaglifozina)	Redução de risco cardiovascular	0,5 a 0,8%
Agonistas de GLP1 Exenatide Liraglutida Dulaglutide Semaglutide	5 a 10 mcg 2 vezes ao dia 0,6 a 1,8 mg 1 vez ao dia 0,75 a 1,5 mg/semanal 0,25 a 0,5 mg/semanal	Redução de glicose dependente de secreção de insulina Bloqueio de glucagon	Perda de peso Possível efeito na sobrevivência da célula beta	Efeitos gastrointestinais Aumento de lipase e amilase (?)	Benefício (liraglutida)	0,4 a 1,7%

Fonte: Desenvolvido pela autoria do capítulo.

■ Controle glicêmico e alvos do tratamento

A resposta e eficácia do tratamento são variáveis, o que reflete a complexidade e a variabilidade do processo patogênico. Os alvos de tratamento devem ser individualizados. Os alvos do controle glicêmico estão apresentados na Figura 41.4.

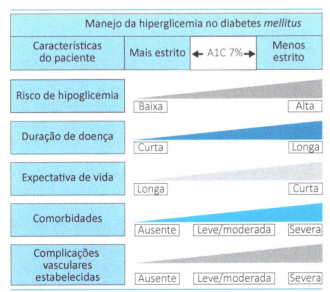

Figura 41.4 – Metas de controle para pacientes com diabetes *mellitus* conforme a gravidade das complicações crônicas.
Fonte: Adaptada de Pharmacologic Approaches to Glycemic Treatment. Standards of Medical Care in Diabetes, Diabetes Care. Jan 2018; 41 (Suppl. 1):S73-S85

Outros fármacos ou classes disponíveis

- **Agonistas de receptor de dopamina:** a bromocriptina de ação rápida reduz o tônus simpático e promove a supressão da produção hepática de glicose. Altera a glicemia de jejum, sem modificar a glicemia pós-prandial. Apresenta efeito neutro no peso e tem como principais efeitos colaterais náuseas e vômitos. Não está disponível no Brasil.

- **Sequestradores de ácidos biliares (colesevelam):** tratamento mais estudado para dislipidemias, sendo aprovado em 2008 pela agência americana Food and Drug Administration (FDA) para tratamento de DM2. Sua atuação se dá em nível intestinal por alteração de receptores de sais biliares e sequencialmente estímulo da célula L intestinal com aumento da secreção incretínica. Sua desvantagem é o aumento de triglicérides a despeito de melhora no perfil de LDL e HDL.

- **Pramlintide:** análogo solúvel de amilina, disponível desde 2005. Atua através do sistema nervoso central (na área postrema), aumentando a saciedade e suprimindo a secreção pancreática de glucagon. Apresenta modestas reduções na HbA1c (0,3 a 0,4%) e pequena perda de peso associada (1 a 2 kg). Não está disponível no Brasil.

- **Perspectivas futuras:** terapias promissoras e em estudo incluem agonistas dos receptores de ácidos graxos, peptídeos pancreáticos quiméricos, agonistas do receptor de adiponectina e ativadores de AMPK.

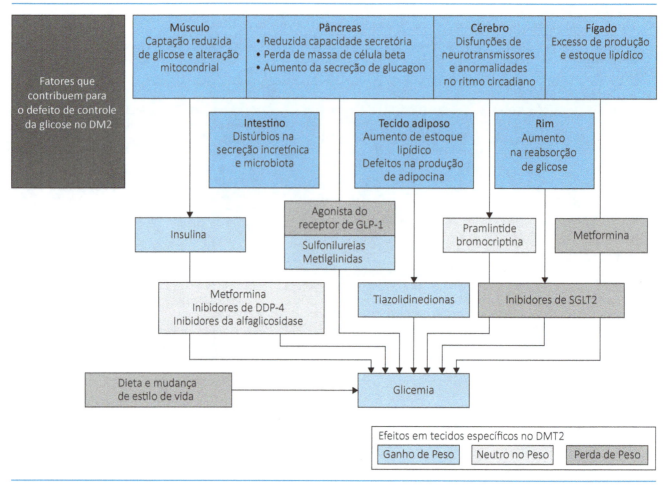

Figura 41.5 – Locais de ação de agentes redutores de glicose.
Fonte: Adaptada de Tahrani A. et al. Pharmacology and therapeutic implications of current drugs for type 2 diabetes *mellitus*. Nature Reviews Endocrinology, 2016; (12):566-592.

Atividade proposta

Caso clínico

Paciente do sexo masculino, 58 anos, com antecedente familiar de diabetes *mellitus* do tipo 2 (DM2) e diagnóstico de DM2 há 15 anos por emagrecimento de 3 kg em 3 meses associado à glicemia de jejum: 233 mg/dL, insulina 57 mU/L (VR 2 a 19 mU/L); HbA1c: 8,2% (VR < 5,7%); IMC: 32 kg/m²; CA:113 cm, normotenso. Iniciou tratamento com dieta 1.200 cal/dia, atividade física:150 minutos-semana e metformina 500 mg/dia com boa resposta: redução de 9% do peso (IMC: 28,2 kg/m²); (glicemia de jejum:106 mg; glicemia 2 horas pós-prandial: 150 mg/dL e HbA1c: 5,4%).

Após 10 anos de evolução, o paciente retornou com queixas de emagrecimento de 1 kg/ano, nictúria, mal-estar geral e glicemia ao caso de 350 mg/dL, em uso de 1 g de metformina por dia. Ao exame físico, apresentava IMC: 27,4 kg/m², circunferência abdominal (CA): 94 cm, PA deitado 120 × 80 mmHg; PA em pé: 120 × 80 mmHg. Exames laboratoriais: glicemia de jejum: 213 mg/dL; Peptídeo-C de jejum: 2,7 ng/mL; HbA1c: 9,5%; perfil lipídico: CT: 173 mg/dL LDL: 111 mg/dL; HDL-c: 37 mg/dL; TG: 123 mg/dL; creatinina: 0,85 mg/dL (TFG 117 mL/min/1,73 m²) Microalb: 7,46 ngLL; ácido úrico: 3,7 mg/dL; fundo de olho: normal e ultrassonografia de abdome: esteatose hepática moderada.

Nessa consulta, foram reorientadas a dieta e a atividade física e modificada a medicação para linagliptina 2,5 mg; metformina 850 mg: de manhã (desjejum) e no jantar +

empagliflozina 25 mg no almoço. O paciente retornou 3 meses após relatando melhora dos sinais e sintomas com automonitoração da glicemia domiciliar mostrando: glicemia de jejum: 112 a 120 mg/dL; 2 horas pós-desjejum: 120 a 122 mg/dL; pré-almoço: 88 a 101 mg/dL; 2 horas pós-almoço: 126 a 132 mg/dL; pré-jantar: 93 a 102 mg/dL e 2 horas pós-jantar: 137 a 161 mg/dL. IMC: 27,4 kg/m²; CA: 94 cm. Exames laboratoriais: glicemia de jejum: 137 mg/dL; HbA1c: 6,3%; glicosúria: + e cetonúria: negativa.

Revisite o capítulo e, considerando os comentários, relembre os mecanismos de ação, os efeitos farmacológicos e os principais aspectos farmacocinéticos das insulinas relatadas no caso.

Principais pontos e objetivos de aprendizagem

Revisite o capítulo e, considerando os comentários, relembre os mecanismos de ação e os efeitos farmacológicos dos fármacos ou classes farmacológicas relatados no caso.

Comentários

Nesse paciente com DM 2, obesidade grau I e com HbA1c:8,2%, o tratamento inicial com metformina, que atuará diretamente na resistência insulínica, mostrou uma boa resposta (redução da HbA1c para 5,4%).

A monoterapia com metformina provavelmente permaneceu efetiva durante longo tempo, pois o paciente se manteve clinicamente estável e foi procurar novamente assistência médica após 10 anos do diagnóstico, o que não é comum na prática clínica.

No seu retorno com DM2 descompensado, mas ainda com reserva de insulina endógena preservada (peptídeo-C de jejum: 2,7 ng/dL) e sobrepeso, optou-se por manter a metformina e, como segundo fármaco, um inibidor de DPP4 (linagliptina), que é neutro em relação ao peso e com ação preferencial nos períodos pós-prandiais. Posteriormente, como era necessária uma queda em 2,5% da HbA1c, associou-se um inibidor de SGLT-2 com ação de controle da glicemia em parte independente da insulina e aumentando a excreção urinária de glicose. Com essa triploterapia medicamentosa, o tratamento foi eficaz e obteve-se uma HbA1c de 6,3%, ou seja, dentro dos alvos terapêuticos para a glicemia em um paciente com essas características.

■ REFERÊNCIAS

1. Cho NH et al. IDF Diabetes Atlas: Global estimates of diabetes prevalence for 2017 and projections for 2045. Diabetes Research and Clinical Practice. 2017;(138):271-281.
2. Defronzo RA et al. Banting Lecture. From the triumvirate to the ominous octet: a new paradigm for the treatment of type 2 diabetes mellitus. Diabetes. 2009;(58):773-795.
3. Tahrani A. et al. Management of type 2 diabetes: new and future developments in treatment. Lancet. 2011;378:182-197.
4. Tahrani A. et al. Pharmacology and therapeutic implications of current drugs for type 2 diabetes mellitus. Nature Reviews Endocrinology. 2016;(12):566-592.
5. Bailey CJ et al. Future glucose-lowering drugs for type 2 diabetes. The Lancet Diabetes & Endocrinology. 2016;(4):350-359.
6. Michaël JB. SGLT2 inhibitors in Combination Therapy: From Mechanisms to Clinical Considerations in Type 2 Diabetes Management. Diabetes Care. 2018,41(8):1543-1556.
7. Riddle MC, Gerstein HC, Holman RR et al. A1C targets should be personalized to maximize benefits while limiting risks. Diabetes Care. 2018;41:1121-1124.
8. The Task Force for diabetes, pre-diabetes, and cardiovascular diseases of the European Society of Cardiology(ESC) and the European Association for the Study of Diabetes (EASD). European Heart Journal; 2019;00:1-69.
9. Maloney A et al. A Model-Based Meta-Analysis of 24 Anti-Hyperglycemic Drugs for Type 2 Diabetes: Comparasion of Treatment Effects at Therapeutics Doses. Clin Pharmacol. Ther. 2019;105(5):1213-1223.
10. American Diabetes Association. Pharmacologic Approaches to Glycemic Treatment: Standards of Medical Care in Diabetes -2020. Diabetes Care. 2020;jan43(Supplement 1):S98-S110.

Capítulo 42

Fármacos tireoidianos e antitireoidianos

Autores:
- Alice Cristina Rodrigues
- Maria Tereza Nunes

■ Considerações gerais

A tireoide é constituída de folículos tireoidianos revestidos por células foliculares, que circundam um lúmen preenchido por coloide, cujo principal componente é a tireoglobulina (TG), que serve de matriz para a síntese de hormônios tireoidianos (HT). Seus principais produtos de secreção são a tiroxina ou tetraiodotironina (T4), que corresponde a 75% da sua secreção, e a tri-iodotironina (T3), que corresponde aos 25% restantes (Figura 42.1). Porém, grande parte do T4 produzido sofre ação de desiodases dos tipos 1 e 2 expressas no fígado, rins, hipófise, sistema nervoso central (SNC), entre outros, as quais são as principais fontes de T3 para a circulação e interior das células.

As ações dos HT sobre o metabolismo, crescimento e desenvolvimento são bem conhecidas, assim como as repercussões sistêmicas das disfunções tireoidianas, já que todos os tecidos do organismo expressam seus receptores. As disfunções tireoidianas ocupam o segundo lugar em prevalência no mundo entre as endocrinopatias, o que torna o seu tratamento essencial para a manutenção da qualidade de vida.

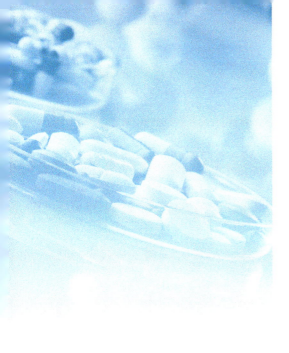

Figura 42.1 – Estrutura química dos hormônios tireoidianos. O T4 apresenta iodo nos carbonos 3 e 5 do anel interno (tirosínico) e do anel externo – fenólico (3' e 5'); enquanto o T3 apresenta iodo nos carbonos 3 e 5 do anel interno e 3 do anel externo (3').

Os HT apresentam iodo na sua composição, cuja fonte natural são os frutos do mar. Porém, políticas públicas nacionais e internacionais implementaram projetos de iodação do sal de cozinha, garantindo, assim, o aporte adequado diário desse elemento a todos os indivíduos. Contudo, a deficiência de iodo ainda persiste em algumas áreas do planeta, como Rússia, Mongólia, alguns países africanos e em certas regiões do Brasil e da América Latina, o que resulta na ingestão insuficiente de iodo e no hipotireoidismo, com comprometimento do estado geral do organismo e aumento generalizado da tireoide – o bócio –, resultante da atividade aumentada do eixo hipotálamo-hipófise-tireoide, em resposta à redução da inibição exercida pelos HT sobre o mesmo (*feedback* negativo).

No entanto, o excesso de iodo também é deletério para a função tireoidiana, já que igualmente resulta no hipotireoidismo. Vários mecanismos estão envolvidos nesse processo, tais como o aumento de espécies reativas de oxigênio na tireoide, o que reduz sua produção hormonal; maior iodação da tireoglobulina (proteína cuja função será explicitada adiante), o que a torna mais imunorreativa, com consequente produção de autoanticorpos que atuam sobre a tireoide e causando-lhe danos. O excesso de iodo também reduz a atividade das desiodases, o que compromete a produção de T3, considerado o principal HT.

O excesso de iodo deve-se, em geral, ao alto consumo de sal de cozinha e de alimentos industrializados que apresentam corantes, os quais são ricos em iodo. Assim algumas guloseimas que apresentam coloração amarela, laranja ou vermelha, utilizadas principalmente por crianças, apresentam alto teor de iodo, e sua ingestão deve ser controlada. Ainda, certos medicamentos, como o antiarrítmico amiodarona e algumas vitaminas, apresentam excesso de iodo na sua composição, e precauções devem ser tomadas com relação ao seu uso, principalmente em períodos críticos como a gravidez e a lactação.

Segundo a Sociedade Brasileira de Endocrinologia e Metabologia, indivíduos adultos devem ter um aporte diário de ~150 µg de iodo, para que os HT sejam produzidos em quantidades adequadas. Na gravidez e lactação a ingestão de iodo deve aumentar para 200 a 250 µg/dia.

O iodo ingerido é reduzido a iodeto no trato digestório e rapidamente absorvido, sendo, a seguir, utilizado para a síntese de HT (Figura 42.2).

A síntese de HT inicia-se com a *captação do iodeto* pelo cotransportador Na^+/I^-(NIS), proteína expressa na membrana basolateral das células foliculares tireoidianas. Essa etapa depende da atividade da ATPase Na^+/K^+, que gera um gradiente de Na^+ utilizado para o transporte de I^- acoplado ao Na^+ ($2Na^+/1I^-$) para o tireócito. O I^- captado dirige-se, então, para a porção apical da célula folicular, de onde é *transportado para o lúmen folicular* pelas proteínas anoctamina 1 (ANO1), quando sua concentração intracelular

se encontra dentro de limites fisiológicos, ou pendrina (PDS), que é a sua via preferencial de transporte quando se encontra em excesso no meio intracelular. Seguem-se a *oxidação do iodeto*, a *iodação da tireoglobulina e a síntese das iodotironinas (HT)*, processos que dependem da enzima tireoperoxidase (TPO) expressa na membrana apical, que necessita de um sistema gerador de H_2O_2 (DUOX1 e DUOX2) para oxidar o iodeto, inseri-lo em resíduos tirosina da TG, formando monoiodotirosinas (MIT) e di-iodotirosinas (DIT), e acoplar as MIT e DIT, dando origem às iodotironinas T3 e T3 reverso – rT3 (MIT+DIT), T4 (DIT+DIT) e T2 (MIT+MIT). Destes, o T3 e o T4 são considerados os principais HT e permanecem no coloide até sua secreção (Figura 42.2). Esse processo se inicia com a *endocitose do coloide*, que decorre da apreensão da TG do lúmen folicular por movimentos e fusão das microvilosidades da membrana apical, o que resulta no aparecimento de gotas de coloide no citoplasma do tireócito. A seguir, lisossomos se fundem às gotas de coloide, formando os fagolisossomos, e suas enzimas promovem *a hidrólise da TG* e *liberação* de MIT, DIT, T3, rT3, T4 e T2 da mesma. Os MIT e DIT sofrem ação das desiodases das iodotirosinas (IYD) gerando tirosinas e iodeto, reutilizados pelos tireócitos para a síntese hormonal, e T3 e T4 livres no citoplasma são *transportados para a circulação* por difusão, principalmente por meio dos transportadores de monocarboxilatos 8 (MCT8).

Na circulação, aproximadamente 99% dos HT encontram-se ligados às proteínas transportadoras: TBG (globulina transportadora de HT), TBPA ou TTR (pré-albumina transportadora de HT ou transtirretina) e albumina, as quais apresentam maior afinidade pelo T4, sendo a TBG a principal ligante de T4. Em situações de hiperestrogenismo, como gravidez, ocorre aumento da TBG no plasma, pois os estrógenos reduzem sua taxa de depuração metabólica e diminuição da concentração de hormônio livre, o que provoca aumento da atividade do eixo hipotálamo-hipófise-tireoide e sua normalização.

Todas as etapas da síntese e secreção dos HT dependem da interação do hormônio tireotrófico (TSH), produzido na adeno-hipófise, com seus receptores de membrana no tireócito. Esse hormônio está sob controle do hormônio liberador de tirotrofina, o TRH, produzido no hipotálamo, ambos regulados por retroalimentação negativa pelas concentrações plasmáticas de HT. Os hormônios hipotalâmicos somatostatina (SST) e dopamina (DA) também atuam no controle da secreção de TSH, exercendo efeitos inibitórios (Figura 42.3). Desse modo, o uso de agonista dopaminérgico na doença de Parkinson ou no tratamento de prolactinomas aumenta o tônus inibitório sobre a síntese e a secreção de TSH, o que deve ser considerado.

Capítulo 42 – Fármacos tireoidianos e antitireoidianos

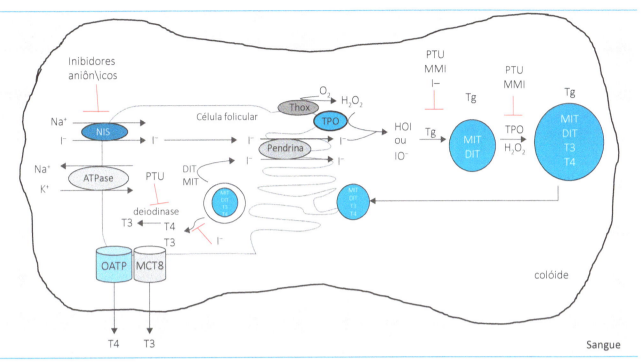

Figura 42.2. – Biossíntese dos hormônios tireoidianos. Estão apontados os locais de ação dos fármacos utilizados como antitireoidianos. NIS: importador sódio-iodeto; Thox: NADPH-oxidase tireoidiana; TPO: tiroperoxidase; HOI: ácido hipoiodoso; IO-: hipoiodito; Tg: tireoglobulina; MIT: monoiodotirosina; DIT: di-iodotirosina; MCT8:transportadores de monocarboxilatos 8; OATP: polipeptídeo transportador de íons orgânicos; PTU: propiltiouracila; MMI: metimazol.
Fonte: Desenvolvida pela autoria do capítulo.

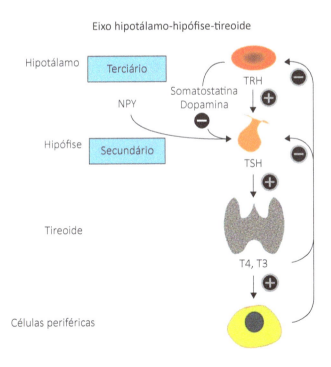

Figura 42.3 – Regulação da função tireoidiana.
Fonte: Disponível em: https://slideplayer.com.br/slide/3661890/.

Mecanismo de ação

As ações dos HT decorrem da ligação do T3 aos seus receptores (THR), que pertencem à superfamília de receptores nucleares, que, por sua vez, inclui os receptores de hormônios esteroides, de vitamina A e D. O T3 liga-se ao THR com ~10 vezes maior afinidade do que o T4, pró-hormônio que sofre desiodação à T3, sendo a principal fonte deste hormônio para os tecidos.

Há duas isoformas de THR: THRα e THRβ, que são diferencialmente expressas nos tecidos. Do gene *THRα* são expressas três isoformas, sendo a THRα1 a que se liga ao T3. Já do gene *THRβ*, são expressas duas isoformas capazes de se ligarem ao T3: THRβ1; e THRβ2. O THR se liga ao DNA nos elementos responsivos ao hormônio tireoidiano (TRE), localizados no promotor/regiões regulatórias dos genes-alvo. A ligação do T3 ao THR pode resultar em ativação ou repressão da transcrição de genes-alvo e, consequentemente, em estímulo ou redução da síntese das proteínas codificadas por eles. Essas ações são conhecidas como "genômicas".

No entanto, algumas ações dos HT são desencadeadas muito rapidamente (minutos), por T4, rT3 e T2 (além de T3), indicando que elas decorrem de mecanismos que independem de sua interação com receptores nucleares, haja vista a baixa afinidade destes por T4, rT3 e T2. Essas ações se dão por ligação dos HT à integrina de membrana αvβ3, o que resulta na ativação de vias de sinalização, como a da PI3K e MAPK e consequente fosforilação de proteínas, o que explicaria seus efeitos rápidos sobre o tráfego de THR e ER (receptores de estrógenos) para o núcleo e sobre a redução da secreção de TSH. Há evidências também de que THR (α e β) que ainda não migraram para o núcleo se associam à PI3K, e de que a ligação do T3 a esses THR ativaria essa via de sinalização, o que explicaria, por exemplo, a translocação da Na^+/K^+ ATPase para a membrana celular e aumento da sua atividade, entre outros eventos.

■ Ações fisiológicas dos HT

Período fetal

No primeiro trimestre da gravidez os HT da mãe, principalmente o T4, são transferidos ao feto pelo OATP4A1 expresso na placenta, sendo essenciais para o crescimento, metabolismo e desenvolvimento de vários tecidos, entre os quais o sistema nervoso (SN), no qual eles promovem proliferação e migração de neurônios no córtex cerebral, hipocampo, e de outras áreas. Assim, a transferência insuficiente de T4 para o feto, em virtude da presença de um hipotireoidismo materno ou de alterações nesse transporte, pode culminar no hipotireoidismo e nas repercussões neurológicas. A partir do segundo trimestre de gravidez, além dos HT da mãe, a própria tireoide fetal passa a contribuir com o suprimento de HT, implementando-se, assim, a neurogênese, a migração neuronal, o crescimento axonal, ramificação dendrítica e a sinaptogênese, juntamente com a diferenciação e a migração de células gliais, início da mielinização e vascularização do SN. No entanto, o feto necessita do iodo proveniente da mãe para a produção de seus hormônios. Durante a amamentação, a mãe ainda é a fonte de iodo para o recém-nascido, que mantém sua produção hormonal permitindo a continuidade dos processos de formação de dendritos, sinapses e mielinização de neurônios.

Assim, a ingestão reduzida de iodo pela mãe no período fetal causa o hipotireoidismo congênito e o comprometimento do desenvolvimento do SN do feto, conhecido como "cretinismo", que é um estado de retardamento mental bastante grave, embora passível de prevenção. Contudo, 85% dos casos de hipotireoidismo congênito decorrem de disgenesias tireoidianas.

O quadro de cretinismo pode ser praticamente revertido se o hipotireoidismo for detectado precocemente no período neonatal, o que ocorre habitualmente por meio dos programas de triagem neonatal do hipotireoidismo, conhecidos popularmente como o teste do pezinho. Neste teste, determina-se a concentração do hormônio tireotrófico (TSH), e a sua elevação serve como diagnóstico do hipotireoidismo, seguindo-se o tratamento com T4, que induz a sinaptogênese, mielinização neuronal etc., nessa janela temporal. Quando esses programas de *screening* neonatal não estavam disponíveis, o hipotireoidismo congênito era uma das principais causas de retardo mental.

Período adulto

Ações metabólicas

O aumento da taxa metabólica basal foi uma das primeiras ações fisiológicas dos HT descritas. Essa ação produz o aumento do consumo de O_2 e da produção de CO_2 e calor, o que desencadeia mecanismos homeostáticos para a perda de calor, como sudorese e vasodilatação periférica, que são essenciais para a manutenção da temperatura corporal. No hipotireoidismo, a produção de calor é reduzida e mecanismos de conservação de calor são ativados como tremor, vasoconstrição periférica para a manutenção da temperatura corporal a 37 °C. Esses indivíduos são intolerantes ao frio, ao contrário dos hipertireóideos que são intolerantes ao calor. Esses efeitos se devem às ações dos HT aumentando a expressão de enzimas envolvidas na síntese e na hidrólise de ATP, eventos que geram calor, o que mantém a temperatura corporal em torno de 37 °C.

- Metabolismo dos carboidratos: os HT participam do controle da glicemia aumentando a captação e utilização de glicose pelas células, bem como a glicogenólise e gliconeogênese, de modo que o balanço entre essas ações atende as demandas metabólicas de carboidratos do organismo. No entanto, tanto no estado de hipo como no de hipertireoidismo há, em geral, intolerância à glicose, o que demonstra o importante papel desses hormônios na regulação da glicemia.

- Metabolismo dos lipídeos: de forma semelhante à sua atuação no metabolismo dos carboidratos, os HT estimulam a expressão de enzimas lipogênicas – como a enzima málica, ácido graxos-sintase – e lipolíticas – como a lipase hormônio sensível –, sendo que nos estados de hipertireoidismo predominam seus efeitos lipolíticos. Merece destaque o fato de que os HT aumentam a síntese de colesterol, mas principalmente a eliminação deste pela bile, bem como a expressão dos receptores de LDL (LDL-R), ações que os fazem exercer importante papel no controle da colesterolemia. De fato, no hipotireoidismo ocorre aumento e, no hipertireoidismo, redução da colesterolemia. Esses eventos decorrem da interação do T3 com o TRß no tecido hepático, o que ensejou a sintetização, por parte da indústria farmacêutica, compostos agonistas de TRß para esse fim, já que o tratamento com HT poderia provocar eventos cardiovasculares indesejados por meio da sua interação com TRα, que é a isoforma de receptor de HT mais expressa no coração, como será visto adiante. Contudo, ainda há controvérsias quanto aos efeitos colaterais que parecem decorrer de seu uso.

- **Metabolismo das proteínas:** os HT exercem seus efeitos biológicos clássicos aumentando a expressão de vários genes, do que decorre o aumento global da síntese de proteínas; destacamos aqui seu efeito estimulante sobre a síntese de GH e de IGF1. Em contrapartida, os HT também ativam catepsinas e calpaínas e promove ubiquitinação de proteínas, desencadeando efeito proteolítico, o qual predomina nos estados de hipertireoidismo; contudo, em situações fisiológicas, ele participa do *turnover* de proteínas dos tecidos do organismo.

Ações sistêmicas

- **Sistema nervoso:** os HT são fundamentais para os processos cognitivos, humor e comportamento por mecanismos que ainda precisam ser elucidados. As interações dos HT com o sistema noradrenérgico e serotonérgico podem dar suporte a esse papel no controle do humor e do comportamento. Estudos de mapeamento do T3 no cérebro demonstraram sua presença, em altas concentrações, em projeções e centros noradrenérgicos, que se projetam para o córtex cerebral (sistema reticular ativador ascendente – SARA). A ação do T3 sobre o SARA contribui com a manutenção da sua atividade e, portanto, com o grau de atenção, o que é fundamental para a vida de relação, o aprendizado e memória. Assim, a menor atividade do SARA no hipotireoidismo poderia explicar o comprometimento das relações do indivíduo com o ambiente ao seu redor, o déficit cognitivo e sonolência, enquanto o oposto ocorre no hipertireoidismo, cuja atividade aumentada do SARA resultam em estado de alerta, que inicialmente aumenta o aprendizado, mas que também provoca insônia, prejudicando os processos cognitivos e o comportamento, até que o tratamento seja efetuado. Muitos desses efeitos também podem ser decorrentes do aumento da expressão de receptores adrenérgicos e da atividade simpática induzido pelo T3. Assim, tanto o hipo como o hipertireoidismo estão associados a alterações no humor e à *performance* intelectual. O hipotireoidismo severo pode mimetizar a depressão e o hipertireoidismo ou tireotoxicose pode ser acompanhado por sintomas psiquiátricos, como disforia, ansiedade, inquietação, labilidade emocional e distúrbios na concentração.

- **Sistema cardiovascular:** os HT regulam a expressão de genes relacionados ao automatismo e inotropismo cardíacos. Assim há uma ação direta do T3 aumentando a expressão da αMHC (isoforma α da cadeia pesada da miosina) que tem elevada atividade ATPásica, o que enseja o aumento da força e da velocidade de contração e do débito cardíaco, e reduzindo a expressão da βMHC. Ainda o T3 aumenta a expressão da SERCA (sarco/endoplasmic reticulum Ca^{2+}-ATPase), responsável pelo relaxamento cardíaco, ação que juntamente com a exercida sobre a αMHC aumenta a frequência cardíaca. Esta também é regulada pelo T3 por ação direta do hormônio no nódulo sinusal, aumentando a expressão de canais de nucleotídeos cíclicos HCN2 e 4 (canais de nucleotídeos cíclicos ativados por hiperpolarização), responsáveis pela atividade marca-passo desse nódulo. Essas ações cronotrópicas e inotrópicas positivas do HT são reforçadas por sua ação positiva sobre a expressão de receptores β adrenérgicos, o que aumenta a sensibilidade deste órgão às catecolaminas. No entanto, a ação calorigênica do HT produz a vasodilatação periférica, de modo que a pressão arterial média (PAM) não é modificada, dentro de certos limites. Daí o aumento da frequência de arritmia em indivíduos hipertireóideos, que muitas vezes é tratada com β bloqueadores.

Desta forma, alterações no sistema cardiovascular também são proeminentes no hipo e no hipertireoidismo. Pacientes com hipertireoidismo apresentam taquicardia, aumento do volume sistólico, aumento do índice cardíaco (índice cardíaco = débito cardíaco (DC)/superfície corpórea), hipertrofia cardíaca, diminuição da resistência periférica e aumento da pressão de pulso, sendo comum o aparecimento de fibrilação atrial. Já no hipotireóideo, observam-se bradicardia, diminuição do índice cardíaco, efusão pericardial, aumento da resistência periférica vascular, diminuição da pressão de pulso e elevação da pressão arterial média.

- **Sistema respiratório:** as ações dos HT decorrem de alterações da pO_2 e pCO_2 que resultam de suas ações metabólicas. Assim, o aumento da taxa metabólica dos indivíduos hipertireóideos provoca queda da pO_2 e elevação da pCO_2, o que aumenta a ventilação, ocorrendo o contrário no hipotireoidismo.

- **Sistema ósseo:** os HT desempenham papel essencial para a manutenção e mineralização da massa óssea. Seus efeitos anabólicos durante o crescimento são importantes para o estabelecimento do pico da massa óssea; contudo, exercem efeitos catabólicos no esqueleto adulto, aumentando o turnover ósseo. Desta forma, tanto o hipo como o hipertireoidismo estão associados ao aumento do risco de fratura.

- Sistema muscular esquelético: as principais proteínas que são induzidas pelo T3 são a isoforma II da cadeia pesada da miosina (MHCII), que apresenta alta atividade ATPásica e é mais expressa nos músculos de contração rápida, a SERCA1a e 2a, que induzem relaxamento muscular, GLUT4, o principal transportador de glicose nesse tecido, mioglobina, que é o reservatório intracelular de O_2, e enzimas oxidativas citratossintase e succinato-desidrogenase, entre outras. Assim, os HT são responsáveis por promover aumento da velocidade de contração muscular e, concomitantemente, aumento da capacidade oxidativa. Apresenta ações anabólicas e catabólicas sobre o metabolismo das proteínas, conforme comentado anteriormente, de modo que tanto na sua falta, quando ocorre redução da síntese proteica, como em excesso, quando ocorre aumento do catabolismo proteico, observa-se perda de massa muscular.

Disfunções tireoidianas

A doença de Graves é a causa mais frequente de hipertireoidismo, e 60% dos pacientes apresentam bócio e oftalmopatia. Uma porcentagem menor apresenta também mixedema pré-tibial. É uma doença autoimune em que ocorre a síntese de anticorpos contra o receptor de TSH, os quais ativam a síntese e a secreção dos HT com elevação da concentração de T4 e T3 no plasma e suas manifestações cutâneas, como aumento da temperatura e da umidade; porém em virtude da doença autoimune, ocorrem proliferação de fibroblastos e acúmulo de glicosaminoglicanos e mucina, promovendo intumescimento da pele (mixedema). A orbitopatia de Graves também parece se originar da imunorreatividade ao receptor de TSH, na qual uma inflamação ativa resulta em uma fibrose irreversível e em acúmulo de gordura retro-orbital, que culmina no exoftalmo e na aparência de olhos arregalados. São fatores de risco o fumo e a suplementação com selênio.

Nódulos tireoidianos também são frequentemente encontrados, mas não são funcionais. Assim, a maioria dos indivíduos que os apresentam não exibe sintomas, ou exibe poucos. Contudo, na senescência, pode ocorrer o aparecimento de bócio multinodular tóxico, que é a causa mais frequente de hipertireoidismo.

A administração de amiodarona, um antiarrítmico, pode ser causa de tireotoxicose, uma vez que esse composto é rico em iodo, ao qual se atribui, quando em quantidades elevadas, a ativação de nódulos tireoidianos que estariam quiescentes em indivíduos eutireóideos que vivem em áreas com suficiência de iodo, de modo que esses nódulos passariam a produzir grandes quantidades de HT. Porém, ela pode produzir o hipotireoidismo, pois inibe as desiodases e compete com o THRβ, aumentando a colesterolemia. Essa é a razão pela qual o tratamento com amiodarona exige controle frequente da função tireoidiana do paciente.

Contudo, as causas mais comuns de hipotireoidismo também são de etiologia autoimune, como a tireoidite de Hashimoto, que resulta de interação entre fatores genéticos e ambientais, ainda pouco compreendidos. Nessa patologia, há produção de autoanticorpos tireoidianos, como os anticorpos antitireoperoxidase (anti-TPO) e antitireoglobulina (anti-TBG) e infiltração linfocítica na tireoide, comprometendo sua função. Os indivíduos hipotireóideos também apresentam mixedema pré-tibial, por acúmulo de mucopolissacarídeos.

■ Fármacos tireoidianos

Tratamento do hipotireoidismo

O tratamento do hipotireoidismo é realizado em monoterapia pela reposição de levotiroxina sódica (L-T4) via oral. A liotironina sódica (T3) também está disponível para uso. A combinação levotiroxina mais liotironina não é superior ao uso da L-T4 apenas. A dose inicial recomendada para adultos com idade menor que 60 anos é de 1,6 a 1,8 µg/Kg. Variações interindividuais (etiologia e severidade do hipotireoidismo) devem ser consideradas para definição da dose inicial. O objetivo da terapia é normalizar a concentração sérica de TSH.

Farmacocinética

No Quadro 42.1, estão descritas algumas propriedades farmacocinéticas da L-T4 e T3. Embora a T3 seja mais potente, sua meia-vida curta, exigindo múltiplas doses diárias, limita seu uso. Deste modo, a liotironina é reservada para casos em que se desejam início rápido de ação e curta duração como no mixedema e preparo pré-terapia com iodo radioativo em pacientes com câncer de tireoide. O T3 também é usado em associação com o T4 em indivíduos que apresentam polimorfismo da desiodase tipo 2 (Thr92Ala-DIO2), o que causa prejuízos na desiodação do T4 e redução da oferta de T3 para os tecidos.

Quadro 42.1 – Parâmetros farmacocinéticos das preparações de hormônios tireoidianos.

	Levotiroxina (L-T4)	Liotironina (T3)
Biodisponibilidade oral	80%	95%
Meia-vida (dias)	7	1
Ligação às proteínas plasmáticas (%)	99,96	99,50
Potência biológica	1	4

Fonte: Desenvolvido pela autoria do capítulo.

Metabolismo

A principal via metabólica do L-T4 é a da desiodação sequencial. Aproximadamente 80% do T3 circulante é derivado desse processo. L-T4 é convertido em T3, três a quatro vezes mais potente do que T4, e T3 reverso (rT3), metabolicamente inativo, pela desiodase tipo 2 (DIO2). Posteriormente, T3 e rT3 são desiodados, formando di-iodotironina. Os hormônios tireoidianos (~20%) também são conjugados com glicuronídeos e sulfatos e excretados na bile.

Fatores que podem afetar a biodisponibilidade do L-T4

A L-T4 tem estreito índice terapêutico, e vários fatores podem interferir na concentração sérica de L-T4 como marca da preparação disponível, interações medicamentosas e alimentares, e há um risco aumentado nos indivíduos de se atingir doses supra ou subterapêuticas.

A presença de alimento no estômago reduz em 38 a 40% a absorção de L-T4 e interfere na eficácia de supressão do TSH, quando L-T4 é utilizado para inibição do crescimento do bócio. Valores séricos de TSH foram significativamente menores em indivíduos que ingeriram L-T4 em jejum 60 minutos antes da refeição quando comparados com os que ingeriram com a refeição. Assim, recomenda-se que o L-T4 seja ingerido com estômago vazio, em jejum 30 minutos antes das refeições, ou após 2 horas da última refeição.

Vários medicamentos interferem na absorção e no metabolismo do L-T4, podendo afetar a resposta terapêutica, a qual pode ser monitorada pela determinação sérica de TSH e de T4 livre e pelos sintomas clínicos, e assim a dose de L-T4 deve ser ajustada (Quadro 42.2).

Doenças concomitantes como doença celíaca, intolerância à lactose, doença obstrutiva do fígado, cirrose hepática, insuficiência pancreática também resultam em má absorção do LT4.

Durante a gravidez, a produção de estrogênio aumenta progressivamente, elevando a concentração sérica de TBG e, assim, ocasionando níveis séricos elevados de T3 e T4 totais.

Quadro 42.2 – Medicamentos que interferem na terapia com L-T4.

Prejudicam absorção de L-T4	Interferem no metabolismo	Mecanismo incerto ou misto
Sequestradores de ácidos biliares (p.ex., colestiramina)	*Inibem conversão periférica de T4 em T3, com redução de T3 e aumento de TSH*	Inibidores de tirosina quinase (p.ex., imatinibe)
Inibidores de bomba de prótons (p.ex., omeprazol)	Amiodarona	Inibidores de protease (p.ex., ritonavir)
Antiácidos contendo alumínio	*Inibem conversão periférica de T4 em T3, podendo causar redução de T3*	Furosemida (altas doses)
Carbonato de cálcio		Meios de contraste iodado (p.ex., ácido iopanoico)
Sais de ferro	Glicocorticosteroides	
picolinato de cromo	Propiltiouracila	Anticoncepcionais orais*
	betabloqueadores	
	Aumentam metabolismo hepático (CYP3A4	
Sucralfato		
queladores de fosfato (p.ex., carbonato de lantânio)	Rifampicina	
	Fenitoína	
	Bexaroteno	
Raloxifeno	Carbamazepina	
Ciprofloxaxino	Barbitúricos	
Orlistate	Clofibrato	

*Aumento de estrógeno decorrente de gravidez também interfere na ligação à globulina de ligação à tiroxina e diminui a metabolização do T4.

Fonte: Desenvolvido pela autoria do capítulo.

Mecanismo de ação e efeito dos hormônios

A levotiroxina sódica (L-T4) e a liotironina sódica (T3) agem pelos mesmos mecanismos e sua administração mimetizará as ações dos hormônios tireoidianos nos diferentes tecidos.

Reações adversas

A toxicidade da L-T4 está diretamente associada com a concentração hormonal. Em geral, as reações adversas ao hormônio tireoidiano estão associadas a uma dosagem excessiva e correspondem aos sintomas do hipertireoidismo. No adulto, os sintomas podem consistir em aumento do nervosismo, episódios de palpitação, taquicardia, intolerância ao calor ou perda de peso inexplicável. Em crianças, pode-se observar inquietação, insônia e aceleração na maturação e no crescimento dos ossos. Em especial no paciente idoso, excesso de hormônio tireoidiano pode aumentar o risco de fibrilação arterial e, em mulheres na menopausa, aumentar o risco de osteoporose.

Utilização terapêutica

As principais indicações terapêuticas do uso do hormônio tireoidiano estão na reposição ou suplementação hormonal em pacientes com hipotireoidismo e supressão do TSH hipofisário no tratamento ou prevenção dos vários tipos de bócios eutireoidianos, inclusive nódulos tireoidianos, tireoidite linfocítica subaguda ou crônica (tireoidite de Hashimoto/tireoidite autoimune) e carcinomas foliculares e papilares da tireoide dependentes de tireotropina.

■ Fármacos antitireoidianos

Tratamento do hipertireoidismo

O hipertireoidismo pode ser tratado com cirurgia (tireoidectomia total) ou com fármacos que interferem direta ou indiretamente na síntese e liberação dos hormônios tireoidianos (Quadro 42.3) como fármacos antitireoidianos e iodo radioativo (^{131}I). Embora a tireoidectomia seja um procedimento rápido e definitivo para o controle da tireotoxicose, traz as desvantagens de ter alto custo, necessidade de hospitalização e os riscos associados à cirurgia (sangramentos, infecção, cicatrizes, hipoparatireoidismo, hipotireoidismo e lesão do nervo laríngeo recorrente). Desse modo, é recomendada em casos de bócio grande com sintomas compressivos, nódulo maligno na tireoide, mulheres grávidas que não respondem à terapia com fármacos antitireoidianos, intolerância aos antitireoidianos e que rejeitam terapia com iodo radioativo (^{131}I) e mulheres que planejam gravidez em um período de 4 a 6 meses. Já a abordagem farmacológica com antitireoidianos ou ^{131}I são utilizados para o tratamento inicial, mas caso o paciente não responda ou seja intolerante à terapia, é necessária a remoção cirúrgica da glândula. A desvantagem do tratamento farmacológico é que no caso da doença de Graves, por ser uma doença autoimune, os fármacos não agem na doença de base ou corrigem a exoftalmia associada à doença.

Quadro 42.3 – Agentes antitireoidianos.

Classe	Mecanismo de ação
Tioureilenos ou tionamidas Metimazol Propiltiouracila (PTU)	Inibem as reações catalisadas pela tireoide peroxidase PTU: inibe a desiodação periférica de T_4 e T_3
Iodetos Iodeto de potássio Solução de lugol	Inibem a organificação do iodeto e liberação dos hormônios tireoidianos da tireoglobulina
Iodo radioativo (I^{131})	Incorporado como iodeto, emite partículas beta que destroem parênquima da tireoide
Inibidores aniônicos perclorato de potássio	Inibidores competitivos da NIS

Fármacos antitireoidianos

Os fármacos antitireoidianos de utilidade clínica são os tioureilenos (Figura 42.4), pertencentes à família das tionamidas, que incluem o propiltiouracila, metimazol e carbimazol (indisponível no Brasil). O metimazol é cerca de dez vezes mais potente que o propiltiouracila e constitui o fármaco de escolha em adultos e crianças.

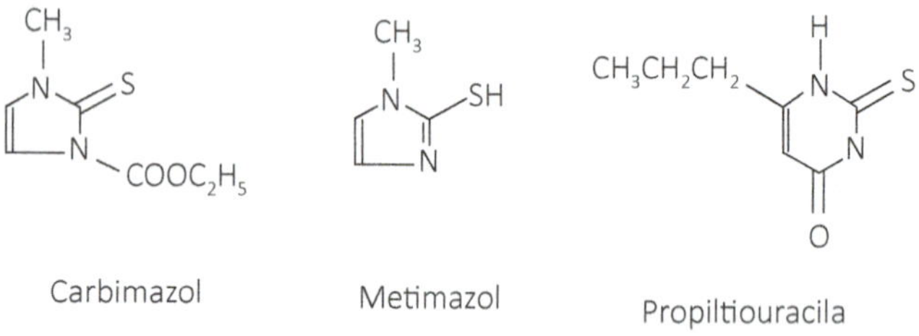

Figura 42.4 – Estrutura química das tionamidas. Seu grupo funcional tem estrutura geral R-CS-NR'R.

Farmacocinética

São administrados via oral. O carbimazol é um pró-fármaco que, após hidrólise, é convertido no composto ativo metimazol. Tem meia-vida de 6 a 15 horas. O metimazol tem maior duração de ação e meia-vida (3 a 5 horas) e é administrado uma vez ao dia, enquanto a propiltiouracila deve ser fracionado em duas a três doses diárias em virtude da menor meia-vida (1 a 2 horas). O metimazol é cerca de 10 vezes mais potente e, por isso, é o fármaco de escolha em crianças e adultos.

O metimazol é totalmente absorvido e acumula-se rapidamente na tireoide, enquanto a propiltiouracila tem biodisponibilidade de 50 a 80% e liga-se às proteínas plasmáticas (85%). Após 48 horas de uma dose, 60 a 70% de metimazol é recuperado na urina; uma excreção mais lenta que da propiltiouracila, cuja maior parte é excretada na forma de glicuronídeo inativa após 24 horas.

As tionamidas atravessam a barreira placentária e concentram-se na tireoide fetal, portanto, devem ser usados com cautela na gravidez.

Mecanismo de ação

Os tioureilenos inibem a síntese do hormônio tireoidiano ao interferir nas reações de incorporação e acoplamento do iodo, ambas catalisadas pela tireoide peroxidase (Figura 42.2). Altas doses de propiltiouracila interferem na desiodação periférica de T4 em T3 e, por esse motivo, é preferida em casos de hipertireoidismo severo e na crise tireotóxica.

As tionamidas não diminuem prontamente a concentração sérica dos hormônios tireoidianos, pois há reserva de tireoglobulina iodada, a qual é hidrolisada e os hormônios liberados na circulação. Assim, os efeitos das tionamidas na concentração sérica dos hormônios tireoidianos começam a ser evidentes após 3 a 4 semanas do início da terapia. Os pacientes atingem o eutireoidismo após 6 a 8 semanas de tratamento.

Reações adversas

A incidência de efeitos adversos é relativamente baixa, e 1 a 5% desenvolvem reações adversas leves como *rash* cutâneo, coceira, urticária e artralgia, que desaparecem com o uso. A agranulocitose é o efeito adverso grave mais frequente, atingindo 0,5% dos pacientes. Nesse caso, o antitireoidiano deve ser descontinuado e o paciente é tratado com antibiótico de amplo espectro e fator estimulador de colônia de granulócitos (G-CSF) via subcutânea, um estimulador de hematopoese.

Utilização terapêutica

O metimazol é o fármaco de escolha no tratamento da doença de Graves e é recomendado para controle do distúrbio previamente à cirurgia no bócio multinodular tóxico. O metimazol é utilizado na dose inicial diária de 10 a 30 mg na tireotoxicose leve a moderada e 40 a 60 mg diariamente na severa.

A propiltiouracila é 1ª linha de tratamento no hipertireoidismo severo, crise tireotóxica e em gestantes durante o 1º trimestre de gravidez como tratamento definitivo da doença de Graves. O metimazol é contraindicado no 1º trimestre da gravidez, pois está associado com aplasia cutis congênita (ACC).

O monitoramento terapêutico é realizado dosando-se T4 livre e T3 total após 4 a 6 semanas do início do tratamento e a cada 4 a 8 semanas até se atingir o eutireoidismo. O TSH pode ficar suprimido por vários meses, e por isso não é utilizado para avaliação da eficácia terapêutica. Após o eutireoidismo estiver estabelecido, uma dose de manutenção de 5 a 10 mg/dia de metimazol e 50 a 100 mg/dia de PTU é recomendada. A terapia deve ser descontinuada após 12 a 24 meses de tratamento.

A taxa de remissão da doença de Graves é de 30 a 50%. Pacientes com doença de longa data, bócio grande e altas concentrações séricas de T3 (> 500 ng/dL) estão associados a maior probabilidade de recaídas. Normalmente, as recaídas ocorrem após os primeiros meses de descontinuar o tratamento.

■ Iodetos

Antes da introdução dos tioureilenos, em meados de 1940, os iodetos eram as únicas substâncias disponíveis para o tratamento dos sinais e sintomas do hipertireoidismo. Os compostos disponíveis são solução saturada de iodeto de potássio e solução de lugol.

Mecanismo de ação

Os iodetos exercem várias ações sobre a tireoide; inibem a organificação do iodeto (efeito agudo Wolff-Chaikoff) e liberação dos hormônios tireoidianos da tireoglobulina, além de diminuírem o tamanho e a vascularização da glândula hiperplásica. Por conta deste último efeito, tem sua utilidade na preparação pré-operatória dos pacientes encaminhados para cirurgia.

Nas doses farmacológicas, o principal efeito dos iodetos é inibir a liberação dos hormônios T3 e T4 da tireoglobulina e, consequentemente, na circulação.

Utilização terapêutica

Utilizados como terapia adjuvante na preparação para tireoidectomia cirúrgica e na crise tireotóxica. É utilizado na dose de 50 mg/gota, uma gota 3 vezes ao dia ou a solução de lugol (6 mg/gota), 5 a 10 gotas 3 vezes ao dia.

Antes da cirurgia, o iodeto pode ser utilizado sozinho, mas frequentemente é utilizado após o hipertireoidismo estar controlado com fármacos antitireoidianos. Como o iodeto aumenta as reservas intraglandulares de iodo, o início da terapia com os tioureilenos pode ser retarda e, por isso, deve ser utilizado em monoterapia.

A resposta no paciente com hipertireoidismo é usualmente rápida e discernível em 24 horas. O efeito máximo é alcançado em 10 a 15 dias após terapia contínua, no entanto a glândula escapa do bloqueio em um período que varia de 2 a 8 semanas e os benefícios da terapia desaparecem.

Outro uso dos iodetos é em emergências de irradiação envolvendo a liberação de isótopos de iodo radioativo. Como a captação de iodeto radioativos é inversamente proporcional à concentração sérica de iodo estável, a administração de 100 a 300 mg de iodeto diária diminui a captação do iodo radioativo, protegendo a glândula de lesões.

■ Iodo radioativo

O I^{131} foi introduzido na prática clínica em meados de 1940. O I^{131} é o agente de escolha para paciente que tem contraindicação para cirurgia e/ou fármacos antitireoidianos ou que tem recaídas após tratamento com tioureilenos e, juntamente com cirurgia, a radioterapia com I^{131} é considerada tratamento definitivo do hipertireoidismo. As vantagens do uso do I^{131} com relação a outras terapias são baixo custo, fácil administração, eficácia e ausência de dor.

Farmacocinética

Há vários isótopos radioativos de Iodo, mas apenas o I^{123} e I^{131} são utilizados no diagnóstico e no tratamento de doenças da tireoide. O I^{123} é um emissor de

Seção 6 – Fármacos que Afetam o Sistema Endócrino

raios gama, tem meia-vida curta de apenas 13 horas e é reservado para o diagnóstico. Já o I[131] tem meia-vida de 8 horas e emite tanto raios gama como partículas beta e é utilizado terapeuticamente para destruição da tireoide hiperativa ou aumentada e câncer de tireoide para ablação e tratamento de doença metastática. A radiação é quase totalmente esgotada em 56 dias.

É administrado por via oral em solução na forma de I[131] de sódio ou em cápsulas e prontamente absorvido. É eliminado majoritariamente via urina e em partes na saliva.

Alimentos ricos em Iodo (p.ex., sal iodado, peixes de água salgada, derivados do leite, carnes defumadas ou processadas, gema de ovo, alguns chás, frutas enlatadas e outros) e, da mesma maneira, medicamentos que contêm iodo em sua formulação (p.ex., amiodarona, polivitamínicos, expectorantes, povidine e outros) podem interferir na radioterapia diminuindo a quantidade de radioisótopo captada pela tireoide. Recomenda-se seguir dieta pobre em Iodo 2 semanas antes do procedimento e medicamentos devem ser, na medida do possível, suspensos. O uso de fármacos antitireoidianos também diminuem eficácia da radioterapia e devem ser descontinuados 4 a 7 dias antes da administração do I[131].

Mecanismo de ação

O I[131] é absorvido, captado e organificado pelas células foliculares da tireoide exatamente como o isótopo estável I[127]. Lentamente o I[131] é liberado; seu efeito terapêutico depende da emissão de partículas beta, as quais agem localmente no parênquima da tireoide, evidenciado pelo intumescimento e necrose do epitélio, desorganização dos folículos, edema e infiltração de leucócitos. A resposta inflamatória gerada e fibrose progressiva resultam em redução do volume da glândula.

Reações adversas

Cerca de 80% dos pacientes desenvolvem hipotireoidismo e devem utilizar L-T4 para reposição. O hipotireoidismo pode ser transitório, além de persistir, o que é comum em pacientes que recebem altas doses.

Utilização terapêutica

A radioterapia com I[131] é efetiva no controle do hipertireoidismo decorrente de doença de Graves. Pode ser usada como alternativa ao tratamento com fármacos antitireoidianos, principalmente em pacientes que têm baixa probabilidade de remissão com esses agentes, quando se requer controle definitivo e rápido da tireotoxicose, e também quando a cirurgia ou tratamento com antitireoidianos está contraindicado.

Uma dose fixa de 10 a 15 mCi/g [370-555 MBq/g] ou individualizada com base no tamanho da glândula e na captação de iodo de 24 horas pode ser utilizada.

Na dose calculada, recomendam-se 160 a 200 uCi/g [5,9-7,4 MBq/g] para um tratamento bem-sucedido.

O tratamento com I[131] é contraindicado em grávidas, lactantes e na presença de nódulos na tireoide ou câncer de tireoide. Deve-se evitar o uso de radioterapia com I[131] em mulheres que planejam engravidar em menos de 4 a 6 meses.

A falha terapêutica ocorre em aproximadamente 20% dos indivíduos. Os fatores associados a altas taxas de falha são bócio grande (> 50 mL), alta captação de Iodo (> 90%) e altas concentrações séricas de T3 (> 500 ng/mL) no diagnóstico.

■ Inibidores aniônicos

Essa classe consiste de ânions monovalentes como perclorato, tiocianato e o pertecnetato. Esses agentes se assemelham ao iodeto em tamanho e carga e interferem na sua captação pela glândula tireoide. Por sua toxicidade, têm uso restrito quando se almeja bloquear a captação de iodeto e, assim, reduzir seu conteúdo intraglandular. Pode ser utilizado em associação com fármacos antitireoidianos no tratamento da tireotoxicose induzida por amiodarona do tipo I (induzida por iodo).

Farmacocinética

O tiocianato é produzido a partir de glicosídeos de plantas após hidrólise enzimática. Está presente em alimentos como repolho e no cigarro e, assim, o consumo de alimentos e o hábito de fumar pode aumentar a concentração de tiocianato no sangue e urina, assim como a administração de nitroprussiato de sódio. O perclorato é 10 vezes mais ativo do que o tiocianato.

Mecanismo de ação

Inibem competitivamente o cotransportador de sódio-iodeto (NIS), bloqueando a captação de Iodeto.

Reações adversas

Seu uso está associado ao desenvolvimento de aplasia medular e nefrotoxicidade, principalmente se empregado em altas doses (2 a 3 g/dia). Deste modo, tem uso limitado.

■ Terapia adjuvante na terapia antitireoidiana

O betabloqueador não seletivo propranolol, que não tem atividade simpatomimética intrínseca, é o agente mais utilizado como adjuvante no tratamento da tireotoxicose em pacientes sintomáticos. O propranolol é um antagonista competitivo tanto do receptor beta-adrenérgico 1 como do receptor beta-adrenérgico 2. Esses agentes reduzem os sintomas associados à estimulação simpática como taquicardia, aumento da pressão arterial, tremor, intolerância ao exercício e labilidade emocional.

Capítulo 42 – Fármacos tireoidianos e antitireoidianos

Atividade proposta

Caso clínico

Um recém-nascido, masculino, apresentou tireoide tópica de dimensões aumentadas, com hipertireoidismo pela manifestação de taquicardia transitória. A pesquisa envolvendo anticorpos antitireoide no recém-nascido foi positiva para o receptor de tirotrofina (TRAb). No início da gravidez, os exames bioquímicos revelaram aumento de T4 e TRAb+, o que resultou no seu tratamento com propiltiouracila. Apresentou também diabetes gestacional, sendo necessária insulinoterapia. Exames bioquímicos de acompanhamento da mãe revelaram após 8 semanas de tratamento: T4 livre 1,9 ng/dL (VR = 4,5 a 12,6 ng/dL), TSH < 0,005 µU/mL (VR: 0,3 a 4,0 µU/mL) e glicemia 200 mg/dL (VR jejum = 99 mg/dL).

Principais pontos e objetivos de aprendizagem

1) Mostrar a importância de um tratamento adequado de disfunção tireoidiana da mãe durante a gravidez, já que pode haver repercussões para o feto.

2) Reforçar os conceitos dos efeitos do HT no sistema cardiovascular e na regulação da glicemia, mostrando os efeitos cronotrópicos positivos e hiperglicemiantes do excesso do HT, respectivamente.

Reforce esses dois pontos resolvendo as quatro questões a seguir.

1) Explique o mecanismo pelo qual o recém-nascido desenvolveu hipertireoidismo.

2) O tratamento com propiltiouracila poderia ter induzido hipotireoidismo fetal?

3) Por que não foi usado metimazol na paciente grávida?

4) Com relação ao controle glicêmico da gestante, explique por que a glicemia dela não está bem controlada pela insulina?

Respostas esperadas

1) Na grávida, o hipertireoidismo com a etiologia de doença de Graves, quando não controlado, pode ter consequências fetais e neonatais graves, pois as TRAb atravessam a placenta, induzindo o hipertireoidismo no feto a partir do 2º trimestre de gestação. O TRAb mimetiza o ligante natural do receptor, estimulando a síntese e a secreção dos hormônios da tireoide. Neste caso, o recém-nascido apresentou hipertireoidismo em razão de níveis elevados de TRAb encontrados na mãe.

2) Sim. Ele atravessa a barreira hematoplacentária e bloqueia a síntese de hormônios pela tireoide fetal. Apesar disso, sua utilização acaba sendo preferível durante o 1º trimestre de gravidez uma vez que se liga mais fortemente às proteínas plasmáticas e atravessa a barreira placentária com menos facilidade.

c) O metimazol apesar de ser 10 vezes mais potente do que o propiltiouracila contraindicado no 1º trimestre da gravidez, pois está associado com aplasia cutis congênita.

d) Durante o hipertireoidismo, há um aumento da produção hepática de glicose e intolerância à glicose, desse modo podem ser necessárias maiores doses de insulina para o controle glicêmico.

■ REFERÊNCIAS

1. Annunziata G. Cicatiello, Daniela Di Girolamo and Monica Dentice. Metabolic Effects of the Intracellular Regulation of Thyroid Hormone: Old Players, New Concepts. Frontiers in Endocrinology. 2018;9:(474).

2. Azizi F, Malboosbaf R. Long-Term Antithyroid Drug Treatment: A Systematic Review and Meta-Analysis. Thyroid. 27(10):1223-1231.

3. Brenta G, Vaisman M, Sgarbi JA, Bergoglio LM, Andrada NC, Bravo PP, Orlandi AM, Graf H. Clinical practice guidelines for the management of hypothyroidism. Arq Bras Endocrinol Metab. 2013;57 (4): 265-99.

4. Burch HB, Cooper DS.. Management of Graves Disease: A Review. JAMA. 2015;314(23):2544–2554.

5. Calil-Silveira J, Serrano-Nascimento C, Laconca RC, Schmiedecke L, Salgueiro RB, Kondo AK, Nunes MT. Underlying Mechanisms of Pituitary-Thyroid Axis Function Disruption by Chronic Iodine Excess in Rats. Thyroid. 2016;10:1488-1498.
6. James V. Hennessey. The emergence of levothyroxine as a treatment for hypothyroidism. Endocrine. 2017;55(1):6-18.
7. Maia AL, Scheffel R, Meyer ELS, Mazeto GMFS, Carvalho GA, Graf H. The Brazilian consensus for the diagnosis and treatment of hyperthyroidism: recommendations by the Thyroid Department of the Brazil-ian Society of Endocrinology and Metabolism. Arq Bras Endocrinol Metab. 2013;57(3):205-232.
8. Tânia M, Ortiga-Carvalho, Aniket R. Sidhaye, Fredric E. Wondisford Thyroid hormone receptors and resistance to thyroid hormone disorders. Nature Rev. Endocrinol. 2014;10:582-591.
9. Tomas Jakobsson, Lise-Lotte Vedin, Paolo Parini. Potential Role of Thyroid Receptor b Agonists in the Treatment of Hyperlipidemia. Drugs. 2017;77:1613-1621.
10. Zeina C. Hannoush, Roy E. Weiss. Defects of Thyroid Hormone Synthesis and Action. Endocrinol Metab Clin North Am. 2017;46(2):375-388.

Capítulo 43

Fármacos que afetam a homeostasia mineral óssea

Autores:
- Manuela Giuliani Marcondes Rocha Braz
- Bruno Ferraz de Souza

■ Introdução

Entre os distúrbios da homeostasia mineral óssea, destaca-se a osteoporose por sua prevalência e relevância clínica. Esta doença sistêmica é caracterizada por baixa massa óssea e deterioração da microarquitetura do tecido ósseo, resultando em fragilidade óssea e, consequentemente, maior risco de ocorrência de fraturas.

A prevalência da osteoporose aumenta com a idade e é mais frequente no sexo feminino. No Brasil, estima-se prevalência entre 12 e 15% em indivíduos acima de 40 anos. A ocorrência de fraturas de fragilidade aumenta a morbidade, como incapacidade permanente ou necessidade de assistência domiciliar, e de mortalidade, sendo observada redução de 20% da sobrevida em 5 anos após a ocorrência de fratura de quadril ou de vértebra.

Clinicamente, o diagnóstico de osteoporose é feito a partir da densitometria óssea. Os sítios habitualmente utilizados para o diagnóstico de osteoporose são a coluna lombar, colo de fêmur e fêmur total. Em mulheres após a menopausa e homens acima de 50 anos, o diagnóstico é feito com base no T-escore mais baixo entre os sítios citados: quando menor ou igual a –2,5, caracteriza-se osteoporose; entre –2,5 e –1, osteopenia; e acima ou igual a –1, considera-se uma densidade mineral óssea normal.

No Brasil, de acordo com diretrizes publicadas pela Sociedade Brasileira de Reumatologia, em 2017, indica-se o tratamento farmacológico da osteoporose em pacientes com antecedente de fratura de fragilidade, com T-escore ≤ –2,5 ou com alto risco de fraturas de acordo com o FRAX Brasil e recomendações do NOGG. O FRAX é uma ferramenta que, baseada em fatores de risco clínicos, estima para um indivíduo o risco em 10 anos de fratura de quadril ou de fraturas osteoporóticas maiores (quadril, vértebra, úmero ou antebraço). O Grupo Nacional de Diretrizes de Osteoporose do Reino Unido (National Osteoporosis Guidelines Group, NOGG) recomenda como limiar para tratamento de osteoporose o risco de fratura equivalente ao de quem já teve uma fratura de fragilidade, ajustado para a idade.

■ Conceitos de fisiologia e patologia

Atualmente, o entendimento da remodelação óssea é essencial para a compreensão da fisiopatologia da osteoporose e dos fármacos utilizados no seu tratamento. A remodelação é um processo que ocorre constantemente no esqueleto e envolve, sobretudo, reabsorção e formação de osso em um mesmo sítio esquelético (Figura 43.1). Três células principais atuam na remodelação óssea: osteoclastos; osteoblastos; e osteócitos. Osteoclastos derivam de macrófagos e são responsáveis pela reabsorção óssea. Osteoblastos são derivados de células mesenquimais pluripotentes e executam a formação óssea, enquanto osteócitos, osteoblastos, que sofreram diferenciação terminal e que permeiam a matriz óssea mineralizada comunicando-se por canalículos e respondendo a tensões mecânicas e a danos ósseos localizados, orquestram o processo de remodelação óssea. Existe um acoplamento entre a formação e a reabsorção ósseas, de forma que estímulo ou inibição de um destes componentes, de maneira geral, produz resposta semelhante sobre o outro. A fase de reabsorção óssea dura em torno de 30 dias, ao passo que a fase de formação óssea, que inclui a deposição de matriz óssea e sua posterior mineralização, leva cerca de 150 dias. Essa diferença de duração das duas etapas tem relevância em processos que mudam abruptamente a taxa de remodelação óssea, invariavelmente resultando em um predomínio da reabsorção sobre a formação de osso.

Diferentes estímulos influenciam a remodelação óssea. Do ponto de vista endocrinológico, destacam-se os hormônios sexuais e o paratormônio (PTH). A queda dos níveis estrogênicos, como se observa no período perimenopausa, aumenta a remodelação óssea, com predomínio da fase de reabsorção sobre a formação e resulta na perda de massa óssea. Já o PTH pode exercer efeitos distintos sobre a remodelação óssea: quando em níveis cronicamente elevados, predomina estímulo para a reabsorção óssea, com prejuízo do tecido ósseo como observado em casos de hiperparatireoidismo primário. Em contrapartida, elevações transitórias do PTH estimulam predominantemente a formação óssea, com efeito anabólico sobre o tecido esquelético.

Nas últimas décadas, houve grande avanço do conhecimento molecular das vias celulares envolvidas na remodelação óssea, o que vem propiciando o desenvolvimento de novos fármacos para o tratamento da osteoporose. As duas principais vias celulares envolvidas na remodelação óssea são a via Wnt-β catenina e a via RANK-RANKL-OPG, que serão apresentadas a seguir.

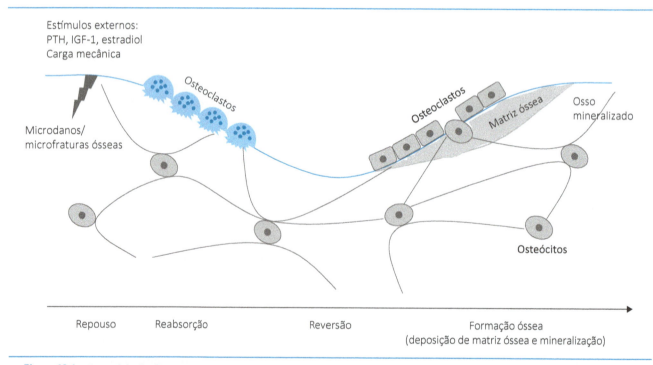

Figura 43.1 – Remodelação óssea.
Estímulos locais ou sistêmicos culminam no término da fase de repouso e início da reabsorção óssea, realizada por osteoclastos. Ao final da fase de reabsorção, há reversão do processo com ativação dos osteoblastos, responsáveis pela formação e deposição da matriz óssea, que será mineralizada formando osso novo. Durante a fase de formação, alguns osteoblastos se diferenciam em osteócitos, cujas extensões citoplasmáticas que formam uma rede de comunicações dentro da matriz óssea. Considera-se hoje que os osteócitos são responsáveis por orquestrar a remodelação óssea.
Fonte: Desenvolvida pela autoria do capítulo.

A via Wnt, ilustrada na Figura 43.2, é a principal responsável pela ativação dos osteoblastos e consequente formação óssea. Esta via está presente em outros tecidos do organismo, mas sua sinalização em osteoblastos tem peculiaridades que serão aqui apresentadas. No seu estado basal, a sinalização Wnt se encontra inibida pelos fatores esclerostina (SOST) e *Dickkopf-1* (DKK1), que se ligam aos receptores de membrana LRP5 ou LRP6 (*LDL receptor related protein 5/6*), impedindo ativação destes pelos agonistas WNT. Neste estado inibido, ocorre degradação da β catenina. Quando há ativação por agonistas WNT, interrompe-se a degradação de β catenina, que segue para o núcleo e resulta na maior atividade dos osteoblastos. A esclerostina é considerada um fator inibitório exclusivo da via Wnt no osso, despertando interesse em sua manipulação farmacológica.

Já a via RANK-RANKL-OPG é considerada fundamental para a reabsorção óssea. Osteoclastos e pré-osteoclastos expressam em sua superfície o receptor de membrana *receptor activator of nuclear factor* κ B (RANK), que é ativado por *RANK ligand* (RANKL), produzido por osteoblastos e osteócitos; a ativação do receptor RANK por RANKL é um importante estímulo para a diferenciação e a função de osteoclastos e, portanto, para a reabsorção óssea. Para controle homeostático fino deste importante processo, osteoblastos e osteócitos também produzem osteoprotegerina (OPG), que se liga a RANKL, inibindo sua ligação aos receptores RANK (Figura 43.3). A razão RANKL/OPG é um importante determinante do ritmo de reabsorção óssea.

Para o funcionamento e viabilidade de osteoclastos, a via do mevalonato de prenilação proteica é essencial. A atuação dos bisfosfonatos nitrogenados, principal classe farmacológica utilizada no tratamento da osteoporose, inibindo essa via enzimática denota sua importância na fisiologia de osteoclastos (Figura 43.4). A adequada prenilação de pequenas GTPases, como Ras, Rab, Rho e Rac, regula múltiplos processos celulares de osteoclastos, incluindo coordenação da morfologia celular, arranjo citoesquelético, formação da borda em escova, transporte de vesículas e apoptose.

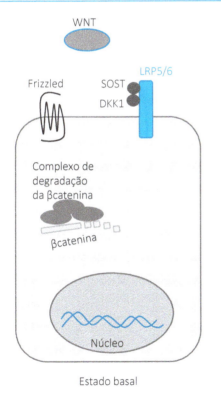
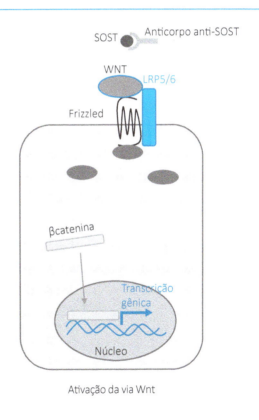

Figura 43.2 – Via Wnt-βcatenina de ativação dos osteoblastos.
À esquerda, representação da via em seu estado basal, não ativada. Esclerostina (SOST) e *dickkopf1* (DKK1) impedem que fatores Wnt se liguem ao receptor de membrana LRP5 (ou LRP6) e, consequentemente, a βcatenina é constantemente degradada por um complexo proteico.
A ligação de fatores Wnt a LRP5/6 atrai proteínas do complexo de degradação da βcatenina, deixando esta íntegra para atuar no núcleo, onde ativa genes fundamentais ao funcionamento dos osteoblastos, induzindo a formação óssea. Inibidores da esclerostina, como o anticorpo antiesclerostina romosozumabe, vêm se mostrando potentes fármacos osteoanabólicos em ensaios clínicos.
Fonte: Desenvolvida pela autoria do capítulo.

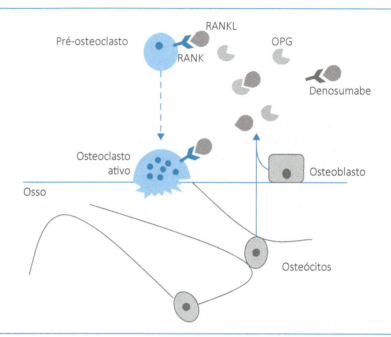

Figura 43.3 – Via RANK-RANKL-OPG.
Para a diferenciação e ativação dos osteoclastos, é necessária a ligação do fator solúvel *receptor activator of nuclear factor kappa B Ligand* (RANKL) ao receptor de membrana RANK, presente nas células da linhagem osteoclástica. RANKL é secretado por osteoblastos e osteócitos, juntamente com o antagonista da via, a osteoprotegerina (OPG), que se liga ao RANKL e impede que este ative o receptor RANK. Inibidores de RANKL, como o anticorpo humano monoclonal denosumabe, atuam de forma análoga à OPG, portanto.
Fonte: Desenvolvida pela autoria do capítulo.

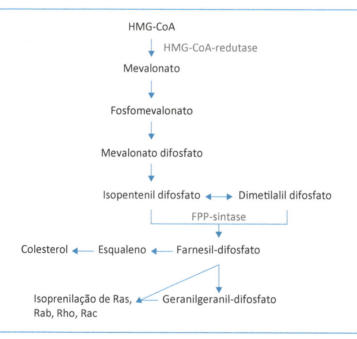

Figura 43.4 – Via do mevalonato.
Esta via resulta na síntese de colesterol e outros lipídeos, como farnesil-difosfato e geranilgeranil-difosfato, que são fundamentais para prenilação das pequenas GTPases Ras, Rab, Rho e Rac. Estas GTPases regulam múltiplos processos celulares importantes para a diferenciação e a função dos osteoclastos. Os bisfosfonatos nitrogenados inibem a FPP-sintase (farnesil-pirofosfatossintase), resultando em menor prenilação das GTPases, com prejuízo da função osteoclástica. As estatinas (fármacos hipolipemiantes) também atuam sobre essa via, inibindo a HMG-CoA-redutase, porém elas apresentam maior seletividade pelo fígado, sem atuação significativa sobre o tecido ósseo.
Fonte: Desenvolvida pela autoria do capítulo.

Farmacologia

Os fármacos que afetam a homeostasia mineral óssea são habitualmente classificados de acordo com o seu mecanismo de ação, podendo ser antirreabsortivos ou anabólicos. Os antirreabsortivos são mais numerosos e os mais utilizados na prática clínica. Entre os antirreabsortivos, destacam-se os bisfosfonatos por sua eficácia, custo acessível e perfil de segurança. Outros antirreabsortivos relevantes na prática clínica atual são o denosumabe (anticorpo anti-RANKL), os estrogênios (usados na terapia de reposição hormonal) e os moduladores seletivos dos receptores estrogênicos (SERM). Existe uma preocupação com o uso prolongado dos antirreabsortivos, já que estes medicamentos inibem o mecanismo renovação óssea. De fato, observa-se uma associação entre o tempo de uso de antirreabsortivos e a ocorrência de fraturas atípicas de fêmur, provavelmente por peculiaridades geométricas individuais do fêmur proximal e por falta de reparação de microdanos no tecido ósseo, que se acumulariam. Outro efeito adverso raro associado ao uso de antirreabsortivos é a osteonecrose de mandíbula. Estes efeitos adversos da terapia farmacológica da osteoporose serão discutidos com detalhes a seguir.

No Brasil, o único fármaco osteoanabólico disponível atualmente (outubro de 2018) na prática clínica é a teriparatida, um análogo do PTH. Recentemente foi aprovado nos Estados Unidos outro fármaco anabólico, a abaloparatida, um análogo da proteína relacionada ao PTH (PTHrP). Em seu estudo pivotal, a abaloparatida demonstrou eficácia superior à da teriparatida em ganho de massa óssea e prevenção de fraturas osteoporóticas.

O ranelato de estrôncio foi utilizado por muito tempo no tratamento da osteoporose no Brasil e na Europa, apresentando eficácia antifratura provavelmente por mecanismo misto, antirreabsortivo e anabólico. Seu efeito anabólico no tecido ósseo foi demonstrado *in vitro*, porém esse efeito *in vivo* é questionável. Por seus efeitos adversos cardiovasculares e tromboembolismo venoso observados em associação a este fármaco, sua comercialização foi suspensa no Brasil em 2018 e, portanto, não será discutido em maiores detalhes.

Fármacos antirreabsortivos

Bisfosfonatos

Os bisfosfonatos (BF) são análogos estáveis do composto natural pirofosfato. Os primeiros BF foram sintetizados no século XIX, e eram usados como inibidores de corrosão e como agentes complexantes em diversos processos industriais, por sua capacidade de inibir precipitação de cálcio. Apenas a partir de 1971 eles passaram a ser usados para o tratamento de distúrbios do metabolismo do cálcio em humanos. Os primeiros BF, como o etidronato, apresentavam inibição da mineralização em doses próximas às que resultavam na inibição da reabsorção óssea, com diferença de dose de cerca de 10 vezes apenas. Os BF mais utilizados atualmente foram desenvolvidos para apresentar maior potência antirreabsortiva e menor impacto sobre a mineralização, com diferença de dosagem de várias ordens de magnitude.

A biodisponibilidade oral desta classe de medicamentos é extremamente baixa, entre 0,6 e 1,5% da dose administrada. Sua absorção intestinal ocorre principalmente por transporte paracelular. Cerca de 40 a 60% da dose absorvida se liga com alta afinidade ao mineral ósseo, sem afinidade substancial a outros tecidos. O restante da dose é excretado pela urina sem metabolização. Os BF adsorvidos ao mineral ósseo são progressivamente incorporados pelos osteoclastos. A alta afinidade pelo tecido ósseo contribui significativamente para o perfil de alta eficácia e segurança dos BF. Uma reciclagem contínua do fármaco incorporado ao mineral ósseo parece explicar sua longa duração de ação, que pode durar até 2 a 3 anos para alguns BF, como alendronato e ácido zoledrônico, e períodos menores, como 1 a 2 anos para risedronato.

Atualmente, entende-se que os BF possam ter dois mecanismos de ação distintos, a partir dos quais são classificados em BF nitrogenados ou não nitrogenados. Os BF não nitrogenados, representados pelo clodronato e etidronato (não disponíveis na prática clínica no Brasil), são incorporados por osteoclastos e metabolizados em análogos não hidrolisáveis de ATP. O acúmulo destes metabólitos inibe a função dos osteoclastos e favorece sua apoptose.

Já os BF nitrogenados, como alendronato, risedronato, ibandronato, pamidronato e zoledronato, também são incorporados pelos osteoclastos, porém não são metabolizados. Sua principal ação é inibir a via do mevalonato, atuando principalmente sobre a farnesil-pirofosfatossintase, conforme ilustrado na Figura 43.4. A inibição desta via previne a prenilação adequada de pequenas GTPases como Ras, Rab, Rho e Rac, impedindo o funcionamento celular dos osteoclastos e, consequentemente, a reabsorção óssea. Esta via é a mesma inibida pelas estatinas, potentes fármacos amplamente utilizados no tratamento das dislipidemias. De fato, as estatinas são capazes de inibir a ativação dos osteoclastos *in vitro*, porém este efeito não é observado clinicamente com o uso das estatinas, assim como os BF não são associados à redução significativa da colesterolemia. Esta diferença provavelmente se deve à alta seletividade de ambos os medicamentos, sendo os BF incorporados especificamente pelo tecido ósseo, e as estatinas, pelo fígado.

A dose total administrada de um BF é um dos principais determinantes dos seus efeitos, com inibição da reabsorção óssea equivalente para doses pequenas e frequentes, ou para doses maiores e mais espaçadas. Esta característica permite maior facilidade posológica dos BF em termos de frequência de administração, com doses que variam de semanais a mensais, para os de via oral, até trimestral ou anual para os intravenosos.

Estudos clínicos fase 3 com alendronato, risedronato ou ibandronato (via oral) ou ácido zoledrônico (via intravenosa) mostraram eficácia em reduzir o risco de fraturas vertebrais em 50 a 70%, sendo todos aprovados para o tratamento e a prevenção da osteoporose pós-menopausa. Adicionalmente, há evidência de alta qualidade mostrando redução de risco de fratura de quadril para alendronato, risedronato e ácido zoledrônico, e estes três fármacos são também indicados para o tratamento de osteoporose em homem, osteoporose induzida por glicocorticosteroide e na doença de Paget, esta última caracterizada por alta remodelação óssea desencadeada por maior atividade dos osteoclastos.

Além dos BF utilizados no tratamento e prevenção da osteoporose, o pamidronato (via intravenosa), assim como o ácido zoledrônico, são indicados em outras situações na prática clínica: hipercalcemia; doença de Paget; metástases ósseas; e lesões osteolíticas associadas ao mieloma múltiplo.

Outras situações clínicas nas quais os bisfosfonatos são utilizados na prática clínica, apesar de não constarem como indicação em bula, são a osteogênese imperfeita, uma doença genética heterogênea que cursa com fragilidade óssea e múltiplas fraturas desde a infância, e a displasia fibrosa óssea, doença de alta remodelação óssea causada por ativação excessiva de osteoblastos decorrente de defeito somático na subunidade alfa estimuladora da proteína G (GNAS).

São reações adversas comuns aos BF orais: epigastralgia; esofagite; e úlceras esofágicas. Por este motivo, deve ser recomendado que o paciente não se deite após o uso da medicação. Além disso, pela baixa absorção do fármaco, é também recomendado que seja tomado em jejum e que se faça um intervalo entre 30 e 60 minutos antes de comer. O uso semanal ou mensal dos BF orais levou a uma redução significativa destas queixas gastroesofágicas.

Uma característica distinta aos BF nitrogenados é a ocorrência de uma reação de fase aguda, aparentemente causada pela liberação de isopentenil-difosfato por monócitos, e ativação de células T-gama, delta. Na prática clínica, pode ocorrer aparecimento de sintomas gripais como febre, mal-estar e mialgia, que são transitórios e ocorrem mais frequentemente após a primeira exposição aos BF, em especial aos intravenosos.

Todos os BF podem causar hipocalcemia e, por isso, seu uso deve ser sempre acompanhado de consumo suficiente de cálcio (1.000 a 1.200 mg de cálcio elementar por dia, consumido pela dieta ou por suplementação) e níveis séricos de 25-hidroxivitamina D acima ou igual a 30 ng/mL.

Fraturas atípicas de fêmur estão associadas ao uso prolongado de BF e osteonecrose de mandíbula ao seu uso em altas doses. Por serem efeitos adversos comuns aos demais fármacos antirreabsortivos, estas situações serão abordadas ao final desta seção.

Os bisfosfonatos apresentam toxicidade renal e, por esse motivo, são contraindicados em indivíduos com ritmo de filtração glomerular reduzidos (abaixo de 30 mL/minuto para BF orais, e abaixo de 35 mL/minuto para BF intravenosos).

Quadro 43.1 – Bisfosfonatos, utilizações terapêuticas e doses recomendadas.

Fármaco	Via de administração	Doses recomendadas	Indicações clínicas
Alendronato	VO	70 mg/semana	Osteoporose pós-menopausa (tratamento e prevenção) Osteoporose em homem Osteoporose associada a glicorticosteroide Doença de Paget
Risedronato	VO	35 mg/semana ou 150 mg/mês	Osteoporose pós-menopausa (tratamento e prevenção) Osteoporose em homem Osteoporose associada a glicorticosteroide Doença de Paget
Ibandronato	VO	150 mg/mês	Osteoporose pós-menopausa (tratamento e prevenção)
	IV	3 mg 3/3 meses	

(Continua)

(Continuação)

Quadro 43.1 – Bisfosfonatos, utilizações terapêuticas e doses recomendadas.

Fármaco	Via de administração	Doses recomendadas	Indicações clínicas
Ácido zoledrônico	IV	5 mg/ano	Osteoporose pós-menopausa (tratamento e prevenção)
			Osteoporose em homem
			Osteoporose associada a glicorticosteroide
			Doença de Paget
		4 mg/dose, pode ser repetida em 7 dias	Hipercalcemia da malignidade
		4 mg a cada 3 a 4 semanas	Metástase óssea
			Mieloma múltiplo (lesões osteolíticas)
Pamidronato	IV	60 a 90 mg/dose, pode ser repetida em 7 dias	Hipercalcemia da malignidade
		30 mg/dia por 3 dias	Doença de Paget
		90 mg a cada 3 a 4 semanas	Metástase óssea
			Mieloma múltiplo (lesões osteolíticas)

Fonte: Desenvolvido pela autoria do capítulo.

Denosumabe

Denosumabe é um anticorpo humano recombinante que se liga ao RANKL, impedindo que este atue sobre o receptor RANK e ative osteoclastos e pré-osteoclastos. Desta forma, ocorre inibição da reabsorção óssea mediada por osteoclastos.

O estudo pivotal do denosumabe foi publicado em 2009 por Cummings et al. e demonstrou, em mulheres com osteoporose pós-menopausa, ganho de massa óssea em coluna e quadril e redução de risco de fraturas vertebrais, não vertebrais e de quadril. Chama a atenção que o uso prolongado de denosumabe produza um ganho contínuo e progressivo de massa óssea, conforme observado na extensão do estudo pivotal, com seguimento de até 10 anos de tratamento ativo. Este efeito não é observado com o uso prolongado de bisfosfonatos, que resultam em ganho de massa óssea nos primeiros 3 a 5 anos de uso, atingindo um platô após este período. Apesar disso, os BF mantêm redução do risco de fraturas mesmo durante o período de platô.

O denosumabe deve ser armazenado em geladeira, sua administração é por via subcutânea, e a dose preconizada para o tratamento e prevenção da osteoporose é 60 mg a cada 6 meses. Seu efeito máximo, analisado pela redução de marcadores da reabsorção óssea, ocorre em 1 mês da sua administração, e, após 6 meses, observa-se elevação destes marcadores. Sua meia-vida média é de 25,4 dias. Não foi observada a ocorrência significativa de anticorpos neutralizadores do denosumabe.

Ocorre rápida reversibilidade de efeito do denosumabe após 6 meses de sua administração, observada pela elevação de marcadores de reabsorção óssea, e de retorno da massa óssea aos níveis pré-tratamento dentro de 12 a 24 meses de interrupção do seu uso. Esta rápida reversibilidade de efeito pode estar raramente associada à ocorrência de fraturas vertebrais múltiplas na interrupção da terapia com denosumabe em indivíduos com alto risco de fraturas. Para evitar essa complicação, recomenda-se orientar o paciente quanto à importância da administração semestral do medicamento, e não pausar o tratamento feito com denosumabe. Caso seja indicada interrupção de seu uso, idealmente ela deve ser seguida por algum outro fármaco antirreabsortivo, mas, a esta altura, o protocolo ideal não está definido.

Denosumabe na dose de 60 mg a cada 6 meses é indicado para prevenção e tratamento de osteoporose pós-menopausa e tratamento de osteoporose em homens, osteoporose induzida por glicocorticosteroides e osteoporose induzida por terapia de supressão hormonal. Denosumabe na dose de 120 mg a cada 4 semanas é indicado no tratamento de metástases ósseas, mieloma múltiplo, tumor ósseo de células gigantes e hipercalcemia da malignidade.

Possíveis efeitos adversos com o uso deste fármaco são fratura atípica de fêmur e osteonecrose de mandíbula. Na vigência de suplementação de cálcio e vitamina D, eventos de hipocalcemia foram raros na dose utilizada para o tratamento da osteoporose, mas podem ocorrer com o uso das doses mais altas utilizadas no tratamento oncológico. Denosumabe não apresenta toxicidade renal, não sendo contraindicado em indivíduos com doença renal crônica.

Terapia hormonal

A reposição hormonal após a menopausa, realizada com estrogênio equino conjugado associado ou não à progesterona, resulta na redução do risco de fraturas vertebrais, não vertebrais e de quadril. Apesar disso, por se associar à elevação de risco de eventos cardiovasculares, tromboembólicos e câncer de mama, este não é um tratamento considerado de 1ª linha para a osteoporose, sendo reservado para casos que tenham outras indicações para seu uso, como mulheres com sintomas clínicos do climatério. Deve-se salientar também que essa redução de risco de fraturas foi observada com o uso de doses hormonais mais elevadas do que o habitualmente prescrito atualmente, e não há estudos grandes avaliando risco de fratura associado a estas doses mais baixas.

Em casos de hipogonadismo masculino, a reposição isolada de testosterona não é rotineiramente indicada como tratamento da osteoporose. Portanto, em homens com alto risco de fratura e hipogonadismo, deve ser indicado o uso de fármaco antifratura em associação à reposição hormonal.

Moduladores seletivos dos receptores estrogênicos

O raloxifeno, agonista dos receptores de estrogênio no tecido ósseo, induz redução do risco de fraturas vertebrais em mulheres pós-menopausa. No entanto, seu uso está associado a maior risco de eventos tromboembólicos, motivo pelo qual não são considerados tratamento de 1ª linha para a osteoporose. Em mulheres no menacme, o raloxifeno tem um efeito negativo sobre a massa óssea, por ser um análogo fraco do estradiol, e por isso deve ser evitado.

A dose utilizada deste fármaco é 60 mg, via oral, uma vez ao dia. Outros efeitos colaterais observados são ondas de calor, câimbras e náusea.

■ Fármacos anabólicos

Teriparatida

O paratormônio (PTH) é um polipeptídeo de 84 aminoácidos, e a teriparatida é um análogo recombinante deste hormônio formado pelos seus 34 primeiros aminoácidos, região que inclui o sítio de ligação ao receptor PTH1R, responsável pelos efeitos do PTH sobre o osso. Pela sua administração intermitente, a teriparatida exerce predominantemente um efeito anabólico sobre o tecido ósseo, conforme já mencionado. Com o uso prolongado da teriparatida, ocorre também estímulo da reabsorção óssea, de

forma que, por volta de 12 a 18 meses de uso, a taxa de reabsorção óssea fica equivalente à de formação óssea, cessando a chamada janela anabólica do uso da teriparatida.

O estudo pivotal da teriparatida mostrou redução do risco de fraturas vertebrais e não vertebrais em 65% e 53%, respectivamente. Apesar de ter demonstrado ganho de massa óssea em coluna e quadril, o uso de teriparatida acarretou perda de massa óssea em rádio distal, sítio com maior concentração de osso cortical.

A teriparatida deve ser armazenada em geladeira. Sua posologia é 20 mcg, uma vez ao dia, administrada por via subcutânea em abdome ou coxas. Ocorre um pico sérico após 30 minutos de sua injeção, declinando para concentrações não dosáveis em 3 horas. Apresenta metabolização hepática e excreção renal, com meia-vida média de 1 hora.

Frente ao seu alto custo, o uso de fármacos osteoanabólicos, dos quais a teriparatida é o único representante comercialmente disponível no Brasil atualmente, em geral é reservado a casos de osteoporose grave ou com muito alto risco de fratura, falência de tratamento com antirreabsortivos potentes (sugerida por fratura ou perda de massa óssea durante o tratamento) ou contraindicação aos antirreabsortivos. Antes do seu uso, devem ser excluídas causas secundárias de osteoporose como hiperparatireoidismo e osteomalácia, situações em que a teriparatida está contraindicada. Sugere-se a dosagem inicial de cálcio, albumina, fósforo, creatinina, 25-hidróxi vitamina D, PTH, fosfatase alcalina e cálcio urinário de 24 horas. Consumo de cálcio e níveis sérico de vitamina D devem ser otimizados antes e durante o tratamento com teriparatida.

A teriparatida é indicada no tratamento de osteoporose pós-menopausa, osteoporose em homens e osteoporose induzida por glicocorticosteroides. Teriparatida é frequentemente prescrita após a ocorrência de fratura atípica de fêmur ou de osteonecrose de mandíbula, porém não há evidências consistentes mostrando melhor desfecho destas condições com o seu uso. Nestes casos, a teriparatida poderia ser indicada para o tratamento da osteoporose, pela contraindicação ao uso de antirreabsortivos.

Seu uso máximo é restrito a 2 anos, tempo máximo de duração de estudos clínicos, interrompidos após a demonstração de maior risco de osteossarcoma com o uso de teriparatida em ratos. Esse risco não foi confirmado em humanos. Após a interrupção da teriparatida, é necessário o uso de fármaco antirreabsortivo, para se evitar perda da massa óssea ganha durante seu uso.

O uso da teriparatida se traduz em um ganho máximo de massa ósseo quando utilizado em pacientes virgens de tratamento, em contraposição àqueles que vinham em uso de antirreabsortivos antes do seu início. No entanto, na prática clínica é mais frequente a indicação da teriparatida apenas após a falência do tratamento antirreabsortivo, por seu alto custo e maior dificuldade posológica. A princípio, o uso concomitante de teriparatida com antirreabsortivos não parece trazer benefícios no médio-longo prazo, e a associação de teriparatida com BF redunda em prejuízo no efeito da teriparatida sobre a massa óssea.

São efeitos colaterais da teriparatida: hipotensão postural; hipercalcemia e hipercalciúria; espasmos musculares; e câimbras. Por seu risco de hipotensão, a primeira dose deve ser aplicada com o paciente deitado ou sentado. Para monitorização de distúrbios do metabolismo do cálcio, recomenda-se dosagem de calcemia cerca de 24 horas após a última injeção da teriparatida, e calciúria de 24 horas. Em casos de hipercalcemia ou hipercalciúria, inicialmente reduz-se a suplementação de cálcio e vitamina D e, se persistir hipercalcemia (cálcio sérico > 11 mg/dL), espaça-se a dose de teriparatida para dias alternados.

Contraindica-se o uso de teriparatida em situações de hipercalcemia, hiperparatireoidismo ou risco elevado de osteossarcoma (antecedente de radioterapia, doença de Paget, metástases ósseas). Pacientes com risco elevado de nefrolitíase devem evitar o uso de teriparatida na presença de hipercalciúria.

Abaloparatida

A abaloparatida, ainda não disponível comercialmente no Brasil, atua de forma semelhante à teriparatida. É composta por 34 aminoácidos, com homologia de 41% com PTH e de 76% com o PTHrP (proteína relacionado ao PTH). O PTHrP é um hormônio com grande importância na regulação fetal de cálcio e na lactação, atuando sobre o mesmo receptor do PTH, o PTH1R. A abaloparatida, quando comparada com a teriparatida, tem maior afinidade pela conformação RG deste receptor, e menor afinidade pela conformação R0. Isto resultaria em uma sinalização intracelular mais curta, com maior efeito anabólico e menor efeito reabsortivo. De fato, em seu estudo pivotal, a abaloparatida mostrou ganho superior de massa óssea em quadril e maior eficácia de prevenção de fraturas osteoporóticas maiores (úmero, punho, quadril ou vertebral clínica) quando comparada à teriparatida.

A dose preconizada de abaloparatida é de 80 mcg, 1 vez ao dia, em injeções subcutâneas no abdome. Ela deve ser armazenada em geladeira até o início do seu uso, e então pode ser mantida em temperatura ambiente (20 a 25 °C) por 30 dias. Seu pico de concentração é atingido após 30 minutos de sua aplicação, com biodisponibilidade de 36% da dose e meia-vida média de 102 minutos. A metabolização ocorre por degradação proteolítica não específica, com excreção renal.

■ Duração do tratamento da osteoporose

A osteoporose é uma doença crônica, portanto requer tratamento contínuo. Para todos os fármacos, exceto os bisfosfonatos, já se mostrou que a interrupção do uso do fármaco resulta em perda da massa óssea adquirida e retorno do risco de fratura aos níveis pré-tratamento. Como já mencionado, critérios objetivos permitindo pausa do tratamento com alendronato e ácido zoledrônico em pacientes de baixo risco já estão bem definidos, porém não há definição de critérios de pausa para risedronato ou ibandronato, apesar de sua ação residual cumulativa no osso também ter sido demonstrada. Não há possibilidade de pausa no tratamento com denosumabe, terapia hormonal, raloxifeno, teriparatida ou abaloparatida; sempre que estes fármacos forem descontinuados, deve haver tratamento sequencial para manter o benefício obtido com a terapia. Busca-se, portanto, otimizar protocolos de tratamento sequencial para pacientes com alto risco de fratura, porém estes ainda são pouco substanciados por dados de estudos clínicos.

■ Perspectivas

Vem sendo estudado um medicamento osteoanabólico, o romosozumabe, com mecanismo de ação distinto da teriparatida e abaloparatida. Trata-se de um anticorpo humano recombinante antiesclerostina (Figura 43.2) que, por bloquear um inibidor da via Wnt, provoca sua maior ativação e, portanto, maior formação óssea. Estudos clínicos do romosozumabe mostraram que, além de estimular a formação óssea, romosozumabe tem também ação antirreabsortiva. Novas avaliações vêm sendo realizadas, no sentido de melhor determinar o perfil de segurança deste medicamento antes de uma possível liberação de seu uso para o tratamento da osteoporose.

Novas vias de sinalização participantes da remodelação óssea vêm sendo exploradas, e espera-se que este conhecimento contribua para o desenvolvimento de novas classes de medicamentos para o tratamento da osteoporose.

Seção 6 – Fármacos que Afetam o Sistema Endócrino

Atividade proposta

Caso clínico

Mulher com diagnóstico densitométrico de osteoporose aos 67 anos, e antecedente familiar de mãe com fratura de fêmur. Apresentava como comorbidades sobrepeso e hipertensão arterial sistêmica. Foi iniciada terapia antifratura com alendronato aos 67 anos, e agora, aos 72 anos, busca informação sobre a necessidade de manter o tratamento já que está preocupada com potenciais efeitos adversos do uso prolongado do medicamento. Nunca apresentou nenhuma fratura de fragilidade, e fraturas vertebrais assintomáticas foram afastadas por meio de radiografia de coluna em perfil. A evolução densitométrica com o tratamento foi excelente, com ganho cumulativo de 21% de densidade mineral óssea em coluna:

Quadro 43.2 – Evolução densitométrica durante os 5 anos de tratamento com alendronato. DMO, densidade mineral óssea em g/cm², T, T-escore.

	L1L4		Colo		Fêmur total	
	DMO	T	DMO	T	DMO	T
67 anos	0,714	−3	0,712	−1,8	0,843	−1,1
68 anos	0,766	−2,6	0,697	−1,4	0,793	−1,2
69 anos	0,781	−2,4	0,695	−1,4	0,817	−1
71 anos	0,813	−2,1	0,687	−1,5	0,837	−0,9
72 anos	0,866	−1,6	0,703	−1,3	0,823	−1

Fonte: Desenvolvido pela autoria do capítulo.

Como a paciente já fazia uso de alendronato havia 5 anos, com ótima resposta, foram aplicados os critérios de possibilidade de pausa sugeridos pelo posicionamento da Sociedade Americana de Pesquisa Óssea e Mineral (ASBMR), publicados por Adler em 2016. Ela preenchia estes critérios: nunca havia tido fratura de fragilidade, e o T-escore no fêmur era superior a −2 ao final dos 5 anos de alendronato, configurando baixo risco de novas fraturas. Assim, a pausa foi instituída, e a evolução densitométrica subsequente foi favorável:

Quadro 43.3 – Evolução densitométrica subsequente à pausa do tratamento com alendronato. DMO, densidade mineral óssea em g/cm², T, T-escore.

	L1L4		Colo		Fêmur total	
	DMO	T	DMO	T	DMO	T
73 anos	0,884	−1,5	0,708	−1,3	0,844	−0,8
74 anos	0,884	−1,5	0,713	−1,3	0,890	−0,4

Fonte: Desenvolvido pela autoria do capítulo.

Pontos principais e objetivos de aprendizagem

Este caso ilustra a necessidade de se individualizar o manejo terapêutico de pacientes com osteoporose. A doença é crônica e requer atenção e tratamento prolongados. Entretanto, dadas as peculiaridades dos bisfosfonatos, como sua alta afinidade pelo tecido ósseo e ação continuada em osteoclastos mesmo após a interrupção de seu uso, é possível fazer pausa no tratamento em pacientes de baixo risco, sem fraturas prévias, e que tenham tido boa evolução densitométrica nos sítios femorais após terapia inicial de 5 anos com alendronato ou 3 anos com ácido zoledrônico. O conhecimento sobre como manejar a pausa, e quando reintroduzir a medicação, ainda vem sendo adquirido, portanto são necessários vigilância e seguimento estrito destes pacientes.

Releia o capítulo e identifique os mecanismos de ação e possíveis principais efeitos adversos de cada um dos fármacos citados neste caso clínico.

REFERÊNCIAS

1. Adler RA, El-Hajj Fuleihan G, Bauer DC, Camacho PM, Clarke BL, Clines GA, Compston JE, Drake MT, Edwards BJ, Favus MJ, Greenspan SL, McKinney R Jr, Pignolo RJ, Sellmeyer DE. Managing Osteoporosis in Patients on Long-Term Bisphosphonate Treatment: Report of a Task Force of the American Society for Bone and Mineral Research. J Bone Miner Res. 2016;31(1):16-35. doi: 10.1002/jbmr.2708.

2. Bauer DC. Clinical practice. Calcium supplements and fracture prevention. N Engl J Med. 2013;369(16):1537-43. doi: 10.1056/NEJMcp1210380.

3. Black DM, Cummings SR, Karpf DB, Cauley JA, Thompson DE, Nevitt MC, Bauer DC, Genant HK, Haskell WL, Marcus R, Ott SM, Torner JC, Quandt SA, Reiss TF, Ensrud KE. Randomised trial of effect of alendronate on risk of fracture in women with existing vertebral fractures. Fracture Intervention Trial Research Group. Lancet. 1996;348(9041):1535-41.

4. Black DM, Delmas PD, Eastell R, Reid IR, Boonen S, Cauley JA, Cosman F, Lakatos P, Leung PC, Man Z, Mautalen C, Mesenbrink P, Hu H, Caminis J, Tong K, Rosario-Jansen T, Krasnow J, Hue TF, Sellmeyer D, Eriksen EF, Cummings SR; HORIZON Pivotal Fracture Trial. Once-yearly zoledronic acid for treatment of postmenopausal osteoporosis. N Engl J Med. 2007;356(18):1809-22.

5. Black DM, Rosen CJ. Postmenopausal Osteoporosis. N Engl J Med. 2016;374(21):2096-7. doi: 10.1056/NEJMc1602599.

6. Bone HG, Wagman RB, Brandi ML, Brown JP, Chapurlat R, Cummings SR, Czerwiński E, Fahrleitner-Pammer A, Kendler DL, Lippuner K, Reginster JY, Roux C, Malouf J, Bradley MN, Daizadeh NS, Wang A, Dakin P, Pannacciulli N, Dempster DW, Papapoulos S. 10 years of denosumab treatment in postmenopausal women with osteoporosis: results from the phase 3 randomised FREEDOM trial and open-label extension. Lancet Diabetes Endocrinol. 2017;5(7):513-523. doi: 10.1016/S2213-8587(17)30138-9.

7. Canalis E, Giustina A, Bilezikian JP. Mechanisms of anabolic therapies for osteoporosis. N Engl J Med. 2007;357(9):905-16.

8. Chesnut CH 3rd, Skag A, Christiansen C, Recker R, Stakkestad JA, Hoiseth A, Felsenberg D, Huss H, Gilbride J, Schimmer RC, Delmas PD; Oral Ibandronate Osteoporosis Vertebral Fracture Trial in North America and Europe (BONE). Effects of oral ibandronate administered daily or intermittently on fracture risk in postmenopausal osteoporosis. J Bone Miner Res. 2004;19(8):1241-9. Epub 2004 Mar 29.

9. Cosman F, Crittenden DB, Adachi JD, Binkley N, Czerwinski E, Ferrari S, Hofbauer LC, Lau E, Lewiecki EM, Miyauchi A, Zerbini CA, Milmont CE, Chen L, Maddox J, Meisner PD, Libanati C, Grauer A. Romosozumab Treatment in Postmenopausal Women with Osteoporosis. N Engl J Med. 2016;375(16):1532-1543.

10. Cummings SR, San Martin J, McClung MR, Siris ES, Eastell R, Reid IR, Delmas P, Zoog HB, Austin M, Wang A, Kutilek S, Adami S, Zanchetta J, Libanati C, Siddhanti S, Christiansen C; FREEDOM Trial. Denosumab for prevention of fractures in postmenopausal women with osteoporosis. N Engl J Med. 2009;361(8):756-65. doi: 10.1056/NEJMoa0809493.

11. Fuleihan Gel-H, Bouillon R, Clarke B, Chakhtoura M, Cooper C, McClung M, Singh RJ. Serum 25-Hydroxyvitamin D Levels: Variability, Knowledge Gaps, and the Concept of a Desirable Range. J Bone Miner Res. 2015;30(7):1119-33. doi: 10.1002/jbmr.2536

12. Gedmintas L, Solomon DH, Kim SC. Bisphosphonates and risk of subtrochanteric, femoral shaft, and atypical femur fracture: a systematic review and meta-analysis. J Bone Miner Res. 2013;28(8):1729-37. doi: 10.1002/jbmr.1893.

13. Haas AV, LeBoff MS. Osteoanabolic Agents for Osteoporosis. J Endocr Soc. 2018;2(8):922-932. doi: 10.1210/js.2018-00118.

14. Harris ST, Watts NB, Genant HK, McKeever CD, Hangartner T, Keller M, Chesnut CH 3rd, Brown J, Eriksen EF, Hoseyni MS, Axelrod DW, Miller PD. Effects of risedronate treatment on vertebral and nonvertebral fractures in women with postmenopausal osteoporosis: a randomized controlled trial. Vertebral Efficacy With Risedronate Therapy (VERT) Study Group. JAMA. 1999;282(14):1344-52.

15. Kanis JA, Johansson H, Oden A, McCloskey EV. Assessment of fracture risk. Eur J Radiol. 2009;71(3):392-7. doi: 10.1016/j.ejrad.2008.04.061.

16. Khan AA, Morrison A, Kendler DL, Rizzoli R, Hanley DA, Felsenberg D, McCauley LK, O'Ryan F, Reid IR, Ruggiero SL, Taguchi A, Tetradis S, Watts NB, Brandi ML, Peters E, Guise T, Eastell R, Cheung AM, Morin SN, Masri B, Cooper C, Morgan SL, Obermayer-Pietsch B, Langdahl BL, Dabagh RA, Davison KS, Sándor GK, Josse RG, Bhandari M, El Rabbany M, Pierroz DD, Sulimani R, Saunders DP, Brown JP, Compston J; International Task Force on Osteonecrosis of the Jaw. Case-Based Review of Osteonecrosis of the Jaw (ONJ) and Application of the International Recommendations for Management From the International Task Force on ONJ. J Clin Densitom. 2017;20(1):8-24. doi: 10.1016/j.jocd.2016.09.005.

17. Khosla S, Bilezikian JP, Dempster DW, Lewiecki EM, Miller PD, Neer RM, Recker RR, Shane E, Shoback D, Potts JT. Benefits and risks of bisphosphonate therapy for osteoporosis. J Clin Endocrinol Metab. 2012;97(7):2272-82. doi: 10.1210/jc.2012-1027.

18. Miller PD, Hattersley G, Riis BJ, Williams GC, Lau E, Russo LA, Alexandersen P, Zerbini CA, Hu MY, Harris AG, Fitzpatrick LA, Cosman F, Christiansen C; ACTIVE Study Investigators. Effect of Abaloparatide vs Placebo on New Vertebral Fractures in Postmenopausal Women With Osteoporosis: A Randomized Clinical Trial. JAMA. 2016;316(7):722-33. doi: 10.1001/jama.2016.11136.

19. Neer RM, Arnaud CD, Zanchetta JR, Prince R, Gaich GA, Reginster JY, Hodsman AB, Eriksen EF, Ish-Shalom S, Genant HK, Wang O, Mitlak BH. Effect of parathyroid hormone (1-34) on fractures and bone mineral density in postmenopausal women with osteoporosis. N Engl J Med. 2001;344(19):1434-41.

20. Pinheiro MM, Ciconelli RM, Martini LA, Ferraz MB. Clinical risk factors for osteoporotic fractures in Brazilian women and men: the Brazilian Osteoporosis Study (BRAZOS). Osteoporos Int. 2009;20(3):399-408. doi: 10.1007/s00198-008-0680-5.

21. Rachner TD, Khosla S, Hofbauer LC. Osteoporosis: now and the future. Lancet. 2011;377(9773):1276-87. doi: 10.1016/S0140-6736(10)62349-5.

22. Radominski SC, Bernardo W, Paula AP, Albergaria BH, Moreira C, Fernandes CE, Castro CHM, Zerbini CAF, Domiciano DS, Mendonça LMC, Pompei LM, Bezerra MC, Loures MAR, Wender MCO, Lazaretti-Castro M, Pereira RMR, Maeda SS, Szejnfeld VL, Borba VZC.

Brazilian guidelines for the diagnosis and treatment of postmenopausal osteoporosis. Rev Bras Reumatol Engl Ed. 2017;57:Suppl 2:452-466. doi: 10.1016/j.rbre.2017.07.001.

23. Russell RG. Bisphosphonates: the first 40 years. Bone. 2011;49(1):2-19. doi: 10.1016/j.bone.2011.04.022.

24. Saag KG, Petersen J, Brandi ML, Karaplis AC, Lorentzon M, Thomas T, Maddox J, Fan M, Meisner PD, Grauer A. Romosozumab or Alendronate for Fracture Prevention in Women with Osteoporosis. N Engl J Med. 2017;377(15):1417-1427. doi: 10.1056/NEJMoa1708322.

25. Shane E, Burr D, Abrahamsen B, Adler RA, Brown TD, Cheung AM, Cosman F, Curtis JR, Dell R, Dempster DW, Ebeling PR, Einhorn TA, Genant HK, Geusens P, Klaushofer K, Lane JM, McKiernan F, McKinney R, Ng A, Nieves J, O'Keefe R, Papapoulos S, Howe TS, van der Meulen MC, Weinstein RS, Whyte MP. Atypical subtrochanteric and diaphyseal femoral fractures: second report of a task force of the American Society for Bone and Mineral Research. J Bone Miner Res. 2014;29(1):1-23. doi: 10.1002/jbmr.1998.

26. Watts NB, Adler RA, Bilezikian JP, Drake MT, Eastell R, Orwoll ES, Finkelstein JS; Endocrine Society. Osteoporosis in men: an Endocrine Society clinical practice guideline. J Clin Endocrinol Metab. 2012;97(6):1802-22. doi: 10.1210/jc.2011-3045.

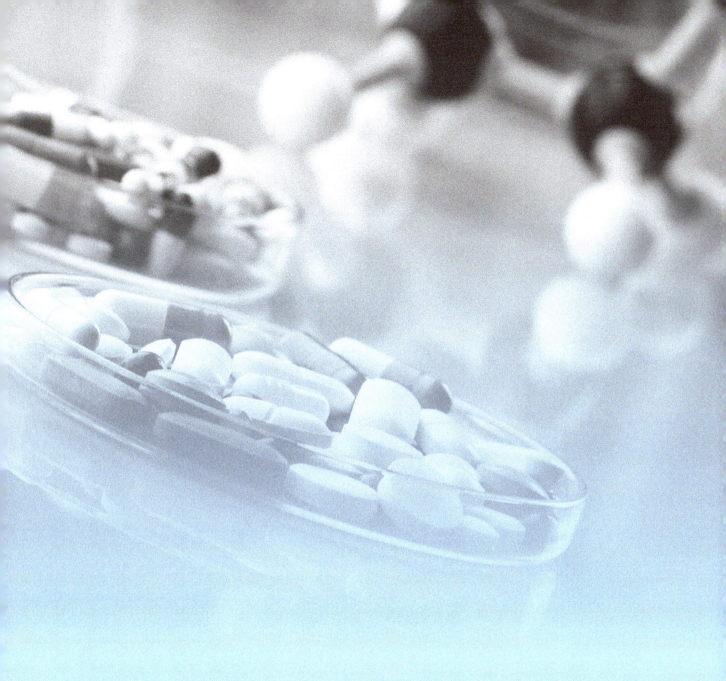

Seção 7
Fármacos que Afetam a Função Gastrointestinal

Coordenador da seção:
- Paulo Caleb Júnior de Lima Santos

Capítulo 44

Fármacos utilizados no controle da acidez gástrica, nas úlceras pépticas e no refluxo gastroesofágico

Autores:
- Caden Souccar
- Gilton Marques Fonseca
- Maria Teresa Riggio de Lima-Landman
- Antonio José Lapa

As principais patologias relacionadas com a acidez gástrica são as úlceras pépticas que, em 80% dos casos, são causadas pela colonização da mucosa gástrica pela bactéria *Helicobacter pylori*, e a doença do refluxo gastroesofágico. Cerca de 50% da população mundial apresenta essa bactéria, que produz gastrite crônica em todos os indivíduos infectados e gastrite grave em 10 a 15% dos casos. As infecções por *H. pylori* estão atualmente associadas à ocorrência de úlcera péptica, linfoma de tecido linfoide associado à mucosa (MALT) e adenocarcinoma gástrico, acarretando alta morbidade e mortalidade. Para exemplificar este impacto, o adenocarcinoma gástrico é a **terceira** causa de morte por câncer, com **mais de** 700 mil casos de óbito/ano em todo mundo.

■ Fisiologia gástrica

O estômago é responsável pela digestão inicial do alimento, o que possibilita a passagem do conteúdo gástrico para o intestino completar o processo digestivo e a absorção dos nutrientes. Essas funções são reguladas, em parte, por neurônios intrínsecos que compõem uma rede nervosa integrada formada por dois plexos intramurais: o plexo mioentérico (de Auerbach), localizado entre as camadas musculares longitudinal e circular, e o plexo submucoso (de Meissner), localizado entre a musculatura circular e a submucosa. Ambos os plexos fazem parte do sistema nervoso entérico (SNE), que constitui a terceira divisão do sistema nervoso autônomo (SNA), além do sistema nervoso parassimpático e simpático. O controle das funções gástricas, porém, é exercido predominantemente pelo sistema nervoso central (SNC) por meio do reflexo vagovagal. Este consiste na ativação de aferências vagais sensitivas por estímulos gástricos que são transmitidos para o núcleo do trato solitário no tronco encefálico. As informações processadas centralmente ativam os neurônios motores do núcleo dorsal e do núcleo ambíguo no tronco encefálico que, por meio de eferências vagais, regulam o apetite, a saciedade, o volume gástrico, a atividade contrátil e a secreção ácida gástrica. Essas eferências são fibras colinérgicas pré-ganglionares que fazem sinapses com os neurônios pós-ganglionares intramurais gástricos, liberando diferentes mediadores como a acetilcolina (ACh), o peptídeo liberador de

Seção 7 – Fármacos que Afetam a Função Gastrointestinal

gastrina (GRP – *gastrin-releasing peptide*), o peptídeo vasoativo intestinal (VIP – *vasoactive intestinal peptide*), o peptídeo ativador da adenilil ciclase pituitária (PACAP – *pituitary adenylate cyclase activating peptide*), o óxido nítrico (NO – *nitric oxide*) e a substância P. As fibras nervosas que contêm o peptídeo relacionado com o gene da calcitonina (CGRP – *calcitonin gene-related peptide*) consistem de neurônios com corpos celulares de origem externa à parede gástrica (extrínsecos).

■ Secreção ácida gástrica

Uma das principais funções do estômago é a secreção do ácido clorídrico, necessário para a conversão do pepsinogênio em pepsina para facilitar a digestão de proteínas. O ácido é essencial também para a absorção de ferro, cálcio, magnésio e vitamina B12, bem como para o controle da flora bacteriana e a prevenção de infecções intestinais. Anatomicamente, o estômago é dividido nas regiões de fundo, corpo e antro. A mucosa gástrica é formada pelas glândulas oxínticas, localizadas nas regiões de fundo e corpo, e pelas glândulas pilóricas, presentes no antro. As glândulas gástricas são formadas por unidades tubulares verticais que apresentam células secretoras de muco no topo, células indiferenciadas progenitoras das células epiteliais gástricas no istmo e células envolvidas no controle da secreção de ácido clorídrico nas regiões intermédia e inferior. As glândulas oxínticas se caracterizam pela predominância das células parietais secretoras do ácido. Apresentam também as células enterocromafins-símile (ECL – *enterochromaffin-like cells*), que contêm histamina; as células principais, secretoras de pepsinogênio e leptina; as células enterocromafins (EC – *enterochromaffin cells*), que contêm serotonina (5-hidroxitriptamina, 5-HT), adrenomedulina e o peptídeo natriurético atrial; as células D, que contêm somatostatina e amilina, e as células Gr, que apresentam a grelina e a obestatina. As glândulas pilóricas se caracterizam pela predominância das células G secretoras de gastrina, juntamente com as células D, ECL e Gr (Quadro 44.1).

Quadro 44.1 – Principais células das glândulas da mucosa gástrica e mediadores envolvidos na secreção e na motilidade gástricas.

Células	Mediador	Efeito fisiológico
Glândulas oxínticas (fundo/corpo)		
Parietal	H,K-ATPase	Secreção de ácido
Enterocromafins--símile (ECL)	Histamina	↑ ácido
D	Somatostatina	↓ histamina e ácido
Principal	Pepsinogênio	Liberação de pepsina
Enterocromafins (EC)	5-hidroxitriptamina (5-HT)	Regulação da secreção e da motilidade
Glândulas pilóricas (antro)		
G	Gastrina	↑ ácido
D	Somatostatina	↓ gastrina e ácido
EC	5-HT	Regulação da secreção e da motilidade

Fonte: Desenvolvido pela autoria do capítulo.

■ Regulação da secreção ácida gástrica

A secreção ácida gástrica é induzida por estímulos parácrino (histamina), endócrino (gastrina) e nervoso (ACh) e é inibida pela somatostatina (SST). Uma vez liberada pelas células ECL, a histamina estimula diretamente a secreção do ácido pela célula parietal, ativando os receptores H2 acoplados à proteína G_s e à produção do monofosfato de adenosina cíclica (AMPc). A histamina também estimula a secreção ácida, indiretamente, por ativação dos receptores H3 presentes nas células D, que medeiam a inibição da secreção de somatostatina das glândulas oxínticas e do antro (Figura 44.1). A liberação de histamina pode ser estimulada também por outros mediadores das glândulas gástricas, como grelina, PACAP e VIP, e inibida por CGRP, galanina e peptídeo YY.

A gastrina é secretada pelas células G do antro gástrico por distensão da parede gástrica e pela presença de proteína intraluminal, sendo, desse modo, o principal estimulante da secreção ácida durante a ingestão do alimento. A gastrina exerce também ação trófica, estimulando o crescimento celular da mucosa gástrica. Uma vez secretada, a gastrina atinge as glândulas oxínticas pela circulação local e estimula a secreção ácida predominantemente por aumento da liberação de histamina das células ECL, mas também pode exercer ação direta nas células parietais. Nessas células, as ações da gastrina são mediadas por receptores de colecistocinina 2 (CCK2) que são acoplados à ativação da fosfolipase C e ao aumento da concentração de cálcio intracelular. A secreção de gastrina pode ser estimulada também por capsaicina, PACAP, bombesina, glicose e cafeína e lipopolissacarídeo (LPS) bacteriano.

A secreção ácida induzida por estímulo vagal é mediada pela ACh liberada por neurônios entéricos pós-ganglionares das regiões do fundo e do antro, que ativa os receptores muscarínicos M3 localizados na célula parietal. Esses receptores são acoplados à proteína $G_{q/11}$ e ativação da fosfolipase C com a formação do trifosfato de inositol (IP3) e aumento do cálcio intracelular e do diacilglicerol, que ativa a proteína quinase C (PKC – *protein quinase C*). A ACh também estimula a secreção ácida indiretamente, por ativação de receptores M2 e M4 presentes nas células D e que medeiam o bloqueio da inibição tônica exercida pela somatostatina (Figura 44.1).

A somatostatina presente nas células D das glândulas oxínticas e do antro gástrico exerce suas ações por via parácrina, inibindo diretamente a secreção ácida pela célula parietal e, indiretamente, por inibição da liberação de histamina das células ECL, de gastrina das células G e grelina das células Gr. Essas ações são mediadas por receptores sst2 (Figura 44.1). A secreção de somatostatina gástrica é estimulada também pelo peptídeo liberador de gastrina (GRP) e pelos mediadores VIP, PACAP, secretina, ANP (*atrial natriuretic peptide*), adrenomedulina, amilina, adenosina e CGRP.

A grelina é um peptídeo de 28 aminoácidos liberado pelas células Gr das glândulas oxínticas e do antro pilórico. Além de aumentar a secreção ácida, esse peptídeo estimula o apetite, a motilidade, o esvaziamento gástrico e a secreção do hormônio de crescimento. A concentração de grelina circulante é aumentada durante o jejum e inibida após a ingestão de proteínas, carboidratos ou gordura.

A sinalização intracelular ativada pelos secretagogos fisiológicos, histamina, gastrina e ACh resulta no aumento da concentração do AMPc e do cálcio intracelular que desencadeiam as cascatas de proteínas quinases, ocasionando ativação da H^+,K^+-ATPase (bomba de próton) na célula parietal e à secreção do ácido clorídrico na concentração de 160 mM e pH = 0,8.

A célula parietal

A célula parietal é uma célula epitelial especializada, caracterizada pela presença de pequenas invaginações da membrana plasmática apical (canalículos) que se projetam por todo o interior da célula. As células não estimuladas apresentam no citoplasma um grande número de vesículas e túbulos que contém a H^+,K^+-ATPase. Quando a célula é estimulada pelos secretagogos, as tubulovesículas contendo a H^+,K^+-ATPase migram para a superfície celular e se fundem com os canalículos secretores da membrana apical, o que leva ao aumento da superfície da membrana e à secreção do ácido por meio da troca de 1 íon hidrônio (H_3O^-) por 1 K^+ extracelular às custas de 1 molécula de ATP. Esse processo ocorre simultaneamente a um aumento da permeabilidade da membrana celular ao K^+.

A H^+,K^+-ATPase gástrica é uma P-ATPase dependente de Mg^{2+} constituída por duas subunidades, α e β. A subunidade α é formada por 10 segmentos transmembranares que contêm o sítio catalítico, enquanto que a subunidade β é responsável pela estabilização estrutural e funcional da bomba de próton.

Mecanismos responsáveis pela integridade estrutural da mucosa gástrica

A mucosa gástrica mantém a sua integridade estrutural frente à exposição contínua ao HCl e à pepsina por meio de mecanismos protetores formados por fatores pré-epiteliais e epiteliais. A barreira pré-epitelial é constituída por um gel de muco secretado pelas células epiteliais, bicarbonato e fosfolípides surfactantes localizados entre o lúmen e o epitélio. A presença do bicarbonato nesta barreira mantém o pH local neutro ($\sim$ 7), o que protege as células epiteliais da ação proteolítica da pepsina. A barreira epitelial é formada por uma camada viscosa aderente à mucosa constituída por muco, bicarbonato, fosfolípides, prostaglandinas (PGs), peptídeos trifoliados e proteínas de choque térmico (*heat-shock proteins*) que recobrem a superfície das células epiteliais.

Fatores adicionais contribuem para essa barreira, como a renovação contínua do epitélio a partir das células progenitoras estimuladas por fatores de crescimento, a microcirculação da mucosa e a liberação contínua de prostaglandina E2 (PGE_2), prostaciclina (PGI_2), óxido nítrico (NO) e sulfeto de hidrogênio (H_2S), que exercem ações citoprotetoras da mucosa gástrica. A microcirculação da mucosa é crucial para a liberação de O_2 e nutrientes e para a remoção de substâncias tóxicas. A integridade da mucosa gástrica é mantida pelas prostaglandinas, que inibem a secreção ácida, estimulam a secreção de muco, bicarbonato e de fosfolípides, aumentam o fluxo sanguíneo da mucosa e aceleram a restituição do epitélio e a sua cicatrização.

As ações da PGE_2 são mediadas por quatro subtipos de receptores EP (EP1 a EP4). Os receptores EP1 são acoplados a mecanismos independentes de Gq e aumento do cálcio intracelular, sendo associados ao aumento da secreção de bicarbonato e do fluxo sanguíneo na mucosa e redução da motilidade gástrica. Os receptores EP2 e EP4 são acoplados à proteína Gs e ao aumento do AMPc, estando envolvidos na regulação da secreção ácida e na secreção de muco e cicatrização das úlceras gástricas, respectivamente. O receptor EP3, com suas variantes, é acoplado às proteínas Gq, Gs e Gi e associado à redução da secreção ácida.

Eventuais lesões da mucosa gástrica, produzidas por substâncias irritantes ou pelo ácido, acarretam um aumento do fluxo sanguíneo para a remoção do fator lesivo e/ou a diluição do ácido. Esta resposta hiperêmica é mediada por neurônios aferentes sensitivos que modulam o tônus arteriolar da submucosa e o fluxo sanguíneo por meio da produção de NO. O sulfeto de hidrogênio (H_2S) é outro composto endógeno que exerce ação protetora da mucosa semelhante à do NO.

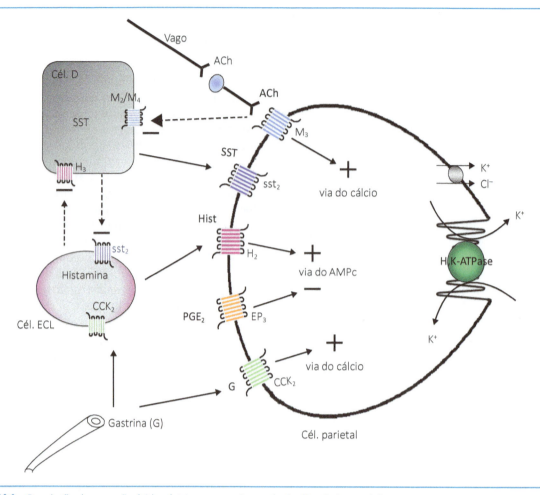

Figura 44.1 – Regulação da secreção ácida gástrica e mecanismos de sinalização intracelular.
Os principais estimulantes da secreção do ácido pela célula parietal são a histamina (Hist), a gastrina (G) e a acetilcolina (ACh) (setas contínuas espessas), ao passo que o inibidor da secreção ácida é a somatostatina (SST) (setas com linhas interrompidas). A histamina liberada das células enterocromafins-símile (ECL) ativa os receptores H2 na célula parietal, que são acoplados com a ativação da adenilil ciclase e liberação do AMPc. Este último, por sua vez, deflagra as vias de sinalização da proteína quinase A (PKA) que ativam a H,K-ATPase. A histamina estimula a secreção ácida também por via indireta, ativando os receptores H3 na célula D e inibindo a liberação da SST (seta com linha interrompida). A gastrina liberada das células G, no antro, estimula a secreção do ácido predominantemente por estímulo da liberação de Hist das células ECL, mas também pode estimular diretamente a célula parietal por interação com os receptores CCK2 (seta com linha fina) que, por sua vez, são acoplados com a ativação da fosfolipase C e liberação de cálcio citosólico. A ACh liberada por estímulo vagal dos neurônios entéricos pós-ganglionares, nas regiões das glândulas oxínticas e do fundo, ativa os receptores muscarínicos M3 que são acoplados ao aumento do cálcio intracelular, estimulando diretamente a secreção do ácido pela célula parietal. A ACh também estimula a secreção ácida indiretamente, ativando os receptores M2 e M4 na célula D que inibem a liberação da SST. A prostaglandina (EP3) é liberada pelas células epiteliais superficiais e impede a secreção do ácido por inibição da via de sinalização do AMPc.
Fonte: Adaptada de Wolf e Sachs (2000); Waldum et al. (2016).

■ As úlceras pépticas e o seu tratamento

As úlceras pépticas não se desenvolvem espontaneamente, elas resultam de um desbalanço de fatores agressivos (ácido, pepsina, bile, *H. pylori*) e fatores protetores (muco, bicarbonato, fluxo sanguíneo e prostaglandinas endógenas) da mucosa gástrica. As principais causas das úlceras pépticas são: a infecção pela bactéria *H. pylori*, o tratamento contínuo com anti-inflamatórios não esteroidais (AINE), a presença de gastrinoma (síndrome de Zollinger-Ellison), o tabagismo e o estresse. Podem também ser relacionadas com fatores desconhecidos (úlceras idiopáticas).

A administração contínua de AINE torna a mucosa gastrointestinal suscetível a lesões pépticas e úlceras hemorrágicas por suas ações tópica e sistêmica. A ação *tópica* é exercida por AINE com características de ácidos fracos (aspirina e análogos). Quando ingeridos, esses fármacos não se ionizam no ácido gástrico, o que favorece a sua passagem pela barreira gástrica e as ações lesivas do ácido gástrico. As ações *sistêmicas* dos AINE são relacionadas com a inibição da ciclo-

Capítulo 44 – Fármacos utilizados no controle da acidez gástrica, nas úlceras pépticas e no refluxo gastroesofágico

-oxigenase 1 (COX-1) e da síntese de prostaglandinas endógenas. Essas ações são predominantes e acarretam redução de prostaglandinas na mucosa gástrica, inibição de produção e liberação do muco e redução da secreção de bicarbonato, do fluxo sanguíneo e da proliferação das células epiteliais, todos elementos essenciais para a manutenção da integridade da mucosa gástrica.

Independentemente dos fatores envolvidos na úlcera péptica, o principal tratamento indicado é a inibição do fator mais agressivo da mucosa gástrica, o ácido gástrico, visando a cicatrização das lesões da mucosa.

Antagonistas dos receptores de histamina H2

Estes fármacos foram os primeiros a serem introduzidos na clínica para o tratamento da úlcera péptica. A cimetidina foi o primeiro representante do grupo, lançado em 1970, com eficácia na cicatrização das úlceras. Outros análogos do grupo, como a ranitidina, a famotidina e a nizatidina, foram posteriormente introduzidos para o tratamento da úlcera péptica (Figura 44.2).

Mecanismo de ação e efeitos farmacológicos

Os antagonistas dos receptores H2 da histamina (anti-H2R) são compostos com ação seletiva nos receptores de histamina H2 que inibem, de forma competitiva (ranitidina) e não competitiva (famotidina), a interação da histamina com seus receptores na célula parietal e a secreção ácida gástrica. Esses fármacos são eficazes também em inibir a secreção ácida estimulada pela gastrina e mediada pela histamina liberada pelas células ECL (Figura 44.1). A cimetidina, a ranitidina, a famotidina e a nizatidina inibem predominantemente a secreção ácida basal, razão pela qual são mais eficazes no controle da secreção noturna.

Os anti-H2R inibem 70% do ácido secretado durante 24 horas, sendo eficazes na cicatrização das úlceras quando administrados regularmente. A eficácia terapêutica desses compostos, porém, é reduzida em aproximadamente 50% após uma semana de uso contínuo em virtude da tolerância desenvolvida a esses fármacos. Esse efeito é atribuído ao aumento da secreção do ácido estimulada pela gastrina e mediada pela liberação de histamina das células ECL associado ao aumento do número de receptores (*up-regulation*) de gastrina e de histamina H2.

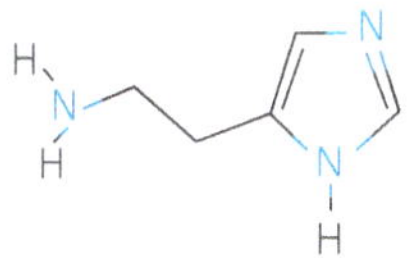

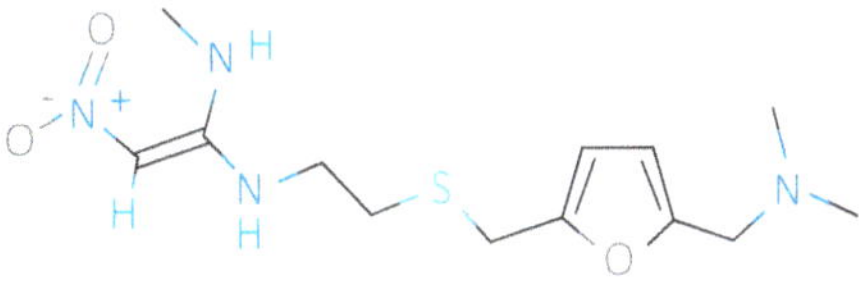

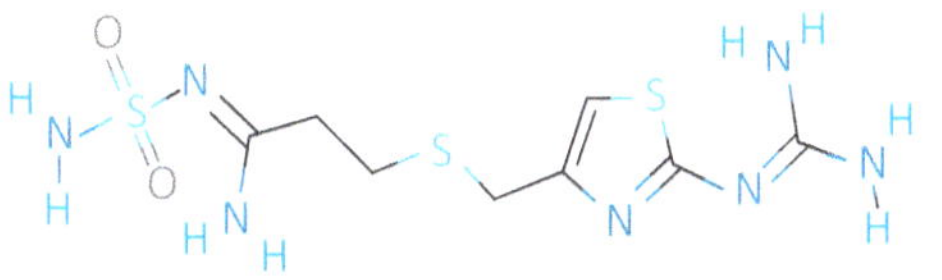

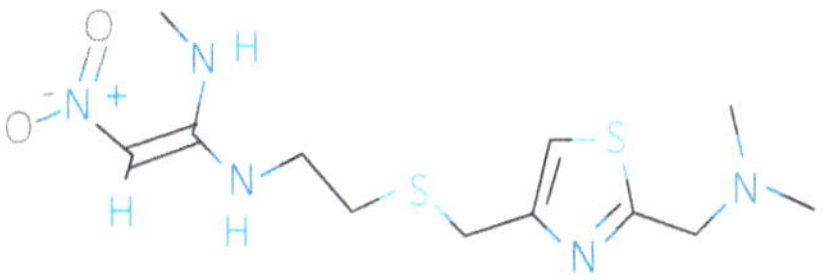

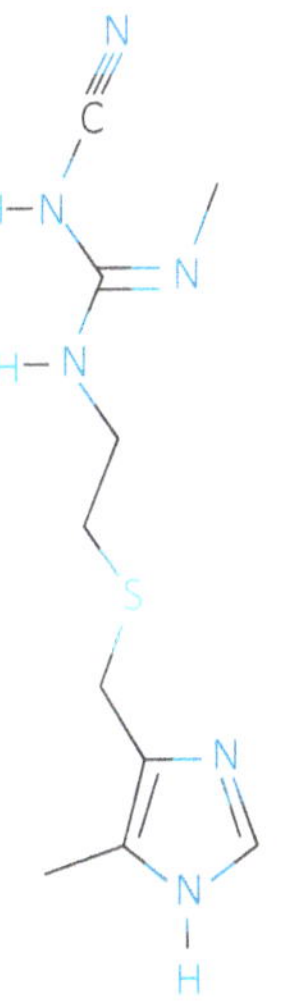

Figura 44.2 – Estruturas químicas da histamina e dos antagonistas dos receptores de histamina H2.
Fonte: PubChem.

Absorção, distribuição, metabolismo e excreção

Os anti-H2R são compostos rapidamente absorvidos quando administrados por via oral. Apresentam uma meia-vida de 1 a 4 horas e duração de ação relativamente curta, dependendo do composto e da dose administrada. Esses compostos e seus metabólitos são, em sua maioria, eliminados pela urina por filtração glomerular. Uma pequena fração desses fármacos é submetida ao metabolismo hepático antes de sua eliminação.

Usos terapêuticos

Os anti-H2R são utilizados para o tratamento da úlcera duodenal para reduzir a secreção ácida basal noturna. São indicados para reduzir a acidez gástrica e esofagiana dos sintomas brandos da doença do refluxo gastroesofágico. Apresentam menor eficácia que os inibidores de bomba de próton no tratamento de úlceras pépticas e da esofagite erosiva em pacientes com refluxo gastroesofágico.

Efeitos adversos

Em geral, os anti-H2R são compostos bem tolerados e com poucos efeitos adversos, sendo os mais comuns aqueles associados ao uso da cimetidina, como diarreia, tontura, náusea e cefaleia. Podem produzir efeito rebote com aumento transitório da secreção ácida após a interrupção do tratamento. O uso prolongado da cimetidina produz ginecomastia, perda da libido e impotência, em homens, e alterações da lactação em mulheres. O efeito é atribuído à interação da cimetidina com receptores de andrógenos e à sua ação facilitadora da secreção de prolactina. A cimetidina apresenta também um menor índice terapêutico por ser um potente inibidor do citocromo P450, podendo afetar o metabolismo de outros fármacos que são metabolizados pelo citocromo P450. Este efeito é menos comum com os demais análogos do grupo.

Inibidores da bomba de próton

Estes compostos inibem a etapa final comum da secreção ácida gástrica, a H,K-ATPase (bomba de próton), e apresentam maior eficácia terapêutica do que os anti-H2R para o tratamento das doenças relacionadas com a acidez gástrica, como as úlceras pépticas e o refluxo gastroesofágico, na prevenção de úlceras associadas ao tratamento com AINE e em gastrinomas.

Mecanismo de ação e efeitos farmacológicos

Os inibidores da bomba de próton (IBP) são derivados do benzimidazol formados por moléculas heterocíclicas que contêm um anel benzimidazol imidazólico e um anel piridina ligados por um grupo metilsulfonila. O omeprazol foi o primeiro composto do grupo introduzido na clínica, em 1989, seguido pelos análogos lansoprazol, pantoprazol, rabeprazol e o esomeprazol (isômero S do omeprazol). O tenatoprazol é um novo composto com estrutura química diferente, formado por um anel imidazopiridina e um anel de piridina ligados por uma cadeia de sulfinilmetila (Figura 44.3). Os IBP são bases fracas (pKa = 3,8 a 4,9) e pró-fármacos que se acumulam em meios com pH < 4. Uma vez absorvidos, esses compostos se concentram nos canalículos que contêm o ácido secretado (pH ~ 1) pelas células parietais estimuladas. Dentro dos canalículos, esses compostos são protonados e convertidos nos metabólitos ativos ácido sulfênico e sulfenamidas. Estes, por sua vez, se associam, por meio de uma ligação covalente, com os grupamentos sulfidrilas das cisteínas da subunidade α da H,K-ATPase, inibindo irreversivelmente a bomba e a secreção do ácido até ocorrer a síntese de novas moléculas da enzima (36 horas) (Figura 44.4). O efeito terapêutico desses IBP, porém, não se estabelece imediatamente, necessitando, para isso, a administração de duas ou mais doses do fármaco.

Os IBP são eficazes para o tratamento de lesões ulcerativas por inibirem a secreção ácida durante períodos longos (15 a 21 horas por dia), ao passo que os anti-H2R inibem a secreção ácida durante um período menor (8 horas por dia). Diferente do observado com os anti-H2R, os IBP são eficazes em inibir a secreção ácida basal e a estimulada por ingestão do alimento, uma vez que bloqueia a etapa final comum da secreção ácida. No entanto, os IBP são pouco eficazes no controle da secreção ácida noturna.

Os fármacos inibidores da bomba de prótons de segunda geração, ainda em desenvolvimento, são os antagonistas competitivos do sítio ligante do K^+ da H,K-ATPase (P-CAB, *potassium-competitive acid blockers*). Os P-CAB são fármacos quimicamente heterogêneos e lipofílicos. Consistem em bases fracas com pKa alto e pH estável que se acumulam no meio ácido dos canalículos secretores onde são protonados. Diferente dos IBP de primeira geração, os P-CAB não requerem sua conversão em metabólito ativo por exercerem, na forma protonada, ação direta na H,K-ATPase. Além disso, a concentração desses compostos é bem maior nos canalículos secretores da célula parietal do que no plasma, a duração do efeito é relacionada com à meia-vida do composto (~ 5 a 7 horas) e o efeito inibidor da secreção ácida se estabelece após a administração da primeira dose. O primeiro representante dos P-CAB testado é o vonoprazan, que apresentou eficácia comparável ou maior que à do esomeprazol no controle da secreção ácida.

Capítulo 44 – Fármacos utilizados no controle da acidez gástrica, nas úlceras pépticas e no refluxo gastroesofágico

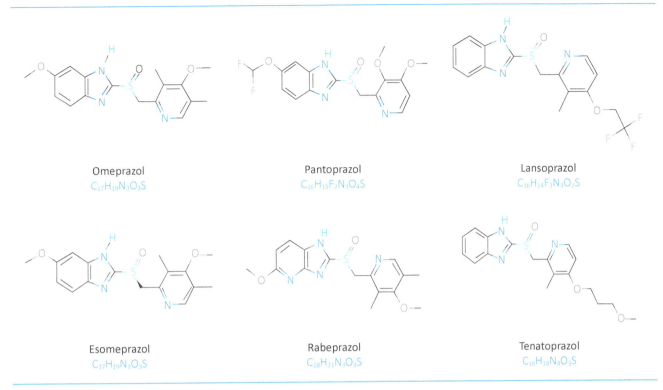

Figura 44.3 – Estruturas químicas dos inibidores de bomba.
Fonte: PubChem.

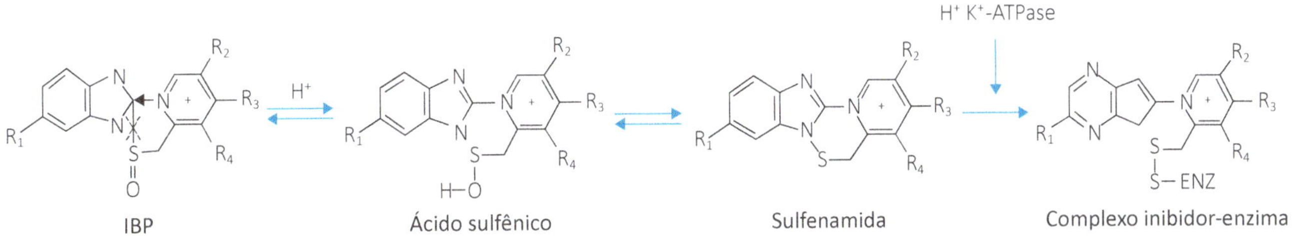

Figura 44.4 – Os inibidores da bomba de próton (IBP) são pró-fármacos e bases fracas que se concentram nos canalículos secretores da célula parietal. Na presença do ácido o fármaco é protonado e convertido em ácido sulfênico e posteriormente em sulfenamida. Cada um dos derivados pode interagir por ligação covalente com os grupamentos sulfidrila dos resíduos de cisteína presentes no domínio extracelular da H,K-ATPase e inibir a enzima.
Fonte: PubChem.

Absorção, distribuição, metabolismo e excreção

Os IBP são administrados sob a forma de cápsulas ou comprimidos contendo formulações resistentes ao ácido gástrico e de liberação retardada para impedir sua degradação e aumentar a sua biodisponibilidade. Em função da meia-vida curta desses compostos (1 a 2 horas), sua administração é indicada 30 a 60 minutos antes da refeição matinal, quando ocorre o máximo de ativação das bombas de próton. Diferente do observado com os anti-H2R, o efeito terapêutico desses compostos é obtido após 2 a 4 dias de tratamento, pois são requeridas várias doses do IBP para inibir o número de bombas necessário para obter o efeito antissecretor ácido apropriado. Diferente dos derivados do benzimidazol, o tenatoprazol apresenta uma meia-vida longa (~ 8 horas), podendo manter o pH intragástrico > 4 por períodos mais prolongados.

Todos os IBP, são metabolizados pelo fígado pela via do citocromo P450 (CYP), a maioria envolvendo as isoenzimas 2C19 e 3A4, exceto o tenatoprazol. O omeprazol e seu estereoisômero esomeprazol são metabolizados pelo CYP2C19, podendo interferir com a metabolismo de outros fármacos, como o anticonvulsivante fenitoína, o anticoagulante varfarina, o diazepam, a ciclosporina e a teofilina. Os demais compostos apresentam menor interação com outros fármacos por serem inativados por mais de uma via hepática. O pantoprazol apresenta o menor potencial de interação com a inativação de outros fármacos, sendo indicado para os pacientes com alto risco de eventos cardiovasculares e submetidos a tratamento com o antiplaquetário clopidogrel. Ao contrário dos IBP, o metabolismo do P-CAB vonoprazan é pouco influenciado pelo CYP2C19.

Usos terapêuticos

Comparativamente aos anti-H2R, os IBP são mais eficazes para o tratamento de úlceras gástricas e duodenais, propiciando a cicatrização das lesões ulcerativas. São utilizados também nos casos de sangramento gastrointestinal relacionado com a úlcera péptica para os diagnósticos por endoscopia e hemostasia. O uso dos IBP é indicado também para a prevenção de lesões ulcerativas da mucosa gástrica associadas ao tratamento contínuo com aspirina e outros AINE, para a cicatrização da esofagite erosiva e no tratamento associado a antibióticos para a erradicação do *H. pylori*. Os estudos realizados até o presente com o P-CAB vonoprazan indicam sua potencial eficácia no tratamento da doença do refluxo gastroesofágico, na cicatrização da esofagite erosiva, na úlcera gástrica e na úlcera duodenal.

Efeitos adversos

Os IBP são compostos bem tolerados e relativamente seguros. Como efeitos adversos, foram descritos dor de cabeça, náuseas, constipação, diarreia, tontura e erupções cutâneas. O uso crônico de altas doses dos IBP afeta a absorção de cálcio, magnésio, ferro e vitamina B12. Como consequência do aumento do pH gástrico produzido pelos IBP, a secreção de gastrina é aumentada, resultando em hiperplasia das células ECL, polipose das glândulas fúndicas e gastrite atrófica. A hipergastrinemia ocorre também após a interrupção do tratamento com os IBP como efeito rebote hipersecretor do ácido, o que pode exacerbar os sintomas do refluxo gastroesofágico.

O uso de doses altas dos IBP por períodos maiores que 12 meses é associado ao aumento do risco de fraturas ósseas decorrente de osteopenia e osteoporose relacionadas com a redução da absorção de cálcio. Infecções hospitalares causadas pelo aumento do pH gástrico, como pneumonia, foram também descritas. Além disso, a inibição do ácido gástrico durante períodos prolongados pode aumentar a suscetibilidade a várias infecções entéricas e proliferação de bactérias intestinais como *Salmonella, Campylobacter jejuni e Clostridium difficile.*

Outros dois potenciais efeitos adversos graves secundários ao uso prolongado dos IBP têm gerado controvérsias nos últimos anos: o aumento no risco de demência e de câncer gástrico. O primeiro teria plausibilidade na interação dos IBP com as proteínas amiloide e tau e na possível diminuição na absorção da vitamina B12 e outros nutrientes pelo uso crônico do IBP. Estudos com mais de 70 mil pacientes mostraram resultados conflitantes, podendo tal associação ser consequência da presença de fatores confundidores relacionados com o uso de IBP e com a ocorrência de demência. Já o aumento no risco de câncer gástrico seria decorrente do aumento da gastrina secundário à acloridria provocada pelo uso crônico de IBP. Novamente, os resultados dos estudos são conflitantes, alguns mostrando haver associação, enquanto outros não mostram diferença. Assim, mais estudos são necessários para trazer uma resposta definitiva a estas hipóteses.

Antiácidos

Os antiácidos são bases fracas que reduzem a acidez gástrica por interagirem com o ácido clorídrico formando sais de cloreto solúveis, como mostrado a seguir, mantendo um pH intragástrico ≥ 4. Esses compostos eram indicados como o principal tratamento de desconfortos gástricos e úlceras pépticas antes da introdução dos anti-H2R e dos IBP na clínica.

$$NaHCO_3 + HCl \rightarrow NaCl + H_2O + CO_2$$

$$CaCO_3 + 2HCl \rightarrow CaCl_2 + H_2O + CO_2$$

$$Mg\,(OH)_2 + 2HCl \rightarrow MgCl_2 + H_2O$$

$$Al\,(OH)_3 + 3HCl \rightarrow AlCl_3 + 3H_2O$$

O bicarbonato de sódio e o carbonato de cálcio são substâncias hidrossolúveis que neutralizam rapidamente o ácido gástrico. O dióxido de carbono liberado pelos sais de carbonato produz distensão gástrica e eructações. Como resultado da neutralização rápida do ácido e da distensão gástrica, ocorre aumento da secreção de gastrina e um efeito rebote hipersecretor do ácido gástrico. São classificados como antiácidos sistêmicos porque os carbonatos não utilizados são absorvidos pelo organismo, podendo ocasionar uma alcalose sistêmica com o uso contínuo de altas doses.

Os sais de magnésio e alumínio são relativamente pouco solúveis e pouco absorvidos. Esses sais reagem mais lentamente com o ácido gástrico, produzindo um efeito mais prolongado que o dos carbonatos e não causam alcalose metabólica. O hidróxido de alumínio adsorve os sais biliares e inibe a atividade proteolítica da pepsina. A associação de $Mg(OH)_2$ e $Al(OH)_3$ é utilizada em formulações balanceadas para minimizar os efeitos adversos desses sais na motilidade intestinal (diarreia e constipação, respectivamente). Esses sais podem favorecer a cicatrização de úlceras pépticas em doses muito altas, mas produzem efeitos indesejados que excluem seu uso. Além disso, a maioria dos antiácidos alteram o pH gástrico e urinário, o que pode afetar a absorção, a biodisponibilidade e a eliminação renal de vários fármacos, especialmente os sais de alumínio que adsorvem vários compostos e formam complexos insolúveis.

Citoprotetores

Sucralfato

O sucralfato é um complexo de hidróxido de alumínio e sacarose sulfatada não hidrossolúvel. Em meio ácido, o composto forma um polímero viscoso que adere fortemente às células epiteliais e às lesões ulcerativas, formando uma barreira protetora da mucosa gástrica. A atividade antiúlcera do sucralfato está relacionada com a adsorção dos sais biliares e a inibição da pepsina. O composto apresenta efeitos citoprotetores por estimular a síntese de prostaglandinas e do fator de crescimento epidermal e propicia a cicatrização das lesões da mucosa por estimular a produção de interleucina-4 na mucosa gástrica.

O uso do sucralfato é indicado em casos de úlceras induzidas por estresse e em úlceras associadas à inflamação da mucosa gástrica refratárias a inibidores da secreção ácida gástrica. Entretanto, por ser pouco absorvido quando administrado por via oral, o sucralfato pode aderir a várias regiões do trato gastrointestinal e reduzir a absorção e a biodisponibilidade de vários fármacos de uso oral (tetraciclina, fenitoína, cimetidina, fluoroquinolonas e anti-H2R) em virtude da formação de complexos por adsorção.

O principal efeito indesejado do sucralfato é a constipação intestinal e a potencial toxicidade por alumínio em pacientes com disfunção renal.

Misoprostol

O misoprostol é um análogo sintético da prostaglandina E1 (PGE1) utilizado como gastroprotetor em pacientes submetidos a tratamento com AINE. Esse composto é mais eficaz que os anti-H2R na prevenção de lesões da mucosa gástrica associadas ao tratamento com os AINE em razão da inibição da síntese de prostaglandinas por esses anti-inflamatórios. A indicação do misoprostol nesses casos, porém, é restrita em virtude de seus efeitos gastrintestinais indesejados, como diarreia e cólicas abdominais. O composto é contraindicado também para pacientes com doença inflamatória intestinal, por aumentar as dores abdominais, e em gestantes, por estimular a motilidade uterina.

■ Tratamento da úlcera péptica associada à infecção de *Helicobacter pylori*

A *H. pylori* é uma bactéria Gram-negativa que coloniza a superfície da mucosa gástrica na presença do ácido gástrico. A infecção aguda por *H. pylori* inibe a secreção ácida por afetar diretamente a expressão da bomba de próton da célula parietal e, indiretamente, pela liberação de citocinas, pela neutralização do ácido gástrico com a amônia produzida pela urease bacteriana e pela conversão do CO_2 em bicarbonato pela anidrase carbônica da bactéria.

A gastrite crônica induzida por *H. pylori* pode resultar em uma redução (hipocloridria) ou um aumento (hipercloridria) da secreção de ácido clorídrico, dependendo da região gástrica infectada pela bactéria. A concentração da bactéria na região do corpo é acompanhada por hipocloridria relacionada com a inibição da expressão do gene da subunidade α da H,K-ATPase induzida pela bactéria e pela liberação de citocinas pró-inflamatórias, como a interleucina-1β (IL-1β), das células epiteliais.

A concentração da infecção por *H. pylori* no antro ocorre em 10 a 15% dos pacientes e é associada com úlcera duodenal e hipercloridria relacionadas com a redução de somatostatina. Como consequência, ocorre um aumento da secreção de gastrina que estimula a liberação de histamina das células ECL, aumentando a secreção de ácido e pepsina. Com a evolução do processo, a maioria dos pacientes apresenta pangastrite e menor produção de ácido, o que resulta em gastrite atrófica com perda das células parietais e metaplasia intestinal. Esses processos aumentam a probabilidade de desenvolver câncer gástrico.

O tratamento indicado para a erradicação de *H. pylori* inclui a associação de um IBP com dois antibióticos, claritromicina e amoxicilina ou metronidazol (terapia tripla), ou um IBP com três antibióticos, tetraciclina, bismuto e metronidazol (terapia quádrupla), durante 10 a 14 dias. Em geral, é indicada inicialmente a terapia tripla, uma vez que a associação de 2 ou 3 antibióticos com o IBP (pantoprazol, lansoprazol ou omeprazol) é igualmente eficaz, resultando na erradicação da bactéria em mais de 90% dos casos. O tratamento é completado utilizando, preferencialmente, um IBP para a cicatrização das úlceras pépticas. Quando necessário, os anti-H_2R são indicados para inibir a secreção ácida noturna e favorecer a cicatrização das úlceras pépticas.

■ Tratamento da doença do refluxo gastroesofágico (DRGE)

O uso de antibióticos para a erradicação do *H. pylori* e os tratamentos preventivos com inibidores da

723

Seção 7 – Fármacos que Afetam a Função Gastrointestinal

secreção ácida associados a AINE contribuiu muito para a redução da incidência das úlceras pépticas nos últimos 25 anos. O tratamento do refluxo gastroesofágico, porém, continua sendo um desafio.

A DRGE é uma doença crônica caracterizada por refluxo do ácido gástrico, pepsina, sais biliares e enzimas pancreáticas para o esôfago inferior, produzindo dor torácica ou epigástrica, pirose, regurgitação do ácido, tosse crônica e eructações por irritação das células epiteliais escamosas do esôfago. É uma condição comum, com maior incidência na população europeia (10 a 20%) do que a asiática (3 a 7%). No Brasil, a DREG afeta 12 a 20% da população. Fatores como sobrepeso, obesidade, hipercolesterolemia e tabagismo são associados ao refluxo gastroesofágico.

O refluxo patológico é, em geral, consequência de uma atonia ou aumento do tempo de relaxamento do esfíncter inferior do esôfago (EIE), de alterações da motilidade do esôfago e retardo do esvaziamento gástrico. O principal mecanismo envolvido no refluxo é o relaxamento transitório do EIE que ocorre durante a deglutição e possibilita a passagem do alimento para o estômago. Este evento é um reflexo vagovagal originado no tronco encefálico e desencadeado pela distensão do estômago associado com a ingestão do alimento. Em pacientes com a DRGE, o relaxamento transitório do EIE ocorre com maior frequência do que em indivíduos sadios, o que favorece o contato do conteúdo gástrico com a mucosa do esôfago e os sintomas patológicos. A frequência desse evento é ainda maior na presença de hérnia do hiato. O contato do epitélio do esôfago distal com o ácido gástrico por períodos longos e a falta de tratamento da DRGE pode evoluir para o esôfago de Barrett, que se caracteriza pela substituição do epitélio normal (escamoso estratificado) do esôfago para o epitélio colunar metaplásico, com o risco de progredir para um adenocarcinoma.

As medidas iniciais indicadas para a redução dos sintomas da DRGE incluem perda de peso, abolição de refeições noturnas tardias e interrupção do consumo de álcool, cafeína, alimentos condimentados, chocolates, frutas cítricas e bebidas gasosas.

O tratamento farmacológico de escolha indicado para os pacientes com DRGE são os IBP (esomeprazol, rabeprazol, pantoprazol, lansoprazol), durante oito semanas, para a redução dos sintomas e a cicatrização da esofagite. O inibidor da secreção ácida do tipo P-CAB, vonoprazan, pode apresentar eficácia $\geq$ que os IBP em razão da sua ação rápida e por sua eliminação ser independente do CYP2C19. Os anti-H2R são menos eficazes para a redução dos sintomas da DRGE, mas podem ser associados ao IBP para reduzir a acidez da secreção ácida e os sintomas noturnos do refluxo gastroesofágico. No entanto, aproximadamente 40% dos pacientes com a DRGE respondem parcialmente ao tratamento com o IBP, pois, apesar da redução da acidez gástrica do conteúdo refluído, o número de eventos do refluxo não é afetado. Essa condição mantém a irritação da mucosa esofágica pelo conteúdo gástrico e a persistência dos sintomas.

A associação de IBP com fármacos pró-cinéticos como a domperidona, um antagonista do receptor de dopamina D2, ou a metoclopramida, um agonista do receptor de serotonina 5-HT4 e antagonista D2 contribui para a eficácia do tratamento. Esses compostos aumentam a pressão do esfíncter do esôfago inferior, estimulam a motilidade do intestino proximal e aumentam o esvaziamento gástrico, contribuindo para a redução dos sintomas do refluxo gastroesofágico. Agonistas do receptor do ácido gama-aminobutírico B (GABAB), como o baclofeno, foram desenvolvidos visando inibir o relaxamento transitório do EIE e a frequência do fluxo, mas seu uso foi abandonado em decorrência dos efeitos centrais indesejados do composto.

Atividade proposta

Caso clínico

Paciente do sexo feminino, 37 anos, com antecedente de hipotireoidismo, em uso de levotiroxina, foi vítima de acidente automobilístico, onde teve fratura de tíbia e fíbula direitas. Realizado tratamento cirúrgico das fraturas e imobilização do membro inferior direito. Prescritos analgésico e anti-inflamatório não esteroidal (AINE) no período pós-operatório para controle da dor. Após duas semanas, a paciente apresentou piora da dor em membro inferior direito, sendo diagnosticada, à ultrassonografia com Doppler, trombose venosa profunda em veia poplítea direita. Iniciada anticoagulação plena com enoxaparina, que foi substituída por varfarina, mantendo relação normatizada internacional (RNI) dentro da faixa terapêutica, entre 2 e 3. Após mais 1 semana, ainda em uso de AINE, a paciente deu entrada no pronto-socorro em razão do quadro súbito de dor epigástrica e hematêmese. Ao exame clínico, estava hipocorada, desidratada, com frequência cardíaca 110 bpm, pressão arterial 100/60 mmHg, frequência respiratória 20 ipm, saturação de O_2 94%; abdome flácido, indolor à palpação.

Capítulo 44 – Fármacos utilizados no controle da acidez gástrica, nas úlceras pépticas e no refluxo gastroesofágico

Exames laboratoriais mostraram hemoglobina 8,5 g/dL, plaquetas 179.000/mm³, RNI 2,4. Após estabilização clínica e correção do coagulograma, a paciente foi encaminhada para endoscopia digestiva alta, que revelou úlcera em parede posterior de bulbo duodenal medindo 0,8 cm, com vaso visível em seu interior, sem sangramento ativo, e realizada clipagem endoscópica do mesmo.

Iniciado o tratamento com omeprazol 40 mg de 12 em 12 horas e a paciente recuperou-se bem. O uso do AINE foi suspenso logo após o episódio de sangramento e, posteriormente, retornada anticoagulação. Durante o seguimento, houve necessidade de ajuste no horário de administração e aumento da dose da levotiroxina. Também foi optado pela troca do omeprazol pelo pantoprazol, com monitoramento próximo do RNI, em virtude do uso da varfarina.

Principais pontos e objetivos de aprendizagem

Leia a discussão a seguir e revisite os mecanismos de ação, os possíveis efeitos adversos e interações medicamentosas dos fármacos citados no caso.

O caso acima mostra o efeito de diversos medicamentos sobre o trato gastrointestinal. O uso de AINE aumenta o risco de desenvolvimento de úlceras pépticas em decorrência da supressão da enzima ciclo-oxigenase 1 (principalmente) e 2 (COX-1 e COX-2) e, consequentemente, das prostaglandinas (PGE_2 e PGI_2). As prostaglandinas são fundamentais na citoproteção da mucosa gástrica através da estimulação da produção de mucina, da secreção de bicarbonato e fosfolipídios pelas células epiteliais, da melhora na oxigenação e no fluxo sanguíneo local e da estimulação da regeneração celular. Com esse bloqueio, a mucosa gástrica se torna muito mais suscetível à lesão pelo HCl e podem ocorrer as úlceras. Uma das complicações das úlceras pépticas é a ocorrência de sangramento, neste caso potencializado pela anticoagulação plena. Os AINE devem sempre ser suspensos na ocorrência de úlcera péptica. Caso não seja possível sua interrupção, devem ser substituídos por inibidores seletivos da COX-2, que, mesmo assim, não eliminam o risco de doença ulcerosa péptica.

Os IBP atuam no tratamento das úlceras através do bloqueio da secreção ácida, permitindo a sua cicatrização adequada pelos mecanismos reparadores gastrointestinais. Este bloqueio ocorre através da inibição da H,K-ATPase, enzima responsável pelo bombeamento do H^+ para a luz do estômago. Entretanto, seu efeito não é imediato, pois nem todas as bombas protônicas e nem todas as células parietais encontram-se ativas ao mesmo tempo, requerendo algumas doses para atingir seu efeito máximo. Uma vez que uma bomba protônica esteja inibida, esta inibição é irreversível, o que permite suprimir a secreção ácida por períodos mais longos (24 a 48 horas).

Um fator importante a ser levado em conta neste caso é a anticoagulação com varfarina. Quando ocorre sangramento na vigência do uso de varfarina, é importante a reversão da anticoagulação através do uso de vitamina K e/ou complexo protrombínico ou plasma fresco congelado.

Deve-se ressaltar a importância da endoscopia digestiva alta na hemorragia digestiva alta. Uma úlcera sem sangramento ativo, mas com vaso visível, tem risco de ressangramento que pode atingir até 80%. Além do mais, o uso do IPB não tem efeito imediato. Assim, a terapia endoscópica também é de fundamental importância.

Os IBP são metabolizados pelo citocromo P450 (CYP), especialmente a CYP2C19 e CYP3A4. Portanto, fármacos também metabolizados pelo CYP podem ter interação com IBP. No caso da varfarina, o omeprazol pode aumentar sua concentração sérica, aumentando o RNI e o risco de sangramento. O pantoprazol tem menor risco de interação medicamentosa com a varfarina e, por isso, foi realizada a troca de IBP neste caso. Deve-se ressaltar ainda que o risco de interação medicamentosa não é eliminado e o RNI deve ser monitorado adequadamente.

725

É postulado que o aumento do pH gástrico diminui a absorção dos hormônios tireoidianos, apesar da absorção dos mesmos ser variável e influenciada por diversos fatores, como idade, sexo e hábitos alimentares. Assim, os medicamentos que reduzem a secreção ácida gástrica podem interferir na sua absorção. A recomendação é que a levotiroxina seja administrada logo cedo, em jejum, antes do IBP, e que o IBP seja administrado mais tarde. Em alguns casos, como neste, é necessário o aumento da dosagem da levotiroxina; entretanto este ajuste deve sempre ser orientado pela dosagem sérica de TSH e T4 livre.

A conduta ideal é que os IBP sejam administrados cerca de 30 minutos antes das refeições, pois há necessidade de pH ácido nos canalículos ácidos das células parietais para a ativação dos fármacos e o alimento estimula a ativação de bombas protônicas, permitindo que o medicamento suprima o máximo de bombas e tenha seu efeito otimizado.

▪ REFERÊNCIAS

1. Brusselaers N, Wahlin K, Engstrand L, Lagergren J. Maintenance therapy with proton pump inhibitors and risk of gastric cancer: a nationwide population-based cohort study in Sweden. BMJ Open. 2017 oct 30;7(10): e017739. doi: 10.1136/bmjopen-2017-017739.
2. Gomm W, von Holt K, Thomé F, Broich K, Maier W, Fink A, Doblhammer G, Haenisch B. Association of proton pump inhibitors with risk of dementia: A pharmacoepidemiological claims data analysis. JAMA Neurol. 2016;73(4):410-6.
3. Hunt RH, Scarpignato C. Potent acid suppression with PPIs and P-CABs: What's new? Curr Treat Options Gastroenterol. 2018;16(4):570-590.
4. Murakami K, Sakurai Y, Shiino M, Funao N, Nishimura A, Asaka M. Vonoprazan, a novel potassium-competitive acid blocker, as a component of first-line and second-line triple therapy for Helicobacter pylori eradication: a phase III, randomised, double-blind study. Gut. 2016;65(9):1439-46.
5. Savarino V, Di Mario F, Scarpignato C. Proton pump inhibitors in GORD. An overview of their pharmacology, efficacy and safety. Pharmacol Res. 2009;59(3):135-53.
6. Smolka AJ, Schubert ML. *Helicobacter pylori*-induced changes in gastric acid secretion and upper gastrointestinal disease. Curr Top Microbiol Immunol. 2017;400:227-252.
7. Taipale H, Tolppanen AM, Tiihonen M, Tanskanen A, Tiihonen J, Hartikainen S. No association between proton pump inhibitor use and risk of Alzheimer's disease. Am J Gastroenterol. 2017;112(12):1802-1808.
8. Tran-Duy A, Spaetgens B, Hoes AW, de Wit NJ, Stehouwer CD. Use of proton pump inhibitors and risks of fundic gland polyps and gastric cancer: Systematic review and meta-analysis. Clin Gastroenterol Hepatol. 2016;14(12):1706-1719.e5.
9. Waldum HL, Kleveland PM, Sørdal ØF. *Helicobacter pylori* and gastric acid: an intimate and reciprocal relationship. Therap Adv Gastroenterol. 2016;9(6):836-844.
10. Wolfe MM, Sachs G. Acid suppression: optimizing therapy for gastroduodenal ulcer healing, gastroesophageal reflux disease, and stress-related erosive syndrome. Gastroenterology. 2000;118(2 Suppl 1):S9-31.

Capítulo 45

Fármacos utilizados nos distúrbios da motilidade intestinal, nas doenças biliares e pancreáticas e antieméticos

Autores:
- Daniel Fernandes
- José Eduardo da Silva-Santos
- Regina de Sordi

■ Bases fisiológicas da motilidade gastrointestinal

Com exceção do ato de engolir, todas as etapas envolvidas no processo de digestão são controladas por mecanismos involuntários que, em condições normais, garantem a passagem do bolo de alimento pelo trato gastrointestinal (TGI), a absorção de nutrientes e a eliminação das fezes. A regulação desse processo envolve principalmente o funcionamento do plexo mioentérico e submucoso, que formam o sistema nervoso intestinal, uma rede neuronal tão elaborada que é capaz de controlar, mesmo na ausência de modulação pelo sistema nervoso central (SNC), todo o processo de contratilidade e mecanismos reflexos desempenhados pelo TGI. Essa rede neuronal controla, de forma orquestrada, os diferentes tipos de contração do intestino. Apesar de ser capaz de funcionar de forma independente, o sistema nervoso entérico é modulado pelo sistema nervoso autônomo parassimpático, através de ramos dos nervos vago e pélvico, e pelo sistema nervoso autônomo simpático, por meio de diversas fibras pós-ganglionares, o que caracteriza um controle modulatório extrínseco.

Embora neurônios do sistema simpático desempenhem efeitos inibitórios sobre a motilidade intestinal, impulsos vagais e pélvicos podem estimular tanto vias excitatórias como vias inibitórias no sistema nervoso entérico, conferindo ao SNC uma maior gama de mecanismos regulatórios sobre as funções gastrointestinais. O Quadro 45.1 apresenta os principais mediadores com ação estabelecida ou provável sobre o tônus e motilidade da musculatura lisa gástrica e intestinal.

Seção 7 – Fármacos que Afetam a Função Gastrointestinal

Quadro 45.1 – Mediadores endógenos, efeitos e alvos no TGI.

Substância	Efeitos	Alvos no TGI[a]
Acetilcolina	Estimula a contração gástrica e intestinal	Receptores muscarínicos tipo M_2 e M_3 (estômago e intestino), e M_4 e M_5 (esôfago)
Colecistocinina	Causa contração do esfíncter pilórico	Receptor de colecistocinina tipo CCK_2
Dinorfinas	Inibe a contração gástrica e intestinal	Receptores opioides do tipo μ, δ e κ
Dopamina	Inibe a motilidade do estômago e do intestino	Receptores dopaminérgicos do tipo D1, D2, D3, D4 e D5
Encefalinas	Inibe a contração gástrica e intestinal	Receptores opioides do tipo μ, δ e κ
GABA	Aumento ou redução do esvaziamento gástrico e motilidade intestinal, dependendo da região	Receptores GABAérgicos tipo $GABA_A$ e $GABA_B$
Galanina	Reduz a motilidade e retarda o esvaziamento gástrico, reduz a contratilidade intestinal	Receptores de galanina tipo GAL1, GAL2 e GAL3
Gastrina	Estimula a motilidade e esvaziamento gástrico	Receptor de colecistocinina CCK_2
Glutamato	Estimula a contração gástrica e intestinal	Receptor glutamatérgico tipo $mGlu_8$
Motilina	Estimula a contração gástrica e do intestino	Receptor de motilina
Neuropeptídio Y	Aumento da contração intestinal	Receptores de neuropeptídio Y do tipo Y1, Y2, Y4 e Y5
Neurotensina	Inibe a contração gástrica e do intestino delgado. Estimula o peristaltismo no intestino grosso	Receptores de neurotensina tipo NTS_1 (principalmente) e NTS_2
Noradrenalina	Reduz a motilidade do estômago e do intestino	Receptores adrenérgicos do tipo α_{1A}, α_{1B}, α_{1D}, α_{2A}, α_{2C}, β_1, β_2 e β_3
Óxido nítrico	Inibe a contração gástrica e intestinal	Guanilato ciclase solúvel
Peptídeo intestinal vasoativo	Causa relaxamento do músculo liso intestinal. Causa relaxamento de esfíncteres no TGI	Receptor $VPAC_1$. Receptor $VPAC_2$. Receptor de secretina
Peptídeo liberador da gastrina	Estimula a motilidade e esvaziamento gástrico	Receptores de bombesina tipo BB_1 e BB_2
Polipeptídio inibidor gástrico	Inibe a motilidade e o esvaziamento gástrico	Receptor GIP
Secretina	Causa contração do esfíncter pilórico. Inibe o esvaziamento gástrico	Receptor de secretina. Receptor $VPAC_1$. Receptor $VPAC_2$
Serotonina (5-hidroxitriptamina; 5-HT)	Estimula a contração gástrica e relaxa o intestino delgado. Acelera o esvaziamento gástrico e aumenta a motilidade intestinal	Receptores serotoninérgicos tipo $5\text{-}HT_{2B}$, $5\text{-}HT_3$, $5\text{-}HT_4$ e $5\text{-}HT_7$
Somatostatina	Reduz a motilidade intestinal. Inibe a contração da vesícula biliar. Inibe a secreção de gastrina, motilina e outros mediadores de contratilidade gastrointestinal	Receptores de somatostatina tipo SST_1, SST_2 e SST_3
Substância P	Estimula a motilidade do intestino delgado	Receptores de taquicininas tipo NK_1, NK_2 e NK_3
Trifosfato de adenosina	Inibe a contração gástrica e intestinal	Receptores purinérgicos tipo P2X e P2Y

[a]De acordo com dados da União Internacional de Farmacologia Básica e Clínica (IUPHAR), com base em estudos com humanos e roedores.

Fonte: Desenvolvido pela autoria do capítulo.

■ Distúrbios na motilidade do TGI

Fisiopatologia

O retardo no esvaziamento gástrico, conhecido clinicamente como gastroparesia, e a redução do peristaltismo intestinal, conhecida como constipação, são condições que afetam uma parcela significativa da população, seja de forma transitória ou crônica. Por exemplo, boa parte daqueles que sofrem de diabetes *mellitus* do tipo I ou de doença de Parkinson apresentam gastroparesia e constipação clinicamente importantes. Também é frequente a redução no trânsito intestinal após anestesia geral com procedimentos cirúrgicos envolvendo a manipulação do abdome, especialmente do intestino (condição conhecida como íleo paralítico), na pseudo-obstrução intestinal, na síndrome do intestino irritável com constipação e na esclerose múltipla, podendo ser mais severa em fases avançadas da doença. Vários medicamentos também podem reduzir a motilidade gástrica e/ou intestinal de forma significativa. Incluem-se nessa lista agentes opioides, bloqueadores de canais de cálcio, benzodiazepínicos, antidepressivos, anti-histamínicos, suplementos contendo ferro e cálcio, antiácidos (incluindo inibidores da bomba de prótons), agonistas dopaminérgicos e catecolaminas, dentre outros.

Os sinais e sintomas da gastroparesia, independente da etiologia, incluem náuseas e vômitos frequentes, além da redução do apetite e sensação de saciedade precoce, esta última caracterizada como a percepção de que o estômago já está cheio logo após a ingestão de uma pequena quantidade de alimento. Já as consequências da redução da motilidade intestinal podem variar desde leve desconforto até dor abdominal de intensidade moderada a intensa, além dos sintomas presentes na gastroparesia.

■ Fármacos utilizados no tratamento de distúrbios da motilidade do TGI

Poucos fármacos disponíveis no mercado, classificados como procinéticos, são utilizados com o intuito de aumentar o trânsito intestinal e diminuir a pressão no fundo do estômago e a retenção gástrica. Diferente dos laxantes, cujos mecanismos de ação têm por base efeitos independentes de alvos farmacológicos, os agentes procinéticos têm seus efeitos mediados por ações diretas em receptores e vias de transdução de sinal reconhecidamente importantes para a motilidade do TGI.

■ Procinéticos

Antagonistas de receptores dopaminérgicos

Existem dois fármacos utilizados como procinéticos que possuem, como mecanismo de ação principal, o antagonismo de receptores dopaminérgicos: a metoclopramida e a domperidona, sendo a primeira a mais conhecida e utilizada, em grande parte por seu efeito antiemético (ver adiante).

Mecanismo de ação e efeitos farmacológicos

O mecanismo exato do efeito procinético da metoclopramida não está completamente elucidado, mas sua ação parece ser independente do SNC e do controle vagal. Neurônios motores mioentéricos possuem receptores dopaminérgicos do tipo D2, que, quando ativados, reduzem a liberação de acetilcolina. O bloqueio desses receptores D2 pela metoclopramida aumenta a liberação de acetilcolina, principal neurotransmissor estimulatório do trânsito intestinal. Por sua vez, como a ativação de receptores 5-HT4 acelera o esvaziamento gástrico, a ação agonista da metoclopramida sobre esses receptores também deve ser importante para seu efeito procinético.

A metoclopramida é indicada, de forma generalista, para distúrbios da motilidade gastrointestinal, sendo aprovada por órgãos regulatórios para o tratamento da gastroparesia diabética e da doença de refluxo gastroesofágico, porém somente nos casos em que a gastroparesia é confirmada. Outros usos sob recomendação médica (indicações *off-label*) incluem prevenção de aspiração em anestesias gerais, obstrução parcial do intestino em tumores não operáveis, dispepsia não responsiva a inibidores de bomba de prótons e gastroparesia não diabética.

A domperidona é descrita como antagonista de receptores D2 da dopamina, e apesar de também possuir boa afinidade por receptores do subtipo D3, não parece ter efeitos importantes em outros receptores. A indicação de uso inclui dispepsia associada ao retardo do esvaziamento gástrico. O mecanismo de ação parece ser semelhante ao da metoclopramida.

Farmacocinética

A metoclopramida é comercializada em formulação para uso por via oral e intravenosa, esta última restrita a uso hospitalar. Apresenta boa absorção por via oral, com latência entre 30 e 60 minutos para aparecimento de seus efeitos após a primeira dose. Esse fármaco é amplamente excretado na urina, de forma que a função renal é muito importante para a manutenção das concentrações plasmáticas dentro dos limites seguros. A depuração renal de metoclopramida é reduzida significativamente em neonatos, e a incidência de efeitos extrapiramidais é maior em crianças com menos de um ano de idade, sendo completamente contraindicada, e deve ser utilizada com cautela em pacientes de um a dezoito anos de idade. Pacientes renais apresentam redução na depuração e consequente aumento da meia-vida plasmática da metoclopramida, sendo necessários ajustes de doses. A metoclopramida tem sido descrita como segura em usuários com disfunção hepática de leve a moderada, embora casos mais severos possam requerer redução significativa de doses. A metoclopramida sofre biotransformação pela enzima CYP2D6, de forma que indutores ou inibidores dessa enzima reduzem sua eficácia ou aumentam o risco de efeitos adversos ou tóxicos.

A domperidona também é bem absorvida após administração oral, única via pela qual é utilizada, sofre biotransformação de primeira passagem intensa e é bem distribuída aos tecidos, sendo que seus efeitos procinéticos podem ser percebidos entre 15 e 60 minutos após a administração. Como apenas uma pequena parte da domperidona é eliminada na forma ativa pelo sistema renal, esse fármaco pode ser relativamente seguro para pacientes com disfunção renal leve a moderada, mas requer atenção em casos mais severos. Em contrapartida, como sofre alta taxa de metabolização hepática, o uso de domperidona é contraindicado nos casos de insuficiência hepática moderada a severa. A domperidona é biotransformada principalmente pelas enzimas CYP3A4, CYP1A2 e CYP3E1. A domperidona atravessa muito pouco a barreira hematoencefálica, e por esse motivo pode ser utilizada em pacientes com Parkinson sem interferir com os efeitos centrais associados com a estimulação dopaminérgica, podendo até reduzir efeitos periféricos indesejados de fármacos como bromocriptina e L-dopa.

Interações medicamentosas e efeitos adversos

Apesar de ser muito utilizada contra náuseas e vômitos, o que lhe confere um *status* de fármaco relativamente seguro, a metoclopramida está associada a alguns efeitos adversos graves, como os sintomas extrapiramidais. Considerando a capacidade da metoclopramida de acelerar o esvaziamento gástrico e aumentar o trânsito intestinal, um efeito adverso comum e diretamente relacionado com seu efeito na musculatura intestinal é a diarreia. A administração da metoclopramida por períodos mais prolongados, como as vezes ocorre em distúrbios da motilidade gastrointestinal, aumenta o risco do desenvolvimento de discinesia tardia, cuja incidência parece ser ainda maior entre pacientes com gastroparesia diabética. Como o risco de desenvolvimento da discinesia tardia associada à metoclopramida aumenta com o tempo de uso e por vezes é irreversível, ou seja, os sintomas permanecem mesmo após a suspensão do medicamento, não é recomendado o uso contínuo de metoclopramida por períodos superiores a 12 semanas. Além disso, como a terapia medicamentosa para a doença de Parkinson tem por base a estimulação do sistema dopaminérgico, e também tem como efeito indesejado o desenvolvimento de discinesia, a metoclopramida é contraindicada para o tratamento dos distúrbios de motilidade gastrointestinal associados com a doença de Parkinson. Outras contraindicações absolutas para a utilização de metoclopramida incluem hemorragia no TGI e obstrução ou perfuração do intestino.

Embora possua vantagens importantes em relação à metoclopramida, com incidência aparentemente muito menor de efeitos adversos importantes, como os extrapiramidais e a discinesia tardia, várias ocorrências indesejadas foram atribuídas à domperidona, como a galactorreia, sendo utilizada em alguns países para estimular a produção de leite em lactantes. O uso prolongado da domperidona por lactantes foi associado a arritmias, parada cardíaca e morte súbita, o que levou à suspensão da aprovação da comercialização do medicamento nos Estados Unidos. No Brasil, ela continua disponível para comercialização, sendo fundamental atentar-se para o risco da associação de fármacos que inibem a enzima CYP3A4, os quais podem elevar o risco de efeitos tóxicos.

Agonistas de receptores serotoninérgicos

Fazem parte da lista de fármacos que detêm ação procinética através da estimulação de receptores serotoninérgicos do tipo 5-HT$_4$ a cisaprida, o tegaserode e a prucaloprida. A cisaprida foi o primeiro agonista 5-HT$_4$ a conseguir aprovação por órgãos regulatórios. Entretanto, em decorrência de mortes por parada cardíaca em virtude do bloqueio de canais de potássio do subtipo Kv11.1, seu uso foi proibido.

Mecanismo de ação e efeitos farmacológicos

Todos os fármacos dessa classe compartilham características semelhantes quanto à capacidade de relaxar o esôfago, acelerar o esvaziamento gástrico e aumentar o peristaltismo intestinal. Dada a complexidade do sistema nervoso mioentérico, a grande quantidade de 5-HT produzida e os diferentes subtipos de receptores serotoninérgicos presentes no TGI, os mecanismos exatos através dos quais a 5-HT modula a atividade de células de músculo liso no TGI ainda não são completamente compreendidos. Entretanto a 5-HT oriunda principalmente de células enterocromafins liga-se em receptores do tipo 5-HT$_4$ em neurônios entéricos que levam à ativação de interneurônios excitatórios, os quais estimulam a liberação de acetilcolina pelos neurônios mioentéricos motores, e esse deve ser o mecanismo de ação principal dos agonistas de receptores 5-HT$_4$.

Pouco após a suspensão das vendas de cisaprida, o tegaserode recebeu autorização para comercialização nos Estados Unidos. Apesar de ter um efeito proeminente em receptores 5-HT$_4$, indicação para o tratamento da constipação idiopática e ser o único medicamento da época com aprovação para o tratamento da constipação associada à síndrome do intestino irritável, dados epidemiológicos apontaram para

Capítulo 45 – Fármacos utilizados nos distúrbios da motilidade intestinal, nas doenças biliares e pancreáticas e antieméticos

o risco de doenças cardiovasculares associadas ao uso do tegaserode, o que acabou ocasionando suspensão das vendas do medicamento em toda a América do Norte, no ano de 2007. Apesar dos indícios de risco cardiovascular, estudos subsequentes não confirmaram essa correlação, o que permitiu a reintrodução do tegaserode no mercado farmacêutico. Atualmente o tegaserode é indicado apenas para o tratamento da síndrome do intestino irritável com constipação e somente para mulheres até os 65 anos de idade sem histórico ou indício de doenças cardiovasculares. A principal razão para essa limitação é a premissa de que mulheres dentro dessa faixa etária estão menos propensas ao risco cardiovascular atribuído ao tegaserode em virtude principalmente dos efeitos cardioprotetores associados ao estrógeno. Mesmo assim, o tempo máximo recomendado para uso contínuo do tegaserode é de 12 semanas.

O mais novo agonista de receptores 5-HT$_4$ a entrar no mercado farmacêutico mundial foi a prucaloprida. Esse agente faz parte de um grupo de agonistas considerados altamente seletivos para receptores 5-HT$_4$, especialmente nas doses utilizadas, sendo, portanto, desprovidos dos efeitos sobre o ritmo cardíaco que reduzem a segurança de outros agonistas serotoninérgicos. Embora sua indicação de uso seja para o tratamento da constipação idiopática crônica em adultos, parece ser eficaz também no tratamento da constipação decorrente do uso de opioides, assim como na gastroparesia e constipação associadas à doença de Parkinson.

Farmacocinética

O tegaserode está disponível apenas para uso por via oral. Apresenta meia-vida de eliminação entre 4,6 e 8,1 horas e uma alta taxa de ligação às proteínas plasmáticas (98%), sendo necessária sua administração apenas duas vezes ao dia para melhorar a consistência das fezes e aumentar o número de evacuações. Cerca de 2/3 do tegaserode é excretado inalterado pelas fezes, mas 1/3 é eliminado na forma de metabólitos pela urina. Embora o metabólito primário do tegaserode não tenha atividade significativa, o mesmo pode se acumular na corrente sanguínea nos casos de insuficiência renal e não existem dados suficientes na literatura quanto à segurança no caso de disfunção hepática severa. Assim, tanto a insuficiência renal como a hepática severa são motivos para a contraindicação do uso de tegaserode. Não é recomendável o uso de tegaserode por gestantes e lactantes.

A absorção da prucaloprida após administração oral é alta, com biodisponibilidade de 90%, e não é influenciada pela ingestão concomitante de alimentos. Uma vez na corrente sanguínea, a prucaloprida

apresenta taxa de ligação às proteínas plasmáticas em torno de 30% e boa distribuição para os tecidos. A prucaloprida é excretada principalmente pela urina, em sua forma inalterada (65% do total administrado) e, em menor quantidade, pelas fezes (5%). Também ocorre excreção pelo leite, mas não existem dados que confirmem ou refutem riscos para o lactente.

Interações medicamentosas e efeitos adversos

A diarreia é um efeito adverso relativamente comum com o uso de tegaserode, podendo haver ainda distensão e dor abdominal, náuseas e flatulência. Outros efeitos indesejados são dor de cabeça, dor nas costas, tontura e sintomas de mal-estar semelhantes à gripe. Apesar de, na maioria dos casos, a intensidade dos efeitos adversos atribuídos à prucaloprida serem transitórios e de menor importância, diarreia, náuseas, dor de cabeça e dor abdominal muito intensas foram descritos nos ensaios clínicos, com necessidade de suspensão do tratamento.

Agonistas de receptores da motilina

A eritromicina, primeiro antibiótico bacteriostático do grupo dos macrolídeos a ser introduzido na prática clínica, vem sendo utilizada como agente procinético desde a década de 1990. A eritromicina acelera o esvaziamento gástrico e aumenta a motilidade intestinal, mostrando-se eficaz, por exemplo, na gastroparesia associada ao diabetes, no tratamento da doença de refluxo gastroesofágico, dispepsia e em pacientes críticos. Embora outros agentes macrolídeos também apresentem efeitos procinéticos, a eritromicina é a mais estudada e a mais utilizada para essa finalidade.

Mecanismo de ação e efeitos farmacológicos

O mecanismo de ação procinético da eritromicina é totalmente independente de sua ação antibacteriana, e os efeitos são alcançados com doses menores, entre 150 e 250 mg, administradas por via oral de 3 a 4 vezes por dia cerca de 30 minutos antes das refeições. Administrações intravenosas podem ser utilizadas para o tratamento de condições agudas. O principal alvo farmacológico responsável pela ação procinética da eritromicina é o receptor da motilina, o qual é ativado fisiologicamente por um peptídeo denominado motilina. A motilina é produzida em células M e células enterocromafins no estômago e no intestino, e sua liberação ocorre principalmente após as refeições. O receptor da motilina pertence à família de receptores acoplados à proteína G, e sua estimulação ativa a fosfolipase C, culminando no aumento das concentrações intracelulares de cálcio livre, o que é essencial para o processo de contração do músculo liso gastrointestinal e acelera o esvaziamento gástrico e o trânsito intestinal. A existência de mecanismos de dessensibilização do receptor de motilina é a principal hipótese para explicar a redução da eficácia da eritromicina em tratamentos prolongados.

Farmacocinética

Aspectos farmacocinéticos, assim como estudos visando a avaliação de segurança da eritromicina, foram descritos quase unicamente para as dosagens associadas a seu efeito antibacteriano. A eritromicina é bem absorvida após administração oral e não sofre influência da alimentação. Porém, é alvo de biotransformação hepática intensa, principalmente pela enzima CYP3A4 – 95% é eliminada na forma de metabólitos pela bile, o que justifica a contraindicação da eritromicina em casos de insuficiência hepática.

Interações medicamentosas e efeitos adversos

O risco de prolongamento do intervalo QT precisa ser considerado, principalmente quando a eritromicina é utilizada com outros agentes com potencial para gerar arritmias ou com fármacos inibidores da enzima CYP3A4. A eritromicina também pode potencializar o efeito de fármacos que utilizem essa via de biotransformação, incluindo outros agentes procinéticos.

■ Laxantes

Além dos procinéticos que podem ser utilizados para o alívio da constipação, os laxantes são bastante utilizados e estão resumidos na Figura 45.1.

Agentes formadores de massa

Os agentes formadores de massa atuam como as fibras fornecidas em uma dieta equilibrada, e por isso são considerados os mais seguros. Os principais agentes formadores de massa são as fibras solúveis naturais, como o farelo de trigo, e preparações à base de psyllium (derivado da casca da ispágula – *Plantago ovata*), as fibras semissintéticas como a metilcelulose, e os polímeros sintéticos como a policarbofila cálcica.

Mecanismo de ação e efeitos farmacológicos

Os laxantes formadores de massa retêm a água livre dentro do lúmen intestinal, aumentando a massa fecal e a pressão luminal, causando distensão do cólon e aumento do peristaltismo e do trânsito intestinal. Além de serem utilizados como laxantes, algumas vezes também são usados no tratamento da diarreia, pois a absorção da água fecal livre forma um gel que acaba normalizando a textura das fezes.

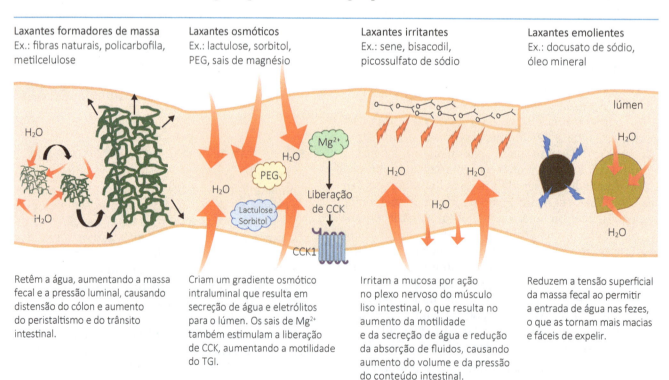

Figura 45.1 – Principais tipos de laxantes utilizados no tratamento da constipação.
Fonte: Desenvolvida pela autoria do capítulo.

Capítulo 45 – Fármacos utilizados nos distúrbios da motilidade intestinal, nas doenças biliares e pancreáticas e antieméticos

Alguns agentes, como o psyllium, podem sofrer fermentação pelas bactérias intestinais resultando em ácidos graxos de cadeia curta[1] que possuem um efeito procinético adicional, além de causarem aumento das próprias bactérias intestinais, contribuindo para o aumento do volume das fezes.

Farmacocinética

Os agentes formadores de massa devem ser ingeridos com bastante líquido e pelo menos uma hora antes ou duas depois de outros medicamentos. A policarbofila cálcica não é absorvida e é metabolicamente inerte. Em meio ácido, os íons cálcio são liberados e a policarbofila consegue absorver de 60 a 100 vezes do seu peso em água. Os primeiros sinais de aumento do peristaltismo costumam ocorrer entre 12 e 72 horas após a primeira dose.

Interações medicamentosas e efeitos adversos

Por não serem absorvidos, os efeitos adversos dos agentes formadores de massa geralmente não são esperados, mas podem ocorrer flatulências, sensação de plenitude abdominal (inchaço), náuseas, vômitos e cólicas abdominais. Não causam interações medicamentosas relevantes.

Laxantes osmóticos

São amplamente prescritos para pacientes que não respondem às mudanças de estilo de vida e dieta adequada. Os agentes desta classe incluem polímeros inertes de alto peso molecular, como o polietilenoglicol (PEG ou macrogol), dissacarídeos não absorvíveis, como a lactulose e sorbitol, e sais pouco absorvíveis (também chamados de laxantes salinos), como os sais de magnésio.

Mecanismo de ação e efeitos farmacológicos

Apesar da grande diferença química entre os agentes desta classe de laxantes, eles atuam similarmente: criam um gradiente osmótico intraluminal que resulta em secreção de água e eletrólitos para o lúmen do intestino, ocasionando redução da consistência das fezes e aumento do seu volume.

Tanto o sorbitol como a lactulose chegam ao cólon sem sofrer modificações e, então, são fermentados pelas bactérias em ácidos lático, acético e fórmico, além

de água, os quais aumentam o fluido intraluminal no cólon. Estes produtos são responsáveis pelo efeito osmótico desses agentes e estimulam a secreção intestinal e a motilidade.

O PEG atua amolecendo e avolumando o bolo fecal, causando aumento do peristaltismo. O PEG é insípido e inodoro, disponível com os pesos moleculares de 3.350 e 4 mil Dalton, com ou sem adição de eletrólitos, sendo o segundo preferível em função de melhor palatabilidade. Os eletrólitos (sulfato de sódio, bicarbonato de sódio, cloreto de sódio e de potássio), quando presentes na formulação, evitam a transferência de íons pela parede intestinal, evitando alterações iônicas durante o uso de grandes volumes quando o efeito catártico é desejado. Estas soluções são frequentemente utilizadas para a limpeza do cólon antes de procedimentos radiológicos, cirúrgicos e endoscópicos. As soluções de PEG foram consideradas seguras e efetivas no tratamento das constipações secundárias a medicamentos. Uma indicação interessante da lactulose é no tratamento da encefalopatia hepática. Além do efeito laxante que contribui para a remoção de substâncias nitrogenadas tóxicas, outros mecanismos também contribuem para a melhora do paciente, como a redução do crescimento de bactérias patogênicas produtoras de NH_3, a promoção do crescimento da microbiota normal pelos produtos da metabolização da lactulose e o aumento da conversão de NH_3 em NH_4^+ promovido pelo meio ácido, reduzindo a quantidade de NH_3 que atravessa a barreira hematoencefálica (BHE).

Os laxantes salinos, como sulfato, hidróxido e citrato de magnésio e fosfato de sódio, causam retenção de água e estimulam o peristaltismo, podendo apresentar efeito catártico dependendo da dose. Os sais de fosfato são encontrados principalmente na forma de enemas. Aqueles que contêm magnésio podem estimular a liberação de colecistocinina (CCK), que por sua vez causa acúmulo intraluminal de eletrólitos e fluidos, aumentando a motilidade intestinal.

Ainda nesta classe, há os supositórios e enemas de glicerina (glicerol), sendo o uso dos primeiros mais cômodo. O glicerol possui propriedades de lubrificação e umedecimento e atrai água para o intestino, promovendo a evacuação. O glicerol induz ação irritante local combinada ao efeito osmótico.

Farmacocinética, interações medicamentosas e efeitos adversos

Todos os laxantes desta classe são minimante absorvidos, portanto, interações medicamentosas são mínimas. Os efeitos adversos comuns da classe incluem urgência para defecar, diarreia, flatulência, náusea e cólicas abdominais.

A eliminação dos laxantes salinos é renal. Em razão do risco de nefropatia aguda, estes agentes não

---

[1] Recentemente, alguns estudos mostraram que os ácidos graxos de cadeia curta produzidos pela fermentação das fibras da dieta pelas bactérias comensais podem reduzir a inflamação local, além de serem absorvidos e exercerem efeitos cardiovasculares benéficos, como a redução da pressão arterial.

Seção 7 – Fármacos que Afetam a Função Gastrointestinal

são recomendados para o tratamento da constipação e não devem ser utilizados por pacientes de alto risco, como idosos, doentes renais, cardíacos e usuários de fármacos como diuréticos, anti-inflamatórios não esteroidais, inibidores da enzima conversora de angiotensina e antagonistas de receptores AT1.

Laxantes irritantes ou estimulantes

Os principais são o bisacodil, picossulfato de sódio e as antraquinonas (obtidas a partir de plantas como sene e cáscara sagrada). O uso de laxantes estimulantes foi desencorajado por muito tempo pois acreditava-se que podiam causar danos ao cólon e dependência. Entretanto, há evidências mais recentes de que o bisacodil e o picossulfato de sódio, quando utilizados de forma apropriada, são seguros e efetivos e não apresentam risco de dependência. Entretanto, quando usados excessivamente, podem causar catarse e desequilíbrio hidroeletrolítico.

As antraquinonas são populares no tratamento da constipação em função da sua origem natural, baixa toxicidade oral, efetividade e fácil acesso, sem necessidade de prescrição médica.

Mecanismo de ação e efeitos farmacológicos

O mecanismo de ação destes laxantes envolve ação no plexo nervoso do músculo liso intestinal, o que leva ao aumento da motilidade, acelera o trânsito do cólon e reduz a absorção de líquidos e eletrólitos através do lúmen, causando aumento do volume e da pressão do conteúdo intestinal. Também parecem estimular a síntese de prostaglandinas, cAMP, CCK e polipeptídio vasoativo intestinal (VIP).

Farmacocinética, interações medicamentosas e efeitos adversos

O bisacodil é disponível em formulações orais e supositórios, sendo melhor ingerir os primeiros antes de dormir, pois o efeito é produzido geralmente após 6 a 10 horas da ingestão. Já os supositórios, para sincronizar o efeito com a resposta gastrocolônica, indica-se utilizar após o café da manhã, já que geralmente atuam em 15 a 60 minutos.

O tempo de ação das antraquinonas varia entre 8 e 12 horas, o que inclui o transporte ao cólon e a metabolização em compostos ativos (reinantronas).

Os principais efeitos adversos incluem inchaço e dor abdominal, diarreia, deficiência de eletrólitos e fluidos.

Laxantes emolientes (amolecedores, lubrificantes)

São substâncias oleosas, sendo os mais comuns o docusato de sódio e o óleo mineral.

Mecanismo de ação e efeitos farmacológicos

Os emolientes fecais possuem propriedades emulsificantes que amolecem as fezes em virtude da ação detergente, que permite a entrada de água nas fezes, lubrificando as mesmas e facilitando a defecação. São largamente empregados e se mostraram mais efetivos na constipação ocasional do que na constipação crônica, cujos dados de eficácia são limitados e conflitantes. Há associações de docusato de sódio com outros laxantes irritantes, como o bisacodil.

Farmacocinética, interações medicamentosas e efeitos adversos

O docusato é minimamente absorvido e o início de ação pode levar até 3 dias. Estes laxantes podem diminuir a absorção das vitaminas lipossolúveis A, D, E e K a médio prazo. O uso do óleo mineral deve ser evitado em pacientes disfágicos, principalmente neonatos e idosos, em virtude do risco de broncoaspiração e desenvolvimento de pneumonia lipoídica. Não se deve administrar docusato com óleo mineral em razão do possível aumento da absorção do óleo.

■ Pró-secretórios ou secretagogos

Há três fármacos classificados como pró-secretórios que ainda não estão em uso no Brasil: linaclotida, plecanatida e lubiprostona (Figura 45.2). As principais indicações são para o tratamento da constipação crônica idiopática e da síndrome do intestino irritável com constipação.

A linaclotida e a plecanatida possuem o mesmo mecanismo de ação, que é semelhante à ação de algumas enterotoxinas causadoras de diarreia: ativam a guanilato ciclase-C (GC-C), uma proteína transmembrana que se encontra no epitélio intestinal. A ativação da GC-C aumenta a formação do segundo mensageiro GMPc, que, por sua vez, ativa a proteína quinase G (PKG), que estimula a secreção de cloreto e bicarbonato para o lúmen intestinal. Isso promove a saída de sódio e água tanto pela via paracelular como através dos canais aquosos (aquaporinas), causando o aumento da motilidade e o efeito laxante.

A lubiprostona aumenta a secreção do fluido intestinal pela ativação de canais de cloreto do tipo 2 (CIC-2) na membrana luminal no epitélio intestinal, causando saída de cloreto para o lúmen. Íons sódio, juntamente com a água, acompanham o cloreto para o lúmen pela via paracelular para manter o equilíbrio isotônico. O fluido adicionado ao bolo fecal promove aumento do trânsito intestinal e da motilidade colônica. Em muitos países, a lubiprostona é utilizada para reduzir a constipação induzida por opioides.

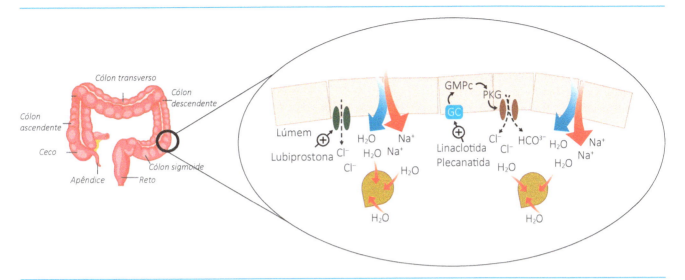

Figura 45.2 – Mecanismo de ação dos agentes pró-secretórios. A lubiprostona abre canais de cloreto da membrana luminal do enterócito, promovendo a saída de cloreto para o lúmen. Para manter o equilíbrio isotônico, íons sódio e a água vão para o lúmen pela via paracelular. O fluido adicionado ao bolo fecal promove aumento da motilidade intestinal. A linaclotida e plecanatida ativam a guanilato ciclase-C (GC), que converte o GTP em GMPc, o qual ativa a proteína quinase G (PKG). Esta, por sua vez, fosforila e abre canais de cloreto da membrana luminal do enterócito, promovendo a saída de cloreto e bicarbonato para o lúmen. Íons sódio e água vão para o lúmen pela via paracelular.

Cl^-: cloreto; HCO_3^-: bicarbonato; Na^+: sódio; H_2O: água.

Fonte: Desenvolvida pela autoria do capítulo.

■ Antagonistas opioides

Pacientes em uso crônico de opioides frequentemente são acometidos por constipação induzida por esses fármacos, a qual persiste durante todo o tratamento. Os opioides reduzem a motilidade do TGI, reduzem secreção e aumentam a recaptação de fluidos, além de aumentar o tônus do esfíncter retal. Muitos pacientes utilizam laxantes convencionais em virtude do baixo custo e perfil favorável de efeitos adversos. Entretanto, como o mecanismo da constipação induzida por opioides difere da constipação funcional, muitos deles permanecem com constipação refratária. Alguns novos fármacos já comentados anteriormente também são utilizados para reduzir o problema, como a prucaloprida (agonista 5-HT4) e a lubiprostona (ativador de canais de cloreto). Além destes, são também utilizados fármacos que visam deslocar os opioides dos receptores do TGI sem afetar o mecanismo central de analgesia. Estes fármacos incluem os antagonistas μ-opioides como a naloxona (sozinha ou em combinação com oxicodona), metilnaltrexona, naloxegol, naldemedina e alvimopan. Todos são antagonistas μ com ação preferencialmente periférica, e apenas a naloxona encontra-se disponível no Brasil. Apesar de reduzir a constipação induzida por opioides, a naloxona pode causar síndrome de abstinência e reversão completa da analgesia. Em associação com oxicodona, aumenta a frequência evacuatória sem prejuízo da analgesia.

■ Diarreia

A diarreia é definida como o aumento do volume de fezes, com perda de consistência, podendo ser pastosa ou aquosa em graus variados, com frequência elevada de evacuações (três ou mais vezes ao dia). Assim, um episódio esporádico de fezes pastosas ou líquidas não é suficiente para o diagnóstico de um quadro de diarreia e, frequentemente, não requer tratamento. Porém, assim como em grande parte da literatura em língua portuguesa sobre o tema, o termo *diarreia* será utilizado tanto para o quadro clínico associado à condição como para o episódio agudo de fezes de consistência pastosa ou líquida.

A diarreia pode ser classificada como aguda ou crônica, sendo a última frequentemente associada a problemas subjacentes, como intolerância a certos alimentos (p.ex., à lactose), doenças inflamatórias ou autoimunes (p.ex., a doença de Crohn e a síndrome do intestino irritável), tumores e doenças nas quais o sistema imune é afetado (p.ex., a AIDS). Já a diarreia aguda pode ser desencadeada por agentes infecciosos, incluindo bactérias, vírus e parasitas, medicamentos, radiação e outras causas não específicas. A diarreia do viajante, associada ao consumo de água ou alimentos contaminados, é um exemplo bastante conhecido de diarreia aguda. Da mesma forma que a diarreia crônica, o controle da diarreia aguda pode requerer intervenções farmacológicas que visem tratar a causa, como antimicrobianos e antiparasitários. A presença de sinais ou sintomas de disenteria (febre, sangue ou secreções nas fezes e sensação de defecação incompleta), assim como outros indícios de infecção e inflamação (como dores musculares, dores de cabeça, taquicardia, dor abdominal, câimbras, náuseas e vômitos), são fatores que precisam ser considerados para o manejo farmacológico adequado de cada paciente. O uso de fármacos com ação antidiarreica, que por natureza reduzem o trânsito intestinal, não é indicado quando há diagnóstico ou suspeita de disenteria, uma vez que esses casos frequentemente estão associados a infecções potencialmente importantes.

De acordo com a intensidade, duração e frequência dos episódios de diarreia, pode ocorrer desidratação, o que é um problema muito maior para crianças e idosos. Os sinais e sintomas de desidratação incluem sede intensa, baixo ou nenhum volume urinário, urina de coloração escura, diminuição do turgor cutâneo, ausência de lágrimas com o choro e falta de entusiasmo, no caso de crianças, fadiga, tontura e alteração do estado mental, podendo evoluir até a letargia extrema e estado comatoso, incapacidade de ingerir alimentos ou água e pulso filiforme ou ausente.

■ Fármacos utilizados no tratamento da diarreia

De acordo com o quadro de diarreia, a reposição oral de sais (sódio, cloreto, potássio e glicose) em quantidades adequadas é fundamental, podendo ser necessárias infusões intravenosas. A manutenção da alimentação também é uma estratégia importante, especialmente para crianças.

Dependendo da duração, intensidade e causa da diarreia, tanto adultos como crianças podem se beneficiar de tratamentos com probióticos. Existem fortes evidências acerca da eficácia do uso oral de cepas de lactobacilos, como *Lactobacillus reuteri*, *Lactobacillus rhamnosus*, *Lactobacillus casei* e *Saccharomyces cerevisiae*, contra a diarreia associada à gastroenterite causada por diferentes patógenos, assim como a causada por antibióticos. Estudos controlados indicam que o uso de probióticos pode reduzir a duração de quadros de diarreia aguda em até um dia, diminuindo significativamente os riscos do desenvolvimento de desidratação severa.

Diversos fármacos ou classes de fármacos possuem efeitos diretos sobre a motilidade do intestino, tais como a atropina (um antagonista de receptores muscarínicos), a clonidina (um agonista de receptores adrenérgicos alfa 2) e bloqueadores de canais de cálcio, mas não são recomendados para esse fim em virtude de seus efeitos em outros sistemas. Assim, os únicos fármacos com evidências robustas de eficácia para o tratamento de alguns tipos de diarreia são o

salicilato de bismuto, a loperamida (e poucos outros agonistas opioides) e a racecadotrila.

Salicilato de bismuto

O salicilato de bismuto monobásico (ou subsalicilato de bismuto) é um fármaco de venda livre no Brasil e em várias partes do mundo, utilizado para o tratamento de diarreia, náuseas, indigestão, sintomas de dispepsia e praticamente qualquer desconforto gastrointestinal transitório, embora seja descrito formalmente apenas como antiácido e antidiarreico. Formulações contendo o bismuto também têm sido utilizadas na terapia quádrupla contra o *Helicobacter pylori*.

Mecanismo de ação e efeitos farmacológicos

O mecanismo de ação parece incluir ação antibacteriana moderada, sendo também capaz de se ligar a algumas toxinas produzidas por micro-organismos. No pH baixo do estômago, o salicilato de bismuto precipita e forma uma barreira, inclusive em áreas lesionadas, estimulando a produção de bicarbonato e de mucina, o que a protege e explica ao menos parte de seu efeito antiácido e protetor na mucosa gástrica. Embora o mecanismo de ação para o efeito antidiarreico não tenha sido elucidado, há fortes indícios de que o salicilato de bismuto possui ação antissecretora ao estimular a absorção de fluidos e eletrólitos através da parede intestinal. Como é composto de bismuto e ácido salicílico, parte dos efeitos antidiarreicos podem ser decorrentes da inibição irreversível das enzimas ciclo-oxigenase, com redução da síntese de prostaglandinas, que possuem efeitos estimulatórios sobre a motilidade intestinal. Em casos de ausência de sinais de disenteria, o salicilato de bismuto é indicado para o tratamento da diarreia do viajante em adultos.

Farmacocinética

O bismuto é pouco absorvido pelo TGI, sendo quase todo excretado diretamente nas fezes. Estudos controlados revelaram quantidades extremamente baixas de bismuto na urina de indivíduos saudáveis, mas não existem dados disponíveis acerca das demais características farmacocinéticas. Por sua vez, o ácido salicílico é quase todo absorvido pelo intestino delgado, mas como foi substituído pelo ácido acetilsalicílico no início do século XX, também não existem informações precisas sobre a farmacocinética desse composto em humanos.

Interações medicamentosas e efeitos adversos

As reações adversas descritas estão relacionadas a efeitos diretos do salicilato de bismuto sobre o sistema gastrointestinal, como constipação (às vezes, severa), diarreia, náuseas e vômitos. Embora não tenha relevância clínica, o problema mais frequente é o escurecimento das fezes e da língua, que desaparece com a interrupção do tratamento, e é decorrente da interação química entre o bismuto e sulfatos produzidos por bactérias no TGI. Como o bismuto é pouco absorvido, não são esperadas reações adversas sistêmicas relacionadas ao mesmo. Entretanto, como o ácido salicílico é quase todo absorvido, existem relatos de efeitos adversos comuns aos anti-inflamatórios não esteroidais, incluindo intoxicação por ácido salicílico (também conhecida como salicilismo), principalmente em idosos. Como o ácido salicílico tem sido associado à síndrome de Reye, o salicilato de bismuto não é indicado para crianças. A frequência de casos de salicilismo ou outros efeitos adversos sistêmicos relacionados ao salicilato de bismuto, entretanto, é desconhecida. É bem sabido que o salicilato de bismuto pode reduzir a absorção de tetraciclinas, não sendo indicado o uso concomitante desses fármacos. O salicilato de bismuto pode interferir com a absorção de diversos outros medicamentos, sendo importante cautela quando agentes com estreita janela terapêutica, tais como digoxina e varfarina, são utilizados. Por fim, o uso do salicilato de bismuto por diabéticos requer atenção, pois há maior risco de hipoglicemia por potencialização dos efeitos de agentes hipoglicemiantes, inclusive insulina. Essa reação também é descrita para o ácido acetilsalicílico, mas os mecanismos envolvidos não são conhecidos.

Agonistas de receptores opioides

Os opioides mais utilizados como antidiarreicos são a loperamida, o difenoxilato e a difenoxina, mas apenas a primeira é comercializada no Brasil. A loperamida é indicada para o tratamento da diarreia do viajante em adultos, assim como outras condições que envolvem diarreia sem sinais de disenteria, podendo reduzir tanto a intensidade como a duração do quadro. Também pode ser utilizada para reduzir o trânsito intestinal em pacientes ostomizados. O uso em crianças é controverso, sendo em geral não recomendado.

Mecanismo de ação e efeitos farmacológicos

A ativação de receptores opioides do tipo μ, δ e κ presentes em neurônios mioentéricos é capaz de modular processos de sinalização intracelular no TGI, com efeitos sobre a motilidade, a secreção e o transporte de eletrólitos. De fato, a formação de fezes mais secas e endurecidas, assim como a constipação, são efeitos adversos previsíveis para todos os opioides, principalmente em pacientes que precisam fazer uso de qualquer agente dessa classe por períodos prolon-

gados. Esses efeitos adversos podem ser utilizados para fins terapêuticos em casos de diarreia, incluindo a diarreia do viajante. A ação em receptores opioides é o mecanismo de produtos fitoterápicos preparados a partir da planta *Papaver somniferum*, também descritos como tintura de ópio, que contém tanto os alcaloides com ação sobre o SNC (p.ex., a morfina), como a papaverina, um alcaloide sem atividade opioide que possui ação espasmolítica. Embora todos os fármacos opioides gerem efeitos sobre o intestino, a grande maioria não é utilizada para o tratamento de distúrbios gastrointestinais em virtude do alto risco de desenvolvimento de dependência física ou psicológica.

Farmacocinética

A loperamida é um opioide sintético que possui ação antidiarreica prolongada. Possui uma baixa taxa de absorção a partir do intestino e alta biotransformação de primeira passagem, o que reduz significativamente seus efeitos sistêmicos. Além disso, uma vez na corrente sanguínea, a loperamida liga-se extensamente às proteínas plasmáticas e não atravessa a barreira hematoencefálica, principal motivo pelo qual não é capaz de gerar dependência. A excreção da loperamida ocorre majoritariamente pelas fezes na forma inalterada, embora a porção absorvida seja biotransformada no fígado, principalmente pela CYP2C8 e CYP3A4, antes de ser secretada pela bile. Apesar da baixa absorção, recomenda-se atenção no uso da loperamida em pacientes com problemas hepáticos.

Interações medicamentosas e efeitos adversos

A redução na velocidade do trânsito intestinal pela loperamida e outros opioides pode alterar a taxa de absorção de diversos medicamentos. Em razão da baixa taxa de absorção e biodisponibilidade, não é esperado que a loperamida gere efeitos adversos sistêmicos. Porém os efeitos adversos e tóxicos que podem ser causados por ela são os mesmos atribuídos a outros opioides, incluindo depressão respiratória, que pode ocorrer em casos de superdosagem e é mais comum em crianças e idosos. Assim, apesar de ter pouco acesso ao SNC, existem registros de sedação mais intensa associada ao uso de loperamida, especialmente quando outros depressores são administrados simultaneamente.

Racecadotrila

A racecadotrila não é utilizada nos Estados Unidos, mas é comercializada no Brasil e está no mercado farmacêutico em diversas partes do mundo desde o início dos anos 2000, com indicação para o tratamento da diarreia aguda.

Mecanismo de ação e efeitos farmacológicos

A racecadotrila atua como um inibidor seletivo e reversível da enzima endopeptidase neutra, também conhecida como encefalinase, responsável pela degradação de encefalinas que, como incluído no Quadro 45.1, são agonistas endógenos de receptores opioides. Os efeitos decorrentes da inibição de encefalinases em outros órgãos não parecem ser suficientes para causar efeitos significativos, o que tem conferido à racecadotrila um perfil de fármaco seguro.

Farmacocinética

A racecadotrila é bem absorvida após administração oral e, sendo um pró-fármaco, é convertida em seu metabólito ativo, a tiorfana. Na ausência de alimento, os efeitos da racecadotrila iniciam-se em torno de 30 minutos após sua administração. A biodisponibilidade da racecadotrila não é influenciada pela presença de alimento no estômago, embora a velocidade de sua absorção seja reduzida. A tiorfana, metabólito ativo da racecadotrila, apresenta boa distribuição para os tecidos, embora cerca de 90% permaneça ligada às proteínas plasmáticas. Estudos mostraram que após administração oral da racecadotrila não há inibição de encefalinases no SNC, o que é explicado pelo fato da tiorfana não atravessar a barreira hematoencefálica. A excreção da racecadotrila é principalmente renal, na forma de tiorfana e outros metabólitos inativos. O uso de racecadotrila por pacientes com disfunção hepática moderada resultou em redução nos níveis plasmáticos totais de tiorfana, sem alterar outros parâmetros farmacocinéticos. Por outro lado, a meia-vida da tiorfana foi prolongada em pacientes com insuficiência renal grave.

Interações medicamentosas e efeitos adversos

Nas doses utilizadas, as alterações induzidas na atividade de enzimas CYP450 são insuficientes para alcançar significado clínico. Não existem descrições de interações medicamentosas importantes para a racecadotrila. Embora não seja recomendada para gestantes e lactantes, não existem dados sobre efeitos teratogênicos ou excreção pelo leite humano. Existem poucos efeitos adversos associados à racecadotrila, sendo a dor de cabeça a mais comumente descrita. Problemas como eritema, erupções cutâneas, edema de face, língua ou lábios, prurido e outros eventos relacionados à pele ou tecidos cutâneos já foram descritos, mas parecem ser incomuns ou têm a incidência desconhecida.

■ Náuseas e vômitos

A náusea é uma sensação desagradável de vômito eminente e trata-se de uma impressão subjetiva e mal definida[2]. O vômito, ou êmese, consiste na expulsão do conteúdo gástrico. Os fármacos capazes de controlar estes sintomas são, por vezes, vistos como uma classe farmacológica periférica, entretanto esta visão é incorreta. Náuseas e vômitos estão entre as razões mais comuns para uma visita ao setor de emergência, visitas de crianças ao pediatra, além de afetarem 70 a 80% de todas as mulheres grávidas. Além disso, os antieméticos diminuem os custos gerais de saúde de pacientes com câncer e pacientes pós-cirúrgicos porque permitem tratamento em centros de saúde, reduzindo a necessidade de hospitalização após vômitos graves e melhorando a qualidade de vida destes pacientes.

Fisiopatologia

O SNC desempenha um papel crítico na fisiologia da náusea e vômito[3], servindo como o principal local que recebe e processa uma variedade de estímulos nauseantes e eméticos. Além disso, desempenha um papel principal na geração de sinais eferentes que são enviados para um número de órgãos e tecidos em um processo que eventualmente resulta no reflexo do vômito.

O centro do vômito[4] recebe informações de quatro áreas principais, a saber: o TGI, a zona de ativação dos quimiorreceptores, o aparato vestibular e o córtex cerebral (Figura 45.3). Cada uma dessas quatro áreas responde a certos tipos de estímulos, modulados por neurotransmissores que se ligam a receptores específicos. Entender como essas áreas modulam náuseas e vômitos nos ajuda a personalizar terapias para problemas específicos.

---

[2] Comumente referida como "enjoo" ou "ânsia" e nem sempre sucedida pelo vômito.

[3] Embora sejam entidades distintas, é muito comum elas acontecerem em conjunto, e os fármacos usados para tratamento de náusea e vômito são os mesmos. Assim, estas duas condições serão abordadas sempre de forma conjunta. Embora isso possa representar um erro técnico, gera um ganho didático.

[4] Wang e Borison (Arch Neurol Psychiatry 1950;63:928-41) propuseram o conceito de um sítio central, chamado centro do vômito, localizado no SNC e que serve como um caminho final comum para processar todos os impulsos aferentes que podem iniciar a êmese. Acredita-se agora que é improvável que exista um centro do vômito anatomicamente definido. Em vez disso, várias regiões neuronais pouco organizadas dentro da medula provavelmente interagem para coordenar o reflexo emético. Os neurônios que coordenam a série complexa de eventos que ocorrem durante a êmese foram denominados de gerador de padrão central (CPG, do inglês *central pattern generator*). Ainda assim, para o nosso propósito, é útil pensar em um caminho final que dá origem ao vômito. Portanto, seguindo inclusive a maior parte da literatura, o termo "centro do vômito" será usado neste capítulo

Capítulo 45 – Fármacos utilizados nos distúrbios da motilidade intestinal, nas doenças biliares e pancreáticas e antieméticos

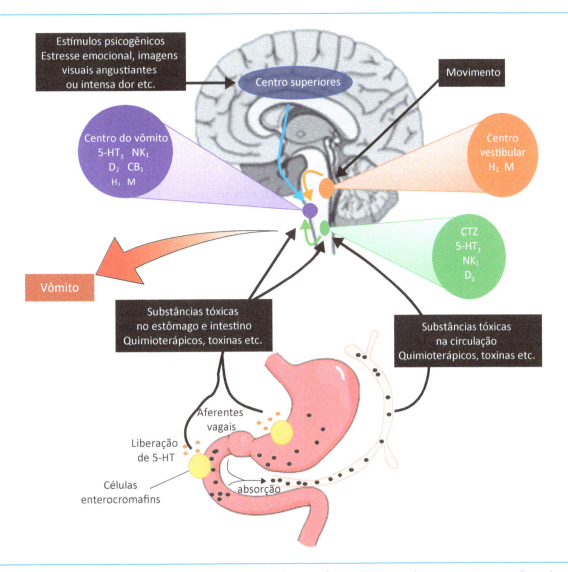

Figura 45.3 – Locais e receptores que podem contribuir para a náusea e vômito. São mostrados os receptores para dopamina (D_2), acetilcolina (muscarínico, M), histamina (H_1), canabinoides (CB_1), substância P (NK_1) e para serotonina ($5HT_3$).
CTZ: zona de gatilho quimiorreceptora (do inglês *chemosensitive trigger zone*).
Fonte: Desenvolvida pela autoria do capítulo.

A indução de vômito por fármacos citotóxicos, por exemplo, está associada a danos nas mucosas gástrica e intestinal e à liberação de 5-HT das células enterocromafins. A 5-HT liberada estimula os nervos aferentes vagais através da interação com o receptor 5-HT_3.

O vômito também pode ser induzido por substâncias químicas presentes no sangue e detectados pela zona de gatilho quimiorreceptora localizada na área postrema no assoalho caudal do quarto ventrículo. Como a barreira hematoencefálica é mais permeável nesta região, substâncias emetogênicas dentro do sangue e do líquido cefalorraquidiano podem afetar diretamente esta região que, por sua vez, estimula o centro do vômito. A zona de gatilho quimiorreceptora é densamente povoada por receptores 5-HT_3, receptores para dopamina D_2, receptores NK_1 e receptores opioides.

Já a náusea e o vômito induzidos por movimento envolvem o sistema vestibular e geralmente são atribuídos a um conflito sensorial entre o movimento real e o movimento percebido. Tal desequilíbrio sensorial pode ser produzido, por exemplo, pela ondulação do mar ou movimentação de um veículo. O sistema vestibular contém altos níveis de receptores muscarínicos[5] e receptores de histamina do tipo H_1.

Estímulos emetogênicos provenientes de centros superiores, como a área límbica, podem ocorrer em

---

[5] Não há clareza nem consenso na literatura sobre o(s) subtipo(s) de receptores muscarínicos envolvidos no vômito. Possivelmente vários subtipos estão envolvidos. Por esta razão, a exemplo da maior parte da literatura, nos absteremos de indicar o subtipo específico de receptor muscarínico.

resposta ao estresse emocional, imagens visuais angustiantes ou dor intensa, ajudando a explicar por que a náusea ou vômito muitas vezes acompanham uma situação de estresse emocional. Outros exemplos de estímulos incluem pressão intracraniana elevada.

Em algumas circunstâncias, várias vias de estímulo de vômito podem ser ativadas simultaneamente, e é isso que acontece no vômito pós-operatório. O vômito nesta condição parece estar relacionado principalmente com a utilização de certos anestésicos e analgésicos que podem estimular a zona de gatilho quimiorreceptora. Além disso, o próprio procedimento cirúrgico e a lesão associados ao processo podem gerar uma estimulação vagal que, por sua vez, estimula o centro do vômito. Outros fatores como a desidratação, certos odores, dor, apreensão e medo contribuem para o vômito pós-operatório.

Náuseas e vômitos também ocorrem em 80% de todas as mulheres grávidas entre seis e doze semanas de gestação. Na maioria dos casos, os sintomas são leves e não necessitam de intervenção farmacológica. Cerca de um terço das mulheres grávidas tem sintomas que são clinicamente significativos e necessitam de tratamento. Cerca de 1% das mulheres grávidas pode ter progressão para hiperêmese gravídica, uma condição caracterizada por vômitos persistentes, que representam mais riscos de saúde para mãe e feto. O vômito na gravidez é gerado por alterações neuroendócrinas que ainda são mal compreendidas.

Com base nos neurotransmissores e receptores envolvidos no estímulo do vômito, é possível usar diferentes opções farmacológicas para o tratamento destas condições. Todas estas opções serão abordadas a seguir. Os principais fármacos antieméticos são apresentados no Quadro 45.2.

■ Fármacos utilizados no tratamento da náusea e do vômito

Antagonistas 5-HT$_3$

O desenvolvimento de antagonistas seletivos do receptor 5-HT$_3$ revolucionou o manejo de náusea e vômito induzidos por quimioterapia. Atualmente, cinco antagonistas 5-HT$_3$ estão disponíveis ao redor do mundo: a ondansetrona, a granisetrona, a dolasetrona, a tropisetrona e, lançada mais recentemente, a palonosetrona. A tropisetrona e a dolasetrona não são comercializadas no Brasil, e, portanto, as características farmacológicas individuais destes fármacos não serão abordadas neste capítulo.

Dentre os medicamentos disponíveis atualmente, os antagonistas de receptores 5-HT$_3$ são os fármacos mais eficazes no tratamento da náusea induzida por quimioterapia e no tratamento de náuseas secundárias à irradiação abdominal. Eles também são eficazes contra a hiperêmese gravídica e, em menor grau, contra a náusea e vômito pós-operatório, mas não contra o vômito induzido por movimento.

Mecanismo de ação e efeitos farmacológicos

A ondansetrona e a granisetrona são fármacos antieméticos e antinauseantes que exercem a sua atividade através do antagonismo dos receptores 5-HT$_3$ tanto perifericamente quanto centralmente. A granisetrona

Quadro 45.2 – Classificação geral dos principais antieméticos.

Classe	Fármacos	Principal indicação
Antagonistas do receptor 5-HT$_3$	Ondansetrona Granisetrona Palonosetrona	Vômitos e náuseas induzidos por quimioterápicos*
Antagonistas do receptor NK$_1$	Aprepitanto Fosaprepitanto Netupitanto Rolapitanto	Vômitos e náuseas (tardios) induzidos por quimioterápicos*
Agonistas do receptor CB$_1$	Dronabinol Nabilona	Vômitos e náuseas induzidos por quimioterápicos* resistentes ao demais fármacos
Antagonistas do receptor D$_2$	Domperidona Metoclopramida	Vômitos e náuseas induzidos por quimioterápicos e pós-operatório
Antagonistas do receptor H$_1$	Meclizina Prometazina Dimenidrinato Difenidramina	Vômito induzido por movimento e vômito pós-operatório
Antagonista muscarínico	Escopolamina	Vômito induzido por movimento

*Ou qualquer outro agente citotóxico.

Fonte: Desenvolvido pela autoria do capítulo.

é seletiva para os receptores 5-HT$_3$, com praticamente nenhum efeito sobre outros receptores. Em contraste, a ondansetrona possui ligação detectável aos receptores 5-HT$_{1B}$, 5-HT$_{1C}$, adrenérgicos alfa 1 e μ-opioides. Apesar de não comprovada, a ligação da ondansetrona a outros receptores além do 5-HT$_3$ pode estar por trás de um número levemente maior de eventos em comparação com os demais membros da classe.

A palonosetrona é antagonista de receptor 5-HT$_3$ de segunda geração, com características farmacológicas bastante particulares e eficácia superior na prevenção de êmese tardia induzida por quimioterápicos, sendo o único fármaco desta classe com indicação para prevenção de êmese tardia. Parte deste efeito é explicado pela maior meia-vida da palonosetrona em comparação com os demais fármacos da classe (Quadro 45.3, ver em farmacocinética). Além disso, a afinidade de ligação da palonosetrona ao receptor 5-HT$_3$ é entre 30 e 100 vezes maior do que as apresentadas pela granisetrona e ondansetrona, respectivamente. No entanto, sozinhas, as diferenças na afinidade de ligação e a meia-vida plasmática não explicam a singularidade da palonosetrona na clínica. Se este fosse o caso, o aumento da dose e da frequência de administração dos demais fármacos também permitiria uma prevenção adequada da êmese tardia, mas isso não acontece.

Diferente dos demais antagonistas do receptor 5-HT$_3$, a palonosetrona, além de competir com o sítio de ligação da 5-HT, exibe um sítio de ligação alostérico que induz uma mudança conformacional que provoca uma maior afinidade de ligação entre palonosetrona e o sítio de ligação da 5-HT, efeito chamado de cooperatividade positiva. A palonosetrona também tem a propriedade única de induzir a internalização do receptor 5-HT$_3$, gerando inibição duradoura. Nesse contexto, já foi demonstrado que a ativação do receptor 5-HT$_3$, em um processo chamado de crosstalk entre receptores, é capaz de ativar o receptor NK$_1$, cujo principal ligante endógeno é a substância P, e que esse evento é importante na êmese tardia. Porém, com a internalização do receptor 5-HT$_3$ promovida pela palonosetrona, a interação entre estes receptores é perdida. Portanto, a palonosetrona, mesmo não se ligando aos receptores NK$_1$, é capaz de suprimir a atividade destes receptores, que por sua vez estão envolvidos na êmese tardia (ver adiante). Em conjunto, estas diferenças farmacológicas ajudam a explicar a maior eficácia da palonosetrona em inibir a êmese tardia induzida por quimioterápicos (Figura 45.4).

Farmacocinética

Os principais dados farmacocinéticos dos antagonistas 5-HT$_3$ estão resumidos no Quadro 45.3. Estes fármacos são bem absorvidos no TGI e têm rápido início de ação. A ondansetrona é amplamente metabolizada, sendo que apenas 5% da substância ativa é recuperada na urina, não sendo necessário ajuste de dose em pacientes com insuficiência renal. Em pacientes com insuficiência hepática, a depuração está reduzida, podendo causar aumento da meia-vida para 20 horas, sendo necessário cautela nestes pacientes. A insuficiência renal ou hepática não afeta significativamente a granisetrona ou palonosetrona, não sendo necessário ajuste de dose.

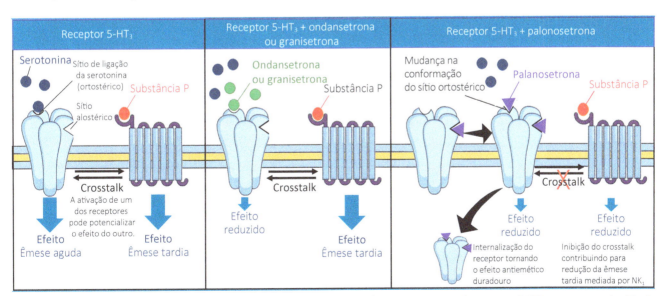

Figura 45.4 – Mecanismo de ação dos antagonistas do receptor 5-HT$_3$. Todos os antagonistas do receptor 5-HT$_3$ competem pelo sítio de ligação da 5-HT. A palonosetrona, além de competir pelo sítio de ligação da 5-HT, se liga em um sítio alostérico. A ligação alostérica induz uma mudança conformacional que provoca uma maior afinidade de ligação entre a palonosetrona e o receptor 5-HT$_3$. A palonosetrona também induz a internalização do receptor 5-HT$_3$ e inibe o crosstalk do receptor 5-HT$_3$ e de neurocinina-1 (NK$_1$). Estas diferenças farmacológicas ajudam a explicar a capacidade singular da palonosetrona em inibir a êmese tardia induzida por quimioterápicos.
Fonte: Adaptada de Clin Adv Hematol Oncol. 2013; 11(2 Suppl 1):1-18.

Seção 7 – Fármacos que Afetam a Função Gastrointestinal

Quadro 45.3 – Características farmacocinéticas dos antagonistas 5-HT$_3$.

	Ondansetrona	Granisetrona	Palonosetrona
Absorção oral	~ 99%	~ 99%	~ 99%
Biodisponibilidade	60%	60%	97%
Ligação às proteínas plasmáticas	70 a 76%	65%	62%
T$_{1/2}$ em voluntários saudáveis	4 horas	6 horas*	40 horas
Via metabólica primária	CYP3A4	CYP3A4	CYP2D6
Excreção renal	5% inalterado, 44 a 60% como metabólito	12% inalterado, 50% como metabólito	40% inalterado, 40% como metabólito
Excreção fecal	~ 25% como metabólito	30 a 38% como metabólitos	5 a 8% como metabólito

*Em pacientes com câncer, a meia-vida é de ~ 9 horas.

Fonte: Desenvolvido pela autoria do capítulo.

Os efeitos antieméticos destes fármacos persistem mesmo após desaparecerem da circulação, sugerindo sua boa distribuição para os tecidos e contínua interação com o receptor. Em virtude disso, estes fármacos podem ser administrados de forma eficaz apenas 1 vez por dia.

Interações medicamentosas

Não há evidências clínicas de interações relevantes. No entanto, como os antagonistas 5-HT$_3$ têm potencial de prologar o intervalo QT do ciclo cardíaco, é recomendado cautela em pacientes que usam fármacos que também sejam conhecidos em prolongar o intervalo QT, pois há risco de desenvolvimento de arritmias cardíacas importantes.

Efeitos adversos

Os antagonistas 5-HT$_3$ são comumente associados a efeitos colaterais como tontura, cefaleia, constipação, sonolência e distúrbios do ritmo cardíaco. Como dito anteriormente, estes fármacos podem prolongar o intervalo QT.

Antagonistas NK$_1$

A compreensão do papel da substância P na êmese tardia induzida por quimioterápicos levou ao desenvolvimento de antagonistas do receptor NK$_1$ para o tratamento desta condição. O primeiro antagonista oral do receptor NK$_1$, o aprepitanto, foi aprovado em 2003, seguido do fosaprepitanto (um pró-fármaco do aprepitanto administrado por via intravenosa), do netupitanto (disponível apenas em combinação fixa com o antagonista do receptor 5-HT$_3$, a palonosetrona, combinação chamada de NEPA) e, mais recentemente, do rolapitanto, ainda não disponível no Brasil.

Os antagonistas NK$_1$ são usados em associação com outros antieméticos na prevenção de náuseas e vômitos agudos, mas principalmente em eventos tar-

dios associados à quimioterapia. São pouco eficazes no controle das náuseas pós-operatórias e totalmente ineficazes em casos de cinetose.

Mecanismo de ação e efeitos farmacológicos

A substância P é membro de um grupo de peptídeos conhecidos como taquicininas, que atendem a várias funções regulatórias. Três taquicininas foram isoladas até hoje, a substância P, a neurocinina A e a neurocinina B, que se ligam preferencialmente aos receptores do tipo NK$_1$, NK$_2$ e NK$_3$, respectivamente. Os receptores da família NK são receptores acoplados a proteína G. Os receptores NK$_1$ são amplamente distribuídos em todo o SNC, incluindo a área postrema e o núcleo do trato solitário, e também são encontrados na periferia em locais como o TGI. Porém os efeitos antieméticos mediados pelos antagonistas dos receptores NK$_1$ são principalmente por ação central.

A êmese induzida pela quimioterapia pode ser classificada em aguda ou tardia. A êmese aguda ocorre nas primeiras 24 horas após o início da quimioterapia, geralmente com picos depois de 5 a 6 horas. Já a êmese tardia ocorre entre 1 e 5 dias após a quimioterapia.

A êmese aguda é causada essencialmente em resposta à irritação das mucosas gástrica e intestinal gerada pelos quimioterápicos (via periférica), com consequente ativação dos receptores 5-HT$_3$ nos aferentes vagais que transmitem o estímulo ao cérebro, ativando o centro do vômito (Figura 45.3). Já a êmese tardia é causada pela presença do quimioterápico no sangue, que é capaz de atuar na zona de gatilho quimiorreceptora estimulando o centro do vômito[6] no SNC. O ponto chave é que a substância P, através da ativação dos receptores NK$_1$, é um dos principais neurotransmissores centrais envolvidos na êmese tardia (Figura 45.5).

---

[6] A via central também está envolvida na êmese aguda induzida por quimioterápicos.

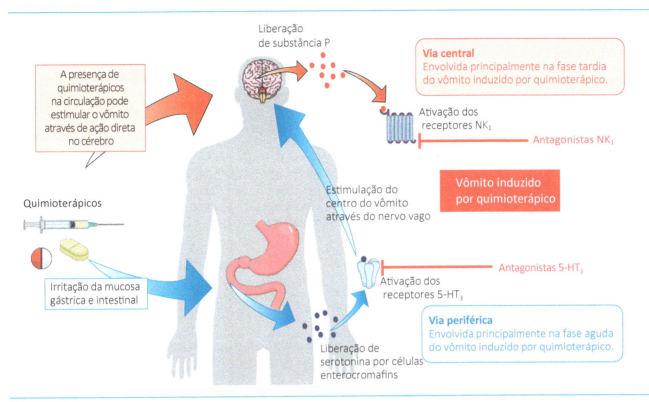

Figura 45.5 – Vômito induzido por quimioterápicos.
Os quimioterápicos irritam a mucosa gástrica e intestinal, estimulando as células enterocromafins a liberarem 5-HT, que estimulam os receptores 5-HT$_3$ nos aferentes vagais que por sua vez transmitem o estímulo para o cérebro. Esta via, chamada de periférica, é a principal responsável pela êmese aguda induzida por quimioterápicos. Uma vez absorvidos, a presença de quimioterápicos na circulação pode ser detectada pelo cérebro, estimulando o vômito. Esta via, chamada de central, é a principal responsável pela êmese tardia induzida por quimioterápicos. A substância P, através da ativação dos receptores NK$_1$, está bastante envolvida na êmese tardia.
Fonte: Desenvolvida pela autoria do capítulo.

Farmacocinética

A biodisponibilidade do aprepitanto é de aproximadamente 60% e a concentração plasmática máxima é alcançada aproximadamente 4 horas após a administração oral. O aprepitanto é extensamente metabolizado no fígado, primariamente pela via da CYP3A4 e, em menor extensão, pelas CYP1A2 e CYP2C19. É excretado como metabólito na urina (5%) e, por via biliar, nas fezes (86%). Apresenta uma meia-vida plasmática de 9 a 13 horas.

O fosaprepitanto é utilizado somente por via intravenosa, sendo rapidamente convertido na sua forma ativa, o aprepitanto. É pouco provável que a conversão seja afetada por prejuízo hepático, uma vez que o fosaprepitanto é metabolizado em diversos tecidos extra-hepáticos. O fosaprepitanto evita o metabolismo de primeira passagem porque é administrado por via intravenosa, mas segue a mesma via metabólica do aprepitanto.

O netupitanto apresenta uma biodisponibilidade oral de 60% e alcança concentração plasmática máxima em 5 horas. O metabolismo do netupitanto é mediado principalmente pela CYP3A4 e, em menor extensão, pela CYP2C9 e CYP2D6. O netupitanto é eliminado principalmente pelas fezes através da via hepática/biliar (70%) e pela urina (4%). O netupitanto apresenta uma meia vida de aproximadamente 86 horas.

O rolapitanto é rapidamente absorvido pelo trato intestinal, com concentração plasmática máxima em 4 horas e biodisponibilidade de quase 100% após sua administração oral. O rolapitanto também é eliminado principalmente pelas fezes através da via hepática/biliar (52 a 89%), e em menor proporção pela urina (9 a 20%). Um diferencial importante deste fármaco é uma maior meia-vida plasmática, aproximadamente 176 horas.

A absorção dos antagonistas NK$_1$ não é afetada pela presença de alimentos. Além disso, a farmacocinética destes fármacos não é influenciada em grau clinicamente significativo pela insuficiência renal ou hepática (leve ou moderada)[7], idade, sexo ou etnia.

---

[7] Os dados em relação ao uso destes fármacos em pacientes com insuficiência renal ou hepática grave são raros ou inexistentes; portanto, diante destes casos, o uso deve ser evitado ou feito com cautela.

Interações medicamentosas

O aprepitanto e o seu pró-fármaco, o fosaprepitanto, são inibidores moderados da CYP3A4. Como consequência, o uso simultâneo com pimozida, terfenadina, astemizol ou cisaprida, substratos da CYP3A4, é contraindicado. Recomenda-se cautela para qualquer outro fármaco que seja substrato desta enzima. A dexametasona, por exemplo, geralmente usada em associação com aprepitanto (ver adiante), é substrato da CYP3A4 e deve ter a dose ajustada. Fármacos que são fortes inibidores da CYP3A4, como cetoconazol e diltiazem, também podem aumentar as concentrações plasmáticas de aprepitanto e fosaprepitanto, gerando aumento do risco de eventos adversos. O aprepitanto e o fosaprepitanto também podem induzir a CYP2C9, podendo resultar em diminuição do efeito da varfarina. Estes fármacos também podem reduzir a eficácia de contraceptivos hormonais.

Até o momento, não foram relatadas interações muito significativas com o netupitanto. Entretanto, há relatos de síndrome serotoninérgica que foi associada a uso concomitante de fármacos serotoninérgicos (p.ex., inibidor seletivo da recaptação de 5-HT e inibidor da monoamina oxidase). De qualquer forma, como o netupitanto é um fraco inibidor da CYP3A4, a associação com fármacos que sejam substratos ou indutores desta enzima deve ser evitada ou monitorada.

O rolapitanto também é metabolizado pela CYP3A4, mas apesar disso não foram encontradas interações clinicamente significativas com fármacos que são substratos ou indutores desta enzima. Contudo, o metabolismo do rolapitanto também envolve a CYP2D6, razão pela qual o mesmo deve ser utilizado com cautela quando combinado com outros fármacos que também são substratos desta enzima, principalmente se eles tiverem janela terapêutica estreita, como é o caso da pimozida, tioridazina e do tamoxifeno. O rolapitanto também inibe os transportadores de efluxo glicoproteína-P e BCRP (do inglês *breast--cancer-resistance protein*), aumentando a exposição sistêmica a agentes que são substratos desses transportadores, incluindo digoxina e sulfasalazina.

Efeitos adversos

São fármacos bem tolerados, com poucos efeitos adversos. Porém, como eles são usados em combinação com quimioterápicos, muitos dos efeitos adversos podem ser mascarados. Entre os mais comuns atribuídos aos antagonistas NK_1 estão soluços, fadiga, náusea, constipação e fraqueza.

Agonistas canabinoides

A dificuldade de tratamento de náuseas e vômitos induzidos por quimioterapia incitou os oncologistas a investigar o efeito antiemético dos canabinoides[8]. O primeiro agonista canabinoide, a nabilona, que é um análogo sintético do Δ^9-tetrahidrocanabinol (Δ^9-THC), foi licenciado especificamente para o tratamento de náuseas e vômitos produzidos pela quimioterapia. Mais tarde, em 1985, o dronabinol, que é a versão sintética do Δ^9-THC, foi introduzido como antiemético. No entanto, as evidências científicas sobre o benefício do uso de canabinoides como antiemético ainda não são suficientes para garantir a eficácia e segurança dos mesmos, especialmente quando comparados aos antieméticos já disponíveis. Por isso, os canabinoides são recomendados apenas para o tratamento de náuseas e vômitos resistentes às terapias antieméticas padrão.

Mecanismo de ação e efeitos farmacológicos

Embora o mecanismo de ação não esteja estabelecido, os canabinoides parecem exercer ação antiemética pela ativação de receptores CB_1 localizados no centro do vômito. Além disso, também podem atuar como inibidores alostéricos dos receptores $5-HT_3$ na área postrema.

Farmacocinética

O dronabinol é quase completamente absorvido (90 a 95%) após uma única dose oral. Entretanto, apenas 10 a 20% da dose administrada atinge a circulação sistêmica, em virtude do extenso metabolismo hepático de primeira passagem. O dronabinol e o seu principal metabólito ativo, o 11-hidroxi-delta-9--tetrahidrocanabinol (11-OH-Δ^9-THC), estão presentes no plasma em concentrações aproximadamente iguais, atingindo pico máximo em 4 horas após a administração oral. O início da ação começa em uma hora, com pico em 2 horas[9]. Por causa de seu grande volume de distribuição, uma dose única de dronabinol pode resultar em níveis detectáveis de metabólitos durante várias semanas.

A nabilona também é rapidamente absorvida após administração oral. Apresenta biodisponibilidade de 96% com pico de concentração plasmática máxima em 4 horas. O início de ação ocorre dentro de uma hora. O tempo de meia-vida é de cerca de 2 horas para o composto original e de 35 horas para metabólitos. Os metabólitos são excretados principalmente através da via biliar-fecal (60%), com apenas cerca de 25% excretados na urina.

---

[8] O termo 'canabinoide' refere-se a todos os ligantes dos receptores canabinoides, CB_1 e CB_2.

[9] O dronabinol foi desenvolvido inicialmente como cápsula oral. Porém, em 2016, foi aprovado nos EUA uma solução oral de dronabinol que apresenta absorção e início de efeito um pouco mais rápido, mas a significância destas diferenças, na prática clínica, não é clara.

Interações medicamentosas

As interações associadas aos canabinoides são essencialmente farmacodinâmicas. O dronabinol e a nabilona podem potencializar, de forma aditiva, os efeitos depressores que os benzodiazepínicos, o álcool e opioides exercem sobre o SNC. Embora estudos mostrando a relevância clínica destas interações ainda sejam escassos, deve-se ter cautela diante da associação de canabinoides com qualquer fármaco de ação central.

Efeitos adversos

Estes fármacos têm efeitos complexos no SNC, incluindo uma atividade simpatomimética proeminente, podendo gerar taquicardia. Podem ocorrer alguns efeitos semelhantes aos da utilização da maconha, como euforia, sedação, sonolência e tontura (3 a 10%). Foram relatados também alucinações e paranoias. Também pode ocorrer síndrome de abstinência após a retirada abrupta do fármaco.

Antagonistas da dopamina

Embora os antagonistas dos receptores da dopamina tenham perdido espaço com o surgimento de novos fármacos, eles ainda são bastante usados por serem antieméticos de indicação geral, principalmente em unidades de pronto-atendimento.

Esta classe inclui compostos químicos bastante distintos, e muitos livros de farmacologia abordam estes fármacos de acordo com sua classe química (fenotiazinas, butirofenonas e benzamidas). Entretanto, por motivos didáticos, essa abordagem não será adotada neste capítulo. Os principais fármacos desta classe usados como antieméticos são a metoclopramida, a domperidona, a bromoprida, o droperidol, a alizaprida, a clorpromazina e o haloperidol.

A metoclopramida, a bromoprida e a domperidona[10] são antieméticos de indicação geral, sendo fármacos usados em náuseas e vômitos de diferentes origens, com exceção de náusea e vômito induzido por movimento para o qual são ineficazes. O droperidol apresenta indicação mais limitada, sendo recomendado para náuseas e vômitos decorrentes de procedimentos operatórios. A alizaprida é usada em vômitos e náuseas induzidos por quimioterapia. A clorpromazina e o haloperidol atualmente são usados principalmente como antipsicóticos, sendo o uso como antiemético reservado para casos em que outras substâncias mais específicas não sejam suficientemente eficazes, e por esta razão não serão discutidos em detalhes aqui (para mais informações sobre estes fármacos, ver Capítulo 14 – Fármacos antipsicóticos).

[10] Uma indicação específica são as náuseas e os vômitos induzidos pelos agonistas dopaminérgicos usados no tratamento da doença de Parkinson.

Mecanismo de ação e efeitos farmacológicos

Os receptores da dopamina são acoplados à proteína G. São conhecidos cinco tipos de receptores dopaminérgicos, classificados de D_1 a D_5. Os receptores do tipo D_2 estão presentes tanto no centro do vômito como na zona de gatilho quimiorreceptora (área postrema) e, quando estimulados pela dopamina endógena, deflagram as respostas associadas ao desenvolvimento de náusea e vômito. Portanto, o antagonismo de receptores do tipo D_2 é o principal mecanismo envolvido na prevenção de náuseas e vômitos gerada por esta classe de antieméticos. Entretanto, os fármacos desta classe também atuam como antagonistas de receptores muscarínicos, histamínicos, serotoninérgicos e adrenérgicos e, embora estas ações também contribuam para os efeitos antieméticos, são responsáveis por muitos eventos adversos. Estes fármacos também apresentam efeito procinético, o que contribui para o efeito antiemético (ver item "Procinéticos").

Farmacocinética

O droperidol é um antagonista D_2 de ação curta usado apenas por via intravenosa. Apresenta um início de ação de três a dez minutos, com pico de efeito farmacológico aos 30 minutos. Como é indicado apenas para prevenção de náuseas e vômitos pós-cirúrgicos, é mais eficaz quando administrado ao final das cirurgias. O droperidol é extensivamente metabolizado pelo fígado e excretado principalmente na urina (75%). A eliminação fecal é responsável pela excreção de 22% da dose administrada, metade da qual é inalterada. A meia-vida de eliminação do droperidol é de aproximadamente 2 horas.

A alizaprida, também usada apenas por via intravenosa, possui características farmacocinéticas diferentes, com meia-vida de 3 horas e eliminação principalmente renal na forma inalterada.

A bromoprida apresenta baixa ligação às proteínas plasmáticas (40%) e é metabolizada no fígado. O tempo de meia-vida é de 4 a 5 horas. Cerca de 10 a 14% da dose administrada é excretada inalterada através da urina.

Os detalhes farmacocinéticos da metoclopramida e domperidona foram discutidos no item "Procinéticos".

Interações medicamentosas

O uso concomitante com outros agentes depressores do SNC, tais como barbitúricos, álcool e agentes anestésicos gerais, pode potencializar os efeitos de alguns fármacos desta classe. É importante considerar também que o efeito procinético de alguns fármacos desta classe pode afetar a absorção de vários outros fármacos.

745

Efeitos adversos

Os principais efeitos colaterais incluem efeitos extrapiramidais (tremores, discinesia), galactorreia, confusão mental e sonolência. Estes fármacos podem prolongar o intervalo QT, aumentando o risco de arritmias.

Antagonistas muscarínicos

Os antagonistas muscarínicos com ação antiemética atuam principalmente nos receptores M_1 e M_5 que medeiam a atividade colinérgica no núcleo vestibular, e provavelmente também nas vias do tronco cerebral que integram o centro do vômito.

Os antagonistas muscarínicos são eficazes principalmente na prevenção e tratamento de náusea e vômito induzidos pelo movimento, com alguma atividade na náusea e vômito pós-operatório. A escopolamina, um antagonista competitivo reversível, é o principal agente desta classe, estando amplamente disponível tanto em formulações orais como adesivo transdérmico e *spray* nasal. O adesivo transdérmico libera o fármaco de forma uniforme por 72 horas[11] e evita os picos plasmáticos associados à administração oral, reduzindo os efeitos adversos. Para maiores detalhes sobre a farmacologia dos antagonistas dos receptores muscarínicos ver Capítulo 9 – Fármacos que agem no sistema nervoso parassimpático.

Antagonistas H_1

A descoberta do efeito antiemético entre os antagonistas H_1 foi, na verdade, fortuita. O dimenidrinato estava em avaliação em 1947 como um potencial para o tratamento da febre do feno e urticária quando se percebeu pelos relatos dos pacientes[12] que ele prevenia a náusea e vômito induzidos por movimento. Em poucos anos, vários estudos culminaram na aprovação do uso de anti-histamínicos para o tratamento de náusea e vômito.

Os antagonistas H_1 são eficazes para náusea e vômito causado por movimento, no pós-operatório, bem como causado pela gravidez, mas não são eficazes para vômito induzido por quimioterápico.

Tanto os receptores H_1 para histamina como os receptores muscarínicos estão presentes no centro do vômito e núcleo vestibular. Os antagonistas H_1 usados para tratar náuseas e vômitos também têm atividade

---

[11] No Brasil, embora muito utilizada para tratamento de cólicas gastrointestinais e geniturinária, a escopolamina não tem tradição de uso para náusea e vômito, e muitas destas formulações não estão disponíveis no país.

[12] Entre os pacientes que receberam o fármaco estava uma mulher grávida que sofria de náusea por movimento sempre que andava de carro. No entanto, sempre que ela tomava dimenidrinato alguns minutos antes de embarcar em algum veículo, permanecia sem sintomas (Science 1949;109:359).

antimuscarínica, fato que contribui para a sua ação antiemética. O receptor H_1 e os receptores muscarínicos possuem uma similaridade de 45%, o que ajuda a justificar a falta de seletividade destes fármacos. Os receptores H_1 não estão presentes na área postrema.

Os principais fármacos desta classe, usados como antieméticos, são a meclizina, a prometazina, o dimenidrinato e a difenidramina.

Notavelmente, o antagonismo do receptor H_1 também afeta outras regiões do cérebro, incluindo a área de vigília, causando sonolência e sedação. Para maiores detalhes sobre a farmacologia dos anti-histamínicos, ver Capítulo 29 – Histamina, receptores de histamina e anti-histamínicos.

Dexametasona

Glicocorticoides, como a dexametasona, estão bem estabelecidos como fármacos eficazes contra náusea e vômito induzidos por quimioterapia, bem como no pós-operatório. Embora amplamente utilizados em combinação com outros fármacos antieméticos, o mecanismo e o local da ação ainda não estão claros. Uma sugestão é que a dexametasona possa suprimir a produção de eicosanoides, a inflamação e o edema induzidos pela quimioterapia, bem como por procedimentos operatórios, reduzindo, deste modo, o vômito associado a esta condição. Vale chamar atenção que algumas evidências indicam que os glicocorticoides podem reduzir a liberação de 5-HT, bem como reduzir a expressão dos receptores de 5-HT$_3$.

Os glicocorticoides normalmente não são usados isoladamente contra náuseas e vômitos, mas apresentam eficácia aditiva quando combinados com outros antieméticos. Eles têm um início de ação lento e seu benefício é limitado a regimes profiláticos.

Os efeitos colaterais relacionados a uma dose única de profilaxia para náusea são considerados raros. Para uma discussão mais detalhada sobre estes fármacos, ver o Capítulo 37 – Adrenocorticosteroides e antagonistas adrenocorticais.

Benzodiazepínicos

Os benzodiazepínicos, como lorazepam e alprazolam, são usados principalmente para a náusea e vômito antecipatório, quadro que ocorre antes da aplicação da quimioterapia a partir do segundo ciclo de tratamento. A náusea e vômito antecipatório é uma situação clássica de resposta condicionada na qual os fatores promotores evocam, através de mecanismos neurológicos e psicológicos, uma resposta de defesa aos estímulos que levam a experiências estressantes. Esta condição acomete em torno de 25% dos pacientes que fazem quimioterapia. A eficácia dos benzodiazepínicos nesses casos é consequência do efeito ansiolítico, sedativo e das propriedades amnésicas. Para uma discussão detalhadas destes fármacos ver Capítulo 12 – Fármacos ansiolíticos e hipnóticos-sedativos.

Olanzapina

A olanzapina é um agente antipsicótico atípico usado principalmente para tratamento de desordens psicóticas, mas que recentemente despertou interesse para uso na prevenção de náusea e vômito induzidos por quimioterápicos. A indicação de olanzapina para tratamento de náusea e vômito ainda não é aprovada no Brasil (uso *off-label*).

Este fármaco apresenta um amplo espectro de ação, atuando como antagonista de receptores para vários neurotransmissores, alguns dos quais envolvidos no processo de náusea e vômito induzidos por quimioterápicos. A olanzapina tem alta afinidade para receptores da dopamina (D_{1-4}), serotonina ($5\text{-}HT_{2a}$, $5\text{-}HT_{2c}$ e $5\text{-}HT_3$), catecolaminas (alfa$_1$-adrenérgico), histamina (H_1) e acetilcolina (receptores muscarínicos, M_{1-5}).

Na prevenção de náusea e vômito induzidos por quimioterápicos, um regime de tratamento contendo olanzapina oferece um controle tão bom quanto os regimes contendo antagonistas do receptor NK_1 (aprepitanto), com redução substancial dos custos. Entretanto, é importante levar em consideração que a olanzapina, justamente pela ação em diversos receptores, apresenta uma ampla lista de eventos adversos, incluindo alterações cardiovasculares, no SNC e metabólicas (para detalhes ver Capítulo 14 – Fármacos antipsicóticos).

Piridoxina

O efeito antiemético da vitamina B6 (piridoxina) foi inicialmente documentado em 1942[13], porém até hoje não se conhecem os mecanismos pelos quais a piridoxina exerce ação antiemética.

A piridoxina melhora a náusea de intensidade leve a moderada, apresentando efeito sutil contra episódios de vômitos, razão pela qual é geralmente associada com um antagonista de receptores H_1[14]. A piridoxina é usada para tratamento e profilaxia de náuseas e vômitos da gravidez. Em função do efeito antiemético limitado, não é usada para hiperêmese gravídica.

A piridoxina é rapidamente absorvida no intestino e apresenta pico de concentração plasmática em 75 minutos após administração oral. É metabolizada no fígado, formando metabólitos considerados ativos

e que podem ter participação no efeito antiemético. É excretada principalmente pelo rim (35% a 63%), com pequena eliminação através da bile (2%). A meia-vida de eliminação da piridoxina é de 15 a 20 dias.

A piridoxina não apresenta interações medicamentosas clinicamente relevantes. Da mesma forma, não apresenta eventos adversos importantes.

■ Fármacos utilizados em outras desordens do TGI

Simeticona

É um fármaco insolúvel e atóxico, utilizado para reduzir flatulência, distensão, desconforto e dor abdominal. É uma mistura de polímeros de siloxano com dióxido de sílica. Atua reduzindo a tensão superficial das bolhas de gases, ocasionando ruptura das mesmas e escape do ar, prevenindo e dispersando a formação de bolsões de gases no TGI. Encontra-se também em associação com antiespasmódicos, por exemplo, a homatropina, derivado sintético da atropina. Não é absorvido e é excretado nas fezes na forma inalterada, sendo os efeitos adversos, como eczema de contato e urticária, bem raros de ocorrer.

Ácido ursodesoxicólico

É um ácido biliar fisiológico presente na bile humana (menos de 5% do total de ácidos biliares). É indicado para doenças hepatobiliares e colestáticas crônicas, principalmente para dissolução dos cálculos biliares formados por colesterol. Parte do seu efeito é em decorrência da redução na absorção e síntese do colesterol, sem interferir na síntese de ácidos biliares, formando uma bile insaturada. Corroborando com este fato, algumas evidências apontam que as estatinas e a ezetimiba podem reduzir a formação de cálculos biliares. Tem ação colerética, favorece a dissolução gradativa dos cálculos biliares e previne a formação de novos. Os efeitos adversos mais comuns são diarreia e fezes pastosas.

Teduglutida

É indicada para o tratamento de pacientes com síndrome do intestino curto, que são dependentes de suporte parenteral. A teduglutida é um análogo do peptídeo 2 semelhante ao glucagon humano (GLP-2). É administrada pela via subcutânea e possui uma meia-vida mais longa quando comparada ao GLP-2, pois é resistente à degradação *in vivo* pela enzima dipeptidil peptidase IV. A teduglutida se liga aos receptores do GLP-2 nas células intestinais e resulta na liberação local de mediadores que aumentam o crescimento da mucosa intestinal e reduzem a motilidade intestinal, aumentando a absorção intestinal de fluidos e nutrientes destes pacientes. Efeitos adversos incluem dor abdominal, náusea e dor de cabeça.

---

[13] Embora os estudos clínicos mais importantes e que de fato comprovaram a eficácia da piridoxina como antiemético tenham sido publicados apenas na década de 1990, as primeiras evidências foram apontadas por Willis et al. em 1942 (Am J Obstet Gynecol 1942;44:265-271).

[14] Em muitos países, a piridoxina é usada em associação com a doxilamina. Entretanto, no Brasil, a principal associação é feita com dimenidrinato.

Seção 7 – Fármacos que Afetam a Função Gastrointestinal

Atividade proposta

Caso clínico

Mulher de 60 anos, diagnosticada com diabetes tipo II há mais de 20 anos, vai ao ambulatório para acompanhamento de rotina. Sua diabetes é mal controlada e ela já teve várias complicações, incluindo retinopatia e neuropatia periférica. Suas principais queixas são náusea, inchaço no abdome e perda do apetite. Relata que há vários meses vem sentindo seu estômago cheio, mesmo quando come pouco. Utiliza insulina para tratar seu diabetes e losartana (antagonista de receptores AT1) para controle da pressão arterial. O médico prescreve um exame radiográfico do esvaziamento gástrico que aponta um tempo de esvaziamento gástrico muito prolongado. No seu retorno, ela é diagnosticada com gastroparesia diabética e o médico prescreve metoclopramida.

Principais pontos e objetivos de aprendizagem

- Por que o médico prescreveu metoclopramida para o tratamento da gastroparesia? Explique o mecanismo de ação deste fármaco.
- Quais são os principais efeitos adversos da metoclopramida?

Respostas esperadas

A gastroparesia diabética é uma complicação comum do diabetes mal controlado e está associada à lesão do nervo vago. A metoclopramida é um antagonista de receptores D2 da dopamina no TGI. Ela é classificada como um agente procinético. Como a dopamina inibe a ação estimulatória da acetilcolina no músculo liso, o antagonismo da dopamina através do uso da metoclopramida aumenta a liberação e consequentemente a ação da acetilcolina, acelerando o esvaziamento gástrico. A metoclopramida também atua como agonista de receptores serotoninérgicos do tipo 5-HT4, o que possivelmente contribui para seu efeito procinético. Os efeitos adversos comuns incluem sedação, aumento da secreção de prolactina, irregularidades menstruais e efeitos adversos extrapiramidais, este último de maior gravidade e que requer a interrupção do uso. A utilização de metoclopramida por períodos prolongados precisa ser avaliada continuamente, pois há relatos de perda significativa do efeito procinético e do desenvolvimento de discinesia aguda e tardia, especialmente em idosos.

■ REFERÊNCIAS

1. Alexander SP, Christopoulos A, Davenport AP, et al. The Concise Guide to Pharmacology 2017/18. Br J Pharmacol. 2017;174:S1-S446.
2. Guerrant RL, Van Gilder T, Steiner TS, et al. Practice guidelines for the management of infectious diarrhea. Clin Infect Dis. 2001;32:331-51.
3. Hornby PJ. Central neurocircuitry associated with emesis. Am J Med. 2001;111(8A):106S-112S.
4. Navari RM, Aapro M. Antiemetic Prophylaxis for Chemotherapy-Induced Nausea and Vomiting. N Engl J Med. 2016;374(14):1356-67.
5. Sanger GJ, Andrews PLR. A History of Drug Discovery for Treatment of Nausea and Vomiting and the Implications for Future Research. Front Pharmacol. 2018;9:913.
6. Sanger GJ, Broad J, Andrews PL. The relationship between gastric motility and nausea: gastric prokinetic agents as treatments. Eur JPharmacol. 2013;715:10-4.

Capítulo 46

Fármacos utilizados na doença inflamatória intestinal (doença intestinal crônica)

Autor:
- Jamil Assreuy

Doença inflamatória intestinal

Definição

A doença inflamatória intestinal (IBD, do inglês *inflammatory bowel disease*) representa um espectro de condições caracterizadas por inflamação crônica do intestino, de etiologia desconhecida, fisiopatologia complexa e alternando entre períodos de agravamento com períodos de relativa normalidade de função intestinal. Essa condição clínica promove vários sintomas do trato gastrointestinal (TGI), como diarreia, dor abdominal, perda de peso e sangramento intestinal.

A IBD é dividida em duas entidades clínicas: a doença de Crohn (CD, do inglês *Crohn disease*) e a colite ulcerativa (UC, do inglês *ulcerative colitis*). A UC caracteriza-se por inflamação confluente da mucosa do cólon que geralmente inicia-se na região perianal e atinge proporções variáveis deste órgão. Já a CD mostra uma inflamação transmural que pode afetar qualquer parte do TGI e, mais comumente, a região da válvula ileocecal e o intestino delgado. Diferente da UC, a CD alterna trechos do cólon normais com porções afetadas pela doença. Por sua característica transmural, a CD pode causar fibrose com constrições e fístulas.

Pelo desconhecimento da fisiopatogênese e pelas diferenças importantes entre as duas entidades, a terapia envolve fármacos de classes e mecanismos de ação bem distintos e que combatem a resposta inflamatória de forma inespecífica.

Incidência

A incidência e prevalência de IBD no Brasil ainda não foi objeto de levantamento rigoroso. Todavia, uma revisão sistemática recente de dados disponíveis no Brasil e no mundo estima que a incidência de CD no Brasil seja de 0,81 a 1,94 e a de UC, de 1,86 a 3,09, ambas por 100 mil habitantes. Para efeito de comparação, nos Estados Unidos, esses valores são de > 6,38 e > 7,71, respectivamente. Já a prevalência no Brasil é de 0,60 a 6,75 para CD e de 2,42 a 21,0 para UC, ambas por 100 mil habitantes (EUA: CD > 135,6 e UC > 198). Se a hipótese da "higiene causal" (veja a seguir) for confirmada como uma das principais causas de IBD, a tendência no país será de aumento da incidência e prevalência dessas doenças.

Fisiopatologia

A discussão aprofundada do que se conhece sobre as IBD está fora do escopo deste livro. Tanto CD como UC envolvem respostas aberrantes do hospedeiro à microbiota comensal em indivíduos predispostos. Sabe-se que fatores genéticos, ambientais e imunes, além da microbiota intestinal, podem estar envolvidos. Vários *loci* gênicos associados às IBD já foram descritos. Uma das principais teorias para o crescimento da incidência e da prevalência de IBD no mundo desenvolvido é de que a melhoria nos níveis de higiene e saúde, bem como o uso crescente de antibióticos, venham causando desequilíbrio entre humanos e bactérias do ambiente e provocando alterações na microbiota intestinal, o que pode ocasionar disbiose, isto é, desequilíbrio entre bactérias protetoras e patogênicas. Do ponto de vista histológico e imune, as lesões transmurais da CD mostram grande infiltração de linfócitos e macrófagos, fibrose e granulomas e o perfil de citocinas indica uma resposta Th1, enquanto as lesões superficiais da UC exibem infiltrados neutrofílico e linfocitário e parecem ser resposta tipo Th2.

■ Objetivos terapêuticos

O foco da terapia tem se modificado do alívio sintomático para a cura das lesões da mucosa. Isso inclui melhoria da qualidade de vida, remissão clínica e endoscópica, controle das exacerbações agudas e tratamento de complicações específicas, como fístulas e constrições. É importante lembrar novamente que, em razão do aspecto multifatorial da doença, a terapia consiste basicamente em reduzir a resposta inflamatória, mas que nenhum dos fármacos usados faz isso de forma confiável e consistente. Além disso, importantes variações individuais podem causar resposta deficiente ou até mesmo imprevisível aos fármacos.

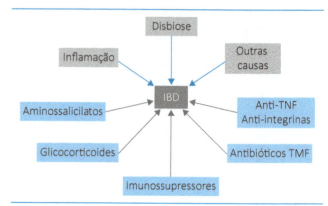

Figura 46.1 – Causas e opções terapêuticas disponíveis para tratamento das doenças inflamatórias intestinais crônicas.
IBD: doenças inflamatórias intestinais; TNF: fator de necrose tumoral; TMF: transferência de microbiota fecal.
Fonte: Desenvolvida pela autoria do capítulo.

■ Agentes terapêuticos

Como dito acima, nenhum agente individualmente é totalmente efetivo em todas as situações e em todos os pacientes. A escolha do(s) fármaco(s) a ser(em) usado(s) em cada paciente leva em conta a gravidade do quadro, a efetividade do fármaco, bem como sua toxicidade.

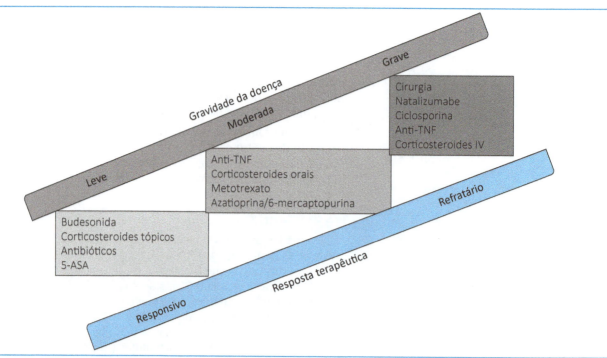

Figura 46.2 – Elementos para escolha da terapia para as doenças inflamatórias intestinais crônicas.
Fonte: Desenvolvida pela autoria do capítulo.

Aminossalicilatos

Esta classe de fármacos, que contém o componente ativo ácido 5-aminossalicílico (5-ASA ou mesalazina), vem sendo usada com sucesso por décadas para o tratamento de IBD. Seu efeito é principalmente tópico e esses compostos têm sido usados primordialmente em UC de baixa ou média intensidade. Seu uso em CD é limitado pelo fato de as lesões nesta condição serem profundas. Soluções aquosas de 5-ASA são rapidamente absorvidas no TGI superior, dificultando seu acesso às porções mais distais, onde as IBD têm sua maior prevalência. Assim, diferentes formulações ou apresentações foram necessárias para o sucesso terapêutico. O 5-ASA também inibe as ciclo-oxigenases, mas seu efeito nas IBD não é decorrente desta característica e, na verdade, os anti-inflamatórios não esteroides (AINE) são até contraindicados porque podem exacerbar a doença.

O protótipo da classe de aminossalicilatos é a sulfassalazina, onde o 5-ASA é ligado a uma molécula de sulfapiridina, o que previne sua absorção no estômago e intestino delgado mantendo o composto intacto até alcançar o íleo terminal e o cólon, onde azorredutases bacterianas irão liberar o princípio ativo pelo rompimento da ligação azo.

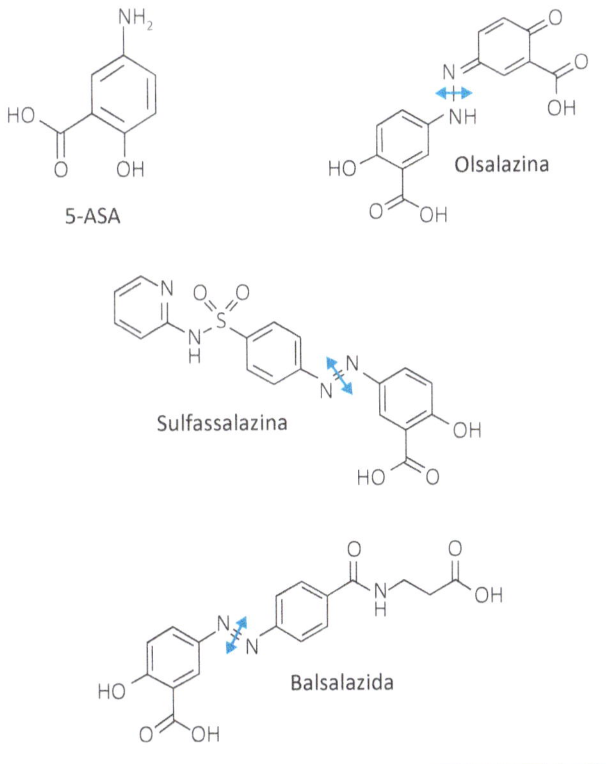

Em vista de alguns efeitos tóxicos da sulfapiridina (que é um antibiótico), compostos de segunda geração contendo 5-ASA foram desenvolvidos. Estes compostos são pró-fármacos (como a própria sulfassalazina) apresentados em preparações de liberação retardada ou liberação sensível ao pH. Outra forma de assegurar alta concentração efetiva no local é por meio de preparações de 5-ASA em forma de supositórios ou enemas, particularmente úteis em UC distal. Os locais no TGI de liberação e ação das diferentes formulações do 5-ASA podem ser vistos na Figura 46.4.

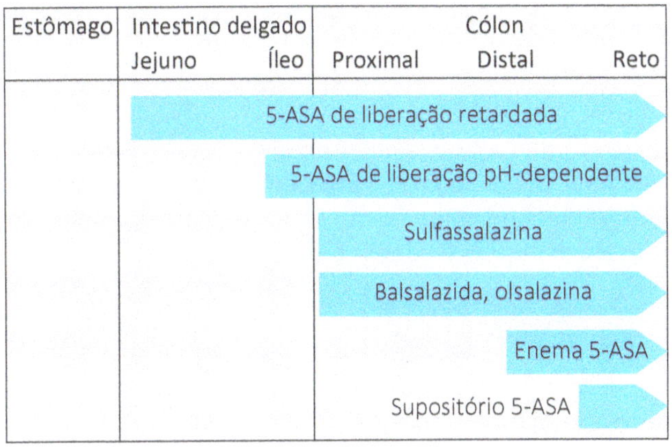

Estômago	Intestino delgado		Cólon		
	Jejuno	Íleo	Proximal	Distal	Reto
	5-ASA de liberação retardada				
	5-ASA de liberação pH-dependente				
	Sulfassalazina				
	Balsalazida, olsalazina				
	Enema 5-ASA				
	Supositório 5-ASA				

Figura 46.4 – Locais de ação preferenciais dos aminossalicilatos no tratamento das doenças inflamatórias intestinais crônicas.

Mecanismo de ação

O 5-ASA atua em diferentes aspectos da resposta inflamatória, o que explica sua importante ação em reduzir o quadro das IBD. Este composto já foi descrito como inibidor da via das lipoxigenases, de funções celulares de células natural killer, linfócitos e macrófagos e como sequestrador de radicais livres. Todavia, a ação mais relevante para explicar o efeito anti-inflamatório é a capacidade do 5-ASA de inibir a ativação do fator de transcrição NF-kB, que é fundamental para a produção de citocinas como TNF-alfa e IL-1, além de outros mediadores inflamatórios.

ADME

A absorção de 5-ASA pelo cólon é muito limitada, diferente da sua rápida absorção no intestino delgado. Após a absorção, ele é rapidamente acetilado no intestino e no fígado e excretado pelos rins.

Indicações clínicas e efeitos adversos

Esta classe induz e mantém a remissão de UC e, por isso, é considerada primeira linha terapêutica em formas leves a moderadas de UC. Também pode ser

Figura 46.3 – Aminossalicilatos para tratamento das doenças inflamatórias intestinais crônicas. As setas vermelhas indicam o ponto de rompimento da ligação pelas azorredutases bacterianas intestinais.

751

associada a glicocorticoides (ver adiante) para o tratamento de UC graves. Como dito, a UC responde muito melhor que a CD aos aminossalicilatos, embora eles sejam úteis nas formas mais distais da CD e quando usados como enemas ou supositórios.

A maior parte dos efeitos adversos deve-se à molécula de sulfa. Esses efeitos podem ser mais intensos em acetiladores lentos e até 40% dos pacientes podem ter reações adversas à sulfassalazina, que incluem náusea, dor abdominal, cefaleia, artralgia, mialgia, anemia hemolítica e supressão da medula óssea. Recomenda-se o uso concomitante de ácido fólico por causa da inibição da sua absorção pela sulfassalazina. As formulações de mesalazina são mais bem toleradas e seus efeitos adversos incluem cefaleia, dispepsia, rashes cutâneos e, mais raramente, nefrotoxicidade. Homens que estejam usando a sulfassalazina e planejando ter filhos devem interromper a medicação pelo menos 6 semanas antes, em virtude do efeito de oligospermia desta classe terapêutica.

Glicocorticoides

Os glicocorticoides são os mais potentes agentes anti-inflamatórios em uso clínico (ver Capítulo 30 – Fármacos anti-inflamatórios, antipiréticos, analgésicos e utilizados na gota e Capítulo 37 – Adrenocorticosteroides e antagonistas adrenocorticais) e vêm sendo utilizados para tratamento de IBD moderadas a graves há pelo menos seis décadas. São muito efetivos em induzir remissão do quadro, mas seu uso constante requer cuidadoso acompanhamento em função dos seus inúmeros efeitos colaterais (ver adiante). No que se refere à responsividade aos glicocorticoides, os portadores de IBD dividem-se em três grupos: i) os que respondem bem, entram em remissão em poucas semanas e assim continuam mesmo sem o fármaco; ii) os dependentes do fármaco, cuja retirada precipita o retorno e/ou agravamento dos sintomas e iii) os resistentes aos esteroides. Para este último grupo, agentes imunossupressores e imunofármacos devem ser considerados como terapia.

Os corticosteroides mais usados em tratamento oral de CD são a prednisona e a prednisolona. A hidrocortisona é útil para ação localizada em preparações de enema ou supositórios. Os graves efeitos colaterais destes esteroides levaram ao desenvolvimento da budesonida. Este fármaco é análogo da prednisolona e sua principal vantagem é um extenso metabolismo de primeira passagem e, consequentemente, uma reduzida biodisponibilidade. Preparações com liberação controlada por pH permitem uso com ações localizadas nos sítios mais relevantes afetados pelas IBD.

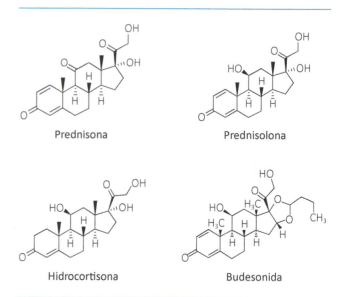

Figura 46.5 – Glicocorticosteroides disponíveis para tratamento das doenças inflamatórias intestinais crônicas.

Mecanismo de ação

Os mecanismos anti-inflamatórios dos corticosteroides são amplos e complexos (ver Capítulo 30 – Fármacos anti-inflamatórios, antipiréticos, analgésicos e utilizados na gota e Capítulo 37 – Adrenocorticosteroides e antagonistas adrenocorticais) e incluem a inibição de fatores de transcrição como o NF-kB, reduzindo a expressão de moléculas de adesão, de mediadores inflamatórios, de citocinas e de proteínas pró-inflamatórias como a ciclo-oxigenase, fosfolipase A2 e óxido nítrico sintase. Estes efeitos e outros mais resultam em modulação da resposta imune e redução da chegada e tráfego de células inflamatórias ao intestino.

ADME

Os corticosteroides podem ser administrados por via tópica, oral, com a opção de preparações de liberação controlada ou por via endovenosa. Sua duração de ação permite uma dose diária. A prednisona é bem absorvida por via oral (50 a 90%) e grande parte fica ligada a proteínas plasmáticas. A metabolização é hepática e a excreção, renal. Como ressaltado acima, a budesonida tem a vantagem de causar menos efeitos colaterais pela sua rápida metabolização hepática. A sua biodisponibilidade em preparações de liberação controlada é da ordem de 10% e os metabólitos são excretados pela urina e fezes.

Indicações clínicas e efeitos adversos

Os glicocorticoides são bastante efetivos em CD e também na UC. Seu uso estende-se desde o emprego de preparações de liberação local até o uso oral e mesmo endovenoso para situações críticas e emergenciais. Doentes em que a doença é limitada ao reto e cólon proximal beneficiam-se de preparações na forma de enemas. Os glicocorticoides não são úteis em manter a remissão do quadro, sendo os aminossalicilatos e agentes imunossupressores as opções mais indicadas em tais casos.

Os glicocorticoides exibem inúmeros efeitos indesejáveis e interações medicamentosas. Alguns dos efeitos adversos são graves, de forma que a terapia com esteroides para o tratamento de IBD deve ser feita com acompanhamento cuidadoso. Efeitos adversos de aparecimento precoce incluem acne, edema, alterações de sono e humor, intolerância à glicose etc. Como muitas vezes o tratamento é prolongado, podem ocorrer alterações mais graves, como síndrome cushingoide, catarata, miopatias, imunossupressão, diabetes, hipertensão e osteonecrose. A prevenção destas complicações demanda suplementação de cálcio e vitamina D, densitometria óssea periódica e monitoração do aparecimento de intolerância à glicose. Os glicocorticosteroides podem induzir supressão do eixo hipotálamo-hipófise, resultando em insuficiência adrenal se o fármaco for retirado abruptamente. A incidência destes efeitos causados pela budesonida é menor em vista da sua baixa biodisponibilidade.

Imunomoduladores

(Ver Capítulo 31 – Fármacos imunossupressores e Capítulo 62 – Anticorpos monoclonais.)

Esta classe tem vários representantes que compartilham efeitos imunossupressores e terapia para o tratamento de câncer. Pelo potencial em causar sérios efeitos colaterais, seu uso demanda acompanhamento judicioso e cuidadosa avaliação da razão risco/benefício na implementação da terapia.

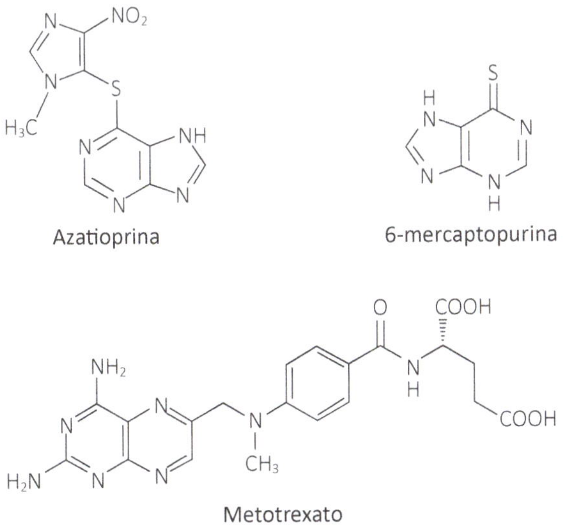

Azatioprina

6-mercaptopurina

Metotrexato

Figura 46.6 – Imunossupressores disponíveis para tratamento das doenças inflamatórias intestinais crônicas.

Análogos de purinas

Esta classe é especialmente útil para o tratamento de pacientes resistentes ou dependentes de corticosteroides e, portanto, são coletivamente vistos como alternativas importantes ao uso destes últimos. O uso desta classe aumentou com a chegada dos imunobiológicos para tratamento das IBD, já que se verificou que análogos de purina aumentam a eficácia de anticorpos anti-TNF (ver adiante).

Azatioprina e 6-mercaptopurina

Ambas são pró-drogas. A azatioprina sendo convertida a 6-mercaptopurina, que é, então, metabolizada aos nucleotídeos 6-tioguanina, as moléculas ativas finais.

Mecanismo de ação

São antimetabólitos de purina e entram na via de síntese de purinas gerando "falsos nucleotídeos" que são incorporados ao DNA, ocasionando quebras na fita e interrupção da proliferação celular, particularmente de linfócitos T, impedindo várias das funções destas células, disso resultando importante imunossupressão.

ADME

Uma das enzimas que participam na disponibilização dos compostos ativos (TPMT, *tiopurina metiltransferase*) tem polimorfismos importantes que fazem com que possam aparecer efeitos colaterais relevantes. Cerca de 90% da população tem atividade normal desta enzima, mas os 10% restantes tem níveis intermediários ou ausentes. Esta deficiência dirige o metabolismo da 6-mercaptopurina para a geração de compostos que são potentes depressores da medula óssea. A 6-mercaptopurina é metabolizada no intestino pela enzima xantina oxidase. Esta enzima é alvo de medicamentos usados contra gota e hiperuricemia e o uso concomitante de alopurinol pode desviar o metabolismo para a formação de compostos mais efetivos, como imunomoduladores, mas também com maior potencial tóxico. A meia-vida de azatioprina e de 6-mercaptopurina é de 2 horas, mas seus metabólitos ativos, os nucleotídeos de 6-tioguanina, entram nas células, resultado em uma meia-vida de dias. Apesar disso, o tempo médio para plena instalação dos efeitos dos análogos de purina é da ordem de 14 a 17 semanas.

Indicações clínicas e efeitos adversos

Como dito acima, o efeito pleno desta classe instala-se lentamente. No entanto, uma vez que o paciente responda bem, o uso pode ser mantido indefinidamente com bons resultados terapêuticos. Sua principal indicação clínica é como alternativa a pacientes que dependem ou são resistentes ao glicocorticoides tanto em CD quanto em UC.

O principal efeito adverso é pancreatite, que afeta cerca de 5% dos pacientes e é razão para cessação de terapia por conta do seu retorno em caso de retomada da medicação. No entanto, o principal efeito adverso relacionado com dose é a mielossupressão e, por isso, a contagem de leucócitos deve ser monitorada de perto, principalmente no início do tratamento.

Metotrexato

Como os análogos de purina, o metotrexato foi usado por muito tempo como terapia para doenças autoimunes e câncer antes de ser utilizado para IBD. É um inibidor de enzimas relacionadas com a síntese de folato, essencial para síntese de purinas e pirimidinas e, portanto, para a síntese de DNA.

Mecanismo de ação

O principal alvo do metotrexato é a enzima-chave para a síntese de folato, a di-hidrofolato redutase. Nas doses mais baixas empregadas para o tratamento de CD, a inibição de proliferação celular não é evidente e o mecanismo de ação do metotrexato envolve um efeito anti-inflamatório importante, reduzindo a síntese das citocinas IL-2, IL-6, IL-8, interferon-gama e do leucotrieno B4 e de proteínas de adesão intercelular.

ADME e efeitos adversos

Metotrexato é ativo por via oral, subcutânea e intramuscular. A sua biodisponibilidade é de 50% a 90% e cerca de metade da concentração sanguínea está ligada a proteínas plasmáticas. Sua excreção é quase exclusivamente renal, de forma inalterada. Sua meia-vida é de 3 a 10 horas e aparece no fluido cérebro-espinhal, embora em níveis menores que os do plasma.

Indicações clínicas

A principal indicação em IBD é para indução e manutenção de remissão em pacientes com CD, especialmente naqueles intolerantes à azatioprina ou a 6-mercaptopurina. Enquanto a resposta for positiva e o paciente estiver tolerando bem, o tratamento deve ser mantido. O metotrexato pode ser associado à terapia imunobiológica com sucesso, especialmente anticorpos anti-TNF (ver item "Anti-TNF").

Os principais efeitos adversos incluem náusea, vômito, diarreia, leucopenia, queda de cabelo, pneumonia por hipersensibilidade e elevação das transaminases. A suplementação com ácido fólico ajuda a minimizar estes efeitos sem interferir na ação anti-inflamatória. Fármacos que interferem na excreção renal do metotrexato (AINE, fenitoína, penicilinas, probenecida, amiodarona e inibidores de bombas de prótons) podem aumentar a chance de toxicidade.

Ciclosporina e tacrolimo

A ciclosporina é um potente imunossupressor utilizado em transplantes de órgãos, mas que pode ser usado em CD resistente ao tratamento com corticosteroides intravenosos. Embora ela reduza a imunidade humoral, o efeito mais marcante da ciclosporina é reduzir as respostas dependentes de linfócitos T associadas à eventos autoimunes presentes na CD. Em razão dos seus potentes efeitos adversos, não é terapia de primeira linha. Embora seja útil em situações agudas, seu uso crônico não traz benefícios e pode causar, dentre outros efeitos, parestesia, hipertensão arterial, hipertricose, insuficiência renal, cefaleia e infecções oportunistas. Sua metabolização hepática é razão de inúmeras interações medicamentosas, aumentando ou diminuindo sua concentração plasmática. Isto é particularmente importante porque os níveis séricos da ciclosporina devem ser cuidadosamente monitorados em virtude de seu baixo índice de segurança. O tacrolimo tem ações imunossupressoras similares à ciclosporina.

Imunobiológicos

Dentro do termo "imunobiológicos" estão hoje vacinas, antitoxinas, imunoglobulinas, anticorpos contra proteínas relevantes em doenças, imunomoduladores etc.

Anti-TNF

O TNF (fator de necrose tumoral; do inglês *tumor necrosis factor*) é uma citocina envolvida em ampla gama de condições médicas como inflamação, IBD, psoríase, artrite, sepse etc. Em algumas situações, como as IBD, a entrada de anticorpos anti-TNF na lista de opções terapêuticas abriu um novo leque de possibilidades de tratamento.

Quando se liga aos seus receptores, o TNF dispara, entre outras, uma cascata de ativação celular que culmina com a ativação do fator de transcrição NF-kB cujas consequências serão liberação de citocinas pró-inflamatórias, ativação de linfócitos T, fibrose, aumento da adesão de leucócitos ao endotélio e apoptose de vários tipos celulares.

No momento, existem quatro anticorpos monoclonais dirigidos contra o TNF ligado ou solúvel para o tratamento de IBD: infliximabe, adalimumabe, golimumabe e certolizumabe.

Mecanismo de ação

Os quatro anticorpos ligam-se ao TNF livre em sangue ou líquidos corporais como também ao TNF ligado a proteínas de membrana, prevenindo, portanto, a ligação desta citocina aos seus receptores. Esta ligação reduz a disponibilidade de TNF e, consequentemente, reduz suas ações biológicas.

ADME e efeitos adversos

A meia-vida dos anticorpos anti-TNF é bastante prolongada, sendo de dias a semanas. Por serem proteínas, sua degradação ocorre por proteólise (Quadro 46.1).

Pela importância do TNF em outras diversas situações que demandam resposta do organismo, a segurança dos anti-TNF é sempre motivo de cautela. Estudos mostram que terapia de longo prazo com glicocorticoides causa mais efeitos adversos do que a mesma duração da terapia com anti-TNF.

Os efeitos adversos mais preocupantes dos anti-TNF são a ocorrência de infecções oportunistas e a reativação de infecções latentes, como hepatite B e tuberculose. Alguns efeitos adversos podem estar associados ao desenvolvimento de anticorpos no hospedeiro contra os anti-TNF, particularmente contra o infliximabe, pelo seu grau menor de humanização. Dentre os efeitos adversos mais comuns destacam-se infecções de vias aéreas superiores, reações à infusão, faringite, bronquite, febre, cefaleia, dor abdominal e náuseas.

Indicações clínicas

Os anticorpos anti-TNF são primariamente recomendados para situações de IBDs moderadas ou graves e que não respondem bem às outras alternativas terapêuticas. Servem tanto para indução de remissão quanto para sua manutenção. Os anti-TNF atuam igualmente nas duas entidades clínicas, mas alguns são mais ativos contra CD e outros contra UC. Em alguns casos, associações de anti-TNF com a terapia convencional (descrita anteriormente) pode ser interessante.

Anti-integrinas

Integrinas são proteínas expressas em leucócitos que interagem com os seus equivalentes nas células endoteliais, permitindo a adesão dos leucócitos e sua posterior migração, saindo dos vasos rumo aos tecidos. Existem dois anticorpos dirigidos contra integrinas para uso em IBD, o natalizumabe e o vedolizumabe. Elas atuam em leucócitos circulantes prevenindo sua adesão e migração para o intestino e cérebro. Seu uso vem se reduzindo progressivamente em virtude da reativação do poliomavírus humano, presente em forma latente em 80% dos humanos, resultando em uma condição grave chamada leucoencefalopatia multifocal progressiva. Já o vedolizumabe é dirigido especificamente para uma integrina que reduz o tráfego de leucócitos somente no intestino, reduzindo muito a chance de aparecimento da leucoencefalopatia.

Interferência com o microbioma

O microbioma é composto pela microbiota (isto é, todos os organismos que habitam o intestino de um animal ou de um humano, o que inclui bactérias, fungos, vírus e helmintos) e pelas estruturas e sistemas do hospedeiro que têm contato e/ou interagem com a microbiota, tais como o sistema imune, células da estrutura intestinal etc.

A microbiota intestinal saudável evoluiu junto com os humanos e fornece inúmeros benefícios ao seu hospedeiro relativos a nutrição, sistema imune, proteção contra agentes patogênicos etc. por conta das relações simbióticas entre ela e o seu hospedeiro. Quando a sua composição e/ou função são alteradas de forma desfavorável ao hospedeiro, instala-se a chamada disbiose. Embora a literatura científica venha se avolumando em mostrar que a disbiose da microbiota intestinal tenha papel relevante nas IBD, não se conseguiu até o momento estabelecer-se uma relação direta de causa e efeito nas doenças humanas.

Quadro 46.1 – Imunobiológicos anti-TNF utilizados no tratamento das doenças inflamatórias intestinais crônicas.

Característica	Infliximabe	Adalimumabe	Golimumabe	Certolizumabe
Estrutura	IgG1	IgG1	IgG1	Fab peguilado
Humanizado	75%	100%	100%	95%
Via de administração	intravenosa	subcutânea	subcutânea	subcutânea
Meia-vida (dias)	8 a 10	10 a 20	14	14
Ativo em	CD/UC	CD/CD	UC	CD/UC

TNF: fator de necrose tumoral; IgG1: imunoglobulina da classe G1; CD: doença de Crohn; UC: colite ulcerativa.

Fonte: Desenvolvido pela autoria do capítulo.

Atualmente há um crescente interesse em alternativas que possam modular a microbiota, a saber com o uso de antibióticos, probióticos ou com o transplante de material fecal de indivíduos doadores sadios. Apesar dos vários tipos de antibióticos usados nos ensaios clínicos dificultarem conclusões gerais, a evidência é que seu uso pode ser benéfico como terapia acessória na indução e manutenção de remissão em pacientes com IBD. Todavia, seus efeitos colaterais limitam sua utilização por períodos prolongados.

Com relação aos probióticos (organismos vivos que modulam positivamente a microbiota), os resultados de vários estudos clínicos recentes não mostram vantagens no uso deles comparados ao placebo, tanto para CD quanto para UC. Os resultados dos estudos com transplante fecal variam bastante e, e como os probióticos, a recomendação é que sejam feitos mais estudos clínicos. Ainda não é claro se a disbiose é causa ou consequência do processo inflamatório nas IBD.

■ Gravidez, lactação, pediatria e geriatria

Aminossalicilatos

Os derivados do 5-ASA são geralmente seguros na gravidez e na lactação, mesmo aparecendo no leite. Em decorrência da redução da absorção e processamento do ácido fólico, é recomendada a suplementação desta vitamina a grávidas em uso de sulfassalazina. Para a população geriátrica, é importante um acompanhamento da função renal pelo risco de nefrotoxicidade.

Glicocorticoides

São considerados seguros na gravidez e na lactação, este último pela sua baixa concentração no leite. Altas doses podem induzir dependência fetal aos esteroides. Na população geriátrica, os efeitos adversos, ósseos e metabólicos, ocorrem com maior frequência, demandando acompanhamento mais rigoroso.

Imunomoduladores

AZA e 6-mercaptopurina têm se mostrado seguros em ensaios clínicos recentes, em vista da dosagem ser bem menor para a terapia de IBD. Neste momento, a conclusão é que os dois fármacos podem ser usados em gestantes e lactentes. Em pacientes geriátricos, o maior cuidado deve ser com infecções oportunistas e com a interação com alopurinol, mencionada anteriormente, pela maior incidência de gota nesta população.

O metotrexato é contraindicação absoluta na gravidez e lactação. Idealmente, deve-se aguardar pelo menos seis meses sem a terapia antes da concepção e, para os homens, pelo menos três meses em vista de oligospermia causada pelo metotrexato. O uso geriátrico requer ajustes de doses pela menor função renal, principal via de eliminação do fármaco.

Imunobiológicos

Em princípio, os imunobiológicos são seguros mesmo se usados no primeiro trimestre de gravidez. O certolizumabe não atravessa a barreira placentária pela falta da porção Fc. Apesar da segurança dos anti-TNF, não é recomendável a administração de vacinas com vírus vivos em bebês de mães tratadas com anti-TNF, a não ser que haja confirmação de níveis plasmáticos indetectáveis deles. O aleitamento não oferece risco nenhum, porque qualquer anti-TNF que saia no leite será destruído pelo sistema digestivo da criança. Em grupo geriátrico, o cuidado maior refere-se à ocorrência de infecções cuja frequência é aproximadamente cinco vezes maior do que em indivíduos jovens.

Antibióticos e microbiota

Em geral, o uso de antibióticos deve ser restrito durante a gravidez. Dos citados acima, o metronidazol é o mais seguro, enquanto os demais devem ser evitados. Cuidado especial deve ser tomado com o grupo geriátrico em vista da possibilidade de dano e insuficiência renal.

Atividade proposta	**Caso clínico**

Paciente feminina, 52 anos, fumante (2 maços por dia) relata dor à evacuação e diarreia, com aumento recente de evacuações diárias, às vezes com sangue. Relata que demorou a procurar o serviço de saúde porque estes sintomas vêm e desaparecem periodicamente. Como agora o quadro está contínuo, resolveu procurar ajuda. A colonoscopia e dados histológicos confirmaram diagnóstico de colite ulcerativa.

Paciente masculino, 35 anos, relata episódios de diarreia frequente, dor abdominal baixa e perda importante de peso. Teve febre com frequência nos últimos dias. Relata também ter estas manifestações recorrentes nos últimos 10 anos, mas sem a perda de peso e sem febre. Como a situação se agravou, decidiu procurar o serviço de saúde. Colonoscopia com biópsia e posterior exame histopatológico confirmaram doença de Crohn.

756

	Revisitando o capítulo:
Principais pontos e objetivos de aprendizagem	Identificar qual é a relevância e a ocorrência de doenças inflamatórias intestinais (IBD).

Revisitando o capítulo:

- Identificar qual é a relevância e a ocorrência de doenças inflamatórias intestinais (IBD).
- Identificar quais são os principais objetivos terapêuticos do tratamento das IBD.
- Enumerar os principais grupos farmacológicos utilizados no tratamento das IBD.
- Para cada grupo, explicitar os principais fármacos, seu mecanismo de ação, sua farmacocinética, suas indicações clínicas e efeitos adversos, além de potenciais dificuldade na sua utilização em grávidas, idosos e infantes.

Além disso, responda às questões a seguir.

1) Nos dois casos, quais são as opções para o tratamento?
2) Quais cuidados devem ser observados?
3) Qual é a expectativa de cura?

REFERÊNCIAS

1. Brazilian Study Group of Inflammatory Bowel Diseases. Consensus guidelines for the management of inflammatory bowel disease. Arq Gastroenterol. 2010;47:313-25. doi 10.1590/S0004-28032010000300019.
2. Duijvestein M, Battat R, Casteele NV, et al. Novel therapies and treatment strategies for patients with inflammatory bowel disease. Curr Treat Options Gastro. 2018;16:129-46. doi 10.1007/s11938-018-0175-1.
3. Harbord M, Eliakim R, Bettenworth D, et al. Third European evidence-based consensus on diagnosis and management of ulcerative colitis. Part 2: Current management. J Crohn's and Colitis. 2017;769-784. doi 10.1093/ecco-jcc/jjx009.
4. MacNaughton WK, Sharkey KA. Pharmacotherapy of inflammatory bowel disease. In: Brunton LL, Hilal-Dan- dan R, Knollmann BC (eds.) Goodman & Gilman's: The Pharmacological Basis of Therapeutics. 13e. New York: McGraw-Hill Education; 2018. p. 945-954.
5. McQuaid KR. Drugs used in the treatment of gastrointestinal diseases. In: Katzung BG, ed Basic & Clinical Pharmacology. 14 ed. New York: McGraw-Hill Education; 2018. p. 1087-119.
6. Ng SC, Shi HY, Hamidi, N, et al. Worldwide incidence and prevalence of inflammatory bowel disease in the 21st century: a systematic review of population-based studies. Lancet 2017;390:2769-78. DOI 10.1016/S0140-6736(17)32448-0.
7. Nishida A, Inoue R, Inatomi O, et al. Gut microbiota in the pathogenesis of inflammatory bowel disease. Clin J Gastroenterol 2018;11:1-10. DOI 10.1007/s12328-017-0813-5.

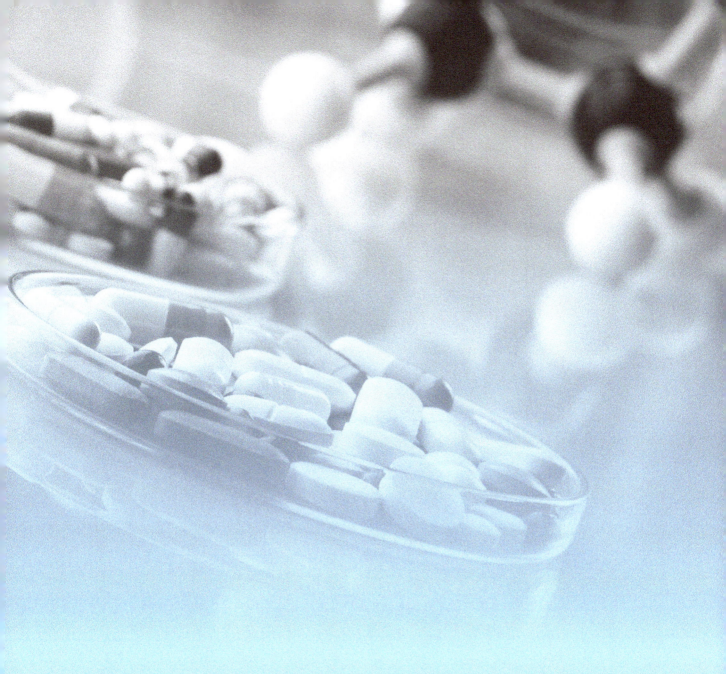

Seção 8
Quimioterapia Antimicrobiana e das Doenças Parasitárias

Coordenador da seção:
- Fábio Cardoso Cruz

Capítulo 47

Princípios da quimioterapia antimicrobiana

Autores:
- Fábio Ricardo Carrasco
- Andrei Nicoli Gebieluca Dabul
- Letícia Dias de Melo Carrasco
- Ilana Lopes Baratella da Cunha Camargo

Durante sua história, o homem conduziu muitas pesquisas sobre a causa das doenças infecciosas, concluindo primariamente que os micro-organismos podem causá-las. Nesse sentido, os postulados de Koch foram fundamentais; no entanto, como se sabe atualmente, nem todos os micro-organismos podem ser cultivados, nem todos crescem em meios de cultura tradicionais (muitos precisam de células hospedeiras) e, ainda, um micro-organismo pode causar várias doenças, bem como uma doença pode ser causada por vários micro-organismos. As descobertas de que os micro-organismos de interesse clínico são bem diversos, incluindo bactérias, fungos, parasitas e vírus, foram um grande passo na ciência para o próximo desafio: descobrir como controlá-los. A partir da descoberta da penicilina em 1928, muitas substâncias antimicrobianas foram também descobertas. Porém, o que não se imaginava era que se precisaria de pesquisas praticamente constantes para se obter pelo menos uma alternativa sempre viável para o tratamento de pacientes infectados por micro-organismos multirresistentes.

Neste capítulo, daremos ênfase nas bactérias, que são procariotos do domínio *Bacteria*. Bactérias são divididas, em geral, em dois amplos grupos caracterizados pela coloração de Gram: bactérias gram-positivas e gram-negativas. Tal diferença se dá, basicamente, em decorrência das estruturas de suas paredes celulares, sendo que as bactérias gram-negativas possuem uma membrana externa contendo lipopolissacarídeo (LPS) em adição à parede celular de peptidoglicano e à membrana citoplasmática; estas últimas, estando presentes também nas bactérias gram-positivas (Figura 47.1). A membrana externa é uma barreira para a entrada de antibacterianos que agem na parede celular, na membrana citoplasmática ou que necessitam entrar na célula para exercer sua ação. Por isso, sempre é mais difícil encontrar um antibacteriano que aja nas bactérias gram-negativas.

Seção 8 – Quimioterapia Antimicrobiana e das Doenças Parasitárias

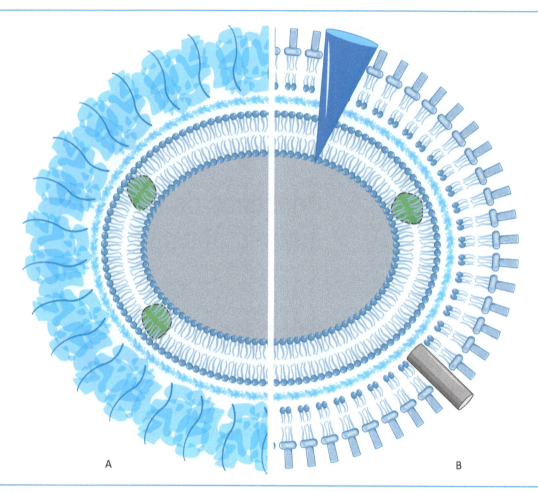

Figura 47.1 – Esquema de células bacterianas. **(A)** Gram-positiva com uma espessa camada de peptidoglicano contendo ácidos teicoicos e lipoteicoicos. **(B)** Gram-negativa com uma fina camada de peptidoglicano envolta por uma membrana externa de fosfolipídeos e lipopolissacarídeos. Em azul, bomba de efluxo; em verde, proteínas de membrana; em cinza, porina.
Fonte: Desenvolvida pela autoria do capítulo.

Apesar de muitas bactérias serem benéficas ao organismo humano enquanto no seu sítio de colonização, algumas dessas bactérias se disseminam pelo corpo, ultrapassando as barreiras de proteção e podendo causar infecções. Muitos pacientes com imunodepressão ou em imunossupressão podem adquirir infecções por bactérias da sua própria microbiota, como também por aquelas que sobrevivem no ambiente e são adquiridas por contato direto.

Em 1928, Alexander Fleming fez uma observação histórica em uma das suas placas de Petri contendo *Staphylococcus aureus*. Ele percebeu que um fungo contaminante (do gênero *Penicillium*) inibia o crescimento bacteriano e, com isso, ele descobriu a penicilina. Após esta descoberta, vários compostos bioativos foram revelados na natureza, extraídos de plantas e até mesmo de outros micro-organismos do solo, os chamados antibióticos. Eles são produzidos por micro-organismos na natureza para que se defendam uns dos outros, consigam prevalecer no ambiente ou até mesmo vencer uma disputa por nutrientes.

Uma vez isoladas e identificadas, estas substâncias somente poderão ser usadas no tratamento de doenças infecciosas em humanos e outros animais após caracterização da atividade antimicrobiana e avaliação quanto à toxicidade e ao perfil farmacocinético/farmacodinâmico. Além dos antibióticos, existem quimioterápicos sintéticos e, mais recentemente, antibióticos estão sendo modificados sinteticamente para melhor eficácia na sua ação. Cada uma dessas moléculas bioativas, em geral chamadas a partir daqui antimicrobianos, podem agir em diferentes locais da célula de um micro-organismo. Moléculas que agem em bactérias são chamadas antibacterianas, sendo que as que agem em fungos, parasitas e, em vírus, os antifúngicos, os antiparasitários e os antivirais, respectivamente.

Neste capítulo, daremos ênfase aos exemplos de mecanismos de ação de antimicrobianos em células bacterianas (Figura 47.2). Porém, outros capítulos tratarão de antimicrobianos mais específicos aos diferentes micro-organismos.

Capítulo 47 – Princípios da quimioterapia antimicrobiana

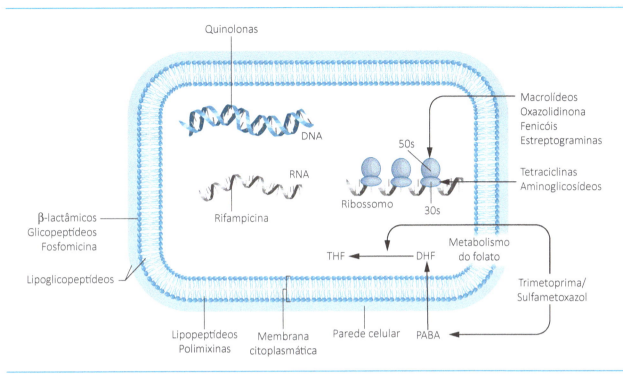

Figura 47.2 – Esquema celular bacteriano indicando os locais de ação de vários antibacterianos.
Fonte: Desenvolvida pela autoria do capítulo.

Os antibacterianos podem resultar em ação bactericida (por matar a bactéria) ou ação bacteriostática (por inibir seu crescimento apenas). Caso a bactéria seja removida do ambiente contendo uma substância bacteriostática, a bactéria poderá voltar a se replicar. Em contrapartida, se a substância é bactericida, a bactéria morrerá e não haverá crescimento bacteriano posterior mesmo que sejam semeadas em um meio sem a substância. Obviamente, o tempo de ação dos antimicrobianos pode variar, e ensaios de tempo de morte nos auxiliam a identificar a cinética de morte da bactéria ante uma determinada substância.

Micro-organismos que produzem antimicrobianos não são afetados, pois existem mecanismos de resistência a essas substâncias através da expressão de genes presentes no próprio micro-organismo produtor, garantindo sua sobrevivência. Essa é uma solução para o micro-organismo produtor, porém esses genes podem, muitas vezes, disseminar-se para diferentes espécies ou gêneros bacterianos, fazendo com que estes também se tornem resistentes àquela molécula. Esse tipo de disseminação da resistência microbiana também é chamado resistência adquirida, e se dá pela transmissão horizontal de genes de resistência (THG). A THG pode ocorrer através de transferência de genes de resistência em transposons, plasmídeos ou bacteriófagos. Na natureza, há também a possibilidade de haver transformação natural de genes contidos em DNA encontrado livre no ambiente após lise celular.

Os mecanismos de resistência bacteriana já detectados são bem variados e incluem a produção de enzimas que podem alterar o alvo do antibacteriano como também enzimas que podem alterar a própria molécula do antibacteriano. De qualquer maneira, essas alterações enzimáticas fazem com que haja diminuição da afinidade entre o antibacteriano e o sítio-alvo, resultando em resistência. Outro exemplo de mecanismo por genes adquiridos pode resultar em produção de uma bomba de efluxo, que antes era inexistente na célula bacteriana, cujo substrato inclui o antibacteriano. Isso faz com que o antibacteriano seja retirado da célula antes mesmo de atingir o seu alvo, diminuindo o número de moléculas disponíveis dentro da célula e resultando em resistência.

Muitas vezes, o antibacteriano pode selecionar bactérias resistentes a ele, não em função da bactéria ter adquirido horizontalmente genes de resistência, mas por outros motivos: 1) ter havido mutações em genes cromossômicos específicos; 2) porque a espécie bacteriana não apresenta o alvo; ou 3) o gene que codifica o alvo apresenta outra sequência em bactérias de diferentes espécies, por exemplo, fazendo com que as estruturas do alvo sejam diferentes e, com isso, não apresentem a mesma afinidade ao antibacteriano. Nos casos 2 e 3, a resistência é referida como resistência intrínseca. No caso 1, em que há mutações em genes cromossômicos específicos resultando em resistência, pode-se observar a disseminação da resistência

763

apenas verticalmente, ou seja, da célula-mãe para as células-filhas. Existem bactérias que apresentam bomba de efluxo em sua estrutura celular cujo substrato pode ser um antibiótico, mas, mesmo assim, a bactéria é sensível a esse antibiótico. Isso ocorre porque a bomba normalmente não é capaz de retirar o antibiótico da célula com alta vazão de modo a atingir níveis de resistência. No entanto, mutações nos genes reguladores dos genes codificantes dessa bomba de efluxo podem resultar em expressão aumentada desses genes, de modo que a célula poderá produzir muitas cópias dessas bombas, conseguindo aumentar a vazão do antibiótico da célula e, assim, a bactéria ficará resistente ao antibacteriano. Outro fato é a mutação que ocorre em um gene que codifica a própria bomba: isso pode alterar a sua estrutura e fazer com que a bomba perca a especificidade ou aumente a sua atividade, aumentando a vazão e ocasionando também resistência.

Outra possibilidade de resistência é a alteração na permeabilidade da membrana externa de bactérias gram-negativas por mutações em genes que codificam porinas. Porinas são proteínas ancoradas na membrana externa que permitem a passagem de algumas substâncias para dentro da célula bacteriana, incluindo antibacterianos. Caso haja uma mutação que altere a estrutura de uma porina, pode haver alteração da seletividade e antibacterianos que antes a atravessavam, agora são impedidos ou o fazem em menor quantidade, resultando em resistência bacteriana. A aquisição de diferentes genes de resistência, bem como acúmulo de mutações em genes que codificam os sítios-alvos de antibacterianos podem resultar em multirresistência, um grave problema na atualidade.

Há uma preocupação mundial quanto às possibilidades de tratamento de Infecções Relacionadas à Assistência à Saúde (IRAS), que são infecções adquiridas em hospitais, casas de repouso, dentre outros locais. Estes ambientes podem ser contaminados por bactérias que se disseminam a partir das infeções dos pacientes atendidos, e podem ser fonte de contaminação para outros pacientes. Em virtude da grande pressão seletiva causada pelos tratamentos desses pacientes, as bactérias que conseguem sobreviver no ambiente hospitalar apresentam perfis de sensibilidade muito diferentes daqueles das bactérias normalmente encontradas na colonização do homem e de outros animais na comunidade. Segundo Magiorakos et al. (2011), os micro-organismos que apresentam resistência a pelo menos um antimicrobiano de três categorias diferentes, já são considerados multirresistentes (MDR, do inglês *multidrug resistant*). Cada vez mais se observam casos de bactérias intituladas extensivamente resistentes (XDR, do inglês *extensively drug-resistant*), as quais são resistentes a quase todos os antibacterianos disponíveis, restando apenas uma ou duas categorias às quais elas são sensíveis. Finalmente, existem também as bactérias que são resistentes a todos os antibacterianos disponíveis no mercado, as chamadas "pan" resistentes (PDR, do inglês *pandrug resistant*), sendo que o prefixo "pan" é uma palavra grega que significa "todo".

O aumento de casos de XDR e PDR é um reflexo da seleção exercida pelos antibacterianos em uso e da falta de novas classes de substâncias antibacterianas. Infecções por estes tipos de bactérias causam aumento na morbidade e na mortalidade dos pacientes. Um estudo feito pelo Centro de Controle e Prevenção de Doenças (CDC), nos Estados Unidos, em 2013, chocou o mundo quando indicou que cerca de 2 milhões de pessoas eram infectadas por micro-organismos multirresistentes anualmente, e que cerca de 23 mil mortes eram decorrentes dessas infecções. Mais recentemente, o CDC realizou um estudo mais robusto que permitiu recalcular os dados anteriores, e mostrou que, na realidade, cerca de 2,6 milhões de pessoas infectadas por micro-organismos multirresistentes e 44 mil mortes anuais – um número de mortes quase duas vezes maior que o anteriormente divulgado –, ocorriam quando o estudo de 2013 foi realizado. Em 2014, Jim O´Niell realizou uma revisão que impressionou o mundo inteiro ao revelar que atualmente cerca de 700 mil mortes anuais são atribuídas à resistência antimicrobiana no mundo, e que se nada for feito as estimativas indicam que em 2050 poderemos vivenciar cerca de 10 milhões de mortes anuais pelo mesmo motivo. Em dados mais atuais, publicados em novembro de 2019, o CDC mostra que 2,8 milhões de pessoas são infectadas todos os anos e que o número de pessoas que morrem em decorrência dessas infecções anualmente nos EUA reduziu para 35 mil, um valor 18% menor que o do estudo em 2013. Isso sugere que os esforços para prevenção nos hospitais podem estar funcionando.

Além da morbidade e da mortalidade, há o aumento no custo do tratamento de pacientes infectados por micro-organismos multirresistentes. Em 2018, um estudo americano revelou que a resistência bacteriana adiciona um valor de US$ 1.383,00 ao custo de tratamento de um paciente por infecção bacteriana. Com esse dado, estima-se que cerca de US$ 2,2 bilhões tenham sido gastos em 2014 com o tratamento dessas infecções nos Estados Unidos. Fica evidente, portanto, que há necessidade de se encontrar novos antibacterianos, especialmente de novas classes, para que haja alternativas de tratamento. Com esta preocupação, a Organização Mundial da Saúde lançou em 2017 uma lista com bactérias para as quais devem ser priorizados tanto a pesquisa como o desenvolvimento de novos antibacterianos. No topo dessa lista, como prioridade crítica, estão: *Acinetobacter baumannii*, *Pseudomonas aeruginosa* e bactérias da família *Enterobacteriaceae* que são produtoras de carbapenemases. Em seguida, como alta prioridade, estão: *Enterococcus faecium* resistentes à vancomicina, *Staphylococcus aureus* (sejam os resistentes à meticilina ou resistentes intermediários à vancomicina ou resistentes a altas concentrações de vancomicina), *Helicobacter pylori* resistentes à claritromicina, *Campylobacter* resistentes à fluoroquinolonas, *Salmonella* spp. resistentes à fluoroquinolonas e *Neisseria gonorrhoeae* resistentes à cefalosporinas de terceira geração ou resistentes à fluoroquinolonas. Por fim, compõem a lista de prioridade média: *Streptococcus pneumoniae* não sensível às penicilinas, *Haemophilus influenzae* resistentes à ampicilina e *Shigella* spp. resistentes às fluoroquinolonas.

Pesquisas de novas moléculas antibacterianas não têm sido fáceis. A reserva natural mais evidente e de mais fácil acesso parece ter sido esgotada e agora há a necessidade de envolver novas tecnologias para a identificação de novas moléculas. Além das dificuldades, existe o fator "tempo". A partir da identificação de uma substância ativa, passando pela descoberta de seu alvo e sua validação até a otimização do composto, demora-se cerca de 3 a 4 anos. Outros 2 a 3 anos são necessários para o desenvolvimento pré-clínico, seguidos de 6 a 7 anos de desenvolvimento clínico. Pelo histórico de aprovações da FDA, apenas uma em cada cinco antimicrobianos que entram em estudos clínicos de fase 1 receberão aprovação no final. Com todas as aprovações, são esperados mais 6 meses a 2 anos até que o antimicrobiano esteja efetivamente no mercado. Todos estes fatos, somados ao panorama de multirresistência em que estamos vivendo, nos evidenciam que há a necessidade de uso correto dos antimicrobianos ou entraremos em uma era "pós--antibiótica", onde não existirá mais cura para as infecções bacterianas.

Acredita-se que a pressão seletiva dos antimicrobianos não é somente encontrada no ambiente hospitalar, mas no meio ambiente e nos animais também. Por isso, o conceito de "OneHealth" tem sido muito discutido atualmente. Na pecuária, antibióticos ou substâncias análogas são dadas aos animais para promover o crescimento precoce para o rápido abate. Com isso, pode haver a seleção de micro-organismos resistentes na microbiota animal que pode contaminar a carne e o manipulador durante o abate, e o esterco pode ser usado na lavoura e contaminar os alimentos. Assim como é necessário o pedido médico para se comprar antibióticos em farmácias, o uso de antibióticos na veterinária também deve ser controlado, bem como deve ser banido o uso abusivo dos antibióticos nessa área. O conceito do OneHealth centraliza a preocupação da saúde humana, animal e do meio ambiente, mostrando a importância dessa interligação.

Escolha do antimicrobiano

Com a suspeita de uma possível infecção bacteriana, a identificação correta do micro-organismo é necessária, e, mesmo que seja preciso iniciar um tratamento empírico, deve ser feito o teste de sensibilidade aos antimicrobianos do micro-organismo identificado pelo laboratório clínico para que se possa fornecer, logo a seguir, o tratamento mais adequado ao paciente.

Farmacocinética e farmacodinâmica

Para que a terapia antimicrobiana seja eficaz é necessário levar em consideração, no momento da escolha do antimicrobiano, parâmetros farmacocinéticos (PK) e farmacodinâmicos (PD). Os farmacocinéticos estão relacionados especialmente à capacidade do agente penetrar o tecido onde há o foco infeccioso, enquanto os farmacodinâmicos envolvem principalmente a capacidade de matar as bactérias ou inibir o seu crescimento, sobretudo a concentração inibitória mínima (CIM). A relação entre os dois processos (PK/PD) não é simples, pois o sucesso da terapia antimicrobiana é determinado por interações complexas entre o fármaco, o hospedeiro e o agente infeccioso. Concentrações subótimas podem resultar em falha terapêutica, bem como em seleção de mutantes resistentes. Dentro da abordagem PK/PD, os antimicrobianos podem ser divididos em três grupos: tempo-dependentes, concentração-dependentes e área abaixo da curva concentração/tempo-dependentes. A Figura 47.3 ilustra esquematicamente a relação PK/PD para os antimicrobianos.

Entre os antimicrobianos tempo-dependentes estão os β-lactâmicos, cuja eficácia está relacionada ao tempo em que a concentração sérica do fármaco permanece acima da CIM do patógeno (T > CIM) (Figura 47.3). Desse modo, é possível obter melhores desfechos clínicos quando se mantém a concentração o máximo de tempo possível acima da CIM. Estima-se que o T > CIM ideal deva ser de 40 a 70%. Uma alternativa para se alcançar maior tempo acima da CIM é a infusão prolongada, sempre respeitando a estabilidade do medicamento em temperatura ambiente.

Os aminoglicosídeos são os principais representantes do grupo dos antimicrobianos concentração--dependentes (Figura 47.3). Para estes agentes, geralmente são necessárias concentrações máximas (C_{max}) plasmáticas cerca de 10 vezes maiores que CIM da bactéria, para que haja resposta clínica adequada, ainda que a concentração sérica não se mantenha acima da CIM ao longo do tempo. Vale ressaltar que essa classe exibe efeito pós-antibiótico prolongado, especialmente contra os gram-negativos, ou seja, a capacidade de suprimir o crescimento bacteriano persiste ainda que os níveis plasmáticos do fármaco estejam abaixo da CIM do patógeno. Além disso, a administração de aminoglicosídeos em dose única diária está associada a melhores desfechos em comparação ao uso da mesma dose diária fracionada e à redução da nefrotoxicidade.

Já entre os antimicrobianos do grupo área abaixo da curva concentração/tempo-dependentes (AAC) estão as quinolonas, os glicopeptídeos e os macrolídeos (Figura 47.3). Para estas classes, tanto a concentração quanto o tempo acima da CIM são importantes. Por esse motivo, o uso otimizado desses agentes requer o emprego de doses elevadas e a infusão prolongada em cada dose.

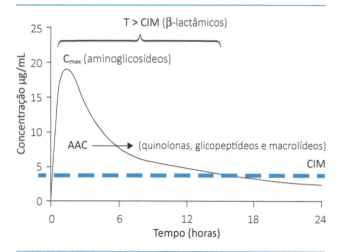

Figura 47.3 – Parâmetros farmacocinéticos/farmacodinâmicos (PK/PD) dos antimicrobianos.
Fonte: Desenvolvida pela autoria do capítulo.

Terapia empírica

A terapia antimicrobiana é definida, especialmente, com base no conhecimento do micro-organismo infectante e no sítio da infecção. Na maioria das infecções, admite-se inicialmente a terapia empírica, sobretudo porque o prazo requerido para a realização dos testes laboratoriais pode trazer riscos significativos aos pacientes. Além disso, muitas vezes, não se consegue o isolamento e a avaliação da sensibilidade do micro-organismo; por essa razão, a terapia empírica é usualmente empregada.

A terapia empírica é presuntiva, uma vez que o agente infeccioso não é identificado. Dessa maneira, ela é baseada essencialmente na avaliação clínica e em achados laboratoriais, como febre, leucocitose e níveis elevados de proteína C-reativa. Adicionalmente, para a escolha do antimicrobiano, são correlacionados dados epidemiológicos de prevalência dos micro-organismos naquele tipo de manifestação clínica, potencial patogênico, padrão de suscetibilidade microbiana, sítio da infecção, utilização recente de antimicrobiano e hospitalização recente.

Na seleção do antimicrobiano, deve-se levar em consideração: eficácia microbiológica e clínica, risco de efeitos adversos, penetração no sítio da infecção, espectro de ação e capacidade de seleção de resistência microbiana.

Em situações em que se observa resposta terapêutica inadequada ao antimicrobiano escolhido na terapia empírica (persistência de febre, aumento ou níveis mantidos de leucócitos e PCR), é recomendado o escalonamento, ou seja, transição para um agente antimicrobiano de mais amplo espectro.

Em contrapartida, quando o agente infeccioso é isolado, a terapia antimicrobiana deve ser guiada pelo teste de sensibilidade ou antibiograma.

Testes de sensibilidade podem ser realizados pelo método de disco difusão ou determinando a concentração inibitória mínima dos antibióticos ante o micro-organismo isolado e identificado.

Clinical and Laboratory Standards Institute (CLSI) e European Committee on Antimicrobial Susceptibility Testing (EUCAST) são organizações que trabalham na padronização de técnicas e de pontos de corte. Muitos laboratórios usam, no mundo todo, essas padronizações disponíveis em documentos anuais (CLSI) ou *online*, sendo modificados de maneira mais dinâmica (EUCAST). Os laboratórios clínicos seguem as normas preconizadas por essas organizações para realizar os testes de sensibilidade aos antimicrobianos tanto pelo método de disco difusão quanto pela determinação da concentração inibitória mínima (esta última podendo ser por microdiluição, macrodiluição ou diluição em meio sólido).

Em geral, os laboratórios clínicos precisam de cerca de 48 horas para liberar o resultado final. Quando o método é automatizado, o resultado poderá sair antes desse prazo. Com os resultados em mãos, caso o micro-organismo seja sensível ao antimicrobiano iniciado na terapia empírica, esse antimicrobiano pode ser mantido. Caso seja sensível a um antimicrobiano de menor espectro, pode ser realizado o desescalonamento, a fim de reduzir o risco de seleção de resistência.

Ajuste de dose

Os antimicrobianos são eliminados do organismo principalmente por via renal e em menor proporção por via hepática. Fármacos que são extensamente eliminados ou metabolizados por essas vias devem ter as doses ajustadas na insuficiência renal e/ou hepática.

O ajuste objetiva reduzir o risco de efeitos tóxicos relacionados à dose, evitando que o fármaco atinja níveis acima da faixa terapêutica. O ajuste é realizado por meio da redução da dose e/ou do aumento do intervalo entre as doses.

Na insuficiência renal, para auxiliar os ajustes de dose, a taxa de filtração glomerular (TFG) é amplamente utilizada na prática clínica como uma medida quantitativa da função renal. Em adultos, o valor de referência normal para a TFG é > 90 mL/min. Clinicamente, o biomarcador mais utilizado para avaliar a TFG é a creatinina (Cr), que é um subproduto do metabolismo muscular e que fornece dados da depuração renal através do *clearance* de Cr (ClCr). Há equações que mensuram o ClCr, as quais levam em consideração fatores como idade, sexo e nível sérico de creatinina. A fórmula de Cockcroft-Gault foi a mais utilizada por muito tempo, mas caiu em desuso especialmente por apresentar limitações: falta de precisão (principalmente para TFG > 60 mL/min); tendência de superestimar a TFG; e ter sido elaborada com base em métodos de dosagem de creatinina antigos. A MDRD (Modification of Diet in Renal Disease) foi a segunda fórmula desenvolvida e os estudos mostraram que ela pode subestimar a TFG em pessoas com valores de Cr elevados, diabéticos tipo 1 sem albuminúria e doadores de transplante renal. A CKD-EPI (Chronic Kidney Disease Epidemiology Collaboration) foi um aperfeiçoamento da MDRD, e por sua acurácia é hoje a fórmula mais recomendada para adultos. Já para estimar a TFG em menores de 18 anos (inclusive bebês), a fórmula de Schwartz é a recomendada, em razão da superfície corporal. A Sociedade Brasileira de Nefrologia disponibiliza ferramentas *online* que calculam o ClCr, segundo as fórmulas mencionadas anteriormente.

A fórmula CKD-EPI é expressada da seguinte maneira:

$$TFG = 141 \times \min (Scr/\kappa, 1)\alpha \times \max (Scr/\kappa, 1) - 1.209 \times 0,993Age \times 1,018 \text{ [se mulher]} \times 1,159 \text{ [se negro]}$$

Em que,

Scr = creatinina sérica em mg/dL;

κ = 0,7 para mulheres e 0,9 para homens;

α = –0,329 para mulheres e –0,411 para homens;

min = mínimo de Scr/κ ou 1; e

max = máximo de Scr/κ ou 1.

Para a maioria dos antimicrobianos o ajuste de dose é indicado quando o ClCr é menor que 50 mL/min. Para muitos fármacos, quanto menor o ClCr maior é a redução da dose e/ou o aumento do intervalo.

Em pacientes submetidos à diálise, as doses recomendadas são aquelas indicadas para ClCr menor que 10 mL/min. Nesses pacientes, muitos antimicrobianos devem ser administrados após a sessão de diálise para evitar a remoção precoce.

Na presença de insuficiência hepática, os ajustes de dose são recomendados, porém não há equações que estimem a extensão da disfunção hepática.

Exemplificando, uma paciente de 68 anos de idade, sexo feminino, negra, sem doença hepática, com dosagem de Cr sérica de 1,6 mg/dL, segundo a fórmula CKD-EPI, terá o ClCr estimado em 37,9 mL/min/1,73 m². Nessa situação, se a mesma paciente necessitasse de tratamento com levofloxacino, em vez de receber a dose usual de 750 mg a cada 24 horas, ela deveria receber 750 mg a cada 48 horas, em decorrência da disfunção renal. Já se a paciente necessitasse de tratamento com clindamicina, não haveria necessidade de ajuste de dose, uma vez que a clindamicina requer ajuste somente na disfunção hepática.

Os capítulos seguintes desta seção apresentarão descrições com maiores detalhes de diferentes antimicrobianos, seus mecanismos de ação e de resistência, indicações clínicas e dados de farmacocinética.

■ Uso racional de antimicrobianos

Os antimicrobianos estão entre os medicamentos mais utilizados. O emprego ambulatorial de antimicrobianos representa cerca de 80% do consumo humano destes medicamentos. Já em hospitais, os antimicrobianos estão presentes em mais da metade das prescrições, e são responsáveis por 20 a 50% das despesas hospitalares com medicamentos. O uso demasiado, bem como o uso inadequado de antimicrobianos, estão entre os principais responsáveis pela seleção de resistência bacteriana. No ambiente hospitalar, a falta de ajuste de dose de acordo com a função renal, erros de indicação, de diluição e omissão do tempo de infusão estão entre os equívocos mais frequentes relacionados à prescrição de antimicrobianos. Esforços globais vêm sendo empreendidos, por meio do desenvolvimento de programas de gerenciamento do uso de antimicrobianos, para otimizar e racionalizar seu uso em serviços de saúde, visando a redução da resistência bacteriana. As ações desenvolvidas nesses programas englobam desde o diagnóstico, a seleção, a prescrição e a dispensação adequadas, as boas práticas de diluição, a conservação e a administração, até a auditoria e o monitoramento das prescrições. Elas promovem ainda educação de profissionais e adotam medidas intervencionistas, para assegurar resultados terapêuticos ótimos com mínimo risco potencial, uma vez que essas ações também aumentam a segurança do paciente, reduzindo consequências não intencionais, como efeitos adversos. Não bastasse tudo isso, a promoção do uso racional de antimicrobianos resulta também na redução de custos para os serviços de saúde.

Seção 8 – Quimioterapia Antimicrobiana e das Doenças Parasitárias

Atividade proposta

Caso clínico

Uma mulher de 36 anos de idade, no primeiro trimestre da gestação, que residia no interior, viajou para o litoral brasileiro. Ela permaneceu 15 dias viajando e se alimentou de iguarias locais, bem como de frutos do mar. No segundo dia após retornar da viagem, a mulher apresentou náuseas, vômito, dor abdominal e febre, associados à diarreia com sangue (três episódios em 24 horas). Por essa razão, ela procurou atendimento médico. Na avaliação, foi observado que a mulher apresentava sinais de desidratação, dor abdominal e febre (temperatura axilar 38,2 °C).

Principais pontos e objetivos de aprendizagem

Revisite os tópicos "Escolha do antimicrobiano" e "Terapia empírica", relacione a clínica descrita com possíveis bactérias e, em relação ao tratamento, descreva se a terapia antimicrobiana seria adequada para a mulher do Caso clínico?

Resposta esperada

A mulher apresentava um quadro clássico de diarreia do viajante. Esta é a doença mais comum em pessoas que viajam para regiões de recursos educacionais e sanitários limitados. A diarreia do viajante é uma doença infecciosa causada especialmente por bactérias (80 a 90%), vírus (5 a 8%) e protozoários. O patógeno mais comum é a *Escherichia coli* enterotoxigênica (ETEC), seguido por *Campylobacter jejuni* (predominante no Sudeste Asiático), *Shigella* spp. e *Salmonella* spp. A diarreia do viajante é quase sempre autolimitada e ocorre durante ou após a viagem. Os sintomas duram aproximadamente de 1 a 5 dias. Em pacientes com febre e sintomas de colite (fezes com sangue ou muco e cólicas abdominais), a coprocultura é indicada. Com relação ao tratamento, é recomendado não utilizar antimicrobianos na maioria dos casos de diarreia do viajante. A terapia antimicrobiana é indicada para os viajantes com diarreia grave, caracterizada por febre e sangue, pus ou muco nas fezes, ou para viajantes em que a diarreia interfira substancialmente no propósito da viagem. Como terapia empírica é comumente utilizado ciprofloxacino ou levofloxacino. Mas o aumento da resistência microbiana às fluoroquinolonas, especialmente entre os isolados de *Campylobacter*, tem limitado sua utilização em muitas regiões do mundo. Uma alternativa potencial às fluoroquinolonas é a azitromicina, embora haja relatos de enteropatógenos com suscetibilidade reduzida a este antimicrobiano. Tanto para fluoroquinolonas quanto para azitromicina há a possibilidade de esquemas de dose única e regimes multidose. A terapia de dose única está bem estabelecida: 500 mg de levofloxacino ou 750 mg de ciprofloxacino ou 1 g de azitromicina, sendo que a azitromicina apresenta taxa de cura maior do que o regime de 3 dias de 500 mg/dia ou levofloxacino 500 mg/dia, uma vez que as taxas de cura foram de 96%, 85% e 71%, respectivamente. Além disso, a azitromicina é preferida para pacientes com febre e diarreia sanguinolenta ou mucoide, gestantes e crianças. Dessa maneira, considerando a epidemiologia, a eficácia e a segurança, seria indicado para a gestante o tratamento com 1 g de azitromicina em dose única.

■ REFERÊNCIAS

1. Brasil. Ministério da Saúde. Secretaria de Ciência, Tecnologia e Insumos Estratégicos. Uso racional de medicamentos: temas selecionados. 2012. 156p. ISBN 978-85-334-1897-4.
2. Brasil. Ministério da Saúde. Agência Nacional de Vigilância Sanitária. Plano Nacional para a Prevenção e o Controle da Resistência Microbiana nos Serviços de Saúde. 2017.
3. CDC. Centers for Disease Control and Prevention. Travelers' Diarrhea. Chapter 2 – Perspectives: Antibiotics in Travelers' Diarrhea – Balancing the Risks & Benefits. Disponível em: https://wwwnc.cdc.gov/travel/yellowbook/2018/the-pre-travel-consultation/travelers-diarrhea Acesso em: 21 set. 2018.
4. CDC. Antibiotic Resistance Threats in the United States, Atlanta, GA; 2019.
5. U.S. Department of Health and Human Services, CDC; 2019.
6. Czock D, Markert C, Hartman B, Keller F. Pharmacokinetics and pharmacodynamics of antimicro-

bial drugs. Expert Opin Drug Metab Toxicol. 2009; 5(5):475-87.

7. Levey AS, Stevens LA, Schmid CH, Zhang YL, Castro AF, 3rd, Feldman HI, et al. A new equation to estimate glomerular filtration rate. Ann Intern Med. 2009;150(9): 604-12.

8. Magiorakos AP, Srinivasan A, Carey RB, Carmeli Y, Falagas ME, Giske CG et al. Multidrug-resistant, extensively drug-resistant and pandrug-resistant bacteria: an international expert proposal for interim standard definitions for acquired resistance. Clin Microbiol Infect. 2012;18(3):268-81.

9. Mueller M, de la Peña A, Derendorf H. Issues in pharmacokinetics and pharmacodynamics of anti-infective agents: kill curves versus MIC. Antimicrob Agents Chemother. 2004;48(2):369-77.

10. Riddle MS, Connor BA, Beeching NJ, et al. Guidelines for the prevention and treatment of travelers' diarrhea:

a graded expert panel report. J Travel Med. 2017;24:S57.

11. Schwartz GJ, Gauthier B. A simple estimate of glomerular filtration rate in adolescent boys. J Pediatr. 1985;106(3):522-6.

12. Steffen R, Hill DR, DuPont HL. Traveler's diarrhea: a clinical review. JAMA. 2015;313: 71.

13. Thorpe KE, Joski P, Johnston KJ. Antibiotic-resistant infection treatment costs have doubled since 2002, now exceeding $2 billion annually. Health Aff (Millwood). 2018;37(4):662-9.

14. Walsh CT, Wencewicz TA. Prospects for new antibiotics: a molecule-centered perspective. The Journal Of Antibiotics. 2013;67:7.

15. World Health Organization. Global priority list of antibiotic-resistant bacteria to guide research, discovery, and development of new antibiotics. World Health Organization; 2017.

Capítulo 48

Antibióticos β-lactâmicos e outros inibidores da síntese de parede celular bacteriana

Autores:
- Thamires Quadros Froes
- Odailson Santos Paz
- Franco Henrique Andrade Leite
- Marcelo Santos Castilho

■ Introdução

Epidemiologia

Nos últimos 50 anos, transformações sociais, econômicas e demográficas foram determinantes para as mudanças nos padrões de morbidade e mortalidade em todo o mundo.

No entanto, a partir do final do século XX as doenças infecciosas, principalmente aquelas causadas por bactérias, voltaram a constar na lista de prioridades da Agenda Global de Saúde Pública. Por exemplo, infecções no trato gastrointestinal, que ocasionam quadros diarreicos, causaram 1,4 milhão de mortes em 2016, ao passo que infecções respiratórias em vias aéreas inferiores causaram três milhões de mortes no mundo nesse mesmo ano. Doenças infecciosas afetam tanto países desenvolvidos como os Estados Unidos, onde mais de quatro milhões de pacientes morreram em decorrência de alguma doença infecciosa entre 1980 e 2014, quanto países em desenvolvimento, como o Brasil, onde 282.187 mortes ocorreram entre 2005 e 2010.

O impacto de doenças infeciosas, causadas por bactérias, se torna ainda maior na medida que o número de bactérias resistentes à ação de um ou mais antibacterianos vem crescendo nas últimas décadas. A resistência bacteriana pode ocorrer em qualquer espécie de bactéria, porém as de maior relevância clínica são conhecidas pelo acrônimo ESKAPE (*Enterococcus faecium, Staphylococcus aureus, Klebsiella pneumoniae, Acinetobacter baumanii, Pseudomonas aeruginosa* e *Enterobacter species*).

No Brasil, apenas três bactérias são responsáveis por mais de 45% das 22.499 infecções primárias, na corrente sanguínea, que acometem adultos hospitalizados em unidade de tratamento intensivo: 16,9% são causadas por *Klebsiella Pneumoniae*, enquanto *Staphylococcus* coagulase negativo é responsável por 16,5% das infecções e *Staphylococcus aureus* por 13,2%. Caso o quadro atual não sofra alterações significativas, a mortalidade anual, decorrente de bactérias multirresistentes, pode ultrapassar 10 milhões de mortes até 2050.

■ Mecanismo de ação geral dos antibióticos β-lactâmicos

Ao invadir o hospedeiro, células bacterianas passam por órgãos e sistemas que causam estresse físico e químico. A variação de pressão osmótica, por exemplo, é compensada através de sensores de pressão e sistemas de transporte de íons que, aliados à rigidez mecânica da parede celular, garantem a sobrevivência das bactérias. A maioria das bactérias pode ser classificada em gram-positiva ou gram-negativa e essa divisão está intimamente relacionada com as características da parede celular (Figura 48.1). Bactérias gram-negativas são envoltas por uma camada estreita de peptidoglicano (2,5 a 6,5 nm) localizada entre a membrana citoplasmática e a membrana externa, a qual é composta por fosfolipídeos e lipopolisacarídeos (LPS). O LPS expresso pela maioria das bactérias gram-negativas tem papel relevante para a patologia e a virulência das bactérias. As bactérias gram-positivas, por sua vez, são envoltas por uma camada espessa de peptidoglicano (19 a 33 nm), que é ancorada na membrana citoplasmática por moléculas de ácido lipoteicoico (LTA, do inglês *lipo-teichoic acids*) e teicoico (WTA, do inglês *wall teichoic acids*).

O principal constituinte estrutural da parede celular é a camada de peptidoglicano, a qual pode ser considerada um material poroso (poros com diâmetro de 4 a 25 nm em bactérias gram-negativas), sem estrutura tridimensional definida, cuja composição é bastante similar em bactérias gram-positivas e gram-negativas.

A fim de compreender como os antibióticos β-lactâmicos reduzem a estabilidade desse constituinte da parede celular, é preciso lembrar que a porção glicana é formada por unidades de N-acetilglucosamina (GlcNAc) e ácido N-acetilmurâmico (MurNAc) conectadas entre si por ligações glicosídicas do tipo β-1,4. As fitas poliméricas apresentam uma porção peptídica que está conectada nas unidades de MurNAc. Em bactérias gram-negativas, essa cadeia peptídica, geralmente, é composta por L-Ala-D-Glu-ácido mesodiaminopimelico (meso-DAP)-D-Ala-D-Ala, sendo que algumas bactérias gram-positivas (p.ex., *S. aureus*) têm L-Lys em vez de meso-DAP. Peptídeos em cadeia adjacentes reagem entre si, formando ligações cruzadas que aumentam a resistência da camada de peptidoglicano (Figura 48.2). Essas diferenças evidenciam que as enzimas responsáveis pela formação dessas ligações cruzadas, conhecidas como proteínas ligadoras de penicilina (PBP), são particulares de cada bactéria. Ou seja, apesar dessas enzimas partilharem um mecanismo catalítico comum, e, portanto, significativa similaridade sequencial, elas têm diferenças estruturais nos seus sítios ativos.

Linhagens nocaute para o gene que codifica a principal PBP de *E. coli* (PBP1b) apresentam rigidez da parede celular reduzida em 50%, comprometendo sua eficácia para proteger a célula das variações na pressão osmótica e ocasionando a morte da bactéria. Os antibióticos β-lactâmicos, ao inibirem a função catalítica das PBPs, simulam o fenótipo da linhagem nocaute, ou seja, têm ação bactericida.

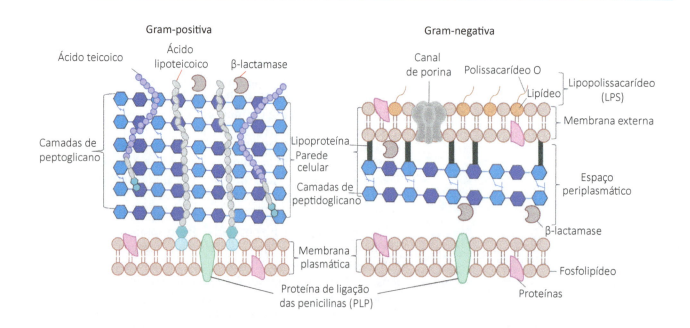

Figura 48.1 – Parede celular de bactérias. (A) Gram-positivas. (B) Gram-negativas.
Fonte: Desenvolvida pela autoria do capítulo.

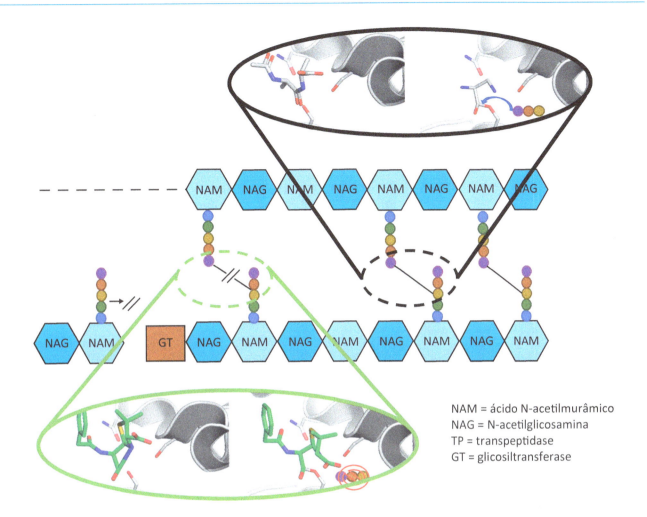

Figura 48.2 – Formação da ligação cruzada entre peptídeos adjacentes, catalisada por proteínas de ligação das penicilinas (GT ou TP), aumenta a resistência da parede celular (parte superior, substrato em cinza), ao passo que a interação de PBPs com antibacterianos da classe dos β-lactâmicos (parte inferior, fármaco em verde), resulta em inativação irreversível da enzima. As seguintes estruturas cristalográficas aparecem nessa ilustração: 2EX6, 2EX8.
Fonte: Desenvolvida pela autoria do capítulo.

Em nível molecular, observou-se que os antibióticos β-lactâmicos inibem de forma irreversível as enzimas envolvidas na biossíntese da camada peptidoglicana (p.ex., carboxipeptidases, endopeptidases e transpeptidases). Essa ação é resultado da semelhança estrutural entre o anel β-lactâmico e a porção terminal do pentapeptídeo (D-alanil-D-alanina) que faz a ligação cruzada entre as fitas poliméricas que formam a parede celular.

Ao contrário do substrato natural, o fármaco permanece ligado covalentemente à PBP, impedindo que a cadeia vizinha de pentapeptídeos acesse o sítio ativo para restaurar a forma ativa da enzima (Figura 48.2). Esse mecanismo de ação é comum a todos os fármacos dessa classe, porém a diversidade estrutural das PBPs faz com que a afinidade dos fármacos seja diferente para cada uma delas (Quadro 48.1).

Quadro 48.1 – Proteínas de ligação das penicilinas (PBPs) de bactérias patogênicas e sua suscetibilidade de inibição por penicilina (azul: mediana; azul escuro: elevada).

	S. aureus	S. pneumoniae	E. coli
Glicosiltransferase	2	1a, 1b, 2a	1a, 1b, 1c
Transpeptidase B1	2a	–	–
Transpeptidase B2	–	–	2
Transpeptidase B3	–	–	3
Transpeptidase B4/B5	1,3	2b, 2x	–
Carboxipeptidase C1/C2	–	–	4, 5, 6, 6b, 7

Fonte: Adaptado de Hubschwerlen. Comprehensive Medicinal Chemistry II, 2007.

■ Mecanismos de resistência a β-lactâmicos

Apesar de amplamente prescritos em razão do seu amplo espectro de ação, baixo custo e ação bactericida, a seleção de bactérias resistentes é um fator que, cada vez mais, reduz o potencial terapêutico de antibacterianos dos β-lactâmicos. Entre os fatores que contribuem para problema, podem ser citados o seu uso indiscriminado, as falhas na adesão ao tratamento e o uso recorrente de antibacterianos por pacientes imunodeprimidos. Isolados de *Streptococcus pneumoniae* resistente à penicilina (PRSP, do inglês *penicillin resistant Streptococcus pneumoniae*) e de *S. aureus* resistente à meticilina (MRSA, do inglês *methicillin-resistant S. aureus*) são exemplos de micro-organismos que causam infecções de difícil tratamento. A comparação de isolados resistentes e suscetíveis à ação dos antibióticos β-lactâmicos revela que os principais mecanismos de resistência são: a) expressão de PBPs com afinidade reduzida pelo fármaco, mas que mantém sua função fisiológica; b) capacidade de expressar enzimas que inativam o fármaco, conhecidas como β-lactamases. A expressão de PBPs modificada é comum em bactérias gram-positivas (p.ex., PRSP, MRSA). Em contrapartida, a expressão de β-lactamases é mais comum em bactérias gram-negativas.

■ β-lactamases

São enzimas relacionadas com as PBPs, capazes de hidrolisar a ligação covalente formada entre a amida no anel β-lactâmico e a serina catalítica, inativando os fármacos antes que eles alcancem seu alvo terapêutico. Essas enzimas podem ser agrupadas de acordo com seu mecanismo catalítico, o qual pode envolver uma serina catalítica (serino-β-lactamase, SBL) ou então íons de zinco (metalo-β-lactamase, MBL)

presentes no sítio ativo (Figura 48.3). Entretanto, a comparação com base nas suas sequências primárias sugere outra forma de agrupamento (Quadro 48.2). Essas enzimas podem ainda ser classificadas em função de critérios funcionais ou da classe de fármacos – penicilinas (P), cefalosporinas (CF), carbapenenos (CB) e monobactamas (M) – que é inativada por cada uma delas. Do ponto de vista clínico, podemos ainda classificá-las de acordo com seu perfil de inibição ante inibidores conhecidos de SBL (ácido clavulâmico e avibactama) ou de MBL (EDTA).

Nas bactérias gram-positivas, as β-lactamases são liberadas continuamente no meio e sua ação acontece fora da parede celular, enquanto nas bactérias gram-negativas essas enzimas são liberadas no espaço periplasmático.

Até o início da década de 1980, as β-lactamases mais encontradas em bactérias gram-negativas eram TEM-1 e TEM-2 e um número reduzido de bactérias expressavam mais de uma β-lactamase.

Entretanto, isolados que expressam β-lactamases de amplo espectro (ESBL, do inglês *Extended Spectrum Beta-Iactamase*), ou seja, que inativam diversas classes de β-lactâmicos começaram a ser identificados no final da década de 1980. Embora esses isolados fossem resistentes à ação de penicilinas e a maioria das cefalosporinas, eles eram suscetíveis a formulações farmacêuticas contendo um inibidor de β-lactamase (p.ex., amoxicillina-ácido clavulânico ou piperacillina-tazobactama).

Posteriormente, β-lactamases insensíveis à ação desses inibidores foram identificadas (p.ex., TEM resistentes a inibidores – IRT, do inglês *inhibitor resistant* TEM). Nos últimos anos, CTX-M é uma das β-lactamases mais encontrada em bactérias gram-negativas resistentes, o que evidencia a disseminação de isolados resistentes a diferentes classes de β-lactâmicos.

Quadro 48.2 – Classificação de β-lactamases, segundo critérios moleculares, funcionais ou farmacológicos e suscetibilidade a inibidores de SBL ou MBL.

Classe molecular	Grupo funcional	Subgrupos funcionais	Fármacos inativados*	Inibidor#	Enzimas representativas
A	2	2a/2c/2bf	P	Avi/Ac. clav (parcial)	PC1/CARB-1/IRT
		2b	P – CF	Avi/Ac. clav.	TEM-1/SHV-1
		2be/2f	P, CF, M	Avi/Ac. clav. (parcial)	CTX-M (ESBLs)/KPC
B	3	3a/3b	P, CF, CB	EDTA	NDM/CphA
C	1	1 (1e)	CF	Avi	AmpC/GC1
D	2d	2d	P	Avi/Ac. clav (parcial)	OXA-1,OXA-10
		2de	P, CF, M		OXA-11,OXA-15
		2df	P, CB		OXA-23,OXA-48

* P: penicilinas; CF: cefalosporinas; CB: carbapenenos; M: monobactamas; #: Avi-avibactama; Ac. clav: ácido clavulâmico.

Fonte: Adaptado Bush (2018).

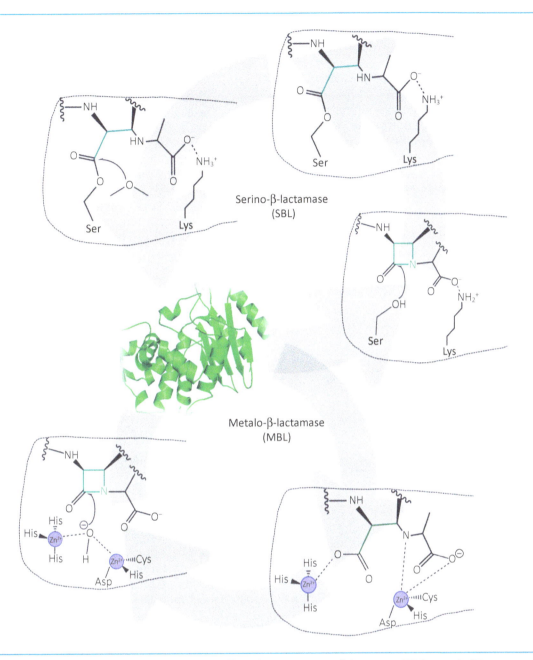

Figura 48.3 – Mecanismo de inativação de antibacterianos β-lactâmicos por serina-β-lactamases (SBL) e metalo-β-lactamases (MBL).
Fonte: Desenvolvida pela autoria.

O aumento do número de isolados, a partir da década de 1990, contendo plasmídeos que codificam a serino-β-lactamase AmpC resultou na seleção de bactérias entéricas e não fermentadoras resistentes às cefalosporinas. Como consequência disso, carbapenemos passaram a ser prescritos com maior frequência para tratar pacientes hospitalizados, infectados por bactérias resistentes à cefalosporina e que não respondem adequadamente a esquemas terapêuticos que incluem inibidores de β-lactamase. A identificação de isolados com plasmídeos que codificam KPC, a partir de 2000, não só reduziu a eficiência desse esquema terapêutico, como também passou a ser o suficiente para explicar epidemias causadas por *Enterobacteriaceae* ao redor do mundo, além da elevada taxa de mortalidade de infecções causadas por micro-organismos que expressam essa β-lactamase (p.ex., mortalidade de até 51% decorrente de infecção por *K. pneumoniae* produtora de KPCs).

A disseminação de isolados que expressam MBL (p.ex., NDM-1) é particularmente preocupante pela ausência de fármacos que consigam inativar esse tipo de β-lactamase.

■ Penicilinas

Aspectos estruturais de penicilinas com atividade antibacteriana.

Todos os fármacos dessa classe apresentam uma estrutura química comum (anel β-lactâmico), que é fundamental para seu mecanismo farmacológico (Figura 48.4). Entretanto, o espectro de ação, as vias de administração e o perfil de resistência ante β-lactamases são determinados, em grande parte, pelos diferentes substituintes que ocupam a posição R1, conforme mostra a Figura 48.4A.

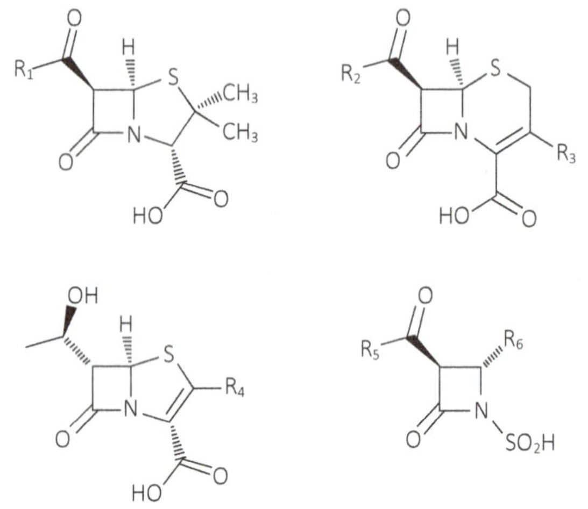

Figura 48.4 – Esqueleto químico geral dos antibacterianos β-lactâmicos.

Fonte: Adaptada de Konaklieva (2014).

Espectro de ação

A utilidade terapêutica da penicilina e seus derivados é determinada pela afinidade que os fármacos têm pelas diversas proteínas de ligação a penicilinas (PBPs), resistência a β-lactamases e pela sua habilidade em atravessar a parede celular e, por conseguinte, alcançar seu local de ação. De maneira geral, a parede celular de bactérias gram-positivas é mais permeável que a de gram-negativas em função da presença, nestas últimas, da membrana de LPS, que restringe a passagem de compostos hidrofílicos. Canais iônicos inseridos nessa membrana, chamados porinas, são cruciais para absorção de substâncias polares por bactérias gram-negativas. Essa característica bioquímica explica porque fármacos menos hidrofílicos têm ação farmacológica restrita a bactérias gram-positivas (p.ex., penicilina G), enquanto fármacos com hidrofilicidade elevada têm ação, principalmente, contra bactérias gram-negativas (p.ex., piperacilina).

Agentes terapêuticos com afinidade por PBPs de diferentes micro-organismos, e com características hidrofílicas, têm amplo espectro de ação (p.ex., ampicilina) (Quadro 48.3). Os derivados de penicilina podem ser agrupados de acordo com sua indicação terapêutica em: antiestafilococos, amplo espectro e antipseudomonas. Na primeira classe, estão a meticilina, a oxacilina e a dicloxacilina por serem fármacos resistentes à ação de β-lactamases. Entretanto, cepas de *S. aureus* resistentes à meticilina (MRSA, do inglês *methicillin resistant S. aureus*) não são suscetíveis a esses fármacos. Na segunda classe, merecem destaque a ampicilina e a amoxicilina, que são amplamente prescritas para tratar infecções do trato respiratório e, profilaticamente, na prevenção de endocardite bacteriana decorrente de cirurgias na boca. Apesar de seu amplo espectro de ação, esses fármacos são rapidamente inativados pela ação catalítica das β-lactamases. A terceira classe é composta por fármacos que têm ação contra bactérias gram-negativas, como a ticarcilina e a piperacilina. Entretanto, a presença de β-lactamases que inativam esses fármacos limita sua utilidade terapêutica em infecções por *Klebsiella* spp.

Quadro 48.3 – Micro-organismos patogênicos suscetíveis à ação de penicilinas.

Fármaco	Gram-positivas		Gram-negativas	
	Cocos	*Bacilos*	*Cocos*	*Bastonetes*
Penicilina G	*S. pneumoniae* *S. pyogenes* *S. viridans*	B. antrax *C. diphtheriae*	*N. gonorrhoeae* *N. meningitidis*	–
Ampicilina	*S. pneumoniae* *S. pyogenes* *S. viridans* *Enterococci*	B. antrax *C. diphtheriae* *L. monocytogenes*	–	*E. coli* *H. influenzae* *P. mirabilis* *S. typhi*
Ticarcilina Piperacilina	–	–	–	*Enterobacter sp.* *E. coli* *H. influenzae* *P. mirabilis* *P. auruginosa*

Fonte: Adaptado de Anvisa.

Propriedades farmacocinéticas

A maioria das penicilinas tem absorção oral incompleta. Consequentemente, a concentração de fármaco no intestino pode afetar a composição da microbiota intestinal. Com exceção da amoxicilina, os demais fármacos têm sua absorção oral reduzida na presença de alimentos. Por essa razão, eles devem ser administrados em jejum, ou pelo menos 1 horas antes das refeições. Em virtude das suas propriedades hidrofílicas, os derivados de penicilina têm, geralmente, amplo volume de distribuição, baixa penetração no sistema nervoso central e excreção, principalmente, pela via renal. Por essa razão, pacientes com insuficiência renal devem ser monitorados e, se necessário, o regime terapêutico deve ser ajustado. Oxacilina é uma exceção à regra, em decorrência da sua via de metabolização hepática.

■ Sensibilidade/Alergia a β-lactâmicos

Um dos efeitos mais comuns decorrentes da utilização de fármacos β-lactâmicos é reação alérgica. Este efeito, geralmente, é mediado por IgE e produz prurido, urticária, angioedema, broncoespasmo, náusea, vômito, hipotensão e, eventualmente, choque anafilático (0,01 a 0,04% dos pacientes). Embora 10% dos pacientes relatem alergias ao uso da penicilina G, mais de 90% podem ser tratados com seus derivados de forma segura. Essa aparente contradição pode ser explicada pelo fato de os sintomas da infecção poderem ser confundidos com os de uma outra reação alérgica (p.ex., paciente infectado com Epstein-Barr vírus) e pelo fato de que aproximadamente 50% dos pacientes alérgicos à penicilina tornam-se insensíveis em um prazo de 5 anos (80% em 10 anos).

A penicilina G, *per se*, não é imunogênica, mas ao se ligar covalentemente a proteínas do hospedeiro pode suscitar uma resposta imune. Essa hipótese sugere que a reação alérgica pode ser relacionada com o anel β-lactâmico ou com os grupos que ocupam a posição R1. Considerando que apenas 0,8 a 1% dos pacientes alérgicos à penicilina G tem ração cruzada com carbapenenos (que não possuem grupos na posição equivalente a R1, ver Figura 48.4), o anel β-lactâmico não parece ser o principal determinante antigênico. Outro fato que corrobora essa hipótese é que alguns pacientes alérgicos às aminopenicilinas (p.ex., amoxicilina e ampicilina), podem ser tratados com penicilina (penicilina G).

Segundo alguns estudos, menos de 1% dos pacientes alérgicos à penicilina G são sensíveis também às cefalosporinas. Nos raros casos em que isso ocorre, a reação cruzada acontece entre fármacos que têm grupos similares nas posições R1 (penicilinas) e R2 (cefalosporinas). Portanto, deve-se evitar a substituição de ampicilina/amoxicilina por cefalexina/cefadroxil ou penicilina G por cefalotina.

Monobactâmicos não têm reação cruzada com penicilinas ou cefalosporinas, exceto ceftazidime e aztreonam, que possuem o mesmo grupo ligado ao anel β-lactâmico nas posições R1 (penicilina), R2 (cefalosporina) e R5 (monobactama).

Contraindicações e toxicidade

De modo geral, as penicilinas apresentam pouca toxicidade, apesar das reações de hipersensibilidade descritas anteriormente. Entre os efeitos tóxicos, é possível destacar depressão da medula óssea, granulocitopenia e hepatite. Adicionalmente, alguns fármacos podem, raramente, causar hepatite (p.ex., oxacilina e naficilina) ou distúrbios da hemostasia induzida por administração de penicilina G, carbenicilina, piperacilina ou ticarcilina.

Quadro 48.4 – Propriedades farmacocinéticas dos antibióticos β-lactâmicos (penicilâmicos).

Antibiótico	Via de administração	Posologia#	Meia-vida (h)	Ligação à proteína plasmática (%)	Eliminação renal (%)
Penicilina G cristalina sódica	IV	1 a 4 MU/2 a 4 h	0,5	55	70
Penicilina G procaína	IM	300.000 a 600.000 UI/12 a 24 h	0,5	55	70
Penicilina G benzatina	IM	1,2 a 2,4 MU/1 a 3 semanas	0,5	55	70
Penicilina V	VO	0,5 a 1 g/6 a 8 h	1	80	20 a 40
Ampicilina	VO	0,5 a 1 g/6 a 8 h	0,8 a 1	17	70
Amoxicilina	VO	0,5 a 1 g/8 h	1	17	70
Cloxacilina	VO	0,5 a 1 g/4 a 6 h	0,5	94	80

IM: intramuscular; IV: intravenoso; VO: via oral; #: posologia indicada para indivíduos adultos com função renal normal; MU: milhões de unidades.

Fonte: Adaptado de Suarez e Gudiol (2009).

■ Cefalosporinas

Aspectos estruturais de cefalosporinas com atividade antibacteriana.

As cefalosporinas possuem um anel de seis membros ligado ano anel β-lactâmico (Figura 48.4B) ao invés do anel de cinco membros encontrado nas penicilinas (Figura 48.4A). Essa modificação aumenta a estabilidade das cefalosporinas ante β-lactamases, mas também afeta a afinidade desses fármacos pelas PBPs. A adição de substituintes na posição R3 (Figura 48.4B) modula a reatividades das cefalosporinas e controla sua estabilidade metabólica.

Espectro de ação

As cefalosporinas são classificadas em primeira, segunda, terceira e quarta geração, considerando-se o espectro de atividade e a resistência às β-lactamases. A progressão das gerações, da primeira à quarta, propiciou a ampliação do espectro contra bactérias gram-negativas (–), ocorrendo perda de eficácia contra gram-positivas (+). Além disso, aumentou-se a eficácia contra os micro-organismos resistentes (Quadro 48.5).

Mecanismo de ação

Esse grupo de fármacos têm a capacidade de inibir a síntese da parede celular bacteriana de modo semelhante ao apresentado pelos fármacos penicilâmicos, portanto, também são bactericidas.

Mecanismo de resistência

De modo geral, a principal causa de resistência às cefalosporinas consiste na destruição do anel β-lactâmico por β-lactamases. Entretanto, mutações nas PLPs 1A e 2X também explicam a resistência de algumas espécies de pneumococos às cefalosporinas de terceira geração.

Propriedades farmacocinéticas

A maiorias das cefalosporinas possuem absorção oral rápida, alcançando concentração plasmática máxima em até 3 horas. Contudo, elas têm sua absorção oral reduzida na presença de alimento e, por esse motivo, precisam ser administradas em jejum. Adicionalmente, esses fármacos possuem volume de distribuição elevado e eliminação essencialmente renal, exceto cefopiramida e cefoperazona que possuem excreção biliar. Os demais parâmetros farmacocinéticos estão sumarizados no Quadro 48.6.

Contraindicações e toxicidade

As cefalosporinas possuem efeito potencialmente nefrotóxico. Alguns fármacos, como a cefalotina em doses habituais (8 a 12 g/dia), podem ocasionar necrose tubular aguda em pacientes com alguma doença renal preexistente. Há evidências suficientes de que a administração concomitante de cefalotina e gentamicina ou tobramicina atue sinergicamente e cause nefrotoxicidade, principalmente nos pacientes com mais de 60 anos.

Quadro 48.5 – Micro-organismos patogênicos suscetíveis à ação de cefalosporinas.

Fármacos	Gram-positivas		Gram-negativas	
	Cocos		Cocos	Bastonetes
1ª geração	S. pneumoniae S. pyogenes S. aureus S. epidermitis Streptococcus anaeróbicos		–	E. coli K. pneumoniae P. mirabilis
2ª geração	S. pneumoniae S. pyogenes S. aureus Streptococcus anaeróbicos		N. gonorrhoeae	E. aerogenes E. coli H. influenzae K. pneumoniae Moraxella catarrhalis P. mirabilis
3ª geração	S. aureus S. pneumoniae S. pyogenes Streptococcus anaeróbicos		Neisseria gonorrhoeae	E. aerogenes E. coli H. influenzae K. pneumoniae P. mirabilis P. aeruginosa S. marcescens

Fonte: Adaptado de Anvisa.

Quadro 48.6 – Propriedades farmacocinéticas de cefalosporinas. As gerações (primeira a quarta) estão representadas em escala de azul (azul claro a azul escuro).

Fármaco	Via de administração[a]	Posologia[b] 1MU	Meia-vida (h)	Ligação a proteína plasmática (%)	Eliminação renal (%)
Cefazolina	IV/IM	1 a 2 g/8 h	1,8	80	95
Cefalotina	IV/IM	0,5 a 2 g/4 a 6 h	0,7	70	70
Cefalexina	VO	1 a 2 g/24 h	0,9	10	98
Cefadroxila	VO	0,5 a 1 g/12 h	1,2	20	90
Cefuroxima	IV	750 mg/8 h	1,4	40	90
Cefuroxima	VO	250 a 500 mg/8 a 12 h			
Cefaclor	VO	250 a 500 mg/8 h	1	25	70
Cefoxitina	IM/IV	1,2 g/6 a 8 h	0,8	70	80
Ceftriaxona	IM/IV	1 a 4 g/24 h	8	90	50
Cefotaxima	IV	1 g/6 h (máx 300 mg/kg/d)	1	40	60
Cefixima	VO	400 mg/24 h	3 a 4	70	20
Ceftazidima	IV	2 g/8 h	1,8	20	85
Cefepima	IV	2 g/12 h	2	<20	85

[a] IM: intramuscular; IV: intravenoso; VO: via oral; [b] Posologia indicada para indivíduos adultos com função renal normal, sendo que MU significa milhões de unidades.

Fonte: Adaptado de Suarez e Gudiol (2009).

Outros relatos de efeitos tóxicos, como hipoprotrombinemia, trompocitopenia e/ou disfunção plaquetária, já foram relatados com o uso de várias cefalosporinas.

■ Carbapenem

Aspectos estruturais de carbapenenos com atividade antibacteriana.

Os penenos, entre os quais se destaca os carbapenenos, apresentam estruturas hídridas de penicilinas (anel de cinco membros) e de cefalosporinas (ligação dupla) (Figura 48.4C), o que lhes confere grande capacidade de se ligar covalentemente a diferentes PBPs. Em contrapartida, essa característica química também determina sua baixa estabilidade em pH estomacal e reduzida meia-vida.

Espectro de ação

Esses fármacos têm espectro de atividade relativamente amplo contra organismos gram-negativos e gram-positivos, incluindo anaeróbios. Seu uso clínico se ampliou nos últimos 20 anos à medida que a resistência às penicilinas, cefalosporinas, fluoroquinolonas e aminoglicosídeos, aumentou. Os carbapenêmicos são indicados para tratamento empírico de infecções graves, incluindo pneumonia nosocomial (na ausência de *Staphylococcus aureus* resistente à meticilina), infecções complicadas do trato urinário, intra-abdominais, neutropenia febril, septicemia, pele, meningite e fibrose cística.

A capacidade dos carpenêmicos de atravessar as porinas, combinada com alta afinidade pelas PBPs e resistência a uma ampla gama de β-lactamases (p.ex., AmpC e ESBLs), são consideradas as causas responsáveis pelo amplo espectro de atividade dos carbapenêmicos em comparação com a maioria dos outros antibióticos.

Os carbapenenos demonstram espectro de ação mais amplo do que as combinações disponíveis de penicilinas, cefalosporinas e inibidores de β-lactamases. Em geral, imipenem e doripenem são antibióticos potentes contra bactérias gram-positivas. Meropenem, ertapenem e doripenem são ligeiramente mais eficazes contra organismos gram-negativos. Todavia, ertapenem é menos ativo contra *P. aeruginosa* do que imipenem ou meropenem. Além disso, doripenem é o carbapenem menos suscetível à hidrólise pelas carbapenemases. Outro fator de destaque nesses fármacos é que meropenem quando combinado com ácido clavulânico é potente contra *Mycobacterium tuberculosis* multirresistentes (MR), uma bactéria que tipicamente não é suscetível à β-lactamicos em virtude da expressão cromossômica da β-lactamase.

Mecanismos de resistência

Além do mecanismo de resistência mais comum (expressão de β-lactamases, como IMP de *Bacteroide fragilis*, e VIM de *Pseudomonas* e *Enterobacteriaceae*) mutações pontuais no gene mecA em bactérias MRSA conferem resistência aos carbapenenos. Os mecanismos de resistência incluem também mutações que alteram a expressão e/ou função de porinas e bombas de efluxo. Por exemplo, mutações na OprD, em conjunto com a produção de AmpC, são responsáveis pela resistência de *P. Aeruginosa* ao imipenem. Este fármaco não é um substrato de bombas de efluxo, contudo, o sistema de efluxo MexAB-OprM reduz a concentração de meropenem no espaço periplasmático (Figura 48.5).

Propriedades farmacocinéticas

Imipenem

Foi o primeiro carbapeneno aprovado para uso clínico e, apesar de suas desvantagens em comparação com os carbapenêmicos mais recentes, ainda é largamente utilizado. Uma das limitações desse fármaco é o fato de ele ser hidrolisado pela desidropeptidase I (DHP-I), presente em células do túbulo contorcido proximal renal. Consequentemente, é necessário administrar um inibidor dessa enzima (p.ex., cilastatina) para garantir a ação farmacológica do imipenem. Por conveniência, o termo imipenem será usado para se referir à combinação de imipenem com cilastatina.

O imipenem é distribuído extensivamente em tecidos e fluido, atingindo níveis plasmáticos de 14 a 24 mg/L (dose de 250 mg), 21 a 58 mg/L (dose de 500 mg) e 41 a 83 mg/L (dose de 1.000 mg), após administração intravenosa. Isso contribui para o amplo espectro contra patógenos, tornando-o particularmente útil no tratamento de graves infecções aeróbicas/anaeróbias polimicrobianas e mistas, bem como no tratamento empírico inicial.

Meropenem

Ao contrário do imipenem, não requer administração concomitante de cilastatina para inibir a DHP-I, porém sua via de administração tem de ser intravenosa em perfusão (durante 15 a 30 minutos), injeção em bólus (durante 3 a 5 minutos) ou intramuscular. O meropenem tem elevado volume de distribuição (15 a 20 L) e baixa ligação à proteína plasmática (2%), o que favorece sua rápida eliminação (1 hora em adultos), por via renal. Adicionalmente, ele é ativo contra ampla variedade de bactérias gram-negativas (incluindo produtoras de ESBL), gram-positivas, gram-negativas e anaeróbicas. No entanto, sua ação falha contra *Enterococcus faecium*, MRSA e *Stenotro-*

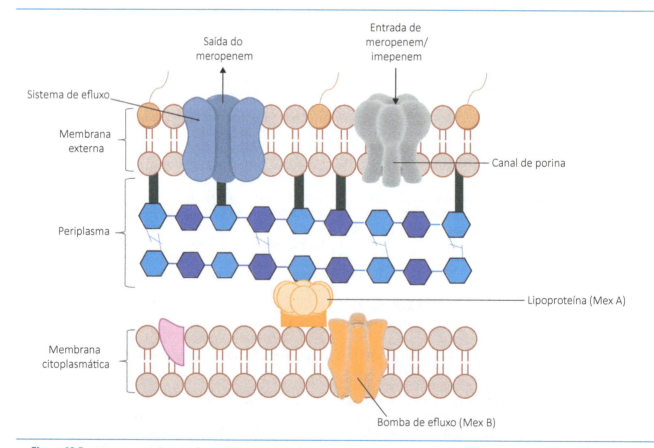

Figura 48.5 – Mecanismos de resistência em *Pseudomonas* spp.
A bomba de efluxo afeta as fluoroquinolonas, as penicilinas, as cefalosporinas e o meropenem, mas não afeta o imipenem.
Fonte: Adaptada Rodloff et al. (2006).

phomonas maltophilia. A incidência geral de eventos adversos causado por meropenem é inferior a 3%. Os eventos adversos laboratoriais mais frequentes relacionados com o meropenem são trombocitose (1,6%) e aumento das enzimas hepáticas (1,5 a 4,3%).

Ertapenem

É o carbapenêmico que tem espectro de atividade mais restrito. Seu principal benefício está relacionado com a sua longa meia-vida e com a possibilidade de administração em dose única diária. Esse fármaco não é ativo contra bactérias gram-negativas não fermentadoras, como *P. aeruginosa*, *B. cepacia* e *Acinetobacter* spp.

Doripenem

Este fármaco possui amplo espectro de atividade *in vitro* contra bactérias gram-positivas e gram-negativas, incluindo bactérias multirresistentes que têm sido a causa de morbidade e mortalidade. Outra vantagem do doripenem é sua maior estabilidade química, o que permite tempo de infusão mais prolongado, especialmente para o tratamento de infecções bacterianas que requerem valores altos de CIM.

■ Monobactam

Aspectos estruturais de monobactamas com atividade antibacteriana.

Ao contrário da maioria dos outros β-lactâmicos, essa classe não apresenta um sistema de anéis fundidos (Figura 48.4D). O aztreonam é o único antibiótico monobactâmico comercialmente disponível e, por essa razão, suas características serão discutidas a seguir.

Mecanismo de ação e eficácia do aztreonam

O aztreonam tem ação bactericida, uma vez que seu mecanismo é semelhante ao das penicilinas e das cefalosporinas. A afinidade desse agente terapêutico aztreonam por PLPs de bactérias gram-positivas e anaeróbias é fraca, o que explica seu estreito espectro de atividade.

Espectro de ação

Esse fármaco é estável à hidrólise por β-lactamases de espécies gram-negativas, por essa razão, ele tem atividade contra *E. coli*, espécies de *Klebsiella*,

H. influenzae, espécies de *Serratia* e *P. aeruginosa*. Como consequência disso, o aztreonam tem sido uti-

lizado com sucesso no tratamento de uma variedade de infecções, tais como bacteremias, infecções do trato urinário, infecções pélvicas e intra-abdominais e infecções respiratórias.

Mecanismo de resistência

O aztreonam é o único β-lactamico que possui estabilidade intrínseca frente a MBL. No entanto, este fármaco pode ser degradado por SBLs. Uma estratégia para contornar esse problema é a combinação de aztreonam com inibidores de β-lactamase, que estão em fase clínica de estudos.

Propriedades farmacocinéticas

O aztreonam é administrado, principalmente, pelas vias intravenosa (IV), e intramuscular, pois sua biodisponibilidade por via oral é de 1%. Isso indica que esse fármaco não deve ser reabsorvido durante o trânsito intestinal. Os regimes posológicos pela via IV variam de 0,5 g, 2 vezes ao dia, a 2 g, 4 vezes ao dia, dependendo da gravidade da infecção. A principal via de eliminação desse fármaco é renal (40%), o que explica sua meia-vida curta (2 horas, em pacientes com função renal normal). A elevada hidrofilicidade desse fármaco também explica seu elevado volume de distribuição (0,18 L/kg).

■ Inibidores de β-lactamase

Os inibidores de lactamase atualmente disponíveis para uso clínico no Brasil são: ácido clavulânico, tazobactam e sulbactam. Esses inibidores funcionam como coadjuvantes dos antibióticos, ampliando seu espectro de ação contra micro-organismos produtores de β-lactamases. Estes fármacos possuem estrutura química similar ao do anel β-lactâmico das penicilinas, mas o grupo presente na posição equivalente a R1 (Figura 48.4A) não garante ação bactericida a essas substâncias, porém as torna substratos suicidas para as β-lactamases. Como consequência disso, esses fármacos devem ser utilizados juntamente com um antibiótico β-lactâmico que não é resistente a ação de β-lactamases. Como exceção dessa regra, pode-se destacar que sulbactam tem afinidade pelas PLPs de *Bacteroides* spp., *Acinetobacter* spp. e *N. gonorrhoeae*. De forma semelhante, clavulanato pelas PBPs de *H. influenzae* e *N. gonorrhoeae*; e tazobactam pelas PLPs de *Borrelia burgdorferi*. Todavia, a ação bactericida é limitada e não justifica sua indicação como monoterapia.

Por outro lado, a combinação de clavulanato com amoxicilina expande o espectro de ação desse fármaco, tornando-o eficaz contra *S. aureus*, *H. influenzae*, *Moraxella catarrhalis*, *Bacteroides* spp., *N. gonorrhoeae*,

E. coli, Klebsiella spp. e *P. mirabilis* produtoras de SBL. De forma semelhante, a combinação de ticarcilina e clavulanato aumenta a atividade desse último contra o *E. coli, H. influenzae, Klebsiella* spp., *Proteus* spp., *Pseudomonas* spp., *Providencia* spp., *N. gonorrhoeae, Moraxella catarrhalis*, e *Bacteroides* spp. produtores de β-lactamase.

Sulbactam não é bem absorvido por via oral e por essa razão a combinação de ampicilina-sulbactam é administrada por via parenteral, com a finalidade de estender o espectro de ação contra *S. aureus, H. influenzae, M. catarrhalis, E. coli, Proteus* spp., *Klebsiella* spp. e *anaeróbios* que produzem SBL.

A combinação de piperacilina com tazobactam é eficaz para o tratamento de infecções causadas por *P. aeruginosa* e outros bacilos gram-negativos que expressam, além de reduzir as MICs de estirpes que expressam ESBLs.

Mecanismos de resistência

Existem dois mecanismos pelos quais bactérias resistentes:

a) A expressão de β-lactamases pode ser induzida pela concentração do antibiótico e do tempo de exposição. De fato, penicilina, ampicilina, a maioria das cefalosporinas de primeira geração, cefoxitina e imipenem são fortes indutores da expressão de AmpC. A hiperprodução de β-lactamases também pode ser mediada por mutações na região promotora do gene e/ou números elevados de cópias do plasmídeo portador do gene que codifica a enzima. Esses mecanismos já foram observados para a enzima TEM-1.

b) Também são conhecidos casos em que cepas bacterianas desenvolvem resistência aos inibidores de β-lactamases por mutação em canais de porina, ou seja, pela redução da concentração do inibidor no seu local de ação.

Propriedades farmacocinéticas

Ácido clavulâmico

O ácido clavulâmico é formulado em combinação com a amoxicilina ou ticarcilina. Essa combinação não altera significativamente os parâmetros farmacológicos de nenhum dos fármacos, produzindo concentrações séricas máximas de aproximadamente 8 μg/mL após uma dose intravenosa de 100 mg. O ajuste da dose é feito com base na concentração desejada para amoxicilina ou ticarcilina. Cerca de 20 a 60% da dose administrada é excretada inalterada na urina, 6 horas após uma dose oral.

Sulbactama

Sulbactama está disponível no Brasil somente em combinação com ampicilina (administração intravenosa). Sua farmacocinética é semelhante a da ampicilina e sua meia-vida sérica é de 1 hora. Sulbactam é excretado por via renal (70 a 80%), sendo que menos de 25% da dose administrada é metabolizada.

Tazobactama

No Brasil, a tazobactama está disponível para administração parenteral em combinação com piperacilina e ceftolozana. O tazobactam é eliminado principalmente por via renal, com uma meia-vida de aproximadamente 1 hora. Todavia, em pacientes com insuficiência renal a meia-vida pode chegar a 7 horas. Eventuais ajustes de dose devem ser feitos com base na farmacocinética da piperacilina.

Avibactam

O avibactam é estruturalmente diverso dos demais fármacos discutidos por não possuir um anel β-lactâmico. Tal como se verifica nos outros inibidores de β-lactamases, esse fármaco tem pouca ou nenhuma atividade bactericida, no entanto, sua associação com ceftazidima inibe as β-lactamases de classe A (TEM, SHV, KPC e CTX-M), classe C e também algumas de classe D (OXA). Além disso, o avibactam pode restaurar a atividade de aztreonam, ceftarolina e ceftazidima contra patógenos que produzem β-lactamases de espectro estendido (ESBLs).

A meia-vida de eliminação (1,4 a 3,2 h) e o volume de distribuição (15,4 a 26,3 L) estão relacionados com as características hidrofílicas desse agente, as quais também determinam sua principal via de eliminação (renal). Sendo assim, espera-se que qualquer grau de disfunção renal altere a farmacocinética do avibactam. Medicamentos que possam influenciar a função renal, e, portanto, a eliminação do avibactam, devem ser evitados e/ou monitorados.

Glicopeptídeos

Glicopeptídicos com atividade antibcteriana são usados para tratar infecções potencialmente fatais causadas por patógenos gram-positivos multirresistentes, como *Staphylococcus aureus, Enterococcus* spp. e *Clostridium difficile*. São fármacos de último recurso contra o *S. aureus* resistente à meticilina (MRSA).

Os fármacos dessa classe ligam-se a porção terminal do peptídeo D-Ala-D-Ala, interferindo com a síntese da parede celular por um mecanismo diferente daquele observado para os derivados β-lactâmicos.

Organismos resistentes a esses agentes apresentam D-alanina-D-lactato (D-Ala-D-Lac) ou D-alanina-D-serina (D-Ala-D-Ser) na porção terminal do pentapeptídeo, reduzindo assim a afinidade dos fármacos frente ao seu alvo celular. Esse mecanismo de resistência já foi observado em enterococos e estafilococos.

A vancomicina e a teicoplanina representam a primeira geração de glicopepetídeos clinicamente importantes. Por essa razão, maiores detalhes sobre eles serão descritos a seguir

Vancomicina

A administração é feita por via intravenosa, com um tempo de infusão padrão de pelo menos 1 hora, para minimizar efeitos adversos. A ligação da vancomicina às proteínas plasmáticas varia entre 10 e 50% e seu volume de distribuição é de 0,4 a 1 L/kg. A excreção desse fármaco é majoritariamente por via renal (80 a 90%) e sua meia-vida de eliminação do fármaco varia de 6 a 12 horas, em pacientes com função renal normal.

Teicoplanina

A administração desse fármaco também é intravenosa, mas não há necessidade de infusão lenta. Outra diferença significativa em relação a vancomicina é sua meia-vida longa (100 horas em adultos). A teicoplanina é geralmente entre 2 a 4 vezes mais ativa contra enterococos suscetíveis do que a vancomicina.

Atividade proposta

Caso clínico

Paciente feminino, 35 anos, foi hospitalizada há 3 dias com febre alta (40,5 °C), tosse produtiva (secreção levemente esverdeada). Inicialmente a paciente foi medicada com amoxicilina (500 mg 8h/8h), porém não houve melhora dos sintomas. Resultados de cultura bacteriana, a partir de amostra biológica, demonstraram a presença de *P. aeruginosa*.

Principais pontos e objetivos de aprendizagem

1) Explique a razão para falta de eficiência do medicamento prescrito
2) Que tipo de associação terapêutica pode ser feita para aumentar as chances de sucesso terapêutico
3) Supondo que a associação acima não tenha alcançados os resultados esperados, qual classe terapêutica (cefalosporinas, carbapenenos, monobactâmicos, glicopeptídeos) deve. Conter um fármaco adequado para o tratamento da paciente

---

Respostas esperadas

1) *P. aeruginosa* é um bactéria gram-negativa, que participa do grupo conhecido como ESKAPE e que tem resistência intrínseca a β-lactâmicos por expressar β-lactamases que inativam essa classe de antibacterianos. A prescrição de um antibacteriano de amplo aspecto foi feita antes de se ter o resultado da cultura bacteriana e negligenciou o fato de que amoxicilina é suscetível a ação de β-lactamases
2) A fim de aumentar a chances de sucesso terapêutico, seria possível empregar uma associação de amoxicilina com inibidores de β-lactamases, como por exemplo ácido clavulânico.
3) Considerando que a infecção é causada por *P. aeruginosa*, não se deve prescrever glicopeptídeos, pois os mesmos são ativos contra bactérias gram-positivas. Outro fator importante é que inibição da β-lactamase (associação) não foi suficiente para combater a infecção bacteriana. Isso sugere que a bactéria expressa uma β-lactamase do tipo ESBL ou trata-se de uma MBL. Somente aztreonam (monobactama) é estável a ação de MBL. Todavia ele é suscetível a ação de ESBL. Diante o exposto, seria correto indicar aztreonam (monobactama) e caso não haja melhora clínica, associar esse fármaco com um inibidor de serino-β-lactamase

REFERÊNCIAS

1. Anvisa. Antimicrobianos – bases teóricas e uso clinico. Disponível em: http://www.anvisa.gov.br/servicosaude/controle/rede_rm/cursos/rm_controle/opas_web/modulo1/cefalosporinas6.htm.
2. Brunton LL. As bases farmacológicas da terapêutica de Goodman & Gilman. Goodman & Gilman's The Pharmacological Basis of Therapeutics; 2012.
3. Bush K. Past and present perspectives on β-lactamases. Antimicrobial Agents and Chemotherapy; 2018.
4. El Bcheraoui C, Mokdad AH, Dwyer-Lindgren L, Bertozzi-Villa A, WStubbs R, Morozoff C, et al. Trends and patterns of differences in infectious disease mortality among US Counties, 1980-2014. JAMA J Am Med Assoc. 2018;319(12):1248-60.
5. Gentry EJ. Antibiotics and Antimicrobial Agents. In: Lemke TL, David AW, Foye WO, editors. Foye's Principles of Medicinal Chemistry. 7th ed. Philadelphia: Wolters Kluwer; 2013.
6. Har D, Solensky R. Penicillin and Beta-Lactam Hypersensitivity. Immunology and Allergy Clinics of North America; 2017.
7. Hubschwerlen C. 7.17 b-Lactam Antibiotics. Compr Med Chem II; 2007.
8. Waldman EA, Sato APS. Path of infectious diseases in Brazil in the last 50 years: An ongoing challenge. Rev Saude Publica. 2016;50:1-18.
9. WHO. Antimicrobial resistance: Global Health Report on Surveillance. Bull World Health Organ. 2014;1-256.
10. Wilson JW, Schurr MJ, LeBlanc CL, Ramamurthy R, Buchanan KL, Nickerson CA. Mechanisms of bacterial pathogenicity. Postgrad Med J. 2002;78(918):216-24.

Capítulo 49

Sulfamídicos, trimetoprima e quinolonas

Autores:
- Letícia Dias de Melo Carrasco
- Fábio Ricardo Carrasco
- Andrei Nicoli Gebieluca Dabul
- Ilana Lopes Baratella da Cunha Camargo

■ Sulfamídicos e trimetoprima

Nos primeiros anos da década de 1930, químicos alemães sintetizavam diversos compostos, especialmente para a indústria de tintas e corantes, e passaram a testá-los em relação a sua atividade antimicrobiana. Dessa maneira, foi descoberto que a sulfamidocrisoidina, utilizada há algum tempo como corante pela indústria, continha um grupamento sulfonamida, o qual exercia atividade antimicrobiana. A descoberta dessa molécula e de seus derivados originou as sulfonamidas (ou sulfamídicos), que sendo de fácil produção, baixo custo e sem patente, começaram a ser sintetizadas em larga escala pela indústria alemã e utilizadas como antimicrobianos na prática clínica. Assim, os sulfamídicos representam os primeiros antimicrobianos utilizados por via sistêmica para a profilaxia e a terapia de infecções bacterianas em humanos, sendo utilizados até os dias atuais. A introdução dos sulfamídicos na prática clínica, entre os anos de 1937 e 1943, foi responsável pela redução na morte materna em 24 a 36%, na redução de casos de pneumonia em 17 a 32%, e na redução de mortalidade por escarlatina em 52 a 65%, proporcionando uma redução na mortalidade como um todo em 2 a 3%, com consequente aumento na expectativa de vida em 0,4 a 0,7 anos. No entanto, a facilidade de produção dos sulfamídicos, bem como sua utilização em massa, em uma época em que não havia regulamentação adequada, favoreceu a ampla disseminação de resistência a esses antimicrobianos, além disso, seu uso foi sendo preterido com o advento da penicilina e de outros antimicrobianos mais eficazes. Somente após 1970 é que a utilização dos sulfamídicos na profilaxia e na terapia de infecções voltou a aumentar, mas na forma da combinação de sulfametoxazol e trimetoprima.

Mecanismo de ação

A atividade antimicrobiana dos sulfamídicos está relacionada com a interferência na síntese do DNA bacteriano. Esses fármacos atuam inibindo a ação de enzimas envolvidas na biossíntese de ácido fólico (ácido tetra-hidrofólico), o qual é utilizado como precursor da síntese de purinas e, consequentemente, de ácido nucleico. Os antimicrobianos inibidores da síntese de folatos podem ser considerados de ação seletiva para as bactérias, já que não exercem efeito sobre as células de mamíferos, as quais não sintetizam ácido fólico (utilizam ácido fólico pré-formado ou folato exógeno – da alimentação, por exemplo). Os sulfamídicos exercem efeito bacteriostático apenas sobre bactérias que sintetizam seu próprio ácido fólico, não interferindo com aquelas células bacterianas que necessitam de folato pré-formado e, assim, não realizam sua biossíntese.

A Figura 49.1 mostra as estruturas químicas do PABA e também dos dois principais inibidores da síntese de folato utilizados na antibioticoterapia, sulfametoxazol e trimetoprima. O grupo amino (NH_2) ligado à posição 4 (para – *p*) do anel benzoico pode ser substituído por grupamentos que, *in vivo*, são capazes de se converterem em um grupo amino livre. Já os grupamentos ligados na posição 1 do anel benzoico (grupo amida), podem variar o potencial antimicrobiano do composto, sendo que os compostos contendo grupamentos heterocíclicos aromáticos ligados nessa posição são aqueles que apresentam maior atividade antimicrobiana.

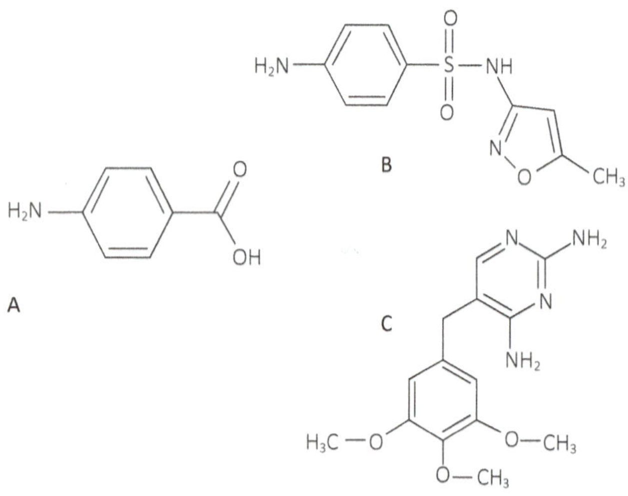

49.1C) é um análogo estrutural da porção pteridina da enzima di-hidrofolato redutase, inibindo de forma competitiva e altamente seletiva essa enzima, prejudicando, assim, a produção de ácido tetra-hidrofólico a partir do ácido di-hidrofólico, no final do processo.

Desse modo, ao combinar trimetoprima com sulfametoxazol ocorre o bloqueio de duas etapas distintas e sequenciais da síntese de folato. Esta combinação é considerada sinérgica, isto é, mais efetiva do que a utilização de cada fármaco como monoterapia, podendo exercer, inclusive, efeito bactericida quando comparada ao efeito bacteriostático que cada inibidor da síntese de folato, de maneira isolada, exerce. A pirimetamina também exerce inibição semelhante àquela causada pela trimetoprima (inclusive em protozoários), podendo também ser associada a outros inibidores da síntese de folatos, como sulfadoxina ou sulfadiazina. A Figura 49.2 ilustra esquematicamente as etapas finais da biossíntese de ácido tetra-hidrofólico, o qual é o precursor da síntese de DNA, e o mecanismo de ação dos sulfamídicos e da trimetoprima.

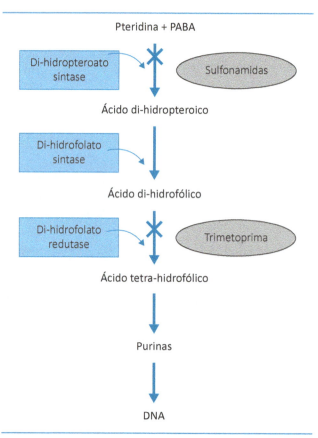

Figura 49.1 – Estrutura química do ácido para-aminobenzoico (A) e dos antimicrobianos sulfamídicos mais utilizados na prática clínica: sulfametoxazol e trimetoprima (B) e (C), respectivamente.

A inibição enzimática – competitiva – exercida pelos sulfamídicos ocorre em virtude da semelhança que existe entre suas estruturas químicas e a estrutura de constituintes celulares bacterianos envolvidos na síntese do folato. Sulfametoxazol, por exemplo, é um análogo estrutural do ácido para-aminobenzoico (PABA) e inibe, de maneira competitiva, a atividade da enzima di-hidropteroato sintase, por impedir a incorporação do PABA à pteridina, na formação do ácido di-hidropteroico, precursor intermediário do ácido fólico. Trimetoprima (estrutura química ilustrada na Figura

Figura 49.2 – Etapas da síntese de folato que são inibidas pelos antimicrobianos sulfamídicos.
As sulfonamidas bloqueiam a enzima di-hidropteroato sintase; a trimetoprima inibe a enzima di-hidrofolato redutase. Esses sulfamídicos inibem a síntese de folato em duas etapas distintas, mas sequenciais, consequentemente, inibindo a síntese de DNA pela célula bacteriana.
Fonte: Desenvolvida pela autoria do capítulo.

Tradicionalmente, trimetoprima é combinada ao sulfametoxazol (combinação também conhecida como cotrimoxazol), sendo que a proporção de cada agente pode variar para as diferentes espécies. Contudo, a proporção mais efetiva contra o maior número de patógenos é de 20:1 (sulfametoxazol: trimetoprima), o que significa que a formulação deve conter uma quantidade de sulfametoxazol que, *in vivo*, seja 20 vezes superior à concentração da trimetoprima.

Mecanismo de resistência

A resistência bacteriana aos fármacos inibidores da síntese de folato pode ocorrer por diferentes mecanismos:

- Redução de afinidade das sulfonamidas pela enzima di-hidropteroato sintase.
- Redução na permeabilidade da célula bacteriana, dificultando a entrada do fármaco na célula.
- Presença de sistemas de efluxo ativos, que eliminam da célula o fármaco que a adentrou.
- Produção excessiva de metabólitos da via de síntese de folatos ou de antagonistas do fármaco (p.ex., o PABA).
- Utilização de uma via metabólica alternativa para a síntese de folatos pela produção de enzima de síntese do ácido fólico com baixa afinidade pelas sulfonamidas.

Além disso, esses mecanismos de resistência geralmente não estão associados à resistência a outras classes de antimicrobianos (resistência cruzada), e podem ocorrer via seleção, mutação ou ainda pela aquisição de plasmídeos codificadores dessa resistência. Neste último caso, a resistência mediada por plasmídeos geralmente é em decorrência da presença de genes que codificam uma enzima di-hidropteroato sintase resistente à ação (ou com baixa afinidade) dos sulfamídicos, o que permite rápida e ampla disseminação dessa resistência.

A resistência à trimetoprima pode ocorrer por meio dos seguintes mecanismos:

- Redução da permeabilidade da célula bacteriana à entrada do fármaco.
- Produção excessiva da enzima di-hidrofolato redutase.
- Produção da enzima di-hidrofolato redutase modificada, com menor afinidade pelo antimicrobiano.

Assim como para os sulfamídicos, a codificação de enzimas com menor afinidade à trimetoprima comumente ocorre por genes albergados em plasmídeos, podendo, inclusive, estar em transposons em plasmídeos conjugativos, favorecendo a sua disseminação intra e interespécies bacterianas.

Farmacocinética

A maior parte dos fármacos sulfamídicos, quando administrados por via oral, apresentam boa e rápida absorção pelo trato gastrointestinal (estômago e principalmente o intestino delgado), e ampla distribuição nos tecidos e líquidos do organismo. Alguns sulfamídicos são capazes de penetrar no líquor, bem como na placenta, podendo atingir a circulação do feto. Todos os fármacos dessa classe ligam-se às proteínas plasmáticas, principalmente à albumina. Desse modo, nos líquidos corporais esses fármacos encontram-se em sua forma livre em virtude da concentração de proteínas que geralmente é baixa. A metabolização dos sulfamídicos ocorre no fígado, produzindo metabólitos acetilados que não possuem atividade antimicrobiana, mas que podem ser tóxicos. A excreção desses fármacos é renal, principalmente por filtração glomerular, sendo eliminados rápida e principalmente pela urina (cerca de 30 minutos após sua ingestão). Em função de a excreção ser renal, deve-se adequar a dose dos sulfamídicos para aqueles pacientes com insuficiência renal importante. Pequenas quantidades são eliminadas em outras secreções, como fezes, bile e leite.

Dependendo do fármaco, o pico da sua concentração sanguínea pode ser atingido entre 2 a 6 horas após a administração por via oral. Sulfametoxazol, sulfisoxazol, sulfadiazina e sulfadoxina são alguns exemplos de sulfamídicos com boa absorção por via oral. Sulfametoxazol tem um tempo de meia-vida de aproximadamente 11 horas e, geralmente, é utilizado em combinação com trimetoprima. Sulfisoxazol é mais solúvel, rapidamente absorvido e eliminado, o que reduz bastante seu potencial nefrotóxico, sendo ele o sulfamídico de escolha quando é necessária essa rápida metabolização, além de também ser preferido para uso oral em crianças pelo fato de ser mais palatável (insípido). A sulfadiazina também é rapidamente absorvida pelo trato gastrointestinal, atinge concentrações terapêuticas no líquor e a alcalinização da urina (com bicarbonato de sódio) pode acelerar a eliminação renal do fármaco, reduzindo a reabsorção tubular e o risco de cristalúria. Já a sulfadoxina apresenta um tempo de meia-vida longo, de 7 a 9 dias, utilizado em associação com a pirimetamina na profilaxia e no tratamento de malária resistente ao tratamento com mefloquina. No entanto, pode causar sérias reações adversas graves, como a síndrome de Stevens-Johnson, que devem ser levadas em consideração na escolha do medicamento. Atualmente, encontra-se sem registro para comercialização no Brasil.

Alguns fármacos dessa classe podem ser administrados por via oral, entretanto, não apresentam absorção e, por isso, são utilizados no tratamento de algumas infecções intestinais. A sulfassalazina, por exemplo, não apresenta absorção após administração oral. No entanto, é considerada como um pró-fármaco que no intestino libera a sulfapiridina e o ácido 5-aminossalicílico, sendo este último o responsável por suas ações terapêuticas (colite ulcerativa e doenças reumatoides).

Há ainda alguns sulfamídicos que são utilizados por administração tópica, como é o caso da sulfadiazina de prata, da mafenida e da sulfacetamida. Entretanto, eles são fármacos que não devem ser utilizados no tratamento de infecções profundas ou extensas, já que podem atingir concentrações terapêuticas sistêmicas, favorecendo a ocorrência de eventos adversos. Vale destacar que a mafenida, que atualmente encontra-se sem registro para comercialização no Brasil, dá origem a um metabólito, a anidrase carbônica, que alcaliniza a urina, podendo causar uma acidose metabólica, com hiperventilação e taquipneia como mecanismo de compensação, fato que acaba limitando sua utilização na prática clínica. A sulfacetamida, de administração tópica oftálmica, apresenta maior solubilidade em água do que a sulfadiazina e, em concentrações baixas, ainda é efetiva contra os micro-organismos sem causar irritação aos olhos.

A trimetoprima é bem absorvida pelo intestino após sua administração, sendo rapidamente distribuída nos tecidos e líquidos, atingindo inclusive líquor, escarro e bile, e na presença de sulfametoxazol liga-se às proteínas plasmáticas (cerca de 65% do sulfametoxazol e 40% da trimetoprima encontram-se ligados às proteínas plasmáticas, principalmente albumina). O volume de distribuição da trimetoprima é de cerca de nove vezes superior ao do sulfametoxazol em virtude de sua maior lipossolubilidade, e ambos os fármacos são eliminados pela urina (25 a 50% do sulfametoxazol; 60% da trimetoprima) dentro de 24 horas, sendo essa excreção reduzida em pacientes com uremia. Por isso, as doses da associação de trimetoprima + sulfametoxazol devem ser ajustadas em pacientes com insuficiência renal. A trimetoprima atinge, ainda, líquidos mais ácidos do que o plasma, como vaginal e prostático, onde podem exercer atividade antimicrobiana melhor do que outros antimicrobianos.

A associação de sulfametoxazol + trimetoprima permite que as concentrações séricas e teciduais de ambos os fármacos permaneçam no organismo por períodos prolongados, atingindo uma proporção constante de 20:1. A trimetoprima tem absorção mais rápida que o sulfametoxazol, atingindo o pico de suas concentrações séricas, respectivamente, após 2 ou 4 horas de suas administrações, com tempos de meia-vida de 10 e 11 horas. Tal combinação é comercializada no Brasil em concentrações de sulfametoxazol cinco vezes superior à concentração de trimetoprima (400 mg + 80 mg; ou 800 mg + 160 mg), e ambas as formulações atingem a proporção ideal de 20:1 no plasma,

seja após administração por via oral, seja por infusão intravenosa. Em caso de administração intravenosa, a solução deve ser diluída em água com 5% de glicose, e a infusão deve ser realizada durante 60 a 90 minutos.

Indicações clínicas

No início de sua utilização na prática clínica, os sulfamídicos eram utilizados na terapia de infecções causadas por bactérias gram-positivas e gram-negativas. No entanto, alguns patógenos, principalmente gram-positivos, rapidamente desenvolveram resistência a essa classe de antimicrobianos, que passou, então, a ser preferencialmente utilizada contra certos patógenos gram-negativos.

Vale destacar que os sulfamídicos raramente são utilizados na terapia como agentes isolados. A sulfadiazina de prata e a sulfacetamida, por exemplo, podem ser utilizadas na forma de pomada na profilaxia de infecções em feridas de queimaduras em virtude da redução da colonização microbiana local. Já a sulfacetamida pode ser utilizada na forma de solução no tratamento de infecções oftálmicas (conjuntivite bacteriana ou tracoma). Sulfassalazina é utilizada no tratamento de colites ulcerativas e doenças inflamatórias intestinais.

Atualmente, a utilização clínica dos sulfamídicos ocorre principalmente na terapia de infecções urinárias, bem como em alguns casos de infecções parasitárias, como a toxoplasmose, inclusive em gestantes (associação de pirimetamina e sulfadiazina). Para casos de malária, também é possível associar pirimetamina e sulfadoxina, apesar de estes fármacos não serem recomendados pelo Ministério da Saúde para o tratamento da malária no Brasil.

A associação sulfametoxazol + trimetoprima é a utilização terapêutica mais comum dos fármacos sulfamídicos, sendo bastante utilizada tanto no tratamento como na profilaxia de algumas infecções que tipicamente ocorrem em indivíduos imunodebilitados, como os portadores do vírus da imunodeficiência humana (HIV). As infecções fúngicas podem ser: paracoccidioidomicose (*Paracoccidioides* sp.), pneumocistose (*Pneumocystis jiroveci*), histoplasmose (*Histoplasma capsulatum*) e algumas infecções parasitárias, como aquelas causadas por *Toxoplasma gondii* e *Isospora belli*. Essa associação de sulfamídicos ainda é utilizada no tratamento da donovanose, uma infecção sexualmente transmissível causada por *Klebsiella granulomatis*.

No tratamento de infecções urinárias, geralmente é preferida a utilização da associação sulfametoxazol + trimetoprima em vez de apenas um sulfamídico, em virtude da possibilidade de resistência bacteriana. Tal associação possui ação contra as principais enterobactérias causadoras de infecções do trato urinário, no entanto, deve-se considerar a possibilidade de resistência bacteriana a essa associação de fármacos, principalmente em infecções do trato urinário superior. Para casos de cistites não complicadas, o tratamento pode ter menor duração (p.ex., 3 dias), enquanto para casos mais complicados ou pielonefrite, recomenda-se prolongar o tratamento por até 14 dias. Como a trimetoprima consegue atingir concentrações terapêuticas na secreção prostática, sua associação com o sulfametoxazol também pode ser utilizada em casos de prostatite bacteriana.

Essa associação também pode ser eficaz no tratamento de infecções do trato respiratório e algumas otites causadas por *Haemophilus* sp. e *Moraxella catarrhalis*, por exemplo. Contudo, deve-se considerar que linhagens de *Pseudomonas aeruginosa* apresentam resistência intrínseca a essa classe de antimicrobianos e, apesar de já haver relato de resistência, essa associação é comumente utilizada no tratamento de infecções causadas por *Stenotrophomonas maltophilia*, combinada ou não a uma fluoroquinolona, em casos de pneumonia, de fibrose cística ou mesmo de bacteremia. Em casos de sepse, também podem ser utilizadas contra algumas enterobactérias, como *Enterobacter*, *Serratia*, *Shigella* e *Salmonella enterica* sorovar Typhi.

A associação de sulfametoxazol + trimetoprima ainda pode ser utilizada em casos de bronquite crônica, auxiliando a reduzir febre, purulência, volume e contagem bacteriana nas secreções pulmonares/escarro.

Esses fármacos já foram utilizados no tratamento de infecções causadas por *Staphylococcus aureus* resistentes à meticilina (MRSA) adquiridas na comunidade, bem como na substituição da fluoroquinolona no tratamento de infecções intestinais causadas por *Shigella* sp., mas deixaram de ser utilizados em virtude dos crescentes relatos de resistência.

A associação sulfametoxazol + trimetoprima também pode ser utilizada no tratamento de infecções causadas por *Nocardia* sp., podendo ainda incluir na terapia um outro antimicrobiano, como imipenem, amicacina ou linezolida, em casos de infecções mais complicadas.

Eventos adversos

Entre os eventos adversos que podem ser desencadeados pelo uso dos agentes da classe dos sulfamídicos, destacam-se as reações de hipersensibilidade, que causam manifestações clínicas na pele e em mucosas, como erupções cutâneas, dermatite esfoliativa, urticária, petéquias e púrpuras, fotossensibilidade, eritema nodoso e até eritema multiforme do tipo Stevens-Johnson, além de prurido e febre. Essas reações alérgicas podem ocorrer após a primeira semana de uso ou até antes, caso não seja a primeira utilização de sulfamí-

dicos pelo paciente. Historicamente, o paciente que apresentava reações de hipersensibilidade aos sulfamídicos também era considerado alérgico a outros medicamentos, que não antimicrobianos, contendo grupamentos sulfas. Entretanto, as evidências de alergia cruzada são cada vez mais raras e aqueles pacientes alérgicos a diuréticos ou hipoglicemiantes contendo uma porção sulfonamida em sua estrutura poderiam ser tratados com os antimicrobianos sulfamídicos.

Portadores de HIV têm maior propensão a apresentarem erupções cutâneas ao longo do tratamento do que outros pacientes. Deve-se destacar que o tratamento é bastante longo, bem como a profilaxia das infecções fúngicas e parasitárias dos pacientes imunodebilitados, como os portadores de HIV, com a associação sulfametoxazol + trimetoprima (p.ex., 6 semanas para alguns casos de pneumocistose até 36 meses para neuroparacoccidioidomicose), o que também contribui para a ocorrência de eventos adversos.

Há ainda outros eventos adversos que podem estar relacionados ao uso dos sulfamídicos, como febre, náuseas, vômito, anorexia, artrite, estomatite, psicose, hepatite ou disfunções hepáticas e até uma síndrome semelhante à doença do soro, sendo esta última após terapias prolongadas com sulfamídicos. Eles também podem causar anemia hemolítica ou aplástica, sendo a hemólise possivelmente relacionada à deficiência de atividade de uma enzima eritrocítica. Já a anemia aplástica ocasiona uma supressão total da atividade da medula óssea, causando, além da anemia, redução dos níveis de granulócitos e plaquetas. Esses eventos hematopoiéticos são muito graves, podendo até serem fatais, apesar de raros.

O uso desses fármacos ainda pode desencadear sua precipitação na urina e o consequente risco de cristalúria, a qual pode ser prevenida por uma elevada ingestão diária de líquidos ao longo da duração do tratamento, o que eleva o volume de urina, ou ainda por meio de alcalinização da urina, o que acaba aumentando a solubilidade dos sulfamídicos, minimizando a possibilidade da cristalúria. Mas esse evento não ocorre com os sulfamídicos mais solúveis, como sulfisoxazol. Dessa maneira, deve-se ter bastante cautela na utilização de sulfamídicos na terapia em pacientes com algum comprometimento da função renal.

Em bebês recém-nascidos, o uso de sulfamídicos pode desencadear uma encefalopatia chamada *kernicterus*, que é uma complicação da icterícia neonatal, provocando lesões cerebrais pelo acúmulo de bilirrubina. Por isso, o uso de sulfamídicos é contraindicado, inclusive, em mulheres no final da gestação.

A utilização da associação sulfametoxazol + trimetoprima pode potencializar a toxicidade causada pelo uso de apenas um sulfamídico, provocando com

Seção 8 – Quimioterapia Antimicrobiana e das Doenças Parasitárias

maior frequência reações dermatológicas, além de danos renais permanentes em pacientes que já possuam alguma insuficiência renal em virtude da cristalúria do sulfametoxazol. Também pode ser observado aumento na creatinina sérica sem que ocorra uma redução da taxa de filtração glomerular em terapias com altas doses desses fármacos, em virtude da inibição da secreção de creatinina causada pela trimetoprima. Além disso, como a estrutura química da trimetoprima assemelha-se com a de alguns diuréticos poupadores de potássio, também pode acarretar hipercalemia.

Os sulfamídicos podem potencializar o efeito de alguns medicamentos, quando utilizados concomitantemente, inibindo sua própria metabolização ou ainda pela substituição do fármaco ligado à albumina. Isso pode ocorrer, por exemplo, quando o paciente faz uso de sulfamídicos e anticoagulantes orais ou anticonvulsivantes da classe das hidantoínas (p.ex., fenitoína) ou ainda de hipoglicemiantes orais da classe das sulfonilureias (p.ex., glibenclamida). Nestes casos, é recomendado ajustar a dose do antimicrobiano.

■ Quinolonas

As quinolonas são moléculas derivadas estruturalmente do composto aromático heterobicíclico quinoleína, cujo nome deriva da substância oleosa obtida após destilação alcalina do quinino. A partir da estrutura básica, os grupos quinolonas e naftiridonas foram desenvolvidos, e se diferem entre si pela presença de -N ou -C na posição 8, respectivamente (Figura 49.3A).

As quinolonas têm grande importância clínica, e o primeiro representante da classe a ser usado como antimicrobiano foi o ácido nalidíxico (Figura 49.3B), para tratar infecções do trato urinário. A partir da década de 1980, sucessivas gerações de antibióticos relacionados ao ácido nalidíxico foram desenvolvidos, como as fluoroquinolonas (p.ex., norfloxacino, ciprofloxacino e levofloxacino), que, em razão das substituições na molécula, mais especificamente a adição de uma molécula de flúor no carbono 6, aumentaram os espectros terapêuticos e as propriedades farmacocinéticas (Figura 49.3). Ciprofloxacino

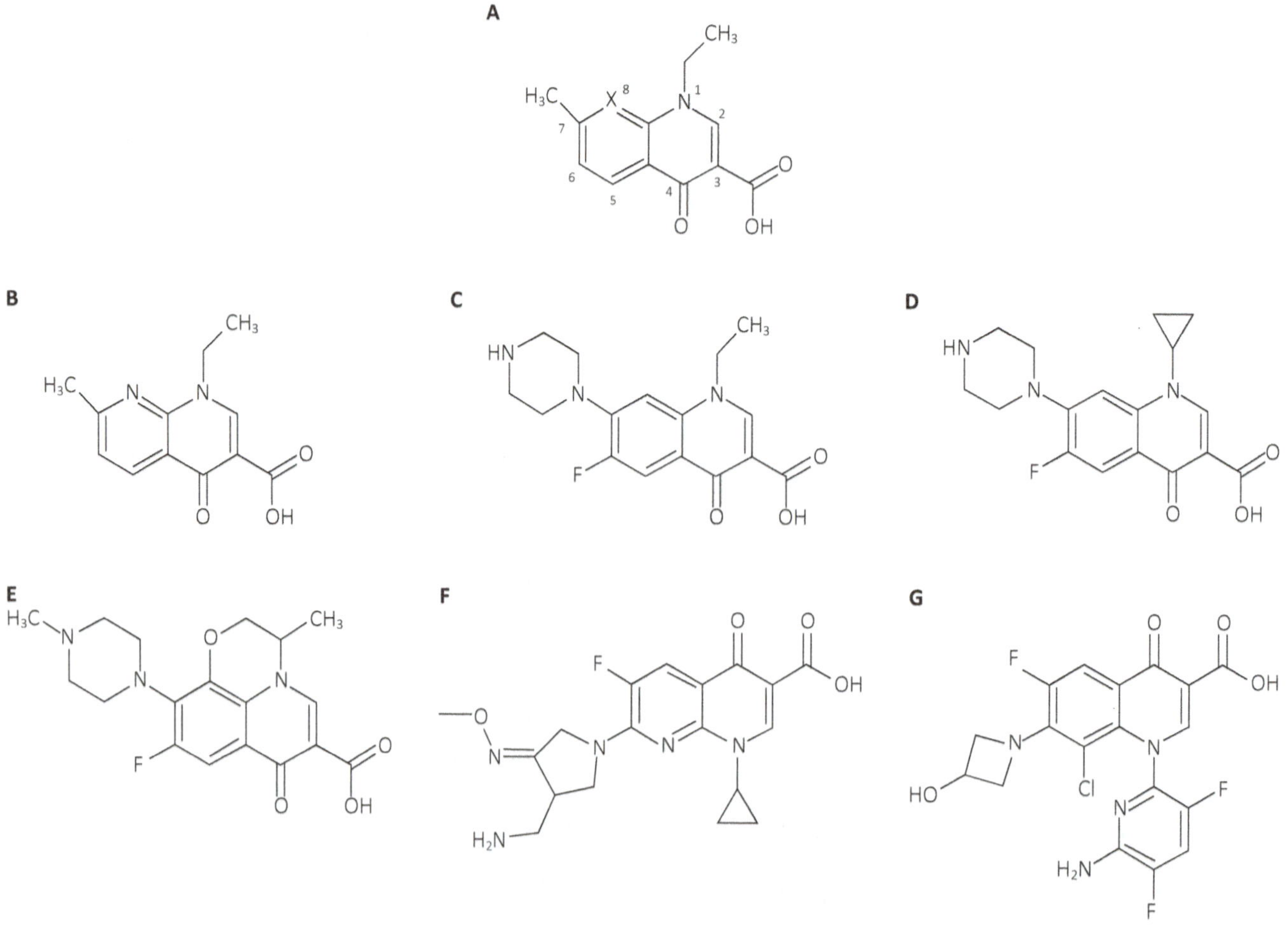

Figura 49.3 – Estruturas químicas. **(A)** Geral da quinolona e naftiridona. Nas moléculas onde X na posição 8 é um átomo de carbono, a molécula é uma quinolona (p.ex., norfloxacino, ciprofloxacino). Onde X é um átomo de nitrogênio, a molécula é uma naftiridona (p.ex., ácido nalidíxico, gemifloxacino). **(B)** Ácido nalidíxico. **(C)** Norfloxacino. **(D)** Ciprofloxacino. **(E)** Levofloxacino. **(F)** Gemifloxacina. **(G)** Delofloxacino.

790

chegou a ser um dos antibacterianos mais consumidos no mundo. A adição de uma piperazina na posição do carbono 7 foi capaz de aumentar a atividade em bactérias gram-negativas, e ainda há indícios de que esse anel tenha um papel na inibição de mecanismos de resistência por efluxo celular bacteriano. Em 2017, a FDA aprovou mais uma fluoroquinolona: delafloxacino produzida com meglumina. Delafloxacino apresenta maior poder antibacteriano do que outras fluoroquinolonas, mantendo a mesma atividade inibitória da topoisomerase. Sua maior força parece derivar de três diferenças estruturais: 1) não possui uma base forte no carbono 7, tornando-se um ácido fraco e, assim, aumentando sua atividade em meio ácido; 2) o átomo de cloro na posição do carbono 8 atua como um grupo que retira elétrons, reduzindo a reatividade do heterociclo e estabilizando a molécula; e 3) o anel aromático ligado ao nitrogênio na posição 1 aumenta a superfície molecular em comparação com outras quinolonas (Figura 49.3G). A alteração da molécula no carbono 7, tornando-a um ácido fraco, explica porque as concentrações inibitórias mínimas (CIM) do delafloxacino podem ser reduzidas de 2 a 32 vezes em ambientes ácidos em comparação com outras quinolonas. Contra *S. aureus*, as CIM de delafloxacino estão entre 5 e 7 diluições menores em pH 5,5 do que em pH 7,4, alcançando valores de 0,00003 μg/mL. Isso justificaria sua boa atividade *in vivo* em infecções localizadas, geralmente ácidas, como abscessos e empiema, ou áreas anatômicas ácidas, como a urina, a vagina e o estômago.

Em 2009, besifloxacino foi a primeira fluoroquinolona a ser aprovada pela FDA para uso exclusivo em infecções oftálmicas. A molécula de besifloxacino possui grupo 1-N ciclopropil, átomo de flúor na posição 6, e o substituinte 8-cloro que aumenta a potência contra as enzimas bacterianas DNA girase e topoisomerase IV (Figura 49.4).

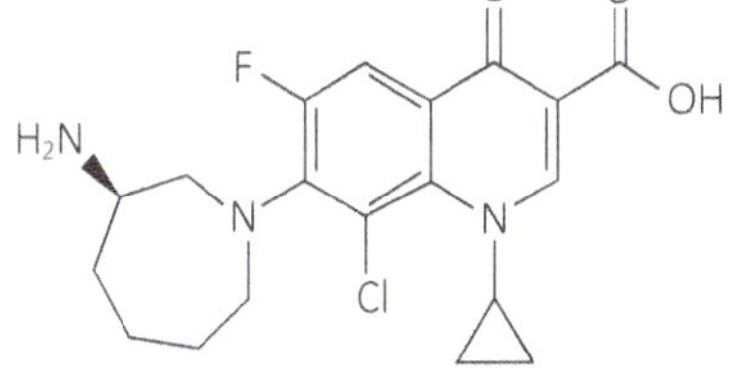

Figura 49.4 – Estrutura química do besifloxacino que é de uso exclusivo em infecções oftálmicas.

Mecanismo de ação

O alvo das quinolonas são as enzimas topoisomerases do tipo IIA: DNA girases (GyrA e GyrB) e topoisomerases IV (ParC e ParE). DNA girase e topoisomerase IV são heterotetrâmeros formados por duas subunidades cada, codificadas por *gyrA/gyrB* e *parC/parE*, respectivamente. Essas enzimas são especializadas em controlar a topologia do DNA, em particular causando o superenovelamento ou decatenação do DNA, para auxiliar no empacotamento do DNA e na dinâmica celular durante os processos de transcrição e replicação, por exemplo.

As enzimas topoisomerases do tipo IIA agem clivando ambas as fitas de um DNA dupla hélice e permitem a passagem de outra fita da mesma molécula, ou de outra molécula de DNA, cruzando esta abertura do DNA antes que um evento de junção complete o ciclo catalítico. Enquanto a DNA girase é o alvo primário das quinolonas em bactérias gram-negativas, a topoisomerase IV é o alvo primário em bactérias gram-positivas. Considerando que apenas a girase é capaz de introduzir superenrolamento negativo, a função da topoisomerase IV do DNA é essencial para o relaxamento do DNA superenrolado e a resolução das moléculas de DNA catenadas após replicação. As quinolonas agem nas subunidades ParC e GyrA das topoisomerases estabilizando o complexo enzima-DNA quando o DNA está clivado e impede a junção das fitas de DNA (Figura 49.5). Com isso, o DNA bacteriano é fragmentado, a maquinaria de replicação é parada e há, por exemplo, produção de radicais peróxido/hidroxila pela célula, causando a ativação do sistema de resposta SOS celular, ocasionando morte celular.

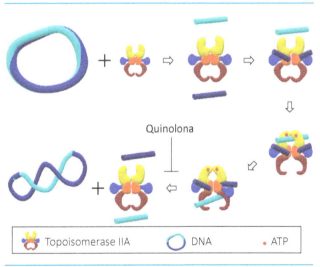

Figura 49.5 – Representação esquemática da ação das topoisomerases do tipo IIA no DNA cromossômico. Quinolonas agem impedindo que o DNA clivado seja ligado novamente.
Fonte: Desenvolvida pela autoria do capítulo.

Mecanismos de resistência

As quinolonas agem principalmente na subunidade A da DNA girase e ParC da topoisomerase IV. Os mecanismos de resistência às quinolonas podem envolver: 1) a aquisição de mutações pontuais nos genes que codificam qualquer uma das duas topoisomerases do tipo IIA, DNA-girase e DNA topoisomerase IV; 2) a redução das concentrações efetivas dos fármacos no citoplasma bacteriano, seja passivamente por alterações na permeabilidade da membrana, seja ativamente por superexpressão de sistemas de efluxo; e 3) a aquisição de determinantes de resistência às quinolonas por elementos genéticos móveis.

Em geral, a resistência às quinolonas se deve a mutações na região espacialmente próxima à tirosina ativa, chamada Região Determinante de Resistência à Quinolona (QRDR, do inglês *Quinolone Resistance Determining Region*), reduzindo a afinidade das quinolonas ao complexo DNA-enzima.

Mutações em genes que codificam porinas também podem resultar em resistência por reduzir a permeabilidade da membrana externa de bactérias gram-negativas ao antibiótico. No entanto, as mutações que ocorrem nos genes que codificam os alvos das quinolonas conferem resistência em altos níveis, já mutações nos demais genes conferem resistência em baixos níveis.

Genes *qnr*, como *qnrA, qnrB, qnrS* e *qnrC*, mediados por plasmídeos, podem contribuir com a resistência às quinolonas por codificarem proteínas da família de repetições pentapeptídicas que interagem com a DNA-girase e a topoisomerase IV, impedindo a inibição das quinolonas por meio da imitação do DNA, o que provavelmente reduz a disponibilidade de alvos holoenzimáticos para inibição das quinolonas.

Outros genes mediados por plasmídeos, como *qepA* e *oqxAB*, produzem sistemas de efluxo que retiram as quinolonas de dentro das células bacterianas, diminuindo a sua concentração intracelular. A redução da concentração intracelular de quinolonas é, em geral, decorrente de danos em porinas, ocasionados por mutações nos genes que as codificam, como citado anteriormente, ou em virtude da diminuição da expressão desses genes, ou, ainda, em razão da superexpressão de sistemas de efluxo cromossômicos que pertencem à família *AcrAB-TolC Resistance-Nodulation-Division* (RND).

Embora os mecanismos citados sejam os mais conhecidos em bactérias gram-negativas, uma redução na permeabilidade ao antibiótico também pode ser alcançada por outras alterações do envelope celular. *Escherichia coli* ou *Pseudomonas aeruginosa* de origem clínica que produzem lipopolissacarídeos alterados diferem no acúmulo de quinolonas em comparação a linhagens do tipo selvagem, um mecanismo não específico que se acredita envolver alterações na hidrofobicidade da superfície e, consequentemente, afetar a difusão passiva do fármaco.

Por fim, a proteína codificada pelo gene *aac(6´)-Ib-cr* é capaz de modificar as quinolonas por acetilação, conferindo diminuída sensibilidade às fluoroquinolonas, como ciprofloxacino e norfloxacino.

Farmacocinética

As características serão descritas para quinolonas em geral, com ênfase somente para as de alguns fármacos da classe.

Ácido nalidíxico é um antibacteriano que é excretado na urina e tem absorção sistêmica muito variável. Com os avanços nas modificações das quinolonas, observa-se um aumento de suas concentrações na circulação sistêmica, além da melhora da absorção oral, aumento da meia-vida e ausência de tendência à ligação em proteínas. A principal rota de eliminação é renal, mas algumas alterações na estrutura resultaram em eliminação por outras rotas adicionais, como enteral (ciprofloxacino) ou ainda eliminação hepática (moxifloxacino).

Em geral, quinolonas são bem absorvidas pelo trato gastrointestinal superior. A biodisponibilidade é superior a 50% e o pico sérico é atingido em 1 a 3 horas após a administração. Os alimentos não reduzem substancialmente absorção de quinolonas, mas retardam o pico da concentração sérica. A ligação proteica está normalmente entre 15 e 30%.

As concentrações na próstata, nas fezes, na bile, no pulmão, nos neutrófilos e nos macrófagos excedem as concentrações séricas. Já as concentrações na saliva, nos ossos e no líquido cérebro espinhal são menores que as plasmáticas.

As quinolonas mais novas, como levofloxacino, atingem altas concentrações séricas: concentração máxima de 4 mg/L após 500 mg por via oral. A área sob a curva (AUC) é elevada e possui meia-vida de 7 a 8 horas, podendo ser administrada tanto por via endovenosa como oral, uma única vez ao dia. A ligação proteica é de 20 a 30%, sendo a eliminação predominantemente renal, de 80 a 90%.

Besifloxacino está disponível como suspensão oftálmica estéril a 0,6%. A farmacocinética ocular e sistêmica de besifloxacino após uma única aplicação dessa suspensão demonstrou exposição sistêmica mínima. Sua meia-vida na lágrima é de aproximadamente 3,4 horas. A dose recomendada é de uma gota administrada 3 vezes ao dia, por sete dias, podendo ser usada em crianças com idade inferior a 12 meses.

Mesilato de gemifloxacino foi formulado para administração oral e sua farmacocinética é aproximadamente linear nas doses entre 40 e 60 mg. Ocorre mínima acumulação de gemifloxacino após doses orais múltiplas de 640 mg ao dia por sete dias (acumulação média de 20%). Após administração oral repetida de doses de 320 mg ao dia de gemifloxacino, o equilíbrio (*steady-state*) é atingido no terceiro dia de uso. Esse fármaco é rapidamente absorvido pelo trato gastrointestinal. Picos de concentração plasmática são observados entre 0,5 e 2 horas após a administração oral do comprimido e a biodisponibilidade absoluta do comprimido de 320 mg é em média de 71%. Depois de repetidas doses orais de 320 mg em indivíduos saudáveis, a concentração plasmática média (C_{max}) e a exposição sistêmica do fármaco (AUC-0-24) foram 1,61 mg/L (0,70 a 2,62 mg/L) e 9,93 µg.h/mL (4,71 a 20,1 µg.h/mL), respectivamente. A farmacocinética da gemifloxacino não é significativamente alterada quando uma dose de 320 mg é administrada com uma refeição rica em gorduras, podendo ser administrado independentemente das refeições. A ligação *in vitro* da gemifloxacino com proteínas plasmáticas de voluntários saudáveis é de 60 a 70%, sendo independente da concentração. Após cinco doses diárias de 320 mg de gemifloxacino, a concentração no plasma após 2 horas é de 1,40 mg/L. O composto inalterado é o componente predominante na detecção do fármaco no plasma (aproximadamente 65%), em torno de 4 horas após a administração. Gemifloxacino é metabolizado em uma quantidade limitada pelo fígado, e seus metabólitos possuem duas rotas de excreção. Após administrado em voluntários saudáveis, a maior parte do fármaco (cerca de 62%) é excretado nas fezes e aproximadamente 37% na urina como inalterado e metabólitos. O *clearance* renal médio, após doses repetidas de 320 mg de gemifloxacino, foi cerca de 11,6 L/h (4,6 a 17,6 L/h), o que indica que a secreção ativa está envolvida na excreção renal. Sua média de meia-vida de eliminação plasmática quando atinge o estado de equilíbrio, após dose de 320 mg em indivíduos saudáveis, é aproximadamente de 7 horas.

Com relação a mais recente quinolona aprovada, após administração de 450 mg de delafloxacino por via oral, a concentração sérica máxima chega em torno de 7 mg/L. Esse fármaco também pode ser administrado intravenosamente em doses de 300 mg. A absorção de delafloxacino não é afetada por alimentos. Seu volume de distribuição quando o equilíbrio é atingido é de 30 a 48 L, o que se aproxima da água corporal total. A meia-vida média de delafloxacino é de 3,7 horas após a administração intravenosa de dose única. Os valores médios da meia-vida de delafloxacino variaram de 4,2 a 8,5 horas após múltiplas administrações orais. A ligação às proteínas plasmáticas é de aproximadamente 84%, sendo que delafloxacino liga-se principalmente à albumina. A ligação às proteínas plasmáticas não é significativamente afetada pela insuficiência renal. A glucuronidação de delafloxacino é a via metabólica primária com metabolismo oxidativo, representando cerca de 1% de uma dose administrada. A excreção da molécula não modificada ocorre tanto via urina quanto nas fezes.

Indicações clínicas

Por se tratar de uma molécula polar que avidamente se conjuga com proteínas séricas e, portanto, apresenta grande volume de distribuição, ácido nalidíxico é inadequado para o tratamento sistêmico de infecções. No entanto, tanto o ácido nalidíxico como o seu principal metabólito 7-hidroximetil, que permanece ativo, sofrem rápida excreção renal e se acumulam rapidamente no trato urinário. Essa observação, somada ao fato dessa molécula ter ação contra enterobactérias, revelam que sua principal indicação foi no tratamento de infecções não complicadas do trato urinário.

As quinolonas passaram por muitas alterações ao longo do tempo, transformando-as de fármaco para tratamento de infecção do trato geniturinário (p.ex., ácido nalidíxico, norfloxacino) para uso mais sistêmico (como ciprofloxacino) até para uso no tratamento de infecções do trato respiratório (levofloxacino). A farmacocinética e a potência *in vivo* determinam suas indicações clínicas.

Em geral, os patógenos bacterianos conhecidos como causadores de gastroenterites são sensíveis às quinolonas. As fluoroquinolonas são potentes agentes bactericidas contra *Proteus* spp., *E. coli*, *Klebsiella* spp. e várias espécies de *Salmonella*, *Shigella*, *Enterobacter* e *Campylobacter*. Algumas fluoroquinolonas são ativas contra *Pseudomonas* spp. Embora fluoroquinolonas tenham ação *in vitro* contra *Staphylococcus aureus*, a ação em *S. aureus* resistentes à meticilina (MRSA) é menor e há chances de haver resistência durante o tratamento. Além disso, há pouca ou nenhuma ação sobre *Streptococcus* spp., *Enterococcus* spp. e anaeróbios.

Para infecções de vias aéreas superiores, como sinusites, quinolonas como levofloxacino, moxifloxacino e gemifloxacino são indicadas por sua ação contra cocos gram-positivos, principalmente pneumococos, e são alternativa terapêutica, principalmente nas sinusites de repetição. Podem ser utilizadas no tratamento da exacerbação aguda das bronquites crônicas em que predominam os bacilos gram-negativos. Nos casos de pneumonia adquirida na comunidade e pneumonias atípicas, como as causadas por *Legionella* spp. e *Mycoplasma* spp., as quinolonas mais atuais são indicadas. Em infecções pulmonares associadas à assistência à saúde, pode-se usar fluoroquinolonas, dependendo do perfil de resistência da bactéria infectante. Podem ser utilizadas também no tratamento da exacerbação de infecção respiratória de pacientes com fibrose cística, em que há prevalência de *P. aeruginosa*.

Quinolonas são também indicadas em osteomielites quando há necessidade de tempo prolongado de tratamento, em virtude da possibilidade de administração oral e do espectro de ação, em infecções de pele e de tecido celular subcutâneo complicadas, úlceras crônicas e infecções em pacientes diabéticos (pé diabético).

Embora com menor atividade que os fármacos antituberculose, quinolonas também apresentam boa atividade contra micobactérias.

Em específico, gemifloxacino é indicado para o tratamento de infecções causadas por linhagens sensíveis de determinados micro-organismos nas seguintes condições: exacerbações agudas de bronquites crônicas causadas por *Streptococcus pneumoniae*, *Haemophilus influenzae*, *Haemophilus parainfluenzae* ou *Moraxella catarrhalis*; sinusites agudas bacterianas causadas por *Streptococcus pneumoniae*, *Haemophilus influenzae*, *Haemophilus parainfluenzae* ou *Moraxella catarrhalis*; pneumonias adquiridas na comunidade (de leve a moderada gravidade) causadas por *H. influenzae*, *M. catarrhalis*, *Mycoplasma pneumoniae*, *Chlamydia pneumoniae*, *Klebsiella pneumoniae* ou *S. pneumoniae*, sendo que este último inclui linhagens resistentes a múltiplas drogas (MDRSP, do inglês *Multi-drug resistant Streptococcus pneumoniae*), inclusive aqueles conhecidos previamente como "resistentes à penicilina" (PRSP, do inglês *penicillin-resistant Streptococcus pneumoniae*) e linhagens resistentes a dois ou mais dos seguintes antibióticos: penicilina, cefalosporinas de segunda geração, macrolídeos, tetraciclinas e sulfametoxazol/trimetoprima.

Delafloxacino é indicado para o tratamento de infecções bacterianas agudas da pele e estruturas da pele (ABSSSI) em adultos causadas por isolados sensíveis dos seguintes micro-organismos: *Staphylococcus aureus* (incluindo MRSA e *S. aureus* sensíveis à meticilina), *Staphylococcus haemolyticus*, *Staphylococcus lugdunensis*, *Streptococcus agalactiae*, grupo *Streptococcus anginosus* (incluindo *Streptococcus anginosus*, *Streptococcus intermedius* e *Streptococcus constellatus*), *Streptococcus pyogenes*, *Enterococcus faecalis*, *Escherichia coli*, *Enterobacter cloacae*, *Klebsiella pneumoniae* e *Pseudomonas aeruginosa*.

Besifloxacino, a primeira fluoroquinolona de uso exclusivamente oftálmico, é indicada para o tratamento de conjuntivite bacteriana causada por isolados sensíveis das seguintes bactérias: *Corynebacterium pseudodiphtheriticum*, *Corynebacterium striatum*, *Staphylococcus aureus*, *Staphylococcus epidermidis*, *Staphylococcus hominis*, *Staphylococcus lugdunensis*, *Streptococcus mitis*, *Streptococcus oralis*, *Streptococcus pneumoniae*, *Streptococcus salivarius*, *Haemophilus influenzae* e *Moraxella lacunata*.

Efeitos adversos

Quinolonas podem apresentar alguns efeitos adversos, como: anorexia, náuseas, vômitos, desconforto abdominal, tonturas e dor de cabeça. Diarreia é pouco frequente e a colite associada a antimicrobianos raramente é relatada. As fluoroquinolonas foram reconhecidas como uma causa rara de neuropatia periférica. Raramente, ocorreram alucinações, *delirium* e convulsões. Porém, mais recentemente, a FDA passou a exigir que efeitos adversos em saúde mental sejam destacados nos rótulos de todas as fluoroquinolonas nos Estados Unidos, incluindo: distúrbios da atenção, desorientação, agitação, nervosismo, comprometimento da memória e *delirium*. Além disso, também deve ser ressaltado que há risco potencial de coma em pacientes com hipoglicemia. Os rótulos já aprestavam também o destaque para: tendinite, rupturas de tendões, neuropatia periférica, efeitos do sistema nervoso central e exacerbação da miastenia gravis.

O efeito adverso mais frequente da besifloxacina foi vermelhidão da conjuntiva, reportado por cerca 2% dos pacientes. Outros efeitos que ocorreram em 1 a 2% dos pacientes incluíram: visão turva, dor ocular, irritação ocular, prurido e dor de cabeça.

Atividade proposta

Caso clínico

Uma mulher de 68 anos de idade, branca, aposentada, procurou atendimento médico em virtude de a sua urina estar turva e intensamente alaranjada nos últimos 2 dias. Adicionalmente, apresentava dor lombar, calafrios e febre. Relatou não utilizar medicamentos, não possuir problemas cardíacos, não ter sido hospitalizada no último ano, não ser alérgica a medicamentos e utilizou antimicrobiano havia cerca de 6 meses para o tratamento de cistite. Na avaliação inicial, foi observado: frequência cardíaca 137 bpm, frequência respiratória 26 ipm, febre (39,1 °C – temperatura axilar), pressão arterial 100 × 70 mmHg, saturação de O_2 de 95%, estado mental normal (Glasgow 15). Foram solicitados os seguintes exames: hemograma completo, proteína C-reativa (PCR), gasometria e lactato arterial, creatinina sérica, glicemia capilar, e urina tipo I (análise de elementos e sedimentos anormais da urina). Além disso, foram coletadas hemocultura e urocultura. Os resultados dos exames foram: leucocitose (32.800/mm³,

Capítulo 49 – Sulfamídicos, trimetoprima e quinolonas

sendo 72% de neutrófilos segmentados, 10% de bastonetes e 1% de metamielócitos), PCR aumentada (10 vezes maior que o valor de referência), creatinina sérica 1,8 mg/dL, e na análise da urina: leucocitúria (260.000/mL), hematúria (50.000/mL), bacteriúria (+++) e cilindros leucocitários. Os resultados dos demais exames estavam dentro dos valores normais de referência. Diante do quadro, a paciente foi hospitalizada e iniciada terapia antimicrobiana empírica parenteral com ceftriaxona 1 g a cada 12 horas. Após 6 horas da admissão da paciente, foi identificada na bacterioscopia da urina a presença de bacilos gram-negativos. Decidiu-se manter a ceftriaxona. No dia seguinte, foi identificada na urocultura a bactéria *Proteus mirabilis* ($> 1 \times 10^5$ UFC/mL), enquanto a hemocultura permanecia negativa. No segundo dia da internação, a paciente ainda apresentava febre, e foi emitido o resultado do antibiograma que mostrava sensibilidade do *P. mirabilis* aos seguintes antimicrobianos: ceftriaxona, levofloxaciono, ciprofloxacino, moxifloxaciono, piperacilina + tazobactam e cefepima.

Principais pontos e objetivos de aprendizagem	Revisite os mecanismos de ação e de resistência dos fármacos antimicrobianos citados e, diante do cenário do Caso clínico, indique qual seria a melhor opção de antimicrobiano?
Resposta esperada	O quadro inicial indicou suspeita de sepse de foco urinário em função dos sinais de Síndrome da Resposta Inflamatória Sistêmica – SRIS (frequência cardíaca aumentada, febre e hipotensão). No entanto, apesar da paciente apresentar sinais de SRIS, não havia sinais de disfunção orgânica característicos da sepse. Desse modo, os achados laboratoriais (leucocitose com desvio à esquerda, leucocitúria, bacteriúria, hematúria, PCR aumentada, cilindros leucocitários e isolamento de bactéria na urocultura) foram sugestivos de infecção bacteriana aguda sintomática do trato urinário alto, ou seja, pielonefrite complicada. O quadro era potencialmente grave, pois havia intensa leucocitúria, bacteriúria e hematúria, que são habitualmente proporcionais à gravidade da infecção. As bactérias do grupo CESP (*Citrobacter* spp., *Enterobacter* spp., *Serratia* spp. e *Proteus* spp.) são produtoras constitutivas de β-lactamases cromossômicas, como as enzimas do tipo AmpC, que durante o uso de antimicrobianos, como as cefalosporinas de 3ª geração, podem expressar aumento na produção de resistência. Muitas vezes, *in vitro* podem apresentar sensibilidade às cefalosporinas de 3ª geração, como a ceftriaxona, mas *in vivo* pode ocorrer indução de resistência a esses agentes. Assim, seria adequada a substituição da ceftriaxona, iniciada empiricamente, por outro agente cuja sensibilidade tenha sido comprovada no antibiograma, considerando que as quinolonas são preferidas para o tratamento de infecções do trato urinário causadas por bactérias do grupo CESP, como ciprofloxacino. No entanto, a paciente apresenta disfunção renal, uma vez que o *clearance* de creatinina estimado pela equação CKD-EPI era 28,5 mL/min/1,73 m², sendo importante, portanto, ajuste de dose de determinados antimicrobianos, tal qual ciprofloxacino. Nessa condição, a dose de ciprofloxacino por via intravenosa seria de 400 mg a cada 24 horas, em vez de 400 mg a cada 12 horas.

■ REFERÊNCIAS

1. Agência Nacional de Vigilância Sanitária [homepage na internet]. Antimicrobianos – bases teóricas e uso clínico [acesso em 08 nov 2018]. Disponível em: http://www.anvisa.gov.br/servicosaude/controle/rede_rm/cursos/rm_controle/opas_web/modulo1/quinilonas.htm.

2. Agência Nacional de Vigilância Sanitária [homepage na internet]. Factive™ Bula para profissional de saúde [acesso em 08 nov 2018]. Disponível em: http://www.anvisa.gov.br/datavisa/fila_bula/frmVisualizarBula.asp?pNuTransacao=25277732016&pIdAnexo=4043732

3. Food and Drug Administration [homepage na internet]. Press Announcements – FDA updates warnings for fluoroquinolone antibiotics on risks of mental health and low blood sugar adverse reactions [acesso em 30 set 2018]. Disponível em: https://www.fda.gov/NewsEvents/Newsroom/PressAnnouncements/ucm612995.htm

4. Food and Drug Administration [homepage na internet]. Highlights of Prescribing Information – Baxdela™ [acesso em 30 set 2018]. Disponível em: https://www.accessdata.fda.gov/drugsatfda_docs/label/2017/208610 s000,208611s000lbl.pdf

5. Aminov R. History of antimicrobial drug discovery: Major classes and health impact. Biochem Pharmacol. 2017;133:4-19.

6. Andersson MI, MacGowan AP. Development of the quinolones. J Antimicrob Chemother. 2003;51(S1):1-11.

7. Brasil. Ministério da Saúde. Secretaria de Vigilância em Saúde, Departamento de Vigilância, Prevenção e Controle das Infecções Sexualmente Transmissíveis, do HIV/Aids e das Hepatites Virais. Protocolo Clínico e Diretrizes Terapêuticas para Manejo da Infecção pelo HIV em Adultos; 2018. 412 p. ISBN 978-85-334-2640-5.

8. Brasil. Ministério da Saúde. Protocolos da Atenção Básica: Saúde das Mulheres. Instituto Sírio-Libanês de Ensino e Pesquisa; 2016. 230 p. ISBN 978-85-334-2360-2.

9. Brasil. Ministério da Saúde. Secretaria de Vigilância em Saúde, Departamento de Vigilância Epidemiológica. Guia prático de tratamento da malária no Brasil; 2010. 36 p. ISBN 978-85-334-1725-0.

10. Chang YT, Lin CY, Chen YH, Hsueh PR. Update on infections caused by *Stenotrophomonas maltophilia* with particular attention to resistance mechanisms and therapeutic options. Front Microbiol. 2015;6:893.

11. Gleckman R, Blagg N, Joubert DW. Trimethoprim: mechanisms of action, antimicrobial activity, bacterial resistance, pharmacokinetics, adverse reactions, and therapeutic indications. Pharmacotherapy. 1981;1(1):14-20.

12. Heeb S, Fletcher MP, Chhabra SR, Diggle SP, Williams P, C´amara M. Quinolones: from antibiotics to autoinducers. FEMS Microbiol Rev. 2011;35:247-74.

13. Lopes, Hélio Vasconcellos; Tavares, Walter. Diagnóstico das infecções do trato urinário. Rev. Assoc. Med. Bras. 2005 Dec;51(6):306-308.

14. Rhodes A, Evans LE, Alhazzani W, Levy MM, Antonelli M, Ferrer R, Kumar A, Sevransky JE, Sprung CL, Nunnally ME, Rochwerg B, Rubenfeld GD, Angus DC, Annane D, Beale RJ, Bellinghan GJ, Bernard GR, Chiche JD, Coopersmith C, De Backer DP, French CJ, Fujishima S, Gerlach H, Hidalgo JL, Hollenberg SM, Jones AE, Karnad DR, Kleinpell RM, Koh Y, Lisboa TC, Machado FR, Marini JJ, Marshall JC, Mazuski JE, McIntyre LA, McLean AS, Mehta S, Moreno RP, Myburgh J, Navalesi P, Nishida O, Osborn TM, Perner A, Plunkett CM, Ranieri M, Schorr CA, Seckel MA, Seymour CW, Shieh L, Shukri KA, Simpson SQ, Singer M, Thompson BT, Townsend SR, Van der Poll T, Vincent JL, Wiersinga WJ, Zimmerman JL, Dellinger RP. Surviving Sepsis Campaign: International Guidelines for Management of Sepsis and Septic Shock: 2016. Intensive Care Med. 2017 Mar;43(3):304-377.

15. Seema J, Lleras-Muney A, Smith KV. Modern medicine and the twentieth century decline in mortality: evidence on the impact of sulfa drugs. Am Econ J Appl Econ. 2010;2(2):118-46.

16. The Sanford Guide to Antimicrobial Therapy; 2017.

Capítulo 50

Antibacterianos que agem na síntese de proteínas

Autores:
- Andrei Nicoli Gebieluca Dabul
- Letícia Dias de Melo Carrasco
- Fábio Ricardo Carrasco
- Ilana Lopes Baratella da Cunha Camargo

■ Síntese de proteínas em bactérias

A biossíntese de proteínas é um processo-chave para a vida de todos os organismos e, por isso, é alvo de muitos antimicrobianos. O processo de tradução do código genético envolve a decodificação da informação contida no DNA e a criação de novas proteínas, sendo que tais tarefas são executadas em todas as células vivas pelos ribossomos, que são conjuntos de RNA ribossômico e proteínas flexíveis. Esse é um processo dinâmico que envolve iniciação, elongação, terminação e reciclagem de ribossomos. Durante cada fase, os ribossomos formam complexos transientes com fatores de tradução auxiliares que facilitam a síntese proteica. No entanto, há diferenças estruturais e de conteúdo entre os ribossomos de eucariotos (80S) e de procariotos (70S). Com isso, fármacos que agem nos ribossomos de procariotos podem não agir nos de eucariotos.

Vários fármacos são capazes de atuar em diferentes locais do complexo ribossômico na tentativa de inibir a síntese proteica (Figura 50.1). Eles podem inibir a função ribossômica interferindo na tradução do RNA-mensageiro (RNAm) ou bloqueando a formação de ligações peptídicas no centro peptidiltransferase (PTC) através de ligação às subunidades ribossômicas.

Em geral, a subunidade 30S, que é formada pelo RNA ribossômico (RNAr) 16S e ribonucleoproteínas, é a região inibida pelos aminoglicosídeos e pelas tetraciclinas. A 50S é a subunidade grande do ribossomo 70S dos procariotos, composta por RNAr 5S, 23S e 30 proteínas ribossômicas. A estrutura secundária do RNAr 23S é dividida em seis grandes domínios. O domínio V é de particular interesse em virtude da sua atividade de peptidiltransferase. Macrolídeos e compostos relacionados, como cloranfenicol, ácido fusídico, pleuromutilinas, o grupo ortossomicina e oxazolidinonas, são várias famílias de inibidores da síntese de proteínas que interferem com a subunidade 50S.

Vários mecanismos, incluindo desintoxicação enzimática, alteração do alvo (RNAr e proteínas ribossômicas) e reduzido acúmulo (impermeabilidade e efluxo), estão envolvidos na resistência bacteriana aos inibidores da síntese proteica. O fato de al-

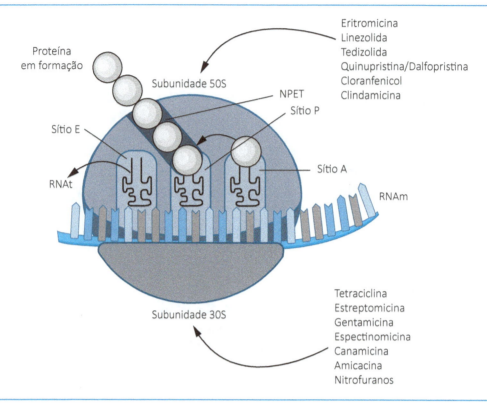

Figura 50.1 – Representação esquemática de um ribossomo bacteriano durante a síntese proteica, com indicação das subunidades em que cada antibiótico atua.
NPET: túnel de saída do peptídeo nascente; RNAm: RNA mensageiro; RNAt: RNA transportador.
Fonte: Desenvolvida pela autoria do capítulo.

gumas posições no RNAr participarem da ligação de antibióticos pertencentes a famílias distintas explica por que as bactérias desenvolveram mecanismos que podem ocasionar resistência cruzada.

A seguir, serão descritas separadamente cada uma das classes de antimicrobianos que atuam na síntese de proteínas.

Fármacos que atuam na síntese de proteínas

Aminoglicosídeos

Diversas espécies de actinomicetos do solo dão origem aos principais antimicrobianos utilizados em medicina humana e veterinária, os aminoglicosídeos, que podem ser exclusivamente naturais, isolados de espécies de *Streptomyces* ou *Micromonospora*, ou semissintéticos (Figura 50.2). Estruturalmente, neles contêm uma porção central de aminociclitol de 6 carbonos, estreptamina, estreptidina ou 2-desoxistreptamina (2-DOS). A maioria dos aminoglicosídeos é composta pelo núcleo 2-DOS, ligado por meio de ligações glicosídicas a um ou mais derivados de açúcar nas posições C4, C5 e C6.

Os principais representantes dessa classe de antimicrobianos são gentamicina e netilmicina, derivados da espécie *Micromonospora*; tobramicina e estreptomicina, derivados de espécies de *Streptomyces*; e amicacina, um derivado semissintético da canamicina.

Mecanismo de ação

Os aminoglicosídeos possuem um amplo espectro antibacteriano, que inclui bactérias gram-negativas e gram-positivas, mas não anaeróbias. Eles exercem rápido efeito bactericida contra as bactérias-alvo, algo incomum entre os inibidores da síntese de proteínas. Esse efeito bactericida é concentração-dependente, ou seja, quanto maior a concentração que se atinge no organismo, maior o efeito bactericida, resultado de sua capacidade de induzir o estresse oxidativo.

Esses fármacos difundem-se passivamente por canais aquosos de porinas na membrana externa (no caso de bactérias gram-negativas), adentram o espaço periplasmático e, então, são transportados ativamente para o interior celular através de um sistema dependente de energia oxidativa. Esse sistema de transporte pela membrana interna, que é acoplado a uma bomba

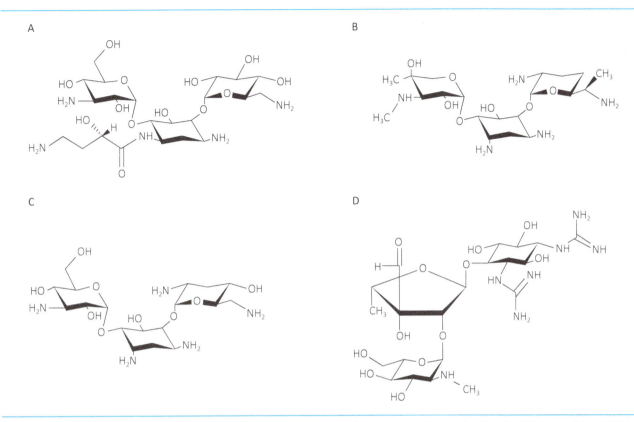

Figura 50.2 – Estruturas químicas dos principais aminoglicosídeos utilizados na prática clínica. (A) Amicacina. (B) Gentamicina. (C) Tobramicina. (D) Estreptomicina.

de prótons, gera um gradiente eletroquímico que fornece energia para o processo. Portanto, condições que reduzam o gradiente eletroquímico, como a presença de cátions divalentes, hiperosmolaridade, redução de pH e anaerobiose, podem inibir o transporte dos aminoglicosídeos para dentro da célula-alvo.

Uma vez dentro da célula bacteriana, os aminoglicosídeos ligam-se à subunidade 30S do ribossomo, mais precisamente ao RNAr 16S e particularmente no sítio A, no caso de aminoglicosídeos 2-DOS 4,6 dissubstituídos. Essa ligação estabiliza incompatibilidades no emparelhamento códon-anticódon, ocasionando erros de tradução ou término prematuro da tradução do RNAm, e uma consequente síntese incompleta das proteínas. Essas proteínas anormais, ou não funcionais podem até ser incorporadas à membrana celular, resultando, porém, em permeabilidade celular alterada, inclusive, favorecendo o transporte dos aminoglicosídeos. A adenina 1408 do RNAr 16S é crucial para a ligação aos aminoglicosídeos, e a presença de uma guanina na posição homóloga do RNAr 18S explica a resistência natural dos eucariotos aos aminoglicosídeos contendo 2-DOS 4,6 dissubstituídos. Os aminoglicosídeos podem ainda promover a fixação do complexo ribossômico 30S-50S no códon de iniciação do RNAm, interferindo, assim, com o início da síntese proteica.

Por serem fármacos concentração-dependentes, a determinação da CIM é um indicativo da sua eficácia. No entanto, os aminoglicosídeos apresentam um efeito conhecido como pós-antibiótico, em que a atividade antimicrobiana permanece mesmo após a concentração sérica reduzir para valores abaixo da CIM, fato que contribui para o prolongamento dos intervalos de administração.

Mecanismos de resistência

O principal mecanismo de resistência aos aminoglicosídeos em bactérias patogênicas é em razão da presença de enzimas modificadoras de aminoglicosídeos, também conhecida como desintoxicação enzimática. Porém, a alteração do RNAr 16S ou de certas proteínas ribossômicas, além da redução da captação e da exportação das moléculas de fármaco para fora da célula, também são mecanismos atuantes.

No caso das bactérias estritamente anaeróbias, por exemplo, a resistência aos aminoglicosídeos é intrínseca, já que a passagem do fármaco pela membrana interna, para entrada na célula, é um processo ativo dependente de um metabolismo oxidativo. Porém, a dificuldade em adentrar a célula também pode ser decorrente de mutações nos canais de porina, por exemplo, ou de outras proteínas envolvidas no transporte do fármaco ao interior celular.

A resistência pela redução da afinidade do antimicrobiano ao ribossomo bacteriano em virtude de mutações/substituições de aminoácidos é comum no caso da estreptomicina, podendo os demais aminoglicosídeos permanecerem eficazes.

Contudo, a resistência mais comum aos aminoglicosídeos ocorre por meio da produção de enzimas modificadoras que fosforilam (através de O-fosfotransferases de aminoglicosídeos – APH), adenilam (através das nucleotidiltransferases – ANT) ou acetilam (através das N-acetiltransferases – AAC) grupos hidroxila ou amina específicos e, consequentemente, os inativam. Alguns aminoglicosídeos podem ser mais refratários à ação de algumas dessas enzimas, como é o caso da amicacina. Assim, linhagens resistentes a vários aminoglicosídeos podem continuar sensíveis à amicacina. De fato, a principal resistência à amicacina detectada na clínica é a mediada por uma acetiltransferase (AAC(6')-lb), mas já há na literatura a descrição de alguns complexos ou moléculas ligados a cátions bivalentes capazes de neutralizar tal enzima, permitindo a retomada da sua eficácia, mesmo em linhagens que possuam o gene que a codifica.

Os mecanismos de resistência aos aminoglicosídeos normalmente são codificados por genes cromossômicos, mas frequentemente podem ser adquiridos por meio de plasmídeos ou transposons, conferindo resistência a apenas alguns ou a todos os aminoglicosídeos.

Em particular, os enterococos são intrinsicamente resistentes a baixos níveis de aminoglicosídeos. Entretanto, podem adquirir um gene de resistência plasmídeo-mediada, que codifica uma enzima bifuncional capaz de modificar, além da gentamicina, também amicacina, tobramicina, netilmicina, neomicina e canamicina, conferindo resistência a esses aminoglicosídeos em altos níveis (HLAR, do inglês *High Level Aminoglycoside Resistance*), sendo que apenas a estreptomicina permanece ativa. Assim, rotineiramente, para enterococos deve ser avaliada a sensibilidade apenas da gentamicina e da estreptomicina, sendo o resultado da gentamicina possível de ser extrapolado para os demais aminoglicosídeos (resistência cruzada), para confirmação ou não da presença de HLAR.

Vale destacar que a FDA (U.S. Food and Drug Administration), recentemente, aprovou para uso clínico a plazomicina, considerada como uma nova geração de aminoglicosídeo (neoglicosídeo) com maior espectro de ação. Plazomicina é um derivado sintético da sisomicina, onde foi adicionado um substituinte de ácido hidroxi-aminobutírico (HABA) na posição 1 e um substituinte hidroxietilo na posição 6' (Figura 50.3). Plazomicina demonstrou atividade contra enterobactérias produtoras de β-lactamases de espectro estendido, bem como contra linhagens resistentes aos carbapenêmicos, e ainda contra linhagens produtoras de enzimas modificadoras dos aminoglicosídeos, considerado o principal mecanismo de resistência a essa classe de antimicrobianos. No entanto, não é ativa contra linhagens que possuam metiltransferases ribossômicas, sendo considerado este o mecanismo de resistência mais provável de ocorrer. Ainda assim, é considerada uma importante opção terapêutica contra enterobactérias multirresistentes, principalmente em casos de infecção urinária complicada e pielonefrite. Entretanto, ainda não há registro desse medicamento no Brasil.

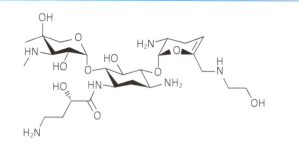

Figura 50.3 – Estrutura química da plazomicina, considerada uma nova geração de aminoglicosídeo.

Farmacocinética

Em decorrência da presença de amino açúcares, os fármacos dessa classe possuem características policatiônicas que aumentam sua hidrossolubilidade, mas por serem moléculas polares, atingem somente baixas concentrações nas células, nos tecidos e nas secreções, inclusive no tecido adiposo e no líquor. Em contrapartida, atingem concentrações elevadas nas células tubulares renais proximais, na endolinfa e na perilinfa do ouvido interno, fato que deve contribuir para a nefrotoxicidade e a ototoxicidade que discutiremos a seguir.

Sua metabolização é mínima, e sua excreção é relativamente rápida e quase completamente por vias renais (filtração glomerular), sendo diretamente proporcional à depuração de creatinina. Por isso, sua excreção é mais lenta em pacientes com insuficiência renal, para os quais a dose deve ser ajustada, principalmente a fim de minimizar a nefrotoxicidade. Por exemplo, o tempo de meia-vida sérica dos aminoglicosídeos é de 2 a 3 horas, ao passo que em pacientes com insuficiência renal grave esse tempo pode aumentar para 24 ou até 48 horas. Desse modo, o monitoramento da concentração sérica dos aminoglicosídeos é importante, pois varia muito entre os pacientes. O monitoramento terapêutico é particularmente recomendado em neonatos, pois apresentam tempo de meia-vida prolongado, bem como em pacientes queimados ou portadores de fibrose cística, que apresentam depuração mais rápida e, consequentemente, tempo de meia-vida mais curto. Em virtude da sua excreção renal, os aminoglicosídeos podem ser removidos parcialmente do organismo por meio de hemodiálise ou ainda diálise peritoneal.

Em razão do seu caráter hidrofílico, são muito pouco absorvíveis por via oral, sendo esta via utilizada apenas para tratar patógenos intestinais, no caso da neomicina, já que sua excreção é fecal. As administrações enterais são preferidas.

A utilização dos aminoglicosídeos em duas a três administrações diárias é possível. No entanto, tem sido recomendada sua administração em doses elevadas e em intervalos maiores (p.ex., dose única/dia) para a maioria das indicações clínicas. Isto porque, em virtude de sua atividade concentração-dependente, apresenta-se igualmente eficaz, mantendo sua efetividade antimicrobiana graças ao seu efeito pós-antibiótico. Dessa maneira, a dose única demonstra-se ainda menos tóxica do que quando ocorre administração de doses menores em maior frequência, já que a concentração sérica se mantém abaixo do limiar de toxicidade por mais tempo. Apenas em alguns casos, como para pacientes com insuficiência renal importante, recomenda-se administrar esses fármacos em intervalos mais curtos.

Indicações clínicas

Em razão da crescente resistência aos antimicrobianos, os aminoglicosídeos voltaram a ser utilizados na prática clínica depois de terem sido preteridos por algumas décadas por cefalosporinas, carbapenêmicos e fluoroquinolonas, os quais causavam menor quantidade de eventos adversos.

Majoritariamente, os aminoglicosídeos possuem atividade contra bactérias gram-negativas e aeróbias, e são principalmente utilizados na terapia contra enterobactérias e bacilos não fermentadores de glicose (*Pseudomonas* spp.), podendo ser efetivos, inclusive, contra linhagens resistentes a outras classes de antimicrobianos. Os cocos gram-negativos (*Neisseria*, *Haemophilus*) apresentam sensibilidade variável. Já a atividade dos aminoglicosídeos contra cocos gram-positivos é bastante limitada, não sendo utilizados nesses casos, exceto em combinação com outros antimicrobianos.

É comum na prática clínica a combinação de aminoglicosídeos com antimicrobianos que atuam interferindo com a síntese da parede celular (p.ex., β-lactâmicos ou glicopeptídeos), isto porque favorecem a entrada dos aminoglicosídeos na célula bacteriana, possibilitando o aumento do seu espectro de ação contra as bactérias gram-positivas e, ainda, contribuindo para a prevenção do surgimento de resistência, sendo considerada uma combinação sinérgica. A combinação de aminoglicosídeos com inibidores da síntese da parede celular pode ser utilizada, por exemplo, no tratamento de infecções causadas por bactérias gram-positivas, como *Staphylococcus* spp., *Enterococcus* spp., *Streptococcus* do grupo *viridans* e *Listeria* sp., inclusive para obter efeito biocida na terapia de endocardites causadas por enterococos e estafilococos, e também em casos de pneumonia adquirida em ambiente hospitalar e de sepse. Entretanto, a superioridade clínica da ação antimicrobiana dessa associação em comparação com a monoterapia do inibidor de parede pode ser questionável, devendo ser levado em consideração os demais fatores para a escolha da monoterapia ou da combinação mais adequada. Além disso, no caso de terapias prolongadas, como nas endocardites, a toxicidade dos aminoglicosídeos é relevante e pode ser determinante na escolha terapêutica.

Amicacina, gentamicina, tobramicina e netilmicina podem ser utilizadas, de maneira geral, para as mesmas indicações clínicas. Contudo, gentamicina e amicacina são os aminoglicosídeos mais utilizados em hospitais e unidades de terapia intensiva para tratamento de infecções graves, principalmente do sistema renal e trato urinário causadas por bacilos gram-negativos, que podem ser resistentes a outras classes de antimicrobianos, sendo eficazes contra as enterobactérias e os bacilos não fermentadores de glicose, como *P. aeruginosa* e *Acinetobacter* spp. Gentamicina, amicacina e tobramicina, por via parenteral, podem ser utilizadas para tratamento de infecções do trato urinário, inclusive em crianças. Já quando estão associados com outras classes de antimicrobianos, os aminoglicosídeos podem ser utilizados no tratamento de infecções fora do trato urinário, como pneumonia e endocardite. Amicacina e tobramicina podem ser administradas por via inalatória, concomitantemente ou não à via sistêmica, no tratamento de infecções pulmonares crônicas causadas por *P. aeruginosa* em pacientes com fibrose cística, podendo ser utilizadas as soluções injetáveis para este fim. Tobramicina é ainda amplamente utilizada para tratamento de conjuntivite bacteriana tanto em adultos quanto em crianças sob a forma de solução oftálmica. Amicacina, por ser mais refratária à ação de algumas enzimas modificadoras de aminoglicosídeos, pode continuar exercendo ação antimicrobiana contra linhagens que apresentem resistência à gentamicina ou à tobramicina, sendo, portanto, uma opção viável nessas situações.

Estreptomicina e amicacina são ainda utilizadas em infecções causadas por micobactérias, seja *Mycobacterium tuberculosis*, sejam micobactérias de crescimento rápido. Apesar das suas indicações clínicas para endocardite por enterococos e estreptococos do grupo *viridans*, a estreptomicina no Brasil é utilizada somente sob a forma parenteral na combinação do tratamento da tuberculose. Ainda, em casos de tuberculose multirresistentes, inclusive à estreptomicina, podem responder à terapia combinada com amicacina, considerada como segunda linha de tratamento no país.

Para casos de meningite em que é necessário tratar com aminoglicosídeos, como eles não atingem o líquor em concentrações terapêuticas após administração intravenosa, pode ser realizada uma dose diária de uma formulação livre de conservantes por via intraventricular ou intratecal. Porém, levando em consideração os riscos, bem como a disponibilidade de outros fármacos de amplo espectro de ação que atingem o líquor em concentrações adequadas, os aminoglicosídeos acabam sendo preteridos nessa terapia.

O uso tópico de aminoglicosídeos é geralmente à base de gentamicina, neomicina e canamicina, para o tratamento de lesões, feridas ou queimaduras. Entretanto, a gentamicina tópica pode ser inativada na presença de exsudatos purulentos. Além do uso tópico, a neomicina e a canamicina podem ser administradas também por via oral para modificação ou descontaminação seletiva da microbiota intestinal em casos de cirurgia intestinal eletiva, a fim de reduzir a microbiota aeróbia ou a produção de amônia, por exemplo, já que ambos os fármacos são mal absorvidos no trato gastrointestinal e excretados nas fezes. No entanto, o uso disseminado para esse fim acabou selecionando micro-organismos resistentes, favorecendo a ocorrência de enterocolite. O uso parenteral da neomicina e da canamicina é desaconselhado por ser considerado bastante tóxico.

A paronomicina, um aminoglicosídeo da mesma classe da neomicina, é um fármaco de administração oral utilizado no tratamento de diarreias causadas por parasitas, bem como no tratamento da leishmaniose visceral, porém seu registro ainda não foi aprovado para uso no Brasil.

O novo aminoglicosídeo plazomicina possui atividade contra bactérias gram-negativas e gram-positivas, sendo particularmente indicado no tratamento de infecções urinárias complicadas e pielonefrite em adultos causadas por enterobactérias produtoras de ESBL e carbapenemases, inclusive pelas linhagens resistentes aos demais aminoglicosídeos (exceto as produtoras de metiltransferases), como *E. coli*, *K. pneumoniae* e *E. cloacae*, sendo de administração exclusivamente por via intravenosa, em dose única diária. Esse fármaco, porém, também se encontra sem registro para comercialização no Brasil.

Eventos adversos

Os principais eventos adversos relacionados ao uso dos aminoglicosídeos, em geral, compreendem toxicidade renal, principalmente em pacientes com função renal já debilitada e em idosos. Destaca-se também a toxicidade para o sistema auditivo, poden-

do comprometer irreversivelmente as funções auditivas e vestibulares, principalmente em pacientes fazendo uso prolongado e em doses maiores do que as recomendadas. Tal toxicidade pode ocorrer, inclusive, após o término da terapia antimicrobiana. Por isso, a antibioticoterapia prolongada com aminoglicosídeos deve restringir-se às infeções graves, bem como àquelas em que não existe ou é contraindicado um fármaco menos tóxico. Gestantes não devem utilizar os fármacos dessa classe, os quais podem acumular no plasma fetal e líquido amniótico, sendo possível causar danos ao feto, como perda da audição já no nascimento (principalmente estreptomicina e tobramicina).

Tetraciclinas e glicilciclinas

Tetraciclinas

Primeira geração

Em 1948, nos laboratórios Cyanamid, observou-se que colônias amarelas de uma linhagem de *Streptomyces* inibiam de forma significativa o crescimento de todas as linhagens bacterianas que eram testadas. O composto extraído de tais colônias foi nomeado Aureomicina (clorotetraciclina), em função da sua coloração, e foi o primeiro antibiótico a ser descrito como de "amplo espectro". Em dezembro do mesmo ano, a molécula de clorotetraciclina já havia sido aprovada para uso clínico pela FDA.

Paralelamente, a companhia farmacêutica Pfizer isolou a partir de *S. rimosus* um composto de coloração similar à clorotetraciclina, mas que era mais hidrossolúvel e apresentava melhor atividade biológica. Esse composto foi então nomeado Terramicina (oxitetraciclina), em referência à Terra, local de isolamento de linhagens *Streptomyces*, e seu uso foi aprovado 2 anos depois pela FDA, competindo, assim, com a clorotetraciclina.

Mais tarde, de forma cooperativa, os laboratórios trocaram seus compostos para tentar desvendar as estruturas químicas da clorotetraciclina e da oxitetraciclina, e em 1952 já se sabia que eram moléculas altamente oxidadas, compostas por quatro anéis aromáticos fundidos e, por isso, tal esqueleto ficou conhecido como tetraciclina (Figura 50.4).

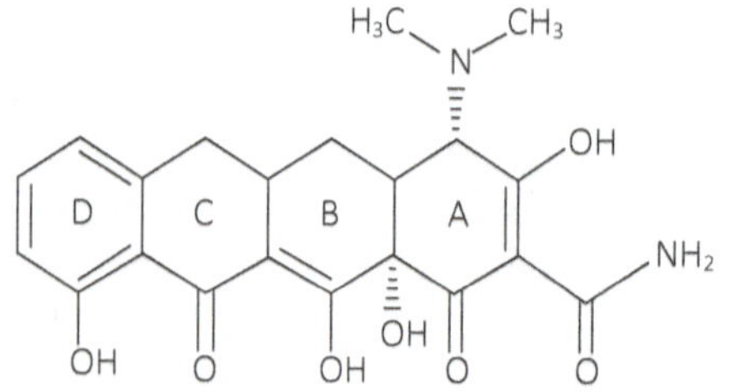

Figura 50.4 – Estrutura química representando o núcleo fundamental das tetraciclinas.

Após remoção do átomo de cloro da clorotetraciclina verificou-se um aumento na sua potência, além de uma melhora na sua solubilidade e na sua atividade farmacológica; surgia, assim, a tetraciclina, que viria a ser aprovada pela FDA em 1954, abrindo a possibilidade de surgimento das tetraciclinas semissintéticas, chamadas de segunda geração.

Segunda geração

Doxiciclina foi aprovada para uso pela FDA em 1967, e é utilizada até hoje para tratar um amplo espectro de infecções bacterianas adquiridas na comunidade, além de vasta gama de agentes etiológicos, desde Bacillus anthracis até Plasmodium falciparum.

Posteriormente, em 1971, surge a minociclina, última tetraciclina a ser aprovada nos próximos 35 anos. Esse fármaco apresenta atividade farmacológica e antibacteriana muito melhor em relação aos demais representantes da classe até então.

Tanto as tetraciclinas sintéticas quanto as semissintéticas são amplamente empregadas na clínica por serem de baixo custo, terem amplo espectro de ação e passíveis de administração oral.

Mecanismo de ação

As moléculas de tetraciclinas se ligam a bases do RNAr 16S da subunidade 30S do ribossomo bacteriano, impedindo a ligação de aminoacil-RNAt ao sítio A e, assim, interrompem a formação da cadeia polipeptídica.

Normalmente, as tetraciclinas atravessam a membrana externa das bactérias gram-negativas através de canais formados pelas porinas OmpF e OmpC como complexos positivamente carregados tetraciclina-cátion. Uma vez no espaço periplasmático, esse complexo se dissocia, liberando a molécula de tetraciclina, que é fracamente lipofílica e capaz de atravessar a membrana interna. Já nas bactérias gram-positivas, essa forma fracamente lipofílica atravessa diretamente a membrana plasmática. Em seguida, a ligação ao ribossomo, provavelmente em uma forma de complexo magnésio-tetraciclina, é reversível, daí o efeito bacteriostático.

Além desse mecanismo de ação clássico, já foi documentado que tetraciclinas mais lipofílicas podem apresentar um mecanismo de ação bactericida causado pela perturbação da membrana plasmática nos micro-organismos gram-negativos.

Em nível molecular, há apenas uma fraca inibição de síntese proteica no ribossomo 80S e um pobre acúmulo de tetraciclina nas células de mamíferos, contudo, as tetraciclinas são capazes de inibir a síntese de proteínas nas mitocôndrias, em razão de tais organelas possuírem ribossomos 70S. Inclusive, a atividade antiparasitária das tetraciclinas é explicada, em alguns casos, pelo fato de organismos como P. falciparum terem mitocôndrias. Em contrapartida, o espectro de ação sobre parasitas que não contêm mitocôndrias permanece por ser esclarecido.

Mecanismos de resistência

Nos anos 1970, o sistema de efluxo mediado pelas proteínas Tet associadas à membrana foi descrito como sendo responsável pela resistência à tetraciclina.

Um segundo tipo de resistência a ser reportado foi o de proteção ribossômica através das proteínas citoplasmáticas Tet(M) e Tet(O) que interagem com o ribossomo bacteriano por terem homologia com os fatores de elongação EF-Tu e EF-G, causando o deslocamento das tetraciclinas e fazendo com que a síntese proteica se dê normalmente.

Mais recentemente, foi descrito um mecanismo em que ocorre a inativação das moléculas de tetraciclinas através da ação de uma enzima flavina mono-oxigenase dependente de oxigênio, que é codificada pelo gene tet(X).

Outros mecanismos de resistência já foram descritos, como casos de permeabilidade reduzida, causada por alterações morfológicas ou diminuição da expressão de porinas, além de mutação ribossômica, ainda que rara.

Terceira geração

No final dos anos 1980, com a resistência aos antimicrobianos se tornando mais prevalente na clínica, as companhias farmacêuticas retomaram seus programas de descoberta de novos antimicrobianos. Nesse cenário, Wyeth (previamente Cyanamid) produziu vários derivados da minociclina, denominados glicilciclinas, e muitos deles exibiram atividade mesmo em organismos que apresentavam proteção ribossômica ou efluxo.

Em 2006, a glicilciclina mais promissora, tigeciclina, recebeu aprovação para uso hospitalar pela FDA. Tigeciclina apresenta atividade contra isolados gram-positivos, inclusive multirresistentes, como S. aureus resistentes à meticilina (MRSA), enterococos resistentes à vancomicina (VRE), e Streptococcus pneumoniae resistentes à penicilina. Também é muito eficaz no tratamento de infecções causadas por gram-negativos, especialmente Acinetobacter sp. e Enterobacteriaceae, além de Clostridioides difficile.

Quarta geração

Em 2018, a FDA aprovou mais duas novas tetraciclinas: eravaciclina (Tetraphase Pharmaceuticals

Inc.) e omadaciclina (Paratek Pharmaceuticals) (Figura 50.5). Eravaciclina é um derivado sintético das tetraciclinas, mais precisamente uma sanciclina com substituições nas posições C7 e C9. Tosilato de omadaciclina é um derivado semissintético da minociclina com adição de um grupo aminometil na posição C9 que faz com que sua atividade não seja afetada por bombas de efluxo ou proteção ribossômica, sua potência seja aumentada, e ainda haja diminuição dos efeitos colaterais comuns observados para tigeciclina. Omadaciclina se liga na subunidade 30S do ribossomo, no sítio de ligação das tetraciclinas, com afinidade similar às glicilciclinas. Esse fato contribui para que sua ação seja sensível às mutações do RNAr 16S, que conferem alterações no sítio de ligação.

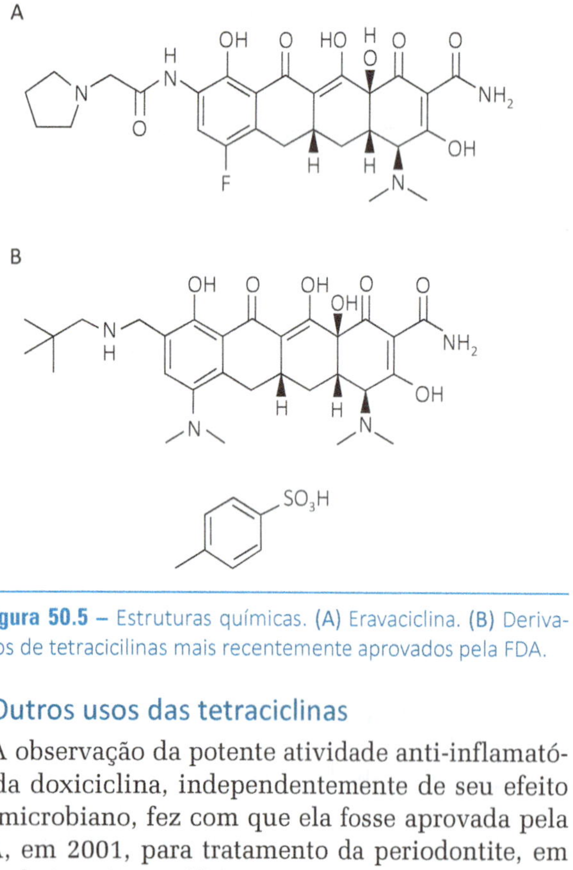

Figura 50.5 – Estruturas químicas. (A) Eravaciclina. (B) Derivados de tetraciclinas mais recentemente aprovados pela FDA.

Outros usos das tetraciclinas

A observação da potente atividade anti-inflamatória da doxiciclina, independentemente de seu efeito antimicrobiano, fez com que ela fosse aprovada pela FDA, em 2001, para tratamento da periodontite, em doses baixas (20 mg/dia). Esse mesmo antimicrobiano já foi até mesmo descrito como tendo função neuroprotetora e possível de ser utilizado como medicamento anti-Parkinson.

Em virtude das suas atividades antimaláricas, as tetraciclinas têm sido utilizadas como medida profilática conforme surgem cada vez mais linhagens de *P. falciparum* resistentes à mefloquina.

Tetraciclina também tem sido utilizada como parte de um esquema para tratamento de gastrite e de úlcera péptica causada por *Helicobacter pylori*.

Farmacocinética

As tetraciclinas são normalmente administradas via oral, embora algumas poucas ainda estejam disponíveis para administração parenteral. Doxiciclina, por exemplo, tem a vantagem de ambas as vias de administração, permitindo a mudança do programa de administração parenteral para o programa via oral.

Após a administração oral, a absorção das tetraciclinas se dá principalmente no estômago e na região proximal do intestino delgado, sendo, portanto, influenciada pela presença de comida, leite, e cátions bivalentes, especialmente cálcio, em razão da capacidade de formação de quelatos não absorvíveis. A maioria das tetraciclinas deve ser administrada em regime de 4 vezes ao dia para que seja mantida a concentração sérica na faixa terapêutica. Exceção é o caso de doxiciclina e minociclina, que podem ser administradas de 1 a 2 vezes ao dia em virtude de suas longas meias-vidas de eliminação.

A penetração das tetraciclinas em fluidos e tecidos é moderada, e a excreção se dá principalmente pela urina. Além disso, elas atravessam a barreira placentária e são excretadas no leite.

Eravaciclina deve ser ministrada 2 vezes ao dia por infusões intravenosas. A duração recomendada do tratamento para as infecções intra-abdominais complicadas é de 4 a 14 dias.

Omadaciclina pode ser administrada oralmente ou via intravenosa. O ajuste de dosagem não é necessário para pacientes com insuficiência renal. A biodisponibilidade absoluta da omadaciclina é de 34,5%, levando a uma dose oral de 300 mg *versus* uma dose de 100 mg intravenosa. Apresenta farmacocinética linear, com maior área sob a curva (AUC) e C_{max} observadas com dosagens crescentes. A ligação da omadaciclina às proteínas plasmáticas é baixa (20%) e inespecífica, sofre metabolismo hepático mínimo e não é substrato, indutor nem inibidor do sistema do citocromo P450. A omadaciclina é eliminada predominantemente nas fezes (81,1%), com alguma eliminação renal (14,4%), e deve ser tomada em jejum, evitando-se laticínios ou outros cátions multivalentes, assim como as demais tetraciclinas.

Indicações clínicas

Em geral, as tetraciclinas apresentam atividade contra organismos gram-positivos, gram-negativos, micoplasmas, clamídias, riquétsias e protozoários.

A capacidade de penetração no sebo e sua excreção também pela perspiração faz com que as tetraciclinas sejam úteis no tratamento da acne. A concentração atingida no escarro pode chegar a 20% da concentração sérica, mostrando a aplicabilidade desse fármaco nas infecções do trato respiratório.

As tetraciclinas são os antimicrobianos de primeira escolha para o tratamento das seguintes infecções:

pneumonia por *Mycoplasma pneumoniae*, *Chlamydia pneumoniae* ou *C. psittaci*, cólera, profilaxia da diarreia do viajante, uretrite não gonocócica, cervicite, linfogranuloma venéreo, doença inflamatória pélvica, granuloma inguinal, febre maculosa, tifo endêmico e epidêmico, febre Q, brucelose (quando em combinação com rifampicina e estreptomicina), doença de Lyme, febre relapsa, infecções periodontais, acne e profilaxia de malária causada por *P. falciparum* resistente à mefloquina.

Em agosto de 2018, eravaciclina foi aprovada para o tratamento de infecções intra-abdominais complicadas em pessoas maiores de 18 anos, não sendo indicada para uso no tratamento de infecções complicadas do trato urinário. Omadaciclina foi aprovada em outubro de 2018 para o tratamento de pneumonia bacteriana adquirida na comunidade e infecções agudas da pele e anexos.

Efeitos adversos

As tetraciclinas são contraindicadas na gravidez por influenciarem na calcificação dos ossos do feto e poderem causar hipoplasia do esmalte dental, além de pigmentação dos dentes.

A irritação gastrointestinal é comum, bem como a depleção da flora intestinal normal, permitindo a multiplicação de micro-organismos resistentes.

Pode ocorrer fototoxicidade, agravamento de doença renal pré-existente, insuficiência renal aguda e diabetes transitório.

Raramente ocorre hipersensibilidade.

Fenicois

O primeiro medicamento representante dessa classe a ser isolado foi o cloranfenicol, em 1947, a partir de um extrato de *Streptomyces venezuelae*; no entanto, ele logo começou a ser sintetizado industrialmente, desde 1950, em razão da sua simplicidade estrutural. Outros representantes da classe incluem: florfenicol e tianfenicol (Figura 50.6).

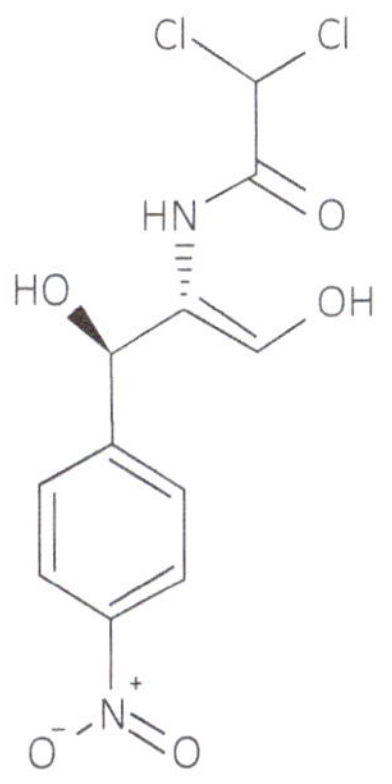

Figura 50.6 – Estrutura química do cloranfenicol.

A princípio, o cloranfenicol foi considerado um fármaco promissor por ser um antimicrobiano de amplo espectro atuando sobre gram-positivos e gram-negativos; porém, logo surgiram relatos de efeitos adversos sérios e, por isso, ele passou a ser utilizado apenas na medicina humana em casos especiais, na maioria das vezes com administração tópica.

Tianfenicol apresenta atividade antimicrobiana menor que cloranfenicol, por isso, é raramente utilizado na medicina humana ou veterinária, e florfenicol é normalmente utilizado apenas para tratar infecções em animais.

Mecanismo de ação

Os fenicois atuam inibindo a síntese proteica, pois bloqueiam estericamente o processo de transferência peptídica, resultando em um efeito bacteriostático. Eles se ligam ao sítio A do centro peptidiltransferase do ribossomo bacteriano na região da subunidade 50S onde as extremidades 3' do aminoacil-RNAt e do peptidil-RNAt estão posicionadas para que haja transferência, mais especificamente no domínio V do RNAr 23S, que é extremamente conservado entre as bactérias.

Mecanismos de resistência

Mutações no domínio V do RNAr 23S já foram relacionadas com resistência aos fenicois, mas é importante salientar que a maioria das bactérias têm múltiplas cópias do RNAr 23S, o que significa que recombinações precisam ocorrer para que o efeito completo de uma mutação seja notado.

Os fenicois não fluorados, como cloranfenicol e tianfenicol, são normalmente inativados por enzimas codificadas pelos genes *cat*, as cloranfenicol *O*-acetiltransferases. Tais genes podem ser disseminados via transferência horizontal, pois estão usualmente inseridos em transposons ou plasmídeos.

Outro mecanismo de resistência aos fenicois é o efluxo. Os sistemas transportadores de múltiplas drogas da família resistência/nodulação/divisão celular (RND) são conhecidos por exportarem cloranfenicol, além de outras moléculas, para fora das células de bactérias gram-negativas; já os transportadores da grande superfamília de transportadores (MFS) têm o cloranfenicol como um de seus substratos em bactérias gram-positivas. Existem ainda os exportadores específicos, como é o caso de CmlA e CmlB1, FlorR em bactérias gram-negativas, e FexA, FexAv, FexB e PexA em gram-positivas. O transportador ABC OptrA, apesar de ter sido identificado mais amplamente em linhagens de *Enterococcus faecium*, *E. faecalis* e *Staphylococcus aureus* isoladas de animais, já foi encontrado em linhagens clínicas, proporcionando a elas resistência aos fenicois e às oxazolidinonas.

O gene *cfr* confere resistência combinada a fenicois, lincosamidas, oxazolidinonas, pleuromutilinas e estreptogramina A por codificar uma metilase de RNAr, cujo alvo é um resíduo de adenina na posição 2503 do domínio V do RNAr 23S, justamente o sítio de ligação de tais antimicrobianos. Esse é um gene encontrado frequentemente em plasmídeos de *S. aureus* e diversas espécies de estafilococos coagulase-negativos, mas que já foi reportado estar presente em outras espécies de micro-organismos gram-positivos, além de alguns poucos gram-negativos.

Farmacocinética

Quando administrado via oral ou endovenosa, o cloranfenicol é transformado em sua forma ativa *in vivo*. É amplamente distribuído na maioria dos fluidos e tecidos corporais, sendo que as maiores concentrações são atingidas no fígado e nos rins. Apresenta cerca de 60% de ligação às proteínas plasmáticas, com meia-vida no plasma de cerca de 1,5 a 4 horas em adultos saudáveis. É eliminado principalmente pela urina.

Indicações clínicas

Em virtude dos efeitos adversos, os fenicois são reservados apenas para pacientes graves, em situações específicas, ou em formulações tópicas para tratamento de infecções de olhos e ouvidos.

Efeitos adversos

Incluem anemia aplástica irreversível, supressão reversível da medula óssea e síndrome do bebê cinzento. Além disso, ocasionalmente é observada hipersensibilidade ao cloranfenicol.

Como atravessam a barreira placentária e são excretados no leite, seu uso é contraindicado em gestantes e lactentes.

Macrolídeos e cetolídeos

Entre os macrolídeos disponíveis no mercado estão eritromicina, azitromicina, claritromicina, fidaxomicina e telitromicina, sendo a eritromicina o primeiro agente da classe a ser usado na clínica. As moléculas dessa classe contêm um anel macrocíclico de lactona, sendo de 14 membros para eritromicina e claritromicina, e de 15 membros para azitromicina, mas também existindo macrolídeos com anel de 16 membros.

Eritromicina foi descoberta em 1952 por McGuire et al. a partir de *Saccharopolyspora erythraea*. Nas décadas de 1950 e 1960, muitos macrolídeos naturais foram descobertos. Posteriormente, modificações na estrutura basal resultaram no desenvolvimento de novos subgrupos, como os azalídeos, sendo a azitromicina o seu membro mais representativo.

Os cetolídeos também são derivados sintéticos da eritromicina. A telitromicina é aprovada pela Anvisa, sendo que ela difere da eritromicina por apresentar um grupo 3-ceto substituindo a α-L-cladinose do anel de 14 membros e um carbamato substituído em C11-C12.

Mais recentemente, a solitromicina, um fluorocetolídeo semissintético com anel de 14 membros, foi desenvolvida e entrou em estudo clínico para posterior solicitação de aprovação à FDA.

Mecanismo de ação

Os macrolídeos são antimicrobianos bacteriostáticos que há tempos sabe-se que se ligam reversivelmente à subunidade 50S dos ribossomos inibindo a síntese proteica. Até recentemente, pensava-se que os macrolídeos simplesmente se ligassem no NPET e interrompessem a síntese de qualquer proteína. Estudos estruturais, bioquímicos e genômicos recentes revelaram que os macrolídeos se ligam na região NPET, próximo ao PTC, e são moduladores altamente seletivos do PTC, inibindo a síntese proteica. Macrolídeos se ligam nessa região e a síntese da proteína só para quando precisa polimerizar o aminoácido de uma determinada assinatura proteica, denominada "motivo de detenção de macrolídeos" (MAM, do inglês *macrolide arrest motif*), que não está presente em todas as proteínas. A síntese de proteínas para porque os macrolídeos impedem que o ribossomo catalise a formação de ligação peptídica entre os resíduos MAM. A afinidade de ligação depende da molécula usada, pois os diferentes macrolídeos reconhecem diferentes assinaturas. Portanto, os macrolídeos são considerados moduladores da tradução, e não inibidores globais da síntese proteica.

Mecanismos de resistência

Vários mecanismos de resistência aos macrolídeos já foram descritos e incluem mutações ou aquisição de genes. Esses genes adquiridos podem ser divididos em: 1) *erm* que codificam metilases RNAr 23S que medeiam resistência combinada a macrolídeos, lincosamidas e estreptogramina B, fenótipo conhecido como MLS$_B$; 2) *msr* que codificam proteínas ABC-F que conferem resistência a macrolídeos e estreptogramina B (fenótipo MS$_B$); 3) *mef* que codificam proteínas de efluxo que medeiam resistência apenas a macrolídeos; e 4) *mph* e *ere* que codificam macrolídeo fosfotransferases e macrolídeo esterases, respectivamente, que conferem re-

Capítulo 50 – Antibacterianos que agem na síntese de proteínas

sistência apenas à macrolídeos. Esses mecanismos não se limitam, na sua maioria, a bactérias gram-positivas. Existem ainda mecanismos que incluem: mutações nos genes que codificam o RNAr 23S e as proteínas ribossômicas L4 e L22; metilação por proteínas do tipo Cfr e RlmA; pseudouridilações e mutações que alteram a membrana externa de bactérias gram-negativas, diminuindo a captação do antimicrobiano.

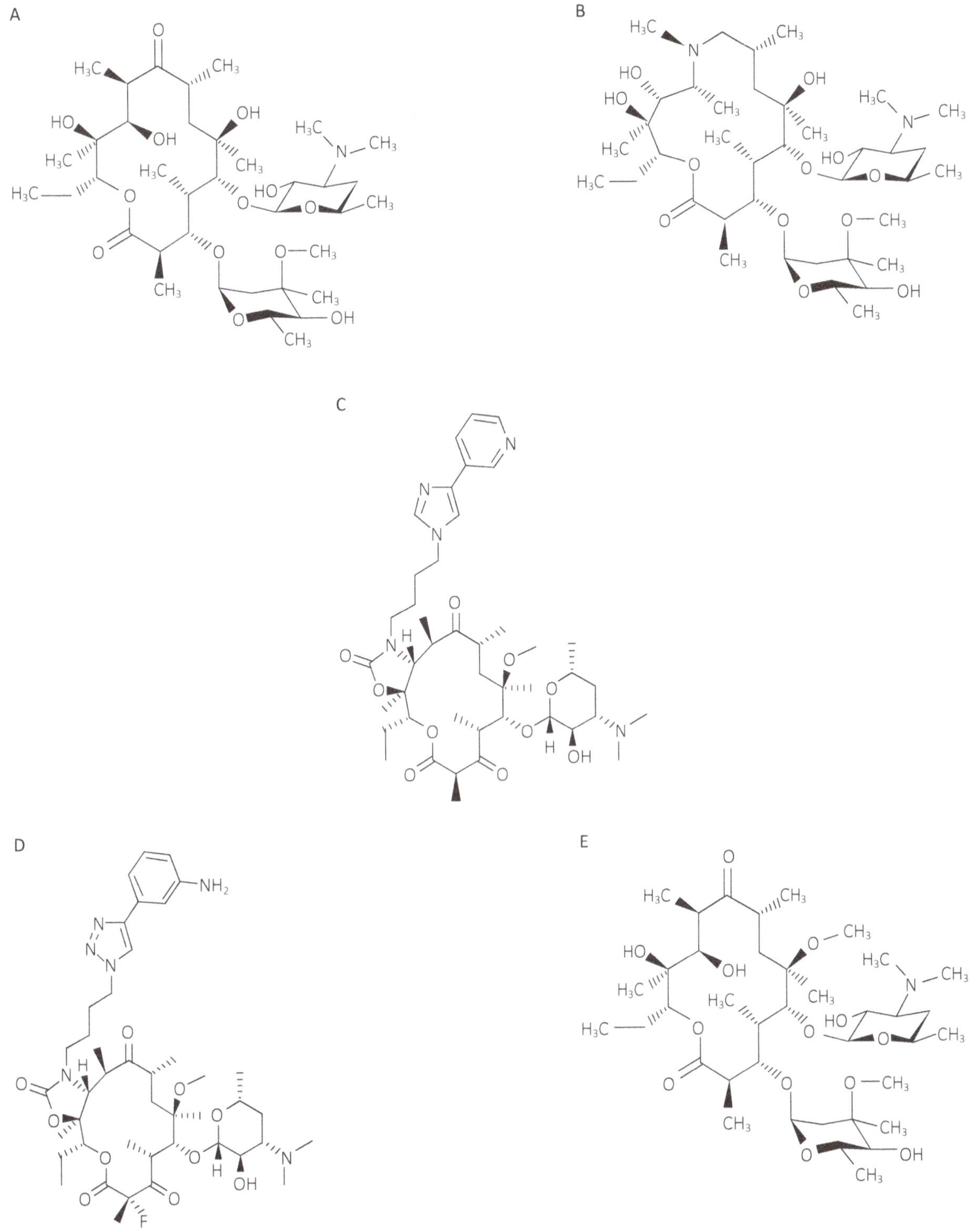

Figura 50.7 – Estruturas químicas dos seguintes macrolídeos e derivados. (A) Eritromicina. (B) Azitromicina. (C) Telitromicina. (D) Solitromicina. (E) Claritromicina.

Por fim, estudos recentes têm mostrado que peptídeos curtos, resultado de superexpressão de fragmentos do RNAr 23S, podem alterar a CIM de macrolídeos.

Muitos dos genes de resistência aos macrolídeos fazem parte de plasmídeos, transposons, ilhas genômicas ou profagos e, como tal, podem ser facilmente transferidos horizontalmente através de linhagens, espécies e, por vezes, até mesmo entre gêneros bacterianos.

Farmacocinética

C_{max} da azitromicina após uma dose de 500 mg é cinco vezes menor do que a obtida com uma dose comparável de claritromicina ou telitromicina. Embora as concentrações de azitromicina sejam baixas no soro, as concentrações teciduais são significativamente maiores.

Os macrolídeos e cetolídeos são lipofílicos e amplamente distribuídos no corpo, nos fluidos e nos tecidos. Azitromicina e claritromicina apresentam boa penetração tecidual e se acumulam no interior de algumas células, principalmente macrófagos. Atingem concentrações adequadas em humor aquoso, ouvido médio, seios paranasais, mucosa nasal, amígdalas, tecido pulmonar, pleura, rins, fígado, vias biliares, pele e próstata. Em contrapartida, elas não têm boa penetração em meninges, tecido ósseo e líquido sinovial.

Azitromicina e claritromicina apresentam menor intolerância gástrica do que a eritromicina e sua meia-vida é maior, permitindo que sejam utilizadas em dose única (azitromicina) ou 2 vezes ao dia (claritromicina). A meia-vida da telitromicina é longa o suficiente para permitir também uma dose única diária. A dose de 2 vezes por dia da formulação de claritromicina de eliminação imediata é necessária com base na meia-vida terminal de 4 a 5 horas. Contudo, eritromicina necessita de quatro administrações diárias. A ligação proteica é maior para claritromicina e telitromicina (60 a 70%) em comparação com a azitromicina (7 a 50%).

O pico de concentração plasmática dos comprimidos de liberação imediata de claritromicina é aumentado em 24% quando administrado com alimentos, mas a biodisponibilidade geral permanece inalterada. A biodisponibilidade da formulação de liberação prolongada, no entanto, é reduzida em 30% quando administrada em jejum, por isso, recomenda-se a administração com alimentos. As biodisponibilidades das formulações de comprimidos, sachês ou suspensões de azitromicina não são afetadas pelas refeições. Já a absorção da formulação de microesferas de liberação prolongada de 2 g de azitromicina é aumentada com alimentos e deve ser administrada com o estômago vazio para garantir a absorção adequada (mais lenta) do trato gastrointestinal. A absorção oral de uma dose de 800 mg de telitromicina é excelente (90%). A biodisponibilidade, a taxa e a extensão da absorção da telitromicina não são afetadas pelos alimentos.

Azitromicina é eliminada primariamente por rotas biliares e fecais, encontrada principalmente como fármaco inalterado. Somente pequena quantidade é encontrada na urina. Não são conhecidos metabólitos ativos da azitromicina.

Claritromicina é metabolizada no fígado por oxidação e hidrólise. Aproximadamente metade da dose administrada é excretada por via renal, na forma inalterada ou no seu metabólito. O restante é excretado na bile. Em pacientes com insuficiência renal moderada a grave, a dose deve ser reduzida. Claritromicina é removida eficientemente por diálise peritoneal ou hemodiálise.

Eritromicina concentra-se no fígado e pode ser parcialmente inativada por desmetilação. É excretada na forma ativa pela bile, encontrando-se altos níveis nas fezes. Não é removida por diálise peritoneal ou hemodiálise. Ela é encontrada no leite materno e atravessa a barreira transplacentária, porém não é teratogênica.

Indicações clínicas

Os macrolídeos têm amplo espectro de ação contra bactérias gram-positivas e agem em algumas gram-negativas. São bacteriostáticos contra muitas linhagens de estreptococos, estafilococos, clostrídios, corinebactérias, listéria, hemófilos, *Moraxella* e *Neisseria meningitidis*.

Os macrolídeos são utilizados como alternativa terapêutica em pacientes alérgicos à penicilina nas seguintes condições: infecções do trato respiratório por estreptococos do grupo A, pneumonia por *S. pneumoniae*, prevenção de endocardite após procedimento odontológico, infecções superficiais de pele (*Streptococcus pyogenes*), profilaxia de febre reumática (faringite estreptocócica) e, raramente, como alternativa para o tratamento da sífilis.

São considerados primeira escolha no tratamento de pneumonias por bactérias atípicas (*Mycoplasma pneumoniae*, *Legionella pneumophila*, *Chlamydia* spp.).

Claritromicina e azitromicina são mais ativas que eritromicina contra várias bactérias gram-negativas, assim como na pneumonia por *Mycoplasma*, *Helicobacter pylori*, *Toxoplasma gondii*, criptosporidia e várias micobactérias atípicas. A fidaxomicina não é absorvida oralmente e é utilizada em cursos orais de 10 dias para tratar a diarreia associada a *Clostridioides difficile*.

Efeitos adversos

Os efeitos colaterais mais comuns dos macrolídeos incluem: cólicas abdominais, náuseas, vômitos e diarreia. Há relatos de hepatite colestática acompanhada por febre, dor abdominal, eosinofilia, hiperbi-

Capítulo 50 – Antibacterianos que agem na síntese de proteínas

lirrubinemia e elevação de transaminases com o uso de estolato de eritromicina (mais comum em adultos, principalmente gestantes). Entretanto, com o uso de azitromicina e claritromicina as alterações são bem mais discretas e em menor frequência. Raramente ocorrem reações alérgicas graves.

Lincosamidas

O termo lincomicina é baseado em Lincoln, Nebraska, onde o antibiótico foi isolado pela primeira vez em 1962 a partir de *Streptomyces lincolnensis* em uma amostra de solo. As lincosamidas constituem um grupo relativamente pequeno de antibióticos com uma estrutura química que consiste em três componentes: um aminoácido (L-prolina substituída por uma cadeia de 4'-alquil) e um açúcar (lincosamina), ligados por uma ligação amida. O principal membro do grupo que ocorre naturalmente é a lincomicina, que foi licenciada nos Estados Unidos em 1967. Como a lincomicina tem apenas um espectro limitado de atividade, várias modificações químicas foram introduzidas para melhorar sua farmacocinética e expandir seu espectro antibacteriano. O derivado de 7-cloro-7-desoxilincomicina, clindamicina, provou ser o mais eficaz (Figura 50.8), sendo aprovada em 1970 pela FDA.

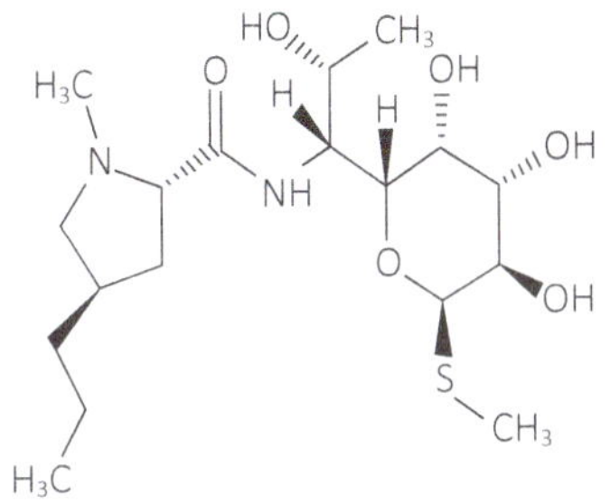

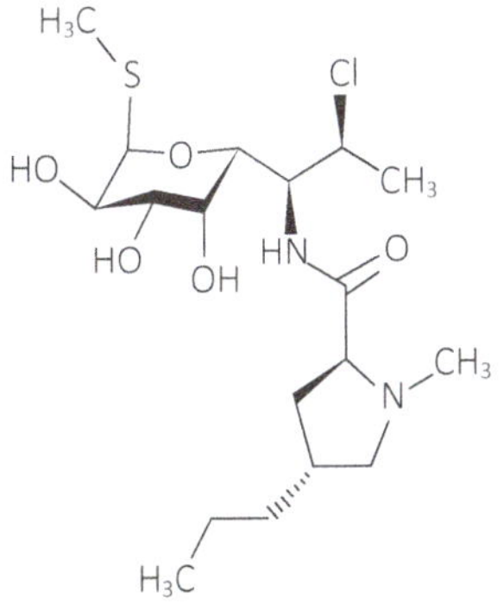

Figura 50.8 – Estruturas químicas das lincosamidas. (A) Lincomicina. (B) Clindamicina.

Mecanismo de ação

As lincosamidas são fármacos bacteriostáticos que inibem a síntese proteica. No entanto, em altas concentrações podem ter ação bactericida.

A ação se deve ao fato da estrutura tridimensional da clindamicina assemelhar-se muito ao L-Pro-Met e ao anel D-ribosil da adenosina, que ficam muito perto um do outro nas extremidades 3' do L-Pro-Met-RNAt e do RNAt desacilado por um breve momento após a formação de uma ligação peptídica entre L-Pro-RNAt e L-Met-RNAt. A clindamicina e outras lincosamidas podem, assim, atuar como análogos estruturais dos terminais 3' de L-Pro-Met-RNAt e de RNAt desacilado durante a fase inicial da pré-translocação no ciclo de elongação dos peptídeos e interferir na reação peptidiltransferase na porção ribossômica 50S.

Mecanismos de resistência

Lincosamidas são comumente inativadas por lincosamida nucleotidiltransferases codificadas pelos genes *lnu*, por exemplo *lnuA*.

Também foi descrito um gene específico cujo produto proteico modifica e, assim, inativa os antibióticos lincosamidas (*linA*).

Além desses mecanismos, a superexpressão de bombas de efluxo, transportadores ABC (como genes que codificam Vga(A), Vga(C) e Vga(E)) e de proteínas transportadoras de múltiplas drogas (como *lmr(B)* de *Bacillus subtilis* e *lmr(P)* de *Lactococcus lactis*) podem resultar em resistência às lincosamidas. *Enterococcus faecium* possui uma proteína ABC transportadora (EatA) que normalmente não tem papel em resistência antimicrobiana, mas que se houver uma mutação no gene que a codifica com substituição de um aminoácido (Thr450Ile), esta bactéria pode ficar resistente a lincosamidas, pleuromutilinas e estreptogramina A.

Apesar de todos os mecanismos descritos anteriormente, o principal é a resistência combinada a macrolídeos, lincosamidas e estreptogramina B, conhecida como MLS_B, que geralmente é mediada por metilases de RNAr, cujo alvo é o resíduo de adenina na posição 2058 no domínio V do RNAr 23S (uma monometilação ou dimetilação do grupo amino exocíclico do N6).

Esse tipo de resistência está associado a genes que codificam metiltransferases, modificando o local-alvo comum de macrolídeos e lincosamidas, como RNAr 23S. Metiltransferases são codificadas por genes *erm* (p.ex., genes *ermA* e *ermC*).

O gene *cfr* codifica uma metilase de RNAr, cujo alvo é o resíduo de adenina na posição 2503 no domínio V do RNAr 23S, conferindo resistência combinada a fenicóis, lincosamidas, oxazolidinonas, pleuromutilinas e estreptogramina A (fenótipo conhecido como PhLOPSA). Mutações no gene que codifica

RNAr 23S, mais especificamente no domínio V, podem ocorrer, proporcionando resistência, pois englobam o RNA localizado no PTC e têm nucleotídeos conhecidos próximos à ligação dos antimicrobianos e ao PTC.

Farmacocinética

A absorção de uma dose oral de clindamicina é virtualmente completa (90%) e a administração concomitante de alimentos não modifica sensivelmente as concentrações séricas. Doses de até 2 g/dia durante 14 dias são bem toleradas por voluntários saudáveis, exceto doses mais altas em que a incidência de efeitos colaterais gastrointestinais é maior.

Concentrações de clindamicina no soro crescem linearmente com o aumento da dose. Os níveis séricos excedem a CIM para a maioria dos organismos por pelo menos 6 horas após a administração das doses geralmente recomendadas. É amplamente distribuída nos fluidos corporais e nos tecidos (incluindo ossos). Não são atingidos níveis significativos de clindamicina no líquido cefalorraquidiano, mesmo na presença de meninges inflamadas.

Sua meia-vida média é de 2,4 horas, sendo aproximadamente 10% do bioativo excretado na urina e 3,6% nas fezes; o restante é excretado como metabólitos inativos.

A meia-vida sérica da clindamicina é aumentada ligeiramente em pacientes com função renal reduzida. A hemodiálise e a diálise peritoneal não são eficazes na remoção da clindamicina do soro.

Indicações clínicas

O espectro de ação das lincosamidas é comumente associado a infecções de pele. Apesar de aprovada para uso em humanos para tratamento de infecções de bactérias gram-positivas, lincomicina é raramente usada atualmente. Na medicina veterinária é indicada para tratamento de cães, gatos e suínos.

O espectro antimicrobiano da clindamicina inclui estafilococos, estreptococos do grupo A e B, *Streptococcus pneumoniae*, a maioria das bactérias anaeróbias e *Chlamydia trachomatis*. Além disso, a clindamicina também apresenta atividade contra vários protozoários, como *Plasmodium* spp., *Toxoplasma* spp. e *Babesia* spp. No entanto, mostra pouca ou nenhuma atividade contra a maioria dos bacilos aeróbios gram-negativos, *Nocardia* spp., *Mycobacterium* spp., assim como *Enterococcus faecalis* e *Enterococcus faecium*. Ela não deve ser usada em infecções por *Pseudomonas aeruginosa*, pois está fora do seu espectro de atividade. Na medicina veterinária, a clindamicina não deve ser usada em animais produtores de alimentos, mas pode ser usada em cães e gatos.

Clindamicina é frequentemente utilizada em medicina humana para o tratamento de infecções causadas por bactérias anaeróbias.

Efeitos adversos

Em razão da ação da clindamicina em anaeróbios, este fármaco pode causar desequilíbrio da microbiota intestinal e ocasionar crescimento excessivo de *Clostridioides difficile*, causando diarreia e colite.

Reações de hipersensibilidade como erupções cutâneas generalizadas de natureza moderada e maculopapular ligeira a moderada são as reações adversas mais frequentemente notificadas. Erupções vesicobolhosas, bem como urticária, foram observadas durante a terapia medicamentosa. Reações cutâneas graves, como necrólise epidérmica tóxica, algumas com desfecho fatal, foram relatadas.

Dor abdominal, colite pseudomembranosa, esofagite, náusea, vômito e diarreia são efeitos frequentemente associados ao uso de clindamicina. Úlcera esofágica também já foi relatada.

Icterícia e anormalidades nos testes de função hepática foram observadas durante terapia com clindamicina.

Embora não tenha sido estabelecida relação direta de clindamicina com dano renal, foi observada disfunção renal, evidenciada por azotemia, oligúria e/ou proteinúria.

Neutropenia transitória (leucopenia), eosinofilia, agranulocitose e trombocitopenia já foram relatados, além de casos de poliartrite.

Estreptograminas

São antimicrobianos de último recurso para tratamento de infecções causadas por bactérias gram-positivas por serem altamente ativos contra patógenos resistentes. Consistem em uma mistura de duas substâncias quimicamente não relacionadas: estreptograminas A e estreptograminas B.

A primeira mistura, que deu nome a toda família das estreptograminas, foi isolada de *Streptomyces graminofaciens* a partir de uma amostra de solo nos anos 1950. A maioria das estreptograminas é produzida por *Streptomyces* sp., mas alguns outros organismos já foram reportados como capazes de produzir esse tipo de antibiótico.

Poucas estreptograminas foram introduzidas na terapia humana. Atualmente, a única aprovada para uso humano é um derivado semissintético da pristinamicina, composta de uma estreptogramina do grupo B (quinupristina) e de uma estreptogramina do grupo A (dalfopristina) na proporção 30:70, respecti-

Capítulo 50 – Antibacterianos que agem na síntese de proteínas

vamente. Esses derivados foram criados para melhorar a solubilidade em água da pristinamicina.

A

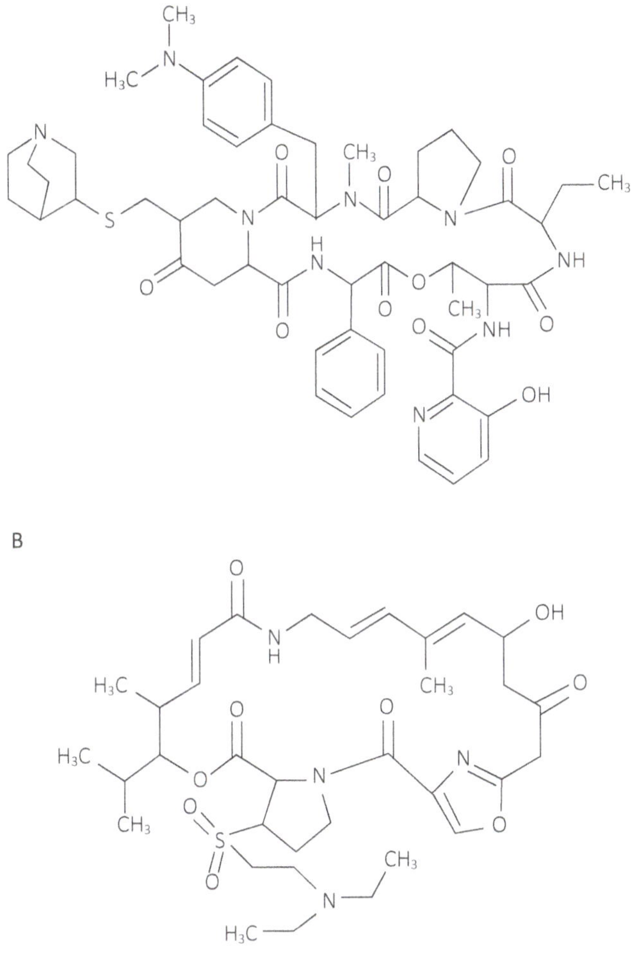

B

Figura 50.9 – Estruturas químicas das estreptograminas. (A) Quinupristina, do grupo B. (B) Dalfopristina, do grupo A.

Mecanismo de ação

Seu mecanismo de ação é único, sendo que cada componente isolado apresenta atividade bacteriostática moderada em virtude da ligação à subunidade 50S do ribossomo bacteriano. Estreptograminas A e B se ligam a sítios adjacentes do ribossomo, porém sem sobreposição, o que explica a ação sinergética de ambas as substâncias, resultando em atividade bactericida. Estudos estruturais do complexo ribossomo-estreptograminas A e B indicam que o aminoácido A2062 do RNAr 23S encontra-se entre a quinupristina e o anel macrocíclico da dalfopristina. Já foi demonstrado, inclusive, que a ligação de dalfopristina ao ribossomo aumenta a afinidade de quinupristina a ele.

Dalfopristina se liga no centro peptidiltransferase, impedindo a ligação do RNAt tanto ao sítio A quanto ao sítio P e ocasionando interrupção da formação de ligações peptídicas. Esse mecanismo de ação é semelhante ao do cloranfenicol. Já a quinupristina se liga ao NPET e inibe o processo de elongação da cadeia peptídica similarmente aos macrolídeos. Assim, dalfopristina inibe a fase inicial de elongação, enquanto quinupristina afeta a fase tardia de síntese proteica.

Mecanismos de resistência

A resistência pode ser adquirida a apenas um dos compostos, ou a ambos, e incluem:

- **Modificação do alvo:** afeta apenas estreptograminas B através do gene *erm* que codifica metiltransferases capazes de modificar o RNAr 23S, ou ambos os compostos, como é o caso da mutação A2062C do RNAr 23S, relatada em *S. pneumoniae.*
- **Inativação do fármaco:** estreptograminas A podem ser inativadas por acetiltransferases codificadas pelos genes *vat* ou *satA*, enquanto estreptograminas B são inativadas por hidrolases codificadas pelo gene *vgb*.
- **Efluxo:** os genes que codificam as bombas de efluxo capazes de atuar sobre as estreptograminas são *msrA/B*, *mefA*, *lsa* e *vga*.

A maioria dos organismos gram-negativos, como as enterobactérias, *Pseudomonas* spp. e *Acinetobacter* spp., são intrinsecamente resistentes às estreptograminas em razão da impermeabilidade de suas membranas externas a essas moléculas grandes e hidrofóbicas.

As estreptograminas B, como quinupristina, apresentam resistência-cruzada com macrolídeos e lincosamidas em decorrência do sítio de ligação similar.

Já as estreptograminas A, como dalfopristina, podem apresentar resistência cruzada com lincosamidas e pleuromutilinas.

Indicações clínicas

A quinupristina-dalfopristina é aprovada para o tratamento de infecções sérias, como bacteremia causada por *Enterococcus faecium* resistente à vancomicina e infecções complicadas de pele por estreptococos do grupo A ou *Staphylococcus aureus*. Não é efetiva contra *E. faecalis*.

Farmacocinética

Sua única via de administração é a intravenosa em um esquema de três doses diárias. Nenhum dos componentes atinge alta concentração intracelular ou mesmo apresenta significativa ligação às proteínas plasmáticas. A eliminação ocorre através da bile nas fezes, mesmo assim pacientes com insuficiência renal podem ter sua depuração comprometida. Observa-se

811

efeito pós-antibiótico por 6 a 8 horas. Esse fármaco inibe fortemente as enzimas do citocromo P450, portanto há o potencial de interações medicamentosas.

Efeitos adversos

Os problemas de toxicidade mais comuns incluem mialgia e artralgia. Cerca de 74% dos pacientes relatam dor e inflamação no local de infusão. Hiperbilirrubinemia e toxicidade no fígado também podem ocorrer.

Oxazolidinonas

São uma classe de antimicrobianos sintéticos com ação contra micro-organismos gram-positivos, inclusive *Staphylococcus aureus* resistentes à meticilina e enterococos resistentes à vancomicina. Foram descobertas nos anos 1980, mas só ganharam atenção nos anos 1990 em virtude do surgimento de linhagens resistentes aos glicopopetídeos. Existem hoje dois representantes dessa classe aprovados para uso: linezolida, desde o ano 2000, e mais recentemente tedizolida, desde 2014.

O grupo N-arila (anel-B) adicionado ao anel oxazolidinona (anel-A) são essenciais à atividade da classe, que foi melhorada com adição do anel-C. Na linezolida há ainda uma cadeia lateral composta por metilacetamida no C-5 ligado ao anel-A. Já tedizolida apresenta uma cadeia lateral composta por hidroximetil no C-5 e a adição de uma quarta estrutura em anel paraorientado (anel-D). Tedizolida é comercializada na forma do pró-fármaco fosfato de tedizolida, que deverá ser metabolizado para se tornar ativo (Figura 50.10).

Oxazolidinonas são bacteriostáticos para enterococos e estafilococos, e bactericidas para a maioria dos estreptococos.

Elas se tornaram uma boa alternativa à vancomicina à medida que surgiam cada vez mais linhagens resistentes aos glicopeptídeos e relatos de nefrotoxicidade relacionados com o uso desses antimicrobianos.

Mecanismo de ação

São inibidores da síntese proteica por se ligarem ao sítio A do PTC no RNAr 23S da subunidade 50S do ribossomo bacteriano, evitando que o complexo de iniciação 70S seja formado e bloqueando, assim, a tradução de RNAm. Esse mecanismo de ação difere daqueles de outras classes que inibem a síntese proteica bacteriana, como fenicois, tetraciclinas, lincosamidas e macrolídeos, o que confere às oxazolidinonas a vantagem de não exibir resistência cruzada com tais antimicrobianos.

Mecanismos de resistência

A taxa de desenvolvimento de resistência à linezolida tem se mantido baixa desde sua aprovação.

Os mecanismos de resistência à linezolida e à tedizolida mais comuns são cromossômicos: os de mutações no RNAr 23S e em proteínas ribossômicas.

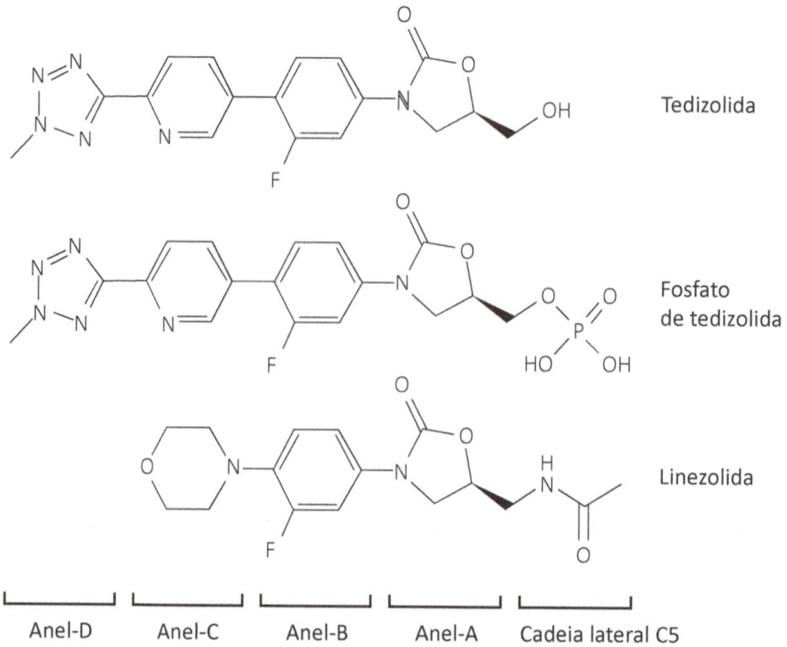

Figura 50.10 – Estruturas químicas das oxazolidinonas: fosfato de tedizolida, tedizolida e linezolida.

Há ainda um mecanismo de resistência decorrente do gene *cfr*, o qual codifica uma metiltransferase ribossômica. Esse gene carreado por plasmídeos confere ainda resistência aos fenicois, lincosamidas, estreptogramina A e alguns macrolídeos. Afeta apenas a suscetibilidade à linezolida, graças a uma modificação estrutural na cadeia lateral da posição C5 do anel A da tedizolida.

Indicações clínicas

Linezolida e tedizolida são aprovadas para o tratamento de infecções agudas de pele e anexos cutâneos, sendo que tedizolida mostrou-se efetiva até mesmo contra algumas linhagens resistentes à linezolida. Linezolida é ainda utilizada para tratar pneumonias, e tem demonstrado atividade *in vitro* contra *Mycobacterium tuberculosis*, *Corynebacterium* spp., *Moraxella catarrhalis*, *Nocardia* spp., *Listeria monocytogenes* e *Bacteroides fragilis*, além de ser considerada uma opção para o tratamento de meningite nosocomial e osteomielite.

Farmacocinética

As oxazolidinonas exibem ótimo perfil farmacocinético, com boa penetração em tecidos e órgãos.

Linezolida exibe atividade antibacteriana tempo-dependente e pouco efeito pós-antibiótico. A ligação às proteínas plasmáticas é de aproximadamente 31%, independentemente da concentração. É rápida e completamente absorvida após administração oral, com biodisponibilidade de 100%, o que permite a troca de administração intravenosa para oral. Cerca de 30% são eliminados na urina como fármaco inalterado, de 50 a 70% como metabólitos, e 10% como metabólitos nas fezes. Sua meia-vida de eliminação varia de 3 a 7 horas, exigindo regime de administração 2 vezes ao dia.

Tedizolida é administrada como fosfato de tedizolida para melhorar sua solubilidade e biodisponibilidade, mas é rapidamente convertida *in vivo* em sua base ativa. A sua biodisponibilidade após uma única dose pode chegar a 91,5%, e em virtude da sua meia-vida prolongada (aproximadamente 12 horas) tem a vantagem de administração uma vez ao dia. Apresenta de 70 a 90% de ligação às proteínas plasmáticas. É metabolizada principalmente pelo fígado, sendo que 18% são eliminados na urina e 82% nas fezes. Chega a ser de 4 a 8 vezes mais potente que linezolida.

Efeitos adversos

Mielossupressão é o efeito adverso mais grave no caso da linezolida, podendo ainda causar neuropatia ótica ou periférica e acidose lática. Efeitos mais brandos incluem vômito, perda de peso e astenia. Esses efeitos são observados apenas com uso prolongado de linezolida. Já tedizolida apresenta melhor perfil de segurança, com menos efeitos gastrointestinais e hematológicos.

Ácido fusídico

É um antibiótico produzido naturalmente por diversas espécies de fungos, mas ele foi isolado primeiramente em 1960 a partir de *Fusidium coccineum*. Estruturalmente, a molécula pertence à classe de compostos esteroides, apesar de não possuir nenhuma atividade corticosteroide.

Existem formulações contendo ácido fusídico no mundo todo (exceto nos Estados Unidos) para administração oral, intravenosa e tópica, sendo que esta última é a mais amplamente utilizada e a única do mercado brasileiro. As formulações tópicas com ácido fusídico normalmente estão sob a forma de associação com algum medicamento corticosteroide.

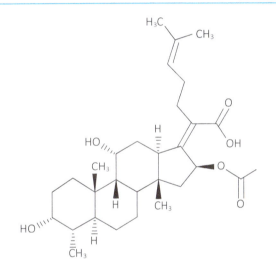

Figura 50.11 – Estrutura química do ácido fusídico.

Mecanismo de ação

O ácido fusídico é um antibiótico primordialmente bacteriostático, mas que pode atingir efeito bactericida quando administrado em altas concentrações.

Atua inibindo a síntese proteica nas bactérias ao se ligar ao fator de elongação G (EF-G), uma proteína codificada pelo gene *fusA* e que promove a translocação do ribossomo após a formação da ligação peptídica durante o processo de síntese proteica.

A ligação da molécula de ácido fusídico ao EF-G no ribossomo se dá em associação com uma molécula de trifosfato de guanosina (GTP) ativo ou difosfato de guanosina (GDP) inativo, o que promove uma modificação conformacional que inibe a função de GTPase do EF-G e previne que a elongação do peptídeo em formação continue.

Mecanismos de resistência

Apesar de ser um antimicrobiano amplamente utilizado na clínica, são poucos os casos reportados de resistência.

Além disso, sua estrutura química e seu mecanismo de ação diferenciados garantem a vantagem de não haver resistência cruzada com outras classes de antimicrobianos.

Mesmo assim, em estafilococos, existem alguns mecanismos moleculares que medeiam a resistência ao ácido fusídico, sejam cromossômicos, sejam adquiridos.

Em nível cromossômico, a maioria dos casos de resistência se dá em razão de mutações no gene *fusA*, especialmente as que resultam em alterações estruturais no domínio III do EF-G. Tais modificações estruturais acabam reduzindo a capacidade de ligação da molécula de ácido fusídico ao EF-G no ribossomo.

Em se tratando de resistência adquirida, alguns genes que promovem resistência ao ácido fusídico já foram reportados, como *fusB* e *fusC*, que codificam metaloproteínas capazes de se ligar ao EF-G, permitindo que o complexo EF-G-GDP formado na presença de ácido fusídico se dissocie, e assim, a síntese proteica continue. Ambos os genes estão localizados em elementos genéticos móveis, facilitando sua locomoção entre espécies de *Staphylococcus*.

Indicações clínicas

Ácido fusídico é utilizado amplamente para o tratamento de infecções causadas por micro-organismos gram-positivos, principalmente *Staphylococcus aureus* resistentes à meticilina (MRSA), pelo fato de apresentar poucos efeitos adversos e casos de resistência, além de ser um fármaco hipoalergênico.

Também é ativo contra gram-positivos anaeróbicos e *Neisseria* spp., *Bordetella pertussis* e *Moraxella*

catarrhalis, mas inativo contra outras espécies gram-negativas.

Algumas indicações clínicas incluem conjuntivite bacteriana e outras condições oftálmicas, fibrose cística e outros problemas respiratórios, infecções ósseas, de tecidos moles, colite por *Clostridioides difficile* e, ainda, como profilático cirúrgico.

Na apresentação tópica, é útil no tratamento de infecções dermatológicas, como eritema, celulite, foliculite, acne, paroníquia, hidradenite supurativa, infecções por queimaduras, impetigo, carbúnculo e furúnculo.

Farmacocinética

Quando administrado via oral ou intravenosa, o ácido fusídico é amplamente distribuído por diversos tecidos, como ósseo, prostático, adiposo, renal, cardíaco, além do líquido sinovial. Ele apresenta uma alta ligação às proteínas plasmáticas (95 a 97%).

Na administração tópica, graças a sua capacidade surfactante, apresenta boa penetração, podendo ser encontrado em todas as camadas de tecido cutâneo e subcutâneo.

Sua eliminação se dá primariamente por vias não renais, sendo que uma proporção do fármaco é metabolizada e excretada por via biliar.

Efeitos adversos

Em geral, ácido fusídico é um fármaco pouco tóxico, cujos principais efeitos colaterais incluem desconforto gástrico, diarreia e dor de cabeça. Exclusivamente no caso de administração intravenosa, alguns casos de hepatotoxicidade reversível foram reportados.

Outros efeitos como agranulocitose, leucopenia e trombocitopenia foram raramente reportados, mas não exigem que o tratamento seja descontinuado.

Reações cutâneas são igualmente incomuns.

Atividade proposta

Caso clínico

Criança de 4 anos de idade foi admitida no serviço de emergência de um hospital apresentando febre, tosse com secreção e dispneia, há 2 dias. A mãe referiu que a criança não havia sido hospitalizada no último ano, não havia utilizado antimicrobianos nos últimos 6 meses e havia feito tratamento de amigdalite com benzilpenicilina benzatina aos 2 anos de idade, ocasião em que apresentou reação alérgica cutânea. Na avaliação clínica, foi observado: febre (38,6 °C – temperatura axilar), ausculta pulmonar com estertores crepitantes em ápice direito, frequência respiratória de 57 IRPM, tiragem subcostal, saturação de O_2 de 92% e dor lombar. Adicionalmente, foram solicitados exames sanguíneos e radiológico. Na imagem do tórax, foi observado infiltrado no lobo pulmonar superior direito, e nos exames sanguíneos foram encontrados: leucocitose (22.100/mm³, sendo 74% de neutrófilos segmentados) e proteína C-reativa (PCR) elevada (20 vezes maior que o valor de referência).

Capítulo 50 – Antibacterianos que agem na síntese de proteínas

Principais pontos e objetivos de aprendizagem	Revisite os principais mecanismos de ação dos fármacos antimicrobianos abordados no capítulo, a seguir, responda às questões: Qual é a hipótese diagnóstica apresentada no Caso clínico? Qual é a primeira opção de tratamento?
Respostas esperadas	Os sinais e sintomas são preditivos de infecção pulmonar. A leucocitose com predomínio de segmentados indica um processo infeccioso bacteriano agudo. A confirmação diagnóstica pôde ser realizada por meio da imagem pulmonar alterada. Assim, a hipótese diagnóstica é pneumonia bacteriana adquirida na comunidade (PAC). Segundo as diretrizes das sociedades pediátricas, a primeira opção de tratamento em crianças com até 5 anos de idade é a amoxicilina, pois ela é eficaz contra a maioria dos patógenos causadores de PAC nesse grupo, é bem tolerada e tem baixo custo. Para infecções graves, pode ser considerada a associação de amoxicilina com clavulanato. Para pacientes alérgicos às penicilinas, que é provavelmente o caso da criança supracitada, bem como quando há suspeita de PAC por micro-organismos atípicos (*Mycoplasma pneumoniae* e *Chlamydia pneumoniae*), os macrolídeos são a opção terapêutica. Claritromicina e azitromicina são preferidas à eritromicina em razão da comodidade posológica e do menor potencial em causar reações adversas, especialmente desconforto gástrico. As doses recomendadas de claritromicina ou azitromicina são, respectivamente, 15 mg/kg/dia (máximo de 500 mg/dose) dividido em duas administrações diárias ou 10 mg/kg/dia (máximo de 500 mg/dia) em dose única diária.

REFERÊNCIAS

1. Barber KE, Bell AM, Wingler MJB, Wagner JL, Stover KR. Omadacycline enters the ring: A new antimicrobial contender. Pharmacotherapy. 2018. doi:10.1002/phar.2185. [Epub ahead of print].
2. Chopra I, Roberts M. Tetracycline antibiotics: mode of action, applications, molecular biology, and epidemiology of bacterial resistance. Microbiol Mol Biol Rev. 2001;65(2):232-60.
3. Curbete MM, Salgado HR. A Critical Review of the Properties of Fusidic Acid and Analytical Methods for Its Determination. Crit Rev Anal Chem. 2016;46(4):352-60.
4. Feßler AT, Wang Y, Wu C, Schwarz S. Mobile macrolide resistance genes in staphylococci. Plasmid. 2018: S0147-619X(18)30025-8.
5. Gomes C, Martinez-Puchol S, Palma N, Horna G, Ruiz-Roldan L, Pons MJ, et al. Macrolide resistance mechanisms in Enterobacteriaceae: Focus on azithromycin. Crit Rev Microbiol. 2017;43(1):1-30.
6. Krause KM, Serio AW, Kane TR, Connolly LE. Aminoglycosides: an overview. Cold Spring Harb Perspect Med. 2016;6(6):a027029.
7. Markley JL, Wencewicz TA. Tetracycline-inactivating enzymes. Front Microbiol. 2018;9:1058.
8. Mast Y, Wohlleben W. Streptogramins – two are better than one! Int J Med Microbiol. 2014;304(1):44-50.
9. Padmasini E, Padmaraj R, Ramesh S. High level aminoglycoside resistance and distribution of aminoglycoside resistant genes among clinical isolates of *Enterococcus* species in Chennai, India. Scientific World Journal. 2014;2014:329157.
10. Roger C, Roberts JA, Muller L. Clinical pharmacokinetics and pharmacodynamics of oxazolidinones. Clin Pharmacokinet. 2018;57(5):559-75.
11. Rybak JM, Roberts K. Tedizolid phosphate: a next-generation oxazolidinone. Infect Dis Ther. 2015;4:1-14.
12. Schwarz S, Shen J, Kadlec K, Wang Y, Brenner Michael G, Fessler AT et al. Lincosamides, streptogramins, phenicols, and pleuromutilins: mode of action and mechanisms of resistance. Cold Spring Harb Perspect Med. 2016;6(11):a027037.
13. Spížek J, Řezanka T. Lincosamides: Chemical structure, biosynthesis, mechanism of action, resistance, and applications. Biochem Pharmacol. 2017;133:20-28.
14. Vazquez-Laslop N, Mankin AS. How macrolide antibiotics work. Trends Biochem Sci. 2018;43(9):668-84.
15. Zhanel GG, Lawson CD, Zelenitsky S, Findlay B, Schweizer F, Adam H et al. Comparison of the next-generation aminoglycoside plazomicin to gentamicin, tobramycin and amikacin. Expert Rev Anti Infect Ther. 2012;10(4):459-73.

Capítulo 51

Antibacterianos que agem em membranas e outros alvos

Autores:
- Andrei Nicoli Gebieluca Dabul
- Letícia Dias de Melo Carrasco
- Fábio Ricardo Carrasco
- Ilana Lopes Baratella da Cunha Camargo

Bactérias são procariotos que contêm um complexo envoltório. Em 1884, Christian Gram desenvolveu um método de coloração que o permitiu classificar quase todas as bactérias em dois grandes grupos, conhecidos como gram-positivo e gram-negativo. Essa divisão se dá em razão da estrutura do envoltório celular. Todas as bactérias contêm uma membrana citoplasmática, conhecida assim por delimitar o citoplasma, composta de diversos fosfolipídeos e várias proteínas. Essa membrana tem função essencial a todos os seres vivos, pois fornece uma barreira seletiva, controla a entrada e a saída de substâncias na célula e ancora as proteínas. Nas bactérias, a membrana ainda tem a função de auxiliar na polarização da célula e contribuir com a força próton-motiva e a síntese de ATP. As bactérias gram-positivas apresentam, em adição à membrana citoplasmática, uma espessa parede celular composta de peptidoglicano, ácidos teicoicos e lipoteicoicos. Em contrapartida, as bactérias gram-negativas possuem uma fina camada de peptidoglicano com o acréscimo de uma membrana externa delimitando o espaço periplasmático. Ao contrário da membrana citoplasmática, a membrana externa não é uma bicamada composta apenas de fosfolipídeos. Ela possui também moléculas de lipídeos modificados, chamados lipopolissacarídeo (LPS), que são compostos de lipídeo A, um núcleo central de oligossacarídeo, e uma cadeia de antígeno O. LPS pode, portanto, agir como endotoxina e antígeno aos hospedeiros. Enquanto os fosfolipídeos se concentram mais na camada interna dessa membrana, LPS fica exposto do lado extracelular. Além disso, a membrana externa ancora várias proteínas, entre elas, as porinas que permitem a entrada de moléculas para o interior celular.

Em virtude da presença da membrana externa, muitos fármacos não conseguem atravessar essa barreira e adentrar a célula para executar sua atividade antibacteriana. É por esse motivo que são encontrados mais fármacos contra bactérias gram-positivas do que contra gram-negativas.

Em decorrência da extrema importância para a sobrevivência das bactérias, as membranas citoplasmática e externa são consideradas alvos em potencial.

Polimixinas

São lipopetídeos cíclicos, anfipáticos e policatiônicos em pH fisiológico, sendo que dois representantes dessa classe de antimicrobianos estão disponíveis para uso clínico: polimixina B e colistina (polimixina E), sendo ambas, na realidade, misturas de diversos componentes. Apesar de terem sido descobertas nos anos 1940 a partir de extratos de *Paenibacillus*

polymyxa, deixaram de ser utilizadas já na década de 1970 em função da nefrotoxicidade e neurotoxicidade observadas após administração intravenosa. Contudo, com cada vez menos fármacos disponíveis para tratar infecções causadas por micro-organismos gram-negativos multirresistentes, polimixina B e colistina voltaram a ser empregadas como terapia de último recurso.

R = H – Polimixina B1
R = CH$_3$ – Polimixina B2

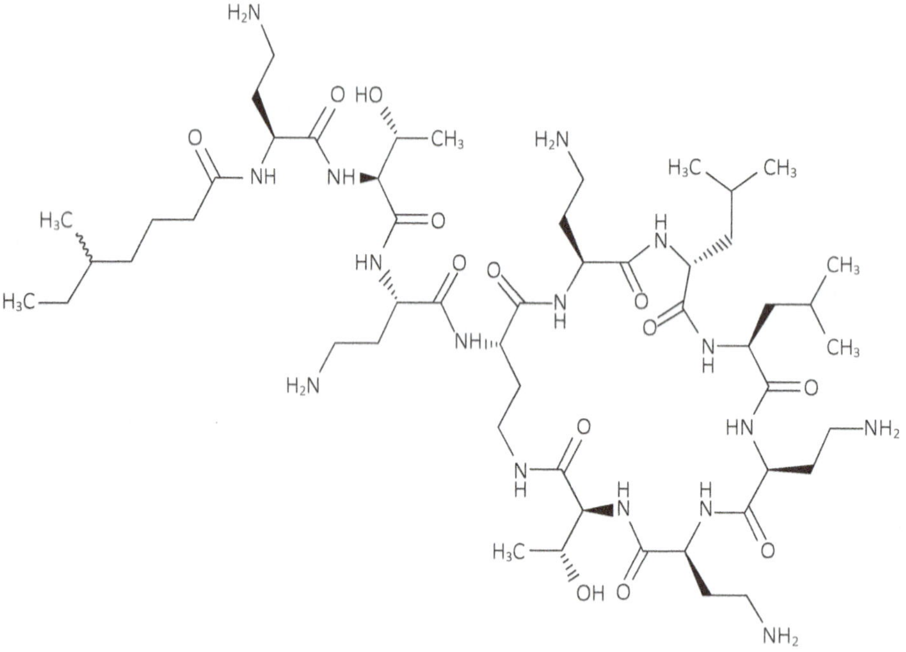

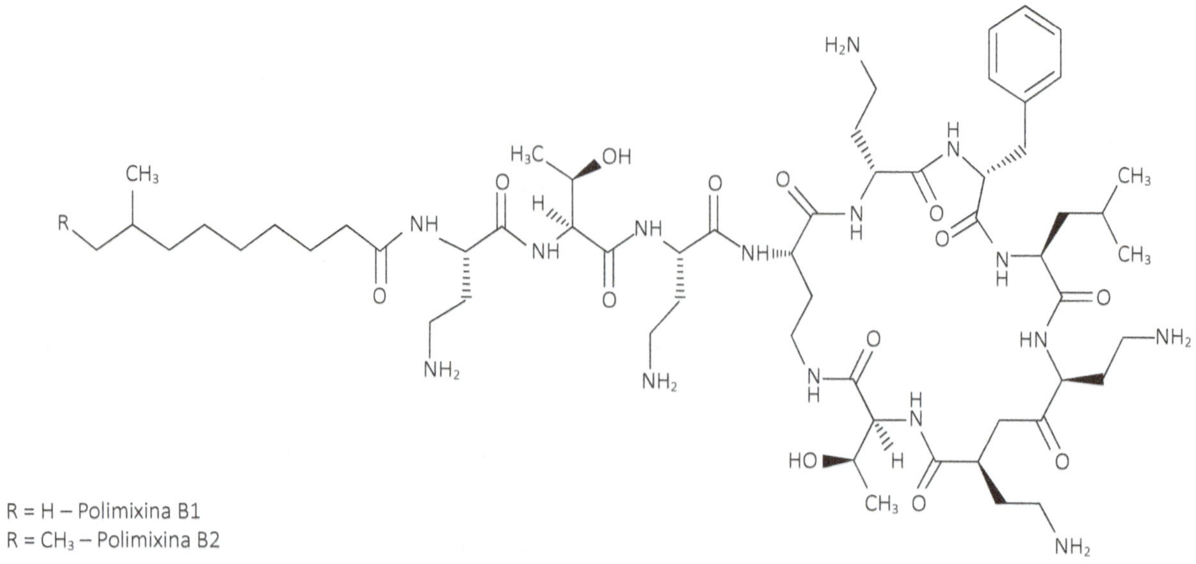

Figura 51.1 – Estruturas químicas das polimixinas. **(A)** Colistina. **(B)** Polimixina B.

Capítulo 51 – Antibacterianos que agem em membranas e outros alvos

Mecanismo de ação

O mecanismo de ação exato das polimixinas não está completamente elucidado, mas a teoria da absorção autopromovida é amplamente aceita. Primeiramente, ocorre uma interação polar entre a polimixina, uma molécula policatiônica, e o lipídeo A, um dos componentes do lipopolissacarídeo da membrana externa de organismos gram-negativos. Essa interação desloca cátions bivalentes dos grupos fosfato carregados negativamente do lipídeo A, e faz com que haja inserção da cauda N-terminal de natureza hidrofóbica na membrana externa com consequente enfraquecimento do empacotamento do lipídeo A. Após sua difusão a partir da membrana externa através do periplasma, a polimixina se intercala na membrana interna e forma poros, o que, por sua vez, resulta em lise bacteriana.

Outros mecanismos já foram reportados, como a inibição de enzimas respiratórias vitais, como a nicotinamida adenina dinucleotídeo-quinona oxidorredutase, na membrana interna, e o efeito endotoxina, por se ligarem e neutralizarem o lipídeo A, que corresponde à endotoxina dos gram-negativos.

Mecanismos de resistência

As polimixinas são inefetivas contra anaeróbios e gram-positivos em virtude da falta de uma membrana externa que contenha lipopolissacarídeos. Algumas bactérias gram-negativas também são naturalmente resistentes às polimixinas, provavelmente pela adição de moléculas catiônicas ao lipopolissacarídeo, tornando-o mais carregado positivamente e repelindo os antimicrobianos policatiônicos.

A maioria dos mecanismos de resistência às polimixinas são em decorrência das alterações em genes cromossômicos que causam modificações no lipídeo A, reduzindo sua carga negativa e impedindo a interação com esses antimicrobianos policatiônicos. Na maioria das vezes, os genes responsáveis por essas modificações são regulados pelos sistemas de dois componentes, que também são alvos de mutações, resultando em resistência às polimixinas.

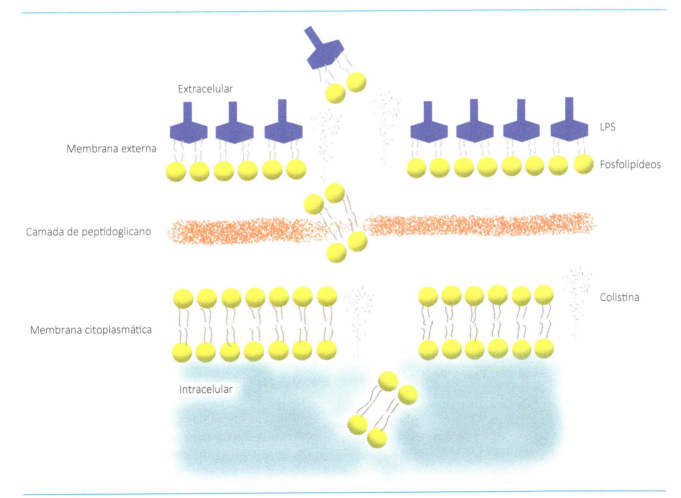

Figura 51.2 – Esquema do modo de ação das polimixinas.
Neste esquema, colistina interage com LPS na membrana externa, atravessa o espaço periplasmático e atinge a membrana interna.
Fonte: Desenvolvida pela autoria do capítulo.

Nos últimos anos, surgiram genes mediados por plasmídeos que ocasionam resistência à colistina, os chamados *mcr* (de "resistência móvel à colistina"). Os genes *mcr* codificam fosfoetanolamina transferases que, por sua vez, adicionam fosfoetanolamina ao lipídeo A, deixando-o mais carregado positivamente e causando repulsão da molécula de colistina.

Indicações clínicas

As polimixinas são ativas principalmente contra *Acinetobacter baumannii*, *Escherichia coli*, *Klebsiella pneumoniae* e *Pseudomonas aeruginosa*, e são utilizadas como último recurso para tratar pneumonia, sepse e infecções relacionadas a cateteres causadas por esses micro-organismos.

Farmacocinética

Pelo fato de as polimixinas terem sido descobertas há mais de 50 anos e não terem passado pelo processo de aprovação o qual os novos fármacos são submetidos, os estudos de farmacocinética são muito recentes. As informações mais disponíveis se referem à colistina, provavelmente por ser mais amplamente utilizada que a polimixina B.

Colistina exibe uma capacidade de morte bacteriana rápida e dependente de concentração, com efeitos pós-antibióticos quase nulos.

A área sob a curva de concentração-tempo para o antimicrobiano livre de 0 a 24 horas é o índice que melhor prediz a atividade antibacteriana contra *A. baumannii* e *P. aeruginosa*, sendo até mesmo melhor que a relação concentração sérica máxima/CIM, o que sugere que o tempo médio de exposição à colistina é mais importante do que se atingir altos picos de concentração.

A absorção de colistina pelo trato gastrointestinal é praticamente ausente, sendo rapidamente degradada, por isso, é normalmente administrada via intravenosa, e algumas vezes por nebulização.

Colistina quase não atravessa as membranas fisiológicas em razão do seu alto peso molecular e do seu caráter catiônico, e sua distribuição se dá principalmente no espaço extracelular. Ela sofre alta reabsorção tubular renal, não sendo essa sua principal via de excreção; já o metanosulfonato de colistina, um pró-fármaco, é excretado na urina. O monitoramento da concentração sérica de colistina é recomendado, pois sua farmacocinética é amplamente variável e sua janela terapêutica é estreita.

Como a colistina apresenta alta capacidade de adesão a equipamentos, em geral, a determinação de sua ligação às proteínas plasmáticas é problemática; no entanto, pacientes em estado crítico apresentaram ligação de colistina às proteínas plasmáticas de 59 a 74%.

A conversão do pró-fármaco metanosulfonato de colistina para a forma ativa colistina é muito lenta, portanto, as concentrações plasmáticas de colistina após a primeira dose atingem um valor muito abaixo do ponto de corte da concentração inibitória mínima, e, por isso, a monoterapia deve ser evitada. Esse não é o caso da polimixina B, que já é administrada em sua forma ativa.

Efeitos adversos

A principal reação adversa causada pelas polimixinas – mesmo que ocorra com menor frequência do que o reportado em estudos antigos em razão da maior pureza das formulações mais recentes –, é a lesão renal (necrose tubular aguda), e a menos importante é a neurotoxicidade (usualmente parestesia).

■ Daptomicina

É um lipopeptídeo cíclico que contém um centro hidrofílico e uma cauda lipofílica, e é produzido naturalmente por *Streptomyces roseosporus*. Foi o primeiro antimicrobiano da classe dos lipopeptídeos a ser aprovado para uso pela FDA, em 2003.

Mecanismo de ação

O mecanismo de ação da daptomicina é complexo, multifatorial e não completamente elucidado, mas envolve a ligação dependente de cálcio da molécula à membrana plasmática bacteriana, ocasionando despolarização por perda de íons potássio do citoplasma e consequentemente, morte celular.

Mecanismos de resistência

Como ainda não foi definido um ponto de corte para resistência à daptomicina, o termo não suscetibilidade é preferido, em vez de resistência. Alguns mecanismos já foram propostos para explicar os casos de não suscetibilidade à daptomicina, entre eles destacam-se:

- Aumento na carga positiva da membrana bacteriana.
- Alteração na fluidez de membrana.
- Aumento no conteúdo de pigmentos carotenoides.
- Síntese aumentada de ácido teicoico na parede celular.

Com relação às mutações envolvidas com a não suscetibilidade à daptomicina, aquelas no gene *mprF* são as mais bem documentadas. Esse gene é responsável por transferir moléculas de lisina carregadas positivamente e adicioná-las ao fosfatidilglicerol da membrana, causando repulsão da molécula de daptomicina. Um caso com resultado semelhante é o de mutações no operon *dltABCD*, que está envolvido com a adição de D-alanina aos ácidos teicoicos da parede celular de muitos organismos gram-positivos. Já foi demonstrado que mutações nos genes *rpoB* e *rpoC*, que codificam subunidades da RNA polimerase, resultam em aumento na espessura da parede celular bacteriana e redução da carga negativa da face mais externa, também dificultando o acesso da daptomicina à membrana plasmática. Mutações pontuais no gene codificando a cardiolipina sintase, *cls2*, fazem com que haja acúmulo de fosfatidilglicerol na parede celular bacteriana, pois a síntese de cardiolipina a partir de fosfatidilglicerol passa a ser prejudicada. Além desses, mutações em outros genes já foram relacionadas com a não suscetibilidade à daptomicina, mas ainda são necessários mais estudos para elucidar todos os mecanismos envolvidos.

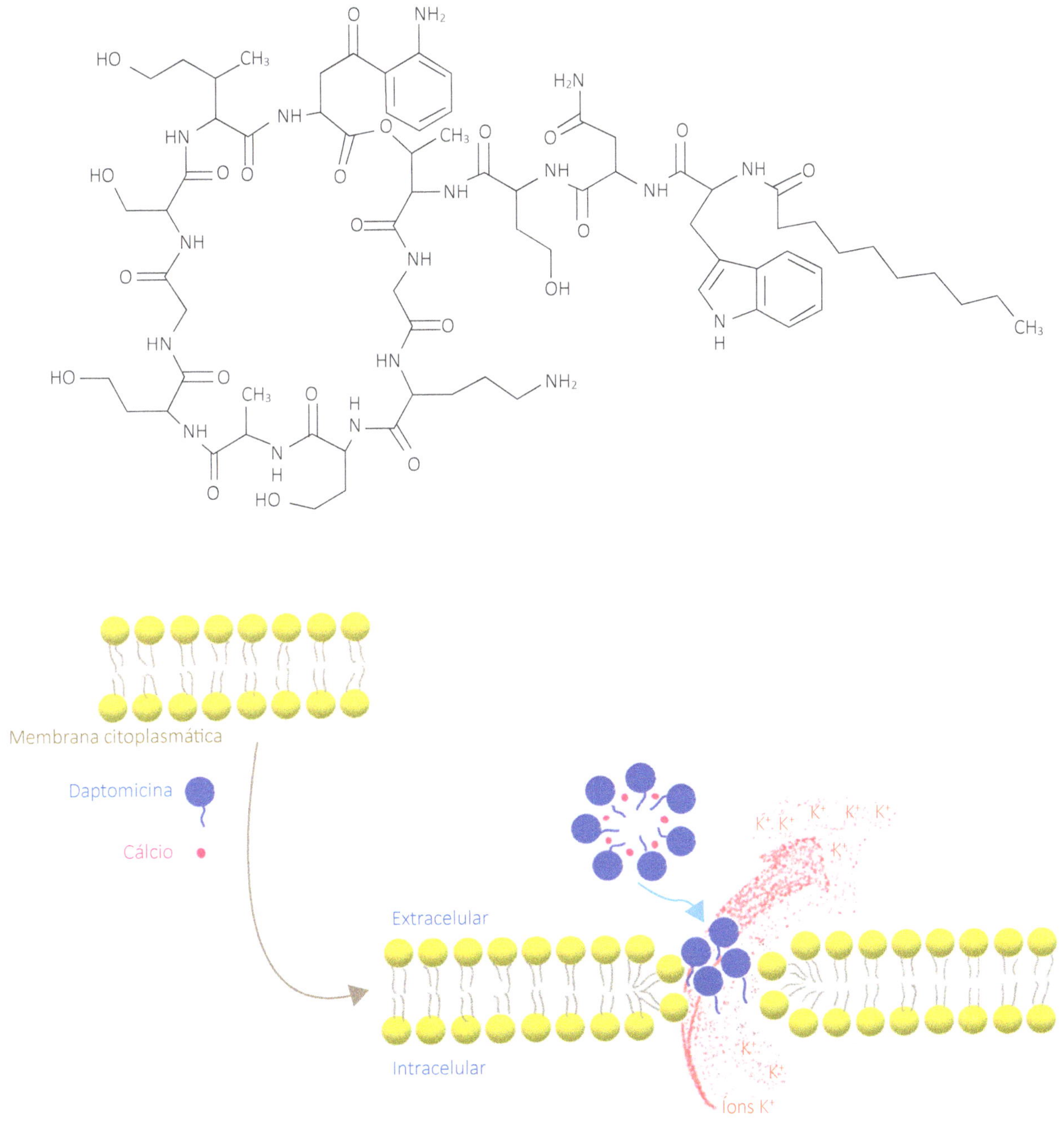

Figura 51.3 – (A) Estrutura química daptomicina. (B) Esquema do seu mecanismo de ação na membrana citoplasmática.
Fonte: Desenvolvida pela autoria do capítulo.

Indicações clínicas

A daptomicina é ativa contra bactérias multirresistentes gram-positivas, inclusive *Staphylococcus aureus* resistente à meticilina, *S. aureus* com sensibilidade reduzida à vancomicina, *Streptococcus pneumoniae* e enterococos resistentes à vancomicina, mas não tem ação contra bactérias gram-negativas.

Ela é indicada para tratar infecções de tecidos moles, infecções complicadas de pele e estruturas cutâneas, bacteremia e endocardite infecciosa do lado direito.

Farmacocinética

A daptomicina apresenta farmacocinética linear, com meia-vida de 8 a 9 horas, e permite o esquema de administração intravenosa de uma vez ao dia. A maior fração é excretada na urina, enquanto apenas 6% nas fezes, e a ligação às proteínas plasmáticas é de 90 a 93%. Seu volume de distribuição é baixo, indicando que ela permanece em sua maioria no plasma e nos fluidos intersticiais.

Não é indicada para tratamento de pneumonia, pois é inativada por surfactante pulmonar, assim como não é indicada para o tratamento da meningite, por não atravessar a barreira hematoencefálica.

Efeitos adversos

Elevação dos níveis de creatinofosfoquinase com sintomas de mialgia e/ou fraqueza muscular podem ocorrer durante a terapia com daptomicina, mas desaparecem completamente após o término do tratamento.

■ Miscelânea

Nitrofurantoína

Desde o seu descobrimento, nos anos 1950, a nitrofurantoína foi a terapia-padrão para infecções do trato urinário inferior por duas décadas. Em seguida, seu uso diminuiu conforme novos antimicrobianos se tornavam disponíveis. Porém, mais recentemente, a nitrofurantoína ganhou novamente a condição de fármaco de primeira escolha para o tratamento de infecções do trato urinário inferior em razão do aumento da incidência de casos de resistência a antimicrobianos mais novos, como as fluorquinolonas.

Mecanismo de ação

O mecanismo de ação desse antimicrobiano sintético não é completamente elucidado, mas acredita-se que ele interfira com enzimas envolvidas na síntese de DNA, RNA e proteínas, além de outras enzimas metabólicas, como as do metabolismo de carboidratos.

Assim como metronidazol, é ativada por nitrorredutases do micro-organismo alvo.

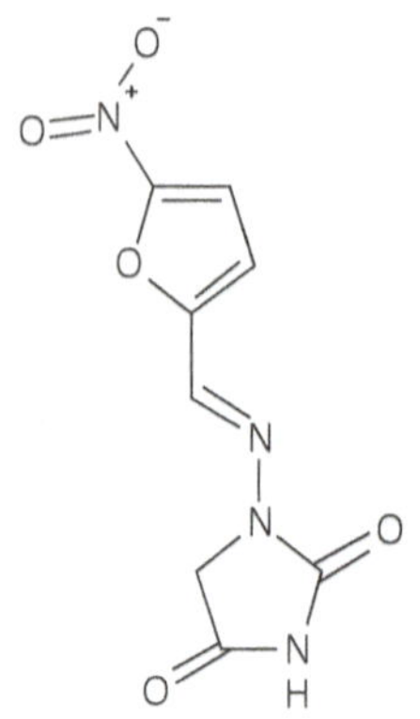

Figura 51.4 – Estrutura química da nitrofurantoína.

Mecanismos de resistência

Apesar do amplo uso de nitrofurantoína, casos de resistência permanecem raros.

O principal mecanismo de resistência envolve mutações nos genes *nfsA* ou *nfsB*, que codificam nitrorredutases. A falha na redução da molécula de nitrofurantoína evita que ela se torne ativa e tóxica às células bacterianas.

Indicações clínica

Possui um amplo espectro antibacteriano, sendo ativa contra *Escherichia coli*, *Citrobacter* sp., estreptococos do grupo B, enterococos, *Staphylococcus aureus*, *S. epidermidis*, *Klebsiella pneumoniae* e *Enterobacter* sp.

Por cobrir os principais uropatógenos, é utilizada para tratar infecções do trato urinário.

Farmacocinética

Nitrofurantoína é bem absorvida pelo trato gastrointestinal e atinge biodisponibilidade de 90%. A excreção se dá principalmente pela urina e pela bile. Como a reabsorção tubular de nitrofurantoína é dependente de pH, é possível definir a concentração preferencial do fármaco na região superior ou inferior do trato urinário através da manipulação do pH da urina.

Efeitos adversos

Trata-se de um antimicrobiano relativamente seguro, sendo que os distúrbios gastrointestinais são os mais comuns, seguidos por erupções cutâneas. Outros efeitos adversos incluem: desordens hematológicas, defeitos neurológicos, hepatotoxicidade e complicações pulmonares.

Metronidazol

É o protótipo da classe de antimicrobianos nitroi-midazólicos, introduzido há mais de 50 anos para o tratamento de pacientes infectados com *Trichomonas vaginalis*, e que mais tarde passou também a ser utilizado para tratar infecções gastrointestinais e as causadas por anaeróbios.

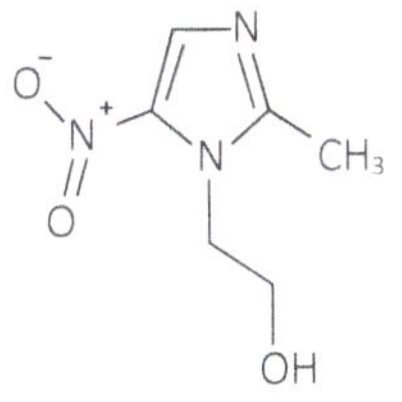

Figura 51.5 – Estrutura química do metronidazol.

Mecanismo de ação

Metronidazol adentra as células bacterianas por difusão passiva como um pró-fármaco e, então, é transformado em sua forma ativa, seja no citoplasma de bactérias, seja em organelas específicas, no caso de protozoários. A molécula é convertida através da ação de nitrorredutases em radical livre nitroso de curta duração, que é citotóxico por inibir a síntese do DNA ou mesmo degradá-lo.

Mecanismos de resistência

Bactérias aeróbias não possuem proteínas transportadoras de elétrons com potencial redox suficientemente negativo para ativar a molécula de metronidazol, por isso, são intrinsecamente resistentes a esse antimicrobiano, que, em contrapartida, é ativo contra alguns microaerófilos, como *Helicobacter pylori*.

Clones de *H. pylori* resistentes ao metronidazol são normalmente mutados no gene *rdxA*, que codifica a enzima responsável pela ativação do pró-fármaco, especificamente nesse organismo.

Em micro-organismos anaeróbios, os mecanismos de resistência podem ser decorrentes de atividade reduzida das nitrorredutases, menor absorção do antimicrobiano, efluxo, inativação da molécula de metronidazol ou, ainda, pela presença de sistemas de reparo de DNA melhorados no micro-organismo-alvo.

Ainda, os genes *nim* conferem resistência específica aos nitroimidazólicos por codificarem nitrorredutases alternativas capazes de converter o pró-fármaco em um derivado atóxico. Esses genes podem ser encontrados tanto no cromossomo quanto em plasmídeos.

Indicações clínicas

Metronidazol é altamente ativo contra os anaeróbios gram-positivos, como *Clostridium difficile*, e gram-negativos, como *Bacteroides fragilis*, e é útil para tratar infecções causadas por esse tipo de micro-organismo, como: infecções intra-abdominais, ginecológicas, do sistema nervoso central, do trato respiratório, da pele e anexos cutâneos, orais e dentárias, septicemia, endocardite, osteomielite e artrite infecciosa.

Também produz bons resultados nos tratamentos de giardíase, tricomoníase e amebíase, e é recomendado para tratar pacientes com vaginose bacteriana ou vaginite causada por *Gardnerella vaginalis*.

Trata-se de um dos fármacos, em combinação com omeprazol, claritromicina e amoxicilina, aprovados para o tratamento de infecções causadas por *H. pylori*. Além disso, tem sido efetivo no tratamento tópico de rosácea.

Farmacocinética

Metronidazol tem formulações disponíveis para administração via oral, intravenosa, vaginal e tópica.

É bem absorvido após administração oral, sendo que o pico de concentração plasmática é atingido dentro de 1 a 2 horas.

A ligação às proteínas plasmáticas é baixa, menor que 20%, e sua principal via de eliminação é através da urina.

Efeitos adversos

São bem conhecidos e de gravidade apenas moderada, afetando frequentemente o trato gastrointestinal.

Alguns casos raros de reações mais severas, como convulsões e neuropatias periféricas, foram reportados em pacientes recebendo tratamento prolongado.

Mupirocina

É um antibiótico produzido naturalmente por *Pseudomonas fluorescens*, conhecido antigamente como ácido pseudomônico A. Como fármaco, é administrado exclusivamente por via tópica, pois quando é administrado sistemicamente é rapidamente degradado para sua forma inativa.

Seus usos clínicos incluem o tratamento de infecções de pele causadas por estafilococos e descolonização nasal (*S. aureus*), mas seu espectro de ação também inclui a maioria dos estreptococos e várias espécies gram-negativas.

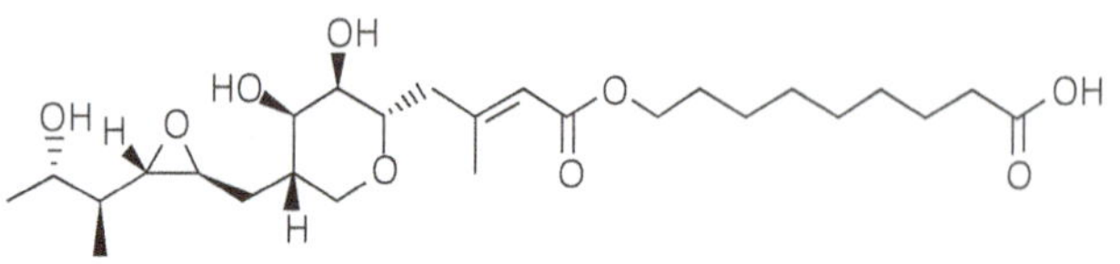

Figura 51.6 – Estrutura química da mupirocina.

Mecanismo de ação

Mupirocina tem como alvo a enzima isoleucil-RNAt sintetase, responsável pela conversão de isoleucina e RNAt em isoleucil-RNAt. Isso se deve à semelhança estrutural entre as moléculas de mupirocina e isoleucina, e o efeito dessa interação é a inibição da síntese proteica.

Mecanismos de resistência

Normalmente, a resistência à mupirocina é dividida em resistência de alto nível ou de baixo nível, cada tipo sendo resultado de mecanismos diferentes.

Resistência a baixos níveis de mupirocina se deve a um mecanismo cromossômico de mutação pontual no gene *ileS* (que, por sua vez, codifica a isoleucil-RNAt sintetase), sendo as mais comuns V588F e V631F, que limitam a capacidade de ligação da molécula de mupirocina à enzima isoleucil-RNAt sintetase.

A resistência a altos níveis de mupirocina (CIM > 256 mg/L) em estafilococos normalmente se deve à presença do gene *mupA*, plasmidial, que codifica uma nova isoleucil-RNAt sintetase, imune à ação da mupirocina. É comum que genes carregando *mupA* também contenham genes conferindo resistência a aminoglicosídeos, macrolídeos, tetraciclina e clindamicina. Outro gene, *mupB*, tem sido mais recentemente responsável pela resistência a altos níveis de mupirocina.

Rifamicinas

Rifampicina, rifabutina, rifapentina e rifaxina são os quatro antimicrobianos da classe das rifamicinas aprovados para uso clínico, sendo a rifampicina a mais amplamente utilizada e, no Brasil, é a única representante dessa classe com registro na Anvisa. São agentes semissintéticos derivados da rifamicina, um produto natural da bactéria *Amycolatopsis mediterranei*. São, ainda, considerados como agentes macrocíclicos, que agem inibindo a síntese de RNA, pois ligam-se especificamente à subunidade beta da enzima RNA polimerase (*rpoB*), impedindo a formação da cadeia de RNA. Em virtude de seu mecanismo de ação, possuem amplo espectro de ação, mas a rifampicina é majoritariamente utilizada no tratamento de infecções causadas por micobactérias, inclusive contra *Mycobacterium tuberculosis*.

A resistência às rifamicinas geralmente ocorre por alteração do alvo do fármaco (RNA polimerase – RpoB), em decorrência de mutações no gene *rpoB*, mas também pode ser decorrente da presença de bombas de efluxo. Vale destacar que as rifamicinas são capazes de desenvolver uma resistência endógena quando utilizadas como monoterapia. Isso porque durante a replicação do DNA naturalmente ocorrem erros na subunidade beta da RNA polimerase (*rpoB*) que fazem com que a ligação da rifamicina ao seu alvo (*rpoB*) seja mais fraca.

A rifampicina possui atividade contra alguns patógenos gram-negativos, como *Neisseria* sp. e *Haemophilus influenzae* (podendo ser utilizada inclusive na profilaxia de contato), e potente ação contra estafilococos e estreptococos. Esse agente tem sido utilizado em associação com outros antimicrobianos (como β-lactâmicos ou vancomicina) no tratamento de infecções graves causadas por estafilococos (*Staphylococcus aureus* e estafilococos coagulase-negativos), como bacteremia, endocardite ou osteomielite, principalmente contra linhagens resistentes às penicilinas. No entanto, estudo recente demonstrou que o uso adjunto da rifampicina no tratamento de bacteremia causada por *S. aureus* não apresentou vantagens em relação à antibioticoterapia padronizada para essas situações. Rifampicina ainda pode ser utilizada no tratamento de infecções articulares protéticas causadas por estafilococos (em que geralmente formam biofilmes), na erradicação do carreador nasal de estafilococos em pacientes com furunculose crônica, bem como em associação com a doxiciclina no tratamento de brucelose.

Atividade proposta

Caso clínico

Mulher de 72 anos de idade, negra, diabética, hipertensa, foi admitida na UTI de um hospital geral com quadro de AVC isquêmico de grande extensão. Necessitou de ventilação mecânica desde a admissão. No quinto dia após admissão, ainda sob ventilação mecânica na UTI, a paciente apresentou sinais e sintomas de infecção pulmonar, febre (três mensurações superiores a 38,5 °C nas últimas 24 horas), leucocitose (21.000/mm^3, sendo 83% de segmentados e 5% de bastonetes), proteína C-reativa elevada (cinco vezes maior que o valor de referência), e na radiografia de tórax apresentava consolidações múltiplas. Foi solicitada cultura de aspirado endotraqueal. A hipótese diagnóstica era de pneumonia associada à ventilação mecânica. Por essa razão, foi iniciada terapia antimicrobiana empírica com meropenem e vancomicina. A última mensuração de creatinina sérica foi de 1,1 mg/dL, cujo *clearance* de creatinina pela fórmula CKD-EPI era de 58 mL/min/1,73 m^2. Desse modo, a dose de vancomicina utilizada foi de 1 g a cada 12 horas (com tempo de infusão de 1 hora) e a de meropenem foi de 1 g a cada 8 horas (com tempo de infusão de 3 horas). Foi identificada na cultura do aspirado endotraqueal a bactéria gram-negativa *Klebsiella pneumoniae*, produtora da enzima KPC (*Klebsiella pneumoniae* carbapenemase), com sensibilidade apenas à polimixina B (resistente a todos os antimicrobianos testados, incluindo amicacina, cefepima, ceftazidima, levofloxacino, meropenem e tigeciclina), ou seja, multirresistente.

Principais pontos e objetivos de aprendizagem

Qual seria a terapia antimicrobiana adequada para a paciente do Caso clínico?

Resposta esperada

A pneumonia hospitalar associada à ventilação mecânica está relacionada com alta taxa de mortalidade, especialmente quando provocada por micro-organismos multirresistentes. A terapia antimicrobiana adequada está associada a melhores desfechos, inclusive redução da mortalidade. Em caso de sensibilidade, recomenda-se como opção de tratamento para infecções causadas por *Klebsiella pneumoniae* produtora de carbapenemases (KPC), ceftazidima-avibactam ou meropenem-vaborbactam (não disponível no Brasil), a fim de preservar as polimixinas. É recomendado, sempre que possível, manter no mínimo dois fármacos com sensibilidade comprovada *in vitro*. Não havendo sensibilidade a um segundo fármaco (sensibilidade apenas às polimixinas B ou E), recomenda-se manter a terapia combinada de polimixina B ou E com meropenem ou tigeciclina, na tentativa de sinergismo entre os fármacos. Há quem defenda a tripla associação, de polimixina B ou E com meropenem e tigeciclina. Deve-se evitar a utilização de monoterapias pelo risco de rápido desenvolvimento de resistência. No caso de resistência às polimixinas (concentrações inibitórias mínimas > 2 mg/L), recomenda-se a associação de dois ou três antimicrobianos, incluindo uma polimixina. Sempre que o meropenem for associado, sua infusão deve ser realizada em 3 horas. Com relação às doses, geralmente é utilizada uma dose de ataque de polimixina B de 25.000 UI/kg (2,5 mg/kg), seguida por uma dose diária total de 25.000 UI/kg (2,5 mg/kg) dividida em duas doses de 12.500 UI/kg (1,25 mg/kg) a cada 12 horas. Para pacientes críticos com infecções causadas por micro-organismos multirresistentes (sensíveis apenas às polimixinas), sugere-se a dose diária total de 30.000 UI/kg. Embora os fabricantes de polimixina B recomendem reduzir a dose para pacientes com insuficiência renal, estudos farmacocinéticos e dados clínicos sugerem que a dose de polimixina B não deve ser ajustada para disfunção renal. Já para o meropenem, a dose máxima diária recomendada é de 2 g a cada 8 horas, com infusão prolongada (3 horas), sendo que o ajuste de dose na disfunção renal é recomendado.

REFERÊNCIAS

1. Gao R, Hu Y, Li Z, Sun J, Wang Q, Lin J et al. Dissemination and Mechanism for the MCR-1 Colistin Resistance. PLoS Pathog. 2016;12(11):e1005957.

2. Giske CG. Contemporary resistance trends and mechanisms for the old antibiotics colistin, temocillin, fosfomycin, mecillinam and nitrofurantoin. Clin Microbiol Infect. 2015;21(10):899-905.

3. Kalil AC, Metersky ML, Klompas M, Muscedere J, Sweeney DA, Palmer LB, Napolitano LM, O'Grady NP, Bartlett JG, Carratalà J, El Solh AA, Ewig S, Fey PD, File TM Jr, Restrepo MI, Roberts JA, Waterer GW, Cruse P, Knight SL, Brozek JL. Management of Adults With Hospital-acquired and Ventilator-associated Pneumonia: 2016 Clinical Practice Guidelines by the Infectious Diseases Society of America and the American Thoracic Society. Clin Infect Dis. 2016;63(5):e61-e111.

4. Lofmark S, Edlund C, Nord CE. Metronidazole is still the drug of choice for treatment of anaerobic infections. Clin Infect Dis. 2010;50 Suppl 1:S16-23.

5. Miller WR, Bayer AS, Arias CA. Mechanism of Action and Resistance to Daptomycin in *Staphylococcus aureus* and Enterococci. Cold Spring Harb Perspect Med. 2016;6(11).

6. Munoz-Davila MJ. Role of Old Antibiotics in the Era of Antibiotic Resistance. Highlighted Nitrofurantoin for the Treatment of Lower Urinary Tract Infections. Antibiotics (Basel). 2014;3(1):39-48.

7. Nath S, Moussavi F, Abraham D, Landman D, Quale J. *In vitro* and *in vivo* activity of single and dual antimicrobial agents against KPC-producing *Klebsiella pneumoniae*. J Antimicrob Chemother. 2018;73(2):431-436.

8. Poirel L, Jayol A, Nordmann P. Polymyxins: Antibacterial Activity, Susceptibility Testing, and Resistance Mechanisms Encoded by Plasmids or Chromosomes. Clin Microbiol Rev. 2017;30(2):557-96.

9. Rothstein DM. Rifamycins, alone and in combination. Cold Spring Harb Perspect Med. 2016;6(7):a027011.

10. Squadrito FJ, del Portal D. Nitrofurantoin. StatPearls. Treasure Island (FL): StatPearls PublishingStatPearls Publishing LLC.; 2018.

11. Thamlikitkul V, Dubrovskaya Y, Manchandani P, Ngamprasertchai T, Boonyasiri A, Babic JT et al. Dosing and pharmacokinetics of polymyxin B in patients with renal insufficiency. Antimicrob Agents Chemother. 2016;61(1):e01337-16.

12. Tupin A, Gualtieri M, Roquet-Banères F, Morichaud Z, Brodolin K, Leonetti JP. Resistance to rifampicin: at the crossroads between ecological, genomic and medical concerns. Int J Antimicrob Agents. 2010;35(6):519-23.

13. Williamson DA, Carter GP, Howden BP. Current and Emerging Topical Antibacterials and Antiseptics: Agents, Action, and Resistance Patterns. Clin Microbiol Rev. 2017;30(3):827-60.

Capítulo 52

Fármacos antimaláricos

Autores:
- Anna Caroline Campos Aguiar
- Guilherme Eduardo de Souza

Introdução

A malária, doença transmitida pela picada da fêmea do mosquito *Anopheles* spp. e ocasionada por protozoários do gênero *Plasmodium* spp., continua sendo um grande problema de saúde pública no mundo. De acordo com a Organização Mundial de Saúde (OMS), a malária é endêmica em 91 países, e em 2016 foram registrados 216 milhões de casos, sendo a maioria deles na África, seguido do Sudoeste Asiático.

Os parasitos causadores da malária pertencem ao filo Apicomplexa, família *Plasmodiidae* e ao gênero *Plasmodium*. Segundo a OMS, cinco espécies de *Plasmodium* são responsáveis por causar a malária humana, sendo elas: *P. falciparum*, *P. vivax*, *P. malariae*, *P. ovale* e *P. knowlesi*. A malária é classificada de acordo com a gravidade dos sintomas, podendo ser assintomática, não complicada ou grave. Os típicos sintomas iniciais são inespecíficos e podem incluir febre, calafrio moderado a grave, sudorese profusa, cefaleia, náusea, vômito, diarreia, anemia, entre outros. Estes sintomas podem surgir repentinamente, caracterizando o paroxismo malárico e, então, progredir para sudorese profusa, febre alta e exaustão. Os sintomas paroxísticos da malária manifestam-se após a hemólise dos eritrócitos invadidos pelo parasito. A malária grave causa danos em múltiplos órgãos, sendo frequentemente fatal. Ao alcançar o cérebro, pode ocasionar uma série de sintomas neurológicos, incluindo o coma, caracterizando, assim, a malária cerebral. A doença grave é geralmente causada por infecção por *P. falciparum*, embora com menor frequência também pode ser causada por *P. vivax* ou *P. knowlesi*. A gravidade do *P. falciparum* está ligada ao sequestro de hemácias infectadas (iRBC) para a microvasculatura de vários órgãos, incluindo o cérebro.

Os *Plasmodium* spp. têm um ciclo de vida bastante complexo, o qual inicia-se com a picada da fêmea do mosquito anofelino com consequente inoculação de esporozoítos sob a pele do hospedeiro humano. Esses esporozoítos atingem a circulação sanguínea e assim penetram nas células parenquimatosas do fígado, onde se desenvolvem por multiplicação assexuada, caracterizando o estágio pré-eritrocítico da doença. Essa fase é assintomática, e no caso das espécies de *P. vivax* e *P. ovale* podem permanecer formas dormentes do parasito, denominadas hipnozoítos, que mais tarde poderão ser ativadas e iniciar novamente o ciclo da doença. Ao final dessa etapa de multiplicação assexuada, as células hepáticas se rompem e liberam na corrente sanguínea numerosos merozoítos, que irão invadir os eritrócitos e dar início ao ciclo intraeritrocítico da doença. Essa fase de desenvolvimento do parasito é a responsável pelos sinais e sintomas, sendo o alvo da maioria dos antimaláricos disponíveis. A transmissão da malária dos humanos para o mosquito é dependente da geração de formas sexuadas, denominadas gametócitos, as quais se originam a partir da diferenciação de alguns merozoítos durante o ciclo intraeritrocítico da doença.

Alvo dos antimaláricos no ciclo biológico do *Plasmodium* spp.

Os principais medicamentos antimaláricos podem ser classificados de acordo com seu alvo de ação no ciclo biológico do parasito.

Esquizonticidas teciduais

Podem ser utilizados para profilaxia causal ou prevenção de relapso, nesse caso, sendo também denominados hipnozoiticidas.

No primeiro caso, a ação ocorre nas formas teciduais primárias que, após desenvolvimento no fígado, iniciam o estágio eritrocítico. Bloqueando esse estágio, o desenvolvimento posterior da infecção pode ser prevenido. Exemplos de esquizonticidas teciduais para profilaxia causal são a pirimetamina e a primaquina.

No segundo caso, a ação ocorre nos hipnozoítos de *P. vivax* e *P. ovale* no fígado, os quais causam recaídas da doença quando reativados. Um exemplo de esquizonticida tecidual para prevenção dessas recaídas é a primaquina.

Esquizonticidas sanguíneos

Atuam em formas do ciclo intraeritrocítico do parasito, desse modo, interrompendo o quadro clínico da malária. Exemplos de esquizonticidas sanguíneos são a cloroquina, a quinina e a mefloquina.

Gametocitocidas

Eliminam as formas sexuadas do parasito no sangue, prevenindo a transmissão da doença ao mosquito.

Esporonticidas

Previnem o desenvolvimento de oocistos no mosquito, inibindo, assim, a transmissão. Primaquina e proguanil possuem esse tipo de ação.

Classificação dos quimioterápicos antimaláricos

Os principais medicamentos antimaláricos podem ser classificados de acordo com seu grupo químico.

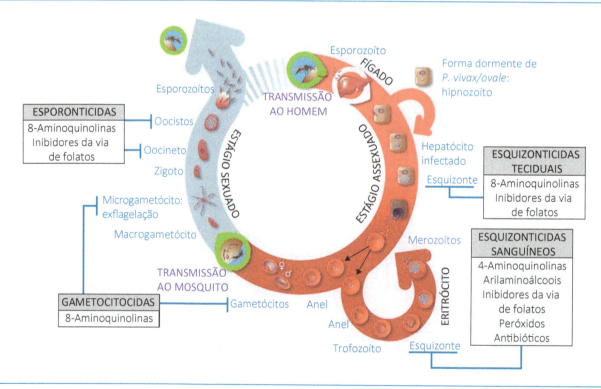

Figura 52.1 – Síntese dos estágios de ação das principais classes de antimaláricos no ciclo de vida do *Plasmodium*.
Fonte: Adaptada de Delves (2012).

Grupos químicos

Quadro 52.1 – Principais grupos químicos de antimaláricos.

Grupo químico	Composto	Fórmula geral
Arilaminoálcoois	Quinina Quinidina Mefloquina Halofantrina	
4-Aminoquinolinas	Cloroquina Amodiaquina	
8-Aminoquinolinas	Primaquina Tafenoquina Pamaquina	
Peróxidos de lactona sesquiterpênica	Artemisinina Arteméter Artesunato	
Antibióticos	Doxiciclina Clindamicina	

Fonte: Desenvolvido pela autoria do capítulo.

Arilaminoálcoois

São medicamentos estruturalmente relacionados à quinina, sendo classificados de acordo com seu particular sistema aromático, como quinolinometanóis, fenantrenometanóis, piridinometanóis, entre outros. Antimaláricos desse grupo químico são esquizonticidas sanguíneos de ação rápida. Não possuem atividade contra estágios teciduais do parasito, não sendo usados como agentes profiláticos causais ou agentes de cura radical contra malária. Em razão da sua ação potente contra formas sanguíneas dos parasitos, são úteis como "profiláticos supressivos" contra malária que causa recaída (*vivax* e *ovale*), e como agentes de cura radical contra malária que não causa recaída. Os antimaláricos representativos desse grupo químico são a quinina, a mefloquina e a halofantrina.

4-Aminoquinolinas

Derivados desse grupo químico foram os primeiros compostos usados no tratamento bem-sucedido da malária. O mecanismo de ação de 4-aminoquinolinas é caracterizado pela concentração do medicamento no vacúolo digestivo do parasito intraeritrocítico. São extensivamente distribuídos em tecidos e caracterizados por uma longa meia-vida de eliminação. Os antimaláricos representativos desse grupo químico são a cloroquina e a amodiaquina.

8-Aminoquinolinas

São medicamentos usados na eliminação de hipnozoítos do fígado e no bloqueio da transmissão da malária. Não devem ser administrados a pacientes com deficiência de glicose-6-fosfato desidrogenase (G6PD), pelo potencial em causar hemólise fatal nesses pacientes. Os antimaláricos representativos desse grupo químico são a primaquina e a tafenoquina.

Peróxidos de lactona sesquiterpênica

Seu mecanismo de ação baseia-se principalmente na formação de um adulto resultante da reação entre o carbono β da ligação dupla conjugada à carbonila no anel lactônico com o átomo de enxofre de aminoácidos. Derivados desse grupo químico possuem a mais rápida ação entre antimaláricos atuais. Os antimaláricos representativos desse grupo químico são a artemisinina e seus derivados, como o artesunato, o artemeter e a diidroartemisinina.

Antibióticos

Medicamentos dos grupos químicos dos naftacenos (tetraciclina e doxiciclina) e das lincosamidas (clindamicina) podem ser utilizados no tratamento da malária, associados com um outro antimalárico. A doxiciclina é um profilático causal parcialmente eficaz contra o estágio hepático, e um agente esquizonticida de ação lenta efetivo na prevenção da malária. A clindamicina tem como alvo provável o apicoplasto.

■ Principais antimaláricos contra o ciclo intraeritrocítico do parasito

Quinina

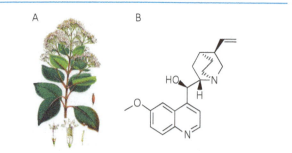

Figura 52.2 – (A) *Cinchona officinalis*: planta cuja casca é fonte do antimalárico quinina. (B) Estrutura química da quinina.

Fonte: (A) Howard, J.E., Illustrations of the Nueva Quinologia of Pavon (1862).

A quinina é o principal alcaloide da casca de cinchona, uma árvore encontrada na América do Sul. Calancha, um monge Agostiniano de Lima, foi o primeiro a escrever sobre as propriedades curativas do pó de cinchona em 1633. Em 1640, a casca já havia alcançado a Europa, graças aos padres jesuítas. O filósofo Cardinal de Lugo popularizou o casco em Roma. Em 1820, Pelletier e Caventou isolaram a quinina e a cinchonina da cinchona. Até hoje, a quinina é obtida inteiramente de fontes naturais em virtude da dificuldade sintética em obtê-la.

Mecanismo de ação

A quinina age como um esquizonticida sanguíneo, embora também possua atividade gametocitocida contra *P. vivax* e *P. malariae*. Por ser uma base fraca, é concentrada nos vacúolos digestivos do *P. falciparum*. Age através da inibição da enzima heme polimerase, desse modo, permitindo acúmulo do seu substrato citotóxico, o heme.

Como trata-se de um medicamento esquizonticida, é menos efetivo e mais tóxico que a cloroquina. Porém, é importante no manejo de malária *falciparum* grave em áreas com resistência conhecida à cloroquina.

Absorção, distribuição, metabolismo e excreção

A quinina é prontamente absorvida quando administrada via oral ou intramuscular. Concentrações plasmáticas máximas são alcançadas entre 1 e 3 horas após a dose oral, e a meia-vida plasmática é de cerca de 11 horas. Na malária aguda, o volume de distribuição da quinina diminui, o clareamento é reduzido e a meia-vida de eliminação aumenta proporcionalmente à gravidade da doença. O medicamento é extensivamente metabolizado no fígado e somente 10% é excretado sem modificações na urina. Não há toxicidade cumulativa sob administração contínua.

Efeitos adversos

A quinina é um medicamento potencialmente tóxico. A síndrome típica resultante dos seus efeitos colaterais é denominada cinchonismo, que consiste em zumbido nos ouvidos, dores de cabeça, náusea e perturbações visuais.

Sintomas gastrointestinais como náusea, vômito, dores abdominais e diarreia podem ser observados. Erupções cutâneas, transpiração e angioedema podem ocorrer. Agitação, confusão e delírio também são observados em alguns pacientes. Coma, parada respiratória, hipotensão e morte podem ocorrer com overdose. Quinina também pode causar insuficiência renal. Hemólise massiva e hemoglobinúria podem ocorrer, especialmente na gravidez ou em uso repetido. Hipoprotrombinemia e agranulocitose também são reportadas.

Contraindicações

Hipersensibilidade na forma de erupções cutâneas, angioedema e sintomas visuais e auditivos são indicações para interrupção do tratamento. Também é contraindicada em pacientes com zumbido ou neurite óptica. Deve ser administrada com cautela em pacientes com fibrilação arterial. Em caso de hemólise, a interrupção deve ser imediata. Também é contraindicada em pacientes com miastenia grave.

Quinidina

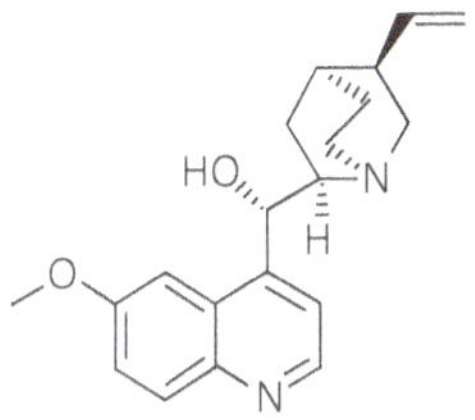

Figura 52.3 – Estrutura química do antimalárico quinidina.

A quinidina, um fármaco do grupo dos antiarrítmico de classe I, também pode ser usado no tratamento de malária *falciparum* grave. É administrada uma dose de 10 mg de base/kg por infusão ao longo de 1 a 2 horas, seguido de 0,02 mg/kg/min com monitoramento ECG.

Cloroquina

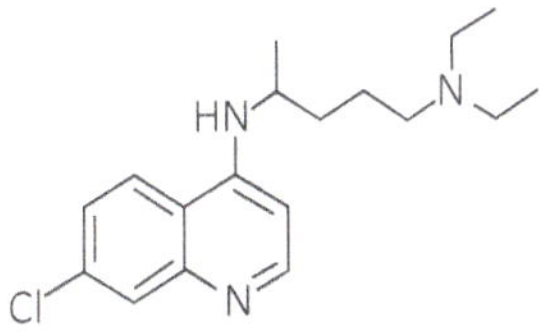

Figura 52.4 – Estrutura química do antimalárico cloroquina.

Cloroquina é o fármaco antimalárico que foi mais amplamente usado no tratamento de todos os tipos de infecções de malária.

Mecanismo de ação

O mecanismo de ação da cloroquina ainda não foi totalmente elucidado. Sendo alcalino, o medi-camento alcança altas concentrações nos vacúolos digestivos do parasito e aumenta seu pH, induzindo rápida aglutinação no pigmento. A cloroquina inibe a enzima parasitária heme polimerase, responsável pela conversão de heme tóxico em hemozoína não tóxica. Também pode interferir na biossíntese de ácidos nucleicos. Outros mecanismos sugeridos incluem formação de complexos medicamento-heme, intercalação do medicamento no DNA parasitário, entre outros.

Absorção, distribuição, metabolismo e excreção

Cerca de 90% do medicamento é absorvido no trato gastrointestinal e rapidamente absorvido em sítios intramusculares e subcutâneos. Possui grande volume de distribuição em razão de um extenso sequestro em tecidos do fígado, no baço, nos rins, nos pulmões, entre outros, o que resulta em necessidade de uma maior dose de ataque. Níveis sanguíneos terapêuticos persistem por 6 a 10 dias e a meia-vida de eliminação é de 1 a 2 meses. Metade do medicamento é excretado sem modificações pelos rins, enquanto o restante é convertido em metabólitos ativos no fígado.

Atividade antimalárica

É altamente efetiva contra formas eritrocíticas de *P. vivax*, *P. ovale* e *P. malariae*, cepas sensíveis de *P. falciparum* e gametócitos de *P. vivax*. Controla rapidamente ataques agudos de malária, com a maioria dos pacientes se tornando afebris dentro de 24 a 48 horas. É mais efetiva e segura que a quinina para casos sensíveis.

Efeitos adversos

Em doses terapêuticas, pode causar vertigem, dores de cabeça, diplopia, distúrbios na acomodação visual, disfagia, náuseas, mal-estar, e prurido nas palmas das mãos, nas solas dos pés e no couro cabeludo.

Contraindicações

A cloroquina deve ser usada com cautela em pacientes com doenças hepáticas. Embora não seja intrinsecamente hepatotóxica, é amplamente distribuída no fígado, onde é convertida em metabólitos ativos. Pacientes com desordens gastrointestinais, neurológicas ou sanguíneas também devem ter cautela. O uso do medicamento deve ser descontinuado no evento de tais problemas durante a terapia. Não deve ser coadministrada com sais de ouro e fenilbutazona, visto que todos os dois agentes podem causar dermatite. A cloroquina pode interferir na resposta de anticorpos à vacina contra a raiva em humanos.

Amodiaquina

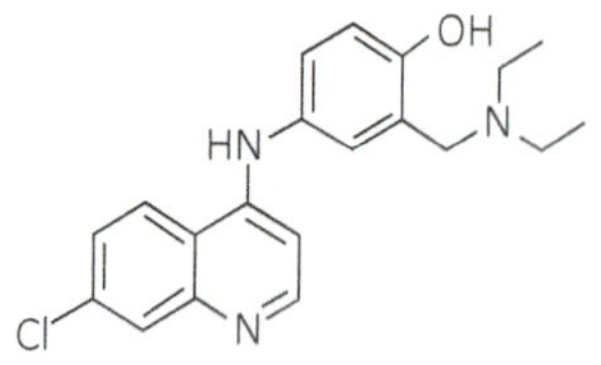

Figura 52.5 – Estrutura química do antimalárico amodiaquina.

A amodiaquina é uma 4-aminoquinolina com atividade antimalárica e mecanismo de ação similares aos da cloroquina. É usada em combinação com o artesunato como uma ACT. Ainda é efetiva contra malária *falciparum* em partes da América do Sul, África Central e Ocidental e partes da Ásia.

Mecanismo de ação

A amodiaquina reduz a atividade de patógenos que entram no citoplasma hospedeiro a partir de endossomos acidificados, explorando a catepsina celular B. O fármaco não inibe a entrada de patógenos que entram de forma retrógrada no retículo endoplasmático e são retrotranslocados ao citoplasma pela via de degradação associada ao retículo endoplasmático do hospedeiro; ele também não inibe entradas independentes de pH no citoplasma.

Absorção, distribuição, metabolismo e excreção

A amodiaquina atua como pró-fármaco após administração oral. A desetilamodiaquina atua como componente antimalárico principal e possui uma razão de concentração no sangue total e no plasma de 3:1. Tanto o metabólito como o composto parental são altamente (mais de 90%) ligados a proteínas. Desetilamodiaquina e um derivado secundário, 2-hidroxiamodiaquina, são eliminados por excreção renal. A meia-vida de eliminação da desetilamodiaquina é muito maior que a de seu composto parental, visto que níveis significativos são detectados 96 horas após administração de uma dose oral. Esse metabólito é acumulado em eritrócitos, resultando em razões eritrócito/plasma de 3:1.

Efeitos adversos

Os efeitos adversos aqui listados se referem à ACT amodiaquina + artesunato. Efeitos adversos comuns (que afetam 1 a 10 a cada 100 pacientes) envolvem perda de apetite, dificuldade em dormir, sonolência, tosse, náusea, dores abdominais e cansaço. Efeitos adversos incomuns (que afetam 1 a 10 a cada 1.000 pacientes) envolvem bronquite aguda, gastroenterite, candidíase oral, anemia, hipoglicemia, alucinações, formigamento e dormência dos membros, amarelamento dos olhos, vertigem, arritmia, diarreia, vômito, coceira, erupção cutânea, inchaço da face, desordens da pele, dores nas articulações, edema e febre.

Contraindicações

A ACT amodiaquina + artesunato não deve ser administrada a pacientes que:

- São alérgicos ao artesunato ou à amodiaquina.
- Já apresentaram problemas hepáticos durante tratamento com amodiaquina.
- Já sofreram de febre alta repentina, tremores, dor de garganta severa ou úlceras bucais (sintomas sugestivos de danos aos leucócitos) durante tratamento com amodiaquina.
- Possuem doenças oculares com dano à retina.

Mefloquina

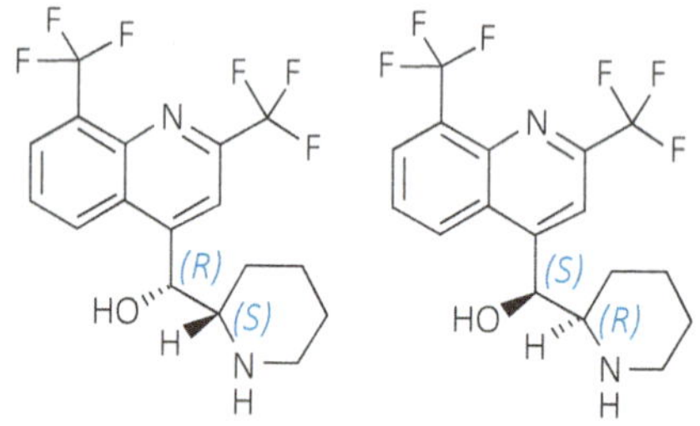

Figura 52.6 – Estrutura química dos enantiômeros (*R,S*) e (*S,R*) do antimalárico mefloquina.

A mefloquina foi desenvolvida durante a guerra do Vietnã, como resultado de pesquisa em novos antimaláricos, para proteger soldados americanos da malária *falciparum* multirresistente. É uma molécula quiral com dois centros carbônicos assimétricos, havendo quatro diferentes estereoisômeros. O fármaco é atualmente produzido e vendido como um racemato dos enantiômeros (*R,S*) e (*S,R*).

Atividade antimalárica

A mefloquina produz inchaço dos vacúolos digestivos do *P. falciparum*. Ela pode agir formando complexos tóxicos com o heme livre, danificando membranas e interagindo com outros componentes plasmodiais. É

Capítulo 52 – Fármacos antimaláricos

efetiva contra formas sanguíneas de malária *falciparum*, inclusive cepas resistentes à cloroquina.

Absorção, distribuição, metabolismo e excreção

Mefloquina é disponível somente para administração oral, visto que preparos parenterais causam reações locais severas. É absorvida rapidamente e se liga extensivamente a proteínas plasmáticas. A meia-vida de eliminação é de cerca de 2 a 3 semanas. É excretada principalmente pelas fezes.

Toxicidade

É, em geral, bem tolerada em doses terapêuticas até 1.500 mg. Náusea, vômito, dores abdominais e tontura podem ocorrer em doses excedendo 1 g. Com menor frequência, pode causar pesadelos, perturbações no sono, ataxia, bradicardia sinusal, arritmia sinusal, hipotensão postural e uma síndrome cerebral aguda consistindo de fadiga, astenia, convulsões e psicose. Mefloquina deve ser usada com cautela em pacientes com bloqueio cardíaco, pacientes que tomam β-bloqueadores, pacientes com histórico de epilepsia e doenças psiquiátricas. Deve ser evitada no primeiro trimestre de gravidez.

Contraindicações

Não deve ser usada como profilático durante a gravidez, particularmente durante o primeiro trimestre. É contraindicada para pacientes com histórico de convulsões, perturbações neuropsiquiátricas severas ou reações adversas a antimaláricos quinolínicos, como cloroquina e quinina. Não deve ser usada concomitantemente a esses fármacos em razão do risco aumentado de cardiotoxicidade e risco de convulsões. A mefloquina aumenta o risco de convulsões em pacientes toman-

do valproato. Pode comprometer imunização adequada pela vacina viva contra febre tifoide.

Fármacos que atuam na inibição da via de folatos

Os fármacos que atuam na inibição da via de folatos são divididos, de acordo com seus mecanismos de ação, em dois grupos. Os competidores do ácido *para*-aminobenzoico (PABA), interrompem a formação do ácido di-hidrofólico, necessário para a síntese de ácidos nucléicos, através da inibição da di-hidropteroato sintase, e são classificados como antifolatos do tipo I. Os exemplos dessa classe são as sulfonas e as sulfonamidas. A dapsona é a mais conhecida entre as sulfonas antimaláricas. As sulfonamidas antimaláricas incluem a sulfadoxina e a sulfadiazina. Estes medicamentos atuam contra as formas sanguíneas do parasito. O grupo de antifolatos do tipo II se ligam à enzima di-hidrofolato redutase-timidilato sintase (DHFR-TS) e interferem na habilidade do parasito em converter o ácido di-hidrofólico em tetra-hidrofolato, cofator importante no processo de síntese de ácidos nucléicos e aminoácidos. A pirimetamina e o proguanil são exemplos de antifolatos de tipo II, e atuam contra formas sanguíneas do *Plasmodium*, com um efeito adicional sobre o estágio hepático inicial. As combinações das classes de folatos tipo I e II causam bloqueio sequencial da via da síntese de folatos, tendo, assim, efeito sinérgico.

Uso e efeitos colaterais

A pirimetamina, medicamento administrado por via oral, é totalmente absorvida (biodisponibilidade de 100%), com início de ação em aproximadamente 1 hora. Esse medicamento deve ser administrado em conjunto com sulfadiazina ou outra sulfonamida, sendo a sulfadoxina e a pirimetamina a combinação

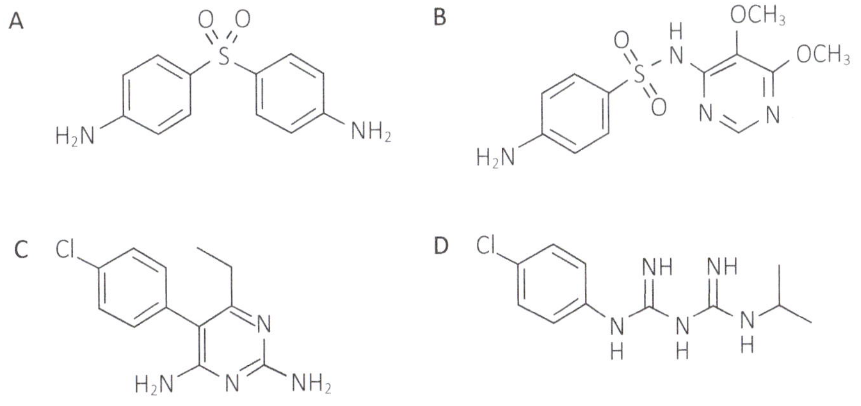

Figura 52.7 – Principais antimaláricos atuantes na via de folatos. (A) Dapsona. (B) Sulfadoxina. (C) Pirimetamina. (D) Proguanil.

mais utilizada. Contudo, tem-se observado um crescente desenvolvimento de resistência do *Plasmodium falciparum* a esse medicamento, o que tem limitado o seu uso no tratamento da malária. Esses fármacos apresentam poucos efeitos indesejáveis quando utilizados em doses terapêuticas. No entanto, a combinação de sulfadoxina-pirimetamina pode causar reações alérgicas, como erupção na pele, urticária, coceira, vermelhidão, inchaço, aparecimento de bolhas, descamação da pele, com ou sem febre.

Artemisinina e seus derivados

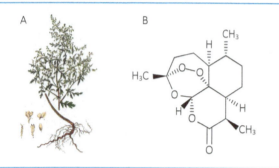

Figura 52.8 – (A) *Artemisia annua*, planta conhecida popularmente na medicina tradicional chinesa como Qinghao, da qual é extraído o antimalárico artemisinina. (B) Estrutura química da artemisinina.
Fonte: (A) Vuyck, L., Flora Batava (1697).

A artemisinina é uma lactona sesquiterpênica que possui uma ligação endoperóxido. Esse princípio ativo foi isolado da planta *Artemisia annua*, mais conhecida como Qinghao, por cientistas chineses, sendo utilizada por praticantes de medicina chinesa por pelo menos 2.000 anos. Em 1596, um famoso fitoterapeuta, Li Shizhen, recomendou que os pacientes com febre tomassem um "punhado" de Qinghao, após mergulhem a planta em água e espremerem o seu suco. No início da década de 1970, foram realizados testes com extratos de Qinghao em camundongos infectados com malária, demonstrando, assim, a atividade na eliminação do parasita. No ano de 1979, os cientistas de Mao Tse Tung começaram os ensaios em humanos e publicaram suas descobertas no *Chinese Medical Journal*.

A estrutura molecular da artemisinina é diferente da maioria dos antimaláricos conhecidos e, portanto, é provável que apresente um mecanismo de ação diferente. A hipótese para esse mecanismo veio de químicos sintéticos que demonstraram que a ponte de endoperóxido era necessária para a atividade antimalárica. Como os peróxidos são uma fonte conhecida de espécies reativas de oxigênio (ROS), como radicais hidroxila e superóxido, essa observação sugere que os ROS podem ser envolvidos no mecanismo de ação da artemisinina e seus derivados.

A artemisinina e seus derivados são fármacos antimaláricos potentes e de rápida ação, mas que devem ser utilizados em combinação com outros medicamentos contra a malária (ACT, do inglês *artemisinin-based combination therapy*). A combinação de um dos derivados de artemisinina deve ser realizada com um fármaco parceiro que tenha meia-vida mais longa, melhorando, assim, a eficácia da artemisinina. Além disso, essa combinação tem como objetivo reduzir a duração do tratamento e, consequentemente, reduzir a probabilidade de desenvolvimento de resistência dos parasitos. Os derivados de artemisinina mais conhecidos e utilizados são: artesunato, arteméter e di-hidroartemisinina.

Atualmente, a Organização Mundial de Saúde recomenda cinco tipos diferentes de ACT para tratamento contra a malária por *P. falciparum* e para *P. vivax* em áreas de resistência à cloroquina. A escolha da ACT deve basear-se nos resultados de estudos de eficácia terapêutica contra as cepas de *Plasmdium* circulantes nos locais em que se pretende implementar o tratamento.

Quadro 52.2 – Terapias de combinação com derivados de artemisinina recomendadas pela OMS.

Arteméter e lumefantrina
Artesunato e amodiaquina
Artesunato e mefloquina
Di-hidroartemisinina e piperaquina
Artesunato, sulfadoxina e pirimetamina

Fonte: Adaptado de Organização Mundial da Saúde (2015).

Uso e efeitos colaterais

Para os casos de malária não complicada, a duração do tratamento com ACT é de 3 dias, por via oral. Nos casos de malária grave, é recomendado o uso de artesunato injetável por via intramuscular ou intravenosa, seguido de um tratamento à base de ACT assim que o paciente estiver apto a tomar medicamentos orais. Na impossibilidade de tratamento injetável, o paciente deve receber imediatamente artesunato via intrarretal e ser encaminhado o mais rapidamente possível para um local adequado para o tratamento parenteral completo.

No Brasil, o tratamento recomendado pelo Ministério da Saúde para malária não complicada é a combinação de arteméter (20 mg/dia) e lumefantrina (120 mg/dia), Coartem® por 3 dias. A maioria das reações adversas descritas para esse tratamento são leves ou moderadas e geralmente desaparecem em alguns dias ou semanas após o tratamento, sendo as mais comuns: dor de cabeça; tontura; dor de estômago; diarreia; náusea; erupção na pele; dores nas juntas e músculos; cansaço e fraqueza generalizada. Reações adversas raras podem ocorrer entre 0,01 e 0,1% dos pacientes que utilizam esse medicamento, sendo elas: reação alérgica (pode incluir erupções, coceira, inchaço principalmente da face ou garganta, dificuldade de respirar ou de engolir, ou tontura), e alterações do ritmo cardíaco (chamado prolongamento QT ou ECG dos batimentos cardíacos anormal).

Principais antimaláricos utilizados na prevenção dos relapsos ocasionados por *P. vivax* e *P. ovale*

Entre as espécies causadoras da malária humana, o *P. vivax* e o *P. ovale* são conhecidos pela formação de estágios dormentes do parasito, denominados hipnozoítos. Essas formas dormentes causam os relapsos da malária meses ou até anos após a primeira infecção. O único medicamento atualmente disponível para a cura radical nos casos dessas infecções é a primaquina, um antimalárico da classe das 8-aminoquinolinas. A necessidade desse medicamento surgiu em 1941, durante a guerra no Pacífico, em virtude da necessidade estratégica urgente nos Estados Unidos de um medicamento para prevenir a recaída da malária. Os estudos durante e após a Segunda Guerra Mundial focalizaram nas 8-aminoquinolinas, uma vez que, na década de 1920, a pamaquina (a prototípica 8-aminoquinolina) mostrou-se eficaz contra as recaídas, no entanto, esse medicamento foi muito tóxico. A partir do *screening* de milhares de compostos em animais, 21 compostos foram selecionados para ensaios clínicos em humanos. Nesse estudo, os medicamentos isopentaquina e primaquina mostraram-se superiores.

Um novo medicamento, a tafenoquina, das classes 8-aminoquinolinas teve sua aprovação pela Food Drug Administration (FDA) e pela Anvisa no ano de 2018. Esse novo medicamento irá substituir a primaquina, visando a cura radical da malária. Apesar de ser uma 8-aminoquinolinas capaz de causar anemia hemolítica (ver uso e efeitos colaterais), esse novo medicamento será administrado em dose única, o que solucionará problemas advindos da falta de adesão ao tratamento com a primaquina.

Uso e efeitos colaterais

A primaquina é recomendado para cura radical e bloqueio de transmissão. No caso de cura radical, dois esquemas terapêuticos são sugeridos, uma vez que a primaquina é eficaz na dose total de 3 a 3,5 mg/kg, que deve ser atingida em período longo de tempo (geralmente superior a uma semana). Para tanto, calcula-

-se uma dose diária de 0,25 mg de base/kg, diariamente por 14 dias (esquema longo) ou, alternativamente, a dose de 0,50 mg de base/kg durante 7 dias. O esquema curto, em 7 dias com a dose dobrada, foi proposto para minimizar a baixa adesão ao tratamento, geralmente ocorrendo com o tempo mais prolongado de uso do fármaco. Em caso de pacientes com mais de 70 kg, a dose de primaquina pode ser ajustada, calculando-se a dose total de 3,2 mg/kg, que pode ser atingida em um período maior de dias. Para bloqueio da transmissão é recomendada o uso de 15 mg/kg/dia durante 3 dias consecutivos para pacientes que residem ou permanecem em área de transmissão.

O uso da primaquina não é indicado para gestantes e crianças com menos de 6 meses. Além disso, a primaquina pode causar anemia hemolítica em pacientes com deficiência da enzima glicose-6-fosfato desidrogenase (ou G6PD) e, por isso, ela não deve ser administrada nesses pacientes. A deficiência de G6PD é a deficiência enzimática mais prevalente no mundo e estima-se que 400 milhões de pessoas são portadoras dessa deficiência, que é ligada ao cromossomo X, sendo que os homens são hemizigotos e fenotipicamente normais ou deficientes (embora o grau de deficiência dependa do genótipo). As mulheres homozigotas são tão deficientes quanto os homens hemizigotos, enquanto as fêmeas heterozigotas são mosaicos com níveis intermediários de deficiência como resultado da inativação aleatória do cromossomo X embrionário (lyonização). Seu sangue contém uma mistura de células G6PD normais e deficientes em G6PD (G6PDd). A proporção na população heterozigótica é em média 50:50, mas alguns heterozigotos podem ter a maioria dos eritrócitos G6PDd. Grande parte dos testes de triagem sanguínea G6PD qualitativos relatam atividades enzimáticas > 30% como "normais", então testes heterozigotos "normais" ainda podem ter até 70% de seus glóbulos vermelhos G6PDd e, assim, estarem vulneráveis à hemólise oxidante.

Associações e esquemas de tratamento da malária no Brasil

Para facilitar o trabalho dos profissionais de saúde das áreas endêmicas e garantir a padronização dos procedimentos necessários para o tratamento da malária, o Ministério da Saúde disponibiliza todas as orientações relevantes sobre a indicação e o uso dos antimaláricos preconizados no Brasil, de acordo com o grupo etário dos pacientes.

Malária *vivax* ou *ovale*

Como hipnozoiticida do *P. vivax* e do *P. ovale*, a primaquina é eficaz na dose total de 3 e 3,5 mg/kg, que deve ser atingida em período longo de tempo (geralmente superior a uma semana). Para tanto, calcula-se uma dose diária de 0,25 mg de base/kg, diariamente por 14 dias (esquema longo) ou, alternativamente, a dose de 0,50 mg de base/kg durante 7 dias. O esquema curto, em 7 dias com a dose dobrada, foi proposto para minimizar a baixa adesão ao tratamento, geralmente ocorrendo com o tempo mais prolongado de uso do medicamento. Em caso de pacientes com mais de 70 kg, a dose de primaquina pode ser ajustada, calculando-se a dose total de 3,2 mg/kg, que pode ser atingida em um período maior de dias. Em caso de segunda recaída, usar o esquema profilático com cloroquina semanal, tendo-se o cuidado de certificar se houve adesão correta do paciente ao tratamento convencional com cloroquina + primaquina. Gestantes e crianças com menos de 6 meses não podem usar primaquina.

Malária *falciparum* não complicada

O tratamento das infecções por *Plasmodium falciparum* é realizado com a combinação fixa de arteméter + lumefantrina em 3 dias. Outro tipo de associação sugerida pelo Ministério da Saúde é a combinação fixa de artesunato e mefloquina, também com duração de 3 dias. Além disso, é recomendado que pacientes que apresentem gametócitos façam uso da primaquina para bloqueio da transmissão. Esse tipo de associação não é recomendado para gestantes durante o primeiro trimestre de gravidez, nem crianças menores de 6 meses.

Como esquema de segunda escolha e alternativo ao uso da ACT, recomenda-se o tratamento da malária *falciparum* não complicada com quinina em 3 dias, doxiciclina em 5 dias. A dosagem de primaquina para bloqueio da transmissão é realizado no sexto dia, ao final do tratamento.

Malária *falciparum* complicada

Para o diagnóstico de malária grave, algumas características clínicas e laboratoriais devem ser observadas atentamente (Quadro 52.3).

Quadro 52.3 – Manifestações clínicas e laboratoriais da malária grave e complicada, causada pela infecção por *P. falciparum*.

Sintomas e sinais	Prostração, alteração na consciência, dispneia ou hiperventilação, convulsões, hipotensão arterial ou choque, edema pulmonar ao radiografia de tórax, hemorragias, icterícia, hemoglobinúria, hiperpirexia (> 41 °C), oligúria.
Alterações laboratoriais	Anemia grave, hipoglicemia, acidose metabólica, insuficiência renal, hiperlactatemia, hiperparasitemia.

Fonte: Adaptado de Organização Mundial da Saúde (2015).

Qualquer paciente portador de exame positivo para malária *falciparum*, que apresente um dos sinais e/ou sintomas relacionados, deve ser considerado portador de malária grave e complicada e para a qual o tratamento deve ser orientado, de preferência em unidade hospitalar.

Nesses casos, o principal objetivo do tratamento é evitar que o paciente morra. Para isso, antimaláricos potentes e de ação rápida devem ser administrados (p.ex., artesunato endovenoso, arteméter intramuscular, quinina endovenosa), em conjunto com todas as medidas de suporte à vida do paciente. Secundariamente, após evidência de melhora das complicações da malária grave, deve-se preocupar com a prevenção de recrudescência, da transmissão ou da emergência de resistência.

Esquemas de tratamento para malária grave

- **Artesunato + clindamicina:** administrar uma dose de ataque de artesunato (2,4 mg/kg) por via endovenosa. Após 12 a 24 horas da dose iniciar administração de 1,2 mg/kg e manter uma dose diária de 1,2 mg/kg durante 6 dias. A clindamicina deverá ser administrada em associação, na dose de 20 mg/kg/dia por via endovenosa, durante 7 dias. Se o paciente estiver em condições de deglutir, as doses diárias podem ser administradas em comprimidos. Esse tratamento não é recomendado para crianças menores de 6 meses e gestantes no primeiro semestre.

- **Arteméter + clindamicina:** administrar uma dose de ataque de arteméter (3,2 mg/kg) por via intramuscular. Nos próximos 4 dias, administrar mais 1,6 mg/kg/dia, durante mais 4 dias. Seguir com a mesma dosagem de clindamicina do esquema citado anteriormente. Se o paciente estiver em condições de deglutir, as doses diárias podem ser administradas em comprimidos. Esse tratamento não é recomendado para crianças menores de 6 meses e gestantes no primeiro semestre.

- **Quinina + clindamicina:** administrar a dose de ataque de dicloridrato de quinina (20 mg/kg), diluída em 10 mg/kg de solução glicosada a 5% (máximo de 500 mL), por infusão endovenosa durante 4 horas. Após 8 horas do início do tratamento, administrar uma dose de manutenção de quinina de 10 mg/kg, diluídos em 10 mL de soro glicosado a 5%/kg, por infusão endovenosa, no máximo de 500 mL, por 4 horas. Essa dose de manutenção deve ser repetida a cada 8 horas, contadas a partir do início da infusão anterior, até que o paciente possa deglutir; a partir desse momento, deve-se administrar comprimidos de quinina na dose de 10 mg/kg de 8 em 8 horas até completar um tratamento de 7 dias. A mesma dose de clindamicina citada anteriormente deverá ser administrada. Esse esquema é recomendado para crianças menores de 6 meses e gestantes no primeiro semestre.

Malária mista

Para pacientes com infecção mista por *P. falciparum* e *P. vivax* (ou *P. ovale*), o tratamento deve incluir medicamento esquizonticida sanguíneo eficaz para o *P. falciparum*, associado à primaquina (esquizonticida tecidual). Se a infecção mista for pelo *P. falciparum* e *P. malariae*, o tratamento deve ser dirigido apenas para o *P. falciparum*.

Resistência aos antimaláricos

Essa resistência é uma ameaça aos esforços globais para controlar e eliminar a malária. A melhoria do acesso a tratamentos eficazes foi um fator-chave na redução significativa na carga da doença nos últimos anos. A proteção da eficácia dos tratamentos recomendados para a malária é prioridade para países endêmicos e para a comunidade global da malária.

Estudos de eficácia terapêutica e mudança da política de tratamento

Os resultados dos estudos de eficácia terapêutica são a principal referência usada por programas nacionais na determinação de suas políticas nacionais de tratamento. Para assegurar a eficácia dos medicamentos listados em políticas nacionais de tratamento, a OMS recomenda que:

- Programas nacionais de malária adotem medicamentos antimaláricos com taxa de cura parasitológica de mais de 95%. Medicamentos devem ser monitorados ao menos uma vez a cada 24 meses em sítios sentinelas estabelecidos.
- Regiões para as quais há evidência de resistência devem considerar a adição de mais sítios sentinelas para facilitar a detecção de novos focos de resistência.

Uma mudança na política nacional de tratamento da malária deve ser iniciada se a taxa total de falha de tratamento é igual ou maior a 10%, determinada pelo monitoramento da eficácia terapêutica.

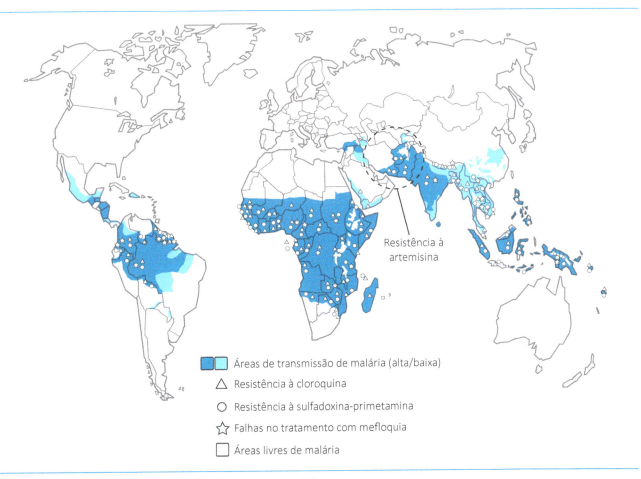

Figura 52.9 – Resistência mundial do *P. falciparum* aos antimaláricos.
Fonte: Adaptada de Organização Mundial da Saúde (2015).

Mudança na política de tratamento para *Plasmodium falciparum*

Os países endêmicos da malária recomendam terapias de combinação com base em artemisinina (ACT) para o tratamento de *P. falciparum* não complicado.

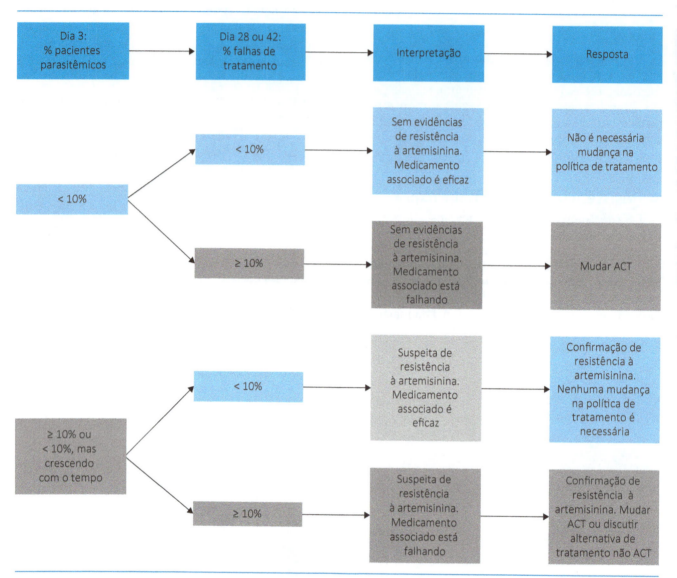

Figura 52.10 – Passos recomendados para tomada de decisões na política de tratamento em resposta a resultados de estudos de eficácia terapêutica.
Fonte: Adaptada de Organização Mundial da Saúde (2018).

Mudança na política de tratamento para *Plasmodium vivax*

A maioria dos países endêmicos para malária *vivax* recomendam cloroquina ou ACT para o tratamento de *P. vivax* não complicado. A maioria deles também incluem primaquina visando eliminar infecções de estágio hepático latente e impedir o relapso (um método conhecido como cura radical). Além disso, a primaquina melhora a atividade da cloroquina contra parasitos em estágio sanguíneo assexuado resistentes à cloroquina.

Na política de tratamento, uma mudança para ACT é recomendada se estudos de eficácia da cloroquina mostrarem uma taxa de falha total de tratamento igual ou maior que 10%. Até o momento, não foi detectada resistência à ACT em *P. vivax*.

Prevenção e contenção da resistência aos antimaláricos

Vários fatores influenciam o surgimento e a propagação de parasitos resistentes a medicamentos,

Capítulo 52 – Fármacos antimaláricos

incluindo o número de parasitos expostos ao medicamento, a concentração do medicamento a qual os parasitos são expostos e a presença simultânea de outros antimaláricos no sangue aos quais o parasito não é resistente.

Em áreas onde os tratamentos antimaláricos recomendados permanecem totalmente eficazes, o uso correto dos medicamentos deve ser promovido, com atenção especial a testes de diagnóstico, tratamento de qualidade e boa adesão do paciente ao tratamento prescrito. O aumento de intervenções básicas à malária, incluindo controle do vetor, irá reduzir o número de parasitos expostos ao medicamento e o risco de resistência.

O uso de monoterapia oral baseada em artemisinina (oAMT, do inglês *oral artemisinin-based monotherapy*) é considerado um fator contribuinte ao desenvolvimento e à propagação de resistência aos derivados de artemisinina. A OMS instou que autoridades regulatórias em países com malária endêmica tomassem medidas de modo a impedirem a produção e o comércio de oAMT, e promovessem o acesso a ACT de qualidade garantida para o tratamento de malária *falciparum*.

Atividade proposta

Caso clínico

C.B., sexo masculino, 38 anos, engenheiro civil, regresso da Angola (África).

O paciente voltava da África em um voo com duração de aproximadamente 36 horas. Em uma das escalas, o paciente procurou o comissário e relatou sintomas como febre (40 °C), dores de cabeça e no corpo, tremores e sudorese. Recebeu uma dipirona e seguiu sua viagem ao Brasil, com destino final para São Paulo. Ao desembarcar em Guarulhos, seguiu para um almoço de família, mas após aproximadamente 48 horas dos primeiros sintomas o paciente voltou a apresentar o quadro de febre. Sendo assim, ele procurou atendimento médico próximo a sua residência, onde relatou os sintomas e avisou aos profissionais de saúde que tinha passado os últimos 20 dias em Angola. O paciente realizou exames de sangue (hemograma, glicemia), que não apresentaram alterações, e foi encaminhado para o exame de prova do laço com suspeita de dengue.

Principais pontos e objetivos de aprendizagem

Com base nas informações fornecidas no Caso clínico, responda às questões e reflita.

1) Qual é sua opinião sobre o possível diagnóstico levantado?

2) Qual é a possível espécie de *Plasmodium* spp. responsável por essa infecção?

3) Quais são as opções de tratamento (caso ele seja iniciado imediatamente sem maior progressão dos sintomas)?

4) Quais serão as possíveis consequências se o paciente demorar mais dias para obter o diagnóstico?

Respostas esperadas

1) Os casos de dengue têm aumentado na Angola desde 2017. No entanto, a febre característica da dengue costuma durar entre 2 e 7 dias. Além disso, a dengue comumente ocasiona um quadro de leucopenia, que seria observado no hemograma. Desse modo, o levantamento do diagnóstico de dengue não foi razoável.

2) A espécie predominante de *Plasmodium* na Angola é *P. falciparum*. Portanto, é provável que essa espécie tenha causado a infecção.

3) O tratamento de primeira linha para infecções por *P. falciparum* na Angola é a ACT arteméter + lumefantrina (AL).

4) Na ausência de um diagnóstico apropriado, a infecção pode progredir para forma grave, caracterizada por coma, acidose, hipoglicemia, anemia grave, insuficiência renal, icterícia, edema pulmonar, entre outros.

REFERÊNCIAS

1. Baird J K, Hoffman S L. Primaquine Therapy for Malaria. Clinical Infectious Diseases. 2004;39(9):1336-1345.
2. Delves M, Plouffe D, Scheurer C, Meister S, Wittlin S et al. The Activities of Current Antimalarial Drugs on the Life Cycle Stages of Plasmodium: A Comparative Study with Human and Rodent Parasites. PLoS Medicine. 2012;9(2): e1001169.
3. Fundação Nacional de Saúde. Manual de terapêutica da malária. (Ministério da Saúde, Brasília, 2001).
4. Ministério da Saúde. Secretaria de Vigilância em Saúde, Departamento de Vigilância Epidemiológica. Guia prático de tratamento da malária no Brasil. (Ministério da Saúde, Brasília, 2010).
5. Organização Mundial da Saúde. Fact sheets – Malaria; 2018. Disponível em http://www.who.int/news-room/fact-sheets/detail/malaria. Acesso em: 28 nov. 2018.
6. Organização Mundial da Saúde. Guidelines for the treatment of malaria; 2015.
7. Organização Mundial da Saúde. Responding to antimalarials drug resistance; 2018. Disponível em: http://www.who.int/malaria/areas/drug_resistance/overview/en/. Acesso em: 22 nov. 2018.

Capítulo 53

Fármacos anti-helmínticos

Autores:
- Sandra Grossi Gava
- Floriano Paes Silva-Júnior
- Marina de Moraes Mourão
- Mário Roberto Senger
- Roberta Lima Caldeira
- Roberto Sena Rocha

■ Conceitos fundamentais de fisiologia e de fisiopatologia

Nematódeos

Ascaridiose

O hábitat final do parasito *Ascaris lumbricoides* (Linnaeus, 1758) é o intestino delgado. O ciclo do parasito é monoxênico e cada fêmea fecundada é capaz de colocar, por dia, cerca de 200 mil ovos não embrionados que saem com as fezes. A ascaridiose é causada pela ingestão dos ovos, presentes nos dedos e/ou alimentos contaminados. A gravidade dos sintomas está diretamente associada a intensidade da infecção e a fase do helminto. Na fase larvar, em infecções de baixa intensidade, normalmente os pacientes são assintomáticos. Em infecções maciças, podem ocorrer lesões hepáticas e pulmonares. Na fase adulta, pode ocorrer ação espoliadora, ou seja, absorção de nutrientes do hospedeiro.

Ancilostomoses

Os ancilostomídeos são nematódeos hematófagos cujos agentes etiológicos são *Ancylostoma duodenale* (Dubini, 1843), *Necator americanus* (Stiles, 1902) e *Ancylostoma ceylanicum* (Loss, 1911). Como os demais geo-helmintos, os ancilostomídeos são transmitidos por solo contaminado. O homem se infecta pela penetração na pele ou pela ingestão da larva. Após a penetração, a larva migra para diferentes órgãos do corpo até chegar ao intestino delgado, onde inicia a hematofagia. Após a reprodução sexuada, as fêmeas depositam ovos na luz intestinal que são liberados com as fezes. As larvas de algumas espécies de ancilostomídeos podem causar a larva migrans cutânea, que é a migração errática de formas larvais que não conseguem completar o ciclo evolutivo em humanos. O primeiro sintoma é o aparecimento imediato de erupções papulovesiculares pruriginosas eritematosas. Os sintomas sequenciais são decorrentes da migração larval, geralmente observados por tosse, inflamação da garganta e febre, ou pela presença do parasito no pulmão, que pode desencadear febre tran-

Seção 8 – Quimioterapia Antimicrobiana e das Doenças Parasitárias

siente após 2 a 4 semanas. Podem ocorrer sintomas gastrointestinais, especialmente em pessoas infectadas pela primeira vez. O efeito mais grave da infecção por ancilóstomo é a perda de sangue, ocasionando anemia por deficiência de ferro e hipoalbuninemia.

Estrongiloidose

Parasitose que apresenta um ciclo de autoinfecção interna. É causada pelo nematódeo *Strongyloides stercoralis* (Bavay, 1876), enquanto *Strongyloides fülleborni* (von Linstow, 1905) pode produzir infecções limitadas em humanos. O ciclo de vida dos estrongilídeos alterna entre ciclos de vida livres e parasíticos. Apenas as fêmeas parasitam, os machos vivem livres no solo. A infecção das larvas é por penetração direta, geralmente nos pés, por onde migram para vários órgãos e se instalam no intestino delgado. Dependendo da carga parasitária e das condições de saúde do paciente, podem ocorrer sintomas abdominais, como: dor de estômago, inchaço e azia; episódios intermitentes de diarreia e constipação; náusea e perda de apetite; além de tosse seca, irritação na garganta e erupção cutânea com comichão. Raramente, ocorrem formas graves: síndrome de hiperinfecção e estrongiloidose disseminada.

Tricurose

A infecção pelo geo-helminto *Trichuris trichiura* (Linnaeus, 1771) é amplamente distribuída na população humana. Os adultos são parasitos do intestino grosso humano. O ciclo é do tipo monoxênico e os ovos podem ser ingeridos pelo homem juntamente com alimentos ou água. A larva L1 eclode e penetra nas células da mucosa intestinal, formando túneis sinuosos na superfície epitelial da mucosa. A gravidade da tricurose depende da carga parasitária, das condições de saúde do hospedeiro e da distribuição dos vermes adultos no intestino. Indivíduos podem apresentar defecação dolorosa, contendo uma mistura de muco, água e sangue. O prolapso retal também pode ocorrer. Crianças com infecções pesadas podem ficar gravemente anêmicas e apresentar retardo de crescimento.

Enterobiose ou oxiurose

Nesse caso, o agente etiológico é o *Enterobius vermicularis* (Linnaeus, 1758). O hábitat final desse helminto é o ceco. Fêmeas grávidas são encontradas no ânus e na região perianal do hospedeiro. O ciclo biológico é monoxênico, e a transmissão pode ser por: heteroinfecção ou primo-infecção, indireta, autoinfecção externa ou direta, autoinfecção interna e retroinfecção. A patogenia depende da carga parasitária, sendo na maioria dos casos assintomática. O sintoma mais comum é o prurido perianal, principal-

mente à noite, que pode causar escoriações e infecção bacteriana. Ocasionalmente, pode ocorrer invasão do trato genital feminino. Outros sintomas incluem anorexia, irritabilidade e dor abdominal.

Oncocercose

Conhecida como a "cegueira dos rios" ou "mal do garimpeiro", é causada pelo parasito *Onchocerca volvulus* (Leuckart, 1894), cujo hábitat final é o tecido subcutâneo, onde vivem enovelados em oncocercomas, e onde há, geralmente, um casal de vermes adultos em cada nódulo. A infecção é transmitida por moscas da espécie *Simulium* spp., que transferem as larvas durante a alimentação. No corpo humano, pode se localizar no couro cabeludo, no tronco, nas nádegas, nos cotovelos. A patogenia da oncocercose ocorre 1 a 3 anos após a infecção, e pode variar desde ausência de sintomas até lesões graves. Vermes fêmeas adultas produzem milhões de microfilárias, as quais induzem as principais manifestações da doença: formação de oncocercomas, oncodermatite e lesões oculares e linfáticas. As microfilárias têm preferência significativa pelos olhos, provocando inflamação ocular, podendo causar cegueira.

Filariose linfática

Também conhecida como elefantíase humana, é causada por helmintos das espécies *Wuchereria bancrofti* (Cobbold, 1877), *Brugia malayi* (Brug, 1927) e *Brugia timori* (Partono et al., 1977). O hospedeiro invertebrado hematófago, no Brasil, é a fêmea do mosquito *Culex quinquefasciatus* (Say, 1823) que se infecta com microfilárias do sangue do hospedeiro definitivo. A filariose se caracteriza por manifestações clínicas em razão da presença dos vermes adultos no sistema linfático ou da resposta inflamatória do hospedeiro contra microfilárias. As principais formas clínicas são: doença subclínica, manifestações agudas, crônicas e eosinofilia pulmonar tropical. Os pacientes com a forma subclínica apresentam danos no sistema renal e/ou nos vasos linfáticos. As formas agudas são disparadas pela morte do verme adulto no sistema linfático, resultando em linfangite retrógrada localizada principalmente nos membros e adenite, associadas a febre e mal-estar. As manifestações crônicas, como linfedema, hidrocele e quilocele, quilúria e elefantíase, se iniciam anos após o início dos ataques agudos. A hidrocele é a mais comum dessas manifestações crônicas e é reversível.

Mansonelose

No Brasil, ela é causada por *Mansonella ozzardi* (Manson, 1897). A doença é transmitida pela deposição de larvas L3 na pele durante a picada de mosquitos

Culicoides ou moscas *Simulium*. As infecções humanas são muitas vezes assintomáticas, ocasionalmente ocorrem manifestações clínicas em indivíduos com alta carga de microfilárias, como febre moderada, dor nas articulações, adenite, dor de cabeça e frieza nas pernas. A localização dos vermes adultos no corpo humano não é conhecida. O estágio larval é encontrado no sangue periférico. As filárias podem ser encontradas nos olhos, causando lesões na córnea e cegueira.

Angiostrongiloses

No Brasil, ocorrem *Angiostrongylus costaricensis* (Morera e Céspedes, 1971) e *Angiostrongylus cantonensis* (Chen, 1935). O homem participa como hospedeiro acidental ao ingerir moluscos ou alimentos contaminados pelas larvas de *A. costaricensis* nos sistemas vasculares linfático-venoso/arterial e porta, onde realizam duas mudas, até atingir a parede intestinal. Em decorrência de intensa reação inflamatória na parede intestinal, os ovos ficam retidos, inviabilizando o diagnóstico parasitológico. O principal sintoma é dor abdominal. A doença também se manifesta com febre, podendo ser acompanhada por anorexia, náuseas, vômitos, tumoração abdominal palpável, obstrução intestinal e sinais de abdome agudo. Nos casos mais graves, é necessário recorrer à intervenção cirúrgica.

Meningoencefalite eosinofílica

A sintomatologia da meningoencefalite eosinofílica resulta da presença de larvas no cérebro (meninges), provocando reação inflamatória, entre 2 a 35 dias após ingestão das larvas. As manifestações clínicas mais comuns são dor de cabeça severa, náusea, vômitos, pescoço rígido e anormalidades neurológicas. Ocasionalmente, ocorrem invasões oculares.

Diagnóstico de nematódeos

A maioria dos nematódeos intestinais é diagnosticada pelo exame parasitológico de fezes, principalmente nos estágios de ovos e larvas. Vermes adulto de *A. lumbricoides* e *E. vermiculares* podem ser encontrados no bolo fecal. Para o diagnóstico da oncocercose são feitos testes que comprovem a presença do parasito (exame da gota espessa, hemoscopia positiva, testes imunológicos e ultrassonografia). O diagnóstico da mansonelose é realizado pela observação de microfilárias circulantes no sangue.

Cestódeos

Teníase/cisticercose

As alterações patológicas da teníase e da cisticercose são causadas pelas espécies *Taenia solium* (Linnaeus, 1758) e *Taenia saginata* (Goeze, 1782), conhecidas como solitárias. A teníase ocorre pela ingestão de carnes cruas ou malcozidas de bovinos ou suínos, contendo os cisticercos. O cisticerco ingerido se fixa na mucosa do intestino delgado, onde se desenvolve na tênia adulta. A teníase pode promover reações alérgicas, provocar hemorragias, destruição do epitélio e produzir eosinofilia moderada e inflamação. Além disso, o requerimento energético do verme pode promover tonturas, astenia, aumento ou perda de apetite, náuseas, vômitos, dores no abdome e perda de peso. A cisticercose ocorre pela ingestão acidental de ovos viáveis eliminados pelos portadores da teníase (somente *T. solium*), podendo ocorrer a autoinfecção. No intestino delgado, os ovos liberam as oncosferas que atingem a corrente sanguínea, podendo alcançar todo o organismo. As oncosferas se alojam, preferencialmente, em tecidos com alta concentração de oxigênio, onde se desenvolvem em cisticercos. A patologia da cisticercose é mais grave dependendo do número, do tamanho e da localização dos cisticercos, do tecido afetado e da resposta imunológica do hospedeiro. Os cisticercos podem se alojar em diversas partes do organismo, como tecidos musculares ou subcutâneos, glândulas mamárias, globo ocular e sistema nervoso central (SNC). A infecção no SNC é conhecida como neurocisticercose e é a morbidade mais severa.

Equinococose

Os parasitos do gênero *Echinococcus* são helmintos parasitos intestinais. O estágio larval de quatro espécies é capaz de infectar o homem: *Echinococcus granulosus* (Batsch, 1786), *Echinococcus multilocularis* (Leuckart, 1863), *Echinococcus vogeli* (Rausch e Bernstein, 1972) e *Echinococcus oligarthrus* (Diesing, 1863). A infecção em humanos ocorre principalmente na infância através da ingestão acidental de ovos provenientes de cães infectados. As formas larvais causam a hidatidose ou a equinococose, podendo ocorrer três diferentes tipos de hidatidose: cística, alveolar e policística. A patogenia da hidatidose depende do órgão atingido, da localização, do tamanho e do número de cistos. Os sintomas são decorrentes de alterações nas funções vitais do órgão, através de irritação, mecânicos e/ou alérgicos. As hidatidoses acometem fígado, pulmão, cérebro e ossos longos.

Difilobotrose

Os parasitos *Diphyllobothrium* são conhecidos como "tênia do peixe", sendo os maiores parasitos intestinais do homem. Em infecções em seres humanos, as espécies mais frequentes são *Diphyllobothrium latum* (Linnaeus, 1758) e *Diphyllobothrium pacificum* (Nybelin, 1931). O verme adulto elimina ovos, que saem nas fezes, podendo, posteriormente, ser ingeridos por crustáceos e, em seguida, por peixes como truta e salmão. O homem se infecta ao comer a carne

Seção 8 – Quimioterapia Antimicrobiana e das Doenças Parasitárias

de peixes crus, malcozidos ou defumados contaminados. A patogenia desse parasito é usualmente assintomática, apesar do efeito mecânico no hospedeiro em virtude do tamanho da espécie. Ocasionalmente, pode ocorrer diarreia, dor abdominal, fadiga, constipação, anemia perniciosa, dor de cabeça e reações alérgicas. A presença de sintomas pode estar relacionada ao exacerbado consumo de vitamina B12 pelo parasito em infecções prolongadas.

Himenolepiose

Doença causada por parasitos do gênero *Hymenolepis*. Parasitos da espécie *Hymenolepis nana* (Siebold, 1852) habitam o intestino delgado, sendo transmitidos aos humanos pela ingestão dos ovos presentes nas mãos ou em alimentos. Os vermes podem apresentar ciclo monoxênico ou heteroxênico, sendo que os hospedeiros intermediários são pulgas e carunchos de cereais. Em crianças, dependendo da carga parasitária, a infecção pode promover diarreia, irritabilidade, prurido, agitação, dor abdominal, congestão da mucosa, infiltração linfocitária, pequenas ulcerações e perda de peso.

Diagnóstico de cestódeos

Realizado por exame parasitológico de fezes, pela observação da presença de ovos ou proglotes. A cisticercose é diagnosticada por exames de imagem e confirmação por imunofluorescência indireta e hemaglutinação indireta com amostra de líquido cefalorraquidiano. O diagnóstico da hidatidose alveolar tem como base sinais clínicos e dados epidemiológicos, técnicas de imagem, histopatologia, detecção de ácidos nucleicos e sorologia.

Trematódeos

Esquistossomose intestinal

Doença parasitária causada por vermes trematódeos do gênero *Schistosoma*. A espécie *S. mansoni* é causadora da esquistossomose intestinal, também conhecida como xistose, barriga-d'água ou mal-do-caramujo. A ocorrência da esquistossomose tem relação com a falta de saneamento básico, a atividade de recreação ou de trabalho em coleções hídricas contaminadas e a ocorrência das espécies de moluscos do gênero *Biomphalaria*. A forma infectiva para o hospedeiro definitivo penetra no homem pela pele e migra até alcançar o sistema porta-hepático, onde se diferencia em vermes adultos. Cada fêmea realiza a postura de aproximadamente 300 ovos por dia, que caem na corrente sanguínea ou se alojam no fígado e no baço, formando os granulomas. Os granulomas são resultantes da resposta imune do hospedeiro, sendo responsáveis pela mani-

festação clínica da esquistossomose crônica. Pacientes na fase aguda podem apresentar sintomas, incluindo: febre; dor de cabeça; calafrios; suores; fraqueza; falta de apetite; dor muscular; tosse; diarreia. Na fase crônica, a diarreia é frequente, podendo ocorrer sangue nas fezes. Além disso, os sintomas incluem: tonturas; sensação de plenitude gástrica; prurido anal; palpitações; impotência; emagrecimento; endurecimento e aumento do fígado e baço. Nos casos mais graves, ocorre fraqueza acentuada e ascite (barriga d'água).

Fasciolose

Zoonose causada pela *Fasciola hepatica*, parasito de vesículas biliares e do fígado de mamíferos, podendo infectar acidentalmente o ser humano. Possui ciclo biológico complexo, necessitando de hospedeiros intermediários, caramujos da família *Lymnaeidae*. O homem se infecta ao consumir água ou verduras contaminadas com a metacercária do parasito. Os sintomas da doença dependem do número de parasitos ingeridos e da duração da infecção. Durante a fase aguda, ocorre febre, vômito, diarreia, dor abdominal, urticária, icterícia, hepatomegalia, com alterações das enzimas hepáticas, leucocitose e eosinofilia. Quando os parasitos adultos se deslocam para ductos biliares, as manifestações crônicas são relacionadas à obstrução biliar e inflamação dos ductos. Pode ocorrer a dispersão dos vermes para parede intestinal, tecido subcutâneo, pulmões e mucosa da faringe.

Equinostomose

Zoonose causada por trematódeos intestinais. *Echinostoma paraensei* (Lie & Basch, 1967) tem como hospedeiro definitivo o roedor *Nectomys* sp. (rato d'água), e como hospedeiros intermediários, moluscos, crustáceos, peixe, anfíbios e répteis. *E. paraensei* infecta acidentalmente o homem quando os hospedeiros intermediários são ingeridos crus ou pouco cozidos. Os sintomas incluem inflamação intestinal, que ocorre em virtude da penetração do parasito na mucosa. Em infecções mais sérias, ocorrem náuseas, vômitos, diarreia, febre e dor abdominal.

Diagnóstico de trematódeos

Realizado por exame parasitológico de fezes, pela observação da presença de ovos. Para esquistossomose, há um exame de fezes quantitativo, o método Kato-Katz e também pode ser feito o teste sorológico ELISA. O diagnóstico laboratorial da fasciolose também pode ser feito por pesquisa de ovos na bile do paciente, detecção em testes de imunofluorescência, ELISA, imunoeletroforese e reação de fixação do complemento. Os ovos de *E. paraensei* são grandes e podem ser confundidos com os de *Fasciola*.

844

Farmacologia

A grande maioria dos fármacos anti-helmínticos foi descoberta há muitos anos e nem sempre informações detalhadas a respeito dos mecanismos de ação estão disponíveis. A Figura 53.1 representa esquematicamente os sítios de ação e os alvos farmacológicos mais aceitos na literatura para os principais anti-helmínticos em uso na clínica. A seguir, iremos abordar a farmacologia dos principais anti-helmínticos divididos em "fármacos de escolha" ou "fármacos alternativos/históricos".

Fármacos de escolha

Benzimidazóis

São compostos orgânicos aromáticos heterocíclicos. O primeiro fármaco dessa classe, o tiabendazol, foi descoberto em 1961, e, posteriormente, uma série de derivados foram introduzidos como anti-helmínticos de amplo espectro. Atualmente, o albendazol e o mebendazol são os fármacos mais amplamente utilizados dessa classe. O triclabendazol é o fármaco de escolha para o tratamento da infecção por *F. hepatica*.

- Mecanismo de ação e efeitos farmacológicos: os benzimidazóis interagem com o citoesqueleto, afetando a polimerização da β-tubulina. Outros efeitos também foram reportados, como a modulação da via glicolítica e o desacoplamento da fosforilação oxidativa.
- Características farmacocinéticas: derivados de benzimidazol são caracterizados por modelos farmacocinéticos ambíguos, possuindo uma biodisponibilidade variável. Essa biodisponibilidade é afetada pela ingestão de alimentos, como uma refeição rica em lipídeos, por exemplo. Também é necessário levar em consideração a coadministração desses fármacos com outros medicamentos. Por exemplo, a coadministração de cimetidina (fármaco para tratamento de úlcera estomacal) com mebendazol aumenta os níveis plasmáticos deste último, possivelmente em virtude da inibição de metabolismo de primeira passagem. Em contrapartida, a cimetidina diminui a biodisponibilidade do albendazol. Os derivados benzimidazólicos podem ligar-se a elementos celulares e proteínas sanguíneas. O perfil farmacocinético dos benzimidazóis é linear para baixas doses, podendo perder a linearidade em doses altas.
- Usos terapêuticos: indicados para uma ampla gama de nematódeos parasitos do sistema gastrointestinal (ver Quadro 53.1). Essa classe farmacológica também é utilizada para o tratamento de doenças causadas por cestódeos, como a cisticercose e a hidatidose (equinococose). No Brasil, o albendazol é sugerido pelo Ministério da Saúde (MS) no tratamento da ascaridiose a 400 mg/dia, em dose única para adultos; em crianças, 10 mg/kg, dose única. O mebendazol, no Brasil, é utilizado para o tratamento da ancilostomose a 100 mg, 2 vezes ao dia por 3 dias consecutivos. Sua utilização também é sugerida para o tratamento da teníase a 200 mg, 2 vezes ao dia, por 3 dias.

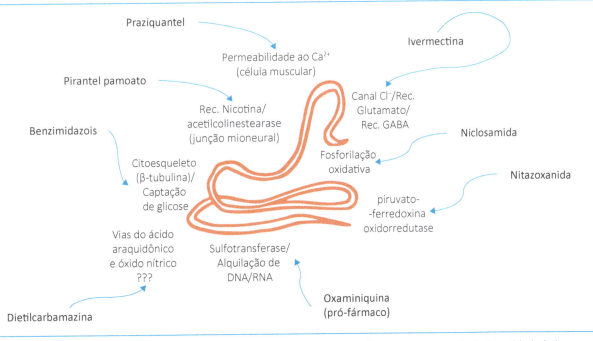

Figura 53.1 – Esquema dos sítios de ação e alvos farmacológicos mais aceitos na literatura para os principais anti-helmínticos em uso na clínica.
Fonte: Desenvolvida pela autoria do capítulo.

Seção 8 – Quimioterapia Antimicrobiana e das Doenças Parasitárias

Quadro 53.1 – Estrutura química dos fármacos de escolha e dos alternativos/históricos com atividade em helmintos de interesse médico encontrados no mundo.

Fármacos de escolha (FE)	Estrutura química	Usos terapêuticos
Benzimidazóis (albendazol, mebendazol, triclabendazol)		Ancylostoma duodenale, Angiostrongylus cantonensis, Ascaris lumbricoides, Capillaria philippinensis, Dracunculus medinensis, Echinococcus granulosus, Echinococcus multilocularis, Enterobius vermicularis, Fasciola hepática, Necator americanos, Taenia solium (Ccsticercose), Trichinella spiralis, Trichuris trichiura, Clonorchis sinensis (FA), Opisthorchis spp. (FA), Strongyloides stercoralis (FA), Taenia saginata (FA)
Dietilcarbamazina		Brugia malayi, Wuchereria bancrofti, Loa loa
Ivermectina		Onchocerca volvulus, Strongyloides stercoralis, Ascaris lumbricoides (FA), Brugia malayi (FA), Loa loa (FA), Trichuris trichiura (FA), Wuchereria bancrofti (FA)
Nitazoxanida		Agente antiparasitário de amplo espectro utilizado em infecções por helmintos intestinais, assim como vírus e protozoários
Praziquantel		Clonorchis sinensis, Echinococcus paraensei, Fasciolopsis busquei, Heterophyes heterophyes Hymenolepis nana, Metagonimus yokogawai, Opisthorchis spp., Paragonimus westermani, Schistosoma haematobium, Schistosoma mansoni, Schistosoma japonicum
Fármacos alternativos/ históricos	**Estrutura química**	**Usos terapêuticos**
Bitionol		Fasciola hepatica (CFE), Paragonimus westermani
Metrifonato		Schistosoma haematobium

(Continua)

(Continuação)

Quadro 53.1 – Estrutura química dos fármacos de escolha e dos alternativos/históricos com atividade em helmintos de interesse médico encontrados no mundo.

Fármacos alternativos/ históricos	Estrutura química	Usos terapêuticos
Niclosamida		*Diphyllobothrium latum (CFE), Fasciolopsis buski (CFE), Heterophyes heterophyes (CFE), Metagonimus yokogawai (CFE), Taenia saginata (CFE), Taenia solium (CFE)*
Oxamniquina		*Schistosoma mansoni*
Tetraidropirimidinas (pirantel e oxantel)	Pirantel Oxantel	*Ancylostoma duodenale (CFE), Ascaris lumbricoides (CFE), Enterobius vermicularis (CFE), Necator americanus (CFE), Trichostrongylus spp. (CFE)*

Fonte: Desenvolvido pela autoria do capítulo.

- **Reações adversas, efeitos colaterais e toxicidade:** os benzimidazóis possuem bom perfil de segurança quando administrados de forma aguda (1 a 3 dias), como no tratamento de nematódeos gastrointestinais. Em tratamentos crônicos (p.ex., na hidatidose), esses fármacos podem causar efeitos colaterais como problemas gastrointestinais, dor de cabeça, náuseas, tonturas, aumento das enzimas hepáticas e pancitopenia.
- **Contraindicações:** pacientes com anemia ou problemas hepáticos. A segurança na gravidez e em crianças com menos de 2 anos de idade ainda não foram bem estabelecidas.

Dietilcarbamazina

A dietilcarbamazina (N,N-dietil-4-metilpiperazina-1-carboxamida) é um derivado sintético da piperazina, utilizado na clínica como um sal de citrato. Esse fármaco foi introduzido no mercado em 1947.

- **Mecanismo de ação e efeitos farmacológicos:** o seu mecanismo de ação é desconhecido, podendo atuar na cascata do ácido araquidônico. Esse fármaco age na superfície dos vermes, expondo antígenos e deixando-os mais suscetíveis ao sistema imunológico do hospedeiro. Também é relatado paralisia muscular em microfilárias.
- **Características farmacocinéticas:** a dietilcarbamazina é prontamente absorvida pelo sistema gastrointestinal, atingindo seu pico plasmático em 1 a 2 horas. Sua concentração rapidamente

é equilibrada, com exceção ao tecido adiposo. É excretada, principalmente na urina como fármaco inalterado ou como metabólito N-óxido, que também é ativo.

- **Usos terapêuticos:** é o fármaco de escolha para o tratamento de filariose linfática e eosinofilia pulmonar tropical. Sugerida pelo MS no Brasil para o tratamento de filariose por *W. bancrofti* com vários esquemas preconizados para o uso dos comprimidos de 50 mg do fármaco ativo: 6 mg/kg/dia, via oral, com periodicidade semestral ou anual; 6 mg/kg/dia, via oral, por 12 dias; 6 mg/kg/dia, via oral, por 2 a 4 semanas. Após 1 mês do encerramento do tratamento, nova coleta de sangue noturna deve ser realizada para avaliação da parasitemia.
- **Reações adversas, efeitos colaterais e toxicidade:** reações à dietilcarbamazina são geralmente leves e transientes.
- **Contraindicações:** pacientes com problemas cardíacos, disfunção renal e urina alcalina persistente. A Organização Mundial de Saúde recomenda o tratamento de gestantes após o final da gravidez.

Ivermectina

É uma lactona macrocíclica semissintética derivada da avermectina, um produto de fermentação do micro-organismo actinomiceto *Streptomyces*. A ivermectina foi introduzida como um fármaco anti-helmíntico na década de 1980.

847

Seção 8 – Quimioterapia Antimicrobiana e das Doenças Parasitárias

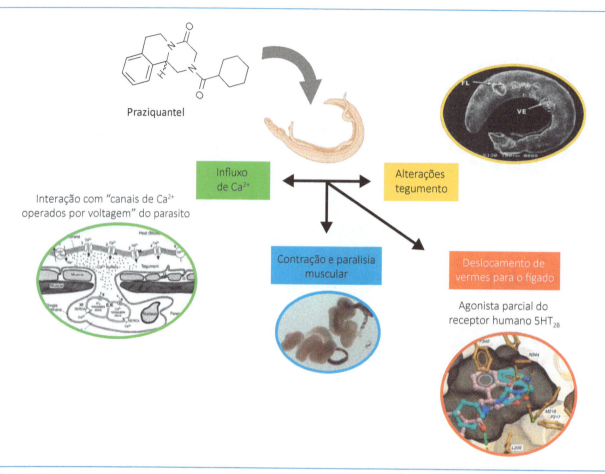

Figura 53.2 – Esquema dos principais efeitos farmacológicos do praziquantel e seu provável mecanismo de ação.
Fontes: Chan JD, Cupit PM, Gunaratne GS et al. The anthelmintic praziquantel is a human serotoninergic G-protein-coupled receptor ligand. Nat Commun 2017; 8:1-7. doi: 10.1038/s41467-017-02084-0. Roa K, Feza B. Ultrastructural alterations in Schistosoma mansoni juvenile and adult male worms after in vitro incubation with primaquine. Memorias do Instituto Oswaldo Cruz 2017; 112(4):247-254. doi: 10.1590/0074-02760160324. Martin RJ. Modes of action of anthelmintic drugs. The Veterinary Journal 1997; 154:11-34. doi: 10.1016/S1090-0233(05)80005-X.

- **Mecanismo de ação e efeitos farmacológicos:** seu alvo possivelmente é um canal de cloreto acoplado ao receptor glutamatérgico, induzindo um aumento na permeabilidade da membrana celular do parasito, o que resulta em paralisia e morte dos vermes expostos. Também acredita-se que essa molécula possa agir como agonista de receptores GABA, perturbando, assim, a transmissão neurossináptica.

- **Características farmacocinéticas:** a ivermectina é rapidamente absorvida por via oral, atingindo concentrações plasmáticas máximas após 4 horas. Seu período de meia-vida é alto, refletindo seu baixo tempo sistêmico de remoção. Sua excreção, assim como de seus metabólitos, é quase exclusivamente fecal.

- **Usos terapêuticos:** é fármaco de escolha para o tratamento da estrongiloidose e da oncocercose. Também é um fármaco alternativo para o tratamento de inúmeras outras infecções causadas por helmintos (mansonelose). No Brasil, é preconizada para tratamento da oncocercose na dosagem de 150 μg/kg, em dose única, com periodicidade semestral ou anual, durante 10 anos.

- **Reações adversas, efeitos colaterais e toxicidade:** a ivermectina é bem tolerada por seres humanos não infectados. Seus efeitos colaterais são gerados por reações imunológicas do hospedeiro, desencadeadas pela morte dos vermes e exposição de antígenos após tratamento.

- **Contraindicações:** ainda não está bem claro se sua utilização é segura durante a gravidez, mas é aceitável que ela seja administrada durante a amamentação.

Nitazoxanida

É uma nitrotiazolil-salicilamida tiazolida que atua como pró-fármaco. Através da hidrólise do grupo acetil em sua molécula, gera o composto ativo tizoxanida. Esse fármaco foi aprovado no final de 2002 nos Estados Unidos para uso contra os protozoários dos gêneros *Giardia* e *Cryptosporidium*.

- Mecanismo de ação e efeitos farmacológicos: o metabólito ativo, tizoxanida, inibe a via da piruvato-ferredoxina oxidorredutase.

- Características farmacocinéticas: é rapidamente absorvido pelo trato gastrointestinal e convertido em tizoxanida e seus conjugados, que são, subsequentemente, excretados na urina e nas fezes.

- Usos terapêuticos: a nitazoxanida é um antiviral, antiprotozoário e anti-helmíntico de amplo espectro. Os helmintos sensíveis a esse fármaco são citados no Quadro 53.1.

- Reações adversas, efeitos colaterais e toxicidade: efeitos adversos são raros.

- Contraindicações: pacientes com diabetes, doenças hepáticas ou doença renal.

Praziquantel

Um derivado racêmico da pirazinoisoquinolina, em que somente o enantiômero R é biologicamente ativo. O potencial terapêutico do praziquantel para o tratamento de infecções por *S. mansoni* foi explorado pela primeira vez em 1977.

- Mecanismo de ação e efeitos farmacológicos: o mecanismo de ação do praziquantel ainda não foi totalmente elucidado (Figura 53.2). O mais aceito é que ocorra uma perturbação na homeostase do cálcio, resultando em influxo do retículo sarcoplasmático e consequentemente, aumento no cálcio intracelular. Isso desencadeia contrações espasmódicas rápidas, seguido de paralisia da musculatura do verme. Ocorrem também danos tegumentares, ocasionando exposição de antígenos e desencadeando respostas de defesa imunológica do hospedeiro ao verme. Também foi relatado aumento na produção de espécies reativas de oxigênio e diminuição do influxo de adenosina, mas ainda se torna necessário a comprovação da relação desses eventos com seu efeito anti-helmíntico.

- Características farmacocinéticas: esse fármaco é rapidamente absorvido por via oral, mas sua biodisponibilidade sistêmica é baixa, variando consideravelmente entre indivíduos. Concentrações séricas máximas são atingidas de 1 a 3 horas, sendo que cerca de 80% das moléculas ficam ligadas às proteínas séricas. A maior parte do fármaco é metabolizado rapidamente para produtos inativos depois de sua primeira passa-

gem pelo fígado. A meia-vida é de até 1,5 horas, e sua excreção ocorre principalmente pela urina e bile.

- Usos terapêuticos: é eficaz no tratamento de infecções pelas principais espécies de *Schistosoma* que infecta o homem, incluindo *S. mansoni*, *Schistosoma haematobium* (Bilharz, 1852) e *Schistosoma japonicum* (Katsurada 1904), e também pela maioria das outras infecções por trematódeos e cestódeos, incluindo *E. paraensei*, *Clonorchis sinensis* (Cobbold, 1875) Looss, 1907, *Opisthorchis viverrini* (Poirier, 1886; Stiles e Hassal, 1896), *Opisthorchis felineus* (Rivolta, 1884) e vermes intestinais. É o fármaco sugerido pelo MS no Brasil para o tratamento da esquistossomose mansoni, administrado por via oral, em dose única de 50 mg/kg para adultos e 60 mg/kg para crianças. Também possui sua utilização sugerida para o tratamento da neurocisticercose na dose de 50 mg/kg/dia, durante 21 dias, associado à dexametasona, para reduzir a resposta inflamatória e, consequentemente, a morte dos cisticercos. Desde sua descoberta, o praziquantel vem substituindo outros fármacos que foram abandonados, tornando-se na prática o único tratamento para todas as formas de esquistossomose humana. Contudo, ele é pouco ativo sobre formas imaturas desses parasitos, especialmente vermes juvenis (encontrados entre 2 a 4 semanas pós-infecção). Como consequência, indivíduos tratados com uma única dose desse medicamento podem não ter as formas imaturas do parasito eliminadas. Outra limitação conhecida é a dificuldade imposta pelo grande tamanho dos tabletes ao serem administrados por via oral para crianças em fase escolar. Isso ocorre em virtude de a forma farmacêutica ser preparada a partir da mistura racêmica, contendo uma metade da preparação composta pelo isômero L, inativo.

- Reações adversas, efeitos colaterais e toxicidade: classicamente, a literatura relata que efeitos adversos leves e transitórios são comuns e incluem dor de cabeça, tontura, sonolência, náusea, vômito, dor abdominal, prurido, urticária, artralgia, mialgia e febre. Contudo, em esquemas de tratamento em massa a pacientes subnutridos em regiões carentes do continente Africano, os sintomas de desconforto gastrointestinal podem se tornar exacerbados, ocasionando quebra de comprometimento do tratamento pelo paciente.

- Contraindicações: a segurança do praziquantel ainda não foi estabelecida em crianças menores de 4 anos de idade. Esse fármaco aumentou as taxas de aborto em roedores, portanto, deve ser evitado na gravidez. Por induzir tontura e sonolência, deve-se evitar tarefas que exijam coordenação motora, como dirigir.

Fármacos alternativos/históricos

Bitionol

Trata-se de outro fármaco de escolha, em conjunto com o triclabendazol, para tratamento da fasciolose. Também é um agente alternativo para o tratamento da paragonimíase. Seu mecanismo de ação ainda não foi bem elucidado, mas há indícios de que exerça suas ações através da inibição da enzima adenilato ciclase. Possui boa disponibilidade oral, sendo eliminado pela urina. Reações adversas comuns incluem efeito fotossensibilizante, náuseas, desconfortos gastrointestinais, tontura e dor de cabeça, assim como erupções cutâneas.

Metrifonato

Composto organofosforado cujo metabólito ativo (2,2 diclorovinil dimetilfosfato) atua unicamente contra *S. haematobium*, agindo como inibidor irreversível da enzima colinesterase. Apesar de ser uma alternativa considerada segura e de baixo custo para tratamento da infecção por *S. haematobium*, esse fármaco não é eficaz contra os ovos do parasito, permitindo que eles continuem sendo eliminados pela urina por vários meses após a morte dos vermes adultos. Efeitos tóxicos ocorrem pelo excesso de estimulação colinérgica, sendo contraindicado em caso de gravidez.

Niclosamida

Derivado de salicilanilida halogenado. É mais um fármaco de escolha, em conjunto com o praziquantel, para o tratamento de infecções por tênias, assim como em alguns casos de neurocisticercose. Ele parece ser minimamente absorvido pelo trato gastrointestinal. Age através da inibição da fosforilação oxidativa ou estimulação de atividade ATPase. Eventos adversos são leves e transitórios, podendo incluir náuseas, vômitos, diarreia e desconforto abdominal. Sua segurança não foi estabelecida na gravidez ou em bebês.

Oxamniquina

É uma tetraidroquinolina semissintética eficaz somente em infecções por *S. mansoni*, tendo sido uma alternativa ao praziquantel no tratamento das infecções por essa espécie de *Schistosoma*. Em infecções mistas com *S. haematobium* e *S. mansoni*, pode ser combinada com sucesso com metrifonato. A oxamniquina é um pró-fármaco ativado por uma sulfotransferase, gerando em última instância um intermediário benzil carbocátion (um poderoso agente alquilante de ácidos nucléicos), gerando dano celular irreversível e morte dos parasitos. Podem ocorrer efeitos adversos, como desconfortos gastrointestinais, prurido, tontura e dor de cabeça. Em aproximadamente 0,5% da população pode ocorrer convulsão. Não é aconselhável usar o medicamento durante a gravidez ou em pacientes com histórico de distúrbios convulsivos. Atualmente, o fármaco caiu em desuso e deixou de ser fabricado em virtude da opção de menor custo do praziquantel e de relatos de eficácia variável, incluindo resistência.

Derivados de tetraidropirimidinas

Pirantel e oxantel agem nos receptores nicotínicos presentes nas junções neuromusculares dos helmintos suscetíveis. Primeiramente, ocorre uma contração muscular, seguida por paralisia. Pirantel também inibe a colinesterase. Na forma do sal pamoato (1,1'-metileno-bis-(2-hidroxi-3-naftoato)), esses fármacos quase não são absorvidos por via oral, sendo eficazes contra nematódeos gastrointestinais. O pamoato de pirantel é uma alternativa ao mebendazol ou albendazol para tratamento de ascaridiose e enterobiose. Efeitos adversos são brandos, mas podem incluir desconforto gastrointestinal, dor de cabeça e fraqueza. Não aconselhado para uso em pacientes com disfunção hepática.

Novos protótipos de fármacos anti-helmínticos: descoberta e reposicionamento

As infecções por helmintos são responsáveis por considerável fardo na saúde pública, mas o atual arsenal de fármacos é pequeno. Isso é preocupante ante as possibilidades de desenvolvimento de resistência aos fármacos existentes pelos parasitos. Agravando essa situação está o fato de muitos desses fármacos serem há muito tempo usados regularmente na agropecuária e em programas de administração de medicamentos em massa, o que aumenta o risco de surgimento de cepas resistentes. Além disso, a grande variedade de helmintos, em termos de origens evolutivas e características de parasitismo, como ciclo de vida, hábitos alimentares e hábitat dos tecidos nos estágios adultos, significa que a maioria dos fármacos não é igualmente eficaz contra todas as espécies que coinfectam os hospedeiros humanos. Por isso, é crucial o desenvolvimento de novos anti-helmínticos.

Historicamente, anti-helmínticos comercialmente disponíveis foram descobertos através de triagem de compostos químicos em animais infectados, um procedimento lento, de alto custo e contrário aos padrões éticos atuais no uso de animais de laboratório. Como alternativa, nas últimas décadas os esforços de pesquisa têm se concentrado na descoberta de novos fármacos atuando sobre um alvo molecular específico e no desenvolvimento de métodos de triagem *in vitro* de média e alta vazão. Contudo, o número de candidatos a fármacos anti-helmínticos que alcançaram a fase de estudos clínicos nos últimos 5 a 10 anos ainda é muito reduzido (Quadro 53.2).

Em razão do alto custo da descoberta e do desenvolvimento de medicamentos e as altas taxas de falha e a longa duração para desenvolver novos tratamentos, uma abordagem bastante interessante para contornar esses obstáculos é o reposicionamento de medicamentos já existentes. Utilizando fármacos que já foram aprovados (ou estão em estágios avançados de estudos clínicos) pelas agências reguladoras (como a FDA, nos Estados Unidos, ou a Anvisa, no Brasil) para uma nova indicação clínica, pode-se acelerar enormemente o lançamento de um medicamento no mercado, superando entraves financeiros e regulatórios, uma vez que as propriedades farmacocinéticas (absorção, distribuição, metabolismo, excreção) e toxicológicas (ADMET) no paciente sadio já são conhecidas. A eficiência de uma abordagem de reposicionamento é especialmente crítica para helmintoses classificadas como doenças tropicais negligenciadas, para as quais normalmente não há viabilidade comercial para o desenvolvimento de novos produtos farmacêuticos. Além da vantagem financeira, o desenvolvimento de um medicamento reposicionado pode encurtar o prazo para a descoberta de fármacos inéditos de 10 a 15 anos para 3 a 7 anos, o que é especialmente importante em casos em que a disseminação da doença é rápida e onerosa. Testemunho da eficácia dessa abordagem está no número de moléculas oriundas de reposicionamento listadas no Quadro 53.2 (mefloquina, artenusunato, emodepsídeo e moxidectina).

Projetos de reposicionamento de fármacos para tratamento de helmintoses têm sido desenvolvidos pela academia ou por meio de parcerias público-privadas entre governos ou entidades sem fins lucrativos (p.ex., DNDi, MMV, Bill & Melinda Gates Foundation) e indústrias farmacêuticas. Novas aplicações anti-helmínticas para fármacos já usados na clínica têm sido descobertas a partir da triagem de bibliotecas de fármacos (p.ex., aprovados pela FDA) em ensaios sobre os parasitos *in vitro* ou *in vivo* (isto é, em modelos de infecção em animais). Mais recentemente, os estudos de reposicionamento de fármacos *in silico* têm ganhado notoriedade, pois, nesse caso, são aplicadas técnicas computacionais diversas (p.ex., quimio e bioinformática, modelagem molecular e mineração de dados) para identificar novas indicações clínicas para fármacos conhecidos. O Quadro 53.3 lista o tratamento atual e os novos fármacos candidatos a partir de reposicionamento para algumas helmintoses.

Quadro 53.2 – Candidatos a fármacos anti-helmínticos sob estudo clínico em andamento ou concluído recentemente.

Fármaco	Ano*	Agravo	Fase
Moxidectina	2019	Oncocercose	2
Oxfendazol	2019	Helmintoses transmitidas pelo solo, neurocisticercose	1
Doxiciclina	2018	Infecção por *Mansonella perstans*, filariose	3
Emodepsídeo	2019	Filariose, helmintoses transmitidas pelo solo	1
Mirazid	2015	Esquistossomose	3
Mefloquina	2013	Esquistossomose	2
Artesunato + sulfametoxipirazina/pirimetamina	2010	Esquistossomose	3
Mefloquina + artesunato	2019	Esquistossomose	3

*Ano da atualização mais recente do estudo.

Fonte: Disponível em: https://clinicaltrials.gov/.

Seção 8 – Quimioterapia Antimicrobiana e das Doenças Parasitárias

Quadro 53.3 – Tratamento atual e novos fármacos candidatos a partir de reposicionamento para helmintoses.

Helmintoses	Fármaco reposicionado	Indicação original	Fase
Esquistossomose	Mefloquina	Antimalárico	Fase 2
	Artesunato	Antimalárico	Fase 3
	Paroxetina	Antidepressivo	Descoberta
	Doramectina, clofazimina	Antibióticos	Descoberta
	Trametinibe, vandetanibe	Anticâncer	Descoberta
	Estatinas (p.ex., sinvastatina, atorvastatina)	Hipercolesterolemia	Descoberta
	Doramectina	Anti-helmíntico veterinário	Pré-clínica
	Rafoxanida	Anti-helmíntico veterinário	Pré-clínica
	Clofazimina	Lepra	Pré-clínica
	Miltefosina	Anticâncer	Pré-clínica
	Nilutamida	Anticâncer	Pré-clínica
Oncocercose, filariose linfática, esquistossomose	Auranofina	Artrite reumatoide, anticâncer	Pré-clínica
Filariose linfática (*Loa loa*)	Imatinib	Anticâncer	Fase 2
Filariose linfática (*Brugia malayi*)	Flubendazol	Anti-helmíntico veterinário	Descoberta
Cisticercose	Oxfendazol	Anti-helmíntico veterinário	Fase 1
Trematodiases alimentares	Artesunato/Arteméter	Antimalárico	Pré-clínica
	Tribendimidina	Antimalárico	Fase 2
Fasciolose	Artesunato	Antimalárico	Fase 2
	Metronidazol	Antiprotozoário	Fase 2
	Nitazoxanida	Antiprotozoário, antifúngico	Fase 2
Helmintoses transmitidas pelo solo (nematódeos)	Nitazoxanida	Antiprotozoário, antifúngico	Fase 2
	Tribendimidina	Antimalárico	Fase 2
	Doramectina	Antibiótico	Pré-clínica
Teníase	Paromomicina	Antibiótico, leishmanicida	Fase 2
	Tamoxifeno	Anticâncer	Pré-clínica

Fonte: Desenvolvido pela autoria do capítulo.

Atividade proposta

Caso clínico

Para os programas de controle da esquistossomose, na década de 1970, que visavam a redução da transmissão da doença, eram preconizados o uso de moluscicidas, ações de saneamento básico, educação em saúde das populações para evitar o contato com águas contaminadas e o tratamento das pessoas infectadas. Nessa época, estudos realizados com um novo fármaco, desenvolvido na década de 1960, o hicantone, em dose única, por via intramuscular, demonstraram que apesar de ser eficaz, apresentou efeitos tóxicos graves como a morte de pacientes por atrofia amarela do fígado, inviabilizando, assim, seu uso em larga escala.

Ainda naquela década, começaram os estudos com a oxamniquina. Em ensaios de fase 1 e 2, no Brasil, em dose única oral, a oxamniquina apresentou poucos efeitos colaterais e índices de cura de 80 a 90% em adultos (dose de 15 mg/kg) e de 65 a 90% em crianças (20 mg/kg). Os principais efeitos colaterais apareceram cerca de 1 a 2 horas após a ingestão do medicamento e persistiram, na maioria dos casos, até 24 horas. Os mais frequentes foram tontura, náusea, cefaleia e sonolência, e em menor frequência

852

Capítulo 53 – Fármacos anti-helmínticos

dores abdominais e vômitos. Foram observados, em 0,5% dos casos tratados, irritabilidade, excitação, alucinação ou convulsão. Alterações de provas de função hepática, eletrocardiográficas, eletroencefalográficas e do hemograma foram descritas como casos pouco frequentes e sem gravidade.

Esses bons resultados favoreceram o seu uso pelo Programa Especial de Controle da Esquistossomose do Ministério da Saúde do Brasil, ocasião em que milhões de pessoas foram tratadas sem relatos de casos graves. Apesar desse fármaco apresentar boa tolerância e boa atividade esquistossomicida, seu preço era alto e houve falta de interesse da indústria farmacêutica em mantê-la no mercado.

O praziquantel, também descoberto na década de 1970, é o fármaco atualmente utilizado para o tratamento dos pacientes com esquistossomose. Nos ensaios clínicos iniciais, ele foi bem tolerado e demonstrou atividade tanto em *S. mansoni* (Brasil) quanto em *S. haematobium* (Zâmbia) e *S. japonicum* (Japão e Filipinas). Em um ensaio multicêntrico, realizado no Brasil, foi comparada a tolerância e a atividade do praziquantel com a oxamniquina em 270 pacientes. Eles foram administrados em dose única de 55 mg/kg (praziquantel) e 16 mg/kg (oxamniquina) por via oral. Não houve diferença significativa do número de pacientes com efeitos colaterais em ambos os grupos, porém, desconforto abdominal e diarreia foram mais frequentes nos pacientes tratados com praziquantel, e tontura nos pacientes tratados com oxamniquina. Foram observados também efeitos colaterais importantes nos pacientes que utilizaram o praziquantel, sendo dois casos de reação urticariforme e quatro casos de prurido e febre, além de um caso de convulsão com o uso da oxamniquina. A cura parasitológica foi de 75,5% para o praziquantel e de 69,8% para a oxamniquina.

Com a experiência de vários ensaios realizados tanto no Brasil quanto em outros países ficou demonstrada a segurança para o uso desse fármaco em programas de controle, mas, até o momento, ainda não temos outro fármaco indicado para essa finalidade. Já foram realizados mais de 50 milhões de tratamentos com o praziquantel, no entanto, até agora, não há registro de casos fatais.

Além da boa atividade tanto da oxamniquina quanto do praziquantel, vários estudos demonstraram sua ação na diminuição dos casos graves da doença, o que mudou o objetivo dos programas de controle que eram focados inicialmente na redução da transmissão da doença e, atualmente, o objetivo é o controle da morbidade da esquistossomose.

Principais pontos e objetivos de aprendizagem

O tratamento da esquistossomose, nos dias de hoje, baseia-se na administração em massa de um único fármaco, o praziquantel. Quais são os principais problemas possíveis associados à utilização em massa e por longos períodos de um único fármaco?

Resposta esperada

O principal problema é a possibilidade de desenvolvimento de resistência dos parasitos aos fármacos existentes. Assim sendo, a utilização de um único fármaco em programas de administração de medicamentos em massa aumenta o risco de surgimento de cepas resistentes, tornando cruciais as pesquisas e o desenvolvimento de novos anti-helmínticos.

■ REFERÊNCIAS

1. Brunton LL, Knollmann BC, Hilal-Dandan R. Goodman and Gilman's: The Pharmacological Basis of Therapeutics. 13th ed.; 2017.

2. Carli GA. Parasitologia clínica: seleção de métodos e técnicas de laboratório para o diagnóstico das parasitoses humanas. 2nd ed. São Paulo: Atheneu; 2001.

3. Carvalho OS, Coelho PMZ, Lenzi HL. Schistosoma mansoni e esquistossomose: uma visão multidisciplinar. Rio de Janeiro: Fiocruz; 2008.
4. Fried B, Toledo R. The Biology of Echinostomes. New York: Springer New York; 2009. doi: 10.1007/978-0-387-09577-6.
5. Global Health – Division of Parasitic Diseases. Centers for Disease Control and Prevention [Internet], 2018. Disponível em: https://www.cdc.gov/.
6. Katzung BG. Basic and Clinical Pharmacology, 14th ed. Lange Basic Science. New York: McGraw-Hill Medical; 2018.
7. Martin RJ. Modes of action of anthelmintic drugs. The Veterinary Journal. 1997;154:11-34. doi:10.1016/S1090-0233(05)80005-X.
8. Ministério da Saúde. Secretaria de Vigilância em Saúde. Departamento de Vigilância Epidemiológica. Doenças infecciosas e parasitárias: guia de bolso. 8. ed. rev. Brasília: Ministério da Saúde; 2010. 444 p. : Il.
9. Neves DP, Wagner R, Vitor DA, et al. Parasitologia Humana. 11. ed. São Paulo: Atheneu; 2005.
10. Trevor AJ, Katzung BG, Knuidering-Hall M. Katzung & Trevor's Pharmacology Examination Board Review.12th ed. New York: McGraw-Hill Education; 2018.

Capítulo 54

Fármacos usados nos tratamentos da tuberculose e da hanseníase

Autores:
- Fernando Rogério Pavan
- Ida Maria Foschiani Dias Baptista

■ Tuberculose

O *Mycobacterium tuberculosis* (*M. tuberculosis*), principal agente da tuberculose (TB), é responsável pela morte anual de 2 a 3 milhões de pessoas no mundo, e por prejuízos econômicos globais de aproximadamente 12 bilhões de dólares ao ano. O CDC (Center for Disease Control and Preventarion) caracteriza a TB como uma das doenças mais mortais do mundo. Em 2017, aproximadamente 9 milhões de pessoas apresentaram quadro de TB. Apesar da TB ainda ser considerada uma doença negligenciada por prevalecer em condições de pobreza, países como os Estados Unidos apresentaram um número alarmante de 10.528 casos em 2011. Somado a esses dados, o surgimento e o aumento de cepas de *M. tuberculosis* (MTB), multidrogas resistentes (MDR) e extensivamente resistente (XDR) aos medicamentos vêm alarmando as autoridades de todo o mundo. O Brasil encontra-se entre esses 22 países que juntos concentram cerca de 80% dos casos da doença no mundo. No Brasil, a TB é prioridade em saúde pública, pois está relacionada entre as doenças que mais emblematicamente caracterizam a determinação social no processo saúde e doença, além de demonstrar relação direta com a pobreza e a má distribuição de renda no país. Ainda, ela afeta, principalmente, as periferias urbanas, como as favelas e as áreas degradadas dos grandes centros e geralmente está relacionada com más condições de moradia e saneamento básico, uso e abuso de álcool e drogas e doenças imunossupressoras, como a aids (SVS, 2014). Nos últimos anos, tem aumentado o número de pacientes com TB MDR e XDR. A MDR-TB é causada por MTB resistente a pelo menos rifampicina (R) e isoniazida (H), e XDR-TB é definida como MTB resistente a R, H, uma fluoroquinolona e, pelo menos, a um dos três fármacos injetáveis de segunda linha (isto é, capreomicina, canamicina ou amicacina).

Esquemas para tratamento da tuberculose

Esquema básico para adultos e adolescentes (2RHZE/4RH)

Para esse esquema no Brasil são adotados os seguintes fármacos em dose única combinada (um único comprimido) ou cápsulas individualizadas: isoniazida (H), rifampicina (R), pirazinamida (Z) e etambutol (E).

Indicações

- Casos novos de todas as formas de TB pulmonar e extrapulmonar (exceto menigoencefalite) infectados ou não pelo HIV. Caso novo: paciente que nunca usou ou usou por menos de 30 dias medicamentos antituberculose.
- Retratamento: recidiva (independentemente do tempo decorrido do primeiro episódio) ou retorno após abandono do tratamento com doença ativa. Preconiza-se a solicitação de cultura, identificação e teste de sensibilidade em todos os casos de retratamento.

Recomenda-se a solicitação de cultura, a identificação e o teste de sensibilidade (TS) para todos os casos com baciloscopia positiva ao final do segundo mês de tratamento. De acordo com o resultado do TS, será identificada a possível resistência aos fármacos e a mudança do esquema será avaliada na unidade de referência. Até o retorno e a avaliação do TS, deverá ser mantido o esquema inicial.

Fármacos utilizados na terapia de tuberculose pulmonar ou extrapulmonar básica

Isoniazida (H)

Também conhecida como hidrazida do ácido isonicotínico, trata-se de um potente agente antimicobacteriano que tem como alvo a inibição da síntese dos ácidos graxos da parede celular, conhecidos como ácidos micólicos, sendo assim, um inibidor de síntese de parede celular. A isoniazida foi introduzida na prática clínica em 1954, e contribuiu drasticamente para a redução de morbidade e mortalidade por TB. Em virtude do rápido desenvolvimento de resistência bacteriana, a terapia com H para TB ativa nunca é administrada sozinha. No entanto, há recomendação, mas ainda com muitas contradições, sobre o uso da H sozinha na prevenção de pacientes com tuberculose latente, descobertos a partir do teste de PPD (prova tuberculínica de derivado proteico purificado), para desenvolvimento de TB ativa.

- Mecanismo de ação: é um pró-fármaco que deve ser ativado pela catalase-peroxidase bacteriana, conhecida como katG. Uma vez ativada, liga-se covalentemente ao NAD, formando um aduto, INH-NAD, que irá inibir a enzima enoil-ACP redutase (inhA) e, consequentemente, a síntese de ácidos micólicos, componente essencial da parede celular micobacteriana.

Rifampicina (R)

Fármaco semissintético produzido por *Streptomyces mediterranei*. Descoberto em 1965, entrou em uso apenas em 1968. Possui um espectro de ação amplo e, por isso, é utilizado também no tratamento de hanseníase, como será abordado mais adiante. Faz parte da dose intensiva de tratamento de TB e também da fase de manutenção. Depois da isoniazida, ele é o fármaco com maior resistência descrita em TB.

- Mecanismo de ação: possui interação com a RNA polimerase bacteriana, bloqueando a síntese de RNA.

Pirazinamida (P)

Fármaco sintético com uso exclusivo para *M. tuberculosis*. Embora descoberta em 1936, seu uso iniciou-se apenas em 1972. A pirazinamida é um pró-fármaco, que convertida a partir da enzima pirazinamidase no interior do granuloma, resulta no ácido pirazinoico, o qual é seu real ativo.

- Mecanismo de ação: em condições ácidas, pH 5 a 6, o ácido pirazinoico se converte no ácido conjugado, que se difunde facilmente no interior dos bacilos, o que não ocorre em pH neutro. Essa ca-

Quadro 54.1 – Esquema de tratamento básico para adultos e adolescentes com tuberculose ativa.

Regime	Fármacos	Faixa de peso	Unidades/dose	Meses
2RHZE Fase intensiva	RHZE 150/75/400/275* Comprimido em dose fixa combinada	20 a 35 kg 36 a 50 kg > 50 kg	2 comprimidos 3 comprimidos 4 comprimidos	2
4RH Fase de manutenção	RH 300/200 ou 150/100 cápsula	20 a 35 kg 36 a 50 kg > 50 kg	1 cápsulas 300/200 1 cápsula 300/200 + 1cápsula 150/100 2 cápsulas 300/200	4

*Concentração respectiva de cada fármaco na dose única combinada.

Fonte: BRASIL. Ministério da Saúde. Secretaria de Vigilância em Saúde. Departamento das Doenças Transmissíveis. *Manual de recomendações para o controle da tuberculose no Brasil*, 2018.

Capítulo 54 – Fármacos usados nos tratamentos da tuberculose e da hanseníase

racterística peculiar da pirazinamida é o fator que mais chama a atenção em continuar no esquema terapêutico. Embora ainda não se tenha absoluta certeza de quais são os exatos alvos da pirazinamida, sabe-se que ela consegue inibir a síntese de ácidos graxos da parede celular (ácidos micólicos).

Etambutol (E)

Fármaco sintético que possui efeito bacteriostático e espectro de ação curto, sendo utilizado também para infecções causadas por *M. avium* e *M. kansasii*.

- Mecanismo de ação: descoberto em 1961, também tem como mecanismo de ação a inibição dos ácidos micólicos da parede celular, inibindo a enzima arabinosil transferase, uma enzima que polimeriza arabinose em arabinana e, então, em arabinogalactonana.

■ Hanseníase

É uma doença infecciosa de evolução lenta, causada pelo *Mycobacterium leprae* (*M. leprae*), que afeta predominantemente a pele e os nervos periféricos, resultando em neuropatia e consequentes deformidades e incapacidades. Como consequência, esses problemas podem acarretar diminuição da capacidade de trabalho, limitação da vida social e problemas psicológicos, em virtude do estigma e do preconceito contra a doença.

A eliminação da doença enfrenta muitos desafios, entre eles aqueles relacionados com as características do bacilo: o longo período de incubação, o conhecimento limitado sobre o seu modo de transmissão e a sua inabilidade metabólica para crescimento em meios de cultura.

Apesar da eliminação da hanseníase como um problema de saúde pública (definido como alcançar uma prevalência pontual abaixo de 1/10 mil habitantes), alcançada globalmente em 2000 em nível nacional e na maioria dos países até 2005, os casos da doença continuam a ocorrer.

Em 2017, 150 países relataram 210.671 casos novos de hanseníase, dos quais 95% correspondem a 22 países prioritários (Angola, Bangladesh, Brasil, Comores, Costa do Marfim, República Democrática do Congo, Egito, Etiópia, Micronésia, Índia, Indonésia, Kiribati, Madagascar, Moçambique, Mianmar, Nepal, Nigéria, Filipinas, Sudão do Sul, Sri Lanka, Sudão e Tanzânia), sendo a taxa de detecção de 2,77/100 mil habitantes.

A Índia, o Brasil e a Indonésia são os três países que mantêm a maior incidência da doença, representando 81% dos pacientes recém-diagnosticados e notificados no mundo.

Felizmente, o bacilo é sensível a vários antibióticos. O primeiro antibiótico a ser amplamente utilizado no manejo do tratamento da hanseníase foi a dapsona na década de 1950, no entanto, em decorrência do seu uso por vários anos como único fármaco, foi associado ao aumento da resistência bacteriana.

A OMS instituiu, em 1982, o uso da poliquimioterapia (PQT) no tratamento da hanseníase, como estratégia efetiva para controle da doença, consistindo na combinação de rifampicina, clofazimina e dapsona.

Esquemas para tratamento da hanseníase

O tratamento específico da hanseníase recomendado no Brasil é a associação de rifampicina (R), dapsona (D) e clofazimina (C), na apresentação de blíster, administrada por meio de esquema-padrão, conforme a classificação operacional do doente: paucibacilar (PB) e multibacilar (MB).

Esquema paucibacilar (PB) e multibacilar (MB)

Para o esquema PB é utilizada a combinação rifampicina e Dapsona, e para MB, rifampicina, dapsona e clofazimina, acondicionados em cartela, conforme esquema apresentado no Quadro 54.2.

Para os casos PB em que existe a necessidade de suspensão da dapsona, a substituição deverá ser pela clofazimina 50 mg por dia e 300 mg mensal com dose supervisionada. Para os pacientes MB, quando da suspensão da dapsona, a substituição será pela ofloxacina 400 mg (na dose supervisionada e diariamente) ou pela minociclina 100 mg (na dose supervisionada e diariamente).

Quadro 54.2 – Esquema terapêutico básico para pacientes de hanseníase segundo a Classificação Operacional.

Classificação operacional	Regime	Fármacos	Faixa de peso	Unidade/Dose	Meses
PB	Dose mensal (supervisionada)	R	> de 50 kg	600 mg	6 meses
	Diariamente (em casa)	D	> de 50 kg	100 mg	6 meses
MB	Dose mensal (supervisionada)	R, D e C	> de 50 kg	600 mg, 100 mg e 300 mg	12 meses
	Diariamente (em casa)	D e C	> de 50 kg	100 mg e 50 mg	12 meses

D: dapsona; R: rifampicina; C: clofazimina.

Fonte: Concentração de cada fármaco conforme os esquemas de tratamento. Guia prático sobre a hanseníase, 2017.

Tratamento de crianças

Nos casos de hanseníase em crianças, considerar o peso corporal como fator mais importante do que a idade, seguindo as orientações: 1) crianças com peso superior a 50 kg, deve-se utilizar o mesmo tratamento prescrito para adultos; 2) crianças com peso entre 30 e 50 kg, deve-se utilizar as cartelas infantis (marrom/azul); e 3) crianças menores que 30 kg, ajustes de dose são necessários.

Recidiva

Os casos de recidiva em hanseníase são raros em pacientes tratados regularmente com os esquemas poliquimioterápicos. Geralmente, ocorrem em período superior a 5 anos após a cura. Quando da confirmação de recidiva, o tratamento deve ser realizado respeitando o esquema proposto para a classificação operacional. A vigilância da resistência medicamentosa nos casos de recidiva deve ser realizada mesmo com a eficácia dos esquemas PQT. Assim, as unidades de referência devem encaminhar material de biópsia de pele de casos multibacilares com recidiva confirmada aos centros de referência nacionais para que se realize essa vigilância.

Reações hansênicas

Ocorrem pelo aumento da atividade da doença, com quadros de piora clínica de forma aguda antes, durante ou após o final do tratamento com a PQT. Destaca-se que pacientes virchovianos (com carga bacilar mais alta), em geral, apresentam reações de início mais tardio, ou seja, no final ou algum tempo após o término do tratamento. O manejo dos estados reacionais é geralmente ambulatorial e deve ser prescrito e supervisionado por médico.

Segundo o Guia Prático de Hanseníase (2017), o tratamento para reações hansênicas tipo 1 e tipo 2 devem ser realizados conforme os descritos a seguir:

- Na reação hansênica tipo 1: deve ser iniciada prednisona 1 mg/kg/dia via oral (pela manhã) ou dexametasona 0,15 mg/kg/dia, em casos de doentes hipertensos ou cardiopatas, conforme avaliação clínica e após avaliação sensitivo-motora com monofilamentos. Para a dor neuropática, associar antidepressivo tricíclico em dose baixa (amitriptilina 25 mg/dia) com clorpromazina 5 gotas (5 mg) 2 vezes ao dia, ou carbamazepina de 200 a 400 mg/dia. Não tratar "dor nos nervos" com prednisona nem com talidomida. A dose de amitriptilina pode chegar a 75 mg/dia e a de clorpromazina até 50 mg/dia, em aumentos graduais.

- Na reação hansênica tipo 2: iniciar com talidomida 100 a 400 mg/dia via oral (de preferência à noite), de acordo com a gravidade do caso. Alternativamente, para mulheres em idade fértil ou em pacientes com contraindicações à talidomida, pode-se utilizar pentoxifilina 400 mg 3 vezes ao dia, ou anti-inflamatórios não hormonais. Associar prednisona 1 mg/kg/dia via oral (pela manhã, após o café da manhã) em casos de comprometimento dos nervos periféricos ou de outros órgãos que não a pele (olhos, articulações, testículos etc.), ou se houver ulcerações extensas na pele. Quando houver associação de talidomida e corticosteroide, deve-se prescrever ácido acetilsalicílico 100 mg/dia como profilaxia de tromboembolismo. Para a dor neuropática, utilizar o mesmo esquema antiálgico da reação tipo 1.

Principais fármacos utilizados na terapia da hanseníase

A seguir, serão apresentadas descrições individuais dos medicamentos utilizados no tratamento da hanseníase.

Dapsona (D)

O primeiro tratamento eficaz para a hanseníase foi o promin, introduzido em 1941 e administrado por via intravenosa (diamino-azobenzeno-sulfonamida). Após 6 anos, uma sulfona administrada por via oral, a dapsona (diamino-difenilsulfona), fármaco bacteriostático, substituiu o promin, e até hoje tem fundamental importância no tratamento da hanseníase.

- Mecanismo de ação: as sulfonas têm como alvo a di-hidropteroato sintase (DHPS), uma enzima-chave na via de biossíntese do folato em bactérias, incluindo o *M. leprae*, que age como um inibidor competitivo do ácido p-aminobenzoico (PABA). Mutações *missense* nos códons 53 e 55 da região determinante de resistência às drogas (DRDR) do gene folP1, codificando a DHPS do bacilo, foram observadas em isolados resistentes à dapsona. Além disso, a maioria das biópsias de pele de pacientes pelo ensaio de suscetibilidade a drogas em coxim plantar de camundongos confirmaram a presença de *M. leprae* com resistência de moderada a altos níveis à dapsona.

Rifampicina (R)

Foi introduzida em 1070 e é o único componente bactericida da PQT contra *M. leprae*.

- Mecanismo de ação: sua atuação é seletiva na inibição da RNA polimerase dependente de

DNA bacteriano, bloqueando a síntese de RNA. O fármaco atravessa a membrana celular e é eficaz contra organismos resistentes à dapsona e em matar organismos intracelulares. O alvo da rifampicina em bactérias é a subunidade β da RNA polimerase dependente de DNA codificada por rpoβ. Estudos comprovaram que uma dose única de 1.200 mg pode reduzir o número de bacilos viáveis na pele do paciente para níveis indetectáveis em poucos dias. Além disso, mostraram também que uma dose única de 600 mg teve o mesmo efeito que 1.200 mg em aproximadamente 7 dias. A resistência à rifampicina no *M. leprae* também se correlaciona com mutações *missense* dentro da região determinante da resistência à rifampicina – rpoβ. As substituições no códon Ser456 são as mutações mais frequentes associadas ao desenvolvimento do fenótipo resistente à rifampicina no bacilo.

Clofazimina (C)

A clofazimina [3-(p-cloroanilino)-10-(p-clorofenil)--2,10]-di-hidro-2-(isopropilimino)-fenazina] é um antibiótico lipofílico de riminofenazina, que possui propriedades antimicobacterianas, as quais o mecanismo ainda não foi totalmente elucidado.

- **Mecanismo de ação:** o fármaco atinge altos níveis intracelulares em células mononucleares fagocitárias, sua eliminação metabólica é lenta, tem efeito anti-inflamatório e a ocorrência de resistência no *M. leprae* é extremamente baixa. Parece se ligar preferencialmente ao DNA micobacteriano, principalmente nas sequências de bases contendo guanina, o que pode explicar a preferência da clofazimina pelos genomas de micobactérias ricos em conteúdo GC em relação ao DNA humano. O acúmulo de lisofosfolípidos, que são agentes semelhantes a detergentes com propriedades disruptivas nas membranas das células bacterianas, parece mediar a atividade da clofazimina. No entanto, não está claro se esse mecanismo de ação está ativo no *M. leprae*. Como a clofazimina pode atuar por meio de vários mecanismos diferentes, não é difícil entender porque apenas alguns casos de bacilo resistente à clofazimina foram relatados ao longo dos anos.

Atividade proposta

Caso clínico 1

Paciente do sexo masculino, 50 anos, trabalhador rural. Procedente do Maranhão, mas há 5 anos está em São Paulo.

Veio ao ambulatório com queixa de manchas dormentes na pele, dormência e queimação em mãos, pernas e pés. Referiu queimadura em panturrilha direita há 6 meses; dificuldade para abrir mãos e deformidade; queda dos cílios e sobrancelha e olhos secos e irritados; dores nas articulações e nas costas. Queixas com piora progressiva há uns 2 anos. Ao exame físico: peso: 46 kg; altura: 1,55 m; PA: 160 × 100 mmHg; pele: placas infiltradas no dorso do nariz de coloração violácea, manchas esbranquiçadas em membros inferiores, abdome e região posterior do tronco de bordas elevadas, eritematosas e mal definidas, variando de 5 a 10 cm de extensão, aproximadamente 10 lesões, com ausência de sensibilidade térmica, tátil e dolorosa nas lesões. Redução de pelos de sobrancelhas e cílios. ACV: 2 BRNF, sem sopros. Pulmões: murmúrio vesicular presente e normodistribuído, sem ruídos adventícios. Abdome: flácido, indolor, ruídos hidroaéreos presentes. Neurológico: perda de força muscular grau 2 em MMII e MMSS, simetricamente, perda de sensibilidade 2+/4+. Mãos em garra. Na primeira consulta, trouxe exames realizados em outros serviços. Exames laboratoriais: hemograma completo, função renal, transaminases: sem alterações; sorologias anti-HIV, VDRL negativas. Eletroneuromiografia: neuropatia sensitivo-motora, axonal, assimétrica, de gravíssima intensidade e com sinais de atividade em músculos distais (compatível com hanseníase avançada). Na consulta, foi feita a hipótese diagnóstica de hanseníase dimorfa – Multibacilar. Realizado baciloscopia de cotovelo direito: 1+/Joelho D: 1/Joelho E: 0. IB: 0,6. Resultado final positivo. Iniciado o tratamento com a poliquimioterapia (PQT) com rifampicina, dapsona e clofazimina. Paciente foi orientado que o tratamento tinha duração de 1 ano, sendo que a primeira dose da cartela deve ser supervisionada, sobre efeitos adversos do tratamento e reações hansênicas, além de orientações quanto à prevenção de incapacidades. Encaminhamento ao oftalmologista e fisioterapia. Retorno agendado para 1 mês ou antes, caso houvesse alguma intercorrência.

Seção 8 – Quimioterapia Antimicrobiana e das Doenças Parasitárias

Principais pontos e objetivos de aprendizagem

1) Classifique o Caso clínico 1 para escolha do esquema terapêutico adequado.
2) Indique as orientações importantes a serem feitas ao paciente com o início do tratamento e o que deve ser observado na reavaliação.

Respostas esperadas

A hanseníase é uma doença crônica, infectocontagiosa, cujo agente etiológico é o *Mycobacterium leprae*, um bacilo álcool-ácido resistente, que infecta os nervos periféricos. A doença acomete principalmente os nervos superficiais da pele e troncos nervosos periféricos (localizados na face, no pescoço, no terço médio do braço e abaixo do cotovelo e dos joelhos), mas também pode afetar os olhos e os órgãos internos (mucosas, testículos, ossos, baço, fígado etc.). O paciente apresenta um quadro clássico de hanseníase avançada, com várias manchas infiltradas com perda da sensibilidade, mãos em garra, perda de pelos das sobrancelhas. A escolha do tratamento (denominado de poliquimioterapia) baseia-se no número de manchas: paucibacilar (presença de até cinco lesões de pele com baciloscopia de raspado intradérmico negativo, quando disponível), na qual o tratamento é realizado com rifampicina (mensal e supervisionada) e dapsona diariamente por 6 meses; ou multibacilares (presença de seis ou mais lesões de pele ou baciloscopia de raspado intradérmico positiva), na qual o tratamento é feito com rifampicina, dapsona e clofazimina por 12 meses. A primeira dose mensal de rifampicina 600 mg, dapsona 100 mg e clofazimina 300 mg é supervisionada, e a dose diária de dapsona 100 mg e clofazimina 50 mg é mantida por 12 meses. Na ausência de manchas, deve-se buscar achados sugestivos na história clínica e no exame físico, além do contato com outras pessoas com a doença.

É importante orientar o paciente na primeira consulta, reavaliar possíveis efeitos adversos das medicações nos retornos, além da ocorrência de reações hansênicas. A dapsona é o fármaco do esquema que requer maior atenção dos profissionais de saúde. Podem ocorrer reações alérgicas como avermelhamento da pele, coceira e descamação, principalmente na face e nos antebraços. Além de falta de ar com cianose de extremidades, febre e dor de garganta (agranulocitose), ou dor abdominal com fraqueza e taquicardia, e mucosas conjuntivais descoradas (hemólise). A rifampicina é dada uma vez por mês; assim, efeitos adversos são raros. Mais comumente, a urina pode apresentar uma coloração avermelhada algumas horas após a ingestão da medicação, e isso deverá ser explicado ao paciente. Em casos de urticária, que ocorre cerca de 30 minutos após a ingestão da dose supervisionada, corticoides e anti-histamínicos podem ser prescritos. A clofazimina é uma medicação segura e pode causar um aumento da pigmentação da pele ("aspecto bronzeado"), além de potencial ressecamento da pele. Nesses casos, prescrever hidratantes.

O paciente também deve ser orientado sobre eventuais ocorrências de reações hansênicas, que muitas vezes podem ser interpretadas como piora clínica. Essas reações são fenômenos de aumento da atividade da doença com piora clínica, que podem ocorrer de forma aguda antes, durante ou após o final do tratamento com a poliquimioterapia. Elas resultam da inflamação aguda causada pela atuação do sistema imunológico do hospedeiro que ataca o bacilo. As características dessa resposta são: lesões de pele se tornarem mais avermelhadas e inchadas, nervos periféricos ficarem mais dolorosos, piora dos sinais neurológicos de perda de sensibilidade ou perda de função muscular (podendo ser irreversível), mãos e pés inchados, surgimento abrupto de novas lesões de pele, manchas ou "caroços" na pele, quentes, dolorosos e avermelhados, às vezes, ulcerados, febre, "dor nas juntas", mal-estar, comprometimento dos olhos, comprometimento sistêmico (anemia severa aguda, leucocitose com desvio à esquerda e/ou comprometimento do fígado, baço, linfonodos, rins, testículos, suprarrenais). São reações mais frequente nos multibacilares, e o tratamento delas depende da apresentação, sendo realizado com prednisona, dexametasona e talidomida.

860

Capítulo 54 – Fármacos usados nos tratamentos da tuberculose e da hanseníase

Atividade proposta

Caso clínico 2

Paciente do sexo masculino, 30 anos, procedente de Ribeirão Preto (SP), desempregado. Com história de tosse, perda ponderal e febre por 4 meses, relata que fez tratamento para pneumonia, sem melhora dos sintomas. Antecedentes pessoais: traço falciforme, tabagismo, ex-usuário de crack, ex-etilista, foi morador de rua por 10 anos. Radiografia de tórax com opacidade em campo pulmonar superior e lobo médio esquerdo; foram realizadas baciloscopias do escarro para pesquisa de bacilo álcool-ácido resistente (BAAR), com resultado positivo, confirmando tuberculose pulmonar (TB) em 03/04/2019; iniciado o esquema rifampicina, isoniazida, pirazinamida e etambutol (RHZE). Em 27/06/2019, foi internado, persistindo febre, tosse, inapetência e vômitos, com a mesma imagem radiológica; iniciado tratamento com amoxicilina-clavulanato, considerando uma nova pneumonia bacteriana. EF: peso: 53 kg; altura: 1,85 m; PA: 110 × 60 mmHg. Regular estado geral, dispneico, febril, desidratado. Pulmões: murmúrio vesicular diminuído globalmente, com crepitações grossas à esquerda. Sem outras alterações. Paciente mantém febre, tosse, com melhora do estado geral durante internação. Realizou baciloscopias de escarro, as quais se mantinham positivas. Foram feitas as hipóteses de não adesão ao tratamento de TB ou TB multirresistente. Teste rápido molecular (TRM) evidenciou resistência à rifampicina. Trocado esquema para capreomicina, levofloxacino, terizidona, etambutol e pirazinamida. Paciente foi encaminhado para hospital de longa permanência em 22/07/2019. Evoluiu clinicamente estável, afebril, melhora do apetite e ganho de peso. Porém, mantinha baciloscopias e cultura para pesquisa do *Mycobacterium tuberculosis* do escarro positivas. Em 07/11/2019, foi disponibilizado o teste de sensibilidade (TS) coletado no início da internação com resultado: sensível à kanamicina, amicacina e capreomicina; resistente à rifampicina, izoniazida e levofloxacino. Paciente foi classificado como um pré-XDR (extensivamente resistente) e a medicação trocada para pirazinamida, imipenem, etionamida, amicacina, clofazimina, linezolida, amoxicilina-clavulanato e moxifloxacino. Paciente evoluiu com culturas negativas, mantendo melhora clínica, sem efeitos adversos aos fármacos.

Principais pontos e objetivos de aprendizagem

Levante aspectos clínicos, laboratoriais, de acompanhamento do tratamento da tuberculose e revisite os mecanismos de ação dos fármacos citados no Caso clínico 2.

Respostas esperadas

Nesse caso, é importante ressaltar a necessidade do seguimento dos pacientes e o reforço da adesão, conforme a recomendação do Ministério da Saúde. A baciloscopia direta para pesquisa de BAAR (método de Ziehl-Nielsen) deve ser realizada na suspeita e mensalmente nos pacientes em tratamento, e permite o controle de cura ou falência. O teste rápido molecular para TB (TRM-TB, GeneXpert®), o teste de amplificação de ácidos nucleicos, utilizado para detecção de DNA dos bacilos do complexo *M. tuberculosis*, e a triagem de cepas resistentes à rifampicina pela técnica de reação em cadeia da polimerase (PCR) em tempo real encontram-se disponíveis na rede pública de saúde em alguns municípios, indicados na investigação de tuberculose.

No Caso clínico 2, o paciente não teve acesso ao TRM antes do tratamento e foi realizado pela persistência de baciloscopia positiva no segundo mês de tratamento. A cultura é um método de elevada especificidade e sensibilidade, sendo que os meios de cultura mais utilizados são os sólidos, Löwenstein-Jensen e Ogawa-Kudoh. A desvantagem do meio sólido é o tempo de detecção do crescimento bacteriano que varia de 14 a 60 dias. O meio líquido é utilizado nos métodos automatizados, nos quais o tempo de resultado varia entre 5 a 12 dias, quando positivo, e 42 dias, quando negativo. A cultura é realizada para todos os casos suspeitos de tuberculose. Os métodos

861

disponíveis para o teste de sensibilidade aos antimicrobianos (TS) são: o das proporções, que utiliza meio sólido, e tem seu resultado em até 42 dias; e o automatizado, que utiliza o meio líquido, com resultados entre 5 a 13 dias. Nesse caso clínico, foi realizado TS em meio sólido.

O esquema de tratamento da tuberculose é padronizado e compreende duas fases: a intensiva (ou de ataque), e a de manutenção. O paciente em questão, foi considerado um caso novo (caso novo ou virgem de tratamento (VT): paciente nunca submetido ao tratamento anti-TB ou realização de tratamento por menos de 30 dias), iniciado rifampicina, isoniazida, pirazinamida e etambutol. A apresentação farmacológica dos medicamentos para o esquema básico é de comprimidos em doses fixas combinadas com a apresentação tipo 4 em 1 (RHZE), na fase de ataque durante 2 meses; e 2 em 1 (RH), após e durante 4 meses. O número de comprimidos, para adultos, é indicado a partir do peso do paciente; nesse caso clínico, como o paciente tinha mais de 50 kg, iniciou-se com quatro comprimidos. No seguimento mensal dos casos de tuberculose, as doses devem ser ajustadas conforme o peso.

Espera-se a negativação da baciloscopia a partir do final da segunda semana de tratamento, justamente o que não foi observado nesse paciente, que se manteve positivo. Quando a baciloscopia for positiva ao final do segundo mês do tratamento, deve-se solicitar cultura para micobactéria com TS e TRM-TB. Nesse caso, foi detectado a resistência à rifampicina, e iniciado o esquema: fase de ataque com duração de 8 meses com capreomicina 3 vezes na semana, e depois levofloxacino, terizidona, pirazinamida; fase de manutenção com duração de 10 meses com levofloxacino, terizidona e etambutol. Considerando que mais de 80% dos casos identificados com resistência à rifampicina pelo TRM-TB apresentam também resistência à isoniazida, recomenda-se iniciar esquema de tratamento para TB multidrogarresistente (TB MDR), conduta tomada nesse caso clínico. É recomendado repetir o TRM-TB para confirmar diagnóstico da resistência à rifampicina e avaliar fatores de risco. No caso clínico, o paciente tinha história de ser morador de rua e usuário de drogas ilícitas, que são fatores de risco para TB com resistência.

Os casos que iniciaram tratamento para TB MDR, com base no TRM-TB, devem ser reavaliados com o resultado da cultura e do TS.

O resultado do TS confirmou a resistência à rifampicina, além da resistência à isoniazida e ao levofloxacino, o que classifica o paciente como pré-XDR (extensivamente resistente). A resistência extensiva (TB XDR) é definida como resistência à rifampicina e à isoniazida, acrescida de resistência à fluoroquinolona (qualquer uma delas) e aos injetáveis de segunda linha (amicacina, canamicina ou capreomicina). Nesse caso, o paciente não demonstrou resistência aos injetáveis de segunda linha, por isso, essa classificação como pré-TB XDR.

O paciente em questão, considerando quadro clínico e fatores de risco, tem resistência primária aos fármacos da TB, ou seja, teve infecção por bacilos resistentes.

O esquema para TB com resistência deve conter pelo menos quatro fármacos efetivos (nunca usados anteriormente e sensibilidade demonstrada no TS ou elevada probabilidade de ser sensível, considerando as resistências cruzadas entre as fluoroquinolonas, entre os injetáveis, entre a etionamida e a isoniazida), pelo menos dois fármacos essenciais (com capacidade bactericida e esterilizante), e mais um ou dois fármacos acompanhantes (ação protetora aos essenciais contra a resistência adquirida). Sempre que possível, associar pirazinamida (capacidade esterilizante, ótima ação em meio ácido, principalmente na fase inicial quando há mais reação inflamatória, por ter sido usada somente na fase intensiva de esquemas anteriores e pelos testes de sensibilidade guardarem pouca correlação clínico-laboratorial) com o etambutol para os casos que somente receberam esquema básico; com a isoniazida em altas doses (15 a 20 mg/kg/dia), como alternativa para a composição do esquema.

No caso clínico, o esquema foi amicacina, etionamida, clofazimina, linezolida (fármacos não utilizados e possivelmente sensíveis); pirazinamida pelo potencial esterilizante; amoxicilina-clavulanato e o imipenem como fármacos adicionais; e moxifloxacino, apesar da possível resistência cruzada com levofloxacino, mas em virtude da importância das fluoroquinolonas no tratamento da TB. O tempo de tratamento tem duração de 24 meses.

REFERÊNCIAS

1. Brasil. Ministério da Saúde. Secretaria de Políticas de Saúde. Departamento de Atenção Básica. Guia para o Controle da hanseníase. Brasília: Ministério da Saúde; 2002.
2. Brasil. Ministério da Saúde. Secretaria de Vigilância em Saúde. Departamento de Vigilância das Doenças Transmissíveis. Coordenação-geral de hanseníase e doenças em eliminação. Nota informativa nº 51, 2015.
3. Brasil. Ministério da Saúde. Secretaria de Vigilância em Saúde. Departamento de Vigilância das Doenças Transmissíveis. Guia prático sobre a hanseníase [recurso eletrônico]/Ministério da Saúde, Secretaria de Vigilância em Saúde, Departamento de Vigilância das Doenças Transmissíveis. Brasília: Ministério da Saúde, 2017. 68 p.: il. Modo de a cesso: World Wide Web: http://bvsms.saude.gov.br/bvs/publicacoes/guia_pratico_hanseniase.pdf.
4. Calvori C, Frontali L, Leoni L, Tecce G. Effect of rifamycin on protein synthesis. Nature. 1965 July;207(995):417-8.
5. Forbes M, Kuck NA, Peets EA. Mode of action of ethambutol. Journal of bacteriology. 1962;84:1099-1103.
6. Kar HK, Gupta R. Treatment of leprosy. Clinics in Dermatology. 2015; 33:55-65.
7. Saunderson P. Drug-resistant M. leprae. Clinics in Dermatology. 2016; 34(1):79-81.
8. Smith CS, Aerts A, Saunderson P, Kawuma J, Kita E, Virmond M. Multidrug therapy for leprosy: a game changer on the path to elimination. Lancet Infect Dis. 2017;17:e293-97.
9. Suarez J, Ranguelova K, Jarzecki AA et al. An oxyferrous heme/protein-based radical intermediate is catalytically competent in the catalase reaction of Mycobacterium tuberculosis catalase-peroxidase (KatG). The Journal of Biological Chemistry. 2009 Mar;284(11):7017-7029.
10. Whitfield MG, Soeters HM, Warren RM, York T, Sampson SL, Streicher EM, Helden PD van; Rie A van. A Global Perspective on Pyrazinamide Resistance: Systematic Review and Meta-Analysis. Plos One. 2015 Jul. 28
11. WHO. Global tuberculosis report; 2018. Disponível em: https://www.who.int/tb/publications/global_report/en/
12. WHO. Guidelines for the diagnosis, treatment and prevention of leprosy. Disponível em: http://www.searo.who.int/entity/global_leprosy_programme/approved-guidelines-leprosy-executives-summary.pdf.
13. WHO. Weekly epidemiological record Relevé épidémiologique hebdomadaire. 2018;(16):201-20.
14. Williams DL, Gillis TP. Drug-resistant leprosy: Monitoring and current status. Lepr Rev. 2012;83:269-281.

Capítulo 55

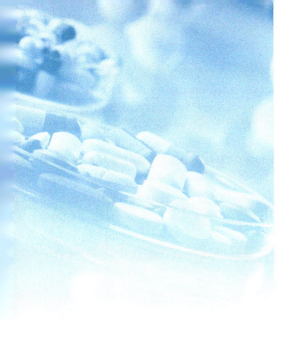

Fármacos antifúngicos

Autores:
- Egberto Santos Carmo
- Francisco Patricio de Andrade Júnior
- Lindomar de Farias Belém

■ Considerações gerais sobre infecções fúngicas e aspectos epidemiológicos

Na natureza, existem milhares de espécies de fungos, encontrados nas mais variadas formas, como leveduriformes, filamentosos ou mesmo dimórficos. Alguns destes podem estabelecer relações benéficas, como a manutenção da microbiota intestinal humana e de outros seres vivos, assim como podem ser úteis na fabricação de alimentos, medicamentos e bebidas alcoólicas. Contudo, uma menor parcela desses micro-organismos pode causar doenças no homem e nos animais, sendo estas denominadas micoses. Essas infecções, a depender do local onde o fungo se estabeleceu, podem ser classificadas em superficiais, subcutâneas ou sistêmicas.

Quando pele, pelos, unhas ou mucosas são acometidos, tem-se as micoses superficiais, as quais destacam-se: pitiríase versicolor; piedra branca; piedra negra; *tinea nigra*; e dermatofitoses (*tineas*). Leveduras do gênero *Candida* podem, por oportunismo, causar infecções superficiais, especialmente na pele ou nas mucosas.

No caso das micoses subcutâneas, geralmente o traumatismo representa a principal via de inoculação do agente fúngico no indivíduo. Fazem parte do grupo de risco pessoas que trabalham com solo, a exemplo dos agricultores, comumente homens com idades entre 20 e 50 anos. Citam-se dentre as infecções desse grupo: esporotricose, micetomas, cromomicose, doença de Jorge Lobo e rinosporidiose.

As micoses sistêmicas, por sua vez, são adquiridas frequentemente pela inalação de propágulos fúngicos, que se desenvolvem inicialmente nos pulmões, podendo disseminar-se por via hematogênica ou linfática para outros órgãos e, até mesmo, com manifestações dermatológicas. No Brasil, destacam-se: paracoccidioidomicose, criptococose e histoplasmose. No entanto, o gênero *Candida* também pode causar infecções sistêmicas, sendo um dos principais agentes de fungemias.

Embora sejam problemas de saúde negligenciados, as doenças fúngicas acometem mais de 1 bilhão de pessoas por ano, matando mais que 1,5 milhão delas. Estimativas globais recentes encontraram 3 milhões de ocorrências de aspergilose pulmonar crônica, aproximadamente 223 mil de meningite criptocócica e cerca de 700 mil de candidíase invasiva, ocorrendo anualmente. A carga global de candidemias é subestimada, mas em um dos últimos levantamentos realizados no Brasil foram diagnosticados, aproximadamente, 30 mil casos por ano, com taxa de 14,9 casos por 100 mil habitantes.

Nas últimas três décadas, o uso extenso de antimicrobianos de amplo espectro, o maior emprego de cateteres intravenosos em longo prazo, a infecção pelo vírus da imunodeficiência humana (HIV), além da imunossupressão secundária ao tratamento de neoplasias hematológicas ou em pessoas em quimioterapia imunossupressora pós-transplante de órgãos estiveram associados ao aumento do número de infecções fúngicas invasivas, tendo diversos agentes etiológicos envolvidos.

Os antifúngicos representam uma excelente ferramenta para conter determinadas infecções, mas é importante cautela e racionalização na sua utilização. Faz-se necessário conhecê-los, para com isso estabelecer a melhor opção terapêutica, conforme o agente fúngico e o sítio infeccioso.

Farmacologia dos antifúngicos

Azóis

Características gerais

Fármacos fungistáticos de origem sintética. Quimicamente os princípios ativos dessa classe apresentam-se como estruturas orgânicas heterocíclicas aromáticas, com no mínimo um átomo de nitrogênio na posição 1-2 de um anel de cinco membros. A quantidade de nitrogênios presentes no anel azol permite classificá-lo em imidazóis (dois átomos de nitrogênio) e triazóis (três átomos de nitrogênio).

Essa classe possui grande quantidade de fármacos, entretanto, alguns merecem destaque. Entre os imidazólicos, tem-se clotrimazol, cetoconazol e miconazol, enquanto para os triazóis, sobressaem-se fluconazol, itraconazol, voriconazol, posaconazol e isavuconazol.

Mecanismo de ação e efeitos farmacológicos

Os azóis atuam inibindo enzimas oxidativas que estão associadas ao citocromo P450 (CYP450), destacando-se a enzima lanosterol 14-α-desmetilase (CYP51A1) que contém uma porfirina que apresenta ferro em sua composição. O bloqueio dessa enzima ocorre através da ligação do fármaco ao ferro, assim, com o bloqueio efetivado CYP51A1 não consegue converter lanosterol em ergosterol, o principal esterol da membrana fúngica. Dessa maneira, a falta/diminuição de ergosterol causa alterações na permeabilidade da membrana das células fúngicas e consequente desestabilização dessa estrutura (Figura 55.1).

Farmacocinética

Clotrimazol

Apresenta mínima absorção sistêmica diante da aplicação na pele, entretanto, se a administração for intravaginal, cerca de 3 a 10% do fármaco atinge a circulação sistêmica, principalmente em forma de metabólitos.

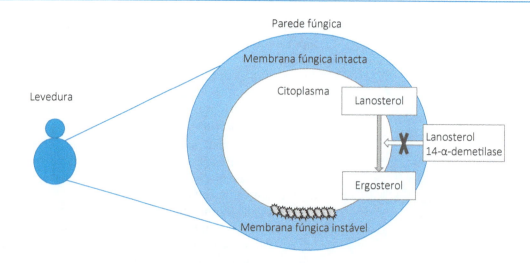

Figura 55.1 – Mecanismo de ação dos azóis.
Fonte: Desenvolvida pela autoria do capítulo.

Miconazol

De uso tópico, portanto, com absorção sistêmica mínima; caso a administração seja intravaginal, pequenas quantidades podem ser absorvidas em nível sistêmico, havendo a excreção do fármaco a partir das fezes e urina.

Cetoconazol

Bem absorvido pelo trato gastrointestinal e amplamente distribuído pelo corpo, exceto no Sistema Nervoso Central (SNC), necessitando de altas doses para conseguir alcançar de forma efetiva esse tecido. Entre 84 e 99% do fármaco liga-se às proteínas plasmáticas, enquanto a metabolização ocorre a partir de enzimas hepáticas e a excreção se dá pela urina e bile.

Fluconazol

Bem absorvido por via oral e pode ser administrado de forma intravenosa também. Na via oral, esse fármaco é capaz de alcançar alta biodisponibilidade (90%) em virtude do seu baixo peso molecular e de sua alta solubilidade. Além disso, penetra em todos os tecidos, incluindo o SNC, alcançando ainda concentrações terapêuticas no líquido cefalorraquidiano e em compartimentos oculares. Por tratar-se de um fármaco que não é extensivamente metabolizado pelo fígado, não há necessidade de ajuste de dose para pacientes com insuficiência hepática. Com relação à excreção, ela ocorre por meio da via renal, com aproximadamente 66 a 76% do fármaco inalterado na urina.

Itraconazol

Apresenta duas preparações orais: cápsula e solução oral. A absorção entre as diferentes formas farmacêuticas varia. Com relação à cápsula, mais de 55% dos fármacos são absorvidos, sendo que com maior acidez gástrica essa porcentagem pode ser melhor, enquanto a solução oral apresenta absorção superior a 80%. Cerca de 99% do fármaco apresenta-se ligado a enzimas plasmáticas, e a metabolização ocorre através do citocromo P450 isoenzima 3A4. A eliminação, por sua vez, se dá através das fezes e urina.

Voriconazol

Apresenta-se na forma de comprimido, suspensão ou solução, e todas essas formas farmacêuticas apresentam biodisponibilidade superior a 90%; contudo, doses de ataque são recomendadas nas primeiras 24 horas de tratamento. Cerca 58% do fármaco apresenta-se ligado a proteínas plasmáticas. A metabolização ocorre através das isoenzimas hepáticas CYP450, CYP2C9, CYP2C19 e CYP3A4, enquanto a eliminação não ocorre de forma significativa, por via renal.

Posaconazol

Atualmente, apresenta-se disponível em suspensão oral, solução intravenosa e comprimidos de liberação retardada. A forma farmacêutica comprimido não é influenciada significativamente pela ingesta de alimento ou acidez gástrica, possuindo biodisponibilidade de até 54%. Esse fármaco é altamente ligado a proteínas plasmáticas (98%) e apresenta ampla distribuição nos tecidos periféricos. A excreção ocorre majoritariamente nas fezes.

Isavuconazol

Disponível na forma de cápsula e solução intravenosa. Esse fármaco é altamente ligado a proteínas plasmáticas (> 99%) e sua distribuição ainda não é bem elucidada, entretanto, sabe-se que os níveis do fármaco no líquido cefalorraquidiano e nos compartimentos oculares apresentam-se em baixas concentrações. A metabolização se dá através de enzimas hepáticas CYP450 e os metabólitos são excretados através das fezes, enquanto o fármaco ainda na forma ativa é eliminado por meio da urina.

Usos terapêuticos

Clotrimazol e miconazol

Indicados para o tratamento de dermatofitoses, pitiríase versicolor, candidíase cutânea e candidíase vulvovaginal.

Cetoconazol

Por via oral, é indicado para o tratamento de histoplasmose, blastomicose e coccidioidomicose, enquanto para uso tópico, esse fármaco é amplamente utilizado para o tratamento de dermatofitoses, candidíase cutânea, pitiríase versicolor, dermatite seborreica e caspa.

Itraconazol

Aprovado para o tratamento de várias micoses, incluindo blastomicose, candidíase mucosa, coccidioidomicose, criptococose, histoplasmose, onicomicose e esporotricose. Também é aprovado para tratamento empírico de infecção fúngica em pacientes neutropênicos, e como de segunda linha da aspergilose. Entretanto, o itraconazol não é recomendado para o tratamento de micoses no SNC, em decorrência de sua baixa capacidade de penetração. Contudo, mostra-se eficaz para candidíase vaginal, orofaríngea e esofágica, porém, nesses casos, não é o fármaco de primeira escolha.

Fluconazol

Indicado para o tratamento de candidíase esofágica, orofaríngea e sistêmica, assim como para a profilaxia da candidíase. No tratamento da criptococose, esse fármaco também tem se mostrado eficaz. Além disso, é o fármaco de escolha para candidíase em pacientes portadores de vírus da imunodeficiência adquirida (HIV) e candidíase vulvovaginal em mulheres não grávidas.

Voriconazol

Aprovado para o tratamento da aspergilose invasiva, candidíase esofágica e invasiva, scedosporiose e fusariose. Ademais, esse fármaco é recomendado no tratamento de infecções fúngicas causadas por *Candida krusei* e *C. glabrata* resistentes ao fluconazol.

Posaconazol

Indicado para o tratamento da candidíase e para profilaxia orofaríngea para infecção fúngica invasiva.

Isavuconazol

Aprovado para o tratamento de aspergilose e mucormicose, inclusive a do tipo invasiva.

Efeitos adversos

Clotrimazol

Na pele, podem surgir bolhas, prurido, edema, eritema, descamação, irritação, urticária, ardor e parestesias. Já durante a terapia vaginal, é possível ocorrer o surgimento de eritema, irritação, queimação vaginal e cistite intercorrente.

Miconazol

Irritação, ardor e prurido.

Cetoconazol

Mais comumente, tem-se náuseas, diarreia, dor abdominal e cefaleia. Efeitos adversos adicionais ainda podem ser observados, como erupção cutânea, tontura, diminuição dos níveis de testosterona, prurido, ginecomastia, diminuição da libido e danos hepáticos.

Itraconazol

Náuseas, vômitos, diarreia, dor abdominal, anorexia, erupção cutânea, prurido, cefaleia, tontura e hipocalemia.

Fluconazol

Náuseas, vômitos, dor abdominal, diarreia, erupção cutânea e aumento de enzimas hepáticas e bilirrubina.

Voriconazol

Visão turva, alteração das cores, fotofobia, náuseas, vômitos, diarreia, dor abdominal, febre, erupção cutânea, calafrios, cefaleia, anormalidade no fígado, taquicardia e alucinações.

Posaconazol

Náuseas, vômitos, diarreia, dor abdominal, anorexia, obstipação, xerostomia, dispepsia, flatulência, diminuição do apetite, febre, cefaleia, aumento da sudorese, calafrios, inflamação das mucosas, tonturas, fadiga, edema (pernas), astenia, fraqueza, diminuição do peso, desidratação, hipertensão, hipotensão, hemorragia vaginal, taquicardia, faringite, dor musculoesquelética, artralgia, dor nas costas, petéquias, insônia, tosse, dispneia, epistaxe, erupção cutânea, prurido, anemia, neutropenia, trombocitopenia, hipocalcemia, hipocalemia, hipomagnesemia, hiperglicemia, aumento das enzimas aspartato aminotransferase (AST), alanina aminotransferase (ALT), γ-glutamiltransferase (GGT), γ-glutamil transpeptidase (GGTP), fosfatase alcalina e bilirrubinemia.

Isavuconazol

Náuseas, vômitos, diarreia, dor abdominal, constipação, dispepsia, diminuição do apetite, bilirrubina elevada e enzimas hepáticas (ALT, AST, fosfatase alcalina, γ-glutamiltransferase), hipocalemia, hipomagnesemia, dispneia, tosse, insuficiência respiratória aguda, cefaleia, fadiga, insônia, dor nas costas e no tórax.

Contraindicações

Azóis são contraindicados para indivíduos que possuem hipersensibilidade ou alergia aos princípios ativos presentes nessa classe ou ainda a componentes da formulação. Contraindica-se o uso sistêmico desses medicamentos em grávidas, pelo risco de defeitos ao concepto ou mesmo aborto espontâneo. Alguns fármacos apresentam maiores especificações frente às contraindicações: o isavuconazol é contraindicado para pessoas que sofrem da síndrome do QT curto familiar e para usuários de inibidores ou indutores potentes de CYP3A4; posaconazol é contraindicado para pacientes que fazem uso de sirolimo, alcaloides do ergot, fármacos que prolongam o intervalo QT e estatinas; voriconazol é contraindicado quando há o uso concomitante com astemizol, terfenadrina, carbamazepina, cisaprida, alcaloides derivados do ergot, pimozida, quinidina, rifabutina, rifampicina, sirolimo, hipericão (*Hypericum perforatum*), barbitúricos e ritonavir; itraconazol é contraindicado quando há o uso concomitante com fármacos que são metabolizados pelas isoenzimas CYP3A4 e o fluconazol é contraindicado ao ser usado associado a medicamentos que prolongam o intervalo QT e são metabolizados por CYP3A4. O consumo de álcool deve ser evitado especialmente na terapia com cetoconazol de uso sistêmico. Algumas interações importantes para representantes dessa classe, assim como para outros fármacos, estão disponíveis no Quadro 55.1.

Capítulo 55 – Fármacos antifúngicos

Quadro 55.1 – Interações medicamentosas relacionadas aos antifúngicos.

Antifúngico	Outro(s) medicamento(s)	Interação
Cetoconazol (sistêmico)	Antiácidos	Pode diminuir a absorção do cetoconazol
	Disopiramida (antiarrítmico)	Uso concomitante é contraindicado pelo risco de efeitos cardiovasculares, incluindo prolongamento do intervalo QT e taquiarritmias ventriculares
	Warfarina (anticoagulante)	Pode causar sangramento
	Alprazolam, midazolam e triazolam (benzodiazenpínicos)	Pode causar sedação excessiva e efeitos hipnóticos prolongados
	Sinvastatina e lovastatina (estatinas)	Pode aumentar o risco de miopatia ou rabdomiólise
Fluconazol	Warfarina (anticoagulante oral)	Quando utilizados concomitantemente podem resultar em um risco aumentado de sangramento
	Carbamazepina e fenitoína (anticonvulsivantes)	Aumento da concentração dos anticonvulsivantes, aumentando o risco de toxicidade
	Amitriptilina (antidepressivo tricíclico)	Aumento do risco de toxicidade no SNC e cardiotoxicidade por amitriptilina
	Midazolam e triazolam (benzodiazepínicos)	Risco de sedação excessiva e prolongamento do efeito hipnótico
	Ciclosporina (imunossupressor)	O uso concomitante pode resultar em um risco aumentado de toxicidade pela ciclosporina (disfunção renal, colestase, parestesias)
Anfotericina B	Digitálicos	Pode resultar em hipocalemia e toxicidade pelo digitálico (náuseas, vômitos, distúrbios visuais, arritmias cardíacas)
	Ciclosporina (imunossupressor)	O uso concomitante pode resultar em disfunção renal
Caspofungina	Carbamazepina e fenitoína (anticonvulsivantes); dexametasona de uso sistêmico (corticosteroide); efavirenz e nevirapina (antirretrovirais); ciclosporina (imunossupressor); e rifampicina (antibiótico)	Pode reduzir os níveis plasmáticos de caspofungina
Flucitosina	Zidovudina (antirretroviral)	Pode resultar em toxicidade hematológica (neutropenia)
	Anfotericina B	Aumento do risco de toxicidade à flucitosina
Griseofulvina	Estradiol e levonorgestrel (contraceptivos hormonais)	Pode diminuir o efeito contraceptivo
	Warfarina (anticoagulante oral)	Pode resultar em diminuição da eficácia anticoagulante
	Fenobarbital (anticonvulsivante)	Pode diminuir a efetividade do antifúngico
Terbinafina (sistêmico)	Nortriptilina (antidepressivo)	Pode resultar em um aumento do risco de toxicidade por nortriptilina (fadiga, vertigem, perda de apetite)
	Tamoxifeno (adjuvante do tratamento de câncer de mama)	Pode resultar na diminuição das concentrações plasmáticas dos metabólitos ativos do tamoxifeno
	Metoprolol (betabloqueador)	Pode aumentar os níveis de metoprolol, aumentando o risco de bradicardia

Fonte: DynaMed e Micromedix.

Toxicidade

Imidazólicos de uso sistêmico podem apresentar-se com toxicidade significativa durante a administração, enquanto os triazólicos são mais bem tolerados; porém, são capazes de causar hepatotoxicidade, e no caso do voriconazol, toxicidade óssea, em decorrência da presença de flúor em sua composição química.

Polienos

Características gerais

São fármacos antifúngicos de amplo espectro, pertencentes ao grupo de antibióticos macrolídeos. Quimicamente são moléculas orgânicas que possuem um anel lactona macrocíclico. A anfotericina B, nistatina e natamicina apresentam-se como os únicos polienos de uso clínico que representam essa classe na atualidade.

Mecanismo de ação e efeitos farmacológicos

Os fármacos dessa classe apresentam caráter anfifílico, possibilitando a sua ligação com o ergosterol da membrana fúngica, induzindo a formação de poros na membrana celular (Figura 55.2), os quais permitem vazamento do conteúdo citoplasmático e danos oxidativos, resultando na morte do micro-organismo.

Farmacocinética

Anfotericina B

Pode apresentar-se em diversas formulações: convencional (contendo deoxicolato), colesteril sulfato, complexo lipídico e lipossomal. A administração ocorre por meio da via endovenosa. Em geral, as dosagens usuais do complexo anfotericina B colesteril sulfato ou complexo lipídico de anfotericina B apresentam menores concentrações séricas e maiores volumes de distribuição, se comparado à anfotericina B convencional. Já as concentrações plasmáticas obtidas na anfotericina B lipossomal são maiores, com menor volume de distribuição, se comparada à formulação convencional.

De modo genérico, quando o fármaco chega na corrente sanguínea, cerca de 95% dele liga-se às proteínas plasmáticas. A maior parte do princípio ativo deixa a circulação sistêmica e ganha outros órgãos, de modo que, em regiões em que há processos inflamatórios, as concentrações são cerca de dois terços dos níveis séricos. Vale salientar que 20 a 30% do fármaco é metabolizado no fígado e 2 a 5% encontra-se na urina de forma inalterada.

Nistatina e natamicina

Administradas, respectivamente, a partir da via tópica e oftálmica, por se tratar de fármacos de baixa absorção intestinal e alta toxicidade.

Usos terapêuticos

Anfotericina B

Apresenta amplo espectro de ação, sendo utilizada principalmente no tratamento de aspergilose, blastomicose, candidíase, criptococose, coccidiomicose, esporotricose, fusariose, histoplasmose, mucormicose e outras infecções fúngicas.

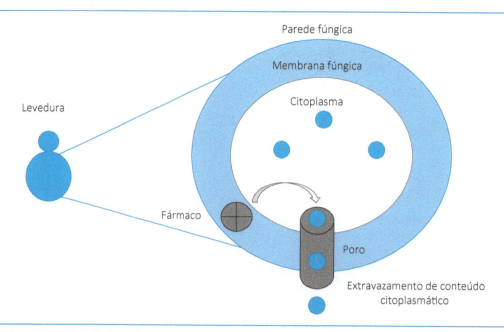

Figura 55.2 – Mecanismo de ação dos polienos.
Fonte: Desenvolvida pela autoria do capítulo.

Nistatina

Indicada para o tratamento de candidíase cutânea, mucocutânea, orofaríngea, vulvovaginal e intestinal. Ela pode ser aplicada na mucosa bucal para prevenir candidíase mucocutânea inicial ou recorrente em pacientes com HIV, e infecções por *Candida* em indivíduos com neutropenia iatrogênica em virtude de terapia imunossupressora.

Natamicina

Empregada para uso oftalmológico no tratamento de infecções fúngicas oculares.

Efeitos adversos

Anfotericina B

Em geral, observa-se a presença de calafrios, cefaleia, febre, náuseas e vômitos, dispneia, hipotensão, taquicardia, anemia, plaquetopenia e neutropenia. Menos comumente, podem ser observadas alterações de marcadores bioquímicos referentes à função hepática e cardíaca. Em raras situações, evidenciam-se arritmias cardíacas graves durante a administração da anfotericina B.

Nistatina

Manifestações como ardor, prurido, erupção cutânea, eczema e dor podem ser verificadas.

Natamicina

Irritação ocular.

Contraindicações

Anfotericina B, nistatina e natamicina são contraindicadas para pacientes com hipersensibilidade ao princípio ativo ou qualquer componente da formulação.

Toxicidade

A nefrotoxicidade apresenta-se entre 49 e 65% dos usuários de anfotericina B, podendo ainda haver a perda da função renal. Toxicidade hematológica também pode ser observada a partir do 30º dia de uso desse medicamento, caracterizada geralmente pelo surgimento de anemia normocítica e normocrômica, com baixo número de reticulócitos, em razão da supressão que o fármaco causa ante eritropoetina. Entretanto, esse potencial nefrotóxico é minimizado quando são administradas as formulações lipídicas. Nos demais fármacos dessa classe, fenômenos de toxicidade não são frequentes.

Alilaminas

Características gerais

Antifúngicos sintéticos que apresentam como representantes a terbinafina, a butenafina e a naftifina.

Mecanismo de ação e efeitos farmacológicos

As alilaminas atuam inibindo a biossíntese de ergosterol através da inibição reversível e não competitiva da enzima esqualeno epoxidase. A falta dessa enzima, por sua vez, impossibilita a conversão de esqualeno em 2,3-esqualeno epóxido, havendo, portanto, acúmulo de esqualeno na célula fúngica. A impossibilidade de produzir lanosterol e, consequentemente, ergosterol, ocasiona aumento da permeabilidade celular, desorganização da estrutura fúngica e interrupção do crescimento dos micro-organismos (Figura 55.3).

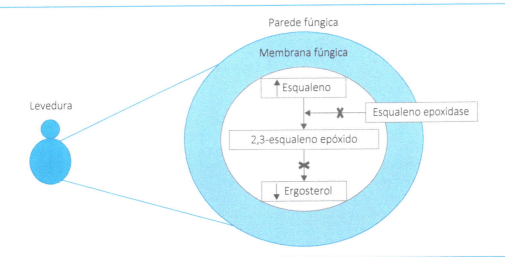

Figura 55.3 – Mecanismo de ação das alilaminas.
Fonte: Desenvolvida pela autoria do capítulo.

Farmacocinética

Terbinafina

No uso tópico, sofre absorção sistêmica; entretanto, baixas concentrações são atingidas no plasma. Quanto à excreção, aproximadamente 75% do fármaco percutâneo absorvido é eliminado na urina na forma de metabólito. Em uso sistêmico, os comprimidos alcançam as concentrações plasmáticas máximas entre 1,4 e 2 horas, apresentando biodisponibilidade de 40%. Por ser um fármaco bastante lipofílico e queratofílico, se distribui em altas concentrações no estrato córneo, podendo se acumular em unhas e cabelo, persistindo por várias semanas após o uso. A metabolização é acelerada e cerca de sete isoenzimas do CYP participam desse processo, principalmente 2C9, 1A2, 3A4, 2C8 e 2C19. Aproximadamente 70% de fármaco é eliminado na urina.

Naftifina

Após ser aplicada por via tópica, cerca de 3 a 6% do fármaco é absorvido. A metabolização ocorre por meio de reações de oxidação e N-desalquilação, enquanto 40 a 60% do fármaco, que foi absorvido sistemicamente, será eliminado na urina de forma inalterada, e nas fezes como metabólitos.

Butenafina

Após a aplicação percutânea, parte do fármaco é absorvido sistemicamente, sendo, em seguida, metabolizado através de hidroxilações.

Usos terapêuticos

Terbinafina

No uso tópico, é amplamente utilizada no tratamento de dermatofitoses, especialmente *tinea corporis*, *tinea cruris* e *tinea pedis*, podendo ainda ser utilizada para tratar pitiríase versicolor. Em uso sistêmico, a terbinafina é indicada para o tratamento de onicomicose, *tinea capitis*, *tinea corporis* e *tinea cruris*. Ademais, apresenta-se ativa frente a fungos filamentosos, incluindo *Aspergillus* e *Fusarium*.

Naftifina

Recomendada no tratamento de dermatofitoses, destacando-se: *tinea corporis*, *tinea cruris*, *tinea pedis* e *tinea manum*, além de ser recomendada para o tratamento de candidíase cutânea causada por *Candida albicans*.

Butenafina

Usada no tratamento de *tinea corporis*, *tinea cruris*, *tinea pedis* e pitiríase versicolor.

Efeitos adversos

Terbinafina

Com o uso tópico, pode-se observar irritação, ardor, pele seca, prurido e erupção eritematosa. Quando a terbinafina é administrada sistemicamente, pode causar diarreia, vômitos, dor abdominal, dispepsia, distúrbios do paladar, febre, cefaleia, gripe, tosse, nasofaringite, dor faringolaríngea e congestão nasal.

Naftifina

Sensação de queimação e ardor na pele.

Butenafina

Sensação de queimação, picada na pele e prurido.

Contraindicações

Terbinafina, naftifina e butenafina

Esses fármacos são contraindicados para pessoas com hipersensibilidade ao princípio ativo ou qualquer componente da formulação.

Toxicidade

O uso contínuo de terbinafina oral pode causar o surgimento de hepatotoxicidade, sendo, portanto, necessário o monitoramento dos seus usuários.

Equinocandinas

Características gerais

Compreendem uma classe de fármacos de composição lipopeptídica com peso molecular superior a 1.200 daltons, tendo como representantes a caspofungina, a micafungina e a anidulafungina.

Quimicamente, as equinocandinas apresentam-se como um hexapeptídeo cíclico com distintas cadeias laterais na posição R5, responsáveis pela atividade farmacológica. Nessa posição, a caspofungina tem um ácido graxo (dimetil-oxo-tetradecilo), a micafungina possui um complexo aromático (sulfoxi e difenil-isoxazol), e a anidulafungina apresenta um grupo alcoxi-trifenilo.

Mecanismo de ação e efeitos farmacológicos

As equinocandinas atuam como inibidores não competitivos da enzima 1,3-β-glicano sintase, impedindo a polimerização de glicose-uridina-difosfato em 1,3-β-glicano, importante componente da parede celular fúngica (Figura 55.4). A falta desse polissacarídeo impossibilita a manutenção da parede celular, causando instabilidade osmótica, seguida do comprometimento dessa estrutura e consequente morte das células fúngicas. Contudo, esses fármacos não se apresentam ativos para *Cryptococcus*, *Fusarium*, *Trichosporon*, *Scedosporium*, zigomicetos e fungos dimórficos, pela inexistência de 1,3-β-glicano nestes micro-organismos.

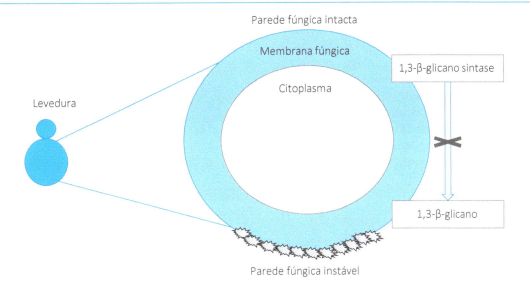

Figura 55.4 – Mecanismo de ação das equinocandinas.
Fonte: Desenvolvido pela autoria do capítulo.

Farmacocinética

Em virtude da impossibilidade de absorção por via oral, as equinocandinas são administradas por via endovenosa.

Distribuição

Esses fármacos alcançam maiores concentrações em diversos tecidos (pulmão, fígado, baço e rins), exceto no SNC, onde as concentrações apresentam-se reduzidas. Parte significativa das equinocandinas ligam-se às proteínas plasmáticas, havendo menos de 5% do fármaco em fração livre, e fazendo com que a caspofungina e anidulafungina necessitem de doses de ataque; no caso da micafungina, isso não se aplica, mesmo necessitando de 3 a 5 dias de tratamento para que alcance concentrações mais elevadas.

A diminuição da albumina pode causar a queda das concentrações de caspofungina, em decorrência do aumento da distribuição e da depuração do fármaco. Tal comportamento não é observado nos demais componentes dessa classe. No caso da anidulafungina, ela também possui particularidades, uma vez que apresenta volume de distribuição superior, desse modo, torna-se importante observar o volume de água corporal ou a presença de edemas, tendo em vista que o maior aporte de líquidos ocasiona maior distribuição e diminuição das concentrações plasmáticas do fármaco.

Metabolização

A molécula da caspofungina sofre reações de hidrólise, N-acetilação e degradações não enzimáticas. A micafungina é exposta a reações de oxidação através de catecol-O-metiltransferase (COMT), de hidroxilação e reações da enzima arilsulfatase, enquanto anidulafungina sofre somente degradação não enzimática.

Excreção

A eliminação das equinocandinas pode ocorrer através da urina, mas em porcentagens inferiores a 5% e através da excreção biliar, sendo esta última via de extrema importância, principalmente para a excreção da micafungina e seus metabólitos.

Usos terapêuticos

As equinocandinas são indicadas para tratar as infecções causadas por *Candida* spp., sendo os medicamentos de escolha para o tratamento da candidíase, da candidemia invasiva e da candidíase esofágica, desde que a via oral esteja comprometida ou a infecção seja refratária. Entretanto, essa classe de fármacos não é recomendada para a profilaxia da candidíase esofágica.

Caspofungina

Fármaco de escolha para o tratamento de candidemia e infecções invasivas (abscessos intra-abdominal, infecções do espaço pleural e peritonite) causadas por espécies do gênero *Candida*, destacando-se: *C. albicans*, *C. krusei*, *C. tropicalis*, *C. parapsilosis* e *C. glabrata*. Além disso, recomenda-se o uso desse fármaco para o tratamento de aspergilose invasiva refratária em crianças com mais de 3 meses de idade, adolescentes e adultos que sejam intolerantes a antifúngicos de primeira escolha para essa enfermidade, e para o uso empírico nas suspeitas de candidíase invasiva em pacientes neutropênicos.

Micafungina e anidulafungina

Indicadas para o tratamento de candidemia moderadamente severa ou grave, candidíase disseminada aguda e candidíase invasiva, sendo os fármacos de escolha para o tratamento de candidemia ou suspeita de candidíase invasiva em pacientes não neutropênicos. Além disso, apresentam-se como importantes alternativas para o tratamento de infecções de pacientes alérgicos ou intolerantes aos azólicos e que possuem candidemia, ou ainda, para tratar infecções causadas por *C. glabrata* e *C. krusei*.

Efeitos adversos

Os efeitos adversos mais constatados entre as equinocandinas são: febre (7 a 17%), flebite (< 5%), calafrios (5 a 10%) e exantemas (10 a 14%). Entretanto, outras reações adversas e efeitos colaterais podem ser observados especificamente para cada fármaco.

Caspofungina

Pirexia, calafrios, diarreia, hipocalemia, diminuição da concentração de hemoglobina e do hematócrito, hipotensão, aumento de transaminase glutâmico-pirúvica (TGP), transaminase glutâmico-oxalacética (TGO) e fosfatase alcalina, vômitos, flebite, erupção cutânea, náuseas, cefaleia, leucopenia, choque séptico, aumento da bilirrubina conjugada e da creatinina, edema periférico, tosse, pneumonia, uremia, anemia, dispneia, aumento das concentrações de albumina, hipomagnesia, taquicardia, derrame pleural e sepse.

Micafungina

Diarreia, náuseas, vômitos, dor abdominal, constipação, dispepsia, anorexia, fadiga, hipocalemia, hipomagnesemia, hipocalcemia, hiperglicemia, inflamação das mucosas, tosse, dispneia, epistaxe, trombocitopenia, anemia neutropênica, neutropenia febril, erupções cutâneas, prurido, cefaleia, insônia, ansiedade, hipotensão, hipertensão, dor nas costas, taquicardia e reações no local da injeção (inflamação, flebite e tromboflebite). Além disso, o aumento das enzimas hepáticas pode ser constatado em indivíduos tratados para dor de cabeça com micafungina, sendo considerada, entre as equinocandinas, o fármaco mais incidente em relação a problemas de hepatotoxicidade.

Anidulafungina

Diarreia, náuseas, flebite, hipocalemia, aumento de TGP, fosfatase alcalina, γ-glutamiltransferase (GGT) e γ-glutamiltranspeptidase (GGPT), cefaleia, erupção cutânea e neutropenia.

Contraindicações

As equinocandinas são contraindicadas para indivíduos com hipersensibilidade ao princípio ativo ou qualquer componente da formulação.

Toxicidade

Potencial de embriotoxicidade é evidenciada na utilização das equinocandinas, sendo seu uso recomendado para grávidas somente se o benefício for superior ao risco para o concepto. Em altas concentrações, as equinocandinas causam cardiotoxicidade, principalmente mediante o uso irracional de caspofungina e anidulafungina.

Outros antifúngicos

Griseofulvina

Fármaco utilizado para o tratamento de dermatofitoses. Seu mecanismo de ação se dá pela ligação do fármaco à tubulina, impedindo a formação de microtúbulos e, consequentemente, inibindo a mitose fúngica.

A absorção de griseofulvina na forma micronizada varia entre 25 e 70%, podendo ser aumentada quando administrada após uma refeição rica em lipídeos. Em seguida, o fármaco começa a se depositar na pele, no cabelo, nas unhas, no fígado e nos tecidos adiposo, esquelético e muscular. A respeito de sua metabolização, ela ocorre a partir de reações de desmetilação oxidativa e glicuronidação. A excreção ocorre majoritariamente a partir da urina (cerca de 30% em 24 horas), fezes (um terço) e transpiração.

Indivíduos que fazem uso desse medicamento podem relatar cefaleia, fadiga, tontura, insônia, confusão mental, diarreia, náuseas, vômitos, dor epigástrica, erupções cutâneas e urticárias. Além disso, a griseofulvina pode causar embriotoxicidade e teratogênese, sendo contraindicada para grávidas. O seu uso não é indicado para indivíduos com hipersensibilidade ao fármaco ou qualquer componente da formulação e pacientes com porfiria ou insuficiência hepática.

Flucitosina

Ativa principalmente contra infecções causadas por algumas cepas de *Candida* e *Cryptococcus*, atuando através da inibição da síntese de ácido nucleico, de modo que para executar tal ação, esse fármaco necessita inicialmente penetrar na célula fúngica por meio da citosina permease. Após adentrar na estrutura fúngica, o princípio ativo sofre ação da enzima citosina desaminase, transformando-se em 5-fluorouracil, que, por sua vez, pode ser incorporado ao RNA do fungo, impossibilitando a síntese de proteínas, ou ser convertido em ácido 5-fluorodesoxiuridílico, que inibirá a enzima timidilato sintase, não havendo, assim, a conversão de uracila em timina, inibindo a

Capítulo 55 – Fármacos antifúngicos

síntese de DNA e a ausência de divisão nuclear. A maioria dos fungos filamentosos não possuem a enzima timidilato sintase, fazendo com que esse fármaco seja mais restrito a leveduras patogênicas.

Tal fármaco é rapidamente absorvido no trato gastrointestinal, apresentando biodisponibilidade em torno de 78 a 89%, e se distribuindo por diversos tecidos e fluidos, incluindo fígado, coração, baço, rim, secreção brônquica e líquido cefalorraquidiano. Cerca de 2 a 4% da flucitosina presente no sangue liga-se às proteínas plasmáticas. A metabolização é mínima e a eliminação ocorre com 75 a 90% do fármaco inalterado por meio da urina.

Ao fazer uso desse medicamento, o usuário pode apresentar anorexia, inchaço abdominal ou dor nesta mesma região, diarreia, xerostomia, náuseas, vômitos, colite ulcerativa, úlcera duodenal, hemorragia gastrointestinal, confusão, psicose, alucinações e, até mesmo, efeitos renais e hepáticos. Seu uso é contraindicado para indivíduos que possuem hipersensibilidade ao fármaco ou a qualquer componente da formulação.

Cloridrato de amorolfina

Empregado para o tratamento de onicomicoses, atua inibindo as enzimas delta7-delta8 isomerase e delta14-redutase que estão envolvidas na produção do ergosterol.

Tavaborole

Fármaco aprovado pela FDA em 2014 para ser utilizado no tratamento tópico de onicomicoses causadas, principalmente, por *Trichophyton rubrum* e *T. mentagrophytes*. Entretanto, também se apresenta ativo contra leveduras, fungos filamentosos e dermatófitos. Tavaborole atua inibindo a enzima leucil-RNAt-sintetase, fazendo com que o RNAt não seja capaz de transferir aminoácidos ao ribossomo fúngico, impossibilitando, assim, a síntese proteica.

Aureobasidina A

É um fármaco isolado a partir de *Aerobasidium pullulans* e apresenta-se ativo contra *Saccharomyces cerevisiae*, *Schizosaccharomyces pombe*, *C. albicans*, *C. glabrata*, *A. nidulans*, *A. niger* e *C. neoformans*, mas é menos eficaz contra *A. fumigatus*. Aureobasidina A atua inibindo a fosforilceramida inositol, impedindo a biossíntese de esfingolipídeos fúngicos, contribuindo para a diminuição da virulência do fungo combatido e causando modificações estruturais.

Atividade proposta	**Caso clínico 1** Mulher de 24 anos, não grávida, com insuficiência renal crônica decorrente de múltiplos cálculos renais apresentava sinais de infecção e um quadro de febre há 48 horas aproximadamente. O médico que a acompanhou, empiricamente, instituiu tratamento com antibacteriano. Porém, após três dias sem melhora clínica, foi solicitada uma hemocultura que positivou para *Candida kruzei*. Sabendo-se que não foi possível realizar o antifungigrama, qual a melhor opção terapêutica a ser adotada, com base nos seus conhecimentos sobre a farmacologia dos antifúngicos? a) Anfotericina B b) Fluconazol c) Cloridrato de amorolfina d) Miconazol e) Caspofungina
Resposta esperada	Alternativa "e". A caspofungina é um fármaco de escolha para candidemias, incluindo aquelas causadas pela espécie *C. kruzei*. Além disso, a anfotericina B, embora pudesse ser uma opção, é nefrotóxica (a paciente apresenta quadro de insuficiência renal crônica). *C. kruzei* possui resistência intrínseca ao fluconazol. O cloridrato de amorolfina tem indicação limitada para onicomicoses, e o miconazol pode ser empregado nas candidíases cutânea ou vulvovaginal.
Atividade proposta	**Caso clínico 2** Indivíduo internado em um hospital privado da cidade em que mora, com febre, rigidez na nuca, náuseas, confusão mental, dor no peito, dentre outros sintomas. O

diagnóstico clínico foi preciso quanto à meningite, porém, o tratamento rapidamente instituído foi à base de antibacterianos. Após 24 horas de hospitalização, não sendo verificada melhora no quadro clínico, foram solicitados e realizados exame micológico direto e cultura de líquido cefalorraquidiano, os quais confirmaram, mais tarde, se tratar de uma infecção por *Cryptococcus neoformans*. Então, com base nos seus conhecimentos sobre a farmacologia dos antifúngicos, qual a melhor opção terapêutica a ser adotada?

a) Nistatina

b) Fluconazol

c) Butenafina

d) Miconazol

e) Caspofungina

Resposta esperada

Alternativa "b". O fluconazol representa um dos principais fármacos de escolha para meningite criptocócica, pois é capaz de penetrar em todos os tecidos, incluindo o SNC, onde alcança concentrações terapêuticas no líquido cefalorraquidiano. A nistatina, a butenafina e o miconazol têm indicação clínica, basicamente, para infecções fúngicas cutâneas. A caspofungina não é ativa contra *Cryptococcus*, tendo em vista que este fungo não possui 1,3-β-glicano (alvo molecular das equinocandinas) em sua parede celular.

■ REFERÊNCIAS

1. Carrasco Zuber JE, Navarrete Dechent C, Bonifaz A et al. Afectación cutánea en las micosis profundas: una revisión de la literatura. Parte 1: micosis subcutánea. Actas DermoSifiliogr. 2016;107(10);806-15.
2. Firacative C, Lizarazo J, Illnait-Zaragozí MT et al. The status of cryptococcosis in Latin America. Mem Inst Oswaldo Cruz. 2018;113(7);1-23.
3. Bongomin F, Gago S, Oladele RO et al. Global and multi-national prevalence of fungal diseases – estimate precision. J Fungi. 2017;3(4);1-29.
4. Magalhães YC, Bonfim MRQ, Melonio RC et al. Clinical significance of the isolation of *Candida* species from hospitalized patients. Braz J Microbiol. 2015;46(1);117-23.
5. Nett JE, Andes DR. Antifungal agents: spectrum of activity, pharmacology and clinical indications. Inf Dis Clin North Am. 2016;30(1);51-83.
6. Campoy S, Adrio JL. Antifungals. Biochem Pharmacol. 2017;133;86-96.
7. Falci DR, Pasqualotto AC. Anfotericina B: Uma revisão sobre suas diferentes formulações, efeitos adversos e toxicidade. Clin Biomed Res. 2015;35(2);65-82.
8. Perea JRA. Equinocandinas: aspectos aplicados de la farmacología. Rev Iberoam Micol. 2016;33(3);140-4.
9. Walsh TJ, Azie N, Andes DR. Development of new strategies for echinocandins: progress in translational research. Clin Infect Dis. 2015;61;s601-3.
10. American Society of Health System Pharmacists, Inc., DynaMed [Internet]. Ipswich (MA): EBSCO Information Services. 1995. Record Nº 908389, Griseofulvin; [updated 2015 Dec 02, cited in 25 Ago 2018]; [about 7 screens].
11. American Society of Health System Pharmacists, Inc., DynaMed [Internet]. Ipswich (MA): EBSCO Information Services. 1995-. Record No. 526129, Flucytosine; [updated 2016 Jan 20, cited in 25 Ago. 2018]; [about 9 screens].

Capítulo 56

Fármacos usados nos tratamentos das protozooses e das ectoparasitoses

Autores:
- Ariely Barbosa Leite
- Ana Caroline de Castro Nascimento Sousa
- Caio Haddad Franco
- Leila Maria dos Santos Moura
- Laura Alcântara
- Elton J. R. Vasconcelos
- Rubens Lima do Monte Neto
- Nilmar Silvio Moretti

Diversos são os organismos que parasitam o homem. O parasitismo é uma relação ecológica entre duas espécies de seres vivos em que geralmente há unilateralidade de benefícios. O parasita é a espécie que metabolicamente se beneficia na relação, enquanto o hospedeiro pode, muitas vezes, vir a ser prejudicado. A forma mais ampla de classificação dos parasitas se dá pela sua localização em seus hospedeiros: no interior de sistemas, nos órgãos/tecidos (endoparasitos) ou na pele e pelos (ectoparasitos). Neste capítulo, abordaremos os fármacos utilizados para combater as principais infecções humanas causadas pelos endoparasitas pertencentes ao grupo dos protozoários (com exceção do *Plasmodium* sp.), e pelos principais ectoparasitas que afligem o ser humano.

■ Protozoários

Organismos eucariotos unicelulares, com as mais variadas formas, mecanismos de locomoção, reprodução e alimentação. Existem cerca de 60 mil espécies de protozoários que habitam o planeta, e aproximadamente 10 mil são parasitas de alguma espécie, e algumas dezenas parasitam o homem.

Utilizaremos como classificação dos protozoários, neste capítulo, os mecanismos utilizados para a locomoção. Assim, temos: as amebas (p.ex., *Entamoeba histolytica*), que se locomovem através de pseudópodes; os protozoários flagelados (p.ex., *Giardia lamblia*; *Leishmania* sp., *Trypanosoma cruzi* e *Trichomonas vaginalis*), e os apicomplexas (p.ex., *Toxoplasma gondii* e *Cryptosporidium* sp.). A Figura 56.1 resume os principais fármacos utilizados para tratamento das infecções causadas por protozoários.

■ Amebas

Espécies causadoras da amebíase, principalmente *Entamoeba histolytica*, protozoário cosmopolita de ciclo monoxênico. Aproximadamente 500 milhões de pessoas estão infectadas pela *E. histolytica*, das quais 10% apresentam a forma invasiva da doença. Anualmente, 100 mil pessoas morrem em consequência da

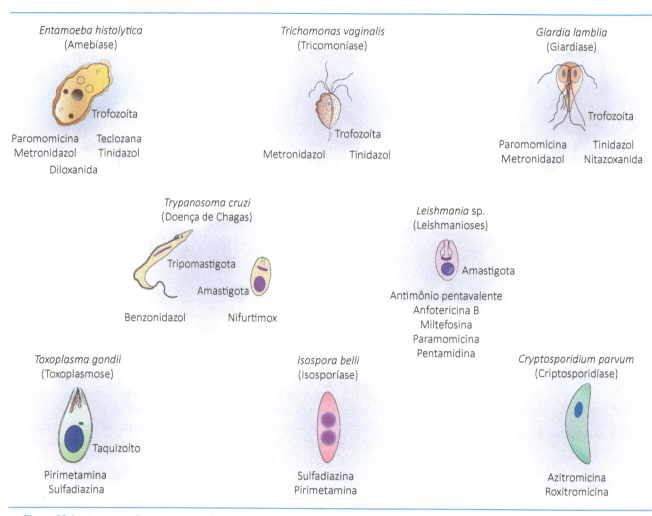

Figura 56.1 – Principais fármacos utilizados para tratamento de infecções humanas causadas por protozoários.
São apresentados os fármacos de escolha para tratamento das doenças causadas por *E. histolytica* (amebíase); *T. vaginalis* (tricomoníase); *G. lamblia* (giardíase); *T. cruzi* (doença de Chagas); *Leishmania* sp. (leishmanioses); *T. gondii* (toxoplasmose); *I. belli* (isosporíase); *C. parvum* (criptosporidíase); e as respectivas formas evolutivas dos parasitas em que os fármacos agem.
Fonte: Desenvolvida pela autoria do capítulo.

amebíase no mundo, principalmente por colite e abscesso hepático. No Brasil, a prevalência da amebíase varia entre 6,8 e 29,3%, principalmente nas regiões Norte e Nordeste do país. Além da espécie patogênica *E. histolytica*, uma segunda espécie, *E. dispar*, pode infectar humanos. Embora sejam morfologicamente indistinguíveis, os parasitos *E. dispar* são considerados não patogênicos.

Após ingeridos, os cistos de *E. histolytica* excitam no intestino delgado, liberando os trofozoítas, que se albergam no intestino grosso, podendo, então, invadir o tecido intestinal (causando a amebíase patogênica) ou ser eliminados nas fezes. Após a invasão do hospedeiro, esses parasitas são capazes de matar células efetoras do sistema imunológico por citólise do tipo contato-dependente; desse modo, conseguem evadir o sistema de defesa e disseminar em outros tecidos e órgãos.

Indivíduos infectados podem ser assintomáticos (10 a 40%). Já os indivíduos com manifestações clínicas, podem apresentar cólicas abdominais, quadro diarreico agudo e fulminante (com sangue e/ou muco nas dejeções), febre e calafrios. Em casos mais graves, quando trofozoítas se propagam na corrente sanguínea, a amebíase pode causar abscesso hepático, pulmonar e até cerebral.

O tratamento da amebíase varia de acordo com a manifestação clínica da doença. Para casos assintomáticos de colonização intestinal, é recomendado o uso do antibiótico paromomicina. No Brasil, para formas leves e assintomáticas é recomendado o tratamento com teclozana. Já no caso da amebíase extraintestinal, é indicada a terapia com nitroimidazóis, como o metronidazol, o tinidazol, o secnidazol e o ornidazol. A segunda linha de tratamento da amebíase é com diloxanida, para os casos de amebíase intestinal. Estudos indicam que existe persistência dos parasitas no intestino (40 a 60%) nos pacientes tratados com nitroimidazóis; por conseguinte, após o término desse tratamento, é recomendada a terapia com paromomicina ou diloxanida. Os fármacos metronidazol e paromomicina não devem ser administrados concomitantemente no tratamento de amebíase, já que o efeito adverso da paromomicina inclui possível quadro diarreico, o que pode ocultar a resposta do paciente ao tratamento medicamentoso.

Teclozana

Amebicida intestinal indicado para casos de colite amebiana, amebíase intestinal crônica e disenteria amebiana. Esse fármaco é derivado da dicloroacetamida e possui ação contra *E. histolytica*, eliminando tanto as formas de trofozoíta como as císticas. A teclozana é administrada via oral, e sua ação é restrita à luz intestinal, já que a absorção sistêmica é insuficiente para tratar os casos de amebíase extraintestinal. Não existem dados sobre a farmacodinâmica ou a farmacocinética e os mecanismos de ação desse fármaco, porém, a teclozana é considerada de baixa toxicidade, boa tolerância clínica e não há relatos de efeitos colaterais severos.

Metronidazol

Ativo apenas contra a forma trofozoíta de *E. histolytica*, é o fármaco de primeira linha de tratamento para amebíase extraintestinal. Esse fármaco da classe dos nitroimidazóis é uma pró-droga que requer redução no grupo nitro em organismos anaeróbios, para que sejam gerados metabólitos reativos e citotóxicos capazes de causar danos no DNA do patógeno. Administrado via oral, o metronidazol possui rápida absorção e distribuição tecidual, meia-vida de 6 a 8 horas e a maior parte dele é eliminado na urina. Alguns efeitos adversos relatados pelo seu uso incluem náusea, dor e desconforto abdominais, diarreia, constipação, irritação na pele e gosto metálico.

Diloxanida

Fármaco sintético utilizado no tratamento da amebíase intestinal, em casos de indivíduos assintomáticos ou após o tratamento com o nitroimidazóis (alternativamente ao uso de paromomicina). Esse fármaco age sobre a forma trofozoíta e seu mecanismo de ação é desconhecido. A forma administrada via oral é a pró-droga furoato de diloxanida, que precisa ser hidrolisada no trato gastrointestinal para produzir a forma ativa, a diloxanida. A biodisponibilidade do fármaco ativo é de 90%, no entanto, o furoato de diloxanida é lentamente absorvido no trato gastrointestinal. O tempo de meia-vida é de 3 horas, sendo rapidamente excretada na urina (90%), e o restante nas fezes. Os efeitos adversos incluem flatulência,

náusea, vômito e irritação na pele. Esse fármaco é contraindicado para gestantes e lactantes.

■ Protozoários flagelados

Giardíase

Infecção entérica causada pelo parasita *Giardia lamblia*, colonizador da porção superior do intestino delgado. Cerca de 200 milhões de casos anuais são registrados no mundo; a doença afeta em torno de 2% das crianças e 8% dos adultos em países desenvolvidos; em países em desenvolvimento, a infecção atinge 33% da população. No Brasil, estima-se que a prevalência varia de 4 a 40% no grupo de faixas etárias pediátricas. A giardíase é uma parasitose característica de locais de aglomeração, como creches, orfanatos e escolas, onde o contato abundante associado com baixas práticas de higiene facilita a disseminação dos cistos.

Após a excitação, os trofozoítas aderem-se no epitélio do intestino delgado; diferentemente da *E. histolytica*, os trofozoítas de *G. lamblia* são incapazes de penetrar e invadir o tecido intestinal. Apesar das infecções serem majoritariamente assintomáticas, os casos sintomáticos apresentam diarreia aguda ou persistente, flatulência, fezes aquosas (aspecto gorduroso), desidratação, anemia, dor abdominal, distensão abdominal e anorexia.

O tratamento recomendado para giardíase, no Brasil, segue diretriz semelhante ao da amebíase, os nitroimidazóis são os fármacos de primeira escolha, metronidazol (ver anteriormente), secnidazol e tinidazol. O uso de paromomicina também é indicado no tratamento de giardíase, além do antiprotozoário de amplo espectro nitazoxanida.

Nitazoxanida

Indicada contra infecções gastrointestinais em indivíduos imunocompetentes. O metabólito ativo desse fármaco é a tizoxanida, formado pela hidrólise da nitazoxanida, fármaco sintético da classe das tiazolidas. Esse fármaco parece agir sobre uma enzima essencial na cadeia de transferência de elétrons desse protozoário, promovendo despolarização da membrana mitocondrial. Entretanto, a nitazoxanida parece agir sobre outras vias, podendo ter diversos alvos terapêuticos, por isso, seu amplo espectro de ação contra diversos agentes infectivos.

A absorção e a biodisponibilidade da nitazoxanida podem ser otimizados (em até 50%) com ingestão de alimentos; o tempo de meia-vida desse fármaco é de aproximadamente 7 horas. A excreção da dose oral de nitazoxanida se dá majoritariamente através das fezes (2/3) e o restante pela urina (1/3); o fármaco é clinicamente bem aceito e causa poucos efeitos adversos (a maioria relacionados a indisposições gastrointestinais). Em razão da falta de informações de segurança, a nitazoxanida deve ser utilizada por gestantes e lactantes quando os benefícios da terapia forem maiores que o potencial risco para a criança.

Doença de Chagas

Ou Tripanossomíase Americana, tem como agente etiológico o protozoário flagelado *Trypanosoma cruzi*. Segundo a OMS, 70 milhões de pessoas vivem em áreas de risco de contrair a doença, e aproximadamente 7 milhões de pessoas estão infectadas atualmente. Em decorrência do aumento de indivíduos infectados, a doença tem sido registrada em áreas não endêmicas, como Austrália, Estados Unidos da América, Espanha e Japão.

O parasita *T. cruzi* possui ciclo biológico do tipo heteroxênico, com um hospedeiro vertebrado e outro invertebrado. Na infecção natural pelo *T. cruzi*, as formas de tripomastigotas metacíclicas são eliminadas nas fezes dos vetores triatomíneos durante o repasto sanguíneo, e penetram na pele ou nas mucosas do hospedeiro vertebrado pelo local da picada. No hospedeiro vertebrado (mamíferos, incluindo o homem), os tripomastigotas infectam células de diversos tecidos e diferenciam-se para as formas amastigotas. Após uma série de divisões celulares, ocorre a transformação das formas amastigotas para tripomastigotas, as quais são liberadas e infectam novas células hospedeiras. Além da transmissão vetorial da doença, outros mecanismos de transmissão são: oral, congênita, por transfusão sanguínea, transplante de órgãos e acidentes de laboratório.

A primeira fase da doença, denominada fase aguda, ocorre logo após a infecção e, apesar de apresentar alta parasitemia, é geralmente assintomática ou sintomática com manifestações clínicas inespecíficas, como febre, dor no corpo, perda de apetite, dor de cabeça, vômitos e fadiga. Em poucos casos, a fase aguda da doença progride para quadros clínicos mais severos, como insuficiência cardíaca e meningoencefalite aguda. Já no estágio crônico, a doença pode assumir duas fases distintas: 1) fase crônica indeterminada, caracterizada por um longo período assintomático, que pode variar de 10 a 30 anos; 2) fase crônica sintomática, que ocorre em cerca de 30% de indivíduos chagásicos e pode evoluir para as formas cardíacas (miocardite grave e cardiomegalia) e digestivas (síndrome dos megas – megaesôfago, megacólon, entre outros). Nessa etapa, há uma baixa parasitemia nos indivíduos, e os sintomas estão relacionados principalmente com a resposta imune do hospedeiro.

A terapêutica para doença de Chagas é ainda insatisfatória e se limita a dois fármacos: o benzonidazol (Rochagan) e o nifurtimox (Lampit). No Brasil, apenas o benzonidazol é licenciado para tratamento, sendo recomendado para todos os casos agudos e congênitos da doença de Chagas, em pacientes menores de 18 anos e em casos de pacientes crônicos reativados; e para indivíduos com idade entre 19 e 50 anos, que estejam na fase crônica indeterminada da doença. Para aqueles indivíduos com mais de 50 anos, a quimioterapia antichagásica fica a critério do médico responsável.

Benzonidazol

Derivado de 2-nitroimidazol, caracterizado por possuir na molécula um grupo nitro ligado a um anel aromático, e funciona como uma pró-droga, necessitando ser metabolizado para ter algum efeito contra o parasita. Acredita-se que os grupos nitro do benzonidazol sejam reduzidos por enzimas nitrorredutases presentes no *T. cruzi*, produzindo radicais de oxigênio tóxicos, que se ligam a proteínas, lipídeos, DNA e RNA, causando danos irreparáveis a essas macromoléculas e, consequentemente, a morte do parasito (Figura 56.2).

Os regimes de tratamento são longos, com duração aproximada de 30 a 60 dias com doses diárias de 5 a 8 mg/kg (adultos) e 10 mg/kg (crianças), por via oral. Quando administrado na fase aguda da doença, pode resultar em cura, no entanto, seu efeito é limitado durante a fase crônica.

A absorção digestiva é rápida e praticamente total, apresentando biodisponibilidade máxima em 2 a 4 horas, com tempo de meia-vida de aproximadamente 12 horas. O fármaco encontra-se no organismo sob a forma inalterada, sendo os metabólitos eliminados pela urina e fezes. Entre as reações adversas causadas pelo benzonidazol, temos: febre, intolerância gastrointestinal, prurido e dermatite alérgica, cefaleia, sonolência e polineuropatia.

Nifurtimox

Também é um nitro-heterocíclico que atua como uma pró-droga, metabolizada por nitrorredutases, formando radicais de oxigênio tóxicos que atuarão em proteínas, lipídeos e ácidos nucléicos, ocasionando danos nessas macromoléculas e, consequentemente, eliminação do parasita (Figura 56.2). Diferentemente do benzonidazol, ele atua tanto nas formas tripomastigotas sanguíneas como nas amastigotas do *T. cruzi*, podendo resultar em cura quando utilizado na fase aguda da doença.

Também administrado por via oral, recomenda-se um regime de tratamento de 60 a 90 dias de 8 a 12 mg/kg por dia. O fármaco possui absorção quase completa pelo trato gastrointestinal e a biodisponibilidade máxima é alcançada de 1 a 3 horas. O tempo de meia-vida é de 2 a 5 horas e o fármaco é excretado pela urina de forma intacta. Os efeitos adversos são os mesmos observados para tratamento com benzonidazol.

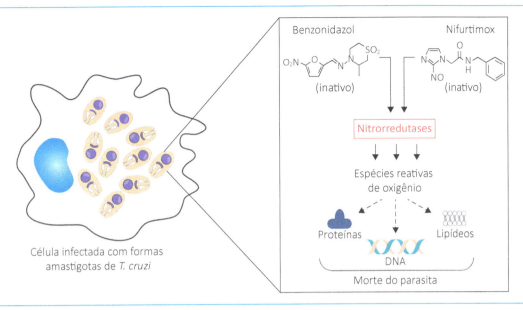

Figura 56.2 – Mecanismo de ação dos fármacos para tratamento da doença de Chagas.
Somente dois fármacos possuem efetividade contra o *T. cruzi*: benzonidazol e nifurtimox. Ambos fármacos pertencem à classe dos nitro-heterocíclicos, caracterizados por possuírem um grupo nitro ligado a um anel aromático em sua molécula. Essas duas moléculas são consideradas pró-drogas, necessitando passar por um processo de metabolização para serem ativados e exercerem sua função terapêutica, que ocorre através da redução dos grupos nitro por enzimas nitrorredutases do parasita, o que resulta em formação de espécies reativas de oxigênio. As espécies reativas se ligam em proteínas, lipídeos e ácidos nucléicos, causando danos irreparáveis no parasita, causando sua morte.
Fonte: Desenvolvida pela autoria do capítulo.

Novas terapêuticas para doença de Chagas

Como os medicamentos utilizados na terapêutica de doença de Chagas apresentam muitas desvantagens, vários pesquisadores e laboratórios estão concentrando esforços para a descoberta de novas alternativas de quimioterapia. Exemplos disso são os derivados azólicos, incluindo posaconazol e ravuconazol, já bastante utilizados para tratamento de micoses. O mecanismo de ação desses fármacos tem como base a inibição da síntese de ergosterol, um constituinte da membrana celular de micro-organismos, incluindo o *T. cruzi*, que é essencial para a sobrevivência e a proliferação do parasito em todos os estágios do ciclo biológico. Compostos dessa classe apresentaram alta atividade contra a infecção por *T. cruzi* em experimentos laboratoriais. No entanto, quando testados em pacientes chagásicos, os resultados não foram animadores: os dois fármacos, posaconazol e ravuconazol, falharam na fase 2 dos testes em humanos. Ensaios estão sendo conduzidos na tentativa de combinar os fármacos já usados na terapêutica, benzonidazol e nifurtimox, com posaconazol e ravuconazol.

Leishmanioses

Dentre as doenças infecciosas da atualidade, as leishmanioses estão entre as mais devastadoras. Mais de 1,5 bilhão de pessoas estão em risco de desenvolver a doença, presente em 97 países. As leishmanioses registram anualmente de 0,2 a 1,2 milhão de novos casos, e estima-se em torno de 20 a 40 mil mortes anuais. O Brasil figura entre os países com as mais altas taxas de incidência da doença, sendo 90% dos casos globais de LV e 70 a 75% de LC. As leishmanioses são compreendidas como um espectro de manifestações clínicas causadas por protozoários pertencentes ao gênero *Leishmania*, que são transmitidos ao homem (e outros mamíferos) pela picada de vetores flebotomíneos fêmea. No interior dos flebótomos, as formas amastigotas provenientes do hospedeiro vertebrado se transformam em formas flageladas promastigotas, que se proliferam e dão origem às formas infectivas promastigotas metacíclicas. Estas, por sua vez, são regurgitadas pelo inseto vetor durante repasto sanguíneo, as quais são fagocitadas por células do sistema fagocítico mononuclear. No interior de fagolisossomos nessas células, as promastigotas se transformam em formas amastigotas, que comumente se multiplicam no interior de macrófagos (Figura 56.3).

Espécies de *Leishmania* que permanecem na pele são consideradas dermotrópicas e causam a LC, que pode ser subclassificada em localizada, difusa, disseminada ou mucocutânea (LMC). Diferente da forma localizada, todas as outras manifestações cutâneas são formas graves, desfigurantes e de difícil tratamento. No Brasil, as espécies *Leishmania* (*Leishmania*) *amazonensis*, *L.* (*Viannia*) *braziliensis* e *L.* (*Viannia*) *guyanensis* estão associadas à manifestação cutânea da doença, sendo que as duas últimas podem causar LMC.

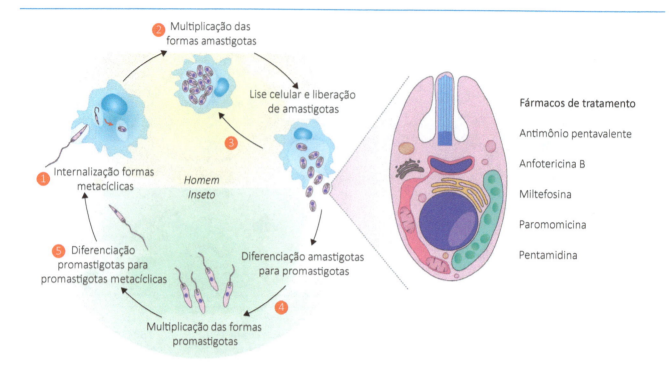

Figura 56.3 – Ciclo de vida da *Leishmania*.
Os parasitas do gênero *Leishmania* possuem um ciclo de vida heteroxênico, alternando entre um hospedeiro invertebrado (flebotomíneos), e um hospedeiro vertebrado, como o homem, hospedeiro acidental. Durante o repasto sanguíneo pelas fêmeas dos insetos vetores, formas promastigotas metacíclicas são regurgitadas e rapidamente fagocitadas por macrófagos (1). Dentro dos macrófagos, elas se transformam em formas amastigotas. Os amastigotas passam por sucessivas divisões binárias dentro dos macrófagos (2), que se rompem liberando parasitas que podem ser fagocitados por outros macrófagos (3). Quando uma fêmea do flebótomo picar o mamífero infectado, pode ingerir junto com o sangue macrófagos contendo amastigotas. Os amastigotas ingeridos vão se diferenciar em formas promastigotas no intestino do inseto (4), em formas promastigotas metacíclicas, que poderão infectar novos hospedeiros vertebrados (5). Os principais fármacos utilizados na quimioterapia das leishmanioses são descritos no quadro à direita. Todos os fármacos listados irão atuar nas formas amastigotas do parasita, agindo sobre diferentes alvos.
Fonte: Desenvolvida pela autoria do capítulo.

As espécies viscerotrópicas são agentes etiológicos da LV, considerada a mais grave e letal se não tratada, em que ocorre migração dos parasitas para órgãos como o fígado, o baço e a medula óssea. A LV tem como principal agente etiológico no Novo Mundo a *L. (L.) infantum chagasi*.

Farmacoterapia das leishmanioses

Uma vez que não há vacina eficaz e segura contra as leishmanioses para uso em humanos, a principal forma de controle de todas as formas da doença é por meio da quimioterapia. De acordo com DNDi (Drugs for Neglected Diseases Initiative – Iniciativa Medicamentos para Doenças Negligenciadas), o tratamento ideal para as leishmanioses deveria ser: eficaz contra todas as espécies do parasito; apresentar pelo menos 95% de eficácia; passível de administração combinada com outros fármacos; seguro para mulheres grávidas/lactantes e pacientes imunossuprimidos; passível de administração oral ou tópica; e compatível com esquemas curtos de tratamento. A seguir, são elencados os fármacos utilizados na prática clínica contra as leishmanioses e suas características farmacológicas.

Antimônio pentavalente (Sb^V)

Há mais de 70 anos, os derivados de Sb^V, como antimoniato de meglumina e estibogluconato de sódio, são utilizados como medicamentos de primeira escolha para o tratamento de todas as formas de leishmanioses. Atualmente, o regime terapêutico de derivados do Sb^V consiste de injeções diárias por via intramuscular ou intravenosa durante 28 a 30 dias na dose de 20 mg de Sb/kg/dia.

O Sb^V é considerado uma pró-droga e precisa ser reduzido à sua forma ativa trivalente (Sb^{III}) para exercer atividade leishmanicida. Essa redução ocorre principalmente no fagolisossomo mediada por tióis em pH ácido. Acredita-se que o Sb^{III} em sua forma neutra $Sb(OH)_3$ seja substrato da aquagliceroporina 1 (AQP1), principal via de entrada de Sb^{III} em *Leishmania* (Figura 56.4).

Capítulo 56 – Fármacos usados nos tratamentos das protozooses e das ectoparasitoses

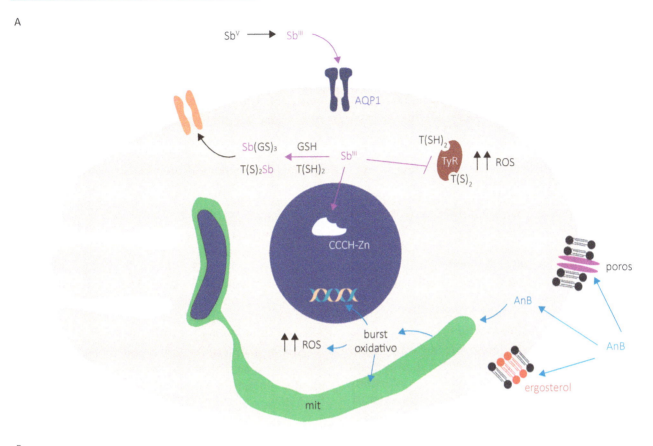

Figura 56.4 – Mecanismos de ação do Sb^V e da anfotericina no tratamento das leishmanioses. **(A)** Principais processos celulares afetados pela ação do Sb^V (rota em roxo) e da anfotericina B (rota em azul). O Sb^V ao atingir o fagolisossomo sofre redução para sua forma ativa Sb^{III}, que é mediada principalmente por tióis presentes neste ambiente. Em seguida, o Sb^{III} atinge o interior da forma amastigota de *Leishmania* pela ação da proteína de membrana aquagliceroporina (AQP1). No interior do parasita Sb^{III} vai afetar a atividade da enzima tripanotiona redutase (TyR), causando um desbalanço no ambiente redox e, consequentemente, um aumento nos níveis de espécies reativas de oxigênio (ROS); pode se ligar aos tióis T(S)$_2$ e glutationa (GSH), promovendo o efluxo desses antioxidantes e favorecendo o estresse oxidativo intracelular tóxico ao parasita; e, por último, Sb^{III} afeta a atividade de proteínas dedo de zinco (CCCH-Zn) no núcleo do parasita, afetando metabolismo de mRNA. A AnB age através de sua ligação ao ergosterol de membrana da *Leishmania*, o que pode causar formação de poros, que desencadeiam desbalanço nos níveis de íons de potássio, fosfatos inorgânicos, resultando em inibição do crescimento do parasita. Além disso, a AnB pode também gerar *per si* radicais livres, mediante sua auto-oxidação, causando um *burst* oxidativo no interior do parasita, causando danos ao DNA, à mitocôndria, às proteínas, à membrana, ocasionando a morte da *Leishmania*. **(B)** Estruturas químicas dos principais fármacos utilizados para o tratamento das leishmanioses.
Fontes: Desenvolvida pela autoria do capítulo.

Uma vez no interior do parasito, o Sb[III] interfere diretamente com o metabolismo de tióis pela inibição da enzima tripanotiona redutase – responsável pela reciclagem de tripanotiona oxidada T(SH)$_2$ em tripanotiona reduzida T(S)$_2$ – principal agente antioxidante no microambiente intracelular –, contribuindo para a morte do parasito em decorrência do acúmulo de espécies reativas de oxigênio (ROS – reactive oxigen species). Além disso, o Sb[III] pode se ligar aos tióis T(S)$_2$ e glutationa (GSH), induzindo o efluxo desses antioxidantes e favorecendo o estresse oxidativo intracelular tóxico ao parasito (Figura 56.4). O Sb[III] é também capaz de substituir o zinco em proteínas dedos de zinco com motivos CCCH (Figura 56.4), potencialmente relacionadas ao metabolismo de mRNA.

A terapia com antimoniais é frequentemente acompanhada por dor durante a administração do fármaco e efeitos colaterais sistêmicos, requerendo supervisão médica direta durante a terapia. A aplicação intralesional de antimoniato de meglumina pode reduzir os efeitos tóxicos, com manutenção da eficácia.

Mais de 80% do antimoniato de meglumina é eliminado de forma inalterada pela urina dentro de 24 horas. Já o estibogluconato de sódio é rapidamente eliminado pela urina, sendo 70% excretado dentro de 6 horas. A farmacocinética para derivados de SbV após administração intramuscular obedece o modelo de dois compartimentos com uma fase inicial de absorção e tempo de meia-vida de 0,85 horas, seguida de uma fase rápida de eliminação e meia-vida de aproximadamente 2 horas, e na segunda fase uma eliminação lenta, chegando a um tempo médio de meia-vida de 76 horas. Os longos esquemas terapêuticos desencadeiam acúmulo do antimônio nos tecidos, que pode resultar em mialgia, pancreatite, pancitopenia, cardiotoxicidade, hepatotoxicidade e nefrotoxicidade.

Em virtude da toxicidade e da emergência de isolados clínicos resistentes ao antimônio em áreas endêmicas, a Organização Mundial da Saúde recomenda que derivados do Sb^V não sejam considerados fármacos de primeira escolha para o tratamento da LV, recomendando a utilização da anfotericina B (AnB) lipossomal para tal.

Anfotericina B (AnB)

Antimicrobiano poliênico amplamente utilizado como antifúngico, sendo um agente leishmanicida altamente eficaz contra todas as espécies de *Leishmania* spp., comumente empregado no tratamento da LV e em alguns casos de LMC. Seu mecanismo de ação está relacionado à sua ligação irreversível com moléculas de ergosterol da membrana, com as quais organiza-se de forma intercalada, resultando na formação de um poro na membrana plasmática do parasito. Tal estrutura altera a permeabilidade seletiva e permite o extravasamento de íons potássio, fosfatos inorgânicos, ácidos carboxílicos e aminoácidos, resultando na inibição do crescimento de *Leishmania* spp. A AnB pode também gerar *per si* radicais livres, mediante sua auto-oxidação.

A baixa solubilidade da AnB pode induzir nefrotoxicidade, em virtude do metabolismo exclusivamente renal. Formulações lipídicas de AnB estão comercialmente disponíveis: Ambisome® (lipossomas unilamelares); Abelcet® (complexos lipídicos) e Amphocil™ (dispersão coloidal de colesterilsulfato de sódio). As formulações lipídicas de AnB foram desenvolvidas no intuito de aumentar a solubilidade no plasma e a biodisponibilidade, além de reduzir os efeitos tóxicos do seu desoxicolato. Entre elas, o Ambisome® apresenta maior meia-vida plasmática, menor toxicidade e maior eficácia em modelos de LV e LC. O alto custo continua sendo o principal fator limitante para adesão à quimioterapia com AnB.

A administração da AnB é por infusão venosa e a meia-vida plasmática é de 24 horas, seguida de uma eliminação lenta, com meia-vida de aproximadamente 15 dias.

Miltefosina (Mil)

Análogo da fosfatidilcolina (hexadecilfosfocolina), desenvolvido na década de 1980 como fármaco anticâncer, se mostrou eficaz contra LV na Índia, no Nepal e em Bangladesh. Por ser bastante efetivo na Índia para o tratamento da LV, seu uso clínico foi aprovado em 2002. Ainda não há dados amostrais suficientes que comprovem a eficácia da miltefosina para o tratamento das leishmanioses nas Américas, embora estudos apontem para um desempenho diferente do observado na Ásia. A eficácia no tratamento da LC é inconclusiva, com grande variação dependendo da espécie de *Leishmania* e da distribuição geográfica. A miltefosina é o único fármaco de administração oral para o tratamento das leishmanioses. As principais desvantagens na utilização da miltefosina são: potencial teratogênico; baixa eficácia em pacientes coinfectados com *Leishmania* e HIV; longos esquemas terapêuticos que podem resultar na seleção de cepas resistentes ao fármaco; e altas taxas de falha terapêutica. Estes fatores estimulam a utilização da miltefosina em terapia combinada com outros agentes antileishmania. Seus efeitos colaterais são bem tolerados e se restringem principalmente a alterações gastrointestinais, incluindo náusea e vômito. Já sua atividade antitumoral e antileishmania é resultante do efeito pró-apoptótico, em decorrência da alteração de vias de sinalização celular dependente de lipídeos, provocando fragmentação de DNA do parasito. Na presença da miltefosina, há alteração da composição lipídica da membrana plasmática e do metabolismo de lipídeos, com aumento de fosfoetanolamina e diminuição de fosfatidilserina. Na mitocôndria, a miltefosina inibe a enzima citocromo-c oxidase, ocasionando morte celular programada do parasito pela disfunção mitocondrial.

Após administração oral, a miltefosina é lentamente absorvida pelo trato gastrointestinal com biodisponibilidade absoluta de 82% em ratos e 94% em cães. Esses parâmetros não foram acessados em humanos; no entanto, a taxa de absorção corresponde ao modelo de dois compartimentos. A miltefosina tem ampla distribuição, com altos níveis renais, hepáticos, assim como na mucosa intestinal e no baço. A taxa de ligação às proteínas séricas é de 96 a 98%, sendo 97% ligados à albumina sérica e 3% à LDL. Seu metabolismo é realizado principalmente pela fosfolipase D. Após sua degradação, a miltefosina é eliminada de forma extremamente lenta. A meia-vida de eliminação inicial é de 7,05 dias, enquanto a meia-vida de eliminação terminal pode atingir 31,2 dias.

Paromomicina

Antimicrobiano aminoglicosídeo produzido por *Streptomyces rimosus*. Seu mecanismo de ação em bactérias envolve a inibição da síntese proteica pela ligação ao RNA ribossomal 16S. A paromomicina se liga ao sítio A e causa defeitos na produção da cadeia polipeptídica, ocasionando morte. O modo de ação da paromomicina em *Leishmania* spp. não é completamente esclarecido. Sua atividade antileishmania foi inicialmente descrita na década de 1960, em que se mostrou ativa contra LC e LV, embora testes clínicos no Leste Africano não tenham confirmado a mesma eficácia para o tratamento, como observado na Índia. A paromomicina apresenta altas taxas de heterogeneidade e baixa eficácia, se comparada ao tratamento com antimoniais. Formulações tópicas e intralesionais (lipossomais ou nanopartículas lipídicas) de paromomicina foram propostas como alternativa para o tratamento das LC.

Pentamidina

Foi sintetizada no final da década de 1930, cujo efeito antileishmania conduziu a sua aplicação como alternativa para o tratamento da LV na Índia. No entanto, seus efeitos tóxicos resultaram na descontinuação do seu uso até o surgimento de resistência ao antimônio. A pentamidina age diretamente na síntese de DNA do parasito e tem eficácia similar ao do antimônio, além de produzir sérios efeitos colaterais, como: hipoglicemia, diabetes, taquicardia, hipoten-

são, hipertensão, disfunção renal, hipocalemia, anemia, leucopenia, trombocitopenia, reação alérgica e dor no local da administração. A administração é tipicamente parenteral, com 69% de ligação às proteínas séricas. Sua metabolização ocorre no fígado, com meia-vida variando de 9 a 13,2 horas.

Tricomoníase

Causada pelo parasita *Trichomonas vaginalis*, é considerada a doença sexualmente transmissível não viral mais comum no mundo. A OMS estima que cerca de 300 milhões de pessoas estejam infectadas no mundo, com prevalência de 8,1% entre mulheres e de 1% entre os homens.

T. vaginalis infecta principalmente o epitélio do trato urogenital, residindo na uretra e na próstata masculina e na uretra e no trato genital inferior feminino. O homem é o único hospedeiro do parasita, e a transmissão ocorre principalmente através de relações sexuais, em que as formas trofozoítas são transmitidas de um hospedeiro para outro.

A maioria das pessoas infectadas são assintomáticas; no entanto, essa parasitose é importante fonte de morbidade reprodutiva, facilitadora da transmissão e da aquisição do HIV, sendo, portanto, um relevante problema de saúde pública. Nos casos sintomáticos, os pacientes do sexo masculino podem desenvolver uretrite, epididimite ou prostatite; já as pacientes do sexo feminino, podem apresentar vulvovaginite, caracterizada pela presença de corrimento vaginal amarelado ou amarelo-esverdeado (podendo ter odor fétido), coceira, irritação vulvar e dificuldade para urinar.

Desde a década de 1970, os nitroimidazóis, metronidazol (ver anteriormente) e tinidazol, são os fármacos de escolha para o tratamento da tricomoníase. A maioria das cepas de *T. vaginalis* são suscetíveis a esses dois fármacos, com taxa de cura de 90%, com o uso recomendado para dose única de 2 g por via oral. Apesar do maior custo, o tratamento com tinidazol atinge concentrações mais elevadas no soro e no trato geniturinário, possuindo maior tempo de meia-vida quando comparado com o metronidazol, além de apresentar menos efeitos gastrointestinais adversos. Em casos de hipersensibilidade aos nitroimidazóis, é possível o uso alternativo de dissulfiram ou nitiamida.

Tinidazol

Trata-se de um 5-nitromidazol, introduzido na década de 1970, que atua como uma pró-droga. O grupo nitro do tinidazol é reduzido em *T. vaginalis* por um sistema de transporte de elétrons mediado por ferredoxina. Imagina-se que o radical nitro livre liberado

Seção 8 – Quimioterapia Antimicrobiana e das Doenças Parasitárias

seja o responsável pela atividade tricomonicida, pelo efeito dos radicais livres gerados no DNA do parasita. As doses terapêuticas de tinidazol necessárias são mais baixas que as usadas para o metronidazol, resultando em efeitos colaterais menores.

A absorção do tinidazol é extremamente rápida em condições de jejum, e atrasada por aproximadamente 2 horas quando ingerido com alimentos. O metabolismo do fármaco acontece no fígado via citocromo P450 3A4 (CYP3A4), por oxidação, hidroxilação e conjugação. Tinidazol possui vida média entre 12 e 14 horas, e é excretado na urina, principalmente em sua forma nativa (em torno de 20 a 25%) e/ou nas fezes (aproximadamente 12%).

■ Apicomplexas

Toxoplasmose

Causada pelo protozoário *Toxoplasma gondii*, pertencente ao filo Apicomplexa. Infecções causadas por esse parasita são encontradas em todos os países, com taxas de soropositividade variando entre 10 e 90%, dependendo da região. O ciclo de vida de *T. gondii* é dividido em duas fases: sexuada e assexuada. A fase sexuada acontece no hospedeiro definitivo, que pode ser o gato ou qualquer felino, enquanto a fase assexuada se desenvolve no hospedeiro intermediário, aves e mamíferos, incluindo o homem. No final da fase sexuada, o gato elimina em suas fezes formas infectivas, oocistos, que podem acidentalmente ser ingeridas pelo homem através do consumo de água ou alimentos contaminados, ou diretamente do solo. No homem, os oocistos se rompem e liberam esporozoítas, que penetram nas células do epitélio intestinal, onde se multiplicam por endodiogenia. Os taquizoítas resultantes migram para órgãos distantes através da invasão dos vasos sanguíneos e linfáticos, onde podem desenvolver cistos contendo formas de replicação lenta, chamadas bradizoítas. Os principais órgãos afetados no homem são cérebro, olhos e tecido muscular.

O homem também pode se infectar através do consumo de carne crua ou malpassada de animais infectados. Nesse caso, o homem acaba ingerindo cistos, contendo bradizoítas, alojados em determinados órgãos desses animais. Os bradizoítas ingeridos irão infectar células epiteliais do intestino do homem, se multiplicar no interior delas, e liberar taquizoítas que migram para os outros órgãos, onde se desenvolvem em cistos contendo bradizoítas. Outra maneira importante de infecção ocorre pela passagem transplacentária de taquizoítas durante a infecção aguda em gestantes. Nesse caso, taquizoítas atravessam a membrana transplacentária e acabam infectando o feto.

A maioria dos casos de infecção é assintomática, mas nos casos sintomáticos podemos ter quadros de febre alta e retinocoroidite, em indivíduos imunocompetentes, até quadros de encefalite, caracterizado por febre, alterações dos níveis de consciência, letargia e convulsões, em indivíduos imunossuprimidos. As manifestações mais graves da doença ocorrem nas infecções congênitas, que podem provocar aborto do feto ou gerar partos precoces.

O tratamento da toxoplasmose tem caráter supressivo, agindo sobre as formas taquizoítas do parasito, com pouco ou nenhum efeito nas formas presentes nos cistos. Os fármacos de escolha têm como base a combinação de pirimetamina e sulfadiazina (Pir-sul). Alternativas, como uso de pirimetamina em combinação com clindamicina, atovaquona, claritromicina ou azitromicina, também são possíveis, porém nenhuma se mostrou mais eficiente do que Pir-sul. Em infecções durante a gravidez, em caso de não infecção do feto, recomenda-se o uso de espiramicina, caso contrário, o uso de sulfadiazina é recomendado.

Sulfadiazina

Derivado da classe de antibióticos sulfonamidas, esse fármaco age inibindo a enzima diidropteroato sintetase que participa da síntese de ácido fólico no *T. gondii*, e ele é utilizado principalmente para tratamento de pacientes imunossuprimidos ou recém-nascidos com toxoplasmose congênita. A maioria das sulfonamidas possuem fácil absorção, porém, informações sobre sua metabolização não estão disponíveis. Sua eliminação ocorre predominantemente pela urina. Reações adversas como cristalúria, anemia hemolítica, agranulocitose e reações de hipersensibilidade podem ocorrer.

Espiramicina

Antibiótico de amplo espectro, utilizado principalmente no tratamento de toxoplasmose em gestantes. Acredita-se que ele atue inibindo a síntese proteica através da dissociação do tRNA carregado do complexo ribossomal. A administração é oral, com baixa taxa de absorção (30 a 40%), e o mecanismo de metabolização ainda é pouco conhecido. Possui uma vida média de 4 a 5 horas, e sua principal rota de eliminação é pelas fezes. Seu uso pode desencadear algumas reações adversas, como náuseas, vômitos, dor abdominal, toxicidade cardíaca e febre.

Clindamicina

Fármaco da classe dos antibióticos lincosamida, utilizado principalmente no tratamento de encefalite causada pelo *T. gondii*, ou para gestantes. Atua inibindo a síntese proteica pela ligação em subunidades ribossômicas. Sua administração é via oral e sua

886

absorção rápida, com metabolização hepática. A eliminação da clindamicina acontece basicamente pela urina ou pelas fezes. Reação adversas ao tratamento incluem náuseas, reações alérgicas, diarreia, hepatotoxicidade, colite pseudomebranosa e eosinofilia.

Criptosporidíase

Doença causada por protozoários coccídeos da família *Cryptosporidiidae*, sendo que duas espécies, *Cryptosporidium hominis* e *Cryptosporidium pestis*, são consideradas de grande importância clínica. Infecções por *Cryptosporidium* spp. ocorrem em todos os continentes, com prevalência de 1 a 4,5% em países desenvolvidos, chegando a 30% em países em desenvolvimento. No Brasil, apesar da criptosporidíase não ser de notificação compulsória, sabe-se que a espécie *C. parvum* destaca-se como importante agente etiológico da doença.

A transmissão da criptosporidíase ocorre via rota fecal-oral, na qual os hospedeiros vertebrados ingerem o parasito na forma de oocisto esporulado, que se rompe no intestino, liberando formas infectivas, chamadas esporozoítas. Os esporozoítas infectam as células epiteliais e passam pela multiplicação assexuada, seguida da multiplicação sexuada; após a fertilização entre os gametas gerados na reprodução sexuada, os oocistos são formados e podem ser excretados do hospedeiro, dando continuidade à propagação da doença.

A criptosporidíase pode apresentar casos de infecções assintomáticas até manifestações clínicas mais severas. Diarreia aquosa esporádica é o sintoma mais comum, seguido de desidratação, perda de peso, dor abdominal, febre e náusea. Esse quadro é autolimitado em indivíduos imunocompetentes, entretanto, o uso de antibióticos macrolídeos, como azitromicina e roxitromicina, pode ser benéfico em alguns casos. Assim como a giardíase, o tratamento com nitazoxanida (ver anteriormente) também é indicado na terapia anticriptosporídica. Já no caso de pacientes imunodeprimidos, a doença pode causar enterite grave, diarreia crônica e desnutrição; o risco de disseminação da infecção para outras regiões (como pulmões e trato biliar) também deve ser considerado nesses pacientes. No caso de pacientes imunodeprimidos, a terapia com imunoglobulina hiperimune é indicada.

Ectoparasitoses

Ectoparasitos englobam uma variedade de espécies de artrópodes (insetos e aracnídeos). No que diz respeito às ectoparasitoses humanas, doenças como escabiose ("sarna"), pediculose (piolho) e tungíase ("bicho de pé"), são endêmicas em inúmeras comunidades carentes no Brasil. Além disso, diversos ectoparasitos podem agir como vetores ou hospedeiros intermediários de outras enfermidades de importância epidemiológica, tais como: vírus, bactérias, fungos e protozoários.

Atualmente no Brasil, estima-se que mais da metade da população de comunidades carentes de grandes cidades e/ou zonas rurais é afetada por pelo menos uma ectoparasitose, mais comumente envolvendo as seguintes espécies: *Pediculus capitis* (piolho do couro cabeludo), *Pediculus humanus* (piolho do corpo), causadores da pediculose; *Pthirus pubis* (piolho da região pubiana – "chato"), causador da fitiríase; *Sarcoptes scabiei* (ácaro – "sarna"), agente causador da escabiose; e *Tunga penetrans* (espécie peculiar de pulga – "bicho de pé"), causadora da tungíase.

Embora métodos de controle natural ou indireto (p.ex., melhoria das condições sanitárias e de higiene em comunidades desfavorecidas, bem como cuidados veterinários com os animais domésticos acometidos nessas regiões) sejam fundamentais para a redução da prevalência/incidência das ectoparasitoses, a terapêutica por meio da administração de fármacos continua sendo preconizada no combate direto às sarnas, aos piolhos e às pulgas. Os prejuízos nos indivíduos acometidos variam de simples irritação cutânea determinada pela picada dos insetos/ácaros, até reações inflamatórias em resposta a eventuais toxinas liberadas pelos parasitos, que podem culminar em dermatopatias. A seguir, serão descritas as características farmacológicas das principais classes de quimioterápicos ectoparasiticidas de uso comum em medicina: benzoato de benzila, piretroides (permetrina), organofosforados (malation) e lactonas macrocíclicas (ivermectina) (Quadro 56.1).

Quadro 56.1 – Fármacos utilizados no tratamento de ectoparasitoses.

Parasitose	Agente etiológico	Fármaco tratamento
Pediculose (piolho cabeça)	*Pediculus capitis*	Deltametrina, permetrina e benzoato de benzila
Pediculose (piolho do corpo)	*Pediculus humanus*	Melation
Fitiríase (chato)	*Pthirus pubis*	Benzoato de benzila, permetrina ou deltametrina
Escabiose (sarna)	*Sarcoptes scabiei*	Benzoato de benzila e ivermectina
Tungíase (bicho de pé)	*Tunga penetrans*	Não há fármaco com eficácia comprovada

Fonte: Desenvolvido pela autoria do capítulo.

Benzoato de benzila

Usado principalmente como acaricida, mas também com ação eficaz contra os piolhos, esse fármaco é uma das preparações químicas mais antigas utilizadas para tratar a escabiose causada pelo ácaro *Sarcoptes scabiei*. Entretanto, por ser de uso tópico, exigindo várias aplicações, e por possuir propriedades irritantes à pele (ardor) e forte odor, passou a não ser mais considerado como tratamento de escolha para escabiose. Pelas mesmas causas citadas, também não é recomendado para uso em crianças com escabiose e/ou pediculose do couro cabeludo. Acredita-se que atue no sistema nervoso do parasita, causando sua morte. Sua absorção é mínima ou inexistente quando feita aplicação tópica. Esse fármaco é rapidamente hidrolizado a ácido benzoico e álcool benzílico, e, posteriormente, oxidado a ácido benzoico, que, por sua vez, é conjugado com o aminoácido glicina para formar ácido hipúrico, sendo excretado na urina.

Piretroides sintéticos

Produtos inseticidas/acaricidas análogos ao piretro da flor do crisântemo e utilizados de forma tópica, sendo pouco absorvidos pela pele. Apesar do maior custo, se comparado ao benzoato de benzila, os piretroides têm a vantagem de ser menos irritantes, de odor menos desagradável, podendo ser aplicados em crianças pequenas com pediculose do couro cabeludo e/ou na região pubiana de adultos infestados pelo piolho *Pthirus pubis* ("chato"). Os piretroides sintéticos possuem efeito sinérgico (sendo mais eficaz) quando associados a outros inseticidas (p.ex., organofosforados). Ainda, eles agem como moduladores de canais de sódio (Na^+) na membrana das células nervosas dos ectoparasitos, promovendo uma condição alterada de influxo de sódio e, consequentemente, atrasando a repolarização da membrana, o que culmina em paralisia e eventual morte do parasito. A absorção percutânea é mínima, e ele possui metabolização rápida por hidrólise de ésteres para inativação dos metabólitos que são excretados primariamente na urina.

Organofosforados

Inseticidas inibidores da enzima acetilcolinesterase, que degrada acetilcolina livre na fenda sináptica (ação parassimpatomimética). Apresentam toxicidade variável e, caso penetrem pelas vias cutâneas, respiratória ou digestiva, podem causar intoxicação aguda que deve ser tratada com antídoto anticolinérgico (sulfato de atropina). Em virtude disso, não são considerados fármacos de escolha para o tratamento de ectoparasitoses humanas, sendo bastante empregados em medicina veterinária, bem como para a desinfestação do ambiente (superfícies, cantos e frestas). Todavia, o malation é um composto organofosforado de baixa toxicidade em humanos e aprovado para uso terapêutico, principalmente contra o *Pediculus capitis* (piolho do couro cabeludo). Uma pequena fração do malation é absorvido (em torno de 8%), pela pele íntegra, podendo ser aumentada se a aplicação ocorrer sobre a pele com ferimentos. Os principais metabólitos derivados do malation são os ácidos dicarboxílicos e monocarboxílicos. O malaoxon é o terceiro metabólito derivado do malation (em menores níveis que o DCA e o MCA); no entanto, ele é o composto ativo inibidor da colinesterase. Ambos, malation e malaoxon, são detoxificados por carboxiesterases que geram compostos hidrossolúveis prontamente excretados na urina. O malation pode ser irritante à pele e aos olhos.

Lactonas macrocíclicas

Compostos antiparasitários de amplo espectro, com ação contra endoparasitas e ectoparasitas. Diferentemente dos quimioterápicos tópicos mencionados anteriormente, a ivermectina (principal lactona macrocíclia utilizada tanto em humanos quanto em animais domésticos) se apresenta na forma de administração oral, e vem demonstrando ser igualmente eficaz ao benzoato de benzila e aos piretroides contra a escabiose e a pediculose. Além disso, a praticidade da posologia (dose única oral) é ideal para a adesão ao tratamento em massa nas comunidades carentes, o que não acontece no caso de substâncias tópicas que requerem aplicações repetitivas. Contudo, faz-se necessária a repetição da dose de ivermectina (intervalo de 7 a 10 dias) em decorrência de sua ação ser somente contra formas adultas dos parasitos, não atingindo os estágios jovens do ciclo de vida (ovo, larva e ninfa). A ivermectina demonstrou ser particularmente útil no tratamento de poliparasitismo ou quando as medidas de saúde pública visam, concomitantemente, reduzir tanto helmintos intestinais quanto ectoparasitas.

O mecanismo de ação da ivermectina se dá pela ligação seletiva e de alta afinidade aos canais de cloro (Cl^-) controlados por glutamato nos músculos e nos nervos de invertebrados. Essa ligação causa aumento na permeabilidade da membrana plasmática para íons Cl^- e resulta em hiperpolarização das células, provocando paralisia e eventual morte do parasito. Também há indícios de que a ivermectina pode agir como agonista do neurotransmissor GABA (ácido gamma-aminobutírico), conduzindo, portanto, uma depressão no sistema nervoso central. A absorção é moderada por via oral/GI, apresentando melhor absorção quando administrada concomitante à alimentação rica em lipídios. A ivermectina e seus metabólitos apresentam metabolismo primariamente hepático, com excreção quase exclusivamente nas fezes após 12 dias, e menos de 1% da dose eliminada na urina. Possui vida média de 16 horas. Efeitos adversos incluem dores musculares ou nas articulações, tontura, febre, náusea, erupções cutâneas e ritmo cardíaco acelerado.

Atividade proposta	**Caso clínico** Paciente do sexo masculino, 45 anos de idade, natural de Água Preta (PE), compareceu ao serviço de Infectologia, no setor da DIP (Doenças Infecto-Parasitárias) e Cirurgia e Traumatologia Buco-Maxilo-Facial do Hospital Universitário, com queixa de "ferida no nariz que não cicatrizava". Na avaliação da história atual da doença, verificou-se que o paciente apresentava uma lesão nasal ulcerada com comprometimento da mucosa do assoalho do nariz, causando obstrução nasal com a presença de infecção secundária caracterizada por uma miíase. O paciente relatou tempo de evolução de 8 meses da lesão nasal com sintomatologia dolorosa. Foi relatado ainda que ele passou por atendimento no posto de saúde de sua cidade, onde foram administradas penicilinas e tetraciclinas, sem resolução do problema. Ao exame físico, o paciente apresentava-se com estado geral regular, afebril, hidratado e acianótico. Durante o exame loco-regional da face, observou-se lesão ulcerada, com bordas elevadas e eritematosas, na região da asa do nariz, além do comprometimento da cartilagem alar, sem alterações no septo.
Principais pontos e objetivos de aprendizagem	1) Há suspeita de parasitose? Em caso positivo, qual o provável agente etiológico? 2) Qual o método mais apropriado para o diagnóstico de certeza dessa parasitose? 3) Uma vez confirmado o diagnóstico, qual seria o tratamento mais adequado?
Respostas esperadas	1) Sim, há suspeita de parasitose, a leishmaniose mucocutânea, cujo possível agente etiológico é *Leishmania (Viannia) braziliensis*. 2) Reação de Montenegro, que consiste em uma reação de hipersensibilidade induzida em uma determinada região da pele pela injeção intradérmica de uma solução contendo antígenos do parasito, que podem ser obtidos por variados métodos. 3) O tratamento mais adequado seria a administração de compostos como antimoniato de meglumina.

◾ REFERÊNCIAS

1. Shirley DT, Farr L, Watanabe K, Moonah S. A Review of the Global Burden, New Diagnostics, and Current Therapeutics for Amebiasis. Open Forum Infect Dis. 2018;5(7):ofy161.
2. Certad G, Viscogliosi E, Chabé M, Cacciò SM. Pathogenic Mechanisms of Cryptosporidium and Giardia. Trends Parasitol. 2017;33(7):561-76.
3. Escobedo AA, Cimerman S. Giardiasis: a pharmacotherapy review. Expert Opin Pharmacother. 2007;8(12):1885-902.
4. Bermudez J, Davies C, Simonazzi A, Real JP, Palma S. Current drug therapy and pharmaceutical challenges for Chagas disease. Acta Trop. 2016;156:1-16.
5. Molina I, Salvador F, Sánchez-Montalvá A. The use of posaconazole against Chagas disease. Curr Opin Infect Dis. 2015;28(5):397-407.
6. Alcântara LM, Ferreira TCS, Gadelha FR, Miguel DC. Challenges in drug discovery targeting TriTryp diseases with an emphasis on leishmaniasis. Int J Parasitol Drugs Drug Resist. 2018;8(3):430-9.
7. Bouchemal K, Bories C, Loiseau PM. Strategies for Prevention and Treatment of Trichomonas vaginalis Infections. Clin Microbiol Rev. 2017;30(3):811-25.
8. Dunay IR, Gajurel K, Dhakal R, Liesenfeld O, Montoya JG. Treatment of Toxoplasmosis: Historical Perspective, Animal Models, and Current Clinical Practice. Clin Microbiol Rev. 2018;31(4).
9. Checkley W, White AC, Jaganath D, Arrowood MJ, Chalmers RM, Chen XM et al. A review of the global burden, novel diagnostics, therapeutics, and vaccine targets for cryptosporidium. Lancet Infect Dis. 2015;15(1):85-94.
10. Gunning K, Pippitt K, Kiraly B, Sayler M. Pediculosis and scabies: treatment update. Am Fam Physician. 2012;86(6):535-41.

Capítulo 57

Fármacos antivirais e antirretrovirais

Autores:
- Michelle Amantéa Sugimoto
- Thaiane Pinto Moreira
- Vivian Vasconcelos Costa
- Danielle da Glória de Souza
- Mauro Martins Teixeira

▪ Aspectos gerais sobre os vírus de relevância médica

Infecções virais são descritas desde os primórdios da humanidade e, de modo geral, moldaram a evolução da vida no planeta. Contudo, os vírus só foram realmente descritos na segunda metade do século XIX, a partir de estudos independentes realizados por Dimitri Iwanowski e Martinus Beijerinck, e visualizados pela primeira vez na década de 1940, com o advento da microscopia eletrônica.

Atualmente, sabemos que esses micro-organismos estão por toda a parte, uma vez que infectam todas as formas de vida, são extensamente ubíquos e constituem o que chamamos viroma, o qual corresponde ao conjunto de vírus presentes em determinado hábitat, sendo um desses hábitats o corpo humano. Conceitualmente, os vírus são micro-organismos intracelulares obrigatórios que contêm um material genético, de ácido desoxirribonucleico (DNA) ou ribonucleico (RNA), de filamento simples (sentido positivo ou negativo) ou duplo, envolto por uma camada proteica, denominada capsídeo. Alguns vírus também possuem uma membrana lipídica externa, denominada envelope. O empacotamento do genoma através do capsídeo e/ou envelope é importante tanto para que ocorra a penetração na célula hospedeira, através da ligação de proteínas virais a receptores celulares, quanto para a sua proteção, uma vez que o genoma viral contém toda a informação necessária para iniciar e completar o seu ciclo de multiplicação no interior de uma célula.

O ciclo de multiplicação viral é composto por diferentes fases: 1) adsorção à superfície celular; 2) penetração; 3) desnudamento; 4) síntese proteica; 5) replicação do genoma; 6) morfogênese; e (7) liberação da progênie viral. Em todas as etapas do ciclo ou na grande maioria delas, os vírus utilizam dos recursos celulares e metabólicos disponíveis na célula hospedeira, uma vez que não dispõem de maquinaria própria. Isso reflete o quanto esses micro-organismos coevoluíram com seus hospedeiros ao longo do tempo e como apresentam um alto nível de complexidade. Além disso, como os vírus utilizam do maquinário do próprio hospedeiro para geração de novas partículas, isso torna difícil, mas certamente não impossível, desenvolver fármacos que impedem a replicação viral sem, contudo, interferir nas funções usuais do hospedeiro.

A classificação dos vírus é baseada na natureza e na estrutura dos seus genomas e seus métodos de replicação. Dessa maneira, como já mencionado, há vírus de DNA e vírus de RNA, ambos podendo estar associados a diversas doenças de relevância clínica humana. Os **vírus de DNA**, e as doenças que eles causam, incluem poxvírus (varíola), herpes-vírus (catapora, herpes-zóster, herpes oral e genital), adenovírus (conjuntivite, faringite), hepadnavírus (hepatite B) e papilomavírus (verrugas e câncer do colo uterino). Já os **vírus de RNA**, e as doenças que eles causam, incluem o vírus da rubéola, os rabdovírus (raiva), os picornavírus (poliomielite, meningite, resfriados, hepatite A), os arenavírus (meningite, febre de Lassa), os flavivírus (febre amarela, dengue, zika), os ortomixovírus (influenza), os paromixovírus (sarampo, caxumba), e os coronavírus (resfriados, síndrome do desconforto respiratório agudo – SDRA). Os retrovírus, por sua vez, são um grupo especial de vírus de RNA, que inclui o vírus da imunodeficiência humana (síndrome da imunodeficiência adquirida – SIDA).

Neste capítulo, serão abordados e exemplificados os ciclos de multiplicação e a estratégia de replicação de vírus com estruturas genômicas distintas, para facilitar a compreensão das particularidades de cada um deles. Esse conhecimento é importante para entender o mecanismo de ação dos fármacos antivirais disponíveis.

Vírus de DNA

Em geral, como demonstrado na Figura 57.1A, após a adsorção, a penetração e o desnudamento do vírus de DNA, ocorre o direcionamento do genoma viral para o núcleo, onde ocorre a sua replicação. Para tanto, esses micro-organismos utilizam a RNA polimerase-dependente de DNA celular para a transcrição, bem como a DNA polimerase celular para a replicação do genoma. Em seguida, ocorre a tradução do mRNA viral e consequente produção de proteínas estruturais e não estruturais, necessárias para o processo de morfogênese da partícula viral, a qual será liberada da célula hospedeira principalmente via brotamento.

Herpes-vírus

O ciclo de multiplicação desses vírus, que apresentam um genoma de DNA de filamento duplo, é iniciado com a sua ligação à membrana plasmática da célula hospedeira, seguido por sua penetração, que pode ocorrer tanto via fusão do envelope viral com a membrana plasmática quanto via endocitose. Uma vez no citoplasma, o capsídeo é direcionado para o poro nuclear para que ocorra a liberação do DNA viral no núcleo, onde será submetido à circularização por ligações covalentes. Em seguida, a RNA polimerase II da célula hospedeira transcreve os genes precoces α, os quais codificam fatores de transcrição que medeiam o reconhecimento da RNA polimerase II pelos promotores dos genes β tardios. Esses genes codificam a DNA polimerase viral e outras proteínas necessárias para a replicação do genoma, bem como os fatores de transcrição necessários para a expressão mediada pela polimerase II dos genes γ tardios, os quais codificam a maioria das proteínas estruturais. Ainda no núcleo, as partículas virais são montadas e liberadas da membrana nuclear via brotamento. Já no citoplasma, os vírions (novas partículas virais) se associam a proteínas tegumentares, atravessam o complexo de Golgi e são liberados da célula via brotamento.

De modo interessante, os herpes-vírus são característicos por apresentarem um ciclo de manutenção na célula hospedeira, denominado estado de latência. As células que contêm o vírus em sua forma latente apresentam os genomas virais circulares fechados, dos quais apenas um pequeno subconjunto de genes virais é expresso. Os genomas latentes mantêm a capacidade de reativação a um estado lítico, uma vez que novos vírions podem ser produzidos. Essa reativação, por sua vez, pode causar doença pela combinação dos danos celulares e teciduais causados diretamente pela replicação do vírus lítico e pelas respostas imunológicas associadas. Os mecanismos moleculares precisos que causam o estabelecimento e a reativação do estado latente não são totalmente compreendidos. As espécies de herpes-vírus estabelecem latência em um conjunto específico de células, a exemplo do herpevírus simples (HSV), que estabelece latência nos neurônios dos gânglios da raiz dorsal, e do vírus Epstein-Barr (EBV), presente principalmente nos linfócitos B.

Vírus da hepatite B (HBV)

Os hepadnavírus possuem um genoma de DNA de filamento duplo parcial, que após a penetração e o desnudamento da partícula, migra para o núcleo celular. Lá, o genoma de DNA é reparado e se torna uma estrutura circular covalentemente fechada. Em seguida, a RNA polimerase-dependente de DNA (RNA polimerase II) do hospedeiro fará a transcrição do genoma em dois tipos de RNA: o RNA subgenômico, que dará origem às proteínas estruturais e não estruturais do vírus; e um RNA pré-genômico (supertranscrito), que dará origem ao genoma viral. No citoplasma, a DNA polimerase viral, a transcriptase reversa e as proteínas do núcleo se associam ao RNA pré-genômico para formar núcleos imaturos, os quais medeiam a transcrição reversa do RNA pré-genômico iniciada pela polimerase para produzir genomas de DNA de filamento duplo parcial. Finalmente, os núcleos de progênie podem ser direcionados para o núcleo, para repetir o ciclo, ou podem brotar através do retículo endoplasmático para produzir partículas virais.

Vírus de RNA

Como demonstrado na Figura 57.1B, após a adsorção, a penetração e o desnudamento dos vírus de RNA, a replicação do genoma ocorre principalmente no citoplasma das células e é independente da maquinaria nuclear. Alguns RNA virais possuem função de RNA mensageiro (sentido positivo) e podem ser diretamente traduzidos, enquanto o genoma de outros, sentido negativo, deve inicialmente ser transcrito em RNA de sentido positivo por polimerases de RNA dependentes de RNA virais (transcriptases). Após a replicação do genoma e a tradução de proteínas estruturais e não estruturais no citoplasma, o RNA viral se associa a proteínas do capsídeo e forma o nucleocapsídeo, processo denominado maturação da partícula. Os vírus envelopados completam a maturação pelo brotamento na membrana do retículo endoplasmático, aparelho de Golgi ou membrana plasmática.

Influenza vírus

Os vírus influenza, que possuem um genoma de RNA de filamento simples, sentido negativo, penetram nas células por endocitose após a ligação entre a proteína hemaglutinina (HA) viral e os glicoconjugados de ácido siálico na membrana plasmática. Após a internalização, o baixo pH no endossoma desencadeia a fusão das membranas viral e endossomal, o que resulta na liberação de ribonucleoproteínas virais (vRNP) no citoplasma. As vRNP, que liberadas dos endossomos são transportadas para o núcleo através do complexo de poros nucleares, e a transcrição primária resultam na produção de mRNA virais, os quais são exportados para o citoplasma para o processo de tradução. As proteínas virais recém-traduzidas são transportadas para o núcleo ou para a membrana plasmática. Após a tradução e a entrada de algumas proteínas não estruturais no núcleo, ocorre a replicação do genoma através de um intermediário de sentido positivo. Em seguida, as novas vRNP são exportadas para o citoplasma, mais especificamente para a membrana plasmática, onde, então, ocorrerá a morfogênese de novas partículas virais. Finalmente, a liberação dos vírus é mediada pela atividade de proteínas estruturais via brotamento, de maneira dependente da atividade das neuraminidase.

Vírus da hepatite C (HCV)

O ciclo de multiplicação desse vírus, que possui genoma de RNA de filamento simples, sentido positivo, é iniciado através da ligação das suas glicoproteínas de envelope a receptores celulares, como a claudina-1, o receptor do fator de crescimento epidérmico (EGFR), o receptor de classe B tipo 1 (SRB1), o *cluster* de diferenciação (CD81) e o *cluster* de diferenciação CD209. Após essa ligação, a penetração do HCV ocorre através de endocitose mediada por clatrina, o que culmina em liberação do genoma viral no citoplasma da célula hospedeira. Em seguida, a tradução do RNA viral ocorre no retículo endoplasmático e dá origem a uma poliproteína, a qual é posteriormente processada em proteínas estruturais e não estruturais. A proteína estrutural induz a formação de um compartimento de replicação associado à membrana em que o RNA genômico é copiado para o RNA antigenômico e para os genomas da progênie, através da ação da RNA polimerase dependente de RNA. Então, o genoma de RNA de sentido positivo é usado para a tradução de proteínas virais, a replicação de RNA adicional ou a formação de novos vírions. Estes, por sua vez, são liberados da célula hospedeira via brotamento.

Vírus da imunodeficiência humana (HIV)

O HIV é um retrovírus cujo esquema geral do ciclo de multiplicação está resumido na Figura 57.1C. O HIV possui um genoma de RNA filamento simples negativo, e inicia o seu ciclo de multiplicação através da ligação direta do domínio extracelular da glicoproteína viral gp120 ao receptor celular CD4 e a correceptores celulares, os receptores de quimiocina CCR5 e CXCR4. São descritas amostras virais que possuem ligantes para os dois correceptores, mas também há amostras que são capazes de se ligarem a apenas um dos correceptores descritos. Após a ligação do vírus ao CD4 celular, ocorrem alterações conformacionais que facilitam sua ligação ao correceptor e subsequente penetração do vírus na célula via fusão das membranas. No citoplasma, o capsídeo passa pela etapa de desnudamento, o qual envolve fatores celulares e algumas proteínas virais, o que resulta na liberação do RNA genômico e das proteínas associadas. Posteriormente, o RNA é retrotranscrito para DNA de filamento duplo pró-viral pela transcriptase reversa (RT) e, então, associado com proteínas virais e celulares em um grande complexo nucleoproteico de pré-integração (PIC), o qual é direcionado para o núcleo celular através do poro nuclear. No núcleo, o DNA de filamento duplo linear é inserido no cromossomo do hospedeiro por intermédio de uma proteína integrase e, desse modo, ocorrem as primeiras transcrições do DNA pró-viral pela RNA polimerase II celular, produzindo RNA virais genômicos e mensageiros, os quais são exportados do núcleo para o citoplasma. No citoplasma, as fitas de RNAm viral são traduzidas em poliproteínas, as quais dão origem às proteínas virais, que, por sua vez, migram para a membrana plasmática, onde ocorre a morfogênese de novas partículas virais, as quais são liberadas das células via brotamento.

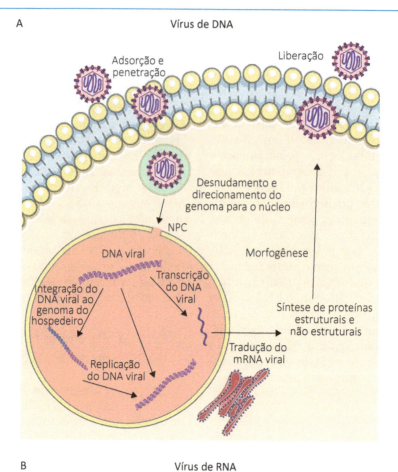

Capítulo 57 – Fármacos antivirais e antirretrovirais

(Continuação)

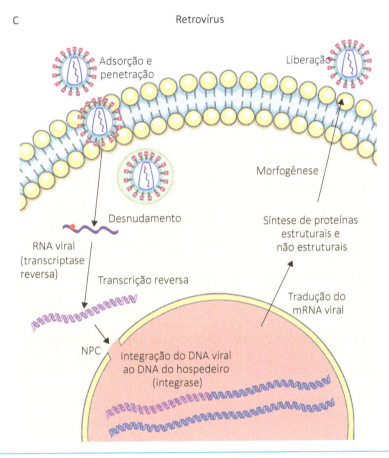

Figura 57.1 – Esquema geral do ciclo de multiplicação dos vírus de DNA (A), de RNA (B) e dos retrovírus (C).
Inicialmente, os três tipos de vírus se ligam a receptores específicos na célula hospedeira, o que culmina em modificações em seu capsídeo e consequente penetração. Uma vez no interior da célula, ocorre o desnudamento viral e subsequente liberação do seu genoma no citoplasma. **(A)** Por meio de proteínas sinalizadoras, denominadas sinais de localização nuclear (NLS), o genoma do vírus de DNA é direcionado para o núcleo via complexo poro nuclear (NPC), onde ocorrerá a replicação. Em seguida, o mRNA viral transcrito é traduzido para a produção de proteínas estruturais e não estruturais. Por fim, ocorrem a morfogênese das partículas virais e a sua liberação via brotamento. **(B)** O genoma do vírus de RNA é replicado no citoplasma. Os vírus de RNA de sentido positivo são diretamente traduzidos, enquanto os vírus de RNA sentido negativo devem ser, primeiramente, transcritos em RNA de sentido positivo por transcriptases. Em seguida, o RNA viral se associa com proteínas estruturais e não estruturais e, então, ocorre a morfogênese da partícula viral e sua liberação por brotamento. **(C)** Ainda no citoplasma, o RNA dos retrovírus é retrotranscrito para DNA de filamento duplo e se associa com proteínas virais e celulares para a formação do complexo nucleoproteico de pré-integração. Este, por sua vez, é direcionado para o núcleo através do complexo poro nuclear (NPC). Em seguida, o DNA de filamento duplo linear é inserido no cromossomo do hospedeiro transcrito, e os RNA virais genômicos e mensageiros são exportados para o citoplasma para posterior tradução. As proteínas virais, por sua vez, migram para a membrana plasmática, onde ocorre a morfogênese das novas partículas virais, as quais serão liberadas via brotamento.
Fonte: Desenvolvida pela autoria do capítulo.

Fármacos antivirais e seus mecanismos de ação

A vacinação profilática e as medidas de saúde pública (serviços de saneamento básico, controle de vetores e estímulo à prevenção) formam as principais estratégias de controle da disseminação de doenças infecciosas causadas por vírus. Adicionalmente, os fármacos antivirais constituem um grande aliado no controle de infecções virais, sendo que o número de antivirais tem crescido dramaticamente desde a década de 1980, quando o HIV e as sequelas da SIDA alarmaram a população e as comunidades médica e científica. Apesar dos desafios que a farmacoterapia das doenças virais enfrenta, os atuais fármacos antivirais salvam vidas e contribuem para melhorar a qualidade de vida de pessoas vivendo com infecções virais.

Fármacos antivirais efetivos devem idealmente inibir eventos específicos da replicação viral ou inibir o vírus diretamente, sem interferir com a síntese de ácidos nucleicos e proteínas essenciais para as células do hospedeiro. Para isso, a farmacoterapia antiviral explora as diferenças entre as estruturas e as funções das proteínas humana e viral, buscando o máximo de

895

seletividade para o vírus. Desse modo, podemos dizer que a dinâmica de replicação viral (utilizando componentes da célula do hospedeiro) limita o número de potenciais alvos para os fármacos antivirais. Por isso, encontrar ou desenvolver fármacos que sejam seletivos para o vírus, sem prejudicar os processos fisiológicos da célula infectada, constitui um dos principais desafios da farmacologia antiviral. Por essa razão, veremos neste capítulo que muitos agentes antivirais possuem efeitos adversos resultantes da interferência com processos fisiológicos da célula hospedeira. No que diz respeito à seletividade e à toxicidade, definir novos fármacos antivirais é mais desafiador do que encontrar fármacos antibacterianos, uma vez que os mecanismos, as funções e as estruturas bacterianas são, na maioria das vezes, independentes e distintos do seu hospedeiro humano.

Apesar dos vírus lançarem mão dos mecanismos da célula hospedeira humana, as proteínas virais se diferem consideravelmente das proteínas humanas correspondentes. Além disso, existem algumas enzimas virais específicas (como polimerases e transcriptases) essenciais para a replicação viral e que, portanto, constituem convenientes alvos para os fármacos antivirais. Antivirais direcionados a enzimas específicas do vírus tendem a apresentar menos efeitos adversos por interferirem menos no metabolismo da célula hospedeira. No entanto, quanto mais específico um fármaco, mais limitado tende a ser seu espectro de atividade antiviral e maior a probabilidade de um determinado vírus desenvolver resistência a ele. A aquisição de resistência viral a fármacos ocorre es-

pecialmente em pacientes imunocomprometidos que apresentam alta carga viral e são submetidos a esquemas prolongados de terapia antiviral.

Outro desafio é que os fármacos antivirais são geralmente eficazes apenas enquanto os vírus estão se multiplicando. No entanto, especialmente durante infecções virais que causam doenças agudas (p.ex., influenza e herpes), a primeira fase de replicação viral é comumente silenciosa ou assintomática, e, portanto, a terapia antiviral é quase sempre iniciada após a doença já estar bem estabelecida. Nesse sentido, o diagnóstico rápido e específico é necessário, uma vez que a janela terapêutica (tempo entre administração do fármaco e efeito benéfico esperado) para as infecções virais agudas é bastante limitada. Em virtude desses e outros desafios, atualmente existe um número limitado de fármacos antivirais, com mecanismos de ação similares, e, frequentemente, com efeitos adversos.

Muitos dos fármacos antivirais existentes interferem em cada uma das diferentes etapas de infecção e replicação viral que podem ocasionar um processo de doença no organismo hospedeiro (Quadro 57.1; Figura 57.2). No entanto, também há fármacos utilizados na terapia de doenças infecciosas virais cujo mecanismo de ação principal é modular o sistema imune do hospedeiro (fármacos imunomoduladores) ou interferir com a capacidade proliferativa dessas células. A imunização passiva (administração passiva de anticorpos neutralizantes) também constitui importante estratégia farmacológica, a qual simula uma resposta imune adaptativa do hospedeiro, a fim de impedir a adsorção e a entrada do vírus na célula.

Quadro 57.1 – Antivirais que atuam diretamente em diferentes etapas do ciclo de multiplicação viral.

Classes de antivirais	Fase do ciclo/mecanismo de ação	Exemplos
Inibidores de adsorção e entrada	Impedem que a partícula viral se ligue à superfície e/ou penetrem na célula do hospedeiro.	Enfuvirtida, maraviroque e palivizumabe
Inibidores do desnudamento	Impedem a desintegração do capsídeo e a liberação do material genético viral na célula hospedeira.	Amantadina e rimantadina
Inibidores de proteases	Impedem a ação das proteases (enzimas críticas para diversos processos biológicos do ciclo viral e sua replicação).	Ritonavir e tipranavir
Inibidores da replicação do genoma viral	Impedem a replicação do material genético viral na célula hospedeira.	Aciclovir, valaciclovir, gangiclovir, valganciclovir, fanciclovir e ribavirina (análogos nucleosídeo s/nucleotídeos) Foscarnete (inibidor de DNA polimerase não análogo de nucleotídeo)
Inibidores da transcriptase reversa (TR)	Bloqueiam a enzima que controla a replicação genética do retrovírus.	Zidovudina, lamivudina, tenofovir, adenovir, entecavir e abacavir (inibidores da TR análogos de nucleotídeo) Efavirenz, nevirapina, etravirina (inibidores da TR não análogos de nucleotídeo)
Inibidores de integrase	Bloqueiam a enzima que facilita a integração entre o material genético do vírus e o DNA da célula hospedeira.	Raltegravir e dolutegravir
Inibidores da liberação viral	Inibidores de neuraminidase que impedem a liberação do vírus da célula hospedeira.	Oseltamivir e zanamivir

Fonte: Desenvolvido pela autoria do capítulo.

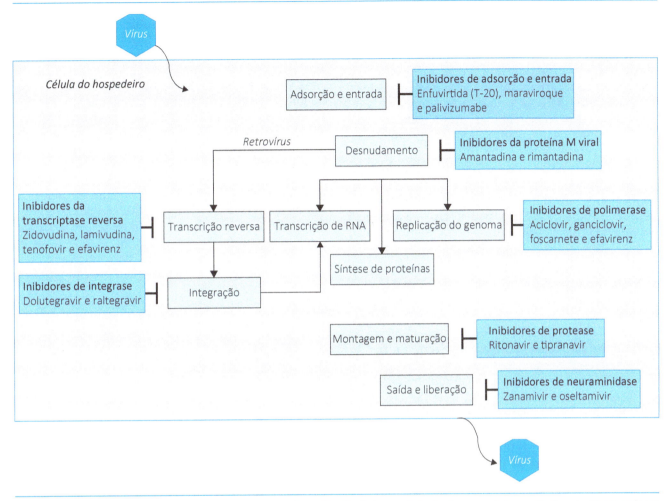

Figura 57.2 – Diagrama esquemático das etapas gerais da replicação viral, os principais alvos para intervenção farmacológica e alguns exemplos de fármacos antivirais que atuam nessas vias.
Fonte: Desenvolvida pela autoria do capítulo.

Assim como ocorre na quimioterapia antimicrobiana, fármacos antivirais podem e devem ser associados/combinados para aumentar sua eficácia clínica, reduzir a dose necessária para sua ação antiviral, diminuir a chance de aquisição de resistência, e reduzir os efeitos adversos associados à terapia. A combinação de fármacos antivirais é essencial, por exemplo, no tratamento da SIDA, para aumentar a eficácia e diminuir o aparecimento de resistência. Para melhor entendimento, no Quadro 57.6 constam os principais fármacos antivirais existentes, seus mecanismos de ação, suas aplicações clínicas e seus efeitos adversos. Noções básicas de terapia das infecções virais agudas e crônicas são abordadas no final deste capítulo.

Fármacos antivirais

Inibidores de adsorção e entrada

Uma vez que os vírus dependem da maquinaria intracelular das células hospedeiras para se multiplicar, inibir as etapas iniciais de adsorção e penetração do vírus na célula constitui uma importante estratégia antiviral. De modo geral, os inibidores de adsorção e penetração previnem a infecção celular e limitam a disseminação do vírus pelo organismo. Pertencem a essa classe a enfuvirtida e o maraviroque, ambos utilizados no tratamento de infecções por HIV.

A enfuvirtida foi o primeiro inibidor de penetração aprovado pela Anvisa para uso clínico. Esse fármaco é um peptídeo sintético de estrutura semelhante ao segmento HR2 da gp41. Para que o HIV consiga penetrar na célula, a glicoproteína do seu envelope, gp120, interage com o CD4 e com o receptor de quimiocina CCR5 e/ou CXCR4 para permitir a adsorção do vírus à célula hospedeira (Figura 57.3A). Em seguida, a gp41, outra glicoproteína do envelope viral, medeia a penetração do vírus na célula hospedeira pela fusão do envelope viral com a membrana celular. Uma vez que a gp120 interage com a superfície celular, a gp41 muda de conformação, expondo três regiões peptídicas dessa glicoproteína: o peptídeo de fusão, a região de repetição heptada 1 (HR1) e a região de repetição heptada 2 (HR2). O peptídeo de fusão viral é, então, inserido na membrana plasmática da célula hospedeira, mas a fusão ainda depende de mudanças adicionais na estrutura da gp41. Especificamente, a HR2 sofre dobramentos que resultam na sua interação com a subunidade HR1 e na formação de um pedículo de hemifusão entre as membranas viral e celular (Figura 57.3B). Finalmente, ocorre a formação de um poro completo para a entrada do vírus na célula (Figura 57.3C). A enfuvirtida, por ser um mimético de HR2, impede o dobramento de HR2 sobre HR1 e a formação do pedículo de hemifusão. Portanto, a enfuvirtida age inibindo a formação do poro de fusão, o que impede a entrada do vírus na célula hospedeira (Figura 57.3D).

Em razão da sua natureza peptídica (sensível à ação das enzimas digestivas), a enfuvirtida é administrada por via subcutânea. No Brasil, a enfuvirtida é indicada em associação a antirretrovirais de classe distinta e apenas em infecções por amostras multirresistentes sem outras opções terapêuticas. O principal **efeito adverso** relatado para a enfuvirtida foi reação no local de aplicação da injeção (dor local leve a moderada). Diarreia e náuseas também são efeitos adversos frequentes no tratamento com esse fármaco. Sua administração profilática em indivíduos não infectados pode induzir a formação de anticorpos antienfuvirtida que reagem de forma cruzada com a gp41 do HIV, o que pode resultar em falso-positivo no teste anti-HIV ELISA.

O receptor de quimiocina CCR5 é utilizado pelo HIV (cepas dependentes de CCR5) para a entrada em células que expressam esse receptor. De forma interessante, indivíduos homozigotos para CCR5 não se infectam com o HIV, mesmo após contatos repetidos com o vírus, e aqueles que se infectam têm progressão mais branda da infecção. Com base nessas observações, houve esforço significativo da indústria farmacêutica para o desenvolvimento de bloqueadores de CCR5 para o tratamento do HIV. O maraviroque é um antagonista seletivo e reversível do receptor de quimiocinas CCR5, que age como um inibidor de adsorção do HIV à superfície celular. No Brasil, o maraviroque é de uso restrito, recomendado exclusivamente em situações de falha farmacológica com o uso dos antirretrovirais de primeira escolha. Ele também é exclusivamente indicado para pacientes infectados por uma cepa do HIV que depende dos receptores CCR5 para sua adsorção à célula hospedeira. Sua utilização não é recomendada para pacientes com HIV-1 CXCR4--dependente ou com tropismo duplo/misto (cepas que utilizam CCR5 e CXCR4, ambos como receptores de adsorção na célula hospedeira), uma vez que sua eficácia nesse grupo de pacientes não foi demonstrada em estudos clínicos. Dessa maneira, o teste de tropismo, o teste de resistência e o histórico do paciente devem ser considerados para a indicação ao uso do maraviroque. Testes de tropismo devem ser considerados e realizados no máximo 6 meses antes do início do novo esquema de tratamento contendo maraviroque, uma vez que mudanças na afinidade podem ocorrer ao longo da infecção pelo HIV. O maraviroque é substrato do citocromo P3A4 (CYP3A4) e da glicoproteína P (gp-P) e, portanto, espera-se que seu metabolismo seja afetado por medicamentos que inibam ou induzam essas vias. Os efeitos adversos mais graves associados ao uso do maraviroque incluem hepatotoxicidade, eventos cardiovasculares, como isquemia do miocárdio, síndrome de reconstituição imune e risco aumentado de infecção. O risco de infecção se dá justamente pela inibição dos receptores CCR5 expressos em células imune, interferindo, desse modo, na resposta celular imune relevante para a eliminação do patógeno do organismo.

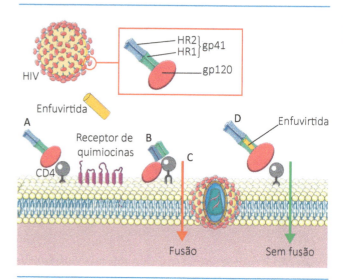

Figura 57.3 – Mecanismo de ação do inibidor de penetração enfuvirtida.
Fonte: Desenvolvida pela autoria do capítulo.

Inibidores do desnudamento viral

Após as etapas de fixação e adsorção viral à célula hospedeira, o material genético deve ser liberado do vírion em um processo denominado **desnudamento**. Os inibidores do desnudamento viral incluem a amantadina e o seu derivado α-metilado, a rimantadina. Ambos possuem atividade antiviral em baixas concentrações especificamente contra o vírus influenza A. A amantadina e a rimantadina possuem ação contra outros vírus envelopados apenas em concentrações muito altas, as quais são tóxicas para os humanos. Ambos os fármacos agem em duas diferentes etapas do ciclo de multiplicação viral: 1) o desnudamento após a adsorção; e 2) a montagem do vírions em fases mais tardias do processo de replicação.

A adsorção e a entrada do vírus influenza A nas células humanas são realizadas pelo processo de endocitose mediada por receptor. Após a entrada do vírus na célula, as etapas seguintes de liberação da partícula viral para o citoplasma celular e desnudamento do vírion dependem de dois processos (Figura 57.4A):

1) O endossomo é acidificado para que a hemaglutinina (HA) do envelope viral sofra alterações conformacionais que resultam em fusão entre as membranas viral e endosomal do hospedeiro.
2) Os prótons H+ devem adentrar a partícula viral por meio da proteína M2 presente na superfície do vírus. A M2 funciona como um canal iônico que, quando ativado, permite a entrada de íons H+ na partícula viral. A acidificação do interior do vírus causa a dissociação das proteínas de matriz viral, ocasionando liberação do material genético viral no citoplasma celular.

A amantadina e a rimantadina bloqueiam a proteína M2 viral, inibindo o influxo de prótons, a dissociação da proteína de matriz da ribonucleoproteína viral e, consequentemente, a liberação do material genético viral para transcrição (Figura 57.4B). Acredita-se que esses fármacos realizem uma oclusão física na proteína M2, agindo como um 'tampão' que impede a entrada de prótons no vírion. No entanto, a forma como a amantadina e a rimantadina interagem com a M2 e impedem a acidificação viral ainda é não bem estabelecida.

A amantadina pode causar efeitos adversos neurológicos, como tontura e dificuldade de concentração, os quais podem ser problemáticos em pacientes idosos. Acredita-se que a neurotoxicidade da amantadina se deva a ações não específicas do fármaco em canais de cálcio do hospedeiro. A rimantadina é associada a menor incidência de efeitos adversos neurológicos. Conforme será discutido adiante, o desenvolvimento rápido de resistência à amantadina e à rimantadina é a maior limitação ao uso desses agentes; portanto, seu uso foi suplantado por outras opções terapêuticas, como os inibidores de neuraminidase, que impedem a liberação viral.

Inibidores da replicação do genoma viral

As polimerases virais, enzimas envolvidas na replicação do genoma dos vírus, constituem um dos alvos mais explorados na farmacologia antiviral. Os fármacos desenvolvidos para esse alvo e já aprovados pela Anvisa incluem o tratamento para o herpes-vírus simples (HSV), HIV, citomegalovírus (CMV), vírus da hepatite B (HBV), vírus da hepatite C (HCV) e vírus varicela-zóster (VZV).

A toxicidade seletiva de fármacos dessa classe baseia-se nas diferenças entre as polimerases virais e de mamíferos, no entanto, existem vírus (como o papilomavírus) que utilizam polimerases das células hospedeiras para sua replicação, o que inviabiliza o uso de inibidores de polimerase.

Os inibidores da replicação do genoma viral podem ser divididos em dois grandes grupos: 1) análogos nucleotídeos/nucleosídeos; e 2) inibidores não nucleosídeos.

Análogos nucleotídeos e nucleosídeos antivirais

São análogos de nucleotídeos nativos utilizados na síntese de DNA. Podem inibir a replicação do genoma viral por três diferentes mecanismos:

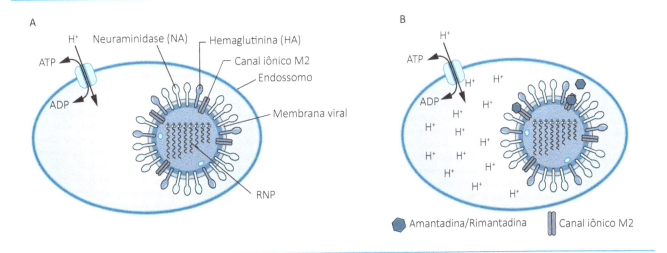

Figura 57.4 – Mecanismo de ação dos inibidores de desnudamento amantadina e rimantadina.
Fonte: Desenvolvida pela autoria do capítulo.

1) Primeiro, inibem as DNA polimerases virais ao competir com o substrato trifosfato natural usado na replicação do genoma do vírus.

2) Além disso, os análogos de nucleosídeo interrompem o alongamento da cadeia de DNA quando são incorporados na cadeia em crescimento.

3) Por fim, uma vez incorporado à cadeia de DNA em crescimento, podem sequestrar a polimerase na cadeia de DNA interrompida pelo fármaco, impedindo a sua participação na síntese de outra cadeia de DNA.

A síntese natural de DNA envolve a incorporação de desoxirribonucleosídeos trifosfatados na cadeia de DNA em crescimento. Por isso, todos os fármacos antivirais análogos de nucleosídeo são, na verdade, pró-fármacos que precisam ser fosforilados por nucleosídeo quinases para exercer seu efeito. Alguns antivirais, como o aciclovir, são incialmente fosforilados por enzimas virais, o que aumenta significativamente a seletividade e a segurança do fármaco (visto que ele será ativado apenas no interior de células infectadas).

Análogos nucleosídeos têm sido principalmente empregados em infecções por HSV, HIV, HBV, HCV e VZV. Os principais análogos nucleotídeos e nucleosídeos atualmente disponíveis para uso incluem o aciclovir, o ganciclovir, a zidovudina e outros, cujas características serão detalhadas a seguir (estruturas ilustradas na Figura 57.5).

Aciclovir e valaciclovir

O aciclovir (ACV, acicloguanosina) é um análogo do nucleosídeo natural guanosina. Os nucleotídeos naturais usados como substrato da síntese de DNA são compostos por uma base púrica (adenosina e guanina) ou pirimídica (citosina e timina) ligada a um açúcar desoxirribose. A estrutura do ACV se difere da guanosina natural por possuir um açúcar alterado (a cadeia lateral da desoxirribose encontra-se aberta, e não na forma cíclica). A ausência de uma desoxirribose íntegra no ACV, e a ausência de uma 3'-hidroxila livre na molécula, faz com que o alongamento da cadeia de DNA seja interrompido.

O ACV é usado principalmente como agente anti-herpes-vírus, nas infecções por HSV e VZV. Isso porque ambos os vírus possuem uma timidina cinase que ativa seletivamente o ACV por fosforilação. Após a fosforilação inicial do fármaco pelas cinases virais, duas fosforilações adicionais são realizadas por cinases da célula hospedeira, formando o derivado trifosfato do ACV (Figura 57.6). Após a formação do derivado trifosfato de aciclovir, o fármaco inibe a replicação viral pelos mesmos três mecanismos descritos anteriormente.

Conforme mencionado, é justamente o requerimento das cinases virais para a ativação do ACV que garante a segurança do fármaco. Isso porque células não infectadas não possuem cinases virais e, portanto, não há ativação do fármaco nessas células, o que reduz o risco de toxicidade por inibição inespecífica de síntese do DNA do hospedeiro. Além disso, em concentrações terapêuticas, o ACV possui seletividade aproximadamente 100 vezes maior sobre a polimerase viral em relação à polimerase de mamíferos. Como resultado, o ACV possui boa segurança, efetividade e elevado índice terapêutico (a dose tóxica é significativamente mais alta do que a dose efetiva). Em virtude da sua segurança, o ACV pode ser utilizado de forma profilática em pacientes imunocomprometidos. Como todo antiviral, o ACV atua apenas sobre vírus que estão em replicação ativa, além de ele não

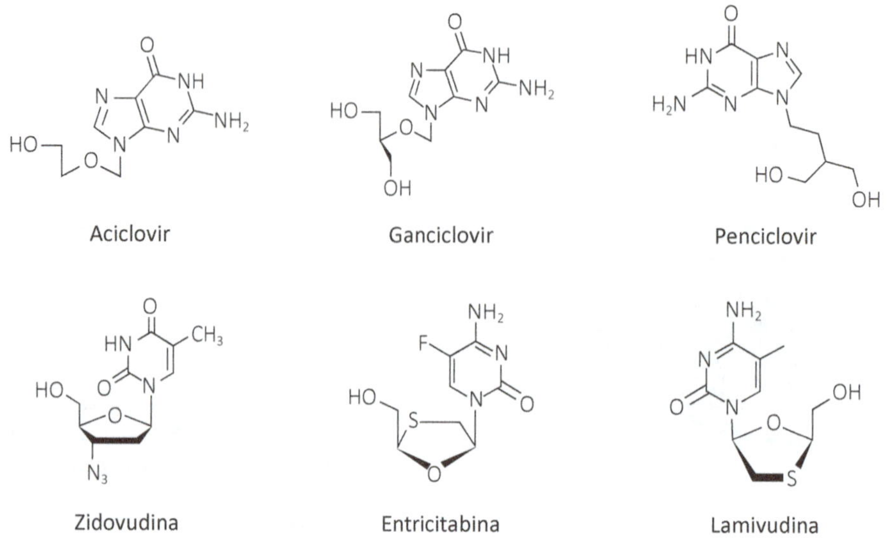

Aciclovir

Ganciclovir

Penciclovir

Zidovudina

Entricitabina

Lamivudina

Figura 57.5 – Estrutura de alguns análogos nucleosídeos e nucleotídeos antivirais.

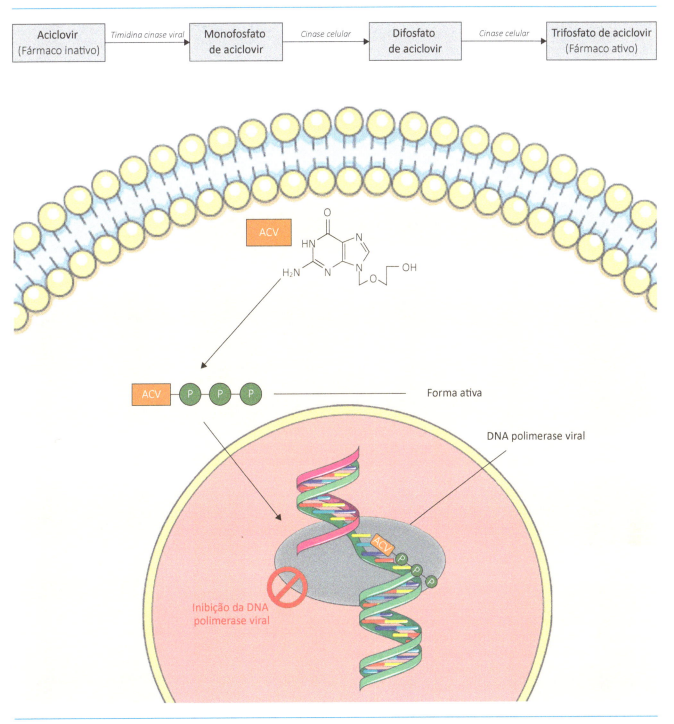

Figura 57.6 – Ativação do aciclovir pela ação de cinases viral e celular e mecanismo de ação.
Fonte: Desenvolvido pela autoria do capítulo.

tem a capacidade de combater o vírus durante o seu período de latência. O ACV é mais eficaz nas infecções por HVS do que por VZV, uma vez que a timidina cinase do VZV é menos eficiente na fosforilação e consequente ativação do fármaco no interior da célula. O aciclovir é disponível no Brasil em formulações para uso tópico, oral e sistêmico. Contudo, sua biodisponibilidade oral é baixa (15 a 20%), o que gerou a necessidade do desenvolvimento de um pró-fármaco a partir dele com melhor absorção oral, o valaciclovir.

O valaciclovir é um derivado éster valil do ACV com biodisponibilidade oral cinco vezes superior ao ACV. Após absorção, o pró-fármaco valaciclovir é convertido rapidamente em ACV e, portanto, passa a apresentar características farmacológicas idênticas às descritas anteriormente.

Penciclovir e fanciclovir

Assim como o ACV, o penciclovir é um análogo da guanosina, cuja guanina encontra-se ligada a uma molécula acíclica (no lugar do açúcar cíclico que compõe os nucleosídeos naturais). Esse fármaco age de forma semelhante ao ACV nas infeções por HSV e VZV. Também possui atividade contra o CMV e o Epstein-Barr. O penciclovir é mais eficientemente ativado pela timidina cinase viral que o aciclovir. No entanto, a seletividade do penciclovir sobre a polimerase viral é reduzida em relação ao ACV. O penciclovir é disponível no Brasil apenas para uso tópico. O fanciclovir é um pró-fármaco derivado do penciclovir, com a vantagem de possuir maior biodisponibilidade oral (aproximadamente 70%). Após absorção, o pró-fármaco é convertido em penciclovir no fígado ou no intestino. Esse fármaco possui tempo de meia-vida intracelular prolongada (7 a 20 horas) e é indicado para o tratamento de herpes-zóster agudo, bem como para o tratamento e/ou a supressão de herpes oral e genial.

Ganciclovir e valganciclovir

O ganciclovir é um análogo da guanina estruturalmente semelhante ao aciclovir, mas com boa atividade contra o CMV. Ele é significativamente mais tóxico que o aciclovir, e, portanto, é indicado apenas para o tratamento de infecções graves pelo CMV. Dentre os efeitos tóxicos do ganciclovir, destaca-se a supressão da medula óssea, resultando em neutropenia. Além disso, estudos em animais indicam que o ganciclovir é mutagênico, teratogênico, aspermatogênico, carcinogênico e compromete a fertilidade. Sua toxicidade aparentemente se deve à maior semelhança estrutural entre o fármaco e o nucleosídeo natural, quando comparado ao ACV (o ganciclovir contém o grupo 3'CHOH ausente no ACV). Assim como o ACV, o ganciclovir deve ser fosforilado por uma cinase viral para exercer seu efeito. O CMV não expressa a timidina cinase, mas uma enzima alternativa que realiza a ativação do fármaco de forma eficiente. Também como o ACV, o ganciclovir inibe preferencialmente a DNA polimerase viral do que a da célula hospedeira. O valganciclovir é um derivado éster valil do ganciclovir, com biodisponibilidade oral superior ao fármaco original. O desenvolvimento de resistência ao ganciclovir e ao seu derivado valganciclovir em uma fração expressiva de pacientes limita o seu uso clínico.

Ribavirina

É um análogo de guanosina que, ao contrário dos análogos estudados anteriormente, sofre fosforilação e ativação apenas por enzimas da célula hospedeira. Por esse motivo, seu espectro de ação antiviral é mais amplo, exercendo ação contra vírus de DNA e RNA, inclusive o vírus influenza A e B, HCV, HIV-1, paramioxovírus, vírus parainfluenza e vírus sincicial humano. A ribavirina é teratogênica e embriotóxica em animais e apresenta mutagenicidade *in vitro*. As pacientes mulheres tratadas com ribavirina devem evitar a gravidez por pelo menos 6 meses após o término da terapia.

Análogos nucleosídeos inibidores da transcriptase reversa

Os inibidores da transcriptase reversa foram desenvolvidos para o tratamento de infecções causadas por HIV ou HVB. Em geral, eles são análogos nucleosídeos com um açúcar modificado. Uma vez inseridos na cadeia de DNA em crescimento, interrompem o crescimento da fita. São exemplos dessa classe a zidovudina (azitotimida, AZT), a lamivudina e a entricitabina.

A zidovidina (AZT) é um análogo de nucleosídeo que interage com a transcriptase reversa e determina o término da cadeia de DNA em crescimento. Assim como os demais análogos nucleosídeos supracitados, o AZT é um pró-fármaco que deve ser fosforilado por cinases intracelulares para ser ativado em sua forma trifosfatada. Uma vez que o HIV não possui cinases próprias para a fosforilação do AZT, cinases de mamíferos cumprem esse papel de ativação do fármaco para uma forma trifosfatada passível de ser incorporada à cadeia de DNA viral em crescimento, determinando o término da cadeia.

O AZT é acumulado na maioria das células em processo de divisão celular no corpo, evento que causa a maior parte dos efeitos adversos relatados para o AZT, destacando-se a supressão de medula óssea, a qual provoca um estado de neutropenia e anemia nos pacientes em tratamento.

A lamivudina é utilizada na infecção pelo HIV e na infecção ativa do HBV (durante o tratamento crônico), visto que é capaz de inibir a polimerase de ambos os vírus. Esse análogo nucleosídeo é ativado principalmente por cinases celulares e tem a função de parar a formação da cadeia viral em crescimento. Pode apresentar efeitos adversos aparentemente advindos de sua interação com o DNA mitocondrial celular. Ainda assim, a lamivudina apresenta menor toxicidade que outros análogos nucleosídeos, por se tratar de um L-esteroisômero, fugindo do padrão celular humano que utiliza D-esteroisômeros.

O tenofovir é disponível no Brasil na forma do pró-fármaco fumarato de tenofovir desoproxila, indicado nas infecções pelo HIV, HBV e HDV (vírus da hepatite delta). Trata-se de um fármaco bem tolerado durante a gestação, e estudos divulgado até o momento não demonstraram teratogenicidade associada ao seu uso.

No entanto, o tenofovir pode causar toxicidade renal e perda óssea, sendo, portanto, contraindicado em pacientes com nefrotoxicidade prévia. Em resposta aos efeitos tóxicos do fumarato de tenofovir desoproxila, o pró-fármaco alternativo tenofovir alafenamida foi desenvolvido, o qual apresenta melhor perfil de toxicidade renal e óssea. Atualmente, junho de 2019, o tenofovir alafenamida encontra-se em fase de registro na Anvisa.

A entricitabina é um análogo fluorado da lamivudina, inibidor da transcriptase reversa com vantagens farmacocinéticas e farmacodinâmicas em relação à zidovudina e à lamivudina (destaca-se a meia-vida intracelular longa, > 24 horas, e a alta biodisponibilidade oral, 93%). Em razão das suas características farmacocinéticas, a entricitabina pode ser administrada apenas uma vez ao dia no tratamento da infecção pelo HIV, o que favorece consideravelmente a adesão do paciente ao tratamento. Ela é utilizada em associação a outros antirretrovirais no tratamento do HIV. No entanto, sua associação à lamivudina não é recomendável, visto que possuem mecanismos de ação muito semelhantes, aumentando o risco de resistência a ambos os fármacos. É disponível no Brasil em coformulação com o fumarato de tenofovir desoproxila para uso oral no tratamento da infecção pelo HIV.

Inibidores não nucleosídeos

Inibem a DNA polimerase, como o grupo anterior, mas não se assemelham aos nucleosídeos e nucleotídeos naturais. Também pertencem a esse grupo os inibidores não nucleosídeos da transcriptase reversa. Ao contrário dos análogos nucleotídeos e nucleosídeos, eles se ligam à enzima em uma região distinta do sítio de ligação ao nucleosídeo natural.

O grau de seletividade dos inibidores não nucleosídeos depende da sua capacidade de inibir enzimas virais, sem exercer ação nas enzimas de células de mamíferos. Inibidores não nucleosídeos têm sido principalmente empregados em infecções por HIV e CMV.

Inibidores não nucleosídeos da DNA polimerase

O foscarnete (ácido fosfonofórmico, PFA) é um fármaco inorgânico que imita o produto pirofosfato da polimerização do DNA. Esse fármaco impede a replicação viral ao bloquear, de forma reversível e não competitiva, o sítio de ligação do pirofosfato das DNA polimerases. Isso impede a clivagem do trifosfato de desoxinucleosídeo, bloqueando a ligação da polimerase a novos nucleosídeos. O foscarnete inibe ampla variedade de RNA e DNA polimerases virais, por isso, ele possui um espectro de atividade antiviral amplo, incluindo atividade contra HIV, HSV e CMV. É indicado clinicamente para infecções graves por HSV e CMV, quando há falha na terapia com fármacos análogos de nucleosídeo (como o aciclovir e o ganciclovir). Vírus resistentes ao aciclovir e ganciclovir parecem ter resistência moderada ao foscarnete. Como limitantes, apresenta biodisponibilidade oral restrita e baixa solubilidade.

Nas concentrações farmacológicas, o foscarnete possui seletividade aproximadamente 100 vezes maior sobre a polimerase viral em relação à polimerase de mamíferos. Portanto, poucos efeitos adversos relacionados a esse fármaco advêm da sua ligação a polimerases celulares. No entanto, foscarnete pode quelar íons divalentes de metal, como o cálcio. Como consequência, o fármaco pode causar hipocalcemia sintomática, ser incorporado aos ossos, bem como apresentar nefrotoxicidade. O comprometimento renal causado pelo foscarnete é o principal efeito adverso que limita sua dose.

Inibidores não nucleosídeos da transcriptase reversa

São moléculas quimicamente diversas que se ligam próximo ao sítio catalítico da transcriptase reversa, causando sua inibição. Diferentemente dos análogos nucleosídeos, não requerem nenhuma modificação química intracelular para exercerem seu efeito. Os fármacos atualmente disponíveis incluem o efavirenz, a nevirapina e a delavirdina. Possuem a vantagem de ter boa **biodisponibilidade oral** e apresentar **efeitos adversos** considerados menos graves do que os causados pela maioria dos análogos de nucleosídeos e pelo foscarnete. Em virtude do risco de mutações virais que causam resistência a esses fármacos, a monoterapia não é recomendada. A combinação desses fármacos a análogos de nucleosídeos constitui uma estratégia interessante para aumentar a eficácia do tratamento e contornar o problema de resistência do vírus a ambas classes de antivirais.

- Efavirenz: apresenta boa biodisponibilidade oral e longo tempo de meia-vida plasmática (~ 50 horas). Recomenda-se a administração oral uma vez ao dia. Possui alta taxa de ligação à albumina plasmática (~ 99%), e como consequência resta pouco fármaco na forma livre para atravessar a barreira hematoencefalica. Mesmo assim, o efavirenz apresenta efeitos adversos centrais, como insônia, pesadelos e, mais raramente, sintomas psicóticos. Também pode causar exantema (irritação cutânea). Estudos pré-clínicos indicaram que o efavirenz causa malformações fetais, portanto, esse fármaco é contraindicado para mulheres no início da gravidez. Em decorrência do seu longo tempo de meia-vida, recomenda-se que a gravidez seja evitada por pelo ao menos 12 semanas após a suspensão do uso desse fármaco.

- **Nevirapina:** apresenta excelente passagem transplacentária, baixo potencial teratogênico e, portanto, é indicado no tratamento de mulheres grávidas e neonatos a fim de se evitar a transmissão vertical (mãe-bebê). É metabolizado no fígado e eliminado na urina. Dentre os efeitos adversos descritos, pode causar hepatotoxicidade, sendo observada hepatite em provas de função hepática. As mulheres têm risco triplicado de hepatotoxicidade sintomática em relação aos homens, e as mulheres com contagens de células CD4+ maiores que 250 células/mm³ têm risco 12 vezes maior de toxicidade sintomática do fígado do que mulheres com contagens de células CD4+ inferiores. Portanto, o tratamento com nevirapina em mulheres com contagens de células CD4+ maiores que 250 células/mm³ antes do início da terapia é contraindicado, a menos que os benefícios compensem claramente os riscos.

Inibidores da integrase

Com base no mecanismo de replicação do HIV (Figura 57.1), foram desenvolvidos fármacos inibidores da atividade da enzima integrase, responsável pela inserção do DNA do HIV ao DNA humano, com consequente inibição da replicação do vírus e sua capacidade de infectar novas células.

O raltegravir foi o primeiro inibidor de integrase aprovado pela Anvisa para uso em combinação com outros medicamentos antirretrovirais. Recomenda-se a administração do raltegravir 2 vezes ao dia, o que representa potencial desvantagem em relação a esquemas de tomada única diária. Já o dolutegravir pertence à segunda geração de inibidores de integrase, cujo perfil de tratamento foi favorável em comparação com o raltegravir, exigindo apenas uma administração diária por via oral, o que favorece a adesão do paciente ao tratamento. Outra vantagem do dolutegravir em relação à geração anterior é sua maior barreira à resistência, mantendo a atividade antiviral contra vírus resistentes à primeira geração de inibidores de protease. As vantagens farmacológicas do dolutegravir parecem ser decorrentes da sua maior capacidade de interação com a integrase viral. O dolutegravir pode causar malformação fetal e, portanto, é contraindicado em gestantes e mulheres em idade fértil com possibilidade de engravidar.

Inibidores da maturação viral

Para alguns vírus como o HIV, a formação um uma partícula viral infecciosa, na maioria dos casos, depende de uma etapa de maturação mediada por proteases virais. Desse modo, proteases virais são importantes alvos farmacológico que resultaram no de-

senvolvimento dos inibidores de protease saquinavir, ritonavir, amprenavir, indinavir, nelfinavir, lopinavir, atazanavir, tipranavir e sarunavir. Os inibidores de protease resultam da estratégia de desenvolvimento racional de fármaco, levando em consideração a interação entre o substrato natural das proteases virais e as enzimas responsáveis por sua clivagem.

O ritonavir é um peptidomimético que apresenta boa biodisponibilidade oral, atingindo facilmente a concentração terapêutica. Ele se liga reversivelmente ao sítio ativo da protease do HIV, impedindo o processamento de polipeptídios. Como resultado, as partículas virais formadas na presença do ritonavir são imaturas e não infecciosas. O ritonavir é metabolizado primariamente no fígado pela isoforma CYP3A do citocromo P450. Por esse motivo, apesar da sua alta potência como um inibidor de protease, o ritonavir é usado com precaução em função da sua capacidade de interferir com a metabolização de outros fármacos. Apesar dessa limitação, o ritonavir possui a característica interessante de potencializar a farmacocinética de outros inibidores de protease, como a atazanavir, o darunavir e o lopinavir. Assim, quando o ritonavir é utilizado em combinação com outros inibidores de protease, parâmetros como biodisponibilidade oral, tempo de meia-vida e concentração plasmáticas do inibidor de protease combinado são favorecidos.

Inibidores da liberação viral

Os mecanismos específicos de adesão e liberação do vírus influenza na célula hospedeira foram explorados para o desenvolvimento de fármacos antivirais inibidores da neuraminidase. O vírus influenza se adere às células hospedeiras por meio da interação entre a **hemaglutinina** do capsídeo viral e as moléculas de ácido siálico amplamente distribuídas em glicoproteínas de superfície nas células humanas. No final do ciclo de multiplicação do vírus influenza, a hemaglutinina do novo vírion interage com o ácido siálico celular, impedindo a liberação do vírus para o meio extracelular e sua disseminação. Por esse motivo, a liberação do vírus depende da ação de neuroaminidases virais, as quais clivam o ácido siálico das proteínas de membrana, desfazendo o complexo hemaglutinina viral-glicoproteína celular.

Com base nesse mecanismo de liberação viral, foram desenvolvidos análogos do ácido siálico com alta afinidade pela neuraminidase viral. O primeiro inibidor de neuraminidase desenvolvido foi o zanamivir. Apesar da sua eficácia em inibir a liberação viral, esse fármaco apresenta baixa biodisponilidade oral e seu uso se limita ao inalatório. Em seguida, o oseltamivir foi desenvolvido, como alternativa ao zanamivir, apresentando melhor farmacocinética, resultante de sua boa disponibilidade oral ($\sim$ 75%).

Tanto o oseltamivir quanto o zanamivir podem ser utilizados de forma profilática em pacientes suscetíveis (como imunossuprimidos e idosos), ou como tratamento de infecções já estabelecidas.

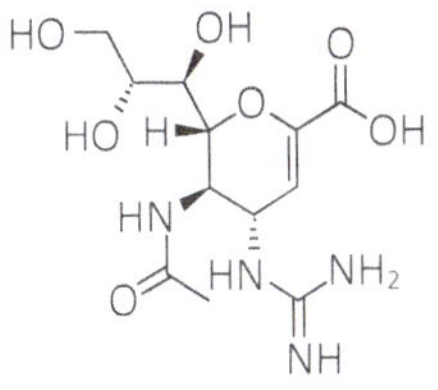

Figura 57.7 – Estrutura do ácido siálico (presente na superfície das células humanas) e dos inibidores de neuraminidase zanamivir e oseltamivir.

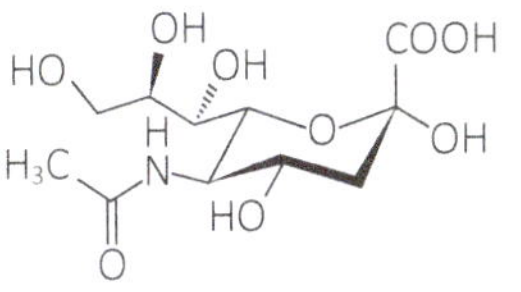

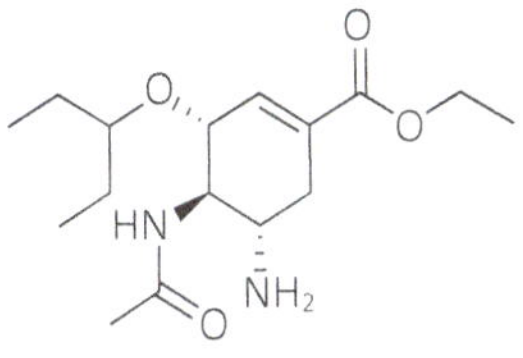

Moduladores do sistema imune do hospedeiro

Um conceito importante na farmacologia de infecções virais é a farmacoterapia direcionada ao hospedeiro. Nesse caso, o fármaco ou o agente terapêutico é desenvolvido visando modular o sistema imune do hospedeiro, a fim de favorecer a eliminação do agente viral pelo próprio organismo. Atualmente, essa modulação do sistema imune é realizada por meio de imunização ativa ou passiva, ou pela administração de moléculas, a exemplo dos interferons ou imiquimode.

O termo "imunização ativa" se refere à produção ativa de anticorpo pelo organismo em resposta à vacinação. A imunização ativa é normalmente utilizada na profilaxia das infecções virais. No entanto, a vacinação também pode ser empregada de forma terapêutica após a exposição do indivíduo ao vírus, como é o caso da vacina antirrábica. A imunização estimula a produção de anticorpos, os quais irão revestir a partícula viral, inibindo sua adsorção e penetração na célula hospedeira, bem como facilitando sua eliminação. Os anticorpos produzidos em resposta à vacinação podem: 1) impedir a interação do vírus com os seus receptores celulares; 2) por meio do fenômeno de opsonização, apresenta atividade viruscida, ocasionando destruição ou inativação do vírus.

Já na imunização passiva, o indivíduo infectado recebe passivamente anticorpos, ou imunoglobulinas, produzidos em outros sistemas. Pertence a essa classe o anticorpo monoclonal humanizado palivi-

zumabe, um antivírus sincicial respiratório humano, disponível comercialmente no Brasil para uso parenteral, que neutraliza os grupos A e B do vírus sincicial respiratório humano (HRSV). A imunização pelo palivizumabe é utilizada, por exemplo, para a profilaxia de infeções pelo HRSV em pacientes pediátricos com alto risco. Nos casos indicados, recomenda-se a administração mensal do palivizumabe no período de sazonalidade (maior circulação do vírus). O seu uso não é recomendado para adultos e não se conhece a segurança do seu uso em mulheres grávidas.

Os interferons são uma família de proteínas produzidas naturalmente em resposta a uma infecção viral e a outros indutores biológicos, com atividades antivirais, antiproliferativas e imunomoduladoras. Podem ser classificados como interferons de tipo I (isoformas alfa [α]) e beta (β), interferons de tipo II (isoforma gama [γ]) e interferons de tipo III (isoforma lambda [λ]). Uma grande variedade de vírus inibe a produção de interferons pelo hospedeiro a fim de facilitar sua infecção e replicação. Atualmente, o interferon α é utilizado no tratamento de infecções virais pelo HCV, HBV, do sarcoma de Kaposi e do condiloma acuminado (verrugas externas, genitais e anais) causado por certos tipos de HPV. A forma peguilada (conjugada a moléculas de polietilenoglicol) do interferon α apresenta melhor farmacocinética após injeção. O interferon α peguilado é geralmente administrado uma vez por semana durante 48 semanas por via subcutânea no tratamento da hepatite C crônica.

O imiquimode, por sua vez, é um agente imunomodulatório atualmente usado no tratamento tópico do condiloma acuminado causado pelo HPV, ceratose actínica e carcinoma basocelular superficial. Os efeitos biológicos do imiquimode são mediados pela sua atividade agonista dos receptores do tipo *toll* (TLR) 7/8. A ativação do TLR7/8 pelo fármaco estimula a imunidade inata ao ativar o fator nuclear kB (NF-kB) e induzir a produção de moléculas de interferons do tipo I e II, bem como da citocina TNF-α, as quais contribuem para o controle da infecção pelo hospedeiro. Acredita-se que o imiquimode aumente a atividade de células T citotóxicas, as quais são importantes para o controle de infecções virais. Além disso, ele ativa células dendríticas apresentadoras de antígenos. Em conjunto, propõe-se que o imiquimode induz efeito semelhante à vacinação, provocando uma resposta imune potencializada contra tumores e vírus.

■ Noções básicas de terapia das infecções virais

São numerosos os vírus que causam infecções humanas. Em contrapartida, os fármacos disponíveis para tratamento de infecções virais são limitados, e mais limitado ainda é o número de doenças causadas por infecções virais passíveis de tratamento. Pelo exposto, há enorme dificuldade no desenvolvimento de novos fármacos antivirais, especialmente para infecções agudas: os vírus usam boa parte da maquinaria da célula do hospedeiro; as doenças virais são frequentemente agudas e autolimitadas (p.ex., síndromes virais que causam diarreia aguda ou infecções do trato respiratório superior); a terapia por antivirais frequentemente falha em diminuir o tempo ou a gravidade das doenças virais agudas, muito porque a apresentação clínica das infecções virais agudas se manifesta durante ou após o pico da replicação viral; as infecções virais crônicas podem desenvolver resistência aos antivirais. Acrescente-se aos problemas anteriores, a necessidade de um diagnóstico rápido e preciso, frequentemente usando técnicas moleculares, especialmente a PCR, não disponíveis em boa parte dos laboratórios clínicos de rotina. Não obstante, temos terapias aprovadas para o tratamento de infecções virais agudas causadas pelo vírus influenza (usualmente síndromes respiratórias), herpes (especialmente importante no caso das encefalites), varicela-zóster e vírus respiratório sincicial.

Existe tratamento também para algumas infecções virais crônicas, em especial o tratamento para doenças causadas por infecções pelo HIV, pelos vírus das hepatites HCV e HBV e pelo citomegalovírus (em especial em pacientes imunossuprimidos). Nessas últimas doenças, o diagnóstico é mais simples, usualmente por sorologia, mas técnicas moleculares frequentemente ajudam na escolha do melhor medicamento recomendado e na escolha de escapes mutantes. De fato, o aparecimento de resistência (escapes mutantes) durante o tratamento das infecções virais crônicas, especialmente pelo HIV e HCV, é um problema bastante significativo que merece acompanhamento clínico próximo e terapias combinadas. Além disso, à exceção das infecções pelo HCV, não se consegue a cura virológica nas infecções virais crônicas, em grande parte porque os vírus adquirem estado de latência, que não é afetado de forma significativa pelos antivirais disponíveis.

Por fim, infecções virais relevantes foram e têm sido causa de epidemias recentes, com significativa mortalidade ou morbidade, a exemplo das epidemias causadas por infecções dos vírus Ebola, zika, febre amarela e coronavírus (causador da SARS – síndrome respiratória aguda grave). Há enorme atividade científica na área na tentativa de se desenvolver novos medicamentos para essas infecções, muitos dos quais se encontram em fase inicial de desenvolvimento clínico. Chama atenção o fato que vários novos medicamentos para essas doenças têm como base o uso de anticorpos monoclonais, que parecem oferecer maior rapidez no desenvolvimento e menor probabilidade de efeitos colaterais. Contudo, existe maior risco de existência ou desenvolvimento de resistência e com custo bastante elevado, especialmente levando-se em consideração que boa parte dos indivíduos infectados são das regiões mais pobres do planeta.

Noções básicas de terapia das infecções virais agudas (terapia anti-HSV)

Os HSV 1 e 2, pertencentes à família *Herpesviviridae*, podem provocar lesões em qualquer parte do corpo, sendo que, na maior parte das vezes, o HSV-1 provoca lesões periorais e o HSV-2 provoca lesões genitais. Nesses casos, o aciclovir é o principal fármaco administrado. No entanto, podem ser encontradas cepas de HSV resistentes ao aciclovir, principalmente em paciente imunocomprometidos, para os quais alternativas como o foscarnete, o cidofovir e o uso tópico de imiquimode são recomendados.

A infecção genital por HSV é assintomática em muitas pessoas, sendo a proporção de infecções sintomáticas estimada entre 13 e 37%. As manifestações clínicas da infecção pelo HSV podem ser divididas em primeiro episódio (primoinfecção) herpética e surtos redicivantes. Sabe-se que o primeiro episódio de herpes genital é geralmente mais grave e sintomático. O quadro clínico das recorrências é menos intenso que o observado na primo-infecção e pode ser precedido de sintomas prodrômicos característicos, como prurido leve, mialgias e "fisgadas" nas pernas, quadris e região anogenital. Desde junho de 2019, o MS recomenda a administração do aciclovir por via oral na primoinfecção (inclusive em qualquer trimestre da gestação), recidiva e supressão de herpes genital em pacientes com surtos repetidos (mais de seis surtos ao ano). Em caso de lesões extensas em pacientes com imunossupressão, o MS recomenda a administração do aciclovir por via endovenosa. Essa forma de administração também é recomendada para redução da morbimortalidade associada à encefalite causada por HSV. Cabe ressaltar que medidas terapêuticas não impedem que o HSV ascenda pelos nervos periféricos sensoriais, para os núcleos dos gânglios sensitivos, onde entra em seu estado de latência.

Na infecção orolabial por HSV, recomenda-se a administração oral de aciclovir, fanciclovir ou valaciclovir por 7 dias. Em casos recorrentes da infecção, recomenda-se o uso tópico de formulações contendo aciclovir ou penciclovir tão logo o paciente apresente sintomas prodrômicos peribucais, como prurido e ardor. Para pacientes que apresentam mais de seis episódios de recorrência ao ano, o uso prolongado de aciclovir, valaciclovir e fanciclovir podem ser recomendados para suprimir a reativação do HSV orolabial. Os dois últimos apresentam vantagem sobre o aciclovir em virtude do maior tempo de meia-vida, podendo ser administrado apenas uma vez ao dia.

Quadro 57.2 – Recomendações do MS para o tratamento de herpes genial.

Primo-infecção	Recidiva	Supressão de herpes genital	Herpes genital em imunossuprimidos
• Aciclovir 200 mg, 2 comprimidos, VO, 3 vezes ao dia, por 7 dias • Aciclovir 200 mg, 1 comprimido, VO, 5 vezes ao dia, por 7 dias	• Aciclovir 200 mg, 2 comprimidos, VO, 3 vezes ao dia, por 5 dias • Aciclovir 200 mg, 1 comprimido, VO, 5 vezes ao dia, por 5 dias	• Aciclovir 200 mg, 2 comprimidos, VO, 2 vezes ao dia, por até 2 anos	• Aciclovir IV, 5 a 10 mg/kg de peso, de 8 em 8 horas, por 5 a 7 dias, ou até resolução clínica

IV: intravenoso; VO: via oral.

Fonte: Protocolo Clínico e Diretrizes Terapêuticas para Atenção Integral às Pessoas com Infecções Sexualmente Transmissíveis (IST). Brasília: Ministério da Saúde, 2015.

Fármacos na infecção por influenza

Atualmente, existem quatro fármacos antivirais disponíveis para a prevenção e o tratamento da infecção por influenza: os inibidores de adsorção oseltamivir e zanamivir, e os inibidores de fusão amantadina e rimantadina. No entanto, todas as cepas de influenza atualmente circulantes são resistentes para os inibidores de fusão. Desse modo, apenas o oseltamivir e o zanamivir são recomendados pelo MS para tratamento e quimioprofilaxia da influenza.

O vírus influenza pode causar a síndrome gripal, caracterizada por febre de início súbito, tosse e outros sintomas, e a síndrome respiratória aguda grave, a qual constitui uma síndrome gripal acompanhada de dispneia ou outros sinais definidos de gravidade, como saturação de $SpO_2 < 95\%$ em ar ambiente. Indivíduos imunocompetentes previamente infectados pelo vírus influenza, normalmente apresentam uma infecção autolimitada. No entanto, em certos casos, o uso de antivirais pode ser benéfico no tratamento da síndrome gripal e da síndrome respiratória aguda grave. Por exemplo, o MS recomenda o uso de fosfato de oseltamivir para todos os casos de síndrome gripal que tenham condições e fatores de risco para complicações (p.ex., grávidas, idosos e crianças abaixo de 5 anos de idade), independentemente se vacinados ou não, mesmo em atendimento ambulatorial. O MS também recomenda iniciar imediatamente o tratamento com o fosfato de oseltamivir após a suspeita clínica de síndrome respiratória aguda grave. O tratamento com fosfato de oseltamivir não é contraindicado na gestação e sua segurança foi comprovada. O zanamivir é indicado apenas em caso de intolerância gastrointestinal grave, alergia e resistência ao fosfato de oseltamivir. Entretanto, uma limitação do tratamento da infecção pelo vírus influenza é a necessidade de tratamento precoce, idealmente dentro das primeiras 48 horas após exposição ao vírus ou início dos sintomas. No entanto, em caso de indivíduos hospitalizados ou pacientes gestantes, estudos observacionais demonstraram benefício clínico mesmo quando o fosfato de oseltamivir é iniciado após 48 horas do início dos sintomas.

O fosfato de oseltamivir também é indicado como quimioprofilaxia, por exemplo, em indivíduos não vacinados ou vacinados a menos de duas semanas com risco elevado de complicações, após exposição a caso suspeito ou confirmado de influenza. Para o sucesso da quimioprofilaxia, o antiviral deve ser administrado continuamente durante todo o período da potencial exposição à pessoa com influenza, e continuar por mais 7 dias após a última exposição conhecida. Não há estudos demonstrando a efetividade da quimioprofilaxia com oseltamivir se o período após a última exposição a uma pessoa com infecção pelo vírus for maior que 48 horas.

Noções básicas de terapia das infecções crônicas (terapia anti-HIV)

Não há vacinas para a prevenção da infecção pelo HIV, ficando claro que a prevenção da infecção através do sexo seguro e do monitoramento de transfusões sanguíneas é ainda a maneira existente para evitarmos essa infecção. Na ausência de uma possível cura da infecção pelo HIV, o tratamento dessas infecções virais tem como objetivos principais: 1) suprimir a carga viral, contribuindo para a redução da morbimortalidade nos pacientes; 2) prevenir a transmissão do HIV; e 3) reduzir coinfecções, como a tuberculose.

A monoterapia não é recomendada no tratamento de infecções pelo HIV em razão do alto potencial de geração de resistência viral. Por isso, atualmente recomenda-se a administração de combinações de antirretrovirais (popularmente conhecidas como coquetéis anti-HIV). O esquema terapêutico indicado para determinado paciente depende da sua tolerância aos efeitos adversos associados à terapia, possibilidade de gestação, adesão ao tratamento, entre outros. Uma vez que os fármacos antirretrovirais não eliminam vírus em estado de latência, a terapia deve ser contínua para garantir a supressão da carga viral. A adesão do paciente ao tratamento é crucial para o sucesso da terapia anti-HIV e a prevenção de resistência, e esquemas terapêuticos administrados em dose única diária e combinações de fármacos em apenas um comprimido têm sido explorados a fim de minimizar as chances de interrupção do tratamento pelo paciente. Além disso, quanto mais seguro o esquema terapêutico e menos efeitos adversos associados ao tratamento, maiores as chances de adesão ao tratamento.

A prevenção da resistência viral por meio da seleção de um esquema terapêutico adequado e boa adesão do paciente ao tratamento é crucial, visto que o acúmulo de resistência reduz as opções de tratamento e aumenta o seu custo. Com base no exposto, o sucesso da terapia anti-HIV depende da eficácia antiviral, do perfil de tolerabilidade, da barreira genética e da adesão ao tratamento, dentre outros fatores. Atualmente, o MS recomenda o início imediato da terapia antiviral para todos os indivíduos vivendo com HIV, independentemente do seu estágio clínico e/ou imunológico. Tal recomendação leva em consideração os benefícios associados ao início precoce do tratamento, como a redução da morbimortalidade, a diminuição da transmissão da infecção e a disponibilidade de opções terapêuticas de primeira linha, as quais são mais cômodas e seguras. Um tratamento precoce e com celeridade também é altamente recomendado nas gestantes, a fim de se prevenir a transmissão vertical do vírus.

Ainda de acordo com as recomendações do MS vigentes em 2019 (ano de publicação deste livro), a terapia anti-HIV inicial deve sempre incluir combinações de três antirretrovirais, sendo:

- Dois inibidores da transcriptase reversa análogos de nucleosídeos e nucleotídeos (ITRN/ITRNt).
- Um antirretroviral de classe distinta, como um inibidor da transcriptase reversa não análogo de nucleotídeo (ITRNN), um inibidor de protease com reforço de ritonavir ou um inibidor de integrase.

No Brasil, o esquema inicial de tratamento para adultos recomendado pelo MS é composto pela associação dos inibidores da transcriptase reversa análogos de nucleosídeos e nucleotídeos lamivudina e tenofovir com o inibidor de integrase dolutegravir. A associação de tenofovir com lamivudina é disponível no Brasil em coformulação e permite administração única diária, o que favorece a adesão do paciente ao tratamento. A combinação tenofovir com lamivudina apresenta perfil favorável em termos de toxicidade e supressão virológica, quando comparada à zidovudina e ao abacavir. Esse esquema, no entanto, não é recomendado para casos de coinfecção tuberculose-HIV, gestantes e mulheres com possibilidade de engravidar que não utilizem métodos contraceptivos eficazes. Em razão do risco de malformação congênita associada ao uso do dolutegravir, recomenda-se sua substituição pelo ITRNN efavirenz em gestantes e mulheres com possibilidade de engravidar. A principal desvantagem dos esquemas contendo o efavirenz em lugar do dolutegravir é a menor barreira genética para o desenvolvimento de resistência dos ITRNN em relação aos inibidores da integrase. Em casos de coinfecção TB-HIV, a dolutegravir do esquema terapêutico inicial é substituído pelo raltegravir ou efavirenz, dependendo se a coinfecção é acompanhada ou não de critérios de gravidade, respectivamente. Nesse caso, após o término do tratamento da tuberculose e confirmado que o paciente se encontra em supressão viral, pode-se realizar a troca do raltegravir ou efavirenz pelo dolutegravir, seguindo as recomendações gerais de esquema inicial preferencial para adultos.

O MS recomenda que o tenofovir seja incluído no esquema terapêutico de todos os pacientes coinfectados com HBV e HIV, uma vez que a coinfecção provoca progressão mais rápida da doença hepática relacionada ao HBV, maior mortalidade relacionada à doença hepática e pior resposta ao tratamento em comparação

Quadro 57.3 – Antirretrovirais disponíveis no Brasil e recomendados pelo MS para o tratamento da infecção pelo HIV.

Inibidor da transcriptase reversa análogo de nucleosídeo ou nucleotídeo (ITRN)	Inibidor da transcriptase reversa não análogo de nucleosídeo (ITRNN)	Inibidores de protease	Inibidores de fusão	Inibidores da integrase
Abacavir (ABC)	Efavirenz (EFZ)	Atazanavir (ATV)	Enfuvirtida (T20)	Dolutegravir (DTG)
Didanosina (ddI)	Nevirapina (NVP)	Darunavir (DRV)		Raltegravir (RAL)
Lamivudina (3TC)	Etravirina (ETR)	Fosamprenavir (FPV)		
Tenofovir (TDF)		Lopinavir (LPV)		
Zidovudina (AZT)		Nelfinavir (NFV)		
		Ritonavir (RTV)		
		Saquinavir (SQV)		
		Tipranavir (TPV)		

Fonte: Protocolo Clínico e Diretrizes Terapêuticas para Manejo da Infecção pelo HIV em Adultos/Ministério da Saúde, Secretaria de Vigilância em Saúde, Departamento de Vigilância, Prevenção e Controle das Infecções Sexualmente Transmissíveis, do HIV/Aids e das Hepatites Virais. Brasília: Ministério da Saúde, 2018.

com pessoas infectadas apenas pelo vírus da HBV. O principal efeito adverso associado ao uso do tenofovir é a nefrotoxicidade e, portanto, esse fármaco é contraindicado em pacientes com doença renal preexistente. Assim, o tenofovir deve ser substituído por abacavir ou zidovudina, dependendo do caso.

A associação zidovudina/lamivudina também é disponível em coformulação, apresentando maior comodidade para o paciente. Essa combinação apresenta boa evidência de eficácia e segurança, sendo habitualmente bem tolerada. Uma vez que a zidovudina pode causar toxicidade hematológica, essa combinação não é recomendada em casos de anemia e/ou neutropenia.

Quando há falha no esquema inicial de tratamento, deve-se empregar uma terapia de resgate a fim de se evitar a progressão da doença, a resistência do vírus aos antirretrovirais e a perda de futuras opções terapêuticas. Uma vez que a falha virológica (manutenção de alta carga viral) pode estar ligada à resistência viral, o uso de fármacos de classes distintas com alta barreira genética é recomendado na terapia de resgate. A escolha do esquema depende de vários fatores, como o resultado da genotipagem do vírus e as circunstâncias em que ocorreu a falha terapêutica (fase inicial, primeira falha após a fase inicial ou falhas múltiplas). No Brasil, a entravirina, os inibidores de entrada maraviroque e a enfuvirtida (T20) são fármacos de uso restrito reservados para a terapia de resgate em casos de múltiplas falhas às combinações de retrovirais previamente testadas.

Terapia para hepatite C

A infecção por HCV é a principal causa de doença hepática crônica no mundo, incluindo a cirrose hepática e o risco aumentado para carcinoma hepatocelular. A transmissão pode se dar através do uso do sangue e seus derivados contaminados, compartilhamento de seringas e agulhas para o uso de drogas injetáveis, reutilização ou esterilização inadequada de equipamentos utilizados em procedimentos médicos e odontológicos, realização de tatuagens e procedimentos estéticos, como manicure. As estratégias de prevenção se baseiam em evitar o contato com sangue contaminado, enquanto o desenvolvimento de vacinas para a hepatite C é dificultado pela alta diversidade viral. A grande vantagem da terapia para hepatite C é sua real capacidade de se obter a cura virológica e, portanto, deve ser feita sempre que possível.

Quadro 57.4 – Esquemas preferencial e alternativo de antirretroviral inicial, recomendados pelo Ministério da Saúde em 2018, para adultos[a].

Esquema	Classe	Indicação	Contraindicações
Lamivudina + tenofovir + dolutegravir	ITRN + ITRN + INI	Esquema inicial preferencial para adultos	Coinfecção TB-HIV, gestantes e mulheres com possibilidade de engravidar, nefropatia preexistente
Lamivudina + abacavir + dolutegravir	ITRN + ITRN + INI	Esquema inicial de tratamento em caso de contraindicação ao tenofovir (p.ex., nefropatia preexistente)	Intolerância ao abacavir ou alelo HLA-B*5701 positivo[b]
Lamivudina + zidovudina + dolutegravir	ITRN + ITRN + INI	Esquema inicial de tratamento em caso de contraindicação ao tenofovir e intolerância ao abacavir	–
Lamivudina + tenofovir + efavirenz	ITRN + ITRN + ITRNN	Esquema inicial de tratamento na coinfecção TB-HIV sem critérios de gravidade, ou em caso de contraindicação ao dolutegravir (p.ex., mulheres grávidas)	Intolerância ao efavirenz
Lamivudina + tenofovir + raltegravir	ITRN + ITRN + INI	Esquema inicial de tratamento na coinfecção TB-HIV com critérios de gravidade, ou em caso de intolerância ao efavirenz na coinfecção TB-HIV	–

INI: inibidor de integrase; IP/r: inibidor de protease com reforço de ritonavir; ITRN: inibidor da transcriptase reversa análogo de nucleosídeo ou nucleotídeo; ITRNN: inibidor da transcriptase reversa não análogo de nucleosídeo; TB: tuberculose.

[a]Para esquemas recomendados para crianças e adolescentes, ver Protocolo Clínico e Diretrizes Terapêuticas para Manejo da Infecção pelo HIV em Crianças e Adolescentes. Brasília: Ministério da Saúde, 2018; [b]Pessoas que apresentam o alelo HLA-B*5701 possuem maior risco de desenvolver hipersensibilidade ao abacavir. No Brasil, menos 80% dos pacientes apresentam supressão viral após 1 ano de tratamento e nos anos seguintes.

Fonte: Protocolo Clínico e Diretrizes Terapêuticas para Manejo da Infecção pelo HIV em Adultos/Ministério da Saúde, Secretaria de Vigilância em Saúde, Departamento de Vigilância, Prevenção e Controle das Infecções Sexualmente Transmissíveis, do HIV/Aids e das Hepatites Virais. Brasília: Ministério da Saúde, 2018.

Seção 8 – Quimioterapia Antimicrobiana e das Doenças Parasitárias

Em 2019, o MS recomenda o tratamento farmacológico da hepatite C nas infecções aguda e crônica (pacientes que apresentam níveis detectáveis de anticorpos anti-HCV e HCV-RNA por mais de 6 meses). O principal objetivo do tratamento farmacológico da hepatite C é erradicar o HCV do sangue e do fígado, a fim de prevenir as principais complicações associadas à infecção. Os medicamentos recomendados pelo MS para o tratamento da hepatite C estão listados no Quadro 57.5. O esquema terapêutico de escolha depende do genótipo do HCV. Estão disponíveis no Brasil três esquemas terapêuticos pangenotípicos (que agem sobre todos os genótipos de HCV):

- sofosbuvir + daclatasvir (associado ou não à ribavirina);
- glecaprevir/pibrentasvir (combinação em dose fixa); e
- velpatasvir/sofosbuvir (combinação em dose fixa, associado ou não à ribavirina).

A combinação sofosbuvir + daclatasvir é o esquema de primeira escolha para todos os genótipos (1a, 1b, 2, 3, 4, 5 e 6). A adição de ribavirina, quando possível, é recomendada pelo MS em pacientes cirróticos e em todos aqueles com menor chance de resposta virológica, como aqueles não respondedores aos esquemas com interferons, portadores do genótipo 3, sexo masculino, com idade superior a 40 anos, ou a critério da equipe médica. A combinação ledipasvir/sofosbuvir associada ou não à ribavirina é utilizada especificamente no tratamento do genótipo 1 do HCV como alternativa ao esquema de primeira escolha. Além do uso em adultos, esse esquema pode ser utilizado em pacientes acima de 12 anos, e elbasvir/granozevir pode ser usado no tratamento dos genótipos 1 e 4. O uso de alfapeginterferona associado à ribavirina é reservado para o tratamento da hepatite C aguda e crônica em pacientes pediátricos com idade entre 3 e 17 anos.

Alfaepoetina, uma eritropoietina humana recombinante, e o filgrastim, um estimulador da produção de leucócitos na medula óssea, são utilizados para o manejo da anemia e da neutropenia associados ao HCV, respectivamente.

A terapia anti-HCV não é recomendada para mulheres grávidas, em decorrência do seu potencial teratogênico ou da ausência de estudos sobre a segurança do seu uso durante a gravidez. Portanto, deve-se recomendar o uso de métodos contraceptivos eficazes durante o tratamento e por 6 meses após o seu término.

Quadro 57.5 – Medicamentos para hepatite C recomendados pelo Ministério da Saúde em 2019.

Fármacos	Classe
Alfapeguinterferona 2a	IFN-2* recombinante peguilhado (maior meia-vida em relação à forma não peguilada)
Daclatasvir	Inibidor da replicação viral Inibidor altamente seletivo do complexo de replicação NS5A do HCV
Sofosbuvir	Inibidor da replicação viral Inibidor da polimerase NS5B do RNA do HCV
Glecaprevir/pibrentasvir	Inibidores da replicação viral pangenotípico Glecaprevir: inibidor de protease NS3/4A Pibrentasvir: inibidor de NS5A
Velpatasvir/sofosbuvir	Inibidores da replicação viral pangenotípico Velpatasvir: inibidor RNA polimerase NS5B Sofosbuvir: inibidor de NS5A
Ledipasvir/sofosbuvir	Inibidores da replicação viral Ledipasvir: inibidor da NS5A Sofosbuvir: ver acima
Elbasvir/grazoprevir	Inibidores da replicação viral Elbasvir: Inibidor da NS5A Grazoprevir: Inibidor da NS3/4A
Ribavirina*	Análogo de guanosina
Alfaepoetina	Eritropoietina humana recombinante
Filgrastim	Aumenta a produção e a liberação dos neutrófilos da medula óssea

SC: via subcutânea; VO: via oral.

* Baixa atividade antiviral. Parece ser importante na prevenção de relapsos.

Fonte: Protocolo Clínico e Diretrizes Terapêuticas para Hepatite C e Coinfecções. Ministério da Saúde, Secretaria de Vigilância em Saúde, Departamento de Vigilância, Prevenção e Controle das Infecções Sexualmente Transmissíveis, do HIV/Aids e das Hepatites Virais. Brasília: Ministério da Saúde, 2019.

Capítulo 57 – Fármacos antivirais e antirretrovirais

Quadro 57.6 – Principais fármacos antivirais e suas características.

Fármaco	Estrutura/ Mecanismo de ação.	Via de administração	Nomes comerciais (Brasil)	Espectro de ação	Uso clínico	Principais efeitos adversos, advertências e precauções
Inibidores de adsorção e penetração						
Enfuvirtida (T-20)[a]	Oligopeptídeo inibidor de fusão	Injeção SC	Fuzeon®	HIV	• Indicado para portadores de vírus multirresistentes do HIV sem outras opções terapêuticas • Associação a outros ARV	• Reações no local de aplicação da injeção • Reações de hipersensibilidade sistêmica, como rubor, febre, náuseas, vômitos, calafrios, tremores, hipotensão, elevação de enzimas hepáticas, reação primária de imunocomplexos, distúrbio respiratório e glomerulonefrite • Síndrome de reconstituição imune • Síndrome de Guillain--Barré
Maraviroque[a]	Antagonista alostérico sintético do receptor CCR5 Impede a interação da gp120 ao CCR5	VO	Celsentri®	HIV	• HIV (cepa dependente de CCR5 para adsorção e entrada) • Fármaco de uso restrito no Brasil, recomendado quando os esquemas de primeira escolha são considerados insuficientes para garantir a supressão viral	• Hepatotoxicidade, eventos cardiovasculares, síndrome de reconstituição imune, risco de infecção • Diminuição do peso, insônia, neuropatia periférica, dor de cabeça, tontura, parestesia, sonolência, tosse, dor abdominal, *rash* e astenia (fraqueza)
Palivizumabe[a]	Anticorpo monoclonal humanizado Provoca imunização passiva Neutralização e inibição de fusão	Injeção IM	Synagis®	HRSV	• Indicado durante o período de sazonalidade do HRSV para a prevenção de infecção do trato respiratório inferior causado pelo vírus em crianças com maior risco de complicação da doença	• Fadiga, febre, calafrios, náuseas, anorexia, mialgia, cefaleia, artralgias, sudorese e leucopenia transitória
Inibidores do desnudamento viral						
Amantadina[a]	Inibem o desnudamento viral ao bloquear o canal de prótons viral M2	VO	Mantidan®	Influenza A	• Em desuso em virtude da resistência adquirida pelos vírus influenza A atualmente em circulação	• Manifestações do sistema nervoso central (síndrome neuroléptica maligna, exacerbação de transtorno mental, confusão, irritabilidade, alucinação e insônia) • Hipotensão ortostática, edema periférico e distúrbio gastrointestinal

(Continua)

911

Seção 8 – Quimioterapia Antimicrobiana e das Doenças Parasitárias

(Continuação)

Quadro 57.6 – Principais fármacos antivirais e suas características.

Fármaco	Estrutura/ Mecanismo de ação	Via de administração	Nomes comerciais (Brasil)	Espectro de ação	Uso clínico	Principais efeitos adversos, advertências e precauções
Inibidores do desnudamento viral						
Rimantadina	Rimantadina é um derivado α-metilado da amantadina	–	–		▪ Amantadina é indicada no tratamento da doença de Parkinson	▪ Menos efeitos neurológicos associados ao uso da rimantadina em comparação à amantadina
Inibidores da replicação do genoma viral						
Análogos nucleosídeos e nucleotídeos						
Aciclovir[a]	Análogo acíclico da guanosina Necessita de ativação pela timidina cinase viral	VO (biodisponibilidade oral baixa de 15 a 20%) Uso tópico em episódios recorrentes de herpes orolabial Injeção IV	Zovirax®	HSV, VZV Fraca atividade *in vitro* contra CMV, HHV-6 e EBV	▪ Tratamento de herpes genital, oral e mucocutânea; proctite e encefalite herpéticas; infeção por VZV ▪ Nas infeções na pele e nas mucosas causadas por HSV, o aciclovir também é indicado para a supressão de infecções recorrentes em pacientes imunocompetentes e profilaxia em pacientes imunocomprometidos ▪ Indicado para profilaxia de infecções pelo CMV em pacientes transplantados de medula óssea	▪ VO: bem tolerado, em geral. Relatos de náuseas, diarreia e cefaleia ▪ IV: toxicidade renal reversível potencializada pelo uso concomitante de agentes nefrotóxicos. Efeitos neurológicos, como tremores, delírios e convulsões. Efeitos adversos evitáveis com hidratação adequada e infusão intravenosa lenta
Valaciclovir (pró-fármaco)	Éster L-valil do aciclovir Necessita de ativação pela timidina cinase viral	VO (biodisponibilidade oral superior ao aciclovir de 54 a 70%)	Valtrex®		▪ Tratamento e prevenção da recorrência de infecção de pele e de mucosa causadas por HSV ▪ Tratamento de herpes-zóster (acelera a resolução da dor) ▪ Profilaxia de infecção ou doença por CMV ocorridas após transplante	▪ Cefaleia, náuseas, dispneia e erupções ▪ Vertigem, confusão, alucinação, redução do nível de consciência ▪ Desconforto abdominal, vômito, diarreia ▪ Prurido ▪ Insuficiência renal ▪ Anemia hemolítica microangiopática, leucopenia, trombocitopenia ▪ Anafilaxia ▪ Distúrbios neurológicos e psiquiátricos ▪ Aumento reversível de enzimas hepáticas ▪ Urticária, angioedema ▪ Insuficiência renal aguda e dor renal

(Continua)

912

Capítulo 57 – Fármacos antivirais e antirretrovirais

(Continuação)

Quadro 57.6 – Principais fármacos antivirais e suas características.

Fármaco	Estrutura/ Mecanismo de ação	Via de administração	Nomes comerciais (Brasil)	Espectro de ação	Uso clínico	Principais efeitos adversos, advertências e precauções
Inibidores da replicação do genoma viral						
Análogos nucleosídeos e nucleotídeos						
Ganciclovir	Análogo acíclico da guanosina Necessita de ativação pela timidina cinase viral	VO, injeção IV e implante intraocular	Cymevene® Ganciclotrat®	CMV e HSV	▪ Manutenção do tratamento da retinite causada por CMV em pacientes portadores do HIV ▪ Prevenção de doença causada por CMV em pacientes portadores do HIV com risco de desenvolver essa doença, e em pacientes que receberam transplante de órgãos sólidos ▪ Não é recomendado para o tratamento de infecções pelo HSV, visto que apresenta maior toxicidade que o aciclovir, o valaciclovir e o fanciclovir	▪ Neutropenia, trombocitopenia, anemia, febre e flebite ▪ Estudos em animais indicam que o ganciclovir é mutagênico, teratogênico, aspermatogênico, carcinogênico e compromete a fertilidade
Valganciclovir	Pró-fármaco éster L-valil do ganciclovir.	VO	Valcyte®			
Penciclovir	Análogo acíclico da guanosina Necessita de ativação pela timidina cinase viral	Uso tópico	–	HSV e VZV	▪ Herpes labial recorrente	▪ Cefaleia, edema oral e de faringe, parosmia (olfato distorcido) ▪ Reações cutâneas, como edema local, dor, parestesia, prurido de pele e urticária
Fanciclovir (pró-fármaco)	Pró-fármaco do penciclovir	VO (alta biodiponibilidade oral de 77%) Meia-vida intracelular prolongada (7 a 20 horas)	Penvir®		▪ Tratamento de herpes-zóster agudo ▪ Tratamento ou supressão do herpes genital recorrente causado por HSV ▪ Tratamento de infecções mucocutâneas recorrentes causadas por HSV	▪ Cefaleia, diarreia, tonturas, fadiga, flatulência, irritação gastrointestinal, náuseas, parestesia, prurido de pele e *rash*
Ribavirina[a]	Análogo da guanosina Necessita de ativação por cinases do hospedeiro	VO Biodisponibilidade oral aumenta na presença de alimentos ricos em gorduras e reduz na presença de antiácidos	Ribavirin®	HCV, HRSV, Influenza A e B, HIV-1, paramixovírus e vírus parainfluenza	▪ Tratamento da hepatite C crônica em associação com alfainterferona	▪ Efeitos no SNC, como depressão, ideação suicida e tentativa de suicídio, comportamento agressivo, confusão e alterações do estado mental durante o tratamento com a ribavirina em associação com a alfainterferona e, em alguns casos, após a suspensão do tratamento ▪ Em estudos em animais, a ribavirina demonstrou potencial teratogênico e/ou de causa de óbito fetal significativo

(Continua)

913

Seção 8 – Quimioterapia Antimicrobiana e das Doenças Parasitárias

(Continuação)

Quadro 57.6 – Principais fármacos antivirais e suas características.

Fármaco	Estrutura/ Mecanismo de ação	Via de administração	Nomes comerciais (Brasil)	Espectro de ação	Uso clínico	Principais efeitos adversos, advertências e precauções
Inibidores não nucleosídeos da DNA polimerase						
Foscarnete	Análogo orgânico do pirofosfato inorgânico	VO (biodisponibilidade oral baixa) Injeção IV	Foscavir®	HSV, CMV e HIV	▪ Infecção pelo HSV ou CMV (em caso de resistência aos demais análogos de nucleosídeo) ▪ Tratamento da retinite causada por CMV	▪ Comprometimento renal ▪ Hipocalcemia sintomática ▪ Deposição nos ossos ▪ Náusea, parestesia
Inibidor da transcriptase reversa análogo de nucleosídeo						
Zidovudina[a]	Análogo da timidina	Infusão intravenosa durante 1 hora, a cada 4 horas, até que a terapia oral possa ser iniciada VO	Zidovir® (solução injetável) Retrovir®-AZT (solução oral) Revirax® (cápsulas)	HIV	▪ Indicado em associação à lamivudina e ao dolutegravir para o tratamento da infeção pelo HIV, em caso de contraindicação ao tenofovir e intolerância ao abacavir	▪ Supressão de medula óssea, ocasionando neutropenia e anemia
Lamivudina[a]	Análogo da citidina	VO (biodisponibilidade oral de ~ 85%)	Epivir®	HIV e HBV	▪ Compõe diferentes esquemas antirretrovirais inicial preferencial e alternativo para adultos	▪ Hepatotoxicidade e acidose lática (principalmente em mulheres), exacerbação da hepatite B, descompensação hepática em pacientes coinfectados com HIV-1 e HCV, pancreatite, síndrome da reconstituição imunológica e redistribuição de gordura corporal (lipodistrofia)
Entricitabina	Análogo fluorado da lamivudina	VO	Emtriva® Coformulado com tenofovir (Truvada®)	HIV	▪ Indicado em associação com outros agentes antirretrovirais para o tratamento de infecção causada pelo HIV	▪ Hepatotoxicidade, acidose lática e síndrome da reconstituição imunológica ▪ Cefaleia, diarreia, náusea, depressão, insônia, *rash*, dor abdominal e astenia ▪ Foram relatados casos de agravamento da hepatite em pacientes coinfectados com HIV e HBV, após descontinuação da terapia
Tenofovir[a]	Análogo da adenosina	VO	Coformulado em comprimidos com lamivudina (medicamento genérico) Viread®	HIV, HBV e HDV	▪ Compõe o esquema antirretroviral inicial preferencial recomendado pelo MS para o tratamento da infecção pelo HIV ▪ Compõe o e esquema inicial de tratamento na coinfecção TB-HIV ▪ Tratamento da infeção pelo HDV em associação à peguinterferona	▪ Hepatotoxicidade e acidose lática (principalmente em mulheres), nefrotoxicidade, diminuição da densidade óssea e síndrome da reconstituição imunológica

(Continua)

914

(Continuação)

Quadro 57.6 – Principais fármacos antivirais e suas características.

Fármaco	Estrutura/ Mecanismo de ação	Via de administração	Nomes comerciais (Brasil)	Espectro de ação	Uso clínico	Principais efeitos adversos, advertências e precauções
Inibidor da transcriptase reversa análogo de nucleosídeo						
Adefovir[a]	Análogo da adenosina	VO (biodisponibilidade oral, de 59%)	Hepsera®	HBV	▪ Tratamento de hepatite B crônica em adultos com evidências de replicação viral do HBV ▪ Reduções da replicação viral e melhora da função hepática demonstradas em estudos de suporte realizados com pacientes com hepatite B crônica que apresentavam evidências genotípicas de resistência à lamivudina, e ainda pacientes coinfectados com o HIV	▪ Exacerbação da hepatite B, nefrotoxicidade, astenia, cefaleia e distúrbios gastrointestinais
Entecavir[a]	Análogo da guanosina	VO	Baraclude®	HBV e HDV	▪ Tratamento de infecção crônica pelo HBV em adultos com evidência da multiplicação do vírus e elevações persistentes das aminotransferases séricas ALT e AST ou doença histologicamente ativa ▪ Tratamento da infeção pelo HDV em associação à peguinterferona	▪ Cefaleia, fadiga e distúrbios gastrointestinais ▪ Relatos de hepatoxicidade e acidose lática ▪ A dose de entecavir deve ser ajustada em pacientes com insuficiência renal moderada
Inibidor da transcriptase reversa não análogo de nucleosídeo						
Efavirenz[a]	Inibidor sintético não nucleosídeo da transcriptase reversa	VO (alta biodisponibilidade e meia-vida plasmática longa)	Stocrin®	HRSV	▪ Prevenção de doença grave do trato respiratório inferior pelo HRSV em pacientes com alto risco para doença por HRSV	▪ Insônia, pesadelos e, mais raramente, sintomas psicóticos ▪ Teratogênico
Nevirapina[a]		VO	Farmanguinhos Nevirapina	HIV	▪ Indicado em associação com outros agentes antirretrovirais para o tratamento de pacientes infectados pelo HIV-1 e para a prevenção da transmissão materno-infantil da doença	▪ Hepatotoxicidade (principalmente em mulheres), *rash* cutâneo grave e reação de hipersensibilidade, incluindo síndrome de ▪ Stevens-Johnson ▪ Náusea e vômito
Etravirina[a]		VO	Intelence®	HIV	▪ Indicado em associação com outros agentes antirretrovirais para o tratamento de pacientes infectados pelo HIV-1	▪ Reações cutâneas (inclusive fatais e potencialmente fatais) e de hipersensibilidade graves ▪ Relatos de síndrome de Stevens-Johnson e necrólise epidérmica tóxica ▪ Distúrbios gastrointestinais ▪ Síndrome da reconstituição imunológica

(Continua)

Seção 8 – Quimioterapia Antimicrobiana e das Doenças Parasitárias

(Continuação)

Quadro 57.6 – Principais fármacos antivirais e suas características.

Fármaco	Estrutura/ Mecanismo de ação	Via de administração	Nomes comerciais (Brasil)	Espectro de ação	Uso clínico	Principais efeitos adversos, advertências e precauções
Inibidores de integrase						
Dolutegravir[a]	Derivado diazatriciclo carboxamida inibidor da integrase viral	VO	Tivicay®	HIV	• Indicado em associação com outros agentes antirretrovirais para o tratamento de infecção causada pelo HIV	• Insônia, cefaleia • Teratogênico
Raltegravir[a]	Derivado pirimidinona carboxamida da integrase viral	VO	Isentress®	HIV		• Insônia, cefaleia, tontura, astenia, fadiga, risco de suicídio • Síndrome da reconstituição imunológica, insuficiência renal • Relatos de miopatia e rabdomiólise associados ao uso do raltegravir
Inibidores de proteases						
Ritonavir[a]	Inibidor peptídomimético da protease viral	VO	Norvir®	HIV	• Indicado em associação com outros agentes antirretrovirais para o tratamento de infecção causada pelo HIV	• Hepatotoxicidade, pancreatite, reações alérgicas e de hipersensibilidade, dislipidemia, hiperglicemia, sangramento espontâneo • Síndrome da reconstituição imunológica • Redistribuição de gordura corporal (lipodistrofia)
Tipranavir[a]	Inibidor não peptídico da protease viral	VO	Elodius®	HIV		• Relatos de hepatite clínica e descompensação hepática associado ao uso do tipranavir, incluindo alguns óbitos • Redistribuição de gordura corporal (lipodistrofia)
Inibidores da liberação viral						
Fosfato de oseltamivir[a]	Inibidor da neuraminidase viral	VO	Tamiflu®	Influenza A e B	• Tratamento e profilaxia da infecção pelo vírus influenza em pacientes acima de 1 ano de idade	• Confusão, náusea, vômito, diarreia e dor abdominal • Casos de anafilaxia e reações graves de pele, incluindo eritema multiforme, síndrome de Steve-Johnson, necrólise epidérmica tóxica

(Continua)

(Continuação)

Quadro 57.6 – Principais fármacos antivirais e suas características.

Fármaco	Estrutura/ Mecanismo de ação	Via de administração	Nomes comerciais (Brasil)	Espectro de ação	Uso clínico	Principais efeitos adversos, advertências e precauções
Inibidores da liberação viral						
Zanamivir[a]		Inalação oral (baixa biodisponibilidade oral de 10 a 20%)	Relenza®	Influenza A e B	▪ Tratamento para a profilaxia da infeção pelo vírus influenza A e B, em adultos e crianças (com idade maior ou igual a 5 anos)	▪ Reações alérgicas, incluindo anafiláticas e anafilactoides, edema facial e orofaríngeo ▪ Broncoespasmo ▪ Dispneia ▪ *Rash* cutâneo, urticária, reações graves de pele, incluindo eritema multiforme, síndrome de Steve-Johnson, necrólise epidérmica tóxica ▪ Reações do tipo vasovagal, como febre e desidratação
Moduladores do sistema imune						
Alfainterferona[a]	Proteína recombinante Citocina com ação antiviral e imunomoduladora	Injeção SC ou IM	Roferon®-A	Não possui atividade antiviral direta	▪ Tratamento das hepatites B, C e Delta crônicas ▪ Recomenda-se a associação à ribavirina no tratamento da hepatite C crônica	▪ Neutropenia, trombocitopenia, doenças autoimunes, hemorragia gástrica, anemia aplástica ▪ Transtorno psicótico, depressão, alteração do estado mental, sintomas de gripe ▪ Contraindicado para uso em mulheres grávidas
Alfapeginterferona[a]	Alfainterferona peguilada (tempo de meia-vida superior à forma não peguilada)	Injeção SC	Pegasys® (alfapeginterferona 2a) Pegintron® (alfapeginterferona 2b)			
Imiquimode	Modulador da resposta imunológica Agonista de receptores do tipo *Toll*.	Uso tópico	Aldara®, Ixium®, Modik®, Imoxy®		▪ Condiloma acuminado causado pelo vírus HPV, ceratose actínica e carcinoma basocelular superficial	▪ Irritação da pele, incluindo eritema, inflamação local, úlcera superficial, infecções fúngicas, coceira, formação de crostas, descamação e vesículas ▪ Dor nas costas, cefaleia, hiperqueratose, rinite, eritema grave e infecção respiratória superior ▪ Alopecia, arrepios, diarreia, tonturas, dispepsia, fadiga, febre, linfadenopatia, sinusite, vômitos e reações inflamatórias intensas, incluindo exsudação ou erosão cutânea ▪ Foram descritos fenômenos de alteração na cor da pele na área tratada

ARV: antirretroviral; CMV: citomegalovírus; EBV: vírus Epstein-Barr; HDV: vírus da hepatite Delta; HSV: herpes-vírus simples humano; HHV-6: herpes-vírus humano 6; HRSV: vírus sincicial respiratório humano; HPV: papiloma vírus humano; IM: intramuscular; IV: intravenoso; SC: subcutânea; VO: via oral; VZV: vírus varicela-zóster.

[a] Disponível na Relação Nacional de Medicamentos Essenciais (Rename), 2018.

Seção 8 – Quimioterapia Antimicrobiana e das Doenças Parasitárias

Atividade proposta

Caso clínico 1

Mulher de 30 anos de idade que se apresenta com perda involuntária de mais de 10% do peso habitual e diarreia crônica por mais de 1 mês. Não tem histórico de outras doenças. Relata contato com múltiplos parceiros sem uso de proteção adequada. Ela ingere álcool ocasionalmente, não usa outras drogas e não possui histórico de alergias a medicamentos. Ao exame físico, detectou-se pressão arterial e outros sinais vitais normais, mas sinais externos de significativa perda de peso. Os exames laboratoriais demonstram queda da albumina circulante, sorologia positiva para HIV (dois exames consecutivos). A paciente apresentou resultados negativos para tuberculose (radiografia de tórax e prova tuberculínica) e para hepatites virais. Os exames hematológicos indicavam contagem de células brancas de 5.800 células/mm³, com contagem diferencial normal e testes de função hepática dentro do normal. Tendo a história clínica compatível e a sorologia positiva, foi feito o diagnóstico de HIV+. Estudos subsequentes mostraram LT-CD4$^+$ de 300 células/mm³ (normal entre 500 e 1.492 células/mm³ para adultos soronegativos maiores de 18 anos) e 110 mil cópias do vírus/mL.

Principais pontos e objetivos de aprendizagem

1) A terapia antirretroviral (TARV) é recomendada nesse caso? Qual seria a TARV inicial mais adequada?

2) Por que a terapia antiviral combinada, em vez de monoterapia, é necessária para o tratamento adequado da infecção pelo HIV?

3) Quais outros testes laboratoriais deveriam ser solicitados antes do início da TARV?

4) A genotipagem é recomendada para a paciente?

5) Há evidências de interação entre os ARV indicados para a terapia inicial e o álcool consumido pela paciente?

Respostas esperadas

1) A paciente apresenta manifestações de imunodeficiência moderada (perda de peso e diarreia crônica), TCD4$^+$ ≤ 500 células/mm³, ausência de coinfecções ou neoplasias e, portanto, o início imediato da TARV é recomendado. Deve-se lembrar que ainda que a paciente fosse assintomática com TCD4$^+$ > 500 células/mm³, o estímulo ao início imediato da TARV é recomendado pelo MS na perspectiva de redução da transmissibilidade do HIV. A terapia inicial deve sempre incluir combinações de três antirretrovirais. O esquema de primeira linha recomendado pelo MS é composto por tenofovir + lamivudina + efavirenz.

2) A TARV consiste na combinação de antirretrovirais de diferentes classes a fim de maximizar a supressão do HIV e se evitar mutações virais causadoras de resistência aos antirretrovirais.

3) Antes do início da TARV, deve-se excluir a possibilidade de gestação e orientar a paciente para o uso de métodos contraceptivos, uma vez que o efavirenz é contraindicado para gestantes.

4) A genotipagem pré-tratamento não é necessária, visto que tal procedimento é recomendado apenas para gestantes infectadas pelo HIV, pessoas que tenham se infectado com parceiro em uso atual ou pregresso de TARV (possibilidade de transmissão de mutações de resistência) ou antes de se iniciar a terapia de resgate em caso de falha virológica.

5) O uso concomitante de álcool pela paciente pode potencializar alguns efeitos neurológicos do efavirenz, como tonturas, "sensação de embriaguez", sonolência ou insônia e dificuldade de concentração. Portanto, o médico deve abordar o uso recreativo de álcool pela paciente para que o medicamento não seja interrompido.

Capítulo 57 – Fármacos antivirais e antirretrovirais

Atividade proposta

Caso clínico 2

Criança de 4 anos apresenta febre de início súbito acompanhada de tosse, coriza, obstrução nasal e dor na garganta. Também relata cefaleia e mialgia generalizada. Histórico vacinal em dia, última vacina contra influenza realizada há 2 anos. Ao exame, foi observado sinais de desconforto respiratório com aumento da frequência e utilização de musculatura acessória, mantendo saturação e níveis pressóricos limítrofes.

Radiografia de tórax evidenciando infiltrados intersticiais, e área de condensação e hemograma demonstrando leucocitose. Foi optado por iniciar o tratamento com oseltamivir e realizar o manejo clínico do paciente em ambiente de terapia intensiva.

Principais pontos e objetivos de aprendizagem

1) Qual a principal hipótese diagnóstica para o caso?
2) A qual família pertence o vírus responsável por essa doença?
3) Qual o mecanismo de ação do oseltamivir? O fármaco deve ser usado em todos os casos suspeitos?
4) A vacinação garante imunidade duradoura?
5) Por que os antivirais, frequentemente, não funcionam em infecções virais?

Respostas esperadas

1) A principal hipótese diagnóstica que deve ser considerada é síndrome respiratória aguda grave (SRAG). Isso se deve ao fato de que o paciente em questão apresenta os pródromos de uma síndrome gripal com sinais de acometimento de vias aéreas superiores (tosse, coriza, obstrução nasal) somado ao comprometimento sistêmico do paciente, bem como sinais de gravidade. A principal etiologia aventada é influenza, visto que o indivíduo encontra-se em uma das faixas etárias mais acometidas (6 meses a 5 anos) e não apresenta vacinação em dia.

2) *Orthomyxoviridae* é uma família de vírus de RNA, que inclui todos os gêneros de vírus responsáveis por causar gripe em humanos.

3) Oseltamivir e zanamivir atuam como inibidores de neuraminidase, impedindo a liberação do vírus da célula hospedeira para o meio extracelular e sua disseminação. O Ministério da Saúde recomenda o uso dos fármacos nos casos de síndrome gripal que tenham condições e fatores de risco para complicações (p.ex., grávidas, idosos e crianças abaixo de 5 anos de idade), independentemente se vacinados ou não, mesmo em atendimento ambulatorial. O MS também recomenda iniciar imediatamente o tratamento com oseltamivir após a suspeita clínica de síndrome respiratória aguda grave.

4) Os vírus influenza possuem o RNA segmentado, o que favorece a ocorrência de rearranjo genômico, e subdividem-se nos tipos A, B e C, sendo que apenas os do tipo A e B têm relevância clínica em humanos. Os vírus influenza A apresentam maior variabilidade genética e, portanto, são divididos em subtipos de acordo com as diferenças de suas glicoproteínas de superfície, denominadas hemaglutinina (H) e neuraminidase (N). As cepas circulantes desses vírus são monitoradas mundialmente e, a cada ano, um comitê especializado formaliza a recomendação das cepas do vírus influenza a serem incluídas na composição da vacina, com o intuito de minimizar o impacto das epidemias. Desse modo, a vacinação não confere imunidade duradoura, mas é capaz de promover imunidade durante o período de circulação sazonal do vírus.

5) Nas infecções virais, o período de incubação antecede o aparecimento dos sintomas. Assim, quando o paciente busca por atendimento médico o quadro clínico já está estabelecido. Uma vez que a maioria dos antivirais atuam apenas em vírus em replicação, a janela terapêutica para sua utilização, nesses casos, é bastante reduzida e, por isso, normalmente não são eficazes.

■ REFERÊNCIAS

1. Fields Virology. Eds. David M. Knipe, Peter M. Howley. Philadelphia, PA, USA. Lippincott Williams & Wilkins, 2013. 2456 p.
2. Protocolo Clínico e Diretrizes Terapêuticas para Atenção Integral às Pessoas com Infecções Sexualmente Transmissíveis (IST). Brasília: Ministério da Saúde; 2015.
3. Protocolo Clínico e Diretrizes Terapêuticas para Manejo da Infecção pelo HIV em Adultos/Ministério da Saúde, Secretaria de Vigilância em Saúde, Departamento de Vigilância, Prevenção e Controle das Infecções Sexualmente Transmissíveis, do HIV/Aids e das Hepatites Virais. Brasília: Ministério da Saúde, 2018. 410 p.
4. Protocolo Clínico e Diretrizes Terapêuticas para Hepatite C e Coinfecções. Ministério da Saúde, Secretaria de Vigilância em Saúde, Departamento de Vigilância, Prevenção e Controle das Infecções Sexualmente Transmissíveis, do HIV/Aids e das Hepatites Virais. Brasília: Ministério da Saúde; 2019.
5. Protocolo Clínico e Diretrizes Terapêuticas para Hepatite B e Coinfecções/Ministério da Saúde, Secretaria de Vigilância em Saúde, Departamento de DST, Aids e Hepatites Virais. Brasília: Ministério da Saúde; 2017.
6. Nota técnica conjunta número 05/2015. Estabelece a sazonalidade do vírus sincicial respiratório no Brasil e estabelece o uso do Palivizumabe. CGSCAM/DAPES/SAS/MS, CGAFME/DAF/SCTIE/MS e CGDT/DEVIT/SVS/MS. Brasília: Ministério da Saúde; 2019.
7. Relação Nacional de Medicamentos Essenciais: RENAME 2018 [recurso eletrônico]/Ministério da Saúde, Secretaria de Ciência, Tecnologia e Insumos Estratégicos, Departamento de Assistência Farmacêutica e Insumos Estratégicos. Brasília: Ministério da Saúde; 2018. 218 p.

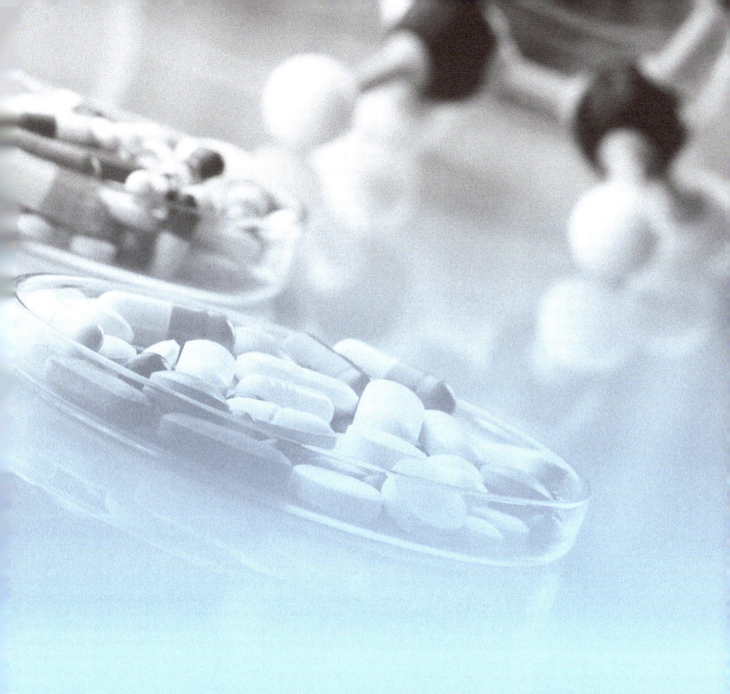

Seção 9
Quimioterapia Antineoplásica

Coordenador da seção:
- Gustavo José da Silva Pereira

Capítulo 58

Princípios e classificações da terapia antineoplásica

Autores:
- Gabriel Yoshiyuki Watarai
- Roger Chammas

Introdução

Cânceres, também chamados de neoplasias malignas, serão a principal causa de morte no mundo a partir de 2030[1]. O termo *câncer* se refere a pelo menos duas centenas de diferentes doenças que se caracterizam pelo crescimento anômalo de células em um tecido, com consequente aumento de volume, levando à formação de um tumor sólido, ou por um importante desvio na proporção de células circulantes na corrente sanguínea e no sistema linfático, no caso das neoplasias hematológicas.

Nos últimos anos, houve um grande salto no conhecimento em relação à terapia antineoplásica e novos fármacos têm sido incluídos como opções para o tratamento. Se é verdade que a incidência de cânceres tem aumentado, também o é que nossa capacidade de tratamento e controle dos cânceres aumentou muito. Antes tida como uma sentença de morte após mutilações de órgãos, cerca da metade dos casos de câncer são hoje completamente controlados e o paciente volta a viver normalmente, mantendo qualidade de vida. Muitos são os desafios da terapia antineoplásica, porém. Talvez as principais questões sejam a identificação do alvo terapêutico e as consequências desses tratamentos. Diferentemente de um parasita, as células cancerosas são células do próprio organismo afetado, porém geneticamente alteradas e selecionadas ao longo dos anos quanto a sua capacidade de proliferação. Usando o jargão consagrado pelos imunologistas, que usam o conceito do sistema imune discriminar o próprio do não próprio (*self versus non-self*), cânceres são o próprio alterado ou modificado (*altered self*). Molecularmente, há menos diferenças entre o *self* e o *altered self* do que entre o *self* e o *non-self*. Assim, quando com medicamentos tentamos interferir com mecanismos moleculares do *altered self*, as chances são que tenhamos uma grande quantidade de efeitos adversos por interferir também com mecanismos moleculares operantes no *self*. Daí a janela terapêutica de muitos dos antineoplásicos ser relativamente estreita. Esta noção tem-nos feito buscar formas cada vez mais eficientes de se tratar especificamente a célula tumoral.

Nesta perspectiva, as gerações de antineoplásicos têm variado quanto a seus mecanismos de ação, evoluindo progressivamente para medicamentos com alvos mais específicos, visando não somente o controle da proliferação desordenada ou indução de morte celular, mas também mecanismos aos quais a célula alterada seja intrinsecamente dependente e, portanto, mais vulnerável a sua inibição que células normais. Ainda na escala do tecido e do órgão, as células tumorais interagem com as demais células do hospedeiro em verdadeiros ecossistemas celulares. Uma modificação destes microambientes tumorais – por exemplo, levando à interferência com a formação e função de vasos sanguíneos e montagem da resposta imune antitumoral – também tem se mostrado um alvo promissor para o controle de cânceres.

■ Princípios do tratamento

Durante anos, cirurgia foi a base do tratamento dos tumores sólidos, principalmente na doença localizada. A radioterapia surgiu como uma alternativa para o tratamento de doença localizada e mesmo para o controle de sintomas. No entanto, algumas doenças não eram controladas apenas com tratamento local, sendo necessária uma medida que atuasse de forma sistêmica. Neste contexto se insere a quimioterapia citotóxica, um tratamento que atua impedindo os mecanismos de proliferação celular e replicação de DNA, levando a célula neoplásica à morte[2]. Algumas doenças linfoproliferativas ou tumores de células germinativas podem ser curados apenas com quimioterapia. Combinar medicamentos com diferentes mecanismos de ação na dose máxima considerada segura tem o objetivo de reduzir a carga tumoral à zero. No entanto, as células tumorais podem adquirir resistência ao tratamento por mecanismos diversos, levando à progressão da doença e à necessidade de modificar a terapêutica.

Quimioterapia citotóxica pode ser administrada no contexto curativo, adjuvante, neoadjuvante, combinado com outra modalidade terapêutica ou no contexto da doença metastática. Algumas neoplasias respondem muito bem ao tratamento citotóxico. É o caso de linfomas e tumores de testículo, em que o tratamento combinado de quimioterapia (ABVD[3], R-CHOP[4] e BEP[5]) apresentam elevadas taxas de resposta completa e sobrevida global a longo prazo. No contexto adjuvante, a quimioterapia é administrada após o tratamento cirúrgico, com ressecção completa do tumor e objetivo de diminuir o risco de recidiva da doença. Atualmente o tratamento adjuvante é padrão em câncer de mama[6], cólon[7], ovário[8] e pulmão[9], diminuindo o risco de recidiva local. Em situações de grande volume de doença localizada ou na tentativa de preservação de órgãos, pode-se administrar quimioterapia antes de um tratamento cirúrgico – diz-se, então, neoadjuvante. Pretende-se, assim, diminuir o

tamanho do tumor, levando a melhores resultados cirúrgicos, como no câncer de mama[10] e bexiga[11]. Vale ressaltar que o tratamento neoadjuvante não é o padrão, sendo considerado conduta de exceção, visto que seus resultados habitualmente não mostraram ganho em relação ao tratamento adjuvante.

Em algumas situações, a quimioterapia pode ser usada em combinação com radioterapia. Modalidades combinadas com quimioterapia e radioterapia concomitantes podem ocasionar excelentes resultados, sendo inclusive equiparáveis ao tratamento cirúrgico. É o caso de tratamento do câncer de canal anal[12], cabeça e pescoço[13] e pulmão[14]. O tratamento combinado também pode ser utilizado de forma sinérgica à cirurgia, levando a melhores desfechos, seja em controle de doença local ou sobrevida global, como em tumores de esôfago e gástrico[15].

Apesar dos avanços no tratamento do câncer, agentes clássicos que atuam no DNA não resultam em cura na maioria dos tumores sólidos. No contexto de doença metastática, o tratamento deve considerar os efeitos colaterais e o benefício do tratamento. No caso do câncer de mama metastático, por exemplo, o tratamento combinado se mostrou muito mais tóxico e sem um benefício claro em comparação com o tratamento sequencial com monoterapia[16]. Isso se deve, em parte, ao comprometimento de alguns órgãos pela doença, diminuindo sua função, prejudicando o metabolismo do fármaco e levando à maior toxicidade.

Aspectos farmacocinéticos

Como discutido em outras sessões desta obra, a análise da farmacocinética é dividida em quatro elementos: absorção, distribuição, metabolismo e excreção. Absorção é considerada máxima quando o medicamento é administrado por via endovenosa, mas várias vias de administração podem ser utilizadas. A escolha da via de administração é baseada principalmente na avaliação farmacocinética da biodisponibilidade (fração do medicamento que atinge o alvo na forma ativa). As formulações podem ser administradas via oral (VO), intravenosa (IV), intramuscular (IM), intratecal (IT) ou subcutânea (SC). Classicamente, os medicamentos oncológicos foram desenvolvidos usando-se a via intravenosa, dissolvidos em soluções aquosas para garantir a absorção completa. O estudo da biodisponibilidade foi se aprimorando quando pró-drogas administradas via oral foram desenvolvidas, como é o caso da capecitabina. O uso da via oral tem a vantagem de atingir uma exposição mais prolongada; além disso, facilita os horários de administração, não sendo necessário em regime hospitalar. As desvantagens do uso de medicamentos por via oral é que eles dependem da absorção intestinal e situações como cirurgia prévia, medicações concomitantes, outras causas de mal absorção e alterações na motilidade, principalmente no cenário paliativo, podem influenciar no processo[17].

A distribuição identifica o que acontece após a administração do medicamento. Habitualmente, a distribuição é feita do plasma para compartimentos periféricos: o meio extracelular e, em seguida, o meio intracelular. Como o medicamento se distribui para os compartimentos periféricos, isso influencia em sua meia vida. Esse fato é importante na clínica – medicamentos como o metotrexato se distribuem no terceiro espaço, aumentando a sua toxicidade em pacientes com derrame pleural e ascite[18].

Vários modelos celulares foram desenvolvidos para permitir os clínicos a entender as vias do metabolismo de muitas quimioterapias. Enzimas hepáticas responsáveis pela oxidação, redução, hidrólise e conjugação preparam os agentes para sua excreção pelo fígado ou pelos rins. Um exemplo clínico de aumento da toxicidade à quimioterapia ocorre em pacientes com deficiência de DPD (di-hidropirimidina desidrogenase), enzima fundamental no metabolismo do 5-fluorouracil[19]. As enzimas da família do citocromo P450 são as principais catalisadoras das reações oxidativas, que convertem fármacos lipofílicos em uma forma hidrofílica facilitando a eliminação[20]. A isoforma CYP3A4 é a mais importante, relacionada com os agentes antineoplásicos. Medicamentos como imatinibe, sorafenibe, sunitinibe, vemurafenibe, tensirolimo e nilotinibe são substratos de CYP3A4, e o uso concomitante de indutores enzimáticos, como fenitoína e fenobarbital, ou fortes inibidores, como cetoconazol, podem provocar diminuição da eficácia ou aumento da toxicidade[21].

A função renal e a função hepática são fundamentais na excreção da maioria dos agentes quimioterápicos. Entretanto, outros fatores como idade, sexo, dieta e interação medicamentosa podem ocasionar variabilidade do efeito do fármaco. Tradicionalmente, a dose da quimioterapia é calculada de acordo com a superfície corpórea[22,23]. Entretanto, para alguns agentes como a carboplatina, outro método de cálculo foi proposto, levando em consideração o AUC (do inglês, area under the curve). Em um gráfico de concentração plasmática e tempo, é feito um cálculo da área abaixo da curva. A dose final da carboplatina leva em consideração o AUC e o ritmo de filtração glomerular, conhecido como fórmula e Calvert (dose de carboplatina = [ClCr + 25] × AUC)[24]. Acompanhar a função hepática e renal dos pacientes em tratamento com quimioterapia é fundamental. Em caso de disfunção orgânica, é necessário corrigir a dose do medicamento e, eventualmente, até mesmo suspendê-lo.

Outro importante ponto que pode ocasionar variabilidade na farmacocinética de um medicamento relaciona-se com variantes polimórficas de genes que atuam em absorção, metabolismo e excreção dos medicamentos. Uma redução ou aumento na função de enzimas envolvidas na absorção, metabolismo e distribuição pode causar uma variabilidade na resposta ao fármaco, como toxicidade e eficácia.

Aspectos farmacodinâmicos

A farmacodinâmica é o estudo do efeito do medicamento no organismo. Várias etapas compõem o desenvolvimento de novos medicamentos, desde os estudos pré-clínicos até a comparação com o tratamento padrão. O estudo fase 1, de escalonamento de dose, geralmente tem o desfecho primário de segurança até se encontrar a dose máxima tolerada. Já o estudo de fase 2 tem como desfecho principal eficácia, medido como taxa de resposta e de segurança.

Outro aspecto importante da farmacodinâmica é a identificação de um biomarcador preditivo de resposta ao tratamento, atualmente com o desenvolvimento de novos medicamentos que apresentam uma grande variabilidade de resposta. Por exemplo, frequentemente em estudos de inibidores de PD-1 tentam avaliar o PD-L1 como biomarcador preditivo de resposta. Até o momento, pode-se afirmar que o PD-L1 é preditivo de resposta, porém não é o melhor biomarcador para identificar o paciente que apresentará o maior benefício[25-27].

Resistência aos medicamentos é o principal motivo da diminuição da probabilidade de cura. Com a quimioterapia clássica, o principal mecanismo de resistência são as bombas de efluxo que exteriorizam o medicamento do meio intracelular. No contexto de terapia-alvo, inicialmente acreditava-se que não haveria resistência adquirida. Entretanto, o que foi observado é que o uso destes medicamentos pode selecionar clones resistentes, que permanecem no tumor proliferando e ocupando os espaços deixados pelas células sensíveis ao tratamento e levando à resistência ao medicamento. É o que ocorre em alguns casos de adenocarcinoma de pulmão com mutação do EGFR tratados com gefitinibe, que adquirem resistência ao medicamento em decorrência da mutação T790M. Esta noção motivou o desenvolvimento de novos inibidores de EGFR, como o osimertinibe, que inibe a função de EGFR^{T790M}.[28]

Aspectos farmacogenéticos e farmacogenômica

A farmacogenômica é classicamente definida como o estudo do conjunto global de genes responsável pela variabilidade individual na resposta ao medicamento em virtude de fatores hereditários, e, portanto, refere-se à variabilidade do indivíduo (alterações genéticas em linhagem germinativa). Neste contexto, existem alterações nas vias do metabolismo do fármaco ou alterações herdadas que podem afetar a resposta ao fármaco tanto na eficácia como nos efeitos colaterais.

Com o desenvolvimento da tecnologia genômica, padrões de expressão gênica, além de características intrínsecas do genoma do indivíduo, podem ser obtidas de maneira mais rápida e precisa. Essas ferramentas estão cada vez mais ganhando espaço na oncologia, identificando biomarcadores que podem indicar prognósticos e auxiliar no melhor tratamento. Estas tecnologias têm permitido ampliar a avaliação do potencial genômico individual (de linhagem germinativa) para características da genômica do tumor ("alterações somáticas"). Essa informação tem sugerido que se revisite o conceito da farmacogenômica para incluir, também, alterações genéticas somáticas de tumores que indicariam a presença de alvos farmacodinâmicos, usando este conceito para estratificação de risco, por exemplo. É o caso de pacientes com câncer de mama com receptor hormonal positivo: ferramentas de expressão gênica como o Oncotype Dx[29] e Mammaprint[30] auxiliam na estratificação de risco para indicar ou não tratamento adjuvante, diminuindo assim a quantidade de tratamento tóxico para a maioria das mulheres que não se beneficiariam de quimioterapia.

Mutações em genes que codificam proteínas transmembrana também influenciam no desenvolvimento de fármacos que combatem o câncer. No câncer de mama com hiperexpressão de HER-2, a resposta ao anticorpo monoclonal trastuzumabe mudou a história natural da doença[31]. O mesmo acontece no câncer de pulmão com mutações ativadoras do gene EGFR[32] ou com translocações do ALK[33], e no melanoma com mutação de BRAF[34]. Já no caso do câncer de cólon, a mutações no RAS é preditivo de falta de resposta ao tratamento com inibidores de EGFR, cetuximabe[35] e panitumumabe[36], sendo que essa estratégia fica restrita para pacientes com o status RAS selvagem. A inclusão da avaliação destas alterações moleculares na prática do oncologista pode indicar grupos de pacientes que se beneficiariam mais de um tratamento específico e deverá se tornar realidade à medida que se aumente o acesso às medicações de alto custo em um sistema como o de saúde brasileiro.

■ Ciclo celular e seus pontos de controle: alvos primários para a terapia antineoplásica

O ciclo celular é um processo ordenado de eventos subjacentes à proliferação celular. É dividido em interfase e fase de divisão celular. A interfase é subdividida em 4 fases (G0, G1, S e G2). A fase G1 é o período de crescimento celular (do inglês, Gap 1), quando a célula deixa o estado quiescente (G0) até o começo da fase de síntese de DNA (S, do inglês, Synthesis), onde uma cascata de sinalização ocasiona início da replicação do DNA. A fase S é o período de síntese de DNA, em que a célula duplica o seu material genômico. A fase G2 segue a fase S e é o segundo período de crescimento celular. Após a interfase, a célula entra em divisão celular (mitose). Durante a mitose, os cromossomos são separados em células-filhas e ocorre a divisão celular[37]. As quinases dependentes de ciclina (CDKs) coordenam as transições do ciclo celular, fosforilando o substrato das proteínas com diversas funções no ciclo celular. CDKs são compostas de 2 subunidades, a subunidade catalítica (CDK) e a subunidade regulatória (ciclina) que ativa a CDK.[38] A processividade do ciclo se dá pela flutuação na expressão de ciclinas, sintetizadas e degradadas de maneira controlada. Assim, por exemplo, ciclinas D e E marcam as fases G1 e início de S; ciclina A aumenta a partir de S, diminuindo progressivamente, dando lugar a ciclina B, que marca a mitose. Na célula normal, este ciclo acontece de forma ordenada. Durante a divisão celular, erros de replicação no DNA podem resultar em acúmulo de mutações – se estas alterações conferirem vantagens proliferativas para a célula alterada (diz-se, então, aumento do fitness celular), favorece-se a formação da neoplasia[39].

Ao longo do processo de evolução, foram selecionados mecanismos moleculares de manutenção da estabilidade genômica, que envolvem reparo do DNA e controle do ciclo celular, que se encontram acoplados aos mecanismos de indução de morte celular, por exemplo, apoptose[40]. A perda da estabilidade genômica é uma das características dos cânceres, que passam a acumular um número expressivo destas alterações, que incluem aquelas condutoras do processo neoplásico (alteração ou mutação driver). Geralmente, alterações de ganho de função caracterizam os oncogenes e alterações de perda de função caracterizam os genes supressores de tumor.

Assim, a terapia antiproliferativa se iniciou com a busca de medicamentos que interferissem com o ciclo celular e, mais recentemente, tem buscado medicamentos que possam interferir em células independentemente de sua fase de ciclo. E, portanto, se classificam em:

- Ciclo celular-específica: atuam somente nas células que se encontram em proliferação.
- Fase-específica: atuam em determinada fase do ciclo celular.

Capítulo 58 – Princípios e classificações da terapia antineoplásica

- Ciclo celular-inespecífica: atuam nas células que estão ou não em proliferação celular.

Quimioterapia citotóxica

A maioria dos agentes citotóxicos atuam em mecanismos de replicação do DNA ou de divisão celular, fenômenos que ocorrem tanto na célula tumoral quanto na célula normal. Os efeitos adversos mais comuns estão relacionados com células de rápida proliferação, como alopecia, mielossupressão, mucosite, diarreia e fadiga. Náuseas e vômitos também são comuns. Outras toxicidades específicas que devem ser destacadas são: cardiotoxicidade pela doxorrubicina, toxicidade pulmonar da bleomicina, nefrotoxicidade e ototoxicidade da cisplatina e neuropatia periférica dos agentes antimicrotúbulos e platinantes. Os agentes citotóxicos podem ser classificados de acordo com seu mecanismo de ação.

- Alquilantes: transferência de um grupo alquila para diferentes constituintes celulares. A transferência de grupos alquila para o DNA, podendo até mesmo formar ligações cruzadas, impedindo que o DNA se replique. São classificados como cicloinespecífico, porém células em fase S são mais sensíveis a sua ação. São compostos alquilantes:

  - Mostardas nitrogenadas: melfalano, clorambucila, ciclofosfamida e ifosfamida.
  - Etileniminas e metilmelaminas: tiotepa, hexametilmelamina.
  - Nitrosureias: carmustina, estreptozotocina, lomustina.
  - Triazenos: dacarbazina (agente alquilante não clássico), temozolamida.

Outros compostos têm também a capacidade de formar ligações covalentes de parte de seus constituintes com o DNA (intercalantes), induzindo mecanismos de quebra de simples e dupla fita de ácidos nucleicos de maneira semelhante ao de agentes alquilantes. É o caso dos análogos de platina, como cisplatina, carboplatina e oxaliplatina, que, contudo, não são estritamente agentes alquilantes.

- Antimetabólitos: substâncias que apresentam estrutura semelhante aos compostos utilizados pela maquinaria celular para a síntese de DNA, inibindo sua síntese/replicação, interferindo também no seu reparo. Seus alvos, assim, incluem enzimas como timidilato sintetase, di-hidrofolato redutase, ribonucleotídeo-redutase, entre outras. Atuam na fase S (cicloespecífica)[41]. São divididos em:

  - Antifolato: metotrexato, pemetrexede, pralatrexate.
  - Análogos de pirimidinas: fluoropirimidinas como o 5-fluorouracil, capecitabina e TAS-102; e os análogos de desoxicitidina, citarabina, gemcitabina.
  - Análogos de purinas: mercaptopurina, tioguanina, fludarabina, cladribina.

Produtos naturais ou seminaturais com ação quimioterapêutica

Antibióticos

São produzidos a partir de bactérias ou fungos que secretam glicopeptídeos citotóxicos. Habitualmente, são cicloinespecífico, mas conforme seu mecanismo de ação, a especificidade em relação ao ciclo celular é variável.

Antraciclinas incluem daunorrubicina, doxorrubicina, epirrubicina, idarrubicina e mitoxantrona. Seus mecanismos de ação recaem sobre quatro processos principais: i) inibição da topoisomerase II; ii) geração de espécies reativas de oxigênio; iii) intercalação no DNA; iv) ligação a membranas celulares, alterando-se sua fluidez e capacidade de transporte iônico.

Antibióticos derivados de estreptomicetos incluem actinomicina, bleomicina, mitomicina. De ação relativamente restrita, estes antibióticos têm potencial de geração de espécies reativas de oxigênio, levando a agravos genotóxicos (lesão no DNA), como no caso da bleomicina e mitomicina; ou agem como alquilantes, formando complexos diretamente com o DNA (mitomicina).

Inibidores da topoisomerase

Inibe a enzima responsável pela diminuição da tensão do DNA condensado, permitindo que a região do DNA fique disponível para os processos celulares (replicação, recombinação, reparo e transcrição do DNA). São fármacos cicloespecífico na fase de síntese do DNA (S e G2). Inibem a topoisomerase do tipo I e do tipo II, respectivamente:

- Camptotecinas: irinotecano, topotecano.
- Epipodofilotoxinas: etoposido, teniposido.

Antimicrotúbulos

Os microtúbulos são filamentos poliméricos compostos pela α-tubulina e β-tubulina, com papel-chave no processo de duplicação celular. Sua inibição impede a separação dos cromossomos de maneira correta. Medicamentos que interferem com a dinâmica de polimerização e despolimerização dos microtúbulos levam a célula à morte. São fármacos cicloespecífico (atuam na mitose). Mais recentemente, novas funções

927

têm sido atribuídas à dinâmica de microtúbulos, incluindo ativação de vias de sinalização da imunidade inata responsáveis pela homeostasia tecidual. Assim, espera-se que novas funções sejam atribuídas a antimicrotúbulos em processos que envolvem reparo tecidual e montagem de respostas imunes. Exemplos de antimicrotúbulos incluem:

- Taxanos: paclitaxel, nab-paclitaxel (forma nanoestruturada de paclitaxel, carreado por albumina), docetaxel, cabazitaxel.
- Alcaloides da vinca: vimblastina, vincristina, vinorelbina, vinflunina.
- Epotilonas: ixabepilona, estramustina, eribulina.

■ Terapia alvo-dirigida

Já no início do século XX, observou-se que pacientes com tumores de mama e de próstata apresentavam benefício com castração cirúrgica. Ao se tentar identificar o motivo para tal resposta, foi visto que estes tumores apresentavam receptores específicos em suas células que, na presença de hormônios, atuavam como fatores de transcrição. Famílias de agonistas parciais e antagonistas destes receptores nucleares foram desenhados e desenvolvidos, alguns dele com grande sucesso, como medicamentos antitumorais. Esse conhecimento levou à investigação de outros receptores específicos e suas vias de ativação[42]. Após pouco mais de um século, compreende-se o papel de diferentes receptores celulares (membranares, citoplasmáticos e nucleares) em processos-chave de sinalização de eventos como diferenciação, sobrevivência ou morte celular e proliferação. Um número considerável de agonistas e antagonistas destas vias de sinalização celular foram desenvolvidos e testados clinicamente. A interrupção de uma via molecular definida é a essência das assim chamadas terapias-alvo. As formas de interrupção destas vias resgatam desde o conceito histórico da bala mágica de Ehrlich, que sugeria que antitoxinas (anticorpos) poderiam ser desenvolvidas para o combate do crescimento celular desordenado encontrado nos cânceres, passando por uma série de antagonistas, como os inibidores de produtos de oncogenes, como o Gleevec® (inibidor de BCR-ABL) ao vemurafenibe (inibidor de BRAF^{V600E}), até mesmo sequências de ácidos nucleicos que funcionam como bloqueadores da tradução de produtos gênicos específicos de alguns cânceres. A perspectiva de desenvolvimento de terapias alvo-dirigidas para cânceres, aliada ao desenvolvimento da genômica, colocou em pauta a necessidade de aumento da precisão das indicações terapêuticas. O movimento da medicina de precisão – ou, como querem alguns, da medicina personalizada – vai induzir importantes mudanças na nossa forma de manejarmos o paciente com câncer, por exemplo, colocando em evidência a possibilidade de aplicação de exames diagnósticos moleculares que aumentem a precisão da indicação terapêutica. A sociedade brasileira e os especialistas da área deverão em breve discutir questões críticas de garantia de acesso a medicamentos alvo-dirigidos.

Seguem-se as principais classes de medicamentos alvo-dirigidos.

- Moduladores hormonais: bloquear a ação hormonal pode ser considerada a primeira terapia-alvo que revolucionou o tratamento dos tumores. Nesse contexto se inserem as neoplasias mais incidentes – o câncer de mama na mulher e o câncer de próstata no homem – além de neoplasias mais raras, como os tumores neuroendócrinos:
- Antiestrogênio: tamoxifeno, fulvestranto.
- Inibidores da aromatase: anastrozol, letrozol, exemestano.
- Análogos do GnRH: goserrelina, leuprorrelina.
- Antagonistas do GnRH: degarelix.
- Progestágenos: medroxiprogesterona, megestrol.
- Antiandrógenos: bicalutamida, enzalutamida, abiraterona.
- Análogos de somatostatina: octreotida, lanreotida.
- Inibidores de quinases: detalhes de mecanismos de catálise enzimática nas vias de transdução de sinal críticas para a proliferação e sobrevivência celular são bastante bem conhecidos. Tirosina-quinases, frequentemente associadas à ativação de receptores de fatores de crescimento, e serina/treonina-quinases, que transduzem sinais a jusante da ativação de receptores de fatores de crescimento, são alvos clássicos para inibidores que permeiam a célula e são usados em diferentes esquemas terapêuticos.

O primeiro exemplo destes inibidores é o mesilato de imatinibe (o sufixo -ibe é utilizado para identificar inibidores farmacológicos), comercializado como Gleevec®. Ele é um inibidor da tirosina-quinase BCR-ABL, produto oncogênico associado ao desenvolvimento da leucemia mieloide crônica. Outros exemplos entre as tirosina-quinases incluem os medicamentos que inibem a sinalização de receptores transmembrana que se ativam por ligantes extracelulares (p.ex., EGFR, HER2) ou proteínas de fusão anômalas intracelulares que se autofosforilam (p.ex., ALK, JAK2, NTRK).

Entre os inibidores de serina/treonina-quinases estão os inibidores da via RAF-MEK-ERK, como vemurafenibe e dabrafenibe; os inibidores de pan-quinases, como o sunitinibe; e inibidores de quinases dependentes de ciclinas, como os inibidores de CDK4 e CDK6.

- **Anticorpos monoclonais:** anticorpos monoclonais têm sido desenvolvidos como potentes agentes de neutralização de moléculas aberrantemente expressas em tumores, além de serem importantes indutores de respostas de citotoxicidade dependente de complemento ou células, como células NK. Os primeiros exemplos de anticorpos terapêuticos são os que reconhecem o receptor de EGF (EGFR, reconhecido por anticorpos como o cetuximabe e panitumumabe), HER2 (reconhecido pelo trastuzumabe) e diferentes marcadores de superfície de leucócitos, como CD20 (p.ex., marcador para linfomas de células B, reconhecido pelo rituximabe).

Entre os anticorpos monoclonais, destaca-se também o anti-VEGF (bevacizumabe), que atua neutralizando o excesso de VEGF frequentemente encontrado nos microambientes de tumores, como no adenocarcinoma de cólon. A utilização de anticorpos contra VEGF é acompanhada de melhor distribuição de quimioterápicos quando administrado de maneira concomitante. Acredita-se que esses anticorpos sejam importantes para a normalização da vasculatura tumoral, além de diminuir a biodisponibilidade de citocinas que mantêm o sistema imune em estado de imaturidade funcional.

- **Outros agentes alvo-dirigidos:** a área de desenvolvimento de novos medicamentos tem sido bastante prolífica quanto à identificação dos pontos de vulnerabilidade de células tumorais. Essa é uma área de intensa pesquisa, necessária frente à diversidade e plasticidade de alterações moleculares que caracterizam os vários tipos tumorais. São considerados alvos promissores: i) metabolismo celular, exemplificado pela via de transdução PI3K-AKT-mTOR, inibida pelo everolimo ou tensirolimo, e também alvo de reposicionamento de medicamentos, como a metformina; ii) mecanismo de degradação de proteínas, induzindo estresse celular, como no caso da inibição do proteassoma pelo bortezomibe, que pode ter aplicação no tratamento do mieloma múltiplo; iii) inibidores de PARP (do inglês, poly (ADP-ribose) polymerase), enzima requerida para sobrevivência de células com deficiência da via de recombinação homóloga dependente de BRCA; entre outros. O exemplo da eficaz ação de inibidores de PARP em células mutantes para BRCA ilustra o conceito da letalidade sintética aplicada a tumores. O bloqueio da via de BRCA por si só não leva as células à morte, como também não a inibição de PARP. Contudo, em células com BRCA não funcional (isto é, geneticamente inibido), a inibição farmacológica de PARP leva as células à morte. A identificação de vias que, quando conjuntamen-

te inibidas, levam a célula tumoral à morte tem sido alvo de intensa pesquisa para o desenvolvimento de formas mais precisas de indução de morte da célula neoplásica.

Inibidores da osteólise

Outro aspecto importante do câncer é a sua capacidade de metástase óssea. Os eventos relacionados com o esqueleto são desfechos importantes que comprometem a qualidade de vida e sobrevida do paciente e incluem: i) fratura patológica; ii) necessidade de radioterapia óssea; iii) necessidade de cirurgia óssea; iv) síndrome de compressão medular; e v) hipercalcemia da malignidade. Medicamentos que atuam no metabolismo ósseo atrasando esses desfechos que acarretam em mortalidade e são fatores de mau prognóstico incluem: 1) bisfosfonatos: pamidronato, ácido zoledrônico; 2) inibidores do RANKL: denosumabe.

Imunoterapia

Diferente do tratamento padrão, que visa interferência no ciclo celular, a imunoterapia se baseia em combate da célula tumoral pelo próprio sistema imune. Um dos primeiros trabalhos com imunoterapia foi feito com a inoculação de bactérias na região do tumor, o que ativaria o sistema imune nesta região, combatendo a proliferação do câncer[43]. Mais recentemente, com a elaboração da teoria de imunoedição do câncer (3 fases: eliminação, equilíbrio e evasão)[44], foi possível o desenvolvimento de fármacos que inibem os pontos de checagem imune. Ao inibir esses pontos de checagem, existe um bloqueio da inibição do linfócito T permitindo que esse atue no combate à célula tumoral[45]. Diferentemente da toxicidade habitual dos agentes citotóxicos, a ativação imune induzida pelos inibidores de *checkpoints* imunes resulta em eventos adversos imunorrelacionado que podem atingir qualquer órgão. A identificação desses eventos é fundamental para uma rápida intervenção, que, caso não tratada, pode evoluir a óbito. Dentre as toxicidades estão colites, hepatites, pneumonites, pericardites, hipofisites, uveítes, dermatites e até mesmo reativação de infecções latentes, como tuberculose. O tratamento desses eventos inclui a suspensão do fármaco e início de altas doses de corticosteroide ou até mesmo moduladores imunológicos, como micofenolato ou infliximabe, nos casos mais graves. Os principais inibidores de ponto de checagem imune (*checkpoint inhibitor*) são:

- **AntiCTLA-4:** ipilimumabe, tremelimumabe.
- **AntiPD-1:** pembrolizumabe, nivolumabe.
- **AntiPD-L1:** atezolizumabe, avelumabe, durvalumabe.

Considerações finais

O tratamento com quimioterapia pode ser feito com um único fármaco ou em combinação. Usar mais de um fármaco no tratamento da neoplasia implica em aumentar a taxa de resposta e o controle da doença às custas de um aumento da toxicidade do tratamento. A questão crítica do tratamento combinado, face aos múltiplos alvos da célula neoplásica, não se restringe ao que deve ser usado no tratamento, mas quando e como se utiliza a combinação terapêutica. Estudos clínicos para avaliação de desfechos farmacodinâmicos, os assim chamados de estudos de fase 0, serão essenciais para avançar-se na direção da combinação temporal de tratamentos.

Atividade proposta

Caso clínico

Paciente feminino, 48 anos, em mamografia de rotina foi evidenciado um nódulo BIRADS-4 (suspeito) em mama direita. Realizada uma biópsia por agulha grossa, com diagnóstico de carcinoma invasivo do tipo não especial, com forte expressão de receptores hormonais e HER-2 negativo. Após exames de tomografia computadorizada de tórax, abdome e pelve e cintilografia óssea, foi classificada como doença localizada. A paciente foi submetida a setorectomia da mama direita, com retirada do tumor em razão da presença de acometimento linfonodal, foi indicado quimioterapia adjuvante com AC-T (doxorrubicina e ciclofosfamida a cada 21 dias por quatro ciclos, seguido de paclitaxel semanal por 8 semanas), seguido de radioterapia. Após a quimioterapia, foi prescrito então tamoxifeno, que a paciente deveria fazer uso por 5 anos. No entanto, 2 anos após a cirurgia, começou a sentir dores nas costas. No pronto-socorro, foi identificada uma lesão lítica sugestiva de acometimento secundário. A lesão foi submetida à biópsia, sendo confirmada uma recidiva do câncer de mama em ossos. Optado então por iniciar um tratamento de primeira linha paliativa com anastrozol e palbociclibe, além da aplicação do denosumabe.

Principais pontos e objetivos de aprendizagem

1) Esquematize em uma linha do tempo a história clínica da paciente, indicando as opções terapêuticas utilizadas. Identifique o mecanismo de ação de cada abordagem terapêutica, classificando-a como discutido ao longo deste capítulo.

2) Inibidores de quinases dependentes de ciclina, como o palbociclibe, são consideradas terapias-alvo dirigidas. Qual a frequência de alterações gênicas no controle da transição G1/S em tumores sólidos? Use dados do TCGA (The Cancer Genome Atlas) para justificar sua resposta.

3) Agentes como o paclitaxel têm potencial ação como imunomoduladores. Discuta essa afirmativa. Identifique estudos científicos que tragam evidências favoráveis e contrárias a esta noção.

REFERÊNCIAS

1. Bray F, Ferlay J, Soerjomataram I et al. Global cancer statistics 2018: GLOBOCAN estimates of incidence and mortality worldwide for 36 cancers in 185 countries. CA Cancer J Clin. 2018;68:394-424.

2. DeVita V LT, Rosenberg SA (eds.). Principles & practice of oncology. 9 th ed. Philadelphia: Lippincott Williams & Wilkins; 2011.

3. Engert A, Plutschow A, Eich HT et al. Reduced treatment intensity in patients with early-stage Hodgkin's lymphoma. N Engl J Med. 2010;363:640-52.

4. Coiffier B, Lepage E, Briere J et al. CHOP chemotherapy plus rituximab compared with CHOP alone in elderly patients with diffuse large-B-cell lymphoma. N Engl J Med. 2002;346:235-42.

5. Culine S, Kerbrat P, Kramar A et al. Refining the optimal chemotherapy regimen for good-risk metastatic nonseminomatous germ-cell tumors: a randomized trial of the Genito-Urinary Group of the French Federation of Cancer Centers (GETUG T93BP). Ann Oncol. 2007;18:917-24.

6. Peto R, Davies C, Godwin J et al. Comparisons between different polychemotherapy regimens for early breast cancer: meta-analyses of long-term outcome among 100,000 women in 123 randomised trials. Lancet. 2012;379:432-44.

7. Andre T, Boni C, Mounedji-Boudiaf L et al. Oxaliplatin, fluorouracil, and leucovorin as adjuvant treatment for colon cancer. N Engl J Med. 2004;350:2343-51.

8. Trimbos JB, Parmar M, Vergote I et al. International Collaborative Ovarian Neoplasm trial 1 and Adjuvant

ChemoTherapy In Ovarian Neoplasm trial: two parallel randomized phase III trials of adjuvant chemotherapy in patients with early-stage ovarian carcinoma. J Natl Cancer Inst. 2003;95:105-12.

9. Douillard JY, Rosell R, De Lena M et al. Adjuvant vinorelbine plus cisplatin versus observation in patients with completely resected stage IB-IIIA non-small-cell lung cancer (Adjuvant Navelbine International Trialist Association [ANITA]): a randomised controlled trial. Lancet Oncol. 2006;7:719-27.

10. von Minckwitz G, Schneeweiss A, Loibl S et al. Neoadjuvant carboplatin in patients with triple-negative and HER2-positive early breast cancer (GeparSixto; GBG 66): a randomised phase 2 trial. Lancet Oncol. 2014;15:747-56.

11. Grossman HB, Natale RB, Tangen CM, et al. Neoadjuvant chemotherapy plus cystectomy compared with cystectomy alone for locally advanced bladder cancer. N Engl J Med. 2003;349:859-66.

12. James RD, Glynne-Jones R, Meadows HM et al. Mitomycin or cisplatin chemoradiation with or without maintenance chemotherapy for treatment of squamous-cell carcinoma of the anus (ACT II): a randomised, phase 3, open-label, 2 x 2 factorial trial. Lancet Oncol. 2013;14:516-24.

13. Pignon JP, le Maitre A, Maillard E et al. Meta-analysis of chemotherapy in head and neck cancer (MACH-NC): an update on 93 randomised trials and 17,346 patients. Radiother Oncol. 2009;92:4-14.

14. Schaake-Koning C, van den Bogaert W, Dalesio O et al. Effects of concomitant cisplatin and radiotherapy on inoperable non-small-cell lung cancer. N Engl J Med. 1992;326:524-30.

15. van Hagen P, Hulshof MC, van Lanschot JJ et al: Preoperative chemoradiotherapy for esophageal or junctional cancer. N Engl J Med. 2012;366:2074-84.

16. Dear RF, McGeechan K, Jenkins MC et al. Combination versus sequential single agent chemotherapy for metastatic breast cancer. Cochrane Database Syst Rev:Cd008792, 2013.

17. DeMario MD, Ratain MJ. Oral chemotherapy: rationale and future directions. J Clin Oncol. 1998;16:2557-67.

18. Li J, Gwilt P. The effect of malignant effusions on methotrexate disposition. Cancer Chemother Pharmacol. 2002;50:373-82.

19. Caudle KE, Thorn CF, Klein TE et al: Clinical Pharmacogenetics Implementation Consortium guidelines for dihydropyrimidine dehydrogenase genotype and fluoropyrimidine dosing. Clin Pharmacol Ther. 2013;94:640-5.

20. Patterson LH, McKeown SR, Robson T et al. Antitumour prodrug development using cytochrome P450 (CYP) mediated activation. Anticancer Drug Des. 199;14:473-86.

21. Keller KL, Franquiz MJ, Duffy AP et al: Drug-drug interactions in patients receiving tyrosine kinase inhibitors. J Oncol Pharm Pract. 2018;24:110-115.

22. Pinkel D: The use of body surface area as a criterion of drug dosage in cancer chemotherapy. Cancer Res. 1958;18:853-6.

23. Baker SD, Verweij J, Rowinsky EK et al. Role of body surface area in dosing of investigational anticancer agents in adults, 1991-2001. J Natl Cancer Inst. 2002;94:1883-8.

24. Calvert AH, Newell DR, Gumbrell LA et al. Carboplatin dosage: prospective evaluation of a simple formula based on renal function. J Clin Oncol. 1989;7:1748-56.

25. Brahmer J, Reckamp KL, Baas P et al. Nivolumab versus Docetaxel in Advanced Squamous-Cell Non-Small-Cell Lung Cancer. 2015;373:123-135.

26. Borghaei H, Paz-Ares L, Horn L et al. Nivolumab versus Docetaxel in Advanced Nonsquamous Non–Small-Cell Lung Cancer. 2015;373:1627-1639.

27. Herbst RS, Baas P, Kim DW et al. Pembrolizumab versus docetaxel for previously treated, PD-L1-positive, advanced non-small-cell lung cancer (KEYNOTE-010): a randomised controlled trial. Lancet. 2016;387:1540-50.

28. Mok TS, Wu YL, Ahn MJ et al. Osimertinib or Platinum-Pemetrexed in EGFR T790M-Positive Lung Cancer. 2017;376:629-640.

29. Paik S, Shak S, Tang G et al. A multigene assay to predict recurrence of tamoxifen-treated, node-negative breast cancer. N Engl J Med. 2004;351:2817-26.

30. Cardoso F, van't Veer LJ, Bogaerts J et al. 70-Gene Signature as an Aid to Treatment Decisions in Early-Stage Breast Cancer. N Engl J Med. 2016;375:717-29.

31. Slamon DJ, Leyland-Jones B, Shak S et al. Use of chemotherapy plus a monoclonal antibody against HER2 for metastatic breast cancer that overexpresses HER2. N Engl J Med. 2001;344:783-92.

32. Mok TS, Wu YL, Thongprasert S et al. Gefitinib or carboplatin-paclitaxel in pulmonary adenocarcinoma. N Engl J Med. 2009;361:947-57.

33. Solomon BJ, Mok T, Kim DW, et al. First-line crizotinib versus chemotherapy in ALK-positive lung cancer. N Engl J Med. 2014;371:2167-77.

34. Chapman PB, Hauschild A, Robert C et al. Improved survival with vemurafenib in melanoma with BRAF V600E mutation. N Engl J Med. 2011;364:2507-16.

35. Van Cutsem E, Kohne CH, Hitre E et al. Cetuximab and chemotherapy as initial treatment for metastatic colorectal cancer. N Engl J Med. 2009;360:1408-17.

36. Douillard JY, Oliner KS, Siena S et al. Panitumumab-FOLFOX4 treatment and RAS mutations in colorectal cancer. N Engl J Med. 2013;369:1023-34.

37. Sherr CJ. The Pezcoller lecture: cancer cell cycles revisited. Cancer Res. 200;60:3689-95.

38. Sherr CJ, Roberts JM. CDK inhibitors: positive and negative regulators of G1-phase progression. Genes Dev. 1999;13:1501-12.

39. Baserga R. The relationship of the cell cycle to tumor growth and control of cell division: a review. Cancer Res. 1965;25:581-95.

40. Brown JM, Attardi LD. The role of apoptosis in cancer development and treatment response. Nat Rev Cancer. 2005;5:231-7.

41. Wright DL, Anderson AC. Antifolate agents: a patent review (2006-2010). Expert Opin Ther Pat. 2011;21:1293-308.

42. Hanahan D, Weinberg RA. The hallmarks of cancer. Cell. 200;100:57-70.

43. Coley WB. The treatment of malignant tumors by repeated inoculations of erysipelas. With a report of ten original cases. 1893. Clin Orthop Relat Res. 1991;3-11.

44. Schreiber RD, Old LJ, Smyth MJ. Cancer immunoediting: integrating immunity's roles in cancer suppression and promotion. Science. 2011;331:1565-70.

45. Finn OJ. Cancer immunology. N Engl J Med. 2008;358: 2704-15.

Capítulo 59

Agentes alquilantes e compostos relacionados

Autores:
- Guilherme Nader Marta
- Roger Chammas

Introdução

Os agentes alquilantes constituem um grupo heterogêneo de agentes quimioterápicos citotóxicos que compartilham a capacidade de promover ligações covalentes de grupamentos alquila de suas estruturas com componentes nucleofílicos intracelulares. Historicamente, foram um dos primeiros grupos de agentes antineoplásicos a serem desenvolvidos, sendo as primeiras evidências de suas propriedades provenientes de observações durante e após a Primeira Guerra Mundial, quando foram verificadas as ações vesicantes relacionadas com o gás mostarda e, subsequentemente, seus efeitos sob o tecido hematopoiético, resultando especialmente em supressão de células de linhagem linfoide. Estudos posteriores, inicialmente realizados em modelos murinos, confirmaram os achados de toxicidade de mostardas nitrogenadas sobre os tecidos linfoides e gastrointestinais e deflagraram o desenvolvimento e a síntese de diversos outros agentes com estruturas moleculares e ações correlatas, culminando com o desenvolvimento da mecloretamina como o primeiro agente alquilante a ser utilizado em humanos.

As capacidades citotóxicas desses agentes permitiram que eles fossem paulatinamente incorporados à terapia de linfomas, leucemias e neoplasias sólidas e que permanecessem até os dias atuais como parte da terapêutica padrão para algumas neoplasias, a despeito das mais de cinco décadas passadas desde seu desenvolvimento. Tais efeitos, contudo, também explicam a maior parte das toxicidades dose-limitantes desses agentes, especialmente em termos de supressão medular e toxicidade gastrointestinal, sendo outros efeitos adversos importantes dependentes do agente, dose e duração do tratamento. Desse modo, mesmo na era das terapias oncológicas direcionadas a alvos moleculares, essa classe de agentes de ação "não específica" ainda permanece como um pilar essencial no tratamento de diversas neoplasias.

Mecanismo de ação

De maneira geral, o mecanismo de ação e a citotoxicidade mediada pelos agentes alquilantes envolve a reação de alquilação, que é efetivada por meio da ligação covalente entre grupos alquila e componentes nucleofílicos intracelulares, incluindo fitas de DNA e RNA. Essas reações, por sua vez, podem ser classificadas, de acordo com suas propriedades cinéticas, da seguinte maneira:

- Reações de substituição nucleofílica de primeira ordem (S_N1): dependentes da concentração do agente alquilante.
- Reações de substituição nucleofílica de segunda ordem (S_N2): dependentes da concentração do agente alquilante e do substrato alvo nucleofílico.

Diversos agentes alquilantes podem atuar por meio de reações S_N1, S_N2 ou de ambas e, embora aqueles que atuem predominantemente por reações S_N2 tendam a ter ação mais seletiva, essa característica não se correlaciona diretamente com a eficácia ou com a toxicidade desses agentes. Genericamente, a metabolização final dos agentes alquilantes envolve a perda de cargas negativas por suas moléculas, gerando metabólitos ativos eletrofílicos que apresentam, em comum, grupamentos carbono alquila ($-CH_2Cl$), os quais podem apresentar diferentes energias, conforme a polaridade de seus centros reativos. Ao adquirirem essa polaridade, esses compostos passam a ser capazes de formar ligações covalentes com moléculas nucleofílicas celulares, incluindo grupamentos amino, fosfato, tióis e hidroxila.

De acordo com seu mecanismo de ação, os agentes alquilantes podem ser classificados em monofuncionais ou bifuncionais, conforme a presença de um ou dois grupamentos reativos em sua molécula. Desse modo, uma única molécula de um agente bifuncional, por exemplo, apresenta a capacidade de formar duas ligações estáveis, que podem ocorrer em uma mesma molécula ou entre duas moléculas diferentes. Assim, o mecanismo citotóxico se manifesta, em última análise, por meio de ligações cruzadas entre fitas de DNA e RNA ou entre DNA e proteínas, gerando dano letal que interrompe a síntese de DNA e RNA e induz à morte celular. A ação dos agentes alquilantes, portanto, depende da proliferação celular, mas não é específica a nenhuma fase do ciclo celular. Tendo em vista que essa ação não ocorre exclusivamente nas células tumorais, os agentes alquilantes são potenciais agentes mutagênicos e carcinogênicos.

■ Classificação

Os agentes alquilantes podem ser agrupados em cinco grandes grupos, conforme demonstrado no Quadro 59.1.

Quadro 59.1 – Classificação dos agentes alquilantes.

1. Alquilsulfonatos	Bussulfano
2. Aziridinas	Tiotepa
3. Mostardas nitrogenadas	Ciclofosfamida, ifosfamida, melfalano, clorambucila, mecloretamina
4. Triazenos	Dacarbazina, temozolamida
5. Nitrosureias	Carmustina (BCNU), lomustina, fotemustina, estreptozotocina
6. Não classificados	Procarbazina, altretamina

Fonte: Adaptado de Hoff PM, Katz A, Chammas R, Odone Filho V, Novis Y. Tratado de Oncologia. Rio de Janeiro, Atheneu, 2013.

Alquilsulfonatos

O bussulfano, principal representante da classe dos alquilsulfonatos, é um agente alquilante bifuncional que atua predominantemente por meio de reações de cinética S_N2 e apresenta seletividade nucleofílica por grupos tióis, manifestando citotoxicidade predominantemente por ligação a proteínas e não ao DNA. Esse fármaco apresenta boa biodisponibilidade por via oral (aproximadamente 80%), podendo ser administrado por via oral ou parenteral. Em virtude da sua ação mais intensa sobre células mieloides que sobre precursores linfoides, já fez parte do tratamento de doenças linfoproliferativas de origem mieloide e é utilizado em esquemas de condicionamento para transplante de medula óssea (TMO). Apresenta metabolismo hepático e eliminação urinária (t1/2: 2,5 horas). Algumas de suas toxicidades maiores incluem mielossupressão (podendo ocasionar pancitopenia e hipoplasia medular, especialmente com uso contínuo), hiperpigmentação cutânea, pneumonite e infertilidade. Doses mais elevadas de bussulfano, como as empregadas para TMO, podem resultar em síndrome veno-oclusiva hepática em até 25% dos adultos, devendo-se monitorar os níveis séricos de enzimas hepáticas durante seu uso. Toxicidades frequentes (> 50% dos casos), porém, em geral, de menor gravidade incluem mucosite, febre, náuseas e vômitos, erupções cutâneas e diarreia.

Aziridinas

As aziridinas são agentes polifuncionais heterocíclicos nitrogenados com menor reatividade química em relação às mostardas nitrogenadas. O principal agente desse grupo, o tiotepa, atua por reação de alquilação através da formação de um radical etilenoimina altamente reativo. Apresenta metabolismo hepático, baixa biodisponibilidade oral e eliminação urinária com t1/2 aproximada de 2,5 horas. Sua principal toxicidade de classe é mielossupressão, a qual pode ser prolongada. A via de administração endovenosa pode causar dor no local da injeção, fadiga e astenia. Pode ser administrado com boa tolerância por via intratecal para o tratamento de doenças com disseminação leptomeníngea primária ou secundária, estando associado à baixa toxicidade sistêmica, porém com maior risco de sintomas neurológicos como fraqueza, parestesias e meningite asséptica. Finalmente, pode ser administrado por via intravesical para o tratamento de tumores de bexiga, sendo comum, nesse caso, a toxicidade local com sintomas relacionados com a cistite (até 70% dos casos).

Mostardas nitrogenadas (bicloroetilaminas)

Precursora para os demais componentes dessa classe, a mecloretamina foi o primeiro agente alquilante a ser utilizado para o tratamento de malignidades em humanos. Desde então, outros agentes terapêuticos desse grupo alcançaram maior significância clínica, incluindo ciclofosfamida, ifosfamida, clorambucila e melfalano. Esses agentes bifuncionais representam o protótipo dos agentes alquilantes e exibem, como característica comum, a presença de dois grupamentos cloroetilamina, os quais formarão as extremidades eletrofílicas reativas desses agentes e dos quais derivam o nome da classe (bicloroetilaminas). Algumas características particulares a esses agentes serão pormenorizadas a seguir:

Ciclofosfamida

A ciclofosfamida (CTX) é o agente alquilante mais amplamente utilizado na prática clínica e apresenta atividade contra uma ampla gama de neoplasias sólidas e linfoproliferativas. Apresenta boa biodisponibilidade oral (> 75%) e cerca de 60% dos metabólitos ativos circulam ligados a proteínas plasmáticas. Assim como a ifosfamida, a ciclofosfamida é uma pró-droga que é convertida em seu metabólito ativo após metabolização hepática pelo sistema do citocromo P450 (CYP2B6). No fígado, por meio de oxidação microssomal, a CTX é convertida a 4-OH-ciclofosfamida, a qual atinge a circulação sistêmica e sofre clivagem não enzimática, dando origem aos metabólitos citotóxicos acroleína e mostarda fosforamida, ambos altamente reativos e responsáveis pelos efeitos antineoplásicos e toxicidades relacionadas com o fármaco. A principal via de excreção é renal (t/12 6,5 horas). A ciclofosfamida apresenta atividade contra diversas neoplasias, incluindo câncer de mama, neoplasias ginecológicas, sarcomas, linfomas, mieloma e leucemias. Em razão da sua capacidade de supressão funcional e depleção linfocitária, a CTX também é empregada no tratamento de algumas doenças autoimunes. O Quadro 59.2 resume as principais características dos eventos adversos relacionados com a ciclofosfamida.

Quadro 59.2 – Principais eventos adversos relacionados com a ciclofosfamida.

Sistema	Toxicidades
Hematopoiético	A toxicidade medular associada à CTX varia de acordo com o esquema de administração, sendo que os regimes com tratamentos sustentados (p.ex., quimioterapia metronômica) apresentam maior risco de imunossupressão e linfopenia e, consequentemente, maior risco de infecções fúngicas, virais e por protozoários. O uso de CTX não é comumente associado à toxicidade plaquetária e a precursores hematopoiéticos.
Gastrointestinal	Os efeitos gastrointestinais, como náuseas, vômitos e mucosite, são dose-dependentes. Doses de CTX acima de 1.500 mg/m^2 apresentam risco emetogênico alto, devendo receber profilaxia adequada.
Urinário (vesical)	Cistite hemorrágica (CH) é uma complicação frequente (até 40% dos casos) e importante associada à CTX e à ifosfamida, sendo decorrente de dano ao urotélio causado pela acroleína (metabólito ativo da CTX). Os sinais/ sintomas relacionados com a CH podem incluir hematúria, disúria, polaciúria e, em casos mais graves, perfuração vesical e insuficiência renal. As principais medidas para prevenção de CH incluem a hidratação vigorosa e o uso de mesna (2-mercaptetano sulfonato), que atua como um inativador local da acroleína.
Cardiovascular	Cardiotoxicidade pode ocorrer em pacientes que recebem doses elevadas de CTX (em geral, acima de 60 mg/kg/dia), estando sob maior risco cardiopatas e os que recebem antracíclicos ou radioterapia torácica concomitante. O quadro clínico pode incluir desde arritmias assintomáticas até miocardite fatal. A cardiotoxicidade relacionada com a CTX não parece ser cumulativa.
Pulmonar	Lesões de metabólitos da CTX ao epitélio pulmonar podem se associar a fibrose pulmonar intersticial, levando a sintomas de insuficiência respiratória progressiva.
Reprodutor	Infertilidade irreversível e falência ovariana precoce são complicações possíveis associadas ao uso de CTX.
Outros	Risco de segundas neoplasias: pacientes tratados com CTX e que apresentaram toxicidade vesical estão sob maior risco de evolução com tumores de células transicionais de bexiga. Além disso, foram descritas neoplasias linfoproliferativas secundárias ao uso de CTX, incluindo leucemias não linfocíticas e linfomas não Hodgkin. Congestão nasal e desconforto facial podem ocorrer após infusões endovenosas rápidas de CTX. Alopecia ocorre em até 50% dos pacientes tratados com CTX.

Fonte: Desenvolvido pela autoria do capítulo.

Ifosfamida

Assim como a CTX, a ifosfamida também requer metabolização hepática para ser convertida em seus metabólitos ativos, sendo os principais o 4-OH-ifosfamida e isofosforamida. Embora compartilhe diversas semelhanças em termos de estrutura e metabolismo com a CTX, a ifosfamida apresenta maior potencial de neurotoxicidade, o que pode estar relacionado com a formação do metabólito cloroacetaldeído e provavelmente se correlaciona com uma característica de sua estrutura molecular: a presença de um grupamento cloroetil ligado ao nitrogênio. Apresenta boa biodisponibilidade oral e metabolismo hepático e excreção renal com t1/2 de aproximadamente 4-8 horas. Apresenta atividade contra sarcomas, neoplasias de células germinativas, leucemias, linfomas, neoplasias ovarianas, dentre outras.

Com relação aos efeitos adversos, cabe ressaltar uma particularidade relacionada com o risco de neurotoxicidade, que pode ocorrer em até um quarto dos pacientes, sendo os principais fatores de risco para a ocorrência o uso de doses elevadas a administração por via oral ou a administração endovenosa em infusões curtas. Sua fisiopatologia, embora não completamente esclarecida, pode estar relacionada com o metabólito cloroacetaldeído e a uma possível alteração mitocondrial neuronal. Clinicamente, manifesta-se como encefalopatia, podendo variar desde quadro de leve sonolência até confusão, alucinações e coma. As principais medidas empregadas no manejo desse efeito adverso incluem a suspensão do fármaco e a administração de azul de metileno. A ifosfamida compartilha com a CTX o risco de cistite hemorrágica, sendo semelhantes às orientações relacionadas com a sua prevenção. Apresenta maior risco de mielossupressão e menor potencial emetogênico.

Clorambucila

O clorambucila é uma mostarda nitrogenada que apresenta atividade imunossupressora, sendo classicamente empregada no tratamento de leucemia linfoide crônica e em alguns esquemas terapêuticos para linfomas de Hodgkin e não Hodgkin. Apresenta boa absorção oral, metabolismo hepático e excreção renal (t1/2 aproximado de 1,5 hora). Sua principal toxicidade de classe é a mielossupressão, que em geral é moderada e frequentemente reversível. Outras toxicidades potencialmente relacionadas com o fármaco podem incluir: farmacodermias (com raros casos de síndrome de Stevens-Johnson), fibrose pulmonar/pneumonite intersticial, infertilidade, toxicidade gastrointestinal, hepatotoxicidade e potencial carcinogênico.

Melfalano (mostarda L-fenilalanina)

O melfalano é um agente alquilante com atividade imunossupressora utilizado em esquemas terapêuticos para mieloma múltiplo, já tendo sido utilizado também no tratamento de neoplasias ovarianas. Uma característica particular a esse fármaco é que sua internalização ao meio intracelular requer a presença de um transportador transmembrana de aminoácidos, o que influencia sua capacidade citotóxica a diferentes linhagens celulares. Esse fármaco tem biodisponibilidade oral variável (25 a 90%), estando disponível em formulações para administração oral e endovenosa. A via endovenosa apresenta importante propriedade vesicante e maior associação com reações de hipersensibilidade. Sua principal toxicidade de classe é a mielossupressão, estando também associada a risco moderado de náuseas e vômitos e a raros casos de toxicidade pulmonar.

Triazenos

Os triazenos são um grupo de agentes alquilantes que apresentam como característica comum a conversão ao metabólito ativo denominado metiltriazenoimidazol carboxamida (MTIC), cujo efeito citotóxico ocorre por metilação na posição 6 da guanina. Os principais representantes dos triazenos são a dacarbazina e a temozolomida.

Dacarbazina (DTIC)

A DTIC é um agente quimioterápico da classe dos triazenos utilizado no tratamento do linfoma de Hodgkin, melanoma metastático e sarcomas de partes moles. Sua conversão ao metabólito ativo MTIC ocorre por meio de metabolização hepática pelo citocromo P450. Além disso, a DTIC apresenta estrutura análoga à do carboxamida imidazólico, um precursor da purina, podendo exercer citotoxicidade também por meio da inibição da síntese de DNA e RNA. Apresenta baixa penetração no sistema nervoso central, t1/2 de aproximadamente cinco horas e excreção por via renal.

Dentre os efeitos adversos relacionados com essa medicação, destacam-se alto potencial emetogênico (ocorrendo em mais de 90% dos pacientes), mielossupressão, toxicidade gastrointestinal, dor e irritação no local de infusão e toxicidade hepática. A mielossupressão manifesta-se principalmente por meio de leucopenia, podendo ocorrer entre 10 a 30 dias após a administração. Em função do risco de dor e irritação no local de infusão, sugere-se considerar o uso de cateteres venosos centrais para aplicações intravenosas repetidas. Finalmente, deve-se monitorar a função hepática durante o uso de DTIC, tendo em vista o risco de hepatotoxicidade e de oclusão vascular hepática que, embora seja infrequente, pode gerar complicações graves, especialmente quando não identificada precocemente.

Temozolomida

A temozolomida (TMZ) é um agente alquilante triazeno que representou um avanço expressivo no arsenal de agentes quimioterápicos em virtude de suas características farmacológicas, principalmente sua alta biodisponibilidade oral e capacidade de atravessar a barreira hematoencefálica. Diferentemente da dacarbazina, que requer metabolização hepática, a TMZ é espontaneamente convertida a MTIC em pH fisiológico. Sua administração é por via oral e é amplamente utilizada no tratamento de glioblastoma e astrocitoma em decorrência da sua penetração no sistema nervoso central. A TMZ t1/2 de 1,8 horas e excreção renal.

A O⁶-metilguanina-DNA metiltransferase (MGMT) é uma enzima de reparo do DNA que desempenha um papel importante no reparo de danos ao DNA. Agentes alquilantes, como a temozolomida, ocasionam metilação de bases nucleotídicas no DNA. Embora algumas dessas sejam passíveis de reparo por excisão de bases, a O⁶-metilguanina é um tipo de lesão citotóxica grave que requer MGMT para seu reparo. A hipermetilação do promotor da MGMT, que ocorre em até um terço dos pacientes com glioblastomas, reduz a transcrição do gene MGMT e, consequentemente, a expressão dessa enzima de reparo do DNA. Consequentemente, pacientes cujas neoplasias apresentam metilação do promotor da MGMT tendem a apresentar prognóstico mais favorável e maior probabilidade de benefício com o tratamento com TMZ.

Com relação às toxicidades, a TMZ induz mielotoxicidade sob a forma de linfopenia em até 60% dos pacientes, com depleção mais pronunciada de linfócitos T CD4. Por essa razão, aqueles tratados de forma prolongada com essa medicação estão expostos a maior risco de infecção oportunista por *Pneumocystis jirovecii*, devendo-se considerar o uso de profilaxia antibiótica, especialmente quando houver evidência de desenvolvimento de linfopenia. Além de linfopenia, podem ocorrer, com menor frequência, plaquetopenia e neutropenia, com nadir por volta do 21º ao 28º dia. Estima-se que essas toxicidades sejam mais pronunciadas em pacientes do sexo feminino em virtude do *clearance* aproximadamente 5% menor desse fármaco. A TMZ apresenta risco emetogênico intermediário, o qual pode ser minimizado por meio da administração do fármaco com estômago vazio.

Nitrosureias

As nitrosureias são agentes alquilantes que, sob condições fisiológicas, sofrem decomposição não enzimática espontânea, dando origem a seus metabólitos ativos. Essa decomposição apresenta diversas etapas, iniciando-se com a subtração de próton por um íon hidroxila, geração de íon cloroetil carbono (espécie alquilante ativa) e dealogenação, que lhe confere bifuncionalidade. As espécies isocianato geradas, por sua vez, apresentam reação preferencial com grupos nucleofílicos sulfidrila e amino, consequentemente

inibindo enzimas envolvidas na síntese de ácidos nucleicos. Além disso, algumas dessas espécies reativas desenvolvem sua capacidade citotóxica por mecanismos adicionais, incluindo a alquilação do DNA e inibição do reparo de RNA.

Cloroetilnitrosureias: carmustina (BCNU), lomustina (CCNU) e fotemustina

As cloroetilnitrosureias mais amplamente utilizadas na prática clínica são a carmustina e lomustina, fazendo parte de alguns esquemas terapêuticos para neoplasias de sistema nervoso central, linfomas e melanoma. A BCNU é um agente bifuncional passível de administração por via intravenosa e sob a forma de wafer implantável (liberação local do fármaco). Apresenta meia-vida curta (t1/2 de aproximadamente 0,25 a 0,75 hora) em virtude da sua decomposição espontânea, a qual também está potencialmente associada a efeitos no local de infusão, incluindo hiperemia e irritação locais. Apresenta alta lipossolubilidade e penetração em sistema nervoso central, sendo utilizada no tratamento de neoplasias primárias dessa topografia. Sua alta lipossolubilidade também se correlaciona com liberação prolongada e risco de mielossupressão tardia (4 a 6 semanas após a administração), que mais comumente se apresenta sob a forma de plaquetopenia e leucopenia, as quais podem ser graves e limitantes de dose. Toxicidade pulmonar pode ocorrer em até 30% dos pacientes, podendo se manifestar, após uma única dose, sob a forma de pneumonite aguda com rápida progressão para insuficiência respiratória ou sob a forma de toxicidade pulmonar tardia com quadro semelhante à fibrose pulmonar, que pode ocorrer de três a 17 anos após a administração do fármaco e estando associada a doses acumuladas superiores a 1.400 mg/m².

A lomustina é um agente monofuncional administrado por via oral, apresentando excelente biodisponibilidade por essa via e alta lipossolubilidade, com boa penetração através da barreira hematoencefálica. Também apresenta risco de mielossupressão e, embora mais rara, pode deflagrar toxicidade pulmonar, em especial com doses cumulativas superiores a 1.100 mg/m². Essas nitrosureias compartilham risco de infertilidade, toxicidade hepática, toxicidade neurológica (ataxia, desorientação, disartria) e risco emetogênico.

Metilnitrosureia: estreptozotocina

A estreptozotocina é uma nitrosureia natural produzida a partir da fermentação do *Streptomyces achromogenes*. Apresenta afinidade pelas células beta e células exócrinas do pâncreas, sendo utilizada no tratamento de neoplasias de ilhota pancreática e tumores neuroendócrinos pancreáticos. A estreptozocina sofre decomposição espontânea (t1/2 de 35 minutos) para produzir íons de metilcarbono reativos que alquilam o DNA e causam ligações cruzadas entre si. Suas toxicidades incluem: alto poder emetogênico, mielossupressão e intolerância à glicose em decorrência da sua afinidade pelas células beta. Deve-se atentar ao risco de hipoglicemia após as primeiras administrações associada a um aumento inicial na liberação de insulina. Apresenta, ainda, elevado risco de disfunção renal, podendo ocorrer em até 75% dos pacientes tratados e apresentando caráter cumulativo e frequentemente limitante de dose, sendo essencial a monitorização da função renal durante o tratamento.

Não classificados

Procarbazina

A procarbazina é uma pró-droga derivada da hidrazina cujo mecanismo de ação ainda não está completamente esclarecido. Pode atuar inibindo a síntese de proteínas, RNA e DNA, causando danos por radicais livres ao DNA. Ela também possui propriedades inibidoras da monoamina oxidase (MAO) e não deve ser utilizada de forma concomitante a antidepressivos que compartilhem esse mecanismo de ação. Apresenta boa penetração no sistema nervoso central, sendo utilizada em alguns esquemas de tratamento para neoplasias intracranianas e linfoma de Hodgkin. Seus efeitos adversos mais importantes incluem mielossupressão, toxicidade cutânea, alto poder emetogênico, infertilidade e risco carcinogênico.

Altretamina

A altretamina é um agente alquilante raramente utilizado na prática clínica, já tendo sido estudada como tratamento para neoplasias ovarianas refratárias a outras terapias. Suas principais toxicidades incluem mielossupressão, neurotoxicidade, náuseas e vômitos.

■ Mecanismos de resistência aos agentes alquilantes

A possibilidade de desenvolvimento de resistência intrínseca ou adquirida ao tratamento é um evento que deve ser conhecido e suas características, compreendidas. Os principais mecanismos de resistência aos agentes alquilantes envolvem: 1) a redução da disponibilidade de espécies reativas para atuação em seus alvos, o que pode ocorrer por redução do acúmulo intracelular do fármaco ou por aumento de sua detoxificação; ou 2) redução/reversão dos danos citotóxicos causados pelos fármacos por meio de mecanismos de reparo de DNA ou escape apoptótico. Desse modo, alguns dos principais mecanismos de resistência a esses agentes já caracterizados incluem: 1) alterações na captação, transporte ou permeabilidade aos fármacos; 2) aumento do reparo ao dano aos ácidos nucléicos; 3) falha na conversão de pró-fármacos de agentes alquilantes em seus compostos ativos; 4) aumento na eliminação ("consumo") de fármacos por nucleófilos celulares não essenciais; 5) aumento da desintoxicação enzimática de espécies de fármacos e 6) alteração de expressão de genes envolvidos na apoptose.

Convém ressaltar que diversos agentes alquilantes apresentam índice terapêutico estreito, de forma que as doses utilizadas com o objetivo de se atingir o efeito citotóxico antitumoral máximo desejado são próximas àquelas capazes de produzir toxicidades graves, o que dificulta ainda mais o manejo de resistência a esses agentes.

Atividade proposta

Caso clínico

Paciente de 54 anos, sexo feminino, sem comorbidades, comparece ao pronto-socorro com queixa de tontura e dificuldade para falar e deambular, com piora progressiva nas últimas duas semanas. Seu exame neurológico demonstrava discreta afasia de expressão e hemiparesia à direita. Ressonância magnética de crânio com contraste revelou massa subcortical em lobo temporal esquerdo, medindo 3,7 × 4,0 × 3,0 cm, com edema vasogênico perilesional resultando em apagamento de sulcos cerebrais à esquerda e desvio de 8 mm da linha mediana. A paciente recebeu tratamento inicial com dexametasona, evoluindo com melhora parcial dos sintomas. Foi, então, submetida à ressecção da lesão temporal, com exame anatomopatológico da peça sugestivo de glioblastoma (grau IV) com presença de metilação em promotor de MGMT. A paciente apresentou excelente recuperação pós-operatória, tendo sido proposta terapia subsequente com radioterapia (60 Gy em 30 frações diárias) concomitante à temozolomida 75 mg/m^2 ao dia. Duas semanas após o término da radioterapia, foi iniciada temozolomida 150 mg/m^2 durante 5 dias. O segundo e os demais ciclos subsequentes foram realizados com temozolomida 200 mg/m^2 durante 5 dias a cada 28 dias. A paciente apresentou boa tolerância ao tratamento, com melhora dos déficits neurológicos, tendo sido proposto seguimento clínico com imagens periódicas após o término do tratamento proposto.

Capítulo 59 – Agentes alquilantes e compostos relacionados

Principais pontos e objetivos de aprendizagem

1) Qual é o papel dos agentes alquilantes no manejo de pacientes com gliomas de alto grau?

2) Qual é a relevância de se avaliar a capacidade de um agente quimioterápico administrado por via oral de atingir concentrações adequadas no sistema nervoso central?

3) Quais são os principais fatores prognósticos e preditivos de resposta à quimioterapia em pacientes com gliomas de alto grau?

Respostas esperadas e discussão

Os gliomas de alto grau são neoplasias malignas primárias do sistema nervoso central rapidamente progressivas que, em sua maioria, são melhor manejados por abordagens com combinação de modalidades terapêuticas, incorporando radioterapia adjuvante pós-operatória e quimioterapia adjuvante após a cirurgia inicial. A radioterapia adjuvante faz parte do tratamento padrão para o glioblastoma, tendo demonstrado melhora do controle local e da sobrevida após a ressecção. A temozolomida, um agente alquilante oral da classe dos triazenos que apresenta boa penetração no sistema nervoso central foi testado como terapia adjuvante adicional à radioterapia nesse cenário clínico. O benefício do tratamento adjuvante com temozolomida foi demonstrado em um estudo de fase 3 em que 573 pacientes recém-diagnosticados com glioblastoma foram randomizados para receber radioterapia pós-operatória (60 Gy em 30 frações diárias) *versus* a mesma radioterapia mais temozolomida concomitante seguidos de até seis ciclos de temozolomida adjuvante (150 a 200 mg/m^2 por dia durante 5 dias, a cada 28 dias). Ao tratamento com quimiorradioterapia concomitante foi associado um aumento estatisticamente significativo da sobrevida global em comparação com radioterapia isolada (27 *versus* 11% em 2 anos). A metilação do promotor do MGMT foi um importante fator prognóstico para o aumento da sobrevida e preditiva de benefício ao uso da quimioterapia com temozolomida. Para aqueles pacientes com metilação do promotor de MGMT, as taxas de sobrevida em 2 anos foram de 49% com terapia combinada e 24% com radioterapia exclusiva, enquanto naquelas sem metilação do promotor de MGMT, as taxas de sobrevida em 2 anos foram de 15 e 2%, respectivamente.

■ REFERÊNCIAS

1. Gilman A. The initial clinical trial of nitrogen mustard. Am J Surg. 1963;105:574-578. http://www.ncbi.nlm.nih.gov/pubmed/13947966.

2. DeVita V, Lawrence T, Rosenberg S, DePinho R, Weinberg R. Cancer: Principles and Practice of Oncology. 10. ed. Wolters Kluwer; 2015.

3. Krumbhaar EB, Krumbhaar HD. The Blood and Bone Marrow in Yellow Cross Gas (Mustard Gas) Poisoning: Changes produced in the Bone Marrow of Fatal Cases. J Med Res. 1919;40(3):497-508.3. http://www.ncbi.nlm.nih.gov/pubmed/19972497.

4. Hoff PM, Katz A, Chammas R, Odone Filho V, Novis Y. Tratado de Oncologia. 1. ed. Atheneu; 2013.

5. Stupp R, Hegi ME, Mason WP, et al. Effects of radiotherapy with concomitant and adjuvant temozolomide versus radiotherapy alone on survival in glioblastoma in a randomised phase III study: 5-year analysis of the EORTC-NCIC trial. Lancet Oncol. 2009;10(5):459-466. doi:10.1016/S1470-2045(09)70025-7.

6. Attenello FJ, Mukherjee D, Datoo G, et al. Use of Gliadel (BCNU) Wafer in the Surgical Treatment of Malignant Glioma: A 10-Year Institutional Experience. Ann Surg Oncol. 2008;15(10):2887-2893. doi:10.1245/s10434-008-0048-2.

7. Damia G, D'Incalci M. Mechanisms of resistance to alkylating agents. Cytotechnology. 1998;27(1/3):165-173. doi:10.1023/A:1008060720608.

8. Kaijser GP, Beijnen JH, Bult A, Underberg WJ. Ifosfamide metabolism and pharmacokinetics (review). Anticancer Res. 14(2A):517-531. http://www.ncbi.nlm.nih.gov/pubmed/8017856.

9. Segura A, Yuste A, Cercos A et al. Pulmonary fibrosis inducedbycyclophosphamide.AnnPharmacother.2001;35 (7-8):894-897. doi:10.1345/aph.10297.

10. de Jonge ME, Huitema ADR, Rodenhuis S, Beijnen JH. Clinical Pharmacokinetics of Cyclophosphamide. Clin Pharmacokinet. 2005;44(11):1135-1164. doi:10.2165/00003088-200544110-00003.

Capítulo 60

Antibióticos citotóxicos

Autores:
- Adrhyann Jullyanne de Sousa Portilho
- Luina Benevides Lima
- Felipe Pantoja Mesquita
- José Aurillo Rocha
- Manoel Odorico de Moraes Filho
- Maria Elisabete Amaral de Moraes
- Raquel Carvalho Montenegro

■ Introdução

O uso de fármacos, isolados ou em combinação, é a principal forma de combater tumores malignos. Os antibióticos com atividade antineoplásica variam em suas estruturas químicas e atuam interagindo com o DNA nas etapas de replicação ou tradução, de forma que sua ação não se dá especificamente em uma fase do ciclo celular. Esses fármacos possuem anéis insaturados que permitem a incorporação de excesso de elétrons e a consequente produção de radicais livres reativos. Além disso, podem apresentar grupos funcionais que lhes agregam novos mecanismos de ação, como inibição enzimática (actinomicina D), alquilação (mitomicina C) ou inibição funcional do DNA por intercalação (actinomicina D, bleomicina, daunorrubicina, epirrubicina, idarrubicina e mitoxantrona). Em razão da sua ação citotóxica, esses fármacos são utilizados no tratamento de diversos tipos de câncer, porém devem ser administrados em conjunto com a radioterapia, pois a carga acumulada de toxicidade é muito alta.

O Instituto Nacional de Câncer (INCA) estabelece que há uma incidência diferente do câncer em cada região do Brasil, sendo liderado pela Região Sudeste, seguida pela Região Sul. Há também diferença na incidência quanto aos tipos de câncer, de forma que os cânceres de próstata, mama feminina, pulmão e intestino predominam nas regiões Sul e Sudeste. A Região Centro-Oeste tem taxas de incidências semelhantes, além de apresentar como muito incidentes os cânceres de colo de útero e de estômago. Já nas regiões Norte e Nordeste, os cânceres de colo de útero e estômago têm um alto impacto, além do de próstata e de mama feminina.

■ Conceitos fundamentais de fisiologia e fisiopatologia

Entre as doenças não transmissíveis, o câncer é a segunda com maior índice de mortalidade mundo, ficando atrás apenas das cardiovasculares. O câncer constitui um conjunto de doenças – que se caracterizam pela multiplicação e disseminação descontrolada de células anormais do próprio organismo – importantes no âmbito da saúde pública. O câncer, como é conhecido popularmente, ou neoplasia maligna, difere da neoplasia benigna pela sua capacidade de invasão e de provocar metástases.

O tratamento para tumores malignos é constituído por uma tríade: cirurgia, radioterapia e quimioterapia. Cada pilar desta tríade é de extrema importância para a sobrevivência do paciente portador de câncer. Os estudos já mostraram que pacientes com câncer tratados apenas com a cirurgia possuem uma sobrevida menor quando comparados àqueles tratados com a cirurgia em combinação com a radioterapia e/ou quimioterapia. Entretanto, alguns autores consideram a quimioterapia determinante no tratamento do câncer, por ter um efeito sistêmico. Ainda assim, vale ressaltar que o tratamento quimioterápico é limitado do ponto de vista da especificidade. Por isso, muitos estudos têm voltado seus esforços na identificação de marcadores moleculares nas células cancerosas que possam servir como alvos farmacológicos sem que afetem a sobrevivência das células ditas normais.

Para entender a ação de um medicamento anticâncer, é essencial que se conheça a patogênese do câncer, ou seja, como as células cancerosas são formadas e algumas de suas características únicas.

Podemos considerar que as células cancerosas apresentam algumas características marcantes, tais como:

- Proliferação celular desordenada.
- Perda do processo de diferenciação e desdiferenciação celular.
- Perda da sensibilidade a estímulos antiproliferativos.
- Resistência à morte celular.
- Metabolismo desregulado.
- Atividades migratória e invasiva aumentadas.

As células cancerosas possuem uma proliferação descontrolada e ilimitada, o que ocasiona formação de um tumor primário que tende a migrar, invadir e espalhar-se para outros órgãos do organismo. Além disso, as células malignas sofrem uma perda da sensibilidade de mecanismos contrarregulatórios da proliferação e da capacidade de morte celular programada. Estas células malignas acabam por perder sua função específica em virtude da perda do processo de diferenciação celular. Também passam a ter capacidade de invadir os tecidos adjacentes, podendo ainda espalhar-se por outras regiões do corpo (metástase).

A literatura é unânime em relatar que uma célula cancerosa adquire sua característica fenotípica maligna em decorrência de alterações genéticas ou epigenéticas. Há duas classes de genes importantes que se encontram alterados na formação de um tumor: os genes supressores de tumor, que são responsáveis por suprimir a proliferação e aumentar a morte celular e

são inativados durante a carcinogênese; e os oncogenes, responsáveis pelo controle positivo da proliferação e negativo da morte celular.

■ Antibióticos citotóxicos

Antraciclinas: doxorrubicina, idarrubicina, daunorrubicina e epirrubicina

As antraciclinas são antibióticos citotóxicos que demonstraram alta eficácia contra um amplo espectro de neoplasias sólidas e hematológicas. As antraciclinas compõem a maioria dos tratamentos de quimioterapia em combinação para leucemia infantil, linfoma e tumores sólidos, e aproximadamente metade dos pacientes recém-diagnosticados com câncer pediátrico são tratados com fármacos classificados neste grupo.

Mecanismo de ação e efeitos farmacológicos

As antraciclinas, que incluem os fármacos doxorrubicina, idarrubicina, daunorrubicina e epirrubicina, interferem na síntese dos ácidos nucleicos através da intercalação entre as bases púricas e pirimidínicas, interrompendo o prolongamento da cadeia de DNA e causando graves distorções cromossômicas. Estas distorções bloqueiam a síntese do RNA, do DNA ou ambos, provocando a ruptura das fitas e impedindo principalmente a duplicação celular. Além disso, a interação do fármaco com a enzima topoisomerase II para formar o complexo de clivagem do DNA tem sido considerado um importante fator no mecanismo de ação para esta classe de medicamento antitumoral, uma vez que a topoisomerase II participa do complexo de proteínas da replicação celular.

Farmacocinética

A farmacocinética para esta classe de fármacos antitumorais é variável entre os representantes. A absorção da doxorrubicina não ocorre pelo trato gastrointestinal, de forma que a sua administração é recomendada por via intravenosa. Sua meia-vida é curta (cerca de 5 minutos) e seu volume de distribuição no estado de equilíbrio é cerca de 20 a 30 L/kg, não atravessando a barreira hematoencefálica em quantidades detectáveis. Sua metabolização ocorre principalmente no fígado, gerando como principal metabólito o 13-OH-doxorrubicinol, que apresenta atividade antitumoral e tem meia-vida terminal similar à da doxorrubicina. A depuração plasmática varia de 8 a 20 mL/min/kg e se deve principalmente ao metabolismo e à excreção biliar. Aproximadamente 40% da dose administrada é eliminada na bile ou fezes em 5 dias, enquanto de 5 a 12% dos fármacos e seus metabólitos aparecem na urina durante o mesmo período.

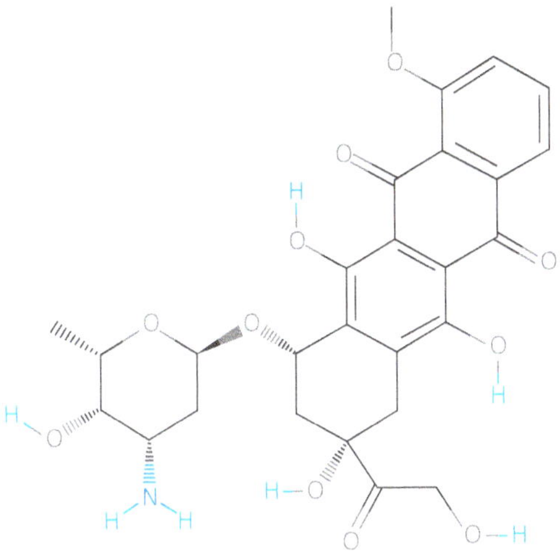

Capítulo 60 – Antibióticos citotóxicos

Doxorrubicina (CID: 31703)

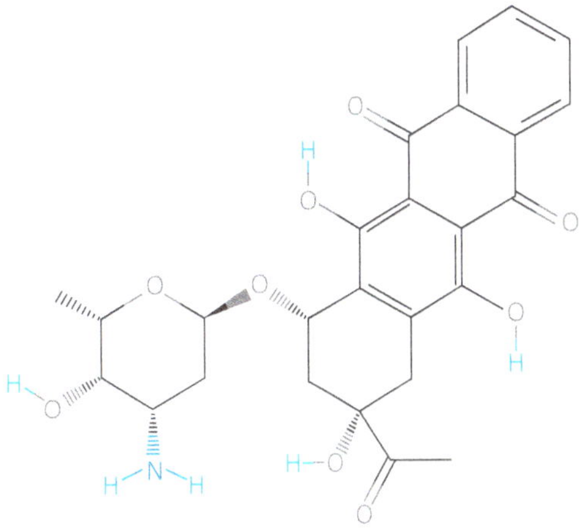

Idarrubicina (CID: 42890)

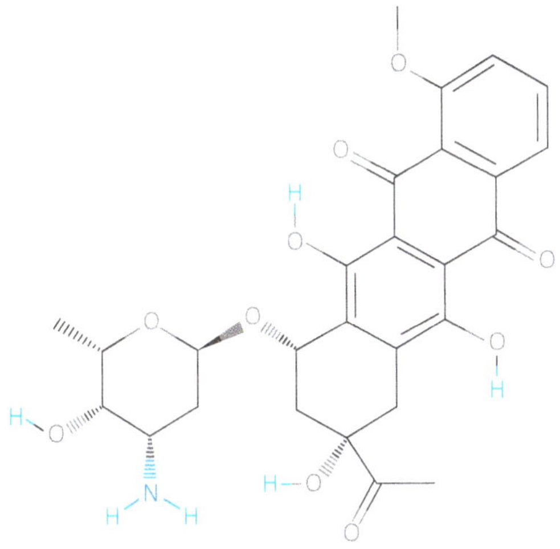

Daunorrubicina (CID: 30323)

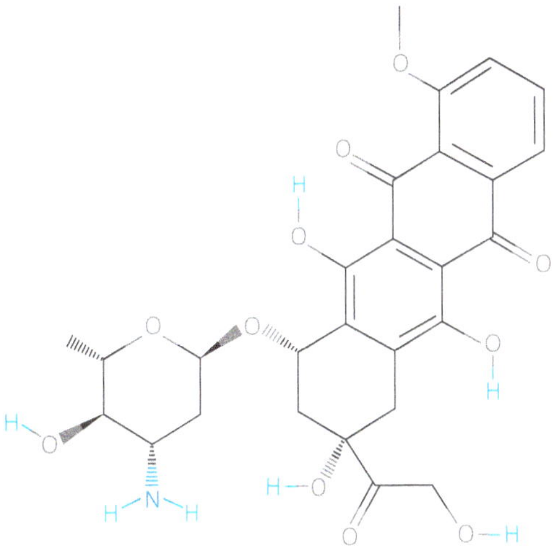

Epirrubicina (CID: 41867)

Figura 60.1 – Estrutura química dos fármacos representantes da classe das antraciclinas.
Fonte: Estrutura química retirada do banco de dados PubChem com número de registro CID.

A farmacocinética da idarrubicina foi amplamente estudada em ensaios clínicos com pacientes adultos leucêmicos administrada com uma dose de 10 a 12 mg/m² por 3 a 4 dias. A concentração plasmática é facilmente explicada pelo modelo de dois ou três compartimentos. Após a administração, sua distribuição é ampla e rápida, refletindo em extensiva ligação tecidual em apenas poucos minutos. A taxa de eliminação do plasma é relativamente lenta, com uma meia-vida estimada de 22 horas quando usada como monoterapia. O seu metabólito primário, idarrubicinol, produzido após passagem pelo sistema hepático e que também possui atividade citotóxica, contribui para o efeito da idarrubicina e é eliminado do organismo de forma mais lenta que o fármaco parental,

com tempo de meia-vida de aproximadamente 45 horas. Sua eliminação ocorre pela via biliar e, em menor proporção, pela via renal.

A daunorrubicina, assim como a doxorrubicina, não é absorvida pelo trato gastrointestinal. Em decorrência disso, sua administração também deve ser feita via IV, através da qual espera-se uma absorção completa. A sua distribuição acontece em todos os tecidos, apresentando níveis mais elevados no baço, rins, pulmões e coração. Não há evidências de que a daunorrubicina atravesse a barreira hematoencefálica, mas o fármaco aparentemente atravessa a placenta. A daunorrubicina sofre rápida e extensa metabolização no fígado e outros tecidos e, uma hora após a admi-

943

nistração, a predominância no plasma é do metabólito ativo daunorrubicinol. Após administração IV rápida, as concentrações plasmáticas totais de daunorrubicina e seus metabólitos declinam de forma trifásica, enquanto as concentrações plasmáticas da daunorrubicina inalterada declinam de forma bifásica. A meia-vida média é de 45 minutos na fase inicial e de 18,5 horas na fase terminal. A meia-vida do daunorrubicinol excede as 24 horas. A daunorrubicina e seus metabólitos são excretados na urina (principalmente como daunorrubicinol) e na bile (aproximadamente 40% da dose administrada).

Quanto à farmacocinética da epirrubicina, podemos destacar que é linear e a depuração plasmática do fármaco não é afetada durante a infusão intravenosa. Após uma infusão de 120 mg/mL de epirrubicina, o tempo de meia-vida do fármaco fica em torno de 33,7 horas e a concentração máxima observada é de 9 μg/mL. A distribuição da epirrubicina é ampla e rápida, acumulando-se em todos os tecidos do organismo. A ligação da epirrubicina à albumina plasmática é em torno de 77% e não é afetada pela concentração do fármaco no plasma. O fármaco também é rapidamente metabolizado pelo fígado e por outros tecidos e células, incluindo eritrócitos circulantes, fazendo com que a epirrubicina e seus metabólitos sejam eliminados principalmente pela via biliar e, de forma menos extensiva, pela via urinária.

Usos terapêuticos

A doxorrubicina é utilizada para promover a regressão em condições neoplásicas disseminadas, como em leucemia linfoblástica aguda, leucemia mieloblástica aguda, tumor de Wilms, neuroblastoma, sarcomas moles e ósseos, carcinoma de mama, carcinoma ovariano, carcinoma de bexiga de células transicionais, carcinoma de tireoide, carcinoma gástrico, doença de Hodgkin, linfoma maligno e carcinoma broncogênico, sendo o tipo histológico de células pequenas o que melhor responde ao tratamento. A doxorrubicina também é indicada para uso como componente de terapia adjuvante em mulheres com evidência de envolvimento de linfonodos axilares após ressecção de câncer de mama primário. Já a daunorrubicina é utilizada para o tratamento de alguns tipos de leucemias agudas (mielogênica, monocítica, eritroide) de adultos e para a indução da remissão em leucemia linfocítica aguda de crianças e adultos. Por último, a epirrubicina é indicada como componente na terapia adjuvante no tratamento intravenoso de câncer de mama.

Efeitos adversos, contraindicações e toxicidade

Dentre os efeitos adversos mais observados para as antraciclinas em geral, pode-se citar mielossupressão com leucopenia, neutropenia, mucosite, alopecia,

anemia, lesões graves nos tecidos por extravasamento, dano cardiotoxicidade e um discreto risco de desenvolvimento de leucemia secundária à quimioterapia.

Esses fármacos são contraindicados para pacientes com hipersensibilidade a antraciclinas, antracenedionas ou a qualquer componente da fórmula. São contraindicados também para aqueles com mielossupressão persistente ou estomatite grave de tratamentos citotóxicos anteriores e a pacientes já tratados com as doses cumulativas recomendadas de doxorrubicina, daunorrubicina, idarrubicina ou outras antraciclinas ou antracenedionas.

As contraindicações para o uso intravesical são: tumores invasivos que tenham penetrado a parede da bexiga, infecções urinárias, inflamação da bexiga, problemas de cateterização (p.ex., em virtude de tumores intravesicais extensos). As antraciclinas estão relacionadas principalmente com as toxicidades cardíaca, hematológica, gastrointestinal, hepática, sistêmica e neurotoxicidade periférica.

■ Bleomicinas

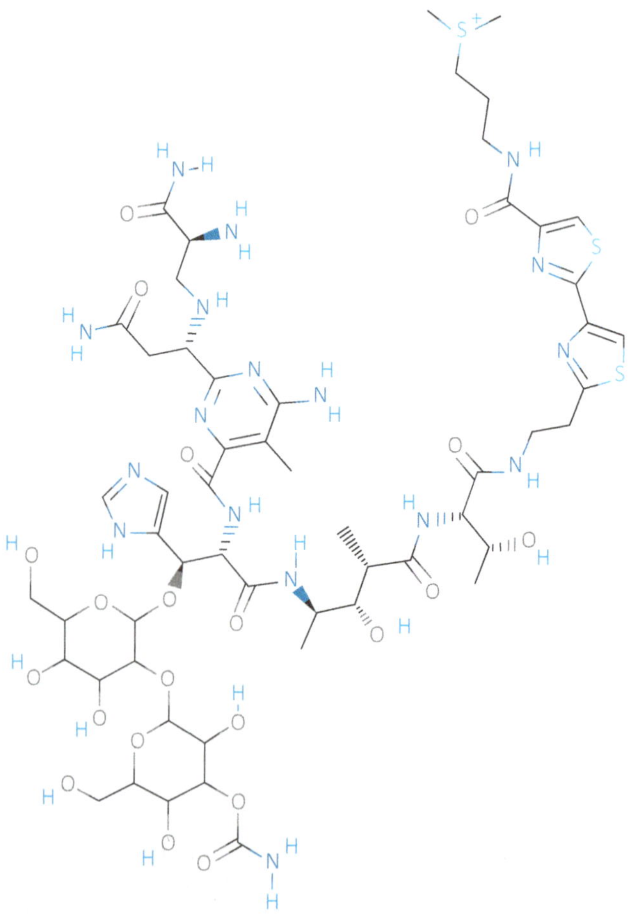

Figura 60.2 – Estrutura do fármaco bleomicina A2 e B2.

Fonte: Estrutura química retirada do banco de dados PubChem, número de registro CID: 5360373.

Mecanismo de ação e efeitos farmacológicos

A bleomicina é uma mistura de glicopeptídeos citotóxicos isolados de uma cepa de *Streptomyces verticillus*. Embora o mecanismo de ação da bleomicina não seja completamente elucidado, estudos indicam que esse fármaco atua na clivagem do DNA pré-formado, provocando fragmentação da cadeia e liberação de bases livres. Sua citotoxicidade está relacionada com a capacidade de causar lesões oxidativas da desoxirribose do timidilato e outros nucleotídeos, efetuando quebras em filamentos simples e duplos de DNA e provocando bloqueio no ciclo celular na fase G2 e na mitose.

Farmacocinética

A bleomicina é rapidamente absorvida quando administrada pelas vias intravenosa, intramuscular, subcutânea, intraperitoneal ou intrapleural, atingindo o pico de concentração plasmática em cerca de 30 a 60 minutos. Após a administração por via intravenosa, a bleomicina é amplamente distribuída por todo os compartimentos do corpo, apresentando um tempo de meia-vida de aproximadamente três horas. Além disso, cerca de 66% da substância é excretado do modo intacto na urina. Adicionalmente, em virtude de sua elevada massa molecular, a bleomicina atravessa pouco a barreira hematoencefálica.

Usos terapêuticos

A bleomicina costuma ser usada para tratamento de câncer de células germinativas do testículo e do ovário. Em câncer testicular é curativa quando usada em combinação com cisplatina e vimblastina ou com cisplatina e etoposido.

Efeitos adversos, contraindicações e toxicidade

Os efeitos tóxicos da bleomicina demonstram quase sempre reações alérgicas. Cerca da metade dos pacientes manifesta reações mucocutâneas e muitos desenvolvem hiperpirexia. Além do mais, ao contrário da maioria dos fármacos anticâncer, a bleomicina causa pouca mielossupressão; seu efeito tóxico mais grave é a fibrose pulmonar, que ocorre em 5 a 10% dos pacientes tratados, e aproximadamente 1% dos pacientes tratados com bleomicina desenvolve fibrose pulmonar fatal.

■ Dactinomicina

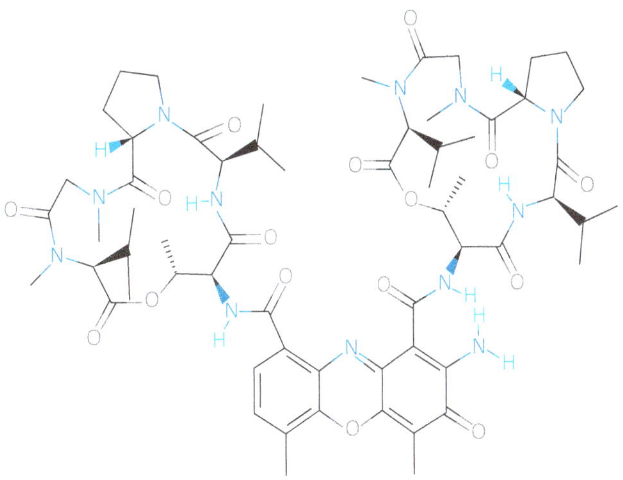

Figura 60.3 – Estrutura do fármaco dactinomicina.
Fonte: Estrutura química retirada do banco de dados PubChem, número de registro CID: 457193.

Mecanismo de ação e efeitos farmacológicos

A dactinomicina atua ligando-se fortemente no sulco menor do DNA, entre pares adjacentes de guanina-citosina, presumivelmente interferindo com a passagem de RNA- e DNA-polimerase. Essas interações dão grande estabilidade ao complexo dactinomicina-DNA, causando a inibição tanto da transcrição quanto da replicação. Adicionalmente, este antineoplásico provoca rupturas unifilamentares no DNA, provavelmente através de um intermediário de radical livre ou em consequência da ação da topoisomerase II.

Farmacocinética

A dactinomicina é ligeiramente absorvida no trato gastrointestinal. O fármaco causa alta irritabilidade para aos tecidos e, por isso, a sua forma de administração recomendada é via intravenosa. Sua distribuição em tecidos se dá de forma rápida, com altas concentrações na medula óssea e células nucleadas, incluindo granulócitos e linfócitos. Há indícios de que o fármaco atravesse a barreira hematoencefálica e a placenta, contudo não há informações se estaria presente no leite materno.

Sua excreção ocorre pela bile (50%) e pela urina (10%), desaparecendo do plasma com t1/2 de 36 horas. A dactinomicina apresenta excelente ação citotóxica, pois inibe as células neoplásicas malignas e, em uma base molar, constitui uma das mais potentes substâncias anticâncer conhecidas.

Usos terapêuticos

A principal utilização terapêutica da dactinomicina consiste no tratamento de cânceres pediátricos, como rabdomiossarcoma infantil, sarcoma de Ewing e carcinoma metastático não seminomatoso dos testículos. Esse fármaco pode ser utilizado como parte de quimioterapia combinada e/ou esquemas de tratamento de modalidade múltipla.

Efeitos adversos, contraindicações e toxicidade

As manifestações tóxicas consistem em anorexia, náuseas e vômitos. Além disso, pode produzir alopecia e, se ocorrer extravasamento subcutâneo, inflamação local acentuada.

Há relatos de toxicidade hepática, incluindo ascites, hepatomegalia, doença veno-oclusiva do fígado, hepatite, anormalidades do teste da função hepática e insuficiência hepática, com relatos de óbito. Também há relatos de toxicidade hematológica, com ocorrência de anemia, agranulocitose, leucopenia, trombocitopenia, pancitopenia, reticulopenia, neutropenia e neutropenia febril. Recomenda-se o acompanhamento da contagem de plaquetas e leucócitos de forma frequente, no intuito de se detectar depressão hematopoiética grave.

Esse fármaco também é extremamente corrosivo, de forma que, caso ocorra extravasamento após aplicação IV, causa grande dano aos tecidos moles. Em caso de uso concomitante com radioterapia, há relatos de toxicidade gastrointestinal e mielossupressão.

■ Mitomicina C

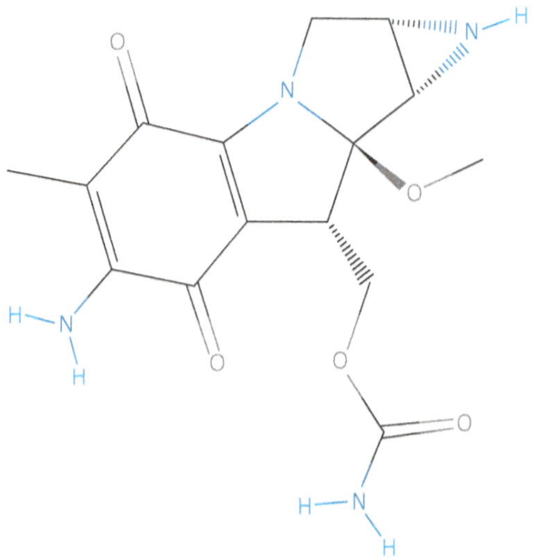

Figura 60.4 – Estrutura do fármaco mitomicina C.

Fonte: Estrutura química retirada do banco de dados PubChem, número de registro CID: 5746.

Mecanismo de ação e efeitos farmacológicos

A mitomicina C age como agente alquilante bifuncional, ligando-se preferencialmente em O6 e N7 do núcleo da guanina e na posição N6 da adenina. Sendo assim, a mitomicina C faz ligações cruzadas no DNA e pode degradá-lo por meio da geração de radicais livres, sendo mais eficaz em células com divisão rápida.

Farmacocinética

As propriedades farmacocinéticas da mitomicina C revelam sua administração por via de administração intravenosa. A mitomicina C não atravessa a barreira hematoencefálica. Com relação ao metabolismo, seu *clearance* ocorre principalmente por metabolismo no fígado, porém este também se processa em outros tecidos. A mitomicina C desaparece rapidamente no sangue após sua injeção, apresentando t1/2 de eliminação de 25 a 90 minutos e menos de 10% desse composto ativo é excretado pela urina.

Usos terapêuticos

A mitomicina C é utilizada para vários tipos de neoplasias malignas, como em mama, cabeça e pescoço, cólon e intraepitelial, além de carcinoma espinocelular de córnea e de conjuntiva. Adicionalmente, este composto demonstra excelentes resultados em combinação com 5-FU e a cisplatina no tratamento de câncer anal.

Efeitos adversos, contraindicações e toxicidade

O principal efeito tóxico da mitomicina C consiste em mielossupressão tardia acentuada. Verifica-se também a ocorrência de febre, náusea, diarreia, falta de apetite e perda de cabelos reversível. Adicionalmente, trombocitopenia e/ou leucopenia podem ocorrer a qualquer momento dentro de 2 meses após o início do tratamento.

■ Diretrizes e recomendações brasileiras

Em 2013, a Sociedade Brasileira de Cardiologia declarou, na I Diretriz Brasileira de Cardio-Oncologia Pediátrica, que a cardiotoxicidade é um dos efeitos colaterais mais significativos do tratamento do câncer, defendendo uma estratégia de redução de risco na qual o diagnóstico correto da descompensação cardiovascular e a instituição da terapêutica eficaz atuariam de forma conjunta para reduzir a mortalidade e melhorar a qualidade de vida do paciente.

Portanto, é recomendada uma avaliação pré-tratamento aos pacientes de elevado risco para que se tenha parâmetros basais de comparação. Técnicas como a ecocardiografia bidimensional, uso de mensurações bidimensionais, ecocardiograma tridimensional, avaliação de deformação miocárdica e ventriculografia radioisotópica podem ser utilizadas. A presença de insuficiência cardíaca ou grave disfunção ventricular aponta para a interrupção, mesmo que temporária, do esquema quimioterápico.

Perspectivas futuras para os antibióticos citotóxicos

Os agentes antineoplásicos mais empregados no tratamento do câncer incluem os alquilantes polifuncionais, antimetabólitos, antibióticos antitumorais, inibidores mitóticos, entre outros. Novos fármacos estão sendo permanentemente desenvolvidos, uma vez que é clara a necessidade de continuidade em investimentos em ações abrangentes para o tratamento e cura do câncer.

Novas estratégias estão sendo abordadas para circunscrever a resistência aos fármacos com intuito de diminuir as falhas terapêuticas observadas para as neoplasias malignas. Dentre elas, destaca-se a terapia combinada que apresenta eficácia comprovada e tem como objetivo reduzir potencialmente a resistência aos fármacos.

Por exemplo, em estudo *in vitro*, Mesquita et al. (2018) demonstraram que o composto AFN01 exibe forte efeito sinérgico com doxorrubicina na supressão da proliferação da linhagem celular de câncer gástrico (ACP-02). Esses resultados caracterizam que a ação sinérgica das substâncias diminui o desenvolvimento de resistência aos antibióticos antitumorais, promovendo a eficácia na sensibilização de células cancerígenas gástricas.

Atividade proposta

Caso clínico

Paciente do sexo feminino, 58 anos, branca, do lar, hipertensa e diabética há 7 anos, sob tratamento clínico regular. No ano do diagnóstico, tinha sido sujeitada a sessões de radioterapia em mama esquerda em função de carcinoma ductal infiltrante em estágio avançado, diagnosticado há aproximadamente 1 ano.

Instituição: Hospital Universitário Walter Cantídio, Fortaleza/CE.

Apresenta-se o caso clínico de uma paciente do sexo feminino, 58 anos, hipertensa e diabética há 7 anos, sob tratamento regular. Realizou quimioterapia (QT) 2 meses após o diagnóstico de carcinoma ductal infiltrante em mama esquerda, com uso de Adriamicina®/doxorrubicina (DX) 60 mg/mL e ciclofosfamida (CF) 600 mg/mL. Sendo assim, após 1 mês da última sessão de QT, procurou atendimento por dispneia progressiva dos grandes aos médios esforços. Após 10 dias, houve agravamento da insuficiência cardíaca (IC) com admissão em classe funcional IV no Hospital de Messejana, Fortaleza (Ceará). Instituído tratamento clínico com furosemida venosa, maleato de enalapril, carvedilol e espironolactona. Ecocardiograma mostrou padrão de cardiomiopatia (CMP) em fase dilatada com grave disfunção sistólica global.

Neste contexto, a paciente do caso relatado já apresentava CMP e IC descompensada, no entanto, não foi realizado protocolo para detecção precoce da disfunção miocárdica. A DX pode causar inicialmente disfunção diastólica, que pode progredir para disfunção sistólica especialmente quando do uso de doses cumulativas mais elevadas. Além disso, de acordo com estudos científicos, a DX é um quimioterápico amplamente utilizado e apresenta forte relação com desenvolvimento de CMP. Em geral, a doxorrubicina tem relativa segurança até a dose máxima (400 a 450 mg/mLm^2). Os protocolos de quimioterapia envolvem doses padrões e limites. Assim, ultrapassando a tolerância de doses limites, ou por variações de tolerância e/ou comorbidades associadas, os pacientes podem apresentar sintomas de toxicidade cardíaca (muito comum) e medular, entre outras.

Sendo assim, relatou-se um caso de uma paciente com câncer de mama admitida por IC descompensada e CMP em fase dilatada após a quimioterapia com DX sem evidência

Seção 9 – Quimioterapia Antineoplásica

de IC ou CMP prévias. Foi visto uma evolução com compensação do quadro de IC e a causa atribuída da CMP foi a cardiotoxicidade da DX.

Quadro 60.1 – Visão geral das classes farmacológicas dos antibióticos citotóxicos.

Grupo	Exemplo	Principal mecanismo
Antraciclinas	Doxorrubicina, idarrubicina, daunorrubicina e epirrubicina	Diversos efeitos na síntese do DNA/ RNA e/ou ação de enzimas de replicação
Outros	Bleomicina, dactinomicina e mitomicina	

Fonte: Desenvolvido pela autoria do capítulo.

Principais pontos e objetivos de aprendizagem

1) Relata-se o caso clínico de uma paciente do sexo feminino, 58 anos, em tratamento quimioterápico, após o diagnóstico de carcinoma ductal infiltrante. Quais foram os medicamentos prescritos?

2) Os protocolos de quimioterapia envolvem doses padrões e limites para administração dos fármacos. Qual seria a dose da doxorrubicina com perfil de segurança relativamente aceitável utilizado no referido caso clínico?

3) A doxorrubicina, uma antraciclina derivada da daunorrubicina e usada no tratamento para o câncer de mama, pode induzir efeitos adversos. Exemplifique os principais efeitos adversos causados pela doxorrubicina.

4) O uso da terapia combinada para o tratamento da paciente no referido caso clínico reduziu os efeitos adversos?

Respostas esperadas

1) Adriamicina®/doxorrubicina (DX) 60 mg/mL e ciclofosfamida (CF) 600 mg/mL.

2) doxorrubicina tem relativa segurança até a dose máxima (400 a 450 mg/mL).

3) Toxicidade cardíaca, nefrotoxicidade e toxicidade da medula óssea.

4) Os efeitos não foram reduzidos perante a terapia combinada em virtude do perfil citotóxico inespecífico de todos os fármacos utilizados.

Respostas

1) Adriamicina®/doxorrubicina e ciclofosfamida.

2) A doxorrubicina tem relativa segurança até a dose máxima (400 a 450 mg/m^2).

3) Os sintomas podem ser toxicidade cardíaca e medular.

4) Após o tratamento com os referidos fármacos, a paciente apresentou CMP. Sendo assim, não houve redução dos efeitos adversos.

■ REFERÊNCIAS

1. Airley R. Anticancer Drugs. Chichester: Wiley-Blackwell; 2009.

2. Almeida V L, Leitão A, Reina LCB, Montanari CA, Donnici CL. Câncer e agentes antineoplásicos ciclocelular específicos e ciclo-celular não específicos que interagem com o DNA: uma introdução. Química Nova. 2005;28(1): 118-129.

3. INCA – Instituto Nacional do Câncer. Quimioterapia. Disponível em: http://www.inca.gov.br/conteudo_view. asp?ID=101. Acesso em: 15 nov. 2018.

4. Mesquita FP, Pinto LC, Soares BM, Portilho AJS, Silva EL, Farias RIN, Khayat AS, Moreira Nunes CA, Bezerra MM, Lucas CE, Vasconcelos TRA, Burbano RMR, Moraes MEA, Montenegro RC. Small benzothiazole molecule induces apoptosis and prevents metastasis through DNA interaction and c-MY gene suppression in diffuse type gastric adenocarcinoma cell line. Chem Biol Interact. 2018;294:118-127.

5. Mu X, Yin R, Wang D, Song L, Ma Y, Zhao X, Li, Q. Hepatic toxicity following actinomycin D chemotherapy in treatment of familial gestational trophoblastic neoplasia. A Case Report. 2018;97(38): e12424.

6. Pubchem. Banco de dados. Disponível em: https://pubchem.ncbi.nlm.nih.gov/. Acesso em: 26 fev. 2019.

7. Romero Barzola MY, Sierra Santos, L. Tratamiento con antraciclinas, un antecedente sospechoso. Rev Clin Med Fam. 2018;11(1).

8. SBC – Sociedade Brasileira de Cardiologia. I Diretriz Brasileira de Cardio-Oncologia da Sociedade Brasileira de Cardiologia. Arq. Bras. Cardiol. 2013; 100(5):1-12.

9. Tap WD, Jones RL, Tine BAV, Chmielowski B, Elias AD, Adkins D, Agulnik M, Cooney MM, Livingston MB, Pennock G, Hameed MR, Shah G D, Qin A, Shahir A, Cronier DM, Ilaria R, Conti I, Cosaert J, Schwartz GK. Olaratumab and doxorubicin versus doxorubicin alone for treatment of soft-tissue sarcoma: an open-label phase 1b and randomised phase 2 trial. Lancet. 2016;388(10043):488-497.

10. Watson RA, De la Peña H, Tsakok MT, Joseph J, Stoneham S, Shamash J, Joffe J, Mazhar D, Traill Z, Ho LP, Brand S, Protheroe AS. Development of a best-practice clinical guideline for the use of bleomycin in the treatment of germ cell tumours in the UK. Br J Cancer. 2018;56(119):1044-1051.

Capítulo 61

Antimetabólitos

Autores:
- Raquel Carvalho Montenegro
- Felipe Pantoja Mesquita
- Roberto César Pereira Lima Júnior
- Maria Elisabete Amaral de Moraes
- Manoel Odorico de Moraes Filho

Os fármacos antimetabólitos são usados amplamente no tratamento de diversos tipos de cânceres. Por definição, um antimetabólito é um fármaco estruturalmente análogo a um metabólito endógeno que tem participação nas vias metabólicas celulares. Em meados do século XX, os conhecimentos adquiridos graças aos estudos de James Watson e Francis Crick (1953), Rosalind Franklin (1952), Erwin Chargaff (1948), dentre outros, sobre a estrutura química dos ácidos nucleicos, bem como do código genético, impulsionaram os grandes centros acadêmicos e as indústrias a produzirem antimetabólitos que pudessem inibir certos processos metabólicos que estavam relacionados com doenças.

Muitos antimetabólitos foram desenvolvidos para tratar infecções virais, entretanto, logo esses fármacos apareceram como excelentes fármacos anticâncer. Neste capítulo, veremos as classes dos antimetabólitos e alguns exemplos de fármacos que foram amplamente utilizados na clínica. No Quadro 61.1, é mostrado alguns fármacos antimetabólitos registrados para o tratamento de câncer no mundo.

De maneira geral, os antimetabólitos agem por inibição de enzimas necessárias para a síntese de nucleotídeos e ácidos nucleicos ou são incorporados diretamente no DNA, também inibindo a sua síntese. Independente do mecanismo envolvido, o desfecho final será a inibição do crescimento celular. Desse modo, os antimetabólitos são considerados fármacos que inibem uma fase específica do ciclo celular, a fase S de síntese.

■ Biossíntese de nucleotídeos

Os nucleotídeos que ocorrem nos ácidos nucleicos são derivados de purinas e pirimidinas, compostos heterocíclicos aromáticos. A síntese dos anéis purínicos e pirimidínicos estão mostrados na Figura 61.1. O anel pirimidina é formado a partir de três componentes: os carbonos C4, C5 e C6 são fornecidos pelo aspartato, o carbono C2 pelo ácido carbônico (H_2CO_3) e o átomo de nitrogênio é fornecido pelo grupo amida da glutamina (Glu).

Quadro 61.1 – Fármacos antimetabólitos com suas datas de aprovação da Food and Drug Administration (FDA), a subclasse a qual pertencem e seus usos clínicos reportados na literatura.

Fármaco	Data de aprovação	Subclasse	Uso clínico
Metotrexato	1953	Análogo do ácido fólico	Coriocarcinoma, LLA, LNH, adenocarcinoma de mama, cabeça e pescoço, pulmão e osteossarcoma
6-mercaptopurina	1953	Análogo da purina	LLA, LMA e linfomas
5-fluorouracila	1962	Análogo da pirimidina	Adenocarcinoma de cólon, reto, mama, estômago e pâncreas
6-tioguanina	1966	Análogo da purina	Leucemias não linfocíticas
Citarabina	1969	Análogo da citidina	LMA, LLA, LMC, LLC, LNH, LH e meningite linfomatosa
Floxuridina	1970	Análogo da pirimidina	Adenocarcinoma gastrointestinal
Ácido fólico	1991	Análogo do ácido fólico	Usado em combinação com metotrexato e 5-fluorouracila para tratamento de osteossarcoma e carcinoma colorretal
Pentostatina	1991	Análogo da purina	Leucemia de células pilosas, LLC, LMC e LNH
Fludarabina	1991	Análogo da purina	LLC, LNH e LMA
Cladribina	1992	Análogo da purina	Leucemia de células pilosas
Gemcitabina	1996	Análogo da citidina	Câncer pancreático, pulmonar, ovariano, esofágico, de cabeça e pescoço e vesical
Capecitabina	1998	Análogo da pirimidina	Câncer de mama e colorretal
Azacitidina	2004	Análogo da citidina	SMD e LMC
Decitabina	2006	Análogo da citidina	SMD e LMC

Fonte: Desenvolvido pela autoria do capítulo.

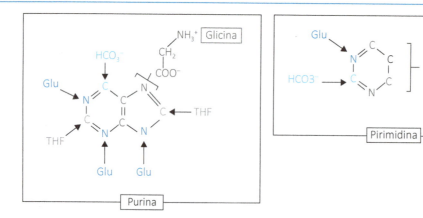

Figura 61.1 – Constituintes de núcleo-bases: anel de purina e anel de pirimidina.

A síntese do anel purínico provém de vários componentes: a glicina fornece os carbonos C4, C5 e o nitrogênio N1, o ácido carbônico fornece os carbonos C7 e C6, o grupo amida da glutamina fornece os nitrogênios N3 e N9 e, por fim, os carbonos C2 e C8 são fornecidos pelo tetraidrofolato (THF).

A partir das constituintes bases, os anéis purínicos e pirimidínicos podem ser formandos e é exatamente na via metabólica de síntese dos nucleotídeos que os antimetabólitos agem para promover o seu efeito antitumoral. Vale ressaltar que em ambas as vias de biossíntese, tanto das purinas quanto das pirimidinas, o ciclo do folato tem papel importante para a síntese dos nucleotídeos que formarão o DNA e RNA.

A síntese de nucleotídeos púricos inicia-se com a inosina-monofosfato (IMP), a qual sofre ação enzimática, dando origem aos nucleotídeos monofosfatados adenosina-monofosfato (AMP) e GMP (guanosina-monofosfato). Em seguida, AMP e GMP são fosforilados para formar os nucleotídeos difosfatados (ADP e GDP) pela enzima nucleosídeo fosfato quinase e estes, finalmente, através da nucleosídeo difosfato quinase, são convertidos em nucleotídeos trifosfatados (ATP e GTP). Por fim, a enzima ribonucleotídeo difosfato redutase transforma esses nucleotídeos em desoxirribonucleotídeos, os nucleotídeos utilizados na síntese dos ácidos nucleicos (Figura 61.2).

A rota de biossíntese das pirimidinas, embora menos esclarecida que a das purinas, segue o mesmo raciocínio. Primeiramente, a uridina-monofosfato (UMP) é fosforilada em di- e trifosfato para que, em seguida, o UTP seja transformado em citosina trifosfato (CTP) pela enzima CTP-sintase, sendo ambos utilizados na síntese de RNA. No outro lado da via, o que vemos é a produção de timidina trifosfato (TTP) através de várias etapas a partir de UDP. A timidilato sintase é uma enzima responsável por uma dessas etapas, sendo alvo para muitos fármacos citostáticos.

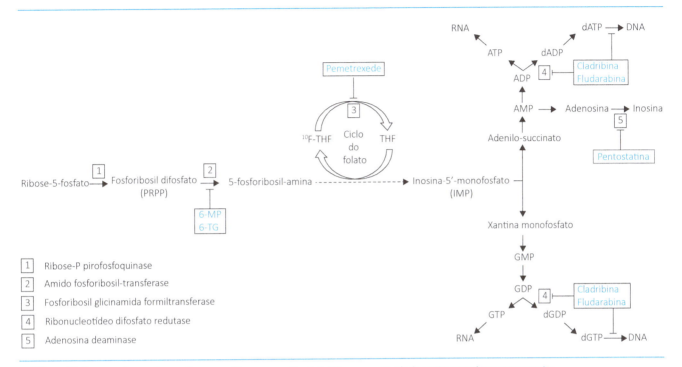

Figura 61.2 – Biossíntese das purinas e os fármacos antimetabólitos com atividade antitumoral atuantes na via.
Fonte: Desenvolvida pela autoria do capítulo.

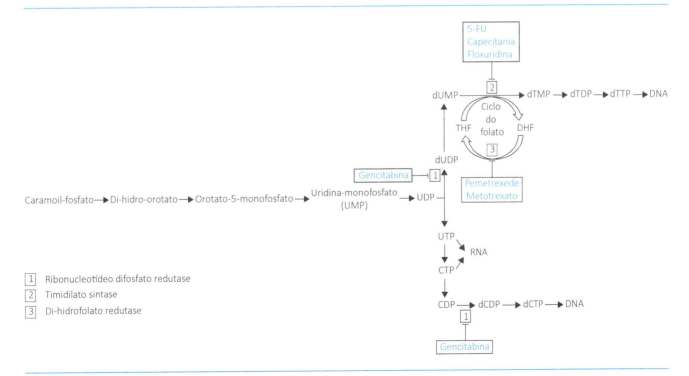

Figura 61.3 – Biossíntese das pirimidinas e os fármacos antimetabólitos com atividade antitumoral atuantes na via.
Fonte: Desenvolvida pela autoria do capítulo.

◼ Análogos do ácido fólico

O ácido fólico é uma vitamina do complexo B, essencial na doação de grupos metil para a síntese de precursores do DNA (timidilato e purinas) e do RNA (purinas). Para funcionar como um cofator nas transferências de um carbono, o folato é reduzido a cofatores de tetra-hidrofolato (THF), que fornecem carbono para síntese de precursores dos ácidos nucleicos, liberando di-hidrofolato (DHF). Posteriormente, na presença da enzima di-hidrofolato redutase (DHFR), o DHF é metilado em FH4, reiniciando o ciclo.

Os análogos ou derivados do ácido fólico são fármacos citotóxicos que mimetizam e inibem a função do ácido fólico. Metotrexato (MTX), pemetrexede, pralatrexato, lometrexol e raltitrexede são exemplos de fármacos citotóxicos derivados do ácido fólico usados na quimioterapia do câncer. Eles são transportados para dentro da célula, como o folato, e agem, principalmente, como inibidores da enzima di-hidrofolato redutase (DHFR), causando depleção parcial de cofatores THF e, assim, inibem o ciclo do folato. Estes podem, ainda, inibir outras enzimas, como a timidilato sintase (TS), envolvida na biossíntese de precursores do DNA.

A detecção de polimorfismos em enzimas envolvidas no transporte e ciclo do folato podem influenciar a resposta do paciente ao uso de análogos ou derivados do folato. Os mecanismos mais comuns responsáveis pela resistência ao MTX incluem níveis aumentados de DHFR, transporte deficiente do fármaco para a célula por diminuição da expressão ou mutações de SLC19A1, mutações em DHFR levando a uma afinidade diminuída pelo MTX, poliglutamação reduzida, aumento do efluxo de MTX através dos transportadores de cassete de ligação ao ATP (ABC), dentre outras. A substituição C677T na enzima metileno tetra-hidrofolato redutase reduz a atividade da enzima e aumenta a sensibilidade ao MTX. Polimorfismos na região promotora do gene da TS também podem influenciar na sua expressão e, assim, alterar os seus níveis intracelulares, o que modularia a resposta à algumas classes de antimetabólitos.

Metotrexato

O metotrexato foi originado na década de 1940 para o tratamento de leucemia aguda em crianças, sendo aprovado em 1953 pela Food and Drug Administration (FDA). O sucesso do MTX se demonstrou na remissão temporária em alguns casos de leucemia e no primeiro caso de cura de um tumor sólido (coriocarcinoma). O uso das terapias curativas combinadas com MTX por meio da administração sistêmica e/ou intratecal representou um avanço no tratamento da leucemia linfocítica aguda (LLA) na infância. A introdução de altas doses de leucovorina (ácido fólico), adjuvante usado no tratamento do câncer para reduzir ou como resgate de efeitos colaterais, permitiu a introdução do MTX no tratamento de linfomas sistêmicos e do sistema nervoso central, sarcomas osteogênicos, leucemias, coriocarcinoma gestacional, carcinoma epidermoide de cabeça e pescoço, alguns subtipos de câncer de pulmão e mama, entre outros. O MTX pode, ainda, ser administrado por via oral no manejo de pacientes com psoríase severa e na indução de remissão de pacientes com artrite reumatoide refratária.

O MTX tem alta afinidade pela enzima di-hidrofolato redutase (DHFR) (K_i 0,01 – 0,02) inibindo, assim, o ciclo do folato e, portanto, a síntese de DNA, RNA, reparo e replicação celular. Além disso, o MTX, assim como o folato presente nas células, sofre uma adição de poliglutamatos (PG) tanto em células normais como tumorais. Esses PG são reservas da célula e estocados em forma de folatos e análogos do folato, respectivamente, potencializando a inibição de enzimas como a timidilato sintase (TS) como outras enzimas envolvidas no metabolismo de purinas. Os tecidos que possuem alta proliferação, como as células malignas, a medula óssea, as células fetais, a mucosa bucal e intestinal e as células da bexiga, são, em geral, mais sensíveis a esse efeito do metotrexato.

Farmacocinética

O metotrexato é um fármaco polar que possui baixa penetrabilidade na barreira hematoencefálica, podendo ser administrado por diferentes vias. Em adultos, a absorção oral parece ser dependente da dose. Os níveis séricos máximos são atingidos entre uma e duas horas e, em crianças, entre 0,67 e quatro horas. Em doses de 30 mg/mL ou menos, o metotrexato é geralmente bem absorvido, com uma biodisponibilidade média de cerca de 60% em adultos e 23 a 95% em crianças.

A absorção de doses superiores a 80 mg/mL é significativamente menor, provavelmente em virtude de um efeito de saturação. O alimento retarda a absorção e reduz C_{max}. O volume de distribuição (Vd) é de 0,4 a 0,8 L/kg e a ligação às proteínas plasmáticas é cerca de 50%. A distribuição do MTX para cavidade peritoneal e pleural é lenta, entretanto, na presença da expansão dessas cavidades decorrentes de ascite, derrame pleural ou, até mesmo, edema periférico importante, por exemplo, essas podem servir de reservatórios para o fármaco, aumentando a sua permanência no plasma e desencadeando efeitos mais severos à medula óssea. Alguns estudos demonstram que o MTX pode ser deslocado da albumina plasmática por vários compostos, incluindo sulfonamidas, salicilatos, AINE, tetraciclinas, cloranfenicol, fenitoína.

O metotrexato é geralmente bem absorvido pelas vias parenterais, e após administração intramuscular as concentrações séricas de pico ocorrem entre 30 e 60 minutos. T_{max} intramuscular é de 0,5 a 1 hora e a biodisponibilidade, entre 76 e 100%. O metabolismo é principalmente hepático e intracelular aos metabólitos ativos poliglutamatos e 7-hidroximetotrexato. A excreção é majoritariamente renal (48 a 100%), onde até 90% do fármaco pode ser eliminado na sua forma intacta pela urina, principalmente nas primeiras 8 a 12 horas. O MTX também pode ser eliminado em menor proporção por via biliar (< 10%), além de poder ser dialisável. O tempo de meia-vida (T1/2) de eliminação em adultos em regime de doses altas é de 8 a 15 horas e em doses baixas é de 3 a 10 horas. Em crianças, o $T_{1/2}$ de eliminação é de 0,7 a 5,8 horas. Em altas doses, pode ocorrer nefrotoxicidade decorrente do acúmulo do metabólito 7-hidroxi-MTX.

Pemetrexede

O pemetrexede (pemetrexede dissódico) é um análogo antifolato que tem uma estrutura química de pirrol-pirimidina. Foi descoberto em um projeto desenvolvido em parceria pela indústria Eli Lilly e a Universidade de Princeton no qual o objetivo era encontrar inibidores da enzima glicina-amida-ribonucleotídeo-transformilase (GARFT), sendo aprovado em 2004 pela FDA para o uso em combinação com cisplatina no tratamento de mesotelioma e em 2008 para alguns tipos de câncer de pulmão.

O pemetrexede é carregado para o interior das células por transportadores de folato reduzido e sistemas de transporte de proteína de ligação a folato na membrana. Dentro das células, este sofre uma adição de poliglutamatos (PG), inibindo as enzimas timidilato sintase (TS), glicina-amida-ribonucleotídeo-transformilase (GARFT) e a di-hidrofolato redutase (DHFR), enzimas dependentes de folato para biossíntese *de novo* dos nucleotídeos de timidina e purina. Como PG e metabólitos poliglutamatos de pemetrexede, estes parecem ser responsáveis pela seletividade e atividade antitumoral deste fármaco, tendo maior afinidade pelas enzimas timidilato sintase e glicina-amida-ribonucleotídeo-transformilase (GARFT) do que o monoglutamato de pemetrexede. Ademais, o pemetrexede induz pouca alteração no reservatório de folato reduzido e provoca uma maior depleção do desoxinucleotídeo TTP quando comparado com outros trifosfatos, diferindo assim do MTX.

Farmacocinética

O pemetrexede é administrado como agente único em doses que variam de 0,2 a 838 mg/mL infundidas em período de 10 minutos. O volume de distribuição (Vd) é de 16,1 L e a ligação às proteínas plasmáticas é de cerca de 81%. O pemetrexede não é metabolizado de forma significativa, sendo eliminado principalmente na urina, com cerca de 70 a 90% da dose recuperada de forma inalterada nas primeiras 24 horas após a administração. O *clearance* total é de 91,8 mL/min em adultos e 2,3 L/h/m² em crianças e o $T_{1/2}$ de eliminação é de 3,5 horas em adultos e 2,3 horas em crianças. O *clearance* plasmático total decresce com o decréscimo da função renal. Alguns fármacos como o ibuprofeno podem diminuir o *clearance* do pemetrexede, entretanto, podem ser administrados em pacientes com função renal normal (CL creatinina ≥ 80 mL/min) e, com cuidado, em pacientes com insuficiência renal leve a moderada (CL creatinina de 45 a 79 mL/min).

Pralatrexato

O pralatrexato é um fármaco análogo ao MTX, com estrutura química 10-deaza-aminopterina. Foi sintetizado na década de 1950, mostrando atividade anticancerígena em modelos animais. Nos anos 1970, foi observado que diferentes tipos de células cancerígenas possuíam alta dependência de ácido fólico e que esse fenômeno estava associada à superexpressão da proteína de membrana RFC-1. A partir dessa informação, foram desenvolvidas moléculas que tinham como alvo a proteína RFC-1 e que, assim, pudessem ser transportadas para dentro da célula mais facilmente que o ácido fólico e o MTX, consequentemente inibindo a DHFR nas células cancerígenas. Em 1988, um derivado 10-deaza-propargil-aminopterina foi apresentado como um inibidor mais forte do que o MTX da RFC-1, sendo aprovado pela FDA em 2009 para o tratamento de linfoma de células T periférico recidivante ou refratário. Em resumo, o pralatrexato é um inibidor de DHFR e inibidor competitivo da enzima folilpoliglutamil sintase. Essa inibição resulta na depleção de timidina e de outras moléculas biológicas das quais depende a transferência de carbono único.

Farmacocinética

O pralatrexato é administrado como agente único na dose de 30 mg/mL por injeção intravenosa ao longo de 3 a 5 minutos, 1 vez por semana, durante seis semanas, em ciclos de sete semanas. Para pacientes com insuficiência renal média a moderada, a dose recomendada é de 15 mg/mL. A depuração sistêmica total dos diastereoisômeros de pralatrexato foi de 417 mL/min (S-diastereoisômero) e 191 mL/min (R-diastereoisômero). Seu volume de distribuição (Vd) é de 105 L (S-diastereoisômero); 37 L (R-diastereoisômero) e a ligação às proteínas plasmáticas é cerca de 67%. O metabolismo não é significativo, sendo a excreção renal distribuída da seguinte forma: 31% na forma inalterada (S-diastereoisômero); e 38% inalterados (R-diastereoisômero). Deve-se usar com cautela em disfunção renal moderada a severa. Podem ocorrer interações quando administrado em combinação com sulfametoxazol/trimetoprima, AINE, o que pode resultar em diminuição do *clearance* renal do pralatrexato.

Os principais efeitos adversos relacionados com os análogos ou derivados dos folatos são observados na medula óssea e no epitélio intestinal. O uso do pemetrexede pode causar exantema eritematoso e pruriginoso proeminente em 40% dos pacientes. O uso de dexametasona (4 mg, 2 vezes ao dia) pode avaliar esses sintomas. A suplementação diária com ácido fólico e vitamina B12 é recomendado para minimizar os efeitos tóxicos.

■ Análogos dos nucleotídeos

Os antimetabólitos análogos aos nucleotídeos são amplamente utilizados na clínica médica no tratamento das patologias malignas. A captação celular e conversão em trifosfato conduziu os estudos de síntese dos análogos das purinas e pirimidinas para uma melhor eficácia. Os análogos da uracila, como a fluoruracila (5-fluoruracila, 5-FU), e análogos de citidina, como a citarabina e gemcitabina, são prontamente transportados nas células e convertidos em dNTP. A seguir, são apresentados em detalhes algumas características desses fármacos antineoplásicos.

Análogos das pirimidinas

5-fluouracila, floxuridina e capecitabina

O 5-fluoruracila foi o primeiro análogo das pirimidinas aprovado e registrado para o tratamento de câncer, como adenocarcinoma de cólon e reto, de mama, gástrico e pancreático. A estrutura química semelhante à do nucleotídeo uracila garante um efeito bioquímico similar ao da uracila. Entretanto, a reação de metilação da enzima timidilato sintase fica comprometida quando ligada ao 5-FU, mantendo a enzima em um estado inibido, impedindo assim a síntese do precursor essencial para a síntese de DNA, o trifosfato de desoxitimidina (dTTP).

Tudo começa quando o 5-FU sofre reações de ribosilação e fosforilação para a conversão em um nucleotídeo, como naturalmente ocorreria com o substrato endógeno. Após sucessivas reações, o 5-FU é convertido em monofosfato de fluorodesoxiuridina (FdUMP), quando naturalmente o precursor seria convertido em uridina-5monofostato (UMP). A enzima timidilato sintase que iniciaria a produção de dTTP a partir de UMP agora fica bloqueado com a presença de FdUMP em seu sítio catalítico.

O que resta à célula é utilizar o precursor dUTP na síntese de DNA, o que ativa o processo de dano/reparo na dupla fita, resultando em uma possível quebra do filamento de DNA. Tal dano ao DNA leva a célula ao estado de morte celular, com parada no ciclo celular e consequente diminuição da progressão tumoral.

A floxuridina, conhecida também como 5-fluoro-2'-desoxiuridina ou 5-FUdR, possui o mesmo mecanismo de ação do 5-FU, ao passo que a capecitabina sofre diversas reações químicas até a formação de 5-FU no meio intracelular, que, a partir de então, exerce seu mecanismo citotóxico.

Farmacocinética

O 5-FU é o principal representante dos análogos de pirimidina e, portanto, vamos descrever nesta seção suas características farmacocinéticas. Este fármaco pode ser administrado por fusão intravenosa ou por bólus intravenoso. Dependente do tipo de tumor, a dose utilizada pode variar entre 200 a 2.400 mg/mL, ajustável conforme o aparecimento de efeitos adversos. Após a administração, o 5-FU se distribui através dos compartimentos, incluindo intestinos, medula óssea, fígado e tecido cerebral.

Por ser um fármaco com ampla distribuição e baixa especificidade por células tumorais, muitos efeitos adversos acabam aparecendo durante o tratamento, dentre os quais estão: cardiotoxicidade, encefalopatia, toxicidade neurológica, diarreia, mielossupressão, mucosite e toxicidade embriofetal.

Quanto à eliminação do 5-FU, observou-se que após uma administração intravenosa, 5 a 20% do fármaco é excretado pela urina na sua forma inalterada em seis horas. O que escapou da eliminação passa pela metabolização hepática, com interação significativa com o CYP2C9, dando origem aos metabólitos ureia e alfa-fluoro-β-alanina, produtos que são facilmente excretados pela urina em três a quatro horas após a metabolização. O tempo de meia-vida de eliminação é curto e dependente da dose administrada, podendo variar entre 8 a 20 minutos.

Análogos da citidina

Citarabina, azacitidina e gemcitabina

A citarabina (também conhecida como Ara-C) é um dos fármacos mais efetivos contra neoplasias malignas que afetam as células sanguíneas. Consiste em um análogo dos nucleotídeos citidina. Graças à hidroxila 2' presente na estrutura química, o empilhamento das vases fica comprometido. Portanto, podemos dizer que a citarabina compete com o substrato fisiológico, a desoxicitidina, pela sua incorporação ao DNA. Observa-se uma fragmentação do DNA após o tratamento com este fármaco, levando as células tumorais e normais para a via de morte celular.

A 5-azacitidina e seu derivado, decitabina, possuem um potencial antileucêmico significativo, induzindo processos de morte e diferenciação celular. Também é indicado para o tratamento de mielodisplasia e anemia refratária. Da mesma forma que os outros fármacos antimetabólitos, incorpora-se ao DNA ou RNA, causando parada no ciclo celular e consequente morte celular. Outra característica peculiar deste fármaco é a sua capacidade de inibir a metilação do DNA, levando a uma regulação epigenética da expressão genica de genes importante, dentre eles genes relacionados com a diferenciação celular.

Podemos considerar que a gemcitabina é um dos principais representantes deste grupo de fármacos análogos da citidina. É muito indicado para o tratamento de tumores sólidos, como câncer de ovário, de mama, de pulmão e pancreático. Este fármaco é um análogo fluorado da desoxicitidina, muito utilizado no tratamento de diversos tipos de cânceres, como adenocarcinoma pancreático, câncer pulmonar de pequenas células, câncer de ovário e câncer esofágico. Seu mecanismo de ação compreende na competição com o nucleotídeo endógeno, levando a uma desregulação na fase S do ciclo celular, assim como outros fármacos antimetabólitos. Entretanto, já foi demonstrado também que a gemcitabina atua como competidor fraco da DNA-polimerase e como um potente inibidor da enzima ribonucleotídeo redutase, o que ocasiona uma diminuição da síntese de desoxirribonucleotídeos.

Farmacocinética

A dosagem de gemcitabina administrada por infusão curtas (< 70 minutos) ou longas (70 a 285 minutos) intravenosa pode variar de 1.000 a 1.250 mg/mL, dependendo do tipo de tumor. Seus efeitos adversos incluem mielossupressão, toxicidade pulmonar, hepática e embriofetal, síndrome hemolítica urêmica e encefalopatia reversível. A distribuição do fármaco aumenta conforme o tempo de infusão no paciente.

Cerca de 10% da gemcitabina e 90% do seu metabólito inativo, o 2-deoxi-2',2'-difoulouridina, são excretados. A depuração do fármaco é diferente em termos de gênero e idade. Mulheres e idosos tendem a ter maiores concentrações plasmáticas de gemcitabina. O tempo de meia-vida para a gemcitabina entre diferentes idades nos mostra que, em uma relação proporcional, conforme a idade aumenta, o tempo de meia-vida aumenta. Um paciente de 29 anos apresenta tempo de meia-vida de 42 minutos, enquanto um idoso de 79 anos apresenta um tempo de 79 minutos. Além disso, as infusões lentas costumam ter tempo de meia-vida de 42 a 94 minutos e infusões longas, de 245 a 638 minutos.

A azacitidina é indicada inicialmente na dosagem de 75 mg/mL por infusão intravenosa diariamente por 7 dias, podendo sofrer ajuste de dose caso não sejam observados efeitos positivos. Após a administração, o pico plasmático da azacitidina e seus metabólitos ocorre rapidamente, em cerca de 30 minutos. A excreção ocorre cerca de 85% pela urina e < 1% pelas fezes. O tempo de meia-vida calculado baseado em um ensaio clínico com azacitidina radioativa foi de aproximadamente quatro horas. Os efeitos adversos mais observados com a azacitidina são trombocitopenia, leucopenia, toxicidade renal, vômitos e diarreia.

A citarabina é comercializada na forma encapsulada em lipossomas e tem regime terapêutico dividido em terapia de indução, considerada a etapa inicial do regime, que usa duas doses de 10 m/mL intratecal a cada 14 dias, terapia de consolidação se usa três doses 10 mg/mL intratecal a cada 14 dias e terapia de manutenção, quatro doses de 10 mg/mL a cada 28 dias. Cerca de uma hora após a administração, os níveis do fármaco já são detectados no líquido cefalorraquidiano. Seu tempo de meia-vida é de 5,9 a 82,4 horas. A citarabina é rapidamente metabolizada em ara-U, metabólito inativo, e excretada pela urina. Entre os efeitos adversos, há o aparecimento de náuseas, vômitos dores de cabeça, febre, acompanhado de neurotoxicidade e artralgia.

Análogos das purinas

6-tiopurinas, fludarabina, cladribina e pentostatina

Os análogos de 6-tiopurinas incluem a 6-mercaptopurina (6-MP) e 6-tioguanina (6-TG) e ambas estão aprovadas pela FDA para o tratamento de leucemias. Estes são compostos facilmente convertidos em nucleotídeos que podem ser incorporados na síntese de ácidos nucleicos. Tanto a 6-MP e a 6-TG são substratos da enzima fosforibosil-transferase, que atua na etapa inicial de síntese do 5-fosforobosil-amina, um precursor do IMP. Os produtos da reação enzimática de 6-MP e 6-TG pela enzima fosforibosil-transferase são substratos fracos para enzimas subsequentes na via, como a guanilato-quinase, que converte GMP em GDP. Com isso, ocorre um acúmulo dos metabólitos de 6-MP e 6-TG, levando a uma inibição da primeira etapa de síntese originada da base purínica e, portanto, da formação de IMP, precursor da ATP e GTP.

A fludarabina e a cladribina são semelhantes quanto ao mecanismo de ação. Ambas são utilizadas para o tratamento de neoplasias hematológicas, como leucemia linfoide crônica e linfomas. Tratam-se de potentes inibidores da ribonucleotídeo redutase, inibindo a produção de desoxinucleotídeos, mas também atuam na incorporação de bases no DNA, causando quebras nos filamentos durante a replicação. Já foi relatado também a capacidade da fludarabina em inibir a DNA-polimerase, DNA-primase e DNA-helicase, enzimas relevantes no maquinário de replicação do DNA.

Por último, a pentostatina, conhecida como 2'-desoxicoformicina, é um potente inibidor da enzima ADA (adenosina deaminase). A inibição desta enzima pela pentostatina causa acúmulo de nucleotídeos de adenosina e desoxiadenosina intracelulares, que propiciam o bloqueio da síntese de DNA em decorrência da inibição por competição da enzima ribonucleotídeo redutase. Tanto a síntese de DNA quanto de RNA pode ser afetada pela pentostatina, causando quebras nos filamentos desses ácidos nucleicos.

Farmacocinética

Tomando como exemplo a fludarabina, a dosagem recomendada é de 25 mg/mL por via intravenosa diário por 5 dias consecutivos. Em estudos clínicos de fase 1 demonstraram que, em questão de minutos, a fludarabina é rapidamente convertida em seu metabólito ativo, o 2-fluoro-ara-A, após administração intravenosa. Após 5 dias de infusão intravenosa, a concentração do metabólito 2-fluoro-ara-A alcança moderada concentração plasmática. Cerca de 19% a 29% da fludarabina pode circular na forma ligada às proteínas plasmáticas e o tempo de meia-vida de eliminação do seu metabólito é aproximadamente 20 horas, bem distinto da cladribina, que apresenta um tempo de meia-vida de 5,4 horas, e da pentostatina, de 5,7 horas, ambos excretados principalmente na sua forma inalterada. Muitos efeitos adversos são comuns aos fármacos análogos das purinas. Foram relatos nos ensaios clínicos: toxicidade neurológica, supressão celular da medula óssea, reações autoimunes, toxicidade pulmonar, infertilidade masculina e feminina, toxicidade renal e efeitos graves ao feto em caso de gestação.

Atividade proposta

Caso clínico

Uma mulher de 58 anos de idade diagnosticada com adenocarcinoma retal localmente invasiva, com classificação T3N0M0, foi tratada cirurgicamente, seguido de injeções intravenosa de 5-fluorouracila (5-FU) na dose de 500 mg/mL nos dias 1 a 5 e dias 36 a 40 após a cirurgia, bem como com uma dose 450 mg/mL nos dias 134 a 138 e das 169 a 173 após a cirurgia. Começando no dia 64, a radioterapia adjuvante na região pélvica também foi aplicada com uma dose total de 4.500 cGγ em um período total de cinco semanas.

O ciclo terapêutico foi bem tolerado durante todo o período, com significativa remissão da paciente. Entretanto, ao final do último ciclo terapêutico, a paciente manifestou parestesia e sensação de frio na perna esquerda que expandia para a região inferior do membro, acometendo todos os dedos do pé. O exame neurológico mostrou comprometimento bilateral dos reflexos dos membros inferiores, bem como tremores distais dos membros superiores. Não houve indicação de desordens vasculares e a palpação do abdômen não mostrou nenhuma anormalidade.

Com o auxílio de exames laboratoriais, foi possível excluir outras possibilidades. Os níveis de glicose, vitamina B12, ácido fólico, hormônios tireoidianos, marcadores hepáticos e renais apresentaram valores dentro da normalidade, assim como os marcadores tumorais e de doenças autoimunes. A análise do líquido cefalorraquidiano também apresentou valores dentro da normalidade. A análise neurofisiológica revelou polineuropatia sensório-motora simétrica para os membros inferiores. As condições motoras e sensoriais estudadas apresentavam velocidade normal para os membros superiores, entretanto os membros inferiores apresentaram uma redução severa na amplitude do potencial de ação nervo-sensorial. Após 5 meses de acompanhamento, a paciente mostrou melhora no quadro, com o exame eletromiográfico retornando à normalidade.

Principais pontos e objetivos de aprendizagem

Quais são os possíveis efeitos adversos causados pelos fármacos antimetabólitos?

1) Os efeitos adversos neurológicos causados por esses fármacos são comuns?

2) Por que essa classe de fármacos tem a tendência a causar efeitos adversos graves?

Respostas esperadas e discussão

O caso clínico é de um paciente em estágio avançado de carcinoma retal tratado com um fármaco da classe dos antimetabólitos, 5-fluorouracila, no qual se relata uma neuropatia sensório-motora desenvolvida ao final do tratamento. A síndrome paraneoplásica, que se refere a distúrbios clínicos que não podem ser diretamente atribuídos aos efeitos físicos do tumor primário, é muito incomum nesses casos, uma vez que o câncer estava em total remissão e nenhum marcador tumoral foi positivo nos testes específicos para tumores colorretais.

Embora ocorra raramente, o tratamento com o fármaco 5-FU pode desencadear uma neurotoxicidade periférica capaz de afetar o sistema sensório-motor dos pacientes. Muitos estudos descrevem sintomatologia similar ao descrito neste relato de caso após o tratamento de 5-FU nos quais a interrupção dos ciclos terapêuticos retornou à normalidade das funções sensório-motoras dos pacientes. O mecanismo de ação do 5-FU é baseado em sua transformação em nucleotídeos fluoropirimidínicos, atuando na síntese de ácidos nucleicos. A etiologia da neurotoxicidade é provavelmente multifatorial e incompletamente compreendida, mas os possíveis mecanismos envolvem a deficiência da enzima di-hidropirimidina desidrogenase, uma enzima crucial para a depuração do 5-FU, bem como inibição do ciclo de Krebs e neurotoxicidade provocada pela ação direta na síntese de nucleotídeos nos neurônios motores e sensoriais.

■ REFERÊNCIAS

1. Food and Drug Administration (FDA). Center for Drug Evaluation and Research. Application number: 21-462/S-015. Alimta® (pemetrexed disodium). Disponível em: https://www.accessdata.fda.gov/drugsatfda_docs/nda/2008/021462s015.pdf. Acesso em: 20 mar. 2019.

2. Food and Drug Administration (FDA). Center for Drug Evaluation and Research. FOLOTYN (pralatrexate injection). Disponível em: https://www.accessdata.fda.gov/drugsatfda_docs/label/2009/022468lbl.pdf. Acesso em: 24 mar. 2019.

3. Hattinger CM, Tavanti E, Fanelli M, Vella S, Picci P, Serra M. Pharmacogenomics of genes involved in antifolate drug response and toxicity in osteosarcoma. Expert Opinion on Drug Metabolism & Toxicology. 2017;13(3):245-257.

4. Hazarika M, White RM, Johnson JR, Pazdur R. FDA Drug Approval Summaries: Pemetrexed (Alimta®). The Oncologist. 2004;9:482-488.

5. Kim KW, Roh JK, Wee HJ, Kim C. Cancer Drug Discovery. Antimetabolic anticancer drugs. Chapter 5, pages 95-112. Springer, 2016.

6. O'Connor OA, Amengual J, Colbourn D, Deng C, Sawas A. Pralatrexate: a comprehensive update on pharmacology, clinical activity and strategies to optimize use. Leukemia & Lymphoma. 2017;58(11):2548-2557.

7. Taylor EC, Kuhnt D, Shih C, Rinzel SM, Grindey GB, Barredo J, Jannatipour M, Moran RG. A dideazatetrahydrofolate analogue lacking a chiral center at C-6, N-[4-[2-(2-amino-3,4 dihydro-4-oxo-7H-pyrrolo[2,3-d]pyrimidin-5-yl)ethyl] benzoyl]-L-glutamic acid, is an inhibitor of thymidylate synthase. J Med Chem. 1992;35:4450-4454.

8. Werbrouck BF, Pauwels WJ, Bleecker JL. A case of 5-fluorouracil-induced peripheral neuropathy. Clinical Toxicology. 2008;46:264-266.

Capítulo 62

Anticorpos monoclonais

Autores:
- Roberto César Pereira Lima Júnior
- Manoel Odorico de Moraes Filho
- Deysi Viviana Tenazoa Wong
- Aurilene Gomes Cajado
- Maria Elisabete Amaral de Moraes
- Raquel Carvalho Montenegro

■ Introdução

Câncer é definido pela Organização Mundial de Saúde (OMS) como "um termo genérico para um grande grupo de doenças caracterizadas pelo crescimento de células anormais para além de seus limites habituais, podendo invadir partes adjacentes do corpo e/ou espalhar-se para outros órgãos, estabelecendo metástases". Curiosamente, essa definição apresenta um aspecto reducionista dos mecanismos subjacentes associados ao desenvolvimento de tumores malignos, focando o tumor em si. Foi por essa razão que as pesquisas de desenvolvimento de novos fármacos antineoplásicos por muito tempo tiveram um olhar voltado exclusivamente para o potencial proliferativo não limitado de células tumorais, buscando o seu controle. Cita-se aqui uma enorme gama de fármacos quimioterápicos citotóxicos que atuam sobre a célula tumoral, como gemcitabina, paclitaxel e 5-fluorouracil, além de agentes alquilantes, incluindo cisplatina, ciclofosfamida e ifosfamida. Contudo, nas últimas duas décadas, a área da oncologia tem se destacado em termos de avanços terapêuticos. Uma das razões tem sido a incorporação de um novo conhecimento substancial acerca da patogênese do câncer, trazendo um viés para além das células tumorais. Nesse sentido, o microambiente tumoral tem se destacado por suas potencialidades terapêuticas.

Atualmente, as modalidades de tratamento antitumoral têm como base cinco pilares – cirurgia, radioterapia, quimioterapia tradicional (englobando a quimioterapia citotóxica e a terapia hormonal), terapias-alvo e imunoterapia – que podem ser utilizados isoladamente ou em combinação. Estas duas últimas, decerto, são o mais largo passo no sentido da chamada medicina de precisão baseada no uso de anticorpos monoclonais (mAb), os quais têm sua ação voltada para alvos bem definidos (específicos) e que serão explorados ao longo deste capítulo.

■ Antígenos celulares como alvos do sistema imunológico

Ao longo da história, inúmeras teorias foram propostas para explicar o desenvolvimento do câncer, incluindo a teoria humoral, da linfa, do blastema, da irritação crônica, do trauma e das doenças infecciosas. Contudo, o conhecimento atual aponta como fator decisivo a exposição a agentes carcinogênicos de natureza biológica, incluindo vírus e bactérias, químicos – tendo o tabaco um de grande destaque – e físicos, como a radiação ultravioleta e os raios X. Os diversos agentes carcinogênicos geram mutações em proto-oncogenes, convertendo-os em oncogenes que superativam vias de sinalização importantes para a sobrevivência, proliferação, crescimento e mobilidade celulares. Outros alvos dos agentes carcinogênicos são os genes supressores tumorais, como o APC e o TP53, que, ao sofrerem mutação, têm sua funcionalidade e expressão suprimidas, inibindo seu papel na vigilância celular.

Um fato importante a ser ressaltado é que todas as nossas células expressam em sua superfície, ligados aos complexos de histocompatibilidade principal (MHC) ou ao antígeno leucocitário humano (HLA, como o MHC, de camundongos, é conhecido em humanos), nossos próprios antígenos, apresentando-os ao sistema imunológico, que, em contextos de normalidade, mostra-se tolerante a nós mesmos (fenômeno da tolerância imunológica). Por esse mecanismo, essas moléculas com novos potenciais antigênicos, produzidos por mutações, são capazes de deflagrar a ativação de mecanismos efetores do sistema imunológico, como a produção de anticorpos específicos contra a célula transformada, levando à destruição de um tumor em formação. Este conceito é o conhecido como vigilância imunológica antitumoral, estabelecido por Frank Burnet e por Peter Medawar na década de 1950, pelo qual foram laureados com o Prêmio Nobel de Fisiologia e Medicina.

De forma controversa, a relação entre o sistema imunológico e o câncer é dinâmica e complexa. O sistema imunológico reconhecidamente desempenha um duplo papel no seu desenvolvimento. Ele não só pode suprimir o crescimento do tumor destruindo as células tumorais e inibindo seu crescimento, como mencionado anteriormente, mas também promovendo a progressão tumoral, seja selecionando células tumorais mais adequadas para sobreviver em um hospedeiro imunocompetente ou estabelecendo condições no microambiente tumoral que facilitem o crescimento do tumor. Os tumores abrigam produtos que são potencialmente reconhecíveis como antígenos estranhos, cuja expressão é decorrente de uma infinidade de mutações gênicas somáticas e genes desregulados por inúmeros mecanismos, incluindo os epigenéticos. O sistema imunológico, como uma das primeiras linhas de defesa, deve reconhecer os sinais de perigo e responder a estes adequadamente. Contudo, em razão dos variados mecanismos de escape tumoral, a apresentação antigênica ao sistema imunológico perde em eficiência, favorecendo o crescimento do tumor. Assim, o escape tumoral e a imunotolerância são considerados o principal mecanismo a ser associado ao desenvolvimento do câncer.

É nesse contexto que as terapias-alvo e a imunoterapia ganharam um destaque no tratamento contra o câncer, provendo avanços significativos nas últimas décadas com base no conceito de princípios da biologia e imunologia de tumores e do microambiente no qual estes se inserem. Essas abordagens terapêuticas incluem mAb contra antígenos tumorais (chamadas de terapias-alvo), vacinas contra o câncer, transferência de células T ativadas *ex vivo* e células natural killer e administração de mAb ou proteínas recombinantes que coestimulam células imunológicas ou bloqueiam os "freios" destas células, os conhecidos inibidores do ponto de checagem (do inglês, checkpoint inhibitors) imunológicos. O princípio básico dessas terapias mais atuais envolve a seletividade advinda dos mecanismos efetores do sistema imunológico mediados pela ação de imunoglobulinas contra alvos específicos.

■ Imunoglobulinas e síntese de anticorpos monoclonais (mAb)

As imunoglobulinas (Ig) são heterodímeros em forma de Y compostos de duas cadeias leves (L, *light*, com peso molecular de 25 kDa) idênticas e duas cadeias pesadas (H, *heavy*, com peso molecular de 50 kDa) também idênticas (Figura 62.1). As duas cadeias pesadas são ligadas umas às outras por pontes dissulfeto múltiplas e cada cadeia L é ligada a uma cadeia H por uma ponte dissulfeto. Essas pontes são essenciais para a estabilidade estrutural das Ig. Cada cadeia L e H é dividida em uma região variável e constante. A região variável em cada cadeia L e H possui três regiões determinantes de complementaridade (CDR). As três CDR em uma cadeia L se encaixam com as três CDR na cadeia H em cada braço do Y para formar o local, chamado parátopo, de ligação ao antígeno. Cada parátopo é específico para um epítopo (menor porção capaz de deflagrar uma resposta antigênica) do antígeno, o que determina a especificidade da Ig. A região constante da cadeia H é idêntica para todas as Ig da mesma classe, mas é diferente entre as classes. Adicionalmente, todas as Ig em uma classe possuem cadeias L do tipo λ ou κ. A digestão proteolítica com papaína divide a Ig em três unidades funcionais, quais sejam: dois fragmentos de ligação ao antígeno (Fab) e o fragmento cristalizável (Fc). Cada fragmento Fab contém uma cadeia L completa (porção constante e variável) e um domínio constante e variável da cadeia H, que inclui o sítio de ligação ao antígeno. O fragmento Fc contém dois domínios constantes da cadeia

H e se ligam a receptores (FcR) localizados em células inflamatórias, como macrófagos, deflagrando processos de fagocitose e facilitando a posterior degradação do antígeno por essas células. Além de ativar a fagocitose, este domínio efetor da Ig também pode ativar a via clássica do complemento, amplificando o potencial de erradicação de uma célula tumoral-alvo. Em organismos de mamíferos, as moléculas de anticorpos estão presentes em diferentes subclasses, como IgM, IgG, IgA, IgE e IgD. Moléculas de anticorpo com uma subclasse de IgG são as mais comuns e desejadas para produção biotecnológica.

Como os antígenos apresentam variados epítopos passíveis de detecção por anticorpos, o potencial de geração destes anticorpos pode ser de origem policlonal ou monoclonal. Anticorpos policlonais têm a característica de serem originados a partir de diferentes linfócitos B, correlacionando-se com a potencialidade de reação com os epítopos diversos de um mesmo antígeno. Já os mAb são derivados de um único linfócito B, cuja seleção se dá de forma artificial, dando origem a um clone capaz de identificar um epítopo específico.

Um mAb ideal para o tratamento do câncer deve apresentar duas propriedades principais: *primeiro, deve ser de origem apenas humana*. Anticorpos de origem murina (de camundongos), ou com regiões moleculares obtidas a partir desses animais, por exemplo, quando administrados a outras espécies, como em humanos, propicia a geração de anticorpos reativos contra o anticorpo de origem murina, neutralizando-o e contribuindo para a perda de eficácia terapêutica. A Figura 62.2 ilustra as diferenças estruturais entre mAb murinos, quiméricos, humanizados e humanos (para nomenclatura, favor ver as explicações de terminologia e o Quadro 62.1, mais adiante no texto). Em segundo lugar, e mais importante, *o anticorpo deve detectar antígenos nas células tumorais que não estão presentes nas células normais* (seletividade contra o tumor). A imunização de camundongos com células tumorais humanas não resulta em uma resposta imunológica específica contra essas células. Nesse caso, a reatividade imunológica é direcionada principalmente contra marcadores de diferenciação, receptores do fator de crescimento e assim por diante. Tais estruturas estão igualmente presentes nas células normais, o que ocasiona falhas nesse tipo de estratégia para a geração de anticorpos. Anticorpos naturais de humanos, contudo, idealmente cumprem esses requisitos. Eles apresentam reatividade restrita a estruturas que são claramente estranhas ao organismo.

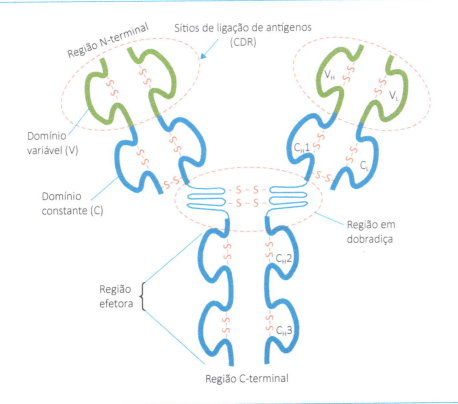

Figura 62.1 – Estrutura de uma molécula de anticorpo.
V_H: cadeia pesada variável; V_L: cadeia leve variável; C_H: cadeia pesada constante; C_L: cadeia leve constante; CDR: regiões determinantes de complementaridade.
Fonte: Adaptada de britannica.com/science/antibody.

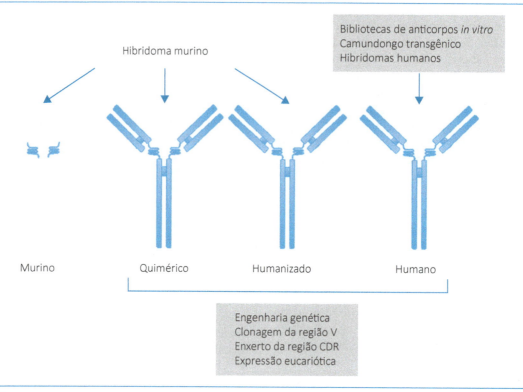

Figura 62.2 – Engenharia de anticorpos.
A tecnologia de hibridoma murino gera anticorpos monoclonais. A engenharia genética estimulou a geração de anticorpos quiméricos, humanizados e humanos. A clonagem de genes que codificam as regiões variáveis de anticorpos de camundongos (murinos) em regiões que codificam as regiões constantes de anticorpos humanos gera os anticorpos quiméricos. Os anticorpos humanizados são gerados através da inserção de regiões determinantes de complementaridade de camundongos (CDR) em estruturas de domínios variáveis humanos. Os anticorpos totalmente humanos podem ser gerados pela seleção de bibliotecas de anticorpos *in vitro*, por camundongos transgênicos e através da seleção de hibridomas humanos.
Fonte: Adaptada de Brekke e Sandlie (2003).

Um marco importante na história e que contribuiu para os avanços diagnósticos e terapêuticos não só do câncer, mas de inúmeras doenças autoimunes, foi o desenvolvimento da técnica de produção de mAb por meio da tecnologia de hibridomas, por George Köhler e Cesar Milstein, em 1975. O princípio dessa tecnologia envolve a imortalização de linfócitos B produtores de anticorpos por fusão a células de mieloma, formando o hibridoma. O mieloma é um tipo de câncer que se origina a partir de plasmócitos, os quais são derivados da diferenciação de linfócitos B. As células do mieloma têm a imortalidade (capacidade de crescer e proliferar indefinidamente) como propriedade principal. Essa característica permite que essas células cresçam em meio de cultura, o que as diferencia de linfócitos B normais, que rapidamente perdem a capacidade de sobreviver quando retirados do corpo e incubados em meio de cultura. Com base nesse princípio, Köhler e Milstein imunizaram camundongos com antígenos de hemácias de carneiro para a geração de um clone de linfócitos B responsivos a esses antígenos. Após a geração do hibridoma (ver mais adiante o detalhamento da técnica de produção do hibridoma), o rastreio dessas células foi então realizado utilizando ágar misturado com glóbulos vermelhos de carneiro. As células de hibridoma foram incubadas nessas placas de ágar sangue e as células que secretavam um anticorpo específico foram vistas circundadas por halos, visto que o anticorpo secretado pelo hibridoma lisou os glóbulos vermelhos de carneiro no ágar. Esta invenção foi uma marca registrada e premiada com o Nobel de Fisiologia e Medicina em 1984. Hoje, a tecnologia de hibridoma é um método padrão para gerar anticorpos monoclonais.

Os procedimentos para a obtenção dos mAb são apresentados nas etapas a seguir e ilustrados na Figura 62.3:

- Etapa 1, imunização: os camundongos são imunizados com o antígeno de interesse, o qual deve ser emulsificado com adjuvantes (p.ex. adjuvante de Freund) para potencializar a ativação do sistema imunológico. Esse passo deve ser repetido a cada duas semanas.

- Etapa 2, pesquisa por anticorpos: amostras de sangue são coletadas para a pesquisa de anticorpos específicos contra o antígeno por técnicas como o ensaio de imunoabsorção enzimática (ELISA) ou radioimunoensaio (RIA). Em seguida, os animais são eutanasiados para coleta do baço, isolamento dos linfócitos (representados na Figura 62.3 pelas cores azul, laranja e amarela).
- Etapa 3, fusão dos linfócitos com células de mieloma (hibridoma): a fusão é estimulada pela técnica de hibridização de células somáticas por centrifugação em polietilenoglicol, uma substância que estimula a fusão de membranas celulares (células com duas cores na Figura 62.3).
- Etapa 4, seleção dos hibridomas: as células de mieloma selecionadas (células HGPRT(−) e Ig(−), representadas na Figura 62.3 na cor cinza) são uma linhagem mutante que perderam a capacidade de sintetizar quaisquer moléculas de anticorpo próprias e que não possuem a enzima hipoxantina-guanina-fosforribosiltransferase (HGPRT, do inglês, hypoxanthine guanine phosphoribosyl transferase). Esta enzima permite que as células sintetizem purinas usando uma fonte extracelular de hipoxantina como um precursor. Normalmente, a ausência de HGPRT não é um problema para as células porque elas têm um caminho alternativo que pode ser usado para sintetizar as purinas. No entanto, quando as células são expostas à aminopterina (um análogo do ácido fólico que bloqueia coenzimas importantes na síntese de ácidos nucleicos), elas são incapazes de usar essa outra via e tornam-se totalmente dependentes do HGPRT para sobrevivência. As células B derivadas do camundongo, por sua vez, possuem esta enzima e também podem produzir anticorpos [células HGPRT(+) e Ig(+)]. As células são, então, incubadas em meio HAT (hipoxantina, aminopterina, timidina). As células de mieloma não fundidas morrem, pois carecem de HGPRT e em virtude do fato da aminopterina bloquear vias alternativas de síntese. Como dito anteriormente, os linfócitos B normais não conseguem sobreviver em meio de cultura e, assim, essas células também morrem. Apenas as células de hibridoma que têm a capacidade de se multiplicar imortalmente e possuem HGPRT sobrevivem. O meio HAT, portanto, permite que apenas as células fundidas sobrevivam em cultura. Esta etapa é muito laboriosa em razão do resultado múltiplo de diferentes clones, e uma triagem semanal de crescimento e produção de anticorpos específicos até que os melhores produtores sejam identificados e estabilizados deve ser realizada. Para uma revisão mais completa, acessar HANACK et al., 2016.
- Etapa 5, verificação dos hibridomas: o sobrenadante da cultura é testado para a produção do anticorpo de interesse. Uma vez que pode haver mais do que um tipo de célula de hibridoma nas culturas originais (representado na Figura 62.3 por células cinzas e azuis, cinzas e laranjas ou cinzas e amarelas), as células individuais de cada cultura positiva para o anticorpo devem ser isoladas pelo método de diluições limitantes e subcultivadas. O sobrenadante de cada uma deve ser testado para os anticorpos desejados por ELISA ou RIA. Identificam-se então os poços que contêm o hibridoma de interesse (representado na Figura 62.3 pelas células na cor amarela e cinza) para posterior clonagem e isolamento dos mAb homogêneos quanto à sua especificidade.
- Etapa 6, clonagem das linhagens celulares de hibridoma: existem dois métodos para cultivar essas células: 1) injetá-las na cavidade peritoneal de um camundongo ou usar técnicas de cultura celular *in vitro*. Quando injetadas em um camundongo, as células de hibridoma se multiplicam e causam uma ascite (acúmulo de fluido peritoneal); este fluido contém uma alta concentração de anticorpos. 2) um método alternativo é o cultivo de células de hibridoma em um meio de cultura de tecidos. Pode ser necessário o processamento adicional do fluido ascítico e do sobrenadante da cultura de tecidos para obter mAb com a pureza e concentração necessárias.

Para outras abordagens tecnológicas referentes à síntese de mAb, favor consultar Brekke e Sandlie, 2003.

◼ Nomenclatura dos anticorpos monoclonais

Como padronização importante relativa à nomenclatura dos anticorpos monoclonais, algumas convenções devem ser observadas quanto à origem animal a partir do qual o anticorpo foi produzido, seguido do sufixo "-mabe" de *monoclonal antibody*. O alvo dos anticorpos também pode ser incorporado ao nome. O Quadro 62.1 ilustra alguns infixos utilizados para alvos para os quais anticorpos são direcionados e a origem destes anticorpos. Para uma revisão mais ampla e aprofundada dos critérios de nomenclatura de imunobiológicos, favor consultar Robertson et al., 2019.

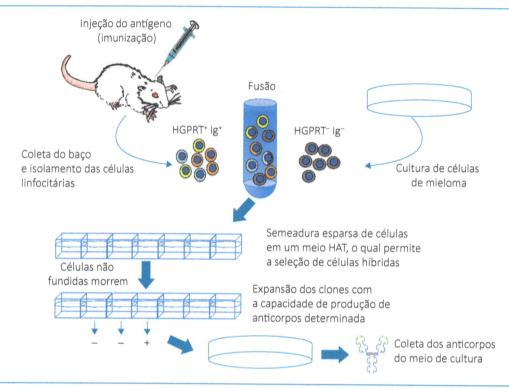

Figura 62.3 – Etapas principais na produção de um hibridoma.
As células B colhidas após imunização podem ser imortalizadas por fusão com uma linhagem celular de mieloma, como na tecnologia tradicional de hibridoma. As células do baço são preparadas a partir de animais, geralmente camundongos, que foram imunizados com um antígeno selecionado. Estas células são então fundidas com células de mieloma mantidas em cultura em laboratório. O produto desta fusão é referido como um hibridoma. Um híbrido de duas células pode sobreviver e também continuar a se dividir. Neste híbrido particular, as células do mieloma contribuem para a capacidade de sobrevivência, enquanto as células do baço dirigem a síntese de anticorpos com a especificidade pré-selecionada. Os híbridos obtidos são propagados em um estado altamente diluído para que as colônias derivadas de células híbridas simples possam ser isoladas. Os hibridomas podem então ser pesquisados para identificação de anticorpos específicos. Um hibridoma particular pode então ser utilizado para produção futura e ilimitada de um anticorpo altamente específico.
Fonte: Adaptada de nobelprize.org/prizes/medicine/1984/press-release.

Quadro 62.1 – Nomenclatura dos anticorpos monoclonais.

Prefixo	Alvo	Origem	Sufixo
Variável (deve ser eufônico)	ba(c): Bacteriano	a: rato	mabe
	ci(r): cardiovascular	e: hamster	
	ki(n): citocina	i: primata	
	li(m): sistema imunológico	o: camundongo	
	le(s): lesões infecciosas	u: humano	
	o: osso	xi: quimera	
	co(l): tumor colônico	axo: rato/camundongo	
	go(t): tumor testicular	xizu: combinação de humanizado e quimérico	
	go(v) tumor ovariano	zu: humanizado	
	ma(r): tumor mamário		
	me(l): melanoma		
	tu: tumores em geral		

Fonte: Adaptado de Robertson et al. (2019).

Exemplos de anticorpos e decodificação do nome

- Beva-ci-zu-mabe: anticorpo monoclonal direcionado para o sistema cardiovascular e de origem humanizada.
- Ce-tu-xi-mabe: anticorpo monoclonal direcionado para tumores e de origem quimérica.
- Inf-li-xi-mabe: anticorpo monoclonal direcionado para o sistema imunológico e de origem quimérica.
- Ipi-lim-u-mabe: anticorpo monoclonal direcionado para o sistema imunológico e de origem humana.

■ Mecanismo de ação de anticorpos monoclonais que atuam como terapias-alvo antitumorais

Dentre as aplicações dos mAb, podem-se citar: 1) emprego na purificação de alto grau de substâncias, como citocinas, incluindo fatores de crescimento, mediante técnicas de cromatografia de afinidade; 2) no diagnóstico de doenças pela identificação de estruturas de superfície ou intracelulares, podendo diferenciar células tumorais das normais em amostras de biópsias; 3) no tratamento de doenças, como o câncer.

Com relação à terapêutica oncológica, os mAb tiveram um grande impacto. A maioria dos anticorpos monoclonais aprovados para uso clínico contém uma cadeia pesada de imunoglobulina humana IgG (Quadro 62.2). Embora muito do efeito antitumoral dos mAb resulte dos efeitos citotóxicos dos fármacos, é provável que a resposta imunológica também desempenhe um papel importante.

A resposta imunológica e, em particular, a citotoxicidade mediada por células dependentes de anticorpos (ADCC) provou ser o principal mecanismo de ação através da qual os mAb exercem os seus efeitos terapêuticos. Estudos *in vitro*, modelos animais e investigações clínicas correlatas indicam que a interação entre o mAb e o receptor Fc (FcR) contribui para a atividade antitumoral clínica das terapias-alvo antitumorais, como o rituximabe, um mAb contra o antígeno CD20 aprovado para o tratamento do linfoma do tipo B. Pacientes com linfoma e um polimorfismo codificando FcR de alta afinidade (mais especificamente, FcγRIII) têm uma taxa de resposta melhor ao rituximabe do que aqueles com FcR de baixa afinidade. Cânceres que crescem em camundongos sem FcR falham em responder a mAb anticâncer, incluindo rituximabe e trastuzumabe. O trastuzumabe, um outro exemplo de terapia-alvo, pode alterar a sinalização do receptor 2 do fator de crescimento epidérmico humano (HER2); a sua capacidade para mediar o ADCC provavelmente também contribui significativamente para a sua atividade antitumoral. Isto também se aplica a outros mAb que têm como alvo antígenos na superfície de células tumorais, tais como outros membros da família HER. Para outros exemplos de mAb em uso clínico e que atuam como terapias-alvo sobre células tumorais, veja o Quadro 62.2.

■ Anticorpos monoclonais tendo os pontos de checagem imunológicos como alvo: a era da imunoterapia no combate ao câncer

A invasividade tecidual e a capacidade de formar metástases agregam aos tumores um potencial de letalidade maior e dificultam o tratamento. Isso decorre de uma complexidade molecular subjacente decorrente de acumuladas mutações genéticas (instabilidade genômica) que fornecem combustível às células tumorais. Nesse contexto, a resposta imune antitumoral tem sido há muito tempo considerada importante no prognóstico de cânceres como o melanoma e câncer de pulmão, e muito trabalho tem se concentrado em aproveitar o sistema imunológico para combater essa doença. Dados pré-clínicos em uma variedade de modelos animais indicaram que a resposta imune antitumoral é eficaz tanto na prevenção quanto no tratamento do câncer. Infelizmente, muitas terapias promissoras baseadas na ativação do sistema imunológico têm se mostrado relativamente ineficazes em testes clínicos em humanos. O uso de citocinas como interferon (IFN)-α2b, para o melanoma estágio III de alto risco, e interleucina (IL)-2, como tratamento para o melanoma metastático, foram aprovados pela Food and Drug Administration (FDA), dos Estados Unidos, nos anos 1990, e seus equivalentes em outras partes do mundo, inaugurando a chamada *imunoterapia*, definida como "estratégias que visam aumentar a resposta imunológica ou suprimir componentes inibitórios do sistema imunológico para combater o tumor", visando a potencialização de mecanismos estimuladores linfocitários e a repressão dos mecanismos inibidores. Contudo, os ganhos terapêuticos baseados nessas citocinas foram modestos em função das dificuldade em se manter a intensidade de doses desses tratamentos. O que justifica esses ganhos modestos em resposta antitumoral são as toxicidades limitantes, como choque, edema pulmonar e febre.

Uma nova estratégia foi identificada envolvendo o antígeno 4 dos linfócitos T citotóxicos (CTLA-4). Esta molécula é expressa na superfície de linfócitos T ativados e exerce um efeito supressor na indução de respostas imunes mediada pela interação entre o receptor de célula T (TCR) e o HLA na célula apresentadora de antígeno (p.ex., APC, uma célula dendrítica) (Figura 62.4). O trabalho em modelos animais demonstrou que o bloqueio mediado por anticorpos deste alvo pode resultar em respostas antitumorais. Um mAb totalmente humano, o ipilimumabe, foi aprovado, em março de 2011, pela FDA e um ano mais tarde no Brasil para uso clínico no tratamento de melanoma avançado. A partir de então, várias estratégias de ativação de linfócitos têm sido exploradas e aprovadas com enfoque no CTLA-4 (ipilimumabe e tremelimumabe) e nos receptores de morte programada PD-1 (nivolumabe e pembrolizumabe) e seu ligante PD-L1 (atezolizumabe, avelumabe e durvalumabe) (Figura 62.4).

Exemplo do impacto clínico do anticorpo anti-CTLA-4: Ipilimumabe

O impacto da incorporação de mAb inibidores de ponto de checagem imunológico pode ser verificada em pacientes com melanoma metastático, por exemplo. Historicamente, a sobrevida global mediana (OS) foi de aproximadamente 8 a 10 meses com terapias aprovadas para o melanoma estágio IV e a taxa de sobrevida de 5 anos do diagnóstico foi de aproximadamente 10%. Poucos pacientes experimentaram benefício clínico durável com terapias aprovadas antes de 2011. A dose de IL-2 foi a primeira imunoterapia aprovada para o melanoma estágio IV nos Estados Unidos com base em uma metanálise de dados de ensaios clínicos de fase 2. De 270 pacientes de oito ensaios clínicos, 17 (6%) tiveram respostas completas com duração mediana de pelo menos 59 meses.

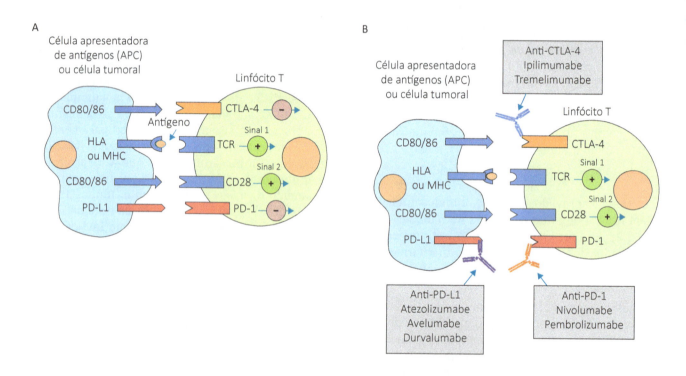

Figura 62.4 – Mecanismos de regulação da ativação de linfócitos T. **(A)** A ativação do linfócito depende, dentre outros mecanismos, de dois sinais essenciais: sinal 1 a apresentação de antígenos pelo HLA (antígeno leucocitário humano, chamado MHC em camundongos, expresso em células apresentadoras de antígenos [APC] ou células tumorais) ao receptor específico para o antígeno nas células T (TCR); sinal 2 interação entre moléculas coestimulatórias (CD80/86 nas APC/células tumorais e CD28 nos linfócitos T). Em conjunto, esses sinais estimulam (setas positivas) a expressão de interleucina-2 e de seu receptor, propiciando a expansão clonal do linfócito. Mais tardiamente, mecanismos de repressão (setas negativas) da ativação do linfócito passam a atuar. A molécula CTLA-4 (antígeno 4 dos linfócitos T citotóxicos) começa a ser expressa nos linfócitos visando a inibição da sinalização ativadora, o que ocorre por esta ter maior afinidade pelo coestimulador CD80/86, deslocando-o da interação com o CD28, desligando o sinal 2. A sinalização para apoptose do linfócito ocorre em paralelo pelo aumento da expressão do receptor de morte programada nessas células (receptor PD-1, Programed Death), cuja ativação depende da expressão do ligante PD-L1 pela APC/célula tumoral. **(B)** Atualmente, anticorpos monoclonais direcionados aos repressores da ativação dos linfócitos, os anti-CTLA-4, os anti-PD-1 e os anti-PD-L1, estão em uso clínico para o tratamento, por exemplo, do melanoma e do câncer de pulmão.
Fonte: Desenvolvida pela autoria do capítulo.

Em um tempo médio de acompanhamento de mais de 7 anos, a progressão da doença não havia ocorrido em nenhum paciente que respondeu por mais de 30 meses. Como resultado do potencial para toxicidades graves, o tratamento com alta dose de IL-2 é limitado para um grupo cuidadosamente selecionado dos pacientes mais saudáveis. A partir de 2011, houve uma mudança de paradigma. A análise conjunta de dados de sobrevida em longo prazo dos estudos de fase 2 e 3 do ipilimumabe em melanoma metastático ou irressecável foi realizada. Entre os 1.861 pacientes, a mediana da OS foi de 11,4 meses, que incluiu 254 pacientes com pelo menos 3 anos de sobrevida. A curva de sobrevida começou a estabilizar em torno do ano três, com seguimento de até 10 anos. As taxas de sobrevida em 3 anos foram de 22, 26 e 20% para todos os pacientes, pacientes virgens de tratamento e pacientes previamente tratados, respectivamente. Incluindo dados do programa de acesso expandido, a mediana da OS foi de 9,5 meses, com um patamar de 21% na curva de sobrevida a partir do ano três. A incorporação do ipilimumabe, portanto, representou um aumento de 6 para 21% da OS de pacientes acompanhados em longo prazo (aumento de pelo menos 350%).

Exemplo do impacto clínico do anticorpo anti-PD-1: pembrolizumabe

Para pacientes com câncer de pulmão de células não pequenas (NSCLC), como outro exemplo de ganho terapêutico da imunoterapia e que tem alto escore de proporção tumoral (TPS) de PL-L1 (maior ou igual a 50%), há um claro benefício para o aumento da sobrevida dos pacientes em relação aos que receberam quimioterapia (estudo Keynote-024). Contudo, os dados de OS da segunda análise do estudo Keynote-042, que investigou a eficácia do pembrolizumabe em pacientes com PD-L1 com TPS mais baixos, foram relatados. O ensaio de fase 3 envolveu 1.274 pacientes não tratados anteriormente e que tinham PL-L1 TPS $\geq$ 1%, NSCLC localmente avançado ou metastático sem alteração nos oncogenes receptor de fator de crescimento epidérmico (EGFR) e ALK. Os pacientes foram randomizados 1:1 para receber pembrolizumabe ou quimioterapia à base de platina. O estudo concluiu que o pembrolizumabe também beneficia pacientes com um PD-L1 TPS.

Exemplo do impacto clínico do anticorpo anti-PD-L1: atezolizumabe

O câncer de mama triplo negativo (CMTN) tem a maior carga mutacional tumoral entre todos os subtipos de câncer de mama, gerando neoantígenos que podem ser reconhecidos pelas APC e, em última instância, iniciar uma resposta imune antitumoral. Curiosamente, os linfócitos infiltrantes de tumor (TIL) estão frequentemente presentes em amostras de CMTN, e os níveis aumentados de TIL estão associados a um bom prognóstico. Portanto, o CMTN é considerado um subtipo de câncer interessante para o desenvolvimento de Imunoterapia. No estudo clínico de fase 3, Impassion-130, 902 pacientes com CMTN metastático sem tratamento prévio para doença metastática foram randomizados 1:1 para receber nab-paclitaxel combinado com atezolizumabe ou placebo até progressão da doença ou limitação pelas toxicidades. No subgrupo de doentes com PD-L1 positivo (definido como expressão de PD-L1 em células imunológicas infiltrantes de tumores $\geq$ 1% da área do tumor), a sobrevida livre de progressão de doença mediana (7,5 meses *versus* 5 meses) e OS (25 meses *versus* 15,5 meses) foram melhorados com atezolizumabe/nab-paclitaxel em comparação com placebo/nab-paclitaxel (para mais revisão, consultar Caparica et al., 2019)

Com base nos ganhos terapêuticos apresentados acima, a combinação de inibidores de CTLA-4 e PD-1 foi então avaliada visando detectar as taxas de resposta em pacientes. Observou-se que a associação ipilimumabe e nivolumabe aumenta significativamente a eficácia em pacientes com melanoma metastático. Posteriormente, o ipilimumabe associado ao nivolumabe foi aprovado para o tratamento do melanoma metastático, do carcinoma renal avançado e do câncer colorretal metastático com erro de reparo de incompatibilidade de DNA (dMMR) ou instabilidade de microssatélite alta (MSI-H). O sucesso da combinação encorajou vários estudos clínicos em outros tipos de câncer.

O Quadro 62.2 apresenta uma relação de anticorpos monoclonais aprovados ou em fases clínicas para o tratamento de diversos tipos de câncer.

Toxicidades associadas aos inibidores de ponto de checagem imunológico

Embora as toxicidades com agentes anti-CTLA-4 ou PD-1/PD-L1 sejam semelhantes, as frequências são diferentes. Enquanto as toxicidades de grau 3 a 4 com agentes anti-CTLA-4 são relatadas a uma taxa de 20 a 30%, a taxa é de 10 a 15% com agentes anti-PD-1. As toxicidades mais comuns (> 10% dos casos) com agentes anti-CTLA-4 são diarreia, erupção cutânea, prurido, fadiga, náusea, vômito, anorexia e dor abdominal (Quadro 62.2). As toxicidades mais comuns (> 10% dos casos) com agentes anti-PD-1 são fadiga, erupção cutânea, prurido, diarreia, náusea e artralgia (Quadro 62.2).

Seção 9 – Quimioterapia Antineoplásica

Quadro 62.2 – Relação de anticorpos monoclonais aprovados ou em fases clínicas para o tratamento de diversos tipos de câncer.

Denominação comum internacional (DCI)	Alvo	Tipo	Indicação terapêutica	Toxicidades
Alemtuzumabe	CD52	Humanizado, IgG1	• Leucemia linfocítica crônica de células B	• Episódios vasovagais • Hipotensão • Leucopenia • Neutropenia • Anemia • Trombocitopenia
Atezolizumabe	PD-L1	Humano, IgG1	• Câncer de pulmão de pequenas células (CPPC) metastático • Câncer de mama triplo negativo metastático • Adenocarcinoma gástrico ou na junção gastroesofágica localmente avançado ou metastático • Carcinoma urotelial	• Neutropenia febril • Anemia • Trombocitopenia • Diminuição da contagem de plaquetas • Leucopenia • Diarreia
Avelumabe	PD-L1	Humano, IgG1	• Carcinoma urotelial localmente avançado ou metastático • Carcinoma de células de Merkel (MCC) metastático	• Astenia • Elevação da creatinofosfoquinase • Diminuição do apetite
Bevacizumabe	VEGF-A	Humanizado IgG1	• Câncer colorretal metastático (CCRm) • Câncer de pulmão de células não pequenas localmente avançado, metastático ou recorrente • Câncer de mama metastático ou localmente recorrente (CMM) • Câncer de células renais metastático e/ou avançado (mRCC) • Câncer epitelial de ovário, tuba uterina e peritoneal primário • Câncer de colo do útero	• Leucopenia • Neutropenia • Linfopenia • Trombocitopenia • Doença tromboembólica • Fadiga • Náuseas e vômitos • Hipertensão
Blinatumomabe	CD19	BiTE	• Leucemia linfoblástica aguda (LLA) das células B recidivante ou refratário	• Neutropenia • Infecção • Enzima hepática elevada • Evento neurológico • Síndrome de liberação de citocina • Linfopenia • Qualquer diminuição na contagem de plaquetas • Qualquer diminuição na contagem de células brancas
Brentuximabe vedotina	CD30	Quimérico murino-humano, IgG1	• Linfoma anaplásico de células grandes (ALCL) • Linfomas de células T periféricos que expressam CD30 (PTCL) • Linfoma de células T angioimunoblástico • Linfoma de Hodgkin clássico (LHc)	• Neutropenia • Náusea • Angina instável ou infarto do miocárdio • Infecção • Fadiga • Trombose venosa profunda • Embolia pulmonar • Elevação das aminotransferases • Desidratação • Artralgia

(Continua)

Capítulo 62 – Anticorpos monoclonais

(Continuação)

Quadro 62.2 – Relação de anticorpos monoclonais aprovados ou em fases clínicas para o tratamento de diversos tipos de câncer.

Denominação comum internacional (DCI)	Alvo	Tipo	Indicação terapêutica	Toxicidades
Catumaxomabe	EpCAM	Humanizado	▪ Câncer de cabeça e pescoço	▪ Dor abdominal ▪ Pirexia ▪ Linfopenia ▪ Diarreia ▪ Fadiga ▪ Anorexia ▪ Proteína C-reativa aumentada ▪ Gamaglutamiltransferase aumentada ▪ Anemia ▪ Hipotensão
Cemiplimabe	PD-1	Humano	▪ Carcinoma espinocelular cutâneo metastático (CSCC) ou localmente avançado	▪ Diarreia ▪ Fadiga ▪ Pneumonite ▪ Hipercalemia ▪ Derrame pleural
Cetuximabe	EGFR/HER1	Quimérico, IgG1	▪ Câncer de cabeça e pescoço; colorretal	▪ Toxicidades hematológicas ▪ Leucopenia ▪ Neutropenia ▪ Esofagite
Daratumumabe	CD38	Humano, IgG1/κ	▪ Mieloma múltiplo	▪ Neutropenia ▪ Trombocitopenia ▪ Anemia ▪ Neuropatia sensorial periférica ▪ Diarreia ▪ Pirexia ▪ Infeções ▪ Pneumonia
Denosumabe	RANKL	Humano, IgG2	▪ Osteoporose	▪ Hipocalemia ▪ Desordem cardíaca ▪ Doença periodontal
Denosumabe	RANKL	Humano, IgG2	▪ Prevenção de eventos relacionados ao esqueleto (SRE) em pacientes com metástases ósseas de tumores sólidos	▪ Artralgia ▪ Náusea ▪ Diarreia ▪ Refluxo gastrointestinal
Dinutuximabe	GD2	Humano, IgG1/κ	▪ Neuroblastoma	▪ Toxicidade hematológica ▪ Reação de hipersensibilidade ▪ Diarreia ▪ Estomatite ▪ Hipotensão ▪ Pupilas dilatadas
Durvalumabe	PD-L1	Humano, IgG1/κ	▪ Câncer de pulmão de células não pequenas estágio III irressecável ▪ Carcinoma urotelial localmente avançado ou metastático	▪ Diarreia ▪ Pneumonia ▪ Hipotireoidismo ▪ Afeções hepatobiliares

(Continua)

971

Seção 9 – Quimioterapia Antineoplásica

(Continuação)

Quadro 62.2 – Relação de anticorpos monoclonais aprovados ou em fases clínicas para o tratamento de diversos tipos de câncer.

Denominação comum internacional (DCI)	Alvo	Tipo	Indicação terapêutica	Toxicidades
Elotuzumabe	SLAMF7	Humano, IgG1	▪ Mieloma múltiplo	▪ Linfocitopenia ▪ Neutropenia ▪ Trombocitopenia ▪ Anemia ▪ Diarreia ▪ Fadiga
Gemtuzumabe ozogamicina	CD33	Humanizado IgG4/ conjugado com toxina	▪ Leucemia mieloide aguda (LMA)	▪ Trombocitopenia ▪ Hemorragia ▪ Hepatotoxicidade
Ibritumomabe tiuxetan	CD20	Murino, IgG1	▪ Linfoma não Hodgkin (LNH)	▪ Astenia ▪ Dor abdominal ▪ Hemorragia gastrointestinal ▪ Hemorragia vaginal ▪ Equimose ▪ Trombocitopenia ▪ Neutropenia
Ipilimumabe	CTLA-4	Humano, IgG1	▪ Melanoma	▪ Diarreia ▪ Erupção cutânea ▪ Hipofisite ▪ Artralgia ▪ Astenia
Moxetumomabe pasudotox-tdfk	CD22		▪ Leucemia de células pilosas (LCP)	▪ Neutropenia febril ▪ Hipóxia ▪ Hipocalemia ▪ Hipertensão ▪ Diminuição da contagem de plaquetas ▪ Hemoglobina diminuída ▪ Diminuição da contagem de glóbulos brancos ▪ Diminuição da contagem de neutrófilos ▪ Aumento de aspartato aminotransferase ▪ Creatina sanguínea aumentada
Necitumumabe	EGFR	Humano, IgG1	▪ Carcinoma pulmonar de células não pequenas (CPCNP)	▪ Infusão ▪ Progressão de neoplasia maligna ▪ Hiperglicemia ▪ Hipertensão ▪ Cefaleia ▪ Anemia ▪ Hipomagnesemia ▪ Diminuição da contagem de linfócitos ▪ Aumento da fosfatase alcalina no sangue ▪ Dispneia ▪ Infecção do trato urinário ▪ Embolia pulmonar ▪ Obstrução do intestino delgado

(Continua)

Capítulo 62 – Anticorpos monoclonais

(Continuação)

Quadro 62.2 – Relação de anticorpos monoclonais aprovados ou em fases clínicas para o tratamento de diversos tipos de câncer.

Denominação comum internacional (DCI)	Alvo	Tipo	Indicação terapêutica	Toxicidades
Nivolumabe	PD-1	Humano, IgG4	- Melanoma - Câncer de pulmão de pequenas células (CPPC) metastático - Carcinoma urotelial localmente avançado ou metastático - Linfoma de Hodgkin Clássico (LHC) - Carcinoma espinocelular de cabeça e pescoço, recorrente ou metastático - Carcinoma avançado de células renais - Carcinoma hepatocelular - Câncer colorretal metastático	- Anemia - Fadiga - Astenia - Estomatite
Obinutuzumabe	CD20	Humano, IgG1	- Leucemia linfoide Crônica (LLC)	- Infeção - Neutropenia - Trombocitopenia - Desordens cardíacas - Neoplasias secundárias
Ofatumumabe	CD20	Humano, IgG1	- Leucemia linfoide crônica (LLC)	- Diarreia - Fadiga - Anemia - Neutropenia - Tosse - Trombocitopenia - Pneumonia - Reação relacionada com a infusão
Olaratumabe	PDGFRα	Humano, IgG	- Sarcomas dos tecidos moles (STS)	- Síncope - Hipertensão
Panitumumabe	EGFR	Humano, IgG2	- Carcinoma colorretal metastático	- Hipomagnesemia - Insuficiência renal - Embolia pulmonar - Eritema - Erupção cutânea
Pembrolizumabe	PD-1	Humano, IgG4	- Melanoma - Carcinoma urotelial localmente avançado ou metastático - Câncer pulmonar de células não pequenas (CPCNP) - Linfoma de Hodgkin clássico (LHc) refratário - Linfoma Primário do Mediastino de Grandes Células B (LPMGC) - Carcinoma de células de Merkel - Carcinoma hepatocelular (HCC) - Carcinoma de células escamosas de cabeça e pescoço (HNSCC) - Câncer de colo do útero recorrente ou metastático - Câncer cervical recorrente ou metastático	- Diarreia - Artralgia - Diabetes *mellitus* tipo I - Pneumonite - Colite - Hepatite

(Continua)

Seção 9 – Quimioterapia Antineoplásica

(Continuação)

Quadro 62.2 – Relação de anticorpos monoclonais aprovados ou em fases clínicas para o tratamento de diversos tipos de câncer.

Denominação comum internacional (DCI)	Alvo	Tipo	Indicação terapêutica	Toxicidades
Pertuzumabe	HER2	Humanizado, IgG1	▪ Câncer de mama metastático	▪ Neutropenia ▪ Diarreia ▪ Anemia ▪ Efeitos adversos fatais (neoplasias, distúrbios cardíacos, respiratórios, TGI)
Ramucirumabe	VEGF	Humano, IgG1	▪ Neoplasias gástricas	▪ Vômito ▪ Fadiga ▪ Hemorragia da úlcera duodenal ▪ Pneumotórax ▪ Flutter atrial ▪ Hipertensão ▪ Linfopenia ▪ Fosfatase alcalina elevada
Rituximabe	CD20	Quimérico, IgG1	▪ Linfoma não Hodgkin ▪ Leucemia linfocítica crônica	▪ Neutropenia febril ▪ Náusea ▪ Leucopenia ▪ Alopecia ▪ Neuropatia periférica ▪ Dor abdominal
Siltuximabe	cCLB8	Quimérico, IgG1κ	▪ Hiperplasia linfonodal gigante	▪ Trombocitopenia ▪ Anemia ▪ Neutropenia ▪ Leucopenia
Tositumomabe	CD20	Murino, IgG2a	▪ Linfoma não Hodgkin (LNH)	▪ Neutropenia ▪ Trombocitopenia ▪ Anemia ▪ Embolia pulmonar ▪ Toxicidades gastrointestinais, neurológicas e cardiovasculares
Trastuzumabe	HER-2	Humanizado, IgG1	▪ Câncer de mama ▪ Adenocarcinoma metastático de junção gastroesofágica ou gástrica	▪ Diminuição da contagem de plaquetas ▪ Hipertensão ▪ Lesão cutânea relacionada com a radiação ▪ Diminuição da contagem de neutrófilos ▪ Hipocalemia ▪ Fadiga ▪ Anemia

Fonte: Desenvolvido pela autoria do capítulo.

As reações adversas graves relacionadas com o sistema imunológico (IrAE) são raramente observadas (~ 10% dos casos que recebem monoterapia), mas podem ser fatais se não forem reconhecidos e tratados adequadamente. A maioria das irAE ocorre nas primeiras quatro semanas do tratamento com inibidores de ponto de checagem imunológico, mas podem ocorrer no início, durante ou mesmo alguns meses após a conclusão do tratamento. As toxicidades mais importantes que ameaçam a vida são colite imunorrelacionada (mais comum com agentes anti-CTLA-4) e pneumonite intersticial (para agentes anti-PD-1). Outras toxicidades graves, incluindo reações infusionais, são a síndrome de Guillain-Barré, diabetes tipo I com cetoacidose, síndrome de Stevens-Johnson ou complicações hemorrágicas com anemia autoimune e trombocitopenia. De acordo com a gravidade das irAE, a abordagem deve incluir o estreito acompanhamento, interrupção ou descontinuidade do tratamento com esses mAb, início do tratamento com corticosteroides e, em alguns casos, podem ser administrados agentes antifator de necrose tumoral (infliximabe) para maior imunossupressão.

■ Perspectivas

Inúmeros estudos estão em andamento na tentativa de se verificarem quais subgrupos de pacientes podem se beneficiar mais com o uso da imunoterapia, além de também se identificar qual a combinação, dose e sequência ideais de fármacos no protocolo terapêutico. Tal dúvida ainda é bastante pertinente quando se observam curvas de sobrevida. Quando essas curvas se cruzam (consultar BORGHAEI et al., 2015, para um exemplo), há uma clara indicação de que as subpopulações dentro de um mesmo braço terapêutico diferem, sugerindo que, para grupos específicos de indivíduos nesse dado grupo, o tratamento é mais deletério ou menos eficaz que em outros até um determinado ponto temporal, quando as vantagens terapêuticas se invertem. Adicionalmente, além de inibirem diretamente o crescimento da célula tumoral, hoje já se sabe que a própria quimioterapia antineoplásica clássica também tem a capacidade de modular o microambiente tumoral. Contudo, cada quimioterápico tem suas propriedades a serem exploradas e compreendidas, sendo, portanto, necessária a identificação de qual deles deve ser mais recomendado para associação com a imunoterapia. Um fator de grande limitação são, também, os custos de acesso à imunoterapia. Atualmente, nos protocolos terapêuticos que envolvem anticorpos anti-CTLA-4 e anti-PD-1/PD-L1, os custos aproximam-se de 1 milhão de reais (aproximadamente US$ 270 mil), o que inviabiliza sua incorporação imediata ao sistema público de saúde no Brasil e em boa parte do mundo. Um dos próximos desafios, por conseguinte, é garantir a plena acessibilidade a esses medicamentos. Assim, o progresso e o maior sucesso da terapêutica antineoplásica dependerão cada vez mais da caracterização molecular dos tumores e do microambiente no qual estes se inserem, culminando com o aperfeiçoamento da personalização do tratamento oncológico, ou seja, o medicamento certo para o paciente certo.

Atividade proposta

Caso clínico

G.F.A.M., 53 anos, paciente do sexo feminino e parda. Paciente com diagnóstico de câncer de mama em 1995, submetida à quimioterapia neoadjuvante (3 ciclos de FEC – fluorouracil + epirrubicina + ciclofosfamida – com resposta objetiva de 84%) e depois à cirurgia (quadrantectomia + esvaziamento axilar). Laudos histopatológicos de carcinoma ductal invasivo da mama esquerda (T2N1M0 – estádio clínico IIb, axila+ (3+/13), receptor de estrógeno positivo [RE+], receptor de progesterona positivo [RP+]). Após cirurgia, fez radioterapia e iniciou quimioterapia adjuvante com FEC; depois, hormonioterapia com tamoxifeno (60 ciclos). Ficou em seguimento regular, até que em 14/04/2000 procura o serviço de oncologia clínica apresentando dor intensa em coluna torácica. Solicitado exames. Resultado dos exames: em tomografia computadorizada (TC) de coluna torácica foi evidenciada lesão lítica do corpo de T3 com ruptura da cortical nos bordos anterior e posterior sem comprometimento do canal vertebral (figuras A e B, setas). Cintilografia óssea evidenciando captação em coluna torácica ao nível de T3/T4 (Figura 62.C, seta). TC de abdome e tórax normais. Entre as condutas realizadas, foi solicitada a imuno-histoquímica para o Cerb B2 (HER2) e esta revelou-se positiva (3+). Este fato indicava o início de uma terapia com trastuzumabe (Herceptin®).

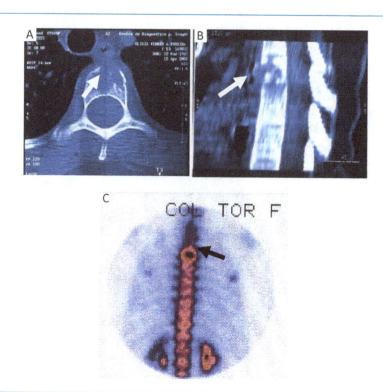

Figura 62.5 – Tomografia computadorizada de coluna torácica: lesão lítica do corpo de T3 com ruptura da cortical nos bordos anterior e posterior sem comprometimento do canal vertebral (A e B, setas). Cintilografia óssea evidenciando captação em coluna torácica ao nível de T3/T4 (C, seta).
Fonte: Acervo pessoal da autoria do capítulo.

Principais pontos e objetivos de aprendizagem

1) Qual a lógica de se modular o receptor HER2, tido como antígeno associado ao tumor?
2) Explique de que forma os mecanismos de transdução de sinal associados aos receptores-alvo do trastuzumabe podem ser bloqueados.

Respostas esperadas e discussão

Receptores de fatores de crescimento, como o HER2, são localizados na membrana celular, tendo um domínio extracelular, um domínio transmembrana em alfa-hélice e um domínio catalítico intracelular com função tirosina, treonina ou serina quinase. Tais receptores podem estar presentes em células normais, guiando o processo de sinalização e proliferação celulares normais. Contudo, mutações em genes que codificam tais proteínas podem causar sinalizações aberrantes, pelo impedimento da desativação natural dessas proteínas ou pela intensa superexpressão destas, muito comum em cânceres. Uma das opções terapêuticas de grande sucesso no manejo clínico de tumores que apresentam positividade para receptores de fatores de crescimento são os anticorpos monoclonais, como o trastuzumabe anti-HER2. Contudo, a própria função catalítica dos receptores pode ser modulada por outra classe de terapias-alvo, os antagonistas do ATP, que alteram a fosforilação desses receptores, desativando-os. Esses fármacos podem ser identificados com a terminação "-ibe", como o lapatinibe, que bloqueia a tirosina quinase do receptor HER2, sendo uma opção para a paciente da situação clínica acima, caso a doença desta progrida mesmo após o uso do trastuzumabe.

REFERÊNCIAS

1. Binnewies M et al. Understanding the tumor immune microenvironment (TIME) for effective therapy. Nature Medicine. 2018;24(5):541-550.

2. Borghaei H et al. Nivolumab versus Docetaxel in Advanced Nonsquamous Non–Small-Cell Lung Cancer. New England Journal of Medicine. 2015;373(17):1627-39.

3. Brekke OH, Sandlie I. Therapeutic antibodies for human diseases at the dawn of the twenty-first century. Nature Reviews Drug Discovery. [S.l: s.n.]., 2003.

4. Caparica R, Lambertini M, De Azambuja E. How I treat metastatic triple-negative breast cancer. ESMO Open. 2019;4:(Suppl 2):e000504.

5. Cranmer LD, Hersh E. The role of the CTLA4 blockade in the treatment of malignant melanoma. Cancer Investigation. 2007;25(7):613-631.

6. Garbe C et al. Systematic Review of Medical Treatment in Melanoma: Current Status and Future Prospects. The Oncologist. 2011;16(1):5-24.

7. Hanack K Messerschmidt K, Listek M. Antibodies and selection of monoclonal antibodies. Böldicke T. (eds) Protein Targeting Compounds. Advances in Experimental Medicine and Biology. [S.l.]: Springer; 2016. p. 11-22.

8. Hanahan D, Weinberg RA. Hallmarks of cancer: the next generation. Cell. 2011;144(5):646-74.

9. Köhler G, Milstein C. Continuous cultures of fused cells secreting antibody of predefined specificity. Nature. 1975;256(5517):495-497.

10. Larkin J et al. Combined Nivolumab and Ipilimumab or Monotherapy in Untreated Melanoma. New England Journal of Medicine. 2015;373(1):23-34.

11. Mok TSK et al. Pembrolizumab versus chemotherapy for previously untreated, PD-L1-expressing, locally advanced or metastatic non-small-cell lung cancer (KEYNOTE-042): a randomised, open-label, controlled, phase 3 trial. The Lancet. 2019;393(10183):1819-1830.

12. Pachella Laura ML, Dains J. The Toxicity and Benefit of Various Dosing Strategies for Interleukin-2 in Metastatic Melanoma and Renal Cell Carcinoma. Journal of the Advanced Practitioner in Oncology. 2015;6(3):212-221.

13. Robertson JS et al. The INN global nomenclature of biological medicines: A continuous challenge. Biologicals. 2019 May;60:15-23.

14. Rotte A. Combination of CTLA-4 and PD-1 blockers for treatment of cancer. Journal of Experimental and Clinical Cancer Research. 2019;38(1):1-12.

15. Schadendorf Dirk et al. Pooled analysis of long-term survival data from phase II and phase III trials of ipilimumab in unresectable or metastatic melanoma. Journal of Clinical Oncology. 2015;33(17):1889-94.

16. Simsek M, Tekin SB, Bilici M. Immunological agents used in cancer treatment. Eurasian Journal of Medicine. 2019;51(1):90-94.

17. Stephen B, Hajjar J. Overview of basic immunology and translational relevance for clinical investigators. Advances in Experimental Medicine and Biology. 2018;[S.l: s.n.]:1-41.

18. The American Cancer Society. The History of Cancer. Disponível em: https://www.cancer.org/cancer/cancer-basics/history-of-cancer.html.

19. The World Health Organization. Cancer. Disponível em: https://www.who.int/cancer/en/.

20. Vollmers HP, Brändlein S. Natural human immunoglobulins in cancer immunotherapy. Immunotherapy. 2009;[S.l: s.n.].

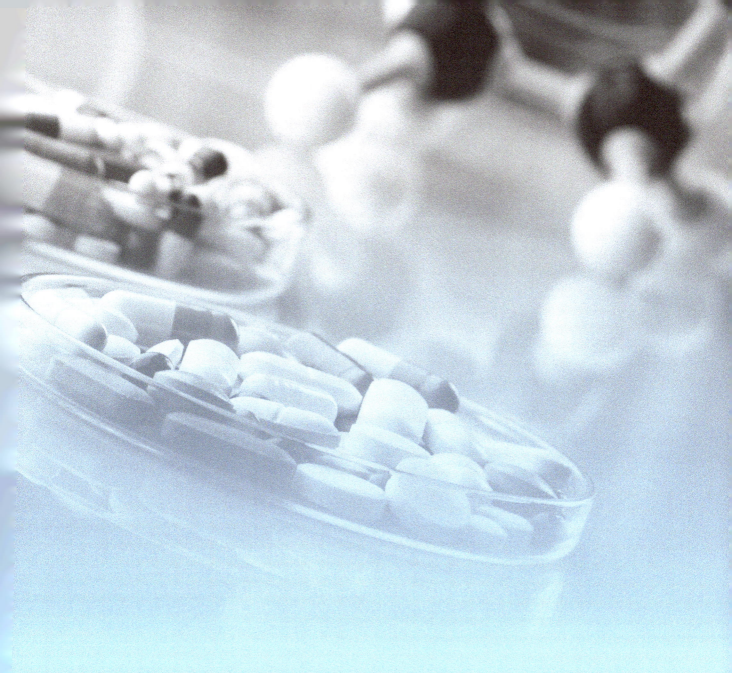

Seção 10
Tópicos Especiais

Coordenadores da seção:
- Adriana Castello Costa Girardi
- Fábio Cardoso Cruz
- Gustavo José da Silva Pereira
- Paulo Caleb Júnior de Lima Santos

Capítulo 63

Modelos farmacocinéticos

Autores:
- Bibiana Verlindo de Araújo
- Francine Johanson Azeredo
- Eduardo Celia Palma
- Teresa Dalla Costa

Introdução

Modelagem e simulação (M&S) estão revolucionando o desenvolvimento de fármacos, tornando essa ciência menos empírica e mais quantitativa, uma vez que há inúmeras possibilidades de aplicação em todas as fases do processo.

A modelagem fornece uma maneira sistemática de organizar dados. Em farmacocinética, a *modelagem* permite caracterizar a disposição do fármaco no organismo e reduzir o perfil de concentração *versus* tempo em um conjunto de parâmetros que podem ser usados para comparações, avaliações e predições. Utilizando esses parâmetros da modelagem, pode-se fazer *simulações* de cenários não investigados na prática, como previsão das concentrações plasmáticas, teciduais e urinárias para qualquer posologia não investigada do fármaco, possibilitando, por exemplo, a individualização do tratamento para qualquer paciente. Os modelos farmacocinéticos também são úteis para estimar a possível acumulação de fármaco ou metabólito no organismo, descrever como mudanças fisiológicas ou doenças afetam os processos de absorção, distribuição e eliminação de fármacos (ADME), bem como explicar as interações medicamentosas.

Os modelos farmacocinéticos (PK), desenvolvidos em conjunto com modelos farmacodinâmicos (PD) (modelos PK/PD), visam o melhor entendimento da relação dose-exposição-resposta e possibilitam avaliar a influência da disposição do fármaco no desfecho do tratamento e nas intoxicações (ver Capítulo 64 – Modelos PK/PD).

Os modelos PK são utilizados para descrever o movimento e as relações quantitativas do fármaco no organismo a cada momento, permitindo a determinação das velocidades dos processos de ADME a partir das diferentes vias de administração. A partir da escolha do modelo matemático mais apropriado para descrever os dados de concentração *versus* tempo experimentais, equações específicas para cada modelo permitem a determinação de parâmetros e constantes como volume de distribuição (Vd), depuração total (*clearance* total – CL_T), meia-vida ($t_{1/2}$), área sob a curva ($ASC_{0-\infty}$), pico de concentração (C_{max}), tempo para pico (t_{max}), entre outros, os quais dependem das propriedades físico-químicas do fármaco e das condições fisiológicas e clínicas do indivíduo que o recebeu (ver Capítulo 3 – Farmacocinética: absorção, distribuição, metabolismo e eliminação de fármacos).

A modelagem dos perfis de concentração do fármaco *versus* tempo pode ser feita com diferentes estratégias, sendo as mais comuns a *modelagem compartimental* (*pharmacokinetic compartmental models* – modelos PK compartimentais ou simplesmente modelos PK) e a *modelagem baseada na fisiologia* (*physiologically based pharmacokinetic models* – modelos PBPK). Enquanto a primeira descreve o organismo como uma série de compartimentos empíricos nos quais o fármaco se distribui a partir da corrente sanguínea, os modelos embasados na fisiologia procuram ser mais mecanísticos na transcrição matemática da anatomia, fisiologia e propriedades físico-químicas dos fenômenos envolvidos nos complexos processos da ADME.

A modelagem dos perfis individuais visando obter o valor dos parâmetros farmacocinéticos de cada indivíduo arrolado no grupo sob investigação para posteriormente determinar-se a média e a variabilidade entre os indivíduos investigados é denominada *modelagem clássica*. Atualmente, essa abordagem tem dado lugar à *modelagem populacional* (POPPK), onde os perfis de todos os indivíduos nas diferentes condições investigadas são modelados simultaneamente, permitindo a determinação das fontes responsáveis pela variabilidade (*covariáveis*) observada nos parâmetros farmacocinéticos da população.

Neste capítulo serão apresentados os modelos compartimentais tradicionais para diferentes vias de administração, com e sem absorção, a teoria do desenvolvimento dos modelos populacionais e a teoria da construção dos modelos farmacocinéticos embasados na fisiologia.

Modelos farmacocinéticos compartimentais

Nos modelos compartimentais, o organismo é descrito como uma série de compartimentos que se comunicam reversivelmente uns com os outros. Esses compartimentos não são regiões fisiológicas ou anatômicas, mas representam tecidos ou grupo de tecidos que têm o mesmo fluxo sanguíneo e a mesma afinidade pelo fármaco sob investigação. Assume-se que o fármaco se encontra uniformemente distribuído em tais compartimentos e que a distribuição é rápida e homogênea, de modo que a concentração medida no compartimento a qualquer tempo representa a concentração média daquele compartimento. O fármaco se move entrando e saindo de cada compartimento por difusão (cinética de primeira ordem). A qualquer tempo, a quantidade de fármaco no organismo será igual à soma das quantidades de fármaco em cada um dos compartimentos mais a quantidade já eliminada, de modo que a dose administrada pode ser sempre contabilizada (balanço das massas). Os modelos compartimentais são abertos, pois todo o fármaco administrado deve ser eliminado do sistema, de modo que a fração biodisponível (Fabs × D) da dose deve ser igual à quantidade total (E_∞).

Os modelos compartimentais mamilários, nos quais a eliminação ocorre a partir do compartimento central (Figura 63.1), são constituídos de um ou mais compartimentos periféricos – satélite – conectados ao compartimento central, que representa o sangue e os tecidos de alta perfusão como os órgãos de eliminação (rins, fígado e pulmões), nos quais há rápido equilíbrio do fármaco. Desse modo, a dose administrada pela via intravenosa (i.v.) entra direto no compartimento central. Os modelos compartimentais permitem a determinação das concentrações do fármaco em qualquer compartimento a partir das concentrações no compartimento central através de equações apropriadas.

Neste capítulo, serão apresentados os modelos compartimentais mais comumente empregados no monitoramento terapêutico de fármacos, nos quais a distribuição e eliminação seguem cinética de primeira ordem. Para modelos com cinética de transferência entre os compartimentos e de eliminação de ordem zero, sugere-se a consulta à literatura específica [1].

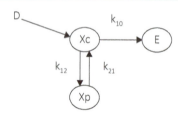

Figura 63.1 – Modelo de 2 compartimentos após administração intravenosa do fármaco mostrando as microconstantes que descrevem o movimento do fármaco entre os compartimentos e a microconstante de eliminação.

Neste modelo, D = dose; Xc = quantidade de fármaco no compartimento central (1), Xp = quantidade de fármaco no compartimento periférico (2); E = quantidade eliminada do organismo; k_{12} = microconstante de distribuição do compartimento central (1) para o periférico (2); k_{21} = microconstante de redistribuição do compartimento periférico (2) para o central (1); k_{10} = microconstante de eliminação do compartimento central (1) para fora do organismo (0). Balanço das massas do modelo: D = Xc_0 = $Xc_t + Xp_t + E_t = E_\infty$, onde Xc_t, Xp_t e E_t representam a quantidade de fármaco no Xc, Xp e E em qualquer tempo "t".

Fonte: Desenvolvida pela autoria do capítulo.

Modelo de 1 compartimento com administração i.v. *bolus* e eliminação renal

O modelo farmacocinético compartimental mais simples que se pode conceber (Figura 63.2) é aquele em que o fármaco é injetado intravenosamente no organismo; se distribui tão rapidamente que esse processo de distribuição pode ser considerado temporalmente insignificante; e é excretado inalterado na urina com cinética de primeira ordem, sendo a constante de velocidade de eliminação (k_e).

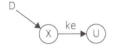

Figura 63.2 – Modelo de 1 compartimento com administração intravenosa do fármaco como dose rápida (*bolus*) e eliminação renal somente. Neste modelo, D = dose; X = quantidade de fármaco no organismo; k_e = constante de velocidade de eliminação; U = quantidade de fármaco na urina. Balanço das massas: $D = X_0 = X_t + U_t = U_\infty$.

As equações diferenciais que descrevem a variação da quantidade de fármaco no organismo e na urina são, respectivamente:

$$\frac{dX}{dt} = -k_e \cdot X \quad \text{(equação 63.1)}$$

$$\frac{dU}{dt} = k_e \cdot X \quad \text{(equação 63.2)}$$

onde X é quantidade de fármaco no organismo e U é a quantidade de fármaco na urina.

A integração das equações 63.1 e 63.2 entre o tempo zero (administração do fármaco) e qualquer tempo "t" permite determinar as equações para descrever a quantidade do fármaco no organismo e na urina em função do tempo:

$$\ln X_t = \ln X_0 - k_e \cdot t \quad \text{(equação 63.3)}$$

$$X_t = X_0 \cdot e^{-k_e \cdot t} \quad \text{(equação 63.4)}$$

$$U_t = U_\infty - U_\infty \cdot e^{-k_e \cdot t} \quad \text{(equação 63.5)}$$

onde X_t é a quantidade de fármaco no organismo a qualquer tempo "t" após a administração, X_0 é a quantidade no organismo no tempo zero e U_∞ é a quantidade total de fármaco eliminada na urina, que nesse modelo é igual à dose administrada, uma vez que só há excreção renal do fármaco.

Como na prática clínica se trabalha com concentrações sanguíneas ou plasmáticas do fármaco, a equação 63.4 pode ser transformada de quantidade em concentração *versus* tempo usando-se o volume de distribuição (Vd):

$$\frac{X_t}{Vd} = \frac{D}{Vd} \cdot e^{-k_e \cdot t} \quad \text{(equação 63.6)}$$

$$C_t = C_0 \cdot e^{-k_e \cdot t} \quad \text{(equação 63.7)}$$

onde C_t é a concentração plasmática a qualquer tempo "t" após a dose e C_0 é a concentração plasmática no tempo zero. A equação 63.7 permite determinar a concentração do fármaco a qualquer tempo após uma dose (D) administrada, sabendo-se k_e e Vd.

A Figura 63.3 mostra o perfil de concentração *versus* tempo para este modelo, tanto em escala linear quanto em escala log-linear. Como a equação 63.7 tem base de logaritmo natural (ln) e a escala logarítmica do gráfico da Figura 63.3 tem base 10, há necessidade de transformar a equação 63.7 para escala logarítmica de base 10 (log) utilizando o fator de conversão (ln = log/2,303):

$$\log C_t = \log C_0 - \frac{k_e}{2,303} \cdot t \quad \text{(equação 63.8)}$$

A partir da equação que descreve o modelo de 1 compartimento (equação 63.7) após administração i.v. *bolus*, pode-se determinar os parâmetros farmacocinéticos para o fármaco que segue esse modelo. Conhecendo-se a concentração plasmática no tempo zero e a dose, determina-se o Vd:

$$Vd = \frac{D}{C_0} \quad \text{(equação 63.9)}$$

A constante de velocidade de eliminação é determinada a partir da inclinação (m) do gráfico de log C_t *versus* tempo:

$$m = \frac{\ln C_2 - \ln C_1}{t_2 - t_1} \leftrightarrow \quad \text{(equação 63.10)}$$

$$\leftrightarrow k_e = -m \cdot 2,303$$

onde C_1 e C_2 são duas concentrações não consecutivas nos últimos tempos de coleta do perfil de concentração *versus* tempo, e t_1 e t_2 são os tempos correspondentes. Os demais parâmetros farmacocinéticos como $ASC_{0-\infty}$, depuração e $t_{1/2}$ podem ser calculados como:

$$ASC_{0-\infty} = \frac{C_0}{k_e} \quad \text{(equação 63.11)}$$

$$CL_T = \frac{D}{ASC_{0-\infty}} = k_e \cdot Vd \quad \text{(equação 63.12)}$$

$$t_{\frac{1}{2}} = \frac{\ln 2}{k_e} = \frac{0,693}{k_e} \quad \text{(equação 63.13)}$$

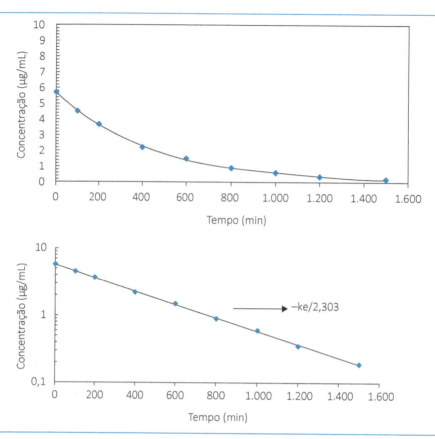

Figura 63.3 – Perfil de concentração plasmática *versus* tempo após administração de fármaco pela via i.v. *bolus* em escala linear (esquerda) e log-linear (direita).
Fonte: Desenvolvida pela autoria do capítulo.

Como nesse modelo há apenas eliminação pela via renal, a depuração total é igual à depuração renal do fármaco ($CL_T = CL_{ren}$).

O perfil de quantidade de fármaco na urina *versus* tempo descrito pela equação 63.5 é mostrado na Figura 63.4. Nesse gráfico, o estado de equilíbrio será atingido quando toda a dose for eliminada na urina ($U_\infty = D$). Os dados urinários podem ser também trabalhados com métodos como *Sigma-minus* (ou método da quantidade que resta para ser eliminada) e da velocidade de excreção urinária para a determinação de k_e e, juntamente com os dados plasmáticos, para a determinação da CL_T. A descrição dos métodos para avaliação de dados urinários, no entanto, não faz parte do escopo deste capítulo. Sugere-se a consulta à literatura específica [2-3].

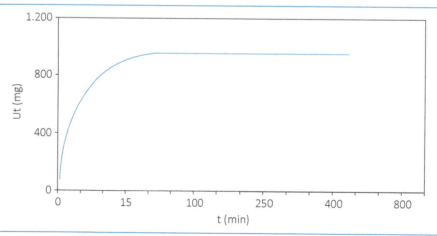

Figura 63.4 – Quantidade cumulativa de fármaco eliminada na urina em função do tempo após dose i.v. *bolus*.
Fonte: Desenvolvida pela autoria do capítulo.

Modelo de 1 compartimento com administração i.v. *bolus* e eliminação em paralelo

A Figura 63.5 mostra o esquema do modelo de 1 compartimento com administração i.v. *bolus* do fármaco e eliminação por diferentes vias em paralelo. No caso, três vias de eliminação são descritas: renal (ren), metabolização (met) e biliar (bil), mas o modelo pode comportar dois ou mais processos em paralelo. Nos modelos com eliminação em paralelo, a depuração total do fármaco será o somatório da depuração de cada via de eliminação. No caso, $CL_T = CL_{ren} + CL_{met} + CL_{bil}$. Consequentemente, a constante de velocidade de eliminação será o somatório das microconstantes de eliminação de cada via: $k_e = k_{ren} + k_{met} + k_{bil}$. O somatório das quantidades eliminadas em cada via no final do processo de eliminação (U_∞, B_∞, M_∞) deve ser igual à dose administrada. A mesma proporção entre as quantidades eliminadas em cada via em relação à dose se mantém entre a depuração de cada via e a depuração total e entre as microconstantes de velocidade de eliminação de cada via e a constante de velocidade de eliminação.

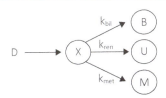

Figura 63.5 – Modelo de 1 compartimento com administração intravenosa do fármaco como dose rápida (*bolus*) e eliminação em paralelo pelas vias renal, biliar e por metabolização.
Neste modelo, D = dose; X = quantidade de fármaco no organismo; U = quantidade de fármaco eliminada intacta na urina; B = quantidade de fármaco eliminada pela via biliar; M = quantidade de fármaco eliminada por metabolização; k_{ren} = microconstante de velocidade de eliminação renal; k_{bil} = microconstante de velocidade de eliminação biliar; k_{met} = microconstante de velocidade de metabolização. Nesse modelo, $k_e = k_{ren} + k_{met} + k_{bil}$ e a equação de balanço das massas: $D = X_0 = X_t + B_t + M_t + U_t = B_\infty + M_\infty + U_\infty$.
Fonte: Desenvolvida pela autoria do capítulo.

A equação que descreve o movimento do fármaco no organismo no modelo mostrado na Figura 63.5 pode ser escrita como:

$$\frac{dX}{dt} = -k_{bil} \cdot X - k_{ren} \cdot X - k_{met} \cdot X \quad \text{(equação 63.14)}$$

Como o somatório das microconstantes de eliminação é igual à k_e, a Equação 63.14 pode ser simplificada, resultando na equação 63.1, descrita anteriormente:

$$\frac{dX}{dt} = -(k_{bil} + k_{ren} + k_{met}) \cdot X$$
$$\frac{dX}{dt} = -k_e \cdot X$$
(equação 63.15)

Deste modo, o perfil de concentração *versus* tempo do modelo de 1 compartimento i.v. *bolus* como eliminação em paralelo é idêntico ao do modelo de 1 compartimento com administração i.v. *bolus* e eliminação renal somente, mostrado na Figura 63.3, sendo que as concentrações plasmáticas podem ser determinadas pela equação 63.7 e os parâmetros farmacocinéticos que caracterizam o fármaco pelas equações 63.9 a 63.13, a partir da análise do perfil plasmático. Dito de outro modo, a avaliação do perfil de concentração no plasma *versus* tempo não permite diferenciar se o fármaco é mais bem descrito pelo modelo de 1 compartimento com apenas eliminação renal ou pelo modelo de 1 compartimento com eliminação por diferentes vias em paralelo. Apenas a avaliação das possíveis vias de eliminação, como urina, investigando fármaco e possíveis metabólitos, bile e outras permitirá diferenciar entre os modelos.

As equações que permitem caracterizar a variação da quantidade de fármaco em função do tempo em cada uma das três vias de eliminação mostradas na Figura 63.5 são:

$$\frac{du}{dt} = k_{ren} \cdot X \quad \text{(equação 63.16)}$$

$$\frac{dB}{dt} = k_{bil} \cdot X \quad \text{(equação 63.17)}$$

$$\frac{dM}{dt} = k_{met} \cdot X \quad \text{(equação 63.18)}$$

O perfil de quantidade de fármaco na urina *versus* tempo mostrado na Figura 63.4 será o mesmo para esse modelo com eliminação em paralelo. No entanto, o platô será atingido para uma quantidade total de fármaco eliminado nessa via (U_∞) inferior à dose, uma vez que outras duas vias contribuem para a eliminação do fármaco do organismo. Perfis semelhantes podem ser traçados para eliminação do fármaco pela via biliar e para a eliminação por metabolização, apesar de que os metabólitos formados terão que ser eliminados do organismo por vias como renal e biliar, entre outras. Do mesmo modo que no modelo de 1 compartimento i.v. *bolus* com eliminação renal somente, os dados urinários podem ser trabalhados com métodos como *Sigma-minus* e velocidade de excreção urinária para a determinação de k_e e k_{ren} e, juntamente com os dados plasmáticos, para a determinação da CL_{ren}. Para detalhamento sobre essas metodologias, sugere-se consulta à literatura específica [1-3].

Modelo de 1 compartimento com absorção de primeira ordem

O modelo de 1 compartimento com absorção de primeira ordem descreve a absorção e disposição do fármaco no organismo após administração por qualquer via que tenha processo de absorção como via oral, intramuscular, subcutânea, retal, pulmonar, entre outras. Neste modelo, como nos dois anteriores, a distribuição do fármaco ainda é muito rápida, sendo o tempo necessário para esse processo insignificante. A Figura 63.6 mostra o modelo e a Figura 63.7, os perfis de concentração *versus* tempo característicos do mesmo.

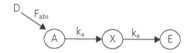

Figura 63.6 – Modelo de 1 compartimento com absorção e eliminação de primeira ordem.

Neste modelo, D = dose; A = quantidade de fármaco no local da administração; X = quantidade de fármaco no organismo; E = quantidade de fármaco eliminada; k_a = constante de velocidade de absorção; k_e = constante de velocidade de eliminação; F_{abs} = biodisponibilidade absoluta. Balanço das massas: $F_{abs} \cdot D = A_0 = A_t + X_t + E_t = E_\infty$.

Fonte: Desenvolvida pela autoria do capítulo.

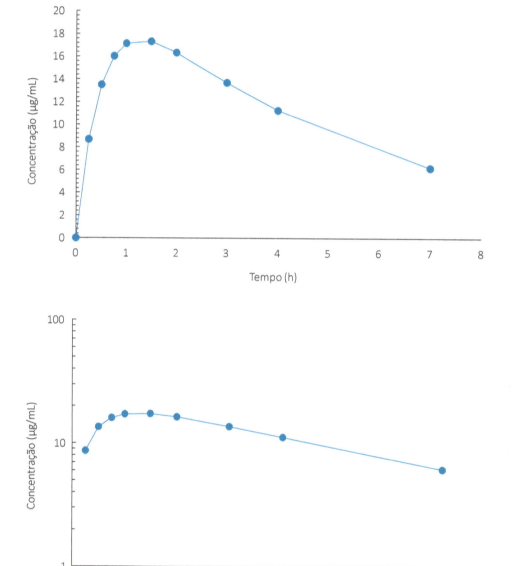

Figura 63.7 – Perfil de concentração plasmática *versus* tempo após administração de fármaco por via extravascular com absorção e eliminação com cinética de primeira ordem em escala linear (esquerda) e log-linear (direita).

Fonte: Desenvolvida pela autoria do capítulo.

As equações diferenciais que descrevem a variação da quantidade de fármaco no local da administração, no organismo e no local de eliminação para este modelo estão descritas a seguir:

$$\frac{dA}{dt} = -k_a \cdot A \qquad \text{(equação 63.19)}$$

$$\frac{dX}{dt} = k_a \cdot A - k_e \cdot X \qquad \text{(equação 63.20)}$$

$$\frac{dE}{dt} = k_e \cdot X \qquad \text{(equação 63.21)}$$

onde A é a quantidade do fármaco no local da administração, E é a quantidade de fármaco eliminada, por uma ou mais vias em paralelo, k_a é a constante de velocidade de absorção.

A integração da equação 63.19 permite determinar a quantidade de fármaco que resta no local da administração a cada tempo após a dose. No entanto, é pouco usada para determinação de k_a, pois acarretaria a necessidade de coletar amostras do local da administração, como trato gastrointestinal (TGI) após dose oral intramuscular, o que na prática é muito difícil.

A integração da equação 63.20 e sua divisão por Vd resultam na equação 63.22, que permite determinar a concentração plasmática após administração por via extravascular com absorção de primeira ordem e possui dois termos exponenciais: um relacionado com o processo de absorção e outro relacionado com o processo de eliminação:

$$C_t = \frac{F_{abs} \cdot D \cdot k_a}{Vd \cdot (k_a - k_e)} \cdot (e^{-k_e \cdot t} - e^{-k_a \cdot t}) \qquad \text{(equação 63.22)}$$

Observe que na equação 63.20 considera-se a fração biodisponível da dose ($F_{abs} \cdot D$), pois pode haver perda do fármaco antes de atingir a circulação sistêmica.

Na Figura 63.7 linear pode-se observar com mais clareza que, após a administração, as concentrações do fármaco crescem no organismo, no caso de um processo de absorção normal ($k_a > k_e$) e, após o pico de concentração plasmática, as concentrações começam a decair. Desse modo, na fase de inicial do perfil (fase de absorção), temos a associação dos processos de absorção e eliminação, enquanto na fase final do gráfico (fase de eliminação), apenas o processo de eliminação do fármaco está ocorrendo. Para separar o processo de eliminação da fase inicial do gráfico e permitir o cálculo da k_a, pode-se utilizar o método dos resíduos. Como $k_a > k_e$, na equação 63.22 o termo $e^{-k_a \cdot t}$ vai tender a zero mais rapidamente, sendo que na fase de eliminação a equação 63.22 pode ser reduzida à equação de C'_t:

$$C'_t = \frac{F_{abs} \cdot D \cdot k_a}{Vd \cdot (k_a - k_e)} \cdot (e^{-k_e \cdot t}) \qquad \text{(equação 63.23)}$$

Como a equação 63.23 na sua forma log-linear é uma equação de reta, da inclinação da mesma pode-se determinar k_e (Figura 63.8). Descontando-se a equação 63.23 (uma exponencial) da equação 63.22 (duas exponenciais), resta a equação 63.24, de cuja inclinação pode-se determinar k_a em se tratando de absorção em situação normal ($K_a > k_e$):

$$C'_t - C_t = \frac{F_{abs} \cdot D \cdot k_a}{Vd \cdot (k_a - k_e)} \cdot (e^{-k_a \cdot t}) \qquad \text{(equação 63.24)}$$

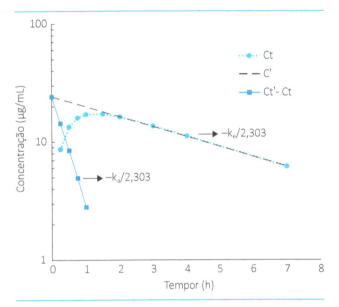

Figura 63.8 – Perfil de concentração plasmática *versus* tempo após administração de fármaco por via extravascular com absorção de primeira ordem mostrando a determinação de k_a e k_e pelo método dos resíduos, assumindo que $k_a > k_e$.
Fonte: Desenvolvida pela autoria do capítulo.

Nos casos flip-flop, quando $k_e > k_a$, os termos são trocados na equação 63.22 e, na Figura 63.8, a inclinação mais íngreme possibilitará a determinação da constante de velocidade de eliminação (k_e). Casos flip-flop podem ocorrer quando o fármaco é administrado como forma farmacêutica de liberação controlada em região restrita do organismo a partir da qual tem dificuldade para chegar à corrente sanguínea (p.ex., via intra-articular) ou quando se forma depósito no local da administração, a partir do qual o fármaco deve ser solubilizado para chegar à corrente sanguínea (p.ex., penicilina procaína intramuscular)

A partir da equação 63.22 pode-se determinar o tempo para pico de concentração e a concentração máxima obtida no plasma:

$$t_{max} = \frac{\ln\left(\dfrac{k_a}{k_e}\right)}{k_a - k_e} \qquad \text{(equação 63.25)}$$

$$C_{max} = \frac{F_{abs}}{Vd} \cdot e^{-k_e \cdot t_{max}} \quad \text{(equação 63.26)}$$

Sabendo-se a F_{abs} do fármaco na via sob investigação, pode-se determinar o Vd a partir dos dados de administração extravascular utilizando a equação C_t' (Equação 63.23) extrapolada para o tempo zero:

$$Vd = \frac{F_{abs} \cdot D \cdot k_a}{C_0' \cdot (k_a - k_e)} \quad \text{(equação 63.27)}$$

Neste modelo, a meia-vida pode ser determinada utilizando-se a equação 63.13 e a depuração através da equação 63.28, usando $ASC_{0-\infty}$ da via extravascular determinada pelo método trapezoidal:

$$CL_T = \frac{F_{abs} \cdot D}{ASC_{0-\infty,\text{extravascular}}} = k_e \cdot Vd \quad \text{(equação 63.28)}$$

Modelo de 1 compartimento com absorção de ordem zero

Neste modelo (Figura 63.9), que descreve a administração do fármaco por infusão de curta duração ou infusão contínua, a chegada do fármaco na corrente sanguínea ocorre com cinética de ordem zero, ou seja, uma quantidade constante do fármaco é entregue ao organismo na unidade de tempo (mg/h, µg/min), sendo k_0 a constante de velocidade de infusão.

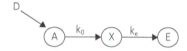

Figura 63.9 – Modelo de 1 compartimento com absorção de ordem zero e eliminação de primeira ordem. Neste modelo, D = dose; A = quantidade de fármaco no local de administração (bolsa de infusão); X = quantidade de fármaco no organismo; E = quantidade de fármaco eliminada; k_0 = constante de velocidade de infusão de ordem zero; k_e = constante de velocidade de eliminação de primeira ordem. Balanço das massas: $D = A_0 = A_t + X_t + E_t = E_\infty$.
Fonte: Desenvolvida pela autoria do capítulo.

Neste modelo, as equações que descrevem a variação da quantidade de fármaco em função do tempo na bolsa de infusão no organismo e a quantidade eliminada por uma ou mais vias são distintas, considerando se o processo de infusão está ocorrendo ou já foi encerrado. Desse modo, durante a infusão tem-se:

$$\frac{dA}{dt} = -k_0 \quad \text{(equação 63.29)}$$

$$\frac{dX}{dt} = k_0 - k_e \cdot X \quad \text{(equação 63.30)}$$

$$\frac{dE}{dt} = k_e \cdot X \quad \text{(equação 63.31)}$$

Quando cessa a infusão, a variação da quantidade de fármaco na bolsa de infusão passa a ser zero ($\frac{dA}{dt} = 0$) e a equação 63.30 passa a ser igual à equação 63.1. Dito de outro modo, após cessar a infusão, o fármaco será eliminado do organismo seguindo as equações do modelo de 1 compartimento com administração tipo i.v. *bolus*.

A integração da equação 63.29 permite determinar a quantidade de fármaco que resta na bolsa de infusão a qualquer tempo:

$$A_t = D - k_0 \cdot t \quad \text{(equação 63.32)}$$

Na administração por infusão, dois tempos distintos devem ser definidos: o tempo transcorrido desde o início da administração do fármaco (t) e o tempo de infusão (T). Desse modo, durante a infusão t = T e, após o final da infusão, T assume um valor constante e o t continua contando até que todo fármaco seja eliminado do organismo. Desse modo, a dose total administrada pode ser determinada como:

$$D = k_0 \cdot T \quad \text{(equação 63.33)}$$

A Figura 63.10 mostra o perfil de concentração plasmática *versus* tempo que característico do modelo de infusão.

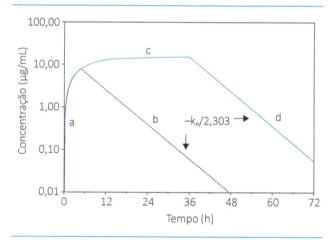

Figura 63.10 – Perfil de concentração plasmática *versus* tempo após administração do fármaco pela via intravenosa como infusão.
No modelo, mostrando quatro fases: a) durante a infusão, antes de atingir o estado de equilíbrio (T = t); b) no estado de equilíbrio (T = t); c) após cessar a infusão, antes de atingir equilíbrio (T = cte., t > T); d) após cessar a infusão no equilíbrio (T = cte., t > T).
Fonte: Desenvolvida pela autoria do capítulo.

A equação 63.34, resultante da integração da equação 63.30 e sua divisão por Vd, descreve a concentração plasmática do fármaco durante a infusão, antes de atingir o equilíbrio (Figura 63.10a):

$$C_t = \frac{k_0}{k_e \cdot Vd} \cdot (1 - e^{-k_e \cdot t}) \qquad \text{(equação 63.34)}$$

Quando a velocidade de entrada do fármaco no organismo (k_0) se equilibra com a velocidade de eliminação (CL_T), chega-se a uma situação de concentração constante conhecida como estado de equilíbrio ou *steady state* (SS) (Figura 63.10b). Nessa situação, que ocorre em processos de infusão contínua, pode-se determinar a concentração plasmática pela equação:

$$C_{SS} = \frac{k_0}{k_e \cdot Vd} = \frac{k_0}{CL_T} \qquad \text{(equação 63.35)}$$

onde C_{ss} é a concentração no estado de equilíbrio.

Cessando a infusão, antes (Figura 63.10c) ou após atingir o estado de equilíbrio (Figura 63.10d), a eliminação do fármaco pode ser descrita pelas equações 63.36 e 63.37, respectivamente. Veja que a equação 63.37 é semelhante à equação 63.7:

$$C_t = \frac{k_0}{k_e \cdot Vd} \cdot (1 - e^{-k_e \cdot T}) \cdot e^{-k_e \cdot (t-T)} \qquad \text{(equação 63.36)}$$

$$C_t = C_{ss} \cdot e^{-k_e \cdot (t-T)} \qquad \text{(equação 63.37)}$$

Neste modelo, a meia-vida de eliminação do fármaco pode ser determinada pela equação 63.13, enquanto a depuração e o volume de distribuição podem ser determinados sabendo-se a concentração no estado de equilíbrio:

$$CL_T = \frac{k_0}{C_{ss}} \qquad \text{(equação 63.38)}$$

$$Vd = \frac{k_0}{C_{ss} \cdot k_e} \qquad \text{(equação 63.39)}$$

No processo de infusão contínua, o tempo para atingir o estado de equilíbrio depende apenas da constante de velocidade de eliminação do fármaco e pode ser determinado pela equação 63.40, resultante da razão entre as equações 63.34 e 63.35:

$$f_{ss} = (1 - e^{-k_e \cdot t}) \cdot 100 \qquad \text{(equação 63.40)}$$

onde f_{ss} é fração do estado de equilíbrio. Desse modo, é necessária uma $t_{1/2}$ de eliminação do fármaco para atingir 50% da C_{ss}; duas meias-vidas resultam em 75% da C_{ss}; 3,3 $t_{1/2}$ resultam em 90% da C_{ss}; 4,3 $t_{1/2}$ levam a 95% da C_{ss}; e com 6,6 $t_{1/2}$ se obtém 99% da C_{ss}. Na clínica diz-se que são necessárias quatro meias-vidas para atingir o estado de equilíbrio.

Para fármacos com meias-vidas longas, pode-se administrar uma dose de ataque (LD), como i.v. *bolus* (calculada pela equação 63.41) ou como infusão de curta duração rápida (calculada pela equação 63.34),

que deve ser seguida imediatamente de uma dose de manutenção (MD), calculada pela equação 63.42:

$$LD = Vd \cdot C_{ss} \qquad \text{(equação 63.41)}$$

$$MD = k_0 = C_{ss} \cdot CL_T \qquad \text{(equação 63.42)}$$

Deve-se ter em mente que se a dose de ataque for administrada como i.v. *bolus*, e assumindo-se que o CL_T do paciente é igual ao CL_T médio da população, se estabelecerá a concentração de equilíbrio desde o início do tratamento (Figura 63.11). Se, no entanto, a dose de ataque for administrada como uma infusão de curta duração rápida, levará mais tempo para chegar ao estado de equilíbrio. Mesmo assim, a dose de ataque é vantajosa para fármacos com meias-vidas longas, pois produz concentrações terapêuticas em menor tempo.

Observe na Figura 63.11 que a concentração no estado de equilíbrio (15 µg/mL) é obtida após 1 hora do início da infusão rápida de curta duração, conforme planejado, mas as concentrações estão dentro da janela terapêutica (10 a 20 µg/mL) em aproximadamente 38 minutos após iniciar a infusão. Se não fosse administrada a dose de ataque, a concentração de equilíbrio seria atingida em 32 horas e as concentrações estariam dentro da janela terapêutica 12,4 horas após o início da infusão contínua. Para calcular a k_0 para a infusão de curta duração rápida utiliza-se a equação 63.34 sabendo-se a C_{ss} e o tempo de infusão desejados.

Modelos de 1 compartimento em doses múltiplas

As equações vistas para os modelos de 1 compartimento foram deduzidas após a administração de dose única do fármaco. No entanto, nos tratamentos farmacológicos, geralmente são necessárias múltiplas doses do fármaco para atingir o desfecho terapêutico desejado. Eventualmente, o paciente fará uso do fármaco por tempo indeterminado. Nos regimes de doses múltiplas ainda se mantém a farmacocinética linear, mas as concentrações máximas após cada dose (pico de concentração, C_{max}) e as mínimas antes da próxima dose (vale de concentração, C_{min}) devem ser mantidas dentro dos limites da janela terapêutica do fármaco para garantir maior probabilidade de efeito clínico com menor probabilidade de efeitos colaterais (Figura 63.12). Nesse contexto, os regimes posológicos ideais são os que resultam em pequena flutuação e acumulação, sendo necessário ajustar a dose e o intervalo entre doses (τ) para garantir a adequação posológica para cada paciente.

As equações que descrevem os modelos farmacocinéticos de 1 compartimento, vistas até aqui, servem de base para as equações que permitem determinar a concentração em qualquer tempo do perfil de doses múltiplas, utilizando-se do princípio da superposição.

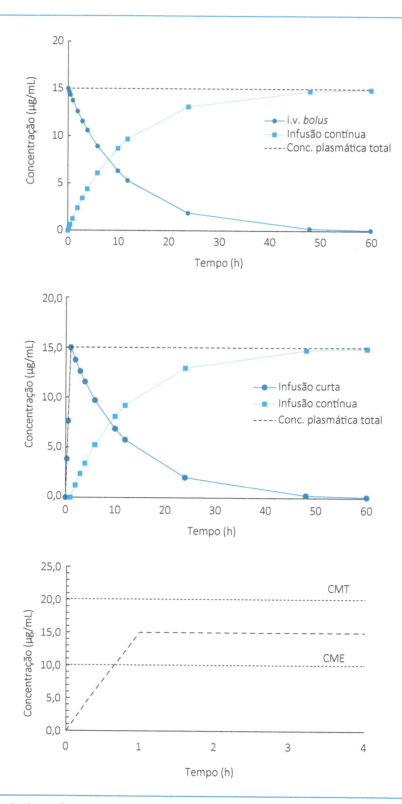

Figura 63.11 – Simulação dos perfis de concentração plasmática *versus* tempo para teofilina após dose de ataque i.v. *bolus* seguida de infusão (gráfico superior) ou dose de ataque como infusão de curta duração rápida seguida de infusão mais lenta (gráfico do meio). Assumiu-se indivíduo de 70 kg, Vd = 0,45 L/kg, $t_{1/2}$ = 8 horas, C_{ss} alvo de 15 μg/mL e programou-se a LD da infusão de curta duração para atingir a concentração alvo em 1 hora. O gráfico inferior mostra ampliação das primeiras horas do perfil plasmático total resultante da dose de ataque administrada como infusão de curta duração rápida seguida de infusão contínua mais lenta.

CME: concentração mínima efetiva e CMT: concentração mínima tóxica.

Fonte: Desenvolvida pela autoria do capítulo.

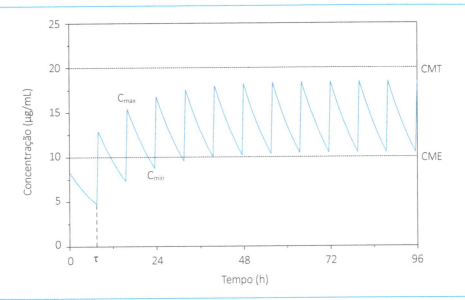

Figura 63.12 – Perfil de concentrações por tempo após administração de múltiplas doses do fármaco pela via i.v *bolus*.
A janela terapêutica está delimitada pela concentração mínima efetiva (CME) e pela concentração mínima tóxica (CMT). O fármaco está sendo administrado em dose fixa com intervalo entre doses (τ) constante, sendo pico de concentração (C_{max}) e vale (C_{min}). No estado de equilíbrio, picos e vales sucessivos têm as mesmas concentrações, que devem ficar dentro dos limites da janela terapêutica.
Fonte: Desenvolvida pela autoria do capítulo.

No princípio da superposição se assume que a dose anterior não afeta a farmacocinética da dose subsequente, logo, as concentrações obtidas após doses sucessivas vão se sobrepor às concentrações obtidas nas doses anteriores. Deste modo, é possível prever as concentrações plasmáticas após qualquer dose sabendo as concentrações obtidas após a primeira através da utilização de um *fator de acumulação* que permite calcular quantas vezes o pico ou o vale da *n*ésima dose é maior do que o pico e o vale da primeira dose.

No caso de *modelos de 1 compartimento após dose i.v. bolus* (equação 63.7), o fator de acumulação pode ser determinado como:

$$r = \frac{1 - e^{n \cdot k_e \cdot \tau}}{1 - e^{-k_e \cdot \tau}} \quad \text{(equação 63.43)}$$

onde n é o número de doses administradas. Essa equação permite entender que a acumulação depende da relação entre a meia-vida do fármaco e o intervalo entre doses, sendo independente da dose administrada. Fármacos com meia-vida longa e intervalos curtos entre doses irão acumular mais do que fármacos com meias-vidas curtas e intervalos entre doses longos.

Usando-se o fator de cumulação, pode-se calcular o pico e o vale de qualquer dose que segue esse modelo, a partir do pico e do vale da primeira dose:

$$C_{max,n} = \frac{D}{V_d} \cdot r \quad \text{(equação 63.44)}$$

$$C_{min,n} = \frac{D}{V_d} \cdot r \cdot e^{-k_e \cdot \tau} \quad \text{(equação 63.45)}$$

Observe na Figura 63.12 que a acumulação obtida com a segunda dose é maior que a obtida com a terceira, e assim sucessivamente, até que no estado de equilíbrio, quando se balanceia velocidade de entrada do fármaco no organismo com velocidade de saída, a acumulação é constante. No estado de equilíbrio, cada dose administrada apenas repõe a quantidade de fármaco perdida no intervalo entre doses, de modo que doses sucessivas vão gerar a mesma acumulação de fármaco e a equação 63.43 pode ser simplificada para:

$$r_\infty = \frac{1}{1 - e^{-k_e \cdot \tau}} \quad \text{(equação 63.46)}$$

onde r_∞ é o fator de acumulação no estado de equilíbrio e, portanto, picos ($C_{max,ss}$) e vales ($C_{min,ss}$) podem ser calculados como:

$$C_{max,ss} = \frac{D}{V_d \cdot (1 - e^{-k_e \cdot \tau})} \quad \text{(equação 63.47)}$$

$$C_{min,ss} = C_{max,ss} \cdot e^{-k_e \cdot t} = \frac{D}{V_d \cdot (1 - e^{-k_e \cdot \tau})} \cdot e^{-k_e \cdot t}$$

$$\text{(equação 63.48)}$$

O princípio da superposição não se aplica quando a farmacocinética do fármaco se altera após doses sucessivas em decorrência das mudanças fisiopatológicas do paciente, saturação de sistemas carreadores, indução ou inibição enzimática. Nessas condições, equações de farmacocinética não linear são utilizas e podem ser obtidas na literatura específica [2-3].

Para o ajuste posológico em situação de doses múltiplas i.v. *bolus*, pode-se trabalhar com a concentração média no estado de equilíbrio, que é a concentração que seria obtida se a dose estivesse sendo administrado como infusão contínua e não fracionada em intervalos de tempo fixos. A concentração plasmática média no estado de equilíbrio (C_{ss}) pode ser calculada como:

$$\overline{C_{ss}} = \frac{D}{CL_T \cdot \tau} \quad \text{(equação 63.49)}$$

A extensão da flutuação obtida pelo regime posológico estabelecido pode ser calculada como:

$$\%F = \frac{C_{max,ss} - C_{min,ss}}{C_{max,ss}} \cdot 100 \quad \text{(equação 63.50)}$$

Outro modo de determinar a flutuação é pela relação entre pico e vale no estado de equilíbrio:

$$F = \frac{C_{max,ss}}{C_{min,ss}} \quad \text{(equação 63.51)}$$

Do mesmo modo que o fator de acumulação, a flutuação depende apenas da meia-vida e do intervalo entre doses, sendo independente da dose administrada.

Para o ajuste da posologia em tratamento de doses múltiplas, primeiramente se determina o intervalo entre doses com base na flutuação:

$$\tau = \frac{\ln F}{k_e} \quad \text{(equação 63.52)}$$

O intervalo entre doses calculado pela equação 63.47 deve ser ajustado para os intervalos entre doses tradicionais (q4h, q6h, q8h, q12h, q24h) mais próximo e inferior ao calculado, visando reduzir a flutuação e dar mais segurança ao tratamento. Outros intervalos de dose podem ser utilizados em pacientes internados (q18h) ou em função das características do fármaco (q48h, q7d). Para fármacos com índice terapêutico igual a 2, o melhor intervalo entre doses é o tempo de meia-vida ($\tau = \frac{\ln 2}{k_e} = t\frac{1}{2}$).

O intervalo entre doses escolhido é então utilizado no cálculo da dose de manutenção, tendo sido definida a concentração-alvo média no estado de equilíbrio:

$$MD = \overline{C_{ss}} \cdot CL_T \cdot \tau \quad \text{(equação 63.53)}$$

A dose de ataque para os regimes de dose múltipla i.v. *bolus* é calculada usando-se $C_{max,ss}$, que pode ser assumido como o máximo da janela terapêutica do fármaco:

$$LD = C_{max,ss} \cdot Vd \quad \text{(equação 63.54)}$$

Quando o fármaco é administrado em doses múltiplas e segue *modelo de 1 compartimento com absorção de primeira ordem*, o perfil de concentração *versus* tempo também mostra processo de acumulação (Figura 63.13), sendo igualmente possível determinar uma concentração plasmática média no estado de equilíbrio:

$$\overline{C_{ss}} = \frac{F_{abs} \cdot D}{CL_T \cdot \tau} \quad \text{(equação 63.55)}$$

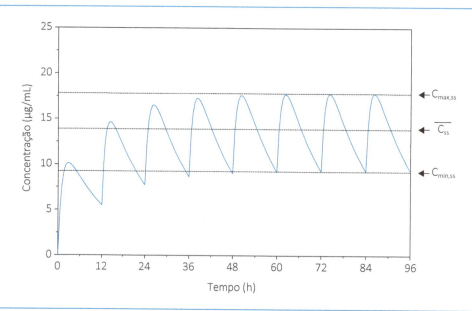

Figura 63.13 – Perfil de concentrações por tempo após administração de doses múltiplas do fármaco por via com absorção de primeira ordem. No estado de equilíbrio, picos e vales devem flutuar dentro da janela terapêutica. A C_{ss} é a concentração que se obteria se fosse administrada a mesma dose no estado de equilíbrio através de infusão contínua.

Fonte: Desenvolvida pela autoria do capítulo.

Como a equação que caracteriza esse modelo tem duas exponenciais, dois fatores de acumulação devem ser utilizados, sendo um fator de acumulação da fase de absorção (equação 63.56) e outro da fase de eliminação (equação 63.57):

$$r_a = \frac{1 - e^{-n \cdot k_a \cdot \tau}}{1 - e^{-k_a \cdot \tau}} \quad \text{(equação 63.56)}$$

$$r_e = \frac{1 - e^{-k_e \cdot \tau}}{1 - e^{-k_e \cdot \tau}} \quad \text{(equação 63.57)}$$

A equação 63.22, incorporando os fatores de acumulação, pode ser usada para determinar a concentração plasmática a qualquer tempo após múltiplas doses de fármaco que segue modelo de 1 compartimento com administração de primeira ordem:

$$C_t = \frac{F_{abs} \cdot D \cdot k_a}{Vd \cdot (k_a - k_e)} \cdot (r_e \cdot e^{-k_e \cdot t} - r_a \cdot e^{-k_a \cdot t})$$

$$\text{(equação 63.58)}$$

No estado de equilíbrio, quando picos e vales de doses sucessivas assumem os mesmos valores, essa equação pode ser simplificada para:

$$C_{ss} = \frac{F_{abs} \cdot D \cdot k_a}{Vd \cdot (k_a - k_e)} \cdot \left(\frac{e^{-k_e \cdot t}}{1 - e^{-k_e \cdot \tau}} - \frac{e^{-k_a \cdot t}}{1 - e^{-k_a \cdot \tau}} \right)$$

$$\text{(equação 63.59)}$$

Para a definição de posologia para esse modelo, após o cálculo do intervalo entre doses (equação 63.52), pode-se calcular a dose de manutenção e a dose de ataque pelas equações 63.60 e 63.61, respectivamente:

$$MD = \frac{\overline{C_{ss}} \cdot CL_T \cdot \tau}{F_{abs}} \quad \text{(equação 63.60)}$$

$$LD = \frac{DM}{(1 - e^{-k_e \cdot \tau}) \cdot (1 - e^{-k_a \cdot \tau})} \quad \text{(equação 63.61)}$$

Observe que a equação 63.61 indica que é necessário conhecer a constante de velocidade de absorção do fármaco para calcular a dose de ataque. Como k_a depende da forma farmacêutica, o mesmo fármaco pode ter constantes de absorção diferentes na dependência da formulação. Quando, no entanto, o intervalo entre doses for igual à meia-vida do fármaco, a dose de ataque será o dobro da dose de manutenção.

Quanto o fármaco segue o modelo de 1 compartimento e é administrado em doses múltiplas como infusão intermitente (administração de ordem zero), o perfil concentração *versus* tempo resultante se apresenta como mostrado na Figura 63.14. Na infusão intermitente, a dose do fármaco é administrada por infusão de curta duração, seguida de um período de eliminação antes de iniciar a próxima dose por infusão. Nos períodos de infusão geralmente não se atinge estado de equilíbrio. Esse modo de administração é utilizado para evitar concentrações muito elevadas em curtos intervalos de tempo, como ocorre com a administração i.v. *bolus*, reduzindo a chance de efeitos colaterais.

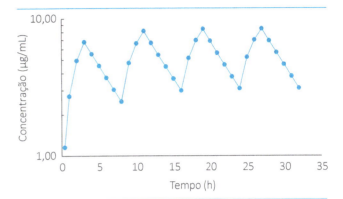

Figura 63.14 – Perfil de concentrações por tempo após administração de doses múltiplas do fármaco por infusão intermitente. Nesta simulação, infusão por 3 horas (T = 3 horas) a cada 8 horas (τ = 8 horas).
Fonte: Desenvolvida pela autoria do capítulo.

Como para os outros modelos de 1 compartimento em doses múltiplas, os níveis plasmáticos durante a infusão de doses subsequentes à primeira correspondem ao somatório das concentrações da dose atual e das concentrações restante das infusões anteriores. No estado de equilíbrio, a concentração média pode ser determinada pela equação:

$$\overline{C_{ss}} = \frac{k_0 \cdot T}{CL_T \cdot \tau} \quad \text{(equação 63.62)}$$

O rearranjo da equação 63.62 permite determinar a velocidade de infusão ($k_{0,MD}$) necessária para obter certo nível de concentração médio tendo sido pré-determinados o tempo da infusão de curta duração (T) e o intervalo de tempo entre as infusões intermitentes (τ). A dose de ataque para esse modo de administração pode ser determinada como:

$$k_{0,LD} = \frac{k_{0,MD}}{1 - e^{-k_e \cdot \tau}} \quad \text{(equação 63.63)}$$

onde $k_{0,LD}$ é a dose de ataque e $k_{0,MD}$ é a dose de manutenção determinada pelo rearranjo da equação 63.62.

Em qualquer situação de administração do fármaco em doses múltiplas, o tempo para atingir o estado de equilíbrio será dependente apenas da meia-vida do fármaco, sendo necessárias quatro meias-vidas para atingir 95% da concentração de equilíbrio. Para a determinação do número necessário de doses para atingir o estado de equilíbrio, pode-se usar a equação 63.64:

$$n_{ss} = \frac{4{,}3 \cdot T_{\frac{1}{2}}}{\tau} \quad \text{(equação 63.64)}$$

onde n_{ss} é o número de doses para atingir o estado de equilíbrio após múltiplas doses do fármaco.

Modelo de 2 compartimentos com administração i.v. *bolus*

Diferentemente dos modelos de 1 compartimento, nos modelos de 2 compartimentos o processo de distribuição dos fármacos da corrente sanguínea para os tecidos pode ser observado nos perfis de concentração *versus* tempo, uma vez que duas retas com inclinações distintas podem ser observadas no gráfico log-linear (Figura 63.15).

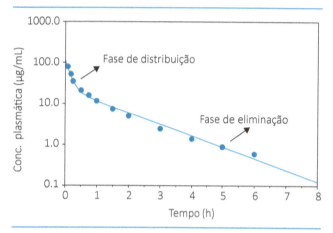

Figura 63.15 – Perfil de concentração plasmática *versus* tempo para fármaco que segue modelo de 2 compartimentos após administração de dose i.v. *bolus* em escala log-linear, mostrando as fases de distribuição e eliminação.

Fonte: Desenvolvida pela autoria do capítulo.

Para descrever este perfil de concentração *versus* tempo após administração do fármaco pela via i.v. *bolus*, o esquema da Figura 63.16 mostra dois compartimentos: o central representa a corrente sanguínea e os tecidos de alta perfusão, nos quais o fármaco se distribui rapidamente (fígado, rins, pulmão), e o compartimento periférico representa os demais tecidos do organismo, nos quais leva mais tempo para o fármaco se distribuir.

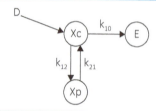

Figura 63.16 – Modelo de 2 compartimentos com administração i.v. *bolus* e eliminação com cinética de primeira ordem. Neste modelo, D: dose; Xc: quantidade de fármaco no compartimento central (1); Xp: quantidade de fármaco no compartimento periférico (2); E: quantidade de fármaco eliminada por um ou mais processos de eliminação em paralelo; k_{12}: microconstante de distribuição do compartimento central (1) para o periférico (2); k_{21}: microconstante de redistribuição do compartimento periférico (2) para o central (1); k_{10}: microconstante de eliminação do compartimento central. Balanço das massas: $D = Xc_0 = Xc_t + Xp_t + E_t = E_\infty$.

Fonte: Desenvolvida pela autoria do capítulo.

As equações diferencias que descrevem o movimento do fármaco no compartimento central, no compartimento periférico e no local de eliminação são, respectivamente:

$$\frac{dXc}{dt} = k_{21} \cdot Xp - k_{12} \cdot Xc - k_{10} \cdot Xc \quad \text{(equação 63.65)}$$

$$\frac{dXp}{dt} = k_{12} \cdot Xc - k_{21} \cdot Xp \quad \text{(equação 63.66)}$$

$$\frac{dX}{dt} = k_{10} \cdot Xc \quad \text{(equação 63.67)}$$

onde Xc é a quantidade de fármaco no compartimento central (1), Xp é a quantidade de fármaco no compartimento periférico (2), E é a quantidade de fármaco eliminada por um ou mais processos em paralelo, k_{12} é a microconstante de distribuição do compartimento central para o periférico, k_{21} é a microconstante de redistribuição do compartimento periférico para o central e k_{10} é a microconstante de eliminação do compartimento central.

A integração da equação 63.65 e sua divisão pelo volume de distribuição permite a obtenção da equação integrada que descreve as concentrações plasmáticas do fármaco a qualquer tempo:

$$Cp_t = a \cdot e^{-\alpha \cdot t} + b \cdot e^{-\beta \cdot t} \quad \text{(equação 63.68)}$$

onde a, b, α e β são constantes híbridas, determinadas a partir de k_{12}, k_{21} e k_{10}, que descrevem o movimento do fármaco no modelo. Neste modelo, a e b são os interceptos das fases de distribuição e eliminação, respectivamente; e α e β são as constantes de velocidade de distribuição e eliminação, respectivamente. Como a equação 63.68 possui dois termos exponenciais, a separação dos processos de distribuição e eliminação, na fase de distribuição, pode ser feita pelo método dos resíduos, conforme indicado na Figura 63.17.

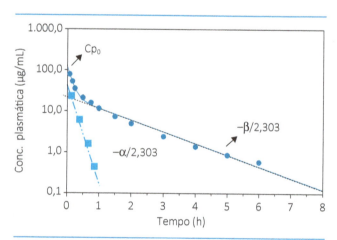

Figura 63.17 – Perfil de concentração plasmática *versus* tempo para modelo de 2 compartimentos após administração de fármaco por via i.v. *bolus* mostrando a determinação das constantes híbridas a, b, α e β pelo método dos resíduos ($\alpha > \beta$).

Fonte: Desenvolvida pela autoria do capítulo.

As constantes híbridas que representam os interceptos das fases de distribuição e de eliminação podem ser calculadas a partir dos valores das microconstante do modelo:

$$a = \frac{(\alpha - k_{21})}{(\alpha - \beta)} \cdot \frac{D}{Vc} \qquad \text{(equação 63.69)}$$

$$b = \frac{(k_{21} - \beta)}{(\alpha - \beta)} \cdot \frac{D}{Vc} \qquad \text{(equação 63.70)}$$

onde Vc é volume do compartimento central. O somatório dos interceptos a e b é igual à concentração plasmática no tempo zero ($Cp_0 = a + b$). Do mesmo modo, as constantes híbridas que descrevem as velocidades de distribuição e eliminação podem ser determinadas através das microconstantes do modelo:

$$\alpha = \frac{1}{2} \cdot \left(k_{12} + k_{21} + k_{10} + \sqrt{(k_{12} + k_{21} + k_{10})^2 - (2 \cdot k_{21} \cdot k_{10})} \right)$$
$$\text{(equação 63.71)}$$

$$\beta = \frac{1}{2} \cdot \left(k_{12} + k_{21} + k_{10} - \sqrt{(k_{12} + k_{21} + k_{10})^2 - (4 \cdot k_{21} \cdot k_{10})} \right)$$
$$\text{(equação 63.72)}$$

Mais comumente, no entanto, as constantes híbridas, determinadas a partir dos dados experimentais, são utilizadas para calcular as microconstantes do modelo:

$$k_{21} = \frac{(a \cdot \beta + b \cdot \alpha)}{(a + b)} \qquad \text{(equação 63.73)}$$

$$k_{10} = \frac{\alpha \cdot \beta}{k_{21}} = \frac{(a + b) \cdot \alpha \cdot \beta}{\beta \cdot a + \alpha \cdot b} \qquad \text{(equação 63.74)}$$

$$k_{12} = \alpha + \beta - k_{21} - k_{10} = \frac{a \cdot b \cdot (\beta - \alpha)^2}{a + b \cdot (a \cdot \beta + b \cdot \alpha)}$$
$$\text{(equação 63.75)}$$

Nos modelos multicompartimentais, como o de 2 compartimentos, pode-se identificar três volumes de distribuição: o volume de distribuição do compartimento central (Vc), observado logo após a dose i.v. *bolus*, quando o fármaco ainda não se distribuiu para o compartimento periférico; o volume de distribuição no estado de equilíbrio (Vd_{ss}), que ocorre quando as concentrações livres (não ligadas a proteínas) no compartimento central e periférico se equilibram; e volume de distribuição na fase de eliminação ($Vd\beta$), após o estado de equilíbrio. Esses volumes de distribuição crescem do menor – Vc, quando o fármaco está apenas no compartimento central, para Vd_{ss}, quando o fármaco está nos dois compartimentos, sendo $Vd\beta$ o maior de todos, quando o fármaco tem concentrações livres ligeiramente superiores no compartimento periférico, pois a eliminação ocorre a partir do compartimento central. Esses três volumes de distribuição podem ser calculados como:

$$Vc = \frac{D}{Cp_0} = \frac{D}{a + b} \qquad \text{(equação 63.76)}$$

$$Vd_{ss} = Vc + Vp = \left(1 + \frac{k_{12}}{k_{21}} \right) \cdot Vc \quad \text{(equação 63.77)}$$

$$Vd_\beta = \frac{CL_T}{\beta} \qquad \text{(equação 63.78)}$$

Nesse modelo, a velocidade de eliminação do compartimento central é determinada por k_{10} e a constante de velocidade de eliminação k_e leva em consideração o processo de distribuição, podendo ser determinada como:

$$k_e = \frac{k_{10} \cdot Vc}{Vd_{ss}} = \frac{k_{10}}{1 + \frac{k_{12}}{k_{21}}} \qquad \text{(equação 63.79)}$$

Como a depuração, por definição, é volume depurado na unidade de tempo, para cada um dos volumes de distribuição há uma equação para o cálculo do CL_T. No entanto, independente do volume de distribuição utilizado, a depuração é constante:

$$CL_T = k_{10} \cdot Vc = k_e \cdot Vd_{ss} = \beta \cdot Vd_\beta = \frac{D}{ASC_{0-\infty}}$$
$$\text{(equação 63.80)}$$

A área sob a curva de concentração plasmática *versus* tempo, que pode ser determinada pelo método trapezoidal (ver Capítulo 3 – Farmacocinética: absorção, distribuição, metabolismo e eliminação de fármacos), pode também ser determinada pela equação integrada que corresponde ao somatório das razões dos interceptos de distribuição e eliminação pelas respectivas constantes de velocidade, e as meias-vidas de distribuição e eliminação a partir dos valores de α e β, respectivamente:

$$ASC_{0-\infty} = \frac{a}{\alpha} + \frac{b}{\beta} \qquad \text{(equação 63.81)}$$

$$t\frac{1}{2}\alpha = \frac{0,693}{\alpha} \qquad \text{(equação 63.82)}$$

$$t\frac{1}{2}\beta = \frac{0,693}{\beta} \qquad \text{(equação 63.83)}$$

A integração da equação 63.66 permite a obtenção da equação que descreve o perfil de concentração livre no fármaco no compartimento periférico (Ct_{livre}) *versus* tempo (Figura 63.18). Observe que se pode simular o perfil de concentração livre tecidual do fármaco se esse se distribuísse para os tecidos apenas por difusão, conhecendo-se os valores das constantes híbridas obtidas da modelagem dos dados plasmáticos:

$$Ct_{livre} = \frac{fu \cdot D \cdot k_{21}}{Vc \cdot (\alpha - \beta)} \cdot (e^{-\beta \cdot t} - e^{-\alpha \cdot t}) =$$
$$\text{(equação 63.84)}$$
$$= \frac{fu \cdot (a \cdot \beta + b \cdot \alpha)}{(\alpha - \beta)} \cdot (e^{-\beta \cdot t} - e^{-\alpha \cdot t})$$

onde fu é a fração livre do fármaco no plasma.

O tempo para obter pico de concentração livre tecidual ($t_{max,t}$) pode ser obtido pela relação das constantes híbridas α e β:

$$t_{max,t} = \frac{\ln\left(\frac{\alpha}{\beta}\right)}{(\alpha - \beta)} \qquad \text{(equação 63.85)}$$

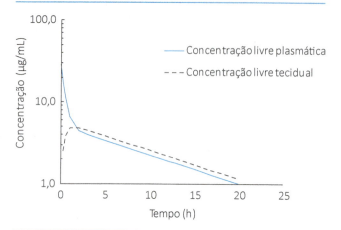

Figura 63.18 – Perfis de concentração livre no compartimento central e no compartimento periférico de fármaco que segue modelos de dois compartimentos após dose i.v. *bolus*.
Fonte: Desenvolvida pela autoria do capítulo.

A Figura 63.19 mostra o perfil de concentração plasmática *versus* tempo após a administração de múltiplas doses i.v. *bolus* de fármaco que segue modelo de 2 compartimentos. Pode-se observar que, mesmo em estado de equilíbrio, como mostrado no gráfico, ainda se observa as fases de distribuição e eliminação do fármaco.

Para ajuste de doses neste modelo serão utilizadas as equações do modelo de 1 compartimento se a distribuição do fármaco for rápida, ou seja, se a distribuição ocorrer em 20 a 30 minutos após a dose ($5 \cdot t_{1/2} < 20\text{-}30$ min).

Os modelos compartimentais descritos neste capítulo são os mais comuns utilizados no monitoramento terapêutico de fármacos que seguem a farmacocinética linear [4].

Embora encontrem importantes aplicações nas áreas de investigação pré-clínica e clínica, em razão do fato de simplificarem a realidade e apresentarem soluções matemáticas de fácil resolução com o potencial computacional atual, os modelos farmacocinéticos compartimentais apresentam como limitações o fato de possuírem uma mínima correspondência anatômica, fisiológica e biológica com os sistemas *in vivo*, o que dificulta sua aplicação em estudos de translação do cenário pré-clínico para o clínico, considerando as diferenças anatomofisiológicas e metabólicas entre as espécies. Do mesmo modo, a translação dos resultados farmacocinéticos entre populações da mesma espécie com distintos níveis de ontogenia (p.ex., pacientes neonatos, pediátricos e idosos) ou entre grupos de pacientes que apresentem fatores que podem gerar variabilidade na farmacocinética, como peso, sexo e uso de outros medicamentos, é limitado quando os dados são modelados utilizando equações compartimentais.

Para superar essas limitações, outras abordagens de análise farmacocinética utilizando modelos populacionais (POPPK) e modelos embasados na fisiologia (PBPK) têm sido utilizadas atualmente.

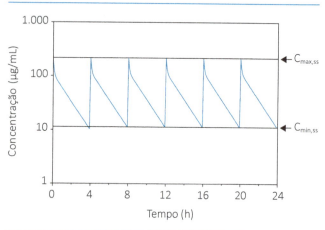

Figura 63.19 – Perfil de concentração plasmática após múltiplas doses i.v. *bolus* de fármaco que segue modelo de 2 compartimentos, mostrando pico ($C_{max,ss}$) e vale ($C_{min,ss}$) no estado de equilíbrio.
Fonte: Desenvolvida pela autoria do capítulo.

Modelagem farmacocinética populacional (POPPK)

Nos últimos anos, a modelagem POPPK inovou o desenvolvimento de medicamentos, o qual foi, por muito tempo, baseado em estudos farmacocinéticos clássicos.

A investigação farmacocinética clássica é conduzida, geralmente, em voluntários sadios ou em paciente selecionados de modo a reduzir a variabilidade do grupo, através de desenhos experimentais complexos e com esquemas de controle ou através de critérios restritivos de inclusão e exclusão. Nesses estudos se modela o comportamento individual dos participantes objetivando estabelecer um perfil médio do grupo, ou seja, o perfil médio da concentração plasmática *versus* tempo é o principal foco de interesse. Além disso, o estudo pode focar na avaliação da influência de apenas uma fonte de variabilidade de cada vez, como a influência da função renal na depuração de um determinado fármaco, por exemplo, dificultando o entendimento das interações entre diferentes fontes de variabilidade e da influência dessas nos parâmetros farmacocinéticos. De fato, a informação sobre a variabilidade no uso clínico do fármaco é crítica e fica diminuída por essas restrições experimentais. Por esse motivo, pode-se questionar se os parâmetros farmacocinéticos determinados nesses estudos controlados descrevem o fármaco na população em geral ou apenas nos grupos de indivíduos que participaram dos estudos.

Um estudo planejado para ser avaliado por estratégia populacional tem um desenho experimental diferenciado, possibilitando a inclusão de um número maior de indivíduos com diferentes características e condições clínicas, de modo a melhor contemplar a população de pacientes que utilizará o fármaco, podendo resultar em parâmetros farmacocinéticos distintos dos obtidos pela estratégia clássica. Uma análise farmacocinética populacional em que os dados de todos os indivíduos são considerados ao mesmo tempo na construção de um único modelo POPPK permite entender como os indivíduos de uma população diferem uns dos outros e possibilita o estabelecimento de terapias individualizadas.

Na modelagem farmacocinética populacional, modelos matemáticos e estatísticos são incorporados aos modelos compartimentais, permitindo: a) avaliar a influência das fontes de variabilidade nesses parâmetros, e b) descrever as informações relativas à variabilidade inexplicável entre os parâmetros farmacocinéticos dos indivíduos pertencentes a uma dada população.

Um modelo POPPK tem três componentes (Figura 63.20): elementos fixos representados pelo modelo estrutural, modelo de covariáveis e modelo estatístico. O modelo estrutural descreve o perfil de concentração *versus* tempo para a população (modelo compartimental clássico); o modelo de covariáveis quantifica as fontes de variabilidade interindividual conhecidas; e o modelo estatístico quantifica as fontes de variabilidade desconhecidas (elemento aleatório) [6]. Em termos gerais, as equações de modelos populacionais irão englobar esses três componentes:

$$Y = f(x; \theta, \Omega; \Sigma, peso, dose) \quad \text{(equação 63.86)}$$

onde f é uma função que mapeia X para Y, θ é um vetor de regressão estimada de parâmetros de tamanho p, Ω é uma matriz de componentes de variância que definem as fontes de variabilidade conhecidas no modelo (variabilidade interindividual e interocasional do parâmetro) e Σ é um vetor de componentes de variância residual que modela a variabilidade inexplicável nos dados. São incluídas no modelo, ainda, as variáveis independentes, como peso e dose.

Por exemplo, em um estudo farmacocinético onde um fármaco é administrado pela via intravenosa e tem seu perfil de concentração *versus* tempo descrito por modelo de 1 compartimento, parametrizado por volume de distribuição e depuração, a equação populacional poderia ser descrita como:

$$C_{ij} = \frac{D}{V_i} * \exp\left(-\frac{CL_i}{V_i} * t_{ij}\right) * \exp(\varepsilon_{ij}) \quad \text{(equação 63.87)}$$

onde C_{ij} é a concentração no tempo j para o indivíduo i, sendo modelada em função do modelo estrutural e modelo de variância escolhidos. Os elementos fixos no modelo estrutural são dose (D) e tempo t_{ij}. Os parâmetros farmacocinéticos são V_i, o volume de distribuição para o indivíduo i e CL_i, a depuração para o mesmo indivíduo. O modelo aleatório é uma função da variância ε_{ij}.

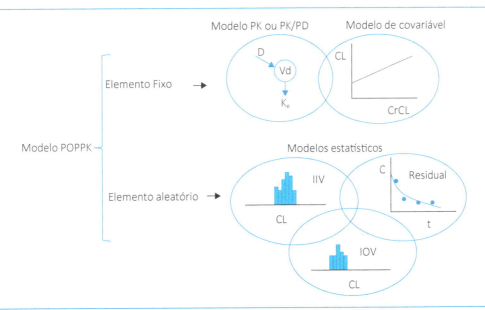

Figura 63.20 – Componentes de um modelo farmacocinético populacional.
Os elementos fixos são representados pelos modelos farmacocinéticos compartimentais tradicionais (ou modelos PK/PD) e pelo modelo de covariável. O elemento aleatório é representado pelos modelos estatísticos capazes de descrever a variabilidade interindividual (IIV), interocasional (IOV) ou a residual inexplicável (RV). Neste exemplo, o modelo de 1 compartimento i.v. *bolus* é parametrizado por k_e e Vd e a depuração (CL = k_e · Vd) é influenciada pela depuração de creatinina (CL_{Cr}).

Fonte: Adaptada de material da III Summer School of Pharmacometrics da UNAV pela autora do capítulo.

Uma covariável é qualquer variável específica de um indivíduo capaz de explicar a variabilidade na farmacocinética ou na farmacodinâmica. Desse modo, as covariáveis são usadas para descrever fontes previsíveis (efeitos fixos) de variabilidade e explicar parte da variabilidade global do parâmetro na população, provocando uma diminuição da variabilidade imprevisível (efeitos aleatórios).

As fontes de variabilidade interindividual conhecidas para cada parâmetro farmacocinético, que são testadas como covariáveis nos modelos populacionais visando quantificar a origem das diferenças intra e interindividuais observados nos valores de concentrações do fármaco, foram descritas no Capítulo 3 (Farmacocinética: absorção, distribuição, metabolismo e eliminação de fármacos). Essas covariáveis podem ser classificadas como categóricas (p.ex., sexo) ou contínuas (p.ex., idade, peso, níveis séricos de creatinina).

Os elementos aleatórios (modelos estatísticos), por sua vez, descrevem os componentes da variabilidade nos parâmetros farmacocinéticos que não puderam ser explicados pelas covariáveis, como a variabilidade interindividual (IIV) para a qual não se conseguiu identificar a fonte; a variabilidade interocasional (IOV), observada em estudos de dose múltipla, por exemplo; e a variabilidade residual, associada a erros nos tempos de coleta das amostras, nas doses administradas, erros analíticos na quantificação do fármaco e erros na construção dos modelos, entre outros.

Nos modelos populacionais ainda se inclui um segundo nível de variabilidade, conhecida como variabilidade interindividual residual ou aleatória (η), a qual pode ser descrita por modelos de erro aditivo, exponencial ou proporcional (equações 63.88, 63.89 e 63.90, respectivamente). Nas equações a seguir se exemplifica esses erros associados à depuração do fármaco:

Erro aditivo: $CL_i = \theta_1 + \eta_{1i}$ (equação 63.88)

Erro exponencial: $CL_i = \theta_1 * \exp(\eta_{1i})$ (equação 63.89)

Erro proporcional: $CL_i = \theta_1 * (1 + \eta_{1i})$ (equação 63.90)

onde θ_1 é o valor típico populacional da depuração, η_{1i} é o desvio do valor típico da população para o $i$ésimo indivíduo e em todos os indivíduos avaliados. Em geral, assume-se que os valores individuais η_1 são normalmente distribuídos com uma média de 0 e variância definida como Ω^2. Em algumas situações, usa-se a função log-normal para a distribuição dos valores do parâmetro, de modo que a distribuição dos valores de CL_i, nesse exemplo, pode ser log-normal, mas a distribuição dos valores de η_{1i} será normal.

O modelo farmacocinético populacional final é escolhido através da avaliação dos gráficos de diagnóstico gerados pelos *softwares* empregados, tais como NONMEM® (Icon) e o Monolix® (Lixoft). Entre os gráficos analisados destacam-se os que mostram os valores de concentrações individuais e populacionais previstos *versus* os valores observados experimentalmente, os gráficos dos resíduos ponderados *versus* dados previstos e os gráficos dos resíduos ponderados *versus* tempo (Figura 63.21). Além disso, são analisados os (*visual predictive checks* – VPC), que são gráficos gerados a partir da simulação estocástica de concentrações *versus* tempo individuais prevista para um grande número de indivíduos (geralmente entre mil e 10 mil), tendo como base o modelo populacional desenvolvido. A partir dessas simulações é possível analisar a média de tendência central das curvas de concentração *versus* tempo obtida e os intervalos interquartis de previsão, que idealmente devem englobar 90% dos valores observados em cada intervalo de tempo. Paralelamente se faz uma análise dos valores de Akaike ou do valor máximo de uma função objetivo como critério de ajuste final de seleção do modelo.

Modelagem farmacocinética baseada na fisiologia (PBPK)

Nos modelos farmacocinéticos embasados na fisiologia, os compartimentos têm uma correspondência direta com os órgãos ou tecidos do organismo e as conexões entre eles são baseadas no conhecimento de anatomia e fisiologia de mamíferos (Figura 63.22). Na construção dos modelos PBPK podem ser utilizadas abordagens completas para a descrição de todos os órgãos em um sistema (modelo full PBPK) ou sistemas simplificados nos quais os órgãos são agrupados (lumped PBPK) por características semelhantes.

A maior dificuldade para a construção dos modelos PBPK é a disponibilidade dos dados experimentais necessários para a identificação e validação dos modelos, bem como a integração dessas informações, pois, em geral, os estudos farmacocinéticos descrevam dados de concentração plasmática *versus* tempo, sendo as concentrações teciduais, necessárias para estabelecer os modelos, difíceis de serem determinadas, especialmente em humanos. Atualmente, com o desenvolvimento de sistemas computacionais, criação de bancos de dados com informações compiladas de estudos de distribuição tecidual e ferramentas que permitem a integração de dados *in vitro*, *ex vivo* e *in vivo*, a modelagem PBPK tem se popularizado de forma importante.

As equações utilizadas para a construção dos modelos PBPK irão incluir parâmetros associados ao sistema biológico (propriedades do organismo), ao fármaco (propriedades do fármaco) e à formulação (propriedades da formulação e do estudo), conforme esquematizado na Figura 63.23.

Capítulo 63 – Modelos farmacocinéticos

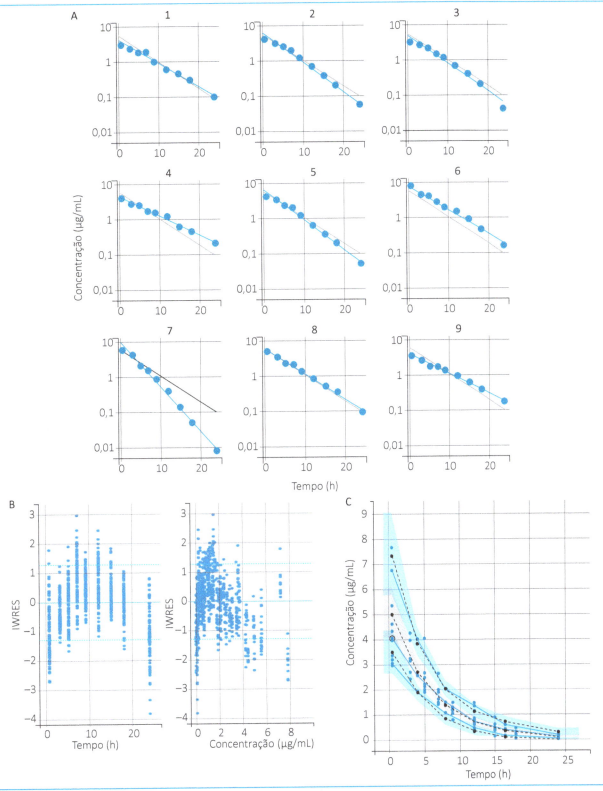

Figura 63.21 – Gráficos típicos da análise farmacocinética populacional.
No painel A, são mostrados nove perfis de concentração plasmática *versus* tempo individuais modelados com modelo de 1 compartimento com administração intravenosa, onde as linhas em azul indicam o perfil individual modelado e as linhas em vermelho, o perfil populacional modelado. *No painel B* são mostrados os gráficos de resíduos ponderados de observação *versus* tempo à direita e de resíduos *versus* concentração à esquerda. Nesses gráficos, se busca uma distribuição aleatória dos valores de resíduos. No painel C é mostrado o gráfico do VPC, onde as áreas em azul e vermelho indicam os intervalos interquartis superior e inferior (intervalo de predição de 90%), as linhas pontilhadas indicam os percentis previstos e os pontos azuis, os dados observados. Na análise de VPC espera-se que 90% dos dados observados estejam dentro da área de previsão dos dados construídos com base no modelo populacional. Os modelos POPPK, no entanto, ainda se utilizam dos modelos farmacocinéticos compartimentais para descrever o movimento do fármaco no organismo.
Fonte: Desenvolvida pela autoria do capítulo.

999

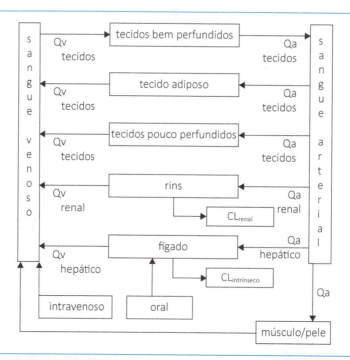

Figura 63.22 – Esquema de modelo farmacocinético embasado na fisiologia (PBPK), onde foram incluídos no modelo os tecidos bem perfundidos (agrupados), o tecido adiposo, os tecidos pouco perfundidos (agrupados), os órgãos de eliminação e metabolismo e os fluxos sanguíneos para os respectivos tecidos de interesse.
Fonte: Adaptada de Derendorf & Schmidt (2020).

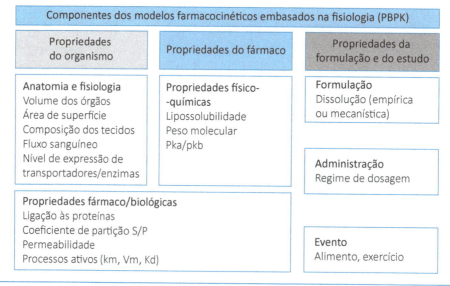

Figura 63.23 – Componentes essenciais dos modelos farmacocinéticos PBPK.
Fonte: Adaptada de Kuepfer et al. (2016).

O componente fisiológico corresponde às características específicas para a espécie utilizada na construção do modelo (camundongo, rato, humano), tais como peso, sexo e idade, as quais são utilizadas para compor as informações dos tecidos, como volume, fluxo sanguíneo e número de células. Os parâmetros característicos do fármaco, como peso molecular, solubilidade, pKa e Log P, são dependentes de suas propriedades físico-químicas. Já os parâmetros como ligação a proteínas plasmática, ligação aos eritrócitos, permeabilidade, coeficiente de partição tecido/plasma e afinidade por enzimas e transportadores são característicos do fármaco, mas também estão relacionados com o componente fisiológico do modelo. O desenho experimental e as propriedades da formulação, por fim, irão integrar o modelo através de informações como a via de administração e dose utilizada no estudo, estado alimentar do indivíduo (jejum ou alimentado), bem como as características da formulação, como liberação imediata ou controlada. *Softwares* específicos para o desenvolvimento de modelos PBPK, como SimCyp® (Certara), GastroPlus® (Simulations Plus) e PK-Sim® (Bayer), possuem alguns desses componentes descritos já incorporados [10], não sendo necessária a inclusão dessas informações nos modelos.

Tomando como exemplo o esquema mostrado na Figura 63.22, e assumindo que o fármaco foi administrado pela via intravenosa, pode-se descrever equações para cada um dos compartimentos. As equações que descrevem essas concentrações em modelos PBPK, quando o processo de distribuição entre os compartimentos é governado por difusão, baseiam-se no fluxo sanguíneo (F), volume do órgão (V), concentração arterial do fármaco (C_{art}) e coeficiente de partição do fármaco no tecido (λ). Assim, a variação da concentração de cada órgão/tecido (C) é representada pela seguinte equação geral:

$$\frac{dC}{dt} = \frac{F}{V} \cdot \left(C_{art} - \frac{c}{\lambda} \right)$$ (equação 63.91)

Ao contrário dos modelos compartimentais, nos quais apenas dados de concentração no compartimento central (sangue, plasma ou soro) são necessários para caracterizar a farmacocinética e compartimentos adicionais (periféricos) são incluídos para explicar os dados de variação de concentração neste compartimento central, nos modelos PBPK as informações de concentração no plasma/sangue total e nos tecidos são necessárias para a construção dos modelos.

Outra diferença importante entre a abordagem compartimental clássica e a abordagem embasada na fisiologia é que os modelos PBPK são derivados usando parâmetros fisiológicos e interações do fármaco com componentes dos tecidos, sendo considerados modelos *bottom up*. A diferença entre as abordagens *bottom up* e *top down* é bem definida. Na modelagem farmacocinética clássica, os modelos compartimentais são principalmente tipo *top down*, uma vez que os perfis concentração *versus* tempo observados são usados para construir os modelos matemáticos e derivar os parâmetros farmacocinéticos. Já os modelos PBPK, por sua vez, são *bottom up*, uma vez que são construídos com informações fisiológicas básicas e características específicas do fármaco.

As abordagens de modelagem também podem ser caracterizadas como *a posteriori* (observacionais) ou *a priori* (baseadas apenas na teoria) e ser ainda *mecanísticas* (com estrutura e componentes baseados em mecanismos) ou *empíricas* (baseadas apenas em observações). Ambas as abordagens, *bottom up* e *top down*, podem incorporar componentes empíricos ou mecanísticos. Por exemplo, modelos compartimentais *top down* podem ser semiempíricos, uma vez que o significado físico pode ser atribuído a parâmetros calculados empiricamente, como no caso dos modelos de 2 compartimentos que descrevem uma distribuição bifásica, indicativa de um equilíbrio lento com alguns tecidos. Já os modelos PBPK, enquanto *bottom up*, podem ser construídos com componentes empíricos, semiempíricos ou mecanísticos. Na maioria das vezes, os modelos PBPK são mecanísticos, uma vez que a estrutura do modelo é baseada em processos fisiológicos.

Em virtude do seu grande potencial, modelos PBPK têm sido aplicados para a translação de informações do cenário pré-clínico para o clínico, para escalonamento de doses em pediatria, para estudos de interação fármaco-fármaco e fármaco-alimento e, mais recentemente, para aceleração de estudos de formulações e bioequivalência virtual.

Atividades propostas

1) A um paciente de 70 kg foi administrado pela via oral 800 mg de um fármaco que apresenta biodisponibilidade de 80% nessa via e velocidade de absorção maior que a de eliminação. As concentrações plasmáticas foram determinadas:

Tempo (h)	Ct (µg/mL)
0,25	6,2
0,5	10,7
0,75	13,9
1,5	18,16
2	18,41
4	13,15
6	7,72
8	4,32
10	2,38

2) Um fármaco administrado por infusão contínua é eliminado com tempo de meia-vida de 2,6 horas. A concentração plasmática desejada é de 60 μg/mL. O volume de distribuição é de 20 L.

3) Foi prescrito um tratamento para um paciente de 80 kg na dose de 250 mg i.v. *bolus* a cada 8 horas. O volume de distribuição do fármaco é de 0,2 L/kg e a meia-vida de eliminação, de 6 horas. As concentrações devem ficar dentro da janela terapêutica de 2 a 16 mg/L.

Principais pontos e objetivos de aprendizagem

1)

a) Plote os dados em papel mono log e determine k_e e k_a pelo método dos resíduos.

b) Determine o volume de distribuição e a meia-vida de eliminação do fármaco.

c) Assuma que 75% da dose é eliminada na urina e que o restante é metabolizado. Calcule a depuração total e a depuração renal.

2)

a) Qual a velocidade de infusão necessária para obter a concentração do estado de equilíbrio desejada?

b) Em quanto tempo após o início da infusão a concentração plasmática vai atingir 99% da concentração de equilíbrio?

c) Qual a dose de ataque necessária para atingir a concentração plasmática desejada o mais rápido possível?

3)

a) Esse regime posológico descrito para o paciente é adequado?

b) Se a posologia não é adequada, indique um esquema terapêutico alternativo que gere concentração média dentro da janela terapêutica.

Respostas esperadas

1)

a) Perfil de concentração por tempo mostrando os dados experimentais (Ct), Ct' e Ct'–Ct. A tabela mostra os valores de Ct' e Ct'–Ct que possibilitaram a construção do gráfico:

Tempo (h)	Ct (μg/mL)	Ct'	Ct'-Ct
0,25	6,2	45,2	45,2
0,5	10,7	42,0	35,8
0,75	13,9	39,0	28,3
1,5	18,16	36,3	22,4
2	18,41	29,1	10,9
4	13,15	25,1	6,7
6	7,72		
8	4,32		
10	2,38		

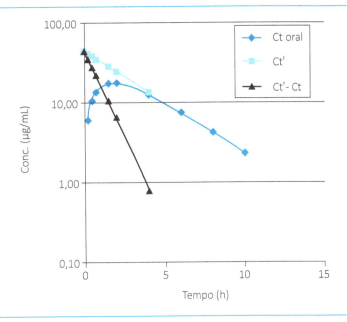

Da inclinação da reta Ct' calcula-se $k_e = 0{,}294$ h^{-1}, e da inclinação da reta Ct'–Ct calcula-se $k_a = 1{,}06$ h^{-1} (ver Capítulo 3 – Farmacocinética: absorção, distribuição, metabolismo e eliminação de fármacos, para equações para cálculo das constantes de velocidade a partir do gráfico).

b) Vd pode ser calculado a partir do Ct'$_0$, usando a equação 63.27:

$$Vd = \frac{F_{abs} \cdot D \cdot k_a}{C'_0 \cdot (k_a - k_e)} = \frac{0{,}8 \cdot 800 \cdot 1.06}{45{,}2 \cdot (1{,}06 - 0{,}294)} = 19{,}6 \text{ L}$$

A meia-vida pode ser calculada a partir do ke:

$$T_{\frac{1}{2}} = \frac{0{,}693}{k_e} = \frac{0{,}693}{0{,}294} = 2{,}4 \text{ h}$$

c) Se 75% da fração biodisponível da dose é eliminada por via renal, a microconstante renal é 75% de k_e ($0{,}294$ h^{-1} × $0{,}75 = 0{,}221$ h^{-1}) e a microconstante de metabolização corresponde a 25% de k_e ($0{,}294$ h^{-1} – $0{,}221 = 0{,}074$ h^{-1}). Logo, depuração total pode ser calculada como:

$$CL_T = k_e \cdot Vd = 0{,}294 \cdot 19{,}6 = 5{,}8 \text{ L/h}$$

A depuração renal vai corresponder a 75% do total ($CL_{ren} = 0{,}75 \times 5{,}8$ L/h), correspondendo a 4,3 L/h.

2)

a) A partir da meia-vida pode-se determinar k_e:

$$k_e = \frac{0{,}693}{t_{\frac{1}{2}}} = \frac{0{,}693}{2{,}6} = 0{,}267 \text{ h}^{-1}$$

Sabendo-se k_e e Vd, pode-se calcular CL_T

$$CL_T = k_e \cdot Vd = 0{,}267 \cdot 20 = 5{,}3 \text{ L/h}$$

Usando equação 63.42 pode-se determinar a velocidade de infusão:

$$k_0 = C_{ss} \cdot CL_T = 60 \cdot 5,3 = 318 \text{ mg/h}$$

b) A partir da equação 63.40 pode-se determinar o tempo para atingir 99% do estado de equilíbrio:

$$f_{ss} = (1 - e^{-k_e \cdot t}) \cdot 100$$

$$0,1 = (1 - e^{-0,267 \cdot t})$$

$$t = 17,2 \text{ h}$$

Pode-se também lembrar que 99% do estado de equilíbrio é atingido em $6,6 \times t_{1/2}$, chegando-se ao mesmo tempo de 17,2 horas.

c) A dose de ataque para chegar ao estado de equilíbrio mais rápido pode ser calculada pela equação 63.41

$$LD = C_{ss} \cdot Vd = 60 \cdot 20 = 1,2 \text{ g}$$

3)

a) A partir da meia-vida se determina k_e

$$k_e = \frac{0,693}{t_{\frac{1}{2}}} = \frac{0,693}{8} = 0,087 \text{ h}^{-1}$$

Vd é determinado como $0,2 \times 80 \text{ kg} = 16 \text{ L}$

Para determinar se a posologia está adequada, determina-se pico e vale do regime posológico descrito.

$$C_{max,ss} = \frac{D}{Vd \cdot (1 - e^{-k_e \cdot \tau})} = \frac{250}{16 \cdot (1 - e^{-0,087 \cdot 8})} = 31 \text{ mg/L}$$

$$C_{min,ss} = C_{max,ss} \cdot e^{-k_e \cdot t} = \frac{D}{Vd \cdot (1 - e^{-k_e \cdot \tau})} \cdot e^{-k_e \cdot t} = 31 \cdot e^{-0,087 \cdot 8} = 15,5 \text{ mg/L}$$

Pode-se concluir que o pico está fora da janela terapêutica. Logo, o regime posológico é inadequado e deve ser ajustado.

b) Para ajuste da posologia, determinar-se intervalo entre doses (equação 63.52) e dose de manutenção (equação 63.53) baseada na concentração plasmática média no estado de equilíbrio, que deve ser um valor dentro da janela terapêutica. Assumindo que se deseja concentração média de 8 mg/L:

$$\tau = \frac{\ln F}{k_e} = \frac{\ln \frac{16}{2}}{0,087} = 23,9 \text{ h}$$

A depuração pode ser calculada como $CL_T = k_e \times Vd = 0,087 \times 16 = 1,4 \text{ L/h}$

Pode-se administrar o fármaco uma vez ao dia, logo:

$$MD = C_{ss} \cdot CL_T = \tau = 8 \cdot 1,4 \cdot 24 = 267 \text{ mg}$$

REFERÊNCIAS

1. Wagner JG. Pharmacokinetics for the pharmaceutical scientist. Lancaster: Technomic; 1993.
2. Shargel L, Yu ABC. Applied Biopharmaceutics and Pharmacokinetics. 7. ed. New York: McGraw Hill; 2016.
3. Derendorf H, Schmidt, S. Rowland and tozer´s clinical pharmacokinetics – concepts and applications. 5. ed. Philadelphia: Wolters Kluwer, 2020.
4. Jelliffe RW, Neely M. Individualized drug therapy for patients. Ed. Amsterdam: Elsevier; 2017.
5. Bhattaram VA et al. Impact of pharmacometrics on drug approval and labeling decisions: a survey of 42 new drug applications. AAPS Journal. 2005;7(3):E503-512.
6. Mould DR, Upton RN. Basic concepts in population modeling, simulation, and model-based drug development. Part 2: introduction to pharmacokinetic modeling methods. CPT Pharmacometrics and Systems Pharmacology. 2013;2(4):e38.
7. Dahl SG, Aarons L, Gundert-Remy U, Karlsson MO, Schneider YJ, Steimer JL, Trocóniz IF. Incorporating physiological and biochemical mechanisms into pharmacokinetic-pharmacodynamic models: a conceptual framework. Basic Clinical Pharmacology Toxicology. 2010;106(1):2-12.
8. Manda D. (ed) Computer aided chemical engeneering: quantitative systems pharmacology models and model-based systems with applications. Cambridge: Elservier; 2018.
9. Kuepfer L et al. Applied Concepts in PBPK modeling: How to build a PBPK/PD model. Pharmacometrics & Systems Pharmacology. 2016;5(10):516-531.
10. Jones HM, Mayawala K, Poulin P. Dose selection based on physiologically based pharmacokinetic (PBPK) approaches. AAPS Journal. 2013;15(2):377-87.
11. Nishiyama K, Toshimoto K, Lee W et al. Physiologically based pharmacokinetic (PBPK) modeling analysis for quantitative prediction of renal transporter-mediated interactions between metformin and cimetidine. CPT Pharmacometrics Systems Pharmacology. 2019;8:396-406.
12. Korzekwa K, Nagar S. On the nature of physiologically-based pharmacokinetic models – a priori or a posteriori? Mechanistic or empirical? Pharmaceutial Research. 2017;34(3):529-534.
13. Rebeka J, Jerneja O, Igor L et al. PBPK absorption modeling of food effect and bioequivalence in fed state for two formulations with crystalline and amorphous forms of BCS 2 class drug in generic drug development. AAPS Pharmaceutical Sciences Technology. 2019;20(2):59.
14. Cristofoletti R, Charoo NA, Dressman JB. Exploratory investigation of the limiting steps of oral absorption of fluconazole and ketoconazole in children using an in silico pediatric absorption model. Journal of Pharmaceutical Sciences. 2016;105(9):2794-2803.

Capítulo 64

Modelos PK/PD

Autores:
- Eduardo Celia Palma
- Bibiana Verlindo de Araújo
- Francine Johanson Azeredo
- Teresa Dalla Costa

■ Introdução

A farmacologia como ciência apresenta um vasto campo de estudo, uma vez que abrange o entendimento de todos os fatores que determinam como os fármacos conseguem alterar as funções do organismo. Tradicionalmente o estudo da farmacologia é dividido em duas grandes áreas: a farmacocinética e a farmacodinâmica. A farmacocinética (PK) enfoca o entendimento dos processos que intervêm na absorção, distribuição, metabolismo e excreção (ADME) dos fármacos pelo organismo, ou seja, estuda e investiga *o que o organismo faz com determinado fármaco* (ver Capítulo 3 – Farmacocinética: absorção, distribuição, metabolismo e eliminação de fármacos). Por sua vez, a farmacodinâmica (PD) está voltada para compreender a ação dos fármacos no organismo ou, em outras palavras, estuda e investiga *o que determinado fármaco faz no organismo*. O conjunto dos processos farmacocinéticos e farmacodinâmicos determina o efeito farmacológico do fármaco.

A modelagem PK/PD visa estabelecer uma relação quantitativa entre essas duas áreas clássicas da farmacologia. Uma vez estabelecido, um modelo PK/PD irá descrever a variação da intensidade do efeito de um fármaco ao longo do tempo como resposta a um determinado regime posológico (Figura 64.1). O ponto em comum para estabelecimento da intersecção entre PK e PD é a concentração do fármaco. Neste momento é possível observar uma característica importante da modelagem PK/PD que leva em consideração a variação nas concentrações do fármaco no organismo ao longo do tempo após administração, o que, evidentemente, passa a ser vantajoso em relação a abordagens que fazem avaliação de efeito com base nas concentrações constante do fármaco em estado de equilíbrio (*steady state*, ver Capítulo 63 – Modelos farmacocinéticos).

Atualmente a modelagem PK/PD é considerada essencial na pesquisa básica e clínica, sobretudo para refinar a interpretação dos dados farmacológicos experimentais. Esta ferramenta integrativa demonstra grande utilidade no desenvolvimento dos fármacos, sendo aplicada desde a validação dos alvos e dos componentes terapêuticos principais na descoberta de novos compostos, passando pelas fases de desenvolvimento pré-clínico e translação dos resultados para humanos até a análise global dos dados das fases clínicas, tornando-se, em alguns países, obrigatória para órgãos reguladores durante o processo de registro de medicamentos. Além disso, o refinamento na interpretação dos dados experimentais demonstra importante aplicação no desenho dos estudos pré-clínicos e clínicos, reduzindo o tamanho amostral e otimizando os custos de desenvolvimento.

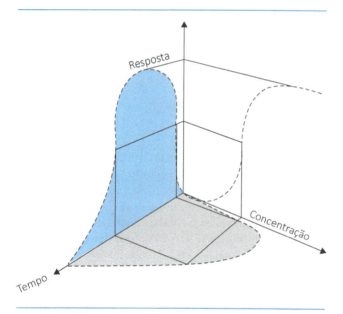

Figura 64.1 – Representação gráfica das relações estabelecidas na farmacocinética, na farmacodinâmica e a inter-relação proposta pela modelagem PK/PD.
Fonte: Adaptada de Gabrielsson J & Weinwer D (2006).

Além de aplicações importantes no desenvolvimento de fármacos e medicamentos e no planejamento mais racional dos estudos pré-clínicos e clínicos, essa abordagem é útil também para auxiliar na prescrição e administração de medicamentos para fins de determinação da posologia em populações específicas, individualização de regimes terapêuticos com base em um biomarcador mensurável e na avaliação de eventos de ineficácia ou toxicidade inesperada que podem ser resolvidos ajustando a dose, ao invés da troca do medicamento.

Este capítulo pretende apresentar conceitos básicos sobre modelagem PK/PD, traçar um breve histórico sobre a evolução desta ferramenta e das áreas da farmacologia, mostrar os principais modelos PK/PD, bem como exemplos de aplicação desses conceitos.

Breve histórico da evolução dos modelos PK/PD

O estabelecimento da modelagem PK/PD como uma poderosa ferramenta torna-se possível somente a partir do momento em que se constrói um conhecimento substancial para estabelecer relações quantitativas nas duas grandes áreas da farmacologia. Sob este ponto de vista, a farmacocinética foi uma área cujo desenvolvimento foi relativamente mais tardio.

No século XIX, a avaliação do efeito das substâncias já era realizada por muitos fisiologistas que passam a realizar experimentos na área da farmacologia. Destacam-se os estudos de François Magendie, em 1809, sobre os efeitos da *Nux vomica* em cães, que demonstraram ser a medula espinhal o sítio da ação convulsiva. No final do século XIX e início do século XX, alguns princípios farmacodinâmicos importantes começam a ser estabelecidos. John Newport Langley introduziu a ideia de que o efeito farmacológico é mediado por receptores e, poucos anos depois, em 1909, Paul Ehrlich conceitua o termo *receptor*. Na mesma época, Archibald Hill expressa a relação quantitativa entre a concentração de nicotina e a ocupação dos receptores que mediavam a contração do músculo reto abdominal do sapo. Atualmente, essa equação é conhecida como equação de Hill–Langmuir ou equação do equilíbrio de ligação.

Comparativamente, no início do século XX, a farmacocinética era uma área praticamente inexistente. Ainda no século XIX, em 1847, o único trabalho referenciado é o de Buchanan que, ao descrever a anestesia com éter, observa que a quantidade de anestésico no cérebro determina a profundidade da narcose e é depende da concentração arterial, a qual é relacionada com a extensão de inalação da mistura anestésica. Além disso, pontuou que a velocidade de recuperação está relacionada com a redistribuição do éter no organismo e calculou as quantidades de éter inalado, exalado e retido durante a indução anestésica. No século seguinte, considera-se a publicação de Widmark & Tandberg, em 1924, o primeiro trabalho que utiliza equações matemáticas para descrever a eliminação de uma substância do organismo. Esses mesmos autores posteriormente mostraram que a eliminação do etanol é saturável e não linear. O conceito de tempo de residência médio, calculado pela razão entre a área sob a curva do primeiro momento ($ASMC_{0-\infty}$) e a área sob a curva ($ASC_{0-\infty}$) é introduzido por Hamilton et al. em 1931. Em 1937, Teorell publica dois artigos sobre a cinética de distribuição das substâncias administradas por via intra e extravascular, sendo estes considerados um marco da farmacocinética moderna. A partir daí, o conhecimento para quantificar o movimento dos fármacos no organismo passa a ser considerado essencial e, durante os anos que se seguem, importantes avanços na área são observados e incluem: o conceito de biodisponibilidade, a cinética de metabolismo e a fase II de conjugação dos fármacos, a meia-vida de eliminação, a importância da dissolução como fator limitante da absorção dos fármacos e a relação das propriedades físico-químicas na distribuição dos mesmos (para entender esses parâmetros e relações, ver Capítulo 3 – Farmacocinética: absorção, distribuição, metabolismo e eliminação de fármacos). É em 1953 que o termo "farmacocinética" aparece no livro Der Blutspiegel (*O nível sanguíneo*), de Friedrich Hartmut Dost, um pediatra com amplos conhecimentos em matemática. Esta obra é republicada em 1968, revisada e com o título de Grundlagen der Pharmakokinetik (*Fundamentos de farmacocinética*). Os fundamentos estabelecidos por Dost ainda permanecem verdadeiros e sendo utilizados nas descobertas mais recentes da área.

A primeira publicação no campo da modelagem PK/PD ocorreu em 1950, em dois trabalhos que aparecem no mesmo volume da revista alemã Acta Physiologica et Pharmacologica Neerlandica, aplicando esta ferramenta na otimização de regimes de dose. Utilizando um modelo farmacocinético de 1 compartimento ligado a um modelo de efeito linear, De Jongh & Wijnans investigaram os efeitos de doses fracionadas sobre a duração e o efeito final do fármaco e concluíram que, com o uso de pequenas doses fracionadas repetidas, frequentemente há um aumento da resposta. Utilizando um modelo PK/PD similar, Van Gemert & Duyff concluíram que, de forma geral, para altas doses totais o tratamento se torna mais efetivo quanto mais a posologia (dose e intervalor entre doses) se aproxima de uma infusão contínua.

A partir de 1960, observa-se um aumento gradativo nos estudos farmacocinéticos, impulsionado basicamente por dois fatores: uma melhora nos recursos computacionais e um grande avanço nas técnicas bioanalíticas, sobretudo na área da cromatografia líquida e gasosa. No início dos anos 1960, Wagner & Nelson publicam dois artigos de revisão considerados fundamentais para o aumento na divulgação e interesse pela farmacocinética. Dois anos depois, estes mesmos autores publicam o amplamente utilizado método de Wagner–Nelson para determinar o perfil de absorção dos fármacos. É nesta época que a comunidade médica passa a entender que a farmacocinética poderia ter um impacto direto na individualização das terapias e a subárea farmacocinética clínica passa a ser desenvolvida e se sedimenta nas décadas seguintes. Em 1968, os conceitos da farmacocinética clínica são usados para ajuste de dose da digoxina e, nos anos seguintes, diversos protocolos são estabelecidos para fármacos com janela terapêutica estreita, tais como aminoglicosídeos, fenitoína e teofilina. Na década de 1970 há um grande progresso no tratamento matemático dos dados. Nesta época surgem os modelos mamilários e, motivados por limitações da abordagem compartimental para interpretação de dados mais complexos, os modelos farmacocinéticos fisiológicos ou modelos farmacocinéticos baseados na fisiologia (PBPK) para preencher esta lacuna. Nesta mesma década, Rowland & Benet estudam sistematicamente a depuração dos fármacos, permitindo relacionar farmacocinética com a função fisiológica e, com base nestes trabalhos, Wilkinson & Sand mostram a interdependência quantitativa da depuração com o fluxo sanguíneo, a ligação dos fármacos às proteínas e a depuração intrínseca.

Entre 1960 e 1980 se observam os primeiros estudos sistemáticos de integração entre PK e PD, que irão apresentar alguns dos modelos clássicos utilizados nesta abordagem. Atribui-se ao trabalho de Gerhard Levy a proposição das bases para o desenvolvimento da modelagem PK/PD, sendo este um trabalho com conceitos válidos na atualidade, quase 50 anos após a sua publicação. Este autor demonstrou que, para fármacos com eliminação exponencial de primeira ordem, a redução do efeito será de natureza linear. Explicou também porque a segunda dose de um medicamento frequentemente induz um efeito mais intenso do que a primeira dose e que o tempo de duração do efeito está relacionado de forma linear com o logaritmo da dose, com uma inclinação diretamente proporcional à meia-vida do fármaco.

Algumas limitações do modelo log-linear de Levy levaram Wagner a substituí-lo por uma modificação do modelo de efeito máximo (E_{max}), propondo uma solução matemática para considerar os efeitos cumulativos. Este mesmo autor avaliou também o impacto de diferentes regimes de dosagem no efeito farmacológico e confirmou a obtenção de maior atividade utilizando doses divididas, como visto experimentalmente por Murphy et al. em 1961 para os efeitos da clorotiazida em pacientes.

O próximo passo dessa evolução ocorre com o desenvolvimento de modelos matemáticos mais avançados, capazes de modelar a resposta dos fármacos ao longo do tempo, em situações que as concentrações plasmáticas se mostravam diferentes das concentrações no sítio de ação, trazendo o conceito de histerese entre os níveis plasmáticos e a resposta. No final dos anos de 1960, é proposto o modelo de efeito-indireto para descrever a histerese de efeito da varfarina. Resumidamente, foi utilizado um compartimento de efeito hipotético para permitir a descrição do atraso entre concentração da varfarina e sua ação anticoagulante.

Na década de 1970 tem início a análise de dados PK/PD utilizando a abordagem populacional, sendo o monitoramento terapêutico de fármacos (MTF) o principal propulsor desta ciência multidisciplinar. O potencial da abordagem populacional é posteriormente aplicado nas fases de desenvolvimento de fármacos e a sua importância, neste contexto, foi evidenciada pela publicação da FDA Guidance for Industry: Population Pharmacokinetics, em 1999. A aplicação da modelagem farmacocinética populacional nesta e em outras áreas pode ser vista no Capítulo 63 – Modelos farmacocinéticos.

Após o conceito de compartimento de efeito ser extensivamente explorado nas décadas passadas, começam a surgir outros modelos alternativos. Jusko & Boundinot propuseram os modelos de efeito indireto baseados em mecanismos onde se estabelece uma ligação entre os mecanismos bioquímicos e a modelagem PK/PD. Estes modelos permitem aos pesquisadores seguir a cascata de eventos que ocorre desde a ligação do fármaco ao receptor, a sua ativação, a formação de segundos-mensageiros e a resposta farmacológica final. Outros trabalhos na área com esta abordagem são publicados e incluem a modelagem PK/PD para benzodiazepínicos, glicocorticoides e do fenômeno de *down-regulation* dos receptores. Na sequência, os modelos PK/PD baseados em mecanismos se desenvolvem e passam a constituir uma base potencial para prever os efeitos de fármacos em humanos com base em informação de dados experimentais pré-clínicos *in vitro* e *in vivo*.

No início dos anos 1990, a modelagem PK/PD sedimenta-se como parte integral do desenvolvimento dos fármacos, sobretudo após a proposta dos estudos clínicos concentração-controlados (*concentration-controlled trials*). A incorporação desta ferramenta na indústria fomenta um aumento considerável pelo interesse na modelagem PK/PD, ocasionando a ocorrência de inúmeros eventos científicos, acadêmicos e profissionais, na área.

Nesta mesma época, há uma ampliação no uso da modelagem PK/PD populacional, novamente impulsionada, em boa parte, pelo interesse da indústria em aperfeiçoar e simplificar o desenvolvimento de medicamentos. Esta abordagem é aplicável neste contexto, sobretudo por permitir a simulação experimental com excelente confiabilidade no lugar de estudos clínicos propriamente ditos. Inevitavelmente, trabalhos para aperfeiçoar e validar os biomarcadores e marcadores de desfechos clínicos também passam a ser observados e o advento das técnicas de biologia molecular são decisivas para esse aperfeiçoamento. Na atualidade, parece haver consenso que os candidatos a fármacos que terão maior probabilidade de sucesso são aqueles em que se consegue uma compreensão integrada da exposição no sítio de ação, da ocupação dos alvos moleculares e da expressão resultante da atividade farmacológica no órgão ou tecido-alvo.

Não só na indústria observa-se um crescimento na aplicação da modelagem PK/PD, como isso é percebido também na área clínica. Ajustes nos regimes de doses e individualização das posologias incorporam melhorias significativas em áreas como quimioterapia (tratamento da leucemia linfoblástica), nos tratamentos que envolvam fenômenos de tolerância, como é o caso do uso da nitroglicerina como vasodilatador, e nas diversas terapias antimicrobianas. Os fatores genéticos passam a ser incorporados nos modelos PK/PD, permitindo compreender melhor as diferenças interindividuais nas respostas. A aplicação dos modelos PK/PD para prever efeitos farmacológicos em populações especiais ganha força nas décadas seguintes, bem como a consolidação do uso dessa ferramenta pela indústria.

Na atualidade, tem se observado uma forte tendência para que a modelagem PK/PD seja trabalhada de forma conjunta com a abordagem populacional. Além disto, é importante considerar o forte incremento na integração dos modelos PK/PD baseados em mecanismos com os modelos PBPK que, em conjunto, permitem uma abordagem translacional quantitativa, estratégia particularmente empregada pela indústria na área de pesquisa, desenvolvimento e uso racional de fármacos. Entre estas aplicações mais recentes, destacam-se os estudos de bioequivalência virtual, os quais permitem uma melhor previsão do desempenho *in vivo* de formulações farmacêuticas, tendo como base estudos de dissolução *in vitro*, através da incorporação destes dados em modelos embasados na fisiologia. Esta estratégia amplia a capacidade preditiva dos tradicionais modelos de correlação *in vitro/in vivo*, pois fatores que afetam dissolução, absorção e biodisponibilidade podem ser incorporados no modelo, permitindo uma abordagem mais mecanística. Assim, alterações como acloridria, expressão de transportadores, fluxo sanguíneo intestinal, entre outras, podem ser simuladas em pacientes virtuais permitindo uma seleção mais adequada da formulação e reduzindo o tempo e os custos dos estudos de bioequivalência.

Modelos PK/PD

Os modelos em farmacologia são descrições matemáticas simplificadas de um processo biológico complexo e a sua utilização permite focar nos fatores considerados mais relevantes para a descrição desses processos. No entanto, o seu maior valor, além de reduzir a quantidade de informações necessária para fazer interpolações, é derivado da sua habilidade de explorar relações entre os dados existentes. No caso dos modelos PK/PD, isso significa extrapolar as relações concentração-efeito-tempo, por exemplo, de uma dose simples para uma dose múltipla ou de uma via de administração intravenosa ou oral para outras vias de administração.

A estrutura geral dos modelos PK/PD é logicamente constituída através da incorporação de modelos farmacocinéticos aos modelos farmacodinâmicos (Figura 64.2).

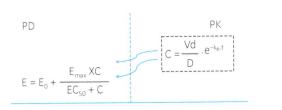

Figura 64.2 – Esquema de construção dos modelos PK/PD nos quais a informação relativa às concentrações de exposição no sistema (equações farmacocinéticas) é incorporada aos modelos farmacodinâmicos.
Fonte: Desenvolvida pela autoria do capítulo.

Os modelos farmacocinéticos permitem descrever o perfil de concentração-tempo de um fármaco e se distinguem em modelos compartimentais, modelos populacionais (POPPK) e modelos fisiológicos (PBPK), cujas características gerais foram detalhadas no Capítulo 63 – Modelos farmacocinéticos. Os modelos compartimentais são mais tradicionalmente escolhidos para inclusão na modelagem PK/PD por fornecerem uma descrição contínua do perfil de concentração-tempo em fluidos corporais e tecidos, servindo facilmente como uma função de entrada dos dados nos modelos farmacodinâmicos. Embora os modelos fisiológicos nos permitam uma informação mais aprimorada da exposição do fármaco na *biofase*, definida como sítio de ação do fármaco, a vantagem dos modelos compartimentais é que eles permitirem a implementação do conceito de compartimento de efeito mais facilmente. É importante lembrar que apenas as concentrações livres do fármaco (não ligadas a proteínas) na biofase são responsáveis pelo efeito farmacológico, mesmo que os modelos PK/PD possam ser construídos utilizando-se concentrações totais (fármaco livre + fármaco ligado a proteínas). Nesse caso, é necessário conhecer a relação entre a concentração total e a concentração livre, especialmente se a fração do fármaco ligada às proteínas não for constante, ou seja, for dependente da sua concentração total.

Já os modelos farmacodinâmicos podem ser os mais diversos e a variável dependente nem sempre é definida *a priori*. A variável dependente na farmacocinética é a quantidade ou concentração de fármaco, mas para a farmacodinâmica a variável dependente não é tão óbvia. As medidas de efeito podem ser categorizadas em biomarcadores, desfechos substitutos ou desfechos clínicos.

Embora preferível, o *desfecho clínico*, que seria uma medida direta do efeito terapêutico final em um paciente, tal como a cura ou a redução da morbidade, nem sempre é possível de ser quantificado. Nestes casos, os *desfechos substitutos* permitem predizer o desfecho clínico, sendo mais rápida e facilmente obtidos e quantificados. São exemplos de desfechos substitutos a medida da pressão arterial para prever o desfecho clínico de prevenção de doença arterial ou renal associada à hipertensão; e a avaliação do índice de normalização internacional (INR), que mede a tendência de coagulação sanguínea como preditor do efeito profilático dos anticoagulantes orais para complicações tromboembólicas.

Os *biomarcadores* são parâmetros fisiológicos ou bioquímicos mensuráveis que refletem alguma atividade farmacodinâmica do fármaco investigado, mesmo que este não tenha uma relação direta com o desfecho clínico. Os biomarcadores podem ser úteis para obter informações sobre o comportamento PK/PD mais geral de um composto de interesse. Cabe pontuar que, se as alterações no biomarcador são preditivas de um desfecho clínico, então ele passa a ser um desfecho substituto. Por exemplo, para agentes anti-hipercolesterolêmicos e hipoglicemiantes, testes bioquímicos para lipoproteínas e glicose sanguínea são, respectivamente, considerados biomarcadores e/ou desfechos substitutos.

Os desfechos substitutos, bem como os biomarcadores, podem ser ou estar relacionados com efeitos colaterais que tenham variação em função da concentração semelhante ao efeito benéfico, como no caso, nessa ordem, da redução do número de linfócitos circulante com uso de glicocorticoides, por exemplo.

Essa ampla variedade de resultados possíveis de um estudo farmacodinâmico dificulta a apresentação de uma metodologia única para lidar com todos os casos de modelagem de variável dependente e, neste capítulo, serão focados os modelos mais simples e somente com variáveis de resposta contínua.

Teoria dos receptores e modelos farmacodinâmicos

Uma boa compreensão da resposta farmacodinâmica pode ser obtida se tomarmos como base a teoria dos receptores com o racional proposto por Gabrielsson & Weiner, em 2006. Antes que uma molécula de fármaco possa dar origem a um efeito farmacodinâmico, ela precisa interagir com as células. A membrana celular é recoberta por diferentes receptores, cada um com uma estrutura específica que regula quais moléculas podem se ligar. A ligação do fármaco ao receptor inicia uma alteração na sua estrutura e, desse modo, altera a membrana celular. Assim, os fármacos são divididos em duas classes de acordo com sua função no receptor: os agonistas, que iniciam uma mudança estrutural nesse receptor, alterando a célula e resultando em uma resposta; e os antagonistas, que têm um papel diferente simplesmente ligando-se ao receptor, mas sem induzir nenhuma resposta, apenas bloqueando-o para outras moléculas. Por essa razão, os antagonistas são às vezes chamados de bloqueadores.

O conjunto de receptores não ocupados [R] presentes nas células-alvo, que potencialmente podem se ligar às moléculas do fármaco [F], e sua relação com o complexo fármaco/receptor ligado [FR] pode ser descrito como:

$$[F] + [R] \underset{k_{-1}}{\overset{k_1}{<<}} [FR]$$

onde F é o fármaco, R são os receptores e FR é o complexo fármaco/receptor. Essa equação é baseada em um receptor reversível que pode liberar o fármaco e ser ocupado por uma nova molécula. A constante k_1 indica a taxa de mudança do estado não ligado para ligado e k_{-1} essa taxa de variação para o sentido inverso. A propriedade de ligação entre o fármaco e o receptor determina a proporção do fármaco ligado no equilíbrio e o termo *afinidade*, frequentemente usado para descrever a habilidade do fármaco em se ligar ao receptor, é definido como:

$$\text{Afinidade} = \frac{k_1}{k_{-1}} = \frac{1}{kd} \qquad \text{(equação 64.1)}$$

O inverso da afinidade, denominado constante de dissociação kd, como mostrado na equação 64.1, é também frequentemente usado.

As propriedades de associação e dissociação determinam as proporções entre [FR] e [F]+[R] em cada estado em equilíbrio. É claro que tanto a disposição para associação/ligação como a capacidade de permanecer associado/ligado afetam as proporções em equilíbrio. Uma maneira fácil de afetar a quantidade de fármaco ligado é, por exemplo, simplesmente adicionar mais fármaco ao sistema.

A ligação do complexo fármaco/receptor à resposta farmacodinâmica pode ser pensada como uma ligação direta entre a ocupação do receptor e a resposta. No entanto, muitas vezes um estado extra é incluído, embora difícil de medir. O estado extra estende o estado ocupado [FR], introduzindo uma situação de estado ocupado e ativado, descrito por [FR]*, dissociando a suposição de que um receptor ocupado está ativo automaticamente:

$$[F] + [R] \Leftrightarrow [FR] \Leftrightarrow [FR]^*$$

Usando os conceitos de ligação e ativação, agora um fármaco pode ser especificado como tendo proprie-

dades de ligação e ativação do receptor. Essa capacidade de ativar o receptor é denominada *atividade intrínseca* e é mais difícil de determinar experimentalmente.

É possível derivar um modelo para a relação entre concentração de fármaco e o efeito se baseado na teoria dos receptores. Nesse caso, o efeito (E) é assumido proporcionalmente à ocupação dos receptores e, assim, o efeito máximo (E_{max}) é alcançado se todos os receptores [R_{tot}] estiverem ocupados, fenômeno que pode ser descrito como:

$$E = \alpha[FR]$$

$$E_{max} = \alpha[R_{tot}]$$

onde E é o efeito observado quando parte dos receptores está ativada (equivalente a α receptores) e E_{max} é o efeito máximo obtido quando o número total – R_{tot} – de receptores é ativado, com [R_{tot}] = [R] + [FR].

Na condição de estado de equilíbrio, podemos assumir que a variação do número de receptores ativados em função do tempo é nula (equação 64.2), pois a concentração do fármaco é constante:

$$\frac{dRF}{dt} = k_1[R][F] - k_{-1}[RF] = 0 \qquad \text{(equação 64.2)}$$

Rearranjando essa equação em função da quantidade de fármaco e receptor presente, podemos definir a constante de dissociação (kd) (equação 64.3):

$$\frac{[R][F]}{[RF]} = \frac{k_{-1}}{k_1} = kd \qquad \text{(equação 64.3)}$$

Substituindo o termo relativo à quantidade de receptores [R] pela diferença entre o número total de receptores e o número de receptores ligado [R_{tot}] – [RF], teremos:

$$\frac{\{[Rtot] - [RF]\}[F]}{[RF]} = kd \qquad \text{(equação 64.4.1)}$$

$$\frac{[RF]}{[Rtot]} = \frac{[F]}{[F] + kd} \qquad \text{(equação 64.4.2)}$$

Substituindo nas equações de efeito e efeito máximo essas relações entre fármaco ligado ao receptor [RF] e número total de receptores [R_{tot}], podemos expressar o efeito em função da concentração de fármaco [F] e da constante de dissociação (kd):

$$\frac{E/\alpha}{E_{max}/\alpha} = \frac{[F]}{[F] + kd}$$

$$\frac{E}{E_{max}} = \frac{[F]}{[F] + kd} \qquad \text{(equação 64.5)}$$

$$E = \frac{E_{max} \cdot [F]}{[F] + kd}$$

A relação entre a concentração do fármaco e o efeito, descrita pela equação 64.5 é chamada de relação de *Michaelis-Menten*. Essa derivação demonstra a motivação para o uso de modelos saturáveis na modelagem farmacodinâmica. Fisiologicamente, essa relação também tem sentido, dado que, em algum momento, o aumento da concentração de fármaco não irá mais resultar em aumento da resposta. A constante de dissociação kd determina a concentração a partir da qual 50% do efeito máximo pode ser alcançado (CE_{50}), como pode ser visto na equação 64.6.

Derivações do modelo farmacodinâmico de E_{max}-sigmoidal

Agora que já revisamos um pouco da lógica farmacológica e matemática por trás das equações de farmacodinâmica utilizadas, vamos analisar melhor a relação de *Michaelis-Menten*, que constitui a base de um dos modelos mais utilizados para descrever a relação entre efeito e concentração. Este modelo é chamado de modelo E_{max}-sigmoidal e é descrito pela equação 64.6:

$$E = E_0 + \frac{E_{max} \cdot C^\gamma}{C^\gamma + CE_{50}^\gamma} \qquad \text{(equação 64.6)}$$

onde C é a concentração de fármaco, E_0 é a linha de base do efeito (representativa da ausência do fármaco), CE_{50} é a concentração necessária para obter 50% do efeito máximo e o parâmetro extra γ, conhecido como fator de Hill, é incluído para permitir um modelo mais flexível. Esse fator de ajuste ou fator de *sigmoicidade*, quando assume valores > 1, resulta em uma curva mais íngreme na fase log-linear; se o valor de γ < 1, tem-se uma curva mais suave (Figura 64.3).

Para poder estimar parâmetros no modelo E_{max}-sigmoidal, é necessário ter estimativas da resposta considerando uma ampla faixa de concentração, desde um efeito "zero" (E_0) na ausência do fármaco até um efeito máximo (E_{max}) em concentrações (C) bastante acima do valor de CE_{50}. Este modelo mostra-se útil para modelagem do efeito de um grande número de fármacos. A principal diferença está na introdução do termo γ, originalmente baseado na cinética de dissociação do oxigênio da hemoglobina. Embora a proposta desse fator seja descrever a interação entre um determinado número de moléculas e o sítio de ligação, na maioria dos casos este fator γ não apresenta uma base molecular e é utilizado meramente como um fator de ajuste para permitir uma melhor modelagem dos dados. Isso também explica porque, em diversas situações, o fator de ajuste não apresenta um valor inteiro, o que não seria possível baseado na sua derivação original.

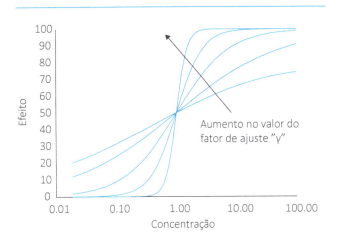

Figura 64.3 – Curva de concentração-efeito obtida utilizando o modelo E_{max}-sigmoidal, demonstrando o efeito dos diferentes valores do fator de ajuste ©. Conforme aumenta o valor deste parâmetro, aumenta a inclinação da curva.
Fonte: Desenvolvida pela autoria do capítulo.

Modelo de E_{max}

O modelo E_{max} é derivado da teoria de interação fármaco-receptor descrita anteriormente. Ele descreve a relação de efeito, considerando uma ampla faixa de concentração, desde um efeito "zero" (E_0) na ausência do fármaco até um efeito máximo (E_{max}) em concentrações bem acima do valor de CE_{50}. Este modelo mostra-se útil para modelagem do efeito de um grande número de fármacos, como veremos a seguir. Matematicamente, o modelo E_{max} está descrito pela equação 64.7:

$$E = E_0 + \frac{E_{max} \times C}{EC_{50} + C} \qquad \text{(equação 64.7)}$$

A equação 64.7 assume um aumento no efeito com um aumento na concentração do fármaco. De forma oposta, um efeito inibitório pode ser descrito pela equação 64.8:

$$E = E_0 - \frac{E_{max} \times C}{EC_{50} + C} \qquad \text{(equação 64.8)}$$

O modelo E_{max} é considerado, portanto, bastante versátil, permitindo descrever relações mais complexas, como as respostas de um sistema a agonistas e antagonistas, competitivos ou não competitivos, dentre outras situações, ajustando-se de forma simples a equação quando o fator de sigmoicidade não precisar ser incluído ($\gamma = 1$).

Modelo linear

Quando uma faixa menor de concentração é avaliada no estudo de farmacodinâmica, o modelo de E_{max} pode ser simplificado a um modelo linear que assume uma proporcionalidade direta entre a concentração do fármaco e o efeito. Particularmente é aplicável a medidas de efeito com um basal fisiológico, tais como glicemia e, sobretudo, em faixas de concentração baixas, inferior ao CE_{50} ($CE_{50} >> C$). A vantagem deste modelo está na facilidade de estimativa dos parâmetros a partir de uma regressão linear, enquanto que a principal desvantagem é que ele assume que o efeito pode aumentar com as concentrações de forma ilimitada, excluindo a previsão de um efeito máximo. Embora seja de rara aplicação, este modelo descreveu a relação entre a secreção salivar e a concentração plasmática da pilocarpina após infusão, por exemplo, bem como a atividade depressora do sistema nervoso central e as concentrações de diazepam. O modelo linear está descrito na equação 64.9:

$$E = m \times C + E_0 \qquad \text{(equação 64.9)}$$

onde m é o fator de proporcionalidade que caracteriza a inclinação da curva de efeito *versus* concentração e mede a sensibilidade do efeito ser alterado em função da concentração.

Modelo log-linear

O modelo log-linear assume uma proporcionalidade direta entre o logaritmo da concentração do fármaco e o efeito, como descrito pela equação 64.10:

$$E = m \times logC + E_0 \qquad \text{(equação 64.10)}$$

O modelo log-linear é um caso especial do modelo E_{max}, quando o efeito se situa entre 20 e 80% do efeito máximo. Esse modelo descreve a relação entre a concentração plasmática de varfarina e a velocidade de síntese de protrombina, por exemplo.

Modelo de efeito fixo
(ou modelo de efeito quantal)

Por fim, outro modelo ainda mais simplificado que pode ser utilizado é o modelo de efeito fixo, que relaciona uma determinada concentração do fármaco com a probabilidade estatística de um (ou mais) efeito fixo (E_{fixo}) estar presente ou ausente. Esta abordagem é bastante simples e gera um modelo baseado em um limiar, onde o E_{fixo} ocorre após certo limite de concentração (C_{limite}) ser atingido. Um exemplo prático seria a ocorrência de ototoxicidade durante a terapia com gentamicina, efeito que ocorre quando a concentração de vale excede 4 mg/mL por mais de 10 dias. Matematicamente está descrito pela equação 64.11:

$$E = E_{fixo} \text{ quano a } C \geq C_{limite} \qquad \text{(equação 64.11)}$$

No modelo de efeito fixo, a resposta ao fármaco é quantal e não contínua, o que gera limitações para previsão de um perfil de efeito tempo mais completo.

A comparação das curvas de efeito *versus* concentração para os modelos descritos é mostrada na Figura 64.4A. Conforme pontuado anteriormente, o elo entre a relação PK e PD situa-se no nível do compartimento plasmático e a biofase. Assim, a intensidade do efeito farmacológico varia instantaneamente em função da concentração no plasma ou em um dos compartimentos periféricos, sendo possível ligar diretamente a biofase a um desses compartimentos. Os modelos citados até aqui são particularmente aplicados nessas situações, onde estão incluídos os fármacos que apresentam efeitos diretos e reversíveis. No entanto, em outros casos, existe um atraso no equilíbrio entre as variações do efeito farmacológico medido e as concentrações plasmáticas ou as concentrações em um compartimento periférico (Figura 64.4B). Esse descompasso entre concentração e efeito é chamado de *histerese*, não sendo possível estabelecer uma relação direta entre biofase e o compartimento onde as concentrações estão sendo determinadas.

As principais razões associadas ao atraso na relação entre concentração e efeito incluem: a) o descompasso entre a distribuição do fármaco para o sítio de ação e a sua concentração no plasma ou no compartimento periférico; b) o efeito medido ser resultado de inúmeras etapas ou mecanismos secundários que retardam ou alteram significativamente o aparecimento do efeito; c) o efeito estar relacionado com a formação de um metabólito ativo, a exemplo do que ocorre com os pró-fármacos; e d) a ocorrência de fenômenos de autorregulação, como a hipersensibilização e a tolerância aos fármacos (histerese no sentido horário ou proterese). O atraso entre a ocorrência do efeito e as concentrações considera inclusive a ocorrência concomitante de um ou mais desses fenômenos. Para essas situações, é necessário considerar modelos relativamente mais complexos e que contemplem estas diferentes etapas da relação e a consequente condição de *não equilíbrio*.

Nesse contexto, os modelos PK/PD para efeitos farmacológicos reversíveis podem ser classificados de acordo com o tipo de relação entre a concentração do fármaco e a resposta farmacológica em modelos de ligação direta, quando as concentrações plasmáticas do fármaco refletem as concentrações na biofase, como ocorre com o efeito do fenoterol nos batimentos cardíacos; e modelos de ligação indireta, quando há histerese em virtude do atraso na distribuição do fármaco para a biofase, como ocorre com o efeito analgésico do ibuprofeno. Quando os modelos PK/PD para efeitos farmacológicos reversíveis são classificados de acordo com o mecanismo da resposta pela qual o efeito é mediado, podemos ter modelos de resposta

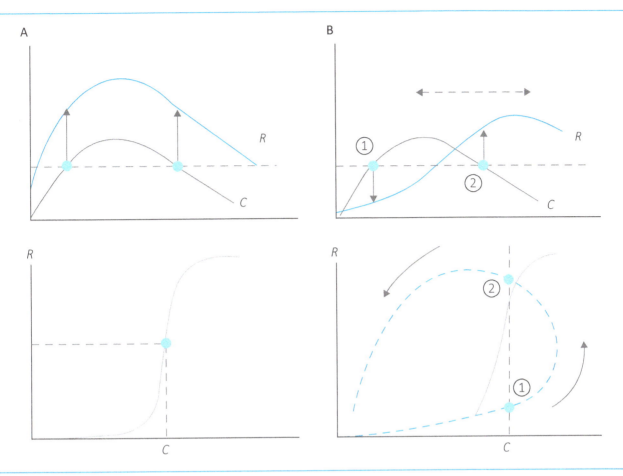

Figura 64.4 – Relação entre concentração do fármaco e resposta farmacológica.
Observar a situação **A** (à esquerda), onde um rápido equilíbrio se estabelece entre as concentrações no plasma (ou no compartimento periférico e na biofase; situação **B** (à direita), onde há um atraso no equilíbrio dessas concentrações. Nesse caso, a relação entre concentração do fármaco e resposta farmacológica apresenta histerese no sentido anti-horário, em que a mesma concentração (1 e 2) apresenta diferentes intensidades de resposta.
Fonte: Adaptada de Gabrielsson (2006).

direta quando a interação do fármaco com o receptor na biofase resulta diretamente no efeito observado, como percebido no efeito anti-hipertensivo do nisoldipino. Por outro lado, modelos de resposta indireta serão usados quando o fator fisiológico que governa o efeito é modulado pela ligação do fármaco ao receptor na biofase. Nesse caso, o mecanismo de ação consiste na estimulação ou inibição de um processo fisiológico, como o efeito anticoagulante da varfarina, que altera a velocidade de síntese da protrombina, causando histerese entre efeito e concentração do fármaco.

Os modelos PK/PD também podem ser classificados de acordo com a dependência de tempo que envolve os parâmetros PD, em modelos tempo variante e modelos tempo constante. Os modelos tempo constante são aqueles em que os parâmetros farmacodinâmicos como EC_{50} e E_{max} são constantes durante o uso, como ocorre com a maioria dos fármacos. Os modelos tempo variante são aqueles em que os parâmetros farmacodinâmicos variam em função do tempo decorrente do desenvolvimento de tolerância, caracterizada pelo decréscimo do efeito em função do tempo apesar da concentração constante do fármaco na biofase (histerese no sentido horário ou proterese), ou sensibilização, quando há aumento do efeito em função do tempo apesar da manutenção de concentração constate do fármaco (histerese). A tolerância, no modelo E_{max}, pode ser modulada como decréscimo de E_{max}, se o mecanismo envolve downregulation de receptor, ou decréscimo EC_{50}, quando envolve dessensibilização de receptores. A tolerância pode também ocorrer em função do acúmulo de metabólitos antagonistas ou *feedback* fisiológico negativo.

Modelo de compartimento de efeito

A abordagem mais conhecida para estabelecer a ligação indireta entre concentração e efeito foi proposta por Sheiner et al. em 1976, que introduziram o conceito de compartimento de efeito. Esses autores propõem estabelecer uma relação particular entre o compartimento plasmático e a biofase, ficando esta ligação encarregada do conjunto de etapas intermediárias que levam ao descompasso entre o aparecimento do efeito farmacológico e a cinética plasmática. O compartimento de efeito representa a biofase, que passa a ser um espaço virtual no qual a concentração do fármaco determina instantaneamente o efeito farmacológico medido.

Estruturalmente, o compartimento de efeito hipotético é modelado como um compartimento adicional do modelo PK e representa a concentração ativa do fármaco na biofase (Figura 64.5).

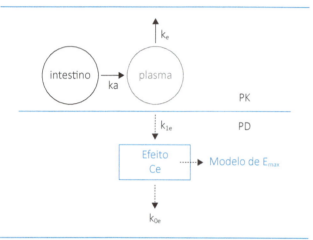

Figura 64.5 – Esquema representativo do compartimento de efeito (biofase) no qual um compartimento adicional é incluído ao modelo PK/PD e se assume que as concentrações nesse local são as responsáveis pelo efeito observado.
Fonte: Desenvolvida pela autoria do capítulo.

A ligação com o modelo farmacocinético ocorre com cinética de primeira ordem, mas considera-se que o compartimento de efeito recebe uma massa desprezível do fármaco, o que é razoável na medida que uma quantidade ínfima da dose total administrada é, em geral, responsável pelos efeitos farmacológicos observados. Assim, a constante de velocidade de transferência entre os compartimentos central e de efeito é insignificante em relação às demais constantes do modelo. Em contrapartida, a constante de velocidade de eliminação a partir do compartimento de efeito corresponde ao tempo necessário para obter o equilíbrio entre o efeito farmacológico e a concentração plasmática. A equação 64.12 descreve matematicamente a diferencial deste modelo:

$$\frac{dC_e}{dt} = (k_{1e} \times C_p) - (k_{e0} \times C_e) \quad \text{(equação 64.12)}$$

onde, C_p e C_e representam a concentração no plasma e no compartimento de efeito respectivamente; k_{e0} é a constante de primeira ordem que descreve a velocidade de entrada do fármaco no compartimento de efeito; k_{1e} é a constante de primeira ordem que descreve a velocidade de saída do fármaco do compartimento de efeito. Sendo o valor da constante k_{1e} negligenciável, a equação pode ser reescrita como:

$$\frac{dC_e}{dt} = k_{e0} \times (C_p - C_e) \quad \text{(equação 64.13)}$$

Desta forma, as concentrações plasmáticas (C) e as observadas no compartimento de efeito (C_e) para fármacos com cinética descrita pelo modelo de 1 compartimento após administração intravenosa (i.v. *bolus*) e oral (primeira ordem) podem ser determinadas pelas equações 64.14 a 64.17, respectivamente:

$$\text{i.v. bolus} - C = \frac{D}{V} \cdot e^{-k_e \cdot t} \quad \text{(equação 64.14)}$$

$$Ce = \frac{k_{1e} \cdot D}{V(k_{e0} - k)} \cdot [e^{-k_e \cdot t} - e^{-k_{e0} \cdot t}] \quad \text{(equação 64.15)}$$

$$\text{primeira ordem} - \frac{ka \cdot F \cdot D}{V(ka - ke)} \cdot [e^{-k_e \cdot t} - e^{-ka \cdot t}]$$
$$\text{(equação 64.16)}$$

$$Ce = \frac{k_{1e} \cdot ka \cdot F \cdot D}{V} \cdot \left[\frac{e^{-ka \cdot t}}{(k - ka) - (k_{e0} - ka)} \right]$$
$$\text{(equação 64.17)}$$

A estimação dos parâmetros do modelo (k_{e0} e os parâmetros farmacodinâmicos) é feita por regressão paramétrica não linear utilizando os *softwares* descritos adiante.

Modelo (mecanístico) de resposta indireta

Conforme pontuado, o atraso observado entre a cinética das concentrações plasmáticas e o efeito também pode ser explicado pelo mecanismo de ação do fármaco. Nesse caso, não se trata de uma restrição a um modelo, mas devemos pensar em algo mais amplo, aplicável aos fármacos cujo mecanismo de ação consiste em inibição ou estimulação de um processo fisiológico envolvido na manifestação clínica do efeito observado. Portanto, se o mecanismo é, ao menos parcialmente, conhecido e entendido, a ligação entre PK e PD pode evoluir da abstração de números a uma ferramenta orientada pelo mecanismo fisiológico. Frente a isso, a taxa de mudança da resposta ao longo do tempo na ausência do fármaco pode ser descrita pela seguinte equação diferencial:

$$\frac{dR}{dt} = k_{in} - k_{out} \times R \quad \text{(equação 64.18)}$$

onde R é a resposta farmacológica, k_{in} é a constante de ordem zero para a produção da resposta e k_{out} é a constante de primeira ordem para desaparecimento da resposta.

Dependendo de como as constantes k_{in} e k_{out} são estimuladas ou inibidas pelo fármaco, quatro submodelos podem ser desenvolvidos, onde o efeito do fármaco é descrito por um modelo tipo E_{max}. As seguintes equações são possíveis:

$$\frac{dR}{dt} = k_{in} \times I_{(t)} - k_{out} \times R \qquad \text{(equação 64.19)}$$

Para a inibição da constante k_{in}

$$\frac{dR}{dt} = k_{in} - k_{out} \times I_{(t)} \times R \qquad \text{(equação 64.20)}$$

Para a inibição da constante k_{out}

$$\frac{dR}{dt} = k_{in} \times S_{(t)} - k_{out} \times R \qquad \text{(equação 64.21)}$$

Para a estimulação da constante k_{in}

$$\frac{dR}{dt} = k_{in} - k_{out} \times S_{(t)} \times R \qquad \text{(equação 64.22)}$$

Para a estimulação da constante k_{out}

As equações 64.23 e 64.24 consideram que $I_{(t)}$ e $S_{(t)}$ são funções de inibição e estimulação, respectivamente, que podem ser descritas da seguinte forma:

$$I_{(t)} = 1 - \frac{C_{(t)}}{IC_{50} + C_{(t)}} \qquad \text{(equação 64.23)}$$

$$S_{(t)} = 1 + \frac{E_{max} \times C_{(t)}}{EC_{50} + C_{(t)}} \qquad \text{(equação 64.24)}$$

onde, IC_{50} e EC_{50} são as concentrações do fármaco que produzem 50% de inibição ou do efeito máximo (E_{max}), respectivamente.

Estes modelos mecanísticos de resposta indireta têm sido empregados em uma variedade de estudos com respostas biológicas como relaxamento muscular, síntese e secreção de substâncias endógenas, cascatas de transdução de sinais, indução e inativação enzimática, entre outras.

A escolha do modelo PK/PD final para um determinado conjunto de dados deve ser baseada, tanto quanto possível, no mecanismo de ação do fármaco e nas características do sistema biológico. Fatores como o tipo de fármaco, o tipo de efeito, o grau de lineari-

dade na curva de concentração-efeito e o potencial de alcançar o efeito máximo devem ser considerados. Uma vez definido o modelo estrutural, o valor dos parâmetros será tipicamente estimado por programas que utilizem técnicas de regressão não linear, tais como Phoenix (Certara), Kinetica (Innaphase), NONMEM (Icon), Monolix (Lixoft), ADAPT II (Biomedical Simulations Resource), PKSim (Bayer), Gastroplus (Simulation Plus), Simcyp (Certara), nlmixr (Novartis), entre outros.

Exemplos de modelos PK/PD para diferentes fármacos

A seguir, serão apresentados exemplos de modelos PK/PD para diferentes classes de fármacos visando ilustrar os diferentes modos de ligação entre concentração e efeito descritos neste capítulo.

Modelo de resposta direta e ligação direta entre PK e PD

Um cenário no qual os modelos de resposta direta e ligação direta entre PK e PD podem ser aplicados é no caso de estudos de antimicrobianos, quando o efeito avaliado é a morte do micro-organismo. Araújo et al. em 2011 utilizaram esta estratégia para descrever o efeito *in vivo* e *in vitro* do betalactâmico piperacilina após administração de 120 mg/kg a ratos Wistar com infecção muscular usando regimes de dose múltipla q4h, q6h e q8h. Nesse estudo, as concentrações de piperacilina no plasma e no fluido intersticial muscular, nesse caso a biofase, foram determinadas, sendo as concentrações livres teciduais coletadas por microdiálise. Os perfis de concentração *versus* tempo e dos efeitos *versus* tempo modelados podem ser observados na Figura 64.6.

Para modelagem desses dados, foi utilizado o modelo de 2 compartimentos, no qual as concentrações no compartimento periférico puderam ser previstas através das concentrações plasmáticas livres após estas serem corrigidas por um fator de ajuste equivalente a 0,34, o qual foi incluído no modelo para descrever a redução dos níveis teciduais livres associados à presença da infecção no tecido. Na sequência, as concentrações livres no tecido periférico infectado puderam ser diretamente incorporadas em um modelo de E_{max} sigmoidal modificado, sendo possível estabelecer a ligação entre o efeito de morte microbiana observado em função do tempo e as concentrações livres no compartimento periférico, indicando a adequação do modelo utilizado para descrever a relação PK/PD para a piperacilina.

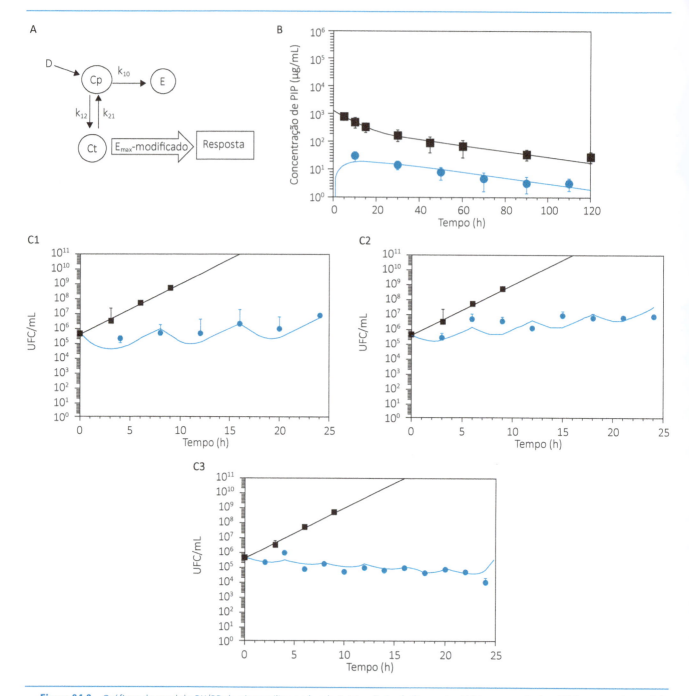

Figura 64.6 – Gráficos do modelo PK/PD da piperacilina após administração i.v. *bolus* a ratos Wistar com miosite. **(A)** Esquema do modelo PK/PD, onde Cp é a concentração plasmática total, Ct é a concentração livre tecidual, E é a quantidade de fármaco eliminada, k_{12}, k_{21}, k_{10} são as constantes de distribuição entre os compartimentos; **(B)** Perfis de concentração plasmática total (quadrado) e livre muscular (círculo) por tempo após dose de 120 mg/kg; **(C)** Perfis de morte bacteriana por tempo (UFC/mL, efeito) após administração da dose de 120 mg/kg q8 h **(C1)**, q6 h**(C2)** e q4 h **(C3)**.
Fonte: **(A)** e **(B)** desenvolvidas pela autoria do capítulo. **(C)**, **(C2)** e **(C3)** adaptadas de Araújo BV et al. (2011).

Modelo de compartimento de efeito

A modelagem PK/PD do efeito antiagregante plaquetário do cilostazol após dose única oral de 100 mg a voluntários sadios exemplifica o modelo de resposta direta e ligação indireta entre PK e PD (Figura 64.7A). Os dados farmacocinéticos foram descritos por modelo de 2 compartimentos com absorção e eliminação de primeira ordem (Figura 64.7B). O pico de concentração plasmática (t_{max}) ocorre em 3,6 horas, enquanto o efeito máximo de inibição da agregação plaquetária ocorre em torno de 6 horas após a dose (Figura 64.7C). Pode-se observa na plotagem do efeito em

1018

função da concentração (Figura 64.7D) que, para uma mesma concentração de cilostazol, a intensidade do efeito pode ser diferente ou, dito de outro modo, para a mesma intensidade de efeito, diferentes concentrações plasmáticas podem ser observadas, demonstrando claramente uma histerese para essa relação. Caso esse descompasso entre concentração e efeito não seja levado em consideração na construção do modelo PK/PD, a interpretação dos dados pode ser errônea, levando o farmacologista a supor que há uma grande variabilidade na resposta ou mesmo concluir pela inexistência de uma relação entre a intensidade do efeito medido e a concentração do fármaco no plasma.

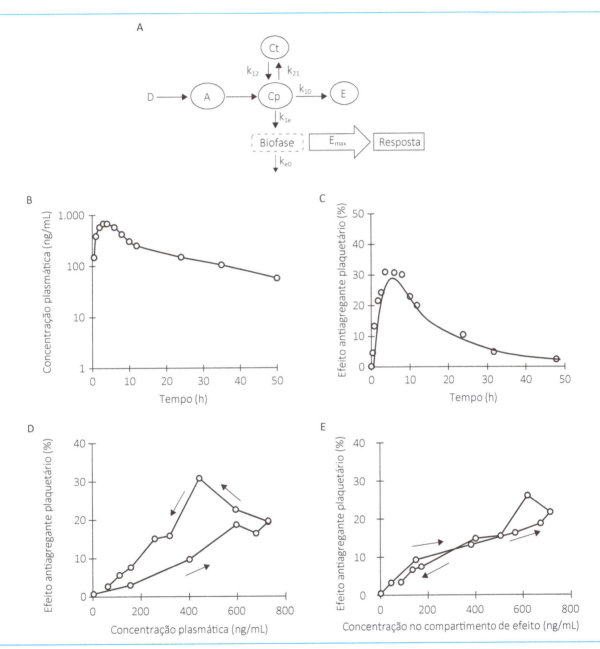

Figura 64.7 – Gráficos do modelo PK/PD após administração de dose única oral de 100 mg de cilostazol a voluntários sadios. (A) Esquema do modelo com compartimento de efeito onde: A é a quantidade de fármaco no local da absorção, Cp é a concentração plasmática, Ct é a concentração nos tecidos, k_{12}, k_{21}, k_{10} são as constantes de distribuição entre os compartimentos, k_{1e} e k_{e0} são as constante de distribuição do compartimento central para o compartimento de efeito e de eliminação do compartimento de efeito (biofase), respectivamente. (B) Perfil de concentração plasmático em função do tempo. (C) Efeito sobre a inibição da agregação plaquetária (%) em função do tempo resultante da modelagem PK/PD. (D) Histerese do efeito de inibição da agregação plaquetária (%) em função das concentrações plasmáticas. (E) Efeito de inibição da agregação plaquetária (%) em função das concentrações no compartimento de efeito. Perceba no gráfico C a marcante histerese entre concentração plasmática e efeito, enquanto no gráfico D, esse efeito é colapsado em virtude da utilização do compartimento de efeito.
Fonte: Adaptada de Woo SK et al. (2002).

Para modelagem adequada desses dados, foi utilizado um compartimento de efeito. Conforme pontuado anteriormente, é esse compartimento hipotético que explicará o atraso observado entre concentração plasmática e efeito. O compartimento de efeito foi ligado ao compartimento central do modelo farmacocinético de 2 compartimentos, sendo o modelo farmacodinâmico de E_{max} empregado para estabelecer a ligação entre os efeitos medidos e as concentrações no compartimento de efeito. A Figura 64.7E mostra que a histerese é significativamente reduzida quando a inibição da agregação plaquetária é plotada com as concentrações no compartimento de efeito, indicando a adequação do modelo utilizado para descrever a relação PK/PD para cilostazol.

Modelo de resposta indireta

Um modelo de resposta indireta foi usado para descrever a relação entre concentração e efeito da terbutalina. Este fármaco produz um efeito broncodilatador mediado por sua ação agonista β-2 adrenérgica que causa relaxamento da musculatura lisa. Esse efeito relaxante sobre a musculatura não é mediado diretamente pela ligação fármaco/receptor, mas sim pela ativação de um segundo mensageiro, a adenosina monofosfato cíclico (AMPc), formada a partir da adenosina trifosfato citoplasmática, via adenilato ciclase. Esta ativação promove o aumento dos níveis celulares de AMPc, os quais modulam outras reações de fosforilação que reduzem a afinidade do complexo Ca^{+2}/calmodulina, promovendo a manutenção do estado de relaxamento da musculatura. Neste trabalho, os autores investigaram a relação PK/PD através da avaliação dos perfis de concentração plasmática obtidos após a administração subcutânea de 0,75 mg de terbutalina em pacientes asmáticos e a respectiva condutância específica da via aérea. Os perfis de efeito e concentração *versus* tempo são mostrados na Figura 64.8.

Um modelo de 2 compartimentos foi utilizado para descrever as concentrações plasmáticas de terbutalina nos pacientes, sendo utilizado um compartimento de efeito para descrever as concentrações na biofase uma vez que foi observada histerese entre concentração e efeito (Figura 64.8A). Para a descrição do modelo PD foi assumido que os níveis de AMPc, responsáveis pela ativação da cascata de eventos que culmina no efeito broncodilatador, são modulados por K_{in} e K_{out}, que representam a sua velocidade de formação e degradação, respectivamente. Nesse modelo, K_{in} (produção de AMPc) foi assumido como um processo de ordem zero e k_{out} (metabolização pelas fosfodiesterases), como um processo de primeira ordem. Assim, usando um modelo de E_{max} de estimulação de k_{in} com o uso do fármaco (equação 64.21), foi possível caracterizar o efeito da terbutalina como

proporcional ao estímulo que esse fármaco produz na formação do segundo mensageiro que causa relaxamento da musculatura brônquica, que foi a resposta ou efeito avaliado.

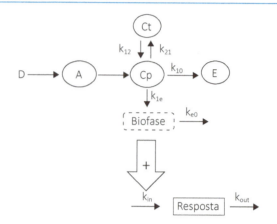

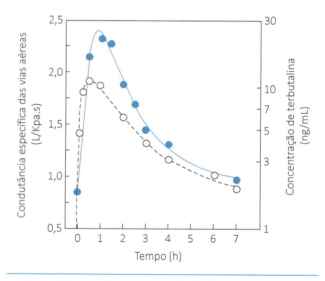

Figura 64.8 – Gráficos do modelo PK/PD após administração de dose única subcutânea de terbutalina 0,75 mg a pacientes asmáticos. **(A)** Esquema do modelo PK/PD mostrando farmacocinética de dois compartimentos e compartimento de efeito e farmacodinâmica descrita por modelo de E_{max} de estimulação de K_{in}, onde A é a quantidade de fármaco no local da absorção, Cp é a concentração plasmática, Ct é a concentração nos tecidos, k_{12}, k_{21}, k_{10} são as constantes de distribuição entre os compartimentos, k_{1e} e k_{e0} são as constante de distribuição do compartimento central para o compartimento de efeito (biofase) e de eliminação do compartimento de efeito, respectivamente, K_{in} é a constante de velocidade de formação da resposta (produção de AMPc) e K_{out} é a velocidade de degradação da resposta. O sinal positivo indica que o fármaco estimula K_{in}, de acordo com modelo E_{max}. **(B)** Perfil de efeito medido como condutância das vias aéreas (círculos sólidos), resultante da alteração da resposta causada pelo fármaco, e de concentração (círculos abertos) *versus* tempo. O valor de k_{in} é de 2,09 h^{-1}, k_{out} é de 4.06 L/(kPa · s), E_{max} é 12,99 e EC_{50} é de 26 · 4 ng/mL.

Fonte: Adaptada de Jusko WJ Ko HC (1994).

Modelo PBPK/PD

Um modelo PBPK/PD foi proposto por Sadiq et al. em 2017 para descrever a relação farmacocinética-farmacodinâmica do ciprofloxacino. Os autores utilizaram uma abordagem farmacocinética embasada na fisiologia para a descrição de dados plasmáticos de 102 pacientes internados em unidades de tratamento intensivo que utilizaram este antimicrobiano em diferentes regimes terapêuticos. Típicos coeficientes de distribuição tecido/plasma (K_p) para dez diferentes tecidos, incluindo pulmões, músculo, rins e tecido adiposo, foram coletados de estudos clínicos relatados na literatura e utilizados como parâmetros iniciais informativos para estimar o valor de K_p nesta população de pacientes. Quando não estava disponível em determinados tecidos, como baço, coração e cérebro, o valor foi definido como a razão de concentração plasma/tecido. Um modelo farmacocinético genérico embasado na fisiologia considerando todo o organismo foi utilizado para descrever a disposição do fármaco no organismo (Figura 64.9).

No modelo, foram incorporados distintos parâmetros fisiológicos como o fluxo sanguíneo (Q), volume dos órgãos (V), peso e gênero dos pacientes. Para realizar a estimativa das concentrações livres de ciprofloxacino nos diferentes tecidos, as concentrações totais previstas pelo modelo PBPK foram convertidas em concentrações livres através de equações apropriadas. O modelo PBPK final foi incorporado a um modelo de PK/PD de E_{max} modificado capaz de descrever o efeito do antimicrobiano em duas subpopulações de bactérias mais e menos suscetíveis ao fármaco. Para avaliar o efeito que os níveis de concentração livre estimados nos tecidos teria sobre a morte microbiana, os autores avaliaram *in silico* o efeito de uma dose de 400 mg de ciprofloxacino administrado a cada 12 horas por via intravenosa nos pacientes em distintos cenários, incluindo cepas de *Escherichia coli* com concentração inibitória mínima (CIM) na faixa de 0,047 a 48 mg/L, levando em consideração as concentrações livres teciduais renais observadas no modelo PK, dada a importância clínica da pielonefrite para esses pacientes. Os dados foram simulados tendo como base resultados observados em estudo de curvas de morte microbiana em função do tempo de *E. coli* e ciprofloxacino realizados previamente *in vitro*. Os resultados são mostrados na Figura 64.10.

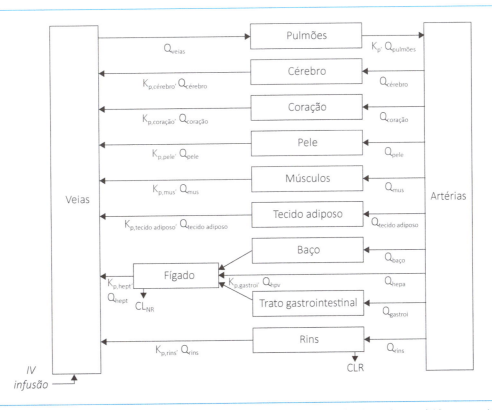

Figura 64.9 – Estrutura do modelo farmacocinético de todo o organismo embasado na fisiologia desenvolvido para o ciprofloxacino. Os volumes dos diferentes compartimentos teciduais (V) e o fluxo sanguíneo (Q) foram descritos com base no peso e gênero dos pacientes, onde Kp é a constante de distribuição para cada tecido.

NR: não renal.

Fonte: Adaptada de Sadiq MW et al. (2017).

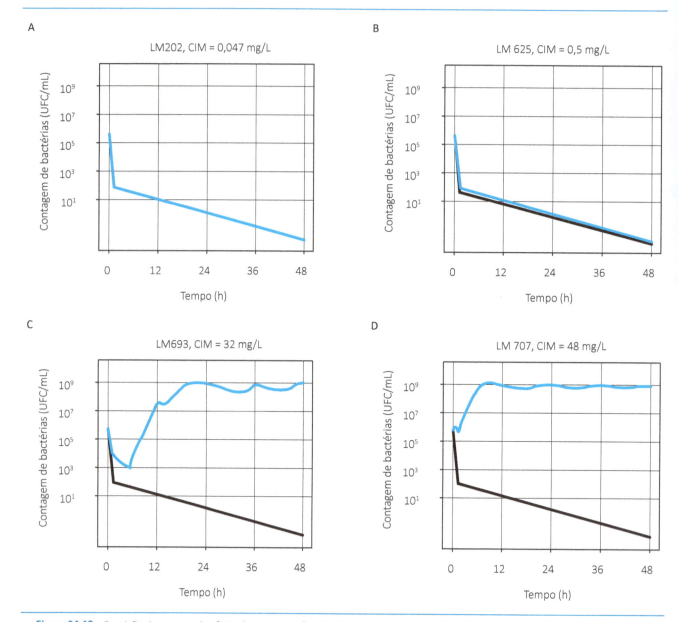

Figura 64.10 – Previsão das curvas de efeito de morte em função do tempo de cepas de *E. coli* com distintos valores de CIM apresentando subpopulações sensíveis (linha preta) e pouco sensível (linha cinza) ao ciprofloxacino.
Neste modelo, foram simulados os níveis de concentração renal livre esperados nos pacientes após a administração da dose de 400 mg intravenosa a cada 12 horas.
Fonte: Adaptada de Sadiq MW et al. (2017).

Através da análise dos resultados mostrados na Figura 64.10, pode-se observar que o efeito do fármaco é muito dependente da CIM. Desse modo, para valores de CIM menores que 0,5 mg/L ambas as populações microbianas são erradicadas com as doses de 400 mg a cada 12 horas. Mas, para valores maiores de CIM, há um recrescimento importante de micro-organismos menos sensíveis, o que pode explicar alguns achados clínicos de ocorrência de pielonefrite associadas à *E. coli* em pacientes em tratamento com ciprofloxacino. Esse exemplo demonstra como podemos integrar distintas informações (*in vitro*, *in vivo* e dados clínicos) para avaliar o sucesso da terapia antimicrobiana, através de modelagem e simulação PK/PD.

Em conclusão, os exemplos apresentados ilustram as potencialidades da modelagem PK/PD. Atualmente essa abordagem se constitui em uma ferramenta potente em todas as fases do desenvolvimento pré-clínico e clínico de medicamentos, sendo amplamente utilizada. Além disto, a aplicação clínica dos conceitos da relação farmacocinética/farmacodinâmica fornece uma base mais racional para a individualização de posologias, elevando o desempenho farmacoterapêutico.

Capítulo 64 – Modelos PK/PD

Atividades propostas

1) Descreva as diferenças entre desfecho clínico, desfecho substituto e biomarcador.

2) O que são histerese e proterese, como são observados e quais são suas causas? Qual a solução para modelar dados PK/PD que apresentam histerese?

O ciprofloxacino é uma fluoroquinolona de amplo espectro, razoavelmente bem absorvido por via oral, excretado na urina e metabolizado em quatro metabólitos conhecidos, também excretados na urina. A seguir estão mostrados três conjuntos de dados para o ciprofloxacino: halo de inibição para bactérias sensíveis em função do tempo; halo de inibição para bactérias sensíveis em função da concentração do fármaco; e concentração plasmática livre (não ligada a proteínas) em função do tempo após dose i.v. *bolus* de 500 mg.

Resposta farmacológica		Farmacocinética		Relação concentração/efeito	
Tempo (h)	Halo de inibição (mm)	Tempo (h)	Concentração plasmática (mg/L)	Concentração plasmática (mg/L)	Halo de inibição (mm)
1	27	1	3	0,01	4,7
5	23,2	2	2,53	0,05	13,5
8	20,4	3	2,12	0,1	17,3
10	18,5	4	1,79	0,15	19,5
24	5,2	6	1,26	0,2	21
–	–	8	0,893	0,3	23,5
–	–	–	–	0,7	28

A partir dos dados, determine:

a) a variação da resposta em função do tempo;

b) a variação da concentração em função do tempo;

c) a variação da resposta em função da concentração;

d) desenhe um esquema do modelo PK/PD que poderia ser investigado para descrever os dados apresentados, indicando qual o tipo de ligação entre PK e PD e qual o tipo de resposta.

Respostas esperadas

1) *Desfecho clínico é a* medida direta do efeito terapêutico final em um paciente, tal como a cura ou a redução da morbidade, e nem sempre é possível de ser quantificado. Os *desfechos substitutos* permitem predizer a conclusão clínica, sendo mais rápida e facilmente obtidos e quantificados como medida da pressão arterial para prever o desfecho clínico de prevenção de doença arterial ou renal associada à hipertensão. Os *biomarcadores* são parâmetros fisiológicos ou bioquímicos mensuráveis que refletem alguma atividade farmacodinâmica do fármaco investigado, mesmo que este não tenha uma relação direta com o desfecho clínico, como testes laboratoriais para lipoproteínas e glicose séricas para fármacos anti-hipercolesterolêmicos e antidiabéticos, respectivamente. Os biomarcadores podem ser também desfechos substitutos, como os dois exemplos citados.

2) *Histerese é o* descompasso entre concentração e efeito e pode ser observado no gráfico de efeito *versus* concentração, quando a mesma concentração apresenta distintas intensidades de efeito. Nesse gráfico, unindo-se os pontos em função do tempo, pode-se observar um loop no sentido anti-horário (ver Figura 64.4). Em função desse descompasso entre concentração máxima e efeito máximo, não é possível estabelecer uma relação direta entre as concentrações do fármaco no local onde estão sendo medidas (geralmente plasma) e o efeito biológico que está sendo determinado.

As principais razões associadas ao atraso na relação entre concentração e efeito incluem o descompasso entre a distribuição do fármaco para o sítio de ação e a sua concentração no plasma ou no compartimento periférico; o efeito medido ser resultado de inúmeras etapas ou mecanismos secundários que retardam ou alteram significativamente o aparecimento do efeito; o efeito estar relacionado com a formação de um metabólito ativo (pró-fármaco); a ocorrência de fenômenos de autorregulação como a hipersensibilização.

Proterese é a histerese no sentido horário e pode ocorrer quando os parâmetros farmacodinâmicos variam em função do tempo decorrente do desenvolvimento de tolerância, caracterizada pelo decréscimo do efeito em função do tempo apesar da concentração constante do fármaco na biofase.

A modelagem dos dados PK/PD vai depender do motivo pelo qual ocorre descompasso entre concentração e efeito, podendo-se lançar mão do compartimento de efeito quando a histerese é decorrente do tempo necessário para o fármaco chegar à biofase ou utilizar modelo de ligação indireta, quando a histerese ocorre em virtude do tempo que necessário para o surgimento do efeito que está sendo monitorado.

a) Após administração da dose, o halo de inibição diminui com o tempo, como pode ser visto no gráfico.

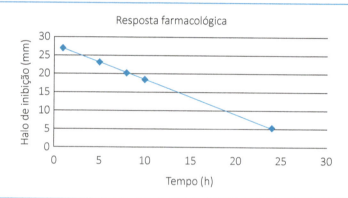

Gráfico da resposta farmacológica: halo de inibição por tempo.

b) Após a dose i.v. *bolus*, as concentrações plasmáticas decrescem com o tempo, com uma meia-vida de 4 horas (ver Capítulo 3 – Farmacocinética: absorção, distribuição, metabolismo e eliminação de fármacos, para determinação da constante de eliminação e meia-vida).

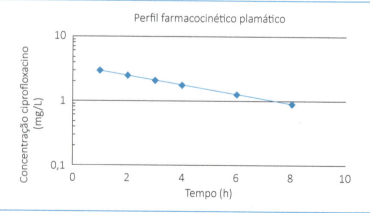

Gráfico do perfil farmacocinético plasmático: concentração de ciprofloxacino por tempo.

c) A inibição do crescimento bacteriano cresce com as concentrações do ciprofloxacino até que um efeito máximo (E_{max}) é atingido quando o aumento de concentração não vai causar aumento do efeito.

Assumindo que o 28 mm é o maior halo de inibição possível com o ciprofloxacino (E_{max}), a concentração necessária para causar 50% do efeito máximo (EC_{50}, quando halo é 14 mm) pode ser inferida pelo gráfico, sendo aproximadamente 0,05 mg/L de ciprofloxacino.

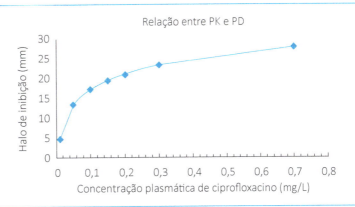

Gráfico da relação entre PK e PD: halo de inibição por concentração plasmática de ciprofloxacino.

d) Os dados mostram que há uma relação direta entre concentração plasmática e efeito de morte bacteriana, indicado pelo halo de inibição do crescimento microbiano *in vitro*, não havendo descompasso de tempo entre os dados PK e PD. Como a eliminação do fármaco pode ser descrita com modelo de 1 compartimento (gráfico da letra b) e o efeito é regido por modelo E_{max}, o esquema do modelo PK/PD que deveria ser investigado para modelar os dados é mostrado a seguir. Esse modelo assume ligação direta em dados de PK e PD e resposta direta do fármaco.

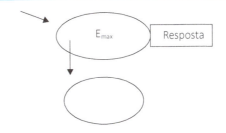

Esquema do modelo PK/PD.

REFERÊNCIAS

1. Derendorf H, Meibohm B. Modeling of Pharmacokinetic. Pharmacodynamic (PK/PD) Relationships: concepts and perspectives. Pharmaceutial Research. 1999;16(2):176-185.
2. Gabrielsson J, Weinwer D. Pharmacokinetic & pharmacodynamic data analysis: Concepts and applications. 4. ed. Stockholm: Apotekarsocieteten; 2006.
3. Standing JF. Understanding and applying pharmacometric modelling and simulation in clinical practice and research. British Journal Clinical Pharmacology. 2017;83:247-254.
4. Rubin RP. A brief history of great discoveries in pharmacology: in Celebration of the Centennial Anniversary of the Founding of the American Society of Pharmacology and Experimental Therapeutics. Pharmacological Reviews. 2007;59:289-359.
5. Hochhaus G, Barrett JS. 20th Century Advances in Drug Development: Evolution of Pharmacokinetics and Pharmacokinetic/Dynamic Correlations during the 20th Century. Journal of Clinical Pharmacology. 2000;40: 908-917.

6. Breimer DD, Van Der Graaf P, Powell B, Holford N. PK/PD Modelling and Beyond: Impact on Drug Development. Pharmaceutical Research. 2008;25:2720-2722.
7. Peck CC et al. Opportunities for integration of pharmacokinetics, pharmacodynamics, and toxicokinetics in rational drug development. Clinical Pharmacology and Therapeutics. 1992;51:465-473.
8. Smith DA. A new phase of drug discovery ? The rise of PK/PD means extremely challenging work at the coalface. Bioanalysis. 2015;7:1415-1417.
9. Lave T, Caruso A, Parrott N, Walz A. Translational PK/PD modeling to increase probability of success in drug discovery and early development. Drug Discovery Today. 2016;21-22: 27-34.
10. Tsume Y, Amidon GL. The Biowaiver Extension for BCS Class III Drugs: The Effect of Dissolution Rate on the Bioequivalence of BCS Class III Immediate-Release Drugs Predicted by Computer Simulation. Molecular Pharmaceutics. 2010;7(4):1235-1243.
11. Cristofoletti R, Dressman JB. 2014. Use of physiologically based pharmacokinetic models coupled with pharmacodynamic models to assess the clinical relevance of current bioequivalence criteria for generic drug products containing ibuprofen. Journal of Pharmaceutical Sciences. 2014;103:3263-3275.
12. Sheiner LB, Stanski DR, Vozeh S, Miller RD, Ham J. Simultaneous modeling of pharmacokinetics and pharmacodynamics: Application to d-tubocurarine. Clinical Pharmacology and Therapeutics. 1976;25:358-371.
13. Araújo BV, Diniz A, Palma EC, Buffé C, Dalla Costa T. PK-PD modeling of β-lactam antibiotics: In vitro or in vivo models? The Journal of Antibiotics. 2011;64:439-446.
14. Woo SK, Kang WK, Kwon K. Pharmacokinetic and pharmacodynamic modeling of the antiplatelet and cardiovascular effects of cilostazol in healthy humans. Clinical Pharmacoogy and Therapeutics. 2002;71:246-252.
15. Oosterhuis B, Braat MC, Roos CM, Wemer J, Van Boxtel CJ. Pharmacokinetic-pharmacodynamic modeling of terbutaline bronchodilation in asthma. Clinical Pharmacology and Therapeutics. 1986;40(4):469-75.
16. Jusko WJ, Ko HC. Physiologic indirect response models characterize diverse types of pharmacodynamic effects. Clinical Pharmacology and Therapeutics. 1994;56(4):406-419.
17. Sadiq MW, Nielsen EI, Khachman D, Conil JM, Georges B, Houin G, Laffont CL, Karlsson MO, Friberg LE. A whole-body physiologically based pharmacokinetic (WB-PBPK) model of ciprofloxacin: a step towards predicting bacterial killing at sites of infection. Journal of Pharmacokinetics and Pharmacodynamics. 2017;44(2):69-79.

Capítulo 65

Modelagem molecular aplicada ao planejamento de fármacos

Autores:
- Rafael Victório Carvalho Guido
- Marcelo Santos Castilho
- Leonardo L. G. Ferreira
- Glaucius Oliva
- Adriano D. Andricopulo

■ Introdução

O modelo de pesquisa e desenvolvimento (P&D) de fármacos experimentou grandes transformações nas duas últimas décadas em função dos avanços alcançados em vários ramos das ciências moleculares. Progressos científicos em áreas relacionadas com a genômica e a biologia molecular e estrutural possibilitaram uma melhor compreensão dos processos biomoleculares e ajudaram a criar as bases tecnológicas necessárias à manipulação, intervenção e controle destes processos. Neste contexto, o desenvolvimento de métodos computacionais de modelagem molecular e sua integração a técnicas experimentais se tornou um fator indispensável no atual modelo de P&D de fármacos.

A necessidade de gerenciar e manipular o grande volume de informações gerado neste processo estimulou o desenvolvimento de áreas em modelagem molecular que, hoje, têm posição de destaque em P&D de fármacos: a bioinformática e a quimioinformática. Estes métodos possuem muitas aplicações, dentre as quais podemos destacar: i) a criação e o gerenciamento de bases de dados que contêm informações estruturais, químicas e biológicas; ii) o estudo das propriedades, função e estrutura de alvos moleculares e ligantes; iii) a identificação de novos ligantes para um determinado alvo molecular; e iv) a otimização de propriedades farmacodinâmicas e farmacocinéticas. Neste contexto, o processo de planejamento integra dois tipos de estratégia: i) o planejamento baseado na estrutura do receptor (SBDD, na sigla em inglês para *structure-based drug design*) e ii) o planejamento baseado na estrutura do ligante (LBDD, na sigla em inglês para *ligand-based drug design*).

■ Modelagem molecular e planejamento de fármacos baseado na estrutura do receptor

A compreensão dos princípios pelos quais um fármaco reconhece e interage com o seu alvo molecular está na base do modelo atual de pesquisa e desenvolvimento. Os métodos em SBDD requerem o uso sistemático das coordenadas estruturais do receptor, as quais são armazenadas em bases de dados virtuais de acesso livre, como o banco de dados de proteínas (PDB, na sigla em inglês para *Protein Data Bank*). A avaliação detalhada da estrutura do alvo molecular permite o planejamento de moléculas com as propriedades necessárias para modular seletivamente a atividade deste receptor de forma a produzir a resposta farmacológica desejada. Portanto, a utilização destas estruturas no planejamento SBDD resulta no planejamento de ligantes com características estereoquímicas (forma) e eletrostáticas (distribuição de cargas) complementares às do sítio de interação no alvo molecular. Uma vez que a estrutura 3D do alvo molecular é obtida, são realizados estudos de modelagem molecular em que ligantes possuindo características complementares às do sítio de interação são planejados. Estes compostos são, em seguida, adquiridos comercialmente ou sintetizados e submetidos a testes *in vitro* para a avaliação de parâmetros farmacodinâmicos, como potência e afinidade. Com base nos resultados destas investigações iniciais são planejadas novas séries de compostos visando a otimização destas propriedades. Uma vez que moléculas bioativas sejam identificadas, a estrutura do complexo ligante-receptor pode ser resolvida para que os aspectos envolvidos no reconhecimento molecular sejam observados. A partir destas estruturas, é possível reconhecer a conformação do ligante e caracterizar as interações intermoleculares envolvidas. Em seguida, aspectos estruturais do complexo ligante-receptor são correlacionados com os dados de atividade e o processo de planejamento é reiniciado até que moléculas com as características desejadas sejam obtidas.

Acoplamento molecular

O acoplamento molecular é utilizado para avaliar as conformações mais prováveis do ligante dentro do sítio de interação do alvo molecular e para estimar a energia de interação do complexo ligante-alvo molecular (Figura 65.1). Neste sentido, os algoritmos de acoplamento molecular realizam duas operações fundamentais: i) exploração do espaço conformacional que compreende os possíveis modos de interação do ligante e ii) predição da energia de interação através de funções de pontuação que avaliam cada conformação proposta. O processo de busca conformacional e avaliação são realizados repetidamente até que soluções de mínima energia, que potencialmente correspondem à conformação bioativa, sejam obtidas. A partir das soluções propostas, é possível identificar características-chave do processo de reconhecimento molecular entre o ligante e o alvo molecular.

Busca conformacional

Nesta fase, o algoritmo de acoplamento molecular busca identificar as conformações que podem ser adotadas pelo ligante dentro do sítio de interação. O programa modifica parâmetros estruturais da molécula, como ângulos torcionais e orientação no espaço cartesiano. Os métodos de busca conformacional se dividem em: i) métodos sistemáticos; ii) métodos aleatórios ou estocásticos; e iii) métodos de simulação.

Os métodos sistemáticos utilizam parâmetros padrão de forma que o resultado da busca conformacional seja sempre o mesmo. O algoritmo faz uma varredura no espaço conformacional para chegar a uma solução que corresponde ao modo de interação mais provável do ligante. Os métodos de busca estocástica, por sua vez, procuram maximizar a representação do espaço conformacional alterando aleatoriamente a estrutura do ligante. Um dos métodos de busca

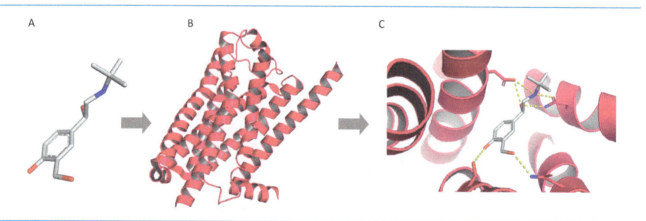

Figura 65.1 – Acoplamento molecular. (A) Estrutura tridimensional do ligante. (B) Estrutura tridimensional do alvo molecular. (C) O ligante é acoplado no sítio de interação e funções de pontuação avaliam a conformação proposta. O alvo molecular está representado em modelo de fitas. O ligante e os resíduos de aminoácidos do sítio de interação estão representados em modelo bastão. As linhas tracejadas correspondem às interações de hidrogênio entre o ligante e o alvo molecular.
Fonte: Desenvolvida pela autoria do capítulo.

estocástica mais utilizados é o algoritmo genético, o qual se baseia na teoria da evolução de Darwin. Neste contexto, cada conformação do ligante é tratada como um cromossomo sob pressão evolutiva. As características (genes) de cada cromossomo são codificadas em um vetor que contém todos os parâmetros da sua conformação. Em cada ciclo de busca conformacional, as coordenadas, orientação e ângulos de rotação do ligante são alterados aleatoriamente ou trocados por genes de outros cromossomos. Estas mudanças resultam em uma nova população de cromossomos (conformações). As conformações menos aptas, que não interagem de forma ótima com o alvo molecular, são excluídas. Métodos de simulação como a dinâmica molecular buscam avaliar a estabilidade das interações ligante-receptor ao longo tempo utilizando equações de movimento e considerando fatores como temperatura, pressão e velocidade do sistema.

Predição da energia de interação

A etapa de predição da energia de interação ou da afinidade de cada solução proposta pelo algoritmo de busca conformacional é realizada por funções de pontuação. Por meio delas, é possível estabelecer uma classificação entre as conformações preditas e definir como melhor solução aquela que apresenta o menor valor de energia de interação ou energia livre de Gibbs (ΔG_L). No processo de reconhecimento molecular, a energia de interação é determinada por fatores entálpicos (relacionados com a formação de interações intermoleculares) e entrópicos (relacionados com o nível de aleatoriedade dos componentes moleculares do sistema ligante-receptor-solvente). As contribuições entálpicas são incorporadas nas funções de pontuação através da implementação de potenciais da mecânica molecular clássica. A componente entrópica, por sua vez, impõe maiores dificuldades para ser caracterizada pelas funções de pontuação, pois os fenômenos entrópicos envolvem um número considerável de variáveis, como a área de superfície hidrofóbica, a liberação de moléculas de água que interagem com o alvo molecular e com o ligante e a imobilização de ligações rotacionáveis do ligante e do alvo molecular. Por essa razão, essas variáveis não são consideradas de maneira explícita na maioria das funções de pontuação. As funções de pontuação são agrupadas em três categorias: i) funções baseadas em campos de força; ii) funções empíricas e iii) funções baseadas em parâmetros estatísticos. As funções baseadas em campo de força descrevem as contribuições provenientes da variação de energia associada às interações de Van der Waals e eletrostáticas. Cada um destes parâmetros é calculado por meio das equações da mecânica molecular clássica. As funções empíricas são formadas pela adição de termos de correção às funções de mecânica molecular clássica, que representam diferentes fenômenos envolvidos na formação do complexo ligante-alvo molecular, por exemplo, as interações de hidrogênio, interações iônicas e apolares. As funções de avaliação baseadas em dados estatísticos correlacionam as características do complexo receptor-ligante gerado por acoplamento molecular com dados estruturais de complexos cristalográficos, depositados em banco de dados como o PDB, ou de interações observadas em estruturas cristalográficas de micromoléculas, depositadas no banco de dados CSD (sigla em inglês para Cambridge Structural Database). Este tipo de função utiliza as distâncias e ângulos de interação observados experimentalmente em complexos cristalográficos para gerar potenciais de interação entre pares atômicos.

Triagem virtual baseada na estrutura do receptor

Uma das aplicações mais importantes do acoplamento molecular é a triagem virtual baseada na estrutura do receptor (SBVS, na sigla em inglês para *structure-based virtual screening*). Essa abordagem consiste na análise computacional de grandes bases de dados com a finalidade de identificar moléculas promissoras para avaliação *in vitro*. De forma geral, o desenvolvimento de estudos em SBVS compreende as seguintes etapas: i) seleção da estrutura 3D do alvo molecular; ii) identificação da cavidade de interação; iii) determinação do estado de protonação dos resíduos de aminoácido do sítio de interação; iv) análise de moléculas de água estruturais; v) seleção e preparação dos ligantes; e vi) acoplamento molecular e análise dos resultados.

Seleção da estrutura 3D do alvo molecular

As proteínas são macromoléculas que apresentam grande flexibilidade conformacional. A seleção da estrutura do alvo molecular precisa considerar este aspecto, pois características importantes como volume, forma e propriedades eletrostáticas da cavidade de interação podem ser afetadas por mudanças na conformação 3D. A sobreposição de estruturas do alvo molecular obtidas em diferentes condições (p.ex., em complexo com diferentes ligantes ou cristais obtidos em diferentes condições de cristalização) pode ser utilizada na análise da estrutura mais adequada aos estudos de acoplamento molecular.

Identificação da cavidade de interação

A identificação da cavidade de interação do receptor é uma etapa crítica no desenvolvimento de estudos de acoplamento molecular e SBVS. A análise visual de estruturas cristalográficas do alvo molecular em complexo com ligantes é a maneira mais direta de se identificar o sítio de interação (Figura 65.2). A utilização de métodos computacionais como o Q-SiteFinder, por exemplo, pode auxiliar a identificação de possíveis sítios de interação.

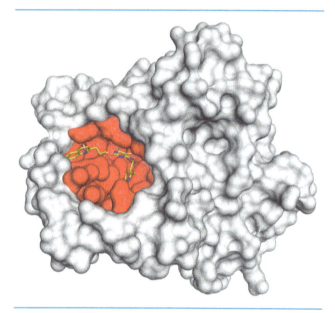

Figura 65.2 – Estrutura da enzima fosfodiesterase 10A em complexo com um inibidor (PDB 5C2H, 2,09 Å).
A proteína está representada através da sua superfície de Van der Waals e o ligante, em modelo bastão. Os resíduos que compõem o sítio de interação estão destacados em vermelho.
Fonte: Desenvolvida pela autoria do capítulo.

Determinação do estado de protonação dos resíduos de aminoácido do sítio de interação

Usualmente os programas de acoplamento molecular determinam automaticamente o estado de protonação dos resíduos de aminoácido. Dado que o pH fisiológico é 7,4, resíduos com cadeia lateral básica (p.ex., arginina e lisina) são protonados; resíduos com cadeia lateral ácida (p.ex., aspartato e glutamato) permanecem desprotonados. Resíduos de cisteína, histidina e tirosina podem apresentar diferentes estados de protonação, dependendo do microambiente em que se encontram. Portanto, recomenda-se a utilização de ferramentas como o PDB2PQR e o PropKa para estimar o estado de protonação destes resíduos.

Análise de moléculas de água estruturais

A presença de moléculas estruturais de água é outro fator importante a ser considerado. Estas moléculas são fortemente ligadas ao sítio de interação e geralmente participam do processo de reconhecimento molecular entre o receptor e o ligante. Usualmente, moléculas de água estruturais intermediam múltiplas interações de hidrogênio entre o ligante e o receptor. Estas moléculas podem ser excluídas ou consideradas como parte do sítio de interação nos estudos de SBDD. Apesar do deslocamento dessas moléculas de água ser entropicamente favorável, este processo causa uma perda na entalpia do sistema. Por essa razão, a exclusão de moléculas de água estruturais só faz sentido quando o ligante é capaz de formar interações com o alvo molecular que compensem essa perda entálpica. Alternativamente, estas moléculas podem ser mantidas no sítio para ser exploradas na formação de interações de hidrogênio. A análise visual das moléculas de água presentes no sítio de interação em diversas estruturas cristalográficas do mesmo alvo é importante na avaliação daquelas que devem ser mantidas ou excluídas; moléculas de água estruturais geralmente estão presentes em regiões muito similares em diferentes estruturas do mesmo alvo (Figura 65.3).

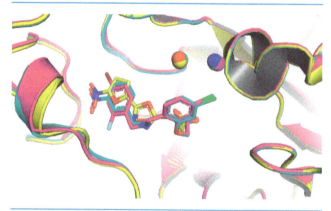

Figura 65.3 – Sobreposição estrutural da enzima aldose redutase em complexo com diferentes ligantes (PDB 2IKJ, 1,55 Å; 2IKI, 1,47 Å; e 2IKH, 1,55 Å).
As moléculas de água estruturais (indicadas como esferas de cores diferentes) podem ser mantidas nos estudos de acoplamento molecular. As proteínas estão ilustradas em modelo de fitas e os ligantes, em modelo bastão.
Fonte: Desenvolvida pela autoria do capítulo.

Seleção e preparação dos ligantes

Outra etapa de grande importância é a seleção e preparação dos ligantes ou da base de dados a ser utilizada. Bases de dados virtuais de acesso livre geralmente contêm de milhares a milhões de moléculas que englobam uma grande diversidade química. Uma das coleções mais acessadas para a realização de estudos de SBVS é a base de dados ZINC. Em bases muito grandes, o número de falsos positivos é muito significativo. Daí decorre a necessidade de se reduzir o tamanho da base de dados original por meio da eliminação de moléculas que não apresentam características adequadas para o desenvolvimento de fármacos. Esse problema pode ser minimizado pela utilização de filtros moleculares que selecionam subconjuntos de compostos com propriedades moleculares específicas. Uma estratégia útil é a utilização de características similares às de ligantes conhecidos.

Acoplamento molecular e análise dos resultados

Após a preparação da estrutura do alvo molecular e da base de dados, é realizado o acoplamento molecular. Ao seu término, os modos de interação preditos para as moléculas melhor classificadas são avaliados visualmente para se averiguar a complementaridade entre o ligante e o alvo molecular. Programas como o PyMOL e o Chimera podem ser utilizados para este fim. Adicionalmente, estruturas cristalográficas do receptor em complexo com ligantes, quando disponíveis, são empregadas para auxiliar a avaliação. Este procedimento geralmente é feito através do cálculo do desvio quadrático médio (RMSD, na sigla em inglês para *root mean square deviation*) entre as conformações preditas e a conformação cristalográfica de um ligante de referência. O valor de RMSD é inversamente proporcional à similaridade entre as conformações, ou seja, quanto menor é o RMSD, maior é a qualidade da predição.

Métodos de SBDD no planejamento de inibidores da cruzaína

A enzima cruzaína é a cisteíno protease mais abundante do parasita *Trypanosoma cruzi*. Este protozoário é o agente etiológico da doença de Chagas, uma infecção tropical que afeta aproximadamente 8 milhões de pessoas em todo o mundo, principalmente na América Latina. A enzima é expressa durante todo o ciclo de vida do parasita e participa de processos vitais como nutrição, reprodução, invasão de células e evasão do sistema imunológico do hospedeiro. Uma das classes químicas estudadas como inibidores da cruzaína são os benzimidazóis. O modo de interação de um destes compostos (1, Figura 65.4A, IC$_{50}$ = 800 nM) foi determinado por cristalografia de raios X (PDB 3KKU, 1,28 Å, Figura 65.4B). Esta estrutura revelou que o grupo amida do inibidor é essencial para a formação de interações de hidrogênio com a cadeia principal do Asp161 e Gly66. A bromofenila, por sua vez, interage com o subsítio S2, uma região predominantemente hidrofóbica responsável pela especificidade da enzima, enquanto o grupo benzimidazol permanece exposto ao solvente e estabelece interações com moléculas de água. Estudos de acoplamento molecular para uma série de benzimidazóis demonstraram que estes análogos mantêm o mesmo padrão de reconhecimento molecular em relação ao sítio ativo da cruzaína.

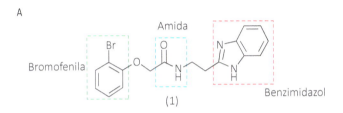

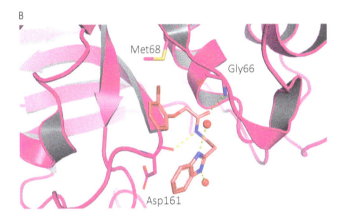

Figura 65.4 – Interação entre a cruzaína e um inibidor da classe dos benzimidazóis. **(A)** Composto 1, um inibidor reversível da cruzaína identificado através de triagens HTS e SBVS. **(B)** Estrutura cristalográfica do composto 1 em complexo com a cruzaína (PDB 3KKU, 1,28 Å).
A cadeia principal da cruzaína está representada em modelo de fitas. O ligante e os resíduos do sítio ativo estão ilustrados em modelo bastão. As moléculas de água estão representadas como esferas e as interações de hidrogênio como linhas tracejadas.
Fonte: Desenvolvida pela autoria do capítulo.

Os resultados desta investigação indicaram que a substituição do grupo benzimidazol por outros anéis reduz ou abole completamente a atividade dos inibidores. Em contraste, a substituição da bromofenila pelo grupo bromonaftila levou ao aumento da atividade dos inibidores. Este aumento de potência pode ser atribuído ao maior volume e caráter hidrofóbico do grupo naftila que, de acordo com os resultados do acoplamento molecular, é capaz de ocupar completamente o subsítio S2 (Figura 65.5).

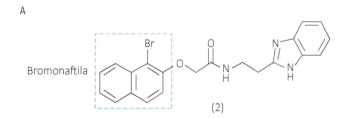

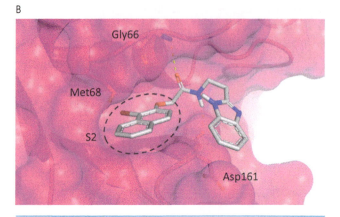

Figura 65.5 – Interação entre a cruzaína e um inibidor da classe dos benzimidazóis com destaque para a interação entre o grupo bromonaftila e o subsítio S2. **(A)** Estrutura do composto 2, inibidor reversível da cruzaína identificado através de estudos de otimização molecular. **(B)** Modo de interação do composto 2 predito por acoplamento molecular. A cadeia principal da cruzaína está representada em modelo de fitas. O ligante e os resíduos do sítio ativo estão ilustrados em modelo bastão. As interações de hidrogênio estão representadas como linhas tracejadas.
Fonte: Desenvolvida pela autoria do capítulo.

■ Modelagem molecular e planejamento de fármacos baseado na estrutura do ligante

Na abordagem do tipo LBDD, novas moléculas são planejadas a partir de informações extraídas de compostos com propriedades farmacodinâmicas ou farmacocinéticas caracterizadas. À série de compostos utilizada nos estudos de LBDD e suas respectivas propriedades dá-se o nome de conjunto de dados. De forma geral, as estratégias em LBDD buscam identificar características das moléculas do conjunto de dados (denominadas "descritores moleculares" ou "variáveis independentes") que determinam variações em propriedades farmacodinâmicas ou farmacocinéticas. Modelos de QSAR, QSPR, buscas por similaridade química e a identificação de farmacóforos (características estruturais essenciais para a conservação da variável dependente) são exemplos deste tipo de abordagem. Outra estratégia muito utilizada para se identificar compostos em bases de dados virtuais é a triagem virtual baseada na estrutura do ligante (LBVS, na sigla em inglês para *ligand-based virtual screening*).

Descritores moleculares

A fim de comparar as moléculas bioativas do conjunto de dados com aquelas presentes em bancos de dados, é preciso descrevê-las em termos de suas propriedades físico-químicas e/ou estruturais. Isso pode ser feito por meio dos chamados descritores moleculares, que podem ser classificados em três tipos. Os descritores unidimensionais (1D) descrevem propriedades constitucionais da molécula, como massa molecular e número de receptores e doadores de interações de hidrogênio. Os descritores bidimensionais (2D), também chamados de descritores topológicos, são calculados a partir da conectividade entre os átomos de uma molécula. A partir desse tipo de descritor, pode-se determinar, por exemplo, o número de vizinhos de um dado átomo ou a distância topológica entre dois átomos. Os descritores tridimensionais (3D), por sua vez, são aqueles que requerem as coordenadas atômicas da molécula no espaço cartesiano. O volume das moléculas é um descritor 3D amplamente utilizado.

Triagem virtual baseada na estrutura do ligante

Descritores moleculares podem ser utilizados em projetos de LBVS como critérios de busca e seleção de compostos. Estes descritores são gerados a partir de compostos com propriedades conhecidas (o conjunto de dados), os quais, no contexto das triagens LBVS, são denominados compostos de referência.

Busca por similaridade química a partir de descritores 2D e 3D

A seleção de descritores moleculares é uma etapa crucial para a identificação de moléculas bioativas. De forma geral, os descritores 2D são mais apropriados para triar compostos com alta similaridade topológica em relação à molécula de referência. Os descritores 3D, por sua vez, encontram maior utilidade na identificação de moléculas menos similares em relação à topologia 2D e, portanto, são mais adequados para a identificação de moléculas pertencentes a classes químicas diferentes. Consequentemente, a utilização complementar de descritores 2D e 3D na triagem de uma mesma base de dados resulta na seleção de conjuntos de compostos com características estruturais diferentes. A Figura 65.6 ilustra a utilização da busca por similaridade a partir da tacrina (Cognex®), um inibidor da enzima acetilcolinesterase usado no tratamento da doença de Alzheimer, e a partir da huprina. Essa estratégia, que envolveu a utilização de descritores 2D e 3D e duas moléculas de referência, levou à identificação de compostos estruturalmente distintos.

Capítulo 65 – Modelagem molecular aplicada ao planejamento de fármacos

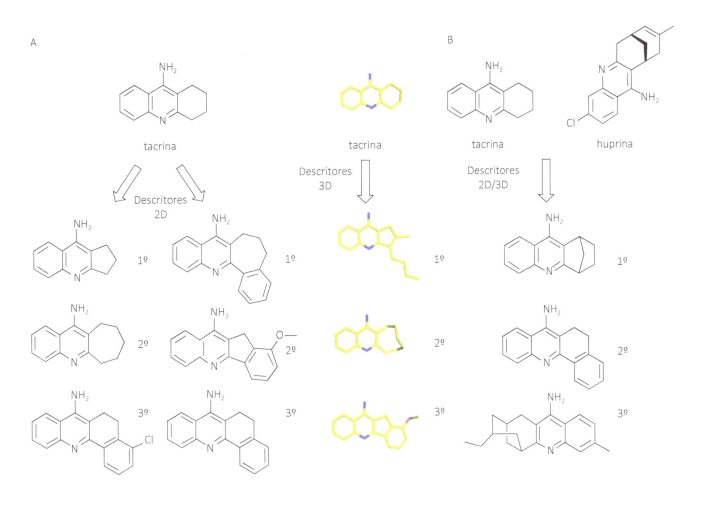

Figura 65.6 – Exemplos de compostos selecionados por meio de buscas por similaridade. (A) Utilização de diferentes descritores e coeficientes de similaridade. (B) Utilização de duas moléculas (tacrina e huprina) como referência.

Geração e busca baseada em farmacóforos

De acordo com a definição da União Internacional de Química Pura e Aplicada (IUPAC, na sigla em inglês para International Union of Pure and Applied Chemistry), o farmacóforo é o conjunto de características estereoquímicas e eletrônicas necessário para assegurar as interações intermoleculares apropriadas com o alvo molecular e modular sua atividade biológica. Haja vista esta definição, a geração de farmacóforos se baseia no modo de interação dos ligantes com o alvo molecular. Um exemplo de identificação de farmacóforo a partir de representações moleculares 2D é o modelo desenvolvido a partir do ácido *p*-aminobenzoico (PABA) e dos antibióticos da classe das sulfonamidas. As sulfas antimicrobianas exercem seu efeito terapêutico através da inibição da enzima di-hidropteroato sintetase, que participa da via de biossíntese do tetra-hidrofolato. O farmacóforo, baseado no tipo de interação intermolecular que o substrato da enzima (PABA) e as sulfas podem realizar, consiste na presença de grupos receptores e doadores de interações de hidrogênio separados por uma distância de 5,9 Å a 6,7 Å (Figura 65.7A). Farmacóforos derivados a partir de representações moleculares 2D também foram úteis para identificar a característica estrutural que confere ao *trans*-dietilestilbestrol sua atividade estrogênica (atividade que mimetiza a ação do hormônio estradiol) – a presença de dois grupos hidroxila separados por uma distância similar àquela observada no estradiol (Figura 65.7B).

1033

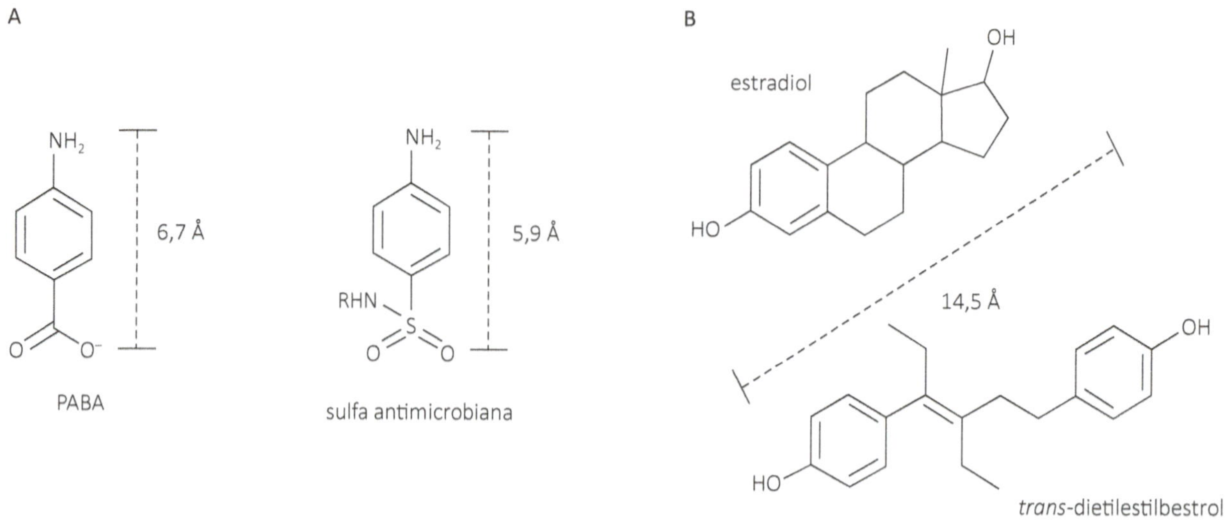

Seção 10 – Tópicos Especiais

Figura 65.7 – Modelos farmacofóricos gerados a partir de representações moleculares 2D. **(A)** Farmacóforo gerado para explicar a inibição da enzima di-hidropteroato sintetase pelos antibióticos da classe das sulfonamidas. **(B)** Farmacóforo que explica a atividade estrogênica do *trans*-dietilestilbestrol.

Métodos de LBDD no planejamento de antagonistas do receptor 5-hidroxitriptamina 6

O receptor 5-hidroxitriptamina 6 (5-HT$_6$) está envolvido no surgimento de disfunções cognitivas como a doença de Alzheimer (AD) e a esquizofrenia. Antagonistas deste receptor potencializam a neurotransmissão nos sistemas colinérgico e glutaminérgico e, portanto, atuam na melhora da capacidade cognitiva em pacientes com doenças neurológicas. Uma estratégia envolvendo triagens por similaridade 2D, propriedades 1D e geração de farmacóforos resultou na descoberta de potentes antagonistas do receptor 5-HT$_6$ (Figura 65.8). Como primeira etapa, os autores selecionaram 5 milhões de compostos para a realização de uma triagem baseada em similaridade 2D. Antagonistas conhecidos do receptor 5-HT$_6$ foram utilizados como compostos de referência. Métodos de fragmentação estrutural foram empregados para gerar impressões digitais moleculares que, então, foram utilizadas como descritores. Este tipo de abordagem divide as moléculas em diversos fragmentos e gera uma sequência numérica binária para cada uma (a impressão digital molecular). A partir deste descritor molecular, o coeficiente de Tanimoto foi utilizado para avaliar a similaridade entre as moléculas de referência e a base de dados. Mais de 3.700 moléculas que obtiveram coeficientes acima de 0,65 em relação a qualquer estrutura de referência foram selecionadas para as etapas posteriores. Em seguida, as propriedades físico-químicas destes compostos foram calculadas de acordo com a regra dos cinco de Lipinski e comparadas com as características do conjunto de referência. Este procedimento resultou na seleção de 872 moléculas com propriedades físico-químicas similares àquelas das moléculas de referência. Este conjunto foi analisado quanto a sua diversidade química e 220 moléculas representando diferentes regiões do espaço químico foram escolhidas para posterior inspeção visual. Ao final desse processo, 91 moléculas foram testadas experimentalmente frente ao alvo molecular e 12 delas foram ativas. Os compostos mais potentes resultantes de toda a estratégia de triagem (3-5) estão ilustrados na Figura 65.9.

Em paralelo aos estudos de similaridade 2D, foi elaborada uma estratégia baseada na construção de farmacóforos. Os modelos foram gerados a partir de 11 moléculas ativas derivadas da triagem 2D e 35 compostos com atividade conhecida sobre o receptor 5-HT$_6$. Este conjunto de dados foi separado em três grupos com base na similaridade 2D entre as moléculas e, em seguida, foi gerado um farmacóforo para cada grupo contendo as seguintes características: doadores e receptores de interações de hidrogênio, grupos hidrofóbicos e grupos aromáticos. Na próxima etapa, mais de 2 milhões de compostos foram submetidos aos três modelos. Os 50 compostos melhor classificados por cada modelo foram selecionados e, após inspeção visual, 50 deles foram testados experimentalmente. Vinte moléculas apresentaram atividade frente ao receptor. Comparando-se a busca por similaridade 2D e aquela baseada no farmacóforo, as duas foram capazes de identificar compostos altamente ativos.

1034

Capítulo 65 – Modelagem molecular aplicada ao planejamento de fármacos

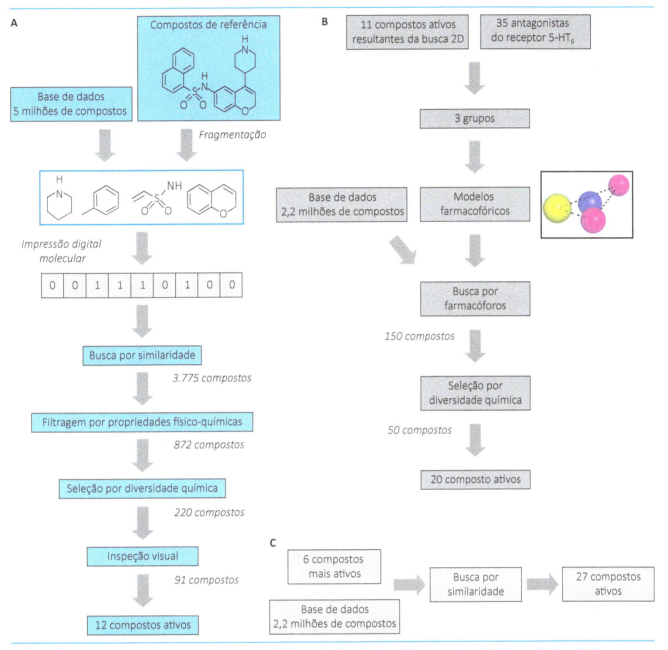

Figura 65.8 – Estratégia de LBVS baseada em similaridade 2D (**A**), farmacóforos (**B**), e na combinação dos resultados obtidos nas estratégias A e B (**C**).
Fonte: Desenvolvida pela autoria do capítulo.

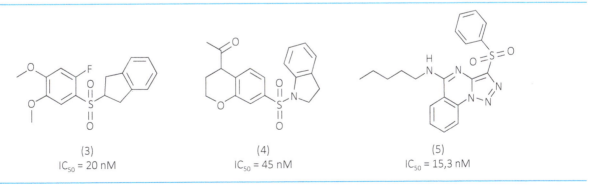

(3)
IC$_{50}$ = 20 nM

(4)
IC$_{50}$ = 45 nM

(5)
IC$_{50}$ = 15,3 nM

Figura 65.9 – Antagonistas do receptor 5-HT$_6$ identificados através de triagens LBVS baseadas em buscas por similaridade 2D e farmacóforos.

1035

Conclusão

Estratégias de modelagem molecular em SBDD e LBDD catalisam a complexidade e a diversidade do processo de P&D de fármacos e as transformam em soluções inovadoras. É importante destacar que não há protocolo pronto para o uso dessas estratégias, o que requer domínio dos princípios e das limitações de cada técnica para a produção de resultados robustos. Considerando esta observação e os recursos computacionais e experimentais disponíveis atualmente, as técnicas de planejamento apresentadas aqui estão na fronteira do conhecimento na área de desenvolvimento de novos fármacos. No paradigma contemporâneo de P&D, em que as altas taxas de insucesso são uma grande preocupação, estratégias de planejamento apropriadamente delineadas podem resultar em um ganho significativo de produtividade. Porém, o aspecto mais relevante é o fato de que abordagens em SBDD e LBDD têm sido capazes de identificar compostos que representam e que poderão representar, em um futuro próximo, soluções terapêuticas importantes para áreas críticas da saúde humana.

Atividade proposta	As triagens virtuais são abordagens em modelagem molecular muito utilizadas atualmente em P&D de fármacos. Elas podem ser classificadas em triagens virtuais baseadas na estrutura do receptor (SBVS) e baseadas na estrutura do ligante (LBVS).
Principais pontos e objetivos de aprendizagem	1) Considerando a complexidade do processo de P&D de fármacos, quais são as vantagens das triagens virtuais em comparação às triagens experimentais? 2) Quais as etapas essenciais de uma triagem baseada na estrutura do receptor (SBVS)? 3) Qual é o conceito em que se baseiam modelos de relações quantitativas entre estrutura e atividade (QSAR) e entre estrutura e propriedade (QSPR)?
Respostas esperadas	1) Dada a capacidade de processamento computacional disponível atualmente e a disponibilidade de programas de acoplamento molecular com interfaces gráficas avançadas de fácil manipulação, as triagens virtuais permitem o processamento de milhões de moléculas em pouco tempo e com baixo custo, facilitando, dessa maneira, a exploração de espaços químicos muito diversos. 2) Seleção da estrutura 3D do alvo molecular, identificação da cavidade de interação, determinação do estado de protonação dos resíduos de aminoácido do sítio de interação, análise de moléculas de água estruturais, seleção e preparação dos ligantes, acoplamento molecular e análise dos resultados. 3) Novas moléculas são planejadas considerando informações extraídas de moléculas com estrutura e propriedades conhecidas. Essa série de compostos, associada a suas respectivas propriedades, é denominada conjunto de dados. De forma geral, os modelos de QSAR e QSPR buscam identificar características das moléculas do conjunto de dados (denominados "descritores moleculares" ou "variáveis independentes") que determinam variações na atividade ou em outras propriedades, por exemplo, parâmetros farmacocinéticos (denominados variáveis dependentes).

REFERÊNCIAS

1. Ferreira LLG, Andricopulo AD. Chemoinformatics Approaches to Structure-and Ligand-Based Drug Design. Front Pharmacol. 2018;9:1416.
2. Ferreira LG, Dos Santos RN, Oliva G, Andricopulo AD. Molecular docking and structure-based drug design strategies. Molecules. 2015;20:13384-421.
3. Garcia-Hernandez C, Fernández A, Serratosa F. Ligand-Based Virtual Screening Using Graph Edit Distance as Molecular Similarity Measure. J Chem Inf Model. 2019;59:1410-21.
4. Li J, Fu A, Zhang L. An Overview of Scoring Functions Used for Protein-Ligand Interactions in Molecular Docking. Interdiscip Sci. 2019;11:320-328.
5. Maggiora G, Vogt M, Stumpfe D, Bajorath J. Molecular similarity in medicinal chemistry. J Med Chem. 2014;57:3186-204.

6. Kombo DC, Tallapragada K, Jain R et al. 3D molecular descriptors important for clinical success. J Chem Inf Model. 2013;53:327-42.
7. Muegge I, Mukherjee P. An overview of molecular fingerprint similarity search in virtual screening. Expert Opin Drug Discov. 2016;11:137-148.
8. Pauli I, Ferreira LG, de Souza ML et al. Molecular modeling and structure-activity relationships for a series of benzimidazole derivatives as cruzain inhibitors. Future Med Chem. 2017;9:641-57.
9. Cherkasov A, Muratov EN, Fourches D et al. QSAR modeling: where have you been? Where are you going to? J Med Chem. 2014;57:4977-5010.
10. Salmaso V, Moro S. Bridging molecular docking to molecular dynamics in exploring ligand-protein recognition process: an overview. Front Pharmacol. 2018;9:923.

Capítulo 66

Farmacogenômica

Autores:
- Letícia Camargo Tavares
- Leiliane Rodrigues Marcatto
- Paulo Caleb Júnior de Lima Santos

■ Introdução

As pesquisas na área de farmacogenômica indicam que as diferenças genéticas individuais podem influenciar significativamente na efetividade e na toxicidade dos fármacos. A farmacogenômica é um campo da farmacologia que identifica o efeito da variação genética sobre a farmacocinética ou a farmacodinâmica do fármaco. Ela abrange polimorfismos genéticos que alteram a farmacocinética e, também, a farmacodinâmica. Os polimorfismos mais conhecidos e estudados estão em genes que codificam enzimas metabolizadoras responsáveis por participar da biotransformação hepática de vários fármacos, o sistema citocromo P450 (CYP450), mas vários outros genes que codificam proteínas importantes nas etapas supracitadas podem ser importantes biomarcadores.

O objetivo da medicina personalizada consiste na combinação da informação genética com outros fatores individuais para adequar as estratégias preventivas e terapêuticas, a fim de melhorar a eficácia medicamentosa e diminuir a frequência dos efeitos adversos. Hoje, existem diversos protocolos aplicáveis para a prática da farmacogenética e alguns exemplos serão mostrados neste capítulo.

■ Exames genéticos ou biomarcadores farmacogenômicos

Na página *on-line* da agência norte-americana FDA (Food and Drug Administration), na seção de *Science and Research* (*Drugs*), há indicações de que as bulas de alguns medicamentos devem conter informações sobre os respectivos biomarcadores genéticos e podem também descrever a alteração acarretada, como:

- Variabilidade da resposta clínica.
- Risco de eventos adversos.
- Dosagem específica para determinado genótipo.
- Genes alvo do fármaco com possibilidade polimórfica.

Seção 10 – Tópicos Especiais

Além disso, o Consórcio Internacional de Implementação Farmacogenética Clínica (CPIC – Clinical Pharmacogenetics Implementation Consortium), que tem como objetivo auxiliar a decisão clínica em relação às indicações terapêuticas por meio da elaboração de diretrizes baseadas em resultados genéticos, também apresenta em sua página *on-line*, na seção *Genes-Drugs*, uma lista de medicamentos e seus possíveis biomarcadores genéticos. Ainda nessa tabela são apresentados, em categorias, os níveis de evidência e de confiança encontrados na literatura para a associação desses biomarcadores com desfechos clínicos relacionados com o fármaco, definidos pelo CPIC, PharmGKB (The Pharmacogenomics Knowledge Base) e FDA.

As definições das categorias estabelecidas por cada órgão para a o nível de relação entre um fármaco e biomarcador estão explicadas em detalhes nos Quadros 66.1, 66.2 e 66.3, respectivamente.

Quadro 66.1 – Definições dos níveis CPIC baseados no contexto clínico, nível de evidência e relevância da recomendação clínica.

Nível CPIC	Contexto clínico	Nível de evidência	Relevância da recomendação
A	Informação genética deve ser utilizada para alterar a prescrição do fármaco afetado.	Preponderância da evidência é alta ou moderada em favor da mudança de prescrição.	Pelo menos uma ação moderada ou forte (mudança de prescrição) é recomendada.
B	Se disponível, a informação genética pode ser utilizada para alterar a prescrição do fármaco afetado, pois terapias/dosagens alternativas são muito prováveis de serem tão efetivas e seguras quanto aquelas que não são baseadas em resultados genéticos.	Preponderância da evidência é baixa, com poucos dados conflitantes.	Pelo menos uma ação opcional (mudança de prescrição) é recomendada.
C	Há estudos publicados de diversos níveis de evidência, alguns com proposições relacionadas com mecanismo biológico; porém alterações de prescrição baseadas na genética não são recomendáveis, pois: a) não são clinicamente significativas; b) são duvidosas, possivelmente menos efetivas, mais tóxicas ou, ainda, impraticáveis; c) são suportadas por poucos estudos ou evidências fracas, em maioria, e apresentam ações clínicas pouco claras.	Níveis de evidência podem variar.	Nenhuma ação na prescrição é recomendada.
D	Há poucos estudos publicados, ações clínicas são pouco claras e existe pouca base biológica, além de evidências fracas ou dados controversos. Caso esses genes não tenham sido testados clinicamente, não há necessidade de avaliações.	Níveis de evidência podem variar.	Nenhuma ação na prescrição é recomendada.

Fonte: Disponível em: cpicpgx.org/prioritization/#flowchart. Acesso em 29/11/2018.

1040

Capítulo 66 – Farmacogenômica

Quadro 66.2 – Definições dos níveis PharmGKB, baseados no contexto clínico, nível de evidência e relevância da recomendação clínica.

Nível PharmGKB	Contexto clínico, nível de evidência e relevância da recomendação clínica
1A	Anotação para o biomarcador genético em diretrizes farmacogenéticas do CPIC ou sociedade médica endossada ou biomarcador implementado na página *on-line* da PGRN (Pharmacogenomics Research Network) ou em outro sistema de saúde relevante.
1B	Anotação para o biomarcador genético para o qual a preponderância da evidência mostre associação, que deve ser replicada em mais de uma coorte com significância estatística (valor significativo) e, preferencialmente, apresentar um forte tamanho de efeito.
2A	Anotação para o biomarcador genético que está dentro da categoria VIP (*very important pharmacogene*), estabelecida pelo PharmGKB. As variantes incluídas no nível 2A estão presentes em farmacogenes bem estabelecidos, portanto, apresentam provável significância funcional clínica.
2B	Anotação para o biomarcador genético com evidência moderada de associação. A associação deve ser replicada, porém podem haver estudos que não evidenciam significância estatística e/ou o tamanho do efeito pode ser pequeno.
3	Anotação para o biomarcador genético baseada em um estudo único significativo (ainda não replicado) ou anotação para uma variante avaliada em múltiplos estudos, porém faltando evidência clara de associação.
4	Anotação baseada em estudo de casos, estudos sem estatística significativa ou com evidências apenas em ensaios *in vitro*, moleculares ou funcionais.

Fonte: Disponível em: pharmgkb.org/page/clinAnnLevels. Acesso em 29/11/2018.

Quadro 66.3 – Definições da FDA para as informações farmacogenéticas incluídas na bula.

Nível farmacogenético – FDA	Contexto clínico, nível de evidência e relevância da recomendação clínica
Teste requerido	A bula afirma ou sugere que algum gene, proteína ou teste cromossômico, incluindo teste genético, ensaios proteicos funcionais, estudos citogenéticos, entre outros, devem ser conduzidos antes da utilização do fármaco. Esse requerimento pode ser apenas para um subgrupo particular de pacientes. A PharmGKB considera bulas que afirmam que a variante é associada ao fármaco, implicando no requerimento de teste genético. Caso a bula diga que o teste "deve ser" realizado, também deve ser interpretado como um requerimento.
Teste recomendado	A bula afirma ou sugere que algum gene, proteína ou teste cromossômico, incluindo teste genético, ensaios proteicos funcionais, estudos citogenéticos, entre outros, são recomendáveis antes da utilização do fármaco. Esse requerimento pode ser apenas para um subgrupo particular de pacientes. A PharmGKB considera bulas que afirmam que o teste "deve ser considerado".
FGx discutível	A bula não discute sobre teste genético ou outro para alguma variante proteica ou cromossômica, porém contém informações sobre mudança na eficácia, dosagem ou toxicidade em virtude dessas variantes. A bula pode mencionar contraindicação do fármaco para um subgrupo particular de pacientes, porém não requere ou recomenda teste genético, proteico ou cromossômico.
FGx informativa	A bula menciona que um gene ou proteína está envolvido no metabolismo ou farmacodinâmica do fármaco, porém não há informação para sugerir que essa variante genética ou proteica resulta em uma resposta farmacológica diferente.

Fonte: Disponível em: pharmgkb.org/page/drugLabelLegend. Acesso em 29/11/2018.

Os quadros seguintes mostram dezenas de medicamentos com informações farmacogenômicas de acordo com as áreas terapêuticas.

■ Área cardiovascular

O Quadro 66.4 mostra medicamentos da área cardiovascular e as informações farmacogenômicas descritas em diversas seções da bula.

Quadro 66.4 – Exemplos de medicamentos com informações farmacogenômicas disponíveis segundo a FDA na área cardiovascular.

Fármaco(s)	Gene(s) envolvido(s) e subgrupo referenciado	Seções da bula
Carvedilol Metoprolol Propranolol	CYP2D6 (metabolizadores lentos)	Interações medicamentosas, precauções, farmacologia clínica
Clopidogrel	CYP2C19 (metabolizadores lentos e intermediários)	Advertência na embalagem, dosagem, cuidados e precauções, interações medicamentosas, farmacologia clínica, estudos clínicos
Prasugrel Ticagrelor	CYP2C19 (metabolizadores lentos)	
Isossorbida Hidralazina	NAT1-2 (acetiladores lentos)	Farmacologia clínica
Quinidina	CYP2D6 (metabolizadores lentos)	Precauções
Varfarina	CYP2C9 (metabolizadores lentos e intermediários) VKORC1 (portadores do alelo A para o polimorfismo rs9923231)	Dosagem, interações medicamentosas, farmacologia clínica

Fonte: Disponível em: fda.gov/Drugs/ScienceResearch. Acesso em 05/12/2018.

Agentes anticoagulantes

A varfarina é conhecida pela sua faixa terapêutica estreita e com difícil ajuste de dose-resposta. Os principais alelos variantes encontrados na enzima CYP2C9 que afetam a dose de varfarina são *CYP2C9*2* e *CYP2C9*3*. Esta enzima é responsável pela metabolização da fase 1, inativando o fármaco no fígado.

Essas variantes levam a alteração de propriedades catalíticas, acarretando a diminuição da funcionalidade enzimática. A variante *CYP2C9*2* é caracterizada pela substituição Arg144Cys, em razão do polimorfismo c.C416T no éxon 3 do gene *CYP2C9*, e a variante *CYP2C9*3* pela substituição Ileu359Leu, em consequência do polimorfismo c.A1061T no éxon 7. Os portadores dos alelos polimórficos podem manifestar maior frequência de sangramento e de elevação no valor de RNI no início do tratamento.

Outro polimorfismo importante que influencia na dose de varfarina é o no gene *VKORC1* (especialmente o c.G1639A, rs9923231). A enzima vitamina K epóxido redutase (VKORC1) é um cofator essencial na formação dos fatores II, VII, IX e X ativados pela carboxilação. Este polimorfismo pode resultar em maior resposta indicada pelo RNI, exigindo menores doses.

Desse modo, indica-se que os genótipos para *CYP2C9* e para *VKORC1* são úteis na estimativa da dose inicial da varfarina. Em 2007, a FDA introduziu na bula de varfarina uma tabela que orienta a escolha da dose inicial de varfarina de acordo com genótipos (Quadro 66.5).

Além das variantes abordadas acima, a diretriz CPIC também traz evidências de que variantes adicionais no gene *CYP2C9* (*5, *6, *8 e *11), no gene *CYP4F2* (c.G1297A, rs2108622) e no *cluster CYP2C* (g.96405502G>A, rs12777823) também estão associadas à variabilidade na resposta terapêutica à varfarina, porém não é recomendação a realização de testes genéticos para essas variantes.

Quadro 66.5 – Dose inicial de varfarina de acordo com genótipos para os genes *CYP2C9* e *VKORC1* segundo a FDA.

VKORC1	CYP2C9					
	*1/*1	*1/*2	*1/*3	*2/*2	*2/*3	*3/*3
GG	5 a 7 mg	5 a 7 mg	3 a 4 mg	3 a 4 mg	3 a 4 mg	0,5 a 2 mg
GA	5 a 7 mg	3 a 4 mg	3 a 4 mg	3 a 4 mg	0,5 a 2 mg	0,5 a 2 mg
AA	3 a 4 mg	3 a 4 mg	0,5 a 2 mg	0,5 a 2 mg	0,5 a 2 mg	0,5 a 2 mg

Fonte: Disponível em: dailymed.nlm.nih.gov/dailymed/drugInfo.cfm?setid=541c9a70-adaf-4ef3-94ba-ad4e70dfa057. Acesso em 29/11/2018.

Áreas de psiquiatria de neurologia

O Quadro 66.6 mostra alguns fármacos das áreas de psiquiatria de neurologia, as informações genéticas relacionadas e as seções da bula que podem receber estas informações.

Antidepressivos tricíclicos

Os antidepressivos tricíclicos (ADT) são inibidores de recaptação de serotonina e norepinefrina. Os ADT são metabolizados pelas enzimas CYP2D6 e CYP2C19. Os pacientes metabolizadores lentos ou ultrarrápidos das enzimas CYP2D6 e CYP2C19 podem apresentar concentrações plasmáticas dos ADT fora da faixa terapêutica recomendada, aumentando assim o risco de eventos adversos ou da não efetividade do tratamento. O gene *CYP2D6* é altamente polimórfico e os alelos mais relatados são caracterizados por grupos funcionais como alelos funcionais (*CYP2D6*1* e **2*); alelos preditores de função reduzida (*CYP2D6*10, *17* e **41*); e alelos nulos (*CYP2D6*3, *4, *5* e **6*). O gene *CYP2C19* também é altamente polimórfico e o alelo mais comum que causa diminuição de função é o *CYP2C19*2*.

Quadro 66.6 – Exemplos de medicamentos com informações farmacogenômicas disponíveis segundo a FDA nas áreas de psiquiatria e de neurologia.

Fármaco(s)	Gene(s) envolvido(s) e subgrupo referenciado	Seções da bula
Amitriptilina Clomipramina Imipramina Nortriptilina	*CYP2D6* (metabolizadores lentos)	Cuidados e precauções
Aripiprazol	*CYP2D6* (metabolizadores lentos)	Dosagem e farmacologia clínica
Carbamazepina	*HLA-B e HLA-A* (pacientes com alelos HLA-B*1502 e HLA-A*3101)	Advertência na embalagem, cuidados e precauções
Citalopram	*CYP2D6* (metabolizadores lentos) *CYP2C19* (metabolizadores lentos)	Dosagem, precauções, interações medicamentosas e farmacologia clínica
Fluoxetina Fluvoxamina Paroxetina	*CYP2D6* (metabolizadores lentos)	
Clobazam	*CYP2C19* (metabolizadores lentos)	Dosagem, uso em populações específicas e farmacologia clínica
Clozapina	*CYP2D6* (metabolizadores lentos)	Dosagem, uso em populações específicas e farmacologia clínica
Diazepam	*CYP2C19* (metabolizadores lentos)	Farmacologia clínica
Fenitoína	*HLA-B* (pacientes com alelo HLA-B*1502)	Advertência na embalagem, cuidados e precauções
Galantamina	*CYP2D6* (metabolizadores lentos)	Farmacologia clínica
Modafinil	*CYP2D6* (metabolizadores lentos)	Precauções e farmacologia clínica
Risperidona	*CYP2D6* (metabolizadores lentos)	Interações medicamentosas e farmacologia clínica
Venlafaxina	*CYP2D6* (metabolizadores lentos)	Precauções

Fonte: Disponível em: fda.gov/Drugs/ScienceResearch. Acesso em 05/12/2018.

Seção 10 – Tópicos Especiais

As recomendações para amitriptilina e nortriptilina (Quadros 66.7 e 66.8), baseadas no fenótipo predito por variantes *CYP2D6*, para um metabolizador ultrarrápido é evitar o uso de ADT em função da potencial falta de eficácia da farmacoterapia. Porém, indica-se ser substituído por um medicamento não metabolizado pela CYP2D6 e, se necessário o uso de ADT, considera-se um aumento na dose inicial e realiza-se monitoração terapêutica. Para um metabolizador intermediário é recomendada diminuição de 25% na dose inicial e monitoração terapêutica.

Para um metabolizador lento é recomendado evitar o uso de ADT. Mas, se for necessário o uso de ADT, considera-se redução de 50% na dose inicial do medicamento, monitorando a terapia com diretrizes de ajuste de dose. Tais recomendações também se aplicam a outros antidepressivos tricíclicos metabolizados pela CYP2C19, tais como clomipramina, doxepina, imipramina e trimipramina, porém para esses fármacos há menos evidências clínicas e farmacocinéticas que suportem o ajuste de dose, comparado à amitriptilina e nortriptilina.

Quadro 66.7 – Recomendações de dosagem para antidepressivos tricíclicos (ADT) baseadas no fenótipo CYP2D6.

Fenótipo metabolizador CYP2D6	Genótipos	Implicações	Recomendação terapêutica[a,b]	Classificação da recomendação
Ultrarrápido (incidência: ~ 1 a 20%)	Indivíduo que carreia duplicações de alelos funcionais (p.ex., (*1/*1)xN, (*1/*2)xN, (*2/*2)xN[b])	Metabolismo aumentado de ADT resultando em menos compostos ativos comparados aos metabolizadores normais	Evitar o uso de ADT em função da potencial falta de eficácia. Considerar fármacos alternativos, não metabolizados pela CYP2D6. Caso utilize o ADT, considere aumentar a dose (comparado aos metabolizadores normais)[d]. Utilize monitoração terapêutica para guiar os ajustes de dosagem	Forte Opcional[c]
Normal (incidência: ~ 72 a 88%)	Indivíduo que carreia dois alelos funcionais (p.ex., *1/*1, *1/*2, *2/*2, *1/*9, *1/*41, *41/*41, *1/*5, *1/*4)	Metabolismo normal dos ADT	Iniciar a terapia com dose inicial recomendada[e]	Forte
Intermediário (incidência: ~ 1 a 13%)	Indivíduo que carreia um alelo funcional e um alelo de perda de função (p.ex., *4/*41, *5/*9, *4/*10)	Metabolismo reduzido de ADT resultando em menos compostos ativos comparado aos metabolizadores normais. Maior concentração plasmática do fármaco ativo irá aumentar a probabilidade de efeitos adversos	Considere uma redução de 25% da dose inicial recomendada[e]. Utilize monitoração terapêutica para guiar os ajustes de dosagem[d]	Moderada Opcional[c]
Lento (incidência: ~ 1 a 10%)	Indivíduo que carreia dois alelos de perda de função [p.ex., *4/*4, (*4/*4)xN, *3/*4, *5/*5, *5/*6)]	Metabolismo acentuadamente reduzido resultando em menor quantidade de compostos ativos comparado aos metabolizadores normais. Maior concentração plasmática do fármaco ativo irá aumentar a probabilidade de efeitos adversos	Evitar o uso de tricíclicos em função do potencial para ocorrências de eventos adversos. Considerar um fármaco alternativo não metabolizado pela CYP2D6. Caso utilize o ADT, considere reduzir em 50% a dose inicial recomendada[e]. Utilize monitoração terapêutica para guiar os ajustes de dosagem[d]	Forte Opcional[c]

[a]Para aminas terciárias (p.ex., amitriptilina), caso os resultados para os genótipos CYP2C19 também estejam disponíveis, considerá-los para recomendação de dosagem. [b]As recomendações de aumento de dosagem de ADT só se aplicam para o tratamento de condições como depressão. Para outras condições, considera-se outras recomendações de dosagem. [c]Para outras ADT que não amitriptilina e nortriptilina, também metabolizados pela CYP2D6, tais como a clomipramina, desipramina, doxepina, imipramina e trimipramina. [d]Ajuste a dose de forma a observar melhora das respostas clínicas, como melhora de sintomas e mínima ocorrência (se nenhuma) de eventos adversos. [e]Pacientes podem receber uma dose inicial baixa do tricíclico, que é então aumentada por vários dias até atingir a dose estável terapêutica.

Fonte: Adaptado de Hicks et al. (2017)[40].

1044

Capítulo 66 – Farmacogenômica

Quadro 66.8 – Recomendações de dosagem para antidepressivos tricíclicos baseadas no fenótipo CYP2C19.

Fenótipo metabolizador CYP2C19	Genótipos	Implicações	Recomendação terapêutica[a,b]	Classificação da recomendação
Ultrarrápido (incidência: ~ 2 a 5%) Rápido (incidência: ~ 2 a 30%)	Indivíduo que carreia dois alelos de aumento de atividade (p.ex., *17/*17) Indivíduo que carreia um alelo funcional e um alelo de aumento de atividade (p.ex., *1/*17)	Metabolismo aumentado de aminas terciárias comparado aos metabolizadores normais. A maior conversão de aminas terciárias para aminas secundárias pode afetar a resposta terapêutica ou ocorrência de eventos adversos.	Evitar o uso de aminas terciárias em função da potencial resposta terapêutica sub a ótima. Considerar fármacos alternativos não metabolizados pela CYP2C19. ADT com metabolismo primário realizado pela CYP2C19 incluem as aminas secundárias nortriptilina e desipramina. Caso utilize uma amina terciária, guie os ajustes de dosagem através de monitoração terapêutica[d].	Opcional
Normal (incidência: ~ 35 a 50%)	Indivíduo que carreia dois alelos funcionais (p.ex., *1/*1)	Metabolismo normal de aminas terciárias.	Inicia a terapia com a dose inicial recomendada[e].	Forte
Intermediário (incidência: ~ 18 a 45%)	Indivíduo que carreia um alelo funcional e um alelo de perda de função ou um alelo de perda de função e um alelo de aumento de atividade (p.ex., *1/*2, *1/*3, *2/*17)	Metabolismo reduzido de aminas terciárias comparado aos metabolizadores normais.	Inicia a terapia com a dose inicial recomendada[e].	Forte Opcional[c]
	Indivíduo que carreia dois alelos de perda de função (p.ex., *2/*2, *2/*3, *3/*3)	Metabolismo acentuadamente reduzido de aminas terciárias comparado aos metabolizadores normais. Menor conversão de aminas terciárias para aminas secundárias pode afetar a resposta terapêutica ou ocorrência de eventos adversos.	Evitar o uso de aminas terciárias em função do potencial para uma resposta terapêutica sub a ótima. Considerar um fármaco alternativo não metabolizado pela CYP2C19. ADT com metabolismo primário realizado pela CYP2C19 incluem as aminas secundárias nortriptilina e desipramina. Para aminas terciárias, considere reduzir em 50% a dose inicial recomendada[e]. Guiar os ajustes de dosagem através de monitoração terapêutica[d].	Moderada Opcional[c]

[a]Para aminas terciárias (p.ex., amitriptilina), caso os resultados para os genótipos CYP2D6 também estejam disponíveis, considerá-los para recomendação de dosagem. [b]As recomendações de aumento de dosagem de ADT só se aplicam para o tratamento de condições como depressão. Para outras condições, considera-se outras recomendações de dosagem. [c]Para outras ADT que não amitriptilina e nortriptilina também metabolizados pela CYP2D6, tais como a clomipramina, desipramina, doxepina, imipramina e trimipramina. [d]Ajuste a dose de forma a observar melhora das respostas clínicas, como melhora de sintomas e mínima ocorrência (se nenhuma) de eventos adversos. [e]Pacientes podem receber uma dose inicial baixa do tricíclico, que é então aumentada por vários dias até atingir a dose estável terapêutica.

Fonte: Adaptado de Hicks et al. (2017)[40].

■ Áreas diversas

O Quadro 66.9 mostra fármacos de áreas diversas, as informações genéticas relacionadas e as seções da bula que podem receber estas informações.

Codeína e tramadol

A codeína e o tramadol são analgésicos opioides indicados para o alívio de dor moderada a grave. A codeína é bioativada em morfina pela enzima CYP2D6, fazendo com que a sua propriedade analgésica esteja na conversão de morfina para morfina-6--glicuronídeo. O tramadol é extensivamente metabolizado por inúmeras vias, incluindo a mediada pela enzima CYP2D6, formando o metabólito ativo O-desmetiltramadol. Polimorfismos no gene *CYP2D6* podem acarretar efeitos na farmacocinética e na farmacodinâmica destes medicamentos.

Em pacientes metabolizadores lentos para *CYP2D6* que usam codeína ou tramadol, podem-se observar menores concentrações plasmáticas de metabólitos ativos e, consequentemente, menores efeitos analgésicos comparados aos metabolizadores normais. Para pacientes metabolizadores ultrarrápidos, é possível observar efeitos analgésicos mais rápidos, porém com maior possibilidade de toxicidade após a administração comparados aos metabolizadores normais.

Algumas recomendações para o uso de codeína são: para os pacientes metabolizadores ultrarrápidos, é necessária a escolha de outro analgésico não afetado pela CYP2D6, como a morfina ou analgésicos não opioides; para os metabolizadores intermediários, é necessária monitorização da terapia, se não houver uma resposta satisfatória é oferecido um analgésico alternativo; e para metabolizadores lentos é necessário evitar o uso de codeína e escolher um analgésico alternativo (morfina ou um medicamento não opioide) (Quadros 66.10 e 66.11). Para o tramadol, recomenda--se para os metabolizadores lentos ou intermediários, utilizar analgésicos alternativos; e para os metabolizadores ultrarrápidos é indicado uma redução de 30% na dose inicial ou utilizar analgésicos alternativos.

Quadro 66.9 – Exemplos de medicamentos com informações farmacogenômicas disponíveis segundo a FDA.

Fármaco(s)	Área	Gene(s) envolvido(s) e subgrupo referenciado	Seções da bula
Sinvastatina	Endocrinologia	*SLCO1B1*	Farmacologia clínica
Atorvastatina Pravastatina Rosuvastatina	Endocrinologia	*LDLR* (portadores de mutações da hipercolesterolemia familial)	Indicações, dosagem, cuidados e precauções, farmacologia clínica, estudos clínicos
Codeína Tramadol	Analgesia	*CYP2D6* (metabolizadores lentos e ultrarrápidos)	Precauções e informação ao paciente
Dapsona	Dermatologia Infectologia	*G6DP* (deficiência na G6PD)	Precauções e informação ao paciente
Esomeprazol Lansoprazol Omeprazol Pantoprazol Rabeprazol	Gastroenterologia	*CYP2C19* (metabolizadores intermediários e lentos)	Interações medicamentosas e farmacologia clínica
Abacavir	Infectologia	*HLA-B*	Dosagem, contraindicações, cuidados e precauções
Ivacaftor	Pneumologia	*CFTR*	Indicações, reações adversas, uso em populações específicas, farmacologia clínica e estudos clínicos

Fonte: Disponível em: fda.gov/Drugs/ScienceResearch. Acesso em 05/12/2018.

Capítulo 66 – Farmacogenômica

Quadro 66.10 – Recomendações de dosagem para a codeína baseadas nos genótipos *CYP2D6*.

Fenótipo	Implicações	Recomendação terapêutica	Classificação da recomendação	Considerações para opioides alternativos
Ultrarrápido	Formação aumentada de morfina após administração de codeína, ocasionando maior risco de toxicidade.	Evitar o uso de codeína em razão da potencial toxicidade.	Forte	Fármacos alternativos que não são afetados por esse fenótipo CYP2D6 incluem a morfina e analgésicos não opioides. O tramadol e, em menor extensão, a hidrocodona e a oxicodona não são boas alternativas pois seus metabolismos são afetados pela atividade da CYP2D6.[a,b]
Normal	Formação normal de morfina	Utilizar a dose recomendada na bula, de acordo com idade e peso específicos.	Forte	–
Intermediário	Formação reduzida de morfina.	Utilizar a dose recomendada na bula para cada idade e peso específicos. Caso não há resposta, considerar analgésicos alternativos como a morfina ou um não opioide.	Moderado	Monitore o uso de tramadol para avaliar a resposta terapêutica.
Lento	Formação muito reduzida de morfina após administração de codeína, causando um efeito analgésico insuficiente.	Evitar o uso de codeína em razão da falta de eficácia.	Forte	Fármacos alternativos que não são afetados por esse fenótipo CYP2D6 incluem a morfina e analgésicos não opioides. O tramadol e, em menor extensão, a hidrocodona e a oxicodona não são boas alternativas, pois seus metabolismos são afetados pela atividade da CYP2D6; esses agentes devem ser evitados.[a,b]

[a]Há evidências substanciais para eficácia diminuída do tramadol em metabolizadores lentos e um único caso de toxicidade em um metabolizador ultrarrápido com doença renal após uso de tramadol pós-cirurgia. Uso de outros analgésicos com fenótipos de metabolizadores CYP2D6 lentos e ultrarrápidos podem, portanto, ser preferíveis. [b]Alguns outros analgésicos opioides, como a hidrocodona e oxicodona, são metabolizados pela CYP2D6. Para evitar complicações no tratamento, opioides que não são metabolizados pelo CYP2D6, incluindo morfina, oximorfona, buprenorfina, fentanil, metadona e hidromorfona, juntamente com analgésicos não opioides, podem ser considerados uma alternativa para o uso por metabolizadores lentos e ultrarrápidos.

Fonte: Adaptado de Crews et al. (2014)[28].

Quadro 66.11 – Categorias estabelecidas por cada órgão para o nível de relação entre a codeína e o tramadol e biomarcador.

Biomarcador (Gene)	CPIC	PharmGKB	FDA
CYP2D6	A	1A[a] 1B	FGx discutível

[a]Válido somente para a codeína.

Fonte: Disponível em: cpicpgx.org/genes-drugs/. Acesso em 05/12/2018.

1047

Tamoxifeno

Os tumores da mama que apresentam receptor de estrogênio (RE) positivo do subtipo luminal A são os mais frequentes. O RE regula o fenótipo do câncer de mama luminal e, assim, o tamoxifeno, um modulador seletivo do RE, é utilizado no tratamento do câncer de mama. De 30 a 40% dos tumores RE positivo exibem resistência ao tamoxifeno após exposição prolongada. Mutações do domínio de ligação ao ligante *ESR1* foram identificadas no hormônio de resistência no câncer de mama metastizado. O RE positivo tem o melhor valor preditivo de sobrevida da doença.

O receptor de progesterona (RP) positivo indica uma função intacta da via de resposta do estrogênio, porém a expressão do gene *PGR* é, principalmente, um indicador prognóstico de benefício ao tamoxifeno. Altas expressões de *RE* e *RP* são preditivas de benefícios para terapia hormonal. A terapia hormonal para pacientes com RE positiva é recomendada por diretrizes independentemente do nível de RE.

Além disso, recentemente, foram demonstradas associações entre variantes presentes no gene *CYP2D6* e maiores riscos de recorrência de câncer de mama durante o tratamento adjuvante com tamoxifeno. Especificamente pacientes que carreiam variantes que levam à diminuição ou perda da função da isoenzima CYP2D6 (p.ex., *CYP2D6*3, *4, *5, *6, *9, *10, *41*) (Quadros 66.12 e 66.13) apresentam uma quantidade significativamente menor do metabólito do tamoxifeno, o endoxifeno, do que os pacientes com genótipo selvagem. O endoxifeno (4-hidroxi-N-desmetiltamoxifeno), por sua vez, apresenta uma potência antiestrogênica até 100 vezes maior do que o tamoxifeno.

Quadro 66.12 – Recomendações de dosagem para o tamoxifeno baseadas nos fenótipos *CYP2D6*.

Fenótipo metabolizador CYP2D6		Implicações	Recomendação terapêutica	Classificação da recomendação
Status	Pontuação de atividade			
Ultrarrápido	> 2	Concentrações terapêuticas de endoxifeno	Evitar inibidores moderados e fortes da CYP2D6. Iniciar terapia com dose de tratamento padrão recomendada (tamoxifeno 20 mg/dia).	Forte
Normal	1,5 a 2	Concentrações terapêuticas de endoxifeno	Evitar inibidores moderados e fortes da CYP2D6. Iniciar terapia com dose de tratamento padrão recomendada (tamoxifeno 20 mg/dia).	Forte
Normal ou intermediário (há controvérsias[a])	1 (alelo *10 ausente)[a]	Menores concentrações de endoxifeno comparada a metabolizadores normais; maior risco de recorrência de câncer de mama, sobrevida livre de recorrência e sobrevida livre de eventos	Considerar terapia hormonal como um inibidor de aromatase para mulheres em pós-menopausa ou inibidor de aromatase com função de supressão ovariana em mulheres em pré-menopausa, uma vez que esses tratamentos são superiores ao tamoxifeno, independentemente do genótipo *CYP2D6*. Caso o uso do inibidor de aromatase seja contraindicado, considerações devem ser avaliadas para usar uma dose de tamoxifeno maior, porém aprovada pela FDA (40 mg/dia). Evitar inibidores fortes a fracos da CYP2D6.	Opcional[a] Moderado[a]

(Continua)

1048

Capítulo 66 – Farmacogenômica

(Continuação)

Quadro 66.12 – Recomendações de dosagem para o tamoxifeno baseadas nos fenótipos *CYP2D6*.

Fenótipo metabolizador CYP2D6		Implicações	Recomendação terapêutica	Classificação da recomendação
Status	Pontuação de atividade			
Intermediário	0,5	Menores concentrações de endoxifeno comparada a metabolizadores normais; maior risco de recorrência de câncer de mama, sobrevida livre de recorrência e sobrevida livre de eventos.	Considerar terapia hormonal, como um inibidor de aromatase para mulheres em pós-menopausa ou inibidor de aromatase com função de supressão ovariana em mulheres em pré-menopausa, uma vez que esses tratamentos são superiores ao tamoxifeno, independentemente do genótipo *CYP2D6*. Caso o uso do inibidor de aromatase seja contraindicado, considerações devem ser avaliadas para usar uma dose de tamoxifeno maior, porém aprovada pela FDA (40 mg/dia). Evitar inibidores fortes a fracos da CYP2D6.	Moderado
Lento	0	Menores concentrações de endoxifeno comparada a metabolizadores normais; maior risco de recorrência de câncer de mama, sobrevida livre de recorrência e sobrevida livre de eventos.	Terapia hormonal alternativa recomendada, com, por exemplo, inibidor de aromatase para mulheres em pós-menopausa ou inibidor de aromatase com função de supressão ovariana em mulheres em pré-menopausa, uma vez que esses tratamentos são superiores ao tamoxifeno, independentemente do genótipo *CYP2D6* e baseada no conhecimento de que metabolizadores lentos CYP2D6 que mudaram do tamoxifeno para anastrozol por não apresentarem risco aumentado de recorrência. Observe que maiores doses de tamoxifeno (40 mg/dia) podem ser consideradas se há contraindicações para terapia com inibidores de aromatase.	Forte

[a] O CPIC geralmente classifica os pacientes "metabolizadores normais" com uma pontuação de atividade (PA) de 1. No entanto, no caso do tamoxifeno, as recomendações prescritas para aqueles com um PA de 1 são alelo-dependentes, baseadas na presença do alelo *10. Para esses pacientes com um PA de 1, com base no alelo *10, é fornecida uma recomendação "moderada". Em contraste, recomendações prescritas para esses pacientes com um PA de 1 baseados na presença dos alelos *CYP2D6* que não o *10, são classificadas como "opcional", pois as recomendações são primariamente extrapoladas de evidências geradas a partir de carreadores do alelo *10 (p.ex., dados limitados para desfechos clínicos e farmacocinéticos para esse grupo).

Fonte: Adaptado de Goetz et al. (2018)[42].

1049

Seção 10 – Tópicos Especiais

Quadro 66.13 – Categorias estabelecidas por cada órgão para a o nível de relação entre o tamoxifeno e biomarcador.

Biomarcador (Gene)	CPIC	PharmGKB	FDA
CYP2D6	A	1A	–

Fonte: Disponível em: cpicpgx.org/genes-drugs. Acesso em 05/12/2018.

Atividade proposta

Casos clínicos

1) Paciente L.P.C., masculino, 65 anos, chegou à consulta médica após ter recebido alta hospitalar de um episódio de infarto agudo do miocárdio com elevação do segmento ST (IAMCST) ocorrido há 10 dias. No momento em que o clínico foi prescrever clopidogrel 300 mg dose de ataque e após 75 mg de uso contínuo, lembrou-se que alguns pacientes apresentam atividade alterada de metabolização por presença de polimorfismos. Desta forma, o clínico solicitou a genotipagem dos polimorfismos mais importantes do gene *CYP2C19*, obtendo o resultado *2/*2. Diante deste resultado, qual conduta indicada por diretriz e qual o risco que o paciente estaria exposto se fosse prescrito o clopidogrel em dose padrão?

   a) Trocar clopidogrel por varfarina; risco aumentado de sangramento.

   b) Trocar clopidogrel por varfarina; risco aumentado de evento cardiovascular.

   c) Trocar clopidogrel por prasugrel; risco aumentado de evento cardiovascular.

2) Paciente R.F.S., 30 anos, masculino, foi ao médico depois de ter tido alguns episódios de crises convulsivas tônico-clônicas. Após a anamnese, o médico solicitou a genotipagem para HLA-B*15:02 para uma possível prescrição de fenitoína. O teste resultou que o paciente é carreador de HLA-B*15:02. Neste caso, qual é a conduta indicada e qual sua implicação?

   a) Utilizar fosfenitoína. Risco aumentado para síndrome de Stevens-Johnson e necrólise epidérmica tóxica com fenitoína.

   b) Não utilizar fenitoína e fosfenitoína. Risco aumentado para síndrome de Stevens-Johnson e necrólise epidérmica tóxica com fenitoína.

   c) Utilizar fenitoína. Risco diminuído para síndrome de Stevens-Johnson e necrólise epidérmica tóxica.

3) Paciente B.C., 55 anos, feminino, foi diagnosticada com câncer de mama receptor de estrogênio (RE) positivo do subtipo luminal A. Desta forma, o medicamento indicado é o tamoxifeno. Porém, pode se realizar o teste genético para o *CYP2D6*. A paciente apresentou genótipo para metabolizador lento com potencial de atividade 0. Diante desse resultado, qual a principal implicação?

   a) Menores concentrações de endoxifeno, maior risco de recorrência de câncer de mama.

   b) Maiores concentrações de endoxifeno, maior risco de recorrência de câncer de mama.

   c) Maiores concentrações de endoxifeno, menor risco de recorrência de câncer de mama.

Respostas esperadas

1) A resposta correta é a alternativa "c". Neste caso, o paciente carreia dois alelos de perda (diminuição) de função. O clopidogrel é um pró-fármaco e a sua efetividade depende da sua conversão em metabólito ativo pela enzima CYP2C19. Os indivíduos que carreiam dois alelos de perda de função no gene *CYP2C19* são classificados como metabolizadores lentos. Se não possui atividade enzimática, não possui a ativação do clopidogrel e o mesmo não terá efeito ou terá efeito diminuído. A varfarina é um anticoagulante oral e, para IAMCST, é indicado

1050

antiplaquetário (para saber mais sobre as indicações dos antiplaquetários e anticoagulantes orais, ler os capítulos 33 – Fármacos anticoagulantes e 34 – Fármacos antiagregantes plaquetários e fibrinolíticos). Desta forma, está indicada a troca do clopidogrel pelo prasugrel ou ticagrelor se não houver nenhuma contraindicação.

2) Neste caso, a resposta correta é a alternativa "b". O alelo HLA-B*15:02 está associado ao aumento do risco de síndrome de Stevens-Johnson e necrólise epidérmica tóxica induzido por fenitoína. Nesses casos não é recomendado a prescrição de fenitoína e nem seu derivado fosfenitoína. Para saber mais sobre fármacos anticonvulsivantes, veja o Capítulo 15 – Fármacos anticonvulsivantes.

3) Neste caso, a resposta correta é a alternativa "a". Especificamente pacientes que carreiam variantes que resultam em diminuição ou perda da função da isoenzima CYP2D6 apresentam uma quantidade significativamente menor do metabólito do tamoxifeno, o endoxifeno, do que os pacientes com genótipo selvagem, ocasionando menores concentrações de endoxifeno com maior risco de recorrência de câncer de mama. Neste caso, é recomendada terapia hormonal alternativa, como inibidor de aromatase para mulheres em pós-menopausa ou inibidor de aromatase com função de supressão ovariana em mulheres em pré-menopausa, uma vez que esses tratamentos são superiores ao tamoxifeno, independentemente do genótipo CYP2D6. Se houver contraindicações para terapia com inibidores de aromatase, considera-se o uso de maiores doses de tamoxifeno (40 mg/dia).

REFERÊNCIAS

1. Crews KR et al. Clinical Pharmacogenetics Implementation Consortium guidelines for cytochrome P450 2D6 genotype and codeine therapy: 2014 update. Clin Pharmacol Ther. 2014;95(4):376-382.
2. Goetz MP, Sangkuhl K, Guchelaar HJ, Schwab M, Province M, Whirl-Carrillo M, Symmans WF, McLeod HL, Ratain MJ, Zembutsu H, Gaedigk A, van Schaik RH, Ingle JN, Caudle KE, Klein TE. Clinical Pharmacogenetics Implementation Consortium (CPIC) Guideline for CYP2D6 and Tamoxifen Therapy. Clin Pharmacol Ther. 2018 May;103(5):770-777.
3. Hicks JK et al. Clinical Pharmacogenetics Implementation Consortium guideline for CYP2D6 and CYP2C19 genotypes and dosing of tricyclic antidepressants. Clin Pharmacol Ther. 2013;93(5):402-408.
4. Johnson JA, Caudle KE, Gong L, Whirl-Carrillo M, Stein CM, Scott SA, Lee MT, Gage BF, Kimmel SE, Perera MA, Anderson JL, Pirmohamed M, Klein TE, Limdi NA, Cavallari LH, Wadelius M. Clinical Pharmacogenetics Implementation Consortium (CPIC) Guideline for Pharmacogenetics-Guided Warfarin Dosing: 2017 Update. Clin Pharmacol Ther. 2017 Sep;102(3):397-404. doi: 10.1002/cpt.668.
5. Kalia M. Biomarkers for personalized oncology: recent advances and future challenges. Metabolism. 64(3 Suppl 1):S16-21, 2015.
6. Leckband SG et al. Clinical Pharmacogenetics Implementation Consortium guidelines for HLA-B genotype and carbamazepine dosing. Clin Pharmacol Ther. 2013;94(3):324-328.
7. Scott SA, Sangkuhl K, Stein CM, Hulot JS, Mega JL, Roden DM, Klein TE, Sabatine MS, Johnson JA, Shuldiner AR; Clinical Pharmacogenetics Implementation Consortium. Clinical Pharmacogenetics Implementation Consortium guidelines for CYP2C19 genotype and clopidogrel therapy: 2013 update. Clin Pharmacol Ther. 2013 Sep;94(3):317-23. doi: 10.1038/clpt.2013.105.
8. Tavares LC, Marcatto LR, Santos PCJL. Genotype-guided warfarin therapy: current status. Pharmacogenomics. 2018;19(7): 667-685.

Capítulo 67

Psicofarmacogenética

Autores:
- Angel O. Rojas Vistorte
- Bruna Valim de Nicola Cabral
- Luiz Henrique Junqueira Dieckmann
- Michel Haddad

Receptores serotoninérgicos

A serotonina (5-hidroxitriptamina, 5-HT) é um neurotransmissor monoaminérgico que pode ser encontrado em tecidos neuronais e digestivos, em sistemas secretórios e circulatórios. Este neurotransmissor participa de funções entre as quais destacam-se o crescimento neuronal, regulação do humor, apetite, sono, cognição, assim como outras funções fisiológicas importantes. A desregulação do sistema serotoninérgico implica muitos distúrbios psiquiátricos como o transtorno depressivo maior e a esquizofrenia (Baou et al., 2016).

A ação da serotonina no organismo é mediada por sua ligação a receptores 5-hidroxitriptamina (5-HTR). Os receptores 5-HT estão amplamente distribuídos no cérebro, especialmente no hipocampo, hipotálamo, tálamo, amígdala e neocórtex (Zhou et al., 2018).

Alguns antipsicóticos atípicos modulam a ação de HTR, em sua maioria receptores HTR2A, além de receptores dopaminérgicos. Por exemplo, o medicamento risperidona que se liga aos HTR de forma a bloquear a atuação destes receptores impedindo que neurotransmissores como a serotonina se liguem. Os HTR são frequentemente estudados em associação, sobretudo, à esquizofrenia. Os receptores que mais se destacam e que apresentam maior envolvimento com esta comorbidade são: HTR1A; HTR1B; HTR2A; HTR2C; HTR3B; HTR4; HTR5A; e HTR7. Diferentes polimorfismos genéticos em HTR2A foram associados à esquizofrenia. Esses polimorfismos de nucleotídeo único (SNP, do inglês *single nucleotide polymorphism*) podem alterar a metilação do DNA de HTR2A e, consequentemente, afetar sua expressão gênica (Cheah et al., 2017).

Estudos farmacogenéticos também ressaltam a importância da investigação de outros genes de receptores de serotonina, como é o caso de HTR1A e HTR3B. Alguns estudos apontam o envolvimento do alelo polimórfico -1019G em HTR1A, com a piora na resposta ao tratamento medicamento com antidepressivos e declínio no quadro depressivo. Já o polimorfismo rs1176744 G > C de HTR3B foi relacionado à resposta deficiente a alguns antipsicóticos atípicos. Este polimorfismo resulta na substituição do aminoácido tirosina por uma serina, causando grande afinidade com serotonina, provocando indução da sinalização de dopamina, mecanismo que se opõe ao efeito terapêutico desejado (Gupta et al., 2012).

Existe um número substancial de evidências demonstrando o envolvimento de polimorfismos genéticos nos genes de receptores de serotonina na resposta aos sintomas e a outros efeitos do tratamento com medicamentos psiquiátricos. Muitos dos estudos são fundamentados em hipóteses que postulam a associação de efeitos clínicos com polimorfismos que possivelmente influenciam a densidade de receptores, a atividade e/ou a resposta regulatória. Embora as pesquisas se mostrem em estágio avançado, ainda existem lacunas na compreensão de todos os mecanismos subjacentes ao efeito do SNP na farmacologia de HTR.

■ Gene ABCB1

O gene ABCB1 (*ATP-binding cassete sub-family B member 1*), também conhecido por gene MDR1 (*multidrug resistance 1*), é responsável por codificar a glicoproteína-P (gp-P). Localizada em diversos tecidos, essa proteína funciona como bomba de efluxo dependente de ATP transmembranar, transportando seus substratos do meio intracelular para o extracelular (Wolking et al., 2015).

O ABCB1 foi inicialmente estudado em certas células tumorais protegidas contra agentes anticancerígenos como resultado de "superexpressão da gp-P" e adiante foi estabelecido que a gp-P é expressa constitutivamente em muitos tecidos normais (não tumorais). Numerosos compostos estruturalmente não relacionados, incluindo drogas e toxinas ambientais, foram identificados como seus substratos. O ABCB1 limita a absorção de xenobióticos no lúmen intestinal, protegendo os tecidos sensíveis (p.ex., cérebro, feto e testículos), estando também envolvido na secreção biliar e renal de seus substratos.

A barreira hematoencefálica (BHE) é a principal interface entre o sangue e o cérebro, protegendo o sistema nervoso central (SNC) contra xenobióticos e micro-organismos como vírus e bactérias. Entre os diversos mecanismos de controle da permeabilidade da BHE, está a gp-P. Diversos estudos demonstraram que as concentrações de medicamentos no SNC sofrem variação entre os indivíduos, e umas das explicações está na variabilidade ou nos polimorfismos em genes farmacocinéticos como ABCB1 (Chaves et al., 2017).

A gp-P presente nas células endoteliais da BHE limita o acúmulo de seus substratos no SNC. Em contrapartida, alguns polimorfimos no ABCB1 podem diminuir a eficácia da gp-P no processo de proteção do SNC. Em artigo de revisão, encontrou-se uma associação significativa entre os indivíduos portadores do polimorfismo C3435T (rs1045642) e portadores de doença de Parkinson que foram expostos a pesticidas. Esse genótipo foi associado a um risco significativo quase três vezes maior de doença. Contudo, o genótipo CC no polimorfismo C3435T, associado ao aumento da expressão da proteína, influencia a resposta ao tratamento medicamentoso antiepiléptico. Quando comparado aos pacientes responsivos à terapêutica antiepiléptica, indivíduos com epilepsia resistente ao tratamento têm maior probabilidade de ter o genótipo CC no ABCB1 3435 do que o genótipo *TT*, estabelecendo um fator genético relacionado à epilepsia resistente ao tratamento (Siddiqui et al., 2003).

Com relação à resposta ao tratamento com antidepressivo, identificou-se que os portadores do genótipo TT (rs1045642) precisaram em média de 11 mg de escitalopram para remitirem os sintomas depressivos, enquanto os portadores de *CT* e *CC* necessitaram de 24 e 19 mg, respectivamente.

Outro SNP estudado no gene ABCB1 é a rs2032582 (G2677T/A). Nele, os alelos T/A foram associados com melhor resposta terapêutica com paroxetina em pacientes portadores de transtorno depressivo maior (Kato et al., 2008). Em indivíduos tratados com venlafaxina portadores do genótipo TT, 73,3% tiveram remissão sintomatológica em comparação com 12,5% para o genótipo CC. Ao que tudo indica, os SNP no gene ABCB1 podem explicar parte da variação interindividual da dose de antidepressivo necessária para remissão dos sintomas depressivos.

Em uma metanálise, Brückl & Uhr (2016) sugerem que a rs2032583 parece ser o melhor preditor ABCB1 de resposta à antidepressivo entre caucasianos (Quadro 67.1). Enquanto o alelo *C* está relacionado a melhor probabilidade de resposta ao tratamento (citalopram, escitalopram, venlafaxina e amitriptlina), o alelo T relaciona-se a pior resposta terapêutica. Os autores sugerem que, para indivíduos portadores de genótipo TT, a dose do antidepressivo substrato de *ABCB1* deve ser aumentada, ou o tratamento deve ser substituído para um agente antidepressivo não substrato de ABCB1 (Quadro 67.2).

O gene ABCB1 ainda não apresenta um robusto corpo de evidência científica para lhe assegurar um papel de destaque no tratamento de transtornos mentais guiados pela farmacogenômica. A relação desse gene com muitos medicamentos psicotrópicos não está elucidada. Futuros estudos poderão esclarecer a intrigante e complexa relação entre indivíduos e resposta terapêutica. Lembrando que essa interação é multifatorial e poligênica. Não só o estudo de SNP do ABCB1 é importante, mas também o da interação desse gene com os demais, bem como sua relação com os fatores ambientais. Esses são fatores críticos para o entendimento do papel desse gene com a resistência terapêutica.

Quadro 67.1 – Polimorfismos e alelos relacionados à resposta com antidepressivos.

rs1045642	Alelo relacionado com melhor resposta – *T*
	Alelo relacionado com pior resposta – *C*
rs2032583	Alelo relacionado com melhor resposta – *C*
	Alelo relacionado com pior resposta – *T*
rs2032582	Alelo relacionado com melhor resposta – *T*
	Alelo relacionado com pior resposta – *C*

Fonte: Bancos de dados Drungbank e Pharmgkb.

Quadro 67.2 – Antidepressivos substratos e não substratos de gp-P.

Antidepressivos substratos de gp-P	Antidepressivos não substratos de gp-P
Escitalopram	Norfluoxetina
Citalopram	Sertralina
Fluvoxamina	Mirtazapina
Nortriptilina	Trazodona
Venlafaxina	Vortioxetina
Desvenlafaxina	–
Paroxetina	–
Doxepina	–
Amitriptilina	–
Vilazodona	–

Fonte: Adaptado de Brückl & Uhr (2016).

COMT

A catecol-O-metiltransferase (COMT) é uma das principais enzimas envolvidas na degradação de catecolaminas, sendo codificada pelo gene que também carrega seu nome, o COMT. Essa enzima catalisa a transferência do grupo metil nas catecolaminas durante o processo de metabolização desses neurotransmissores, originando os respectivos metabólitos. Por ser a principal responsável pelo metabolismo da dopamina no córtex pré-frontal, a expressão gênica da COMT foi extensivamente estudada em relação a inúmeros fenótipos psiquiátricos, principalmente pelo envolvimento de seus polimorfismos nas funções cognitivas, na motivação, na energia e no interesse (Whitton et al., 2015). A atividade da COMT tem sido relacionada com diversos transtornos psiquiátricos como esquizofrenia, transtorno obsessivo-compulsivo, transtorno de déficit de atenção e hiperatividade, dependência de substâncias, depressão, transtorno bipolar, transtorno de estresse pós-traumático e doença de Alzheimer.

Diversas variantes genéticas desse gene foram estudas, e o polimorfismo rs4680 (G472A) parece desempenhar um papel crítico para a eficiência COMT em virtude de uma transição guanina-adenina que produz uma substituição valina-metionina no códon 158 (val158met), no sítio de ligação da enzima. O genótipo 472A/472A (ou Met/Met) representa uma atividade diminuída da COMT em três a quatro vezes quando comparado com 472G/472G (Val/Val), aumentandoo a disponibilidade de dopamina.

Contudo, a hipótese de que esse polimorfismo isolado estaria relacionado com os fenótipos de resposta ao tratamento dos transtornos mentais, principalmente depressão, apresenta resultados controversos. Dois estudos relataram um efeito negativo do genótipo COMT AA na resposta à mirtazapina e à citalopram em pacientes com depressão (Arias et al., 2006; Szegedi et al., 2005).

Já Baune et al. (2008) apontam para uma influência negativa da maior atividade do genótipo COMT GG na resposta ao tratamento com antidepressivos durante as primeiras 6 semanas de tratamento da depressão maior em caucasianos, possivelmente explicada pela disponibilidade diminuída de dopamina.

Benedetti et al. (2010) relatou que a rs4680 afeta a resposta antidepressiva à paroxetina, com resultado inversamente proporcional à atividade enzimática: melhores efeitos nos homozigotos *Met/Met*, piores efeitos nos homozigotos Val/Val e efeitos intermediários nos heterozigotos. Kocabas et al. (2010) investigaram 396 pacientes portadores de depressão e concluíram que os haplótipos de SNP exônicos, rs4633, rs4818 e rs4680, foram relacionados aos fenótipos de resposta ao tratamento.

A rs13306278 (C4765T) também está relacionada com a resposta antidepressiva. O alelo T parece estar relacionado com menor resposta a inibidores da recaptura de serotonina (ISRS) enquanto o alelo C com melhor resposta a ISRS. O estudo das variantes da COMT como preditor clínico da resposta ao tratamento pode fornecer a base para decisões de tratamento mais eficientes. Contudo, para alcançar o nível de evidência necessário para esse fim, estudos mais amplos serão necessários, especialmente aqueles que envolvam conjuntos de polimorfismos e variabilidade étnica.

Transportador de serotonina (SLC6A4)

O transportador de serotonina (SERT) é codificado pelo gene SLC6A4, sendo responsável pela recaptação da serotonina (KuZelova, Ptacek e Macek, 2010). Os ISRS agem bloqueando essa proteína e aumentando a quantidade de serotonina extracelular. Duas variações nessa proteína afetam a expressão do SLC6A4. Essas variações são encontradas na região polimórfica ligada ao transportador de serotonina (5-HTTLPR) e são, frequentemente, descritas na literatura científica como uma variante curta (S – *short*) (44 nucleotídeos ausentes) ou uma variante longa (L – *long*). Essa variante longa pode ser subdividida no alelo selvagem L (A) ou na versão rara L (G). Ambas as variantes estão associadas à redução da expressão e também à função do transportador de serotonina em cultura de células e pacientes (Willeit & Praschak-Rieder, 2010). A variação curta tem 14 repetições de uma sequência, enquanto a variação longa tem 16. A variação curta propicia uma menor transcrição do gene SLC6A4.

Um polimorfismo de comprimento de repetição no promotor desse gene afeta a taxa de absorção de serotonina e pode desempenhar um papel na síndrome da morte súbita infantil, no comportamento agressivo em pacientes com doença de Alzheimer e na suscetibilidade à depressão em pessoas que sofrem trauma emocional. Resultados em algumas pesquisas sugerem uma possível interação entre moléculas envolvidas na neurogêneses (BDNF e APOE), neurotransmissão serotoninérgica (SLC6A4 e HTR2A) e a patogênese do transtorno depressivo maior. Foram relatadas associações entre o gene SLC6A4 que codifica o transportador de serotonina (5-HTT) e a adversidade no início da vida, depressão e ansiedade e reatividade da amígdala, assim como sua relação como a esquizofrenia, estresse, TOC e dependência ao álcool (Bassi S et al., 2018; Ikegame T et al., 2020; Chmielewska N et al., 2019; Kim Y et al., 2019; Mendonça MS et al., 2019).

Metanálises recentes encontraram associações entre essas variantes de risco e uma resposta mais fraca aos ISRS e aumento do risco de efeitos colaterais (Porcelli, Fabbri e Serretti, 2012). Mais especificamente, esses dados sugerem que os portadores de uma variante de risco exibem uma probabilidade aumentada de efeitos adversos quando em uso de ISRS, enquanto ter duas cópias de qualquer variante de risco resulta em uma resposta diminuída e em um risco aumentado de efeitos adversos. Evidências recentes também sugerem que essas variantes de risco estão associadas à sinalização anormal de cortisol, à resposta ao estresse prejudicada e a menor resiliência emocional (Duman e Canli, 2015; Taylor, Larson e Lauby, 2014). Já de maneira oposta, outro polimorfismo no mesmo gene (sTin2) foi associado a melhor resposta em asiáticos em cinco estudos. Outros estudos têm mostrado um efeito pequeno, mas significativo, do 5-HTTLPR na interação com o estresse na predição de depressão (OR [IC95%] = 1,18 [1,09; 1,28], n = 48 tamanhos de efeito de 51 estudos, totalizando 51.449 participantes), o que forneceu novas evidências para a robustez da interação entre estresse e 5-HTTLPR na depressão (Bleys, D., et al., 2018).

Os resultados demonstraram que BDNF, SLC6A4, CREB1 e TNF são os genes compartilhados mais fundamentais nas desordens que acontecem nas vias dopaminérgicas, serotoninérgicas e imunológicas desordenadas nas projeções neuronais são as principais vias deficientes compartilhadas. Além disso, descobrimos dois genes, SLC6A4 e SLC6A2, como os principais alvos terapêuticos, e os inibidores de recaptação de serotonina-noradrenalina (SNRI) e antidepressivos tricíclicos (TCA) como os medicamentos mais eficazes para indivíduos com depressão em risco de suicídio (Bozorgmehr A., et al., 2018). Clinicamente, as variantes do SLC6A4 podem ser úteis na previsão da resposta a vários ISRS, incluindo citalopram, escitalopram, fluoxetina, fluvoxamina, paroxetina e sertralina. Terapias alternativas, que não predominantemente tentam como alvo o transportador de serotonina (p.ex., agentes antidepressivos não ISRS), podem ser benéficas em pacientes com essas variantes de risco (Mandal, T., et al., 2020). Embora os resultados em cada um dos estudos e sua relação com os diferentes transtornos, é necessário aprofundar (em amostras maiores) da relação do gene SLC6A4 e os diferentes transtornos mentais.

■ Gene FKBP5

O gene FKBP5 (FK506 binding protein 5), também conhecido como P54, AIG6, FKBP51, FKBP54, PPIase, Ptg-10, codifica a proteína FKBP5. Essa proteína é membro da família das imunofilinas, que têm um papel importante na imunorregulação e nos processos celulares básicos, envolvendo o dobramento de tráfego de proteínas. Esse gene está situado no cromossomo 6p21.31, é formado por 154.999 pares de bases e codifica uma proteína de 457 aminoácidos.

A exposição a "eventos de vida estressantes" (EVE) tem sido consistentemente implicada na fisiopatologia dos transtornos de humor e ansiedade. EVE têm o potencial para precipitar alterações psicopatológicas e podem ocorrer ao longo da vida, começando já cedo na vida uterina. No entanto, estudos mostraram que o impacto de EVE podem ser mais fortes quando ocorrem durante os períodos de desenvolvimento mais sensíveis. Um período de exposição particularmente sensível é a infância. Abusos na infância, negligência e perdas precoces têm sido consistentemente associados com um risco aumentado de TDM e transtornos de ansiedade na idade adulta (Heim e Binder, 2012; Chapman et al., 2004).

A exposição precoce ao estressor também tem demonstrado impacto mais profundo e é apoiada por estudos que mostram que os efeitos dos estressores ocorrendo no início do desenvolvimento são mais fortes e mais persistentes do que estressores que ocorrem durante a idade adulta (Hoffmann e Spengler, no prelo; Russo et al., 2012). Embora seja essencial levar em conta os efeitos cumulativos de todos os estressores que podem afetar um organismo ao longo da vida, esses achados sugerem que o exame dos EVE que ocorre nos estágios críticos de desenvolvimento pode oferecer *insights* inestimáveis na fisiopatologia dos transtornos de humor e de ansiedade. Como a exposição a EVE é um dos mais consistentes fatores de risco para esses distúrbios, variantes genéticas que alteram a resposta ao estresse são candidatos plausíveis para avaliar questões de gene *versus* do ambiente (GxA).

A resposta ao estresse resulta da complexa interação de múltiplas moléculas e *loops* de *feedback* localizados tanto central como perifericamente. Uma descrição abrangente do sistema de estresse, publicada em 1992, pode elucidar detalhes desse processo. Resumidamente, os estressores resultam em secreção de catecolaminas e glicocorticosteroides, principais efetores do sistema de estresse. Glicocorticosteroides circulantes ativam o receptor de glicocorticosteroide (RG), um ligante dependente fator de transcrição (Nicolaides et al., 2010).

A ativação do receptor de glicocorticosteroides exerce uma infinidade de efeitos, incluindo a regulação rápida da transcrição de genes, como os ativadores moleculares do eixo hipotálamo-hipófise-suprarrenal (HPA) (Russell et al., 2010). No geral, esses efeitos exercem regulação do *feedback*, restringem o estresse da ativação e promovem a homeostase do eixo.

No citoplasma, a função do receptor de glicocorticosteroide é regulada por um complexo multiproteico formado por várias proteínas chaperonas, incluindo as proteínas de choque térmico FK506 e as proteínas de ligação (FKBP). Encaminhamos o leitor interessado para uma série de excelentes revisões sobre o papel dos FKBP (Galat, 2013).

Um importante regulador da atividade dos receptores dos glicocorticosteroides é o gene FKBP5 (Grad e Picard, 2007). Ele contém o domínio de proteína de repetição tetratricopeptídeo (TPR) e atua como uma cochaperona no complexo Hsp90 – receptor de esteroides. É importante ressaltar que o FKBP5 se liga ao Hsp90, à proteína P23 e a outras cochaperonas por meio do TPR, que atua como um local de encaixe, promovendo no receptor uma conformação complexa, com menor afinidade pelo cortisol. De fato, experimentos *in vitro* mostraram que a superexpressão do FKBP5 reduz a afinidade de ligação e a translocação nuclear do receptor de glicocorticosteroides em relação ao hormônio. Além disso, o FKBP5 pode diminuir ainda mais a sinalização do receptor de glicocorticosteroide, promovendo a translocação nuclear da betaisoforma do receptor de glicocorticosteroide (Zhang et al., 2008). Depois do glicocorticosteroide, no entanto,

o FKBP5 é trocado com outras imunofilinas, contendo TPR, que apresentam maior afinidade de ligação por glicocorticosteroides e promovem a translocação nuclear e a atividade transcricional do RG (Davies et al., 2002). No conjunto, esses achados mostram que o FKBP5 exerce um efeito inibitório geral sobre a atividade do RG.

Em contrapartida, os glicocorticosteroides e outros hormônios esteroides induzem a expressão do FKBP5. Especificamente, o glicocorticosteroide, bem como a progesterona e o receptor de andrógeno, induz a transcrição do FKBP5 por meio de vários hormônios esteroides e elementos de resposta (Magee et al., 2006), localizados em uma região que abrange mais de 100 kb, bem como os íntrons 2, 5 e 7 do gene FKBP5 (Paakinaho et al., 2010). Esses elementos potencializadores podem entrar em contato direto com a transcrição local de início e com a RNA-polimerase II por meio da formação tridimensional (3D) de *loops* de cromatina (Klengel et al., 2013), permitindo, assim, a indução do aumento na transcrição do FKBP5.

A indução da transcrição do FKBP5 pelos glicocorticosteroides tem sido relatada em vários tecidos diferentes, variando de células do sangue periférico até o tecido cerebral. Experimentos em humanos mostram uma indução em mais de oito vezes de RNAm do FKBP5 em células do sangue periférico dentro de 3 horas da administração de 1,5 mg de dexametasona. Usando esse mesmo paradigma, a transcrição da FKBP5 é a mais fortemente induzida, seguida por IL1R2, ZBTB16, ECHDC3 e DDIT4 (Menke et al., 2012). De fato, a indução do mRNA do FKBP5, causada pela ativação da dexametasona, parece ser uma leitura muito sensível da função dos RG (Kelly et al., 2012; Menke et al., 2012). A indução reduzida do mRNA do FKBP5 está associada a uma sensibilidade prejudicada aos glicocorticosteroides e foi proposta para a detecção de resistência dos RG no TDM, mas também para avaliar a probabilidade de responder aos glicocorticosteroides no tratamento antidepressivo (Kelly et al., 2012). No cérebro de roedores, a FKBP5 tem os níveis mais altos de expressão no hipocampo, com expressão muito mais baixa em outras regiões do cérebro.

Após estimulação com dexametasona ou exposição ao estresse (estresse restritivo ou 24 horas de privação de alimentos), a expressão do FKBP5 é drasticamente aumentada em várias regiões do cérebro, com as maiores mudanças observadas na amígdala e no núcleo paraventricular. No hipocampo, a mudança em níveis de expressão é menos pronunciada e segue apenas a administração de dexametasona e o estressor mais grave (privação de alimentos). Isso provavelmente está relacionado à alta linha de base nos níveis da FKBP5 nessa região do cérebro, que podem conferir resistência ao RG. Curiosamente, a expressão do FKBP5 mostrou aumentos com a idade no giro pós-central, no córtex entorrinal, no giro superior-frontal e no hipocampo do cérebro humano (Blair et al., 2013).

Em resumo, a rápida indução da FKBP5 em resposta à ativação dos RG e o efeito inibitório da FKBP5 na atividade dos RG criam um ciclo de *feedback* negativo intracelular ultracurto, que regula a sensibilidade do RG. Por ser responsivo à exposição estressante e ao aumento de glicocorticosteroide, por sua vez modulando a sensibilidade do RG, o FKBP5 está em uma posição principal mediante os vínculos entre GxAs relevantes para o humor e para transtornos de ansiedade. Posteriormente, discutiremos variantes genéticas do FKBP5, suas interações com fatores ambientais e como essas interações podem alterar o risco para o desenvolvimento de transtornos de humor e de ansiedade.

Variantes genéticas em FKBP5

Vários estudos investigaram o lócus FKBP5 usando uma abordagem de marcação para investigar variantes que melhor cobrem a diversidade genética em diferentes populações. Recentemente, projetos de NGS, que catalogam todas as variantes desse gene, incluindo variantes raras, foram descritos (Ellsworth et al., 2013). Os polimorfismos mais bem investigados e caracterizados estão dentro de um haplótipo que abrange todo o gene (em caucasianos, da área promotora para o 3_UTR e, em africanos, do íntron 1 para o 3_UTR), marcado pelos polimorfismos rs3800373, rs9296158 ou rs1360780, além de 18 SNP em desequilíbrio de ligação em caucasianos. Esse haplótipo tem sido descrito como funcional e associado a uma indução diferencial de RNAm do FKBP5 por ativação de RG, sugerindo que poderia interromper a ativação do gene via elementos de resposta aos glicocorticosteroides (GRE).

Como esperado do fenótipo molecular, o haplótipo contendo rs1360780 foi associado à resistência dos RG em portadores do alelo T. Em um estudo, mostrou-se que adultos saudáveis portadores de alelos T têm uma resposta prolongada ao cortisol, até mesmo a pequenos estressores. Isso é consistente com outro estudo mostrando que crianças com o alelo T apresentam aumentos prolongados do cortisol salivar após exposição ao *strange situation procedure*, um procedimento planejado por Mary Ainsworth, na década de 1970, para observar as relações de apego entre um cuidador e uma criança. Aplica-se a crianças entre os 9 e os 18 meses de idade (Luijk et al., 2010). Curiosamente, bebês portadores de alelos T exibiram reatividade mais forte ao cortisol.

Consistente com esses achados, o *status* de portador do alelo T em sujeitos saudáveis está associado à não supressão do eixo HPA, medido com a supressão de dexametasona (DST) e no teste Dex-CRH. O teste de estimulação combinada dexametasona-CRH é o utilizado com mais frequência para avaliar a função do eixo hipotálamo-hipófise-suprarrenal nos sintomas psiquiátricos. É um teste em que se administra uma dose baixa de dexametasona e fazem-se avaliações dos níveis de cortisol no dia seguinte. A dexametasona inibe a síntese e a secreção de ACTH por meio da inibição da expressão do seu gene, causando, assim, em controles saudáveis, a supressão de ACTH e de cortisol. O parâmetro avaliado por esse teste é a capacidade de os receptores de glicocorticosteroides da hipófise exercerem um efeito regulatório negativo na libertação de ACTH e, consequentemente, no cortisol.

Notavelmente, enquanto os efeitos desse haplótipo são consistentes em controles saudáveis, seus efeitos são mais variados quando estudados em pacientes com transtornos de humor e de ansiedade. Em pacientes com TDM, os portadores do alelo T mostram uma resistência aumentada ao RG, evidenciada pela menor supressão do eixo HPA, e também menor indução de RNAm do FKBP5 em células do sangue periférico (Menke et al., 2013). No TEPT, no entanto, os portadores do alelo T apresentam sensibilidade aumentada do RG (Mehta et al., 2011), sugerindo fenótipos endócrinos mais reativos, tanto no TDM como no TEPT. Está cada vez mais claro que essas variantes genéticas provavelmente conferem efeitos endócrinos dinâmicos, que podem mudar com o estado de doença, mas possivelmente, também, com a idade e com o índice de massa corporal (Blair et al., 2013; Menke et al., 2013).

Interações FKBP5 *versus* ambiente

Vários estudos mostraram que a exposição ao trauma na infância aumenta o risco de transtornos psiquiátricos na idade adulta (principalmente TEPT e depressão) em portadores da haplótipo em associação com maior indução de RNAm do FKBP5 e *feedback* negativo tardio da resposta ao estresse (Appel et al., 2011; Dackis et al., 2012; Xie et al., 2010). Curiosamente, essa interação não foi observada quando examinados traumas ocorrendo mais tarde na vida, mesmo quando os efeitos genéticos sobre o eixo neuroendócrino e as respostas comportamentais são observadas nos adultos (Fani et al., 2013; Velders et al., 2011). Esta GxE restrita ao desenvolvimento poderia ser explicada por modificações epigenéticas específicas do alelo, induzidas apenas por trauma precoce.

A importância das assinaturas epigenéticas como mediadoras das consequências do trauma precoce é apoiada por um número de estudos, mostrando que o ambiente precoce pode ser biologicamente incorporado por modificações epigenéticas, incluindo mudanças na metilação do DNA. Mudanças na metilação de citosinas no DNA são um mecanismo estabelecido de regulação epigenética que medeia a plasticidade neural e a adaptação ambiental. A metilação do DNA foi anteriormente considerada uma modificação não reversível, mas evidências emergentes sugerem que esse processo pode ser altamente dinâmico, induzido por DNA-metiltransferases e revertido pela desmetilação enzimática ativa.

Em última análise, compreender os fundamentos moleculares dos transtornos psiquiátricos relacionados ao estresse pode ter implicações para o desenvolvimento de novos tratamentos individualizados ou adequar os tratamentos atuais ao modelo proposto. O papel central de FKBP5 em moldar a sensibilidade e a responsividade do estresse coloca essa molécula em uma posição privilegiada para servir como alvo para intervenções de tratamento de transtornos relacionados ao estresse. Compostos visando o FKBP5 têm sido tentados (Wang et al., 2013). Mais estudos são necessários para confirmamos os achados relacionados ao FKBP5 e sua ligação com as doenças psiquiátricas.

■ REFERÊNCIAS

1. Appel K, Schwahn C, Mahler J, Schulz A, Spitzer C, Fenske K, Stender J, Barnow S, John U, Teumer A, Biffar R, Nauck M, Volzke H, Freyberger HJ & Grabe HJ. Moderation of adult depression by a polymorphism in the FKBP5 gene and childhood physical abuse in the general population. Neuropsychopharmacology. 2011;36:1982-1991.

2. Arias B, Serretti A, Lorenzi C, Gastó C, Catalán R, Fañanás L. (2006). Analysis of COMT gene (Val 158 Met polymorphism) in the clinical response to SSRIs in depressive patients of European origin. J Affect Disord. 2066;90(2-3):251-256. doi:10.1016/j.jad.2005.11.008.

3. Baou M, Boumb VA, Petrikis P et al. A review of genetic alterations in the serotonin pathway and their correlation with psychotic diseases and response to atypical antipsychotics. Schizophrenia Research. 2016;170(1):18-29.

4. Bassi S et al. (2018). Interaction between polymorphisms in SLC6A4 and BDNF on major depressive disorder in a sample of the argentinean population TT – Interacción entre polimorfismos en SLC6A4 y BDNF en el trastorno depresivo mayor en una muestra de la población argentina. Rev. Hosp. Ital. B. Aires. 2004;38(1): 5-10.

5. Baune BT, Hohoff C, Berger K, Neumann A, Mortensen S, Roehrs T, Domschke K. Association of the COMT val158met variant with antidepressant treatment response in major depression. Neuropsychopharmacology. 2008;33(4):924-932. doi:10.1038/sj.npp.1301462.

6. Benedetti F, Colombo C, Pirovano A, Marino E, Smeraldi E. The catechol-O-methyltransferase Val(108/158)Met polymorphism affects antidepressant response to paroxetine in a naturalistic setting. Psychopharmacology (Berl); 2009;203(1):155-160. doi:10.1007/s00213-008-1381-7.

7. Blair LJ, Nordhues BA, Hill SE, Scaglione KM, O'Leary JC, Fontaine SN, Breydo L, Zhang B, Li P, Wang L, Cotman C, Paulson HL, Muschol M, Uversky VN, Klengel T, Binder EB, Kayed R, Golde TE, Berchtold N & Dickey CA. Accelerated neurodegeneration through chaperonemediated oligomerization of tau. J Clin Invest. 2013;123:4158-4169.

8. Bleys D et al. Gene-environment interactions between stress and 5-HTTLPR in depression: A meta-analytic update. J Affect Disord. 2018;226:339-345.

9. Bozorgmehr A et al. What do the genetic association data say about the high risk of suicide in people with depression? A novel network-based approach to find common molecular basis for depression and suicidal behavior and related therapeutic targets." J Affect Disord. 2018;229:463-468.

10. Brückl T M, Uhr M. ABCB1 genotyping in the treatment of depression. Pharmacogenomics. 2016;17(18):2039-2069. doi:10.2217/pgs.16.18.

11. Caudle KE, Dunnenberger HM, Freimuth RR et al. Standardizing terms for clinical pharmacogenetic test results: Consensus terms from the Clinical Pharmacogenetics Implementation Consortium (CPIC). Genetics in Medicine. 2017;19(2):215-223.

12. Chapman DP, Whitfield CL, Felitti VJ, Dube SR, Edwards VJ, Anda RF. Adverse childhood experiences and the risk of depressive disorders in adulthood. J Affect Disord. 2004;82:217-225.

13. Chatzistefanidis D, Lazaros L, Giaka K et al. UGT1A6- and UGT2B7-related valproic acid pharmacogenomics according to age groups and total drug concentration levels. Pharmacogenomics. 2016;17(8):827-835.

14. Chaves C, Remiao F, Cisternino S, Decleves X. Opioids and the Blood-Brain Barrier: A Dynamic Interaction with Consequences on Drug Disposition in Brain. Curr Neuropharmacol, 2017;15(8):1156-1173. doi:10.2174/1570159x15666170504095823.

15. Cheah SY, Lawford BR, Young RM et al. mRNA Expression and DNA Methylation Analysis of Serotonin Receptor 2A (HTR2A) in the Human Schizophrenic Brain. Genes (Basel). 2017; 8(1):11.

16. Chmielewska N et al. Epigenetic mechanisms of stress and depression. Psychiatria polska. 2019;53(6):1413-1428.

17. Court MH, Freytsis M, Wang X et al. Acute Liver Failure Study Group: The UDP-glucuronosyltransferase (UGT) 1A polymorphism c.2042C>G (rs8330) is associated with increased human liver acetaminophen glucuronidation, increased UGT1A exon 5a/5b splice variant mRNA ratio, and decreased risk of unintentional acetaminophen-induced acute liver failure. J Pharmacol Exp Ther. 2013;345:297-307.

18. Dackis MN, Rogosch FA, Oshri A, Cicchetti D. The role of limbic system irritability in linking history of childhood maltreatment and psychiatric outcomes in low-income, high-risk women: moderation by FK506 binding protein 5 haplotype. Dev Psychopathol, 2012. 24:1237-1252.

19. Davies TH, Ning YM & Sanchez ER. A new first step in activation of steroid receptors: hormone-induced switching of FKBP51 and FKBP52 immunophilins. J Biol Chem. 2002;277:4597-4600.

20. Dieckmann L, Prado CM, Dieckmann PM. Farmacogenética na Psiquiatria: entendendo os princípios e a aplicabilidade clínica/Luiz Dieckmann. Rio de Janeiro: Editora DOC; 2018.

21. Dong AN et al. Cytochrome P450 genotype-guided drug therapies: An update on current states. Clin Exp Pharmacol Physiol. 2018;45: 991-1001.

22. Duman EA, Canli T. Influence of life stress, 5-HTTLPR genotype, and SLC6A4 methylation on gene expression and stress response in healthy caucasian males. Biology of Mood & Anxiety Disorders. 2015;5:2. DOI: 10.1186/s13587-015-0017-x.

23. Ellsworth KA, Moon I, Eckloff BW, Fridley BL, Jenkins GD, Batzler A, Biernacka JM, Abo R, Brisbin A, Ji Y, Hebbring S, Wieben ED, Mrazek DA, Weinshilboum RM, Wang L. FKBP5 genetic variation: association with selective serotonin reuptake inhibitor treatment outcomes in major depressive disorder. Pharmacogenet Genomics. 2013;23:156-166.

24. Fani N, Gutman D, Tone EB, Almli L, Mercer KB, Davis J, Glover E, Jovanovic T, Bradley B, Dinov ID, Zamanyan A, Toga AW, Binder EB & Ressler KJ. FKBP5 and attention bias for threat: associations with hippocampal function and shape. JAMA Psychiatry. 2013;70:392-400.

25. Galat A. Functional diversity and pharmacological profiles of the FKBPs and their complexes with small natural ligands. Cell Mol Life Sci. 2013;70:3243-3275.

26. Grad I & Picard D. The glucocorticoid responses are shaped by molecular chaperones. Mol Cell Endocrinol, 2007;275:2-12.

27. Guo Y, Hu C, He X et al. Effects of UGT1A6 UGT2B7 and CYP2C9 genotypes on plasma concentrations of valproic acid in Chinese children with epilepsy. Drug Metab. Pharmacokinet. 2012;27(5): 536-542.

28. Gupta M, Jain S, Moily NS et al. Genetic studies indicate a potential target 5-HTR (3B) for drug therapy in schizophrenia patients. American Journal of Medical Genetics. Part B, Neuropsychiatric Genetics. 2012;159B(8):1006-1008.

29. Heim C, Binder EB. Current research trends in early life stress and depression: review of human studies on sensitive periods, gene-environment interactions, and epigenetics. Exp Neurol. 2012;233:102-111.

30. Hoffmann A, Spengler D. DNA memories of early social life. Neuroscience (in press).

31. Hughes D, Andersson DI. Evolutionary consequences of drug resistance: shared principles across diverse targets and organisms. Nat Rev Genet. 2015;16(8):459-471.

32. Ikegame T et al. Promoter Activity-Based Case-Control Association Study on SLC6A4 Highlighting Hypermethylation and Altered Amygdala Volume in Male Patients with Schizophrenia. Schizophrenia bulletin; 2020.

33. Kaivosaari S, Finel M, Koskinen M. N-glucuronidation of drugs and other xenobiotics by human and animal UDP-glucuronosyltransferases. Xenobiotica. 2011;41:652-669.

34. Kalow W. Pharmacogenetics ± Heredity and the Responses to Drugs. Philadelphia: W.B. Saunders; 1962.

35. Kato M, Fukuda T, Serretti A, Wakeno M, Okugawa G, Ikenaga Kinoshita T. ABCB1 (MDR1) gene polymorphisms are associated with the clinical response to paroxetine in patients with major depressive disorder. Prog Neuropsychopharmacol Biol Psychiatry. 2008;32(2):398-404. doi:10.1016/j.pnpbp.2007.09.003.

36. Kelly MM, King EM, Rider CF, Gwozd C, Holden NS, Eddleston J, Zuraw B, Leigh R, O'Byrne PM & Newton R. Corticosteroid-induced gene expression in allergenchallenged asthmatic subjects taking inhaled budesonide. Br J Pharmacol. 2012. 165:1737-1747.

37. Kim YK et al. Interactive effects of genetic polymorphisms and childhood adversity on brain morphologic changes in depression. Prog Neuropsychopharmacol Biol Psychiatry. 2019;91:4-13.

38. Klengel T, Mehta D, Anacker C, Rex-Haffner M, Pruessner JC, Pariante CM, Pace TW, Mercer KB, Mayberg HS, Bradley B, Nemeroff CB, Holsboer F, Heim CM, Ressler KJ, Rein T, Binder EB. Allele-specific FKBP5 DNA demethylation mediates gene-childhood trauma interactions. Nat Neurosci. 2013;16:33-41.

39. Kocabas NA, Faghel C, Barreto M, Kasper S, Linotte S, Mendlewicz J, Massat I. The impact of catechol-O-methyltransferase SNPs and haplotypes on treatment response phenotypes in major depressive disorder: a case-control association study. Int Clin Psychopharmacol; 2010;25(4):218-227. doi:10.1097/YIC.0b013e328338b884

40. Krishnaswamy S, Hao Q, Al-Rohaimi A et al. UDP glucuronosyltransferase (UGT) 1A6 pharmacogenetics: II. Functional impact of the three most common nonsynonymous UGT1A6 polymorphisms (S7A, T181A, and R184S). J. Pharmacol. Exp. Ther. 2005;313(3):1340-1346.

41. Kuzelova H, Ptacek R, Macek M. The serotonin transporter gene (5-HTT) variant and psychiatric disorders: review of current literature. Neuroendocrinology Letters. 2010;31:4-10.

42. Liu X, Cheng D, Kuang Q et al. Association of UGT1A1* 28 polymorphisms with irinotecan-induced toxicities in colorectal cancer: a meta-analysis in Caucasians. Pharmacogenomics J. 2014;14(2):120-129.

43. Luijk MP, Velders FP, Tharner A, van Ijzendoorn MH, Bakermans-Kranenburg MJ, Jaddoe VW, Hofman A, Verhulst FC, Tiemeier H. FKBP5 and resistant attachment predict cortisol reactivity in infants: gene-environment interaction. Psychoneuroendocrinology, 2010;35:1454-1461.

44. Magee JA, Chang LW, Stormo GD & Milbrandt J. Direct, androgen receptor-mediated regulation of the FKBP5 gene via a distal enhancer element. Endocrinology. 2006;147:590-598.

45. Mandal T et al. Association between functional polymorphisms in serotonin transporter gene (SLC6A4) and escitalopram treatment response in depressive patients in a South Indian population. European Journal of Clinical Pharmacology. 2020;76(6):807-814.

46. Mehta D, Gonik M, Klengel T, Rex-Haffner M, Menke A, Rubel J, Mercer KB, Putz B, Bradley B, Holsboer F, Ressler KJ, Muller-Myhsok B, Binder EB. Using polymorphisms in FKBP5 to define biologically distinct subtypes of posttraumatic stress disorder: evidence from endocrine and gene expression studies. Arch Gen Psychiatry. 2011;68:901-910.

47. Mendonça MS et al. Epigenetic variation at the SLC6A4 gene promoter in mother-child pairs with major depressive disorder. J Affect Disord. 2019;245:716-723.

48. Menke A, Arloth J, Putz B, Weber P, Klengel T, Mehta D, Gonik M, Rex-Haffner M, Rubel J, Uhr M, Lucae S, Deussing JM, Muller-Myhsok B, Holsboer, Binder EB. Dexamethasone stimulated gene expression in peripheral blood is a sensitive marker for glucocorticoid receptor resistance in depressed patients. Neuropsychopharmacology. 2012;37:1455-1464.

49. Menke A, Klengel T, Rubel J, Bruckl T, Pfister H, Lucae S, Uhr M, Holsboer F, Binder EB. Genetic variation in FKBP5 associated with the extent of stress hormone dysregulation in major depression. Genes Brain Behav. 2013;12:289-296.

50. Menke A, Kloiber S, Best J, Rex-Haffner M, Uhr M, Holsboer F & Binder EB. GR-mediated FKBP5 RNA induction differentially influenced by weight in major depression and healthy controls. Pharmacopsychiatry. 2013;46:A15.

51. Nelson DR. The cytochrome p450 homepage. Hum Genomics. 2009;4:59-65.
52. Nicolaides NC, Galata Z, Kino T, Chrousos GP & Charmandari E. The human glucocorticoid receptor: molecular basis of biologic function. Steroids. 2010;75:1-12.
53. Obach RS. Pharmacologically active drug metabolites: Impact on drug discovery and pharmacotherapy. Pharmacol Rev. 2013;65:578-640.
54. Ozdemir V, Borda-Rodriguez A, Dove ES, et al. Public health pharmacogenomics and the design principles for global public goods – moving genomics to responsible innovation. Curr Pharmacogenomics Person Med. 2013;11(1):1-4.
55. Paakinaho V, Makkonen H, Jaaskelainen T & Palvimo JJ. Glucocorticoid receptor activates poised FKBP51 locus through long-distance interactions. Mol Endocrinol. 2010;24:511-525.
56. Pennisi E. A closer look at SNPs suggests difficulties. Science. 1998;281(5384):1787-1789.
57. Pirmohamed M. Pharmacogenetics and pharmacogenomics. Br J Clin Pharmacol. 2001;52(4):345-347.
58. Porcelli S, Fabbri C & Serretti A. Meta-analysis of serotonin transporter gene promoter polymorphism (5-HTTL-PR) association with antidepressant efficacy. Eur Neuropsychopharmacol, 2012;22(4):239-58. DOI: 10.1016/j.euroneuro.2011.10.003. Epub: 2011 Dec 3.
59. Romero-Lorca A, Novillo A, Gaibar M et al. Impacts of the glucuronidase genotypes UGT1A4, UGT2B7, UGT2B15 and UGT2B17 on tamoxifen metabolism in breast cancer patients. PLoS One. 2015;10(7):1-16.
60. Russell GM, Henley DE, Leendertz J, Douthwaite JA, Wood SA, Stevens A, Woltersdorf WW, Peeters BW, Ruigt GS, White A, Veldhuis JD & Lightman SL. Rapid glucocorticoid receptor-mediated inhibition of hypothalamicpituitary-adrenal ultradian activity in healthy males. J Neurosci, 2010;30:6106-6115.
61. Russo E, Citraro R, Constanti A, De Sarro G. The mTOR signaling pathway in the brain: focus on epilepsy and epileptogenesis. Mol Neurobiol. 2012;46:662-681.
62. Sanchez-Domingues CN et al. (2017). Uridine 5'-diphospho-glucuronosyltransferase: Its role in pharmacogenomics and human disease (Review). Experimental And Therapeutic Medicine. 2017;16:3-11. doi: 10.3892/etm.2018.6184.
63. Siddiqui A, Kerb R, Weale ME, Brinkmann U, Smith A, Goldstein DB, Sisodiya SM. Association of multidrug resistance in epilepsy with a polymorphism in the drug-transporter gene ABCB1. N Engl J Med. 2003;348(15):1442-1448. doi:10.1056/NEJMoa021986.
64. Smith R. The discovery of the debrisoquine hydroxylation polymorphism: scientific and clinical impact and consequences. Toxicology. 2001;168:11-19.
65. Sun YP, Tan L, Wang Y, Song JH. Effect of UGT1A6 genetic polymorphisms on the metabolism of sodium valproate. Zhonghua Yi Xue Za Zhi. 2007;87(29):2033-2035.
66. Szegedi A, Rujescu D, Tadic A, Müller MJ, Kohnen R, Stassen HH, Dahmen N. The catechol-O-methyltransferase Val108/158Met polymorphism affects short-term treatment response to mirtazapine, but not to paroxetine in major depression. Pharmacogenomics J. 2005;5(1)49-53. doi:10.1038/sj.tpj.6500289.
67. Taylor MK, Larson GE, Lauby MD. Genetic variants in serotonin and corticosteroid systems modulate neuroendocrine and cardiovascular responses to intense stress. Behavioural Brain Research. 2014;270:1-7. DOI: 10.1016/j.bbr.2014.05.004.
68. Tornio A, Backman JT. Chapter One – Cytochrome P450 in Pharmacogenetics: an update. Advances in Pharmacology. 2018;83:3-32.
69. Velders FP, Kuningas M, Kumari M, Dekker MJ, Uitterlinden AG, Kirschbaum C, Hek K, Hofman A, Verhulst FC, Kivimaki M, Van Duijn CM, Walker BR, Tiemeier H. Genetics of cortisol secretion and depressive symptoms: a candidate gene and genome wide association approach. Psychoneuroendocrinology. 2011;36:1053-1061.
70. Wang Y, Gao L, Liu YP et al. Effect of UGTIA6 A541G genetic polymorphism on the metabolism of valproic acid in Han epileptic children from Henan. Zhongguo Dang Dai Er Ke Za Zhi. 2010;12(6):429-432.
71. Wang Y, Kirschner A, Fabian AK, Gopalakrishnan R, Kress C, Hoogeland B, Koch U, Kozany C, Bracher A & Hausch F. Increasing the efficiency of ligands for FK506-binding protein 51 by conformational control. J Med Chem. 2013;56:3922-3935.
72. Whitton AE, Treadway MT, Pizzagalli DA. Reward processing dysfunction in major depression, bipolar disorder and schizophrenia. Curr Opin Psychiatry. 2015;28(1):7-12. doi:10.1097/yco.0000000000000122.
73. Willeit M, Praschak-Rieder N. Imaging the effects of genetic polymorphisms on radioligand binding in the living human brain: a review on genetic neuroreceptor imaging of monoaminergic systems in psychiatry. Neuroimage. 2010;53:878-892. DOI: 10.1016/j. neuroimage.2010.04.030.
74. Wolking S, Schaeffeler E, Lerche H, Schwab M, Nies AT. Impact of Genetic Polymorphisms of ABCB1 (MDR1, P-Glycoprotein) on Drug Disposition and Potential Clinical Implications: Update of the Literature. Clin Pharmacokinet. 2015;54(7):709-735. doi:10.1007/s40262-015-0267-1.
75. Xie P, Kranzler HR, Poling J, Stein MB, Anton RF, Farrer LA, Gelernter J. Interaction of FKBP5 with childhood adversity on risk for post-traumatic stress disorder. Neuropsychopharmacology, 2010;35:1684-1692.
76. Zhang X, Clark AF, Yorio T. FK506-binding protein 51 regulates nuclear transport of the glucocorticoid receptor beta and glucocorticoid responsiveness. Invest Ophthalmol Vis Sci. 2008;49:1037-1047.
77. Zhou W, Chang W, Yan Y et al. Pharmacogenetics analysis of serotonina receptor gene variants and clinical response to risperidone in Han chinese Schizophrenic patients. Neuroscience Letters. 2018;683:202-206.

Capítulo 68

Fármacos que afetam marcas epigenéticas

Autor:
• Miriam Galvonas Jasiulionis

■ Epigenética

Epigenética se refere à informação contida na cromatina além daquela dada pela sequência de nucleotídeos do DNA. Essa informação, presente na cromatina na forma de modificações químicas ou marcas epigenéticas, é transmitida para células filhas ao longo da divisão celular e é crítica para a determinação de padrões de expressão gênica necessários durante o desenvolvimento e o funcionamento normal das células em eucariotos. Tanto sinais intrínsecos quanto fatores ambientais atuam sobre essas marcas, sendo capazes de alterá-las. Padrões epigenéticos alterados podem contribuir com o desenvolvimento de inúmeras condições, como câncer, desordens psiquiátricas, doenças neurodegenerativas e autoimunes. As marcas epigenéticas mais estudadas são a metilação do DNA e as modificações pós-traducionais em histonas.

■ Mecanismos epigenéticos

Metilação do DNA

Em mamíferos, a metilação do DNA ocorre predominantemente em citosinas que antecedem guanina (sentido 5'-3'), ou seja, toda citosina no contexto CpG (citosina-fosfato-guanina) é um potencial sítio de metilação. O DNA genômico não é metilado randomicamente: a maioria das regiões do DNA não é rica em CpG e encontra-se normalmente metilada, como sequências repetitivas de DNA e elementos transponíveis cuja metilação impede, respectivamente, recombinação homóloga e expressão de elementos indesejáveis; em contrapartida, regiões localizadas ricas em dinucleotídeos CpG, denominadas ilhas CpG, presentes em promotores de cerca de 70% de todos os genes, não se encontram metiladas em células normais. Genes contendo promotores não metilados são permissivos à transcrição, enquanto a metilação destes está associada à repressão transcricional.

Enzimas da família das DNA metiltransferases (DNMT) são as responsáveis por catalisar a transferência de grupamentos metila (CH_3) da molécula S-adenosilmetionina (SAM) para o carbono 5 (C5) de uma citosina no contexto CpG, formando 5-metilcitosina (Figura 68.1, Quadro 68.1). Entre os cinco membros desta família, DNMT1, DNMT2, DNMT3A, DNMT3B e DNMT3L, apenas as DNMT 1 3A e 3B têm atividade de metiltransferase de DNA. A DNMT1, conhecida como DNMT de manutenção, tem como característica maior afinidade por DNA hemimetilado. As DNMT 3A e 3B são conhecidas como *de novo* metiltransferases, pois são capazes de reconhecer DNA não metilado e iniciar padrões de metilação.

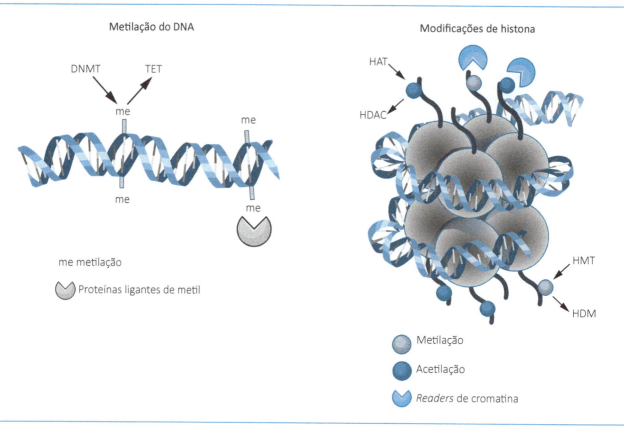

Figura 68.1 – Mecanismos epigenéticos mais estudados e principais componentes da maquinaria envolvidos no estabelecimento, remoção e interpretação destas marcas. À esquerda: O mecanismo de metilação envolve a ação de DNA metiltransferases (DNMT), que catalisam a adição de grupamentos metila (me) na molécula de DNA. O DNA metilado é reconhecido por proteínas ligantes de grupamento metila capazes de recrutar repressores transcricionais. Enzimas *Ten-Eleven Translocation* (TET) podem oxidar o DNA metilado, resultando na desmetilação do mesmo. À direita: as subunidades de histonas contidas nos octâmeros que, juntamente com o DNA, compõem os nucleossomos, têm diversos aminoácidos, principalmente em suas porções N-terminais, que são modificados por vários grupamentos químicos. A figura mostra apenas as duas modificações mais estudadas, acetilação (círculo verde) e metilação (círculo vermelho). Histona acetiltransferase (HAT) e histona deacetilase (HDAC) são, respectivamente, as enzimas responsáveis pela adição e remoção de grupamentos acetila das histonas. Histona metiltransferases (HMT) e histona desmetilase (HDM), por sua vez, catalisam, respectivamente, a adição e remoção de grupos metila de histonas. Proteínas *readers* de cromatina são caracterizadas pela presença de domínios capazes de reconhecer modificações em histonas e interpretá-las.
Fonte: Desenvolvida pela autoria do capítulo.

Quadro 68.1 – Principais componentes da maquinaria epigenética e suas funções em humanos.

	Descrição	*Função*
Metilação de DNA		
DNMT1	DNA metiltransferase	Manutenção dos padrões de metiação do DNA
DNMT3A e DNMT3B	DNA metiltransferase	Metilação do DNA *de novo*
Desmetilação indireta do DNA		
TET1, TET2, TET3	TET metilcitosina dioxigenases	Conversão de 5mC, 5fC e 5caC

(Continua)

Capítulo 68 – Fármacos que afetam marcas epigenéticas

(Continuação)

Quadro 68.1 – Principais componentes da maquinaria epigenética e suas funções em humanos.

	Descrição	Função
Acetilação de histonas		
Família GNAT		
GNC5	Acetiltransferase de histonas	Acetilação de H3 (H4, H2B)
PCAF	Acetiltransferase de histonas	Acetilação de H3 e H4
HAT1	Acetiltransferase de histonas	Acetilação de H4 (H2a)
ATF2	Acetiltransferase de histonas	Acetilação de H2B e H4
Família MYST		
TIP60	Acetiltransferase de histonas	Acetilação de H2A, H4 (H3)
MOZ, MORF e HBO1	Acetiltransferase de histonas	Acetilação de H3 e H4
Família P300/CBP		
P300 e CBP	Acetiltransferase de histonas	Acetilação de H2A, H2B, H3 e H4
Família SRC		
SRC1, SRC3, ACTR e TIF2	Acetiltransferase de histonas	Acetilação de H3 e H4
Deacetilação de histonas		
Classe I		
HDAC1, HDAC2, HDAC3 e HDAC8	Deacetilase de histonas	Deacetilação de lisinas de histonas e outras proteínas
Classe IIA		
HDAC4, HDAC5, HDAC7 e HDAC9	Deacetilase de histonas	Deacetilação de histonas e outras proteínas
Classe IIB		
HDAC6 e HDAC10	Deacetilase de histonas	Deacetilação de proteínas não histonas
Classe III		
SIRT1, SIRT2, SIRT3, SIRT4, SIRT5, SIRT6 e SIRT7	Deacetilase de histonas	Deacetilação de histonas e outras proteínas
Classe IV		
HDAC11	Deacetilase de histonas	Deacetilação de histonas e outras proteínas
Metilação de histonas		
em lisinas (com domínio SET)		
EZH2	Metiltransferase de histonas	Trimetilação de H3K27
NSD1, NSD2 e NSD3	Metiltransferase de histonas	Mono- e dimetilação e H3K36
Família SETD	Metiltransferase de histonas	Metilação de histonas e proteínas não histonas
Família MLL	Metiltransferase de histonas	Metilação de H3K4
em lisinas (com domínio SET)		
DOT1L	Metiltransferase de histonas	Mono-, Di- e trimelação de H3K79
Desmetilação de histonas		
KDM1A (LSD1)	Metiltransferase de histonas	Desmetilação de H3K4 e H3K9 mono- e dimetilados
KDM1B (LSD2)	Metiltransferase de histonas	Desmetilação de H3K4 mono- e dimetilados
KDM2A (JHDM1A/FBXL11)	Metiltransferase de histonas	Desmetilação de H3K36 mono- e dimetilado e H3K4 trimetilado

(Continua)

1065

(Continuação)

Quadro 68.1 – Principais componentes da maquinaria epigenética e suas funções em humanos.

	Descrição	*Função*
KDM2B (JHDM1B/FBXL10)	Metiltransferase de histonas	Desmetilação de H3K36 mono- e dimetilado
KDM3A (JHDM2A/JMJD1A/TSGA)	Metiltransferase de histonas	Desmetilação de H3K9 mono- e dimetilado
KDM3B (JHDM2B/JMJD1B)	Metiltransferase de histonas	Desconhecida
JMJD1C (JHDM2C/TRIP8)	Metiltransferase de histonas	Desconhecida
KDM4A (JMDM3A/JMJD2A)	Metiltransferase de histonas	Desmetilação de H3K9, H3K36 e H1K26 di- e trimetilados
KDM4B (JMDM3B/JMJD2B)	Metiltransferase de histonas	Desmetilação de H3K9, H3K36 e H1K26 di- e trimetilados
KDM4C (JMDM3C/JMJD2C)	Metiltransferase de histonas	Desmetilação de H3K9, H3K36 e H1K26 di- e trimetilados
KDM4D (JMJM3D/JMJD2D)	Metiltransferase de histonas	Desmetilação de H3K9, H3K36 e H1K26 di- e trimetilados
KDM5A (JARID1A/RBP2)	Metiltransferase de histonas	Desmetilação de H3K4 di- e trimetilado
KDM5B (JARID1B/PLU-1)	Metiltransferase de histonas	Desmetilação de H3K4 di- e trimetilado
KDM5C (JARID1C/SMCX)	Metiltransferase de histonas	Desmetilação de H3K4 di- e trimetilado
KDM5D (JARID1D/SMCY)	Metiltransferase de histonas	Desmetilação de H3K4 di- e trimetilado
KDM6A (UTX)	Metiltransferase de histonas	Desmetilação de H3K27 di- e trimetilado
KDM6B (JMJD3)	Metiltransferase de histonas	Desmetilação de H3K27 di- e trimetilado
UTY	Metiltransferase de histonas	Desconhecida
Readers de cromatina		
de metilação de DNA		
MeCP2 e Família MBD	Proteínas ligantes de DNA metilado	Reconhecimento de 5-metilcitosina
de metilação de histonas		
Proteínas contendo cromodomínios	Reconhecimento de marca de histona	Reconhecimento de lisinas metiladas
Proteínas contendo domínios Tudor	Reconhecimento de marca de histona	Reconhecimento de lisinas metiladas
Proteínas contendo domínios MBT	Reconhecimento de marca de histona	Reconhecimento de lisinas metiladas
Proteínas contendo domínios PHD	Reconhecimento de marca de histona	Reconhecimento de lisinas metiladas
de acetilação de histonas		
Proteínas contendo bromodomínios	Reconhecimento de marca de histona	Reconhecimento de lisinas acetiladas

Fonte: Adaptado de Ginder G. D., Williams D. C. Jr. (2018); Hyun K., Jeon J., Park K., Kim (2017); Michalak E. M., Burr M. L., Bannister A. J., Dawson M. A. (2019); Mio C., Bulotta S., Russo D., Damante G. (2019).

Não foi identificada até o momento uma desmetilase capaz de remover direta e ativamente o grupamento metila do DNA. No entanto, a ausência de DNMT ou a inibição de sua atividade resulta na desmetilação passiva do DNA ao longo de ciclos sucessivos de replicação do mesmo. Além disso, mais recentemente, foi descrito o papel de enzimas da família TET na oxidação de 5mC em 5hmC (5-hidroximetilcitosina), e esta nos intermediários 5fC (5-formilcitosina) e 5caC (5-carboxilcitosina) (Figura 68.1, Quadro 68.1). Estas bases oxidadas não são reconhecidas pela DNMT1 durante a replicação, o que resulta na desmetilação passiva do DNA. Adicionalmente, estas formas derivadas da oxidação de 5mC são reconhecidas por enzimas de reparo de excisão de bases capazes de convertê-las em citosinas não modificadas e, desta forma, atuam como um processo alternativo de desmetilação ativa do DNA.

Modificações pós-traducionais em histonas

Em nucleossomos de células eucarióticas, a molécula de DNA dá cerca de duas voltas ao redor de cada octâmero de histonas, composto de duas subunidades de histonas do tipo 2A (H2A), duas 2B (H2B), duas 3

1066

(H3) e duas 4 (H4), além de uma subunidade 1 (H1), que se associa ao DNA externamente ao octâmero. Aminoácidos das porções *N*-terminais das subunidades de histonas que formam o octâmero são os principais alvos de modificações covalentes. São inúmeros os grupamentos químicos que podem ser adicionados a estes aminoácidos. Estas modificações regulam a compactação da cromatina, a acessibilidade dos nucleossomos e atuam como sítios de ligação para inúmeras proteínas, como as envolvidas na ativação ou repressão transcricional, reparo e replicação do DNA. Entre os resíduos de aminoácidos das histonas, as lisinas são os principais alvos de acetilação, ubiquitinação, ADP ribosilação e SUMOilação; lisinas e argininas, de metilação; e serinas, treoninas e tirosinas, de fosforilação. O conjunto destas modificações, associado ao estado de metilação do DNA, em determinada região da cromatina determina sua conformação e a atividade transcricional do gene associado.

Das modificações descritas, acetilação e a metilação de histonas são as mais estudadas e conhecidas (Figura 68.1, Quadro 68.1) e, portanto, encontram-se detalhadas a seguir.

Acetilação de resíduos de lisina em histonas

A acetilação, modificação pós-traducional de histonas mais estudada, é um processo ativo regulado pela abundância relativa e localização das enzimas responsáveis pela adição (histona acetiltransferase – HAT) e remoção (histona deacetilase – HDAC) do grupamento acetila das histonas (Figura 68.1, Quadro 68.1). Por ser uma marca extremamente dinâmica, com meia vida em torno de 15 minutos, ela necessita de mecanismos constantes de manutenção.

Lisinas presentes na porção *N*-terminal dos quatro tipos de histonas que compõem o nucleossomo podem ser acetiladas por um vasto grupo de HAT. A acetilação destes resíduos neutraliza a carga positiva das histonas, o que reduz a interação destas com o DNA carregado negativamente, facilitando o acesso da maquinaria de transcrição a esta região. Além disso, lisinas acetiladas são reconhecidas por diversas proteínas (*readers*) contendo domínios conservados chamados bromodomínios (Figura 68.1, Quadro 68.1).

As HDAC, responsáveis pela remoção de grupamentos acetila de lisinas, são classificadas em quatro famílias distintas (HDAC de classe I, II, III e IV) segundo sua localização celular e dependência de cofatores.

Metilação de resíduos de lisina e arginina em histonas

Lisinas, principalmente de histonas H3 e H4, podem receber a adição de um, dois ou três grupamentos metila pela ação de lisina metiltransferases (KMT). O efeito da metilação na atividade transcricional depende do resíduo de lisina metilado e do número de grupamentos metila adicionado a este resíduo. Por exemplo, a metilação das lisinas 4 e 36 da histona H3 (H3K4 e H3K36) está associada à transcrição ativa, enquanto a metilação de H3K9, H3K27 e H4K20 contribui com a repressão transcricional. Proteínas contendo diferentes domínios, como cromo, Tudor, PWWP (Pro-Trp-Trp-Pro) e MBT (*malignant brain tumor*), são capazes de reconhecer e se ligar a lisinas acetiladas em histonas, mediando seus efeitos no desenvolvimento e diferenciação, ciclo celular e reparo do DNA (Figura 68.1, Quadro 68.1).

Resíduos de arginina em histonas também são alvos frequentes de metilação. Argininas metiladas podem atuar tanto como sítios de ligação para moléculas efetoras quanto como marcas de exclusão, impedindo a ligação de proteínas a resíduos vizinhos.

Histona metiltransferases (HMT) (Figura 68.1, Quadro 68.1), tanto de lisinas (KMT) quanto de argininas (PRMT), transferem grupamentos metila do doador S-adenosilmetionina (SAM) para histonas e são geralmente específicas para o aminoácido a ser metilado.

■ Desregulação epigenética na doença

Mecanismos epigenéticos definem padrões de expressão gênica durante o desenvolvimento, que são fundamentais no processo de diferenciação e identidade celular. Marcas epigenéticas regulam todo o processo relacionado com o DNA, como transcrição, replicação e reparo do DNA. Considerando que marcas epigenéticas, embora relativamente estáveis, estão sujeitas ao efeito tanto de sinais intrínsecos quanto do ambiente, alterações nestas marcas são observadas com maior frequência ao longo do envelhecimento e estão associadas ao desenvolvimento de inúmeras doenças, como o câncer, doenças neurodegenerativas, desordens psiquiátricas, doenças autoimunes e disfunções metabólicas.

■ Fármacos que atuam em marcas epigenéticas

Diferente de alterações genéticas, alterações epigenéticas são potencialmente reversíveis e, portanto, alvos de intervenção farmacológica para o tratamento de doenças multifatoriais. Neste contexto, um número cada vez maior de pequenas moléculas tem sido avaliado quanto à sua atividade moduladora de marcas epigenéticas, especialmente pela ação nos componentes da maquinaria epigenética, ou seja, nas proteínas que adicionam, removem e reconhecem as marcas epigenéticas (Quadro 68.2). Estes, quando identificados, têm sido caracterizados como fármacos epigenéticos ou epifármacos. Destes, a maioria atua interferindo nas interações proteína-proteína ou DNA-proteína. A reversibilidade de anormalidades epigenéticas tem raramente um único gene alvo. No entanto, essa aparente falta de especificidade tem seu valor em doenças complexas, como o câncer, onde muitos genes envolvidos em diferentes vias têm sua expressão alterada em consequência de padrões epigenéticos aberrantes. Epifármacos podem atuar como mediadores de reprogramação celular, restaurando as funções celulares normais.

A terapia epigenética atual envolve inibidores de metiltransferases de DNA e de deacetilases de histonas. No entanto, nos últimos anos, o desenvolvimento e o estudo clínico de fármacos alvejando outros componentes da maquinaria epigenética têm sido vertiginosos. Diferentes formas de terapia utilizando fármacos que atuam em marcas epigenéticas também têm sido propostas: monoterapia epigenética e terapia epigenética combinada, onde um fármaco epigenético pode ser combinado a outro fármaco epigenético, quimioterápico, radioterapia, imunoterapia, terapia hormonal e terapia alvo dirigida.

Quadro 68.2 – Exemplos de fármacos epigenéticos aprovados pela FDA ou em estudo.

	Classe do inibidor	*Fármacos*	*Fase de estudo*	*Indicação*
Inibidores de DNMT	Nucleosídios	Azacitidina (Vidaza®)	Aprovado pela FDA	MDS, AML
		Decitabina (Dacogen®)	Aprovado pela FDA	MDS
		Guadecitabine (SGI-110)	I, II e III	MDS, AML, tumores sólidos
		5-fluoro-2′-deoxicitidina	I e II	MDS, AML, tumores sólidos
	Não nucleosídios	ECGC	I e II	Tumores sólidos
		Hidralazina	II e III	Tumores sólidos
Inibidores de HDAC	Ácidos hidroxâmicos	SAHA (Vorinostat, Zolinza®)	Aprovado pela FDA	CTCL
			I e II	Tumores sólidos
		Panobinostat (LBH-589)	Aprovado pela FDA	Mieloma múltiplo
			I e II	Tumores sólidos
		Belinostat (Beleodaq®)	Aprovado pela FDA	CTCL
			I e II	Tumores sólidos e hematológicos
	Benzamida	Entinostat (SNDX-275, MS-275)	I e II	Tumores sólidos e hematológicos
	Tetrapeptídeos cíclicos	Romidepsin (FK228, Istodax®)	Aprovado pela FDA	CTCL
			I, II e III	Tumores sólidos e hematológicos
Inibidores de HAT	–	Curcumina	I, II e III	Tumores sólidos
Inibidores de HMT	Inibidor de DOT1L	EPZ-5676	I e II	AML
	Inibidor de EZH2	Tazemetostat (EPZ-6438)	I e II	Tumores sólidos e hematológicos
		CPI-1205	I e II	Linfoma de células B e tumores sólidos
Inibidores de HDM	Inibidor de LSD1	Tranilcipromina (TCP; Parnate®)	Aprovado pela FDA	Depressão
			I e II	MDS, AML
Inibidores de BET	Inibidor de BRD2, BRD3 e BRD4	I-BET726 (GSK525762)	I e II	Tumores sólidos

MDS: síndromes mielodisplásicas; AML: leucemia mieloide aguda; CTCL: leucemia cutânea de células T.

Fonte: Adaptado das informações disponíveis em clinicaltrials.gov em julho de 2019.

Monoterapia epigenética

Metilação do DNA como alvo

Inibidores nucleosídicos de DNA metiltransferases

Os análogos do nucleosídeo citidina são formas modificadas da citidina capazes de se incorporar ao DNA. 5-aza-citidina e 5-aza-2'deoxicitidina foram os primeiros destes análogos sintetizados como agentes citostáticos em 1964 (Sorm et al., 1964). Estudos clínicos iniciais em pacientes com leucemia demonstraram sua alta citotoxicidade quando utilizados em altas doses. Apenas na década de 1980, estudos *in vitro* revelaram que 5-aza-citidina era capaz de induzir diferenciação de células embrionárias murinas, como resultado da reprogramação celular induzida pela extensa desmetilação do DNA (Jones & Taylor, 1980). Nos anos seguintes, diversos trabalhos apontaram para o uso farmacológico destes agentes desmetilantes como uma nova terapia capaz de reativar a expressão de genes supressores tumorais. Com isso, novos estudos clínicos utilizando doses reduzidas resultaram na aprovação pela FDA (Food and Drug Administration), em 2004, de 5-aza-citidina (5-AzaCR, azacitidina; nome comercial: Vidaza®) e, em 2006, de 5-aza-2'-deoxicitidina (5AzaCdR, decitabina; nome comercial: Dacogen®) para o tratamento de síndromes mielodisplásicas (MDS) e leucemia mielomonocítica. A inibição prolongada de propriedades tumorigênicas de células tumorais hematopoiéticas e de tumores sólidos pelo tratamento com doses nanomolares de azacitidina e decitabina e sem efeitos tóxicos tem sido recentemente demonstrada e o efeito desse tratamento tem sido avaliado em estudos clínicos. Estudos *in vitro* também têm revelado sua ação sobre o vírus da imunodeficiência humana (HIV) (Dapp et al., 2009). Trabalhos recentes demonstraram que a decitabina é capaz de impedir a formação de lesões ateroscleróticas, além de reduzir a produção de citocinas inflamatórias por macrófagos (Dunn et al., 2015).

O efeito destes análogos na metilação depende de sua incorporação no DNA durante a fase S, portanto, células se dividindo rapidamente, como células tumorais, são os principais alvos desses agentes. As três formas biologicamente ativas das DNMT se ligam covalentemente ao análogo, o que induz sua degradação via proteossomo. Como consequência dos níveis reduzidos de DNMT, o DNA de células em proliferação sofre desmetilação passiva a cada ciclo de replicação.

Trombocitopenia, anemia e neuropenia estão entre os efeitos adversos mais frequentes observados em pacientes que fazem uso de azacitidina e decitabina. Apesar dos benefícios clínicos observados pelo uso destes agentes desmetilantes em pacientes com doenças hematológicas, remissões prolongadas são infrequentes. O principal fator que contribui para isso é a reduzida estabilidade destas moléculas, que faz com que elas tenham meia-vida curta no plasma e, portanto, fiquem menos tempo expostas às células tumorais. Novos compostos alternativos apresentando maior estabilidade têm sido desenvolvidos e estudados.

Guadecitabine (SGI-110) é um análogo de decitabina ligado covalentemente a uma deoxiguanosina, que atua como uma pró-droga, apresentando maior estabilidade, maior meia-vida e menor citotoxicidade que azacitidina e decitabina. Estudos pré-clínicos têm demonstrado o potencial uso clínico deste fármaco. Atualmente, há 29 testes clínicos em andamento para diversos tipos de câncer, como leucemia mieloide aguda, síndromes mielodisplásicas, melanoma, pulmão, colorretal e ovário (clinicaltrials.gov).

Zebularine (1-(β-D-ribofuranosil)-2(1H)-pirimidinona) é outro análogo de citidina, caracterizado pela ausência de um grupo amino e estabilidade em solução aquosa, podendo ser administrado por via oral. Seu mecanismo de ação é o mesmo que o de azacitidina e decitabina, mas estudos indicam a inibição preferencial de DNMT1 e a necessidade de doses maiores para apresentar os mesmos efeitos observados pelo tratamento com decitabina.

Outro análogo de citidina, a 5-fluoro-2'-deoxicitidina (FdCyd, NSC 48006), também inibe DNMT após incorporação no DNA. No entanto, apesar de ser estável em solução aquosa, é alvo da citidina deaminase. Estudos clínicos estão em andamento com este análogo combinado a inibidores de deaminases, visando o aumento de sua estabilidade.

Inibidores não nucleosídicos de DNA metiltransferases

Diferente dos análogos de citidina, que são metabolizados antes de serem incorporados ao DNA e atuarem no sequestro de DNMT, os não análogos de citidina, conhecidos também como inibidores não nucleosídicos, têm outros mecanismos de ação, como o bloqueio do sítio ativo das DNMT.

RG108 é uma pequena molécula que se liga diretamente ao sítio ativo da DNMT1 e inibe sua atividade enzimática. Apesar de apresentar baixa toxicidade, seu mecanismo preciso de ação ainda não está claro e tem sido objeto de estudo.

EGCG ((-)-epigalocatequina-3-galato), o principal composto polifenol presente no chá verde, também inibe a metilação do DNA pelo bloqueio do sítio ativo da DNMT1. Há diversos ensaios clínicos avaliando a eficácia de EGCG, isolado ou combinado a outro agente, em pacientes com neoplasias.

MG98 é um oligonucleotídeo antissenso de 20 bp complementar à região 3'-não traduzida do mRNA de

DNMT1, interferindo com sua estabilidade e inibindo sua tradução. Apesar dos resultados controversos quando utilizado como monoterapia, estudos clínicos de uso combinado com quimioterápicos têm mostrado resultados promissores e toxicidade mínima.

Foi demonstrado que hidralazina, um fármaco utilizado na prática clínica para tratamento de hipertensão, induz redução da expressão de DNMT1 e DNMT3A e reexpressão de genes supressores tumorais silenciados. Estudos clínicos com hidralazina para diversos tipos de câncer têm mostrado resultados promissores.

Procainamida é outro fármaco, já utilizado na prática clínica para tratamento de arritmia, que apresenta atividade de inibição de DNMT.

Apesar dos esforços que têm sido feitos para o desenvolvimento desta classe de fármacos, estudos têm indicado que as mudanças epigenéticas resultantes da ação desta classe de compostos são restritas quando comparadas aos análogos de citidina, o que sugere uso clínico limitado.

Modificações em histonas como alvo

Inibidores de HDAC

Uma vez que o estado de acetilação de histonas é um determinante crítico na regulação transcricional de genes chave na proliferação celular, as HDAC têm sido alvos importantes de fármacos visando à reativação de genes anormalmente silenciados no câncer. Estudos sugerem que inibidores de HDAC (HDACi) têm efeitos inespecíficos (*off-target*) mínimos, indicando seu potencial uso no tratamento de diversas doenças. HDAC são alvos mais complexos que DNMT, já que há diferentes subclasses de HDAC, sendo que algumas delas desacetilam muitas outras proteínas além das histonas, portanto HDACi têm efeitos tanto epigenéticos quanto não epigenéticos. De fato, HDACi afetam a expressão de apenas 2 a 5% dos genes, mudança que sozinha não explica a extensão de seu efeito na parada do ciclo celular e indução de apoptose.

Apesar da complexidade, HDACi compreendem o maior grupo de fármacos epigenéticos atualmente em desenvolvimento e são classificados em pan-inibidores de ação ampla e inibidores para classes específicas de HDAC.

A principal estratégia utilizada para o desenvolvimento de inibidores de HDAC clássicas é a remoção reversível do zinco de seu sítio ativo. Entre as classes de HDACi estão ácidos hidroxâmicos, benzamidas, peptídeos cíclicos e ácidos graxos alifáticos. As benzamidas inibem especificamente HDAC de classe I, enquanto os outros HDACi são capazes de agir em diferentes classes de HDAC.

Altas doses de HDACi podem induzir danos no DNA, resultando em morte celular e, portanto, seus efeitos podem ser mais citotóxicos do que epigenéticos. Por esta razão, seu uso em baixas doses e em terapias combinadas, mais do que em monoterapia, tem recebido atenção.

Baseados em ácido hidroxâmico

HDACi baseados em ácido hidroxâmico têm como alvos principais HDAC de classe I e II e têm apresentado resultados promissores no tratamento do câncer.

Ácido hidroxâmico de suberoilanilida (SAHA ou vorinostate; nome comercial: Zolinza®) é um inibidor desta classe de HDACi, aprovado pela FDA em 2006 para tratamento de pacientes com linfoma cutâneo de células T. Efeitos colaterais, como náusea, diarreia, fadiga e anorexia, são relatados em pacientes que fazem uso de vorinostate. Estudos clínicos em andamento avaliam a eficácia de vorinostate no tratamento de tumores do sistema nervoso, melanoma e câncer colorretal metastático.

Tricostatina A (TSA), originalmente descrito como um agente antifúngico, é um dos mais potentes HDACi. No entanto, sua síntese é difícil, custosa e ineficiente, o que limita seu uso.

Panobinostate (LBH-589; nome comercial: Faridak®) é um potente HDACi, capaz de inibir diversas HDAC. Seu uso foi aprovado pela FDA em 2015 para tratamento de pacientes com mieloma múltiplo refratário ou em recaída. Por apresentar significativa sinergia, a associação de panobinostate com bortezomibe, um inibidor de proteassoma, já tem sido empregada clinicamente nestes pacientes. Seu uso no tratamento de câncer de pulmão tem sido avaliado em estudos clínicos.

Belinostate (PXD101; nome comercial: Beleodaq®) inibe todas as HDAC dependentes de zinco. Em 2014, a FDA aprovou seu uso no tratamento de pacientes com linfoma periférico de células T que apresentam recaída e não respondem a outros tratamentos. Apesar de estudos clínicos mostrarem que pacientes com câncer de pulmão de células não pequenas respondem a este tratamento, a melhora nos sintomas e na sobrevida não foi observada. Há estudos clínicos em andamento que avaliam o uso de belinostate para o tratamento de pacientes com câncer de ovário.

Baseados em benzamida

Entinostate (SNDX-275, MS-275) é um HDACi baseado em benzamida que inibe seletivamente as HDAC 1 e 3 de classe I. Ele parece ressensibilizar tumores de mama à terapia endócrina e tem sido avaliado em diversos estudos clínicos para tratamento de vários tipos, incluindo rabdomiossarcoma e linfoma de Hodgkin. Estudos pré-clínicos têm apontado o potencial uso terapêutico da associação de entinostate com inibidores de pontos de checagem imunes, antagonistas de PD1/PD-L1, em diferentes tumores sólidos, como câncer de pulmão de células não pequenas e melanoma.

Baseados em tetrapeptídeos cíclicos

Romidepsina (FK228; nome comercial (EU): Isto-dax®) é um depsipeptídeo bicíclico com atividade antineoplásica, isolado de *Chromobacterium violaceum*, que atua como HDACi, inibindo todas as HDAC de classe I. Foi aprovado pela FDA em 2009 para o tratamento de pacientes com linfoma cutâneo de células T e, em 2011, para pacientes com linfoma periférico de células T. Além de seu efeito em células tumorais, estudos mostram que romidepsina depleta reservatórios de HIV em células T apresentando infecção latente por este vírus (Wei et al., 2014). Seu efeito também foi observado em modelo animal de autismo, onde o tratamento com romidepsina foi capaz de reverter características de comprometimento de interação social (Qin et al., 2018).

Até o momento, HDACi têm se mostrado promissores para o tratamento de tumores hematológicos. Apesar de não haver nenhum HDACi aprovado ainda pela FDA para pacientes com tumores sólidos, há muitos estudos pré-clínicos e clínicos vigentes para análise de sua segurança e eficácia nesses casos.

Inibidores de HAT

Curcumina é um polifenol natural, descrito em 1940 como um agente antibacteriano e utilizado amplamente na medicina chinesa e indiana. Ela é o único inibidor de lisina acetiltransferase de histona com relevância clínica, já que apresenta potencial atividade antitumoral. Sua eficácia no tratamento de diferentes tumores vem sido avaliada em ensaios clínicos.

Inibidores de HMT

Várias metiltransferases de histonas têm sido relacionadas com o câncer, doenças neurodegenerativas e inflamatórias e, portanto, têm sido investigadas como alvos de estratégias terapêuticas.

Pequenas moléculas inibidoras de duas importantes metiltransferases de lisina de histonas, DOT1L e EZH2, têm sido avaliadas em estudos clínicos. Apesar da fase inicial destes estudos, a importância destas enzimas no câncer sugere que sua inibição possa trazer benefícios terapêuticos relevantes.

Análogos de S-adenosil-homocisteína direcionados para o sítio catalítico da DOT1L têm sido desen-

volvidos. Considerando o importante papel de DO-T1L no desenvolvimento de leucemia mieloide aguda com rearranjo no gene MLL, diversos inibidores têm sido avaliados em estudos clínicos com estes pacientes. O inibidor pinometostate (EPZ-5676) está sendo atualmente avaliado em dois estudos clínicos para pacientes com leucemia. Além disso, estudos clínicos com inibidores de DOT1L para tratamento de pacientes pediátricos com leucemia com rearranjo MLL refratários ou com recaída estão em andamento.

Por apresentar expressão elevada em muitos tumores e mutações com ganho de função, além de seu suposto papel na transformação e progressão do câncer, a inibição de EZH2 tem sido considerada uma estratégia terapêutica para o tratamento de tumores. Dados indicam que a maioria dos inibidores ativos de EZH2 compete com S-adenosilmetionina. Estudos clínicos de fase 1 e 2 destes inibidores, especialmente tazemetostate (EPZ-6438) e CPI-1205, estão em andamento para tratamento de pacientes adultos e pediátricos com diversos tipos de câncer, como sarcomas, linfomas e tumores sólidos.

Inibidores de HDM

O papel da desmetilase KDM1A, ou LSD1, na iniciação e progressão do câncer em sido bastante descrito. Tanto tumores sólidos (próstata, mama, bexiga) quanto hematológicos apresentam aumento de expressão de LSD1, com consequente mudança no padrão de metilação de H3K4, seu substrato. A perda de H3K4me2 foi descrita em promotores de genes silenciados por hipermetilação do DNA em tumores (McGarvey et al., 2006). Desta forma, a inibição de LSD1 tem sido investigada como uma estratégica terapêutica para reexpressar genes supressores tumorais.

LSD1 tem em sua estrutura um domínio catalítico de amina oxidase que é homóloga às monoamina oxidases (MAO). Além disso, LSD1 tem considerável homologia, estrutural e de sequência, com poliamina oxidases. Baseado nessas características, inibidores de MAO e derivados e inibidores baseados em análogos de poliamina estão entre as principais classes de inibidores de LSD1.

Inibidores de MAO e derivados

Inibidores de monoamina oxidases, aprovados pela FDA para tratamento de desordens de humor e ansiedade, também apresentam atividade de inibição de LSD1.

Tranilcipromina (TCP; nome comercial: Parnate®) é um destes inibidores, que além de seus efeitos antidepressivos e ansiolíticos via inibição de MAO, exerce efeitos antitumorais via inibição de LSD1. Estudos clínicos estão sendo iniciados para avaliar o uso de TCP no tratamento de pacientes com síndrome mielodisplásica e leucemia mieloide aguda. Com o objetivo de aumentar a eficácia de inibição e a seletividade para LSD1 e de reduzir efeitos colaterais, análogos e derivados de TCP têm sido desenvolvidos.

ORY-1001, um potente e seletivo inibidor de LSD1, é uma destas moléculas baseadas em TCP. Estudos clínicos, ainda em fase inicial, avaliam seu efeito em pacientes com leucemia mieloide aguda.

Baseados em análogos de poliaminas

Verlindamicina (composto 2d; 1,15-bis{N^5-[3,3--(difenil)propil]-N^1-biguanido}-4,12-diazapentadecano) é um inibidor potente e não competitivo de LSD1. Estudos pré-clínicos mostram aumento de metilação de H3K4 em promotores de genes supressores tumorais anormalmente silenciados, seguido de sua reexpressão, em linhagens celulares de câncer de mama, cólon, e leucemia mieloide aguda tratadas com verlindamicina. Outros compostos inibidores de LSD1 baseados em análogos de poliamina têm sido obtidos e avaliados, ainda *in vitro*, quanto ao seu efeito em células tumorais.

Readers *de cromatina como alvo*

Outra estratégica terapêutica direcionada para componentes da maquinaria epigenética é a inibição, não de enzimas que estabelecem ou removem marcas epigenéticas, mas de proteínas responsáveis pelo reconhecimento e interpretação das marcas epigenéticas, chamados *readers* de cromatina. Esta estratégia tem como base principal a inibição do pocket de ligação da proteína à cromatina.

Entre os *readers* de cromatina, proteínas BET (bromodomain and extra-terminal), que apresentam domínios extraterminais e bromodomínios, têm sido um alvo de intenso estudo para o desenvolvimento de inibidores visando uso terapêutico. Entre os membros da família de proteínas BET estão BRD2, BRD3, BRD4 e BRDT, cuja desregulação já foi descrita em câncer e esclerose múltipla. Estas proteínas se ligam a lisinas acetiladas de histonas via bromodomínios e recrutam uma variedade de proteínas, regulando, assim, a transcrição gênica. Inibidores de proteínas BET (BETi) interagem com os pockets de reconhecimento de resíduos de lisina acetilada (bromodomínios) das proteínas BET, resultando em redução na expressão de genes relacionados com câncer.

JQ1, uma tienotriazolodiazepina estruturalmente relacionada com as benzodiazepinas, foi um dos primeiros inibidores de proteínas BET relatados e apresenta atividade potente e seletiva. É bastante utilizado

experimentalmente, porém, em decorrência da meia--vida curta, não tem sido utilizado em ensaios clínicos.

Novos BETi apresentando propriedades farmacocinéticas mais favoráveis estão sendo testados em inúmeros ensaios clínicos que avaliam sua eficácia e segurança para tratamento de pacientes com tumores hematológicos e alguns tumores sólidos, como glioblastoma recorrente.

Entre os estudos clínicos em andamento que avaliam a eficácia antitumoral do uso de BETi estão os de terapia combinada onde BETi são associados à terapia hormonal, imunoterapia e outros fármacos epigenéticos.

Proteínas contendo PHD (*plant homeodomain*) são outra classe de *readers* de cromatina que carregam um sítio específico de reconhecimento de H3K4 metilada. Ensaios pré-clínicos de compostos derivados de amiodarona e o inibidor de acetaldeído desidrogenase, que inibem o PHD da desmetilase de histonas JARID1A (KDM5A), revelaram a atividade antitumoral destes compostos em leucemia mieloide aguda. A busca por compostos capazes de inibir de forma mais potente e seletiva proteínas contendo PHD continua.

Terapia epigenética combinada

Apesar da eficácia de monoterapias epigenéticas utilizando inibidores de DNMT e HDAC em neoplasias hematológicas, seu uso em tumores sólidos não se mostrou igualmente eficaz. Inúmeros estudos clínicos combinando diferentes fármacos epigenéticos ou fármacos epigenéticos com outros agentes têm sido avaliados em busca de um efeito sinérgico ou aditivo. Estudos mostram que muitos epifármacos têm propriedades citotóxicas em alta concentração, mas que retêm seu efeito de modulador epigenético em doses muito baixas. Esta é uma das estratégias que tem sido bastante explorada no contexto da terapia epigenética combinada.

A combinação de agentes desmetilantes com inibidores de modificadores de histonas, como HDAC, HMT e HDMT, tem sido investigada e tem revelado que diferentes grupos de genes são reexpressos em células tumorais, a depender da combinação utilizada. Estes resultados apontam para a possibilidade de terapias epigenéticas de precisão, em que padrões anormais de expressão seriam alvo de terapia dependendo do tipo de câncer e do estado de sua cromatina. Vários ensaios clínicos vigentes avaliam o efeito destas combinações, principalmente em tumores hematopoiéticos, mas também em câncer de pulmão de células não pequenas.

A combinação de epifármacos com quimioterápicos (como sais de platina) e inibidores de vias de sinalização (como hormônios e inibidores de tirosina quinases) também tem sido analisada e tem mostrado maior eficácia clínica quando comparada a monoterapias. Inicialmente, estudos *in vitro* demonstraram que agentes desmetilantes eram capazes de reverter a quimiorresistência a compostos de platina (Plumb et al., 2000). Em seguida, a sinergia entre decitabina e compostos de platina foi descrita (Qin et al., 2015). Atualmente, diversos estudos avaliam esquemas de combinação, sendo que em muitos deles a melhora clínica é observada.

Estudos recentes têm relatado aumento de expressão de retrovírus endógenos após tratamento com azacitidina, ocasionando aumento da resposta de interferon. Tanto estudos pré-clínicos quanto clínicos têm mostrado que a terapia epigenética aumenta a eficácia da terapia de pontos de checagem imunes. Relatos tam-

bém mostram que HDACi associados a inibidores de BRAF levam à morte de células de melanoma via ativação de linfócitos T citotóxicos (Jazirehi et al., 2014).

Além disso, o avanço no sequenciamento do genoma humano tem trazido enormes possibilidades para a medicina de precisão. Em conjunto, os resultados até agora obtidos indicam que a estratégia das terapias que combinam novas pequenas moléculas com agentes já conhecidos pode mudar o tratamento do câncer.

Apesar da necessidade de se ampliar o conhecimento acerca da relação entre mecanismos epigenéticos e o desenvolvimento de doenças, definir marcadores epigenéticos e expandir estudos clínicos, dados substanciais apontam a terapia epigenética como ferramenta valiosa no tratamento de doenças complexas, como o câncer.

Atividade proposta	Revisite o capítulo e, especialmente, os mecanismos de ação dos fármacos citados e responda: quais são as razões para o interesse crescente no desenvolvimento de fármacos capazes de modificar o epigenoma?
Resposta esperada	Apesar das modificações epigenéticas em nosso genoma serem relativamente estáveis, elas podem ser alteradas frente a sinais intrínsecos e extrínsecos. Inúmeros estudos têm revelado o impacto de alterações em modificações químicas no DNA e em histonas, em enzimas modificadoras de DNA e histonas e em fatores reguladores da cromatina em diferentes patologias humanas, como o câncer, desordens neurológicas, doenças imunológicas, diabetes e outras. Desta forma, sendo estas marcas reversíveis, epifármacos teriam o potencial de reverter estas alterações, restaurando o destino e a função das células.

■ REFERÊNCIAS

1. Dapp MJ, Clouser CL, Patterson S, Mansky LM. 5-Azacytidine can induce lethal mutagenesis in human immunodeficiency virus type 1. J. Virol. 2009;83(22):11950-11958.

2. Dunn J, Thabet S, Jo H. Flow-Dependent Epigenetic DNA Methylation in Endothelial Gene Expression and Atherosclerosis. Arteroscl. Thromb. Vasc. Biol. 2015;35(7):1562-9.

3. Jazirehi AR, Nazarian R, Torres-Collado AX, Economou JS. Aberrant apoptotic machinery confers melanoma dual resistance to BRAF(V600E) inhibitor and immune effector cells: immunosensibilization by a histone deacetylase inhibitor. Am. J. Clin. Exp. Immunol. 2014;3:43-56.

4. Jones PA, Taylor SM. Cellular differentiation, cytidine analogs and DNA methylation. Cell. 1980;20(1): 85-93.

5. McGarvey KM, Fahrner JA, Greene E, Martens J, Jenuwein T, Baylin SB. Silenced tumor suppressor genes reactivated by DNA demethylation do not return to a fully euchromatic chromatin state. Cancer Res. 2006;66(7):3541-3549.

6. Plumb JA, Strathdee G, Sludden J, Kaye SB, Brown R. Reversal of drug resistance in human tumor xenografts

by 2'-deoxy-5-azacytidine-induced demethylation of the hMLH1 gene promoter. Cancer Res. 2000;60:6039-6044.

7. Qin T, Raynal NJ, Wang X, Gharibyan V, Ahmed S, Hu X, Jin C, Lu Y, Shu J, Estecio MR, Jelinek J, Issa JJ. Epigenetic synergy between decitabine and platinum derivatives. Clin. Epigenet. 2015;7:97.

8. Qin L, Ma K, Wang Z, Hu Z, Matas E, Wei J, Yan Z. Social deficits in Shank3-deficient mouse models of autism are rescued by histone deacetylase (HDAC) inhibition. Nat. Neurosc. 2018;21(4):564.

9. Sorm F, Piskala A, Cihak A, Vesely J. 5-Azacytidine, a new, highly effective cancerostatic. Experientia. 1964;20(4):202-203.

10. Wei D, Chiang V, Fyne E, Balakrishnan M, Barnes T, Graupe M, Hesselgesser J, Irrinki A, Murry JP, Stepan G, Stray KM, Tsai A, Yu H, Spindler J, Kearney M, Spina CA, McMahon D, Lalezari J, Sloan D, Mellors J, Geleziunas R, Cihlar T. Histone Deacetylase Inhibitor Romidepsin Induces HIV Expression in CD4 T Cells from Patients on Suppressive Antiretroviral Therapy at Concentrations Achieved by Clinical Dosing. PLoS Pathog. 2014;10(4):e1004071.

Capítulo 69

Terapia gênica

Autores:
- Priscila Keiko Matsumoto Martin
- Roberta Sessa Stilhano

■ Introdução

A Farmacologia tradicional é definida como uma ciência que estuda os fármacos e seu mecanismo de ação. Enquanto alguns fármacos sintetizados na forma de pequenas moléculas têm grande vantagem em relação a outros, os efeitos colaterais e a ineficácia nos humanos ainda representam desafios a serem superados nesse ramo de estudo. Além disso, em razão da etiologia de algumas doenças, alguns fármacos não são efetivos e não podem ser associados, limitando o campo de estudo. Assim, a terapia gênica é uma ferramenta que pode ser utilizada na descoberta de novos fármacos e no estudo de suas vias de ação. Novas terapias utilizando a modificação genética, corrigindo genes alterados ou melhorando a expressão de genes estratégicos, são uma forma promissora de curar doenças.

Neste capítulo serão abordados os principais sistemas de entrega de genes utilizados na área de terapia gênica, edição genômica e algumas aplicações.

■ Vetores não virais

Entre os vetores utilizados para terapia gênica, os não virais na base de plasmídeos são amplamente aceitos porque são de fáceis manipulação, transporte e estocagem e por seu baixo custo em relação aos vetores virais. Os plasmídeos, representantes dos vetores não virais, são moléculas circulares de DNA cuja origem é de replicação; possibilitando sua replicação independente do DNA genômico bacteriano; um gene de resistência a antibiótico, que permite a seleção das bactérias transformadas com o plasmídeo através da sua adição ao meio de cultura; e um múltiplo sítio de clonagem (MSC), contendo várias sequências de nucleotídeos que podem ser clivadas por enzimas de restrição. No MSC, normalmente é inserido o gene de interesse sob controle do promotor no terminal 5' e finalizando com um sinal de poliadenilação (PoliA) no terminal 3' (Figura 69.1). Por sua estrutura, os plasmídeos são facilmente manipuláveis em laboratório utilizando-se técnicas básicas de biologia molecular e podem ser amplificados em grandes quantidades quando transformados em bactérias tipo *E.coli*. A extração plasmideal de bactérias é um método simples que pode ser realizado eliminando-se endotoxinas bacterianas e facilmente transposto para escalas industriais.

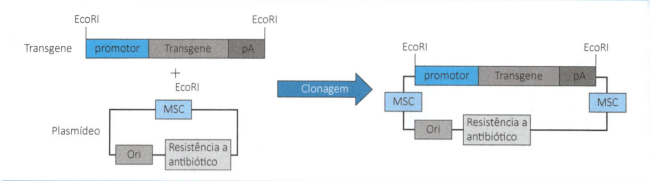

Figura 69.1 – Esquema da estrutura de um plasmídeo.
O transgene consiste em uma sequência de DNA proveniente do DNA complementar ao RNA mensageiro do gene de interesse. Para que possa ser expresso em uma célula eucariótica, o gene deve ser precedido de um promotor e finalizado com uma sequência de poliadenilação. O plasmídeo é um DNA circular contendo uma origem de replicação, um gene de resistência a antibiótico e um múltiplo sítio de clonagem. Geralmente o transgene é inserido no plasmídeo em um sítio de restrição de enzima, ilustrado pela EcoRI, com técnicas básicas de clonagem de DNA recombinante.
pA: sinal de poliadenilação; MSC: múltiplo sítio de clonagem; resistência antibiótico: gene de resistência a antibiótico; Ori: origem de replicação.
Fonte: Desenvolvida pela autoria do capítulo.

Com relação à eficiência de entrega do gene, os plasmídeos são menos eficientes e requerem técnicas adicionais para facilitar a sua entrada na célula, tanto *in vivo* como *in vitro*, como a nucleofecção, eletroporação, sonoporação, e complexos de plasmídeos com lipossomos. Uma vantagem no uso dos plasmídeos é que eles são menos imunogênicos que os vírus, favorecendo a maior duração da expressão do transgene.

Como os plasmídeos não têm o potencial de se replicar dentro de células eucarióticas, a expressão do transgene é transiente e permanece episomal, ou seja, não se integra ao genoma da célula-alvo, e sua permanência na célula é diluída à medida que ocorrem as divisões celulares. A duração da expressão do transgene também pode ser reduzida pela presença de sequências CpG, dinucleotídeos de citosina fosfato e guanina não metilados, presentes no DNA bacteriano, e quando são reconhecidas pelo sistema imune de células de mamíferos, silenciam a expressão gênica por metilação.

Os plasmídeos são de grande interesse na substituição de vacinas proteicas existentes e na obtenção de novas vacinas para outras doenças como hepatite C, HIV e câncer. O DNA tem uma estabilidade muito maior em relação às proteínas, podendo ser transportado a temperatura ambiente, para várias regiões de difícil acesso geográfico, e até mesmo administrado de forma menos invasiva, como as vias intradérmica e subcutânea.

Em termos de potencial em uso clínico, os plasmídeos são muito estudados e atualmente existem 442 ensaios clínicos ao redor do mundo[1]. Os números de ensaios clínicos para cada vetor estão representados no Quadro 69.1, sendo testados para o tratamento de diversas doenças. Para hepatite B, três ensaios clínicos foram realizados com plasmídeos expressando a proteína S do envelope do vírus HBV. Dois desses ensaios clínicos resultaram na soroconversão de 50% dos pacientes e o terceiro mostrou que a combinação da vacina de DNA com a droga antiviral foi menos eficaz nos descendentes asiáticos do que nos descendentes caucasianos (revisado em Halstead et al., 2011)[2]. Apesar da existência de muitos estudos pré-clínicos envolvendo diversos plasmídeos para a vacina de hepatite C, B e influenza, apenas uma vacina foi aprovada até o momento para uso em humanos. A vacina é contra um flavivírus comum na Ásia que causa encefalite[2].

Quadro 69.1 – Principais vetores utilizados na área de terapia gênica e medicamentos aprovados.

Vetor	Genoma	Integrativo	Ensaios clínicos	Medicamento
Plasmídeo	DNA	Não*	442	Neovasculogen (Rússia)
Ad	DNA	Não	574	Genedicine (China)
Rv	RNA	Sim	478	Strimvelis (Europa) Yescarta (EUA)
Lv	RNA	Sim	196	Kymriah (EUA)
AAV	DNA	Não	204	Glybera (Europa) Luxturna (EUA)

*Com o advento dos vetores não virais integrativos, foi possível obter a integração do plasmídeo na célula hospedeira.

Fonte: Desenvolvido pela autoria do capítulo.

Vetores não virais integrativos

Para o tratamento de doenças monogênicas, a integração do transgene no genoma da célula ou organismo-alvo é um fator importante quando se deseja uma terapia em longo prazo. No entanto, com as melhorias de sistemas integrativos de outros organismos, como os transposons *Sleeping Beauty* e *Piggy Bac*, a Integrasse do fago λ phiC31, e a Cre recombinase, os plasmídeos também são uma alternativa para o tratamento de doenças monogênicas. Esses vetores permitem a integração do transgene no genoma e são levados na forma de plasmídeos para a célula. A vantagem em utilizar um vetor não viral em relação ao vírus é que eles têm menor imunogenicidade, podem suportar um transgene maior, pois não há limite para o tamanho do DNA plasmideal, e, no caso do phiC31, por exemplo, a integração do transgene ocorre em locais específicos do genoma.

O *Sleeping Beauty* é um sistema de transposição cuja estrutura molecular consiste de um gene que codifica para a transposase e esta está ladeada por dois terminais invertidos repetidos (IR) contendo o sítio de ligação para transposase[3]. A transposase é responsável por reconhecer a sequência a ser inserida por meio das IR, clivar o DNA e inserir no genoma da célula-alvo (Figura 69.2A). O primeiro protocolo clínico aprovado utilizando-se o *Sleeping Beauty* foi desenvolvido para tumores malignos de células B mediante o uso de células T autólogas geneticamente modificadas[4]. O transposon inseriu um receptor antígeno quimérico (CAR) em células T que se tornaram capazes de reconhecer especificamente tumores Integrass CD19 positivos e promover sua destruição.

O phiC31 é um sistema de Integrasse de procariotos do tipo recombinases sítio-específicas que reconhecem uma sequência denominada attP do fago promovendo a integração do seu genoma na bactéria, especificamente no sítio attB[5] (Figura 69.2B). A vantagem de se utilizar esse sistema é que em outras recombinases, como é o caso da recombinase Cre, essa inserção/remoção do DNA não é unidirecional, podendo ocorrer a excisão do DNA inserido. No caso da terapia gênica, esse evento de excisão não é desejado, promovendo uma vantagem no uso do phiC31. Embora seja um sistema de procariotos, o phiC31 foi adaptado em 2000 para ser utilizado em mamíferos, advento este possível dada a presença de sequências semelhantes à attP, chamadas de "pseudo-attP", que estão presentes no genoma. Diversos estudos já foram publicados mostrando o potencial do uso desse sistema em hemofilia, carcinoma hepatocelular *in vivo*, distrofia muscular de Duchenne, mucopolissacaridose do tipo I ao passo que *in vitro* já foi demonstrada a capacidade de integração em células-tronco somáticas, embrionárias e nas células-tronco pluripotentes induzidas.

A recombinase Cre, do bacteriófago P1 também é bastante utilizada na terapia gênica. A Cre reconhece uma sequência de 34pb denominada loxP no genoma e duas sequências iguais loxP incluídas no vetor contendo o transgene, ao seu redor[6] (Figura 69.2C). A desvantagem desse sistema é que a Cre precisa de uma modificação prévia no genoma-alvo, para inserção da sequência loxP, além de ser possível a remoção do transgene após a inserção, como já mencionado. Esse sistema é bastante utilizado para a geração de animais transgênicos e em células-tronco embrionárias.

Edição genômica

Métodos de correção de uma mutação de maneira precisa eram desconhecidos até pouco tempo. Para recuperar a expressão de um determinado gene mutado, a inserção de uma cópia gênica era realizada no genoma, mas sem a remoção do gene defeituoso. Algumas desvantagens dessa metodologia são principalmente a inserção gênica randômica, a ativação ou desativação de genes no local da inserção e a própria expressão do gene defeituoso competir com a expressão gênica desejada. O advento da edição genômica mudou esse panorama, sendo possível utilizar nucleases que reconhecem e cortam sequências especificas de DNA. Inicialmente, as nucleases tipo dedo-de-zinco (do inglês *zinc-finger*) e as nucleases efetoras ativadoras de transcrição (do inglês TALEN) eram utilizadas apenas por grupos de pesquisa restritos e especializados pelo mundo, em virtude da complexidade de execução de suas técnicas e principalmente pela limitação das nucleases em quebrar a dupla fita de DNA quando estão em dímeros, fazendo-se necessário o reconhecimento da sequência de DNA nas duas fitas da região-alvo. De fato, a edição genômica se tornou popular, acessível e mais abrangente após a adaptação do sistema de defesa de procariotos contra vírus, gerando a tecnologia CRISPR/Cas9.

Sistema CRISPR/Cas9

O sistema CRISPR/Cas (*clustered regularly interspaced short palindromic repeats*, associado com Cas) foi desenvolvido com a finalidade de modificar o genoma de eucariotos de maneira eficiente e versátil[7]. O sistema CRISPR/Cas foi primeiramente identificado em bactérias e arqueobactérias como um sistema de defesa mediado por RNA que evita a invasão de vírus e plasmídeos[8].

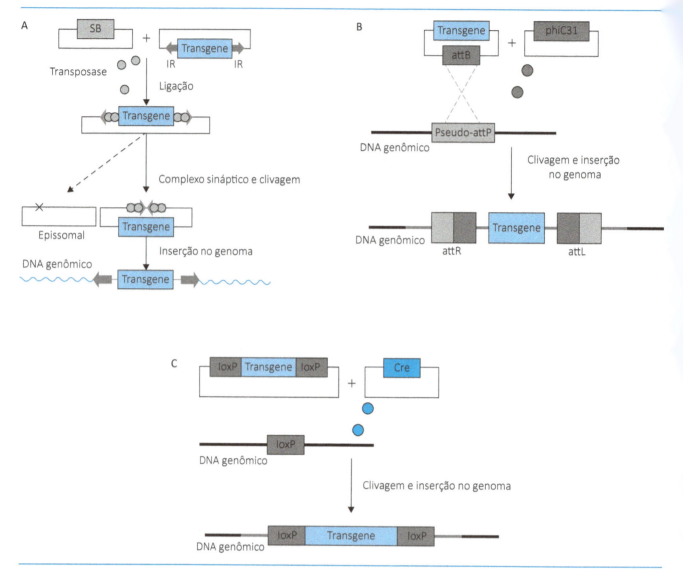

Figura 69.2 – Mecanismo de ação dos vetores não virais integrativos. **(A)** A transposase *Sleeping Beauty* é expressa em um plasmídeo, enquanto o transgene deve ser clonado ladeado pelas sequências IR, preferencialmente em um segundo plasmídeo. A transposase se liga as sequências IR, formando um complexo sináptico ao aproximar as duas sequências e cliva o transgene do restante do plasmídeo. A seguir, insere o transgene no genoma randomicamente, de preferência em dinucleotídeos TA. **(B)** A integrase phiC31 é expressa em um plasmídeo e, em um segundo vetor, são inseridos o transgene e o sítio attB. Quando expressa nas células, a integrase reconhece o sítio pseudo-attP no genoma, promove a clivagem e a inserção do transgene no genoma. Os sítios attP e attB se recombinam durante a inserção, formando as sequências attR e attL. Porque essa recombinação provocar alterações na sequência original, a integrasse phiC31 promove integração unidirecional. **(C)** A recombinase Cre quando é expressa nas células se liga às sequências loxP, presentes tanto ao redor do transgene como no genoma-alvo. A Cre faz a clivagem das sequências loxP, promovendo a inserção do transgene no genoma-alvo.
SB: *Sleeping Beauty*, Cre: Cre recombinase.
Fonte: Desenvolvida pela autoria do capítulo.

Após modificações genéticas, o sistema CRISPR tipo II da *Streptococcus pyogenes* quando associado com Cas9 é capaz de mediar uma dupla quebra na molécula de DNA de maneira específica. Uma parte da especificidade da Cas9 é dada por uma pequena molécula de RNA sintético (gRNA) de 20 nucleotídeos, facilmente customizada em laboratório. No genoma de animais, plantas e micro-organismos, a Cas9 reconhece uma sequência conservada de DNA de 2-4 nucleotídeos denominada PAM (do inglês *protospacer-adjacent motif*), localizada próxima à sequência-alvo do gRNA. O gRNA pareia com a sequência-alvo do genoma, e a Cas9 faz uma clivagem na dupla fita de DNA, três nucleotídeos antes do terminal 3´da sequência PAM. Ao realizar a quebra na dupla fita, o reparo da sequência de DNA é realizado pelo próprio sistema NHEJ da célula (do inglês *non-homologous end joint*) ou pelo sistema de recombinação homóloga

(HDR) (Figura 69.3). A quebra no DNA é uma janela de oportunidade para promover uma mutação por inserção de fragmentos maiores utilizando-se a HDR, enquanto o reparo NHEJ, quase sempre ineficiente, provoca alteração na sequência por deleção ou inserção de alguns nucleotídeos, resultando em nocautes, ativação da expressão gênica, reativação de genes ou promotores, sítio de ligação para fatores de transcrição, entre outros (Figura 69.3).

Embora a sequência de gRNA deva ser a mais específica possível, ela pode se ligar parcialmente em outras sequências similares ao longo do genoma e gerar mutações indesejadas, o que é denominado de *off-targets*. Essa tecnologia é muito recente, e alguns estudos de sequenciamento de genoma completo de uma única célula modificada pelo sistema CRISPR/Cas9 indicam que a quantidade de *off-targets* é muito maior do que prediziam os pesquisadores e varia de acordo com o tipo celular utilizado. Em 2016, uma Cas9 de alta fidelidade de *Streptococcus pyogenes* (SpCas9-HF1) foi desenvolvida e mostrou atividade similar à original sem a detecção de alterações fora do alvo pretendido[9].

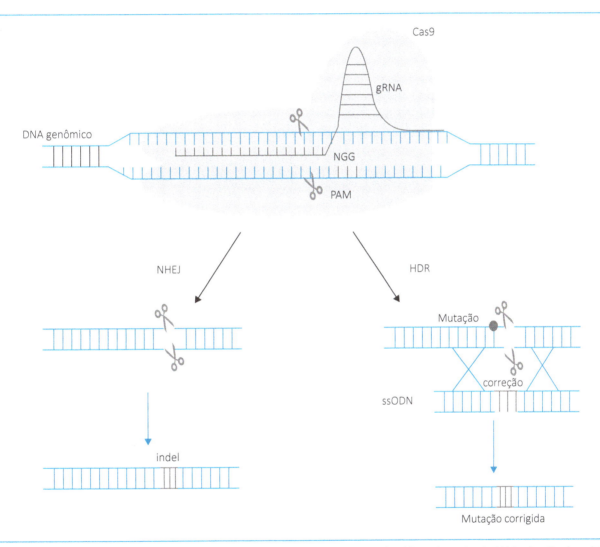

Figura 69.3 – A Cas9 reconhece uma sequência conservada de DNA de 2-4 nucleotídeos denominada PAM e localizada próxima à sequência-alvo do gRNA. O gRNA pareia com a sequência-alvo do genoma, e a Cas9 faz uma clivagem na dupla fita de DNA, três nucleotídeos antes do terminal 3´da sequência PAM.
Ao realizar a quebra na dupla fita, o reparo da sequência de DNA é realizado pelo próprio sistema NHEJ da célula, mas normalmente não é feito de forma correta, sendo uma oportunidade de provocar pequenas inserções ou deleções, causando, na maioria das vezes, o nocaute do gene. Outra forma de reparar a quebra da dupla fita de DNA é por meio do HDR, em que um fragmento de DNA artificial é inserido na célula, na maioria das vezes na forma ssODN, contendo a correção da mutação do gene-alvo. Ocorrem a recombinação homóloga entre as sequências e o reparo da mutação.
HDR: recombinação homóloga; ssODN: DNA simples fita; NHEJ: *non-homologous end joint*; PAM: *protospacer-adjacent motif*; indel: inserções e deleções.
Fonte: Desenvolvida pela autoria do capítulo.

A grande vantagem no uso do sistema CRISPR/Cas9 é a simplicidade em atingir a sequência de DNA de interesse, mudando apenas o gRNA, que pode ser sintetizado e clonado em plasmídeos sob controle do promotor U6. A edição genômica por esse sistema pode gerar nocautes de genes, inserções gênicas ou de fragmentos de DNA e a correção de mutações por intermédio da inserção de oligonucletídeos na forma de simples fita de DNA (ssODN). Pela inserção de ssODN contendo a sequência responsável pela correção da mutação, uma série de doenças monogênicas foi já corrigida com o uso de CRISPR/Cas9, tanto *in vitro* como *in vivo*, como hemofilia, fibrose cística, distrofia muscular de Duchenne, anemia falciforme, β-talassemia.

O sistema CRISPR/Cas9 também promove a edição genômica em células somáticas e progenitores *in vivo*. Um exemplo é na terapia anti-HIV, em que a edição genômica foi utilizada para retirar o DNA viral integrado no genoma das células infectadas latentes[10] ou para remoção do correceptor CCR5[11].

Uma das aplicações no uso do sistema CRISPR/Cas9 é na terapia celular utilizando-se células-tronco pluripotentes induzidas. Essas células provenientes de uma célula somática são conhecidas como "iPS" e são capazes de se diferenciar em vários tipos celulares, com um potencial de diferenciação igual a uma célula-tronco embrionária. Desse modo, uma iPS de um paciente com uma doença genética pode ser produzida, e a mutação corrigida pela Cas9. As células corrigidas podem ser, então, diferenciadas para o tipo celular específico da doença e devolvidas para o paciente. Doenças neurodegenerativas e cardiovasculares são um grande alvo para esse tipo de estudo.

A fim de se aumentar a atividade endógena de genes, a Cas9 inativa (conhecida como *dead Cas9*, ou dCas9) associada com a subunidade ômega da RNA polimerase III pode ser utilizada complexada com um gRNA do promotor do gene de interesse. Assim sendo, a fita de DNA não seria clivada, e a Cas9 seria apenas um guia para que a expressão gênica endógena aumente de maneira específica[12]. De modo similar, a dCas9 pode ser utilizada para reprimir a transcrição gênica ao se ligar em sítios iniciadores da transcrição ou durante a elongação do processo, substituindo, assim, a tecnologia de RNA de interferência[13]. Outras Cas também são muito utilizadas, como a Cas9 *nickase*, que clivam apenas uma fita do DNA, a Cpf1, que reconhece uma sequência PAM rica em dinucleotídeos AT, ampliando-se a possibilidade de alterar qualquer região do genoma, de qualquer organismo.

Portanto, desde a descoberta até 2015, houve mais de 1.200 publicações científicas utilizando o sistema CRISPR/Cas9, nos mais variados campos da biologia e medicina. Em 2016, a agência americana Food and Drug Administration (FDA) aprovou o primeiro protocolo clínico utilizando CRISPR para o tratamento de câncer, com células T modificadas. Uma empresa norte-americana foi criada, chamada CRISPR *Therapeutics*, com o objetivo de encontrar a cura para quase todas as doenças por meio do sistema CRISPR/Cas9.

Essa tecnologia ainda precisa ser mais explorada em ensaios pré-clínicos a fim de se esclarecer algumas dúvidas sobre a especificidade da Cas9 na clivagem do DNA; as variações de indels encontradas em diferentes células; uma possível toxicidade da Cas9, uma vez que ela quebra a dupla fita de DNA podendo desencadear uma via de morte celular; o melhor método de transferência em células ou tecidos específicos; o melhor método para modificar múltiplos alvos simultaneamente, no caso de doenças poligênicas por exemplo. Em resumo, todos os recentes e futuros avanços em melhorar o sistema CRISPR/Cas9 para edição genômica contribuirão para novas aplicações terapêuticas em uma variedade de doenças, descoberta de novos mecanismos e genes envolvidos em outras patologias.

Vetores virais

Os vetores virais são caracterizados pela utilização da maquinaria viral como ferramenta para a entrega de genes, sendo classificados de acordo com tipo de vírus escolhido. Os sistemas virais mais estudados na área de terapia gênica são os adenovírus (Ad), retrovírus (Rv), lentivírus (Lv) e vírus adenoassociado (AAV). Recentemente, três fármacos utilizando vetores virais foram aprovados pela FDA – o Yescarta e o Luxturna, aprovados em 2017, e o Kymriah aprovado em 2018. A comercialização desses fármacos criou um marco na história da farmacologia e abriu uma janela de oportunidades na área de terapia gênica.

Conclusões e direções futuras

A terapia gênica surge como uma nova categoria de fármacos que utilizam a reposição, superexpressão ou silenciamento de genes como forma de terapia. A escolha do vetor é um diferencial na expressão do fármaco e o aparecimento de novos sistemas de edição genômica abre novas perspectivas para o tratamento de diversas doenças. Embora a área esteja avançando muito na questão de biossegurança, é importante sempre levar em consideração o possível risco dessas terapias.

Capítulo 69 – Terapia gênica

Atividade proposta

Caso clínico

Uma criança ao nascer é diagnosticada com mucopolissacaridose do tipo I (MPSI), doença genética de herança autossômica recessiva causada pela deficiência total ou parcial da enzima α-L-iduronidase (IDUA). A única terapia disponível é a de reposição enzimática realizada pelo Sistema Único de Saúde (SUS). A criança iniciou o tratamento, mas infelizmente faleceu aos 5 anos de idade por complicações neurológicas da doença.

Principais pontos e objetivos de aprendizagem

1) Explique o que provoca a deficiência da enzima IDUA na MPSI.

2) Como a terapia gênica poderia beneficiar esses pacientes? Quais vetores poderiam ser utilizados e que tipo de terapia seria mais adequada?

3) Existe algum ensaio clínico para MPSI?

Respostas esperadas

1) Pacientes com MPS I apresentam variados fenótipos clínicos, o mais grave deles é a síndrome de Hurler, com progressiva disfunção neurológica, esquelética e anomalias do tecido frágil que podem culminar na morte na primeira década. Nas formas menos graves da doença, tais como a síndrome de Hurler-Scheie e a síndrome de Scheie, mais branda, não ocorre retardo mental, somente sintomas leves. Os diferentes graus de severidades decorrem do efeito de várias mutações no gene humano *IDUA*, localizado no braço curto do cromossomo 4. Os homozigotos e heterozigotos para algumas mutações (W402X e Q70X) resultam no fenótipo mais severo, síndrome de Hurler, enquanto algumas alterações que permitem atividade residual da enzima resultam em um fenótipo brando.

2) A terapia gênica poderia corrigir o gene *IDUA* mutado. Como se trata de uma doença que afeta todas as células do organismo e que necessita de uma correção permanente, poderiam ser utilizados os lentivírus, retrovírus, vírus adenoassociado ou os plasmídeos não virais integrativos. Também seria uma opção o sistema CRISPR/Cas9 que corrigiria o gene mutado diretamente no DNA do paciente. No caso da terapia, o mais aconselhável seria a terapia gênica *ex vivo*, utilizando-se uma célula-tronco que poderia se diferenciar em outras células. Um agravante seria a barreira hematoencefálica, pois a enzima não atravessa essa barreira, portanto poderia ser também utilizada a injeção das células no sistema nervoso central ou ainda a injeção do vetor diretamente (terapia gênica *in vivo*).

3) De acordo com o *site* www.clinicaltrials.gov, existem oito estudos clínicos em andamento.

■ REFERÊNCIAS

1. Gene Therapy Trials Worldwide. Available from: www.wiley.com/legacy/wileychi/genmed/clinical. Last accessed September 09, 2018.
2. Halstead SB, Thomas SJ. New Japanese encephalitis vaccines: Alternatives to production in mouse brain. Expert Rev Vaccines. 2011;10,355-364.
3. Hackett CS, Geurts AM, Hackett PB. Predicting preferential DNA vector insertion sites: implications for functional genomics and gene therapy. Genome Biol. 2007;8 Suppl 1:S12.
4. Williams DA. Sleeping beauty vector system moves toward human trials in the United States. Mol Ther. 2008;16:1515-1516.
5. Karow M, Calos, MP. The therapeutic potential of ΦC31 integrase as a gene therapy system. Expert Opin Biol Ther. 2011.
6. Gorman C, Bullock C. Site-specific gene targeting for gene expression in eukaryotes. Curr Opin Biotechnol. 2000.
7. Jinek M, Chylinski K, Fonfara I, Hauer M, Doudna JA, Charpentier E. A programmable dual-RNA-guided DNA endonuclease in adaptive bacterial immunity. Science. 2012;17:337(6096):816-21.
8. Wiedenheft B, Sternberg SH, Doudna JA. (2012). RNA-guided genetic silencing systems in bacteria and archaea. Nature. 15;482(7385):331-8.

9. Kleinstiver BP, Pattanayak V, Prew MS, Tsai SQ, Nguyen NT, Zheng Z, Joung JK. High-fidelity CRISPR-Cas9 nucleases with no detectable genome-wide off-target effects. Nature. 2016;28:529(7587):490-5.

10. Hu Z, Yu L, Zhu D, Ding W, Wang X et al. Disruption of HPV16-E7 by CRISPR/Cas system induces apoptosis and growth inhibition in HPV16 positive human cervical cancer cells. Biomed Res Int. 2014;612:823.

11. Holt N, Wang J, Kim K, Friedman G, Wang X et al. Human hematopoietic stem/progenitor cells modified by zinc-finger nucleases targeted to CCR5 control HIV-1 in vivo. Nat Biotechnol. 2010;28(8):839-47.

12. Bikard D, Jiang W, Samai P, Hochschild A, Zhang F, Marraffini LA. Programmable repression and activation of bacterial gene expression using an engineered CRISPR-Cas system. Nucleic Acids Res. 2013.

13. Sander JD, Joung JK. CRISPR-Cas systems for editing, regulating and targeting genomes. Nat Biotechnol. 2014;32(4):347-55.

Capítulo 70

Farmacologia da enxaqueca

Autor:
- Tarciso Tadeu Miguel

■ Aspectos gerais e epidemiologia

A enxaqueca, embora se tratando de uma palavra bastante conhecida da população geral, em termos patológicos, trata-se de uma doença de etiologia ainda não muito compreendida e, por esse motivo, é um tema recorrente e de contínua discussão na comunidade científica. Esforços têm sido realizados e avanços alcançados; no entanto, respostas para melhor compreensão da sua fisiopatologia e de seu tratamento farmacológico ainda constituem um campo amplo para a neurobiologia.

Apesar da necessidade de entendimentos adicionais, fatores genéticos e ambientais parecem ter relevância. A enxaqueca afeta mais mulheres do que homens (segundo a Associação Internacional para o Estudo da Dor, IASP, do inglês *International Association for the Study of Pain*, a relação é de 2 a 3 mulheres para cada homem afetado, uma relação que prevalece entre diferentes países pesquisados). Tal constatação propiciou que cientistas pesquisassem o fator hormonal e, de fato, os hormônios femininos também despontam como mediadores.

Segundo a Sociedade Brasileira de Cefaleia, 15,8% dos brasileiros são acometidos por enxaqueca que pode ser episódica ou crônica. No documento denominado *Classificação Internacional para Cefaleias* (ICHD, do inglês *International Classification of Headache Disorders*) elaborado pela Sociedade Internacional de Cefaleia e publicado na revista *Cephalalgia* (2013, vol. 33), está descrito o critério para diagnóstico de enxaqueca crônica que consiste na ocorrência de 15 episódios de dor de cabeça por mês, sendo pelo menos oito, com o preenchimento dos requisitos, discutidos a seguir, para enxaqueca.

Embora muito importante do ponto de vista patológico, por sua interferência negativa sobre a qualidade de vida e poder incapacitante, a enxaqueca é apenas um tipo entre os 150 possíveis de cefaleia, termo utilizado para designar a dor de cabeça.

A enxaqueca constitui um complexo que envolve não somente a cefaleia propriamente dita, mas também eventos anteriores (fase premonitória e aura) e posteriores (fase pós-drômica). Embora sejam eventos que podem ocorrer separadamente em um decurso temporal, em muitos casos há uma sobreposição das etapas ou, ainda, prolongamento, encurtamento ou supressão de uma delas, sendo possível, por exemplo, haver uma fase de aura longa e uma fase de cefaleia mais curta ou supressão de uma fase como ocorre na enxaqueca sem aura, ou até mesmo, aura sem dor posterior.

Por essa grande quantidade de tipos de dores de cabeça, o diagnóstico, muitas vezes, não é rápido e, mesmo nos limites do transtorno da enxaqueca, existem diferentes tipos, conforme consta no ICHD, como: enxaqueca sem aura; enxaqueca com aura típica; enxaqueca com aura de tronco encefálico; enxaqueca retiniana; enxaqueca com aura hemiplégica esporádica; hemiplégica familiar tipos 1, 2, 3; e hemiplégica com mutação de outros *loci* gênicos. Além disso, a enxaqueca pode ser esporádica ou crônica conforme descrito anteriormente.

Exames de imagem podem ser solicitados pelo neurologista, mas, na verdade, tais exames são mais úteis para a exclusão de outras causas de aura e de cefaleia como acidentes vasculares, tumores encefálicos, aneurismas, infecções e outros.

Fase premonitória e fatores desencadeadores

A fase premonitória envolve as alterações prévias à crise de cefaleia, as quais ocorrem de horas a minutos antes, de manifestações muito variáveis entre os diferentes portadores. Tais alterações podem ser exemplificadas por fadiga excessiva, irritabilidade, dificuldade de concentração, alteração de humor, rigidez e dor no pescoço e/ou na nuca, alterações de percepção, calafrios, poliúria, alteração do apetite e muitos outros sintomas premonitórios. Sensibilidade exagerada a luz, som e odores também comumente constitui o evento premonitório, e, neste sentido, alguns fatores que acabam por estimular essas vias sensoriais podem comportar-se como gatilhos para o desencadeamento de uma crise, como, som alto, luminosidade excessiva e exposição a fortes odores, de caráter repentino ou resposta a uma exposição duradoura.

Em se tratando de causa, esta caracteriza-se em outro ponto bastante variável entre a população que sofre de enxaqueca, sendo por este motivo que muitos neurologistas incentivam seus pacientes a adotarem a antiga prática do diário, no qual o paciente anotará as atividades e qualquer alteração de rotina, na tentativa de ajudar a identificar o que pode ser o gatilho para uma crise de enxaqueca que, uma vez identificado, poderá ser útil na prevenção. Entre esses gatilhos e, além dos estímulos mencionados (odor, luz e som excessivos), ainda existe uma vasta possibilidade como certos tipos de alimentos (vinho tinto, chocolate, alimentos gordurosos são fortes candidatos), ou a falta deles, que seria o jejum prolongado, o qual tem sido sistematicamente referido como causador de crises. Contudo, observa-se não ser tão clara essa relação, uma vez que há trabalhos recentes como o de Gross et al., 2019, demonstrando serem os corpos cetônicos produzidos após uma dieta restritiva de carboidratos ou jejum duradouro responsáveis pelo efeito protetor contra a enxaqueca. Além desses, há ainda a exposição a agentes químicos, bebidas alcoólicas, cafeína (ou falta dela), exercícios físicos exaustivos, alterações de sono (privação ou excesso) entre outros. Entretanto, um fato que não deve deixar de ser mencionado é a exposição ao estresse, quer sejam estressores físicos, quer sejam emocionais, os quais evocam respostas envolvendo a liberação de neurotransmissores e hormônios geradores de alterações neuroquímicas que favorecem o aparecimento de crises. O efeito devastador do estresse na vida das pessoas tem sido alvo de muitas pesquisas científicas e a enxaqueca é uma das várias patologias associadas ao estresse.

Não é sempre que os gatilhos desencadearão e, sempre da mesma forma, uma crise, contudo, sem dúvida, identificá-los ajudará o paciente a se conhecer melhor e a adotar práticas comportamentais que evitem o início de um episódio de enxaqueca.

Fase da aura da enxaqueca

Esta fase está presente em torno de 30 a 50% (dependendo da fonte) dos pacientes com enxaqueca e equivale ao momento em que eles começam a sentir os sintomas neurológicos, sendo a aura visual o tipo vastamente mais comum (segundo o ICHD, em torno de 90% das auras são de ordem visual), mas também são possíveis sintomas sensoriais, de tronco encefálico, de fala e linguagem e de alterações motoras.

A aura visual é percebida pela visualização de pontos cintilantes em ziguezague que podem aparecer primariamente no centro do campo visual e evoluem para a parte lateral do campo tomando forma côncava e ainda brilhante, com a impressão de um túnel lateral uma vez que no centro, onde começou a cintilação, a visão volta ao normal. A esse fenômeno é dado o nome de "espectro de fortificação" que pode estar acompanhado de pontos de perda visual denominados escotomas (pontos pretos) ou escotomas cintilantes (pontos brilhantes). Com a evolução da aura, a visão lateral fica comprometida, mas todo o episódio é completamente reversível, durando de 5 a 60 minutos, depois dos quais a visão é recuperada, porém inicia-se a dor de cabeça e hipersensibilidade à luz. Conforme pontuado anteriormente, nem sempre se finaliza uma fase para iniciar outra e, por isso, a dor pode começar antes mesmo de terminar a aura.

Capítulo 70 – Farmacologia da enxaqueca

Em casos raros, a aura pode ultrapassar esse tempo previsto e durar horas ou muitos dias, o que é chamado de "aura persistente" e requer a procura de profissional especializado para atendimento e tratamento.

Além da aura visual, é menos comum, mas o paciente também pode sentir alterações sensoriais que incluem parestesias, ou seja, formigamento nas mãos, nos braços, na cabeça e na língua que também ocorrem de forma gradual e com remissão completa. Outra manifestação é a alteração da fala, podendo o indivíduo exibir fala pastosa, disartria que é a dificuldade de pronunciar palavras e afasia, que se trata da dificuldade de coordenar o sentimento e o que a pessoa quer falar com o que é de fato falado. Ainda, a aura pode envolver diminuição do nível de consciência, zumbidos no ouvido ou mesmo surdez temporários, além de alterações motoras que envolvem geralmente fraqueza muscular como ocorre na enxaqueca hemiplégica, que é um tipo mais raro que pode ser esporádico ou associado a mutações em diferentes genes.

Como descrito, a aura está presente em 30% dos portadores de enxaqueca. Assim, baseando-se na presença ou não dessa fase, temos o diagnóstico de enxaqueca com aura e enxaqueca sem aura em que se classificam os 70% de portadores que não exibem essa fase. Além disso, é importante pontuar que a fase da aura e a fase premonitória tratam de fases distintas, mas frequentemente são colocadas como uma fase única de modo errôneo.

Fase da cefaleia

Nessa fase ocorre a dor de cabeça propriamente dita, dor esta de intensidade variável, mas normalmente de moderada a forte, embora existam casos de dor leve ou inexistente nos casos de portadores de aura sem cefaleia.

A dor tem característica pulsátil ou latejante e começa em um dos lados da cabeça, mas pode ou alcançar o outro lado tornando-se bilateral ou migrar para o outro lado. Na maioria dos casos, a cefaleia é acompanhada de fotossensibilidade, fonossensibilidade e/ou osmossensibilidade e, além disso, é bastante comum o paciente apresentar, concomitantemente à dor, alterações gástricas que incluem náuseas e enjoos ou mesmo vômitos, além de sensação de estase gástrica e gastroparesias, lentificação do trânsito gástrico, o que pode comprometer a absorção de nutrientes e de medicamentos que possam ser administrados para diminuir a dor e, por isso, algumas vezes devem ser administrados por via parenteral para realizarem seus efeitos.

A cefaleia dura em média de 4 a 72 horas na grande maioria dos casos, mas pode ultrapassar esses 3 dias caracterizando o estado de mal de enxaqueca, uma situação mais grave.

Tomados em conjunto, a dor e os eventos adicionais que compõem a enxaqueca, promovem um grande impacto negativo na qualidade de vida do portador, além de comprometimento da produtividade, fatores que fizeram a Organização Mundial da Saúde (OMS) classificar a enxaqueca como uma das doenças mais incapacitantes no mundo.

Fase pós-drômica

Essa fase se inicia logo após a remissão da dor de cabeça, porém não é incomum que tenha seu início ainda durante a fase da cefaleia. A duração se estende por poucas horas, mas pode durar dias após a resolução da cefaleia. Segundo descrito por Charles (2013), são sintomas da fase pós-drômica: cansaço físico e mental; fraqueza; dificuldades cognitivas; alterações de humor; além de continuação dos sintomas gástricos, os quais podem afetar significativamente o indivíduo, dor residual e tontura, entre outros. Nesta fase, mesmo que a dor tenha passado, algumas pessoas ainda podem sofrer com sensação de cabeça "pesada", e as alterações cognitivas podem resultar em uma sensação de desconexão e de dificuldade de concentração e de compreensão, podendo, enquanto durar essa fase, produzir uma dificuldade incomum de realizar atividades que exijam concentração, atenção e aprendizado.

Existe a possibilidade de que algumas pessoas, de fato, apresentam essas fases (premonitória, aura, cefaleia e pós-drômica) de modo bastante distinto, mas existem também aqueles nos quais a fase pós-drômica é consistente com a sobreposição de sintomas que venham desde as fases premonitória e aura, como os eventos gástricos, por exemplo. Outra situação na qual pode haver sobreposição de efeitos, ou pelo menos dúvida de onde venham os sintomas, é que quando a pessoa faz administração de medicamentos para combater a fase da cefaleia com analgésicos, os efeitos colaterais podem ser confundidos com a fase pós-drômica, visto que consistem de sintomas semelhantes, ainda mais nos casos não raros de uso de doses mais altas ou mistura de analgésicos, uma vez que nem sempre é fácil controlar a cefaleia que pode se apresentar como forte dor.

▪ Fisiopatologia: sítios encefálicos, vias neurais, neurotransmissores e alterações vasculares durante as fases da enxaqueca

Conforme mencionado, a enxaqueca constitui um fenômeno maior e mais abrangente do que uma crise de cefaleia, sobre o qual muito ainda persiste por entender e o mesmo se aplica com relação à sua fisiopatologia.

1085

Com relação à fase premonitória, ainda há muito o que se esclarecer, fato que constitui uma avenida de possibilidades em pesquisa na área de neurociências. Entretanto, trabalhos na literatura como Maniyar et al. (2014a) e Schult & May (2016) mostraram, por meio de tomografia por emissão de pósitron (PET) e ressonância nuclear magnética (RNM) funcional, respectivamente, que o hipotálamo, um sítio encefálico implicado no controle de uma série de funções desde controle hormonal, do apetite, temperatura corporal e outros, estava hiperativo algumas horas antes da crise de cefaleia. Assim, tais mudanças no hipotálamo podem ser causadoras da poliúria, mudança no apetite e alterações de humor e energia. Além disso, outros estudos de Maniyar et al. (2014b; 2014c), usando PET, demonstraram aumento de atividade, também algumas horas precedentes a cefaleia, em áreas como o córtex occipital, que poderia justificar a sensibilidade à luz, e no tronco encefálico que abriga o centro do vômito, fato que explicaria os enjoos, as náuseas e os vômitos, todos constituintes da fase premonitória.

Outra alteração observada por Sprenger et al., em 2012, que vai ao encontro desses achados, foi a hiperperfusão vascular, que indica aumento do fluxo sanguíneo no hipotálamo na fase premonitória em resposta a experimentos que utilizaram nitroglicerina (NTG) para indução da enxaqueca. A NTG é um fármaco usado, entre outros fins, para dilatar vasos coronarianos no tratamento da angina de peito, mas experimentalmente pode ser utilizado como indutor de enxaqueca. Até algum tempo atrás, pensava-se que a NTG era capaz de induzir somente a cefaleia em virtude da vasodilatação que provoca (esse tópico será discutido a seguir), contudo, Afridi et al. (2012) demonstraram que a NTG também é capaz de induzir a fase premonitória, mimetizando essas alterações vasculares, não só da fase da cefaleia, como também do aumento de fluxo em estruturas como o hipotálamo.

Assim, ainda que mais estudos sejam importantes e necessários, a ação hipotalâmica na fase premonitória é indiscutivelmente relevante e essas alterações podem ser candidatas à manipulação por fármacos que atuem sobre a neurotransmissão hipotalâmica diminuindo a expressão tanto dos sintomas da fase premonitória como a influência dessa fase nas seguintes.

Charles (2013) levantou outro importante ponto relacionado à fase premonitória, que é a possível participação do neurotransmissor dopamina. Fortalece essa hipótese dopaminérgica, o fato de que a administração de agonistas dopaminérgicos exógenos induz sintomas semelhantes aos da fase premonitória como náuseas, bocejos excessivos, tontura e sonolência. Contudo, a administração de antagonistas dopaminérgicos tem sido associada à atenuação significativa de tais sintomas e, adicionalmente, tem sido relatado ocorrer

prevenção dos ataques de cefaleia, ou seja, o fármaco tem ação não somente sobre a fase premonitória, mas também na fase da cefaleia, desde que administrado a tempo, antes do deflagrar da fase de cefaleia.

Ainda com relação à fase premonitória, como grande parte dos sintomas que podem iniciar durante essa fase e perdurar durante toda a crise, não é rara a reclamação de pacientes com dores na região da nuca e do pescoço. Essa dor está relacionada com uma hiperatividade do complexo neural trigêmino-cervical e está presente em uma parcela significativa dos portadores de enxaqueca, fato que muitas vezes pode ser confundido com dores de origem muscular e resulta na realização de exames que podem até identificar alguns problemas que contribuem para a dor, mas que, na verdade, são parte do complexo da enxaqueca, visto que na maioria das vezes, essa dor diminui após a fase pós-drômica. A estimulação de nervos que partem da região superior cervical (C1) está relacionada à geração da dor de cabeça e, em indivíduos que têm enxaqueca, tal estimulação parece ser a causa de dores ao redor da órbita ocular.

Charles (2018) mencionou que portadores de enxaqueca podem sofrer sensibilização desse sistema trigêmino-cervical, que é o local de chegada de aferências da região cervical superior e do nervo trigêmeo. Outra possível situação causadora desse tipo de dor, levantada por Charles, é provocada por variações anatômicas dos nervos na região cervical superior, nas raízes que partem de C1 inclusive, cujos estudos indicaram presença de variabilidade morfológica e anastomoses neurais que favoreceriam a rápida propagação e a amplificação de sinais neurais que desencadeariam e sustentariam a dor regional, após comunicação com tálamo pela via trigêmino-talâmica de condução de impulsos nociceptivos. O fato de essas variabilidade anatômica e sensibilidade trigêmino-cervical poderem influenciar na dor de nuca e pescoço constitui-se em um campo para intervenções e sítio de resposta para aplicações locais de agentes controladores da dor como anestésicos locais, corticosteroides, toxina botulínica e outros agentes farmacológicos. Esta última estaria relacionada com à contribuição de um relaxante muscular no controle da dor, uma vez que foi observado, em estudos de traçamento neural, que ramificações trigeminais podem alcançar a musculatura do pescoço induzindo contrações e dor (será mais bem discutido na função da toxina botulínica).

A fase de aura, por ser muito variável e com muitas possibilidades de manifestação, se torna de difícil caracterização fisiopatológica; contudo, por ser extensamente mais comum a manifestação visual, podemos destacar a participação do córtex visual em tal fenômeno.

Embora não consensual e ainda motivo de estudos, há uma relação dessa fase com alterações de ordem de cargas elétricas em sítios encefálicos e preponderantemente no córtex incluindo o visual que coincidem com o momento da aura, e, apesar de coincidente ainda não é consenso que tal fenômeno denominado "depressão cortical alastrante" (DCA) seja a causa da aura visto que, mesmo na enxaqueca sem aura, foi observada tal alteração. Contudo, Vincent em 1997, pontuou que a ausência de aura pode decorrer de uma DCA subclínica, ou seja, ela ocorre, mas não gera as manifestações clínicas caracterizando uma enxaqueca sem aura. A DCA se caracteriza por uma onda de depressão de atividade cerebral, semelhante ao que ocorre após uma concussão, injúria encefálica, acidentes e lesões traumáticas. Em animais, esse evento foi identificado com auxílio de Aristides Leão, um cientista brasileiro, na década de 1940 e, após isso, tem sido estudado, contudo ainda sem grandes conclusões sobre a existência desse fenômeno no cérebro de humanos, o que enfraquece essa hipótese.

Apesar disso, essa hipótese da DCA tem sido correlacionada com a diminuição de fluxo sanguíneo que ocorre nessa fase – isso, sim, já mais consensual –, fator chamado de "hipoperfusão", relacionado ao hipometabolismo desencadeado pela depressão alastrante. Logo após a passagem dessa onda de propagação lenta (cerca de 2 a 3 mm/minuto), o organismo parece reagir com uma tentativa de retorno à atividade, o que promove hiperperfusão sanguínea e hipermetabolismo em virtude da resposta de despolarização. Neste sentido, Moskowitz et al., em 1993, observaram que, após a passagem da DCA, havia aumento na atividade neuronal de células do núcleo trigêmeo, por intermédio da elevação de expressão de fos, um importante marcador de atividade neuronal. Além disso, Whal (1994) também evidenciou dilatação de artérias que irrigam a pia-máter após a passagem da DCA.

Apesar de muito atraente, essas hipóteses que envolvem a depressão seguida de hiperatividade encefálica precisam de muito entendimento antes de receberem o *status* de causadoras da aura e, mais ainda, como no final ocorrem hiperatividade, hipermetabolismo e hiperperfusão, essas respostas, após melhor compreensão, também poderiam ser as desencadeadoras da fase de dor, causada pela dilatação dos vasos encefálicos, induzida pela liberação de mediadores e consequente estimulação dos nociceptores presentes em diversas regiões como as vias do trigêmeo.

Entretanto, a fase da dor de cabeça não restringe a ativação de nociceptores desencadeada pela vasodilatação, há também a ativação de núcleos encefálicos responsáveis por outras funções que tornam a enxaqueca um complexo maior e mais abrangente do que a própria dor de cabeça desencadeada. Neste sentido, temos também a ativação de áreas como o núcleo do trato solitário que se comunica com o centro do vômito cuja estimulação promove os enjoos, náuseas e a própria resposta emética características da enxaqueca. Além disso, é observada elevada sensibilidade a estímulos externos como luminosidade e outros, podendo estes decorrer da hiperexcitabilidade do sistema nervoso central (SNC) mencionada, que pode ser resultado de diferentes situações, até mesmo a alterações na expressão gênica. Nesta situação, temos, por exemplo, a supraexpressão de um canal de cálcio encontrada em alguns portadores de enxaqueca que pode estar relacionado a um estado de hiperexcitabilidade desencadeando as respostas supracitadas.

A ativação do sistema trigêmino-vascular mencionada desencadeia a liberação de cininas que apresentam atividade vasodilatadora e estão relacionadas à resposta inflamatória, fato que levanta a possível participação de tal resposta na indução da dor e desse efeito surgiu a denominação inflamação neurogênica como um dos participantes da fisiopatologia da enxaqueca. Nessa direção, a administração exógena de substâncias que têm característica de promover vasodilatação e que, notoriamente, estão envolvidas com a inflamação, são capazes de desencadear crises de enxaqueca e, entre elas, destacam-se a nitroglicerina, doadora de óxido nítrico (NO), o peptídeo relacionado ao gene da calcitonina (CGRP), o polipeptídeo ativador da adenilato ciclase pituitária (PACAP, do inglês *pituitary adenylate cyclase-activating polypeptide*), o sildenafil (inibidor de fosfodiesterase, usado para disfunção erétil), a prostaglandina (PGE2) e a prostaciclina (PGI2). Assim, a enxaqueca seria uma resposta que envolveria, de modo não separado, situações neurais, vasculares e inflamatórias.

Ainda não é bem compreendido o quanto cada uma dessas situações colabora para a manutenção da dor, e a diminuição da vasodilatação tem sido observada como ferramenta no tratamento como ocorre com os triptanos, que são agonistas serotoninérgicos de receptores 5HT1b e 5HT1d com menor atividade em 5HT1f. O receptor 5HT1b é bem relacionado ao efeito vasoconstritor, entretanto o questionamento na superioridade do efeito vasoconstritor como o promotor da atenuação da dor da enxaqueca surgiu com o efeito antienxaquecoso do agonista 5HT1f sem ação em 5HT1b lasmididitano. Se a ação vasoconstritora fosse a mais importante, o lamididitano não demonstraria o efeito. Sendo assim, o evento vasodilatador não deve ser o mais importante, e a inflamação pode ter seu papel também. Contudo, a hipótese da inflamação neurogênica também necessita de mais estudos para melhor compreensão uma vez que, em diferentes estudos, foi observada elevação de CGRP, mas não dos demais mediadores comumente liberados na inflamação como substância P, peptídeo intestinal vasoativo (VIP), neuropeptídeo Y, neurocinina A e outros (Goadsby, 1990).

Isso demonstra que a elevação de CGRP pode ser mais restrita e particular à enxaqueca, e não resultado de uma resposta inflamatória generalizada, e corrobora esse fato a ausência de efeito sobre enxaqueca de antagonistas de substância P, apesar de estes, sabidamente, produzirem efeitos anti-inflamatórios sobre a inflamação neurogênica. Neste sentido, observa-se que não é somente a situação vascular que carece de mais estudos, mas também a inflamação neurogênica. Cabe ressaltar aqui que todos esses fármacos serão discutidos na sessão sobre tratamento farmacológico a seguir.

Tratamento farmacológico da enxaqueca

Tratamento agudo

Os fármacos usados no tratamento agudo são empregados para diminuir sobretudo a fase da dor de cabeça, uma vez que tal situação não controlada prejudica a qualidade de vida e o rendimento no trabalho.

Cabe ressaltar que, quando as crises agudas ultrapassam um número razoável em um período de tempo determinado pelas normativas de neurologia, há um direcionamento para o tratamento preventivo ou profilático em detrimento do tratamento agudo que, quando usado por repetidas vezes, pode deixar de ter efeito, como é o caso dos anti-inflamatórios não esteroidais (AINE), ou até mesmo exacerbar efeitos colaterais pelo uso excessivo que pode ocorrer também com os AINE e os demais como os triptanos que serão discutidos a seguir.

Em certos pacientes de enxaqueca que apresentam aura, esses fármacos podem ser usados durante a fase da aura para que, quando a fase da dor chegar, o fármaco já tenha sido absorvido, gerando a possibilidade de já atuar na atenuação da dor.

Tratamento da fase premonitória

Conforme descrito no item "Fase premonitória e fatores desencadeadores", a fase premonitória da enxaqueca parece ter importante participação do neurotransmissor dopamina e tal fato é ratificado pela importante ação dos antagonistas domperidona e metoclopramida que, quando administrados ao paciente que percebe o início da fase premonitória, são capazes de interromper as subsequentes fases do ataque de enxaqueca, inclusive a dor.

Entretanto, esses agentes ou forma de tratamento não são eficazes em muitos pacientes visto que nem sempre a fase premonitória é bem característica a ponto de ser percebida a tempo, e muitos pacientes, quando percebem, já estão na fase da dor. Além disso, os testes nas fases seguintes não foram tão promissores quanto o uso na fase premonitória e, apesar de incerto, o motivo do insucesso pode decorrer do fato de que muitos outros neurotransmissores, além da dopamina, estejam envolvidos.

Anti-inflamatórios não esteroidais, cafeína e isometepteno

Os AINE são bem discutidos no Capítulo 30 – Fármacos anti-inflamatórios, antipiréticos, analgésicos e utilizados na gota; contudo, a ação analgésica resultante da inibição da enzima ciclo-oxigenase (COX), e, por conseguinte, a diminuição na síntese de prostaglandina e prostaciclina, componentes da resposta inflamatória e participantes como agentes vasodilatadores, inclusive citados na fisiopatologia da enxaqueca, podem explicar a atenuação da dor de cabeça relacionada à crise de enxaqueca.

Fazem parte dessa classe os agentes: ácido acetilsalicíclico; um inibidor irreversível de COX; e os inibidores competitivos ibuprofeno, diclofenaco, meloxican, piroxican, cetoprofeno, naproxeno, paracetamol e dipirona, bem como outros representantes desse grupo.

A dipirona tem efeitos adicionais ao bloqueio de COX e é um dos fármacos mais usados no Brasil para dor de cabeça, inclusive aquela relacionada à enxaqueca. Os seus mecanismos adicionais não são muito esclarecidos, mas parecem envolver a liberação de óxido nítrico perifericamente e seu efeito dessensibilizante nos nociceptores diminuindo o impulso da dor. Entretanto, esse efeito parece ser antagônico à causa da dor de cabeça na enxaqueca, que é a vasodilatação, uma vez que o efeito vasodilatador do óxido nítrico é conhecido há décadas. Neste sentido, na tentativa de entender melhor, pontua-se que centralmente esse efeito facilitador de NO não parece ocorrer e, embora não completamente conhecido, sabe-se poder haver influência do SNC na gênese da enxaqueca, e, além disso, nas preparações especiais designadas para enxaqueca sempre existem outros agentes como o isometepteno e a cafeína que, embora sejam fármacos de classes e mecanismos de ação distintos, produzem atividade vasoconstritora. O isometepteno é um agente simpaticomimético indireto que eleva a concentração de noradrenalina que sabidamente produz vasoconstrição. A cafeína é um fármaco que induz vasodilatação dos vasos do corpo, contudo, também, vasoconstrição nos vasos que irrigam o encéfalo, por isso parece ter um papel de melhora na dor de cabeça da enxaqueca e piora na cefaleia tensional.

O uso indiscriminado de AINE podem desencadear uma série de efeitos colaterais tais como alterações gástricas (gastrites e úlceras), irritações cutâneas como rashes, prurido e eczemas, alterações renais decorrentes do efeito vasodilatador da prostaglandina cuja inibição diminui a perfusão renal e prejudica o funcionamento dos rins, bem como provoca alterações hepáticas.

Por esse motivo, esses fármacos devem ser usados com parcimônia e com o devido acompanhamento médico.

Agentes serotoninérgicos

Três classes se destacam como agentes relacionados à serotonina: i) os alcaloides derivados do esporão do centeio como a ergotamina (mais conhecida), que atua como agonista de receptores 5HT1; ii) os conhecidos "triptanos", que atuam como agonistas em receptores 5HT1b/1d e com menos afinidade em 5HT1f.; e iii) os mais novos, os "ditanos" que atuam também como agonistas, porém mais seletivos dos receptores 5HT1f.

Triptanos

São de grande importância no tratamento da enxaqueca e talvez se configurem nos fármacos mais utilizados na enxaqueca clássica. Embora não descrita nos itens anteriores referentes aos agentes participantes das fases da enxaqueca, a serotonina parece ter uma função importante que até então pensava-se ser exclusivamente vascular, mas que se sabe agora ir além desse campo, em virtude da recente introdução de um agonista de receptores 5HT1f que não tem a propriedade de atuar nos vasos, o lasmiditano, mas que apresenta atividade antienxaquecosa preservada.

São exemplos de triptanos: sumatriptano, naratriptano, zolmitriptano, almotriptano, rizatriptano, eletriptano e outros.

O mecanismo de ação dos triptanos, conforme mencionado brevemente, envolve a ativação de receptores 5HT1b/1d e, em menor grau, 5HT1f (exceto o sumatriptano, que tem boa afinidade por esse receptor). Tais ações estão relacionadas com a diminuição da dor pela atuação, nas duas hipóteses, da fisiopatologia da enxaqueca: a vasodilatação e a hiperatividade neural trigeminal que ativa a liberação de peptídeos vasodilatadores como o CGRP.

Os receptores 5HT1b/1d presentes nos vasos cerebrais e que circundam as meninges, ao serem ativados, promovem vasoconstrição em virtude da ativação da proteína G inibitória (PGi). A ativação da PGi inibirá a via do AMPc/PKA resultante da inibição da enzima adenilato ciclase. Como a PKA tem função inibitória sobre a contração do músculo liso vascular via inibição

de miosinaquinase, ativação de miosinafosfatase e inibição da mobilização do cálcio do retículo para o sarcoplasma induzido por IP3, a ativação de uma PGi inibirá todo esse processo descrito, culminando com uma facilitação da contração, que, no vaso, gerará vasoconstrição. Assim, os triptanos podem atenuar a dor por promoverem vasoconstrição central, estado que produz menos ativação dos mecanonociceptores comparado ao estado dilatado, que geraria maior contato e estímulo mecânico desses receptores, gerando os potenciais de ação e desencadeando a resposta nociceptiva.

Além da ação vascular propriamente dita, a ativação desses receptores inibitórios, também presentes nas terminações pré-sinápticas do núcleo trigêmeo, podem inibir a exocitose de CGRP induzida pela hiperatividade neuronal trigeminal verificada na enxaqueca, diminuindo seu efeito vasodilatador que também promoveria a dor, bem como diminuição da ativação de projeções neurais trigêmicas que participam do processo de condução do impulso da dor, enviando, assim, menos informações excitatórias aos sítios processadores como tálamo e córtex somatossensorial.

Por essa ação vascular dos triptanos, esses fármacos podem produzir efeitos colaterais problemáticos como a contração de vasos extraencefálicos, o que aumenta a pressão arterial e eventos cardiovasculares perigosos relacionados. Entre estes, tem sido relatado o efeito de vasoespasmo coronariano, o que precipita dor retroesternal característica de angina de peito, sendo, portanto, contraindicado o uso de triptanos em portadores de coronariopatias e anginas. Outros efeitos colaterais reportados são as parestesias (vários agentes) e as alterações hepáticas e renais (naratriptano e eletriptano).

A farmacocinética desses agentes demonstra absorção satisfatória por via oral, porém o sumatriptano apresenta biodisponibilidade baixa em decorrência de um efeito de primeira passagem mais pronunciado. A farmacocinética não parece ser influenciada pela própria enxaqueca, o que é um fator positivo, uma vez que o estado enxaquecoso pode alterar a motilidade do trato gastrointestinal, que provocaria dificuldade de absorção. Seus metabólitos, no geral, são inativos e eliminados na maior parte por via urinária.

Esses fármacos, salvo melhor avaliação médica, não devem ser utilizados concomitantemente à ergotamina e a outros agentes que possam aumentar a ação da serotonina como antidepressivos inibidores seletivos de recaptura de serotonina (ISRS) e inibidores de recaptura de noradrenalina e serotonina (IRSN), pois podem, embora raramente, precipitar a síndrome serotoninérgica, que envolve alterações mentais e periféricas, podendo evoluir para uma situação grave com risco de morte. Entre as manifestações da síndro-

Seção 10 – Tópicos Especiais

me, observam-se agitação e inquietação, hipertermia, hipertensão, diarreia e coma.

Derivados alcaloides do esporão do centeio

São produzidos pelo fungo *Claviceps purpúrea*, que infecta o centeio e produz substâncias que interagem com diferentes sistemas no organismo de mamíferos. A ergotamina e a di-hidroergotamina fazem parte do grupo dos derivados e apresentam uma ampla ação na neurotransmissão serotoninérgica e adrenérgica. Desenvolvem atividade agonista parcial de receptores 5HT1a e 5HT1d (este sabidamente presente nos vasos), 5HT2 e 5HT3, além de atividade em α-adrenérgico como antagonista (di-hidroergotamina) e agonista parcial (ergotamina).

A farmacodinâmica desses agentes, apesar de já usados há tempos, é complexa em razão dos muitos efeitos que eles podem produzir e, exatamente por esse motivo, podem gerar muitos e perigosos efeitos colaterais, sendo usados para enxaqueca somente em casos de refratariedade aos demais fármacos.

A ergotamina é capaz de produzir vasoconstrição de longa duração e, apesar de não ser claro o mecanismo, parece envolver uma ação combinada da atividade adrenérgica (agonista parcial em receptores α1 e α2) e serotoninérgica (agonista parcial em receptores 5HT1d e 5HT2). Tal ação vasoconstritora, de atividade central, é uma das contribuições para a atenuação da dor de cabeça. Para entender melhor, é importante ver o Capítulo 7 – Introdução à farmacologia do sistema nervoso autônomo, mas, resumidamente, sabe-se que os receptores α1 e α2 adrenérgicos estimulados induzem vasoconstrição, o primeiro por estimular uma proteína Gq, a qual ativa a cacata da fosfolipase C, culminando no aumento de cálcio intracelular retirado do retículo via IP3; e o segundo por estimular um receptor acoplado à proteína Gi que também, conforme explicado para o receptor 5HT1, resultará em mais cálcio no citoplasma pela inibição da função da PKA, que mantém o cálcio no retículo. Se assim, ambos os receptores ativados elevarão a concentração de cálcio substrato para aumentar a contratilidade vascular e induzir vasoconstrição. A função serotoninérgica da ergotamina também induz vasoconstrição, pois tanto o 5HT1d acoplado à proteína Gi como o 5HT2 acoplado à proteína Gq elevam a concentração de cálcio no sarcoplasma.

Além da ação vascular desses agentes, o efeito de agonista parcial em receptores neurais de serotonina também parece contribuir para a ação antienxaquecosa desses dois alcaloides. Cabe ressaltar que esses fármacos não são efetivos para outros tipos de dor de cabeça não relacionados à enxaqueca.

Como pontuado anteriormente, o uso desses agentes tornou-se restrito com o surgimento dos triptanos

em razão dos perigosos efeitos colaterais e, dentro destes, está o vasospasmo prolongado, mais relacionado à ergotamina do que a di-hidroergotamina, a qual apresenta bem menos essa característica adversa. A vasoconstrição intensa e duradoura pode precipitar episódios de gangrena e, em casos extremos, a amputação de membros. Outros efeitos indesejáveis são a irritação gástrica, as diarreias e os vômitos relacionados à ativação de receptores de serotonina do trato gastrointestinal, bem como do núcleo do trato solitário e área postrema que se comunicam com o centro do vômito, ricos em receptores 5HT3, os quais são estimulatórios associados a um canal de cátions.

A ergotamina apresenta dificuldade de absorção e, por isso, pode ser usada por meio de injeções, inalação, supositório, comprimidos sublinguais e com a adição de adjuvantes para a absorção oral como a cafeína que, além desse efeito de favorecer a absorção da ergotamina, também ajuda no efeito sobre a enxaqueca por intermédio de seu efeito vasoconstritor de vasos do encéfalo. A di-hidroergotamina também é utilizada conjuntamente com a cafeína e, apesar de seu poder vasoconstritor menor que o da ergotamina, não deixa a desejar quanto a seu efeito antienxaquecoso. Além de administração oral, a di-hidroergotamina pode ser administrada por via intravenosa e intranasal.

Ditanos

Os fármacos mais recentes da classe dos serotoninérgicos, já em fase avançada de testes clínicos em humanos nos Estados Unidos, são da classe dos ditanos (do inglês *ditans*, ainda sem uma tradução oficial no Brasil). O representante mais conhecido dessa classe é o lasmiditano, um fármaco agonista seletivo de receptores 5HT1f. Esse receptor está presente nos neurônios do trigêmeo. Assim, o propósito do uso desse fármaco é ativar esse receptor, o que causaria hiperpolarização das vias trigeminais de condução da dor. O fato curioso é que esse receptor, conforme já descrevemos, está associado à ação neural, mas não está relacionado ao efeito de vasoconstrição e à manutenção do efeito benéfico na atenuação das dores de cabeça relacionadas à enxaqueca, o que o torna uma ferramenta muito importante. Isso se decorre do fato de que, por não atuar em receptores 5HT1b/1d, esse fármaco não provoca vasoconstrição nem seus eventos nocivos associados como o vasoespasmo coronariano, a dor de angina e outros eventos cardiovasculares como hipertensão. Se assim, quando aprovado, esse fármaco poderá se tornar escolha para pacientes com histórico de problemas cardiovasculares. Apesar disso, outros efeitos podem ocorrer e, entre eles, os mais comuns foram os relatos de tontura e parestesias. O fato da manutenção do efeito antienxaqueca sem promoção de significativa vasoconstrição cor-

1090

Capítulo 70 – Farmacologia da enxaqueca

robora o já existente questionamento sobre o quanto é importante a ação vasoconstritora na atenuação da dor, uma vez que esse fármaco, desprovido de tal ação, manteve o efeito de modo semelhante aos triptanos que apresentam notável ação vasoconstritora.

Além do lasmiditano, o alniditano também está na fase de estudos clínicos avançados (fase 3) e, caso continue desse modo, espera-se que a FDA libere ainda em 2020 a comercialização.

Ainda no terreno das possibilidades serotoninérgicas do tratamento da enxaqueca, agonistas de receptores 5HT1d mais seletivos foram testados, contudo apresentaram resultados insatisfatórios nos testes e, por esse motivo, a pesquisa e o investimento nesses agentes foram suspensos.

Fármacos atuantes na sinalização do peptídeo relacionado ao gene da calcitonina (*CGRP*)

Esse grupo também trata de agentes novos, porém alguns deles já foram recentemente aprovados para o tratamento da enxaqueca. Outros, por sua vez, estão vindo de tentativas mais antigas, como o olcegepanto (do inglês *olcegepant*), que, desde 2004, tem sido submetido a testes, mas em virtude de sua incompatibilidade com a administração oral, ou seja, uma dificuldade farmacocinética, não foi comercializado até então. Além do olcegepanto, o telcagepanto também demonstrou resultados satisfatórios para atenuação da enxaqueca, porém em razão da provável hepatotoxicidade que provoca, em 2009 a empresa responsável por seu desenvolvimento suspendeu seus testes e, em 2011, anunciou a descontinuação de seu desenvolvimento.

Essa classe envolve dois tipos de fármacos, que são os chamados "gepantos", do inglês *gepants*, com função de antagonistas dos receptores de CGRP de rota de síntese química, e os mabes, que são anticorpos monoclonais de rota de síntese biotecnológica, os quais atuam de duas formas: como ligantes do CGRP, inibindo sua ligação ao seu receptor; ou como ligantes do receptor do CGRP, exercendo papel de antagonistas. Esse grupo dos mabes já tem representantes aprovados para comercialização pela FDA, nos Estados Unidos (2018), como o fremanezumabe, o erenumabe e o galcanezumabe e pela Agência Nacional de Vigilância Sanitária (Anvisa) do Brasil, que aprovou recentemente (março de 2019) o erenumabe. Os mabes são utilizados no tratamento profilático da enxaqueca bem como alguns gepantos e, por isso, estes serão discutidos no item correspondente, a seguir.

O grupo dos gepantos contempla outros fármacos de desenvolvimento mais recente e desprovidos desses efeitos hepáticos nocivos do telcagepanto, estando alguns em fase avançada de testes clínicos como o ubrogepanto para tratamento agudo, e o atogepanto para tratamento profilático. O rimegepanto concluiu todas as fases e recebeu liberação da FDA nos Estados Unidos recentemente (fevereiro de 2020).

O CGRP está envolvido na fisiopatologia da enxaqueca e, neste sentido, tal peptídeo é identificado como um dos agentes liberados pela ativação de neurônios do gânglio do trigêmeo e a ele tem sido atribuída função pró-enxaqueca, tanto por sua capacidade de promover vasodilatação como por sua atividade excitatória sobre as vias nociceptivas. O CGRP é um dos maiores vasodilatadores de liberação endógena conhecidos, sendo participante do sistema conhecido como sistema trigemino-vascular. Além disso, esse peptídeo é também conhecido por sua característica excitatória que promove atividade de neurônios relacionados com a transmissão nervosa trigêmino-talâmica da dor.

O CGRP é um peptídeo de 37 aminoácidos e desempenha sua função pela sua ligação com o seu receptor denominado "receptor semelhante ao receptor da calcitonina" (CLR, sigla do inglês *calcitonin-like receptor*). Este receptor é acoplado a uma proteína G que, além de estar relacionada com a atividade de uma adenilil ciclase, é associada também a uma outra proteína denominada "proteína modificadora de atividade do receptor tipo 1", ou RAMP1. Assim, ao se ligar a seu receptor, o CGRP desencadeará sua função vasodilatadora (via sistema trigemino-vascular) e excitatória das vias da dor (via sistema trigemino-talâmico).

Os fármacos rimegepanto e ubrogepanto atuam como antagonistas desse receptor CLR, impedindo a ligação do CGRP, e diminuindo, por conseguinte, os efeitos dessa ligação. Tal ação antagonista culminaria com a diminuição desses dois efeitos desencadeados pelo CGRP, diminuindo a dor da enxaqueca.

Existe uma situação curiosa, embora interessante dos dois gepantos citados, que é o fato de que, embora o CGRP seja um vasodilatador maior, seu antagonismo por esses dois gepantos não provoca forte vasoconstrição das artérias craniais, fato curioso porque esperava-se pronunciada vasoconstrição ao antagonizar um vasodilatador maior como o CGRP. Embora não haja essa vasoconstrição pronunciada, o efeito antienxaqueca é observado (provavelmente somente a prevenção da vasodilatação sem provocar vasoconstrição já seja suficiente para atenuar o efeito do CGRP) e, neste sentido, tais como os ditanos, os gepantos também podem ser usados em pacientes que tenham risco cardiovascular.

Como demonstramos, esses dois gepantos (rimegepanto e ubrogepanto) não são hepatotóxicos como

1091

o telcagepanto e apresentam melhor farmacocinética do que o olcegepanto. Por esse motivo, eles saíram em grande vantagem, como é o caso da recente aprovação pela FDA do rimegepanto e a fase avançada dos estudos do ubrogepanto.

Foram relatadas, em menos que 5% dos tratados com gepantos, náuseas, sonolência e xerostomia e em menos que 2,5% tontura seguida de náuseas.

Tratamento profilático da enxaqueca

O tratamento profilático para enxaqueca é adotado a partir da observação do aumento no número de ocorrência das crises, ou seja, no momento em que estas começam a acontecer em intervalos de tempo mais curto, o que compromete sobremaneira a qualidade de vida do portador. Contudo, não é fácil estabelecer um número exato de crises, por intervalo de tempo para indicar o tratamento profilático, pois elas podem ser mais ou menos intensas, além de depender da sensibilidade de cada um e das diferenças individuais.

No item "Aspectos gerais e epidemiologia", deste capítulo, está descrito o critério para a enxaqueca crônica, que consiste na ocorrência de 15 episódios de dor de cabeça por mês, sendo pelo menos oito com o preenchimento dos requisitos para enxaqueca, durante pelo menos 3 meses. Neste sentido, a cronificação da enxaqueca é, sem dúvida, um dos motivos para o tratamento profilático cujas principais opções estão descritas a seguir.

Algumas opções se referem a fármacos de outras classes como anti-hipertensivos, anticonvulsivantes, antidepressivos e outras classes, enquanto outras opções abrangem fármacos já desenvolvidos com a finalidade de tratar a enxaqueca, como os anticorpos anti-CGRP.

Antagonistas β-adrenérgicos

São representantes desta classe o propranolol, que é o mais usado para esse fim, como também metoprolol e atenolol. O motivo farmacológico pelo qual esses antagonistas de receptores beta-adrenérgicos estão entre as opções de tratamento profilático da enxaqueca ainda não é claro, mas uma contribuição inegável que essa classe proporciona, para alguns pacientes, é diminuir a frequência de crises, uma vez que o receptor beta-adrenérgico está presente nos vasos sanguíneos, inclusive nos cranianos. Ao ser ativado, em decorrência do fato de este receptor ser acoplado à proteína Gs, cuja ativação da via AMPc/PKA diminui a contratilidade e, por isso, promove vasodilatação, pode ser deflagrada uma crise. Assim, se a ativação do receptor beta promove vasodilatação, seu antagonismo pelo propranolol inibirá tal efeito, inibindo a

probabilidade de desencadear a dor da enxaqueca quando advém de vasodilatação dos vasos cranianos.

Como existem muitos outros fatores e substâncias vasoativas envolvidas na resposta vascular, os beta-bloqueadores não têm a característica, até certo ponto esperada em razão do bloqueio de um receptor que promove vasodilatação, de induzir vasoconstrição significativa e, portanto, não promove hipertensão e, muito pelo contrário, é sabido que esse fármaco é um agente anti-hipertensivo usado clinicamente pela diminuição na frequência cardíaca e outros efeitos. Apesar disso, o propranolol e outros agentes produzem efeitos colaterais mais bem discutidos nos Capítulos 7 – Introdução à farmacologia do sistema nervoso autônomo – e 24 – Fármacos anti-hipertensivos –, mas que podem ser associados a broncoespasmo (propranolol), bradicardia, sedação por ação central e outros.

Além da ação vascular, já foi discutido anteriormente que tal ação é causa de uma grande interrogação na fisiopatologia da enxaqueca e, mesmo assim, o propranolol e seus congêneres parecem produzir uma ação positiva extravascular. Sabe-se que existem receptores beta-adrenérgicos pré-juncionais em sítios como o *locus ceruleus* e nas regiões trigeminais, e tais receptores bloqueados inibiriam a exocitose de neurotransmissores excitatórios, inibindo os disparos neuronais, diminuindo, por sua vez, a transmissão da dor.

Antagonistas dos canais de cálcio

O entendimento do uso desta classe de fármacos na prevenção de crises de enxaqueca é um grande desafio em ciência, uma vez que o efeito desses fármacos, quando usados para hipertensão arterial, é exatamente promover vasodilatação, um evento importante para diminuir a pressão arterial, contudo, como discutido anteriormente, pode estar associado às crises de enxaqueca. Medicamentos como a flunarizina, a mais empregada neste sentido, que também é vastamente usada como antivertiginosa, podem promover uma diminuição nos disparos dos neurônios trigeminais associados à geração da dor da enxaqueca, além de, em doses controladas e não muito elevadas, gerarem um melhor fluxo e suprimento sanguíneo aos tecidos.

Assim, ao bloquear os canais de cálcio e evitar o influxo desse íon nas células neurais, seria também evitada a hiperatividade trigeminal, o que diminuiria as crises resultantes dos disparos neuronais trigeminais. Entretanto, a dose deve ser muito controlada e doses elevadas ou mesmo não elevadas em indivíduos sensíveis podem causar a própria dor de cabeça em virtude da vasodilatação.

Anticonvulsivantes

Os fármacos desta classe são estudados nos capítulos que abordam o sistema nervoso central, contudo alguns representantes dessa classe são utilizados para o tratamento profilático da enxaqueca e, entre eles, podemos citar o valproato, o topiramato e a carbamazepina.

O mecanismo pelo qual esses fármacos podem prevenir uma crise não é tão compreendido, entretanto, sabe-se que esses fármacos, por meio de diferentes mecanismos, diminuem a excitabilidade neuronal e é esse o motivo por que são usados para tratar a convulsão, uma perturbação homeostática relacionada à hiperatividade neural. Por diminuir a excitabilidade neuronal geral, incluindo-se os neurônios da via trigeminal relacionados à condução de impulsos da dor para o tálamo, tem-se como resposta a diminuição na resposta da dor, ensejando assim, a menor probabilidade da deflagração de crises. O valproato exerce o efeito inibitório sobre os neurônios por intermédio de uma ação mista de inibição glutamatérgica, sobretudo pelo bloqueio do receptor NMDA, ativação GABAérgica e bloqueio dos canais de Na^+. O topiramato também exerce efeito misto, ativando a transmissão GABAérgica e bloqueando o receptor AMPA de glutamato, além de bloqueio dos canais de Na^+. A carbamazepina, por sua vez, atua bloqueando de forma dependente do uso, o canal de Na^+. Tomadas em conjunto (ver Capítulo 15 – Fármacos anticonvulsiovantes), essas ações provocam diminuição da excitabilidade neuronal das vias relacionadas à dor, diminuindo a deflagração de crises.

Antidepressivos

Nessa classe entram os antidepressivos tricíclicos como a imipramina, amitriptilina, nortriptilina e outros, não tricíclicos inibidores de recaptura de serotonina e noradrenalina como a duloxetina e venlafaxina e os inibidores seletivos de recaptura de serotonina como a fluoxetina, fluvoxamina, sertralina, escitalopram e outros.

Os mecanismos detalhados e efeitos colaterais podem ser consultados no Capítulo 13 – Fármacos antidepressivos e estabilizadores do humor –, mas, para prevenção da enxaqueca, ainda não é claro o mecanismo, contudo é sabido que o efeito de inibição de recaptura aumentará os níveis de neurotransmissor na fenda sináptica para atuar nos receptores já descritos anteriormente. Entre esses receptores, temos o 5HT1a, o 5HT1b/1d e o 5HT1f, de serotonina e α2 de noradrenalina, cuja atuação já foi descrita como benéfica, sobretudo os de serotonina, tanto do ponto de vista da microcirculação central como da via do trigêmeo, diminuindo respectivamente estados de vasodilatação e ativação neural da via do trigêmeo, fatores que dificultam a deflagração de uma crise.

Antagonistas do CGRP usados na profilaxia

Novos anticorpos monoclonais humanizados, ou seja, aqueles que têm somente a região hipervariável de composição murina, foram recentemente aprovados pela FDA, ou estão em fase final de testes para o uso na profilaxia da enxaqueca: erenumabe, eptinezumabe, fremanezumabe e galcanezumabe.

O mecanismo de ação foi discutido no item "Fármacos atuantes na sinalização do peptídeo relacionado ao gene da calcitonina (*CGRP*)" e esses fármacos são administrados uma vez ao mês quando se deseja o efeito profilático (erenumabe 70 a 140 mg; eptinezumabe 100 a 300 mg; fremanezumabe 225-675 mg e galcanezumabe 120 a 240 mg). Enquanto eptinezumabe, fremanezumabe e galcanezumabe se ligam ao CGRP e o impedem se liga ao seu receptor, o erenumabe se liga ao receptor de CGRP, o que também inviabiliza a ligação do CGRP

Por serem fármacos novos, o uso deve ser monitorado por farmacovigilância, uma vez que ainda não existe muito conhecimento sobre seus efeitos colaterais sob uso contínuo.

Fármacos anti-PACAP

A sigla PACAP vem do inglês *pituitary adenylate cyclase-activating polypeptide* e quer dizer "polipeptídeo ativador da adenilato ciclase da hipófise". Essa molécula ganhou especial interesse recentemente por ter sido encontrada nas vias neurais nociceptivas do trigêmeo. O PACAP atua mediante receptores denominados PAC1, VPAC1 e VPAC2. A ativação desses receptores ativa a via do AMPc/PKA, e a estimulação dessa via trigeminal, o que já foi descrito, tem sido associada ao favorecimento da deflagração da crise.

O PACAP38, uma das variantes do PACAP, tem sido associado à deflagração de crises de enxaqueca por meio de trabalhos que demonstraram o favorecimento após infusão desse composto.

Ainda não existem fármacos relacionados liberados para uso, mas pesquisas têm demonstrado potencial relevante de agentes como o ALD1910, anticorpo anti-PACAP38 e AMG-301, anticorpo anti-PAC1, ou seja, um anticorpo neutraliza o ligante PACAP38 e o outro antagoniza com o receptor de PACAP, o PAC1. Ambas as ações promoverão hiperpolarização do sistema trigeminal e podem colaborar para diminuir a geração de crises.

Por ser um agente ainda não liberado, pouco se sabe sobre efeitos colaterais e segurança de uso.

Toxina botulínica

A toxina botulínica pode ser usada no tratamento da enxaqueca e, por ser um emprego novo dessa toxina, cuja descrição detalhada do seu mecanismo de ação e outros empregos se encontram no Capítulo 9 – Fármacos que agem no sistema nervoso parassimpático, o mecanismo de ação na enxaqueca ainda permanece sem entendimento.

Contudo, o tratamento estético com a toxina botulínica despertou o interesse no seu emprego para dores de cabeça, incluindo a relacionada a enxaqueca, visto que pessoas que faziam tratamento estético relatavam melhora de dores de cabeça crônica. Desse modo, aumentou a demanda de pesquisas nessa área.

A toxina botulínica inibe a exocitose do neurotransmissor acetilcolina por inibir proteínas de fusão da vesícula com a membrana plasmática axonal. Já é bem conhecida sua função de relaxamento da musculatura esquelética, agora com respeito à sua função nas dores de cabeça, o entendimento não é claro, mas parece que o relaxamento de músculos da cabeça como os das regiões temporal e occipital, bem como os do pescoço, ajuda a aliviar as tensões associadas às dores e, muitas das vezes, a deflagração de uma crise envolve primariamente a hiperatividade de núcleos posteriores implicando a dor e o enrijecimento de músculos na nuca. Além disso, a toxina botulínica parece diminuir a sensibilização central, mostrando

um envolvimento da acetilcolina na hiperatividade de vias trigeminais, fato este mitigado com a inibição de sua exocitose.

Atividade proposta

Caso clínico

A.B.C., mulher de 23 anos, teve uma crise de forte dor de cabeça, precedida de alterações visuais que, no caso específico, consistia em visualização de pontos brilhantes em ziguezague que cessaram em um período de aproximadamente 30 minutos, seguindo-se de uma forte dor de cabeça unilateral pulsátil com sensibilidade à luz, além de desconforto gástrico e enjoos. Após esse evento desagradável se repetir por mais vezes, A.B.C. foi a um médico que a diagnosticou com enxaqueca com aura e prescreveu o fármaco sumatriptano para ser utilizado no momento em que surgissem os primeiros sinais da deflagração de uma crise, sendo a paciente orientada a perceber quando seria tal momento e questionada, com resposta negativa, se ela tinha algum problema cardiovascular. Após um tempo, a paciente procurou o médico novamente e disse que o medicamento prescrito ajudava a amenizar a dor no momento em que ela tinha uma crise. Entretanto, suas crises estavam aumentando de frequência, atingindo a ocorrência de duas vezes por semana. Por esse motivo, o médico prescreveu o agente topiramato. Após um tempo, a paciente retornou ao médico e reclamou que ela estava se sentido muito "desligada" e sonolenta, o que promovia problemas na execução de seu trabalho e sentia dificuldades nos estudos. Assim, o médico suspendeu a prescrição do topiramato e prescreveu o uso mensal de um novo fármaco, recém-chegado ao Brasil, o erenumabe. A paciente, após um retorno programado, disse ao médico que a frequência de suas crises tinha diminuído muito e que estava satisfeita com o novo tratamento.

Principais pontos e objetivos de aprendizagem

1) Qual é o mecanismo de ação do sumatriptano? Explique como ele age para diminuir a dor.

2) Qual é o motivo que, caso a paciente tivesse hipertensão arterial ou outro problema cardiovascular, ela não deveria usar o sumatriptano?

3) Qual é o mecanismo de ação do topiramato?

4) Por que o médico prescreveu e depois suspendeu a prescrição do topiramato?

5) Qual é a classe de fármacos a que o erenumabe pertence? Qual é o mecanismo de ação do erenumabe? Explique como ele pode agir dificultando a deflagração de uma crise.

Capítulo 70 – Farmacologia da enxaqueca

Respostas esperadas

1) O Sumatriptano é um fármaco agonista de receptores serotoninérgicos 5HT1 com preferência para os receptores 5HT1b/1d e também 5HT1f. Tais ações estão relacionadas com a diminuição da dor pela atuação nas duas hipóteses da fisiopatologia da enxaqueca: a vasodilatação e a hiperatividade neural trigeminal que ativa a liberação de peptídeos vasodilatadores e eleva a comunicação neural para o centro talâmico da dor. Ao ativar 5HT1b/1d presente nos vasos, a PGi será ativada e ocorrerá a inibição da adenilato ciclase. Como consequência, teremos menos formação de AMPc e menos ativação de PKA. A PKA inibe a contração do músculo liso vascular pela ativação de miosinafosfatase, inibição de miosinaquinase e inibição da remoção de cálcio do retículo sarcoplasmático. Essas três propriedades da PKA dificultam a contração e, portanto, induzem a dilatação do vaso. Com os vasos centrais dilatados, tem-se mais contato mecânico com os mecanonociceptores que, então, disparam seus potenciais de ação resultando em informação para ser processada. Pelo fato de que, como descrito, a PGi diminuirá a ativação de PKA, tem-se menos vasodilatação e os sinais da vasoconstrição serão mais ativos, gerando tal efeito, o que diminui o contato dos vasos com os nociceptores, diminuindo a transmissão da dor. Além disso, ao ativar esses mesmos receptores também presentes nas vias neurais centrais e o 5HT1f que não está presente nos vasos, mas sim nas vias neurais, tem-se hiperpolarização neuronal decorrente da ativação da PGi, que culminará com a diminuição da exocitose de neurotransmissores excitatórios, bem como diminuição da ativação de projeções neurais trigeminais, que participam do processo de condução do impulso da dor, enviando, assim, menos informações excitatórias aos sítios processadores como tálamo e córtex somatossensorial.

2) Esses fármacos, pela ação vasoconstritora, podem produzir efeitos colaterais problemáticos como a contração de vasos extraencefálicos, o que aumenta a pressão arterial e eventos cardiovasculares perigosos relacionados, podendo causar ataque cardíaco, sobretudo em quem já tem algum tipo de problema. Tem sido relatado o efeito de vasoespasmo coronariano, o que precipita dor retroesternal característica de angina de peito, sendo, portanto, contraindicado o uso de triptanos em portadores de coronariopatias e anginas, além de hipertensos e pessoas que tiveram algum tipo de AVC e infarto.

3) Os anticonvulsivantes, como o topiramato, diminuem a excitabilidade neuronal e é esse o motivo que são usados para tratar a convulsão, uma perturbação homeostática relacionada à hiperatividade neural. Por diminuir a excitabilidade neuronal geral, incluindo-se os neurônios da via trigeminal relacionados à condução de impulsos da dor para o tálamo, tem-se como resposta a diminuição na resposta da dor, ensejando, assim, menor probabilidade da deflagração de crises. O topiramato exerce mecanismo de ação misto ativando a transmissão GABAérgica e bloqueando o receptor AMPA de glutamato, além de bloqueio dos canais de Na^+. Essas ações provocam diminuição da excitabilidade neuronal das vias relacionadas à dor, diminuindo a deflagração de crises.

4) O médico prescreveu o topiramato porque esse fármaco, apesar de ser da classe dos anticonvulsivantes, é também utilizado como um agente profilático da enxaqueca. Conforme descrito na questão anterior, o fármaco deprime a hiperatividade central incluindo trigeminal, diminuindo a possibilidade de deflagração de uma crise. Por esse motivo, ele não é usado de forma aguda durante a crise, mas pode ser útil na prevenção de seu aparecimento. O médico suspendeu a prescrição em razão dos seus efeitos colaterais. Uma vez que pode provocar depressão além das vias trigeminais podendo provocar sedação, confusão, dificuldade de concentração e outros problemas como os relatados pela paciente, o médico suspendeu o uso do topiramato.

5) O erenumabe pertence à classe dos fármacos anticorpos monoclonais humanos obtidos industrialmente por processos biotecnológicos como a técnica do DNA recombinante.

O erenumabe atua como um antagonista do receptor de CGRP (peptídeo relacionado ao gene da calcitonina) e, ao se ligar em tal receptor, inviabiliza a ligação do agonista, o CGRP, impedindo sua função. O CGRP desempenha sua função por meio de sua ligação ao seu receptor denominado "receptor semelhante ao receptor da calcitonina". Este receptor é acoplado a uma proteína G que, além de estar relacionada com a atividade de uma adenilil ciclase, é associada também a uma outra proteína denominada "proteína modificadora de atividade do receptor tipo 1", ou RAMP1. Assim, ao se ligar ao seu receptor, o CGRP desencadeará sua função vasodilatadora (via sistema trigemino-vascular) e excitatória das vias da dor (via sistema trigemino-talâmico) e atualmente está classificado como um dos principais agentes envolvidos na mediação de estados enxaquecosos. Por isso, ao antagonizar com o receptor de CGRP, tem-se diminuição da sua ação pró-enxaqueca.

REFERÊNCIAS

1. Charles, A. The pathophysiology of migraine: implications for clinical management. Lancet Neurology, v.17, p.174-82, 2018.
2. Charles A. The Evolution of a Migraine Attack. A Review of Recent Evidence. Headache. 2013;53(2):413-19.
3. Do TP, Guo S, Ashina M. Therapeutics novelties in migraine: new drugs, new hope? The Journal of Headache and Pain. 2019;20(1):37.
4. Gross EC et al. Potential protective mechanisms of ketone bodies in migraine prevention. Nutrients. 2019;11:811.
5. Hay DL, Walker CS. CGRP And Its Receptors. Headache. 2017;57:625-36.
6. International Headache Society (IHS). The International Classification of Headache Disorders. 3rd ed. Cephalagia. 2018;38(1):1-211.
7. Iyengar S et al. CGRP and the Trigeminal System in Migraine. Headache. 2019;0:1-23.
8. Maniyar FH et al. Photic hypersensitivity in the premonitory phase of migraine-a positron emission tomography study. Eur. J. Neurology. 2014;21(9):1178-83.
9. Maniyar FH et al. The origin of nausea in migraine-a PET study. J Headache Pain. 2014;15:84.
10. MANIYAR, F.H., et al. Brain activations in the premonitory phase of nitroglycerin-triggered migraine attacks. Brain, v.137(1), 232-41, 2014.
11. Schult LH, May A. The migraine generator revisited: continuous scanning of the migraine cycle over 30 days and three spontaneous attacks. Brain. 2016;139: 1987-93.
12. WHAL, M., et al. Involvement of calcitonin gene-related peptide (CGRP) and nitric oxide (NO) in the pial artery dilatation elicited by cortical spreading depression. Brain Research. 1994;637(1-2):204-10.

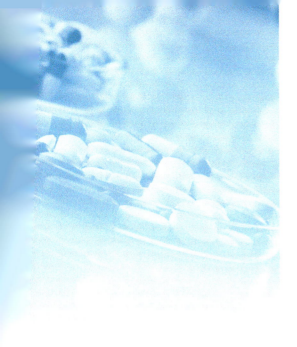

Capítulo 71

Farmacologia da obesidade

Autores:
- Ana Cláudia Losinskas Hachul
- Ingrid Beatriz de Melo Morais
- Nelson Inácio Pinto Neto
- Lian Tock
- Lila Missae Oyama

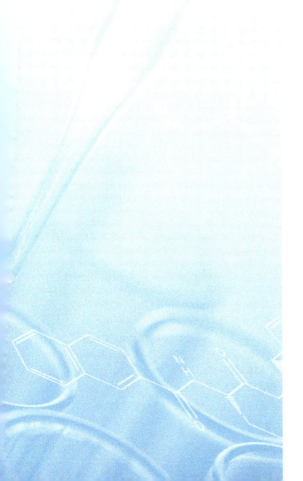

■ Introdução

A obesidade é considerada uma doença cuja prevalência vem crescendo no Brasil e no mundo. Atualmente já é vista como um problema de saúde pública. Nos últimos 10 anos, a prevalência de obesos no mundo quase dobrou, com 600 milhões de pessoas obesas, isto é, apresentam IMC acima de 30 kg/m^2, e, no Brasil, segundo levantamento da Vigilância de Fatores de Risco e Proteção para Doenças Crônicas por Inquérito Telefônico (VIGITEL), realizado com a população brasileira em 2016, 53,8% são considerados com sobrepeso e 18,9% apresentam obesidade.

É uma doença de origem multifatorial, caracterizada pelo excesso de depósito de tecido adiposo branco, associada a várias comorbidades como hipertensão, diabetes *melittus*, doença cardiovascular e dislipidemias (alterações de triglicérides e/ou colesterol e suas frações) que favorecem o processo de aterosclerose, além de graves problemas psicológicos.

O tratamento da obesidade e de suas comorbidades tem se mostrado uma tarefa árdua, uma vez que a doença, além do excesso na ingestão de alimentos com alto valor calórico e o sedentarismo, envolve: o componente psicológico, em que, muitas vezes, o alimento é visto como um conforto para as adversidades da vida moderna; as alterações hormonais e genéticas; e fatores medicamentosos e culturais. Desta forma, requisita um tratamento multi/inter profissional, com o envolvimento de nutricionistas, endocrinologistas, psiquiatras, psicólogos, profissionais de educação física, fisioterapeutas etc.

É uma doença crônica sem uma cura aparente, mas sendo possível o seu controle, o que explica inclusive a alta prevalência no Brasil e no mundo. O tratamento medicamentoso tem um papel importante, sobretudo para diminuir as frustrações após somente a mudança no estilo de vida, mas, ainda assim, sem promover a cura, somente o controle.

Neste capítulo, abordaremos os principais fármacos autorizados pela Anvisa para o tratamento da obesidade, focando principalmente nos mecanismos de ação. Vale ressaltar que, apesar dos preconceitos que ainda existem no Brasil, não somente entre os leigos, mas também entre os muitos profissionais da área de saúde, o tratamento medicamentoso da obesidade é uma ferramenta importante, sempre associada à mudança no estilo de vida, principalmente se for possível um tratamento multiprofissional concomitante.

A obesidade é definida como excesso de gordura corporal decorrente do desbalanço entre a ingestão alimentar e o gasto energético. O parâmetro utilizado mais comumente para determinar se uma pessoa é ou não obesa é o cálculo do índice de massa corporal (IMC), que é a medida da massa corporal ajustada para a altura [massa corporal (kg)/altura (metro quadrado)], sendo então consideradas obesas as pessoas com IMC acima 30 kg/m^2, para a população adulta.

Alteração funcional do tecido adiposo tem relação direta e importante no desenvolvimento da obesidade e de doenças associadas. Esta alteração tanto é um desbalanço entre deposição e secreção de ácidos graxos como um desequilíbrio na síntese e secreção de fatores denominados de "adipocinas". O aumento na deposição de gordura visceral promove diminuição na produção de adiponectina, sendo esta adipocina protetora no desenvolvimento de doença cardiovascular por inibir a formação de placa de ateroma e de diabetes *mellitus* do tipo 2 (DM2) e por aumentar a sensibilidade à insulina, além de ter um papel anti-inflamatório. Contudo, de forma diretamente proporcional, ocorre a secreção de leptina, de citocinas pro-inflamatórias pelo tecido adiposo e de outros fatores, como o angiotensinogênio, precursor da angiotensina, este último fator, associado ao desenvolvimento de hipertensão na obesidade.

O tratamento farmacológico é recomendado para pessoas com IMC acima de 30 kg/m^2 ou para aquelas com IMC maior que 27 kg/m^2 e com comorbidades como DM2 e doenças cardiovasculares. Estudos clínicos mostram que a associação de mudança no estilo de vida e uso de medicamentos tem melhores efeitos que cada um isoladamente. Respostas biológicas como redução no gasto energético, mudança do balanço fome/saciedade favorecendo aumento na ingestão alimentar, e mudança na sensibilidade à insulina e números de adipócitos favorecendo o estoque de lipídeos estão associados à recuperação da massa corporal.

História da farmacoterapia na obesidade

Apesar de a história da obesidade mostrar que esta doença começou a ser considerada uma epidemia a partir dos anos de 1990, existem evidências de obesidade humana na era Paleolítica representada pela Vênus de Willendorf. Hipócrates já havia postulado, há quase 2.500 anos, que a morte súbita é mais comum em pessoas gordas do que nas magras e, historicamente, outros estudiosos indicaram a obesidade como uma doença. Os primeiros relatos de farmacoterapia na obesidade descrevem o uso de laxantes. Nos anos de 1890, o extrato de tireoide recém-descoberto foi utilizado no tratamento da obesidade. Apesar dos riscos da utilização de hormônios, esta prática perdura até hoje, com a inclusão, nesta lista, do hormônio de crescimento e do hormônio gonadotropina coriônica humana. No final do século XIX, foram introduzidos fármacos sintéticos no tratamento da obesidade, alguns dos quais descritos a seguir.

Derivados de anilina

Um deste derivado é o dinitrofenol, em que foi observado que produziu perda de massa corporal em trabalhadores que manipulavam estes produtos por mimetizar UCP-1 e aumentar a termogênese.

O dinitrofenol foi utilizado no tratamento da obesidade nos anos de 1930, mas abandonado por causar catarata e neuropatias.

Anfetaminas

Grande parte dos principais fármacos utilizados para o tratamento da obesidade é de agentes de ação catecolaminérgica ou simpatomimética: aumentam a liberação ou inibem a recaptação de catecolaminas (principalmente noradrenalina) em terminais nervosos de núcleos hipotalâmicos responsáveis pela regulação da fome. Como consequência, o aumento da ativação de receptores adrenérgicos β2 pós-sinápticos promovido pelas catecolaminas reduz o apetite, promovendo, assim, perda de peso.

A grande maioria dos fármacos de ação catecolaminérgica utilizados para o tratamento da obesidade no Brasil, deriva das anfetaminas – estimulantes do sistema nervoso central (SNC). O mecanismo de ação das anfetaminas no organismo consiste no aumento da liberação e inibição da recaptação noradrenalina e dopamina no SNC.

A utilização de anfetaminas como tratamento para a obesidade em meados de 1930 demonstrou diversos efeitos colaterais importantes, além do desenvolvimento de dependência e alto potencial de abuso, sendo consideradas, portanto, inseguras para o uso terapêutico. Posteriormente, foram desenvolvidos fármacos derivados da estrutura original das anfetaminas para permitir o seu uso com uma menor taxa de efeitos colaterais potencialmente perigosos.

Anfepramona e femproporex

A partir disto, fármacos com ação similar à anfetamina, mas com menor poder de dependência foram introduzidos no tratamento da obesidade. O fármaco amfepramona (dietilpropiona) é um composto derivado da β-fenetilamina, desenvolvido na década de 1960. Após administrado, o fármaco é rapidamente metabolizado em dois principais metabólitos, sendo um deles o principal responsável pelo mecanismo de ação do medicamento: o aumento da liberação de noradrenalina no SNC. A excreção do fármaco e de seus metabólitos pelo organismo ocorre majoritariamente por via renal.

Sua estrutura química diminui a capacidade estimulante do fármaco, além de exercer efeito mínimo sobre a liberação de dopamina, fazendo o fármaco apresentar baixo potencial aditivo e de abuso quando comparado ao perfil das anfetaminas de estrutura clássica. Contudo, a anfepramona ainda apresenta efeitos colaterais importantes, como cefaleia, insônia, boca seca, inquietação, pequeno aumento da pressão arterial e palpitações. Atualmente, a anfepramona tem seu uso liberado por decretos legislativos no Brasil. Porém, seu uso é proibido na Europa e, apesar de liberada na América do Norte, ela é aprovada apenas para tratamento em curto prazo (menos de 12 semanas).

Também derivado da β-fenetilamina, o medicamento femproporex, desenvolvido na década de 1960, age aumentando a liberação e inibindo a recaptação de noradrenalina e de dopamina no hipotálamo. Apesar de desenvolvido para promover perda de peso sem os efeitos estimulantes das anfetaminas, atualmente sabe-se que o uso do femproporex pode resultar no estabelecimento de tolerância e de dependência. Esse fato está relacionado às propriedades farmacocinéticas do fármaco: após a sua administração, o femproprorex é metabolizado em ao menos 14 metabólitos, sendo o principal deles a anfetamina; por esse motivo, além de o fármaco apresentar considerável potencial de abuso (reportado em diversos países), sua utilização pode ser acompanhada por efeitos adversos semelhantes aos das anfetaminas.

Em razão da falta de estudos que comprovassem eficácia e segurança em sua administração, o femproporex nunca foi liberado para uso clínico nos Estados Unidos. Na Europa, seu uso foi descontinuado no início dos anos 2000, juntamente com outros derivados anfetamínicos. No Brasil, o medicamento está atualmente liberado por decretos legislativos para o tratamento em curto prazo da obesidade.

Mazindol

Aprovado como fármaco para o tratamento da obesidade em meados da década de 1970, o mazindol, diferentemente da anfepramona e femproporex, não apresenta estrutura derivada da β-fenetilamina. O mazindol é considerado um fármaco catecolaminérgico porque tem estrutura e ação similares às dos antidepressivos tricíclicos: sua atividade anorexígena está relacionada à inibição da recaptação de noradrenalina em terminais pré-sinápticos no hipotálamo.

Estudos demonstram que, além de promover perda de peso em indivíduos obesos, esse fármaco também favorece melhora significativa em parâmetros bioquímicos, como diminuição dos níveis de glicose e de triglicérides séricos. Uma vez que o mazindol não inibe a recaptação de dopamina, o fármaco apresenta baixo potencial de desenvolvimento de dependência e de abuso. Seus efeitos colaterais também são menos pronunciados do que os dos derivados anfetamínicos, sendo os principais observados boca seca, constipação e fadiga.

Fenfluramina e D-fenfluramina

Durante os anos de 1980 e 1990, um fármaco com efeito anorexígeno por inibir a recaptação de serotonina, a fenfluramina (e seu isômero D-fenfluramina), foi utilizado, com ótimos efeitos no tratamento da obesidade e praticamente sem efeitos colaterais. Entretanto, após constatado que em alguns pacientes causou problemas em válvulas cardíacas e complicações pulmonares, foi retirado em 1997.

Fluoxetina, sertralina e lorcaserina

A principal ação dos fármacos serotoninérgicos está relacionada à ação do neurotransmissor serotonina, dando origem ao seu nome. Sabe-se que a serotonina (5-HT) desempenha um papel no controle da ingestão alimentar relacionado à saciedade. Porém, a manutenção de concentrações adequadas deste neurotransmissor no cérebro depende da ingestão alimentar de triptofano e de carboidratos. A hidroxilação e a carboxilação do aminoácido triptofano produzem uma indolamina denominada "5-hidroxitriptamina" (5-HT), um neurotransmissor secretado por neurônios serotonérgicos e age em receptores de neurônios pós-sinápticos.

A inibição da recaptação de serotonina aumenta as concentrações sinápticas de serotonina, promovendo o aumento da ativação do receptor de 5-HT e a intensificação das respostas pós-sinápticas.

Fluoxetina e sertralina são inibidores seletivos da recaptação da serotonina (ISRS) utilizados no tratamento da depressão que está fortemente associada com a obesidade e esses fármacos se tornam mais prescritos por contribuir com a perda de peso. Porém, alguns estudos dizem que os resultados são controversos, pois a perda de peso ocorre nas primeiras semanas e, posteriormente, ocorre o ganho de peso. O mecanismo da fluoxetina não está elucidado, mas especula-se que aumenta o gasto energético.

A dosagem inicial mais frequentemente prescrita da fluoxetina é de 20 mg no café da manhã por 1 semana e, depois, aumentar para 40 mg no café da manhã.

Outro fármaco utilizado, a lorcaserina, um agonista seletivo do receptor de serotonina 2C (5-HT2C), com seletividade funcional de aproximadamente 15 vezes aos receptores 5-HT2A e 100 vezes para os receptores 5-HT2B. Com a ativação dos receptores 5-HT2A e 5-HT2B, os pacientes não apresentam risco aumentado para efeitos colaterais neuropsiquiátricos ou para doença cardiovascular, respectivamente. Além disso, a lorcaserina promove o aumento da saciedade e a diminuição da ingestão calórica por se ligar ao neurônio anorexígeno POMC, no hipotálamo, via receptor 5-HT2C (encontrado predominantemente no SNC).

O seu uso para perda de peso foi aprovado pela agência americana Food and Drug Administration (FDA), em 2012, e apresenta eficácia na dosagem de 10 mg duas vezes ao dia, ou 20 mg uma vez ao dia, quando associado a mudanças no estilo de vida. A tolerância e segurança na sua administração é semelhante em pacientes com ou sem diabetes *mellitus*. O seu uso deve ser descontinuado se o paciente não apresentar uma redução de peso ≥ 5% em 12 semanas. Os efeitos colaterais mais frequentes ao uso da lorcaserina são cefaleia, tonturas, fadiga, boca seca, constipação, dor nas costas e náusea. Há interação teórica com outros fármacos serotoninérgicos, pois a coadministração pode ensejar o desenvolvimento de síndrome serotoninérgica ou reações semelhantes à síndrome neuroléptica maligna.

Sibutramina

Age inibindo a recaptação da serotonina, noradrenalina e dopamina aumentando a saciedade, além de reconhecida por seu efeito complexo no sistema nervoso simpático com um bloqueio central do tipo alfa-adrenérgico e uma estimulação periférica baseada na inibição da recaptação de catecolaminas. Assim, o seu uso é associado à atenuação da diminuição da pressão arterial induzida pela perda de peso e ao aumento absoluto da frequência cardíaca, características associadas às propriedades simpaticomiméticas.

Foi aprovada como medicamento para perda de peso por indução de saciedade em 1996 pela FDA e, em 2002, pela Agência Europeia de Medicamentos (EMEA). Porém, em 2010, houve uma declaração da EMEA para remover a sibutramina do mercado da União Europeia por estar associada ao aumento do risco de eventos cardiovasculares.

Seus efeitos metabólicos incluem: redução da circunferência da cintura; diminuição da concentração de triglicérides; aumento da concentração de lipoproteína de baixa densidade (LDL); e diminuição dos valores de hemoglobina glicosilada (HbA1C) e da glicemia de jejum em pacientes com DM2 e obesidade.

Foi realizado um importante estudo sobre a sibutramina, denominado PRIMAVERA (Programa Não Intervencional de Monitoramento de Segurança da Reduxina para Redução de Peso em Pacientes com Obesidade Alimentar na Prática Clínica de Rotina), que observou um aumento insignificante em infarto do miocárdio e desordens na circulação cerebral nos pacientes que já apresentavam histórico de doença cardíaca isquêmica e distúrbios cerebrovascular (sendo assim, deve-se evitar o seu uso em pacientes hipertensos ou com problemas cardiovasculares ou psicóticos). Então, concluiu-se que foi imprópria a sua proibição para pacientes sem doenças cardiovasculares.

O uso da sibutramina pode promover inibição da recaptação de dopamina, gerando alta concentração de dopamina, o que pode justificar os sintomas psicóticos, como transtornos psiquiátricos, manias, ataques de pânico, catatonia e psicose.

Não há muitos estudos para garantir a sua prescrição na gestação e lactação. Durante a gestação, este medicamento deve ser evitado por promover a perda de peso que aumenta o risco de defeitos do tubo neural no feto, porém não há comprovação de que seu uso neste período aumenta o risco de malformação congênita nos bebês.

Naltrexona e bupropiona

Os mecanismos centrais de fome e saciedade são regulados pelo núcleo arqueado do hipotálamo, responsável por detectar e integrar estímulos periféricos e neurais que informam sobre a ingestão alimentar e gasto energético do organismo. O núcleo arqueado tem duas populações distintas de células: os neurônios que secretam o peptídeo relacionado do gene *Agouti* (AgRP); e os neurônios que produzem a pró-opiomelacortina (POMC). Ambos os grupos celulares produzem peptídeos que agem em receptores do tipo 4 de melacortina (MC4), produzindo respostas antagônicas. Quando ativados, os neurônios POMC secretam o hormônio estimulante de α-melanócitos (α-MSH), substância que apresenta ação agonista de receptores MC4, resultando em efeitos anorexígenos como diminuição de apetite e aumento de perda energética. Já a proteína AgPR age como antagonista, bloqueando competitivamente as ações de α-MSH, aumentando, dessa maneira, a ingestão alimentar e diminuindo a perda energética. Ainda, os neurônios POMC apresentam mecanismo de autoinibição mediado pela ação do opioide endógeno β-endorfina em receptores do tipo μ, atenuando, assim, sua resposta anorexígena. Essa molécula é produzida pelos neurônios POMC juntamente com α-MSH.

Fármacos como a naltrexona e a bupropiona são utilizados atualmente como medicamentos anorexígenos para o tratamento da obesidade por sua capacidade de modular a atividade de neurônios POMC por meio de mecanismos diferentes. A bupropiona é um inibidor não seletivo da recaptação de noradrenalina e dopamina no SNC aprovado para o tratamento de depressão.

Estudos subsequentes demonstraram que o aumento das monoaminas mediado pela bupropiona age estimulando neurônios POMC no núcleo arqueado do hipotálamo, produzindo efeitos anorexígenos e induzindo, desse modo, a perda de peso. A bupropiona é administrada oralmente, sendo metabolizada pela ação de várias enzimas hepáticas, dando origem a três metabólitos ativos. Entretanto, a atividade desses metabólitos apresenta apenas cerca de 20 a 50% da potência da própria bupropiona. Os metabólitos do fármaco são posteriormente excretados por via renal. Os efeitos colaterais mais comuns relacionados à utilização desse fármaco incluem insônia, boca seca, cefaleia e urticária. Apesar do seu mecanismo de ação, os efeitos da bupropiona sobre a perda de peso em pacientes obesos é limitado em virtude do mecanismo de autoinibição mediado pelas β-endorfinas em neurônios POMC.

A naltrexona é um antagonista específico de receptores opioides do tipo μ no SNC, utilizado principalmente para o tratamento de vício em opioides e em álcool. Contudo, ao bloquear as ações das β-endorfinas em receptores do tipo μ no núcleo arqueado do hipotálamo, a naltrexona impede também a autoinibição dos neurônios POMC, originando respostas anorexígenas e contribuindo, assim, para a perda de peso. O fármaco é administrado por via oral, sendo rapidamente absorvido no trato gastrointestinal e metabolizado no fígado, originando seu metabólito farmacologicamente ativo 6β-naltrexol. Assim como a própria naltrexona, o 6β-naltrexol também age como antagonista de receptores opioides no SNC, contribuindo

para seus efeitos terapêuticos. Além de seu metabolismo hepático, a naltrexona também pode ser metabolizada pela enzima catecol-O-metil-transferase (COMT) em pequenos metabólitos inativos. A naltrexona e seus metabólitos são conjugados ao ácido glicurônico e excretados majoritariamente pelo rim e em quantidade mínima nas fezes. Seus principais efeitos colaterais incluem náusea, cefaleia, vertigem, fadiga e ansiedade. Porém, semelhantemente à bupropiona, a naltrexona, quando utilizada como monoterapia para obesidade, apresenta efeitos modestos sobre a perda de peso.

Atualmente, os fármacos bupropiona e naltrexona são utilizados de forma combinada na terapia clínica uma vez que apresentam efeitos sinérgicos e aditivos: ao antagonizar a autoinibição mediada pela ação das β-endorfinas, a naltrexona permite que os efeitos da bupropiona em neurônios POMC sejam mais pronunciados. A combinação terapêutica dos fármacos, então, tem como objetivo aumentar seus potenciais anorexígenos diminuindo as doses necessárias de cada uma das substâncias.

Topiramato

Desenvolvido e utilizado inicialmente no tratamento de crises convulsivas, crises de enxaqueca e na redução no peso. No início da década de 2000, os estudos comprovaram a eficácia desse fármaco na redução do peso de pacientes obesos e, desde então, o seu uso terapêutico passou a ser largamente utilizado na prática clínica no tratamento de pacientes com sobrepeso/obesidade.

O topiramato apresenta diversas propriedades farmacodinâmicas, como inibição de receptores de glutamato dos subtipos cainato e AMPA, inibição de alguns tipos de canais de Na^+ voltagem-dependentes, inibição de canais de Ca^{2+} e modulação de alguns subtipos de receptores de ácido gama-aminobutírico (GABA).

Os efeitos anorexígenos do topiramato resultam da inibição da anidrase carbônica ou dos seus efeitos na transmissão do GABA, desde a ativação do receptor $GABA_A$ e a interação entre as vias GABA e leptina, a qual é conhecida por mediar efeitos sobre o apetite e o metabolismo. Além disso, o topiramato parece estar relacionado com bloqueio da fosforilação da adenosina-5-trifosfato (ATP) em alguns canais, receptores ou proteínas auxiliares da transdução celular promovendo redução de suas atividades. Porém, a principal via de redução do apetite oriunda da administração de topiramato é sua ação inibitória sobre o influxo iônico promovido pelos receptores glutamatérgicos.

Em modelos animais, observou-se que o topiramato reduz o apetite e interfere na eficiência da utilização de energia, por aumentar a termogênese e a oxidação de lipídeos, mediante o estímulo da lipoproteína lipase no tecido adiposo marrom e no músculo esquelético. Adicionalmente, o tratamento com topiramato pode aumentar os níveis de hormônio liberador de corticotrofina (CRH) no hipotálamo, que é um neuropeptídeo anorexigênico, gerando, assim, um quadro de anorexia.

Portanto, a redução da ingestão alimentar e consequente redução de peso no tratamento com topiramato podem ser decorrentes da modulação dos receptores do GABA, da inibição da anidrase carbônica e do antagonismo do glutamato, da inibição da fosforilação de ATP e do aumento dos níveis de CRH. Entretanto, os mecanismos moleculares pelos quais o tratamento com topiramato controla o peso corpóreo ainda não foram totalmente esclarecidos.

As dosagens de topiramato utilizadas para redução de peso variam de 64 mg/dia até 384 mg/dia. Esse fármaco desencadeia diversos efeitos colaterais, tais como parestesias, alterações de memória, dificuldade de concentração (disfunção cognitiva, com dificuldade na linguagem, memória, confusão ou dificuldade de encontrar as palavras), alterações do humor, teratogenicidade (defeitos de linha média), possibilidade de interação com a farmacocinética de contraceptivos orais, litíase renal, acidose metabólica e miopia aguda. Esse fármaco é contraindicado em pacientes com glaucoma de ângulo fechado, e mulheres em idade fértil devem ser alertadas sobre toxicidade fetal. Nos Estados Unidos, para iniciar o uso de topiramato em combinação com fentermina, as mulheres em idade fértil devem ter um teste de gravidez negativo e mulheres após a menopausa devem ter o climatério confirmado.

Fentermina/topiramato

Introduzida em 1959 para fins de perda de peso e continua a ser prescrita hoje. Supõe-se que a supressão do apetite seja alcançada em razão do aumento da liberação de norepinefrina hipotalâmica e da elevação dos níveis séricos de leptina. Efeitos adversos de fentermina incluem taquicardia, palpitações, insônia, ansiedade e pressão arterial elevada.

Em 2012, a FDA aprovou a combinação fentermina/topiramato para o tratamento de excesso de peso. Um dos benefícios desta associação de fármacos é que há a possibilidade do uso de menores doses de cada fármaco, reduzindo o risco de efeitos colaterais.

A fentermina é liberada imediatamente e absorvida no intestino para fornecer a exposição máxima à medicação na parte da manhã. O topiramato tem liberação prolongada, com uma meia-vida de 24 horas, com um início de ação significativamente lento. Assim, o efeito do topiramato é mais robusto à noite, facilitando potencialmente o controle do apetite ao longo do dia.

Os efeitos colaterais mais comuns com fentermina/topiramato incluem parestesias, tontura, disgeusia, insônia, constipação e boca seca. As contraindicações dessa associação farmacêutica incluem a gravidez (recomenda-se um teste de gravidez antes do início do tratamento e posteriormente a realização de testes mensais, em pacientes apropriados), glaucoma, hipertireoidismo e uso de IMAO (inibidores da monoamina oxidase).

Orlistate

Derivado hidrogenado sintético de um inibidor de lipases endógeno – a lipstatina, molécula inibidora reversível de lipases pancreáticas e gástricas, as quais são necessárias para que os triacilglicerídeos oriundos da dieta possam ser hidrolisados em ácidos graxos livres e posteriormente absorvidos pelo organismo.

O orlistate tem ligação covalente com as lipases formando complexos estáveis, desse modo, inativando-as irreversivelmente. Essa ação impede que os triacilglicerídeos sejam hidrolisados e absorvidos no intestino, resultando em excreção de até 30% da gordura ingerida na dieta. Sua dose recomendada é de 120 mg diários, sendo fracionada 3 vezes ao dia.

O medicamento é minimamente absorvido pela circulação sanguínea, sendo excretado quase completamente pelas fezes. Os principais efeitos colaterais do fármaco estão relacionados a distúrbios do trato gastrointestinal que podem limitar seu uso, como incontinência fecal, fezes líquidas, flatulência, evacuação oleosa, aumento de frequência de evacuações e cólicas abdominais.

O orlistate pode afetar a absorção de substâncias como vitaminas lipossolúveis (sendo recomendado a suplementação com complexos multivitamínicos) e alguns fármacos como amiodorona, varfarina, ciclosporina, gabapentina e fármacos antirretrovirais, diminuindo assim suas ações terapêuticas.

Liraglutida

O liraglutida é um análogo do peptídeo semelhante ao glucagon 1 (GLP-1), o qual apresenta 97% de homologia estrutural ao GLP-1 humano.

O GLP-1 endógeno tem meia-vida curta, de 1 a 2 minutos, enquanto o liraglutida apresenta meia-vida de aproximadamente 13 horas, o que permite ser administrado uma vez ao dia, via subcutânea.

Esse fármaco foi inicialmente desenvolvido para o tratamento do DM2 e também demonstrou promover perda de peso dose-dependente e, ao mesmo tempo, diminuir as concentrações de hemoglobina glicada (HbA1c) e melhorar a função da célula β do pâncreas. Os mecanismos mediadores na redução de peso promovida pela liraglutida provavelmente são relacionados a uma combinação de efeitos no trato gastrointestinal (TGI) e no cérebro.

O GLP-1 endógeno é secretado pelas células L no intestino delgado e atua no pâncreas para aumentar a transcrição de insulina e inibir a secreção de glucagon. Também atua no trato gastrointestinal para retardar o esvaziamento gástrico e a motilidade intestinal. O uso de liraglutida para o tratamento do diabetes foi associado à perda de peso, que envolveu um mecanismo periférico e um mecanismo central. O GLP-1 atua no sistema de recompensa mesolímbico, além dos circuitos hipotalâmico e do tronco cerebral que regulam a alimentação homeostática. O GLP-1 atravessa a barreira hematoencefálica na área postrema e estimula diretamente a POMC e outros neurônios anorexígenos hipotalâmicos, os quais têm receptor de GLP-1 (GLP-1 R) e também pode atuar por meio dos aferentes vagais intestinais para ativar os neurônios no núcleo do trato solitário, promovendo a saciedade. Além disso, o GLP-1 ativa o sistema de recompensa envolvendo a área tegmentar ventral e o núcleo *accumbens*.

O GLP-1 ativo inibe o apetite e o aporte energético tanto em indivíduos eutróficos como em obesos e também em pacientes com DM2, além de retardar o esvaziamento gástrico.

Entre os pacientes com obesidade e sem diabetes, verificou-se que 3 mg/dia de liraglutida reduzem a fome, diminuem a ingestão de alimentos e retardam o esvaziamento gástrico.

Os efeitos colaterais mais comuns da administração de liraglutida incluem náuseas, vômitos, diarreia, constipação, dispepsia, dor abdominal, dor de cabeça, hipoglicemia, fadiga, tontura, aumento da lipase, pancreatite e insuficiência renal aguda.

A liraglutida está contraindicada em gestantes e indivíduos com história pessoal ou familiar de carcinoma medular da tireoide ou síndrome de neoplasia endócrina múltipla tipo 2. Tumores de células C da tireoide foram encontrados em roedores que receberam doses supraterapêuticas de liraglutida; no entanto, não há provas deste fármaco causando tumores de células C em humanos. Uso concomitante de liraglutida com insulina ou secretagogos de insulina podem aumentar o risco de hipoglicemia.

Liraglutida também é contraindicado naqueles pacientes com hipersensibilidade ao fármaco. Como o liraglutida promove um atraso do esvaziamento gástrico, ele pode afetar a farmacologia de medicamentos administrados por via oral.

Quadro 71.1 – Os fármacos e o mecanismo de ação.

Fármaco	Mecanismo de ação
Derivados de anilina	Mimetiza UCP-1 e aumenta a termogênese
Anfetamina	Ação catecolaminérgica – aumento da liberação e inibição da recaptação noradrenalina e dopamina no sistema nervoso central
Anfepramona	Aumento da liberação de noradrenalina no sistema nervoso central
Femproporex	Aumentando a liberação e inibindo a recaptação de noradrenalina e dopamina no hipotálamo
Mazindol	Catecolaminérgico – ações anorexígenas estão relacionadas à inibição da recaptação de noradrenalina em terminais pré-sinápticos no hipotálamo
Fenfluramina e D-fenfluramina	Efeito anorexígeno por inibir a recaptação de serotonina
Fluoxetina, sertralina	Serotoninérgicos – inibidores seletivos da recaptação da serotonina
Lorcaserina	Agonista do receptor de serotonina 2C
Sibutramina	Inibindo a recaptação da serotonina, noradrenalina e dopamina. Aumentando a saciedade
Naltrexona	Antagonista específico de receptores opioides do tipo μ no sistema nervoso central
Bupropiona	Modula a atividade de neurônios POMC
Topiramato	Inibição da anidrase carbônica ou por seus efeitos na transmissão do GABA, desde a ativação do receptor GABA-A e a interação entre as vias GABA e leptina
Fentermina	Aumento da liberação de norepinefrina hipotalâmica e elevação dos níveis séricos de leptina
Liraglutida	Análogo do peptídeo semelhante ao glucagon 1 (GLP-1)
Orlistate	Inibidor da lipstatina

Fonte: Desenvolvido pela autoria do capítulo.

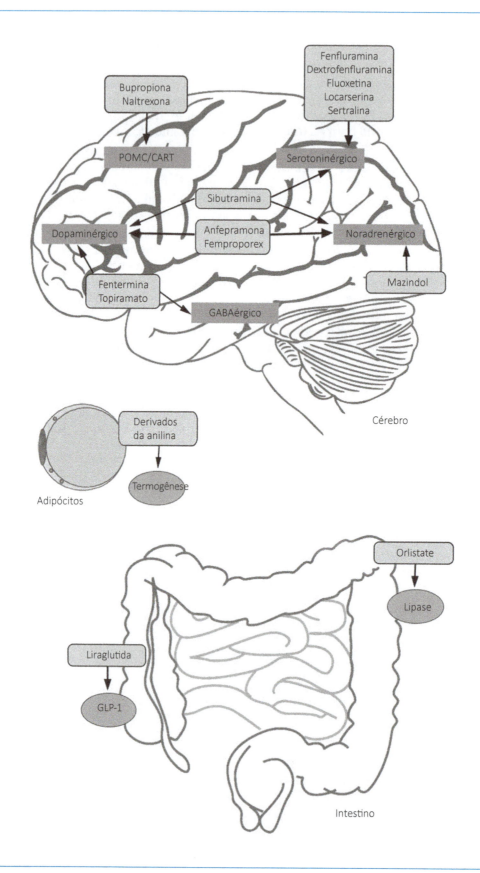

Figura 71.1 – Sítios dos mecanismos de ação de fármacos para tratamento da obesidade.
Fonte: Adaptada de Barja-Fernandez et al. (2014).

Considerações finais

O preconceito tem sido uma barreira no tratamento da obesidade. O estigma social em relação às pessoas obesas prejudica seu desenvolvimento na escola, no trabalho e nas relações sociais, há evidências de preconceito mesmo entre os profissionais da área da saúde. Estes profissionais relatam que obeso é menos compreensível e menos disciplinado e apresenta maiores alterações de humor, com alta taxa de irritabilidade, do que outros pacientes. De forma simplista, o que se espera de um obeso é que, a partir do momento em que procure um profissional e que siga as recomendações, ele modifique o estilo de vida, diminua a ingestão alimentar e realize atividade física regularmente. Porém, na prática isso não ocorre assim porque é necessário lembrar que a obesidade é consequência de um desbalanço metabólico e não só um problema comportamental. Neste sentido, Bessesen e Gaal (2017) levantaram que o tratamento da obesidade deve ter o mesmo cuidado que o tratamento de outras comorbidades metabólicas, como o DM2 ou a hipertensão, que consiste na busca pelo tratamento, incluindo o medicamentoso, que melhor se adapte ao paciente.

Atividade proposta

Casos clínicos

1) Paciente V.F.M., feminino, 38 anos, procurou o médico endocrinologista após ganho progressivo de peso nos últimos 10 anos e informou que esse ganho foi relacionado com a gestação e ansiedade. Relata compulsão alimentar por doces, síndrome do comer noturno e sedentarismo. Na consulta, foi aferida a pressão arterial: 130/80 mmHg, o peso: 78 kg e a altura: 1,55 m. No exame físico, foi observado edema de membros inferiores: +. A paciente apresentou os seguintes exames bioquímicos:

   - Colesterol total: 264 mg/dL
   - Colesterol HDL: 38 mg/dL
   - VLDL – colesterol: 24 mg/dL
   - LDL – colesterol: 165 mg/dL
   - Triglicérides: 260 mg/dL
   - Hemograma
     - Hemoglobina: 15 g/dL
     - Eritrócitos: 4,78 milhões/mm^3
     - Hematócrito: 41,2%
     - Leucócitos: 6.700/mm^3
     - Plaquetas: 335.000/mm^3
   - Glicemia de jejum: 118 mg/dL
   - Hemoglobina glicada: 6,2 %

   Ao avaliar os dados da paciente, observamos IMC de 32,5 kg/m^2, sendo classificada em obesidade grau I, pressão arterial normal e leve edema de membros inferiores. Além disso, apresenta alterações no perfil lipídico e alterações glicêmicas, identificando um quadro de dislipidemia e pré-diabetes. A conduta foi a prescrição de bupropiona e sibutramina para redução do peso corporal, acompanhado do encaminhamento para o nutricionista, para orientar as mudanças alimentares; para o psicólogo, para acompanhamento psicológico; e para o profissional de educação física, para orientação da atividade física.

   A evolução do caso clínico após 90 dias de tratamento foi a redução de 13 kg, atingindo 65 kg, controle da dislipidemia e do pré-diabetes. Apresentou melhora na alimentação, controle da ansiedade e prática de atividade física quatro vezes por semana. Então, foi iniciada a retirada gradativa da medicação.

2) Paciente, B.H., feminino, 21 anos, refere aumento gradativo do peso a partir dos 14 anos. Relata que, quando fica muito ansiosa, ingere muitos doces e nos últimos meses aumentou a ingestão de bebida alcoólica e pratica atividade física regularmente, três vezes por semana. Na consulta, foi aferida a pressão arterial: 120/80 mmHg, o peso: 82 kg e a altura: 1,57 m. No exame físico, foi observada acne acentuada. A paciente apresentou os seguintes exames bioquímicos:

Seção 10 – Tópicos Especiais

- Colesterol total: 253 mg/dL
- LDL-colesterol: 162 mg/dL
- HDL-colesterol: 38 mg/dL
- Triglicérides: 168 mg/dL
- Glicose em jejum: 98 mg/dL

Ao avaliar os dados da paciente, observamos IMC de 33,3 kg/m^2, sendo classificada em obesidade grau I, pressão arterial normal e acne acentuada. Nos exames bioquímicos, foi possível identificar um quadro de dislipidemia resultante de alterações no perfil lipídico. A conduta foi a prescrição de topiramato e de sibutramina para redução do peso corporal, acompanhado de orientações alimentares e indicação para praticar musculação.

A evolução do caso clínico após 7 meses de tratamento foi a redução de 8 kg, atingindo 74 kg, e controle da dislipidemia. Essa evolução foi considerada pouco responsiva aos fármacos e, por isso, iniciou-se a retirada gradativa da medicação. Após 1 ano, a paciente retornou apresentando ganho de peso, pesando 84 kg, e, então, foi reiniciado o tratamento medicamentoso para controle de peso. Evoluiu com ganho e perda de peso nos últimos 10 anos de tratamento, sem conseguir modificar os hábitos alimentares. Demonstrando que, apesar de ser uma paciente pouco responsiva ao tratamento medicamentoso, ao retirá-lo, apresenta ganho de peso. Por isso, para evitar que evolua para obesidade de grau II ou III e suas complicações, é de fundamental importância que seja associado ao tratamento medicamentoso as mudanças no estilo de vida, com um acompanhamento multiprofissional.

Principais pontos e objetivos de aprendizagem

1) As pacientes de ambos os casos apresentaram indicação ao tratamento farmacológico. Quais são os critérios empregados para a indicação destes fármacos a essas pacientes?

2) Qual é o mecanismo de ação da bupropiona prescrita para a paciente do caso clínico 1?

3) Descreva os efeitos farmacológicos e mecanismos de ação da sibutramina.

4) O uso crônico e inadequado de sibutramina pode resultar em alterações fisiológicas que podem produzir diversas alterações. Quais são?

5) Discorra sobre a farmacodinâmica do topiramato e seus possíveis efeitos colaterais.

Respostas esperadas

1) O tratamento farmacológico é recomendado para pessoas com IMC acima de 30 kg/m^2 ou para aquelas com IMC maior que 27 kg/m^2 e com comorbidades como DM2 e doenças cardiovasculares.

2) A bupropiona promove o aumento das monoaminas, resultando na estimulação de neurônios POMC no núcleo arqueado do hipotálamo, produzindo efeitos anorexígenos e induzindo dessa maneira a perda de peso.

3) A sibutramina age inibindo a recaptação da serotonina, noradrenalina e dopamina. Aumenta a saciedade, além de ser reconhecida por ter um efeito complexo no sistema nervoso simpático com um bloqueio central do tipo alfa-adrenérgico e uma estimulação periférica baseada na inibição da recaptação de catecolaminas. Os seus efeitos metabólicos incluem redução da circunferência da cintura, diminuição da concentração de triglicérides, aumento da concentração de lipoproteína de baixa densidade (LDL) e diminuição dos valores de hemoglobina glicosilada (HbA1C) e glicemia de jejum em pacientes com DM2 e obesidade.

4) O uso da sibutramina pode promover inibição da recaptação de dopamina, gerando alta concentração de dopamina, o que pode justificar os sintomas psicóticos, como transtornos psiquiátricos, manias, ataques de pânico, catatonia e psicose. Durante a gestação, este medicamento deve ser evitado por promover a perda de peso, que aumenta o risco de defeitos do tubo neural no feto; porém, não há comprovação de que o seu uso neste período promove maior risco de malformação congênita nos bebês.

5) O topiramato apresenta diversas propriedades farmacodinâmicas, como inibição de receptores de glutamato dos subtipos cainato e AMPA, inibição de alguns tipos de canais de Na^+ voltagem-dependentes, inibição de canais de Ca^{2+} e modulação de alguns subtipos de receptores de ácido gama-aminobutírico (GABA), promovendo, desta maneira, um efeito anorexígeno. Com relação aos seus efeitos colaterais, podemos destacar parestesias, alterações de memória, dificuldade de concentração (disfunção cognitiva, com dificuldade na linguagem, memória, confusão ou dificuldade de encontrar as palavras), alterações do humor, teratogenicidade (defeitos de linha média), possibilidade de interação com a farmacocinética de contraceptivos orais, litíase renal, acidose metabólica, miopia aguda.

REFERÊNCIAS

1. Abeso. Diretrizes Brasileiras de Obesidade. 4 ed. 2016.
2. Alfaris N, Minnick AM, Hopkins CM, Berkowitz RI, Wadden TA. Combination phentermine and topiramate extended release in the management of obesity. Expert Opin Pharmacother. 2015 Jun;16(8):1263-74.
3. Baretic M. Targets for medical therapy in obesity. Dig Dis. 2012;30(2):168-72.
4. Bessesen BL, Galbreath GJ. A new subspecies of sea snake, Hydrophis platurus xanthos, from Golfo Dulce, Costa Rica. Zookeys. 2017;686:109-123.
5. Billes SK, Sinnayah P, Cowley MA. Naltrexone/bupropion for obesity: An investigational combination pharmacotherapy for weight loss. Pharmacological Research. 2014 Jun 1;84:1-11.
6. Bray GA, Ryan DH. Update on obesity pharmacotherapy. Annals of the New York Academy of Sciences. 2014;1311(1):1-13.
7. Bray GA. History of Obesity, in Obesity Science to Practice, editors Gareth Williams and Gema Fruhbeck. 2009;3-17.
8. Butsch WS. Obesity medications: what does the future look like? Curr Opin Endocrinol Diabetes Obes. 2015 Oct;22(5):360-6.
9. Caixàs A et al. Drug Design. Development and Therapy. 2014;8:1419-1427.
10. Cohen PA. Imported fenproporex-based diet pills from Brazil: A report of two cases. Journal of General Internal Medicine. 2009;24(3):430-433.
11. Cosentino G, Conrad AO, Uwaifo GI. Phentermine and topiramate for the management of obesity: a review. Drug Des Devel Ther. 2011;7:267-278. Published 2011 Apr 5. doi:10.2147/DDDT.S31443.
12. Coulter AA, Rebello CJ, Greenway FL. Centrally Acting Agents for Obesity: Past, Present, and Future. Drugs. 2018 Jul;78(11):1113-1132.
13. Dedov II et al. Body Weight Reduction Associated with the Sibutramine Treatment: Overall Results of the PRI-MAVERA Primary Health Care Trial. Obes Facts. 2018 Aug 9;11(4):335-343.
14. Faria AM et al. Progressos recentes e novas perspectivas em farmacoterapia da obesidade. Arq Bras Endocrinol Metab. 2010 Aug; 54(6)516-529.
15. Garcia-Bournissen F, Shrim A, Koren G. Exposure to sibutramine during pregnancy. Can Fam Physician. 2007 Feb;53(2):229-30.
16. Glazer G. Long-term Pharmacotherapy of Obesity 2000. Archives of Internal Medicine. 2001 Ago 13;161(15):1814.
17. Golden A. Current pharmacotherapies for obesity: A practical perspective. J Am Assoc Nurse Pract. 2017 Oct;29(S1):S43-S52.
18. Gonçalves CL et al. Effects of chronic administration of fenproporex on cognitive and non-cognitive behaviors. Metabolic Brain Disease. 2015;30(2):583-588.
19. Guisado-Macias JA et al. Fluoxetine, topiramate, and combination of both to stabilize eating behavior before bariatric surgery. Actas Esp Psiquiatr. 2016 May;44(3):93-6.
20. Kakkar AK, Dahiya N. Drug treatment of obesity: Current status and future prospects. European Journal of Internal Medicine. 2015 Mar;26(2):89-94.
21. Kang JG, Park CY. Anti-Obesity Drugs: A Review about Their Effects and Safety; 2012.
22. Kolanowski J. A Risk-Benefit Assessment of Anti-Obesity Drugs. 1999;20(2):119-131.
23. Kraemer T et al. Studies on the metabolism and toxicological detection of the amphetamine-like anorectic fenproporex in human urine by gas chromatography–mass spectrometry and fluorescence polarization immunoassay. Journal of Chromatography B: Biomedical Sciences and Applications. 2000 Jan;738(1):107-118.
24. Ornellas T, Chavez B. Naltrexone SR/Bupropion SR (Contrave): a new approach to weight loss in obese adults. P & T: a peer-reviewed journal for formulary management. 2011 Maio;36(5):255-62.
25. Patel D. Pharmacotherapy for the management of obesity. Metabolism. 2015 Nov 1;64(11):1376-1385.

26. Paumgartten FJR, Pereira SSTC, Oliveira ACAX. Safety and efficacy of fenproporex for obesity treatment: a systematic review. Revista de Saúde Pública. 2016 Maio 24;50(0):25.

27. Plodkowski RA et al. Bupropion and naltrexone: a review of their use individually and in combination for the treatment of obesity. Expert Opinion on Pharmacotherapy. 2009 Abr 13;10(6):1069-1081.

28. Shah M, Vella A. Effects of GLP-1 on appetite and weight. Rev Endocr Metab Disord. 2014 Sep;15(3):181-7.

29. VIGITEL. Brasil 2016, Ministério da Saúde. Saúde Suplementar: vigilância de fatores de risco e proteção para doenças crônicas por inquérito telefônico/Ministério da saúde, Agência Nacional de Saúde Suplementar – Brasília: Ministério da Saúde; 2016.

30. Wilkes S. The use of bupropion SR in cigarette smoking cessation? International Journal of COPD. 2008;3(1):45-53.

31. World Health Organization – WHO. Obesity and overweight, 2016. Disponível em: http://www.who.int/mediacentre/factsheets/fs311/en/[cited 2016 Jul 14].

32. Yu H et al. Uptake and release effects of diethylpropion and its metabolites with biogenic amine transporters. Bioorganic & Medicinal Chemistry. 2000 Dez;8(12): 2689-2692.

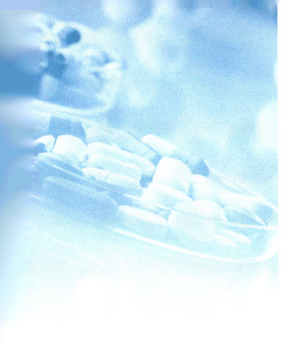

Capítulo 72

Farmacologia dos canabinoides

Autor
• Fabrício de Araújo Moreira

■ Introdução

A *Cannabis sativa* é uma planta utilizada há séculos como droga de abuso e por suas potenciais aplicações terapêuticas. Recebe diferentes denominações, dependendo da região e das formas de uso e preparo, sendo cânabis, cânhamo, maconha e haxixe algumas das mais comuns no Brasil. Apesar de seu uso ser historicamente tão bem registrado, os estudos a seu respeito se desenvolveram de forma surpreendentemente tardia. Porém, mais surpreendente ainda é contemplar o universo de conhecimento que surgiu desde então.

O estudo de produtos naturais sempre foi de extrema importância para o desenvolvimento da fisiologia e da farmacologia. No caso dos canabinoides, o conhecimento em torno de sua química e farmacologia se desenvolveu após a década de 1960, com as pesquisas do prof. Raphael Mechoulam, em Israel, que identificou o Δ^9-tetra-hidrocanabinol (Δ^9-THC) como o principal responsável pelos efeitos farmacológicos da *C. sativa*.

Os compostos produzidos pela cânabis são denominados fitocanabinoides. A partir deles, os químicos obtiveram uma série de compostos em laboratório, denominados canabinoides sintéticos. Além disso, as pesquisas em torno destes compostos resultaram na fascinante descoberta de que o próprio cérebro produz substâncias equivalentes, denominadas endocanabinoides, e da existência de todo um sistema de comunicação celular, o sistema endocanabinoide. Este capítulo aborda a farmacologia dos fitocanabinoides, dos canabinoides sintéticos e do sistema endocanabinoide.

■ Conceitos fundamentais de fisiologia e de fisiopatologia

O consumo da maconha induz uma série de efeitos bem característicos e já descritos de longa data, tais como recompensa (sensação agradável), relaxamento e redução de ansiedade, psicose (dissociação da realidade, alucinações, delírios), amnésia, sedação, perda de coordenação motora, analgesia, aumento de apetite. Alguns efeitos fora do sistema nervoso central (SNC) são taquicardia, vasodi-

latação e redução de pressão intraocular. Este perfil farmacológico pode ser mimetizado, pelo menos em parte, por administração do Δ^9-THC. Deve-se ressaltar, porém, que os efeitos do Δ^9-THC não são necessariamente idênticos aos do consumo de *Cannabis*, já que a planta produz uma série de outros fitocanabinoides, todos de natureza lipídica, tais como canabidiol (CBD), canabinol, tetra-hidrocanabivarina. Embora, inicialmente, os mecanismos de ação dos fitocanabinoides não fossem conhecidos, estes compostos possibilitaram o desenvolvimento dos canabinoides sintéticos, a exemplo da nabilona, WIN-55,212-2, HU210 e CP-55,940.

O Δ^9-THC e seus análogos sintéticos induzem, em animais de laboratório (camundongos e ratos), efeitos característicos que, em conjunto, tornaram-se o primeiro ensaio biológico para a identificação de canabinoides: o ensaio da tétrade, consistindo de hipolocomoção, catalepsia, analgesia e hipotermia. A existência dos fitocanabinoides e dos canabinoides sintéticos, junto com um ensaio biológico para a identificação destes compostos, impulsionou o campo de pesquisa para além dos estudos da *Cannabis sativa*. Estudos moleculares com estes compostos, ao final da década de 1980, possibilitaram a fascinante descoberta de que o cérebro expressa um receptor específico para os canabinoides, hoje denominado "receptor canabinoide do tipo 1" (receptor CB_1). Além disso, um segundo receptor canabinoide foi identificado, hoje denominado "receptor CB_2". Tanto CB_1 como CB_2 são receptores metabotrópicos com sete domínios transmembrana, tendo como principal via de transdução a ativação da proteína Gi, que resulta em inibição da enzima adenilato ciclase e da produção de AMP cíclico nas células.

O receptor CB_1 está amplamente distribuído no sistema nervoso, tanto o central (SNC) como o periférico. No encéfalo, está densamente expresso no córtex cerebral e hipocampo (o que deve explicar os efeitos de canabinoides sobre cognição e memória), núcleos do hipotálamo (relevante para os efeitos de canabinoides sobre temperatura corporal e apetite), estriado dorsal e ventral e vias dopaminérgicas (o que pode explicar os efeitos recompensadores e motores de canabinoides), cerebelo (relacionado aos efeitos motores) e substância cinzenta periaquedutal (relacionada aos efeitos analgésicos e ansiolíticos dos canabinoides). Interessante observar que sua expressão é escassa em núcleos do tronco cerebral que controlam respostas respiratórias e cardiovasculares, o que pode explicar a maior segurança dos canabinoides em comparação a outras drogas, a exemplo dos opioides (que promovem depressão de ritmo respiratório). No sistema nervoso periférico, é importante ressaltar a presença destes receptores em terminações de neurônios aferentes responsáveis pela percepção da dor (relevante para os efeitos analgésicos dos canabinoides). Este receptor é expresso, também, em tecido adiposo, com possíveis implicações para

controle de metabolismo e massa corporal. O receptor CB_2 aparenta ter distribuição e funções distintas do CB_1. Está presente em tecidos periféricos, aparentemente relevante no sistema imune. No sistema nervoso, está presente em células da micróglia, mas foi considerado um receptor canabinoide sem função no SNC. No entanto, estudos mais recentes têm sugerido que ele pode modular respostas comportamentais relacionadas a estados de humor e consumo de drogas de abuso. De qualquer forma, é interessante notar que agonistas CB_2 não induzem os efeitos típicos dos canabinoides clássicos, como efeitos sobre memória e recompensa.

Havendo um receptor no cérebro, seria razoável supor a existência de um ligante endógeno. De fato, em 1992, um grupo liderado novamente pelo prof. Mechoulam identificou o primeiro ligante endógeno para o receptor CB_1, ou seja, o primeiro endocanabinoide: a araquidonoil etanolamida, derivada do ácido araquidônico e também denominada "anandamida" (do sânscrito *ananda*, significando felicidade, serenidade). Um segundo endocanabinoide foi identificado, o 2-araquidonoil glicerol (2-AG), também de natureza lipídica e derivado do ácido araquidônico.

A síntese de anandamida e de 2-AG pode acontecer por múltiplos processos, envolvendo clivagem de lipídeos na membrana das células, sendo de particular interesse as enzimas fosfolipase D, para a síntese de anandamida, e diacilglicerol-lipase para a síntese de 2-AG, ambas estimuladas pelo aumento de cálcio intracelular. Quanto à hidrólise dos endocanabinoides, a principal enzima responsável pelo término da ação da anandamida é a amido-hidrolase de ácidos graxos (FAAH, do inglês *fatty acid amide hydrolase*) e a responsável pela clivagem do 2-AG é a monoacilglicerol-lipase (MAGL). Estas enzimas estão localizadas no interior dos neurônios, permanecendo ainda controversos os mecanismos pelos quais a anandamida e o 2-AG são internalizados: se atravessando a membrana celular por difusão ou por meio de um transportador.

Algumas características particulares do sistema endocanabinoide, elucidadas por estudos de neuroquímica, histologia e eletrofisiologia, devem ser ressaltadas. Os endocanabinoides são sintetizados sob demanda na membrana de neurônios pós-sinápticos, quando há aumento de atividade neuronal e influxo de cálcio. Uma vez sintetizados, são imediatamente liberados na fenda sináptica, não sendo armazenados em vesículas (diferente, portanto, do que acontece com os neurotransmissores clássicos). Além disso, ativam o receptor CB_1 pré-sináptico, reduzindo a atividade neuronal e a liberação de neurotransmissores. Portanto, os endocanabinoides atuam como neurotransmissores retrógrados. Propõe-se que este sistema seja uma espécie de "disjuntor" na neurotransmissão, sendo recrutado para se contrapor a aumentos excessivos de atividade neuronal que poderiam ocasionar excitotoxicidade.

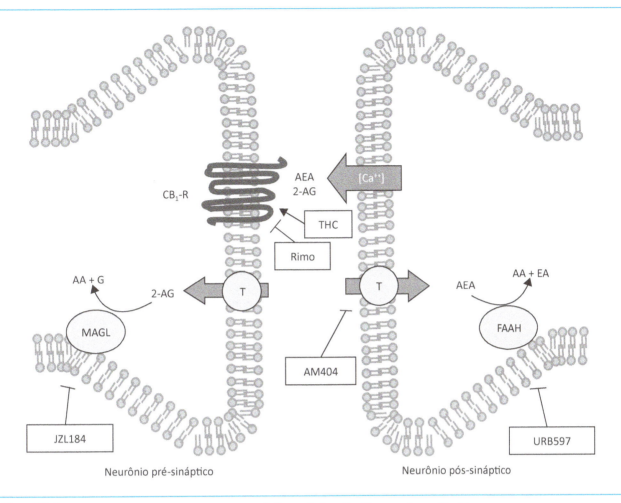

Figura 72.1 – Mecanismo proposto para a neurotransmissão mediada pelo sistema endocanabinoide.
O sistema endocanabinoide atua por meio de neurotransmissão retrógrada. Os endocanabinoides anandamida (AEA) e 2-AG são sintetizados e liberados sob demanda das membranas de neurônios pós-sinápticos e ativam o receptor CB_1 pré-sináptico. A ativação deste receptor resulta em recrutamento de uma proteína Gi (PGi), com inibição de adenilatocliclase (AC), e ativação de uma proteína quinase (MAPK, do inglês *mitogen-activated protein kinase*). A ativação do receptor CB_1 também resulta em inibição de canais para cálcio (Ca^{+2}) e ativação de canais para potássio (K^+). As ações dos endocanabinoides terminam após internalização, por meio de um possível transportador de membrana (T), seguida de metabolismo pela enzima amido-hidrolase de ácidos graxos (FAAH), para a anandamida, e monoacilglicerol-lipase (MAGL), para o 2-AG. Seus metabólitos são ácido araquidônico (AA), etanolamina (EA) e glicerol (G). A ilustração também representa algumas substâncias que atuam no sistema endocanabinoide: Δ⁹-tetra-hidrocanabinol (THC), agonista de receptores canabinoides. Rimonabant (Rimo), antagonista de receptor canabinoide CB_1. AM404, inibidor do transportador de endocanabinoides. URB597, inibidor da hidrólise de anandamide. JZL184, inibidor da hidrólise de 2-AG.
Fonte: Para maiores detalhes, ver Piomelli (2003).

Outros possíveis componentes do sistema endocanabinoide merecem destaque. Entre eles, o canal iônico vaniloide (TRPV1, do inglês *transient receptor potential cation channel subfamily V member 1*) pode também ser ativado pela anandamida, curiosamente com consequências contrárias à ativação de receptor CB_1. As implicações desta ação dual da anandamida ainda são focos de pesquisas. Outros potenciais receptores para os endocanabinoides são o PPAR e o GPR55. Além disso, o receptor CB_1 tem um sítio de modulação alostérica, que também representa um potencial alvo para novos fármacos. Cabe ressaltar, ainda, que mais compostos vêm sendo propostos como endocanabinoides, além da anandamida e do 2-AG. Por fim, outras enzimas podem ser responsáveis pela hidrólise de endocanabinoides, incluindo a ciclo-oxigenase 2 (COX-2) e a α/β-hydrolase domain-containing 6 (ABHD6).

■ Canabinoides

A aplicação terapêutica de canabinoides já é uma realidade, ainda que em circunstâncias específicas. Podem ser utilizados fármacos sintéticos ou extratos da planta contendo diferentes canabinoides, sob o conceito de medicamentos à base de *Cannabis* (*Cannabis*-based medicines).

Fitocanabinoides e canabinoides sintéticos

O fitocanabinoide Δ^9-THC (também sob a denominação de "dronabinol") e o canabinoide sintético nabilona são utilizados para o tratamento de náuseas e vômitos (efeito antiemético) decorrentes do uso de medicamentos antineoplásicos. Além disso, esses agonistas canabinoides podem ser utilizados como estimulantes do apetite em pacientes com anorexia de correntes, por exemplo, de infeção pelo vírus HIV. Seu potencial terapêutico é limitado em razão dos efeitos de psicose, amnésia, sedação, não sendo medicamentos de 1ª escolha.

Já o CBD é utilizado para tratamento de síndromes epiléticas refratárias aos medicamentos convencionais, a exemplo das síndromes de Dravet e de Lennox-Gastaut. Estudos clínicos recentes, embora poucos, dão suporte à sua eficácia. Há também evidências, obtidas de modelos animais e em estudos clínicos, de que o CBD apresente efeito antipsicótico (para tratamento de esquizofrenia). Além disso, há medicamentos à base de *Cannabis* consistindo na combinação de Δ^9-THC e CBD (nabiximols), na forma farmacêutica de *spray* para administração na mucosa bucal, utilizados para alívio de sintomas de esclerose múltipla e dor neuropática. Enquanto os efeitos do Δ^9-THC podem ser explicados pela ativação de receptores canabinoides, os mecanismos de ação do CBD permanecem incertos, podendo envolver múltiplos alvos, como facilitação do sistema endocanabinoide, agonismo de receptores de serotonina (5-HT_{1A}) e facilitação da via intracelular PI3K.

Para além do otimismo despertado por estas aplicações terapêuticas, não se deve perder de vista que a maconha é uma droga com potencial de abuso, de modo que seu uso pode ter consequências deletérias, sobretudo em longo prazo. Esta discussão torna-se ainda mais relevante à luz de estudos mostrando que as amostras desta droga apreendidas apresentam concentrações cada vez maiores de Δ^9-THC e menores de CBD, o que significa que seus efeitos podem estar cada vez mais intensos. Além disso, diferentes formas de uso da *Cannabis* têm surgido, além do tradicional cigarro, a exemplo dos bolos e doces de maconha ("maconha comestível"). Embora o tema seja controverso, há evidências de que o consumo por longo prazo de *Cannabis*, particularmente na juventude, pode estar associado ao desenvolvimento de transtornos psiquiátricos, em especial esquizofrenia. Vem despertando preocupação, também, o abuso de canabinoides sintéticos, promovidos sobre o nome enganoso de "maconha sintética". Estes compostos (p.ex., JWH-018) podem ser particularmente deletérios por apresentarem uma afinidade pelo receptor CB_1 muito maior do que o próprio Δ^9-THC, tendo imenso potencial para induzir efeitos psicotomiméticos e neurotóxicos.

Farmacocinética dos canabinoides

Os canabinoides são compostos bastante lipossolúveis, fato que é determinante para compreender a sua farmacocinética. Como uma forma comum de administração é por meio de cigarros, há uma ampla absorção pela via pulmonar, com rápido acesso do Δ^9-THC ao SNC, que aumenta o potencial de abuso em virtude do início rápido de ação. Para o uso terapêutico, opta-se pela via oral, apesar da biodisponibilidade mais baixa e tempo para o pico de concentração plasmática máxima (Tmax) mais lento do que pela via pulmonar. Por esta via, ocorre significativo metabolismo hepático de primeira passagem. Outra via terapêutica de interesse para a administração de medicamentos à base de *Cannabis* é o *spray* bucal, que possibilita absorção pela mucosa, com boa biodisponibilidade. Por fim, cabe ressaltar que o abuso de Δ^9-THC também pode ocorrer pela via oral, por meio da ingestão de bolos e doces contendo esta substância. A biodisponilidade e o Tmax, neste caso, são variáveis e erráticos (ver caso clínico ao final do capítulo). O Δ^9-THC e o CBD são amplamente distribuídos no organismo, apesar de se ligarem a proteínas plasmáticas. Primariamente, concentram-se em órgãos mais bem vascularizados, incluindo o cérebro, e, posteriormente, podem se acumular em tecido adiposo por serem compostos de alta lipossolubidade.

O término de ação do Δ^9-THC e do CBD ocorre primariamente por metabolismo hepático por enzimas do citocromo P450, embora parte seja excretada, sobretudo na urina. Alguns canabinoides também podem ser detectados em leite materno, suor, saliva e cabelo, com importantes aplicações para testes toxicológicos. Tanto o Δ^9-THC como o CBD têm meia-vida de 20 a 30 horas, aproximadamente. Importante considerar que o Δ^9-THC gera metabólitos ativos, o que deve ser levado em conta quando se considera a duração de seus efeitos.

Inibidores da hidrólise de endocanabinoides

Considerando as limitações do uso de canabinoides, novas estratégicas de intervenções no sistema endocanabinoide vêm sendo pesquisadas, explorando algumas características particulares deste sistema, como sua atuação sob demanda e sua função protetora.

Neste contexto, uma abordagem de grande interesse é a utilização de inibidores da hidrólise de endocanabinoides. São inibidores seletivos das enzimas

Capítulo 72 – Farmacologia dos canabinoides

FAAH (responsável pelo término da ação da anandamida) e MAGL (responsável pelo término da ação do 2-AG), que são capazes de aumentar os níveis de endocanabinoides no cérebro e, portanto, promover a ativação de receptor CB_1 de maneira mais sutil do que os agonistas. Estes compostos vêm sendo pesquisados em modelo animais para diversas doenças neurológicas e psiquiátricas. As potenciais aplicações terapêuticas decorrem de seus efeitos analgésicos, ansiolíticos, antidepressivos e anticonvulsivantes, observadas em doses que não induzem os efeitos deletérios de agonistas CB_1 (sedação, amnésia, potencial de abuso). Alguns exemplos são o URB597 e PF-04457845, inibidores da FAAH, e o JZL184, inibidor da MAGL.

Antagonistas do receptor canabinoide CB_1

O conhecimento em torno do sistema endocanabinoide e do receptor canabinoide CB_1 ensejou o desenvolvimento de antagonistas seletivos para este receptor. O primeiro deles foi o rimonabanto (SR141716A), ao qual se seguiu o AM251. Atualmente, sabe-se que ambos podem atuar, na verdade, como agonistas inversos. Estas substâncias têm sido de imensa importância para o estudo das funções do sistema endocanabinoide. Estudos experimentais com estes antagonistas têm reafirmado a importância deste sistema como um mecanismo protetor no cérebro, conforme mencionado. De fato, alguns dos efeitos dos antagonistas canabinoides em animais experimentais são a facilitação de crises convulsivas, facilitação de respostas aversivas a estímulos estressores e aumento de resposta a estímulos nociceptivos.

Quanto às aplicações terapêuticas, houve, inicialmente, uma imensa expectativa de que estes fármacos poderiam tratar diversas doenças, incluindo abuso de drogas e obesidade. Interessante ressaltar que, de fato, um antagonista CB_1, o rimonabanto, já foi utilizado no tratamento de obesidade em diversos países, inclusive no Brasil. Esta aplicação foi desenvolvida considerando-se a observação de que a ativação deste receptor promove aumento de apetite (conhecido entre consumidores de maconha como "larica"), bem como a função dos endocanabinoides em modular apetite e metabolismo. Estudos clínicos demonstraram que o uso por longo prazo do rimonabanto promove redução de massa corporal de aproximadamente 10% (semelhante, aliás, a vários medicamentos para o tratamento de obesidade). Porém, pacientes utilizando rimonabanto reportaram, com frequência, efeitos adversos de natureza psiquiátricas, particularmente ansiedade, depressão e ideias suicidas. Esses efeitos deletérios não foram surpreendentes, considerando o conhecimento já existente dos efeitos de antagonis-

tas CB_1 em animais experimentais. O resultado foi a remoção do rimonabanto de todos os países, o que levou os pesquisadores a repensarem as aplicações terapêuticas desses medicamentos e a busca de novas abordagens farmacológicas.

Outras abordagens farmacológicas para o sistema endocanabinoide

Novas possibilidades vêm sendo pesquisadas para o desenvolvimento de fármacos que atuam no sistema endocanabinoide. De particular interesse são fármacos que mantenham os potenciais efeitos terapêuticos de canabinoides agonistas CB_1 (analgésico, antiemético), mas evitando os efeitos deletérios (psicose, amnésia, sedação).

Além dos inibidores da hidrólise de endocanabinoides, já mencionados, o interesse tem se voltado para o sítio alostérico do receptor CB_1. Moduladores alostéricos positivos ou negativos do receptor CB_1 podem ter ações mais sutis e perfis terapêuticos mais favoráveis do que os agonistas. Outra possibilidade são agonistas de receptores CB_2, também com efeitos farmacológicos interessantes demonstrados em modelos animais (analgesia, inibição de efeitos de drogas de abuso). Quanto aos antagonistas CB_1, as pesquisas têm se voltado para mecanismos que possam evitar os efeitos adversos psiquiátricos destes fármacos. Algumas possibilidades são substâncias que atuem como antagonistas neutros ou silenciosos (ou seja, que não tenham ação de agonistas inversos) ou compostos que não atravessem a barreira hematoencefálica. Espera-se que essas pesquisas venham a renovar o interesse terapêutico pelos antagonistas CB_1. O CBD também emerge como um composto com diversas ações farmacológicas de interesse, embora a demanda seja por derivados com perfil farmacocinético mais favorável.

Entre os principais pontos que ainda precisam ser esclarecidos, podemos ressaltar a potencial relação entre consumo de *Cannabis sativa* e transtornos psiquiátricos (particularmente a esquizofrenia); a eficácia de medicamentos à base de *Cannabis* (contendo Δ^9-THC, CBD etc.), para os quais ainda há poucos estudos clínicos; os efeitos em humanos de inibidores da hidrólise de endocanabinoides (particularmente inibidores da FAAH); os efeitos dos novos antagonistas do receptor CB_1; os efeitos de fármacos seletivos para o receptor CB_2. O estudo dos canabinoides e do sistema endocanabinoide representa um exemplo fascinante de como conceitos básicos de Farmacologia podem ser aplicados para o desenvolvimento de novas abordagens terapêuticas. Além disso, ainda é um campo de pesquisa amplo e estimulante, com muitas áreas de incerteza e vários pontos controversos a serem esclarecidos.

Seção 10 – Tópicos Especiais

Atividade proposta

Caso clínico

Uma publicação no *American Journal of Psychiatry* relatou que cinco pacientes foram atendidos em um serviço de emergência apresentando delírios, alucinações e agressividade e agitação. Todos eram fumantes regulares de maconha, mas naquele dia haviam consumido maconha comestível. Os pacientes relataram que, em razão da demora para o início do efeito, consumiram todo o produto, tendo ingerido um total de 100 mg de Δ^9-THC pela via oral. Os sintomas comportamentais foram tratados com medicamentos benzodiazepínicos (lorazepam e midazolam) e antipsicóticos (haloperidol e risperidona).

Fonte: M, SHudak evern D, Nordstrom K. Edible Cannabis-Induced Psychosis: Intoxication and Beyond. Am J Psychiatry. 2015 Sep 1;172(9):911-2.

Principais pontos e objetivos de aprendizagem

Para compreender os efeitos farmacológicos dos canabinoides, considerando aspectos farmacodinâmicos e farmacocinéticos, responda as seguintes questões:

1) Como o Δ^9-THC induz seus efeitos?
2) O que poderia explicar o consumo de quantidade elevada de Δ^9-THC?
3) Explique a abordagem farmacológica utilizada para o tratamento.

Respostas esperadas

1) Δ^9-THC atua como agonista parcial de receptores CB_1. A ativação destes receptores ocasiona efeitos psicotomiméticos, amnésia, hiperfagia. Além disso, o Δ^9-THC tem metabólitos ativos, o que pode ampliar o seu efeito, sobretudo após consumo pela via oral, quando é absorvido e metabolizado no fígado.

2) Quando o Δ^9-THC é administrado por meio do cigarro de maconha (absorção pulmonar), há um pico de concentração plasmática que acontece rapidamente (curto Tmax) e o Δ^9-THC se distribui rapidamente para o SNC, com rápido início de ação. Porém, as preparações comestíveis de *Cannabis* têm um outro perfil de ação, já que o Δ^9-THC está sendo administrado pela via oral. Nesta circunstância, a absorção é bem mais errática e o Tmax é bem maior. Como as pessoas que utilizam a droga têm a expectativa de um início de ação rápido (como acontece com a maconha fumada), existe o risco de ingerirem quantidades grandes da "maconha comestível", o que pode ocasionar a absorção de quantidades elevadas de Δ^9-THC.

3) O tratamento foi realizado com fármacos benzodiazepínicos e antipsicóticos. Os benzodiazepínicos promovem efeitos sedativos e hipnóticos por serem agonistas alostéricos positivos dos receptores GABA-A. Desta forma, atenuam os efeitos de agitação e agressividade. Os antipsicóticos atenuam delírios e alucinações por serem antagonistas de receptores D_2 de dopamina.

■ REFERÊNCIAS

1. Carlini EA. The good and the bad effects of (-) trans-delta-9-tetrahydrocannabinol (Delta 9-THC) on humans. Toxicon. 2004 Sep 15;44(4):461-7.
2. Di Marzo V. New approaches and challenges to targeting the endocannabinoid system. Nat Rev Drug Discov. 2018 Sep;17(9):623-639.
3. Friedman D, Devinsky O. Cannabinoids in the Treatment of Epilepsy. N Engl J Med. 2015 Sep 10;373(11):1048-58.
4. Huestis MA. Human cannabinoid pharmacokinetics. Chem Biodivers. 2007 Aug;4(8):1770-804.
5. Lutz B, Marsicano G, Maldonado R, Hillard CJ. The endocannabinoid system in guarding against fear, anxiety and stress. Nat Rev Neurosci. 2015 Dec;16(12):705-18.
6. Mechoulam R, Hanuš LO, Pertwee R, Howlett AC. Early phytocannabinoid chemistry to endocannabinoids and beyond. Nat Rev Neurosci. 2014 Nov;15(11):757-64.
7. Moreira FA, Aguiar DC, Terzian AL, Guimarães FS, Wotjak CT. Cannabinoid type 1 receptors and transient receptor potential vanilloid type 1 channels in fear and anxiety-two sides of one coin? Neuroscience. 2012 Mar 1;204:186-92.
8. Pertwee RG, Howlett AC, Abood ME, Alexander SP, Di Marzo V, Elphick MR, Greasley PJ, Hansen HS, Kunos G, Mackie K, Mechoulam R, Ross RA. International Union of Basic and Clinical Pharmacology. LXXIX. Cannabinoid receptors and their ligands: beyond CB_1 and CB_2. Pharmacol Rev. 2010 Dec;62(4):588-631.
9. Piomelli D. The molecular logic of endocannabinoid signalling. Nat Rev Neurosci. 2003 Nov;4(11):873-84.
10. Zuardi AW. History of cannabis as a medicine: a review. Braz J Psychiatry. 2006 Jun;28(2):153-7.

Capítulo 73

Psicodélicos

Autores:
- Eduardo Ary Villela Marinho
- Eduardo Koji Tamura
- Alexandre Justo de Oliveira Lima
- Laís Fernanda Berro

Há uma definição para os psicodélicos que é baseada no seu uso histórico e como sacramentos em uma variedade de culturas: "... é uma droga que, sem causar dependência, desejo, grandes perturbações fisiológicas, delírio, desorientação ou amnésia, produz alterações de humor e sobre a percepção que de outra forma raramente seriam experimentadas, exceto nos sonhos, exaltação contemplativa e religiosa, flashes de memória involuntária vívida e psicose aguda".

Culturas indígenas deixaram pinturas rupestres representando templos para divindades de cogumelos alucinógenos datados de 7.000 a.C. Com relação ao uso de plantas com propriedades psicotrópicas, uma das evidências mais antigas remonta a 5.700 anos no México, onde foram encontrados fósseis de botões de cactos de peiote (que contêm mescalina) em cavernas. Na região da Bacia Amazônica, as origens do uso da Ayahuasca também são bastante antigas e o início do uso não é preciso, mas há evidências arqueológicas de que ocorra desde 2000 a.C.

Mais contemporaneamente, o psicodélico que se tornou modelo da sociedade ocidental moderna, a dietilamina do ácido lisérgico (LSD), foi sintetizada pela primeira vez em 1938 por Albert Hofmann como parte de uma investigação sistemática de compostos derivados dos alcaloides produzidos por fungos do centeio nos laboratórios da Sandoz, na Suíça. Seu efeito sobre o sistema nervoso central (SNC) foi descoberto em 1943, quando Hofmann, acidentalmente, ingeriu uma pequena quantidade.

Uma década depois, em 1953, seguiu-se a detecção da serotonina no cérebro dos mamíferos. A presença da porção triptamina do LSD rapidamente foi identificada na estrutura química da serotonina. Este reconhecimento ensejou a proposta segundo a qual "os distúrbios mentais causados pelo LSD seriam devidos à sua interferência sobre a ação da serotonina no cérebro".

O termo "psicodélico" (do grego *psyche* que significa "mente" e *delos* que significa "claro" ou "visível"), foi descrito por Humphrey Osmond em 1957, sugerindo que essas substâncias teriam a capacidade de "manifestar a mente", revelando propriedades úteis ou benéficas. Um pouco antes, no início da década de 1950, no Canadá, Osmond começou a medicar pacientes alcoolistas com psicodélicos e ficou surpreso ao observar a melhora de suas condições, com um número significativo de pacientes se tornando abstêmios de álcool e mantendo esta situação por meses ou até anos.

Próximo dos anos de 1970, nos círculos científicos, tornou-se comum referir-se a essas substâncias como psicotomiméticos, um termo com conotação negativa sugerindo que elas fomentavam um estado mental semelhante à psicose. Em seguida, percebeu-se que não forneciam modelos muito realistas de psicose ou doença mental e, então, passou-se a utilizar o termo "alucinógenos", novamente um termo pejorativo sugerindo que essas substâncias produzem principalmente alucinações, esse termo também não seria particularmente adequado, embora seja amplamente usado e a denominação preferida para essas substâncias na maioria dos textos científicos.

Deve-se ter em mente que a escassez de pesquisas com psicodélicos entre 1970 e os anos 2000 não resultou do desinteresse científico, mas foi consequência de políticas públicas nos Estados Unidos, entre 1960 e 1970, quando os psicodélicos tiveram um papel importante na definição da cultura jovem, com livros e numerosos ensaios sobre o assunto. O uso do LSD e da *Cannabis* pelos *hippies*, que se manifestavam contra a Guerra do Vietnã durante a década de 1960, criou grande consternação entre autoridades e órgãos legislativos. Acreditava-se que essas substâncias estivessem "pervertendo" a mente da juventude e, somado a isso, Timuthy Leary, professor da Universidade de Harvard, associado a integrantes de bandas como The Beatles, The Doors e Pink Floyd, elas encorajavam os jovens a "ligar, sintonizar e desistir", orientando-os a usar psicodélicos, descobrir seu verdadeiro eu e abandonar as convenções. Essas mensagens não foram bem vistas e influenciaram os meios de comunicação que passaram a alimentar a histeria pública com relatos extremos de insanidade, danos cromossômicos, tentativas de voar, entre outros.

Assim sendo, foi criada nos Estados Unidos a Lei de Substâncias Controladas (CSA), que incluiu preocupações sobre o uso de psicodélicos, contribuindo, desse modo, para uma abordagem severa, tratando-as como narcóticos semelhantes à heroína e listando-as como pertencentes à Classe I: drogas perigosas e sem condições de uso seguro ou terapêutico. Essa classificação praticamente impossibilitou os estudos clínicos sobre os psicodélicos e efetivamente acabou com qualquer pesquisa significativa sobre a farmacologia e o valor terapêutico dos psicodélicos por cerca de três décadas.

Em seguida, com o aparecimento das religiões que utilizavam psicodélicos em suas práticas, houve a criação da palavra "enteógeno" para substituir os termos "alucinógeno" e "psicodélico". Enteógeno se refere a uma substância que gera Deus ou o divino dentro de alguém e geralmente é usada, em alguns círculos científicos, como sinônimo de psicodélico.

É importante destacar que os efeitos produzidos pelos psicodélicos são altamente dependentes do conjunto da expectativa mental do usuário e do ambiente em que ocorrerá o uso. Pesquisas terapêuticas com psicodélicos e outras substâncias psicoativas, como a 3,4-metilenodioximetanfetamina (MDMA), vêm mostrando efeitos promissores no tratamento para o sofrimento psicológico no câncer, transtornos por uso de substâncias e transtornos relacionados à depressão ou ansiedade.

A classificação atualmente aceita de psicodélicos inclui psicodélicos clássicos e psicodélicos atípicos (não tradicionais ou não clássicos) (Figura 73.1). Psicodélicos clássicos são as fenetilaminas, como a 3,4,5-trimetoxi-fenetilamina (mescalina, derivada da família das cactáceas, incluindo o peiote), triptaminas como a N, N-dimetiltriptamina (N, N-DMT; encontrado na ayahuasca) e ergolinas, como a dietilamida do ácido lisérgico (LSD). Os psicodélicos atípicos podem ser subdivididos em psicodélicos dissociativos (antagonistas do receptor N-metil-D-aspartato-NMDA), como a fenciclidina (PCP) e cetamina (um anestésico cirúrgico amnéstico), bem como agonistas canabinoides como o Δ9-tetra-hidrocanabinol (Δ9-THC), alucinógenos delirantes (antagonistas de receptores muscarínicos) como a escopolamina e os entactógenos (p.ex., 3,4-metilendioximetanfetamina – MDMA – "êxtase").

Psicodélicos clássicos

Dietilamida do ácido lisérgico (LSD)

O LSD é um fármaco semissintético, considerado um alucinógeno potente sintetizado a partir do fungo do centeio (*Claviceps purpurea*).

No Brasil, seu uso é discreto, com índice inferior a 1%. Seus efeitos variam de delírios, alucinações visuais, distorção do senso de tempo e de identidade, percepção de profundidade e de tempo prejudicada, sensação artificial de euforia, percepção distorcida do tamanho e da forma dos objetos e da imagem do próprio corpo do usuário. Os usuários relatam "viagens ruins" (episódios de depressão, ilusões assustadoras e sensação de pânico) alternando com "viagens boas" (euforia e excitação) e, em alguns casos, apresentam o fenômeno de *flashback* (manifestação de efeitos mesmo algum tempo após seu uso).

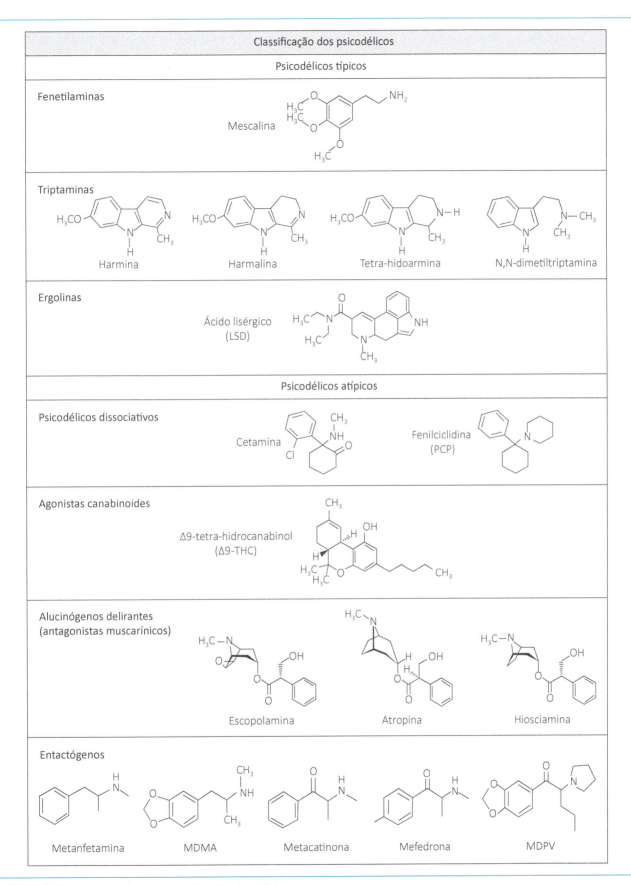

Figura 73.1 – Principais classes e exemplos de psicodélicos.
Fonte: Desenvolvida pela autoria do capítulo.

Entre os efeitos fisiológicos, são relatados dilatação das pupilas, alteração da temperatura corporal, perda de apetite, sudorese ou calafrios, insônia, tremores e boca seca. A estimulação do sistema nervoso simpático pode resultar em piloereção, hipotermia, taquicardia com palpitação, elevação da pressão arterial e hiperglicemia. No sistema motor, os efeitos fisiológicos são o aumento da tensão muscular, tremores e incoordenação motora. Os sintomas geralmente começam entre 30 e 60 minutos após o uso do fármaco, dependendo da via de administração, e podem durar até 12 horas. A dosagem necessária para produzir um efeito moderado na maioria dos indivíduos é de 1 a 3 µg/kg. Após a ingestão oral, o LSD é completamente absorvido no trato digestivo e, na dose de 100 a 250 µg, os efeitos psicológicos e simpaticomiméticos atingem seu pico após 1,5 a 2,5 horas. A distribuição do LSD no organismo ainda não está bem estabelecida em humanos, no entanto, em roedores, a distribuição é quase total após 10 minutos na dose de 50 µg i.v. de LSD, indicando baixa afinidade às proteínas plasmáticas.

Em humanos, o LSD é metabolizado por enzimas hepáticas microssômicas dependentes de NADH à 2-oxo-LSD e 2-oxo-3-hidroxi-LSD, que são os principais metabólitos inativos. A meia-vida do LSD em humanos é em torno de 2,6 horas e sua biodisponibilidade por via oral (VO) é de aproximadamente 71%. A excreção do LSD pela urina é em torno de 1% e o restante é excretado pelas fezes. As concentrações urinárias de LSD após uma dose única do fármaco (200 µg VO.) demonstram que a taxa de excreção máxima do LSD ocorre entre 4 e 6 horas após a administração, podendo a substância ainda ser detectada por até 4 dias após a ingestão.

Alguns parâmetros da farmacocinética (PK) desses estudos foram selecionados e são apresentados na Quadro 73.1.

No que concerne à farmacodinâmica, evidências indicam que o LSD atua principalmente como agonista parcial dos receptores serotoninérgicos 5-HT2A. Sugere-se que a ação sobre esses receptores resulte em um estado de hiperatividade glutamatérgica no córtex pré-frontal medial, que parece afetar o funcionamento do eixo córtico-estriado–tálamo-cortical, causando

prejuízo no processamento das informações no córtex e na percepção distorcida dos estímulos, resultando nas alucinações. As ações conjuntas como agonista em outros receptores, como os serotoninérgicos 5-HT1A e 5-HT2C ou os dopaminérgicos D2 e TAAR1 (receptor acoplado à proteína G ativado por aminas bioativas), os quais estão presentes em diversas estruturas do SNC, parecem contribuir para ocorrência dos efeitos alucinógenos do fármaco (Figura 73.2). Apesar de atuar na via mesolímbica, o LSD não induz comumente estados de dependência visto que não produz comportamentos compulsivos para sua obtenção e uso.

Apesar de os receptores 5-HT2A serem descritos como preponderantes na produção dos efeitos alucinógenos produzidos pelo LSD, nem todos os agonistas desses receptores geram tais efeitos. Desse modo, surge a dúvida do que poderia causar essa diferença na capacidade dos agonistas 5-HT2A em produzir os efeitos alucinógenos. Nesse sentido, sabe-se que a ligação de diferentes agonistas a um mesmo receptor acoplado à proteína G pode ativar múltiplas vias de transdução de sinal, dependendo da conformação que o conjunto agonista/receptor assume. Esse fenômeno é conhecido como *biased agonism* e explica como diferentes agonistas de um mesmo receptor podem resultar em respostas distintas. O LSD atua em receptores 5-HT2A e não estimula a via da fosfolipase C com grande eficácia, no entanto, outras vias de sinalização, com diferentes isoformas de proteínas G, podem contribuir nos efeitos alucinógenos desses fármacos. Nesse contexto, foram descritas interações com a proteína Gi/o e G12/13, ambas resultando na ativação da fosfolipase A_2 (Figura 73.3).

Parte dos efeitos alucinógenos do LSD pode ocorrer com a ativação conjunta de receptores 5-HT2A e receptores metabotrópicos de glutamato (mGlu2), que estão coexpressos como um complexo heteromérico no córtex pré-frontal. De fato, o comportamento considerado "alucinógeno" em camundongos (*head-twitch behavioral response*) foi avaliado em animais *knockout* para receptores mGlu2, os quais, sob efeito do LSD, não expressaram tal comportamento, sugerindo, assim, a necessidade da coativação desses receptores para a produção desses efeitos.

Quadro 73.1 – Parâmetros farmacocinéticos do LSD em humanos.

Dose	N	Vd (L)	C_{max} (ng/mL)	t_{max} (h)	t½ (h)	AUC (ng/h/mL)	CL/F (L/h)
100 µg	24	46 (35 a 76)	1,3 (1,2 a 1,9)	1,4 (1,3 a 2,1)	2,6 (2,4 a 3)	8,1 (7,5 a 11,1)	12,3 (7,8 a 24)
200 µg	16	37 (32 a 46)	3,1 (2,6 a 4)	1,5 (1,3 a 2,4)	2,6 (2,2 a 3,4)	20,3 (17,3 a 26,2)	9,9 (8,3 a 12,8)

Os valores representam a média geométrica (IC 95%) de volume de distribuição (V_d), concentração plasmática máxima (C_{Max}) e tempo estimado para alcançar a concentração plasmática máxima (t_{max}), meia-vida de eliminação plasmática ($t_{1/2}$), área sob a curva (AUC) e coeficiente de eliminação renal (CL/F).

Fonte: Dados modificados de Dolder PC et al. (2017).

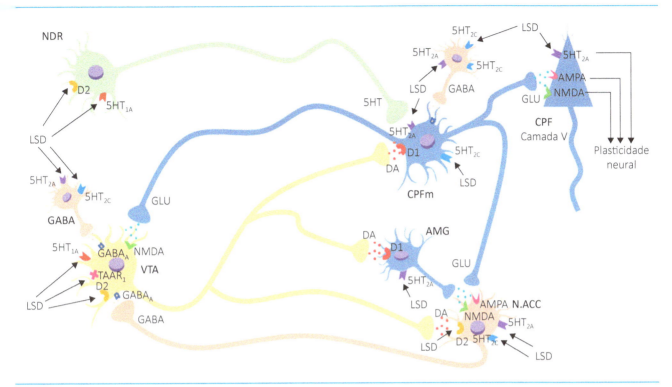

Figura 73.2 – Múltiplos sítios de ação do LSD localizados em diferentes regiões do cérebro e o mecanismo pelo qual produz os efeitos psicodélicos.
VTA: área tegmentar ventral; NDR: núcleo dorsal da rafe; CPFm: córtex pré-frontal medial; CPF-V: córtex pré-frontal camada piramidal V; AMG: amígdala; N.ACC: núcleo accumbens; D1 e D2: receptores dopaminérgicos; 5-HT1A, 5-HT2A e 5-HT2C: receptores serotoninérgicos; AMPA e NMDA: receptores de glutamato; GABAA: receptores gabaérgicos do tipo A; LSD: dietilamina do ácido lisérgico.
Fonte: Desenvolvida pela autoria do capítulo.

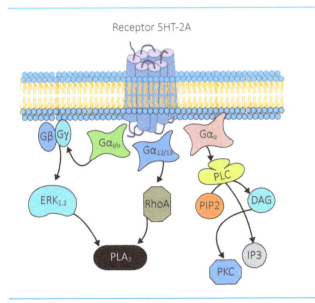

Figura 73.3 – Interação do receptor 5HT-2A com diferentes tipos de proteína.
$G_{i/o}$: ERK (proteínas quinases reguladas por sinais extracelulares): PLA_2 (fosfolipase A_2); $G_{12/13}$: RhoA (proteína homóloga a Ras A): PLA_2; G_q: PLC (fosfolipase C): PIP2 (fosfatidilinositol 4,5 bifosfato): DAG (diacilglicerol): IP3 (inositol trifosfato): PKC (proteína quinase C).
Fonte: Baseada em Kurrasch-Orbaugh et al. (2003).

Na década de 1960, vários estudos em humanos avaliaram a eficácia terapêutica do LSD em patologias como a dependência de álcool ou nicotina, dor, neurose, depressão refratária e ansiedade relacionada à doença terminal, entre outras. Apesar de algumas limitações metodológicas, os resultados promissores promoveram uma onda do uso clínico de LSD que ficou conhecida como "modelo de terapia psicodélica". No entanto, com a classificação dos psicodélicos como pertencentes à Classe I pela CSA, eles foram considerados sem condições de uso seguro ou terapêutico.

Apesar desses estudos promissores da década de 1960, nenhum grande estudo farmacológico ou clínico adequado e padronizado foi realizado entre os anos de 1970 e 1990, mas recentemente as pesquisas usando LSD na psiquiatria foram retomadas e estudos-piloto estão sendo publicados com alguns resultados promissores, como a redução da ansiedade em até 12 meses no tratamento com LSD. Outros estudos mostraram que o LSD pode aumentar a sugestionabilidade (disposição de alguém para receber uma ideia e ser por ela influenciado) e a imaginação criativa em voluntários saudáveis, bem como evocar respostas emocionais elevadas à música. Esses resultados podem ter implicações importantes para o uso terapêutico do LSD uma vez que a sugestionabilidade tem sido associada a melhores resultados de tratamento para uma série de patologias, incluindo dor e depressão.

O futuro das pesquisas com LSD vem da necessidade de se desenvolver novos estudos clínicos, pois, quando administrado com supervisão médica, o LSD poderia servir como fármaco terapêutico para o tratamento de distúrbios psiquiátricos e neurológicos graves. Além disso, estudos pré-clínicos e translacionais poderão definir melhor os mecanismos específicos de sinalização e os circuitos neuronais responsáveis por seus efeitos psicoativos.

Ayahuasca

A palavra "ayahuasca" tem origem na língua indígena quéchua, em que *aya* significa "pessoa morta" e *waska*, "corda, cipó ou vinho". Assim, em uma tradução para o português, seria algo como "corda dos mortos" ou "vinho dos mortos".

A *ayahuasca* é considerada uma bebida sagrada por grupos indígenas da região amazônica e uma "medicina" por curandeiros dessas tribos. A preparação da *ayahuasca* é feita a partir de uma decocção conhecida como "daime", "hoasca" ou "vegetal" e é utilizada pelos índios em seus rituais. Os usuários descrevem que os efeitos psicoativos da bebida propiciam uma forma de comunicação com o mundo espiritual, auxiliando no diagnóstico e tratamento de enfermidades.

Desde a década de 1920, igrejas sincréticas brasileiras começaram a usar a *ayahuasca* como parte de suas cerimônias religiosas combinando elementos do uso feito por indígenas, o espiritualismo africano e a liturgia cristã. No entanto, as primeiras discussões sobre o uso da *ayahuasca* no Brasil tiveram lugar entre 1985 e 1986 quando, após debates com comunidades ayahuasqueiras, foi recomendada a sua classificação como autorizada para "uso ritual e religioso", aprovado pelo então Conselho Federal de Entorpecentes.

Atualmente, o consumo religioso da planta no Brasil está amparado pela Lei nº 11.343/2006 e a relação de seu uso com as tradições indígenas acabou promovendo a propagação dos rituais para além das fronteiras brasileiras. A regulamentação para fins religiosos ocasionou um aumento significativo de adeptos e usuários.

Em 2010, tentou-se estabelecer uma deontologia para o uso da *ayahuasca*, sendo descrito um conjunto de regras, normas e princípios éticos a ser seguido. Foram proibidos a distribuição comercial, o uso terapêutico, o uso turístico e a propaganda. A mesma resolução estimulou pesquisas científicas sobre o potencial terapêutico do uso da *ayahuasca*.

Estudos etnográficos sugerem que existem milhares de receitas de *ayahuasca* com mais de 200 plantas utilizadas na sua mistura. No entanto, de forma geral, a *ayahuasca* atualmente é popularizada como a combinação da decocção de duas plantas, a *Banisteriopsis caapi* e *Psychotria viridis*.

Os constituintes químicos das plantas da *ayahuasca* são bem conhecidos. As folhas de *Psychotria viridis* (Rubiaceae) contêm como alcaloide principal a indolalquilamina N,N-dimetiltriptamina (DMT) e, em menor quantidade, a N-metiltriptamina (MMT). As cascas e o caule do cipó *Banisteriopsis caapi* (Malphighiaceae) têm derivados β-carbolínicos de harmina, tetra-hidroharmina e harmalina como principais alcaloides. As concentrações de alcaloides na *B. caapi* variam entre 0,05 e 1,95% de peso seco, enquanto na *P. viridis* as concentrações variam entre 0,1 e 0,66% de peso seco.

Os alcaloides β-carbolínicos são caracterizados como inibidores da enzima monoamina oxidase (IMAO). Os IMAO são compostos usados na medicina ocidental para o tratamento da doença de Parkinson e transtornos depressivos. Exercem seus efeitos terapêuticos bloqueando a atividade de uma família de enzimas que catalisam a oxidação de monoaminas endógenas e exógenas, as quais constituem um grupo de moléculas que atuam como neurotransmissores e neuromoduladores. Elas contêm um grupo amina ligado a um anel aromático por uma cadeia de dois carbonos e incluem as catecolaminas (dopamina, norepinefrina e epinefrina), triptaminas (serotonina, melatonina e DMT) e traço de aminas (tiramina, histamina e tireoaminas). Se ingeridas, as monoaminas são degradadas pela MAO do trato gastrointestinal. IMAO como as β-carbolinas aumentam os níveis de serotonina, dopamina, norepinefrina e epinefrina no cérebro.

A DMT apresenta afinidade para receptores serotoninérgicos, com ações agonistas em receptores 5-HT2A, 5-HT2C e 5-HT1A. Quando ingerida, a DMT é degradada pela enzima MAO no trato gastrointestinal em ácido indolacético, composto inativo. No entanto, se ingerida na presença de IMAO como os encontrados na *B. caapi*, a DMT permanece ativa.

De acordo com o modelo farmacocinético proposto para a *ayahuasca*, os alcaloides β-carbolínicos inibem a monoamina oxidase A (MAO-A), permitindo a absorção da DMT para a circulação sistêmica, e, chegando ao SNC, produz seus efeitos psicoativos. Assim, a DMT é considerada o principal ingrediente psicoativo da *ayahuasca*, enquanto as β-carbolinas são consideradas as proporcionadoras dos efeitos da DMT. Evidências recentes sugerem que as β-carbolinas também têm atividade psicoativa e efeitos terapêuticos.

Os efeitos psicoativos da *ayahuasca* são qualitativamente semelhantes aos do LSD e da psilocibina, mas também são fenomenologicamente únicos. Em humanos, os efeitos geralmente iniciam em 30 a

0 minutos após a ingestão, com pico após 2 horas, desaparecendo após 6 horas.

Esses efeitos podem ser divididos em categorias: bioquímicos, fisiológicos e sobre o SNC. Os efeitos bioquímicos resultam da combinação dos ingredientes ativos da *ayahuasca*, a DMT e os IMAO e se relacionam com a ação da DMT sobre os receptores de serotonina, que são sítios de ação descritos para drogas alucinógenas como LSD. Destaca-se que os efeitos alucinógenos destes compostos têm sido atribuídos principalmente à ação sobre receptores 5-HT2A.

A ação agonista sobre os receptores 5-HT2A promove a ativação de células piramidais nas camadas mais profundas do córtex cerebral que se projetam, ensejando a liberação de glutamato sobre as células piramidais da camada cortical V, promovendo um aumento da atividade desta região, por meio da ação do glutamato sobre receptores do tipo AMPA e NMDA. O aumento da atividade nessas regiões é um dos prováveis mecanismos responsáveis pelos efeitos alucinógenos, de forma semelhante ao LSD (ver Figura 73.2). É importante ressaltar que a ativação dos receptores 5-HT2A pode influenciar a expressão e modulação gênica, o que pode influenciar a plasticidade sináptica e induzir mudanças neuroquímicas de longo prazo. Ainda no campo da bioquímica, os IMAO da *ayahuasca* aumentam os níveis de monoaminas como dopamina, serotonina e norepinefrina (aumento de dopamina na via mesolímbica é associado com sensações gratificantes e hedônicas) e alterações em níveis hormonais como de prolactina, cortisol e hormônio do crescimento que são registrados após a ingestão de *ayahuasca*.

Os efeitos fisiológicos da *ayahuasca* normalmente apresentam duração de 6 horas. Ocorrem em um estado de lucidez em que não há perda de clareza de pensamento. Há efeitos sobre o trato gastrointestinal como náuseas, vômitos e diarreia e efeitos neurológicos como tremores, tonturas, midríase e sensações de formigamento. Os sintomas cardiovasculares incluem aumento de frequência cardíaca e pressão arterial, e as alterações metabólicas incluem mudanças na percepção da temperatura corporal e da sensibilidade da pele.

Os efeitos da *ayahuasca* sobre o SNC incluem alterações na percepção, nas emoções e no pensamento. Geralmente, nenhuma perda de consciência está associada à ingestão da *ayahuasca*, no entanto, podem ocorrer alterações profundas na consciência. Ocorrem alterações perceptivas como imagens visuais e auditivas e efeitos emocionais com reações intensificadas de felicidade, tristeza, admiração, espanto, ansiedade e medo, assim como sentimentos contraditórios simultaneamente. Os efeitos cognitivos incluem pensamentos mais rápidos, geralmente de conteúdo psicológico pessoal e que fornecem uma nova visão

acerca deles mesmos. Memórias evocadas, geralmente se relacionam com questões pessoais. Entre os efeitos fenomenológicos relatados, predominam maior consciência interna e mudanças de estados de sentimentos subjetivos e excitação emocional.

Propriedades terapêuticas vêm sendo estudadas para a *ayahuasca* e estão relacionadas aos seus efeitos sobre o SNC e à ativação de áreas cerebrais associadas a memórias de eventos pessoais e a experiências conscientes de emoções e sensações internas.

O potencial terapêutico da *ayahuasca* em populações com transtornos psiquiátricos também vem sendo pesquisado. Foram reportados efeitos antidepressivos em pacientes com depressão maior, associado a alterações cerebrais observadas com técnicas de neuroimagem. Foi descrito efeito antidepressivo significativo em dose única de *ayahuasca* em sessão única, comparado a pacientes que receberam placebo. Em outros protocolos, os efeitos antidepressivos se manifestaram rapidamente, nos primeiros dias após a administração, o que não é comum nos antidepressivos clássicos.

Embora a pesquisa sobre os efeitos terapêuticos da *ayahuasca* ainda seja incipiente, autores vêm mostrando possíveis aplicabilidades em casos de estresse pós-traumático, comportamento antissocial, entre outros. Uma área promissora de propriedades terapêuticas da *ayahuasca* se volta aos transtornos por uso de substâncias psicoativas por meio de suas ações diretas e indiretas sobre neurônios dopaminérgicos e serotoninérgicos. Já foram descritos efeitos significativos em modelos animais e em humanos sobre diferentes drogas de abuso como etanol, tabaco e psicoestimulantes. Esses efeitos parecem resultar da ação, principalmente da DMT sobre os receptores 5-HT2A e 5-HT2C. Os receptores 5-HT2A parecem ser mais expressos em neurônios glutamatérgicos e dopaminérgicos. Como são receptores acoplados à proteína Gs, a ação da DMT, em doses menores, parece ter seletividade para estes receptores, aumentando a atividade dopaminérgica e glutamatérgica, podendo ser um dos responsáveis pelos efeitos psicoativos sobre o córtex cerebral. Doses maiores de DMT parecem induzir perda de seletividade com a ativação de receptores 5-HT2C, que estão predominantemente em neurônios gabaérgicos, culminando na inibição de áreas relacionadas com a drogadição.

Psilocibina

A psilocibina (4-fosforiloxi-N,N-dimetiltriptamina) é o composto psicoativo primário dos chamados "cogumelos mágicos" que foram usados durante séculos por culturas nativas para fins xamânicos ou espirituais. A psilocibina produz efeitos notáveis sobre a consciência, frequentemente descritos como "psicodélicos" ou "alucinógenos". Foram relatados um es-

1121

tado de sonho intenso com ilusões visuais coloridas, mudanças nas percepções auditivas, táteis, olfativas, gustativas, percepções alteradas de tempo e espaço, mudanças na imagem, sensações corporais e intensas mudanças de humor. Por essas características, muitas vezes é utilizada de forma recreativa e contempla compostos que apresentam baixa toxicidade fisiológica e baixo potencial de abuso.

Sabe-se que mais de 100 espécies de cogumelos produzem psilocibina, a maioria delas dentro do gênero Psilocybe. A psilocibina é um composto relativamente pequeno, baseado na estrutura da triptamina. É um pró-fármaco que endogenamente é metabolizado a psilocina, que se presume ser o composto ativo no SNC. No *P. cubensis*, o conteúdo de psilocina varia entre 0,17 e 0,78%, enquanto o de psilocibina varia entre 0,44 e 1,35%.

Com relação aos aspectos farmacocinéticos, foi demonstrado que, após a administração oral, a psilocibina é rapidamente hidrolisada em psilocina, que tem meia-vida de 163 minutos, sendo eliminada na urina conjugada na forma de psilocina-O-glicuronídeo.

Como outros psicodélicos clássicos, os efeitos comportamentais da psilocibina/psilocina parecem ser mediados principalmente por ativação dos receptores 5-HT2A. A ketanserina, um antagonista desses receptores, bloqueia quase todos os efeitos subjetivos da psilocibina em humanos. Há relatos sobre a ligação da psilocina a um número considerável de subtipos de receptores de serotonina (5-HT1B, 5-HT1D, 5-HT1E, 5-HT5, 5-HT6, 5-HT7), assim como a outros receptores, incluindo os de dopamina D1 e D3.

A psilocina também aumenta as concentrações de dopamina no córtex e no sistema límbico, provavelmente por ação nos receptores 5-HT2A na área tegmentar ventral (VTA). Estudos de neuroimagem demonstram que a psilocina causa ativação metabólica aguda em múltiplas áreas corticais como o córtex frontomedial, frontolateral, cingulado anterior e temporomedial. De forma geral, essas áreas estão associadas com o desejo induzido por estímulos, modulação do estresse, processamento afetivo relacionado à recompensa e à recaída em pessoas com transtornos aditivos.

Nos últimos anos, o interesse no uso da psilocibina como agente terapêutico foi reavivado com base em dados clínicos que indicam que, sob condições adequadas de preparação e dosagem, a psilocibina tem segurança e eficácia no alívio de ansiedade e depressão associadas ao diagnóstico de doenças terminais como o câncer.

Tem sido relatado que os efeitos agudos da psilocibina, por si, não seriam capazes de promover atividades terapêuticas duradouras. No entanto, foi demonstrado que a ação de agonistas de receptores 5-HT2A

aumenta os níveis do BDNF (fator neurotrófico derivado do cérebro) em diversas regiões corticais em modelos animais. Esse efeito poderia ensejar mudanças nas estruturas sinápticas das regiões afetadas, como remodelamento e aumento das espinhas dendríticas em células piramidais promovendo mudanças duradouras na atividade cerebral e no comportamento.

Testes clínicos encontraram melhora significativa na ansiedade e depressão de pacientes com doenças terminais, mesmo 6 meses após dose oral única de psilocibina. Resultados semelhantes foram observados em pacientes com depressão resistentes ao tratamento convencional. Assim, os psicodélicos clássicos têm se mostrado promissores para o tratamento de diversas patologias.

■ Psicodélicos atípicos

PCP e cetamina

Tanto a fenciclidina (fenilciclo-hexilpiperidina, PCP) como a cetamina (quetamina; ketamina) foram primordialmente descritas pelos efeitos anestésicos e analgésicos, sendo que a indicação era realizada por conta da boa margem de segurança. A PCP foi a primeira a ser sintetizada e comercializada nos Estados Unidos (Sernyl®) para uso em procedimentos cirúrgicos em humanos na década de 1960, mas o uso foi descontinuado após relatos de alucinações, disforia e catalepsia pós-operatórias. A cetamina, juntamente com outros derivados da PCP, foi, então, sintetizada para substituir a PCP por conta desses efeitos adversos. Quimicamente, ambas pertencem ao grupo das arilcicloexilaminas (Figura 73.1) e a cetamina pode ser encontrada em dois tipos de estereoisômeros diferentes, a forma S(+) e a R(-). Apesar de a cetamina produzir efeitos semelhantes (alucinações, comportamentos irracionais e delírios), estes são menores do que os observados com PCP.

A cetamina se tornou o anestésico mais utilizado na Guerra do Vietnã nas décadas de 1960 e 1970 e, desde 1985, a cetamina faz parte da lista dos medicamentos essenciais da Organização Mundial de Saúde (OMS) como um anestésico intravenoso. Por conta do uso abusivo da cetamina, a OMS analisou a continuidade de seu uso como anestésico, mas concluiu que o uso abusivo não é um problema de saúde pública global e os países devem garantir o acesso da cetamina como anestésico. Vale destacar, que o fármaco tem características que facilitam o seu uso e armazenamento, como a dispensa de suprimento de oxigênio durante a indução da anestesia e o armazenamento em temperatura ambiente, o que fez da cetamina, em muitos países pobres, o único anestésico e analgésico disponível.

Tanto a cetamina como a PCP e seus derivados são denominados "anestésicos dissociativos" em razão de características como indução do estado catalépico, desenvolvimento de amnésia e privação sensorial. Mais recentemente, também foram denominados "psicodélicos dissociativos", que estão relacionados a aspectos psicológicos, como relatos comuns de "distanciamento e separação de si mesmos e do ambiente ao seu redor"; "separação do corpo da mente"; "estar fora do corpo".

Frequentemente, também são observados outros efeitos centrais como tontura, náusea, delírio, confusão, desorientação, paranoia, amnésia, disartria, disforia com agitação e aumento de agressividade espontânea após uso de cetamina ou PCP. Os efeitos psicoativos podem ainda ser separados em efeitos dissociativos (p.ex., distorções nas percepções sensoriais, de si mesmo e do tempo), efeitos psicotomiméticos positivos (p.ex., frouxidão de associações, alucinações e delírios persecutórios) e efeitos psicotomiméticos negativos (embotamento afetivo, retraimento social e retardo motor).

As características farmacocinéticas da cetamina, como a baixa afinidade com as proteínas plasmáticas (10 a 30%) e a alta lipossolubilidade, conferem ampla capacidade de distribuição. Além disso, atravessa facilmente a barreira hematoencefálica, o que permite efeitos evidentes sobre o SNC após 5 minutos da injeção intravenosa.

Os efeitos psicodélicos resultantes do uso como anestésico ocorrem principalmente durante as fases de indução anestésica e de despertar pós-cirúrgico. A partir de 50 ng/mL no plasma já se observam os efeitos psicodélicos e, em torno de 500 ng/mL, efeitos mais pronunciados, como ataques de ansiedade e sentimentos paranoides. Ressalta-se que, durante o despertar pós-cirúrgico, as concentrações plasmáticas estão em torno de 600 a 1.100 ng/mL e os picos, alcançam cerca de 2.400 ng/mL.

São encontrados originalmente como um pó cristalino, mas comercializados nas mais diversas formas e utilizados por diferentes vias de administração. Nos Estados Unidos, passou a ser fabricado ilegalmente e o uso se tornou generalizado entre 1960 e 1970. Os sintomas aparecem cerca de 40 a 60 minutos após o uso por VO. Apesar do aumento do uso de comprimidos, a inalação ainda é a via mais comum tanto para a PCP como para a cetamina, e os sintomas resultantes do uso por esta via, ou por via intravenosa (IV), aparecem após cerca de 2 a 5 minutos. A duração dos sintomas é dose-dependente e pode persistir de algumas horas até cerca de 48 horas após o uso. Apesar de comumente não causar dependência, o uso crônico pode causar a psicose de longa duração.

Ao contrário da maior parte dos psicodélicos clássicos que atuam via ativação de receptores serotoninérgicos, os efeitos psicodélicos da cetamina e da PCP ocorrem principalmente em virtude do antagonismo de receptores NMDA. A ligação da cetamina/PCP não ocorre no mesmo sítio de ligação do agonista, sendo interno ao canal e próximo ao sítio de ligação do magnésio (Figura 73.4); portanto, assim como outros aril-ciclo-hexilaminas, são antagonistas não competitivos das diferentes isoformas de receptores NMDA. A seletividade para o antagonismo do receptor NMDA é semelhante para a PCP e a cetamina, mas a PCP tem potência cerca de dez vezes maior, além de ligação muito mais duradoura, o que poderia explicar os efeitos psicoativos maiores e mais duradouros da PCP.

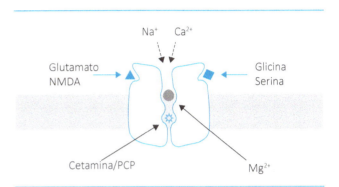

Figura 73.4 – Receptor de NMDA e os sítios de ligação para os agonistas, o magnésio (Mg^{2+}) e a cetamina/fenciclidina (PCP).
Fonte: Baseada em Lodge e Mercier (2015).

Os efeitos psicodélicos decorrentes do antagonismo de receptores NMDA podem ser atribuídos à ativação indireta de vias dopaminérgicas, como a modulação de vias aferentes regulada pelos receptores NMDA em diversos locais do cérebro, resultando em mudanças na percepção das imagens, sons etc.; ou, ainda, no fato de os receptores NMDA desempenharem um papel crítico na plasticidade sináptica, como na potenciação em longo prazo (LTP), em curto prazo (STP) e na depressão em longo prazo (LTD), o que poderia afetar a codificação e a recordação de eventos e experiências recentes. A PCP e a cetamina também bloqueiam a captação de dopamina e de norepinefrina, culminando em efeitos simpatomiméticos, como hipertensão, taquicardia, broncodilatação e agitação, além de causar sedação pela interação com receptores de acetilcolina e de GABA. O PCP também pode estimular receptores opioides sigma, o que estaria implicado na indução de letargia e de coma. Ainda, podem atuar como um fraco agonista de receptores opioides delta e mu, abrindo perspectivas sobre os possíveis mecanismos de ação dessas moléculas e de seus potenciais efeitos.

Ao menos em parte, a cetamina e a PCP podem promover sinais negativos, positivos, cognitivos e eletrofisiológicos muito semelhantes aos observados na esquizofrenia, como observado em pacientes intoxicados por PCP que podem apresentar características comuns a esquizofrenia paranoide ou estados maníacos. Além disso, a inibição dos receptores NMDA ocasiona disfunções na sinalização dopaminérgica semelhantes à esquizofrenia. Por conta dessas características, esses fármacos vêm sendo utilizados como modelos científicos a fim de auxiliar no entendimento da etiologia da esquizofrenia.

Efeitos antidepressivos de anestésicos dissociativos vêm sendo demonstrado com doses subanestésicas de cetamina e com efeitos mais rápidos do que com o uso de antidepressivos convencionais, com eficácia no combate a ideações suicidas e na anedonia da depressão maior. O uso da cetamina como antidepressivo ainda se restringe às pesquisas, mas acredita-se que esses efeitos rápidos se devam ao bloqueio dos receptores NMDA em interneurônios GABAérgicos, o que deveria resultar na desinibição de neurônios glutamatérgicos e aumento da sinaptogênese, como mostrado com mais detalhes na Figura 73.5.

Evidências pré-clínicas e clínicas apontam para a eficácia da cetamina no tratamento de transtornos por uso de substâncias. Algumas terapias utilizadas em seres humanos, combinam psicoterapia e o uso da cetamina, como a KPT (do inglês, *ketamine psychedelic therapy*), utilizada na antiga União Soviética de 1980 até 1998. A KPT se baseava na psicoterapia aplicada durante os efeitos psicodélicos da cetamina e, posteriormente, durante o acompanhamento do paciente. Especula-se que, durante os efeitos agudos da cetamina, a aplicação de psicoterapia seria potencializada e facilitada. Além disso, defende-se que a esperada mudança de memórias e comportamentos do dependente também ocorra com a formação de novas sinapses (Figura 73.5).

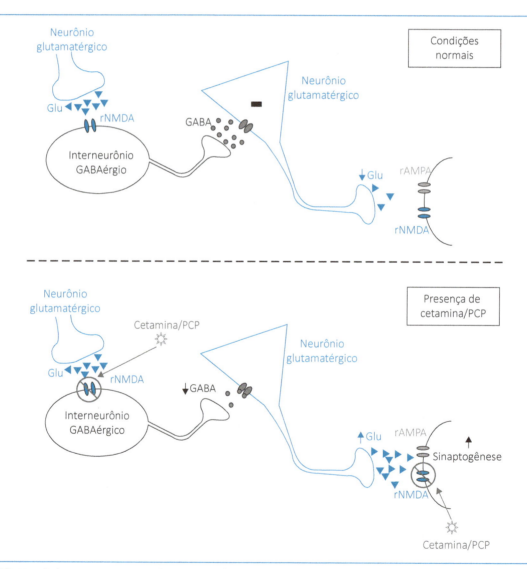

Figura 73.5 – Possível mecanismo para os efeitos antidepressivos da cetamina.
O bloqueio do receptor NMDA (rNMDA) pela cetamina/PCP impede a ativação do interneurônio gabaérgico que ao deixar de liberar GABA na sinapse com o neurônio piramidal glutamatérgico, promove desinibição do neurônio piramidal e consequente aumento da secreção de glutamato. Como os receptores NMDA estão bloqueados pela cetamina, o glutamato estimula o receptor AMPA e resulta no aumento da expressão de proteínas sinápticas e consequente formação de novas espinhas dendríticas.
Fonte: Desenvolvida pela autoria do capítulo.

As mortes associadas ao uso de cetamina não ocorreram por overdose de cetamina, mas sim por acidentes automotivos, hipotermia (falta de percepção térmica) e quedas de edifícios. Ademais, é comum o uso de maneira exagerada, principalmente pelos efeitos analgésicos e de alívio dos diferentes sintomas físicos ou psicológicos secundários ao uso. Por suas características farmacocinéticas e pelo possível acúmulo no tecido adiposo, o uso crônico de anestésicos dissociativos pode causar toxicidade sistêmica e desencadear outros agravos, como surgimento de déficits cognitivos e sintomas dissociativos, mesmo após a interrupção do uso. Desse modo, estudos bem padronizados e de longo prazo devem ainda ser realizados para garantir a segurança do uso terapêutico da cetamina.

Alucinógenos delirantes

Os fármacos conhecidos como alucinógenos delirantes são antagonistas de receptores muscarínicos de acetilcolina (M). As mais conhecidas são atropina, escopolamina e hiosciamina (Figura 73.1), alcaloides naturais tóxicos presentes em diversas famílias e gêneros de plantas. Estão presentes, por exemplo, em *Brugmansia suaveolens* (Solanaceae) conhecida popularmente como "trombeteira" e utilizada na forma de chá ou infusão.

A atropina e a escopolamina são aminas terciárias. A atropina é usada clinicamente como antiespasmódico, antissecretor, na intoxicação por organofosforados, como bronquiodilatador, midriático (dilatação da pupila) e indução de taquicardia. O uso clínico principal da escopolamina é para tratamento de náusea e vômitos pós-operatórios e como antiespasmódico. As ações centrais dessas aminas incluem excitação cerebral, perda de coordenação voluntária, desorientação espaço-temporal, despersonalização, comprometimento da memória, sono e alucinações. Apesar da estrutura similar, a atropina tem menos efeitos sobre o SNC do que a escopolamina, possivelmente em razão das diferentes alterações conformacionais evocadas após a ligação aos receptores muscarínicos.

A hiosciamina é um alcaloide tropânico, levoisômero da atropina e atua de forma semelhante aos demais antagonistas. É usada clinicamente para aliviar espasmos, diminuir a secreção glandular e gástrica, embora a indução de intensa taquicardia limite seu uso. Os efeitos psicomotores da hiosciamina assemelham-se aos da atropina e da escopolamina. Outros alucinógenos delirantes como o biperideno, a benztropina, a prociclidina, a tropicamida e o triexifenidil podem ser usados na prática clínica para reduzir os efeitos colaterais extrapiramidais associados aos neurolépticos e tremores na doença de Parkinson, bloqueando os receptores M1 centrais. Entretanto, em doses altas e frequentes, todos esses agentes são capazes de induzir alucinações.

Atropina, escopolamina e hiosciamina são geralmente administradas por VO, IV, intramuscular (IM) ou sob a forma de supositórios. Os baixos pesos moleculares da escopolamina (303 g/mol) e atropina (289 g/mol) e suas características lipofílicas promovem rápida absorção após administração oral. Os primeiros sinais de intoxicação por atropina podem aparecer de 15 a 30 minutos após a ingestão; sua meia-vida é de 4 horas e 90% do fármaco é excretado na urina em 24 horas. As concentrações plasmáticas máximas dependem da via de administração, variando de 13 minutos por via IM a 1 hora por VO. Os efeitos desaparecem dentro de 24 a 48 horas, exceto para midríase que podem persistir por dias. A escopolamina tem uma meia-vida curta no plasma em humanos, e o pico de concentração máxima é 30 minutos após a administração oral, mas os efeitos fisiológicos duram por horas. Os efeitos farmacológicos e sua duração dependem da apresentação farmacêutica, aparecendo em minutos para comprimidos e soluções (pico de 15 a 60 minutos e duração de 4 horas) e dentro de 20 a 30 minutos para cápsulas (pico de 40 a 90 minutos e duração de 12 horas). A meia-vida da hiosciamina é de 3,5 horas no soro e de 7 horas no plasma. Os três fármacos são metabolizados no fígado e excretados na urina, com 13 a 50% da atropina excretada inalterada e 65% da escopolamina excretada em 24 horas conjugada com glicuronídeo e sulfeto. A hiosciamina é excretada inalterada na urina dentro de 12 horas.

Os efeitos desses alucinógenos decorrem do bloqueio dos receptores muscarínicos centrais que podem resultar em desequilíbrio da neurotransmissão colinérgica no sistema mesolímbico e em outras regiões envolvidas na produção dos sintomas clássicos do delírio (desorientação, déficits cognitivos, distúrbio do ciclo sono-vigília, pensamento desorganizado e alucinações). Os receptores M1, M3 e M5 são acoplados à proteína Gq e os subtipos M2 e M4 à proteína Gi. Como os receptores muscarínicos são muito distribuídos no encéfalo, seu papel no estado de delírio é complexo e a produção dos sintomas parece estar relacionada ao subtipo de receptor bloqueado e à região em que está localizado. Nesse contexto, o receptor M1 está localizado em regiões como o bulbo olfatório, a amígdala e o córtex piriforme, sendo considerado o principal receptor muscarínico do hipocampo (50%). A ativação do receptor M1 promove indução de LTP hipocampal, o que sugere um importante papel na formação das memórias. O receptor M2, pode modular frequência cardíaca, temperatura, analgesia e ocorrência de tremores, além de atuar como autorreceptor no córtex cerebral e estar envolvido na fisiopatologia de distúrbios do humor. O receptor M3 está localizado no núcleo estriado, hipocampo, núcleo talâmico anterior, colículo superior, região límbica e camadas superficiais do neocórtex que medeiam a formação de memórias, aprendizado, controle da função motora e comportamento social. O receptor M4 é abundante no hipocampo e em neurônios estriatais (em que diminui a transmissão dopaminérgica) e também é fundamental para formação de memórias. O receptor M5, embora menos expresso que os demais, também está expresso em regiões como hipocampo, hipotálamo, substância negra e área tegmentar ventral, apresentando importante papel na fisiopatologia do mal de Alzheimer, da esquizofrenia e no transtorno por uso de substâncias.

Desse modo, quando os compostos presentes na planta *B. suaveolens* são ingeridos, haverá um efeito antagonista sinérgico nos receptores muscarínicos que variarão conforme a sua afinidade (Quadro 73.2) e que certamente contribui para a produção do estado delirante (Figura 73.6).

Quadro 73.2 – Perfis das ligações dos fármacos nos subtipos de receptores muscarínicos.

Fármaco	Receptores muscarínicos				
	M1	M2	M3	M4	M5
Atropina	+++	++	++	+	+
Escopolamina	+++	+++	+++	+++	+
Hiosciamina	0	+++	0	0	0
Benztropina	+	0	+	0	0
Biperideno	+++	+	+++	+++	+++
Tropicamida	+++	0	0	+++	0
Triexifenidil	+++	+	+	+++	+
Prociclidina	+++	+++	?	+++	?

Perfis das ligações dos fármacos delirantes nos subtipos de receptores muscarínicos (M1, M2, M3, M4 eM5) da acetilcolina em mamíferos (+, Atividade; 0, Nenhum efeito;?, Efeitos não são claros/ou sem dados).

Fonte: Modificado de Lakstygal et al. (2019).

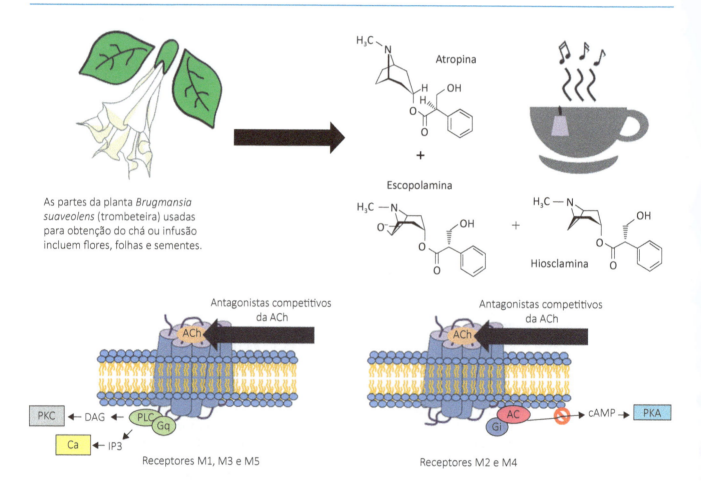

Figura 73.6 – Representação esquemática da ação dos princípios ativos da planta *B. suaveolens* (trombeteira).
Os princípios ativos presentes em partes da planta, quando consumidos na forma de chá, atuam como antagonistas competitivos sobre os receptores muscarínicos da acetilcolina de forma sinérgica e geram os efeitos delirantes/psicodélicos.
Fonte: Desenvolvida pela autoria do capítulo.

Entactógenos

3,4-metilenodioximetanfetamina (MDMA)

A 3,4-metilenodioximetanfetamina (MDMA, *êxtase*) é um dos fármacos psicodélicos que se enquadra no grupo de derivados anfetamínicos, tendo uma estrutura semelhante à da anfetamina e à da metanfetamina (Figura 73.1). Em seus primeiros relatos científicos, os efeitos da MDMA foram descritos como um "estado alterado de consciência com conotações emocionais" que contrastam com os comportamentos excitatórios, compulsivos e, por vezes, paranoicos associados ao uso de anfetamínicos. Essa diferença resulta das diferenças nas estruturas químicas dessas substâncias. Apesar de esses dois fármacos terem atividades farmacológicas semelhantes, a MDMA também apresenta efeitos distintos, como aumento na sociabilidade e na proximidade com os outros, facilitação no relacionamento interpessoal e aumento na empatia, efeitos que foram denominados como "entactogênicos" (*en*, do grego: dentro; *tactus*, do latim: toque; *gen*, do grego: produzir). Por seus efeitos, o uso indevido e o abuso de MDMA são elevados, particularmente entre a população jovem.

Assim como outros anfetamínicos, a MDMA é composta de um par de enantiômeros, com a mistura racêmica (combinação dos dois enantiômeros), sendo comumente conhecida como *ecstasy*. Os enantiômeros apresentam atividades farmacológicas distintas, com o isômero S(+) sendo responsável pelos efeitos psicoestimulantes, e o isômero R(-) com propriedades alucinógenas. A mistura racêmica de MDMA atua como liberadora e inibidora de recaptação pré-sináptica de monoaminas, incluindo a serotonina, a dopamina e a norepinefrina. Essas ações resultam da interação da MDMA com os transportadores de membrana envolvidos na recaptação de neurotransmissores e nos sistemas de armazenamento de vesículas. Ela age como substrato das moléculas transportadoras de monoaminas e reverte a direção do transporte de neurotransmissores, inibindo a recaptação de monoaminas e facilitando o efluxo de norepinefrina, dopamina e serotonina para a fenda sináptica, consequentemente acarretando uma ativação aumentada de receptores pós-sinápticos. A MDMA também é uma inibidora moderada da MAO e exerce ações diretas em diversos tipos de receptores, incluindo receptores serotoninérgicos 5-HT1 e 5-HT2, receptores muscarínicos M1, receptores α2 adrenérgicos e receptores histamínicos H1. Também inibe a triptofano-hidroxilase, enzima que regula a taxa de síntese da serotonina, diminuindo a formação desse neurotransmissor.

Uma diferença importante entre a MDMA e outros compostos anfetamínicos é a taxa de ligação aos diferentes transportadores de monoaminas. Estudos bioquímicos demonstram que a MDMA causa uma liberação de serotonina dez vezes maior e uma liberação de dopamina seis vezes menor que a metanfetamina. Essa maior ação setoroninérgica da MDMA promove elevação de humor e de energia que são características do uso e, ao mesmo tempo, acarreta a secreção de diversos hormônios, incluindo cortisol, ocitocina e hormônio antidiurético. Acredita-se que a elevação nos níveis de cortisol induzida pela MDMA aumente a sensação de energia e a ausência de fadiga, o que pode ser ainda mais pronunciado em situações de temperatura elevada e esforço físico, condições associadas ao uso de *ecstasy* durante eventos sociais e festas, como as *raves*. O aumento da sociabilidade e do relacionamento interpessoal, associados ao uso de MDMA, são consequências do aumento de ocitocina induzido por esse fármaco. A liberação de ocitocina resulta, de forma predominante, da ação direta e indireta em receptores 5-HT1A localizados no hipotálamo, efeito exacerbado em condições de temperaturas elevadas. Os efeitos alucinogênicos derivam de sua ação estimulante direta em receptores 5-HT2A.

O seu uso também acarreta diversos efeitos adversos, sendo que os principais são extensões dos efeitos da MDMA descritos no parágrafo anterior. A Figura 73.7 resume os principais efeitos farmacológicos da MDMA, incluindo efeitos adversos. De importância, a síndrome serotoninérgica é característica de episódios de toxicidade aguda associados ao uso, sendo um de seus principais efeitos adversos e decorre de sua ação liberadora de serotonina e ação direta em receptores serotoninérgicos. Diversos sinais e sintomas são observados durante a síndrome serotoninérgica, incluindo confusão, diaforese, rigidez muscular, tremores, reflexos tendinosos profundos, mioclonia e hipertermia. Entre os efeitos adversos do consumo de MDMA, destaca-se ainda a depressão do humor, que ocorre por vários dias após o término da experiência eufórica inicial. Isso resulta da inibição da triptofano hidroxilase, o que provoca inibição da produção de serotonina. A triptofano-hidroxilase é inibida em algumas horas e não se reverte completamente por várias semanas após o consumo.

O metabolismo da MDMA é bastante complexo e inclui duas vias metabólicas principais: 1) O-desmetilação, seguida de metilação catalisada pela catecol-O-metiltransferase (COMT) e glucuronidação/sulfatação; e 2) N-desalquilação, desaminação e oxidação aos correspondentes derivados de ácido benzoico conjugados com glicina. A MDMA é metabolizada predominantemente por enzimas do citocromo P450, principalmente via citocromo P450 2D6.

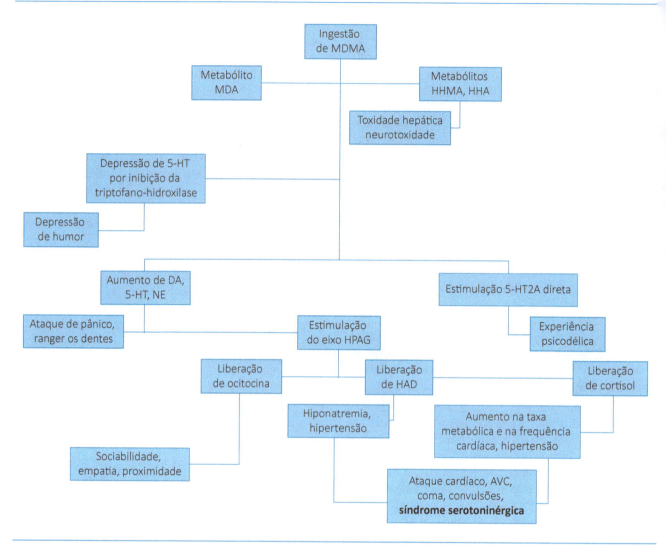

Figura 73.7 – Farmacologia subjacente aos efeitos da MDMA.
5-HT: serotonina; DA: dopamina; NE: norepinefrina; HPAG: hipotalâmico-hipófise-adrenal-gonadal; HAD: hormônio antidiurético; AVC: acidente vascular cerebral.
Fonte: Modificada de Michael White (2014).

Os metabólitos também são metabolizados principalmente por isoenzimas do citocromo P450. A metilenodioxianfetamina (MDA) é um dos principais metabólitos da MDMA e produz uma liberação aguda de serotonina, resultando em uma perda de conteúdo serotoninérgico cerebral. Uma das características importantes do metabolismo da MDMA é sua participação no desenvolvimento de efeitos neurotóxicos de curto e longo prazos como resultado da neurodegeneração progressiva do sistema serotoninérgico. Por exemplo, indivíduos que fazem uso frequente de MDMA apresentam uma diminuição da função de transportadores de serotonina.

Os efeitos depletores de serotonina e de seu transportador induzidos por MDMA são considerados neurotóxicos, podendo causar disfunção serotoninérgica. A metabolização sistêmica da MDMA parece ser necessária para o desenvolvimento de toxicidade, sendo que dois de seus metabólitos ativos, a 3,4-di-hidroximetanfetamina (HHMA) e a 3,4-di-hidroxianfetamina (HHA), parecem ser os responsáveis pelos efeitos neurotóxicos do consumo de MDMA. Ambos metabólitos podem resultar na produção de espécies reativas de oxigênio e causar danos a células cerebrais e hepáticas. Os efeitos neurotóxicos desses metabólitos ativos podem ocorrer tanto em curto como em longo prazo.

A MDMA apresenta uma farmacologia ampla e complexa, sendo que vários de seus aspectos farmacológicos permanecem elusivos. Por exemplo, apesar de ser bem estabelecido que danos cerebrais podem ser observados com o uso crônico, os mecanismos exatos pelos quais a MDMA produz danos nas terminações nervosas serotoninérgicas ainda não foram completamente elucidados. É importante ressaltar que, assim como em todas as outras classes de fármacos, sejam terapêuticas ou recreativas, os efeitos adversos são dependentes tanto da dose como da frequência de uso. Esses pontos serão importantes em estudos clínicos futuros, haja vista o potencial uso terapêutico da MDMA para o tratamento de transtornos psiquiátricos, como o transtorno de estresse pós-traumático, fobias, distúrbios psicossomáticos, depressão, dificuldades de relacionamento e ansiedade.

Catinonas sintéticas ("sais de banho")

Outro grupo de psicodélicos derivados de compostos anfetamínicos é o das catinonas sintéticas, também conhecidas como "sais de banho", por sua aparência e técnicas de embalagem e distribuição usadas pelos fabricantes para contornar a sua ilegalidade. A catinona é um análogo anfetamínico que contém uma β-cetona, sendo encontrada naturalmente nas folhas da planta *Catha edulis*, nativa do Nordeste da África e da Península Arábica. A metacatinona (ou efedrona), o análogo N-metil da catinona, foi inicialmente sintetizada em 1928. Desde então, diversos outros compostos análogos químicos da metacatinona foram criados, todos exercendo ação direta no SNC e sendo química e farmacologicamente semelhantes à MDMA e à anfetamina. Assim, além de suas propriedades estimulantes, as catinonas sintéticas são consumidas em virtude de fatores sociais e econômicos, frequentemente sendo utilizadas como substituição para MDMA, cocaína e anfetaminas.

As catinonas sintéticas são análogos químicos da metacatinona, sendo classificadas quimicamente como β-cetonas em razão do grupo carbonil (=O) no β-carbono (Figura 73.1). As catinonas sintéticas também diferem entre si com relação ao comprimento das substituições de carbono nos terminais α-carbono e nitrogênio. Em virtude do rápido desenvolvimento e síntese de novas catinonas sintéticas atualmente, nem todas já reconhecidas foram farmacologicamente testadas em estudos controlados ou classificadas como drogas de abuso. Porém, sabe-se que, em geral, aumentam as concentrações de monoaminas na fenda sináptica cerebral, o que resulta nos efeitos estimulantes e alucinógenos desses compostos. De fato, com base nas relações estruturais desses análogos, as catinonas sintéticas e a MDMA apresentam efeitos farmacológicos substancialmente semelhantes, servindo como substratos para as moléculas transportadoras de monoaminas pré-sinápticas.

Ao adicionar-se o grupo β-cetona ao farmacóforo da metanfetamina, criando-se a metacatinona, há redução da seletividade pelos transportadores de norepinefrina em relação aos de dopamina, e a razão de ligação passa a ser 1:1. Porém, ocorre um aumento significativo na seletividade por transportadores de dopamina com relação a transportadores de serotonina, efeito oposto ao observado para a MDMA. Além disso, outras mudanças simples na estrutura química das catinonas sintéticas podem ter efeitos profundos na seletividade desses compostos em agirem como substratos de transportadores ou como liberadores de monoaminas, alterando o potencial de abuso desses compostos. Por exemplo, a ciclização da cadeia alifática da amina terminal diminui a atividade de liberação do neurotransmissor. Esta ciclização, no entanto, mantém os efeitos inibidores de recaptação. Assim, "sais de banho" como a mefedrona e a metilona agem como substratos das moléculas transportadoras, estimulando a liberação de monoaminas e bloqueando a recaptação da fenda sináptica. Em contrapartida, a 3,4-metilenodioxipirovalerona (MDPV) age como inibidora da recaptação de monoaminas sem exercer efeitos de liberação. A presença prolongada e aumentada de monoaminas na fenda sináptica é o mecanismo principal subjacente aos efeitos das catinonas sintéticas, bem como aos déficits persistentes nos sistemas dopaminérgicos e serotoninérgicos.

O aumento nos níveis extracelulares de dopamina parece ser o principal efeito responsável por produzir o potencial de abuso desses compostos. O aumento nos níveis de serotonina induzido por esses compostos parece ter dois efeitos principais: 1) aumento significativo nos níveis de serotonina podem produzir síndrome serotoninérgica, como já descrito para a MDMA; 2) a seletividade em aumentar dopamina *versus* serotonina parece ter um impacto no potencial de abuso desses compostos, sendo que compostos com maior seletividade para a dopamina, como a MDPV, apresentam potencial de abuso maior que compostos com maior seletividade pela serotonina, como a MDMA. Por sua natureza recente da pesquisa sobre as catinonas sintéticas, os mecanismos exatos pelos quais alteram de maneira distinta os níveis de dopamina, norepinefrina e serotonina no cérebro e os impactos desses efeitos tanto no potencial de abuso como nas consequências fisiológicas desses compostos permanecem elusivos.

Novas pesquisas se mostram necessárias para compreender as consequências e potenciais benefícios do uso de catinonas sintéticas.

Seção 10 – Tópicos Especiais

Atividade proposta

Caso clínico

P.J.S, 20 anos, feminino, trazida ao pronto atendimento (PA) pelo namorado, relatando náuseas, tremores, hiper-reflexia, incontinência e sudorese. O acompanhante revela que estavam em uma *rave* e que, ao chegarem, ela consumiu dois comprimidos de *êxtase*. "Ela me dizia que não sabia onde estávamos e que alguns objetos estavam se movendo, sentia-se com autoconfiança e empática, tanto que começou a interagir como todos a sua volta". Após 3 horas, os efeitos diminuíram. Fatigada, P.J.S. queria sentir os sintomas novamente e ingeriu mais dois comprimidos. Após 1 hora, começou a apresentar sensação variável de frio e calor, sudorese, tensão muscular e aumento da temperatura corporal, fatos que o fizeram levá-la ao PA. Na admissão, a paciente apresentava-se com comportamento repetitivo, diaforética e eufórica. Durante a anamnese, apresentou uma convulsão seguida por diminuição do nível de consciência, sendo encaminhada para a unidade de terapia intensiva (UTI). Na UTI, foram realizados exames com os seguintes achados: midríase, PA 160/90 mmHg, FC 130 bpm e hipertermia (43 graus). A prescrição médica foi: labetalol (20 a 80 mg – bolo IV ou 2 mg/min – infusão IV) + dantroleno IV (ampola 20 mg com 3 g de manitol e hidróxido de sódio) + diazepam IV (0,1 a 0,3 mg/kg).

Principais pontos e objetivos de aprendizagem

1) Qual é a relação entre os efeitos sistêmicos e centrais observados e os mecanismos de ação do êxtase?

2) Qual é a função de cada um dos medicamentos prescritos no tratamento de emergência do presente caso?

3) Outros procedimentos são necessários?

Respostas esperadas e comentários

1) Os efeitos eufóricos do MDMA (êxtase) resultam da elevação da dopamina e da maior ação serotoninérgica (aumento da liberação e inibição da recaptação) que promovem elevação de humor e de energia. A elevação nos níveis de cortisol induzida pelo MDMA também aumenta a sensação de energia e ausência de fadiga, potencializadas em situações de temperatura elevada e de esforço físico, condições comuns em *raves*. O aumento da sociabilidade são consequências do aumento de ocitocina. Posteriormente, a disforia observada após o término da experiência eufórica inicial resulta da inibição da triptofano-hidroxilase e consequente inibição da produção de serotonina. Os efeitos sistêmicos podem ser resultados da disfunção da neurotransmissão noradrenérgica, mas principalmente por sua elevação serotoninérgica, que ocasiona a síndrome serotoninérgica, caracterizado por confusão, diaforese, rigidez muscular, tremores, reflexos tendinosos profundos, mioclonia e hipertermia.

2) O tratamento para os efeitos tóxicos do MDMA decorrentes de seu uso baseia-se no controle dos sinais e dos sintomas da intoxicação, considerando um tratamento de emergência e medidas de suporte. O labetalol (betabloqueador) é usado para o tratamento de taquiarritmias e hipertensão secundária aos efeitos simpatomiméticos do MDMA. Quando houver hipertermia, são importantes a reposição da perda de fluidos e a manutenção da termorregulação, sendo indicado o resfriamento do corpo com gelo e uso do dantroleno (relaxante muscular bloqueador do receptor de rianodina). O manitol presente na ampola do dantroleno ajuda na manutenção da diurese e protege o usuário do MDMA da insuficiência renal provocada pela mioglobinúria. O benzodiazepínico controla a agitação, a ansiedade e as convulsões.

3) Se necessário deve-se proceder ainda à intubação traqueal e à ventilação pulmonar. Após estabilização e alta do usuário, caso seja identificado histórico de repetição, ele deve ser encaminhado para os centros de atendimento psicossocial para acompanhamento.

REFERÊNCIAS

1. Carhart-Harris RL, Goodwin GM. The Therapeutic Potential of Psychedelic Drugs: Past, Present, and Future. Neuropsychopharmacology. 2017;42:2105-13.
2. De Gregorio D, Enns JP, Nuñez NA, et al. d-Lysergic acid diethylamide, psilocybin, and other classic hallucinogens: Mechanism of action and potential therapeutic applications in mood disorders. Prog Brain Res. 2018;242:69-96.
3. Dolder PC, Schmid Y, Steuer AE et al. Pharmacokinetics and Pharmacodynamics of Lysergic Acid Diethylamide in Healthy Subjects. Clin Pharmacokinet. 2017;56(10):1219-30.
4. González-Maeso J, Weisstaub NV, Zhou M et al. Hallucinogens recruit specific cortical 5-HT(2A) receptor-mediated signaling pathways to affect behavior. Neuron. 2007;53:439-52.
5. Green AR, Mechan AO, Elliott JM et al. The pharmacology and clinical pharmacology of 3,4-methylenedioxymethamphetamine (MDMA, "ecstasy"). Pharmacol Rev. 2003;55(3):463-508.
6. Halberstadt A, Vollenweider FX, Nichols DE. Behavioral Neurobiology of Psychedelic Drugs. Current Topics in Behavioral Neurosciences book series (CTBN, volume 36). Berlin: Springer-Verlag Berlin Heidelberg; 2018.
7. Hamill J, Hallak J, Dursun SM et al. Ayahuasca: Psychological and Physiologic Effects, Pharmacology and Potential Uses in Addiction and Mental Illness. Curr Neuropharmacol. 2019;17(2):108-28.
8. Kurrasch-Orbaugh DM, Parrish JC, Watts VJ et al. A complex signaling cascade links the serotonin2A receptor to phospholipase A2 activation: the involvement of MAP kinases. J Neurochem 2003;86:980-91.
9. Lakstygal A, Kolesnikova T, Khatsko S et al. DARK classics in chemical neuroscience: atropine, scopolamine and other anticholinergic deliriant hallucinogens. ACS Chem Neurosci. 2019;10(5):2144-59.
10. Lodge D, Mercier MS. Ketamine and phencyclidine: the good, the bad and the unexpected. Br J Pharmacol. 2015;172(17):4254-76.
11. Michael White C. How MDMA's pharmacology and pharmacokinetics drive desired effects and harms. J Clin Pharmacol. 2014;54(3):245-52.
12. Zanos P, Moaddel R, Morris PJ et al. Ketamine and Ketamine Metabolite Pharmacology: Insights into Therapeutic Mechanisms. Pharmacol Rev. 2018;70(3):621-60.

Capítulo 74

MTHFR, metilfolato e transtornos psiquiátricos

Autores:
- Angel O. Rojas Vistorte
- Euclides Gomes
- Luiz Henrique Junqueira Dieckmann
- Michel Haddad
- Rayama Arenhart

O folato é um micronutriente essencial, com papel indispensável para inúmeras reações metabólicas. O L-metilfolato é o derivado ativo da vitamina folato e utilizado não apenas para a síntese de neurotransmissores, mas também para muitas reações vitais de metilação em todas as células.

Pesquisas associando polimorfismos da enzima 5,10-metilenotetra-hidrofolatorredutase (MTHFR) com risco de depressão, autismo, câncer e doenças cardiovasculares aumentaram a identificação de polimorfismo de MTHFR. Defeitos ou variações do gene que codifica a MTHFR resultarão na conversão diminuída de folato e do ácido fólico em L-metilfolato.

Neste capítulo, constam as descobertas mais recentes sobre os polimorfismos de MTHFR e a metilação do DNA relacionadas aos vários transtornos psiquiátricos, mas focando aquela que é a doença com mais evidências de resultados positivos na suplementação do metilfolato, que é o transtorno depressivo maior (TDM).

O TDM é altamente prevalente e relatado como uma das principais causas de incapacidade no mundo. Pacientes com TDM apresentam taxas aumentadas de morbimortalidade, comprometimento funcional, qualidade de vida reduzida e risco aumentado de suicídio. Estudos demonstraram que, apesar de uma ampla gama de opções para o tratamento de TDM, até 40% dos pacientes não respondem, mesmo após terapia de 4ª linha. Para uma grande proporção de pacientes, a monoterapia sequencial com antidepressivos, falha em produzir uma resposta adequada ao tratamento. O aumento da terapia antidepressiva com um segundo antidepressivo, antipsicóticos atípicos, sais de lítio ou outros agentes têm sido sugeridos como solução quando a terapia tradicional falha. Muitos estudos demonstram que a terapia combinada no tratamento do TDM pode produzir taxas de remissão mais altas e taxas de recaída mais baixas do que a monoterapia tradicional, como plano de tratamento inicial ou como estratégia de não resposta ao tratamento inicial. No entanto, métodos comumente usados no aumento da terapia antidepressiva estão associados a um aumento na carga de custos, bem como a taxas mais altas de eventos adversos, os quais podem diminuir a adesão ao tratamento.

Ensaios clinicamente confiáveis sobre folato se tornaram amplamente disponíveis na década de 1960, logo após isso pesquisas evidenciaram uma relação entre baixos níveis de folato e um risco elevado de TDM, também houve evidências sugerindo que baixos níveis de folato em pacientes com depressão maior poderiam prever pior prognóstico durante o tratamento. Esses estudos, por sua vez, atraíram o interesse da comunidade de pesquisadores em relação ao uso do folato como um tratamento potencial para a depressão maior.

O L-metilfolato, sintetizado a partir do folato proveniente da alimentação, é importante regulador de tetra-hidrobiopterina ou BH4, fundamental para síntese de neurotransmissores monoamínicos. As enzimas que requerem BH4 como cofator são a triptofano-hidroxilase, enzima limitante da velocidade da síntese de serotonina, e a tirosina-hidroxilase, enzima limitante da taxa de síntese tanto da dopamina, quanto da noradrenalina. Baixas quantidades de L-metilfolato, independentemente se forem de causas genéticas e/ou ambientais/dietéticas, poderiam, teoricamente, provocar uma baixa síntese de monoaminas e contribuir para a depressão ou a refratariedade de alguns pacientes no tratamento com antidepressivos. Isto é, antidepressivos como inibidores seletivos da recaptação da serotonina (ISRS)/inibidores de recaptura da serotonina e da noradrenalina (IRSN) dependem da síntese continuada de monoaminas para funcionar. Se não houver liberação de monoaminas, o bloqueio da recaptação será ineficaz.

Nosso entendimento em relação à fisiopatologia da depressão não se limita mais ao desequilíbrio químico dos neurotransmissores, mas também envolve a interação de moduladores pró-inflamatórios no sistema nervoso central (SNC), bem como o metabolismo do folato. Fatores adicionais, como estresse e distúrbios metabólicos, também podem contribuir. Múltiplos marcadores inflamatórios, metabólicos e genéticos foram identificados e podem fornecer informações importantes tendo em vista a individualização dos tratamentos, a fim de alcançar melhores resultados.

Em biologia (e na bioquímica relacionada), metilação é o principal mecanismo epigenético. Consiste na transferência de grupos metil a algumas das bases citosinas (C) do DNA situadas prévia e contiguamente a uma guanina (G). Visto que a metilação é fundamental na regulação do silenciamento dos genes pode provocar alterações na transcrição genética, sem necessidade de que se produza uma alteração na sequência do DNA (que é o que se denomina "epigenética", genericamente falando), sendo um dos mecanismos responsáveis pela plasticidade fenotípica. Nesse processo, o L-metilfolato fornece o grupo metila

para esse silenciamento, de modo que, se o nível de L-metilfolato estiver baixo, o silenciamento de vários genes pode ser afetado. Caso o silenciamento do gene para a enzima catecol-O-metiltransferase (COMT) estiver baixo, mais cópias dessa enzima serão produzidas e a atividade dessa enzima será aumentada. Sendo assim, o aumento da atividade da enzima COMT, que inativa dopamina no córtex pré-frontal, poderia acarretar déficit cognitivo e também ocasionar sintomas ansiosos.

O gene MTHFR é constituído por 11 éxons com pelo menos duas variantes importantes (por *splicing*). Existem diversas variantes documentadas no MTHFR (os dados encontram-se disponíveis em 65 variantes), com a maioria dos estudos farmacogenômicos visando à avaliação do MTHFR 677C >T e MTHFR 1298C > A.

A variante MTHFR 677C > T foi descoberta pela primeira vez como a variante causal da proteína MTHFR termolábil. Foi também o primeiro fator de risco genético identificado para a espinha bífida. Há um enorme campo de estudo sobre essa variante, em associação com uma variedade de medicamentos, fenótipos e doenças, embora muitos deles sejam contraditórios. O polimorfismo 677C > T foi estudado em várias doenças, incluindo as cardiovasculares, os cânceres e os distúrbios gestacionais e de desenvolvimento, além da resposta a medicamentos, como o metotrexato (usado tanto como quimioterapia como para tratar quadros inflamatórios sistêmicos), 5-fluorouracil e suplementação com ácido fólico.

O polimorfismo MTHFR 1298A > C foi identificado pela primeira vez em pacientes com defeitos do tubo neural com homocisteína elevada que não pôde ser completamente explicada pela presença de um genótipo MTHFR 677C > T19. O polimorfismo 1298A > C foi examinado em relação a muitas doenças, incluindo hiper-homocisteinemia, doenças cardiovasculares, doença de Alzheimer, defeitos do tubo neural e neoplasias, tendo alguns estudos mostrado efeito dos polimorfismos e outros não constataram sua significância.

A enzima MTHFR encontra-se na interseção das vias de metilação e síntese de DNA. Catalisa a redução do 5,10-metilenotetra-hidrofolato em 5-metiltetra-hidrofolato, o substrato para conversão de homocisteína em metionina. A metionina é, então, convertida no doador de metil, S-adenosilmetionina (SAME), que é usado para a metilação de DNA e de proteínas.

A herança de variantes enzimáticas que ensejam menor disponibilidade de L-metilfolato, como polimorfismos de MTHFR, poderia comprometer os níveis de monoaminas, afetando sua síntese e também seu metabolismo. Por sua vez, poderia, hipoteticamente, contribuir para a causa da depressão ou para alguns sintomas de depressão, ou estar ligada à resistência ao tratamento.

Evidências para tais fatos estão apenas começando a se acumular, incluindo possíveis candidatos com depressão ao tratamento com L-metilfolato (em contraste com o folato) e que contornariam essas variantes genéticas defeituosas.

O polimorfismo da MTHFR também se associa à atividade de metilação. Por exemplo, um estudo de pacientes com problemas coronarianos indicou que a metilação do DNA genômico se correlaciona diretamente com o *status* de folato e inversamente com os níveis plasmáticos de homocisteína. Após a análise do genótipo, os genótipos TT (alelos mutantes) tiveram um nível reduzido de metilação global do DNA em comparação àqueles com genótipo CC do tipo selvagem, considerados os mais comuns. Tal mudança também foi encontrada em indivíduos saudáveis, mostrando que a redução da metilação do DNA em indivíduos com o genótipo TT do gene MTHFR ocorria também em pacientes sem doença coronariana detectada, em comparação com indivíduos com genótipo CC.

Há evidências que sugerem que o polimorfismo de nucleotídeo simples SNP – MTHFR 677C > T e 1298a > C – está correlacionado com TDM e seu tratamento. Embora o foco das pesquisas tenha sido colocado no MTHFR C677C > T como o polimorfismo primário de preocupação, evidências recentes também implicam o polimorfismo 1298 > C como outro alvo importante do gene MTHFR.

Uma metanálise de 26 estudos publicados verificou associação entre o polimorfismo MTHFR C677T e o aumento do risco de depressão. No entanto, alguns estudos não mostraram associação entre MTHFR e TDM nem resposta ao tratamento com antidepressivos.

Uma possível razão para esses achados divergentes é a estratificação populacional, pois a frequência do alelo T está sujeita a consideráveis variações étnicas e geográficas. Além disso, tais estudos sugerem que o prognóstico pode não depender apenas da atividade reduzida da enzima. Alternativamente, sugerem que os polimorfismos 677C > T e 1298A > C podem afetar o nível de homocisteína em graus variados.

Pesquisas recentes buscaram esclarecer causas subjacentes da depressão e abriram possíveis novos caminhos para o tratamento desses pacientes. O L-metilfolato foi aprovado pela Food and Drug Administration (FDA) como um alimento para pacientes com baixos níveis de folato e resposta inadequada a um antidepressivo.

Stahl (2007) concluiu que a deficiência de folato pode aumentar o risco de depressão e reduzir a ação dos antidepressivos, principalmente em indivíduos com um polimorfismo herdado que reduz a eficiência da formação de folato. Essa observação é sustentada pela variante genética C677T da enzima MTHFR, capaz de converter folato em seu metabólito ativo, o L-metilfolato. Stahl também apontou fatores que podem reduzir o folato como alcoolismo, distúrbios alimentares, gestação, distúrbios gastrointestinais, etnias hispânicas e mediterrâneas e uso de medicações que interferem na conversão do folato em L-metilfolato como anticonvulsivantes.

Farah (2009) analisou as evidências do L-metilfolato como agente de aumento na depressão e discutiu seu uso clínico elaborado em três apresentações clínicas. Os estudos da revisão apontam que o L-metilfolato parece ser o composto ideal para utilização na deficiência de folato, pois é a forma ativa utilizada pelo sistema nervoso central (SNC) e atravessa facilmente a barreira hematoencefálica. Além disso, é um cofator necessário para a síntese de neurotransmissores de monoamina. Muitos pacientes deprimidos têm baixos níveis de folato no SNC em virtude do estilo de vida, da genética e dos medicamentos, mas mesmo aqueles com folato normal podem se beneficiar do aumento do L-metilfolato. Não há interações medicamentosas conhecidas e nenhum relato de caso até o momento da indução de mania. O L-metilfolato é um agente bem tolerado, que se destaca como uma das opções disponíveis mais seguras.

Em dois ensaios clínicos randomizados duplo-cego, Papakostas et al. (2012) investigaram o efeito da associação do L-metilfolato no tratamento do TDM em pacientes que obtiveram resposta parcial ou nenhuma resposta a ISRS. No primeiro estudo, L-metilfolato adjuvante a 7,5 mg/dia não se observou diferença significativa nos resultados entre os grupos de tratamento. Entretanto, no segundo estudo, o L-metilfolato adjuvante a 15 mg/dia mostrou eficácia significativamente maior em comparação à terapia contínua com ISRS mais placebo nas duas medidas primárias de resultado (taxa de resposta e grau de alteração no escore dos sintomas de depressão). O L-metilfolato foi bem tolerado, com taxas de eventos adversos não diferentes daquelas relatadas com placebo.

Zajecka et al. (2016), em extensão ao estudo relatado por Papakostas, analisaram dois estudos duplos-cegos, controlados por placebo, comparando L-metilfolato em terapia adjuvante e placebo para transtorno depressivo maior com resposta inadequada a inibidor seletivo da receptação de serotonina em monoterapia. Os indivíduos que completaram o estudo foram oferecidos para se incluir em uma fase de tratamento de 12 meses com L-metilfolato e tratamento contínuo com ISRS, com avaliação da eficácia, segurança e tolerabilidade a cada 12 semanas. Os resultados da eficácia incluíram critérios predefinidos para resposta, remissão, recuperação, recaída e recorrência. Dos indivíduos que preencheram os critérios para a segunda fase de 12 meses, 38% alcançaram recuperação total e nenhum apresentou recorrência de transtorno depressivo maior. Para os indivíduos que entraram na segunda fase em remissão, 91% alcançaram recuperação completa com L-metilfolato 15 mg e nenhum apresentou recaída ou recorrência. Entre os indivíduos que entraram na segunda fase como não remetidos, 61% alcançaram remissão. O uso de L-metilfolato adjuvante 15 mg/dia pode ser uma opção precoce em pacientes que não respondem adequadamente à monoterapia antidepressiva, com evidências preliminares demonstrando remissão sustentada.

Os autores, Jain et al. (2019) destacaram características sugestivas de potencial resposta ao uso de L-metilfolato como baixos níveis de folato no sangue, mutações nos genes que codificam enzimas envolvidas no metabolismo de folato, índice de massa corpórea e marcadores de inflamação elevados. Também concluíram que o L-metilfolato é bem tolerado e seu perfil de segurança é semelhante ao do placebo quando usado como terapia adjuvante no tratamento da depressão.

Em conclusão, a investigação do gene MTHFR na prática psiquiátrica parece ter implicações clínicas importantes, como identificação das variantes e seus genótipos nos pacientes psiquiátricos que respondem ou não ao tratamento psicofarmacológico tradicional, avaliando a possibilidade de suplementação deles com metilfolato.

O L-metilfolato foi estudado amplamente em vários ensaios clínicos e os resultados confirmam sua consideração para uso como terapia adjuvante no tratamento da depressão. Parece ser uma estratégia segura e eficaz, especialmente em pacientes com características sugestivas de potencial resposta, como mutações nos genes que codificam enzimas envolvidas no metabolismo do folato. São necessárias mais respostas, mas trata-se de um campo fascinante e em pleno desenvolvimento no momento, com resultados animadores.

REFERÊNCIAS

1. Farah A. The Role of L-Methylfolate in Depressive Disorders. CNS Spectrums. 2009;14(S2):2-7.
2. Jain R, Manning S, Cutler AJ. Good, better, best: Clinical scenarios for the use of L-methylfolate in patients with MDD. CNS Spectrums; 2019.
3. Papakostas GI, Shelton RC, Zajecka JM, Etemad B, Rickels K, Clain A et al. L-methylfolate as adjunctive therapy for ISRS-resistant major depression: results of two randomized, double-blind, parallel-sequential trials. The American Journal of Psychiatry. 2012 Dec;169(12):1267-74.
4. Stahl SM. Novel therapeutics for depression: L-methylfolate as a trimonoamine modulator and antidepressant-augmenting agent. CNS Spectrums. 2007;12 (10):739-744.
5. Zajeka JM et al. Long-term efficacy, safety, and tolerability of l-methylfolate calcium 15 mg as adjunctive therapy with selective serotonin reuptake inhibitors: a 12-month, open-label study following a placebo-controlled acute study. Journal of Clinical Psychiatry. 2016;77(5):654-660.

Índice Remissivo

Obs.: números em *itálico* indicam figuras; números em **negrito** indicam quadros e tabelas.

[3H]-diazepam
  quantidade ligado de forma específica por uma fração de membranas de cérebro de rata e a concentração de, *68*
11-cis-retinal, 75
11-trans-retinal, 75
17α-metiltestosterona, estrutura química, *650*
17β-estradiol, mecanismo celular da ação do, *622*
19-nortestosterona, estrutura química, *650*
2-araquidonoil-glicerol, 204
3,4-metilenodioximetanfetamina (MDMA), 1127
4-aminoquinolinas, 829
5-ASA, *751*
5-fluorouracila, 956
  data da aprovação pela FDA, **952**
5-fluoro-2'-deoxicitidina, 1069
5-mononitrato de isossorbida, farmacocinética, 432
6-mercaptopurina, data da aprovação pela FDA, **952**
6-tioguanina, data da aprovação pela FDA, **952**
6-tiopurinas, 957
8-aminoquinolinas, 830

A

AAS (*v.tb.* Ácido acetilsalicílico)
  características farmacocinéticas, **559**
Abaloparatida, 709
Abciximabe, 558
  características farmacocinéticas, **559**
Abiraterona, estrutura química, *645*
Abiraterona, 656
Absorção
  de fármacos, fatores que influenciam o equilíbrio hidrófilo/lipófilo, 30
  mecanismos de transporte através de membranas, 31
  membrana celular, 31
  solubilidade, 30
  teoria de partição do pH e pKa, 34
  no trato gastrointestinal, 35

oral, 37
  processo de, 30
Abstinência prolongada, 320
Abumina, 40
ACh, ver Acetilcolina
Abuso
  de esteroides androgênico--anabólicos, 655
  de SARM, 655
Acetaminofeno, 508
Acetato de ciproterona, estrutura química, *645*
Acetazolamida, 368
Acetil coenzima A, 168
Acetilcolina (ACh), 120, 125, 186
  ações muscarínicas e nicotínicas da, 149
  agentes que interferem na liberação de, 172
  armazenamento, 168
  concentração de, e efeito produzido em tira do ventrículo de rã, relação entre, **71**
  determinação do efeito da, 71
  estruturas das diferentes conformações espaciais da, *152*
  fármacos que afetam a síntese e o armazenamento de, 172
  liberação, 125, 168
  relação entre concentração e efeito para, no reto abdominal de rã, *64*
  síntese da, 168
  síntese e destinos da, *169*
  síntese, armazenamento, liberação e degradação da, *186*
Acetilcolinesterase, 126
  estrutura molecular, *155*
  mecanismo de ação, *155*
  reativação da, 159
Aciclovir, 900
  ativação pela ação de cinases viral e celular e mecanismo de ação, *901*
  estrutura, *899*
Acidente vascular cerebral isquêmico, 555
Acidez gástrica, fármacos utilizados no controle da, 715
Ácido(s)
  acético, derivados do, 504

acetilsalicílico, 6, 44, 501, 556
  contraindicações, 502
  efeitos colaterais, 502
  farmacocinética, 502
  interações medicamentosas, 502
  toxicidade, 502
  usos terapêuticos, 502
araquidônico, 87
  cascata de, 498
aspártico, 195
clavulâmico, 782
enólicos, 505
fólico
  análogos do, 954
  farmacocinética do, 571
  farmacodinâmica do, 572
fosfatídico, 88
fosfonofórmico, 903
fusídico, 813
  estrutura química, *813*
γ-aminobutírico, 192
  molécula de, 192
graxos ômega 3, 486
  efeitos adversos, 486
  efeitos farmacológicos, 486
  farmacocinética, 486
  mecanismo de ação, 486
hidroxâmico de suberoilanilida, 1070
micofenólico, 521
nalidíxico, estrutura química, *790*
nicotínico, 484
para-aminobenzoico, estrutura química, 786
propriônicos, 502
siálico, estrutura do, *905*
ursodesoxicólico, 747
valérico, 267
valproico, 267
Acinesia, 350
Acoplamento molecular, 1028, *1028, 1031*
Acromegalia, 588
Actinomicina D, 941
Adefovir, características, **915**
Adenililciclases, 91
  de mamíferos, 76

Adenosina, estruturas moleculares, *201*
ADH (*antidiuretic hormone*), 598
   farmacologia do, **600-601**
Adjuvantes, 301
ADME, 751, 752
Adrenalina, 122, 187, 496
   no ducto deferente de cobaia na ausência ou na presença de várias concentrações de ergotamina, relação entre, *64*
   síntese, armazenamento, liberação e degradação da, *189*
Adrenoceptores, 124
Afinidade, 13, 63, 1012
   teórica de agonistas e antagonistas pelos subtipos de receptores adrenérgicos, **139**
Agente(s)
   alquilantes, 933
      classificação, 934
      mecanismo de ação, 933, 938
      mecanismos de resistência aos, 938
   antianginosos, utilização para alívio de sintomas e melhora da qualidade de vida, *437*
   anticoagulantes, 1042
   anticolinérgicos, 150
      estrutura química, 160
      história, 160
   antimuscarínicos
      ações dos, 161
      farmacocinética dos, 163
      mecanismo de ação, 160
      usos clínicos, 163
   antitireoidianos, **696**
   citotóxicos, 927
   colinérgicos, 150
   farmacológico para alívio da dor, 274
      fármacos opioides, 275
   farmacológicos utilizados no tratamento da HAS, **399**
   formadores de massa, 732
   pró-secretórios, mecanismo de ação dos, *735*
   redutores de glicose, locais de ação de, *686*
   serotoninérgicos, 1089
   trombolíticos, 559
Agomelatina, 237
Agonista(s)
   adrenérgicos, 284
   concentração de, e efeito despolarizante, relação quantitativa entre, *67*
   de GnRH, 626
   de receptor de dopamina, 685
   de receptores de motilina, 731
   de receptores opioides, 737
   de receptores serotoninérgicos, 730

do receptor de esfingosina-1-fosfato, 524
do receptor do GLP1, 681
dopaminérgicos, 589
   na Doença de Parkinson, 353
e antagonistas dos receptores adrenérgicos, condições e efeitos considerados nas aplicações clínicas de, **143**
inversos, 217
   mecanismo de ação dos, *217*
misto, 282
muscarínicos, 150
   classificação e relação estrutura--atividade, 151
   efeitos adversos e contraindicações, 154
   efeitos farmacológicos, 152
   farmacocinética, 153
   usos clínicos, 153
parciais, 65, 67, 282, 404
plenos, 65
Agonistas, 63
   canabinoides, *44*, 744
Agonistas e antagonistas de receptores adrenérgicos, efeitos adversos, **144**
Agorafobia, **210**
Agregação plaquetária, balanço PGI *versus* TXA na regulação da, *511*
Água, 379
   corporal total, 381
AINE (anti-inflamatórios não esteroidais), 499
   efeitos cardiovasculares, 510
   seletividade para COX-1 e COX-2, *506*
Alça de Henle, 365
Alcalinização da urina, 49
Alcaloide(s), 6
   β-carbolínicos, 1120
   do esporão do centeio, derivados, 1090
   Ergot fungi, 589
   parassimpatomiméticos, *151*
   tricíclico, 512
Álcool, 214, 324
   aspectos
   farmacocinéticos, 324
   farmacodinâmicos, 325
   desidrogenase, 124
   efeitos agudos e em longo prazo, 325
   vanilmandélico, 124
Aldeído
   desidrogenase, 124
   redutase, 124
Aldosterona, 613
   ações fisiológicas da, *604*
Alegria, 227
Alemtuzumabe para tratamento em diversos tipos de câncer, **970**
Alergia à insulina, 672

Alfaepoetina, 910
Alfainterferona, características, **917**
α-metildopa, 126
α-metiltirosina, 126, 135
   efeito na concentração de norepinefrina, 136
Alfapeginterferona, características, **917**
Alfimeprase, 562
Alilaminas, 871
   mecanismo de ação, *871*
Alisquireno
   características farmacocinéticas, **407**
   estrutura química do, *406*
   na insuficiência cardíaca, 454
ALK (*activin receptor-like kinases*), 83
Almotriptano, 1089
Alogliptina, 682
Alopurinol, 512
   efeitos adversos, 440
   farmacocinética, 440
   mecanismo de ação, 439
   usos terapêuticos, 440
Alprazolam, 746
   estrutura química, *215*
Alquilsulfonatos, **934**
Alteplase, 561
Altretamina, **934**, 938
Alucinações, **244**
Alucinógenos delirantes, 1125
Alvo(s)
   métodos de identificação e validação de, 24
   proteicos, 288
Amantadina, 898, 899
   características, **911**
Ambenônio, fórmulas estruturais do, *156*
Amebas, 877
Amebíase, tratamento da, 878
Amicacina, estrutura química, *799*
Amilorida, 375
Aminas biogênicas, *185*, 186
Aminoácidos, *185,* 192
   das insulinas de ação curta e ação prolongada, estrutura dos, *665*
   dicarboxílicos, 193
   monocarboxílicos, 192
Aminofilina, 313
   estrutura química, *313*
Aminoglicosídeos utilizados na prática clínica, estruturas químicas dos, 799
Aminossalicilatos, 751
   locais de ação preferenciais dos, *751*
   na gravidez, lactação, pediatria e geriatria, 756
   para tratamento das doenças inflamatórias intestinais crônicas, *751*
Amiodarona, 464
Amitriptilina, 233

1138

Índice Remissivo

Amilodipino
- características farmacocinéticas, **417**
- dose e posologia recomendada, **436**
- farmacocinética, 436

Ampicilina, 46

Anáfase, 98

Análogos da adrenalina, 64

Analgesia, 278

Analgésico de ação central, 271

Análise(s)
- de moléculas de água estruturais, 1030
- dos resultados, 1031
- farmacocinética populacional, gráficos típicos, 999

Análogo(s)
- da citidina, 956
- da somatostatina, 589
- das pirimidinas, 956
- de purinas, 753, 957
- do ácido fólico, 954
  - metotrexato, 954
  - pemetrexede, 955
  - pralatrexato, 955
- dos nucleotídeos, 899, 956
- nucleosídeos e nucletídeodeos antivirais
  - estrutura de alguns, *900*
- nucleosídeos inibidores da transcriptase reversa, 902

Anandamida, 204, 1110
- síntese da, 204

Ancilostomídeos, 841

Ancilostomoses, 841

Androgênio(s), 637, 638
- ambientais, 659
- efeitos fisiofarmacológicos dos, 646
- em indivíduos do sexo feminino ao longo da vida, 648
- estrutura química e biossíntese de, 638
- fatores que diminuem a concentração plasmática no homem e na mulher, **649**
- mecanismo de ação, 643
- receptor de androgênios e mecanismo de ação dos, *644*

Androgênios 17α-alquilados, estrutura química, *650*

Anel
- de pririmidina, 952
- de purina, 952

Anemia(s), 1069
- fármacos utilizados em tratamentos de, 567
- hemolíticas, 572
  - epidemiologia, 572
  - fármacos utilizados no tratamento, 573
  - fisiopatologia, 573
- por deficiência de ferro, 567
  - fármacos utilizados no tratamento da, 568
  - terapia com endovenoso, 568
  - terapia com ferro oral, 568
- por deficiências de vitamina B12, 569
  - fármacos utilizados no tratamento, 569

Anestesia
- intravenosa regional, 300
- por bloqueio de nervo, 300
- por infiltração, 300

Anestésico(s)
- gerais, 287
- inalatórios
  - efeitos no fígado, 290
  - efeitos no sistema cardiovascular, 289
  - efeitos no sistema respiratório, 290
  - efeitos no SNC, 289
  - eliminação, 291
  - farmacocinética, 290
  - no DNA, 290
  - no músculo esquelético, 290
  - no miométrio, 290
  - nos rins, 290
  - propriedades dos, 292
- inalatórios, 288
  - propriedades dos, **292**
- locais, 294
  - absorção, 298
  - bases fracas, 295
  - biotransformação, 299
  - bloqueio diferencial, 297
  - distribuição, 298
  - efeito dependente do uso, 297
  - estrutura, 295
  - estruturas das famílias de, *295*
  - excreção, 299
  - farmacocinética dos, 298
  - importância do pH na permeação do agente anestésico, 296
  - mecanismo de ação, 296
    - por bloqueio de canais de sódio controlados por voltagem, *297*
  - progressão dos efeitos tóxicos sistêmicos, *300*
  - técnicas de anestesia, 300
  - tempo de ação, 298
  - toxicidade, 299
- no ar inspirado, concentração do, 291
- venosos, 292
  - estruturas químicas dos principais, *292*
  - gráfico com meia-vida contexto-sensitivo, tempo para a concentração plasmática cair pela metade e tempo de infusão, *293*
  - variáveis farmacocinéticas dos, **293**

Anfepramona, 1099
- mecanismo de ação, **1103**

Anfetaminas, 123, 331, 1098
- aspectos farmacocinéticos, 332
- características farmacocinéticas, 310
- contraindicações, 311
- efeitos agudos e em longo prazo, 333
- efeitos farmacológicos, 309
- mecanismo de ação, 308, 1103
- reações adversas e efeitos colaterais, 311
- toxicidade, 311
- transtorno de uso de, tratamento, 333
- usos terapêuticos, 309
- utilização como tratamento para a obesidade, 1098

Anfotericina B, 870

Angina
- efeitos considerados nas aplicações clínicas de agonistas e antagonistas dos receptores adrenérgicos, **143**
- estável, tratamento farmacológico baseado em evidência, **426**
- *pectoris,* 425
  - estável, tratamento, 460

Angiostrongiloses, 843

Angiostrongylus costaricensis, 843

Ângulo sinclinal, 152

Anilina, derivados de, 1098

Ansiedade
- generalizada, **210**
- inervação serotonérgica e noradrenérgica das estruturas límbicas que controlam a, *214*
- modelos animais utilizados para triagem de novos fármacos, **211**
- neurobiologia da, 210
- psicoterapia e futuros tratamentos, 222
- sistemas que controlam a, *213*
- social, **210**
- transtornos de, classificação, **210**
- tratamento farmacológico da, 214

Antagonismo
- competitivo, 63
- insuportável, 404
- misto 5HT2A/D2, 249
- serotoninérgico, 249

Antagonista(s), 63, 124
- 5-HT3, 740
  - características farmacocinéticas, **742**
  - mecanismo de ação dos antagonistas do, 741
- da dopamina, 745
- da PAR-1, 558
- de cálcio
  - bloqueiam o influxo de cálcio, *435*

1139

disponíveis para uso e posologia recomendada, **436**

usos terapêuticos, 436

de receptores de serotonina, 236

do receptor 5-HT6 identificados através de triagens LBVS, *1035*

do receptor canabinoide CB1, 1113

do receptor de GH, 589

do receptor NMDA, 284, 344

dos adrenoceptores α1, farmacocinética e posologia dos anti-hipertensivos, **413**

dos adrenoceptores β, 409

estrutura química e classificação dos, *410*

farmacocinética e posologia dos anti-hipertensivos, **411**

dos canais de cálcio, 433

dos receptores da AVP, 388

dos receptores de angiotensina II do subtipo 1, 404

dos receptores de histamina H_2, estrutura química, 719

dos receptores de mineralocorticoides, 373

características dos diuréticos, **366**

dos receptores dopaminérgicos, 729

dos receptores GP IIb/IIIa, 558

esteroidais do AR, 657

H_1, 746

H_1 disponíveis, **495**

histamínicos, 494

insuperáveis, 67

mineralocorticosteroides, 613

muscarínicos, 150, *746*

não esteroidais do AR, 657, 658

não superáveis, 67

NK1, 742

opioides, 283, 735

seletivos, 62, 412

serotonérgicos, 222

superáveis, 67

Anti-CD3, 523

Antiácidos, 772

Antiagregantes plaquetários

características farmacocinéticas dos, **559**

orais, 556

parenterais, 558

Antiandrogênicos, 637

ambientais, 659

Antiarrítmicos, 457, 460

Antibacteriano(s)

β-lactâmicos

e esqueleto químico geral dos, *776*

mecanismo de inativação de, *775*

esquema celular bacteriano indicando os locais de ação de vários, *763*

parâmetros farmacocinéticos/ farmacodinâmicos dos, *766*

que agem em membranas, 817

Antibiótico(s), 927

aminoglicosídeos, 172

β-lactâmicos, 771

mecanismo de ação geral dos, 772

propriedades farmacocinéticas dos, **777**

citotóxicos, 941

fisiologia e fisiopatologia, 941

perspectivas futuras para os, 947

na gravidez, lactação, pediatria e geriatria, 756

Anti-CD25, 523

Anticoagulante(s)

orais, 546

diretos, 548

propriedades comparativas dos, **549**

parenterais, 550

Anticolinérgico(s)

de ação prolongada, 536

na asma, 531

na doença de Parkinson, 355

Anticolinesterásicos, 154

ação dos fármacos, *157*

classificação e estrutura química, 155

de curta duração, *156*

de longa duração, *156*

de média duração, *156*

de utilidade clínica, fórmulas estruturais dos, *156*

efeitos, 158

farmacocinética dos, 158

irreversíveis, 156

mecanismos de ação, 156

reversíveis, 156

toxicidade dos, 159

usos clínicos, 158

Anticonvulsivantes, 214, 222, 255

Anticorpo(s)

anti-insulina, 672

anti-PD-1, 969

impacto clínico do, 969

contra PCSK9, mecanismo de ação dos, *482*

decodificação do nome de, 967

engenharia, *964*

molécula, estrutura de uma, *963*

monoclonais, 961

aprovados ou em fases clínicas para o tratamento de diversos tipos de câncer, 970-**974**

no tratamento de doenças autoimunes ou inflamatórias, **524**

nomenclatura dos, 965, **966**

estrutura dos, *522*

que atuam como terapias-alvo, 967

tendo os pontos de checagem imunológicos como alvo, 967

Antidepressivo(s), 214, 222

inibidores da monamina oxidase, 232

polimorfismos e alelos relacionados à resposta com, **1055**

substratos e não substratos de gp-P, **1055**

tricíclicos, 233, 1043

inibem os transportadores de monoaminas, *234*

recomendações de dosagem baseadas no fenótipo CYP2D6, **1044**

recomendações de dosagem baseadas no fenótipo CYP2C19, **1045**

Antidiabéticos orais, 677

Antidiuréticos orais, ações na célula betapancreática, *683*

Antieméticos, classificação geral, **740**

Antiepiléticos, 241

Antifúngicos, 865

farmacologia dos, 866

interações medicamentosas relacionadas aos, **869**

Antígenos

celular, como alvos do sistema imunológico, 961

nuclear associado ao ciclo celular, 99

Anti-helmínticos, sítios de ação e alvos farmacológicos para, *845*

Anti-hipertensivo(s)

antagonistas dos adrenoceptores α1, farmacocinética e posologia dos, **413**

antagonistas dos adrenoceptores β, farmacocinética e posologia dos, **411**

inibidor direto da renina, farmacocinética e posologia do, **407**

inibidores da enzima conversora de angiotensina, parâmetros farmacocinéticos e posologia dos, **403**

Anti-inflamatórios não esteroidais

aspectos históricos, 499

mecanismo de ação, 501

Anti-integrinas, 755

Antimalárico(s)

contra o ciclo intraeritrocítico do parasito, 830

grupos químicos de, **829**

no ciclo biológico do *Plasmodium* spp., 828

no ciclo de vida do *Plasmodium* síntese dos estágios de ação, *828*

resistência aos, 837

utilizados na prevenção dos relapsos ocasionados por *P. vivax* e *P. ovale*, 835

Antimetabólitos, 520, *951*

fármacos com suas datas de aprovação da Food and Drug Administration, **952**

Índice Remissivo

Antimicrobiano(s)
poliênico, 884
uso racional de, 767
Antimônio pentavalente, 882
mecanismos de ação do, *883*
Antimuscarínico, fórmulas estruturais dos, *161*
Antipsicótico(s), 214, 222, 243, 245
atípicos, 240
afinidade por diferentes receptores e efeitos associados, **245**
de primeira geração, 247
de segunda geração, 247
disponíveis no Sistema Único de Saúde, **252**
efeitos cardiovasculares, 250
e efeitos adversos associados, **245**
farmacocinética, 251
perspectivas, 252
relação entre ocupação de receptores D2 e efeitos terapêuticos e adversos dos, *246*
típicos, efeitos colaterais, 247
típicos e atípicos, funcionamento fisiológico e alterações fisiopatológicas das vias dopaminérgicas associadas ao efeito terapêutico dos, *248*
Antirretroviral inicial, esquemas preferencial e alternativo para adulto, **909**
Anti-TNF, 754
utilizados no tratamento das doenças inflamatórias intestinais crônicas, **755**
Antraciclinas, 927, 942
estrutura química dos fármacos representantes da classe das, *943*
Antraquinonas, 734
Anticoagulantes orais, 546
Antimetabólitos, 520
Apalutamida, 658
estrutura química, *645*
Apicomplexa, 886
Apixabana, 548
Apolipoproteína E, 342
Apoptose, 97, 107
via extrínseca, 108
via intrínseca, 107
via mitocondrial, 107
Araquidonoil, 203
Área
cardiovascular, 1041
medicamentos com informações farmacogenômicas disponíveis segundo a FDA na, **1042**
de psiquiatria de neurologia, 1043
perijuncional, 168
Arginina vasopressina, 379
efeito após acoplamento com o receptor V_1, *384*

efeito após acoplamento com o receptor V_2, *385*
fármacos que modulam a ação da, 385
Arilaminoálcoois, 829
Arranjos
dos fosfolipídeos, *31*
polimorfos, 30
Arritmia(s)
cardíaca, 457
efeitos considerados nas aplicações clínicas de agonistas e antagonistas dos receptores adrenérgicos, **143**
Arsfenamina, 6
Artemisia annua, 6, 834
Artemisinina, 6, 834
estrutura química, *834*
terapias de combinação com derivados de, **834**
Articaína, estrutura, *295*
Ascaridiose, 841
Ascaris lumbricoides, 841
Ascite por cirrose hepática, 374
Asma
anticolinérgicos de ação prolongada na, 531
efeitos considerados nas aplicações clínicas de agonistas e antagonistas dos receptores adrenérgicos, **143**
epidemiologia, 527
fármacos utilizados no tratamento, 527
fisiopatologia, 527
imunobiológicos na, 531
sintomas, 527
tratamento farmacológico da, etapas, 529
tratamento farmacológico, diretrizes para o, 528
Aspartato, 195
Aspirin, 501
Aspirina, 501
um dos primeiros frascos de, *7*
Associação análogo de insulina lenta com agonista do receptor de GLP-1, 669
Atenolol
estrutura química, *410*
farmacocinética, **428**
Aterosclerose, 471, 484
coronariana, 425
Atezolizumabe, 969
para tratamento em diversos tipos de câncer, *970*
Ativação
de receptores em tecidos/órgãos específicos sob o controle do SNA, efeitos da, **121-122**
neuro-hormonal, 447
Ativador
de canais de potássio, 417
do plasminogênio tecidual, 560

Atividade
enzimática, 50
intrínseca, 1012
muscarínica, 149
nicotínica, 149
peristáltica, 153
resolução da, *72*
secretória, 50
Atonia intestinal e vesical, tratamento, 158
Atopaxar, 558
características farmacocinéticas, **559**
Atorvastatina, características farmacocinéticas, **476**
Atracúrio, 173
Atropa belladonna, 5
Atropina, 5, 126, 127, 160, 161, 164, 1125
isolada da *Atropa belladonna*, 149
Aureobasidina A, 875
Autofagia
envolvimento em patologias, 105
indução da, *105*
mecanismo de ação, 104
tipos, 103
e características, *104*
Autoinduções enzimáticas, 47
Autorreceptores, 128
Autorregulação reversa, 408
Avelumabe para tratamento em diversos tipos de câncer, **970**
Avermectina, 6
Avibactam, 782
Avô da Farmacologia, 5
Ayahuasca, 1120
efeitos, 1121
Azacitidina, 956
data da aprovação pela FDA, **952**
Azatioprina, 520
Aziridinas, 934, **934**
Azitromicina, 808
estruturas químicas, **807**
Azóis, 866
mecanismo de ação, *866*
Azul de Evans
características, **41**
ligação às proteínas, **41**

B

B. suaveolens, ação dos princípios ativos da planta, *1126*
Balanço de massas, *50*
Balsalazida, *751*
Barbitúricos, 293
Barreira hematoencefálica, 1054
Bazedoxifeno, 628
Beclometasona, características, **606**
Beladona, extrato dos frutos da, 5
Belinostate, 1070
Benazepril, características farmacocinéticas, **403**

1141

Benzedrine, 308
Benzimidazóis, 845
    estrutura química e usos terapêuticos, **846**
Benzoato de benzila, 887, 888
Benzocaína, estrutura, *295*
Benzodiazepínicos, 214, 746
    dependência, 220
    efeitos decorrentes do uso, 219
    estrutura química dos, *215*
    eszopiclona, ligante, 217
    farmacocinética, 218
    gravidez e, 220
    interações farmacológicas, 220
    ligantes do receptor $GABA_A$, 216
    mecanismo de ação, 215
    síndrome de abstinência, 220
    tolerância, 219
    usos terapêuticos, 218
    zolpidem, ligante, 217
    zopiclona, ligante, 217
Benzoilmetilecgonina, 306
Benzonidazol, 880
Besifoxacino, estrutura química, *791*
β-agonista, de ação prolongada, 535
β-alanina, 192
Betabloqueador(res), 222, 426
    adrenérgicos, 426
    afinidade β1/β2 seletiva entre os, *427*
    β-adrenérgicos, 428
    contraindicações, 429
    efeitos farmacológicos, 427
    farmacocinética, **428**
    mecanismo de ação, 427
    toxicidade, 429
β-endorfina, 198
β-lactamases, 774
    classificação, **774**
β-lactâmicos
    alergia a, 777
    antibióticos, propriedades farmacocinéticas dos, **777**
    mecanismo de resistência, 774
    sensibilidade a, 777
Betametasona, características, **606**
Betanecol, 151
β-talassemia, 572
Bevacizumabe, para tratamento em diversos tipos de câncer, **970**
Bezafibrato, características farmacocinéticas, **483**
Biased agonism, 1118
Bicalutamida, 657
    estrutura química, *645*
Bicho de pé, 887
Bicloroetilaminas, 935
Biguanidas, 677
Biodisponibilidade, 38
    relativa, 38

Bioequivalentes, 39
Biofarmácia, 30
Biofármacos, 7
Biofase, *1016*
Biomarcadores, 1011
    farmacogenômicos, 1039
Biossíntese de proteínas, 797
Biotransformação, 299
Bisacodil, 734
Bisfosfonatos, 705
    utilizações terapêuticas e doses recomendadas, **706-707**
Bisoprolol
    estrutura química, *410*
    farmacocinética, **428**
Bitionol, 850
    estrutura química e usos terapêuticos, **846**
Bleomicina, 941, 944
    A2 e B2, estrutura do, *944*
BLI (Bio-Layer Interferometry), 22
Blinatumomabe para tratamento em diversos tipos de câncer, **970**
Bloqueador(es)
    adrenérgicos, insuficiência cardíaca, 448
    da junção neuromuscular, 128
    de canais de Ca^{+2}, farmacocinética e posologia dos, **417**
    de canais de cálcio, 284, 414
        efeitos adversos, 437
        para vasodilatação, mecanismo de ação, *434*
        toxicidade, 437
    de canais de sódio de ocorrência natural, 301
    de neurônios adrenérgicos, 414
    do canal epitelial para sódio, características dos diuréticos, **366**
    do sistema renina-angiotensina-aldosterona, 399
        regulação, 399
    do sistema renina-angiotensina-aldosterona
        na insuficiência cardíaca, 448
    não despolarizantes, 173
        efeitos adversos, 176
    neuromuscular
        absorção e distribuição, 175
        biotransformação e excreção, 176
        despolarizante, 175
        farmacocinética dos, 175
        uso terapêutico, 176
    neuromusculares competitivos, 173, *174*
        mecanismo de ação, 173
        não despolarizantes, 173
    neuromusculares despolarizantes, *174*
        mecanismo de ação dos, 175

Bloqueio
    dos receptores M3, 162
    dos receptores nicotínicos ganglionares, 176
    neuromuscular, reversão do, 158, 177
    seletivo de fibras sensoriais, 301
BMP (*bone morphogenetic proteins*), 83
Boca seca, 162, 259
Bomba
    cardíaca, disfunção da, 446
    de infusão de insulina subcutânea contínua, 670
Bombeamento sanguíneo perfeito, 457
Bothrops jararaca, veneno da, 10
Bottom up, 1001
Botões sinápticos, 168
Boyle, Robert, 5
Bradicinesia, 350
Brentuximabe vedotina para tratamento em diversos tipos de câncer, **970**
Bretílio, 123
Bromazepam, estrutura química, *215*
Brometo
    de glicopirrônio, molécula de, *537*
    de ipratrópio, molécula de, *534*
Bromidrato de fenoterol, molécula de, *533*
Bromocriptina, 589
Bromoprida, 745
Broncodilatador(es)
    β-agonistas de curta ação, mecanismo de ação, *534*
    de curta duração, 533
Brugia, 842
Brugmansia suaveolens, 1125
Budesonida, características, **606**
Bula, definições da FDA para as informações farmacogenéticas incluídas na, **1041**
Bulk flow, 31
Bupivacaína, estrutura, *295*
Buprenorfina, 283
Bupropiona, 236, 1100
    mecanismo de ação, **1103**
Busca conformacional, 1028
Buspirona, 221
    interação farmacocinética, 221
Bussulfano, 934
Butenafina, 872

C

Cabergolina, 589
Cafeína, 6, 311
    efeito(s)
        farmacológico da, 335
        sobre o humor, 313
    estrutura química, *313*
    sobredosagem de, 314
    toxicidade da, 313

Índice Remissivo

Calor, 497
Calorimetria de titulação isotérmica na triagem de fragmentos, 21
Canabidiol, 268
Canabinoides, 336, 1111
  farmacocinética dos, 1112
  farmacologia dos, 1109
  sintéticos, 1112
Canaglifozina, 682
Canal(is)
  de cálcio, 79
    dependentes de voltagem, 79
  de cloreto, ativados por cálcio, 79
  de potássio, 16, 79
  de prótons, 79
  de sódio, 79
  de sódio cardíaco, 461
  iônico(s), 31, 77, 458
    dependentes de voltagem, 79
    operados por ligantes, 77
    operados por ligantes e por voltagem, *78*
  TRP, 78
Câncer, 923, 961
  anticorpos monoclonais aprovados ou em fases clínicas para o tratamento de diversos tipos de, **970**
  de mama triplo negativo, 969
  era da imunoterapia no combate ao, 967
Candesartana, 404
  estrutura química da, *405*
Cannabis sativa, 268, 336, 1109
Capecitabina, 956
  data da aprovação pela FDA, **952**
Captopril
  características farmacocinétcas, **403**
  estrutura química, *401*
Carbacol, 151
Carbamazepina, 241, 259
Carbapenem, 779
Carbimazol, estrutura química, *696*
Carboximaltose férrica, 569
Cariocinese, 98
Carmutina, 937
Carvedilol
  estrutura química, *410*
  farmacocinética, **428**
Cascata
  de coagulação, 544
    modelo clássico, *545*
  do ácido araquidônico, 498, *500*
Caseína quinase 1, 90
Caseína quinase 2, 90
Catecolaminas, 120, 122
  concentração endógena de, 14
  degradação das, 189
  recaptação das, 123
  síntese das, *188*

Catecol-O-metiltransferase (COMT), 123, 1055
Catha edulis, 1129
Catinonas sintéticas, 1129
Catumaxomabe vedotina para tratamento em diversos tipos de câncer, **971**
Cavidade de interação, identificação da, 1030
Caxumba, 892
Cefaleia, 1085
Cefalosporinas, 778
  micro-organismos patogênicos suscetíveis à ação de, **778**
  propriedades farmacocinéticas de, **7795**
Cegueira dos rios, 842
Célula(s)
  bacterianas, *762*
  betapancreática, ação de antidiuréticos orais na, *683*
  das glândulas da mucosa gástrica, **716**
  de referência, 21
  necróticas, 109
  parietal, 717
Células-filhas, 97
Cemiplimabe vedotina para tratamento em diversos tipos de câncer, **971**
Cestódeos, 843
Cetamina, 294, 1122
  estrutura química, *292*
  possível mecanismo para os efeitos antidepressivos da, *1124*
Cetoconazol, 611, 657, 867
Cetolídeos, 806
Cetoprofeno, 503
Cetuximabe vedotina para tratamento em diversos tipos de câncer, **971**
Cevimelina, 151
Chá
  de folhas de coca, 5
  de folhas de dedaleira, 5
  de galhos de efedra, 5
Cheirinho, 329
Chemical shift mapping, 20
Cianeto, 419
Cianocobalamina, 570
Ciclinas, 99
Ciclo
  celular, 97, 926
    de uma célula eucariótica, *101*
    regulação do, 99
  celular-específica, 926
  celular-inespecífica, 927
  de divisão celular, 100
  de multiplicação viral, 891
    antivirais que atuam diretamente em diferentes etapas do, **896**
  de multiplicação viral, 891

  de mutiplicação dos retrovírus, esquema geral do, *895*
  de mutiplicação dos vírus de DNA, esquema geral do, *895*
  de mutiplicação dos vírus de RNA, esquema geral do, *895*
  de vida da *Leishmania, 882*
  entero-hepático, 279
  oxigenase, 498
Ciclofosfamida, 934
  eventos adversos relacionados com a, **935**
Ciclosporina, 517, 754
Cimetidina, estrutura química, *719*
Cinchona officinalis, 5, 830
Cinética da saturação de Michaelis--Menten, 34
Cinetose, 164, 494
Cipionato de testosterona, estrutura química, *650*
Ciprofibrato, características farmacocinéticas, **483**
Ciprofloxacino
  estrutura química, *790*
  modelo farmacocinético de todo o organismo embasado na fisiologia desenvolvido para o, *1021*
Circuito
  córtico-estriato-pálido-talâmico--cortical, *351*
  nociceptivo, visão geral do, *273*
Circulação entero-hepática, 46
Cirrose hepática, 41
Cisatracúrio, 173
Cisticercose, 843
Citalopram, 234
Citarabina, 956
  data da aprovação pela FDA, **952**
Citocinese, 98
Citocromo P450, 43
  isoenzimas do, **43**
Citoprotetores, 723
Cladribina, 957
  data da aprovação pela FDA, **952**
Claritromicina, 808
  estruturas químicas, **807**
Classificação de Fredrickson, 473
Claude e Bernard, precursores da Farmacologia, 5
Claviceps purpurea, 1116
Clearance, 49
Clindamicina, 886
  estrutura químicas *809*
Clobazam, 264
Clofazimina, 859
Clomipramina, 233
Clonazepam, estrutura química, *215*
Clonidina, 111, 284, 413
  características farmacocinéticas, **413**
Clopidogrel, 556, 557
  características farmacocinéticas, 559

Clorambucila, 936

Cloranfenicol, estrutura química do, *805*

Clordiazepóxido, estrutura química, *215*

Cloridrato de amorolfina, 875

Cloroetilnitrosureia, 937

Cloroprocaína, estrutura, *295*

Cloroquina, 111
  estrutura química da, *831*

Coagulação, 543
  sanguínea, 544

Coca, chá de folhas de, 5

Cocaína, 6, 137, 306, 330
  características farmacocinéticas, 307
  efeito sobre as concentrações plasmáticas de noradrenalina, *137*
  intensidade e do tempo dos efeitos da, *307*
  mecanismo de ação, 306
  transtorno de uso de, tratamento, 331
  usos terapêuticos, 306

Codeína, 280, 1046
  recomendações de dosagem baseadas nos genótipos CYP2D6, **1047**

Coeficiente de permeabilidade, 31

Coenzima Q10, 357

Colchicina, 6, 512

Colesevelam, 685

Colesterol
  total, valores de referência, *472*
  transporte pelo organismo, *470*

Colestiramina, 480
  mecanismo de ação, *479*, 480

Colina, 186
  acetilação da, 168
  acetiltransferase, 125
  transporte da, *169*

Colinérgicos de ação direta
  administração no saco conjuntival, 153
  estrutura molecular dos, *151*

Colistina, estrutura química, *818*

Coluna torácica, tomografia computadorizada de, *976*

Combinação de fármacos anti-hipertensivos, estratégias apropriadas de, *421*

Compartimento de efeito, 1010
  esquema, *1016*

Composto(s)
  bioativos, identificação de, 17
  líderes
    candidatos a fármacos, propriedades físico-químicas e biológicas recomendadas para, **19**
    descoberta de, 18
    métodos biofísicos utilizados na descoberta por FBDD, 20
  orgânicos, 30

COMT (catecol-O-metiltransferase), 1055

Concentração
  alveolar mínima, 288
  concentração plasmática *versus* tempo para fármaco, *994*
  de ACh e a magnitude do efeito inotrópico negativo na tira de ventrículo, relação entre, *51*
  de fármaco no local de absorção e a velocidade de absorção para fármacos absorvidos por mecanismos passivo e ativo, reação entre, *34*
  de propiltrimetilamônio e a magnitude da resposta despolarizante da electroplaca, *675*
  e magnitude do efeito causado pela ACh em tiras de ventrículo, curvas mostrando a relação entre, *63*
  livre no compartimento central, *996*
  plasmática após múltiplas doses i.v. *bolus* de fármaco, *996*
  plasmática, pico de, 808
  plasmática *versus* tempo após administração de fármaco, *986, 987*
  plasmática *versus* tempo para teofilina, *990*
  plasmática *versus* tempo após administração de fármaco, *984*
  plasmática *versus* tempo para modelo de 2 compartimentos, *994*
  plasmática *versus* tempo, *988*
  por tempo após administração de doses múltiplas do fármaco por infusão intermitente, *993*
  por tempo após administração de doses múltiplas do fármaco por via com absorção de primeira ordem, *992*
  por tempo após administração de múltiplas doses do fármaco pela via i.v. *bolus*, *991*

Condição *sink*, 32

Conexões neuronais, 322

Conflito, **210**

Conformação antiperiplanar, 151

Conivaptano, 390

Constante de dissociação, 22

Constipação, 250

Contexto-sensitivo, gráfico com meia-vida, *293*

Contracepção hormonal, 634

Contraceptivo(s)
  de progestina, 634
  efeitos adversos, 635
  emergenciais, 634
  orais combinados, 634
  pós-coito, 634

Controle glicêmico, 685

Conversão do fibrinogênio em fibrina, 544

Cooperatividade
  negativa, 67
  positiva, 67

Coquetéis de fragmentos, estratégia, 21

Corno dorsal da medula, 272, *274*

Corpo celular do neurônio motor, 168

Córtex adrenal, 603

Corticoides inalatórios, vias que correspondem ao mecanismo de ação dos, *530*

Corticosteroide e β_2-agonista na asma, 530

Cortisona, 30
  características, **606**

Covariável, 998

Coxibes, 506

Crack, 321

Criptosporidíase, 887

Crise epiléptica, 255

Cristalografia de raios X na triagem de fragmentos, 20

Crizanlizumab, 574

Cruzaína, 1031
  e um inibidor da classe dos benzimidazóis, interação entre, *1031*

Culex quinquefasciatus, 842

Cumarínicos, 546

Curare, 173

Curcumina, 1071

Curva(s)
  concentração-efeito para derivados do TMA em íleo isolado de cobaia, *65*
  concentração-efeito para histamina, *66*
  de concentração-efeito, *1013*
  mostrando a relação entre a concentração e a magnitude do efeito causado pela ACh em tiras de ventrículo, *63*

D

Dabigatrana, 548

Dacarbazina, 936

Dactinomicina, 945

Dalfopristina, estrutura química, *811*

Dalteparina, 551

Danazol, estrutura química, *650*

Dapaglifozina, 682

Dapsona, 858

Daptomicina, 820
  estrutura química, *821*

Daratumumabe vedotina para tratamento em diversos tipos de câncer, **971**

Darolutamida, 658

Daunorrubicina, 941
  estrutura química, *943*

De Matéria Médica, Dioscórides, *4*

Decitabina, data da aprovação pela FDA, **952**

Índice Remissivo

ecocção, de efedra, 4

edaleira, chá de folhas de, 5

Deferasirox, 574

Deferiprona, 573

Deficiência do GH, 588

Deflazacort, características, **606**

Degradação, 195
- da serotonina, *191*
- das catecolaminas, 189
- dos canabinoides, 205
- metabólica, 123

Delírios, **244**

Delofloxacino, estrutura química, *790*

Dengue, 892

Denosumabe, 707
- vedotina, para tratamento em diversos tipos de câncer, **971**

Densidade de arritmias atriais em 24 horas, *467*

Depressão
- hipóteses da neurobiologia da, *231*
- unipolar, antipsicóticos no, 251
- visão integrada da, 230

Depressor da atividade do SNC, 323

Depuração, 49
- hepática, 50
- renal, 50, 52
  - por filtração glomerular, 52
- total, determinação de, 53
- volume de distribuição e meia-vida, relação entre, 53

Derivado(s)
- de anilina, mecanismo de ação, **1103**
- de tetraidropirimidina, 850
- sintéticos da testosterona, 650

Descritores moleculares, 1032

Desfecho
- clínico, 1011
- substitutos, 1011

Desferoxamina, 573

Desflurano, 290

Desinibição comportamental, 325

Desipramina, 233

Desmame, 278

Desmopressina, 386

Desmoteplase, 562

Desnaturação da proteína, 22

Desnudamento, 898

Desregulação epigenética na doença, 1067

Desvio quadrático médio, 1031

Detilcarbamazina, 847

Dexametasona,746
- características, **606**

Dexmedetomidina, estrutura química, *292*

D-fenfluramina, 1099
- mecanismo de ação, **1103**

DHT (Di-hidrotestosterona), 637
- biossíntese de, 641

Diabetes
- decisão terapêutica após o diagnóstico de, algoritmo, *6772*
- insípido, 379, 599
- melito tipo 2
  - medicamentos injetáveis e orais disponíveis para tratamento do, **685-686**
- *mellitus*, 675
  - metas de controle para pacientes com, *685*
  - tipo 2 tratamento, 676

Diacetilmonoxima, 160

Diacetilmorfina, 282

Diacilglicerol, 87

Diálise, 381

Diarreia, 735
- fármacos utilizados no tratamento da, 736

Diazepam
- efeito sobre a curva concentração--efeito do GABA, *69*
- estrutura química, *215*

Diclofenaco, 504

Dietilamida do ácido lisérgico, 1116

Dietilcarbamazina, estrutura química e usos terapêuticos, **846**

Dietilpropiona, 309, 1099

Diferenciação, 97
- celular, 99

Difilobotrose, 843

Difusão, 31
- facilitada, 34
- transporte de fármacos, 31

Digitálicos, 450

Digitalis lanata, 5

Digoxina, 6, 450

Di-hidro-orotato desidrogenase, 521

Diloxanida, 879

Diltiazem
- características farmacocinéticas, **417**
- efeitos do, 435
- farmacocinética, 436

Dinitrato de isossorbida
- farmacocinética, 432
- uso e posologia recomendada, **430**

Dinitrofenol, 1098
- na obesidade, 1098

Dinorfina, 198

Dinutuximabe vedotina para tratamento em diversos tipos de câncer, **971**

Dioscórides, 4

Diphyllobothrium, 843

Dipirona, 509, 1088

Disartria, 300

Discinesia tardia, 247

Disfunção(ões)
- da bomba cardíaca, 446
- diastólica, 381
- sistólica, 381

sexuais, 250

tireoidianas, 694

Dislipidemias, 471
- fármacos utilizados no tratamento das, 469, 473
- novidades e perspectivas no tratamento das, **487**

Dispositivos intrauterinos, 634

Distribuição, 39
- do fármaco no organismo, processo de, *39*
- dos fármacos, fatores que afetam, 40
- limitada pela permeabilidade, 40
- limitada pela perfusão, 40

Distúrbio(s)
- da hemostasia, 545
- da homeostasia mineral óssea, 701
- do desenvolvimento sexual, hormonoterapia nos, 654
- do pensamento, **244**
- do trato urinário, 153
- na motilidade do TGI, 728
  - fármacos utilizados no tratamento, 729
- psiquiátricos na doença de Alzheimer, tratamento dos, 345
- ventilatório obstrutivo moderado, espirometria mostra, *540*

Ditanos, 1090

Diurético(s), 363
- características farmacocinéticas dos, **366**
- de alça, 407, 408
  - farmacocinéticas, **366**
  - mecanismo de ação, *369*
- efeitos adversos comuns dos, **370**
- inibidores da anidrase carbônica, 367
- na insuficiência cardíaca, 448
- osmóticos, 365
  - características farmacocinéticas, **366**
- poupadores de K$^+$, 409
- poupadores de potássio, 373
  - mecanismo de ação, *373*
- que agem no ducto coletor, 373
- que agem no segmento espesso da alça de Henle, 368
- que agem no túbulo distal, 370
- que agem no túbulo proximal, 365
- tiazídicos, 370
  - empregados no tratamento da HAS, 407
  - farmacocinéticas, **366**
  - mecanismo de ação dos, *371*
  - mecanismos propostos de vasodilatação dos, *408*
- usados no tratamento da hipertensão arterial sistêmica, 407

Divisão celular, 101

D-levodopa, 349

1145

DNA, 290
   metilação, 1063
   síntese natural de, 900
Docusato, 734
Doença(s)
   autoimunes, 515
   cardiovasculares, 471
   de Alzheimer
      anticolinesterásicos na, 159
      antipsicóticos no, 252
      etiologia da, e seus alvos
         terapêuticos, *346*
      fármacos utilizados no tratamento
         da, **341**
   de Chagas, 880
      mecanismo de ação dos fármacos
         para tratamento da, *881*
      novas terapêuticas para, 881
      terapêutica para, 880
   de Graves, 694
   de Parkinson, 247, 349
      antagonistas muscarínicos no
         tratamento da, 164
      aspectos epidemiológicos, 349
      diagnóstico, 350
      fatores de riscos, 349
      fisiopatologia, 350
      histórico, 349
      neuroproteção do, 357
      sintomas motores, tratamento
         dos, 357
      sintomatologia, 350
      tratamento cirúrgico, 358
      tratamento da, diretrizes para, **356**
      tratamento dos sintomas não
         motores, 357
      tratamento farmacológico, 351
   desregulação epigenética, 1067
   do refluxo gastroesofágico, 723
   falciforme, 574
   hepáticas, 47
   infecciosas, 14
   inflamatória intestinal, fármacos
      utilizados na, 749
   isquêmica miocárdica, 425
   não comunicáveis, 14
   não transmissível, 14
   origem das, 5
   pulmonar obstrutiva crônica, 532
      corticosteroide inalatório na, 538
      epidemiologia, 532
      fármacos utilizados no
         tratamento, 527
      fisiopatologia, 532
      tratamento farmacológico,
         diretrizes, 533
   renal policística, 381
   transmissível, 14
Dolutegravir, características, **916**
Domínio
   de ligação ao DNA, 86

   de ligação do ligante, 87
   N-terminal, 86
   do poro, 79
   sensível à voltagem, 79
Domperidona, 729, 745
Donepezila, 343
   no tratamento da doença de
      Alzheimer, **344**
Dopamina, 122
   no encéfalo de pacientes com
      doença de Parkinson, 349
Doping, 222, 309
Dor(es), 497
   alívio da, agentes farmacológicos
      para, 274
   aspectos gerais, 271
   neurobiologia, 272
   via descendente do controle da, 274,
      275
Doripenem, 781
Dorolutamida, estrutura química, *645*
Dose padrão, 318
Down-regulation, 1010
Doxacúrio, 173
Doxazosina, características
   farmacocinéticas, **413**
Doxepina, 233
Doxorrubicina, estrutura química , *943*
DPOC, ver Doença pulmonar obstrutiva
   crônica
Droga(s)
   ação das, 60
   concentração intracelular da, 60
   de abuso, 317
   depressoras da atividade do SNC
      álcool, 324
         inalantes, 328
         opioides, 327
         solventes, 328
   moléculas de, concentração das, 60
   propriedade das, 4
   receptores ocupados pela, 62
Dronedarona, 464
d-tubocurarina, mecanismo de ação, 63
Ducto coletor, 365
Duloxetina, 235
Durvalumabe vedotina para tratamento
   em diversos tipos de câncer, **971**
Dutasterida, estrutura química, *645*

E

Echinococcus, 843
Echinostoma paraensei, 844
Ecotiofato, fórmulas estruturais do, *156*
Ecstasy, 310
Ectoparasitos, 877
Ectoparasitoses, 887
   fármacos usados no tratamento das,
      877, **887**
Eculizumabe, 574

Edema
   angioneurótico hereditário, 654
   insulínico, 672
Edição genômica, 1077
Edrofônio
   fórmulas estruturais do, *156*
   no diagnóstico da miastenia grave,
      158
Efavirenz, 903
   características, **915**
Efedra, chá de galhos de, 5
Efedrina, 6, 123
Efeito(s)
   adverso, 898
   antagonista do GD-121
   colaterais extrapiramidais, 247
   contraturante da ACh no reto
      abdominal de rã isolado, *60*
   da histamina, *66*
   da metabolização sobre a atividade
      farmacológica de compostos, 45
   de primeira passagem e da
      recirculação entero-hepática de
      fármacos, *46*
   de primeira passagem, 44
   do pH do meio gástrico sobre a
      absorção oral da cefalexina, *35*
   entactogênicos, 1127
   inibitório, 77
   inibitórios do GABA, 77
   nocebo, 477
   parassimpatolíticos, 150
   parassimpatomimético, 149, *150*
   pleiotrópicos, 474
Eficiência do ligante, 24
Efluxo, 32
Eixo(s)
   GH, farmacologia do, 589, **590-593**
   GnRH e FSH/LH, farmacologia do,
      583-586
   GnRH/gonadotrofinas, 582
   hipotálamo-hipófise-gonadal, 581
      efeitos fisiológicos, 582
      estruturas químicas, 581
      mecanismo de ação, 582
      regulação da secreção, 581
   hipotálamo-hipófise-prolactina, 593
      efeitos fisiológicos, 594
      estrutura química, 593
      farmacologia da prolactina, 595
      fisiopatologia da prolactina, 594
      mecanismo de ação, 594
      regulação da secreção, 594
   hipotálamo-hipófise-GH, 586
   hipotálamo-hipófise-gonadal,
      regulação da secreção do, *582*
Elemento de resposta a hormônios, 86, 87
Eletriptano, 1089
Eletrofisiologia cardíaca, 457

Índice Remissivo

Eliminação
biliar, 46
dos fármacos, 42
renal de fármacos e metabólitos, 48
salivar, 49
Elotuzumabe vedotina para tratamento em diversos tipos de câncer, **972**
Empaglifozina, 682
Enalapril, características farmacocinéticas, **403**
Enalaprilato, características farmacocinéticas, **403**
Enantiômeros, estrutura química dos, *832*
Encefalina, 198
Endocanabinoides, 203
inibidores da hidrólise de, 1112
neurotransmissão dos, 204
sistema de neurotransmissão, *204*
Endoparasitos, 877
Energia
de interação, predição da, 1029
livre de Gibbs, 1029
Enfuvirtida, 897
características, **911**
Enobosarm, estrutura química, *650*
Enoxaparina sódica, 551
Entactógenos, 1127
Entamoeba histolytica, 877
Entecavir, características, **915**
Enterobiose, 842,
Enterobius vermicularis, 842
Entinostate, 1070
Entricitabina, 903
características, **914**
estrutura, *899*
Envelhecimento enzimático, 159
Enxaqueca
farmacologia da, 1083
fase da aura da, 1084
fisiopatologia, 1085
tratamento farmacológico, 1088
tratamento profilático da, 1092
Enzalutamida, 658
estrutura química, *645*
Enzima, 73, 87
aldose redutase em complexo com diferentes ligantes, sobreposição estrutural da, *1030*
da família das DNA metiltransferases, 1063
fosfodiesterase 10A em complexo com um inibidor, estrutura, *1030*
MTHFR, 1134
EPAC (*exchange protein directly activated by cAMP*), 76
Ephedra sinica, 5
Epigenética, 1063
Epilepsia, 255
tratamento das, 256

Epinefrina, 120, 122, 187
Epirrubicina, 941
estrutura química, *943*
Episódio
hipomaníaco, 237
maníaco, 237
misto, 238
Equação de Henderson-Hasselbach, 49, 295
aplicação da, *35*
Equilíbrio
dinâmico entre a fração livre na água do plasma, *40*
hídrico, controle do, 382
hidrófilo/lipófilo, 30
Equinocandinas, 872
mecanismo de ação das, *873*
Equinococose, 843,
Equinostomose, 844
Era da imunoterapia no combate ao câncer, 967
Eravaciclina, estrutura química, *804*
Ergotamina, 1090
mecanismo de ação, 63
Eritromicina, 731, 808
estruturas químicas, *807*
Eritropoiese, estimulação de, 653
Ertapenem, 781
Erythroxylon coca, 294
Escabiose, 887
Escape apoptótico, 938
Escetamina, 237
Escitalopram, 234
Escola de Farmácia, primeira, 5
Escopolamina, 164, 1125
Esmolol
estrutura química, *410*
farmacocinética, **428**
Esôfago no processo de absorção, 36
Esomeprazol, estrutura química, **721**
Espiramicina, 886
Espirometria, mostra distúrbio ventilatório obstrutivo moderado, *540*
Espironolactona, 374, 409
Esporonticidas, 828
Esquistossomose intestinal, 844
Esquizofrenia, 243
curso da, 24
modelos animais de, **253**
Esquizonticidas
sanguíneos, 828
teciduais, 828
Estabilizador da transmissão dopaminérgica, 249
Estado
de acomodação, 175
de protonação dos resíduos de aminoácido do sítio de interação, 1030
estacionário, 60

Estanozolol, estrutura química, *650*
Estatina(s), 473
biodisponibilidade oral das, 475
características farmacocinéticas, 475, **476**
efeito sobre a redução das taxas de LDL-C, *474*
efeitos adversos, 477
fatores que afetam a absorção, metabolismo e distribuição das, *476*
interações medicamentosas, 477
mecanismo de ação das, *475*
sintomas musculares associados às, 477
terapia com, 473
Estatura, retardos na, 653
Ésteres
da nandrolona, 651
de testosterona, 650
Esteroides
androgênico-anabólicos 17α-alquilados, 651
androgênico-anabólicos, 651
Estilo de vida, 1098
Estimulação do sistema nervoso simpático, efeitos cardiovasculares resultantes da, *1428*
Estimulantes
da atividade do SNC, 323
psicomotores, 305
Estímulo nociceptivo, 271
Estirão pré-puberal, 588
Estiripentol, 268
Estômago, 715
gástrica, 715
no processo de absorção, 36
Estreptograminas, 810
estrutura química das, *811*
Estreptomicina, 6
estrutura química, *799*
Estreptoquinase, 559
Estreptozotocina, 937
Estresse, 322
Estrógeno(s), 617
ações fisiológicas e farmacológicas, 622
dos estrógenos em tecidos-alvo, *625*
biossíntese dos, **618**
usos terapêuticos, 632
Estrógenos-receptores estrogênicos, mecanismo de sinalização dos, 620
Estrongiloidose, 842
Estrutura
3D do alvo molecular, seleção da, 1029
cristalográficas obtidas durante o processo de descoberta e desenvolvimento do vemurafenib, *25*
Esvaziamento gástrico, 37
fatores que afetam, 37
Eszopiclona, estrutura química dos, *218*

1147

Eszopiclona, 217
Etambutol, 857
Etanolamida, 203
Etodolaco, 504
Etomidato, 294
    estrutura química, *292*
Etoricoxibe, 507
Etossuximida, 260
Etravirina, características, **915**
Euforia, 325
Eventos de vida estressantes, 1056
Exames genéticos, 1039
Excreção pulmonar, 49
Extração
    hepática, fármacos com diferentes
        capacidades de, **51**
    renal, fármacos com diferentes
        capacidades de, **52**
Extrato dos frutos da beladona, 5
Ezetimiba, 478
    associação entre estatina e, *478*
    efeitos adversos, 480
    efeitos farmacológicos, 478
    farmacocinética, 479
    mecanismo de ação, 478, *479*

F

F15845, 462
Fagocitose, 34
Famotidina, estrutura química, *719*
Fanciclovir, 902
    características, **913**
Farmacêutica, 5
Farmácia, desenvolvimento da, 4
Fármaco(s)
    ação de mecanismo molecular de, 73
    analgésicos de ação central, 271
    androgênicos
        efeitos adversos e
            contraindicações, 655
        uso terapêutico, 652
        disponíveis, estrutura química, *645*
    anos dourados dos fármacos, 7
    ansiolíticos e hiptnóticos-sedativos, 209
    antiandrogênicos, 655
        mecanismo de ação dos, *656*
    antiarrítmicos, 460
        classe 0, 460
        classe I, 461
        classe II, 463
        classe III, 464
        classe IV, 466
        classificação modernizada dos, **460**
        subtipos, 461, 461
    anticolinérgicos, 150
    anticolinesterásicos, ação dos, *157*
    anticonvulsivantes, 255
        classificação, 256
        que atuam em neurônios
            gabaérgicos, *257*

que atuam em múltiplos alvos, *258*
    subdivisões e mecanismos de
        ação, **258**
antidepressivos
    efeitos adversos e características
        farmacocinéticas dos, **238**
    neuroadaptações crônicas
        induzidas, 231
    tricíclicos, 284
antidepressivos e estabilizadores do
    humor, 227
anti-helmínticos, 841
    candidatos a, **851**
anti-hipertensivos, 395
antiparkinsonianos, 349
    agonistas dopaminérgicos, 353
    amantadina, 356
    anticolinérgicos, 355
    aspectos epidemiológicos, 349
    fatores de riscos, 349
    histórico, 349
    inibidores da catecol-O-metil-
        -transferase, 355
    inibidores da monoamina-
        -oxidase, 354
    levodopa, 351
antipsicóticos, 243, 245
antitireoidianos, 689
antivirais, **911-917**
anticoagulantes, 546
atuantes na sinalização do
    peptídeo relacionado ao gene da
    calcitonina, 1091
biotransformação do, 42
candidatos a, propriedades e
    características desejáveis, **16**
chegada à circulação sistêmica, *40*
colinérgicos, 150
colinérgicos e anticolinérgicos,
    classificação dos, *150*
colinolíticos, 150
colinomiméticos, 150
com ação analgésica central, 284
com diferentes capacidades de
    extração hepática, **51**
com elevada ligação às, 40
com extração intermediária, 51
com outros mecanismos de ação, 264
    ácido valproico, 267
    felbamato, 266
    gabapentina, 266
    levetiracetam, 264
    topiramato, 265
cuja absorção é mediada por
    transportadores intestinais de
    influxo e efluxo, **33**
da classe das anfetaminas, **309**
de ação pós-sináptica, 173
de alta extração, 51
de baixa extração, 51

de escolha e dos alternativos/
    históricos com atividade em
    helmintos de interesse médico,
    estrutura química dos, **846-847**
descoberta, 13
desenvolvimento, 13
diuréticos, 363
    que agem no túbulo proximal,
        365
eliminação de, 42
epigenéticos aprovados pela FDA ou
    em estudo, **1068**
estimulantes do sistema nervoso
    central, 305
    anfetaminas, 308
    cocaína, 306
    metilxantinas, 311
fibrinolíticos, 559
GABAérgicos, 213
Hipertensivos, estratégias apropriadas
    de combinação de, *421*
IMAO inibem a enzima MAO, *233*
imunossupressores, 515
    fisiopatologia, 515
inibidores da síntese de estrógenos, 626
milagroso, 6
modelos animais de ansiedade
    utilizados para triagem de
    novos, *211*
na infecção por influenza, 907
neurolépticos, 243
novos, 13
opioides, 275
    agonistas plenos, 280
    efeitos dos, 278
    farmacocinética e
        farmacodinâmica dos
        principais, **280**
    mecanismo de ação dos, 277
para tratamento da obesidade, sítios
    dos mecanismos de ação de, **1104**
parâmetros farmacocinéticos
    determinados para os processos
    de absorção, distribuição e
    eliminação de, **30**
potencial de dissociação do, 34
quantidade eliminada na urina, *984*
que afetam a atividade gabaérgica, 261
    clobazam, 264
    fenbobarbital, 261
    primidona, 262
    tiagabina, 263
    vigabatrina, 263
que afetam as correntes de cálcio,
    260
que afetam as funções renal e
    cardiovascular, 361
que afetam canais de Na+
    dependentes de voltagem
    carbamazepina, 259

Índice Remissivo

fenitoína, 258
lamotrigina, 260
oxcarbazepina, 259
que afetam o sistema nervoso central, 181
que afetam o sistema nervoso periférico, 115
que agem no sistema nervoso parassimpático, 149
que agem no sistema nervoso simpático, 133
que agem nos receptores adrenérgicos, 124
que agem regulando a ação da vasopressina, 379
que atuam em marcas epigenéticas, 1067
que atuam na inibição da via de folatos, 833
que atuam na síntese de proteínas, 798
que diminuem a produção endógena de estrógenos, 626
que fizeram história, 7-8
que interagem com os receptores β-adrenérgicos
características farmacocinéticas de, *1448*
que interferem na síntese e no armazenamento das catecolaminas, mecanismos sugeridos e algumas utilizações terapêuticas, **138**
que interferem nos processos de síntese, efeitos dos, *137*
que reduzem predominantemente o LDL-C, 473
que sofrem efeito de primeira passagem, 44
serotonérgicos, 220
contraindicações, 221
efeitos adversos, 221
efeitos farmacológicos, 220
mecanismo de ação, 220
sintético, primeiros, 6
tireoidianos, 689
transporte de fármacos, 31
utilizados nas doenças biliares e pancreáticas, 727
utilizados no tratamento da doença de Alzheimer, 341
antagonistas do receptor NMDA, 344
inibidores da colinesterasem 342
novas abordagens terapêuticas, 345
utilizados no tratamento de, **887**
utilizados nos distúrbios da motilidade intestinal, 727
utilizados para tratamento de infecções humanas causadas por protozoários, *878*
Z, 223

Farmacocinética, 29
Farmacodependência, 317
Farmacodinâmica, 59, 75
Farmacóforos, geração e busca baseada em, 1033
Farmacogenômica, 925, 1039
Farmacologia, 3
aspectos históricos
era moderna, 7
Antiguidade, 3
era moderna, 7
final do XIX e início do século XX, 6
Grécia e medicina oriental, 4
período medieval, 4
Renascença, 5
séculos XIX, 6
séculos XVII-XIX, 5
como ciência, 7
como nova disciplina e profissão, 6
da enxaqueca, 1083
da junção neuromuscular, 167
da obesidade, 1097
do futuro, 7
do sistema nervoso autônomo, 117
dos canabinoides, 1109
dos hormônios hipotalâmicos e hipofisários, 579
fases, 7
bioquímica, 7
da farmacologia de sistemas, 7
genômica, 7
molecular, 7
no Brasil, história da, 10
quantitativa, 3
tradicional, 1075
Farmacologista que fizeram história, 8-9
Fármaco(s)
anabólicos, 708
androgênicos, 649, 654
estrutura química dos, *650*
antiagregantes plaquetários, 555
classificação de acordo com o mecanismo de ação, **556**
antiarrítmicos, 457
anticoagulantes, 543
antidiabéticos não insulínicos, 675
antifúngicos, 865
antimaláricos, 827
antirreabsotivos, 705
antirretrovirais, 891
antitireoidinaos, 696
antivirais, 891, 895, 897
opioides, efeitos dos, analgesia, 278
que afetam a função gastrointestinal, 713
que afetam a homeostasia mineral óssea, 701
que degrada os ER, 628

que reduzem predominantemente os TGs, 482
tireoidianos, 694
usados nos tratamentos de tuberculose e da hanseníase, 855
utilizados no tratamento da insuficiência cardíaca, 445
utilizados em tratamentos de anemia, 567
utilizados na doença inflamatória intestinal, 749
causas e opções terapêuticas, *750*
elementos para escolha da terapia para a, *750*
utilizados nas úlceras pépticas, 715
utilizados no controle da acidez gástrica, 715
utilizados no reflexo gastroesofágico, 715
utilizados no tratamento da diarreia, 736
utilizados no tratamento da isquemia miocárdica, 425
Farmacoterapia na obesidade, história da, 1098
Fasciola hepatica, 844
Fasciolose, 844
Fator
de acumulação, 991
de sigmoicidade, 1013
FBDD (*fragment-based drug discovery*), 19
Febre, 497
amarela, 892
atropínica, 162
de Lassa, 892
Felbamato, 266
Felodipino, características farmacocinéticas, **417**
Femotidina, estrutura química, *719*
Femprocumona, 547
Femproporex, 1099
mecanismo de ação, **1103**
Fenacetina, 6
Fenazona
características, **41**
ligação às proteínas, 41
Fenciclidina, 1122
Fenda sináptica, 168
Fenelzina, 232
Fenfluramina, 1099
mecanismo de ação, **1103**
Fenicois, 805
Fenilacetona, 332
Fenilefrina, 141
Fenitoína, 258
Fenobarbital, 30, 261
Fenofibrato, características farmacocinéticas, **483**
Fenômeno
de adaptação, 320

1149

de antagonismo em órgãos isolados, *64*
de cooperatividade, 67
Fentanil(a), 279, 281
Fentermina, 1102
mecanismo de ação, **1103**
Feocromocitoma, efeitos considerados nas aplicações clínicas de agonistas e antagonistas dos receptores adrenérgicos, **143**
Ferro
oral, preparações, **568**
quelantes de, 573
Fibratos, 482
efeitos
adversos, 484
farmacológicos, 482
farmacocinética, 483, **483**
interações medicamentosas, 483
mecanismo de ação, 482, *483*
Fibrilação atrial, reversão aguda da, 462
Fibrinólise, 543, 544, *546*
Fibrinolíticos, 555, 559
Fibromialgia, 235
Filariose linfática, 842
Filgrastim, 910
Filtração glomerular, 48
Filtro de seletividade do íon K+, 80
Finasterida, estrutura química, *645*
Fisiologia
avanços em, 5
gástrica, 715
Fisostigmina, 6, 159
fórmulas estruturais do, *156*
Fitocanabinoides, 1112
FKBP5, variantes genéticas em, 1058
Floxuridina, data da aprovação pela FDA, **952**
Flucitosina, 874
Fluconazol, 867
Fludarabina, 957
data da aprovação pela FDA, **952**
Fludrocortisona, 613
características, **606**
Flumazenil, estrutura química, *215*
Flunitrazepam, estrutura química, *215*
Fluorimetria, diferencial de varredura na triagem de fragmentos, 22
Fluoxetina, 234, 1099
mecanismo de ação, **1103**
Fluoxuridina, 956
Flurazepam, estrutura química, *215*
Flushing, 485
Flutamida, 657
estrutura química, *645*
Fluticasona, características, *606*
Fluvastatina, características farmacocinéticas, **476**
Fluvoxamina, 234
Fluxo
sanguíneo , 50

sanguíneo pulmonar, 291
urinário, 49
Fobias, **210**
Folato, 571, 1133
antimaláricos atuantes na via de, *833*
deficiência de, 571
etapas da síntese de, *786*
Fondaparinux, 552
Formoterol, fumarato de, *535*
Foscarnete, 903
características, **914**
Fosfatidilinositol 3-quinases, 90
Fosfato
de oseltamivir, 907
características, **916**
de tedizolida, estrutura química, *812*
Fosfodiesterases, 76, 91
Fosfolipase, 87
A2, 87
C, 87
D, 88
Fosinopril
características farmacocinétcas, **403**
estrutura química, *401*
Fospropofol, 294
estrutura química, *292*
Fotemustina, 937
Fração(ões)
de fármaco ionizado, 49
livre no plasma, 42
plasmática do sangue, 40
Fragmentos
crescimento dos, 24
expansão dos, 22
Fraturas, 588
Frequência
cardíaca, tendência em 24 horas, *467*
cardíaca em humanos, efeitos da noradrenalina, da adrenalina e do isoproterenol sobre a, *142*
Frizzled/smoothened, 74
Fuga ou luta, 118
Fulvestranto, 628
Fumarato de formoterol, *535*
Função tireoidiana, regulação da, *681*
Functio laesa, 498
Furosemida, 370

G

GABA (ácido gama-aminobutírico)
papel nos transtornos de ansiedade, 213
síntese, armazenamento, liberação, ação e degradação do, *196*
Gabapentina, 257, 266
Galantamina, 343
no tratamento da doença de Alzheimer, **344**

Gametocitocidas, 828
Ganciclovir, 902
características, **913**
estrutura, *899*
Gânglios
autonômicos, 127
autônomos, 126
Gasto energético, redução do, 1098
Gemcitabina, 956
data da aprovação pela FDA, **952**
Gemiflaxacina, estrutura química, *790*
Gemtuzumabe ozogamicina para tratamento em diversos tipos de câncer, **972**
Gene
ABCB1, 1054
FKBP5, 1056
GPER, 621
MTHFR, 1134
Genfibrozila, características farmacocinéticas, **483**
Genoma humano, estudos em DA esporádica, 342
Gentamicina, estrutura química, *799*
Gepantos, 1091
atuantes na sinalização do peptídeo relacionado ao gene da calcitonina, 1091
Giardia lamblia, 879
Giardíase, 879
Glândula
adrenal, 603
suprarrenal, medula da, 127
Glaucoma, 153
efeitos considerados nas aplicações clínicas de agonistas e antagonistas dos receptores adrenérgicos, **143**
tratamento do, 158
Glicemia, 662
Glicina, 193
Glicocorticosteroides, 605, 752
antagonistas e inibidores da biossíntese, 611
efeitos adversos mais comuns com o uso de, **608**
na clínica, características, **606**
Glicopeptídicos com atividade antibacteriana, 782
Glicopirrolato, 164
Glicoproteína-P, 32
Glicuronídeos, 279
Glutamato, 193
metabotrópicos de, 74
síntese do, *194*
síntese, armazenamento, liberação, ação e degradação do, *195*
Gota, farmacoterapia da, 512
GPCR (receptor acoplado à proteína G), sinalização

Índice Remissivo

Gradiente arteriovenoso, 291
Gráfico de Hill, 67
Gravidez, benzodiazepínicos na, 220
Grelina, 717
Griseofulvina, 30, 874
GS-458967, 462
Guadecitabine, 1069
Guanetidina, 123
Guanilil ciclases, 91

H

Halo, de inibição por tempo, *1024*
Halotano, 290
Hanseníase, 857
  esquema terapêutico básico para pacientes de, **857**
  fármacos utilizados na terapia da, 858
HDL-C, valores de referência, *472*
Helicobacter pylori, 715
Helmintoses, tratamento atual e novos fármacos candidatos a partir de reposicionamento para, **852**
Hemaglutinina do capsídeo viral e as moléculas do ácido siálico, interação entre a, 904
Hematopoiese, 489
Hemicolínio(s), 125, 172
Hemólise, 573
Hemostasia, 543
  etapas da, 555
Hepadnavírus, 892
Heparina
  de baixo peso molecular, 551
  não fracionada, 550
Hepatite, 47
  C, medicamentos para, 910
Hepatotoxicidade, 485
hERG (*Human Ether-a-go-go Related Gene*), 16
Heroína, 282
Herpes genital, recomendações do MS para o tratamento de, **907**
Herpes-vírus, 892
Heterorreceptores, 128
Hibridoma, produção de um, etapas, *966*
Hidralazina, 418, 1070
  farmacocinética e posologia, **418**
Hidrocarboneto cíclico, 295
Hidroclorotiazida, 372
Hidrocodona, 282
Hidrocortisona
  características, **606**
Hidrólise, 205
Hidroxiureia, 573
Hidroxocobalamina, 570
Himenolepiose, 844
Hiosciamina, 1125
Hiperalgesia inflamatória, 501

Hipercolesterolemia, 484
Hiperplasia adrenal congênita, 611
Hiperprolactinemia, 247, 594
Hipersensibilidade à insulina, 672
Hipertensão
  arterial, efeitos considerados nas aplicações clínicas de agonistas e antagonistas dos receptores adrenérgicos, **143**
  arterial sistêmica, 395
    classificação para indivíduos acima de 18 anos de idade, **396**
    diagnóstico, 396
    etiologia, 396
  mecanismos fisiopatológicos, 396, **397-398**
  ortostática neurogênica
    efeitos considerados nas aplicações clínicas de agonistas e antagonistas dos receptores adrenérgicos, **143**
  tratamento
    bloqueadores do sistema renina-angiotensina-aldosterona, 399
    simpatolíticos, 409
    vasodilatadores diretos, 414
Hipertermia maligna, 177
Hipertrigliceridemia, 484
Hipertireoidismo, tratamento, 696
Hipnóticos
  aspectos farmacocinéticos, 224
  efeitos farmacológpicos, 223
  mecanismo de ação, 223
  utilizados no Brasil, estrutura química dos, *218*
Hipocinesia, 350
Hipócrates, 4
Hipófise, 579
Hipofonia, 350
Hipoglicemia, 671
Hipogonadismo, 582
  masculino, 652
Hipomimia, 350
Hipoprolactinemia, 595
Hipotálamo, anatomia do, *383*
Hipotensão ortostática sintomática, 412
Hipotermia, 1118
Hipótese
  das citocinas, 447
  monoaminérgica, 229
  neurotrófica, 230
Hipotireoidismo, tratamento, 694
Hipóxia
  histotóxica, 419
  por difusão, 291
Histamina, 190, 491
  de mastócitos, liberação de, 176
  efeitos adversos, 494
  efeitos farmacológicos, 493

  estrutura química da, *719*
  farmacocinética, 492
  fórmula estrutural plana da, *491*
  mecanismo de ação, 493
  síntese de, 190
  usos terapêuticos, 494
Histerese, 1014, 1015
Histona
  acetilação de resíduos de lisina em, 1067
  como alvo, modificações em, 1070
  metilação de resíduos de lisina e arginina, 1067
  metiltransferases, 1067
  modificações pós-traducionais, 1066
Homeotasia mineral óssea, fármacos que afetam a, 701
Hormônio(s)
  adeno-hipofisários, secreção dos, 579
  antidiurético, 379, 598
    efeitos fisiológicos, 599
    estrutura química, 598
    fisiopatologia, 599
    mecanismo de ação, 598
    regulação da secreção, 598
    regulação da secreção, *599*
  do crescimento (GH)
    deficiência do, 588
    hipersecreção do, 588
    humano recombinante, 593
    regulação de, *587*
  do eixo hipotálamo-adeno-hipofsário, *580*
    relação com as glândulas-alvo, **581**
  hipofisários e hipotalâmicos, siglas dos, **580**
  hipotalâmicos e hipofisários, farmacologia dos, 579
  liberador de corticotrofina, *199*, 656
    síntese, armazenamento, liberação e degradação do, *100*
  tireoidiano(s)
    ações fisiológicas do, 692
    ações sistêmicas, 693
    biossíntese, *691*
    estrutura química, *689*
    preparações de, parâmetros farmacocinéticos, *695*
Hormonoterapia nos distúrbios do desenvolvimento sexual, 654
Hot flashes, 583
Hiperlipidemia mista, 469
Hymenolepis, 844

I

Ibritumomabe tiuxetan para tratamento em diversos tipos de câncer, **972**
Ibuprofeno, 502
Idarrubicina, 941
  estrutura química , *943*

1151

Ifosfamida, 936
IMAO (inibidores da monoamina oxidase), 232
Imipenem, 780
Imipramina, 233
Imiquimode, 905
  características, **917**
Imunização
  ativa, 345, 905
  passiva, 345
Imunobiológicos, 754
  na gravidez, lactação, pediatria e geriatria, 756
Imunoglobulina, 962
Imunológico na asma, 531
Imunomodulação, 489
Imunomoduladores, 753
  na gravidez, lactação, pediatria e geriatria, 756,
Imunossupressores para tratamento das doenças inflamatórias intestinais crônicas, *753*
Inalantes, 328
  substâncias com potencial uso como, 329
Índice de massa corporal, 1098
Indolaminas, 190
Induções enzimáticas, 47
Indústria farmacêutica, 13
  primeira, 6
Infarto agudo do miocárdio, 555
Infecção(ões)
  genital por HSV, 906
  pelo HIV, antirretrovirais disponíveis no Brasil e recomendados pelo MS para o tratamento da, **908**
  virais , 891
  virais agudas, terapia das, 906
Inflenza vírus, 893
Inflamação, 489, 497
  papel da, 447
Influxo, 32
Informação(ões)
  atômica, 20
  farmacogenéticas incluídas na bula, definições da FDA para, **1041**
Inibição enzimática, 47, 786
Inibidor(es)
  aniônicos, 698
  da acetilcolinesterase, 343
  da anidrase carbônica
    características dos diuréticos, **366**
    mecanismo de ação dos, *367*
  da atividade plaquetária mediada por ADP, 556
  da bomba de próton, 720, *721*
  da ciclo-oxigenase, 556
  da colinesterase, 342
  da conversão periférica de testosterona em DHT, 657

da dipeptidil-peptidase-4, 681, 682
  na insuficiência cardíaca, 454
da enzima conversora de angiotensina, 401
  indicações clínicas, **403**
da fosfodiesterase-4, 537
da hidrólise de endocanabinoides, 1112
da integrase, 904
da liberação de histamina, 496
da liberação viral, 904
da MAO, 123
da maturação viral, 904
da monoamina oxidase na Doença de Parkinson, 354
da neprilisina combinado ao bloqueador do receptor para angiotensina II, 453
  contraindicações, 454
  critérios farmacocinéticos, 453
  efeitos farmacológicos, 453
  mecanismo de ação, 453
  reações adversas e efeitos colaterais, 454
  toxicidade, 454
  utilizações terapêuticas, 453
da PCSK9, 480
  efeitos adversos, 482
  efeitos farmacológicos, 481
  farmacocinética, 481
  interações medicamentosas, 481
  mecanismo de ação, 481
da recaptação de
monoaminas, 236
serotonina e noradrenalina, 235
da replicação do genoma viral, 899
da SGLT2, 682
da topoisomerase, 927
de adsorção e entrada, 897
de aromatase, 626
de calcineurina, 517
de calcineurina A, mecanismo de ação dos, *518*
de catecol-O-metil-transferase na doença de Parkinson, 355
de ponto de checagem imunológico, toxicidades associadas aos, 969
de *checkpoints*, 929
de desnudamento amantadina, mecanismo de ação dos, *899*
de desnudamento rimantadina, mecanismo de ação dos, *899*
de HAT, 1071
de HDAC, 1070
de HDM, 1071
de HMT, 1071
de MAO e derivados, 1071
de mTOR, 518
de penetração, mecanismo de ação do, *898*

de síntese de androgênios, 656
de β-lactamase, 781
direto da renina, 406
  farmacocinética e posologia do anti-hipertensivo, **407**
do canal epitelial para sódio, 375
do ciclo da vitamina K, mecanismo de ação dos, *547*
do cotransportador Na⁺-Cl⁻, 370
do cotransportador Na⁺-K⁺-2Cl⁻, 368
do desnudamento viral, 898
enzimáticos, 7
não nucleosídeos, 903
não nucleosídeos da transcriptase reversa, 903
não nucleosídicos de DNA metiltransferases, 1069
não nucleosídeos de DNA polimerase, 903
nucleosídicos de DNA metiltransferases, 1069
pseudoirreversíveis, 156
reversíveis, 156
seletivos da recaptação de serotonina, 234
  inibem seletivos da recaptação de serotonina, *234*
Inibina, 582
Insônia, 223
Instabilidade postural, 350
Insuficiência
  adrenal crônica, 609
  androgênica, tratamento da, 649
  cardíaca, 381
    alvos terapêuticos na, *452*
    aspectos conceituais e epidemiológicos, 445
    classificação funcional segundo a New York Heart Association, **446**
    classificação, 446
    efeitos alcançados pelos fármacos já utilizados na, *452*
    efeitos considerados nas aplicações clínicas de agonistas e antagonistas dos receptores adrenérgicos, **143**
    estágios, 446
    farmacologia, 447
    fármacos utilizados no tratamento da, 445
    fisiologia e fisiopatologia, conceitos, 446
    novas terapias no tratamento da, 454
    tratamento farmacológico
      bloqueadores β-adrenérgicos, 448
      bloqueadores do sistema renina-angiotensina--aldosterona, 448
      digitálicos, 449

Índice Remissivo

diuréticos, 448

inibidor da neprilisina combinado ao bloqueador do receptor para angiotensina II, 453

ivabradina, 448

novas terapias para o tratamento da, 454

renal, 41

Insulina(s), 661, *662*

aspart, 664

características farmacocinéticas, **669**

de ação curta e ação prolongada, estrutura dos aminoácidos das, 665

de ação intermediária, 666

de ação longa, 666

de ação prolongada

estrutura dos aminoácidos das, *668*

perfil farmacodinâmico de, *667*

de ação rápida, perfil farmacocinético, *664*

de ação ultralonga, 667

de ação ultrarrápida, 664

degludeca, 667

detemir, 666

glargina, 666

glargina U300, 668

glulisina, 664

humana de ação curta, 664

humanas e análogas

determinantes da diferença da absorção e duração da ação de, *666*

disponíveis no Brasil, *669*

lispro, 664

mecanismo de ação da, *663*

NPH, 666

pré-misturas, 668

resistência imunológica à, 672

secreção de, *663*

tipos, 664

Integrinas, 82, 755

Inteligência artificial, 24

Interação

eficácia da, 66

entre a crazaína e um inibidor da classe dos benzimidazóis, *1031, 1032*

FKBP5 *versus* ambiente, 1058

Interfase, 98

Interferometria de biocamada na triagem de fragmentos, 22

Interferons, 905

Intoxicação

colinérgica, 164

por atropina, 159

Inulina

características, **41**

ligação às proteínas, 41

Iodetos, 697

Iodo radiotivo, 697

Íon magnésio, 172

Ipilimumabe vedotina para tratamento em diversos tipos de câncer, **972**

Ipratrópio, 163

Irbesartana, 404

Isavuconazol, 867

Isocarboxazida, 232

Isoflurano, 290

Isoforma APOE4, 342

Isoniazida, 856

Isopropanolol, 122

Isquemia miocárdica, fármacos utilizados no tratamento da, 425

Isradipino, características farmacocinéticas, **417**

Itraconazol, 867

Ivabradina

características farmacocinéticas, 449

contraindicações, 450

efeitos

adversos, 441

colaterais, 449

farmacológicos, 449

farmacocinética, 440

mecanismo de ação, 440, 449

na insuficiência cardíaca, 448

reações adversas, 449

toxicidade, 450

usos terapêuticos, 440

utilizações terapêuticas, 449

Ivermectina, 847, 887

estrutura química e usos terapêuticos, **846**

J

Junção neuromuscular

farmacologia da, 167

organização e fisiologia da, 168

K

Ketanserina, 1122

Kringle, domínios, 560

L

Lactonas macrocíclicas, 888

Lamivudina, 902

características, **914**

estrutura, *899*

Lamotrigina, 241, 260

Lanreotida, 589

Larica, 1113

Laxantes

emolientes, 734

estimulantes, 734

irritantes, 734

osmóticos, 733

salinos, 733

emolientes, 734

utilizados no tratamento da constipação, *732*

LDL-C, valores de referência, *472*

Leflunomida, 521

Lei

de ação das massas, **62**

de Fick, 31

Leishmania, 881

ciclo de vida da, *882*

Leishmanioses, 881

farmacoterapia das, 882

Leite materno, excreção no, 49

Lercanidipino, características farmacocinéticas, **417**

Lesão lítica do corpo de T3 com ruptura da cortical, *976*

Leucotrienos

cisteínicos, 531

modificadores de, 530

Levetiracetam, 264

Levobupivacaína, estrutura, *295*

Levodopa, 44

na doença de Parkinson, 351

Levofloxacino, estrutura química, *790*

Lidocaína, 44, 461

estrutura, *295*

Ligação

cruzada, formação, *773*

de fragmentos na enzima di-hidropteroato sintase de *Xanthomonas albilineans*, modo de, *23*

direta entre PK e PD, 1017

Ligante

do receptor GABAA, 216

seleção e preparação dos, 1030

Linaclotida, 734

Linagliptina, 682

Lincomicina, estrutura químicas, *809*

Lincosamidas, 809

estrutura químicas das, *809*

Linezolida, estrutura química, *812*

Linfócito

mecanismo de regulação da atividação de, *968*

Lipoatrofia, 672

Lipo-hipertrofia, 672

Lipoproteína(s)

HDL, funções da, 471

metabolismo, 469

transporte de, 469

Lipossolubilidade, 31

Lipossomas, 301

Liraglutida, 1103

mecanismo de ação, **1103**

Lisinopril

características farmacocinéticas, **403**

estrutura química, *401*

1153

Lítio, 111, 239
   capaz de atravessar os canais Na⁺ voltagem-dependentes, *240*
Lixivaptano, 390
L-metilfolato, 1133
Loló, 329
Lomustina, 937
Lorazepam, 746
   estrutura química, *215*
Lorcaserina, 1099
   mecanismo de ação, **1103**
Losartana, 404
   estrutura química da, *405*
Lovastatina, características farmacocinéticas, **476**
LSD (dietilamida do ácido lisérgico), 1116
   múltiplos sítios de ação do, *1119*
   parâmetros farmacocinéticos em humanos, **1118**
L-tirosina, 122
Lubiprostona, 735

M

Ma Huang, 4
Maconha, consumo de, 1109
Macrolídeos, 806
   estruturas químicas dos, **807**
Mal da montanha, 368
Mal do garimpoeiro, 842
Malaoxon, 888
Malária
   causada pela infecção por *P. falciparum*, manifestações clínicas e laboratoriais, **836**
   falciparum complicada, 836
   falciparum não complicada, 836
   no Brasil, associações e esquemas de tratamento, 835
   ovale, 835
   vivax, 835
Malation, 887
Maleato de indacaterol, *535*
Mania, 238
Manitol, 366
Mansonella ozzardi, 842
Mansonelose, 842
MAO (monoamina oxidase), 123
   inibidores da, 123
Maquinaria epigenética e suas funções em humanos, componentes, **1064-1066**
Maraviroque, características, **911**
Marcas epigenéticas, fármacos que afetam, 1063
Marcador(es)
   de proliferação, 99
   dos espaços corporais aquosos, substâncias utilizadas como, **41**
Marcas epigenéticas, fármacos que atuam em, 1067

Matriz extracelular, 82
Mazindol, mecanismo de ação, **1103**
Mazindol, 1099
MDMA (3,4-metilenodioximetanfetamina), 1127
   farmacologia subjacente aos efeitos da, 1128
MDMA (*ecstasy*), 333
Mecanismo(s)
   de ação das drogas com efeito reversível proposto por Clark, 64
   de sinalização, **141**
   de transporte através de membranas, 31
   epigenéticos, 1053
      acetilação de resíduos de lisina em histonas, 1067
      mais estudados, *1064*
      metilação de resíduos de lisina e arginina em histonas, 1067
      metilação do DNA, 1063
   moleculares, 322
Mediadores endógenos, efeitos no TGI, **728**
Medicamento(s)
   com informações farmacogenômicas disponíveis segundo a FDA, **1046**
   com informações farmacogenômicas disponíveis segundo a FDA na área cardiovascular, **1042**
   com informações farmacogenômicas disponíveis segundo a FDA nas áreas de psiquiatria e de neurologia, **1043**
   incretínicos, 681
   injetáveis e orais disponíveis para tratamento do DM2, **684-685**
   para hepatite C, 910
   que interferem na terapia com L-T4, **695**
Medo, **210**
Mefloquina, 832
Melation, fórmulas estruturais do, *156*
Melatonina, 190
Melfalano, 936
Memantina no tratamento da doença de Alzheimer, **344**
Membrana celular, 31
   estrutura esquemática, *31*
Meningite, 892
Meperidina, 282
Mepivacaína, estrutura, *295*
Meropenem, 780
Mesterolona, estrutura química, *650*
Metabolismo, 42
   de fármaco, fatores que afetam, 47
Metabólitos hidrofílicos, 46
Metabotrópicos de glutamato, 74
Metacolina, 151
Metadona, 281
Metaemoglobinemia, 300

Metáfase, 98
Metamizol, 509
Metformina, 111
Metiglinidas, 679
Metilação do DNA, 1063
   como alvo, 1069
Metildopa, características farmacocinéticas, **413**
Metilenodioximetanfetamina, 310, 333
Metilfenidato, 310
Metilfolato, 1133
Metilmorfina, 280
Metilnitrosureia, 937
Metilprednisolona, características, **606**
Metilxantinas, 311
   características farmacocinéticas, 313
   contraindicações, 313
   efeitos farmacológicos, 312
   mecanismo de ação, 311
   reações adversas, efeitos colaterais, 313
   toxicidade, 313
   usos terapêuticos, 312
Metimazol, 697
   estrutura química, *696*
Metirapona, 612
Metoclopramida, 729, 745
Método(s)
   de identificação e validação de alvos, 24
   de LBDD no planejamento de antagonistas do receptor 5-hidroxitriptamina 6, 1034
   de SBDD no planejamento de inibidores da cruzaína, 1031
   trapezoidal em escala linear, estimativa da
   ASC$_{0-\infty}$ pelo, 38
Metoprolol, 44
   estrutura química, *410*
   farmacocinética, **428**
Metotrexato, 520, 754, 954
   data da aprovação pela FDA, **952**
Metoxamina, 141
Metrifonato, 850
   estrutura química e usos terapêuticos, **846**
Metronidazol, 822, 879
   estrutura química, *823*
Mevalonato, via do, *704*
Mexiletina, 462
Metiglinidas, 679
Metilnitrosureia, 937
Mianserina, 236
Miastenia grave
   bloqueadores neuromusculares em, 177
   diagnóstico e tratamento complementar, 158
Miconazol, 867
Microbioma, 755

1154

Índice Remissivo

Microbiota
- intestinal saudável, 755
- na gravidez, lactação, pediatria e geriatria, 756

Micro-organismos
- patogênicos suscetíveis à ação de cefalosporinas, **778**
- patogênicos suscetíveis à ação de penicilinas, **776**

Midazolam, estrutura química, *215*

Midríase, 124

Mifepristona, 632

Milnaciprana, 235

Miltefosina, 884

Mineralocorticoides, 373

Mineralocorticosteroides, 612

Minoxidil, 417
- farmacocinética e posologia, **418**

Miométrio, 290

Miose, 127, 279

Mirtazapina, 236

Misoprostol, 723

Mitomicina C, 946
- estrutura do, *946*

Mitose, 98

Mitotano, 612

Mitoxantrona, 941

Mivacúrio, 173

Moclobemida, 232

Modelagem
- farmacocinética
  - baseada na fisiologia, 998
  - populacional, 996
- molecular
  - aplicada ao planejamento de fármacos, 1027
  - e planejamento de fármacos baseado na estrutura do ligante, 1032
  - e planejamento de fármacos baseado na estrutura do receptor, 1027
- PK/PD, relações estabelecidas na farmacocinética, na farmacodinâmica e a inter-relação proposta pela, *1008*

Modelo(s)
- de compartimento de efeito, 1015, *1018*
- de dois compartimentos, *982*
  - com administração i.v. *bolus*, 994
  - com administração i.v. *bolus* e eliminação com cinética de primeira ordem, *994*
- de efeito
- fixo, 1014
- quantal, 1014
- de E_{max}, 1013
- de pesquisa e desenvolvimento de fármacos, 1027
- de resposta

direta, 1017

indireta, 1016, 1020

de terapia psicodélica, 1119

de um compartimento, 983, 985
- com absorção de ordem zero, 988, *988*
- com administração intravenosa, *983*
- com administração intravenosa do fármaco, 985
- com absorção de primeira ordem, 986
- em doses múltiplas, 989

estatísticos, 998

farmacocinéticos, 981
- comportamentais, 982
- embasado na fisiologia, *1000*
- embasado na fisiologia, componentes essenciais, 1000
- populacional, componentes de um, *997*

farmacodinâmico de E_{max}-sigmoidal, derivações do, 1013

farmacofóricos gerados a partir de representações moleculares 2D, *1034*

linear, 1013

log-linear, 1014

PBPK/PD, 1021

PK/PD, 1007, 1010, *1025*
- após administração de dose única oral de 100 mg de cilostazol a voluntários sadios, *1019*
- após administração de dose única subcutânea de terbutalina 0,75 mg a pacientes asmáticos, 1020
- da piperacilina após administração i.v. *bolus* a ratos Wistar com miosite, *1018*
- esquema de construção dos, *1011*
- exemplos para diferentes fármacos, 1017
- histórico e evolução dos, 1008

Modificação em histomas como alvo, 1070

Modelagem
- clássica, 982
- populacional, 982

Moduladores
- seletivos do receptor de androgênio, 652
- seletivos dos receptores estrogênicos, 626, 627, 708
- seletivos dos receptores progestagênicos, 632

Mofetil micofenolato, 521

Molécula(s)
- bioativa, 13
- de bromete, 536
- de brometo de glicopirrônio, 537
- de brometo de ipratrópio, 534

de bromidrato de fenoterol, *533*

de colesterol ancoradas, *31*

de sulfato de salbutamol, *533*

mTOR, 519

S-adenosilmetionina, 1063

segundos mensageiros, 73

Monoamina oxidase, 123

Monobactam, 781

Monoetilcolina, 172

Mononitrato de isossorbida, uso e posologia recomendada, **430**

Monoterapia epigenética, 1069

Montelucaste sódico, 530

Morfina, 44, 275, 280

Morte celular, 107
- indução de sinalização de, 109

Mostarda L-fenilalanina, 936

Mostardas nitrogenadas, **934**, 935

Motilidade gastrointestinal bases fisiológicas da, 727

Metacolina, 151

Mtformina, 677
- ações intracelulares de, *678*

MTHFR (5,10-metilenotetra-hidrofolatorredutase), 1133

Mucosa gástrica, mecanismos responsáveis pela intregidade estrutura da, 717

Mupirocina, 823
- estrutura química da, *824*

Muscarina isolada do cogumelo *Amanita muscaria*, *9*

Muscarina, 151
- da *Amanita muscaria*, 151

Músculo esquelético, 290

Mutismo seletivo, **210**

Mycobacterium leprae, 857

Mycobacterium tuberculosis, 855

N

Nadroparina, 551

Naftifina, 872

Naftiridona, estrutura química, *790*

Naloxona, 283

Naltrexona, 283, 1100
- mecanismo de ação, **1103**

Nandrolona, estrutura química, *650*

Nanofármacos, 7

Não HDL-C, valores de referência, *472*

Naratriptano, 1089

Narcolepsia, 309

Natamicina, 871

Nateglinida, 680

Náusea(s), 738
- fármacos utilizados no tratamento da, 740
- locais e receptores que podem contribuir para, *739*

Nebivolol, estrutura química, *410*

Necitumumabe, para tratamento em diversos tipos de câncer, **972**
Necroptose, 110
Necrose, 109
Nefazodona, 236
Néfron
  ilustrando segmentos tubulares com seus principais transportadores de Na+, *364*
  mecanismo de transporte de sódio ao longo do, 364
Nematódeos, 841
Neoarsfenamina, 6
Neoplasia(s)
  hematológicas, 923
  malignas, 923
Neostigmina
  fórmulas estruturais do, *156*
  na reversão do bloqueio neuromuscular, 158
Nervo(s)
  aferentes, 117
  anatomia típica de um e suas várias camadas, *298*
  somáticos, 117
Neurobiologia, 322
Neuro-hipófise, anatomia do, *383*
Neuromuscular, estrutura química dos bloqueadores, *174*
Neurônio(s)
  adrenérgicos, 120, 187
  colinérgicos, 120
  convergentes, 272
  nociceptivos, 272
  polimodais, 273
Neuropenia, 1069
Neuropeptídeos opioides, 196
Neuroplasticidade, 320
Neuroproteção na doença de Parkinson, 357
Neurotoxina botulínica, 125
Neurotransmissão, 183
  atecolaminérgica, 187
  de catecolaminas, término, 123
  do sistema nervoso autônomo, 120
  dos endocanabinoides, 204
  endocanabinoide, sistema de, *204*
  opioidérgica, 198
  química no sistema nervoso autônomo
    etapas da, *120*
  sistema de, 183
    simplificado, 184
Neurotransmissor(es)
  atípicos, 203
  classificação dos, 185, *185*
  do sistema nervoso autônomo, 120
  do sistema nervoso simpático
    eventos ou principais observações no curso da identificação de, **134**

na fenda sináptica, 121, *184*
no sistema nervoso simpativo
  enzimas, transportadores-alvo e respectivos processos afetados por fármacos que alteram as concentrações, **138**
síntese dos, 183
Nevirapina, características, **915**
Niacina, 484
  efeitos farmacológicos, 484
  farmacocinética, 484
  interações medicamentosas, 485
  mecanismo de ação, 484
  mecanismo dos efeitos terapêuticos e adversos da, *485*
Niclosamida, 850
  estrutura química e usos terapêuticos, **847**
Nicorandil, 466
Nicotina, 127, 334
  aspectos farmacocinéticos, 334
  do cigarro, 334
  efeitos agudos e em longo prazo, 334
  isolada da *Nicotiniana tabacum*, 149
  potencial aditivo da, 335
  transtorno de uso de, tratamento, 335
Nifedipino
  características farmacocinéticas, **417**
  dose e posologia recomendada, **436**
  farmacocinética, 436
Nifurtimox, 880
Nilutamida, 657
Nimesulida, 508
Nistatina, 871
Nitazoxanida, 848, 879
  estrutura química e usos terapêuticos, **846**
Nitrato
  contraindicações, 433
  orgânicos, 429
    disponíveis para uso e posologia recomendada, **430**
    efeitos adversos, 433
    efeitos farmacológicos, 430
    mecanismo de ação, 430
    mecanismo de vasodilatação induzida por, *431*
Nitrazepam, estrutura química, *215*
Nitrendipino, características farmacocinéticas, **417**
Nitritos, 430
  orgânicos, 430
Nitrofurantoína, 822
  estrutura química, *822*
Nitrogênio do grupo amina, 295
Nitroglicerina, 419, 420
  farmacocinética, 432
  farmacocinética e posologia, **419**
  uso e posologia recomendada, **430**

Nitroprussiato de sódio, 419
  farmacocinética e posologia, **419**
Nitrosureias, **934,** 937
Nível
  CPIC baseados no contexto clínico, nível de evidência e relevância da recomendação clínica, **1040**
  de relação entre a codeína e o tramadol e biomarcador, **1047**
  de relação entre o tamoxifeno e biomarcador, **1050**
  PharmGKB, baseados no contexto clínico, nível de evidência e relevância da recomendação clínica, **1041**
Nivolumabe para tratamento em diversos tipos de câncer, **973**
Nizatidina, estrutura química, *719*
Nó atrioventricular, 458
Nociceptor(es)
  classes, 272
  polimodais, 272
Nódulo
  atrioventricular, 127
  sinoatrial, 127
Nomenclatura dos anticorpos monoclonais, 965, **966**
Noradrenalina, 122, 187
  papel na ansiedade, 214
  síntese, armazenamento, liberação e degradação da, *189*
Norepinefrina, 120, 122, 135, 187
  modificações estruturais durante a síntese de, *136*
Nortriptilina, 233
Novo fármaco
  fase clínica, 17
  fase pré-clínica, 16
  fases pré-clínica e clínica do processo de desenvolvimento e descoberta de, *15*
  visão geral do processo de P&D de um, *14*
Núcleo-bases, constituintes de, *952*
Nucleosídeos antivirais, 899

O

Obesidade
  farmacologia da, 1097
  história da farmacoterapia na, 1098
Obinutuzumabe, para tratamento em diversos tipos de câncer, **973**
Ocitocina, 589, 595
  efeitos fisiológicos, 596
  estrutura química, 595
  farmacologia, **597-598**
  fisiopatologia da, 596
  mecanismo de ação, 595, *596*
  regulação da secreção da, *595*
Ofatumumabe, para tratamento em diversos tipos de câncer, **973**
Olanzapina, 747

Índice Remissivo

Ilaratumabe para tratamento em diversos tipos de câncer, **973**

Óleo mineral, 734

Olho(s)
efeitos dos agonistas muscarínicos no, 153
estrutura da câmara anterior do, *153*

Olmesartana, 404
estrutura química da, *405*

Olodaterol, 536

Olsalazina, *751*

Omalizumabe, 532

Omecamtiv mecarbil na insuficiência cardíaca, 454

Omeprazol, estrutura química, **721**

Onchocerca volvulus, 842

Oncocercose, 842

Ondas de calor, 583

Ópio, 5
da papoula, 5

Opioides, 327
aspectos
farmacocinéticos, 327
farmacodinâmicos, 327
efeitos em curto e longo prazo, 327
endógenos, 276
farmacocinética, 279
fármacos, 275
intoxicação aguda, tratamento, 328
semissintéicos, 327
sintéticos, 327

Orfanina FQ/nociceptinas, 198

Organofosforados, 158

Organofosforados, 888

Órgão de eliminação, representação esquemática de um, *50*

Orlistate, 1102
mecanismo de ação, **1103**

Oseltamivir, estrutura do, *905*

Ostarine, estrutura química, *650*

Osteoporose, 588, 653, 701
duração do tratamento da, 709

Oxamniquina, estrutura química e usos terapêuticos, **847**

Oxandrolona, estrutura química, *650*

Oxantel, 850

Oxazolidinonas, 812
estrutura química, *812*

Oxcarbazepina, 259

Oxicans, 505

Oxicodona, 282

Oxidação, 205

Óxido nítrico, 205
doadores/liberadores de, 419
mecanismo de ação, *206*

Oxipurinol, 512

Oxiurose, 842

P

Paclitaxel, 6

Pai da Farmacocinética, 6

Pai da Farmacognosia, 4

Pai da Farmacologia brasileira, 10

Pai da Medicina, 4

Pai da Quimioterapia, 6

Panitumumabe, para tratamento em diversos tipos de câncer, **973**

Panobinostate, 1070

Pantoprazol, estrutura química, **721**

Papaver somniferum, 5, 276

Papaverina, 6

Papiro de Ebers, *4*

Papoula, *276*
flor de, *5*
ópio da, 5

Paracelso, 5

Paracetamol, 6

Paralisia
de acomodação, 162
motora prolongada, 176

Paration, fórmulas estruturais do, *156*

Paraxantina, 313

Parede celular de bactérias, *772*

Parkinsonismo, 247

Paromomicina, 885

Paroxetina , 234

Pasireotida, 589

PCP (fenilciclo-hexilpiperidina), 1122

Pediculus capitis, 888

Pegvisomanto, 589

Pembrolizumabe, 969
para tratamento em diversos tipos de câncer, **973**

Pemetrexede, 955

Pen ts'ao kang mu, compêndio de Matéria Médica, 4

Penciclovir, 902
características, **913**
estrutura, **899**

Penicilina, 6, 776
micro-organismos patogênicos suscetíveis à ação de, **776**

Pentamidina, 885

Pentazocina, 283

Pentostatina, 957
data da aprovação pela FDA, **952**

Pepetídeos, *185*
intestinal vasoativo, 125
neuroativos, 195
opioides endógenos
ação e seletividade dos, **198**
biossíntese dos, *197*

Perda pré-sistêmica do fármaco, 44

Permetrina, 887

Peróxido de lactona sesquiterpênica, 830

Perturbador da atividade do SNC, 324
Cannabis, 336

Pertuzumabe para tratamento em diversos tipos de câncer, **974**

Pesquisa e desenvolvimento, 13
de um novo fármaco, visão geral do processo de, *14*

Petit mal, 260

phiC31, 1077

Picossulfato de sódio, 734

Pilocarpina, 6, 154
do *Pilocarpus jaborandi*, 151

Piloereção, 1118

Pinacidil, 466

Pindolol, farmacocinética, **428**

Pipecurônio, 173

Pirantel, 850

Pirazinamida, 856

Piretroides, 887
sintéticos, 888

Piridostigmina, fórmulas estruturais do, *156*

Piridoxina, 747

Pirimidinas, biossíntese e os fármacos antimetabólitos com atividade antitumoral atuantes na via, *953*

Piroptose, 110

Piroxicam, 505

Pitavastatina, características farmacocinéticas, **476**

Placa(s)
ateroscleróticas, 555
de ateroma, 1098
motora terminal, 168
terminal motora, 118

Placenta, 299

Planejamento
de fármacos, modelagem molecular aplicada ao, 1027
de inibidores da cruzaína, modelos de SBDD, 1031

Plasmídeo, estrutura de um, *1076*

Plasmina, 560

Plasmodium , 877

Plasmodium falciparum, mudança na poltica de tratamento para, 838

Plasmodium vivax, mudança na política de tratamento para, 838

Plazomicina, estrutura química, *800*

Plecanatida, 734

Polienos, 870
mecanismo de ação, *870*

Polimerases virais, 899

Polimixina
B, estrutura química, *818*
modo de ação, *819*

Polimorfismo(s)
e alelos relacionados à resposta com antidepressivos, **1055**
da MTHFR, 1135
enzimático, 44

Poliomielite, 892

Poliúria, diagnósticos diferenciais das causas de, *380*

POPDC (*Popeye domain-containing proteins*), 76

Poros, 31

1157

Posaconazol, 867
Potássio, níveis plasmáticos de, 177
Potencial
    de ação, 458
        cardíaco, 459
        fases, 459
    de dissociação, 34
        do fármaco, 34
    de placa terminal, 171
Potencialização, 44
Pralatrexato, 955
Pralidoxima, 160
    reativação da acetilcolinesterase
        inibida pelo Soman através da,
        159
Pramlintide, 685
Prasugrel, 556, 557
    características farmacocinéticas, **559**
Pravastatina, características
    farmacocinéticas, **476**
Praziquantel, 849
    efeitos farmacológicos, **848**
    estrutura química e usos
        terapêuticos, **846**
Prazosina, características
    farmacocinéticas, **413**
Predição da energia de interação, 1029
Prednisolona, características, **606**
Preparações galênicas, 4
Pressão
    arterial
        queda da, 176
        em humanos, efeitos da
            noradrenalina da adrenalina e
            do isoproterenol sobre a, 142
    introcular, aumento da, 177
Primidona, 262
Primoinfecção, 906
Princípio(s)
    ativos vegetais, 4
    da superposição, 991
Procaína, estrutura, *295*
Procainamida, 1070
Procarbazina, **934**, 938
Processo(s)
    de ativação do GPCR, 75
    de descoberta e desenvolvimento de
        novas entidades químicas, 14
    inflamatório alérgico, 528
Procinéticos, 729
Produtos naturais ou seminaturais com
    ação quimioterapêutica, 927
Prófase, 98
Progesterona, biossítese dos, **618**
Progestinas, 629
    usos terapêuticos, 632
Pró-insulina, 662
Prolactina, 593
    farmacologia da, 595
    fisiopatologia da, 594

regulação da secreção da, *594*
Proliferação
    celular, 97
    versus diferenciação na fase G1, 99
Prometáfase, 98
Propafenona, 462
Propatilnitrato
    farmacocinética, 432
    uso e posologia recomendada, **430**
Propiltiouracila, 697
    estrutura química, *696*
Propofol, 293
    estrutura química, *292*
Propranolol, 44
    estrutura química, *410*
    farmacocinética, **428**
Pró-secretórios, 734
Prostigmina, fórmulas estruturais do,
    156
Proteína
    ancoradoras de quinase A, 89
    β-amiloide, 341
    contendo domínio Popeye, 76
    contendo PHD, 1072
    de ligação das penicilinas, **773**
    de troca diretamente ativada por
        AMPc, 76
    G, 75
    G heterotrimérica, 75, 76
    G12, 76
    Gi, 276
        receptor metabotrópico opioide
            acoplado à, *277*
    Gq, 76
    Gs e Gi e seus efetores, 75
    Gαs, 492
    morfogenéticas do osso, 83
    mTOR, 104
    plasmáticas, ligação às, 40, 50
    precursora amiloide, 342
    quinase, 76, 88, 89, 90
    quinase dependente de AMPc, 76
    sinápticas reguladoras, 125
    sinaptossomal 25kDa, 125
    Smad, 83
    SNARE, 169
    Tau fosforiladas, 342
Protozoário
    fármacos utilizados para tratamento
        de infecções humanas causadas
        por, *878*
    flagelados, 879
Protozooses, fármacos usados no
    tratamento das, 877
Prucaloprida, 731, *735*
Pseudomonas spp., mecanismos de
    resistência em, *780*
Psicodélicos, 1115
    atípicos, 1122
    clássicos

ayahuasca, 1120
    dietilamida do ácido lisérgico,
        1116
    psilocibina, 1121
    principais classes e exemplos de, 111?
Psicoestimulantes
    anfetaminas, 331
    cafeína, 335
    cocaína, 330
    MDMA (*ecstasy*), 333
    nicotina, 334
Psicoestimulantes, 305
Psicofarmacogenética, 1053
    COMT, 1055
    gene ABCB1, 1054
    gene FKBP5, 1056
    receptores serotoninérgicos, 1053
    transportador de serotonina, 1055
Psicofármacos, 7
Psicoterapia, 222
Psilocibina, 1121
Psilocina, 1122
Pthirus pubis, 888
Pupila, contração das, 279
Purina
    biossíntese das, *953*
    biossítense e os fármacos
        antimetabólitos com atividade
        antitumoral atuantes na via, *953*
Purinas, *185, 200*
    análogos de, 753
    e perimidinas, diferenças nas
        estruturas moleculares, *200*

Q

Queimaduras, 41
Quelantes de ferro, 573
Quilomícrons, 469
Química
    avanços em, 5
    medicinal, 13, 14
Quimioterapia
    antimicrobiana, 750
        princípios, 761
    antineoplásica, 921
    citotóxica, 924
    das doenças parasitárias, 759
Quimioterápicos antimaláricos,
    classificação, 828
Quinapril, características
    farmacocinétcas, **403**
Quinase
    ativadas por mitógenos, 90
    dependentes de Ca^{2+}/calmodulina,
        90
    dependentes de Ca^{2+}/CAM, 88
    dependentes de ciclina, 90
Quinidina, 461
    estrutura química da, *831*

Índice Remissivo

Quinina, 830
- estrutura química da, 830
- pós de casca de, 5

Quinolonas, 785, 790
- estrutura química, *790*

Quinupristina, esstrutura química, *811*

R

Rabeprazol, estrutura química, **721**
Racecadotrila, 737
Raf quinases, 90
Raiva, 892
Raloxifeno, 628
Raltegravir, 904
- características, **916**

Ramipril, características farmacocinéticas, **403**
Ramucirumabe para tratamento em diversos tipos de câncer, **974**
Ranelato de estrôncio, 705
Ranitidina, estrutura química, *719*
Ranolazina, 462, 463
- efeitos adversos, 438
- farmacocinética, 438
- mecanismo de ação, 438
- usos terapêuticos, 438

Rapamicina, 111, 518
- mecanismo de ação da, 519

Razão entre as espécies ionizadas e não ionizadas, 35
Reabsorção tubular, 48, 53
Reação de coagulação sanguínea, **544**
Readers de cromatina como alvo, 1072
Recaptação das catecolaminas, 123
Receptor(es)
- 5HT-2A, interação do, 1119
- acoplados à proteína G, 73
  - sinalização mediada por, *74*
- adrenérgico, 124, 135, 188
  - classificação dos, 139
- adrenoceptores, 124
- α-adrenérgicos, 124
- associados à tirosina quinase, 80, *92*
- β-adrenérgicos, 124
- canabinoide tipos 1 e 2, 205
- colinérgicos, 126
- D2, dissociação rápida de, 249
- da vasopressina, 383
- de adenosina, 202, 335
- de androgênios e mecanismo de ação dos androgênios, *644*
- de BMP, 83
- de c-KIT, 81
- de fator de crescimento derivados de plaquetas, 81
- de fator de crescimento do endotélio vascular, 82
- de fator de crescimento epidermal, 81
- de fator de necrose tumoral, 83

- de IGF, 81
- de insulina, 81
- de interleucina-1, 83
- de morte, 516
- de neurotrofinas, 81
- de NMDA, *1123*
- de nucleotídeos, 202
- de rodopsina, 74
- de secretina, 74
- de TGF-β, sinalização, *84*
  - canônica dos, 83
- do fator de crescimento de fibroblastos, 81
- dopaminérgicos, tipos D1 e D2, 188
- Eph (*erythroprotein-producing hepatocellular carcinoma*), 82
- excitatórios, 77
- GABAA, 192, *216*
  - sítios alostéricos do, *193*
- GABAB, 192
- GABAC, 192
- guanilil ciclases, 85
- histamínicos, 492
  - subtipos, características, **492**
- imidazólicos do subtipo 1, 413
- ionotrópicos, 75, 77
- livre, 63
- metabotrópico, *75*
- metabotrópico opioide acoplado à proteína G inibitária, *277*
- modelo de dois estados ou conformações para o, *68*
- muscarínicos, 151, 187
- muscarínicos da ACh, 126
- muscarínicos do tipo M2, 161
- não ocupado, 69
- nicotínico(s), 169
  - da ACh, 127
  - estrutura do, *170*
  - ganglionares, 135
  - nos estados de repouso, ativado e dessensibilizados, *171*
- NMDA, representação, *289*
- nucleares, 73, *86*
  - famílias dos, 87
- ocupação e porcentagem do efeito máximo, *66*
- ocupado
  - função gradual do, 66
  - relação entre a porcentagem de, e porcentagem do efeito máximo, *70*
  - pela droga, 62
- opioides, 276
  - μ na medula espinhal, mecanismo de ação, 278
- órfãos, 75
- para benzodiazepinas, 69
- proteína tirosina fosfatase, 84
- rogênicos, estrutura dos, *619*

- serina/treonina quinases, 83
- tirosina fosfatases, 80, 84
  - sinalização do, *80*
- *toll-like*, 82
- transmembranares com atividade enzimática ou associados a enzimas, 73, 80
- vaniloides, 205

Recirculação entero-hepática, 47
Refluxo gastroesofágico, fármacos utilizados nos 715
Regeneração celular, 101
Regulação da secreção ácida gástrica, 716
Relação(ões)
- concentração e efeito produzido por agonista adrenérgico no coração, *143*
- de Michaelis-Menten, 1013
- entre concentração do fármaco e resposta farmacológica, *1015*
- entre PK e PD, 1025
- Fa/Fi no eixo das ordenadas em função do tempo, *291*

Relapso ocasionados por *P. vivax* e *P. ovale*
- antimaláricos utilizados, 835

Relaxamento dos esfíncteres, 153
Relaxina, 454
Remodelação óssea, *702*
Remodelamento cardíaco, 446
Repaglinida, 679
Replicação viral, etapas gerais da, 897
Reserpina, 136, *349*
Resfriados, 892
Resistência
- ao tratamento com SERM e SERD, 629
- aos antimaláricos, 837
- aos medicamentos, 925
- imunológica à insulina, 672
- mundial do *P. falciparum* aos antimaláricos, *837*

Ressonância
- magnética nuclerar na triagem de fragmentos, 20
- plasmônica de superfície na triagem de fragmentos, 21

Retardo no esvaziamento gástrico, 728
Retenção
- hidrossalina, 447
- urinária, 250

Reteplase, 562
Ribavirina, 902
- características, **913**

Ribossomo bacteriano, durante a síntese proteica, *798*
Rifamicinas, 824, 856, 858
Rigidez, 350
Rilmenidina, características farmacocinéticas, **413**

1159

Rimantadina, 898, 899
    características, **912**
Rimegepanto, 1091
Risco cardiovascular, estratificação de,
    471, *472*
Ritonavir, características, **916**
Rituximabe para tratamento em
    diversos tipos de câncer, **974**
Rivaroxabana, 548
Rivastigmina, 343
    no tratamento da doença de
        Alzheimer, 344t, 19
Eixo GnRH e FSH/LH, farmacologia do,
    583-586
Rizatriptano, 1089
Rocha e Silva, Maurício, 10
Roda denteada, efeito, 350
Rocurônio, 173
Roflumilaste,
Romidepsina, 1071
Ropivacaína, estrutura, *295*
Rosuvastatina, características
    farmacocinéticas, **476**
Roubo coronariano, 437
rt-PA, 561
Rubor atropínico, 161
Rubor, 497

S

Sacarato férrico, 569
Sal de banho, 1129
Salicilato, 501
    de bismuto, 736
Salivação, 153
Sarampo, 892
Sarin, fórmulas estruturais do, *156*
SARM (moduladores seletivos do
    receptor de androgênio), 652
Sarna, 887
Sartanas, 404
Saxagliptina, 682
Saxitoxina, 301
Schistosoma, 844
Secnidazol, 879
Secreção
    ácida, 153
    ácida gástrica, 716
        regulação da, 716, *718*
    das glândulas nasofaríngeas, 153
    do eixo hipotálamo-hipófise-
        -gonadal, regulação da, *582*
    dos hormônios adeno-hipofisários, 579
    neuro-hipofisária, 579
    tubular ativa, 48
Secretagogos, 734
Sedação, 250
Seglitida, 589
Selegilina, 232
Sensibilização, 320
    nueral, 320

Separação, transtorno, **210**
Sequência conservada de DNA de 2-4
    nucleotídeos denominada PAM, *1079*
Sequestradores de ácidos biliares, 685
Serelaxina, 454
SERM benzotiofeno, 628
SERM fenilindol, 628
SERM tetraidronaftaleno, 628
SERM trifenileti leno, 627
Serotonina, 190
    ação no organismo, 1053
    degradação da, *191*
    papel na ansiedade, 213
    síntese da, *190*
    síntese, armazenamento, liberação e
        degradação da, *191*
Sertralina, 234, 1099
    mecanismo de ação, **1103**
Sertürner, Frederick W. A., *5*
Seviteronel, 656
    estrutura química, *645*
Sevoflurano, 290
Sialorreia, 350
Sibutramina, 1100
    mecanismo de ação, **1103**
Sigla dos hormônios hipofisários e
    hipotalâmicos, **80**
Sigma-minus, 985
Sigmoicidade, fator de, 1013
Siltuximabe, para tratamento em
    diversos tipos de câncer, **974**
Simeticona, 747
Similaridade
    compostos selecionados por meio de
        buscas por, *1033*
    D, estratégia de LBVS baseada em,
        1035
    química a partir de descritores 2D e
        3D, busca por, 1032
Simpatectomia, 135
Simpatolíticos, 409
    características farmacodinâmicas
        e farmacocinéticas e posologia
        do, **413**
    centrais, 413
Simpatomiméticos, 123
Simulium spp., 842
Sinal(is)
    de hiperinsuflação, raio X de tórax,
        539
    de necrose subendocárdica, 426
    no nociceptor, canais e receptores
        envolvidos na transdução de, *272*
Sinalização
    celular, componentes de, *451*
    do receptor tirosina quinase, 80
Sinapses, 183
Síndrome(s)
    da imunodeficiência adquirida, 892
    da secreção inapropriada do
        hormônio antidiurético, 599

    de abstinência, 320
    de Cushing, 610
    de dependência, 317
    de Reye, 502
    de secreção inapropriada do
        hormônio antidiurético, 380
    de Tourette, antipsicóticos no, 251
    do desconforto respiratório agudo,
        892
    hepatorrenal, 381
    Lennox-Gastaut, 260
    maligna, 250
    metabólica, 250
    nefrótica, 41
    neuroléptica maligna, 250
Sintase de óxido nítrico, 91
Síntese
    de anticorpos monoclonais, 962
    de proteínas em bactérias, 797
Sintomas
    musculares associados às estatinas, 477
    positivos, *244*
Sinvastatina, características
    farmacocinéticas, **476**
Siotagliptina, 682
Sirolimo, 518
Sistema(s)
    cardiovascular, efeitos dos agonistas
        muscarínicos no, 153
    CRISPR/Cas9, 1077
    de aproximação comportamental,
        212
    de condução, 458
    elétrica cardíaca, *458*
    de inibição comportamental, 212
    de neurotransmissão,183
    de neurotransmissão
        endocanabinoide, *204*
        purinérgica, *202*
    descendente do controle da dor, 274
    encefálico de defesa, 212
    endocanabinoide
        abordagens farmacológicas para
        o, 1113
        mecanismo proposto para a
        neurotransmissão mediada
        pelo, 1111
    endócrino, fármacos que afetam o,
        577
    glutamatérgico e depressão, 230
    imune, 447
        do hospedeiro, moduladores do,
        905
    límbico, estruturas do, *212*
    motor, 118
    nervoso autônomo, 117
        bases anatômicas, fisiológicas e
        da neurotransmissão do, *119*
        etapas da neurotransmissão
        química no, *120*

Índice Remissivo

fisiologia do, 117
neurotransmissão do, 120
nervoso central, fármacos que afetam o, 181
nervoso entérico, 118
nervoso parassimpático, fármacos que agem no, 149
nervoso periférico, fármacos que afetam o, 115
nervoso simpático
efeitos cardiovasculares resultantes da estimulação do, *142*
eventos ou principais observações no curso da identificação de neurotransmissores do, 134
fármacos que agem no, 133
que controlam a ansiedade, *213*
renina-angiotensina-aldosterona cascata do, *400*
mecanismo de ação dos bloqueadores, *402*
somático, 117
Sítio(s)
alostéricos, 70, 77
ortostérico, 70, 77
Sleeping Beauty, 1077
Sociedade Brasileira de Farmacologia e Terapêutica Experimental, 3
Soliromicina, estruturas químicas, **807**
Solubilidade, 30, 291
Solventes, 328
Soman, fórmulas estruturais do, *156*
Somatostatina, 587, 717
Sopro, 291
Sotalol, estrutura química, *410*
Status epilepticus, 257
Steady state, 989
Strange situation procedure, 1058
Streptomyces avermitilis, 6
Streptomyces hygroscopicus, 518
Streptomyces rimosus, 885
Streptomyces tsukubaensis, 518
Strongyloides, 842
Substância(s)
psicoativas novas, 318
psicotrópicas, 317
características, 319
classificação das, 323
estimativas de uso na população brasileira adulta, **318**
Subtipo de receptores, **141**
Succinilcolina, 175, 177
Sucralfato, 723
Sudorese, 49
Sugamadex, estrutura molecular do, 178
Sulbactama, 782
Sulfadiazina, 886
Sulfamídicos, 785

Sulfato
de atropina, 888
de quinidina, 6
concentrações plasmáticas, 461
de salbutamol, molécula de, *533*
Sulfonamida, 7
Sulfonilureias, 678

T

Tabun, fórmulas estruturais do, *156*
Tacrina, 342
Tacrolimo, 754
Taenia, 843
Tamoxifeno, 627, 1048
recomendações de dosagem baseadas nos fenótipos CYP2D6, **1048-1049**
Taquicardia com palpitação, 1118
Tavaborole, 875
Taxa de secreção tubular, 48
Tazobactama, 782
Tecido(s)
adiposo, 1098
quiescentes, 102
Teclozana, 879
Técnica(s)
chemical shift mapping, 20
de anestesia, 300
de fragmentos, *20*
Tecnologias microfluídicas, 24
Tedizolida, estrutura química, *812*
Tedugluida, 747
Tegaserode, 731
Telcagepanto, 1092
Telitromicina, estruturas químicas, **807**
Telmisartana, 404
Telófase, 98
Temozolomida, 936
Tenecteplase, 561
Teníase, 843
Tenofovir, 902
características, **914**
Tensão da parede ventricular sistólica, 396
Teobromina, estrutura química, *313*
Teofilina, 41, 313
complexação da, 313
estrutura química, *313*
Teoria
da ocupação de recepotores, 60
da ocupação dos receptores, modificação da, 64
de partição do pH e pKa, 34
dos receptores e modelos farmacodinâmicos, 1011
lipídica unitária, 288
Terapêutica com insulina, efeitos adversos e complicações, 671

Terapia(s)
adjuvante na terapia antitireoidiana, 698
alvo-dirigida, 928
antiamiloide, 345
anti-HSV, 906
antimicrobiana, 766
antineoplásica, 923
ciclo celuar e pontos de contorle, 926
imunoterapia, 929
inibidores da osteólise, 929
princípios do tratamento, 924
quimioterapia citotóxica, 927
terapia alvo-dirigida, 928
antiproliferativa, 926
anti-HIV, 907
anti-HSV, 906
com L-T4, medicamentos que interferem na, **695**
da hanseníase, fármacos utilizados, 858
das infecções crônicas, 907
das infecções virais, noções básicas de, 905
de combinação com derivados de artemisinina, **834**
de estimulação cerebral profunda, 358
de reposição androgênica, 649
empírica, 766
epigenética combinada, 1072
farmacológicas de resgate, 438
alopurinol, 439
ivabradina, 440
ranolazina, 438
trimetazidina, 438
gênica, 1075
vetores utilizados e medicamentos aprovados, **1076**
hormonal, 708
da menopausa, 633
insulínica
para o paciente portador de *diabetes mellitus* tipo 2, 670
para o paciente portador de DM1, 670
Terazosina, características farmacocinéticas, **413**
Terbinafina, 872
Teriparatida, 708
Terlipressina, 387
Termoforese em microescala na triagem de fragmentos, 22
Teste oral de tolerância à glicose, 588
Testosterona, 638
ações fisiológicas da, **646**
circulante, 641
concentração plasmática ao longo da vida pré- e pós-natal, **647**

1161

de liberação transdérmica e bucal, 651

derivados sintéticos da, 650

metabolismo em metabólitos inativos, 641

metabólitos biológicos ativos DTH 17β-estradiol, 641

regulação hormonal da concentração plasmática de, *642*

usos terapêuticos em mulheres, 654

Tetracaína, estrutura, *295*

Tetraciclinas, 801

estrutura química representando o núcleo fundamental das, *802*

Tetra-hidrocanabinol, 268

Tetra-hidrogestrinona, estrutura química, *650*

Tetraidropirimidinas, estrutura química e usos terapêuticos, **847**

Thinner, 329

Tiagabina, 263

Tiamilal, estrutura química, *292*

Tiazolidinedionas, 680

Ticagrelor, 556, 557

características farmacocinéticas, **559**

Ticlopidina, 556

características farmacocinéticas, **559**

Tienopiridínicos, 556

Tinidazol, 879, 885

Tinitos, 300

Tionamidas, estrutura química das, *696*

Tiopental, 293

estrutura química, *292*

Tiotrópio, 531

molécula de brometo de, *536*

Tioureilenos, 696

Tipranavir, características, **916**

Tira do ventrículo, *61*

Tiramina, 123

Tireoide, 689

antitireoidianos, 689

Tirofibana, 558

características farmacocinéticas, **559**

Tirosina, hidroxilação em L-DOPA, 187

TNK-tPA, 561

Tobramicina, estrutura química, *799*

Tocoferol, 357

Tolerância, 279, 320

adquirida, 320

cruzada, 320

farmacocinética, 320

farmacodinâmica, 320

inata, 320

reversa, 320

Tolvaptano, 388

Tônus intestinal, aumento do, 153

Top down, 1001

piramato, 265, 1101, 1102

mecanismo de ação, **1103**

Topoisomerases do tipo IIA no DNA cromossômico, *791*

Tositumomabe para tratamento em diversos tipos de câncer, **974**

Toxicidade(s)

associadas aos inibidores de checagem imunológico, 969

da cafeína, 313

dos anticolinesterásicos, 159

Toxicologia, 5

Toxina botulínica, 172, 1094

Toxoplasma gondii, 886

Toxoplasmose, 886

tratamento, 886

t-PA (ativador do plasminogênio tecidual), 560

Tramadol, 281, 1046

Trandolapril,

características farmacocinéticas, **403**

Tranilcipromina, 232, 1071

Transativação, 528

Transdiferenciação, 103

Transformação *logit-log*, 62

Transfosforilação, 80

Transmissão

adrenérgica

catecolaminas, 122

liberação, 123

receptores adrenérgicos, 124

síntese e armazenamento, 122

término da atividade, 123

colinérgica, 125

armazenamento, 125

liberação, 125

receptores colinérgicos, 126

receptores muscarínicos da ACh, 126,

síntese, 125

término da atividade, 126

neuromuscular

margem de segurança da, 173

processo de, 171

Transplantes, 515

autoimunes, 515

Transportador(es), 73, 91

ABC, 92

de efluxo, 92

de monoamina vesicular, 188

de serotonina, 1055

intestinais, 32

SLC (*solute carriers*), 92

vesicular de ACh, 125

Transporte

ativo, 32

mediado por carreador, ilustração do processo de, *32*

paracelular, 32

passivo, 31

vesicular, 34

Transrepressão, 529

Transtorno(s)

bipolar(es), 237

antipsicóticos no, 2514

fármacos utilizados no tratamento dos, 239

fisiopatologia, 238

de ansiedade

antipsicóticos no, 251

classificação dos, **210**

de pânico, **210**

de uso de cocaína, 331

de uso de nicotina, tratamento, 335

depressivo

fisiopatologia do, 229

induzido por substância/ medicamento, 228

depressivo

maior, 228, 1133

persistente, 228

disfórico pré-menstrual, 228

disruptivo da desregulação do humor, 228

do humor, *228*

induzidos, **210**

por uso de substâncias, 317

fatores de risco, 321

psiquiátricos, 1133

Transportadores intestinais, **33**

Trastuzumabe para tratamento em diversos tipos de câncer, **974**

Trato

digestivo, efeitos dos agonistas muscarínicos no, 153

gastrointestinal

absorção no, 36

fisiologia e absorção de fármacos, **36**

Trazodona, 236

Trematódeos, 844

Tremor, 350

Triagem

biológica em larga escala, 19

virtual baseada na estrutura do ligante, 1032

receptor, 1029

Triancinolona, características, **606**

Triazenos, **934**, 936

Trichomonas vaginalis, 885

Trichuris trichiura, 842

Tricomoníase, 885

Tricostatina A, 1070

Tricurose, 842

Trietilcolina, 172

Trifenatato de vilanterol, *536*

Trifosfato de adenosina

degradação e formação de compostos derivados ativos e inativos, *201*

estruturas moleculares, *201*

Índice Remissivo

Triglicerídeos, valores de referência, *472*

Trimetazidina
efeitos adversos, 439
farmacocinética, 439
mecanismo de ação, 438
usos terapêuticos, 439

Trimetil amônio (TMA), 64

Trimetoprima, 785

Tríplice reação de Lewis, 491

Triptanos, 1089
na enxaqueca, 1089

Tristeza, 227

Trombeteira, *1126*

Trombocitopenia, 551, 1069

Tromboembolismo venoso, profilaxia, 550

Trombose arterial, 555

TRPV1, 205

Trypanosoma cruzi, 880

Tuberculose, 855
ativa, esquema de tratamento básico para adultos e adolescentes com, **856**
esquema de tratamento, 855
pulmonar ou extrapulmonar, fármacos utilizados, 856

Tubocurarina, 127

Túbulo proximal, 364

Tudo ou nada, receptor farmnacológico funciona de forma, 63

Tumor, 497

Tungíase, 887

U

Ubrogepanto, 1091

Úlceras pépticas
associada à infecção de *Helicobacter pylori,* tratamento, 723
fármacos utilizados nas 715
tratamento, 718

Ulipristal, 632

Undecanoato de testosterona, estrutura química, *650*

União Internacional das Sociedades de Farmacologia (IUPHAR), 3

Unidade motora, *168*

Uridina-monofosfato, 953

V

Vacinação profilática, 895

Valganciclovir, 902
características, **913**

Valor de inclinação, determinação do, *39*

Valproato, 241, 267

Vacinação profilática, 895

Valganciclovir, 902
características, **913**

Valor de inclinação, determinação do, *39*

Valproato, 241, 267

Valsartana, 404
estrutura química da, *405*

Vancomicina, 783

Vapreotida, 589

VAPTANS, mecanismo de ação dos, 389
mecanismo de ação dos, *389*

Varfarina, 546
dose inicial de com genótipos para os genes CYP2C9 e VKORC1 segundo a FDA, **1042**

Variantes genéticas em FKBP5, 1058

Vasoconstrição, 312, 543

Vasodilatador(es)
direto, 414
ativador de canais de potássio, 417
bloqueadores dos canais de cálcio, 414
doadores/liberadores de óxido nítrico, 419
hidralazina, 418
mecanismo de ação, *416*
mecanismo de respostas contrarreguladórias aos, *415*
na insuficiência cardíaca, 454

Vasopressina
receptores da, 383
regulação da secreção de, 382
síntese e secreção de, 382

Vecurônio, 173

Vemurafenib, estruturas cristalográficas obtidas durante o processo de descoberta e desenvolvimento do, *25*

Venlafaxina, 215

Ventilação pulmonar, 291

Verapamil, 44, 436
características farmacocinéticas, **417**
dose e posologia recomendada, **436**

Verlindamicina, 1072

Vertigem, 300

Vesamicol, 125, 172

Vetor(es)
não virais, 1075
integrativos, 1077, 1078
virais, 1080

Via(s)
autônomas eferentes, 118
da apoptose, esquematização das, *109*
de esteroidogênese de androgênios, *639*
de folatos, fármacos que atuam na inibição da, 833
descendente do controle da dor, 274
do mevalonato, *704*
dopaminérgicas, 244
RANK-RANKL-OPG, *704*
Wnt, 703
Wnt-βcatenina de ativação dos osteoblastos, *703*

Vigabatrina, 257, 263

Vildagliptina, 682

Vinblastina, 6

Vincristina, 6

Vírus
da hepatite B, 892
da hepatite C, 893
da imunodeficiência humana, 893
de DNA, 892
de relevância médica, 891
de RNA, 892, 893

Visão turva, 250

Vitamina
B12
deficiência de, 570
farmacocinética da, 569
farmacodinâmica da, 570
terapia com, 570
B3, 484

Voltagem, domínio sensível à, 79

Volume
de distribuição, 41
de sangue, 396

Vômito(s), 738
fármacos utilizados no tratamento da, 740
indução por fármacos citotóxicos, 739
induzido por quimioterápicos, *743*
locais e receptores que podem contribuir para, *739*

Vorapaxar, 558
características farmacocinéticas, **559**

Voriconazol, 867

W

Well stirred model, 50, 52

Wnt, 90

X

Xantinas, 335

Xenofóbicos tóxicos, 33

Xenônio, 289

Xerostomia, 153

Xinafoato de salmeterol, *535*

Z

Zanamivir
características, **917**
estrutura do, *905*

Zebularine, 1069

Zidovudina
características, **914**
estrutura, *899*

Zika, 892

Zolmitriptano, 1089

Zolpidem, 217
estrutura química dos, *218*

Zopiclona, 217
estrutura química dos, *218*

Zumbido, 300